HANDBUCH DER SPEZIELLEN PATHOLOGISCHEN ANATOMIE UND HISTOLOGIE

BEGRÜNDET VON
O. LUBARSCH und F. HENKE

FORTGEFÜHRT VON
R. RÖSSLE

HERAUSGEGEBEN VON
E. UEHLINGER
ZÜRICH

SIEBTER BAND

WEIBLICHE GESCHLECHTSORGANE

HERAUSGEGEBEN VON
E. UEHLINGER
ZÜRICH

VIERTER TEIL

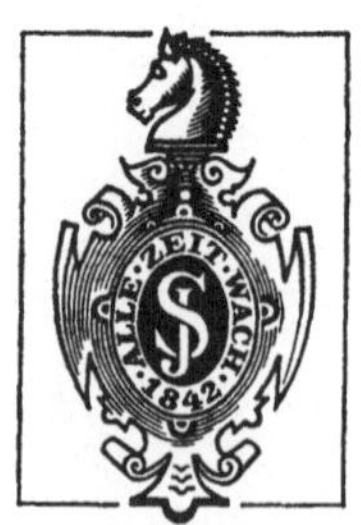

SPRINGER-VERLAG
BERLIN · HEIDELBERG · NEW YORK
1972

WEIBLICHE GESCHLECHTSORGANE

VIERTER TEIL
VULVA, VAGINA, URETHRA

BEARBEITET VON

G. DALLENBACH-HELLWEG · B. EGLOFF
H. G. HILLEMANNS · J. JAEGER · G. F. KLOSTERMANN
H. LIMBURG · K. STAFFELDT · P. STOLL

MIT 378 ABBILDUNGEN

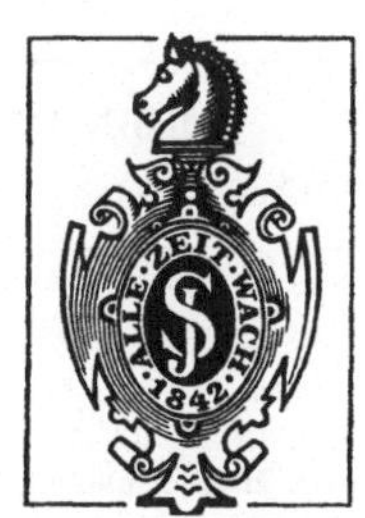

SPRINGER-VERLAG
BERLIN · HEIDELBERG · NEW YORK
1972

ISBN-13:978-3-642-65059-8   e-ISBN-13:978-3-642-65058-1
DOI: 10.1007/978-3-642-65058-1

Vorwort

Der vorliegende Band VII/4 enthält die abschließenden Kapitel der speziellen pathologischen Anatomie und Histologie der weiblichen Geschlechtsorgane. Er ist in seiner Gliederung noch von Prof. ROESSLE entworfen worden und umfaßt die Entzündungen und Geschwülste der Vulva, Vagina und weiblichen Urethra. Diese Grundkapitel werden ergänzt durch eine Darstellung der Haut- und venerischen Erkrankungen der Vulva und Vagina. Der Band bringt ferner als wichtige Beigaben eine Cytologie des weiblichen Genitaltractus und eine Abhandlung über das Portiocarcinom in seinen Vor- und Frühstadien.

Mit dem Erscheinen des Bandes VII/4 des Handbuches der speziellen pathologischen Anatomie und Histologie ist der ursprüngliche Plan vollendet und abgeschlossen. Es ist damit der Zeitpunkt gekommen, nochmals auf die Anfänge dieses großartigen Verlagswerkes zurückzublicken, als F. HENKE und O. LUBARSCH die Gestaltung des Handbuches planten und Dr. F. SPRINGER die Verlegung des Werkes übernahm. Darüber hinaus sind wir Prof. E. ROESSLE zu Dank verpflichtet, der das noch unvollendete Werk entscheidend gefördert und geprägt hat. Ohne seinen verpflichtenden Willen wäre es nie zur Vollendung dieses umfassenden inhaltreichen Handbuches gekommen.

Zwischen der Herausgabe des ersten Bandes über Herz- und Gefäßpathologie im Jahre 1924 und diesem letzten Band liegt ein Menschenalter. In dieser Zwischenzeit hat sich viel neues Beobachtungsgut angesammelt. Eine Fortsetzung des Unternehmens in Ergänzungsbänden scheint sinnvoll, wobei nun sehr viel stärker der Weg zu monographieartigen Darstellungen über wissenschaftlich und klinisch besonders wichtige Themen gefunden werden soll. Im gewissen Sinne wird damit dem großartigen, von F. HENKE und O. LUBARSCH geplanten und gestalteten Handbuch eine neue, den veränderten Bedürfnissen der Zeit angepaßte Richtung gegeben, die auf dem Fundus des Werkes weiterbaut, das zu einem Allgemeinbesitz der speziellen pathologischen Anatomie geworden ist.

Heidelberg/Zürich, November 1972   E. UEHLINGER

Inhaltsverzeichnis

Hautkrankheiten der Vulva, einschließlich der Manifestationen durch Ablagerung von Stoffwechselprodukten. Von Prof. Dr. G. F. KLOSTERMANN, Göttingen (Mit 63 Abbildungen)

Die venerischen Erkrankungen der Vulva. Von Prof. Dr. G. F. KLOSTERMANN, Göttingen
(Mit 6 Abbildungen)

Die Beteiligung der Vagina an Dermatosen und venerischen Erkrankungen. Von Prof. Dr. G. F. KLOSTERMANN, Göttingen

Pathologische Anatomie der weiblichen Urethra. Von Dr. med. B. EGLOFF, Winterthur
(Mit 41 Abbildungen)

Nichttumoröse Erkrankungen der Vulva. Von Dr. med. KLAUS STAFFELDT, Berlin (Mit 8 Abbildungen)

Die Cysten und Tumoren der Vagina. Von Prof. Dr. GISELA DALLENBACH-HELLWEG, Mannheim (Mit 37 Abbildungen)

Die Tumoren der Vulva. Von Prof. Dr. H. Limburg (Mit 65 Abbildungen)

Dysplasie — Carcinoma in situ — Mikrocarcinom der Cervix uteri. Von Prof. Dr. H. G. Hillemanns und Prof. Dr. H. Limburg (Mit 105 Abbildungen)

Cytologie des weiblichen Genitaltraktes

Von

Peter Stoll, Gisela Dallenbach-Hellweg und Jost Jaeger, Mannheim

Mit 54 Abbildungen

A. Allgemeines

I. Geschichte der Cytologie

Die Zellforschung hat in den vergangenen 100 Jahren unsere Vorstellung von den Lebensabläufen entscheidend geprägt. Wir verdanken ihr die grundlegende Erkenntnis, daß das Wesen der Krankheit aus der Zelle heraus verstanden werden kann, wenn diese „im Verband in zweckmäßiger Anordnung zu einer höheren Einheit zusammengefügt wird" (Virchow). Seit 1839, der Entdeckung der tierischen Zelle als Elementarbaustein durch Schwann — einem Schüler von Johannes Müller (1801—1858), der als einer der ersten das Mikroskop in die pathologische Diagnostik einführte — und seit der Begründung der Cellularpathologie durch Rudolf Virchow (1821—1902) hat die morphologische Betrachtungsweise sicher Einschränkungen, aber auch bedeutende Ergänzungen erfahren. Wenn die heutige medizinische Blickrichtung wesentlich auf biochemische Abläufe und psychosomatische Zusammenhänge eingestellt scheint, so schenkt uns die morphologische Betrachtungsweise aus langer Erfahrung heraus immer noch entscheidende Aufschlüsse über das Krankheitsgeschehen. Der moderne Morphologe, der mit stärksten Vergrößerungen und unter Anwendung histocytochemischer Verfahren den Gestaltwandel der Zellen und Zellorganellen im Hinblick auf ihre Funktion betrachtet, führt die Virchowsche These bis zur letzten Konsequenz durch, daß „die Zelle der Herd des Lebens und der Krankheit, der Träger der lebendigen Funktion" sei.

Bei der Frage nach funktionellen Verhaltensweisen gibt uns das morphologische Korrelat nicht selten rascher und zuverlässiger Aufschluß, als physiologische und biochemische Funktionsprüfungen. Beim heutigen Stand der Forschung erkennen wir an, daß dem Organismus auf unterschiedliche funktionelle Reize nur eine beschränkte Anzahl von Gestaltveränderungen zur Verfügung steht. Es kann jedoch nicht von der Hand gewiesen werden, daß die Verfeinerung der Untersuchungsmethoden uns hier noch weitere Möglichkeiten erschließen wird.

Einen ersten Bericht über die Zusammensetzung von Körperflüssigkeiten gab zur Zeit Schwanns der Franzose Donné (1845) durch Untersuchungen des Colostrums. Die Versuche, auf Grund cytologischer Studien des Vaginalinhaltes zu einer funktionellen Beurteilung zu kommen. gehen auf Pouchet (1847) zurück. Er beschrieb Veränderungen im Vaginalsekret während des mensuellen Cyclus, die jedoch infolge der mangelhaften Vorstellungen über die Ovarialfunktion unvollkommen bleiben mußten. Zur gleichen Zeit beschrieb in Deutschland Bruch das flüssige Blastem und nackte Kerne als Besonderheit der Krebsmilch. Schon in diesen Ansätzen sind die beiden Richtungen der Cytologie klar erkennbar: die *funktionelle Diagnostik* und die *Bemühungen um eine cytologische Charakterisierung von Malignomen.*

In der Folgezeit beherrschte die Tumorcytologie das Feld, eingeleitet durch die Untersuchungen von Walshe (1846), der Zellen und Gewebsfragmente im Sputum bei Lungentumoren beschrieb. Donaldson (1853) wies Tumorzellen im Preßsaft nach, und bereits 1860 gab Beale eine zeichnerische Darstellung von Zellen im Sputum beim Pharynxcarcinom. Ihnen folgte Hampeln (1876/1887) mit mehreren Arbeiten über Lungentumoren, insbesondere das Alveolarsarkom der Lunge. Weitere Untersuchungen erstreckten sich auf das Harnsediment (Sanders, 1864), auf Pleura- und Peritonealflüssigkeit (Lücke u. Klebs, 1867) und Ascites (Quincke, 1875 und 1882).

Die Entwicklung der *Blutmorphologie* nach der Einführung spezieller Färbemethoden durch Ehrlich und der Ausbau der Methodik nach Widal, der bereits die Alkohol-Äther-Fixierung verwendete und mit Thionineosin-Hämatein färbte, gab der Cytologie weiteren Auftrieb. Runge hat auf einen Brief des Internisten v. Bergmann hingewiesen, der am 16. 2. 1888 unter der Behandlung Kaiser Friedrichs uns folgendes cytologische Dokument überlieferte: „Der Auswurf aus der Kanüle wurde im Laufe des Tages immer reichlicher und rostbraun. Fast in jedem Präparat fanden sich drei bis vier, selbst acht deutlich konzentrisch geschichtete Kugeln, überall große Plattenepithelien, die bekanntlich unterhalb der Stimmbänder nicht vorkommen, und überall die zwiebelschalenförmige Schichtung, also das, was man Krebskugeln oder -perlen nennt. Daneben zapfenartige Gebilde, die aus dicht nebeneinanderliegenden großen Pflasterepithelien bestanden. Wir hatten den Anatomen nicht nötig, für uns war hier der Beweis für die Malignität der Kehlkopferkrankung erbracht, den allein noch Mackenzie gefordert hatte: Mitten zwischen Bündeln elastischer Fasern und den Schollen von Muskelfibrillen steckten Krebsnester."

Immerhin hatte sich bis zur Jahrhundertwende die Cytologie im wesentlichen auf die Ergüsse der serösen Höhlen beschränkt (Ehrlich, 1882; Bahrenberg, 1895; Betschard, 1895; Rieder, 1895; Dock, 1897; Warthin, 1897; Bennecke, 1899; Widal u. Ravaut, 1900 u. a.), bis dieses Arbeitsgebiet durch die ausführliche Darstellung von Quensel (1928) unter Anwendung der Supravitalfärbung einen vorläufigen Abschluß fand. Daneben beschäftigte man sich mit Sputum und Urin. Königer (1907) gab in einer Monographie eine enthusiastische Darstellung der durch die Cytologie gegebenen Möglichkeiten. Einheitliche Methoden in der Entnahme, Verarbeitung und Färbung hatten sich aber noch nicht durchgesetzt.

Eine Fülle einzelner Beobachtungen liegt aus den ersten Jahrzehnten dieses Jahrhunderts vor. Dabei wurde teilweise in Anlehnung an Bahrenberg (1895) das flüssige Material sedimentiert und der Bodensatz für eine weitere Verarbeitung eingebettet, wie dies insbesondere Schmorl (1918) unter Zentrifugierung in alkoholischer Lösung empfahl, teilweise nach Dudgeon und Patrick (1927) und Dudgeon und Wrigley (1935) eines der heute üblichen Ausstrichverfahren (wet film method) angewendet. Wandall (1944) konnte in seiner Monographie über Lungentumoren über hervorragende Ergebnisse mittels der "wet film method" berichten; er fand 86mal Tumorzellen bei insgesamt 100 Patienten mit primären Lungencarcinomen. Weitere Arbeiten über die Cytologie der Lunge (Herbut u. Clerf, 1946; Woolner u. McDonald, 1949; Papanicolaou u. Cromwell, 1949) und anderer Organe folgten: Magen-Darm-Trakt (Papanicolaou u. Cooper, 1947; Graham et al., 1948; Richardson et al., 1949), Harnwege (Papanicolaou, 1947; Schmidlapp u. Marshall, 1948), Prostata (Albers et al., 1949; Herbut, 1949), Pleura- und Ascites-Punktat (Saphir, 1949), Rectum (Wissemann et al., 1949).

Die ersten Hinweise auf die Möglichkeit einer *cytologischen Diagnose des Uteruscarcinoms* finden sich in der „Microscopischen Technik" von Friedländer (1883). In dem Abschnitt, der die Diagnose Carcinom oder Erosion resp. Adenom behandelt, lesen wir auch die erste Stellungnahme zum Verhältnis von Histologie und Cytologie:

„Bei Carcinoma uteri finden sich oft in der von der krebsigen Ulceration abgesonderten Flüssigkeit zellige Elemente oder selbst größere Bröckel und Fetzen suspendiert, deren mikroskopische Struktur die Diagnose bestätigen hilft. In zweifelhaften Fällen dagegen, wo es sich um die Frage handelt, ob Carcinom oder gutartige Erosion, wird die Untersuchung des Sekrets allein wohl niemals genügen; in solchen Fällen wird dann oft die Excision kleiner Stücke vorgenommen, durch deren histologische Untersuchung die Diagnose festgestellt werden soll."

Zunächst wandten sich jedoch die Forscher *funktionellen Veränderungen* zu.

50 Jahre nach Pouchet nahm in Frankreich Moreau (1889) die Untersuchung von Vagina und Vaginalinhalt bei Nagetieren erneut auf; Lataste (1892) und Retterer (1892) folgten. Mit der Beschreibung der cytologischen Veränderungen während der Menstruation beschäftigten sich Heape (1894, 1897, 1898) und van Herwerden (1906). Erst 1913 gab Favarger eine ausführliche Darstellung der cytologischen Besonderheiten des Vaginalsekretes beim Menschen in der Schwangerschaft und in der Menopause, während Retterer (1916) periodische

Veränderungen während des Cyclus zu erfassen suchte. Eine eingehende Beschreibung des Vaginalcyclus beim Meerschweinchen erfolgte durch STOCKARD und PAPANICOLAOU (1917). Papanicolaou hat bei diesen Untersuchungen, in Anlehnung an MASSON und GOLDNER, Fixierungs- und Färbemethoden erarbeitet, die sich durch eine ausgezeichnete Kerndarstellung, Unterscheidung von Verhornungsgraden im Cytoplasma und Transparenz des Ausstrichs als sehr geeignet für Routineuntersuchungen erwiesen und später auf die Untersuchungen am Menschen übertragen werden konnten. Die entscheidenden Schritte in der Entwicklung einer geeigneten Technik ergaben sich durch die *unmittelbare Fixierung des Sekretmaterials in Alkohol-Äther*, welche sekundäre Veränderungen und Austrocknung der Zellen verhinderte, und durch die Einführung alkoholischer Plasmafärbungen, die eine bessere Transparenz des Ausstrichs erzielten. PAPANICOLAOU hat diese Methodik empirisch ermittelt, indem er über Jahre hin die Zusammensetzung seiner Lösungen änderte, wie er schreibt „zur Verzweiflung seiner Mitarbeiter, die schließlich die Geduld verloren und in einen Sitzstreik eintreten wollten". Das Resultat seiner Bemühungen war die Veröffentlichung der Farbstoffe OG 6 und EA 36 im Jahre 1942, die seither in Gebrauch sind, und deren Zusammensetzung auch nach den modernen Kenntnissen als optimal anzusprechen ist (EBNER, 1958). Da die Ausreifung des Vaginalepithels an hormonale Stimulantien gebunden ist und durch die Papanicolaoufärbung besonders gut zur Darstellung kommt, wurde der funktionellen Cytologie der Weg geebnet. Jedoch erwies sich die Methode auch für die Darstellung von Carcinomzellen als sehr geeignet, zumal die Plattenepithelcarcinome der Portio und Vagina enge Beziehungen zur Verhornung haben.

Kurz nach der Beschreibung eines Vaginalcyclus bei Nagern wurde von ALLEN und DOISY (1923) die *Testung östrogener Substanzen* an der Maus eingeführt, und es ergab sich die Frage ihrer hormonalen Wirksamkeit am Vaginalepithel bei Tier und Mensch (ALLEN, 1922/1927; CORNER, 1923; KING, 1926; ASCHHEIM, 1928; MOSER, 1928; WALTER, 1929 HARTMANN u. OLBENS, 1931; SHORR, 1940; DE ALLENDE et al., 1945 u. a. m.). RAMIREZ (1928) beobachtete bei der Frau die typischen periodischen Abläufe und Veränderungen, wie sie heute allgemein anerkannt sind.

Neben diesen cytologischen Untersuchungen suchten andere Autoren funktionelle Veränderungen des Vaginalepithels an Schnittpräparaten zu charakterisieren. 1925 hatte STIEVE Schwangerschafts- und Geburtsveränderungen eingehend beschrieben und auch Veränderungen während des Cyclus gesehen, konnte jedoch keine strenge Gesetzmäßigkeit erkennen. Die Untersuchungen von DIERKS (1927 und 1930), der im Vaginalepithel in Anlehnung an die Verhältnisse in der Uterusmucosa eine „Basalis" und eine „Funktionalis" unterschied, wobei die letztere sich nach seiner Meinung während der Menstruation bis auf eine dazwischenliegende intraepitheliale Verhornungszone abstoßen sollte, wirkten anregend auf die weiteren Untersuchungen und zogen eine lebhafte Diskussion nach sich, an der sich vor allem FRAENKEL (1927), ADLER (1928), DYROFF (1928), LAHM (1928), LINDEMANN (1928), NÜRNBERGER (1928), PANKOW (1928) und STEMSHORN (1928) beteiligten. Eine praktische Anwendung der erarbeiteten Grundlage setzte sich jedoch nicht durch. Auch die Arbeiten von MURRAY (1938), MURRAY u. HERRNBERGER (1938) und ALEXIU u. HERRNBERGER (1938), in denen die funktionelle Beurteilung aus dem Vaginalsekret als klinische Methode empfohlen wurde, fanden in Deutschland wenig Beachtung, während in den Vereinigten Staaten im Anschluß an eine weitere Veröffentlichung PAPANICOLAOU's (1933) der *Funktionscytologie* ein sehr reges Interesse entgegengebracht wurde.

Unterdessen hatte PAPANICOLAOU 1928 auf die Möglichkeit einer cytologischen *Tumordiagnostik* hingewiesen. Aber erst die Veröffentlichung der Monographie "Diagnosis of uterine cancer by the vaginal smear" im Jahre 1943 zusammen mit TRAUT rückte ein altes Verfahren erneut in das Blickfeld zu einem Zeitpunkt, in dem Krebs als Menschenfeind Nr. 1 herausgestellt und allerseits erhebliche Anstrengungen zu seiner Erkennung und Heilung gemacht wurden.

PAPANICOLAOU, MARCHETTI und TRAUT (1948) konnten bereits über Untersuchungen an 3014 Patienten berichten, von denen 127 an Collumcarcinom und 52 an Corpuscarcinom erkrankt waren. Es waren über 7000 Abstriche angefertigt worden. Eine falsch negative cytologische Diagnose war beim Collumcarcinom in 4 Fällen (3,2 %) und beim Corpuscarcinom in 5 Fällen (9,3 %) gestellt worden. Diese auf breiter Basis durchgeführte Untersuchung mit beachtlichen Ergebnissen verhalf der Tumorcytologie zum Durchbruch. Die langjährige Beschäftigung mit dem Gegenstand der Untersuchung kommt in der kritischen Abgrenzung der Anwendungsbreite deutlich zum Ausdruck, wenn es heißt:

"In the first place, it is not recommended as a means if ultimate diagnosis. It should be used as a preliminary or sorting procedure and should be confirmed as a matter of routine by biopsy and tissue diagnosis."

Zur Einführung der *cytologischen Tumordiagnostik* sagt PAPANICOLAOU selbst folgendes: "Early in 1923 I began to study more systematically smears from patients of the Woman's Hospital of New York City, patients with different pathological conditions including cancer. The first observation of cancer cells in a smear of the uterine cervix was one of the most thrilling experiences of my scientific career. The striking morphological characteristics of malignant cells and of their nuclei could not possibly fail to impress anyone seeing them for the first time!" (persönliche Mitteilung).

Kurz nach dem Erscheinen der Monographie von Papanicolaou und Traut hatte die vorgeschlagene Methode bereits ihre praktische Bewährungsprobe bestanden, insbesondere durch die Nachprüfung bedeutender Kliniker wie Meigs und Fremont-Smith (1943), Jones et al. (1945) und der Pathologen Gates und Warren (1947). Die American Cancer Society (Kliniker und Pathologen) bestätigte in einer Sitzung im April 1948 uneingeschränkt den Wert der Methode und regte offiziell eine umfassende Verwendung an.

In Europa hatten unterdessen fast gleichzeitig mit Papanicolaou und unabhängig von ihm 1927 in der gynäkologischen Gesellschaft zu Bukarest Daniel und Babes auf die Möglichkeit hingewiesen, eine cytologische Diagnostik beim Collumcarcinom durchzuführen. Es wurden luftgetrocknete und nach Giemsa gefärbte Ausstriche verwendet. Ein Jahr später berichtete Babes (1928) über 20 Fälle. Als Referent regte v. Schubert (1928) im deutschen Schrifttum die Nachprüfung dieser Ergebnisse an, fand jedoch keinen Widerhall. Erst 1947 griff Igel dieses Problem erneut auf und berichtete in der Berliner Gesellschaft über die ersten eigenen Untersuchungen, wurde jedoch von den Pathologen, insbesondere von Hueck stark angegriffen. Hueck vertrat die Meinung, daß das Carcinom nicht aus einer Zelle beurteilt werden könne, es gäbe keine typischen Veränderungen, die für Malignität allein charakteristisch seien, und eine Abgrenzung gegen entzündliche Veränderungen sei nicht möglich. Igel sagte seinerzeit: „Durch die Abstrichmethode ist uns eine wesentliche Bereicherung der diagnostischen Möglichkeiten zur Erkennung des Uteruscarcinoms gegeben. Ein besonderes Zeichen ihres Wertes besteht in der Möglichkeit, schon sehr frühzeitig eine maligne Geschwulst, insbesondere das Collumcarcinom, zu erkennen. Die Indikation zur Operation kann aber allein durch den Abstrichbefund nicht gestellt werden. Dazu ist die histologische Bestätigung des Befundes durch den Pathologen erforderlich." Er nahm damit den auch heute noch geltenden Standpunkt ein. Der Altmeister der Gynäkologie, Geheimrat Stoeckel, erkannte sofort die Aussicht, die sich hier anbot und schlug vor „trotz zahlreicher Einwände, die sich erheben, solle man überprüfen, ob man nicht in der Früherkennung einen Schritt weiter komme."

Aber erst dem Robert-Meyer-Schüler Limburg (1950) war es zu verdanken, daß das allgemeine Interesse der deutschen Gynäkologen für die Cytologie geweckt wurde. Er berichtete auf dem Deutschen Gynäkologenkongreß in Karlsruhe 1949 über positive Erfahrungen mit der Papanicolaoumethode an Hand von 80 Fällen, darunter 22 Carcinome, und verglich die cytologischen und histologischen Befunde. Unterstützt wurden seine Ausführungen von Stoll (1949), der die Vor- und Nachteile an Hand von klinischen und ambulanten Fällen herausstellte, von Cramer (1951), der über 84 Fälle der Frankfurter Klinik berichtete und von Navratil (1951), der 72 Fälle vorwies, von denen falsch positiv 4 und falsch negativ 3 beurteilt worden waren. Vöge (1948) betonte demgegenüber den Vorteil der Kolposkopie nach Hinselmann für die Früherfassung des Carcinoms.

In Europa, vorzugsweise in Deutschland, entwickelten sich in der Folgezeit Kolposkopie und Cytologie als Carcinomsuchmethoden in enger Konkurrenz. Ihre Anwendung lag fast ausschließlich in der Hand von Klinikern, die auch über ausgedehnte vergleichende Untersuchungen berichteten (Cramer, 1951; Limburg, 1952; Waschke, 1951, 1952; Zinser, 1951 u. v. a.). Die phasenoptischen Untersuchungen von Albertini (1946) über die Entdifferenzierung und Rückdifferenzierung von Tumorzellen führten in der gynäkologischen Cytologie zur Aufstellung cytologischer Differenzierungsstufen im Vaginalsekret, die durch cytochemische Merkmale ergänzt werden konnten (Stoll, 1954; Boschann, 1952). Runge, Vöge u. Haselmann (1949) hatten gleichzeitig mit Zinser (1949) die Einführung der Phasenkontrastmikroskopie in die exfoliative Cytologie empfohlen.

Bald danach lagen bereits mehrere Monographien über das Gebiet in deutscher Sprache vor: Zinser (1951, 2. Auflage 1957), Limburg (1952), Streicher (1953), Retsch (1953), Schüller (1955), Smolka u. Soost (1956, 2. Auflage 1965). Diesen folgten Igel (1959), Boschann (1960), Klima (1966). Ausführliche Darstellungen im Rahmen von Monographien gaben ferner Besserer (1953), Rauscher (1954), Kern (1964), im Rahmen eines Lehrbuchs, Stoll, Jaeger, Dallenbach (1968).

Auch in unseren latein-französischen Nachbarländern hat die Cytologie sich erst nach dem Kriege durchsetzen können. Zwar hatte Babes 1928 seine zusammenfassende Arbeit in der Presse Medicale erscheinen lassen. Vorher schon hatten Chiquet (1879), Loeper u. Binet (1911), Bezacnon u. De Jong (1912) die praktische Bedeutung cytologischer Untersuchungen für die Carcinomdiagnose in anderen Organen herausgestellt, schließlich 1939 Cohen-Solal diese Erkenntnisse auch auf das Uteruscarcinom ausgedehnt, jedoch erregten diese Arbeiten wenig Interesse. Erst nachdem 1943 die Monographie PAPANICOLAOU's in Europa bekannt wurde und BARIGOZZI u. DELLEPIANE in Mailand (1951), PAPADOPOULOS in Athen, DUMONT in Lyon praktische Ergebnisse mit der Methode in französischen Zeitschriften veröffentlichten, begann die Auseinandersetzung. Die Veröffentlichungen von STRECHT-RIBEIRO aus Portugal (1949), NETTER et al. (1950) und VARANGOT, NUOVO u. VASSY (1950) stießen auch hier auf den heftigsten Widerstand der Pathologen. Die Gegner der cytologischen Diagnostik beanstandeten vor allem, daß eine positive cytologische Diagnose nicht immer histologisch bestätigt würde. MORICARD (1955) brachte das zum Ausdruck, indem er sagte: „In der Gynäkologie gibt es wichtigere und weit dringendere Probleme als die cytologische Entdeckung asymptomatischer ‚Carcinome‘, deren bösartige Entwicklung nicht immer gewiß ist." MORICARD spielte damit auf das sog. präinvasive Carcinom an, übersah aber, das „asymptomatisch" und „mit klinischen Mitteln nicht erkennbar und sichtbar" auch ein echtes invasives Carcinom sein kann. Erst die weiteren Bemühungen, insbesondere von DE WATTEVILLE in Genf (1949), PUNDEL in Brüssel (1950), VARANGOT in Paris (1953), bei denen statistische Unterlagen vorgelegt werden konnten, schließlich aber auch die cytologisch-pathologischen Symposien unter BOURG in Brüssel (1951), SICARD (1952), FUNK-BRENTANO et al. (1952) in Paris konnten der Methode ihre Anerkennung in den Bemühungen um die Frühdiagnose des gynäkologischen Carcinoms verschaffen.

Auch über die Funktionscytologie verdanken wir französischen Forschern zahlreiche wertvolle Arbeiten (PALMER 1941—1946, LICHTWITZ u. FITOUSSI 1947, VARANGOT u. LABATUT (1948), GAUDEFROY (1958), von denen bei uns vor allem die Bücher von PUNDEL bekannt geworden sind.

Zu einem ausführlichen internationalen Meinungsaustausch kam es anläßlich des Krebskongresses in Brüssel 1957, der durch die Teilnahme von Papanicolaou ausgezeichnet war. Hier konnten die europäischen Untersucher neben ihren amerikanischen Kollegen bestehen und sich in der Einordnung der neuen Methoden in das Gesamtfach vielfach als überlegen erweisen. Auf diesem Kongreß wurde durch die Initiative von WIED, der auf Grund seiner hervorragenden cytologischen Arbeiten in Berlin 1954 als Director of Cytology an die Universität Chicago berufen worden war, die *Internationale Akademie für gynäkologische Cytologie* gegründet. Das Organ dieser internationalen Gesellschaft, die „Acta Cytologica", herausgegeben von WIED, ist gleichzeitig Publikationsorgan der internationalen cytologischen Gesellschaften mit eigenen Schriftleitern.

Der Überblick zeigt, wie eine fast vergessene morphologische Untersuchungsmethode durch eine entscheidende Verbesserung ihrer Technik erneut Eingang in die *Diagnostik* gefunden hat. Von der Funktionsbestimmung in der Gynäkologie ausgehend wurde sie auf die Carcinomerkennung übertragen. Die Anregungen, die sich von hier aus für die Carcinomfrüherkennung ergaben, sind von weittragender Bedeutung gewesen und haben den Bemühungen um die Carcinomsuche starke Impulse gegeben, sowohl was die Einrichtung entsprechender Untersuchungsstellen betrifft als auch im Hinblick auf die Einbeziehung der Ärzteschaft durch Anwendung cytodiagnostischer Entnahmen und im Hinblick auf die Bevölkerungsaufklärung. Die Krebsheilung ist heute ein Problem der rechtzeitigen Diagnostik, nachdem eine wesentliche Verbesserung durch Intensivierung der Therapie (Operation, Bestrahlung, Cytostatica) in absehbarer Zeit nicht mehr zu erwarten ist. In der Gynäkologie sind mit der Kolposkopie nach HINSELMANN und der Cytologie nach PAPANOCOLAOU Methoden entwickelt, die ein Optimum der frühdiagnostischen Möglichkeiten anbieten.

Der Vorteil der vom *Fachpathologen* betriebenen *Cytologie* ist die breite pathologisch-anatomische Ausbildung, welche diese Untersucher in die Lage versetzt, das cytologische Bild mit dem histologischen gedanklich in Verbindung zu bringen. Der Nachteil ist, und das gilt insbesondere für die gynäkologische Funktionsdiagnostik, daß eine cytologische Aussage nur in Verbindung mit einer genauen klinischen Angabe und Blutungsanamnese möglich ist und daß vielfach erst eine Serie von Abstrichen bündige Schlüsse und therapeutische Hinweise zuläßt. Daher erscheint es berechtigt, bei den großen Frauenkliniken eigene cytologische Untersuchungsstellen zu haben, zumal dann, wenn auch die Gewebsdiagnostik im Haus durch einen gynäkologischen Histologen vertreten ist.

II. Begriffsbestimmung, Einsatz und Grenzen

Die exfoliative Cytologie beruht auf dem Prinzip, abgeschilferte Epithelien der Diagnose zugänglich zu machen. Die von der epithelialen Auskleidung von Hohlorganen laufend desquamierten Zellen, die im Sekret des Organs suspendiert sind, werden als Ausstrich verarbeitet und mikroskopisch untersucht. Hierbei ergeben sich Rückschlüsse auf die in der Wand des Hohlorgans ablaufenden *funktionellen Schwankungen*, insbesondere bei solchen Organen, deren endokrine Steuerung eindeutig morphologisch faßbare epitheliale Veränderungen veranlaßt. *Entgleisungen dieser Steuerungen* können cytologisch in Zusammenhang mit dem klinischen Bild beurteilt werden. Außerdem manifestieren sich *umschriebene pathologische Prozesse* in der Auskleidung des Hohlorgans oft dadurch, daß die Exfoliation durch Auflockerung des Zellverbandes zunimmt und — vor allem bei Neoplasmen — die Pathologie der Form sich in der Einzelzelle dokumentiert. Auch diese Zellen erscheinen im Sekret zusammen mit den von der Gesamtoberfläche abgeschilferten Epithelien.

Die Sekretgewinnung für die nachfolgende cytologische Beurteilung ist meistens einfacher, weniger zeitraubend und für den Patienten angenehmer als die Entnahme einer Gewebsprobe, insbesondere bei schwer zugänglichen Organen. Im Ausstrich werden Zellen von der gesamten Oberfläche erfaßt, so daß ein großer Oberflächenbereich übersehen wird. Dies ist ein Vorteil gegenüber der gezielten Gewebsentnahme, die bei aller Sorgfalt die entscheidende Stelle verfehlen kann.

Das Schwergewicht der exfoliativen Cytologie liegt in der Beobachtung einzelner Zellen oder kleinster Zellkomplexe, auf deren Einordnung in dem Gewebsverband bewußt verzichtet wird. Weisen Einzelheiten des Zellbildes auf einen umschriebenen lokalen Prozeß hin, so muß dieser durch weitere Untersuchungen lokalisiert und im Hinblick auf seine Bedeutung abgeklärt werden.

Die Grenzen der exfoliativen Cytologie sind damit bereits fest umrissen:

a) Sie vermittelt einen Einblick in die *Funktionslage eines Organs*, wobei im Vergleich mit dem klinischen Bild gegebenenfalls auf eine Fehlsteuerung geschlossen werden kann.

b) Sie gibt Hinweise auf *lokale Prozesse in der Wand des Organs*, wobei über die Ausdehnung dieses Prozesses und sein Verhalten zur Unterlage eine Aussage nicht möglich ist.

Im Anfang der mikroskopischen Untersuchungstechnik war man darauf angewiesen, die aus Geweben ausgepreßten oder in Zupfpräparaten dargestellten Einzelheiten zu studieren, ohne das Verhalten der einzelnen Gewebsbestandteile zueinander erfassen zu können. Mit der Entwicklung der Schnittechnik ist die *Morphodiagnose* — das Verhalten der einzelnen Gewebselemente zueinander — in den Vordergrund getreten, ohne daß dabei die *Cytodiagnose* — die Berücksichtigung einzelner Zellformen innerhalb ihres Verbandes — vernachlässigt wurde. Auch in der klassischen Histologie gewinnt die Beurteilung cytologischer Eigenschaften Bedeutung, z. B. bei der Erkennung eines präinvasiven malignen Wachstums. Dabei ist jedoch die Lage der Einzelzelle innerhalb ihres epithelialen Verbandes immer noch von größerer diagnostischer Wichtigkeit als ihre Struktur: Unreife Zellen am Rande von Wachstumsknospen müssen im Hinblick auf ihre weitere Entwicklung ganz anders beurteilt werden als unreife Zellen, die bei Verlust der Epithelschichtung in Zonen auftreten, in denen höhere Reifegrade und Aufnahmen typischer Funktionsleistungen zu erwarten sind. Der Entschluß, auf die *mikrotopographische Einordnung der Einzelzelle* in ihren Verband bei der Diagnose zu verzichten, wie das bei der exfoliativen Cytologie geschieht, ist von großer Tragweite und legt dem Cytologen Beschränkung bei seiner Aussage auf. Die Frage, ob man einer abgeschilferten Zelle ansehen könne, ob sie aus einem maligne entarteten Zellverband stamme oder nicht, wird heute noch von den Pathologen im allgemeinen verneint. Wenn somit ein spezifisches Charakteristikum der *einzelnen* Carcinomzelle nicht anerkannt wird, so steht dem gegenüber, daß doch in vielen Fällen ein Zellbild dem cytologischen Beobachter als eindeutig maligne imponiert. In der Praxis läßt die Gesamtheit der zu beurteilenden Zellen mit dem Vergleich vieler unterschiedlicher struktureller Besonderheiten (Malignocytogramm) fast immer eine Entscheidung zu.

In neuerer Zeit wird versucht, durch *histochemische* bzw. *cytotopochemische* Untersuchungen einen eindeutigen Unterschied zwischen malignen und benignen Einzelzellen zu finden. Bisher ist dies aber nicht sicher gelungen, und vieles deutet darauf hin, daß sich qualitative Unterschiede kaum werden finden lassen. Die Cytochemie gibt zwar Aufschluß darüber, daß bestimmte Stoffwechselvorgänge ablaufen und daß diese vielfach mit einem strukturellen Umbau der Zelle gekoppelt sind. Oft läßt der Gestaltwandel den Rückschluß auf einen Funktionswandel zu. Dabei ist jedoch zu berücksichtigen, daß dem Organismus auf unterschiedliche Reize nur eine beschränkte Auswahl morphologisch greifbarer Umbaumöglichkeiten zur Verfügung steht. Funktionelle Abläufe werden daher durch den Gestaltwandel nur sehr unspezifisch und häufig erst nach einer gewissen Latenzzeit angezeigt. Die Grenzen einer morphologischen Betrachtungsweise sind schließlich dort zu suchen, wo Änderungen der Funktion ohne morphologisch darstellbares Korrelat ablaufen. Inwieweit histochemische Untersuchungen oder der Einsatz anderer verfeinerter morphologischer Untersuchungsmethoden in Kombination mit cytochemischen Methoden hier weitere Erkenntnisse vermitteln werden, bleibt noch abzuwarten.

In der Gynäkologie ist das morphologische Bedürfnis schon immer sehr ausgeprägt gewesen, weil im Bereich der Genitalorgane der strukturelle Umbau in augenfälliger Weise mit dem endokrinen Funktionszustand verknüpft ist. Seitdem wir Kenntnis haben von der Koppelung der ovariellen Funktion mit typischen Veränderungen am Endometrium, gehört die Untersuchung des Curettagematerials zu den Standardmethoden des Faches und ist die eigentliche Unterlage für eine funktionsgerechte Therapie. Die Erkenntnis, daß auch die übrigen Anteile des Genitaltraktes eindeutig hormonal beeinflußt werden, hat der Untersuchung des Cervicalsekretes und des Vaginalinhaltes einen Platz in der Diagnostik gesichert.

Die *Funktionscytologie* verlangt ebenso wie die Funktionshistologie eine sehr enge Zusammenarbeit zwischen dem Gynäkologen und dem Morphologen, wenn der vorliegende Funktionszustand oder seine Störung zutreffend beurteilt werden soll. Im einzelnen Fall muß der morphologische Beurteiler über das klinische Zustandsbild informiert werden, er muß wissen, was der Kliniker von ihm will.

In der Erkennung lokaler Prozesse (*Lokalcytologie)* ist der Morphologe auf das angewiesen, was er an eingesandtem Material unter das Mikroskop bekommt. Dieses Material muß für die Beurteilung ausreichen und so vorbereitet werden, daß es für die weitere Verarbeitung noch geeignet ist. Vor allem muß die Entnahme Zellen von der Stelle der Veränderung enthalten, wobei der *direkte* Abstrich von dieser Stelle die günstigsten Voraussetzungen für eine zutreffende Diagnose bietet.

Da der Pathologe vom klinisch tätigen Gynäkologen als letzte Autorität angerufen wird, macht er es sich zur Pflicht, eine definitive Äußerung abzugeben. Dies ist bei Gewebspräparaten, richtige Entnahme und Verarbeitung vorausgesetzt, durchweg möglich. Der Cytologe dagegen wird mit seiner endgültigen Entscheidung — etwa benigne oder maligne — sehr zurückhaltend sein, viel eher eine Verdachtsdiagnose stellen und dann eventuell eine Gewebsentnahme veranlassen. Er wird niemals von sich aus den Rat zu schwerwiegenden therapeutischen Eingriffen (Radikaloperation) geben, da er hierfür auf Grund von cytologischen Präparaten allein die Verantwortung nicht übernehmen kann. Allerdings kann er bei negativer Histologie, aber fortgesetzt positiver Cytologie die Vermutung äußern, daß die Gewebsentnahme die entscheidende Stelle verfehlt hat, und zu erneuter Biopsie raten.

Dem morphologisch Geschulten macht die Einarbeitung in die Cytologie keine Schwierigkeiten. Dies wird bei der Entscheidung, ob man die Cytologie den klinisch durchführbaren Untersuchungsmethoden zuordnen soll oder ob man sie dem Zuständigkeitsbereich des Morphologen anvertraut, maßgebend sein (RANDERATH, 1954).

Bei der Bedeutung, welche der Cytologie in der Krebsfrüherkennung zukommt, ist diese Erweiterung der Untersuchungsmöglichkeiten dringend erforderlich. Die Abstrichentnahme ist ein integraler Bestandteil der Krebsvorsorgeuntersuchung, welcher sich jede Frau im Alter von 30 Jahren und mehr einmal jährlich unterziehen sollte. Von dieser Forderung werden im Bundesgebiet 18 Millionen Frauen betroffen. Wenn nur ein Drittel der betroffenen Frauen dieser Forderung nachkäme und in 20 % der Fälle eine Wiederholungsuntersuchung notwendig wäre, so würden pro Jahr 7,2 Millionen cytologische Untersuchungen im gynäkologischen Bereich anfallen. Hierfür würden 200 Laboratorien benötigt (besetzt mit 1 Arzt, 5 Assistentinnen und 1–2 Bürokräften) (SOOST, 1968). Da jede gynäkologische Untersuchung gleichzeitig auch der Carcinomfahndung dient, sollte sie durch eine Abstrichentnahme erweitert werden. Der Anfall an cytologischen Präparaten wird dadurch weiter vergrößert. Es wird in erster Linie bei den Pathologen liegen, ihre Einrichtungen durch eine cytologische Abteilung zu ergänzen. Im gynäkologischen Bereich können außerdem die diagnostischen Abteilungen großer Kliniken erweitert werden. Weiterhin stehen morphologisch erfahrene Fachärzte für Laboratoriumsdiagnostik zur Verfügung und schließlich die Gynäkologen, die im Rahmen ihrer Ausbildung eine cytodiagnostische Schulung genossen haben, welche sie in den Stand versetzt, für ihren eigenen Bereich oder benachbarte Kollegen im kleineren Umfang Cytologie zu betreiben.

Um die Qualifikationen zu beschreiben, welche von einem cytodiagnostisch tätigen Arzt erwartet werden, hat die Deutsche Gesellschaft für Cytologie folgende Richtlinien herausgegeben (Mannheim, 1967):

1. Formale Voraussetzungen für die Erteilung des Befähigungsnachweises zur Ausübung der Cytodiagnostik

a) Der Antragsteller muß vollapprobierter Arzt sein und die unter II aufgeführten Voraussetzungen erfüllen.

b) Der Antragsteller muß gewillt sein, sich mit der Stellung des Antrages automatisch zu verpflichten, für eine ordentliche Befund- und Präparatedokumentation – vergleichbar mit jener in der Histologie – Sorge zu tragen.

c) Um dem bestehenden Recht und den liberalen Regelungen der Standesorgane hinsichtlich der Ausübung der ärztlichen Tätigkeit in der Bundesrepublik Deutschland Rechnung zu tragen und um einer Antragsflut entgegenzuwirken, nimmt die Deutsche Gesellschaft für Cytologie in der Regel Anträge solcher Ärzte entgegen, welche die Cytodiagnostik nicht nur in eigener Klientel, sondern auch konsiliarisch für andere Ärzte bzw. in Einsendelaboratorien betreiben wollen. Denn nur diese Situation, welche die Verantwortung gegenüber dem Patienten auf mehrere Ärzte verteilt, läßt die Setzung von Qualifikationsstandards derzeit wünschenswert erscheinen. Ausnahmen, z. B. für Ärzte, die in das Ausland gehen wollen und dort auch Befähigungsnachweise in eigener Praxis benötigen, werden im Einzelfall auf Wunsch geprüft und berücksichtigt werden.

2. Richtlinien. Befähigungsnachweis durch bestimmte Ausbildungszeiten

a) Für die gesamte Cytologie: mindestens einjährige hauptamtliche cytologische Tätigkeit, im Rahmen der Fachausbildung als Pathologe (oder Laborarzt).

b) Teilgebiete der Cytologie wie gynäkologische Cytologie, Thoraxcytologie usw.: mindestens halbjährige hauptamtliche oder zweijährige nebenamtliche cytologische Tätigkeit im Rahmen der Facharztausbildung.

Die unter a) und b) genannten Ausbildungszeiten gelten nur unter der Voraussetzung, daß in den cytologischen Laboratorien in jedem Jahr mindestens 6 000 gynäkologische und/oder 600 nichtgynäkologische cytologische Untersuchungsaufträge durchgeführt werden.

Voraussetzungen für die Erteilung der Zertifikate gemäß a) und b) ist in jedem Fall eine abgeschlossene Facharztausbildung, entweder als Pathologe, Laborarzt oder für Teilgebiete der Cytologie eine Facharztausbildung auf dem entsprechenden klinischen Fachgebiet.

III. Allgemeine Cytologie

1. Allgemeine Charakteristika der Einzelzelle

Die allgemeinen morphologischen Eigenschaften frisch exfoliierter Epithelzellen unterscheiden sich grundsätzlich nicht von denjenigen im Epithelverband. Allerdings neigt die abgeschilferte Zelle dazu, zum Ausgleich der Oberflächenspannung kugelige Form anzunehmen, wenn ihr Protoplasma noch verformbar ist. Dies gilt insbesondere für Zellen, die vom Drüsenepithel abstammen. So haben die Zellen der Corpusdrüsen, die im Sekret gefunden werden, ausgeprägte Kugelform, während die Cylinderzellen des Cervicalepithels kugelige bis längsovale Form annehmen, wobei die polare Ausrichtung durch den Flimmerbesatz und die Schleimvacuole deutlich bleibt.

Im Plattenepithel sind bei Beobachtung im Phasenkontrastmikroskop lediglich die Zellen der Keimschicht (Basalzellen) als vital anzusehen und haben im Ausstrich Kugelform. In den höheren, trophisch ungünstigeren Schichten, in denen keine Zellteilung mehr stattfindet und den Zellen vor allem eine Schutz- und Deckfunktion zukommt, wird die Protoplasmastruktur durch den Alterungsprozeß wahrscheinlich schon im Verband starr und ändert ihre Form auch nach der Abschilferung nicht mehr. Dieses Verhalten gestattet eine zutreffende Beurteilung des Reifegrades gerade der in die Vagina exfoliierten Zellen und gibt die Möglichkeit, ihre Herkunft aus einer bestimmten Schicht des Epithels festzulegen. Neben der Kernform spielt somit die Verformbarkeit des Protoplasmas eine wichtige Rolle, auch in der Beurteilung der Ausreifungsneigung von Zellen aus Neoplasmen. *Unreife* charakterisiert sich im Ausstrich phasenoptisch durch gleichmäßig runde bis ovale Kern- und Zellformen, aufgelöste Zellgrenzen, mangelhafte Kontaktaufnahme zur Nachbarzelle, damit erhöhte Exfoliation und Teilungsfähigkeit. Aus dem vermehrten Auftreten unreifer Zellen im Vaginalausstrich kann auf eine Läsion, einen Reparationsprozeß oder auf den Verlust der Epithelschichtung geschlossen werden, ein diagnostisch wichtiges Kriterium, wie später näher auszuführen sein wird.

Der Ausreifungsvorgang der Plattenepithelzellen ist durch ganz bestimmte, an Kern und Plasma ablaufende morphologisch gut erfaßbare Veränderungen gekennzeichnet. Mit Aufnahme der Glykogenbildung in der Zelle verringert sich das Kernvolumen, die reiferen Zellformen mit Präkeratin- und Keratinbildung weisen erst chromatinarme, dann pyknotische Kerne auf. Bei neoplastischer Entartung wird die Differenzierung besonders dadurch gekennzeichnet, daß das Cytoplasma z. B. die Funktion der Glykogen- und Hornbildung aufnimmt, manchmal sogar in überschießendem Maße, während die Kerne ihre Teilungsfähigkeit beibehalten. Hierdurch ist das typische multiforme Zellbild (Vielgestaltigkeit von Kern und Zelle bei scharfen Zellgrenzen) der Plattenepithelcarcinome mittlerer und höherer Reife gekennzeichnet.

Mitosen werden in cytologischen Ausstrichen äußerst selten angetroffen, da sie entweder nach Abschluß der Exfoliation und vor der Entnahme ablaufen, oder weil die in Teilung begriffenen Zellen besonders empfindlich sind und leicht zerfallen. Nur bei direkter Entnahme von nicht nekrotisch veränderter Tumoroberfläche, besser noch von der Tumorschnittfläche, kann man Mitosen häufiger zu Gesicht bekommen.

2. Differenzierung der normalen und der nicht carcinomatös veränderten Epithelzelle

Unter *normaler cytologischer Differenzierung* verstehen wir die Übernahme bestimmter, für das epitheliale Muttergewebe typischer funktioneller Leistungen der Einzelzelle unter Verlust ihrer Wachstums- und Teilungspotenz. Es besteht somit ein Antagonismus zwischen Zellfunktion und Mitose, der schon 1891 von Ziegler erkannt wurde.

Cytologische Differenzierungsstufen lassen sich morphologisch erfassen. Die gleichmäßige Differenzierung innerhalb eines großen Bereiches bedingt die Uniformität eines regelrechten Zellausstriches. Mit der Differenzierung geht ein Alterungsprozeß der Zelle einher, der schließlich zum Zelltod und zur Eliminierung aus dem Zellverband führt. Aber auch die aus dem Verband abgestoßene, sich auflösende Zelle kann noch wichtige, für den Gesamtorganismus regulierende Aufgaben erfüllen, z. B. in der Vagina die Aufrechterhaltung des biologischen Scheidenmilieus.

Die normale Zelldifferenzierung wird bestimmt durch die genetische Determinierung und das sie umgebende Milieu (Rudnick, 1958; Grobstein, 1964; Spratt, 1964) (s. Abb. 1). Als umgebendes Milieu ist einerseits das Mesenchym anzusehen, das eine embryonale Induktion der Epithelzelle bewirkt; andererseits können exogene Faktoren wie Vitamine, im Genitalbereich vor allem Hormone, oder auch Strahlen ähnlich induzierend wirken.

Die Differenzierung könnte z. B. so zustandekommen, daß durch die induzierenden Einflüsse (vielleicht Kernhistone) die DNS einiger Gene für die RNS-Matrizenbildung blockiert wird (Allfrey et al., 1963). Nach einer anderen Theorie erfolgt die Differenzierung durch Stabilisierung nur eines Teils der gebildeten RNS (durch Histone), während der nicht stabilisierte Teil schnell zerfällt (Leslie, 1961); oder aber der RNS-Ribosomenkomplex wird durch bestimmte Proteine blockiert und daher zur Neubildung von Proteinen unfähig (Yanagisawa, 1963).

48 Std vor Sichtbarwerden der ersten Differenzierungszeichen im Lichtmikroskop ist die Determinierung der Zelle schon erfolgt (covert differentiation, Grobstein), und die DNS-Verdopplung hört auf, da solche Zellen ihre Teilungsfähigkeit verlieren (Wessels, 1964). Bei Sichtbarwerden folgt der DNS-Synthese die RNS-Synthese und die Bildung von sich zu Zisternen ausweitenden Ribosomen und Bläschen im Golgiapparat, in denen die spezifischen Granula oder sonstige Zellstrukturen entstehen. Mit Eintritt dieser Differenzierung ist das Schicksal der Einzelzelle im allgemeinen determiniert. Nur äußerst selten kann sie entdifferenzieren oder gar redifferenzieren. Man muß in dieser Hinsicht streng unter-

scheiden zwischen der so gut wie immer irreversiblen Differenzierung der Einzelzelle und der oft reversiblen Differenzierung eines Gewebes (RUDNICK, 1958).

So kann eine *Änderung der Differenzierungsrichtung* eines Gewebes hormonell ausgelöst werden: Während z. B. Oestrogen zur Verhornung der Vaginalepithelien führt, ändert Bestrahlung diesen Differenzierungseffekt und führt zur Verschleimung (CHERRY, 1957). Dabei *verschleimen* aber nicht die schon *verhornten* Zellen,

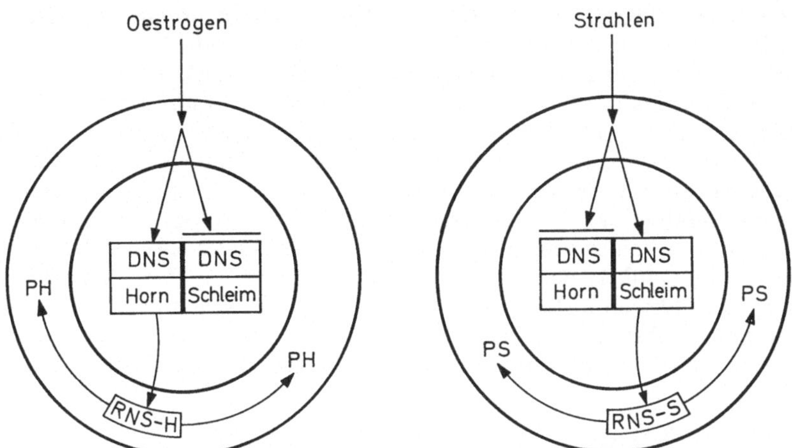

Abb. 1. Vereinfachtes Schema zur Darstellung der Differenzierung einer Epithelzelle: Genetische Determinierung (*DNS*-Horn und *DNS*-Schleim im Zellkern) und umgebendes Milieu (z. B. Oestrogen; Strahlen) legen die Differenzierungsrichtung fest [Bildung von *RNS*-Horn- bzw. -Schleimmatrizen, die Horn-Proteine (*PH*) oder Schleim-Proteine (*PS*) im Cytoplasma aufbauen (Schema in Anlehnung an SPRATT, 1964]

sondern die zunächst noch teilungsfähigen Basalzellen, die nach einmal erhaltenem Stimulus bei ihrer Ausreifung unter Aufgabe der Teilungsfähigkeit die neue Differenzierungsrichtung einschlagen. Allgemein sind unreife Zellen äußeren Einflüssen gegenüber anfälliger als reife. Vergleichbare Änderungen in der Differenzierungsrichtung eines Gewebes, nicht einer Einzelzelle, finden sich in ursprünglich glykogenreichen Plattenepithelcarcinomen, die nach Bestrahlung Schleim bilden können (GLÜCKSMANN und CHERRY, 1956).

Die normale cytoplasmatische Differenzierung und Differenzierungsänderung kann die Kernfunktion abwandeln (z. B. im Sinne des funktionellen Kernödems von BENNINGHOFF), ohne jedoch die Gene zu ändern (BARTH, 1964). Der Einfluß auf die Kernfunktion wird durch die enge funktionelle Koppelung von DNS und RNS verständlich.

Unter *Metaplasie* versteht man entweder eine reversible Differenzierungsänderung eines Epithelgewebes oder aber auch eine durch Mutation bewirkte irreversible Veränderung. Zur Metaplasie befähigt sind immer nur junge, in ihrer Differenzierung noch nicht determinierte Einzelzellen. Die häufigste Ursache einer Metaplasie ist eine Veränderung der Umweltsbedingungen, denen sich die noch indifferenten Zellen anpassen.

3. Anaplasie und Differenzierung der Carcinomzelle

Unter *cytologischer Anaplasie* (nicht ganz zutreffend auch Entdifferenzierung genannt) verstehen wir die Aufgabe der prospektiven funktionellen Leistung, die den Zellen der Keimschicht eigentümlich ist, zugunsten einer verstärkten Wachstumspotenz, die im Rahmen des epithelialen Verbandes wie des Gesamtorganismus nicht mehr kontrolliert wird. Die anaplastischen Zellen sind ausschließlich auf Kernteilung eingestellt, während das Cytoplasma umorganisiert wird.

Das zuweilen undifferenzierte Aussehen der Tumorzellen ist nicht bedingt durch Umkehr der Determinierung, sondern durch Verlust der histologischen Kriterien eines differenzierten Gewebes. Dieser Verlust kommt vorwiegend zustande durch eine zu schnelle Zellteilung, die keine Zeit für die Entwicklung einer voll ausdifferenzierten histologischen Struktur läßt. (Auch die Differenzierung einer normalen Zelle, die bereits im unreifen Stadium determiniert ist, erfolgt ja erst nach Ausreifung der Zelle, wie z. B. die Verhornung im Vaginalepithel.) Weiterhin sind die Tumorzellen durch ihren aerob-glykolytischen anstelle des normalen respiratorischen *Stoffwechsels* zu einer strukturellen Differenzierung weniger gut befähigt (v. Hansemann, 1920). Huxley (1958) hat für diese strukturellen und biochemischen Abweichungen vom Muttergewebe den Ausdruck „Anaplasie" eingeführt, der eher einer mangelhaften als einer fehlenden Differenzierung gleichkommt. Es liegt demnach nur eine scheinbare Entdifferenzierung der Tumorzellen vor; sie kehren nicht in das embryonale oder pluripotente Stadium zurück. Dem entspricht auch die Tatsache, daß nur noch teilungsfähige

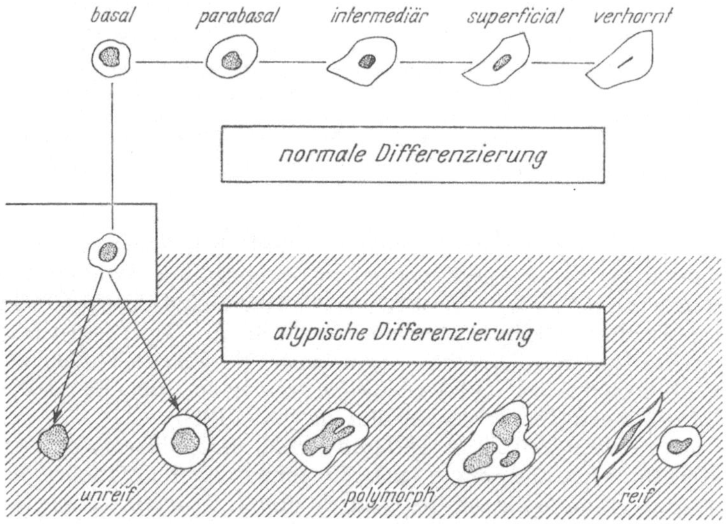

Abb. 2. Schema der normalen und atypischen Differenzierung einer jungen Stammzelle

junge Zellen neoplastisch entarten können, also keine bereits differenzierten (Abb. 2). Tumorzellen sind auch biochemisch gesehen nicht defekt. Sie haben vielleicht einige der in normalen Zellen enthaltenen Enzyme verloren, dafür aber andere gewonnen, die eine verstärkte Proteinsynthese ermöglichen.

Nach einer Hypothese von Büchner et al. (1963) löst die Schädigung oder Zerstörung des Ergastoplasmas durch das Carcinogen eine Verdopplung oder Vervielfachung der DNS im Kern mit Änderung der Chromosomen aus; es kommt zu endomitotischen Polyploidisierungen und zur Bildung unspezifischer Kernproteine, die ihre spezifische Hemmwirkung auf die DNS-Synthese verloren haben; das feste quantitative Verhältnis zwischen Histonen und DNS (ALFERT und GOLDSTEIN, 1955) ist gestört.

Einige Tumoren bestehen fast ausschließlich aus anaplastischen, schlecht differenzierten Zellen. Meist besinnen sich aber die Zellen mehr oder weniger großer Abschnitte des Tumors, ohne Aufgabe ihrer Teilungsfähigkeit, auf ihre histogenetische Determinierung und bilden dementsprechend, z. B. im Bereich der Portio und Cervix, Schleim, Glykogen oder Horn. Dabei entsprechen diese *Differenzierungen* strukturell nur selten denen der Normalzelle; oft sind sie in Form oder Zusammensetzung abnorm, wie z. B. die von ERNST (1912) beschriebenen Sphäroide in Schleimkrebsen, die als besondere Schleimformation in den Tumorzellen aufzufassen sind. Gelegentlich treten im Tumor auch Zelldifferenzierungen auf, die uns von den Ausgangszellen nur aus ihrer embryonalen Aszendenz bekannt oder selbst aus dieser unbekannt sind (HAMPERL, 1956). Hier bestätigt sich wieder das alte Gesetz von DRIESCH, nach dem die *prospektive Potenz* der Zellen größer ist als ihre *prospektive Bedeutung.* So kommt es zur Hornbildung in Adenocarcinomen und zur Schleimbildung in Plattenepithelcarcinomen. Da die Anordnung der Tumorzellen wahllos und nicht organisch eingegliedert ist, kommt es z. B. zu monocellulären Verhornungen oder Verschleimungen oder zur Bildung von Hornperlen oder Schleimcysten. Die für den Cytologen so eindrucksvolle Mannigfaltigkeit der Tumorzellen wird durch diese abwegige Differenzierung zwanglos erklärt. Man muß sich dabei jedoch vor Augen halten, daß die Differenzierung der Krebszelle nur im Sinne des Gesamtorganismus abwegig ist; im biologischen Sinne dagegen ist die Krebszelle Individuum, vital und sogar äußerst funktionstüchtig.

Das *schlecht differenzierte Zellbild* ist im cytologischen Ausstrich nach unserer Auffassung *uniform,* wenn auch die fehlende Organisation des Cytoplasmas mit Auflösung der Zellgrenzen und das Vorhandensein gleichmäßiger, hyperchromatischer Kerne mit großen Nucleolen, und grober Struktur die Malignitätsdiagnose zuläßt. Mit dem Auftreten *besser differenzierter Zellen* nimmt die *Polymorphie* des Zellbildes entscheidend zu. Zwar sind immer noch undifferenzierte Zellen nachweisbar, jedoch bewirkt die zunehmende Organisation des Cytoplasmas mit erhaltener Kernteilung das Auftreten monströser Zellformen, die sich leicht diagnostizieren lassen. Am schwierigsten ist die Erkennung von malignen Tumoren, deren Zellen in ihrem Differenzierungsgrad auf der Stufe der Basalzellen stehengeblieben sind und weder zur atypischen Differenzierung anlaufen noch undifferenzierte Formen aufweisen. Sie können cytologisch mit den Basalzellen am ehesten verwechselt werden (z. B. Basalzellcarcinom).

An der Portio gibt die Reaktionsfähigkeit eines atypischen Epithelverbandes auf Sexualhormone oft den entscheidenden Hinweis auf Reversibilität des Prozesses und damit auf seine Gutartigkeit. Wandelt sich z. B. nach der Applikation von Oestrogen das atypische Zellbild des Vaginalausstrichs in ein normales Zellbild um, so kann kein Carcinom vorgelegen haben. Es kann auch kein Oberflächencarcinom bestanden haben, wenn man die Irreversibilität für diese Veränderung postulieren will, sondern lediglich ein atypisches Epithel. Zu dieser Gruppe der reversiblen Epithelatypien gehören wahrscheinlich auch die sog. nearo-carcinomas von AYRE (1951), die unter Aureomycineinlagen verschwanden. Andererseits kann die Reaktionsfähigkeit eines malignen, schlecht differenzierten Zellverbandes auf hormonale Impulse nicht ganz ausgeschlossen werden. STOLL und RIEHM (1953) glauben insbesondere beim Carcinom in der Schwangerschaft eine Steigerung der Ausdifferenzierung annehmen zu dürfen. Aber derartige Aussagen müssen mit größter Vorsicht betrachtet werden, weil in ihrer Gesamtheit cytologisch schlecht differenzierte Carcinome des Uterus selten sind und fast immer in irgendeinem Bereich des Tumors Anläufe zu einer mehr oder weniger abwegigen Differenzierung erkannt werden können.

Im allgemeinen wird man die mangelnde Reaktionsfähigkeit des anaplastischen Epithelverbandes auf *hormonale Impulse* als Kriterium der Malignität ansehen müssen. Diese Bemerkung gewinnt praktische Bedeutung bei der Frage des präinvasiven Carcinoms insofern, als dieses durchweg auf einer niedrigen Differenzierungsstufe steht. HAMPERL und KAUFMANN (1956) wiesen darauf hin, daß invasive Carcinome gegenüber den sog. Oberflächencarcinomen häufig eine größere Ausreifung erkennen lassen. Macht man sich die Auffassung zu eigen, daß die Auseinandersetzung mit dem Abwehrgewebe zu einem formativen Einfluß auf das Carcinomparenchym Veranlassung gibt, so würde erklärt sein, daß ein sich an der Peripherie abspielender oberflächlicher epithelialer Prozeß derartigen Einflüssen nicht unterworfen und damit für die Zeit seines „in situ"-Stadiums auch durchaus unreifer sein kann. Tatsächlich sind auch nach unserer Erfahrung carcinomatöse Randbeläge weniger differenziert als die invasive Partie des Tumors. So ist bei Probeentnahmen das Auftreten von herdförmigen Differenzierungen im sog. Oberflächencarcinom für uns immer ein Hinweis darauf, daß es sich hier nicht mehr um ein Carcinoma in situ, sondern um den „Randbelag" eines invasiven Carcinoms handelt.

Daß dem *Differenzierungsgrad* prognostisch oder klinisch Bedeutung beizumessen wäre, kann zur Zeit noch nicht gesagt werden. Bei mangelhafter Differenzierung kann wohl mit einem rascheren Wachstum des Carcinoms gerechnet werden, da bei dieser Form die schnell wachsenden, schlecht differenzierten die langsam wachsenden, besser differenzierten Krebszellen überwuchert haben. Dafür ist aber die Zerfallsneigung des Tumors mit Verlust carcinomatöser Substanz größer als bei differenzierten Formen. Bei lymphogener und hämatogener Aussaat scheinen keine wesentlichen Unterschiede zu bestehen. Auf radiologische Behandlung sprechen zwar die schlecht differenzierten Tumorpartien infolge der bei ihnen vorhandenen höheren Gesamtteilungsrate besser an, jedoch hat sich klinisch eine günstigere Heilungsneigung nicht sichern lassen. Insofern hat die Aufstellung von Differenzierungsgraden der Geschwulstzellen heute noch keine Auswirkung auf das therapeutische Verhalten des Klinikers.

4. Cytologische Kriterien der „malignen" Zelle

Für die praktische Cytologie gelten die folgenden Kriterien der Geschwulstzelle (modifiziert nach ZINSER, 1957):

Kern	Cytoplasma
Anisonucleose	Anisocytose

Veränderungen der Kern-Plasmarelation

Kern	Cytoplasma
Polymorphie, Hyper-, Hypo- und Polychromasie, atypische Chromatinstruktur	Polymorphie, Basophilie, Plasmazerfall mit Bildung freier Kerne
Zahlen- und mengenmäßige Vermehrung der Nucleolarsubstanz, gestörte Kern/Kernkörperchenrelation	Fehlen von Intercellularbrücken
Mitosen und Mitosestörungen	Phagocytose
Kerngigantismus	(Kannibalismus)

Zusätzliche Kriterien

Zellkonglomerate
Vorhandensein von Leukocyten, Erythrocyten, Histiocyten

Hierbei ist zu berücksichtigen, daß weder ein Kriterium allein, auch wenn es ausgeprägt ist, noch eine Mehrzahl von Kriterien eine sichere Entscheidung für oder gegen Malignität zuläßt und daß es kein Merkmal gibt, durch das sich alle Tumorzellen von normalen Zellen unterscheiden (HAMPERL, 1956). Es kann stets nur ein Verdacht ausgesprochen werden.

Anisonucleose. Die Kerngröße der einzelnen Tumorzellen untereinander kann sehr verschieden sein. Im Gegensatz dazu steht die Gleichförmigkeit der Kerne normaler Zellen derselben Differenzierungsstufe. Das Vorkommen von hochgradig vergrößerten Kernen neben kleinen und mittleren Kernformen in einem Ausstrich ist meist ein recht sicherer Hinweis für die Herkunft der Zellen aus malignem Gewebe. Besonders fällt diese Anisonucleose auf, wenn Geschwulstzellen zusammenliegen. Kernvolumenänderungen allein können aber bei der Carcinomdiagnose irreführen.

Kernpolymorphie. Unabhängig von der wechselnden Kerngröße zeigt sich bei Tumorzellen sehr häufig eine ausgeprägte Vielgestaltigkeit der Kernform. Man sieht mehr oder weniger entrundete, gelappte, knollenartige oder bizarr deformierte Kerne, die oft eine exzentrische Lage aufweisen. Langausgezogene und spindelige Kernformen zeigen sich relativ häufig. Unter den Erscheinungen der nucleären Polymorphie sind auch die verschiedenen Stadien der Karyorrhexis zu nennen, welche oft nur noch multiforme Fragmente des Kernes hinterläßt.

Verschiebungen der Kern-Plasmarelation zugunsten des Kerns. Die Kerne von Tumorzellen sind oft wesentlich größer als diejenigen normaler Zellen gleicher Differenzierungsstufe, ohne daß dabei das Cytoplasma in gleichem Maße zunimmt. Diese Veränderung der Kern-Plasmarelation im Vergleich mit den umliegenden normalen Zellformen ist ein meist recht zuverlässiges pathognomonisches Zeichen. Insbesondere erweist sie sich oft für die Abgrenzung von Tumorzellen gegenüber abnormen gutartigen Epithelveränderungen als wertvoll, da bei diesen grobe Verschiebungen der Kern-Plasmarelation im allgemeinen fehlen (FORAKER und REAGAN, 1959). Nackte Kerne mit völlig fehlendem Cytoplasma sind besonders für die Zellen unreifer Tumoren typisch.

Hyper, Hypo- und *Polychromasie.* Veränderungen der normalen Kernstruktur gehören fast regelmäßig zum Bild der Tumorzellen. Sie sind durch Anomalien der Chromosomenzahl und -beschaffenheit bedingt. *Hyperchromatische* Kerne fallen meist schon bei schwacher Vergrößerung durch ihre dunkle massive Färbung im Ausstrich auf. Sie erscheinen unter weitgehender Aufhebung der Kernzeichnung gleichmäßig tiefdunkelbraun bis schwarz und lassen ungleichmäßige Chromatinverteilung und grobe Verklumpung erkennen. Der Kernrand ist vielfach scharf markiert und verdickt. In anderen Fällen, besonders bei vergrößerten Kernen undifferenzierter Carcinomzellen, tritt eine ausgesprochene *Hypochromasie* des Kernplasmas in Erscheinung, wobei sich in dem blassen, durchscheinenden Kerninnern gewöhnlich mehr oder weniger zahlreiche kleine, unscharf begrenzte Chromatingranula abzeichnen. Auch sie sammeln sich öfter an der Kernmembran und lassen diese verdickt erscheinen. Hypochromatische, auffallend große Zellkerne sind als besonders spezifisches Zeichen eines malignen Zellbildes aufzufassen. Findet man Kerne verschiedener Anfärbbarkeit in einem Ausstrich, so spricht man von Polychromasie der Kerne. Sie stellt ebenfalls ein charakteristisches Merkmal der Geschwulstzelle dar.

Veränderungen der Kern-Kernkörperchenrelation. Mitunter zeigen die Nucleolen der Tumorzellen eine abnorme Vergrößerung, die so weit gehen kann, daß die Kernkörperchen als dicke Klumpen innerhalb des Kerns imponieren. Gelegentlich weisen sie gegenüber den üblichen Kernbestandteilen Färbeunterschiede auf. Bei Tumorzellen sind die Nucleoli oft in Vielzahl innerhalb des Kerns anzutreffen. Diesen Merkmalen kann, wenn sie überhaupt vorhanden sind, wesentliche diagnostische Bedeutung zukommen. Als Beweis der Malignität dürfen sie aber nicht aufgefaßt werden, da die gleichen Veränderungen auch rein reaktiv bei Überbeanspruchung der Zelle ausgelöst werden können.

Mitosen und Mitosestörungen. Mitosen spielen bei der cytologischen Untersuchung eine wesentlich geringere Rolle als in der histologischen Diagnostik. Dies dürfte daran liegen, daß sie in den unteren Zellschichten erfolgen, deren Zellen nur in geringer Zahl in die Vagina abgestoßen werden. Mitosen an Plattenepithelzellen, die im Typ den differenzierten Schichten des Epithels entsprechen, weisen meist auf Malignität hin. Man findet sie aber äußerst selten. Die an endocervicalen Zellen vorkommenden Mitosen sind ohne besondere diagnostische Bedeutung. Übermäßig große Kerne weisen auf Mitosestörungen hin; sie sind meist polyploid und durch Endomitose entstanden. Das Vorkommen von *Amitosen* ist heute sehr in Frage gestellt; Mehrkernigkeit beruht wahrscheinlich auf einem veränderten Ablauf der Mitosen und ist bei regelmäßiger Kernstruktur kein Hinweis auf Malignität, sondern höchstens auf Aktivität der Zelle.

Anisocytose. Hierunter ist die verschiedene Größe der Zellen im Ausstrich zu verstehen. Man kann einerseits Riesenzellen (Zellgigantismus) wie andererseits ganz kleine Zellen mit wenig Plasma oder freiliegende Kerne bei gänzlich fehlendem Plasmasaum finden.

Zellpolymorphie. Die Variabilität der äußeren Zellform ist meist im Ausstrich bei malignen Prozessen sehr ausgeprägt. Die Zellen können bizarre Deformierungen mit pseudopodienartigen Ausläufern zeigen. Bisweilen findet man Kaulquappenformen (tadpole cell) und auch lange, spindelige oder faserige Zellen (fiber cell). Vielfach zeigt das Cyotoplasma Auflösungserscheinungen, wobei die Zellgrenzen unscharf werden bzw. einen völlig verwischten Eindruck machen.

Vacuolisation. Eine vacuolige Degeneration des Cytoplasmas ist bei Tumorzellen häufig zu beobachten. Es kann zu großen Blasenbildungen kommen, welche die ursprüngliche Zelle fast unkenntlich werden lassen. Die Vacuolisation ist aber lediglich als Begleiterscheinung anderer atypischer Zellveränderungen zu werten, sie kommt vielfach auch bei gutartigen entzündlichen oder bei physiologischen Sekretionsprozessen vor.

Färbbarkeitsveränderungen des Cytoplasmas. Maligne Zellen zeigen eine teils verstärkte, teils schwächere Anfärbbarkeit des Cytoplasmas. Zellen verhornter Plattenepithelcarcinome nehmen manchmal eine besonders auffallende orange- oder lachsfarbene Tönung an. Bei begleitenden Entzündungen maligner Prozesse kommt es häufig zu einer allgemeinen Pseudoacidophilie der Tumorzellen.

5. Die Ultrastruktur des Portio- und Vaginalepithels

a) Die *Basalzellen.* Sie sind relativ klein und besitzen große, noch teilungsfähige Kerne. Sie stellen damit die Quelle der ständigen Proliferation dar. Das Kern-Plasmaverhältnis beträgt nach Stoll (1954) 1:3. Der Kern ist ovoid, aber noch mehr oder weniger stark gelappt. Mehrere Kernkörperchen sind häufig anzutreffen. Die *Tonofilamente* findet man besonders in Kernnähe. Mitochondrien trifft man zahlreicher, vor allem in Basalzellen (und auch in Parabasalzellen) an, in höheren Schichten werden sie seltener. Sie sind nicht sehr groß, jedoch meist mit gut erhaltenen Innenstrukturen auszumachen. Im Vergleich mit hoch funktionierenden Drüsen- oder Herzmuskelzellen sind sie in Plattenepithelzellen recht spärlich vorhanden. Auch das endoplasmatische Reticulum ist offenbar nur wenig ausgebildet, da die Anschnitte nicht sehr groß und wenig zahlreich sind. Reichlich aber findet man freie Ribosomen im Cytoplasma, während man beim endoplasmatischen Reticulum kaum entscheiden kann, ob es in granulärer und agranulärer Form vorliegt. Die Zellgrenzen sind gelegentlich etwas verzahnt, die Zellzwischenräume groß. Den Zellverband gewährleisten die speziellen Haftplatten, die *Desmosomen*. Sie sind bei den Basalzellen nicht sehr zahlreich vorhanden und vor allem kurz und dick und ohne erkennbare Ordnung zur Epithelgrenze. Nur in dieser Schicht (von der Desquamation in obersten Lagen abgesehen) scheinen nicht alle *Desmosomen* zu korrespondieren.

b) Parabasalzellen. Sie sind deutlich größer als die Basalzellen. Dadurch verschiebt sich die Kern-Plasmarelation, obwohl der Kern noch annähernd gleich groß ist. Die Kerne sind meist weniger gelappt, schon annähernd rund und oval. In den Kernen der Parabasalzellen nimmt die Anzahl der Nucleoli anscheinend schon ab, meist werden nur zwei angeschnitten. Die *Tonofilamente* strahlen bereits in die Zellfortsätze in Richtung auf die *Desmosomen* aus und sind nicht mehr bevorzugt in Kernnähe anzutreffen. Die Mitochondrien sind vielleicht etwas größer (richtiger wohl: mehr gequollen), zahlenmäßig aber doch wohl unverändert. Endoplasmatisches Reticulum findet man auch hier wie in allen Schichten spärlich. Dafür ist Glykogen im Cytoplasma jetzt deutlich nachweisbar, wenn auch noch wenig reichlich vorhanden. Die Desmosomen werden häufiger, viele haben Kontaktstellen, sie sind aber noch recht plump. Deutlich größer werden die Intercellularräume, die bei der noch gewellt verlaufenden Zellmembran in Membrannähe häufig „intracellulär" angeschnitten werden (Abb. 3a u. b).

c) Intermediärzellen. Die Kern-Plasmarelation hat sich zugunsten des Cytoplasmas weiter verschoben. Auf Übersichtsbildern werden deshalb in vielen Zellen die Kerne nicht mehr angeschnitten (Abb. 4). Die Kernoberfläche ist jetzt überwiegend glatt, die Innenstruktur wird dichter. Glykogen ist bereits reichlich vorhanden, sein Erscheinungsbild ist von Fixierung, Nachkontrastierung und Schnittdicke sowie elektronenoptischer Dichte abhängig. Die Einlagerung ist immer diffus, nur unter Bevorzugung einer perinucleären Anordnung. Die Mitochondrien scheinen an Zahl verringert; sie sind überwiegend gequollen und haben verwaschene Innenstrukturen mit Schwund der Cristae. Die Tonofilamente sind randständig und dadurch mehr oder weniger geordnet. In dieser Schicht sind die Intercellularräume am größten. Die Desmosomen erscheinen nun lang und gestreckt, vor allem aber schmal. Sie stehen senkrecht, schräg und auch parallel zur Epithelgrenze, zeigen dabei jedoch keine besondere Ordnung.

d) Superficialzellen. Die Volumenzunahme des Plasmas ist hier besonders deutlich. Die kleinen Kerne sind im Elektronenmikroskop ziemlich gleichmäßig rund, nicht mehr sehr dicht und strukturarm. Das Cytoplasma ist sehr arm an Zellorganellen und vor allem in Randgebieten gleichmäßig feinkörnig. Unter Berücksichtigung der Präparationsmethoden kann man das reichlich vorhandene Glykogen als unscharf begrenzte, strukturlose perinucleäre Aufhellung ausmachen. Die Intercellularräume werden kleiner (Abb. 5). Die Desmosomenbrücken sind kurz und nicht mehr so gleichmäßig angeordnet.

Die Einordnung dieser Zellen in vier Schichten ist nicht zwanglos möglich, und die Schichtzahl ist willkürlich. Es finden sich stets fließende Übergänge, da die gesamte Epithelschicht eben von unten nach oben wächst und sich ständig erneuert. Die haftplattenähnlichen Zellverbindungen, die Desmosomen, müssen sich dabei wohl ständig neu bilden und wieder lösen. Die beschriebenen Größenordnungen von Zellen und Intercellularräumen zeigen auf Übersichtsschnitten auch Abweichungen von der Norm, ohne daß hier immer Artefakte vorliegen müssen. Insgesamt findet man die Ultrastruktur von Zellen, von denen keine besonderen funktionellen Leistungen verlangt werden, und deren Zellorganellen deshalb überwiegend ausdruckslos und nur schwach entwickelt sind.

Die Unterschiede in der Ultrastruktur zwischen Plattenepithelzellen aus der normalen Geschlechtsreife und denen aus der *Frühschwangerschaft* sind nicht

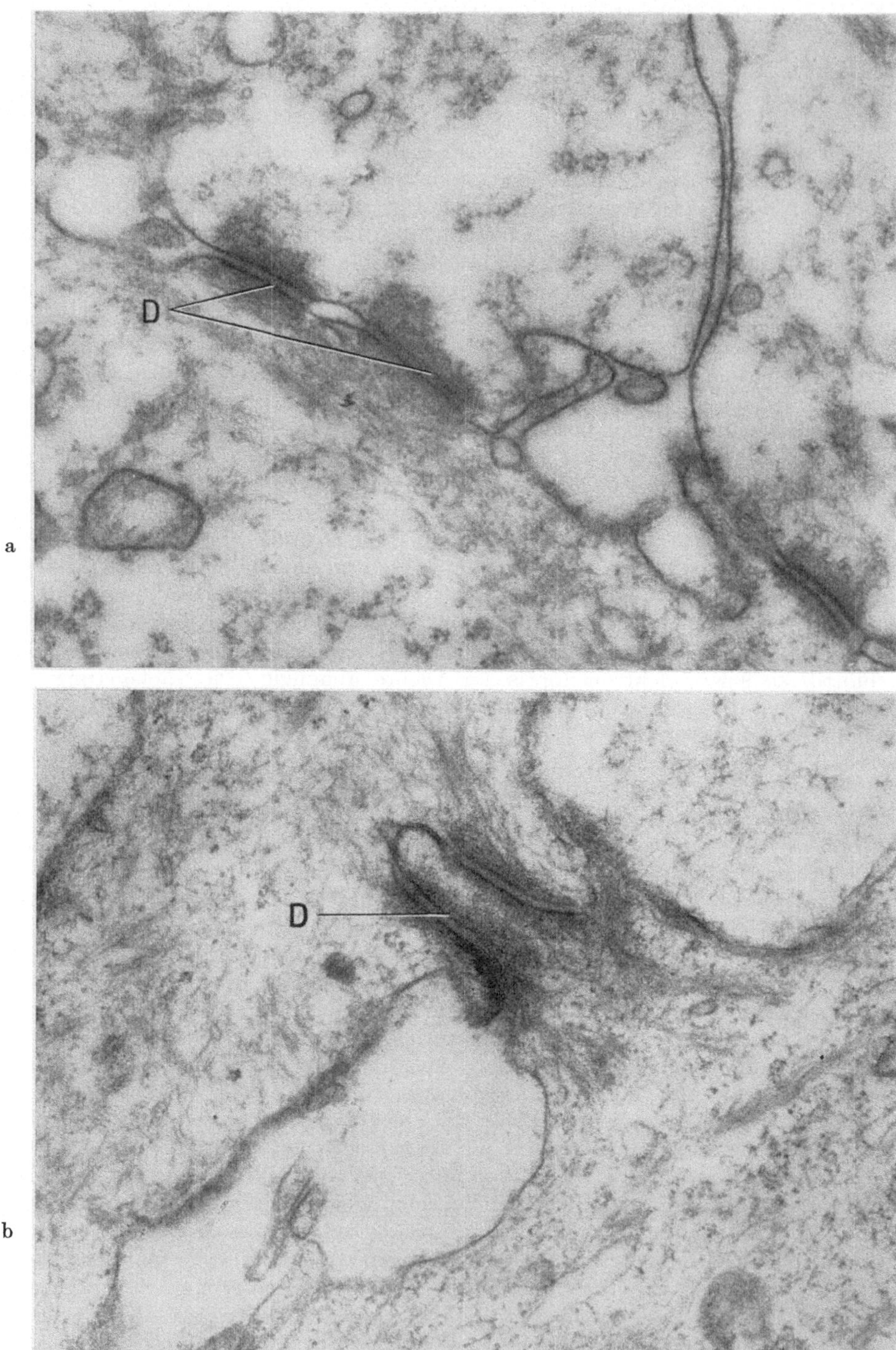

Abb. 3. a u. b. Portioepithel bei Gravidität Mens III—IV. Deutliche Erweiterung der intercellulären Räume; daraus resultieren teilweise gestreckte Intercellularbrücken mit korrespondierenden Kontaktflächen; bei D deutliche Desmosomen. Die Länge der Desmosomen und die Größe der Intercellularspalten repräsentieren die Intermediärschicht. Einbettung: Araldit; Aufnahme: EM 9; Plattenvergrößerung: 16500:1; Endvergrößerung: 41500:1

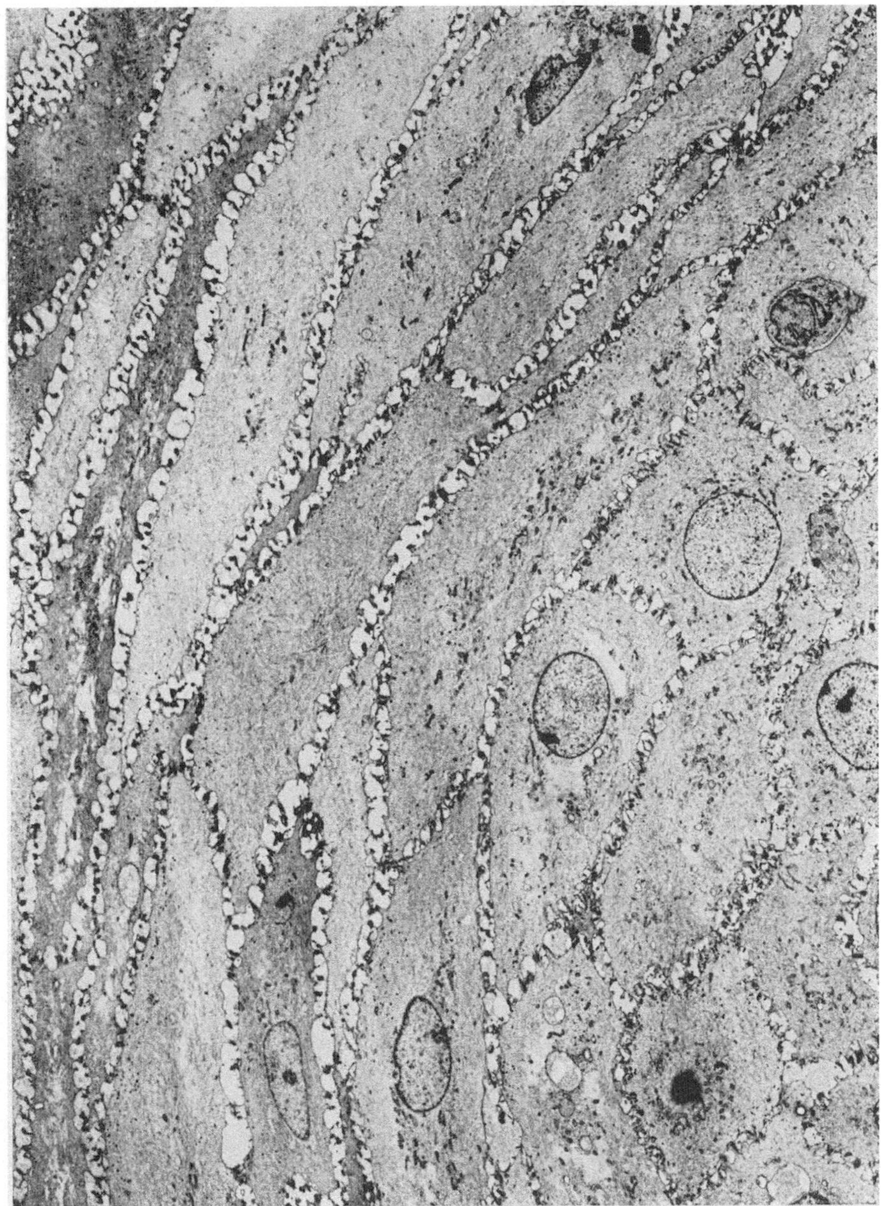

Abb. 4. Portioepithel aus der Superficial- und Intermediärschicht. Die Desmosomen haben korrespondierende Kontaktstellen. Die Intercellularspalten sind relativ weit. Einbettung: Araldit; Aufnahme: EM 9; Plattenvergrößerung: 800:1; Endvergrößerung: 2000:1

hervorstechend und vor allem wohl gradueller Natur. Der gesamte Zellverband erscheint in der Gravidität ein wenig aufgelockerter, die Anzahl der Ribosomen und der Mitochondrien vielleicht etwas vermehrt, jedenfalls sind keine Charakteristika vorhanden. Charakteristische Unterschiede fehlen auch im Vaginalepithel der *Spätschwangerschaft*, das von PETRY et al. (1961) ausführlich beschrieben wurde.

2*

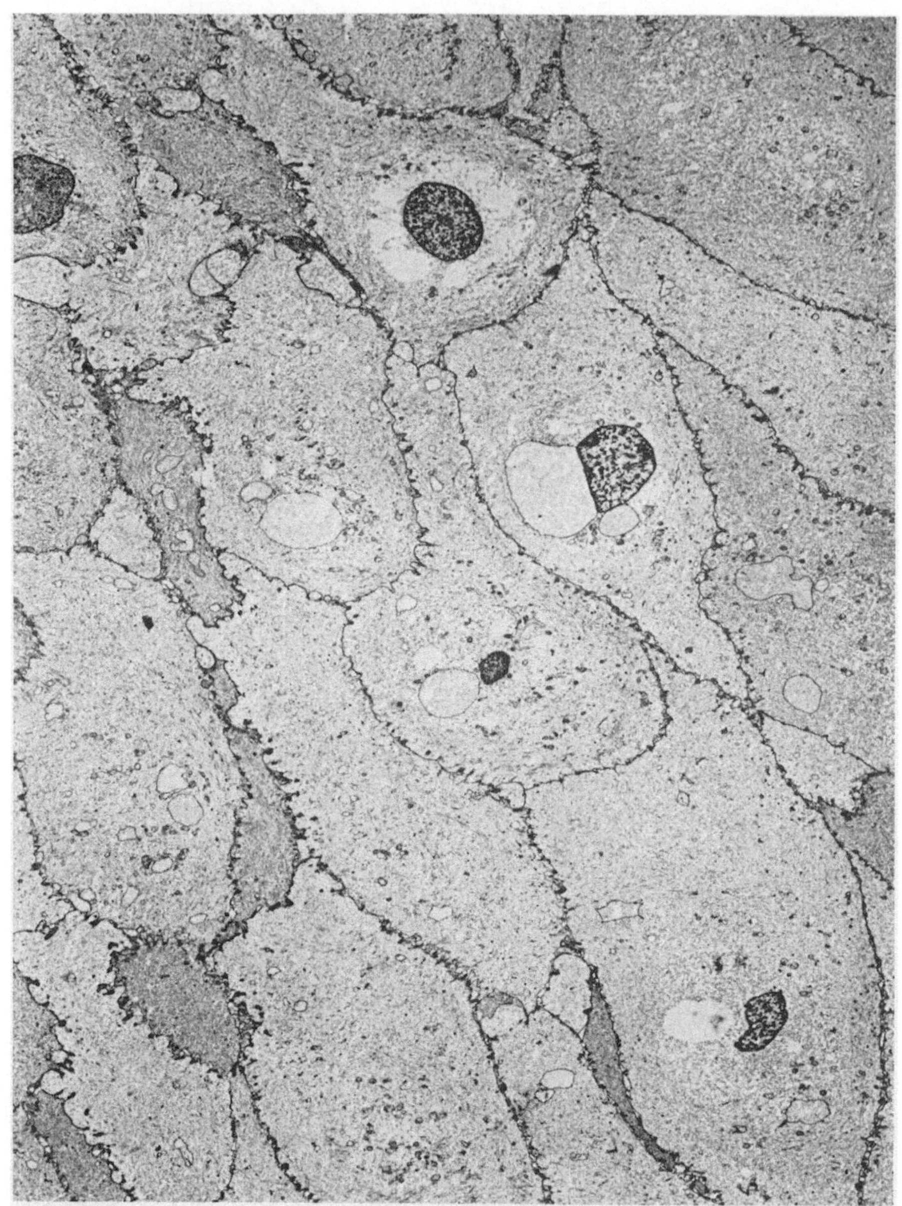

Abb. 5. Portioepithel aus der Superficialschicht. Deutliche Glykogenspeicherung im perinucleären Raum. Einbettung: Araldit; Aufnahme: EM 9; Plattenvergrößerung: 800:1;
Endvergrößerung: 2000:1

Die *Geschwulstzelle* zeigt in der Feinstruktur von Kern und Cytoplasma keine wesentlichen Abweichungen von der Norm. Der Nucleolus erscheint in vielen Fällen größer und vor allem dichter, gelegentlich auch entrundet. Neben solch großem Hauptnucleolus erkennt man nicht selten kleine „Nebennucleoli". Den Kernen der Geschwulstzellen fehlen natürlich auch gewebsspezifische Kernstrukturen. Tumorzellkerne haben jedoch im allgemeinen eine höhere Kerntrocken-masse als normale Kerne (SANDRITTER und SCHIEMER, 1958; BROGHAMER und CHRISTOPHERSON, 1961). Cytophotometrische DNS-Analysen haben gezeigt, daß es Verdoppelungsklassen des DNS-Gehaltes gibt, die eine absolute Abhängigkeit von den Chromosomensätzen zeigen. Bösartige menschliche Tumoren haben oftmals aneuploide Chromosomensätze und dementsprechende DNS-Werte, die außerhalb der Verdoppelungsrhythmik liegen (SANDRITTER und SCHIEMER, 1958; STICH et al., 1960). Im Cytoplasma ist elektronenoptisch bei Tumorzellen manch-mal ein relativ kleiner Golgikomplex auffallend. Die Mitochondrienzahl erscheint in manchen Tumorzellen gegenüber der Norm verringert. Dafür sind sie jedoch oftmals deutlich geschwollen und haben eine verwaschene Innenstruktur, die mit Schwund der Cristae mitochondriales einhergeht. Es ist nicht ausgeschlossen, daß diese Veränderungen rückbildungsfähig sind. Man kann also sagen, daß es keine ultrastrukturellen Veränderungen gibt, die für Tumorzellen repräsentativ wären.

6. Cytotopochemie

Das Bestreben, über die morphologischen Beobachtungen von Zellen und Geweben hinaus auch etwas über die chemische Zusammensetzung der morpho-logisch erfaßbaren Strukturen zu erfahren, führte zur Entwicklung der Histo- und Cytochemie. Man war bemüht, den chemischen Aufbau unter Erhaltung der feingeweblichen Form zu bestimmen. Der Nachweis einer chemischen Substanz kann nicht nur über ihr Vorhandensein in einer bestimmten Zelle Aufschluß geben, sondern läßt indirekt unter Berücksichtigung der Ergebnisse der Biochemie auch auf dort ablaufende Stoffwechselvorgänge schließen. Änderungen der Funktion, die ohne morphologisches Korrelat ablaufen, lassen sich auf diese Weise viel-leicht cytochemisch erfassen. Somit wird die Cytotopochemie Bindeglied zwischen der rein morphologisch betrachtenden Cytologie und der quantitativ arbeitenden Cytochemie. Eine möglichst weitgehende Aufklärung der cellulären Feinstruktur ist für die Cytologie von ganz besonderer Bedeutung, da sie unter Verzicht auf Gewebszusammenhänge allein aus der Struktur der Einzelzelle ihre Informa-tionen bezieht.

Es hat daher auch nicht an Versuchen gefehlt, die bewährten Methoden der Histochemie auf cytologische Präparate zu übertragen und nötigenfalls abzuändern (AYRE und AYRE, 1949, 1950; AYRE und MILLAR, 1951; EBNER und STRECKER, 1951; STOLL et al., 1951, 1954; EBNER, 1954; STOLL, 1954; ZINSER, 1954; KRITTER und HEROVICI, 1955; SORA, 1955; STOLL und EBNER, 1955; BOSCHANN, 1958, 1960; GABOR und SZEGVÁRI, 1958; MASIN und MASIN, 1960).

Man muß sich von vornherein über einige Probleme im klaren sein: Abge-sehen von den uns aus der Histochemie bekannten Einschränkungen in der Deutung einer Reaktion (s. u. a. PEARSE, 1968) ist vor allem zu beachten, daß es sich bei cytologischen Untersuchungen stets um aus dem Verband ge-löste Zellen handelt, die bereits vor der Entnahme vor allem in ihren empfind-lichen Enzymsystemen mehr oder weniger weitgehende sekundäre Veränderun-gen erlitten haben. Hinzu kommt, daß sich höher differenzierte Zellen sowohl der typischen als auch der atypischen Reihe zwar morphologisch voneinander unter-scheiden lassen, sich in ihrem cytochemischen Verhalten dagegen sehr ähnlich sind. Niedrige Differenzierungsstufen typischer und atypischer Zellen sind sowohl morphologisch als auch histochemisch zuweilen schwer auseinanderzuhalten, da bei ihnen die proliferative Leistung der Zellvermehrung im Vordergrund steht und das Cytoplasma noch keine für eine spezifische Funktion kennzeichnenden Strukturen aufweist.

Die Cytotopochemie wird uns somit im wesentlichen Aussagen über Grad und Art der Differenzierung einer Einzelzelle vermitteln können. Wir wollen uns darüber hinaus bemühen, durch möglichst genaue Zusammenstellung aller bisher erhobenen cytochemischen Befunde nach vielleicht noch vorhandenen qualitativen oder quantitativen Unterschieden zwischen typisch und atypisch differenzierten Zellen zu suchen. Ein Vergleich der z. T. mit verschiedenen Methoden erarbeiteten Befunde ist allerdings nur mit Vorbehalt möglich.

Die einzelnen Differenzierungsstufen des Vaginalepithels sind durch einen jeweils charakteristischen Gehalt an cytochemisch darstellbaren Substanzen gekennzeichnet (Tabelle 1). Wir wollen diese Substanzen ihrer chemischen Zusammensetzung nach ordnen und ihr Auftreten und Verschwinden in der typischen und atypischen Zellreihe betrachten.

α) Nucleinsäuren. Den größten Gehalt an Nucleinsäuren weisen, wie alle stark proliferierenden Epithelzellen, im normalen Vaginalepithel die Basalzellen auf. Der *Desoxyribonucleinsäure-(DNS-)*Gehalt des Kerns läßt sich quantitativ cytophotometrisch mit der Feulgen-Reaktion oder mit der Gallocyanin-Chromalaun-Färbung bestimmen. Er nimmt mit zunehmender Reife der Zellen ab und unterliegt in den Superficialzellen außerdem Cyclusschwankungen, wie Vokaer et al. (1953) quantitativ nachgewiesen haben, und zwar findet sich in der Proliferationsphase infolge der mitotischen Wirkung der Oestrogene eine DNS-Vermehrung. Zu einem unphysiologisch starken Anstieg des DNS-Gehalts kommt es in den polyploiden Kernen der Plattenepithelcarcinome. Da der übrige Teil der Carcinomzellen in seinem DNS-Gehalt jedoch nicht aus dem Rahmen der auch im normalen oder regenerierenden Epithel möglichen hohen Werte fällt, lassen sich carcinomverdächtige Ausstriche nur durch cytophotometrische Bestimmung des Prozentsatzes an Zellen mit erhöhtem DNS-Gehalt von den unverdächtigen unterscheiden (Mellors et al., 1952; Niel und Haour, 1954; Sandritter et al., 1960, 1964, 1966). Sandritter et al. (1964) ziehen die Gallocyanin-Chromalaun-Färbung der Feulgen-Färbung für cytophotometrische Messungen vor, da sie durch gleichzeitige präzis-quantitative Darstellung der DNS und RNS noch deutlichere Unterschiede zwischen normalen und carcinomatösen Epithelien aufdeckt. Foraker (1952) fand photometrisch eine deutlich stärkere Basophilie der Zellkerne im invasiven und intraepithelialen Carcinom im Vergleich zur Plattenepithelmetaplasie und zum normalen Epithel. Andererseits wird beim Carcinoma in situ in bestimmten Stadien auch eine vorübergehende Rückkehr der polyploiden Kerne zur Diploidie beobachtet (Grundmann et al., 1961), so daß diagnostische Schlüsse aus der Kerngröße immer nur in Verbindung mit der Kern-Plasmarelation gezogen werden dürfen.

In den Hornschuppen ist es zur Depolymerisierung der DNS gekommen, die sich am klarsten mit der Acridinorange-Fluorochromierung nachweisen läßt: Auf Grund der unterschiedlichen Polymerisation von RNS und DNS fluoresciert in einem pH-Bereich zwischen 4 und 7 die DNS nach Anfärbung mit Acridinorange gelbgrün, die RNS rot. Depolymerisiert man die DNS mit Salzsäure, so wandelt sich die Gelbgrün-Fluorescenz in eine Rot-Fluorescenz um. Der Polymerisationsgrad der Nucleinsäuren läßt sich auch mit Methylgrün-Pyronin bestimmen: Die intakte DNS stellt sich mit Methylgrün dar, die depolymerisierte färbt sich wie die RNS mit Pyronin an. Der Verlust der typischen DNS-Färbung kennzeichnet somit die alternde, degenerierende Zelle.

Im Cytoplasma der Superficialzelle finden sich gelegentlich stark DNS-haltige Kerntrümmer, die durch Karyorrhexis dorthin gelangen und lediglich als Zeichen der cellulären Ausreifung zu werten sind.

Tabelle 1. *Schematische Zusammenstellung der histochemischen Reaktionen am normalen und carcinomatösen Vaginalepithel*

	Normale Zellen					Carcinomzellen			
	Hornschuppe	Superficialzelle	Intermediärzelle	Parabasalzelle	Basalzelle	undifferenzierter Typ	basaler Typ	polymorpher Typ	verhornter Typ
Nucleinsäuren:									
DNS	—	+	+	++	++	++	++	+++	
RNS		+	+	++	+++	kein Cytoplasma	+++	+++	
Proteine:									
SH-Gruppen	+++	+++	++	+	+	kein Cytoplasma			++
Polysaccharide:									
kein Glykogen	++	+++	+++	+	—	kein Cytoplasma	—	—	
Mucopolysaccharide	+	++	++	+	—	kein Cytoplasma	—	—	
Lipoide:									
Neutralfette	+	+	++		+	kein Cytoplasma	+	+	
Phospholipoide		+		—	+	kein Cytoplasma	++	++	
Enzyme:									
alkalische Phosphatase	—	++	+	+	+	+		++	+
saure Phosphatase	—	+	++	++	++	++		++	++
α-Esterase		++	++		+				
Succinodehydrogenase	—	—	—	+	+				
DPN-Diaphorase		++	+		++				
β-Glucuronidase		+	+		++				
Phosphoamidase	—	+	+	++	+++	+++		+++	++

Der *Ribonucleinsäure-(RNS-)*Gehalt der Zellen verteilt sich auf den Nucleolus des Kerns und die Ribosomen des Cytoplasmas. In der normalen Differenzierungsreihe sind vor allem die Basal- und Parabasalzellen reich an cytoplasmatischer RNS (Wislocki et al., 1950). Dies drückt sich in einer kräftigen Basophilie des Cytoplasmas (Abb. 6a) und in einer Rotfärbung mit Methylgrün-Pyronin aus, die nach Verdauung mit Ribonuclease verschwinden. Diese echte, auf dem Gehalt an RNS beruhende Basophilie darf nicht mit der Blaufärbung des Cytoplasmas im Papanicolaou-Präparat verwechselt werden, die nach Ribonucleaseverdauung nicht verschwindet. Diese scheinbare Basophilie entsteht durch Anfärbung mit Lichtgrün und ist abhängig vom Gehalt des Cytoplasmas an reduktionsfähigen Verbindungen. Parallel zum DNS-Gehalt nimmt auch der Gehalt an RNS mit zunehmender Ausreifung der Vaginalepithelien ab (Sandritter, 1953; Bompiani und Casarini, 1956; Vendrely und Vendrely, 1959); er ist weiterhin im ersten halben Jahr der Schwangerschaft geringer als im letzten Trimester (El-Fiky und Moursi, 1967). Auch die RNS-Synthese im Vaginalepithel wird somit aller Wahrscheinlichkeit nach, parallel zur DNS-Synthese, hormonell gesteuert. Die carcinomatösen Vaginalepithelien sind großenteils sehr reich an RNS.

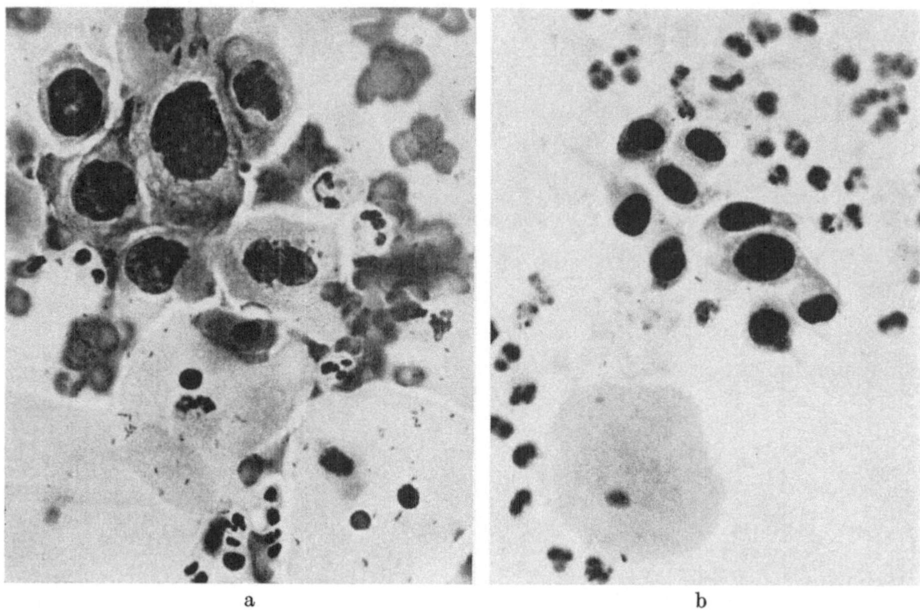

a   b

Abb. 6. a Starke Basophilie von Kern und Cytoplasma atypischer Zellen (oben) im Vergleich zu normalen Zellen (unten), auf Grund eines größeren Nucleoproteidgehaltes. Toluidinblau-Färbung. b Phosphoamidase-Reaktion nach Gomori. Starke Aktivität in den Kernen der atypischen Zellen und in den Leukocytenkernen. (Aus Stoll und Ebner, 1955)

Der höhere Gehalt läßt sich jedoch quantitativ weder mit der Acridinorange-Fluorochromierung noch mit Methylgrün-Pyronin so genau bestimmen, wie das bei der DNS möglich ist. Da auch regenerierende Zellen einen sehr hohen RNS-Gehalt aufweisen können, ist eine sichere Unterscheidung der Krebszellen von gutartigen Zellen auf Grund des RNS-Gehalts nicht möglich. Nur im Beginn der Cancerisierung kann ein vorübergehender RNS-Verlust beobachtet werden

(Büchner et al., 1963), der auch in einem bestimmten Stadium des Carcinoma in situ zu erwarten ist.

β) Polysaccharide. Die mit der PAS-Reaktion im Vaginalepithel nachweisbaren Polysaccharide bestehen im wesentlichen aus *Glykogen*, wie sich durch Diastaseverdauung leicht zeigen läßt. Während die Basalzellen noch kein Glykogen enthalten (Lison und Vokaer, 1949; McManus und Findley, 1949; Lajos und Pali, 1951; Stoll, 1954; Stoll et al., 1954), werden in den Parabasalzellen schon vereinzelte feine Granula nachweisbar. Die Intermediär- und Superficialzellen sind am stärksten glykogenhaltig. Auch die Hornschuppen ergeben noch eine stark positive Reaktion, die hier wohl im wesentlichen durch Kondensation verursacht ist. Der Glykogengehalt steigt somit in Richtung zur Epitheloberfläche gleichmäßig an (Niderehe, 1923; Davies und Pearl, 1938; Rakoff et al., 1944). Abgesehen davon schwankt der Glykogengehalt mit dem Lebensalter und dem Menstruationscyclus. Die fetale Vagina und die des Neugeborenen ist besonders reich an Glykogen (Niderehe, 1923; Ciulla, 1952 u. a. m.). Kurz nach der Geburt beginnt die Rückbildung zum niedrigen glykogenarmen Vaginalepithel des Kindes (Alexiu, 1938). Vor der ersten Menstruation wird das Vaginalepithel unter dem Einfluß von Oestrogen wieder glykogenreich; der Glykogengehalt erreicht im reproduktiven Alter jeweils zur Zeit der Ovulation (Papanicolaou et al., 1948; Ayre und Ayre, 1949; Stoll et al., 1954 u. a. m.) und während der Gravidität (Miura, 1928 u. a. m.) sein Maximum. In der Menopause sinkt er ab (Niderehe, 1923 u. a. m.), doch sind immer noch mehr oder weniger spärliche Glykogenablagerungen nachweisbar (McLaren, 1941; Willson und Goforth, 1942), deren Ausmaß ebenso wie die Höhe des Epithels von der noch stattfindenden Oestrogenproduktion oder -zufuhr abhängt (Berger, 1957). Da Oestrogen vor allem den Glykogengehalt der Superficialzellen anregt, läßt sich die oestrogenabhängige Glykogenvermehrung im Vaginalepithel im Ausstrichbild nicht immer erkennen (Botella-Llusia et al., 1958).

Die stark positive Reaktion der Superficialzellen mit der *PAS-Färbung* läßt sich durch Diastaseverdauung nur teilweise blockieren; vielmehr enthalten die Superficialzellen neben einem ziemlich stabilen Desmoglykogen offenbar noch ein neutrales (Berger, 1957, 1961; Nogales et al., 1958; Botella-Llusia, 1961) oder saures (Stoll et al., 1954; Runge et al., 1957; Ashworth et al., 1961; Nesbit und Stein, 1961) *Mucopolysaccharid*, das als Analogon zur mucoiden Umwandlung des Vaginalepithels der Nagetiere aufgefaßt werden kann (Botella-Llusia und Nogales, 1956; Nogales et al., 1956). Der Gehalt der Superficialzellen an Glykogen einerseits und an Mucopolysacchariden andererseits unterliegt auch beim Menschen cyclischen Schwankungen: Dem Glykogenmaximum kurz vor der Ovulation entspricht ein Mucopolysaccharidmaximum in der Sekretionsphase des Cyclus. Foraker und Brawner (1951) fanden in der Gravidität den Glykogengehalt des Vaginalepithels quantitativ vermehrt, den Mucopolysaccharidgehalt quantitativ vermindert gegenüber dem Gehalt des Epithels außerhalb der Schwangerschaft. Matter (1958) konnte mit der Methode nach Hale auch bereits in den Parabasal- und Intermediärzellen Mucopolysaccharide nachweisen und ihre Abnahme in der Menopause feststellen. In neueren Untersuchungen konnte Pundel (1966) mit Mucicarmin und Alcianblau keine Schleimsubstanzen im Cytoplasma des normalen Vaginalepithels finden und nimmt daher an, daß das diastaseresistente PAS-positive Material eher einem Skleroprotein entspricht. Er führt die voneinander abweichenden Resultate der einzelnen Autoren auf Unterschiede in der Technik der PAS-Reaktion bzw. des Schiffschen Reagens zurück. — Auch die Intercellularsubstanz des Scheidenepithels enthält diastaseresistentes PAS-positives Material, das seinem übrigen histochemischen Verhalten nach am ehesten ein Mucopolysaccharid mit einer Lipoproteinkomponente zu sein scheint (Wislocki et al., 1951; Bulmer, 1959). Über die Bedeutung dieser Substanz ist noch nichts Genaues bekannt.

Die Zellen des Carcinoma in situ sowie der unimorphe Typ der Carcinomzellen zeichnen sich gegenüber der normalen Reihe durch Fehlen jeglicher *Polysaccharide* aus und sind dadurch gut von den letzteren zu unterscheiden

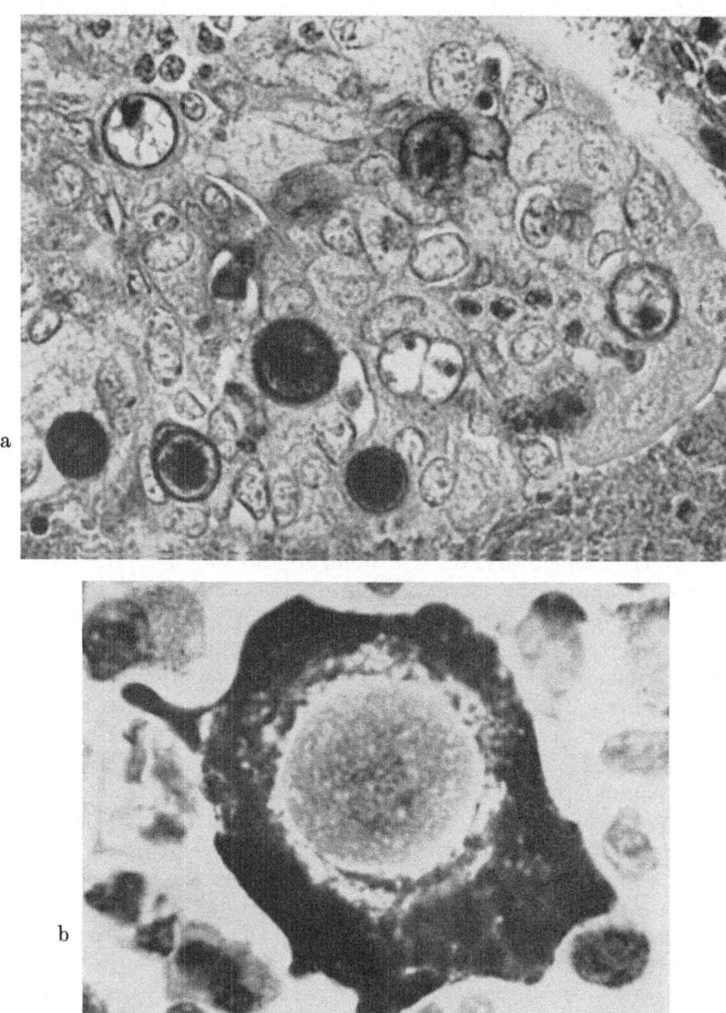

Abb. 7. a Monocelluläre Verschleimung in Epithelzapfen eines mucoepidermoiden Carcinoms. Paraffinschnitt. Färbung: PAS nach Diastase. Vergrößerung: 670mal. b Schleimhaltige metaplastische Zelle in einem Vaginalausstrich nach PAS-Färbung (a: aus Hellweg, 1957; b: aus Stoll und Ebner, 1955)

(McManus und Findley, 1949; Ayre und Ayre, 1950; Lajos und Pali, 1951; Runge und Stoll, 1955; Botella-Llusia, 1958). Ausdifferenzierte Plattenepithelien invasiver Carcinome können dagegen sowohl Glykogen (Foraker und

Marino, 1956) als auch Schleim (Hellweg, 1957) enthalten; bei Auftreten derartig differenzierter atypischer Zellen kann somit kein Carcinoma in situ mehr vorliegen. Im histologischen Präparat ist die Grenze zwischen normalem Epithel und einem Carcinoma in situ in der PAS-Färbung an dem abrupten Fehlen der PAS-Reaktion gut zu erkennen (Ebner, 1954; Hellweg, 1957). Auch im Ausstrich sind die Zellen eines Carcinoma in situ und schlecht differenzierte Carcinomzellen so gut wie immer PAS-negativ. Wird die PAS-Reaktion jedoch ausschließlich in alkoholischen Lösungen durchgeführt, so finden sich gelegentlich auch in Carcinomzellen noch PAS-positive Ablagerungen, bei denen es sich um Lyoglykogen oder Oligosaccharide handeln könnte (Ebner, 1954). Erst gut ausdifferenzierte Carcinomzellen können wieder *Schleimbildung* zeigen, die dann oft exzessiv gesteigert ist (Abb. 7a) und der Verschleimung gutartiger metaplastischer Zellen weitgehend entspricht (Abb. 7b). Derartige *Schleimbildungen* wurden in einem Carcinoma in situ nie beobachtet.

Das Epithel bei der Leukoplakie ist ebenfalls frei von Glykogen, enthält dafür aber in der Hornschicht massenhaft neutrale Mucopolysaccharide (Nogales-Oritz und Botella-Llusia, 1960).

γ) **Lipoide.** In der Cytochemie des Vaginalepithels sind zur Darstellung der Gesamtlipoide vor allem die Färbung mit *Sudanschwarz B* und zur Darstellung der Phospholipoide der *Säure-Hämateintest nach* Baker mit Kontrolle durch Pyridinextraktion verwandt worden. Während die Neutralfette sich meist in Form größerer, konfluierender Tröpfchen in der Zelle nachweisen lassen, ist für die meisten übrigen Lipoide (vor allem Phosphatide, Cholesterine und ihre Ester) eine Ablagerung in feinsten, nicht konfluierenden Tröpfchen charakteristisch, die der Zelle bei gewöhnlichen Färbungen ein schaumiges Aussehen verleihen.

Ausgesprochen großtropfig verfettete Zellen oder regelrechte Schaumzellen kommen im Vaginalepithel nicht vor. Dagegen fanden einige Autoren mit Sudanschwarz B, mit dem *Baker-Test* und mit der Plasmalreaktion nach Hayes Lipoidgranula in den Basalzellen und in den Superficialzellen (Stoll, 1954; Zwillenberg, 1959), bei denen es sich somit höchstwahrscheinlich um *Phospholipoide* handelt (Abb. 8a). Ebner (1954), der formolfixierte Gefrierschnitte untersuchte, konnte Phospholipoide nur in den Superficialzellen nachweisen; dafür fand er die Intercellularsubstanz, und zwar vor allem die Intercellularbrücken und die Brückenkörperchen, stark positiv (Abb. 8b). Mit Sudanschwarz B lassen sich einzelne Lipoidgranula auch in den Intermediärzellen und Hornschuppen nachweisen (Stoll, 1954). Zahl und Größe dieser Granula unterliegen offenbar cyclischen Schwankungen: Nach Sora (1955) sowie Masin und Masin (1960) sind die Zellen von Vaginalabstrichen aus der Proliferationsphase im Gegensatz zu denen aus der Sekretionsphase besonders reich an Fettkörnchen. Während der Gravidität fanden sie den größten Lipoidgehalt in Vaginalabstrichen aus dem ersten Schwangerschaftsdrittel. Carcinomzellen unterscheiden sich im Sudanschwarz B-Präparat nicht wesentlich von den normalen Epithelien. Dagegen fand Ebner (1954) mit dem Baker-Test besonders zahlreiche Phospholipoidkörnchen in Carcinomzellen, vor allem nach Bestrahlung. Dieser Test könnte seiner Meinung nach zur Abgrenzung der Carcinomzellen von normalen Zellen herangezogen werden; jedoch kommt er für die Routineuntersuchung nicht in Betracht, da er einschließlich der zur Kontrolle erforderlichen Pyridinextraktion 9 Tage dauert.

δ) **Proteine.** Intracelluläre Proteine werden im allgemeinen in den sich erweiternden Zisternen des endoplasmatischen Reticulum gebildet und können dann in Speicherorganellen, die offenbar von den Mitochondrien ausgehen, den sog. Cytosomen, abgelagert werden. Sie liegen also im Gegensatz zum Glykogen und den Lipoiden nicht frei im Cytoplasma und sind deshalb auch nicht so leicht herauslösbar. Ihre histochemische Darstellung wird daher ungeachtet der Fixierungsart meist gelingen. Theoretisch sind somit am Vaginalepithel und auch am Ausstrich so gut wie alle spezifischen Nachweismethoden auf einzelne Aminosäuren bzw. ihre reaktiven Gruppen oder Reste durchführbar.

Von praktischer Bedeutung für die gynäkologische Cytologie ist unter diesen hauptsächlich der Nachweis von *SH-Gruppen*, da diese bei der Verhornung eine Rolle spielen. Der Verhornungsprozeß gleicht einer Verdichtung des Cytoplasmas,

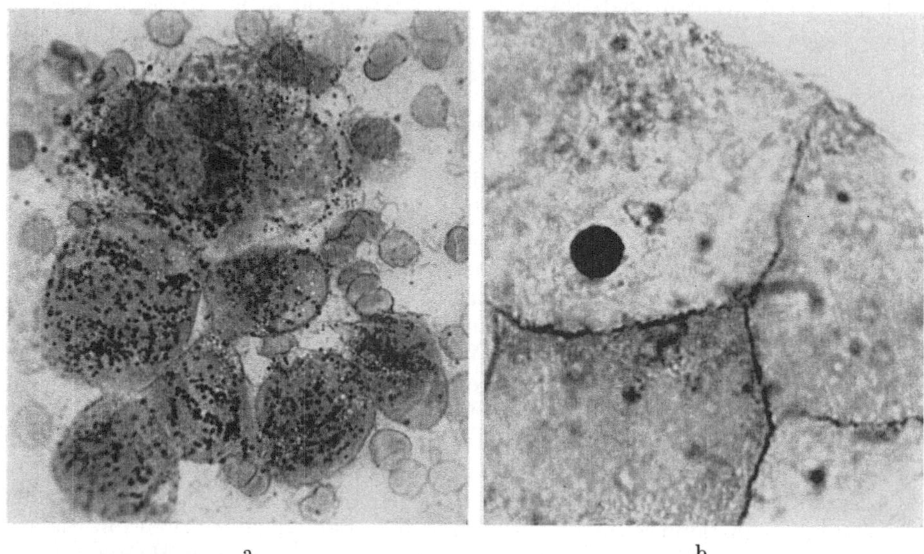

a   b

Abb. 8. a Lipoidgranula im Cytoplasma atypischer Zellen eines Vaginalausstrichs. Sudanschwarz B-Färbung. b Superficialzellen des Portioepithels mit Phospholipoidreaktion der intercellulären Grenzleisten. Säure-Hämateintest nach Baker. (Aus Stoll und Ebner, 1955)

bei der wenig resistente Zelleiweiße in sehr stabile Faserproteine umgewandelt werden. Im menschlichen Vaginalepithel führt diese Verdichtung allerdings normalerweise nicht zur vollständigen Verhornung der Zellen. Wenn Papanicolaou (1933) trotzdem von "*cornification*" sprach, so muß man diesen Vorgang am Vaginalepithel von der echten "*keratinization*" trennen. Die sog. Kornifikation des Vaginalepithels beginnt mit einer Zunahme des Kernvolumens unter ständigem relativem Chromatinverlust, der eine Kernpyknose folgt (Bern et al., 1957, 1962). Die initiale Kernschwellung unterscheidet diese Pyknose von einer degenerativen Form. So ist auch der RNS-Gehalt dieser Zellen noch nicht ganz abgesunken, und der Gehalt an Cystin spricht für eine aktive Proteinsynthese (Bern et al., 1955). Außer den Faserproteinen ist noch eine amorphe Komponente (Keratin A) an der Keratinbildung beteiligt, in die die Proteinfibrillen eingelagert werden. Nach Horstmann und Knoop (1958) ist das faserige Keratin in den gebündelten Tonofilamenten vorgebildet und wird von *Keratohyalin* (Keratin A) überlagert. Dieses amorphe Protein ist sehr reich an SH-Gruppen und entsteht nach Ansicht von Brody (1959) aus den cystinhaltigen Keratohyalingranula. Diese sollen wegen ihres RNS-Gehalts an der Synthese spezifischer Eiweißkörper beteiligt sein (Leuchtenberger und Lund, 1951). Das keratinhaltige Cytoplasma dieser Zellen färbt sich, ebenso wie reine Proteineinschlüsse, mit der Phloxin-

Tartrazin-Färbung nach LENDRUM leuchtend rot. Die früher angenommene Umwandlung SH-Gruppen-haltiger Eiweißbausteine in solche mit SS-Gruppen (EBNER, 1954; ROTHMANN, 1954) konnte in nachfolgenden Untersuchungen nicht bestätigt werden. Vielmehr enthalten auch die Hornschuppen des Vaginalepithels noch SH-Gruppen (FLESCH, 1952) (Abb. 9). Eine oxydative Umwandlung der SH-Gruppen scheint bei der Keratinbildung keine Rolle zu spielen (BARRNETT, 1953); auch eine derartige Oxydation katalysierender Fermente konnte bisher

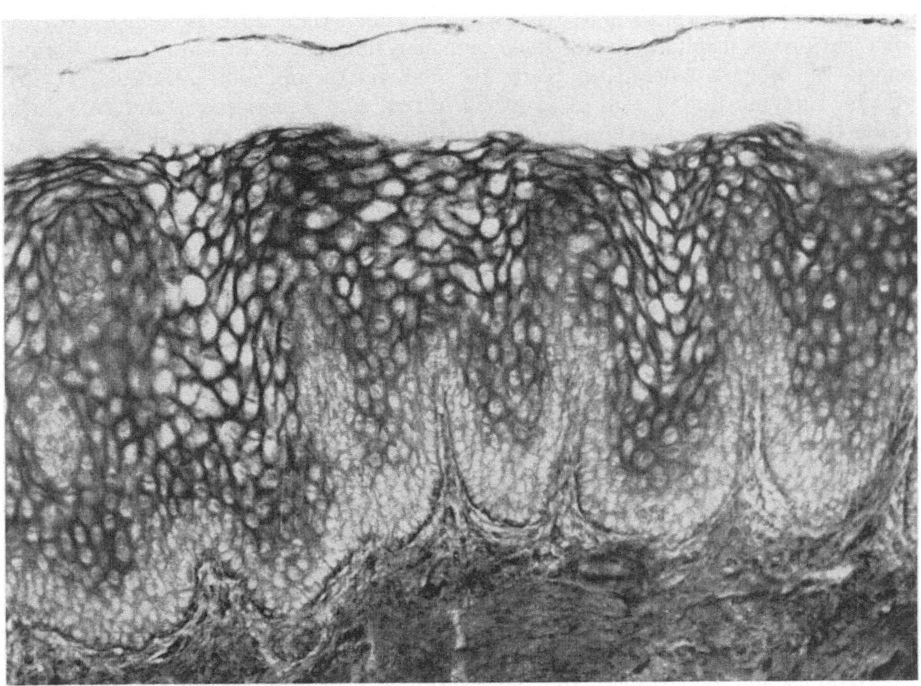

Abb. 9. Nachweis freier SH-Gruppen mit Quecksilber-Bromphenolblau im Plattenepithel der Portio. Unfixierter Gefrierschnitt. (Aus EBNER, 1954)

in den verhornenden Zellen nicht nachgewiesen werden. Der Einfluß der Cyclusphasen auf den Verhornungsprozeß ist beim Menschen nicht so ausgeprägt wie bei den Nagetieren. ASCHER et al. (1956) beobachteten allerdings histochemisch eine Verbreiterung der Verhornungszone bei der Frau während der normalen Proliferationsphase, die in der Sekretionsphase wieder abgestoßen wurde. Über die Wirkung von *Oestrogen* auf die *Verhornung* des menschlichen Vaginalepithels liegen zur Zeit noch sich gegenseitig widersprechende Befunde vor. Bei prolongierter Oestrogenzufuhr wurde jedoch das vermehrte Auftreten von Keratohyalinkörnchen in den Superficialzellen wiederholt beobachtet (FERIN, 1958; NIEBURGS und ZUCKER, 1958). Der Keratingehalt verhornter Carcinomzellen unterscheidet sich cytochemisch qualitativ nicht wesentlich von dem normal verhornter Epithelzellen. Auch zwischen verhornten Zellen eines invasiven Carcinoms und eines Carcinoma in situ besteht kein signifikanter Unterschied im Gehalt an SH-Gruppen (FORAKER, 1956). Die carcinomatösen Hornzellen unterscheiden sich von den normalen Hornschuppen höchstens durch ihre Neigung, länger im Verband zu bleiben (BUSCH, 1951).

ε) Enzyme. Der Nachweis von Enzymen im Vaginalausstrich führt im allgemeinen zu ziemlich unbefriedigenden Ergebnissen, da die Fermentaktivität der abgeschilferten Zelle schnell erlischt, und da die sich rasch vermehrenden Bakterien selbst reich an Fermenten sind (Ebner, 1954). Die Ergebnisse verschiedener Autoren lassen sich zudem schwer miteinander vergleichen, da Herkunft des Materials, Art der Fixierung und angewandte Methode sowie subjektive Auswertung unterschiedlich sind. Daher liegt ein lückenloser Fermentnachweis an Epithelien aus invasiven Carcinomen und Carcinomae in situ sowie auch an normalen Zellen zur Zeit leider noch nicht vor. Auch über die feinstrukturelle Lokalisation der Enzyme in der Zelle bestehen noch keine einwandfreien Vorstellungen. Sie werden sowohl im Kern als auch im Cytoplasma gefunden. Hydrolytische Enzyme finden sich großenteils in den sog. Lysosomen; andere wurden in den Golgiapparat oder von ihm abzuleitende Organellen lokalisiert.

So widersprechen sich z. B. die Mitteilungen über Vorkommen und Verteilung von *alkalischer Phosphatase* im Vaginalepithel. Ayre und Millar (1951), Sani (1952) und Herovici (1960) wiesen Aktivität an alkalischer Phosphatase in Basal-, Parabasal-, Intermediär- und Superficialzellen nach, und zwar am stärksten am Ende der Proliferationsphase sowie nach der Menopause proportional zum noch vorhandenen Proliferationsgrad des Epithels. Daraus sprechen direkte Beziehungen dieses Enzyms zum Oestrogenspiegel. Lang et al. (1954) fanden zwar im Gegensatz zu Sani keine Cyclusschwankungen, dafür abei einen Anstieg der Enzymaktivität nach lokaler Oestrogenverabreichung. Ebner (1954), Matter (1958) und Fishman und Mitchell (1959) konnten überhaupt keine alkalische Phosphatase im Vaginalepithel nachweisen, sondern nur in den Endothelien der subepithelialen Blutgefäße; Nogales-Ortiz und Botella-Llusia (1960) fanden das Enzym nur in den Basal- und Parabasalzellen. Stoll (1954) fand nur eine schwache Aktivität im Kern der normalen Basal-, Parabasal- und Superficialzellen und demgegenüber eine starke Aktivität im carcinomatösen Epithel, aber auch im proliferierenden Epithel bei Erosionsheilung. Dux (1960) konnte eine direkte Wirkung der Oestrogene auf die Aktivität der alkalischen Phosphatase nachweisen. Ayre und Millar (1951) fanden in Vaginalausstrichen vor allem die hypertrophischen Basalzellen, die bei Erosionen und Polypen der Cervixschleimhaut besonders reichlich vorkommen, stark positiv mit alkalischer Phosphatase. Sie fanden außerdem, ebenso wie Hopman (1961), im Gegensatz zu den Zellen eines invasiven Carcinoms, die Zellen eines Carcinoma in situ besonders stark positiv.

Auch über die Aktivität der *sauren Phosphatase* liegen sich widersprechende Ergebnisse vor. Bejdl (1954) fand die stärkste Reaktion in den Basalzellen, die Parabasalzellen reagierten etwas schwächer, die oberflächlichen Schichten waren ganz negativ. Goldberg und Jones (1953), Matter (1955, 1958) und Fishman und Mitchell (1959) wiesen demgegenüber die stärkste Aktivität in den Intermediärzellen und eine schwächere in den Basalzellen nach. Das carcinomatöse Epithel ist ziemlich reich an saurer Phosphatase. Saure Phosphatase soll nach Ansicht von Bejdl (1954) an der Differenzierung der verhornenden Zellen beteiligt sein.

β-Glucuronidase wurde vor allem in den Basalzellen und nur gering in den Intermediär- und Superficialzellen nachgewiesen (Fishman und Mitchell, 1959); im Carcinoma in situ ist sie stark vermehrt (Hopman, 1961).

Auch *Phosphoamidase* ist übereinstimmenden Ergebnissen zufolge (Stoll et al., 1951; Neumann et al., 1954; Winter, 1955) vor allem in den Basalzellen lokalisiert und in Carcinomzellen besonders reichlich nachweisbar (Ebner und Strekker, 1951; Stoll, 1954) (Abb. 6b); das Carcinoma in situ verhält sich wie das invasive Carcinom (Winter, 1955).

α-Naphthyl-Esterase wurde von FISHMAN und MITCHELL (1959) in den Basalzellen und während der Sekretionsphase maximal in den Intermediär- und Superficialzellen gefunden.

DPN-Diaphorase ist vor allem vor der Menopause in Basal- und Superficialzellen lokalisiert (FISHMAN und MITCHELL, 1959); ROSA (1960) fand die Aktivität in Carcinomzellen von Vaginalausstrichen stark vermehrt.

Succinodehydrogenase findet sich vor allem in Basalzellen und in stärker proliferierenden atypischen Epithelien (FORAKER und DENHAM, 1953). Ein Unterschied im Dehydrogenasegehalt proliferierender atypischer Epithelien des Carcinoma in situ und des invasiven Carcinoms ergab sich dabei nicht (FORAKER, 1956).

Die Cytotopochemie hat uns somit trotz der noch bestehenden Lücken einen wesentlichen Einblick verschafft in die verschiedenartigen Differenzierungen der Vaginalepithelzelle in den einzelnen Stadien ihrer physiologischen und abwegigen Ausreifung. So ließen sich für jede Entwicklungsphase des Epithels spezifische cytochemische Nachweisreaktionen finden, die der Reihe nach Proliferation, Glykogen- und Hornbildung charakterisieren. Mit Hilfe der Cytotopochemie ist somit eine (verfeinerte) Altersbestimmung der Epithelzelle möglich. Die Abgrenzung von Gut und Böse dagegen erfährt, wie eingangs erwähnt, auch retrospektiv betrachtet, keine wesentliche Bereicherung durch die Cytotopochemie. Ausdifferenzierte Zellen der normalen wie der carcinomatösen Reihe können sowohl Glykogen als auch Horn bilden. In Grenzfällen könnte die Vielzahl der cytochemischen Reaktionen gegebenenfalls einmal von entscheidendem Gewicht sein. Die durch die Cytotopochemie gewonnene subtilere Aussagemöglichkeit könnte jedoch zum vertieften Verständnis funktioneller Zusammenhänge beitragen, die sich vielleicht im Laufe künftiger Untersuchungen ergeben werden. Wenn es gelingen wird, mit Hilfe der Elektronenmikroskopie die cytochemischen Reaktionen exakt in submikroskopische Zellorganellen (Golgiapparat, Lysosomen, Cytosomen) zu lokalisieren, werden weitere Rückschlüsse auf die Funktion und gegebenenfalls auf funktionelle Unterschiede möglich sein.

B. Vaginalraum

I. Morphologie und Biologie des Vaginalraumes

Die Vagina einschließlich der Portio cervicalis uteri (Ektocervix) wird von einem mehrschichtigen, nicht verhornenden Plattenepithel ausgekleidet. Die Wachstumsvorgänge im Epithel und damit die Proliferation und die Abschilferung (Mauserungsvorgang) werden durch Hormone gesteuert. Von den Sexualhormonen haben die Oestrogene einen stark proliferierenden Effekt, während gestagene und androgene Hormone lediglich eine mittlere Proliferation in Gang bringen. Bei fehlender hormonaler Stimulation ist die Epitheldecke dünn, ihre Schichten sind weniger differenziert und glykogenarm (atrophischer Ausstrich). Die Cytologie des Vaginalraumes gestattet daher Rückschlüsse auf den hormonalen Funktionszustand.

Die Umbauvorgänge im Vaginalepithel unter Sexualhormonwirkung wurden zunächst bei Nagern studiert (MOREAU, 1889; RETTERER, 1892; LATASTE, 1893; STOCKARD und PAPANICOLAOU, 1917) und 1923 von ALLEN und DOISY als Test für die biologische Wirksamkeit von Ovarialhormonen an Mäusen eingeführt. Die Übertragung dieser Ergebnisse auf die Verhältnisse beim Menschen führten zu ähnlichen Erkenntnissen (DIERCKS, 1927), ohne daß jedoch die gleiche strenge Gesetzmäßigkeit zunächst klargestellt werden konnte (STIEVE, 1925; NÜRNBERGER, 1930; u. a.).

Erst 1943 konnten Papanicolaou, Traut und Marchetti die gynäkologische Cyclusdiagnose aus dem Zellbild des Vaginalsekrets einführen. Die biologische Aufgabe der einzelnen Epithelschichten findet ihren Ausdruck in der morphologischen Gliederung des Epithels. Die Wachstumszone wird von Basal- und Parabasalzellen mit hohem Nucleoproteidgehalt gebildet. Eine Intercellularsubstanz ist zunächst noch nicht nachweisbar. In der mittleren Schicht des Epithels übernehmen die Intermediärzellen die Funktion der Glykogenbildung, sie sind durch Intercellularbrücken verbunden. Die oberflächliche Schicht des Epithels besteht aus Superficialzellen mit Präkeratinbildung. In ihr finden degenerative Veränderungen und die Abschilferung statt.

Die Morphologie der Vaginalwand steht in engem Zusammenhang mit der Biologie des Vaginalraumes und der Zusammensetzung der vaginalen Flora. Voraussetzung für ein physiologisches Milieu ist die Abschilferung von glykogenhaltigen Plattenepithelien der Intermediär- oder Superficialzone, welche eine Ansiedlung von Döderleinkeimen ermöglicht. Nach fermentativer Spaltung der zelleigenen Glykogene werden die entstandenen Zucker (Maltose und Dextrose) von den Döderleinkeimen zu Milchsäure vergoren. Das hierdurch geschaffene Säuremilieu des Vaginalinhalts (pH 4) begünstigt das Wachstum der Döderleinkeime und behindert das Wachstum pathogener Keime. Von diesen bevorzugen Trichomonas vaginalis ein pH von 5—6, Candida albicans ein pH von 5,5—6,5, Staphylokokken, Streptokokken und Bacterium coli ein pH von 5,5—8 und Gonokokken ein pH von 6,5—8,5. Unter physiologischen Bedingungen bewirkt ein pH von 4 eine intravitale Fixierung der oberflächlichsten Zellagen des Plattenepithels und der im Sekret suspendierten Zellen. Eine Änderung des vaginalen Milieus geht mit einer gesteigerten Exfoliation von Zellen einher. Diese ist besonders erheblich, wenn die Vaginalwand mit einer entzündlichen Reaktion auf die veränderte Biologie des Vaginalinhalts antwortet. Die hierbei auftretenden entzündlichen Zellveränderungen sind im allgemeinen als solche gut erkennbar.

Die im Vaginalepithel auftretenden umschriebenen dysplastischen und neoplastischen Epithelveränderungen haben ebenfalls eine gesteigerte Exfoliationsneigung. Diese hängt vom Differenzierungsgrad der Veränderung ab. Bei geringer Differenzierung findet man im wesentlichen einzeln liegende atypische Zellen, bei höherer Differenzierung dagegen zusammenhängende atypische Zellhaufen.

Das sogenannte *Oberflächencarcinom* hat eine besonders hohe Exfoliationsleistung, da die ganze Decke des Epithels von wenig differenzierten atypischen Zellen mit hoher Teilungsrate gebildet wird. Da hier die bei einem echten Krebs fast niemals vermißte Ulceration fehlt, ist der Ausstrich kaum von entzündlichen Beimengungen überlagert, so daß die Diagnose der atypischen Zellen erleichtert wird. Hieraus ergibt sich die besondere Leistung der Cytologie für die Früherkennung beginnender neoplastischer Veränderungen.

II. Die Zellen im Vaginalraum

1. Normale Zellen

Man bezeichnet die im Vaginalsekret suspendierten Zellen nach der Epithelschicht, aus der sie bei einem gut proliferierten Epithel stammen. Trotz der fließenden Übergänge lassen sich folgende Typen festlegen:

α) **Die Basalzelle.** Im *Phasenkontrastmikroskop* stellen sich die Zellen als kugelige Gebilde dar, die durch eine zarte Zellmembran begrenzt sind. Der große runde, zentral liegende Kern besitzt ebenfalls eine zarte Membran und ist optisch homogen. Man findet durchweg einen oder auch zwei kugelige, schwarze Nucleoli von dichter Konsistenz. Der umgebende Cytoplasmahof erscheint bei ungeschädigten Zellen ebenfalls strukturlos. Bei längerer Betrachtung lassen sich zarte Granulationen erkennen, die sich meistens dem Kern anlagern oder konzentrisch um ihn gelagert sind. Diese Veränderungen scheinen ebenso wie das Auftreten von perinucleären Vacuolen sekundärer Natur zu sein. Durch Artefakte (Druck auf das Präparat) kann es zum Austreten von Plasma in die Umgebung kommen (Austrocknung). Bei beginnender Austrocknung legt sich die Zelle der Unterlage unter Abplattung auf und erscheint dadurch etwas vergrößert. In dieser Form erscheint die Zelle auch im fixierten und gefärbten Präparat. Eine wesentliche Schrumpfung durch diesen Präparationsvorgang haben wir nicht nachweisen können.

Der bei der *Papanicolaou-Färbung* durch Harris-Hämatoxylin gefärbte Kern zeigt eine zarte Chromatinstruktur und enthält ein bis zwei dunkler gefärbte homogene Nucleoli. Die Kernmembran ist zart. Das Cytoplasma enthält keine geformten Bestandteile, es ist basophil.

Bei der *Vitalfärbung* nimmt der Kern keinen Farbstoff auf, im Cytoplasma lassen sich gelegentlich mit Methylenblau oder Neutralrot gefüllte Bläschen nachweisen.

Mit der *Feulgen-Reaktion* werden die Kernmembran und eine zarte Chromatinstruktur dargestellt. Die Nucleoli sind negativ, einige Chromozentren gelegentlich nachweisbar. Die Färbung mit *Methylgrün-Pyronin* bringt eine ausgeprägte, echte Basophilie des Cytoplasmas zur Darstellung; hier handelt es sich um Ribonucleinsäure, die im Cytoplasma homogen verteilt erscheint. Die Anfärbung der Kerne mit Methylgrün entspricht im Prinzip der Feulgen-Reaktion. Mit der *Cusmano-Reaktion* löst sich das Cytoplasma auf, der Kern hat eine zarte Membran, wenig Chromatinstrukturen und kleine Nucleoli. Mit *Toluidinblau* zeigt das Kernplasma eine geringe Metachromasie. *Fettgranula* lassen sich im Cytoplasma in feintropfiger Verteilung gelegentlich nachweisen. Die *Polysaccharidreaktion* bleibt negativ. Die *alkalische Phosphatase* ist im Zellkern schwach positiv, *saure Phosphatase* und *Phosphoamidase* zeigen im Zellkern starke Reaktion nach einer Inkubation von 12 Std.

Cytometrisch verhalten sich Kernmasse und Plasmamasse etwa wie 1:3.

Die Basalzelle ist gegen sekundäre Veränderungen sehr anfällig, das Cytoplasma wird autolysiert, so daß meist nur noch nackte Kerne übrigbleiben.

Basalzellen sind selten und sollen normalerweise nicht zur Beobachtung kommen, weil das gesunde Epithel nicht bis zur germinativen Schicht abschilfert (Abb. 10). Sie sind noch teilungsfähig, jedoch sieht man Mitosen äußerst selten und dann nur bei den ganz frisch ausgeschwemmten Zellen.

Treten nach der Menopause Zellen des beschriebenen Typs auf, so ist nicht anzunehmen, daß die Keimschicht entblößt wurde, vielmehr handelt es sich dabei eher um parabasale Zellen (s. dort).

Gelegentlich kommt es im Epithel zu einer Verbreiterung der Basalzone (basale Hyperaktivität). Dies ist normalerweise der Fall bei Reparationsprozessen. In diesen Fällen treten vom Wachstumsrand zahlreiche Basalzellen in das Sekret über, sie sind aber dann Ausdruck eines lokalen Prozesses und nicht Hinweis auf die Funktionslage. Eine Unterscheidung von Basalzellen aus einem normalen atrophischen Epithel oder einem Epithel mit *basaler Hyperaktivität* ist möglich. Die starke Regenerationstendenz des hyperaktiven Epithels äußert sich cytomorphologisch vor allem durch Strukturabweichungen des Kerns sowie z. B. auch durch einen erhöhten Gehalt an alkalischer Phosphatase. Diese gutartige basale Hyperaktivität muß weiterhin von der im Rahmen des Carcinoma in situ auftretenden streng getrennt werden. Eine Unterscheidung der normalen eutrophischen oder *hypertrophischen Basalzelle* gegenüber Zellen aus Basalzellcarcinomen ist nicht immer möglich, es kann hier oft nur der Vergleich des Gesamtzellbildes weiterführen. Korte (1958) hat diese Umstände zum Anlaß genommen, den Ausdruck Basalzelle überhaupt zu vermeiden, soweit es funktionelle Fragen betrifft, und ihn nur für die aus Reparationsprozessen stammenden echten,

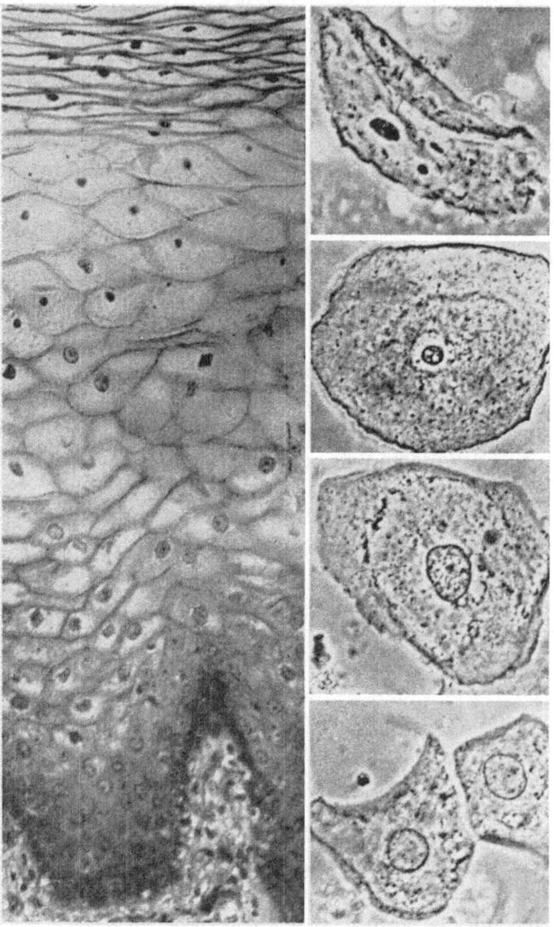

Abb. 10. Histologische Schichtung des normalen Vaginalepithels (links) und abgeschilferte Zellen aus den einzelnen Schichten im Phasenkontrastbild (rechts)

teilungsfähigen, unreifsten Zellen des regelrechten Epithels zu verwenden. Die von einem niedrigen Epithel in der Menopause abschilfernde Zelle vom basalparabasalen Typ möchte er daher als atrophische menopausale Superficialzelle bezeichnen.

β) **Die Parabasalzelle.** Sie ist in ihrem morphologischen und histochemischen Verhalten der Basalzelle sehr ähnlich, jedoch weisen Kern und Cytoplasma einen höheren Reifegrad auf. Im *Phasenkontrastmikroskop* ist die Zellform mehr ellipsoid, ebenso der Kern gelegentlich stumpfspindelig. Die Kernmembran ist deutlich dargestellt, meistens etwas gewellt und nicht so glatt wie bei der Basalzelle. Die Kernstruktur ist arm an geformten Elementen, erscheint jedoch etwas dichter als bei der Basalzelle. Die Nucleoli sind deutlich. Im Cytoplasma sind feinkörnige Granulationen zu beobachten, gelegentlich liegen ein oder mehrere gröbere Granula der Kernmembran angelagert.

Das Verhalten gegenüber *Vitalfarbstoffen* entspricht demjenigen der Basalzelle, ebenso gegenüber *Toluidinblau* und den Reaktionen nach *Feulgen* und *Cusmano*. Der Ribonucleinsäuregehalt des Cytoplasmas ist gegenüber der Basalzelle verringert *(Methylgrün-Pyronin)*. Die *Polysaccharidreaktion* ist im allgemeinen negativ, nur selten findet man eine schwache Reaktion in Form feinster Granulierungen.

Einige Untersucher (PAPANICOLAOU, 1933; PUNDEL, 1950; AYRE, 1951) unterscheiden zwischen:

atrophischer Parabasalzelle: stammt von einem Epithel ohne Proliferationsneigung, die Glykogenreaktion ist negativ (PUNDEL) oder gewöhnlich negativ (PAPANICOLAOU), der Kern zeigt regressive Veränderungen, und

hypertrophischer Parabasalzelle: aus einem Epithel mit Basalzellhyperaktivität, wobei die Tendenz zur Glykogenbildung ausgeprägter ist, cytoplasmatische Vacuolen auftreten (PAPANICOLAOU) und der Kern rund bis oval, stark anfärbbar, zentral oder auch an der Peripherie gelegen ist (exzentrischer Kern: WIED, 1950). Da diese Zellen nicht von einem normalen atrophischen Epithel abstammen, sondern eine Hyperaktivität anzeigen, ist der Vorschlag gemacht worden, sie „metaplastische Zellen" zu nennen (WIED). Da diese Vorgänge durchweg nicht im Vaginalepithel, sondern an der Portio ablaufen (Erosionsheilung), wurde auch vorgeschlagen, sie „cervicale Parabasalzellen" zu nennen, zum Unterschied von den „vaginalen Parabasalzellen" (ZINSER, 1951) und Erosionszellen (STOLL et al., 1958). Die Bezeichnungen haben sich nicht durchgesetzt.

Schließlich gehört zu dieser Gruppe noch die *postpartale Parabasalzelle*, wie sie im Wochenbett beobachtet wird. Sie ist von den beiden oben geschilderten Varianten nicht zu unterscheiden. Ihr Ursprung ist einerseits das Vaginalepithel, das zunächst ohne hormonale Stimulantien ist, dann aber vor allem die Reparationszone im Bereich des äußeren Muttermundes.

Zusammenfassend kann man sagen, daß die Parabasalzellen im Ausstrich Ausdruck einer hormonalen Ruhepause sind (Kindheit, Postmenopause). Bei Reparationsvorgängen an der Portio mit Aktivierung der Cambiumschicht (Erosionsheilung) wird jedoch eine etwas reifere Form der teilungsfähigen Basalzellen beobachtet, die man auch als hypertrophische Parabasalzellen ansehen kann.

Auch für die Parabasalzellen gilt, daß das Cytoplasma sehr anfällig gegen sekundäre Veränderungen ist (Autolyse).

γ) **Die Intermediärzelle.** Gegenüber den Zellen der Cambiumschicht zeigen die intermediären Zellen eine ausgesprochene Abplattung des Zelleibes. Wenn man im *Phasenkontrastmikroskop* die Zellen im Sekrettropfen beobachtet, richten sie sich auf, überschlagen sich und werden so von allen Seiten sichtbar. Die Abplattung betrifft vorwiegend die Randpartien der Zelle, während die Zellmitte mit dem bläschenförmigen Kern aufgewölbt ist, so daß wir eine diskusförmige Scheibe vor uns haben, deren Begrenzung allerdings nicht mehr rund, sondern unregelmäßig vieleckig erscheint. Der Cytoplasmarand ist häufig gewellt, unscharf, gezähnelt, als Ausdruck des Turgorverlustes, der im Stadium der Desquamation auch in der Intermediärschicht infolge von Dehydrierung auftritt. Die Einstellung auf die Oberfläche der Zelle ergibt eine Leistenbildung, die als Ausdruck intercellulärer Verbindungen aufzufassen ist. Das Cytoplasma ist in zunehmendem Maße granuliert, die Granula sind grob- bis feinkörnig, sie lagern sich unregelmäßig um einen schmalen, perinucleären Hof und füllen den Zelleib bis an die Peripherie aus. Das Auftreten der Granulationen, die übrigens in den einzelnen Cyclusphasen unterschiedlich ausgeprägt sind, deutet auf funktionelle Vorgänge im Cytoplasma hin. Der Zellkern kann die Größe des basalen Kerns haben, zeigt aber diesem gegenüber eine Zunahme der Strukturen mit zahlreichen Chromatinverdichtungen. Meistens ist er kleiner als der basale Kern. Nur noch selten sind ein oder zwei Nucleoli nachweisbar.

Die Regressionsvorgänge werden durch die *Vitalfärbung* bestätigt, indem der Kern in zunehmendem Maße Methylenblau und Neutralrot annimmt.

Im *Papanicolaou-Präparat* ist eine wesentliche Schrumpfung nicht erkennbar, jedoch ist die Auffaltung der Ränder ausgeprägter als im Vitalpräparat. Der Kern erscheint verdichtet, seine Struktur grober. Das Cytoplasma färbt sich einheitlich blau oder rot. Bei der *Cusmano-Reaktion* löst sich das Cytoplasma nicht mehr völlig auf. Der Kern wird homogener dargestellt als bei Zellen der tiefen Schicht. Eine echte *Basophilie* ist nicht mehr nachweisbar (Methylgrün-Pyronin). Bei der *Fettfärbung* treten größere Granula im Cytoplasma auf. Die *Polysaccharidreaktion* ist positiv, sie fällt manchmal fleckförmig aus. Die Reaktion auf *alkalische Phosphatase* ist negativ. *Saure Phosphatase* und *Phosphoamidase* ergeben eine schwache Kernreaktion.

Cytometrisch ist das Verhalten von Kernfläche zur Plasmafläche etwa 1:10, nach Wied (1950) soll der Kern noch mehr als 6 μ Durchmesser haben.

Die Haupteigenschaften der Intermediärzelle sind die Abflachung des Zelleibs, die polygonale Form, die Differenzierung des Cytoplasmas mit Glykogenbildung und eine beginnende Retraktion des Kerns.

Einzelne Untersucher möchten Zellen mit vesiculärem Kern und cyanophilem Cytoplasma allein zu den Intermediärzellen zählen und bei Rotfärbung des Cytoplasmas (Originalfärbung nach Papanicolaou) eine Superficialzelle annehmen. Tatsächlich besteht zwischen Kernform und Plasmafärbungen nur eine lockere Relation (Boschann, 1960). Man hat daher in einer Umfrage sich geeinigt (Acta Cytologica II/I), das entscheidende Kriterium der Intermediärzelle nicht in der Plasmafärbung, sondern in dem bläschenförmigen Kern zu sehen.

Als Sonderform der Intermediärzellen sind von Papanicolaou (1925) die *Navicularzellen* beschrieben worden, die insbesondere in der Schwangerschaft gefunden werden. Der Schwangerschaftsausstrich besteht fast nur aus diesen Zellen. Andere Untersucher möchten diese Sonderbezeichnung vermeiden (Wied, 1954; Pundel, 1959). Vom biologischen Gesichtspunkt her ist bemerkenswert, daß die Intermediärzellen, insbesondere in der Schwangerschaft, durch ihren Glykogenreichtum das Bestehen einer reichen Döderlein-Flora unterhalten können. Diese Zellen werden dabei nicht selten durch die Döderlein-Flora cytolysiert, d. h. das Plasma löst sich völlig auf, so daß im Ausstrich nur noch die nackten Kerne übrigbleiben (bakterielle Cytolyse durch Döderlein-Keime).

δ) Die Superficialzelle. Die Superficialzelle ist die reifste Zelle des Plattenepithels. Sie ist noch mehr als die Intermediärzelle abgeplattet und schuppenförmig. Im *Phasenkontrastmikroskop* hat die Granulierung des Cytoplasmas weiter zugenommen und erfüllt dicht den ganzen Zelleib, ihre Anordnung ist häufig linienförmig (Haselmann, 1950). Die Zellgrenzen sind unregelmäßig, Ansätze zu Intercellularbrücken sind nicht mehr deutlich. Der Kern nimmt die Form einer platten Scheibe an und zeigt eine starke Verdichtung der Kernmasse unter Retraktion (Kernpyknose). Die Schrumpfung des Kerns läßt gelegentlich Auffaltungen entstehen, die sich wie ein Grat von Pol zu Pol vorwölben. Haselmann hat dies als Äquatorialplatte bezeichnet. Man darf annehmen, daß die veränderten Spannungsverhältnisse des schrumpfenden Kerns diese Veränderung zustande bringen. Der Kern ist fast immer von einem hellen Hof umgeben (Retraktionszone), Zell- und Kernform sind beständig, intravital „fixiert" (Abb. 10).

So stellen sich auch mit der *Supravitalfärbung* die Kerne unmittelbar dar. Im *Papanicolaou-Präparat* ist der Kern homogen, pyknotisch, ohne jede Struktur. Die Plasmafärbung ist entweder rot oder blau, je nach dem Grad der fortgeschrittenen Präkornifizierung. Gelegentlich tritt auch im gefärbten Präparat eine feine Granulierung auf. Bei der *Cusmano-Reaktion* bleibt das Cytoplasma erhalten und stellt sich schwach dar, der Kern ist homogen und stark gefärbt. Die *Feulgen-Reaktion* ergibt eine starke Anfärbung der Kerne als Folge der Zusammensinterung, das Cytoplasma bleibt negativ. Mit *Methylgrün-Pyronin* ist das Cytoplasma ebenfalls negativ, der Kern färbt sich dunkelgrün an oder zeigt eine erheblich verringerte Farbintensität mit rötlichvioletter Tönung als Ausdruck einer Depolymerisierung. In den meisten Zellen findet sich eine ausgesprochen großtropfige *Verfettung*. Die *Polysaccharidreaktion* ist intensiv positiv und erfüllt unter Aussparung der Kernzone das ganze Cytoplasma. Sie bleibt auch nach Diastaseverdauung positiv. *Alkalische* und *saure Phosphatase* sind im Kern nur in Spuren nachweisbar, während die *Phosphoamidase* eine stärkere Reaktion in den pyknotischen Kernen ergibt, als dies bei der Intermediärzelle der Fall war.

Cytometrisch ist das Verhalten Kern/Plasma kleiner als 1:10, etwa 1:100, der Kerndurchmesser liegt unter 6 µ.

Als das Hauptunterscheidungsmerkmal gegenüber den Intermediärzellen hat man zur Schaffung einer klaren Terminologie die *Kernpyknose* als das wichtigste Kriterium angesehen. Die Kernpyknose soll durch die Beobachtung der nach PAPANICOLAOU gefärbten Zelle unter dem Phasenkontrastmikroskop kontrolliert werden (WIED, 1956), wobei der Kern rötlich aufleuchten muß.

Nur bei einer so scharfen Definierung können Auszählungen des Pyknoseindex ihren Wert haben. Die Ausdrücke wie „komplette und inkomplette Pyknose" (STOLL et al., 1958) oder „präpyknotisch" und „pyknotisch" (BOSCHANN, 1960) fallen dann weg, da sie zu subjektiv beurteilt werden.

Die Farbqualität rot oder blau (nach PAPANICOLAOU) spielt dabei keine entscheidende Rolle, sie gibt lediglich den Grad der Präkornifizierung an. Demgegenüber sind jedoch eine Anzahl von Cytologen der Meinung, daß man die Superficialzellen nach dem Grad ihrer Kornifizierung in zwei Gruppen einteilen sollte. Dabei wäre ein vesiculärer Kern noch zulässig (AYRE, 1946; BOSCHANN, 1960). ZINSER (1951) spricht von einer externen und einer internen Superficialschicht. Diese Meinungsunterschiede resultieren aus der Tatsache, daß eine regelrechte Ausreifung des Epithels nicht schrittweise, sondern kontinuierlich abläuft, so daß Zwischentypen auftreten.

ε) **Die kernlose Schuppe.** Als Folge einer örtlichen Irritation mit umschriebener Hyperkeratinisierung des Vaginalepithels können kernlose Schuppen auftreten (Leukoplakie, Descensus), wobei das Vaginalepithel den Charakter der äußeren Haut annimmt.

Man findet Zellen von Größe der Superficialzellen mit noch stärkerer Abplattung und gewellter, meist unscharfer Begrenzung. Gelegentlich sieht man noch einige Kernreste. Die Granulierung des Cytoplasmas ist im *Phasenkontrastmikroskop* geringer, die Zelloberfläche weist ein Leistenrelief auf, in dessen Furchen Bakterien und Leukocyten liegen (Abb. 10).

Bei *Vitalfärbung* nehmen etwa vorhandene Kernreste den Farbstoff an. Nach PAPANICOLAOU sind Kerntrümmer durch Hämatoxylin noch darstellbar, meist ist aber der Kernraum als Aussparung erkennbar und liegt als runder, leerer Punkt in dem ausgesprochen rot bis carminrot gefärbten Cytoplasma.

Mit der *Cusmano-Reaktion* ist kein Kernmaterial mehr nachweisbar. Das Cytoplasma ist Feulgen-negativ. Die *Methylgrün-Färbung* zeigt eine völlige Depolymerisierung der Desoxyribonucleinsäure des Kernrestes. *Polysaccharide* und *Fette* sind wie in der Superficialzelle nachweisbar. Die Fermentreaktionen fallen negativ aus.

2. Veränderungen des normalen Zellbildes

Auf jeder Proliferationsstufe sind Veränderungen dieser normalen Zellen durch Einwirkung der vaginalen Flora möglich.

Döderleincytolyse: Eine abundante Döderleinflora führt gelegentlich besonders bei Intermediärzellen zur Auflösung des Cytoplasmas (Abb. 11), so daß nur noch freie bläschenförmige Kerne erkennbar sind (z. B. in der Schwangerschaft).

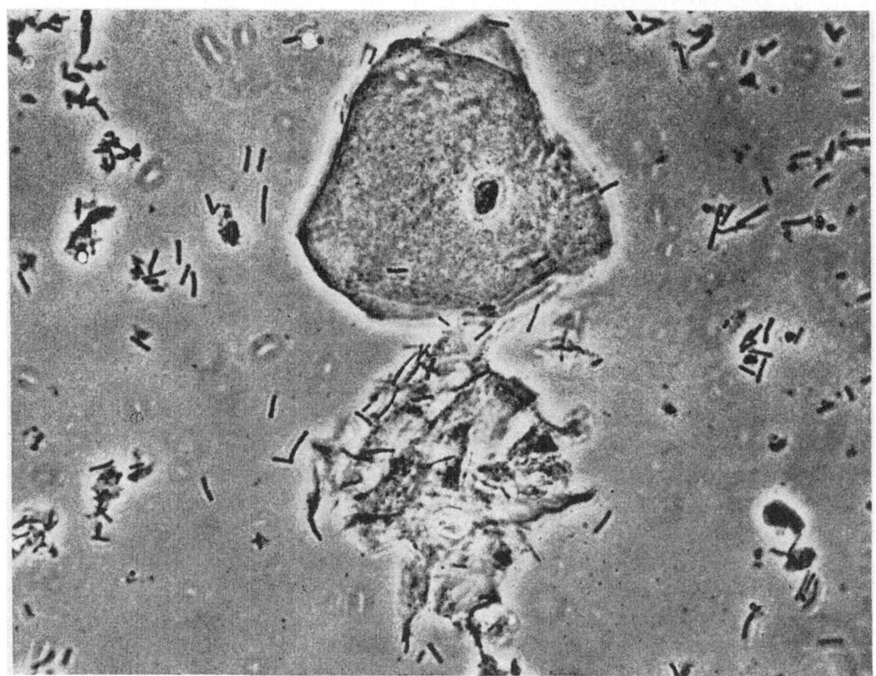

Abb. 11. Döderlein-Cytolyse. Proliferationsphase, 12. Cyclustag. Man sieht eine noch gut erhaltene Superficialzelle mit pyknotischem Kern, darunter eine Oberflächenzelle, deren Protoplasma von Döderlein-Keimen cytolysiert wird. Vereinzelte Leukocyten, sehr reichlich Döderlein-Keime

Bakterielle Autolyse: Eine ausgeprägte Kokkenflora führt nicht selten zur Auflösung des Cytoplasmas, so daß ebenfalls freie Kerne übrigbleiben. Der Ausstrich macht einen verwaschenen Eindruck. Eine Autolyse der Superficialzellen und Intermediärzellen wird bei pH-Werten zwischen 5,5 und 7,0 beobachtet, wobei die Flora vorwiegend aus vergrünenden Streptokokken, Bacterium coli und Bacterium proteus besteht (Wied, 1954). Entzündliche Veränderungen führen an Oberflächenzellen einerseits zu einem Farbumschlag des Cytoplasmas von eosinophil oder basophil nach schmutzigrot (sogenannte Pseudoeosinophilie), zur Ausbildung eines perinucleären Hofes (Halo-Zelle nach Ayre, 1960) und zur

Schrumpfung des Kerns mit gleichzeitiger Entrundung infolge Turgorverlustes. Gelegentlich kommt es auch zum Kernzerfall. Bei entzündlichem Zerfall der oberflächlichen Epithelschichten treten die Zellen der tieferen Schicht in den Vaginalraum ein. Sie zeigen die aus dem Histologischen bekannten typischen Veränderungen, wie Kernquellung, Vacuolenbildung im Cytoplasma und eine größere Rehabilität der Zell- und Kernformen. Auch hier findet man gelegentlich einen Farbumschlag nach eosinophil. Ausgeprägt sind diese Veränderungen insbesondere bei der Trichomonadenkolpitis.

Wegen der Möglichkeit einer Verwechslung derartiger entzündlich bedingter Zellbilder mit einer Atypie ist nicht selten eine Beseitigung der Entzündung erforderlich, bevor eine endgültige Diagnose gestellt werden kann. Hierzu ist eine gezielte Therapie auf Grund der bakteriologischen Diagnose indiziert und in der Menopause die Zufuhr von Oestrogen zur Anregung der Epithelproliferation zweckmäßig.

3. Atypisches Zellbild

Wenn LETTERER (1954) sagt, daß das Epithel im Verband eine erhebliche Atypie aufweisen kann, die lediglich entzündlicher Natur ist, so folgt daraus, daß die Grenzen zwischen einem entzündlich veränderten und einem atypischen Zellbild unscharf sind.

KERN (1964) sucht dieser Unschärfe durch eine Unterteilung der auffälligen Zellbilder in Pseudodyskaryose, Dyskaryose und Atypie zu begegnen. Der von PAPANICOLAOU (1949) eingeführte Begriff der **Dyskaryose** charakterisiert Zellen, welche eine bemerkenswerte Kernabnormität aufweisen, sonst aber ohne die allgemein anerkannten Kriterien der Malignität sind. Sie sollen gewöhnlich gesehen werden beim sogenannten intraepithelialen Carcinom (Carcinoma in situ), aber auch bei der Dysplasie, Epidemisierung und Basalzellhyperaktivität (Abb. 12a u. b).

GRAHAM et al. (1950) definieren die dyskaryotische Zelle so: Sie enthält einen typisch malignen Kern, während das Cytoplasma normal und die Kern-Plasma-Relation in normalen Grenzen ist.

TERZANO (1955) unterscheidet ebenso wie PAPANICOLAOU (1954) eine Dyskaryose in parabasalen, intermediären und superficialen Zellen. Das Cytoplasma entspricht dem der betreffenden normalen Zellen des gleichen Reifegrades, während der Kern unregelmäßiger, lobuliert und groß erscheint sowie immer hyperchromatisch ist. Mehrkernigkeit und Anisokaryose werden gelegentlich beobachtet.

Diese Auffassung wird auch von STOLL (1957) vertreten, der das Entstehen einer dyskaryotischen Zelle so erklärt, daß der Kern auf einer niedrigeren Differenzierungsstufe stehenbleibt, während das Cytoplasma ausreift, oder daß die Ausreifung des Kerns gegenüber dem Cytoplasma geringer ausgeprägt ist.

Demnach lassen sich unterscheiden:

Superficiale Zellen mit Dyskaryose: Der Kern entspricht dem der Basalzelle, das Plasma ist ganz ausgereift.

Intermediäre Zellen mit Dyskaryose: Der Kern entspricht dem der Basalzelle, das Plasma dem der Intermediärzelle (Glykogenbildung usw.).

Parabasale Zellen mit Dyskaryose: Basale Zellform und basaler Kern, das Plasma bildet Glykogen oder ist präkornifiziert.

Derartige Unterscheidungen sind unter Berücksichtigung der cytochemischen Untersuchungsergebnisse möglich, bei denen einer bestimmten Zellform und Zellfunktion eine ganz bestimmte Kernform entspricht. Abweichungen hiervon sind als Dyskaryose aufzufassen, solange die Zellform als solche noch normal bleibt. AYRE (1959) will eine weitere

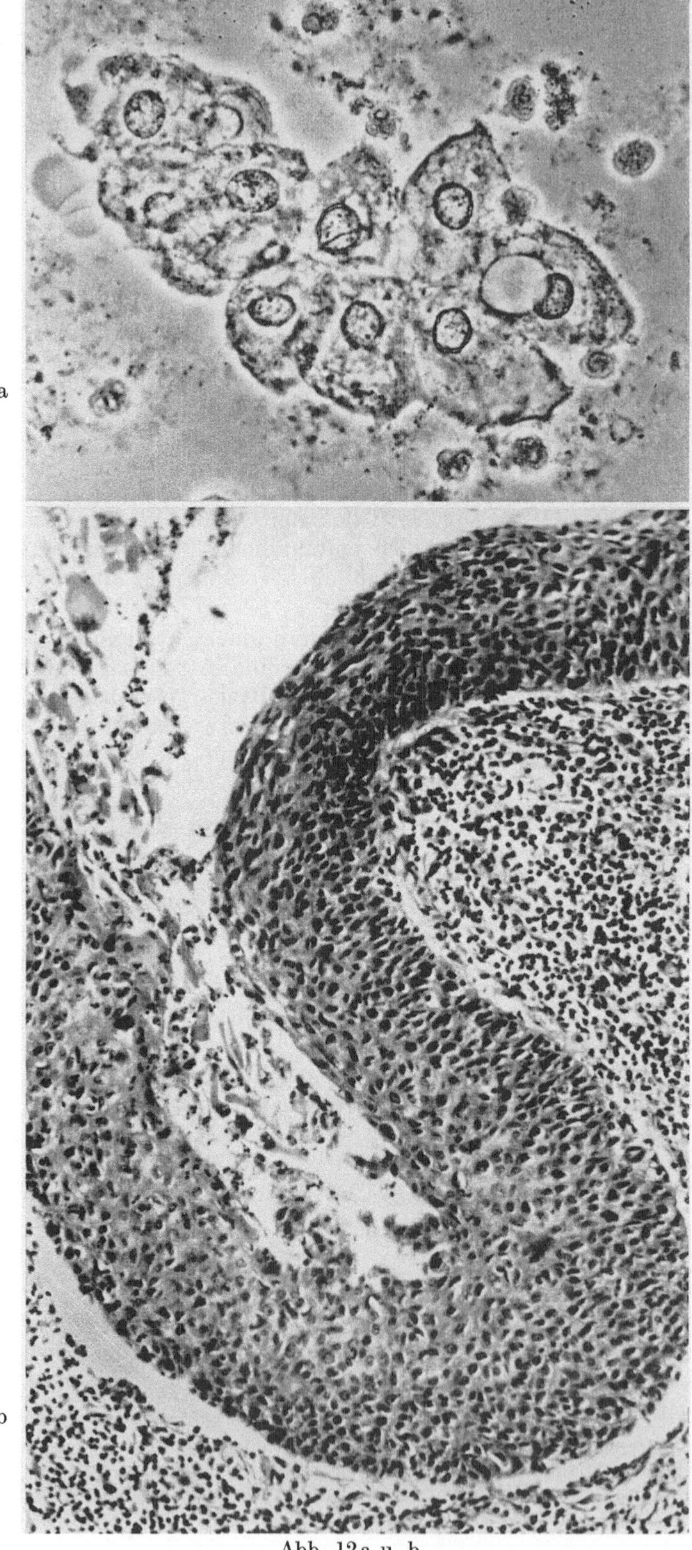

Abb. 12a u. b

Unterteilung vornehmen in inflammatory dyskaryotic cell type und dyskaryosis of premalignant oder carcinoma in situ cell type. Er stellt im übrigen dem histologisch definierten Oberflächencarcinom noch ein „nearo-Carcinom" voran, was etwa dem unruhigen und abnormen Epithel in der Schweizer Nomenklatur (WESPI, 1946; GLATTHAAR, 1950; HELD, 1957) entspricht. KERN (1964) grenzt eine *Pseudodyskaryose* von der echten Dyskaryose ab. Die pseudodyskaryotischen Zellen sollen aus dysplastischem oder basal unruhigem Epithel stammen und unterscheiden sich von den dyskaryotischen im wesentlichen durch den geringeren Chromatingehalt ihres ebenfalls entrundeten Kerns.

Wir verdanken BOSCHANN (1960) die Untersuchung der *cytochemischen Charakteristika der dyskaryotischen Zellen,* die zu folgenden Ergebnissen geführt hat:

Cytoplasma. Parabasaler Typ: Mit Methylenblau oder Toluidinblau findet sich eine ausgeprägte *Basophilie.* Die *Polysaccharide* sind gewöhnlich negativ und nur in den plasmareichen Formen als feine Granula nachweisbar, die bei Diastaseverdauung verschwinden. *Neutralfette* und *saure Lipoide* sind gelegentlich als feinste Körnchen zu erkennen. Von den *Enzymen* ergibt die Succinodehydrogenase, oft auch die Peroxydase eine starke Aktivität.

Intermediärer Typ: Ergibt eine geringere *Basophilie* und schwächere *Succinodehydrogenase-* und *Peroxydasereaktion,* dagegen stärkere *Glykogenreaktion* als der parabasale Typ.

Superficieller Typ: Die Basophilie ist negativ, die *Perjodsäure-Schiff-Reaktion* stark positiv. Die PAS-positiven Substanzen der Zellen sind zunehmend gegen die Diastaseverdauung resistent, was wahrscheinlich eine Zunahme des Mucopolysaccharidanteils andeutet. Die reifsten Formen ergeben eine positive Reaktion auf Sulfhydrylgruppen, also auf Cystein und Präkeratin, jedoch bleibt die Reaktion auf Disulfidgruppen, also auf Keratin, in der Regel negativ.

Kernkörperchen: Die Nucleoli reagieren nur in ihrer Begrenzung Feulgenpositiv, sind aber sonst *Feulgen-negativ* und *pyroninophil.* Sie unterscheiden sich damit von den Chromozentren, die Feulgen-positiv erscheinen und sich mit Methylgrün stark anfärben.

Kern: Der Kern selbst weist eine ausgeprägte *Basophilie* auf (stark positive Toluidinblauanfärbung), ferner eine stark positive *Feulgen-Reaktion* (Desoxyribonucleinsäure in allen Polymerisationsstufen) und deutliche Anfärbung mit *Methylgrün* (Desoxyribonucleinsäure in hochpolymerisierter Form), außer nach Vorbehandlung mit Desoxyribonuclease, sowie eine starke Aktivität der *sauren Phosphatase, Phosphoamidase* und *Carboanhydrase.* Die Fermentreaktionen fallen erheblich stärker in den Kernen der dyskaryotischen Zellen als in den vergleichbaren Kernen der Basal- und Parabasalzellen des Regenerationsepithels aus, wie durch Anwendung abgestufter Inkubationszeiten gezeigt werden kann. Die Stärke der Fermentreaktionen in den Kernen dyskaryotischer Zellen entspricht der in den Kernen von Zellen invasiver Carcinome.

BOSCHANN kommt damit zu dem Schluß, daß sich die dyskaryotische Zelle durch einen *unreifen, hochaktiven Kern in allen Schichten* dieses Epithels auszeichnet, *während das Cytoplasma progressiv ausreift.* Beim höchsten Reifegrad kann auch dieser Zellkern sich zu einer Kernmasse von etwa $10\,\mu^2$ verdichten (gegenüber einem Kerndurchmesser von $5\,\mu$ in der normalen Superficialzelle).

Abb. 12. a Phasenkontrastaufnahme einer Dyskaryose der Intermediärzellen: Intermediärzellgruppe mit auffallend großen und ungleichmäßigen Kernen. Bei der hellen Vacuole im oberen Bildabschnitt handelt es sich um eine Luftblase (Artefakt). b Einfach atypisches Epithel (Dysplasie). Eine Epithelschichtung ist noch angedeutet, die Basalzone ist verbreitert (basale Hyperaktivität). Insbesondere die Intermediärzone zeigt dyskaryotische Veränderungen und schilfert im Bereich der Epithelbucht nach Verlust der Superficialzone auch ab. Soweit die Superficialschicht erhalten ist, sind ihre Zellen annähernd regelrecht. Nur ganz vereinzelte Mitosen. Erhebliche subepitheliale und mäßige intraepitheliale Entzündung. Die Veränderung wird als reversibel angesprochen. HE-Färbung

Man könnte daraus schließen, daß die dyskaryotische Zelle sowohl das Ergebnis einer noch unvollständigen Differenzierung der nicht malignen, unter Entzündungsreiz, hormoneller oder sonstiger Reizung proliferierenden Zelle sein (Abb. 12 a und b), als auch den höchsten Grad der Ausdifferenzierung einer Carcinomzelle darstellen kann. *Der Endzustand der dyskaryotischen Zelle kann somit auf zwei Wegen erreicht werden:*

durch Ausreifung des Cytoplasmas einer reaktiv hyperplastischen Zelle, während der Kern zunächst auf einer niedrigeren Differenzierungsstufe stehenbleibt, um später durch Verdichtung des Chromatins zum typischen dyskaryotischen Kern in einem regelrecht ausgereiften Cytoplasma zu werden,

oder durch koordinierte Ausreifung von Kern und Cytoplasma einer sich voll ausdifferenzierenden Carcinomzelle.

Für das Carcinoma in situ sind die Dyskaryosen nach Auffassung von Stoll (1954) nicht oder zumindest nicht allein charakteristisch, da sich dieses cytologisch oft durch nichts vom invasiven Plattenepithelcarcinom unterscheidet (Abb. 13 a und b).

Im Tierexperiment sahen Kehar und Wahi (1967) nach Carcinogenpinselung der Vagina von Mäusen in jedem Fall Epitheldysplasien im Papanicolaou-Ausstrich, die sich auch histologisch bestätigen ließen und die bei einem Teil der Tiere nach 8–33 Wochen in ein invasives Carcinom übergingen.

Die bei Neoplasma erhöhte Abschilferungsneigung der Zellen wird einerseits durch die gesteigerte Proliferation des carcinomatösen Epithelverbandes, andererseits aber durch die geringe Differenzierung der Einzelzelle im Gewebsverband bedingt. Die ganz auf Wachstum eingestellte neoplastische Zelle verliert die Eigenschaft zur Bildung eines festgefügten Epithelverbandes, sie wird Individuum ohne Rücksicht auf ihre Umgebung. Diese **atypischen Zellen** unterscheiden sich von den bisher besprochenen, ebenfalls proliferativ veränderten Dyskaryosen vor allem durch die drastisch verschobene Kern-Plasma-Relation und durch das vollkommene Abweichen von der Struktur der Normalzelle.

Die histologische Unterscheidung von Plattenepithelcarcinomen verschiedener Reife ist dadurch ermöglicht, daß bestimmte Abschnitte der Neoplasie die funktionellen Aufgaben des Muttergewebes unvollständig aufnehmen und hierbei die celluläre Ausreifung des normalen Epithels in verzerrter Form auch morphologisch nachahmen.

Unreife Carcinome bestehen in der Masse aus weitgehend undifferenzierten Zellen mit gleichmäßigen Kernen und schmalem Cytoplasmasaum oder Verlust des Cytoplasmas überhaupt. Der plasmatische Zusammenhang ist damit gering, das Gesamtzellbild einförmig. Es besteht Neigung zum Zerfall, da Tonofibrillen nicht ausgebildet werden. Bei *reifen Carcinomen* wird nur die Invasionsfront von unreifen Zellen gebildet, welche Träger des destruierenden Wachstums sind. In den älteren Partien des Tumors hat eine atypische Differenzierung stattgefunden, so daß im Aufbau eine Schichtung wie im normalen Plattenepithel nachgeahmt, ja durch überschießende Hornzell- und Hornperlenbildung in monströser Form übertroffen wird. Die Zerfallsneigung ist geringer, die Ausbildung von Intercellularbrücken und umschriebene Verhornungen bilden ein festes Gerüst.

Der Übergang von den unreifen zu den reifen Formen wird durch eine Zwischenzone gekennzeichnet, in der bizarre Kernformen vorherrschen und gelegentlich Riesenzellen entstehen.

Die *atypische Differenzierung* erklären wir so, daß der Kern zwar auf einer wenig differenzierten Stufe stehenbleibt, das Cytoplasma jedoch seine prospektive Potenz der Glykogen- und Präkeratinbildung zur Entfaltung bringt. Während die Kernveränderung bestehenbleibt, durchläuft das Cytoplasma einen Zustand

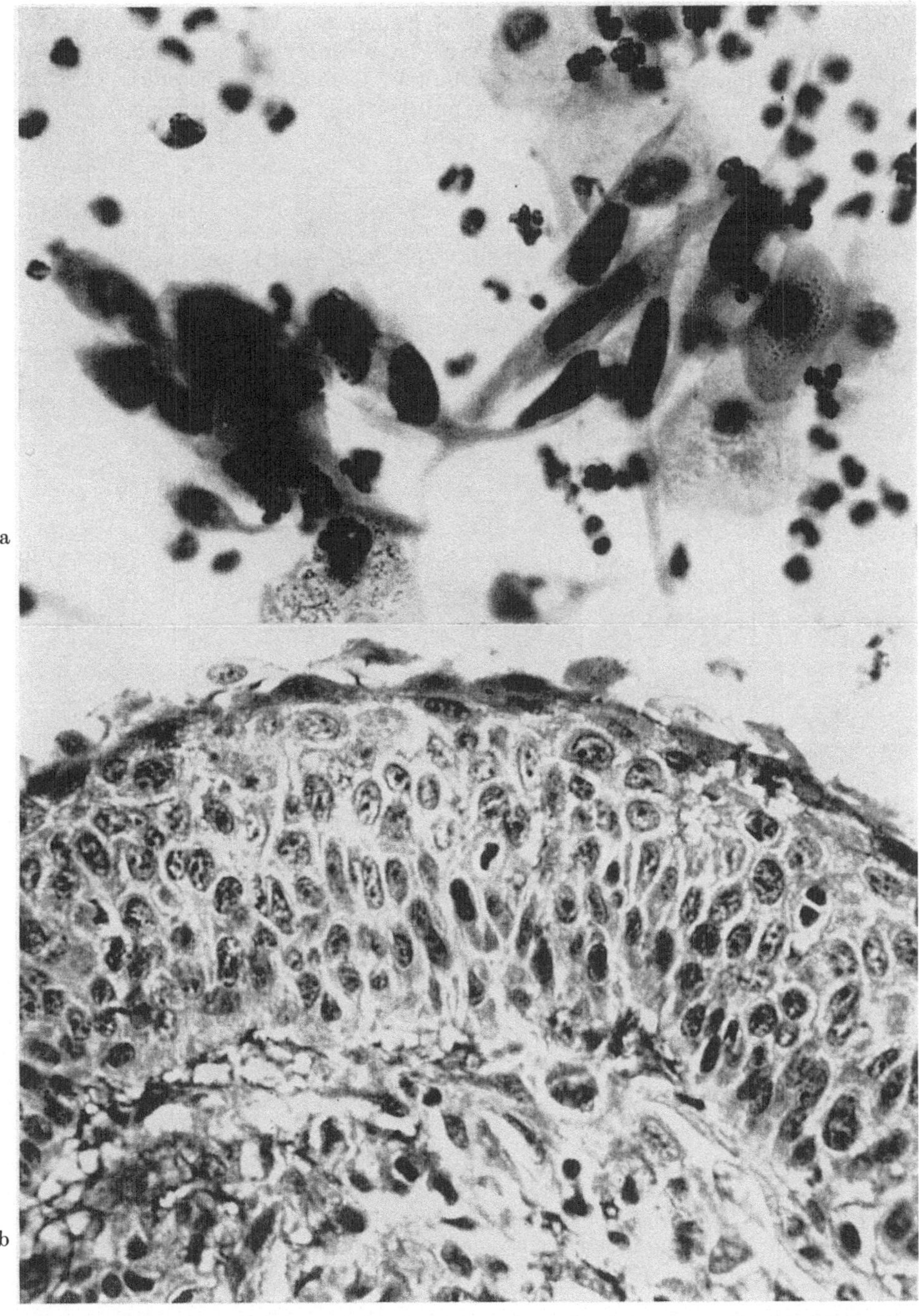

Abb. 13. a Atypische Zellen aus einem präinvasiven Carcinom (sog. Carcinoma in situ). Neben polymorphen atypischen Zellen Spindelzellen mit plumpen, ausgezogenen Kernen, Hyperchromasie und Verklumpung der Kernsubstanz (atypische Differenzierung zur Spindelzelle). Papanicolaou-Präparat. b Präinvasives Plattenepithelcarcinom (sog. Carcinoma in situ, gleicher Fall wie a). Der atypische Epithelbelag zeigt keine Schichtung mehr, sondern Polymorphie der Einzelzellen und Mitosen in allen Höhen. Lediglich in der obersten Zellage ist eine horizontale Orientierung der Zellen vorhanden, aber auch diese zeichnen sich durch große Kerne mit Hyperchromasie und Verklumpung der Kernsubstanz aus (atypische Spindelzellen). HE-Färbung

der Organisation unter Ausbildung von Binnenstrukturen. Es färbt sich nach
Papanicolaou rot an; histochemisch sind Präkeratinbildung und Glykogenbildung nachweisbar. Bleibt während dieser Phase der cytoplasmatischen Organisation die Teilungsfähigkeit des Kerns erhalten, so entstehen Riesenkerne, Kern-
glomerate und Mehrkernigkeit. Demgegenüber erfolgt die Kernteilung der undifferenzierten Zellen, deren Cytoplasma nicht so weitgehend organisiert ist, ohne

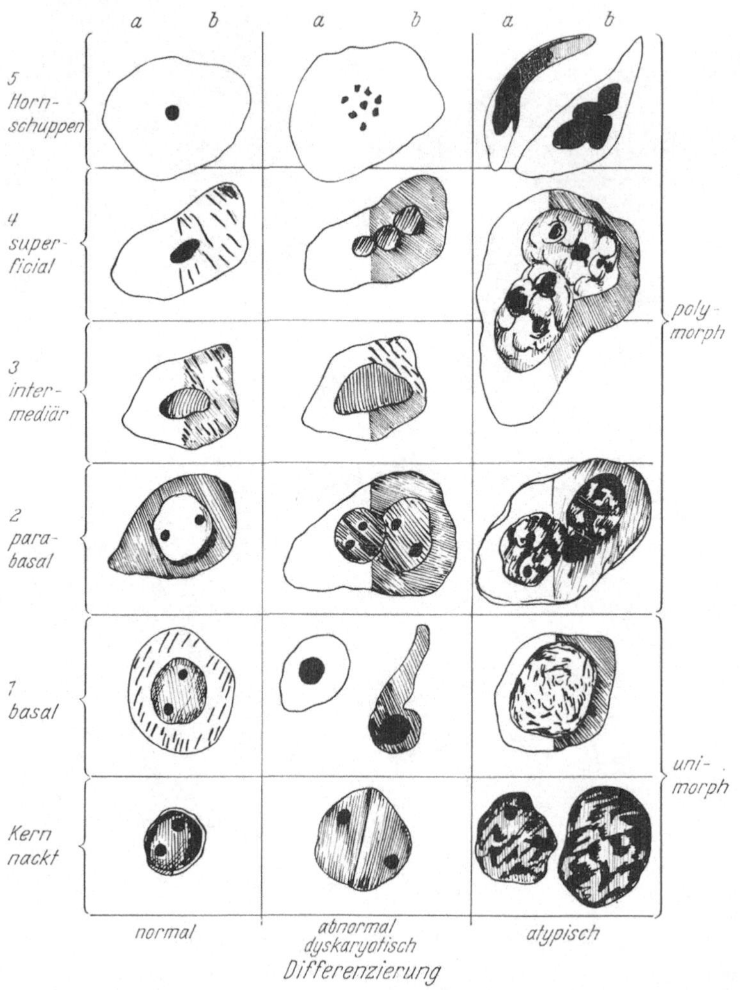

Abb. 14. Normale, „abnormale" (Entzündung und degenerative Veränderungen) und atypische (Carcinom) Differenzierung des Vaginalepithels. (Aus Stoll, 1954)

Hemmung der Zellteilung, so daß zwei Tochterzellen mit gleicher Kernmasse
entstehen.

Nach dieser Auffassung hat Stoll (1954) eine Unterteilung der Carcinomzellen in die folgenden Typen vorgeschlagen (Abb. 14):

undifferenzierter Typ
basaloider Typ } unimorphe Atypie

polymorpher Typ
verhornter Typ } polymorphe Atypie

a) Undifferenzierter Typ (Abb. 15a—c). Die fehlende Differenzierung ist vor allem gekennzeichnet durch die Struktur des Cytoplasmas: Im Phasenkontrastmikroskop sieht man eine zähe Protoplasmamasse ohne Andeutung von Zellgrenzen, in der nackte Kerne herumschwimmen. Die Kernmembran ist scharf gezeichnet, meistens dicht. In ihrer Innenfläche sind häufig große Granula eingelagert. Eine feine Granulierung erfüllt den Kernleib, der im übrigen von monströsen Nucleoli beherrscht wird. Die Kernform ist selten ganz rund, meistens sind Einkerbungen oder Vorstülpungen erkennbar. Vergleicht man zahlreiche Zellen, so ist die Polymorphie aber gering, ein einförmiges Bild herrscht vor.

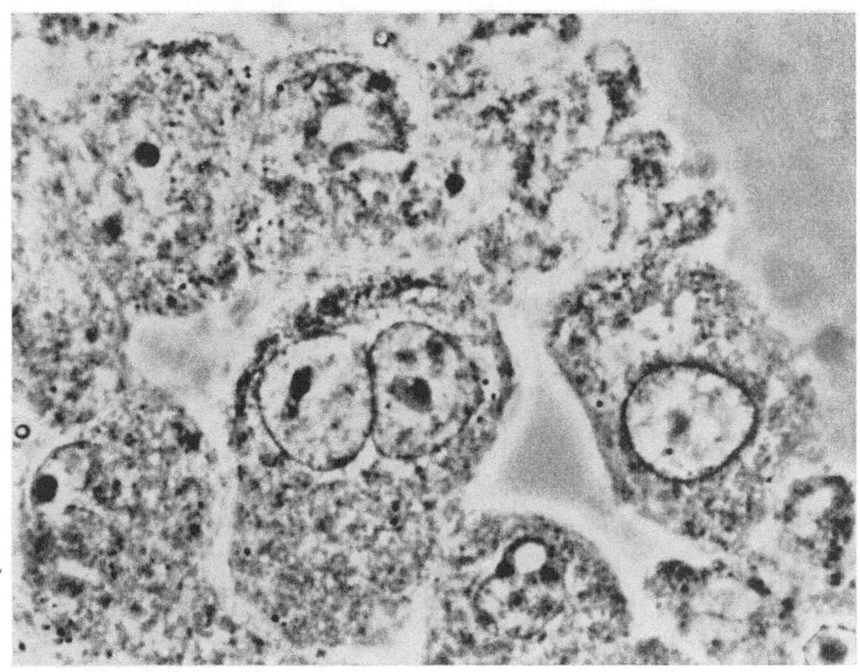

Abb. 15. a Phasenkontrastbild unreifer Carcinomzellen mit unscharfen Cytoplasmagrenzen, bläschenförmigen Kernen und großen Nucleoli. b Direktabstrich von der Portio. Undifferenzierte Tumorzellen; vorwiegend nackte Kerne mit deutlich vergrößerten Nucleoli und Kernpolymorphie; daneben reichliche Leukocyten. Papanicolaou-Präparat. c Probeentnahme von der Portio. Undifferenziertes Carcinom, das sich pallisadenartig um Blutgefäße anordnet. Es handelt sich um die Metastase eines Ovarialcarcinoms in die Portio. 82jährige Patientin. HE-Färbung

Eine Vergrößerung der Kernmasse gegenüber derjenigen der normalen Basalzelle haben wir nicht nachweisen können (Abb. 15a).

Bei Vitalfärbung bleibt der Kern negativ. Das Papanicolaou-Präparat zeigt eine ausgeprägte Hyperchromasie mit Darstellung der Nucleoli sowie einer grobscholligen Chromatinstruktur (Abb. 15b). Selten läßt sich um den Kern herum Cytoplasma als zarter Schleier nachweisen. Die Cusmano-Reaktion ergibt eine starke Anfärbung der verdickten Kernmembran und zahlreiche Chromozentren. Mit der Feulgen-Reaktion und mit Methylgrün färbt sich der Kern intensiv an. Die Reaktion des Kerns auf alkalische Phosphatase ist positiv, ebenso die auf

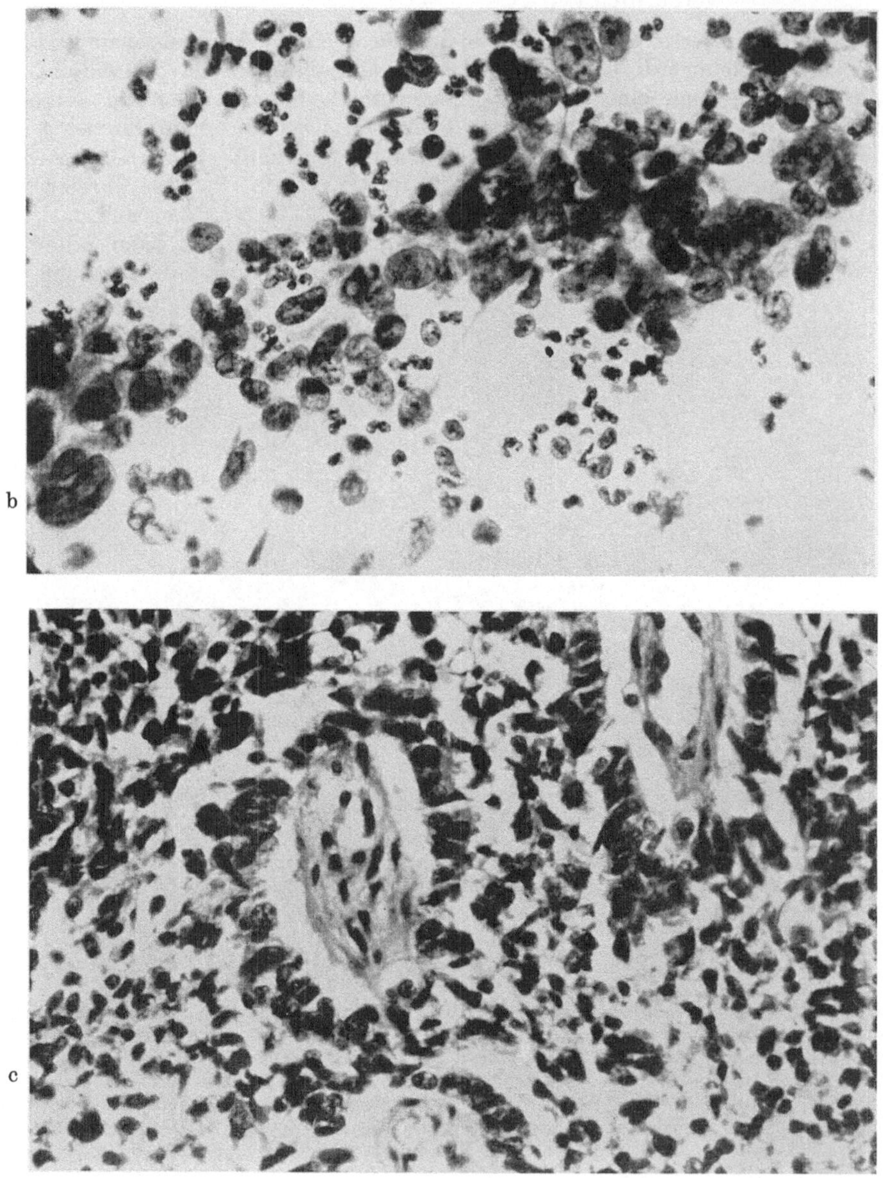

Abb. 15b u. c

saure Phosphatase und die auf Phosphoamidase, letztere besonders stark auch bei kurzer Inkubation.

b) Basaloider Typ der Carcinomzelle. Im Phasenkontrastmikroskop ist das Cytoplasma bei der ungeschädigten Zelle ohne Struktur. Seine Verformbarkeit

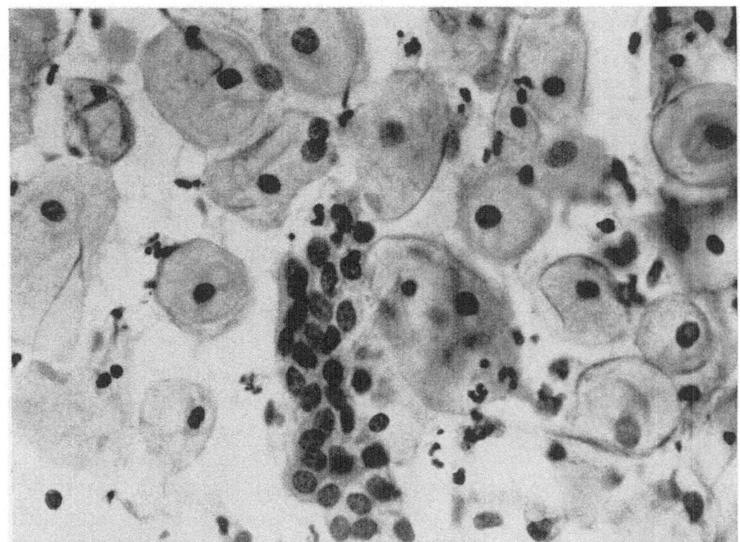

a

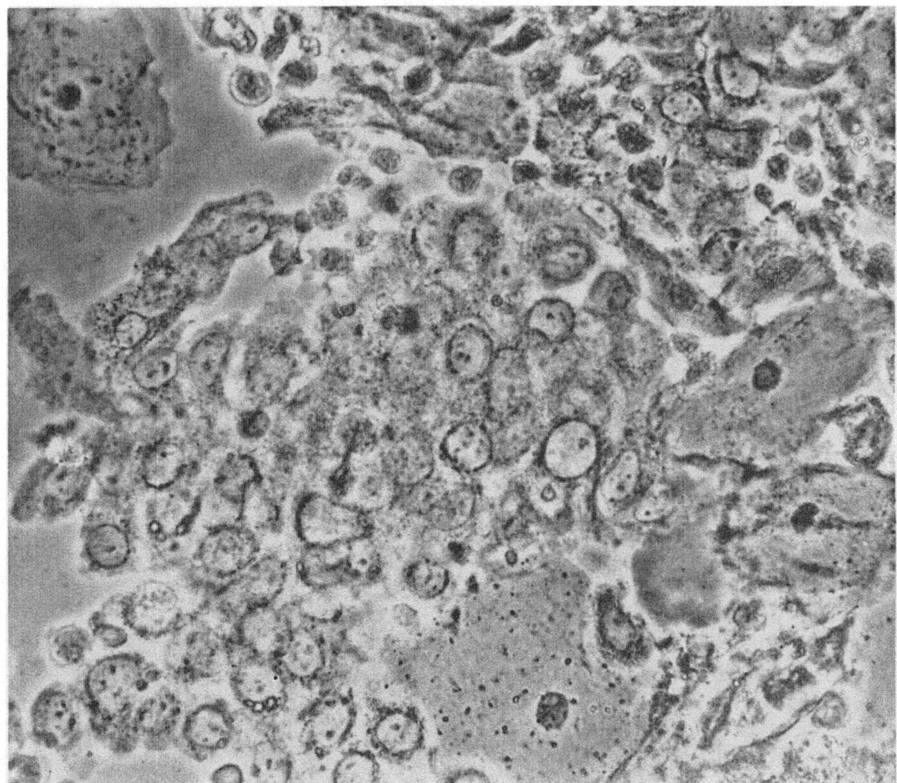

b

Abb. 16. a Ulcus am Introitus bei einer 76jährigen Patientin. Histologisch: Plattenepithelcarcinom vom Basalzelltyp. Atrophischer Ausstrich mit zahlreichen Parabasalzellen, außerdem eine Tumorzellgruppe, basaloider Typ. Bei mangelhafter Aufklärung über die Herkunft
des Materials würden Zweifel bestehen, ob es sich nicht um eine Gruppe proliferierter Endocervicalzellen handelt. Die Gleichmäßigkeit der Zellen ist auffallend, sie entspricht dem
Ausgangstumor. Papanicolaou-Präparat. b Phasenkontrastaufnahme einer Tumorzellgruppe
aus einem basalzelligen Carcinom

ist groß, Formveränderungen lassen sich unter der Beobachtung feststellen (amöboides Fließen nach Runge, 1950). Die Begrenzung der Zelle ist unscharf. Die Kerne entsprechen in ihrem morphologischen und cytochemischen Verhalten vollkommen denen des undifferenzierten Typs (Abb. 16a u. b). Im Papanicolaou-Präparat finden wir um den Kern *zentral* einen schmalen, blau angefärbten Cytoplasmahof, die Zellgrenzen sind auch hier unscharf. Mit Methylgrün-Pyronin findet man eine starke Basophilie des Cytoplasmas. Die Fettreaktionen sind uncharakteristisch, gelegentlich ist das Cytoplasma stark positiv. Die Polysaccharidreaktion ist negativ. Die Fermentreaktionen ergeben neben starken Kernreaktionen eine schwache Darstellung des Cytoplasmas bei der alkalischen und sauren Phosphatase.

 c) Polymorpher Typ (Abb. 17a—e). Mit dem Auftreten von Zelltypen, in denen das Cytoplasma durch Differenzierung eine gewisse Organisation erhalten hat, nimmt die Vielgestaltigkeit des Zellbildes zu, so daß in der Polymorphie das besondere Kennzeichen dieses Zelltyps zu sehen ist. Im Phasenkontrastmikroskop sind die Zellgrenzen scharf (Abb. 17a), wenn auch zahlreiche Plasmafortsätze noch an die Verformbarkeit erinnern. Die Cytoplasmastruktur ist vermehrt und weist grobkörnige Granulierungen auf, die sich ganz unregelmäßig anordnen. Das Auftreten von Cytoplasmavacuolen wird gelegentlich gesehen. Im Kern finden sich alle Übergänge von zarter Chromatinstruktur bis zu grobscholliger Anordnung. Die Nucleoli sind sehr groß, meistens in der Mehrzahl vorhanden. Die Kerngröße ist erheblich und geht bis zur Bildung ausgesprochener Riesenkerne. Das Auftreten mehrerer Kerne in einer Zelle wird häufig gesehen. Diese Kerne liegen teils völlig getrennt, teils berühren sie sich unter Abplattung.

 Auch im gefärbten Präparat ist das Vorherrschende die Polymorphie des Zellbildes (Abb. 17b—d). Die einzelnen Kerne sind hyperchromatisch, intensiv anfärbbar mit den Reaktionen nach Feulgen und Cusmano, weisen starke Chromatinstruktur auf und lassen mehrere große Nucleoli erkennen. Die Kernmembran ist dick, oft eingekerbt oder unregelmäßig. Das Cytoplasma stellt sich im allgemeinen cyanophil und hyperchromatisch dar, jedoch kann die Färbung gegenüber derjenigen bei der normalen Basalzelle mehr violett als blau ausfallen. Gelegentlich ist auch bei diesem Zelltyp eine Eosinophilie des Cytoplasmas als Ausdruck einer beginnenden Kornifizierung zu finden.

 Die Anfärbung von Kern und Cytoplasma mit Methylgrün-Pyronin ist intensiv. Die Fettreaktionen können positiv ausfallen, aber auch fehlen.

 Die Polysaccharidreaktion ist fast immer negativ. Die Fermentreaktionen fallen durchweg schwächer aus als bei den Zellen des basaloiden Typs.

 d) Verhornter Typ. Bei diesem Typ handelt es sich um Zellen, die aus verhornten Partien des Carcinoms zur Ausschwemmung kommen. Sie treten je nach dem Grade der Hornzell- und Hornperlenbildung in verschiedener Häufigkeit auf. Das Cytoplasma ist weitgehend organisiert und läßt sich von demjenigen einer normalen Superficialzelle im Phasenkontrastmikroskop nicht unterscheiden. Der Zellumriß ist allerdings wechselnd, vieleckig, häufig lang ausgezogen, die Zelle im ganzen nicht so abgeplattet wie die normale Superfizialzelle. Eine bei der normalen Zelle zu findende Leistenbildung ist ebensowenig vorhanden wie eine Ausbildung von Tonofibrillen. Innerhalb dieser sehr variablen Zellform finden sich ein oder mehrere monströse Kerne, die verdickte Kernmembranen mit Einkerbungen und Auszackungen, spärliche Binnenstrukturen und vergrößerte Nucleoli aufweisen.

 Nach Papanicolaou färbt sich das Cytoplasma durchweg eosinophil, meist mit einem Einschlag nach orange. Die großen Kerne sind hyperchrom, meist homogen und dicht; nur selten ist ein grobscholliger Zerfall innerhalb der Kernmembran sichtbar. Auch dieser große Kern ist durch Kondensation pyknotisch.

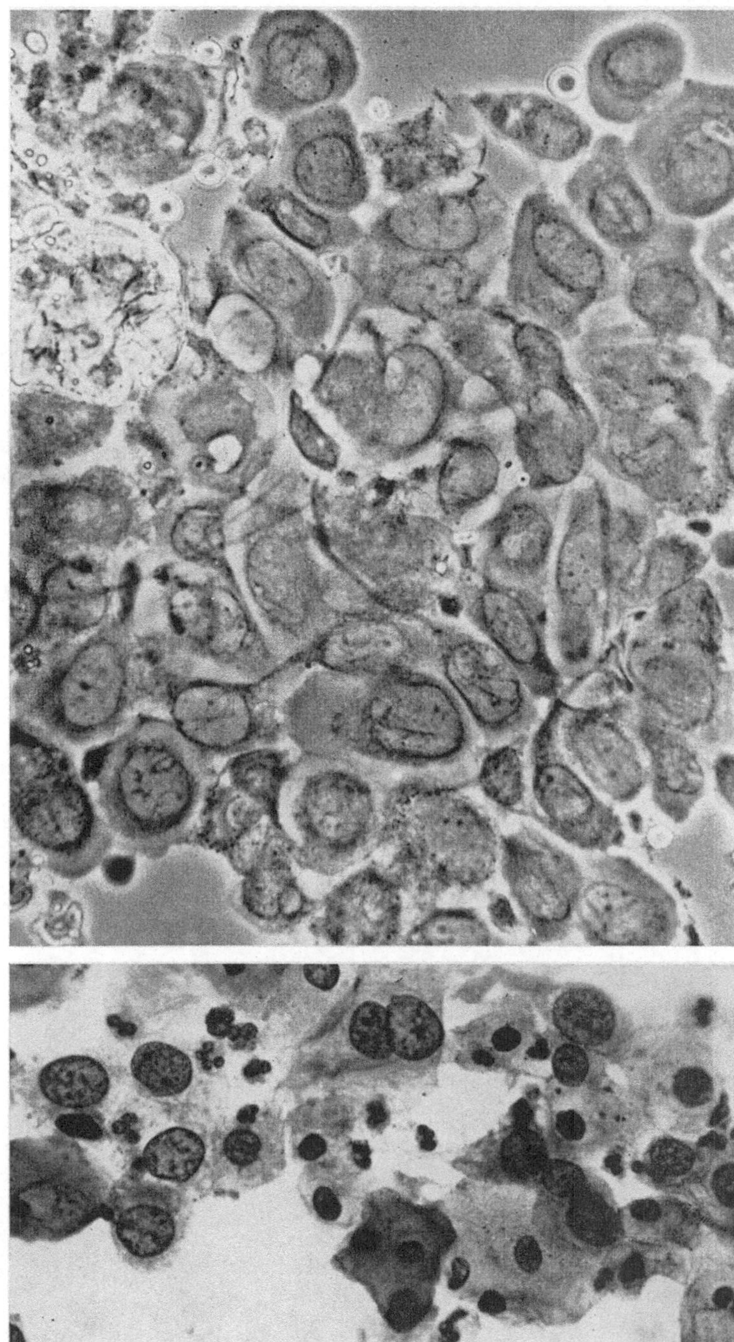

Abb. 17. a—e Phasenkontrastbild einer Tumorzellgruppe aus einem mittelreifen Carcinom.
b Papanicolaou-Ausstrich bei Vorliegen eines polymorphzelligen Carcinoms. c und d Direktabstrich von einem Vulvatumor. Vorwiegend unreife Zellformen, z. T. mit Cytoplasmazerfall
(nackte Kerne), daneben aber auch differenziertere Tumorzellen mit verklumpten Kernen
und pyknotisch verdichtetem Chromatin. In Bild c rechts oben Karyorrhexis (K). Außerdem
atrophische Parabasalzellen. Papanicolaou-Präparat. e Probeentnahme aus dem Vulvatumor.
Plattenepithelcarcinom, vorwiegend unreif, mit beginnender Verhornung. Die Zelltypen
entsprechen denjenigen im Ausstrich. 87jährige Patientin. HE-Färbung

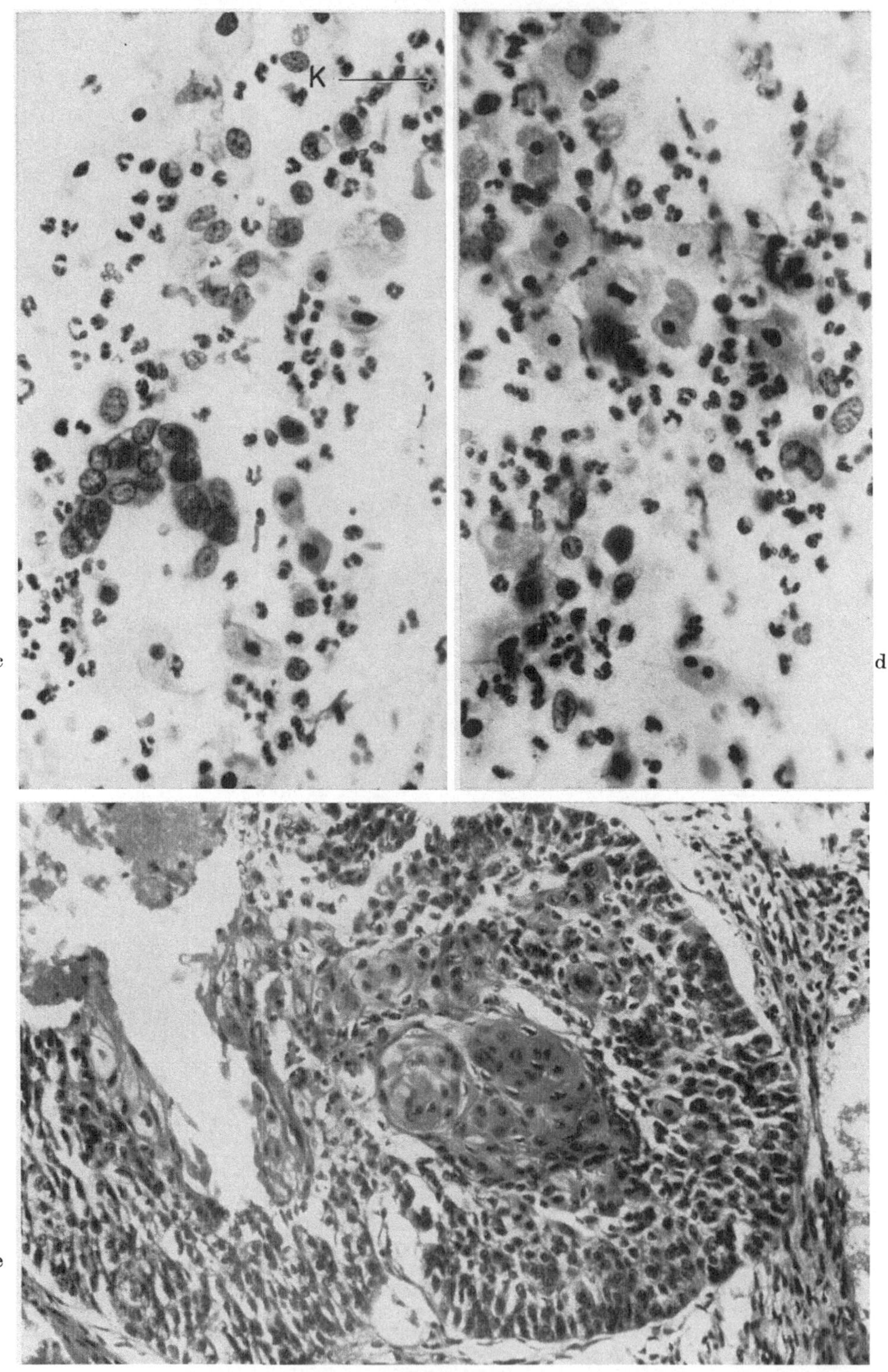

Abb. 17c bis e

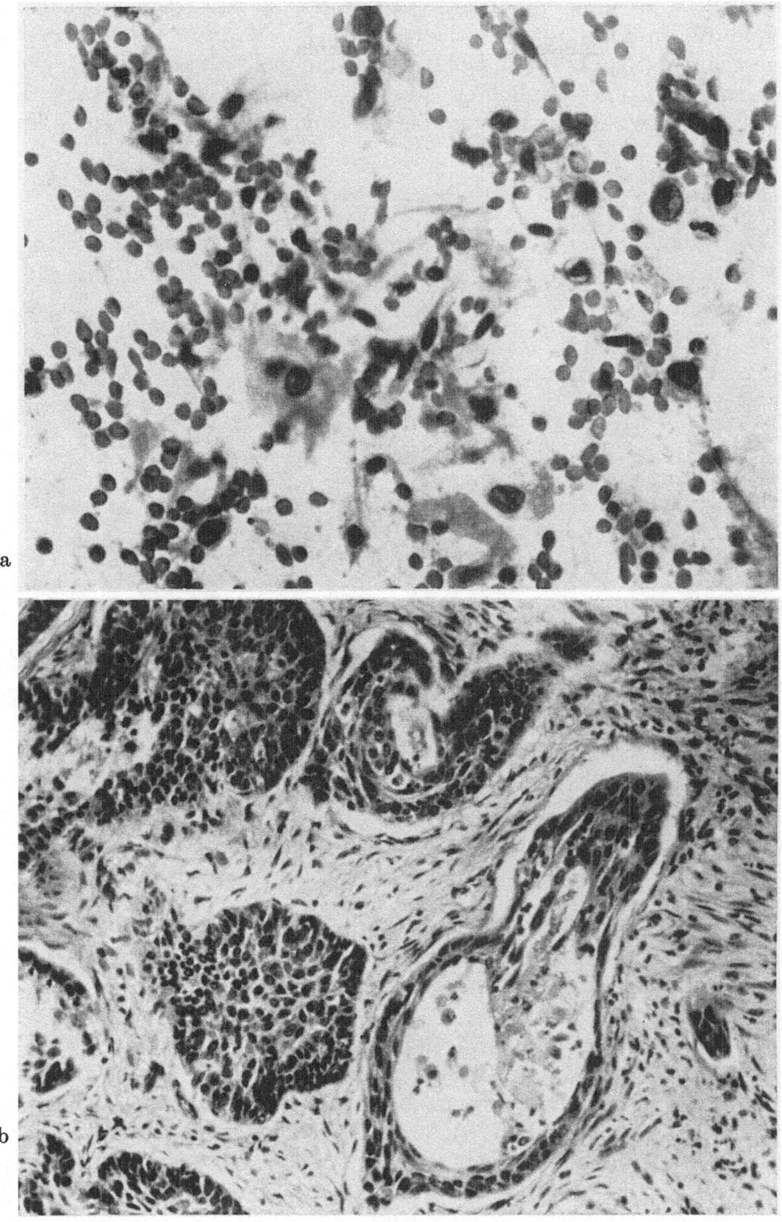

Abb. 18. a Im Vaginalausstrich vorwiegend atypische Spindelzellen. Papanicolaou-Präparat.
b Die Histologie ergibt ein Plattenepithelcarcinom mit Verhornung. 58jährige Patientin
HE-Färbung

Gelegentlich beobachtet man um den Kern herum eine helle Reaktionszone. Ein Nucleolus ist meist nicht erkennbar.

Zu diesem Typ gehören auch die *Spindelzellen* ("fiber cells", "snake cells", GRAHAM et al., 1958), die unter anderem von der Oberfläche verhornender Plattenepithelcarcinome (Abb. 18a u. b) oder aus spindelzellig differenzierten Carcino-

4*

men (Abb. 19a u. b) oder von einem Carcinoma in situ (Abb. 13) abgeschilfert
werden und die Funktion des Oberflächenepithels z. T. in monströser Form nachzuahmen scheinen (Stoll, 1958). Diese Zellen sind mehr als sechsmal länger als eine
Basalzelle und haben gewöhnlich ein stark eosinophiles Cytoplasma. Der Kern der
Spindelzellen ist etwa dreimal größer als der einer normalen Basalzelle und dabei

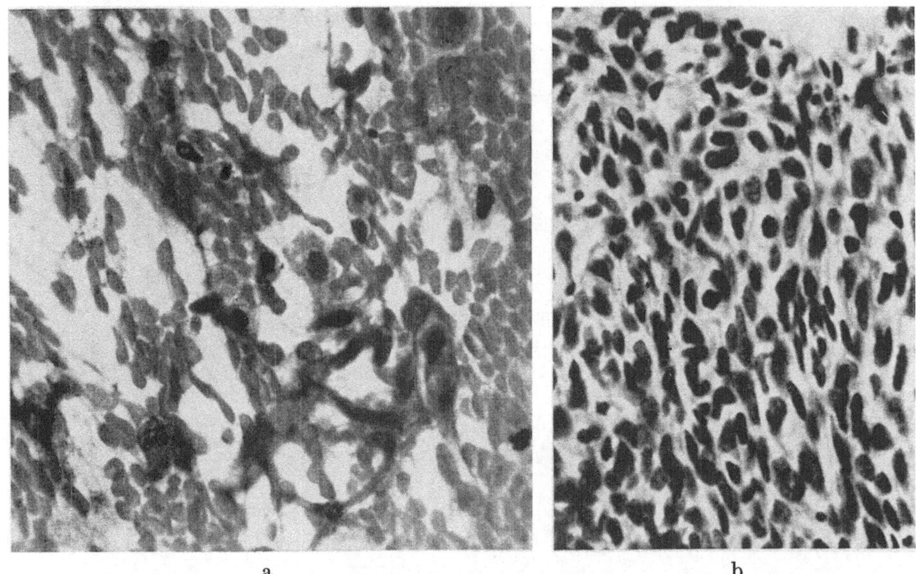

a   b

Abb. 19. a Vaginalabstrich. Vorwiegend atypische Spindelzellformen zwischen Erythrocyten.
Papanicolaou-Präparat. b Probeentnahme von der Portio. Plattenepithelcarcinom, invasiv,
mit spindelzelliger Differenzierung. 69jährige Patientin. HE-Färbung

stark hyperchromatisch, so daß keine Chromatinstruktur und keine Vacuolen
mehr erkennbar sind. Eine Zelle kann auch mehrere Kerne enthalten. Phasenoptisch erscheint das Cytoplasma weitgehend ausgereift, während der Kern eine
erhebliche Unreife aufweist.

Die zum verhornten Typ des Plattenepithelcarcinoms gehörigen Spindelzellen
müssen differentialdiagnostisch abgetrennt werden 1. von den Spindelzellen aus
gutartigen Plattenepithelmetaplasien: diese weisen viel kleinere Kerne und Intercellularbrücken auf (Abb. 20a u. b); 2. von den aus der Endocervix stammenden
Spindelzellen: diese haben eine viel zartere Struktur, ein cyanophiles Cytoplasma
und sind meist palisadenförmig angeordnet; 3. von mesenchymalen Spindelzellen,
die als Fibroblasten leicht zu erkennen sind.

Cytochemische Untersuchungen der Spindelzellen aus Carcinomen ergaben
nach Boschann (1958) am *Cytoplasma:* Die Feulgen-Reaktion und die Färbung
mit Methylgrün sind negativ. Das Cytoplasma färbt sich mit Pyronin und mit
Toluidinblau. Die Polysaccharidreaktion fällt stark positiv aus, auch nach Verdauung mit Diastase oder Hyaluronidase. Es wird vermutet, daß es sich hier um
ein proteingebundenes Glykogen oder Mucopolysaccharid handelt. Der Nachweis von Präkeratin (SH-Gruppen) mit Hilfe der Ferriferricyanidreaktion nach
Chèvremont und Frédéric gelingt deutlich. Es wird Berliner Blau gebildet als
Zeichen stark reduzierender SH-Gruppen (Cystein). Der Nachweis von Keratin

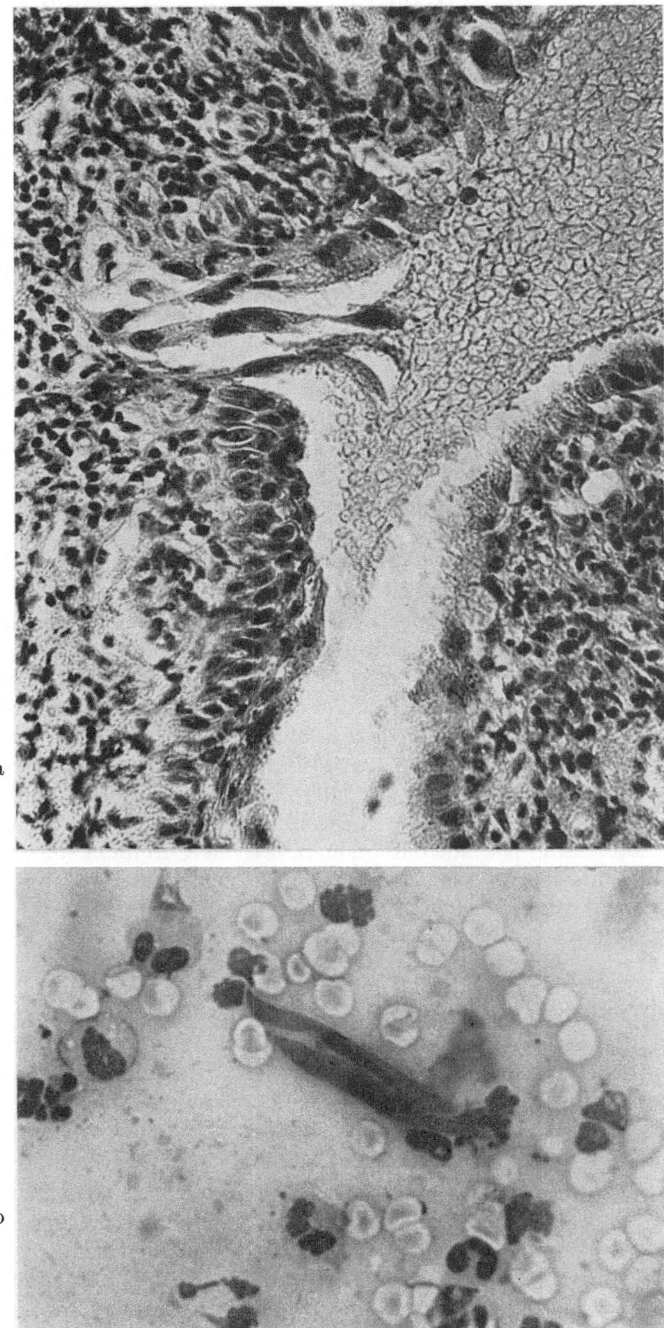

Abb. 20. a Schnitt durch eine Cervixdrüse in der Nähe ihrer Mündung. Teilweise Auskleidung durch gutartiges metaplastisches Plattenepithel, an einer Stelle mit Bildung von Spindelzellen. Diese müssen von den atypischen Spindelzellen (s. Abb. 13, 18 und 19) scharf unterschieden werden. HE-Färbung. b Papanicolaou-Präparat der aus dieser Stelle abgeschilferten Spindelzellen

(SS-Gruppen) mit der PFAS-Reaktion ("performic acid Schiff") nach Pearse ergibt die Anwesenheit von Disulfidgruppen, was als Charakteristikum für das Vorhandensein von Cystin und Keratin angesehen werden kann. Proteine lassen sich mittels der Ninhydrin-Schiff-Reaktion und Alloxan-Schiff-Reaktion nachweisen. Neutralfette werden vermißt (Sudanschwarz B), während Phospholipoide vorhanden sein dürften (Säurehämateintest nach Baker). Die Fermentreaktionen sind uncharakteristisch.

Der *Kern* von Spindelzellen gibt mit Feulgen-Reaktion, Methylgrün und Toluidinblau eindeutig positive Reaktionen. Durch die Kondensation des Chromatins wird ein hoher DNS-Gehalt vorgetäuscht. Von den Enzymen geben die alkalische und saure Phosphatase und die Phosphoamidase im Kern eine deutliche Aktivität nach kürzester Inkubationszeit.

Der *Nucleolus* läßt sich nur dort darstellen, wo die Kernpyknose nicht fortgeschritten ist. Er enthält RNS in höherer Konzentration und stellt sich innerhalb des Kerns mit Methylgrün-Pyronin deutlich rot dar.

Auch Boschann kommt zu dem Schluß, daß Spindelzellen zum Stratum corneum zu rechnen und ein Ergebnis der exzessiven Ausdifferenzierung sind, die bis zur echten Keratinisierung geht, wie sie bei normaler Ausreifung nicht vorkommt.

Es ist gelegentlich die Frage aufgeworfen worden, ob das Auftreten von Spindelzellen differentialdiagnostisch für das Vorhandensein eines invasiven Carcinoms oder eines gesteigert atypischen Epithels verwendet werden kann. Diese Frage wurde bisher nicht einheitlich beantwortet. Bajardi (1958), de Brux et al. (1958), Graham (1958), Schüller (1958), Siegler (1958) und Stoll (1958) finden sie im präinvasiven Carcinom nicht oder nur selten. Nach Berger (1958) und Boschann (1958) sollen sie dagegen häufig vorkommen (in 60 von 73 Fällen). Boschann weist darauf hin, daß die aus Spindelzellen bestehende Oberfläche des Carcinoma in situ sehr empfindlich ist, sich daher leicht abstößt und damit dem Nachweis entzieht. Die Meinungsverschiedenheit könnte damit durch die Art der Entnahme erklärt sein. Die sowohl beim invasiven Carcinom als seltener auch beim Carcinoma in situ vorkommenden Spindelzellen sind morphologisch und histochemisch nicht voneinander zu unterscheiden (Boschann, 1958).

4. Begleitzellen

α) **Muskel- und Bindegewebszellen.** Bei Verlust der Epithelschicht können Bindegewebszellen abgeschilfert werden. Ihr Auftreten ist fast immer von erheblichen entzündlichen Erscheinungen begleitet. Als Ursprung kommen in Frage: Erosionen oder Ulcerationen im Bereich der Vagina und der Portio, submuköse Myome mit Erosion der Oberfläche, und als bösartige Spielart: Zellen aus Schleimhautsarkomen des Uterus (extrem selten).

Gutartige Bindegewebszellen behalten auch nach der Exfoliation ihre ursprüngliche Form bei: sie sind oft lang ausgezogen und sehr zart. Der Kern ist durchweg spindelförmig und variiert in der Größe. Die Chromatinstruktur ist grob oder fehlt ganz, so daß der Kern sich einheitlich dunkel anfärbt. Die Zellgrenzen sind unscharf, das Cytoplasma färbt sich cyanophil und weist zarte Granulationen auf. Der Ausdruck "vermiform bodies" trifft sehr gut das morphologische Bild, da die feinen, filiformen Zellen meist in Gruppen zusammenliegen.

Die aus *Schleimhaut- oder Myosarkomen* ausgeschwemmten Zellen haben häufig ebenfalls Spindelform, lassen aber durch weitgehende Auflösung des Cytoplasmas und auffallende Kernvariation, insbesondere auch durch das Auftreten monströser Kernformen auf Malignität schließen.

Eine Abgrenzung dieser Bindegewebszellen gegen spindelförmig ausgezogene Epithelzellen ist durchweg möglich. Derartige Epithelzellen können von der Oberfläche des abnorm veränderten Plattenepithels, von metaplastischen Veränderungen, aber auch aus reifen Plattenepithelcarcinomen ausgeschwemmt werden. Schließlich nehmen auch Zylinderepithelzellen Spindelform an. Der Ausdruck Spindelzelle oder „Fiber"-zelle sollte für Bindegewebszellen nicht verwendet werden, weil er in der Cytodiagnostik für maligne Zellen bereits eingeführt ist.

Eine Einteilung der Zellformen, die alle Arten spindelförmiger Zellen berücksichtigt, ist von KORTE (1958) und STOLL (1958) vorgeschlagen worden:

KORTE	STOLL
Epitheliale neoplastische Spindelzelle	Spindelförmige maligne Ca- oder Sa-Zelle
Epitheliale nichtmaligne Spindelzelle	Filiforme Plattenepithelzelle
Mesenchymale anaplastische Spindelzelle	Filiforme Zylinderepithelzelle
Histogenetische Zelle (Fibrocyt)	Filiformer Fibrocyt oder Fibroblast

β) Erythrocyten. Erythrocyten im Ausstrich sind außerhalb der Menstruation als unphysiologisch anzusehen. Ein blutiges Cervicalsekret oder Blutspuren im Cervixschleim weisen darauf hin, daß in höheren Abschnitten des Genitales eine Blutungsquelle besteht, wobei es sich um eine entzündliche Veränderung im Cervicalkanal oder im Cavum uteri, aber auch um Polypenbildung oder Carcinome handeln kann.

Finden sich Erythrocyten im Direktabstrich von der Portio, so erfolgt der Blutaustritt aus gutartigen oder bösartigen Läsionen an dieser Stelle. Gelegentlich kann es auch einmal, insbesondere aber bei etwas brüsker Entnahme mit dem Holzspatel, zum Auftreten einer Blutung kommen, wenn das regelrechte Epithel abgestreift wird. Dies ist vor allem bei der atrophischen Vaginalschleimhaut der Fall. Blutungen im Vaginalraum findet man fast immer bei der Kolpitis, insbesondere bei der Alterskolpitis (Kolpitis senilis haemorrhagica). In diesen Fällen ist die Vaginalwand gerötet und samtartig aufgelockert, oder man findet in der sonst blassen Schleimhaut umschriebene petechiale Blutungsherde, welche den Capillarschlingen im Epithel entsprechen. Entzündliche Veränderungen, insbesondere die Trichomonadenvaginitis, führen gern zur Bildung von Mikroulcera um die Capillarspitzen und geben der Schleimhaut bei kolposkopischer Betrachtung ein charakteristisches Aussehen mit umschriebener roter Tüpfelung.

Im Vitalpräparat erscheinen die Erythrocyten als kreisrunde diskusähnliche Scheiben, die Eindellung im Zentrum ist beim Spielen mit der Mikrometerschraube deutlich. Nach der Papanicolaou-Färbung nehmen sie eine blaßrote oder bräunliche Farbe an. Der Farbton und die Lagerung sind davon abhängig, ob es sich um eine frische oder ältere Blutung handelt. Bei frischen Blutungen liegen die Erythrocyten gern in Geldrollenform zusammen und färben sich lebhaft rot. Bei älteren Erythrocyten, die meist einzeln liegen, kommt es zur Abblassung mit schmutzigbraunem Farbton.

Wird unvorsichtig ausgestrichen, so können die roten Blutkörperchen länglich ausgezogen erscheinen. Schließlich ist bei reichem Vorhandensein von Blut häufig die Einzelzelle nach der Fixierung nicht mehr zu erkennen, sondern nur noch ein Konglomerat von unklar begrenzten rötlichen bis gelblichen Massen.

Erlaubt die Dicke der Blutschicht im Ausstrich keine sichere Erkennung von Epithelzellen, so kann nur die Diagnose „Blutung" gestellt werden. Ein derartiger Befund darf auf keinen Fall als unverdächtig bezeichnet werden; er erfordert eine Wiederholung.

Bei einer Blutung aus dem Cervicalkanal muß in erster Linie daran gedacht werden, die Blutungsursache durch eine Abrasio zu klären, insbesondere wenn Verdacht auf ein Carcinom besteht. Das Ergebnis der cytologischen Untersuchung wird durch die Blutbeimengung erheblich beeinträchtigt.

γ) Leukocyten. Das Auftreten von Leukocyten ist einerseits abhängig von der hormonalen Lage und ändert sich quantitativ während des Cyclus, andererseits von lokalen Veränderungen im Vaginalraum oder in höheren Abschnitten.

Beim Neugeborenen treten zusammen mit Bakterien Leukocyten etwa am dritten Lebenstag auf. In der Kindheit sind sie in wechselnder Zahl vorhanden. Mit Beginn der Ovarialfunktion nimmt die Leukocytenzahl ab, sie ist – wenn andere Veränderungen ausgeschlossen sind – besonders niedrig in Phasen mit hohem Follikelhormonspiegel, also vor allem in der späten Follikelphase (prä-ovulatorisch). Während der zweiten Cyclushälfte nehmen die Leukocyten wieder zu und werden während der Menstruation reichlich gefunden. Ebenfalls findet man zahlreiche Leukocyten in der Postmenopause.

Bei entzündlichen Veränderungen im Bereich der Vaginalwand (Vaginitis), der Portio (Erosionsprozeß), der Endocervix (Endocervicitis) und des Cavum uteri (Endometritis), ebenso aber auch bei zerfallenden Tumoren sind Leuko-cyten gelegentlich so zahlreich, daß sie eine befriedigende Diagnose erschweren. In diesen Fällen muß zunächst eine lokale Behandlung zur Aufhellung des Aus-strichbildes durchgeführt werden, wozu sich die Einlage von Antibiotica oder die lokale bzw. parenterale Applikation von Oestrogen (bei Frauen mit mangel-hafter oder fehlender Oestrogenbildung) eignet. Zur Lokalisation der zugrunde liegenden Veränderungen empfiehlt WIED (1957) die getrennte Entnahme eines

Vaginalabstrichs,

ektocervicalen Abstrichs und

endocervicalen Abstrichs

und vergleicht in den vorliegenden drei Abstrichen die Zahl der Leukocyten, ihren Erhaltungszustand, das Vorkommen von Histiocyten und entzündliche Veränderungen in den Epithelzellen.

Das Auftreten von gut erhaltenen Leukocyten spricht für eine akute Ent-zündung. Degenerative Veränderungen der Leukocyten werden beobachtet bei chronischen Entzündungen oder bei regressiven Zuständen (atrophische Vagi-nitis). Guterhaltene Leukocyten entsprechen den im Blutbild gefundenen Formen. Die Zellbegrenzung und die Gliederung der Kernformen ist deutlich erkennbar. Bei degenerativen Veränderungen erscheinen Leukocyten verwaschen, oft faden-förmig ausgezogen, meist mit keulenförmig verdicktem Ende, so daß sie nicht mehr wie celluläre Elemente, sondern wie fädige Fremdbestandteile wirken.

δ) Histiocyten. Histiocyten werden insbesondere beobachtet bei chronischen entzündlichen Veränderungen im Genitalbereich, außerdem bei Bestrahlungen und Fremdkörperreaktionen. Zweckmäßig unterscheidet man zwischen kleinen Histiocyten und histiocytären Riesenzellen.

Die kleinen Histiocyten entsprechen in ihrer Größe den Basalzellen des Plat-tenepithels und unterscheiden sich von ihnen durch Vacuolenbildung im cyano-philen Cytoplasma. Die Vacuolen können sehr klein sein und der Zelle ein schaumiges Aussehen geben, gelegentlich sieht man aber auch größere Vacuolen. Die Zellgrenzen sind meist verschwommen, gelegentlich zipfelig ausgezogen. Die vorwiegend exzentrisch liegenden Kerne haben eine gleichmäßige und feine Chromatinstruktur und mehrere Nucleoli. Die Kernmembran ist glatt, die Kern-form ungleichmäßig, rund bis nierenförmig. Mitosen, die sonst in exfoliierten Zellen äußerst selten sind, werden in diesen Zellen gelegentlich beobachtet und sind in Zweifelsfällen charakteristisch für die histiocytäre Herkunft der Zelle.

Die mehrkernigen histiocytären Riesenzellen erreichen eine erhebliche Größe und enthalten in ihrem schaumigen Cytoplasma neben zahlreichen, meist regelmäßigen ovalen Kernen phagocytierte Bestandteile (Leukocyten, Lymphocyten, Detritus). Die Plasmafärbung ist cyanophil. Gegen eine Verwechslung mit carcinomatösen Riesenzellen schützt die Gleichmäßigkeit der Zellkerne.

Nach Untersuchung von PAPANICOLAOU (1953) sind Histiocyten bei regelrecht menstruierenden Frauen in großer Zahl am Ende der Menstruation und in den ersten Tagen der Follikelphase vorhanden. PAPANICOLAOU spricht diesen Histiocyten die Aufgabe zu, den Uterus und Cervicalkanal mittels ihrer phagocytierenden Eigenschaft von postmenstruellem Zelldetritus zu reinigen. Eine gleiche Anreicherung mit Histiocyten wird auch in der postpartalen Phase beobachtet.

ε) **Lymphocyten.** Gelegentlich geraten Lymphocyten aus Keimzentren von Lymphfollikeln in den cytologischen Ausstrich, die mit Zellen eines Adenocarcinoms des Endometrium verwechselt werden können (LLOYD und FIENBERG, 1966). Abgesehen davon kommt ihnen keine wesentliche Bedeutung zu.

5. Spermien

Lebende Spermien lassen sich bei Vitalbetrachtung im vaginalen und endocervicalen Raum noch bis 24, ja sogar 48 Std nach der Kohabitation nachweisen (Abb. 21). Die Überlebensdauer dürfte außer von zahlreichen unbekannten Faktoren insbesondere abhängig sein von der Zusammensetzung der Sekrete, ihrem chemischen Milieu und etwa vorhandenen entzündlichen Veränderungen.

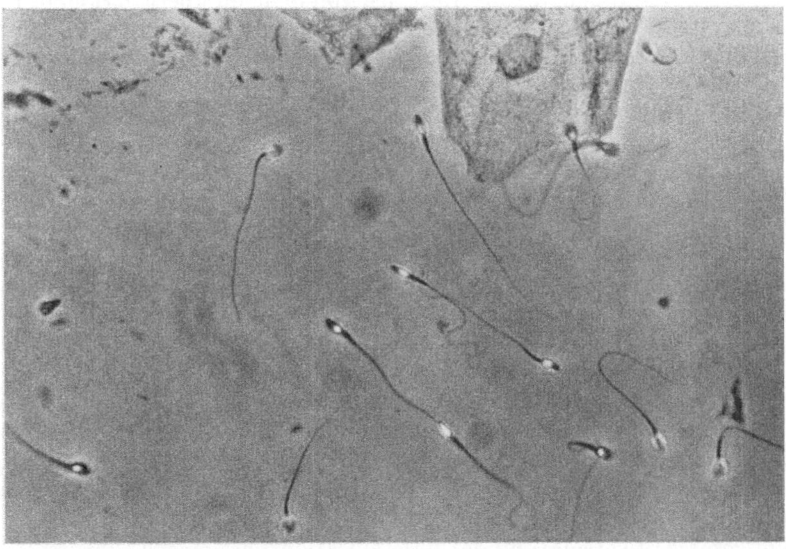

Abb. 21. Spermien, noch in lebhafter Bewegung, aus dem äußeren Muttermund 12 Std nach der Kohabitation entnommen. Phasenkontrastbild (16 × 8)

Die Untersuchung wird von uns in der Sterilitätsberatung gern herangezogen. Wir gehen dabei so vor, daß wir nach Ausschluß gynäkologischer Erkrankungen und vor Sicherung der Tubendurchgängigkeit (durch Persufflation oder Salpingographie) die Patientin während des Empfängnisoptimums innerhalb von 12 Std nach dem Kongressus einbestellen. Mit der Platinöse wird etwas Vaginalsekret und – nach mechanischer Reinigung des äußeren Muttermundes – etwas Cervicalsekret aus der Mitte des Cervicalkanals entnommen. Die Öse wird auf Objektträger ausgetupft, und die beiden Präparate werden sofort mittels Phasenkontrast angesehen. Das Verhalten der Spermien im entsprechenden Sekret läßt sich jetzt gut beobachten. Auf eine Auszählung wird verzichtet, jedoch die Beweglichkeit in beiden Präparaten bestimmt. Das Ergebnis wird mit dem Resultat des Spermiogramms verglichen.

Shettels (1960) hat im trockenen, ungefärbten Präparat zwei Typen von Spermatozoen gefunden, die sich durch ihre Kopfgröße und -form unterschieden. Er ist der Meinung, daß die kleinere Kopfform Träger des Y-Chromosoms, die größere des X-Chromosoms ist.

6. Schleimsubstanzen

Schleimsubstanzen aus dem Bereich der schleimbildenden Zylinderepithelien des Cervicalkanals können dem Vaginalausstrich in wechselnder Menge beigegeben sein, insbesondere bei vermehrter Schleimproduktion in der Mitte des Cyclus, aber auch bei Vorhandensein einer vegetativen Dystonie mit cervicaler Hypersekretion, einer Ektopie oder einer Endocervicitis. Bei der indirekten Entnahme ist insbesondere dann mit einer stärkeren Schleimbeimengung zu rechnen, wenn die Entnahme mit einem Saugrohr erfolgt.

Mit der Papanicolaou-Färbung stellt sich der Schleim blaßrosa bis rot, gelegentlich auch blau dar. Die Farbreaktion ist abhängig von der wechselnden chemischen Zusammensetzung des Schleimes, von dem pH-Wert nach der Durchmischung mit Vaginalsekret und von der pH-Einstellung der Farblösungen.

Zellen und Zellgruppen, die im Ausstrich von Schleim überlagert sind, nehmen nach Smolka (1961) vielfach einen purpurnen, bräunlichen oder bis ins Orangerot gehenden Farbton an. Vielfach sind diese Zellen durch die umgebende Schleimsubstanz nicht in genügenden Kontakt mit den Farblösungen gekommen, so daß Fehlfärbungen entstehen. Auch kann es im Schleim zu Gruppenbildung von Zellen kommen, so daß eine falsche Funktionsdiagnose resultiert. Bei der Entnahme sollte daher darauf gesehen werden, daß Schleimbeimengungen nicht auf den Objektträger kommen, soweit es sich um den regulären Vaginalabstrich handelt.

Bei endocervicalen Abstrichen dagegen ist das Vorhandensein von Schleim obligatorisch. Seine Eigenschaften sowie die Beimengung von cellulären Elementen liefern wichtige diagnostische Hinweise, auf die im folgenden kurz eingegangen werden soll.

Die Untersuchungen umfassen:

Makroskopisch: Beobachtung der Muttermundsgröße und Beurteilung der aus ihm abfließenden Schleimmenge. Durchsichtigkeitsgrad des Schleims, Farbe, Blutbeimengung. (Die Beobachtungsmöglichkeit wird durch Anwendung des Kolposkops verbessert.) Prüfung der Elastizität, Plastizität und Spinnbarkeit, wobei sich insbesondere die letztere im klinischen Gebrauch bewährt hat.

Mikroskopisch: Beobachtung des Kristallisationsphänomens (Farntest). Celluläre Beimengungen, sowohl Cylinderepithelien als auch Plattenepithelien, außerdem Vorhandensein von Leukocyten, Erythrocyten, Histiocyten und Bakterien, etwaiger Nachweis von Spermien und ihrer Beweglichkeit, Penetrationstest.

Chemisch: pH-Punkt, Wassergehalt, Kohlenhydratgehalt, Mucoproteidgehalt, Fermente.

Wir selbst gehen hierbei folgendermaßen vor: Nach Einstellung der Portio im Speculum wird mit dem Kolposkop die Weite des Muttermundes festgestellt und der cervicale Schleimpfropf auf seine optischen Eigenschaften inspiziert. Nach Reinigung der Portio mit einem Tupfer wird nun mittels einer Platinöse die Spinnbarkeit geprüft, sodann eine Schleimprobe aus dem unteren Drittel des Cervicalkanals entnommen und auf einen Objektträger gebracht. Anschließend wird mit der Platinöse eine zweite Probe aus dem mittleren Drittel auf den Objektträger gebracht. Beide Proben werden so aufgetragen, daß ein auf die Mitte des Objektträgers gelegtes Deckglas je die Hälfte der Proben abdeckt (Abb. 22). Auf diese Weise können die corpusculären Bestandteile in den beiden

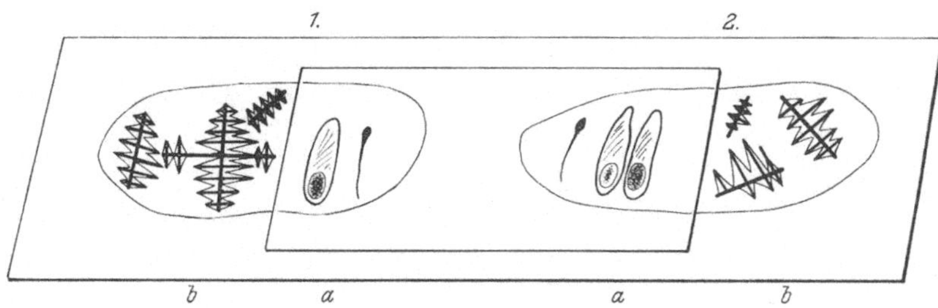

Abb. 22. Mikroskopische Untersuchung des Cervicalschleims (1. unterer Abschnitt, 2. mittlerer Abschnitt): Entnahme mit der Platinöse; Auftragen auf einen Objektträger in der Form, daß jeweils die nach innen liegenden Hälften der beiden Tropfen mit einem Deckglas abgedeckt werden können. Beurteilung: *a* unter dem Deckglas: die Cytologie des betreffenden Cervixabschnitts; *b* außerhalb des Deckglases: das Kristallisationsphänomen in dem betreffenden Abschnitt

Proben (Erythrocyten, Leukocyten, eventuell Spermien) unter dem Phasenkontrastmikroskop bestimmt werden, während die unbedeckten, nach außen liegenden Teile beider Proben trocknen und in ihnen anschließend das Kristallisationsphänomen beobachtet werden kann.

Bei bakteriellen Verunreinigungen im mittleren Cervicalabschnitt färben wir eine Sekretprobe mit Methylenblau und nach GRAM, insbesondere für die Suche nach Gonokokken.

Ein dem uterinen Cyclus ähnlicher *cervicaler Cyclus* ist an Gewebsschnitten lediglich von WOLLNER (1936) beschrieben worden, während die meisten anderen Untersucher, so etwa SJÖVALL (1938), nur eine Dickenzunahme des Epithels gegen die Ovulation und eine Abnahme in der zweiten Cyclushälfte beobachteten. Die unterschiedliche sekretorische Leistung des Zylinderepithels im Cyclus scheint ohne wesentliche morphologische Veränderungen vor sich zu gehen. Sie findet jedoch in der *Sekretmenge* und *Sekretzusammensetzung* ihren Ausdruck (Abb. 23). Gegen die Ovulation nimmt die Menge des Sekrets erheblich zu, und der Schleimpfropf drängt aus dem äußeren Muttermund, der weitergestellt erscheint. Während vor und nach der Ovulation der Schleim opak aussieht, ist er z. Zt. der Ovulation glasklar und dabei durch erhöhten Wassergehalt dünnflüssig. Seine *Spinnbarkeit* ist 3—0 Tage vor der Ovulation maximal ausgeprägt. Zu dieser Zeit ist die Durchdringbarkeit für Spermien optimal. Der pH-Wert des Sekrets erreicht seinen höchsten Stand (etwa pH 8). Auf die weiteren chemischen Veränderungen, insbesondere den Kohlenhydratgehalt, soll hier nicht eingegangen werden.

Die *Kristallisation* des Cervixschleims bei Lufttrockenheit, die wegen der entstehenden Formation auch als Arborisation oder Farnreaktion bezeichnet wird, ist zur Zeit der Ovulation sehr ausgeprägt (Abb. 24). Es bilden sich plumpe und stark verzweigte schwere Farnbilder, die sich von den weniger plumpen während der frühen Proliferationsphase und den zarten leichten in der Sekretionsphase unterscheiden. Bei fortlaufenden Untersuchungen ist hiermit eine

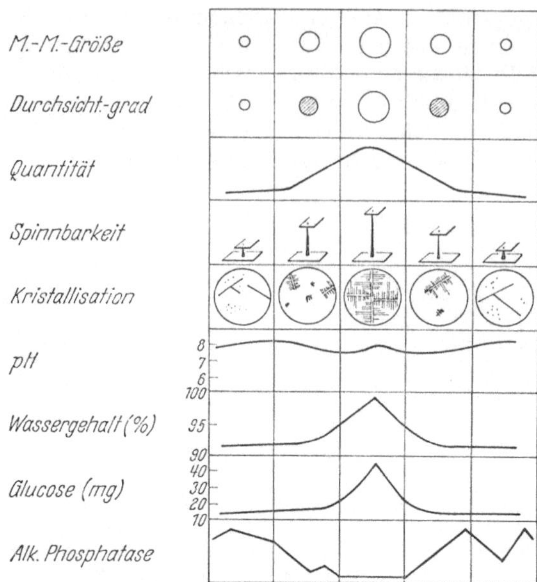

Abb. 23. Cyclische Veränderungen im Cervixschleim. (Aus Antoine, 1957)

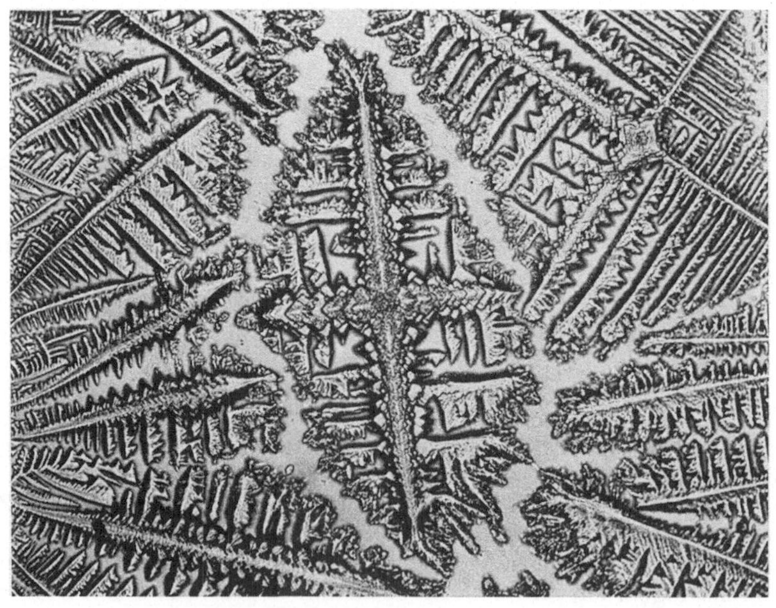

Abb. 24. Auskristallisierter Cervixschleim z. Z. der Ovulation (Farnkrautreaktion)

Bestimmung des Ovulationstermins und eine Abgrenzung des ovulatorischen gegen den anovulatorischen Cyclus gegeben.

Leukocyten kommen auch bei einer gesunden Cervix lediglich im unteren Abschnitt, in der Nähe des äußeren Muttermundes vor. Im mittleren Abschnitt dagegen wechselt das durchweg spärliche Vorhandensein von Leukocyten mit dem Cyclus. Während man nach der Menstruation und in der prämenstruellen Phase fast immer vereinzelte Leukocyten und auch Erythrocyten nachweisen kann, fehlen diese im Intermenstruum.

Die beschriebenen Veränderungen kommen durch hormonale Einflüsse zustande. Das beweisen auch die Untersuchungen, die an Patientinnen in der Menopause oder nach Ovariektomie unter parenteraler Applikation von Oestrogen, Androgen und Gestagen einzeln oder im Gemisch vorliegen (MORICARD, 1936; SJÖVALL, 1938; SHETTELS und GUTTMACHER, 1940; SABINE, 1941; ABARBANEL, 1948).

a) Bei Gravidität

In der Schwangerschaft sind zunehmende Proliferation, Hypersekretion und Dilatation der Drüsen bekannt (STIEVE, 1927; LEVEY, 1936; FLUHMANN, 1948).

Bei Ausbleiben der Menstruation spricht das Vorhandensein eines reichlichen, dicken, opaken Schleimpfropfes, das Fehlen der Spinnbarkeit und mangelhafte Ausbildung der Farnreaktion für eine Gravidität. Die Veränderungen sind bereits einige Tage nach Ausbleiben der Menses deutlich; sie sind ausgeprägt ab 7. Schwangerschaftswoche und können zur Frühdiagnose der Schwangerschaft herangezogen werden.

RAUSCHER (1958) sieht die Prognose für das Fortbestehen der Schwangerschaft als sehr zweifelhaft an, wenn bei einer Abortneigung (Abortus imminens mit geringer Blutung) die Verabreichung von Oestrogenen den typischen Oestrogeneffekt im Vaginalsekret und im Cervicalschleim (Auftreten der Arborisation und der Spinnbarkeit) auslöst.

Die Undurchdringbarkeit des cervicalen Schleimpfropfs in der Schwangerschaft für Spermien macht eine Superfekundation unwahrscheinlich. Außerdem bildet der Schleimpfropf eine Barriere gegen das Aufsteigen von Bakterien.

b) Bei Sterilität

Die genannten Untersuchungen des Cervixschleimes geben wesentliche Aufschlüsse in Fällen von Sterilität, bei denen ein empfängnishindernder cervicaler Faktor angenommen werden muß. Zur Abklärung wird die Beweglichkeit der Spermien in einem Zeitraum von 6—8 Std nach der Kohabitation in der cervicalen Sekretentnahme geprüft *(Sims-Huhner-Test)* und nach MILLER-KURZROCK das Verhalten der Spermien in der Grenzzone zwischen Ejaculat und Cervixschleim auf dem Objektträger beobachtet, wobei dieser Test eventuell gekreuzt wiederholt wird mit dem Sekret einer sicher fertilen Frau bzw. mit dem Ejaculat eines sicher fertilen Mannes und den Probanden. Hierbei ist zu beachten, daß für die Penetrationsteste der Zeitpunkt der optimalen Empfängnismöglichkeit, d. h. der Zeitraum unmittelbar vor der Ovulation einzuhalten ist, weil nur dann sichere Ergebnisse zu erwarten sind.

Für die Einzelheiten verweisen wir auf die Arbeiten von ANTOINE (1957) und RAUSCHER (1957). Der Anteil der cervicalen Sterilitätsursachen wird von BICKENBACH und DÖRING (1958) mit 12 % angegeben und steht hinter der ovariellen (40 %), tubaren (32 %), uterinen und vaginalen (je 20 %) an fünfter Stelle, während die Erfolgsquote bei einem cervicalen Faktor mit 40 % die Erfolge bei allen Ursachen weit überragt.

c) Bei Entzündung

Antibakterielle Eigenschaften des Cervixschleimes sind von mehreren Autoren angegeben worden (BARTON und WIESNER, 1945; POMMERENKE, 1946; KOCH, 1947).

Für die klinische Untersuchung ist die Feststellung einer bestehenden Endocervicitis von großer Wichtigkeit, insbesondere bei der Differentialdiagnose einer peritonealen Reizung bzw. Pelveoperitonitis. Die ascendierende Infektion macht sich dadurch bemerkbar, daß sie beim Aufsteigen aus der Vagina und beim Passieren des Cervicalkanals entzündliche Veränderungen hinterläßt. Fehlen von Leukocyten und virulenten Bakterien in der aus dem mittleren cervicalen Abschnitt entnommenen Schleimprobe spricht gegen eine genitale Affektion und für einen Entzündungsherd an anderer Stelle, etwa für eine Appendicitis.

Wird durch die Sekretuntersuchung auch bei fehlenden klinischen Symptomen eine Endocervicitis festgestellt, so sollten alle Maßnahmen zu ihrer Ausräumung getroffen werden, weil es jederzeit von hier aus zu einer ascendierenden Infektion kommen kann. Hierzu ist zu bemerken, daß die Infektion nicht immer durch intracaniculäres Aufsteigen zu einer akuten Salpingitis führen muß, sondern durch lymphogene Ausbreitung eine chronische Parametritis mit entsprechenden Beschwerden unterhalten kann, die erst nach Sanierung des Ausgangsherdes in der Cervix zur Ausheilung kommt.

d) Bei Carcinom

Systematische Untersuchungen über Veränderungen des Cervixschleimes bei intracervicalen Carcinomen liegen bisher nicht vor. Allerdings ist der Schleim nach eigenen Erfahrungen immer reichlich von Leukocyten, Erythrocyten und Zelldetritus durchsetzt. Bei derartigen Befunden ist die Abgrenzung gegen eine entzündliche Veränderung von großer Bedeutung. Findet man in der Schleimprobe atypische Zellen, so wird der Verdacht auf ein Carcinom weiter unterstützt, eine Gewebsentnahme (cervicale Curettage) ist unter diesen Umständen angezeigt.

7. Zellen höherer Abschnitte

Unter normalen Verhältnissen findet eine Exfoliation von Zellen weder aus dem Cervicalkanal noch aus dem Corpus uteri statt. Dies ändert sich unter besonderen Bedingungen, die in den beiden folgenden Abschnitten beschrieben sind. Der Erhaltungszustand der Zellen höherer Abschnitte ist weitgehend von der Verweildauer im Vaginalsekret abhängig. Will man gut erhaltene Zellen gewinnen, so ist eine Direktentnahme erforderlich. Hierbei läßt sich der Cervicalkanal mit der Platinöse oder mit einem Watteträger gut erreichen. Diese endocervikale Entnahme eines Abstriches ist bei der Carcinomvorsorge unbedingt erforderlich. Dagegen ist das Eingehen in das Cavum uteri zur Direktentnahme in der Routine ungebräuchlich, und bei Verdacht auf Corpus-Carcinom ist die Abrasio vorzuziehen.

a) Zellen aus dem Cervicalkanal

Bei entzündlichen Veränderungen im Bereich der Endocervix, bei denen stets auch zahlreiche Leukocyten, bei chronischen Prozessen Histiocyten vorhanden sind, kommt es durch die entzündliche Auflockerung des Zellverbandes zur stärkeren Exfoliation. Ebenfalls exfoliiert das Cylinderepithel, wenn es bei einer Ektopie den äußeren Muttermund umgibt (sog. glanduläre Erosion) und durch den Kontakt zum sauren Vaginalinhalt Macerationen unterworfen ist. Ähnliches gilt für die Oberfläche von Cervixpolypen. Während direkt am Abstrich Cylinderepithelien mit Flimmerung und solche mit Sekretion unterscheidbar sind, gelingt der Hinweis auf eine cervicale Herkunft der Zellen nicht immer, wenn diese sich längere Zeit im Vaginalsekret aufgehalten haben. Sie erfahren degenerative Veränderungen mit Zerfall des Cytoplasmas, so daß Schlüsse auf ihre Herkunft gelegentlich nur aus der palisadenförmigen Lagerung der Nacktkerne gezogen werden kann.

Die *Flimmerepithelien* haben die Form eines stumpfen Kegels, dessen schmale Seite nach der Basis zu gerichtet ist. Die breit abgeplattete Seite trägt den Flimmerbesatz, wobei man etwa 20 Flimmerhärchen erkennen kann. Die Flimmerung ist im Vitalpräparat deutlich erkennbar.

Außerdem sind im Cytoplasma sehr häufig Sekrettropfen erkennbar, deren Natur noch nicht klar ist. Die Zellgrenzen sind zart, die Zellmembran ist nur angedeutet. Der große runde Kern liegt meistens in der Mitte der Zelle, hat eine scharf geprägte Kernmembran und weist eine zarte Granulierung auf. Gelegentlich sind ein oder zwei Nucleoli deutlich. Die im allgemeinen runden Zellkerne sind hyperchromatisch.

Die *schleimbildenden Zellen* sind demgegenüber plumper und weisen im ganzen eine größere Variabilität der Form auf. Sehr häufig nehmen diese Zellen im Sekret runde Form an. Das Cytoplasma ist leicht zerfließlich, in gefärbten Präparaten gelegentlich nur noch als zarter Schleier erkennbar, der den Kern umgibt. Häufig findet man lediglich nackte Kerne, die als Kerne von Cylinderepithelien nur durch ihre palisadenförmige Lagerung zueinander erkennbar sind. Der Kern liegt nicht mehr an einem Ende der Zelle, hinter ihm läuft gelegentlich ein zarter Cytoplasmaausläufer aus, während der obere Zellpol plump und mit Schleimvacuolen angefüllt ist. Der Kern kann rund, aber auch hochoval sein, er liegt dann in Längsrichtung des Zelleibes. Nicht selten ist der Kern gegen den schleimbildenden Pol der Zelle gerade abgeplattet und wirkt wie eine Kugelkalotte.

Entzündliche Veränderungen im Bereich des Cylinderepithels, wie sie bei Ektopien und Polypenbildungen immer vorhanden sind, verursachen die Abschilferung der Endocervicalzellen, verändern aber auch gleichzeitig die Morphologie der Zellen nicht unbeträchtlich. Das Cytoplasma erscheint unschärfer begrenzt, seine Vacuolisierung nimmt zu, schließlich löst es sich ganz auf. Die Kerne werden häufig durch Flüssigkeitsaufnahme größer und variieren in der Form. Ihre Anfärbbarkeit nimmt ab. Andererseits kann der Kern auch so weitgehend schrumpfen, daß er als halbmondförmig zusammengesinterter Rest an einem Zellpol liegt, während die geschädigte Zelle als solche leer erscheint und rundovale Form angenommen hat.

Nach Auflösung des Cytoplasmas liegen die Kerne nackt da, und ihre Abgrenzung gegen die nackten Kerne von Basalzellen oder von Zellen unreifer Carcinome ist äußerst schwierig, es sei denn, daß die mosaikartige Anordnung der Lagerung darauf hinweist, daß man es hier mit den Resten von Cylinderepithelzellen zu tun hat.

Bei der *Reservezellhyperplasie* und der *Plattenepithelmetaplasie* im Bereich der Cervix treten unter dem Cylinderepithel eine oder mehrere Lagen eines basalzellähnlichen undifferenzierten Epithels auf (Abb. 25 und 26). Diese jugendlichen Zellen mit einem schmalen Cytoplasmasaum und hyperchromatischem rundem oder ovalem Kern, der in seiner Größe etwa dem der Basalzellen entspricht und gelegentlich exzentrisch gelegen ist, können diagnostische Schwierigkeiten machen. Bei der PAS-Reaktion wird das Cytoplasma auch nach Diastaseverdauung rot dargestellt, womit ein Hinweis auf die Anwesenheit von Mucopolysacchariden gegeben ist. Pseudopodienartige Cytoplasmaausläufer sind häufig, die Struktur der Kerne ist meist zart. Diese indirekte Metaplasie im Bereich der basalen Schichten des Cylinderepithels kann in eine unreife und reife Form unterteilt werden (McCORKLE und REAGAN, 1954):

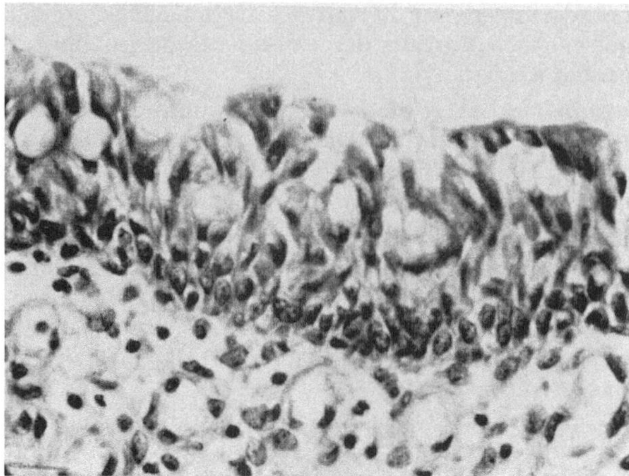

Abb. 25. Probeexcision aus der Cervixschleimhaut. Hyperplasie der Reservezellen.
HE-Färbung

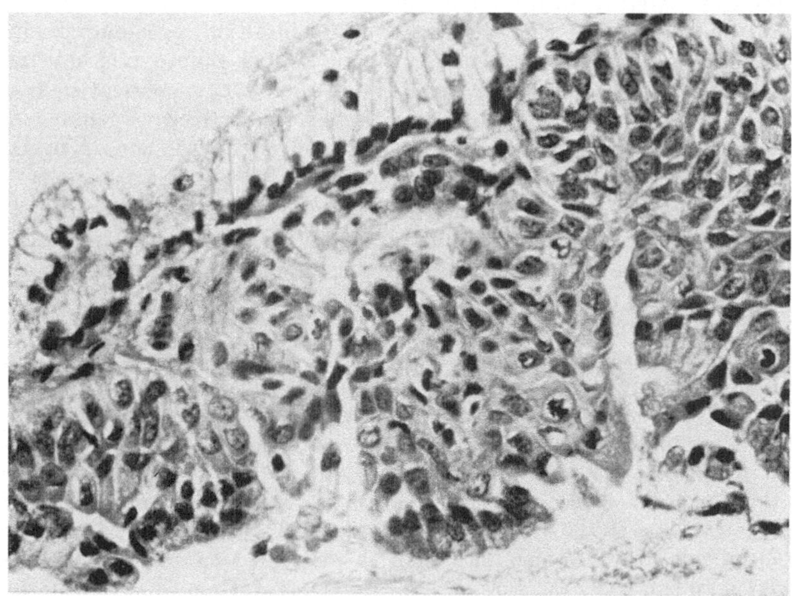

Abb. 26. Cervixpolyp mit Plattenepithelmetaplasie. Man erkennt oben die regelrechte Be-
setzung mit Zylinderepithel; unten Hyperplasie der basalen Reservezellen und Umwandlung
zu einem indifferenten Epithel, dessen Kerne unregelmäßig sind und auch Mitosen aufweisen.
HE-Färbung

Bei der *unreifen Form* kommt es zur Ausbildung einer 6—12 Schichten dicken
Zellage, die von unten nach oben nur geringe Ausreifung zeigt. Die Kerne bleiben
bis in die oberen Regionen groß, sie sind gleichmäßig, haben eine zarte Membran;
ihr Chromatin ist fein granuliert. Ein oder zwei Chromozentren sind erkennbar.
Das Cytoplasma ist nach PAPANICOLAOU homogen blau. Die Cylinderepithel-
schichtung kann an der Oberfläche noch von regelrechten Cylinderepithelien
bedeckt sein.

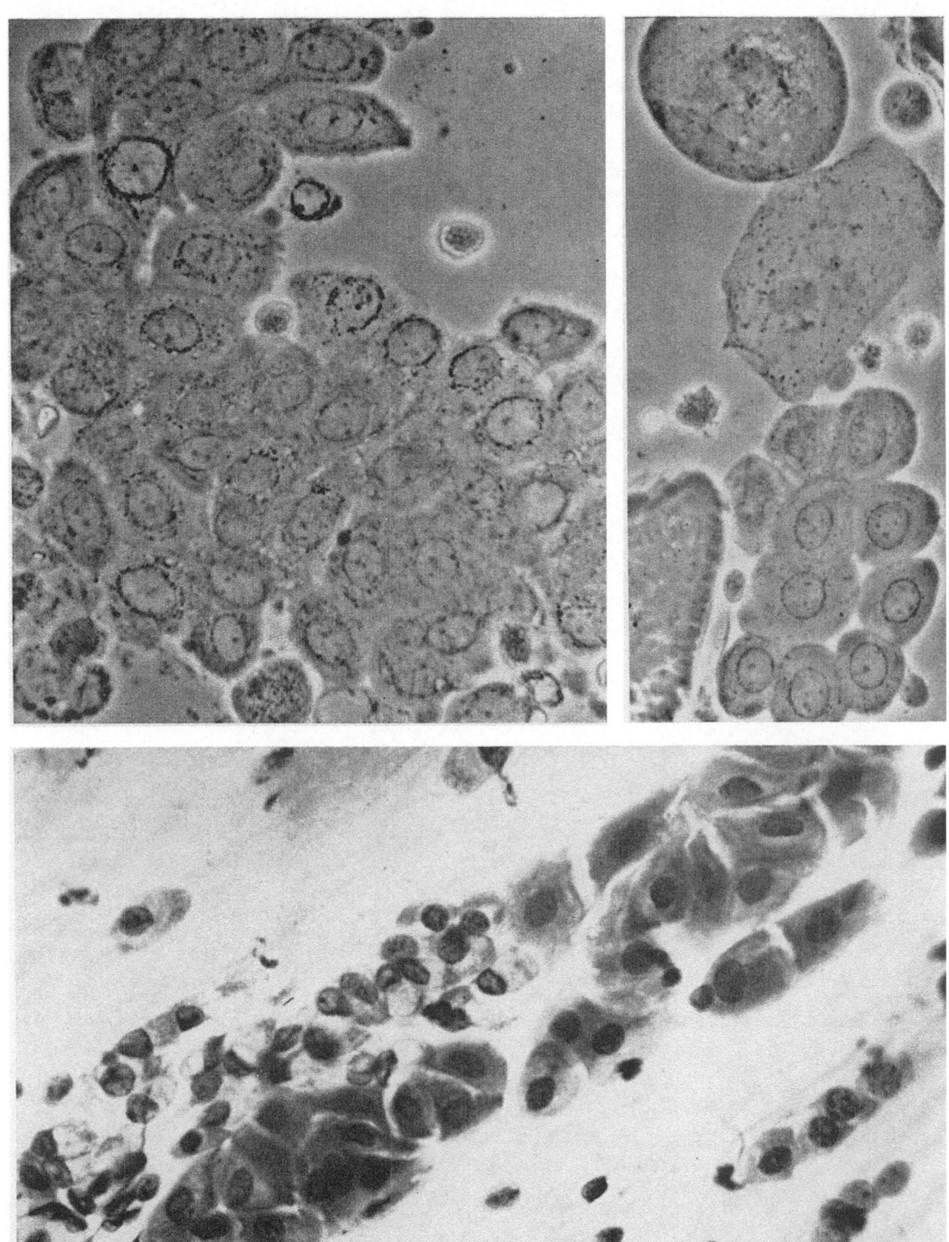

Abb. 27 a—c. Phasenkontrastbild (a und b) und Papanicolaou-Präparat (c) aus dem Bereich
der Cervixschleimhaut. a Undifferenzierte Zellen aus einer gutartigen Plattenepithelmetaplasie. Gleichmäßige Kernform, das Cytoplasma z. T. aufgelöst, z. T. nur als Schleier erhalten.
Einzelne Zellen weisen noch durch ihre Ausziehung mit basalem Kern auf die Abstammung
von Zylinderepithel hin. b Umwandlungszone. Proliferierte Basalzellen vom Wachstumsrand
des Plattenepithels; daneben ein Erythrocytenhäufchen; darüber eine Intermediärzelle; die
große runde Zelle am oberen Bildrand ist eine Parabasalzelle. Vereinzelte Leukocyten. c Zellen
aus dem Bereich der Metaplasie: Die Zylinderepithelzellform ist größtenteils noch erhalten,
wobei der Kern randständig bleibt und das Cytoplasma Vacuolen aufweist. Einige Zellen
nehmen den Charakter der Basal-Parabasalzellen an. Vereinzelt auch nackte Kerne. Nur
geringe Variabilität der Kerngröße und -form

Bei der *reiferen Form* wird eine Umbildung zum Plattenepithel deutlicher, die Zellen nehmen polygonale Formen an, die Kerne werden kleiner und etwas unregelmäßiger. Im Ausstrich können die unreiferen Formen mit Basalzellen, aber auch mit unreifen Carcinomzellen, die reiferen Formen mit Parabasalzellen verwechselt werden (Abb. 27a—c). Auch Spindelzellen können aus gutartigen Plattenepithelmetaplasien exfoliieren (Abb. 20).

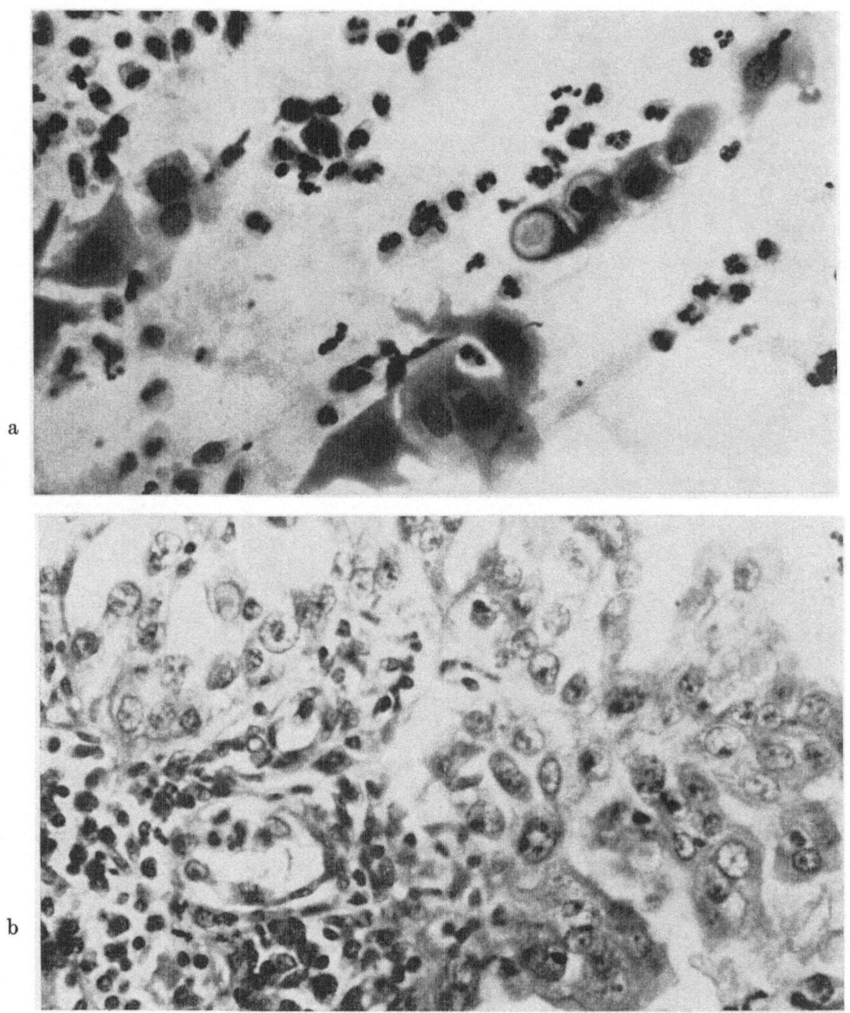

Abb. 28. a Endocervicalabstrich. Tumorzellen mit wabiger Cytoplasmastruktur, Vacuolenbildung und Phagocytose. Zahlreiche Leukocyten. Papanicolaou-Präparat. b Probeentnahme aus dem Cervicalkanal: tiefer Cervixknoten; Randpartie eines zerfallenden Adenocarcinoma colli. HE-Färbung

Für die Ausbildung derartiger Reservezellhyperplasien und metaplastischer Veränderungen können sowohl lokale Faktoren (im Bereich einer Ektopie oder eines Cervixpolypen durch Exposition in den Vaginalraum) als auch hormonale Faktoren in Frage kommen. Aus Tierversuchen sind Übergänge in dysplastisches und neoplastisches Epithel nach Oestrogengaben bekannt.

Während manche Untersucher (GRAHAM, 1961) eine cytologische Unterscheidung der Reservezellhyperplasie, der Basalzellhyperplasie und der Dysplasie nicht vornehmen, weil sie über die cytologischen Möglichkeiten hinausgehe, sind die gleichzeitig histologisch arbeitenden Untersucher für eine derartige Unterscheidung (DE BRUX und DUPRÉ-FROMENT, 1961), vor allem, um eine Abgrenzung gegen die Zellbilder beim Carcinoma in situ und beim unreifen invasiven Carcinom zu erreichen. Die Schwierigkeiten einer derartigen Abgrenzung hat BAJARDI (1961) dargestellt. Nach unserer Auffassung muß der Cytologe die in Frage kommenden Zellbilder als ,,auffällig" oder ,,verdächtig" bezeichnen und eine histologische Abklärung herbeiführen.

Beim *Adenocarcinom* des Collum uteri nimmt die Polymorphie der Zellen erheblich zu. Es treten groteske Zellformen auf, die nicht selten zwei Kerne enthalten. Das Cytoplasma ist häufig stark vacuolisiert oder enthält eine große

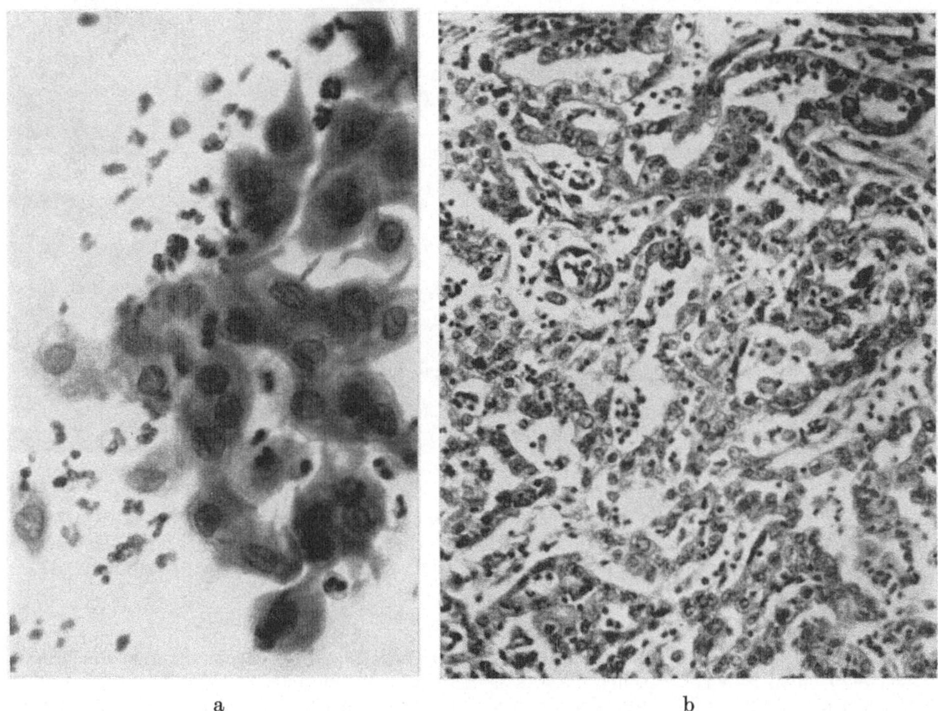

a   b

Abb. 29. a Endocervicalabstrich; Papanicolaou-Präparat. Tumorzellgruppe mit unregelmäßigen Kernen und zusammenfließendem Cytoplasma, das feine Vacuolen enthält. Eine drüsige Anordnung ist angedeutet. b Probeentnahme aus dem Cervicalkanal. Adenocarcinoma colli, niedriger Reifegrad. HE-Färbung

Schleimvacuole, die den Kern an den Rand drängt. Man muß zwischen reifen und unreifen Zellformen unterscheiden.

Die unreifen Zellen haben alle Eigenschaften der malignen Zelle mit wenig differenziertem Cytoplasma, großen, hyperchromatischen Kernen und grober Chromatinstruktur (Abb. 28 und 29). In den reiferen Zellformen bilden sich mit zunehmender Häufigkeit Vacuolen im Cytoplasma (Abb. 30) (DE BRUX und DUPRÉ-FROMENT, 1960; KRIMMENAU, 1960; TERZANO, 1960; WACHTEL, 1960).

5*

Bei reifen, schleimbildenden Carcinomformen ist die Polymorphie gering, die aus ihnen abgeschilferten Zellen lassen sich von normalem Cylinderepithel kaum unterscheiden (SCHÜLLER, 1955).

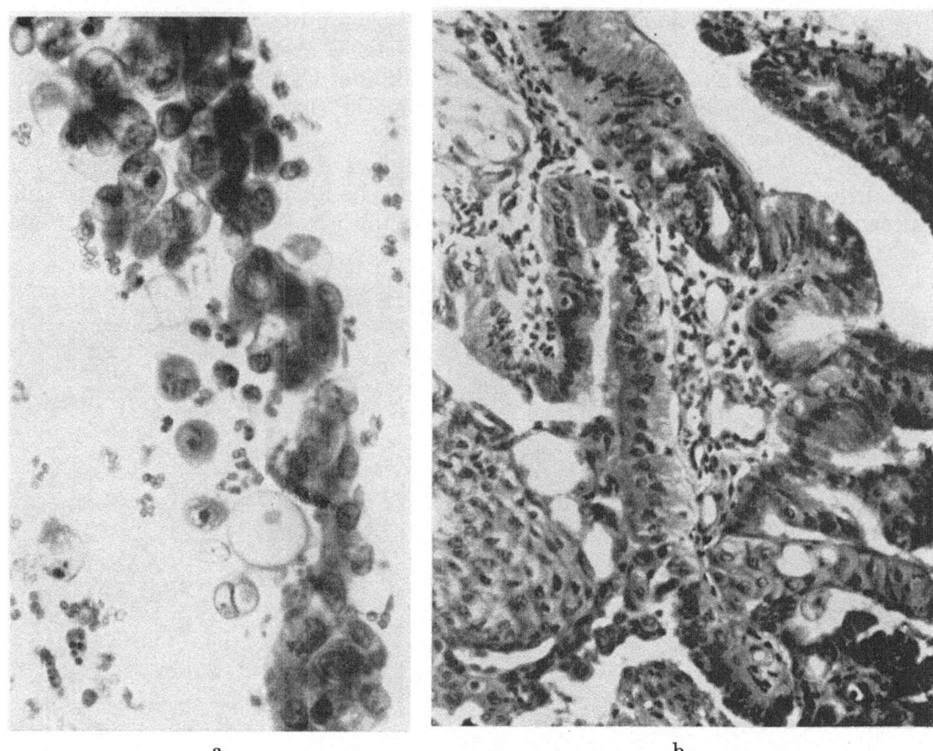

a   b

Abb. 30. a Direktabstrich von der Portio; Papanicolaou-Präparat. Tumorzellreihe; die Zellen sind z. T. vacuolisiert, z. T. erkennt man Kernzerfall. b Probeentnahme von der Portio; reifes Adenocarcinom. Auch hier gelegentlich Vacuolenbildung. HE-Färbung

Nach DE BRUX und DUPRÉ-FROMENT (1960) haben die Adenocarcinomzellen der Endocervix eher einen hyperplastischen Charakter als einen carcinomatösen. Die Kerne sind zwar groß, aber regelmäßig, mit einem feinen Chromatingerüst, durchsichtig und enthalten Granula, die der Kernmembran angelagert sind oder im Chromatingerüst verstreut liegen. Mehrkernige Zellen treten auf, Mitosen werden gelegentlich gefunden. Das zuweilen reichlich vorhandene cyanophile Cytoplasma enthält außer Vacuolen häufig polymorphkernige Leukocyten. Die Leukocyten sind gut erhalten und drängen den Kern an den Rand der Zelle oder lösen ihn auf. Die Lagerung der Zellen deutet auf einen papillären Aufbau der Geschwulst hin. Die Diagnose wird nach DE BRUX und DUPRÉ-FROMENT gestellt durch

a) direkte Zeichen: Klarheit des Kernplasmas, Anisonucleose und Mehrkernigkeit, auffallende Nucleoli, Vacuolisierung des Cytoplasmas, papilläre Formation der Zellen;

b) indirekte Zeichen: Aufnahme von Leukocyten durch die Carcinomzelle.

Demgegenüber betont HOPMANN (1960), daß der Kern die bekannten Eigenschaften einer malignen Zelle aufweise: Hyperchromasie, Verklumpung des Chromatins und ein oder mehrere auffällige Nucleoli. Zur Unterscheidung gegenüber Zellen aus Plattenepithelcarcinomen führt er neben der Vacuolisierung an, daß bei Adenocarcinomen die begleitenden Plattenepithelzellen normal sind, während sich bei den Plattenepithelcarcinomen alle möglichen Übergangsformen finden lassen.

b) Zellen aus dem Corpus uteri

Endometriumzellen treten selten in Abstrichen auf, die aus der Vagina entnommen sind. Einzelne Zellen gehen wahrscheinlich auf dem Wege durch den Cervicalkanal zugrunde. Dagegen findet man sie bei der Menstruation und bei Uterusblutungen hormonaler Genese meist in kleinen Verbänden gut erhalten. Es handelt sich um kleine Epithel- oder Stromazellen, die rund oder kubisch sind. Der runde dunkelgefärbte Kern ist mittelständig und enthält einen oder mehrere Nucleoli. Er ist von einem schmalen blaugefärbten Cytoplasmasaum umgeben. Je nach dem Funktionszustand wechseln Kerngröße und Zellform, jedoch sind die in Gruppen zusammenliegenden Zellen einander außerordentlich ähnlich, so daß die Diagnose meist keine besonderen Schwierigkeiten macht.

Zellen, die unmittelbar durch Absaugen aus dem Cavum uteri entnommen sind, eignen sich infolge ihres besseren Erhaltungszustandes eher für eine Funktionsdiagnose, aber auch eher für die Diagnose eines bösartigen Tumors im Uteruscavum. Infolge der Schwierigkeiten bei der Direktentnahme und den damit eventuell verbundenen Komplikationen hat die Endometriumcytologie in der Praxis nicht die gleiche Bedeutung gewinnen können wie die Vaginalcytologie. Nachdem 1943 CARY eine Aspirationskanüle angegeben hatte, haben sich HECHT (1952), REAGAN und SOMMERVILLE (1954), ROMBERG (1954, 1955), FERREIRA (1957, 1960), DE NEFF et al. (1963) und in Deutschland insbesondere BOSCHANN (1958) mit der Endometriumcytologie beschäftigt. HECHT beschreibt große Zellen mit reichlich vacuolisiertem Cytoplasma und exzentrischen Kernen als Zeichen einer sekretorischen Funktionsleistung der Uterusschleimhaut.

ROMBERG (1954) hat die funktionellen cytologischen Veränderungen wie folgt dargelegt:

	Stromazellen	Drüsenzellen
4. Tag des Cyclus	Kern regelmäßig und klein, regelmäßige Chromatinverteilung, Basophilie	Cylinderepithelien mit feiner Vacuolisierung
11. Tag	größere, reifere Zellen mit großem Kern und deutlichem Nucleolus	Auftreten von Sekretvacuolen
14. Tag	große Kerne mit Anisonucleose, Zunahme der Chromatinstruktur, deutlich Nucleoli	
Bis 24. Tag	zunehmende Hypertrophie der Kerne	
Nach dem 25. Tag	beginnende regressive Veränderungen mit Untermischung von Leukocyten, Nekrobiose	beginnende regressive Veränderungen

Bei Glykogenfärbung findet er unmittelbar nach der Ovulation Glykogen in den Drüsenzellen.

FERREIRA (1957) beschreibt in der frühen Proliferationsphase ein kompaktes, uniformes Stroma mit nur geringer Anisonucleose, gut entwickelter Chromatinstruktur und einem schmalen, unscharf begrenzten Cytoplasmasaum. Die Drüsenzellen ordnen sich in Gruppen an, sind rund, vacuolisiert und enthalten einen großen, regelmäßigen, meist exzentrisch gelegenen Kern. Mitosen treten gelegentlich auf. In der späteren Proliferationsphase wird in einigen Stromazellen eine leichte Kernpyknose deutlich, die Drüsenzellen ordnen sich blattförmig an, ihr Kern steht basal, das Cytoplasma ist zart trabeculär strukturiert. In der Proliferationsphase enthält das Stroma kein Glykogen, dies tritt erst gegen die Ovulation zu in Form feiner, um den Kern angeordneter Granula in einem Teil der Zellen auf.

In der frühen Sekretionsphase wird die Pyknose der Stromazellen ausgeprägter, die Drüsenzellen weisen ein durchsichtiges Cytoplasma mit Vacuolen auf. Ihr Kern ist geschrumpft und zeigt eine feine Vacuolisierung. Bei der Färbung nach McManus findet man Glykogen in den Drüsenzellen, vor allem um den Kern herum, in feinen Granula angeordnet. Mit Fortschreiten der Sekretionsphase nimmt die Pyknose der Stromazellen weiter zu, auch der Kern der Drüsenzellen schrumpft, das Cytoplasma löst sich auf, Gruppenbildung in Bienenwabenform ist häufig anzutreffen. Glykogen ist reichlich vorhanden.

Bei Ausbleiben der Ovulation bestehen die Charakteristika der Proliferationsphase weiter.

Bei der glandulär-cystischen Hyperplasie des Endometrium findet man Drüsenzellen wie in der Proliferationsphase, sie sind jedoch manchmal größer, länger ausgezogen und liegen in Blütenform nebeneinander (Ferreira, 1958).

Die Autoren halten es für möglich, die Cyclusphasen voneinander zu trennen und auch Cyclusstörungen zu diagnostizieren. Man muß dazu bemerken, daß es sich nicht um eine rein exfoliative Cytologie handelt, sondern daß den Untersuchern bei der Endometriumaspiration immer Gewebsbröckel zur Verfügung stehen, daß es sich also schon bei zwar cytologischer Verarbeitung des Materials um einen Übergang zur Gewebsdiagnose handelt.

Nach Boschann (1958) lassen sich bei Aspiration aus dem Cavum die folgenden Zelltypen unterscheiden:

a) Cylinderepithelien von der Schleimhautoberfläche mit einem feingranulierten ovalen Kern an einem Zellpol.

b) Drüsenepithelien der Funktionalis, etwas größer als die unter a) genannten. Der Kern ist in der Proliferationsphase oval, in der Sekretionsphase mehr rund. Mitosen werden in der Proliferation beobachtet. In der Sekretion wird der Cytoplasmasaum schmaler, und kurz ante menstruationem beherrschen nackte Kerne das Bild.

c) Drüsenzellen der Basalis mit dichterem Chromatingerüst ohne cyclische Veränderungen.

d) Stromazellen der Compacta, ebenfalls mit cyclischen Veränderungen, in der Proliferation mit dichten runden Kernen, in der Sekretion weniger kompakt mit reichlichem Cytoplasma.

e) Stromazellen der Basalis, wie unter d) in der Proliferationsphase.

Boschann möchte den einheitlichen Ausdruck „Endometriumzellen" daher vermeiden und die Zellen vor allem gegen die endocervicalen Drüsenzellen abgrenzen. Die letzteren sind durchweg größer. Eine Unterscheidung ist jedoch nur dann möglich, wenn man Zellhaufen vor sich hat.

Mit der Unterscheidung von Endometriumzellen von Endocervicalzellen haben sich besonders Schüller (1958), Smolka (1958) und Zinser (1958) beschäftigt, und zwar unter Anwendung der Phasenkontrast- und auch der Fluorescenzmikroskopie. Cilien kommen in beiden Abschnitten vor. Über cytometrische Untersuchungen an normalen und abnormen Endometriumzellen berichtet Boschann; er findet bei Carcinomen eine erheblich größere Variabilität und eine deutliche Vergrößerung der Kernmasse. Cytologische Untersuchungen bei der Endometritis hat Boschann, bei der Endometritis tuberculosa Terzano (1958) angestellt.

In einem Viertel der Fälle mit Endometriumcarcinom erreichen die Zellen nicht in guterhaltener Form den Vaginalraum. Wenn sie im Vaginalgewölbe erscheinen, so ist ihre Zahl gering, und es bedarf zu ihrer Entdeckung einer besonders gründlichen Durchsicht.

Eine Aspiration aus dem Cavum uteri liefert mehr Zellen in besser erhaltener Form und ist daher vorzuziehen, wenn man nicht gleich auf die Probeabrasio mit histologischer Untersuchung übergehen will.

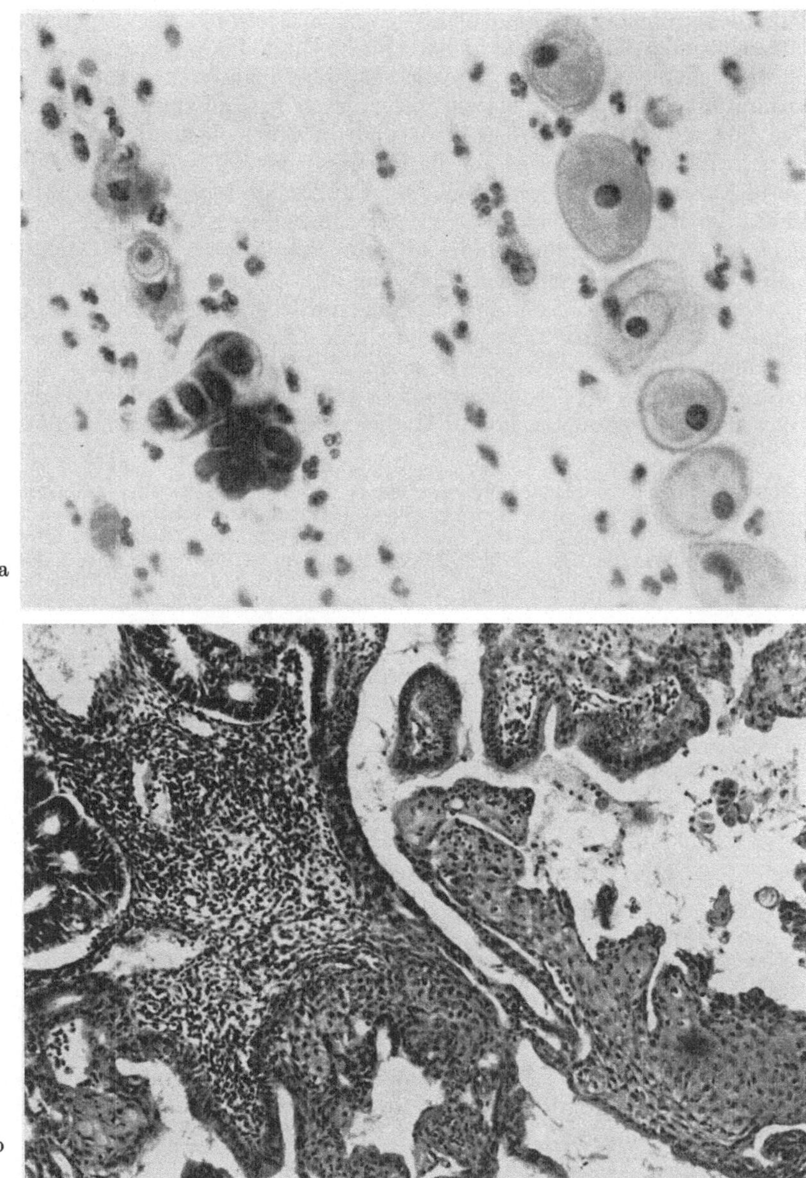

Abb. 31. a Vaginalausstrich, Papanicolaou-Färbung. Einige Parabasalzellen (atrophischer Ausstrich); daneben Tumorzellen in drüsiger Anordnung sowie Phagocytose. b Abradat, HE-Färbung. Corpuscarcinom: Adenocancroid. 69jährige Patientin

Die Besonderheiten der Adenocarcinomzellen entsprechen im allgemeinen denen der malignen Zelle. Sie weisen auf: Vergrößerung, Variation in der Größe und Unregelmäßigkeiten der Zell- und Kernform, dunkles und grobes Kernchromatin mit Verklumpungen, vergrößerte Nucleoli. Nicht selten findet man die Zellen zusammengelagert, wobei gelegentlich die drüsige Anordnung noch erkennbar bleibt. Sind dagegen nur einzelne Zellen vorhanden, so sind die starke

Anfärbung der groben Chromatinstruktur, welche allerdings die Hyperchromasie der Plattenepithelcarcinomzellen nicht erreicht, und das Vorhandensein großer Nucleoli die sichersten Kriterien, auf die sich die Diagnose stützt.

Schrumpfungen des Kerns bis zur vollendeten Kernpyknose sind häufig anzutreffen. Soweit die Chromatinstruktur und die Nucleoli noch erkannt werden können, geben sie einen Hinweis auf die Herkunft der Zellen, bei abgeschlossener Pyknose bleibt der dichte Kern immer noch größer und in seiner Form unregelmäßiger als der nichtcarcinomatöse pyknotische Zellkern (Abb. 31).

Bei einem Adenocarcinom und bei Adenokankroiden finden sich Zellen, welche den Typ der ausreifenden Plattenepithelcarcinomzelle annehmen. Vacuolen, welche den Kern an den Rand drängen (Siegelringform), weisen oft noch auf die glanduläre Herkunft dieser Zellen hin. Die Vacuolen enthalten häufig Leukocyteneinschlüsse.

Als Begleitelement bei *Corpuscarcinomen* sind im Ausstrich neben zahlreichen Erythrocyten und Leukocyten immer Histiocyten zu finden (Berg und Durfee, 1958).

Die Untersuchungen von Endometriumzellen in der *Gewebekultur* sind mit denen eines unter optimalen Bedingungen gewonnenen cytologischen Endometriumabstrichs vergleichbar. Sie haben zu interessanten Ergebnissen geführt (Heim, 1922, 1928; Cron und Gey, 1927; Caffier, 1928; Traut, 1928; Hirsch und Jones, 1933; Azumi, 1937; Valle und Pomerar, 1947; Hellweg und Shaka, 1959; Papanicolaou und Maddi, 1958, 1959, 1961 u. a. m.). Bei den normalen Zellen wurde ein Wachstum in allen Cyclusphasen beobachtet, wobei sich jedoch die Stromazellen anders verhalten als die Drüsenzellen. Während die ersteren entlang von den in die Gewebekultur eingebrachten Fasern dichte Gruppen und zusammenhängende Membranen bilden, schwärmen die epithelialen Zellen in einem einreihigen dünnen Schleier aus. Dabei nehmen die Stromazellen epitheloide Formen an und erinnern z. T. an prädeciduale Zellen. Die Zellen aus Adenocarcinomen weisen eine ausgeprägte Strukturanomalie in Kern und Plasma auf und entfalten eine hohe mitotische und phagocytäre Aktivität, so daß ihre Abgrenzung gegen normale Zellen erleichtert wird.

III. Entnahme, Fixierung und Färbung

1. Methoden der Entnahme

Eine sachgemäße und ortsgerechte Entnahme des Materials ist entscheidend für die cytologische Diagnose, da nur das beurteilt werden kann, was unter dem Mikroskop erscheint. Im Vaginalabstrich lagern sich zwei Zellbilder übereinander (Abb. 32).

a) Das Funktionszellbild: Es gibt die durch die Ovarialfunktion ausgelöste Proliferationshöhe des Plattenepithels im gesamten Vaginalraum an und ist daher weitgehend uniform.

b) Das Lokalbild: setzt sich aus den Zellen zusammen, die aus örtlichen Prozessen − falls solche vorhanden − ausgeschwemmt werden. Es ist wegen der Variabilität dieser Zellen häufig multiform, insbesondere bei Carcinomen.

Sekundäre Veränderungen durch Verweilen im Vaginalsekret betreffen besonders die aus lokalen Prozessen ausgeschwemmten, wenig proliferierenden Zellen. Für eine zutreffende Diagnose umschriebener Prozesse ist daher die direkte Entnahme von der Oberfläche dieses Prozesses der indirekten Entnahme aus dem Vaginalsekret vorzuziehen. Wir unterscheiden also:

a) Indirekte Entnahme: aus dem hinteren oder seitlichen Vaginalgewölbe für die Funktionsdiagnose (Abb. 33).

b) Direkter Abstrich:
von der Portiooberfläche (P);

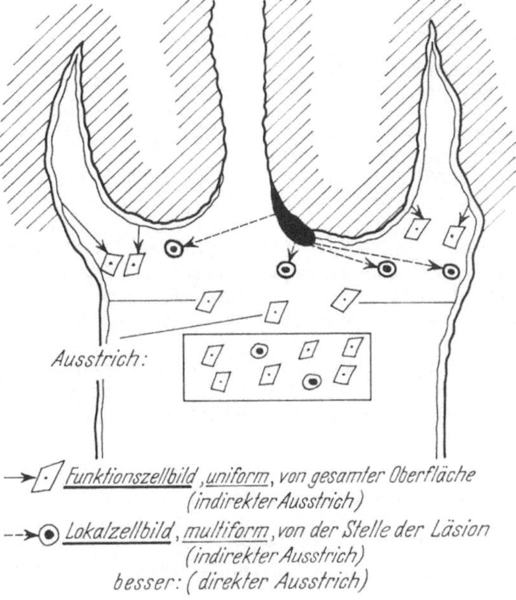

Abb. 32. Funktionszellbild und Lokalzellbild: Der funktionelle Reiz trifft die gesamte epitheliale Oberfläche und löst eine einheitliche Proliferation aus (uniformes Zellbild, das durch einen indirekten Abstrich aus dem Vaginallumen erfaßt wird). Das Lokalzellbild besteht aus den von einer etwa vorhandenen umschriebenen Läsion ausgeschwemmten Zellen und untermischt sich mit dem Funktionszellbild zu einem multiformen Zellbild. Das lokale Zellbild wird am besten bei direktem Abstrich von der Läsion erfaßt

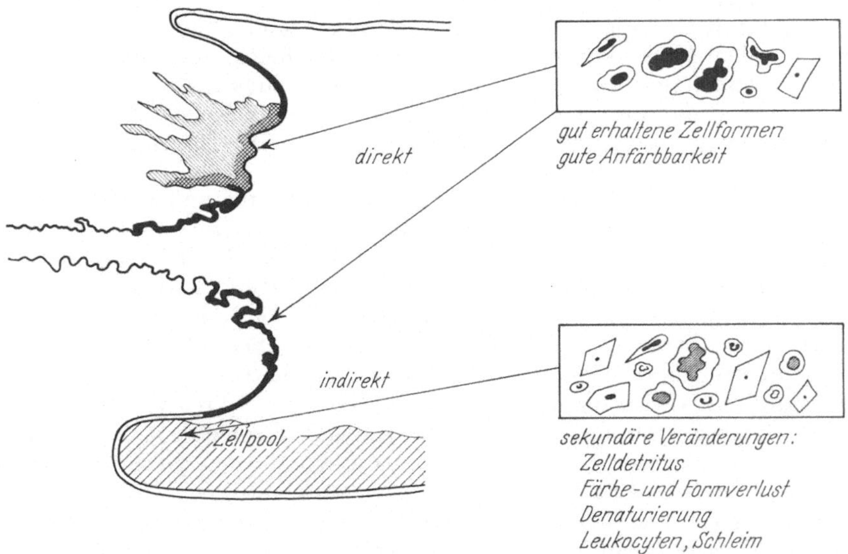

Abb. 33. Sekundäre Veränderungen entstehen durch längere Verweildauer der exfoliierten Zellen im Vaginalsekret. Sie betreffen vor allem die aus Lokalprozessen ausgeschwemmten Zellen. Es kommt zu Formveränderungen und Färbeverlust. Der direkte Abstrich ist daher für die Diagnose lokaler Veränderungen vorzuziehen

aus dem Cervicalkanal (CK);

aus dem Cavum uteri bei besonderen Anlässen (K).

Für die Entnahme werden verwandt:

Indirekt:

a) Saugrohr (Papanicolaou, 1949)
b) Saugpipette (Mc Clure und Cartell, 1945)
c) Saugpumpe (Cusmano 1958)
d) Speculum (Runge, Zinser, 1951)
e) Selbstentnahme:
   Zur weiteren Verbreitung cytologischer Untersuchungen für die Carcinomfrüherkennung wird die Selbstentnahme mit einer Kunststoffpipette nach Davis (1961) empfohlen. Die in der Pipette enthaltene Fixierungsflüssigkeit wird zunächst eingespritzt, dann angesaugt und die Pipette mit dem darin enthaltenen Zellmaterial eingesandt.
f) Tamponmethode (Brunswick 1954):
   Entnahme eines in die Vagina über 24 Std eingelegten Tampons, der nach Tietze mit Tyrofuxinlösung inkrustiert sein kann. Austupfen der Tamponspitze auf Objektträger oder Ausschwemmung seines Zellinhalts mit Kochsalzlösung.

Direkt:

a) Spatel (Ayre 1949):
   Abschabung von der Vaginalwand und von der Portiooberfläche mit einem gewöhnlichen Holzspatel oder einem besonders geformten Spatel, der sich dem Cervicaleingang anpaßt.
b) Watteträger (Pund et al. 1947, Nieburg 1960):
   verwendet werden Holzstäbchen mit einem an der Spitze festgedrehten Wattestreifen.
c) Platinöse:
   besonders geeignet bei Virgines und bei Kindern

Vorgehen in der Mannheimer Klinik

Angesichts der Vielzahl der Entnahmemethoden halten wir es für angebracht, unsere eigene Stellungnahme wiederzugeben.

Unser Vorgehen bei der Entnahme ist in der Skizze dargestellt (Abb. 34).

Wir lagern die Patientin, stellen die Portio mit zwei Specula (hintere Rinne, vorderer gerader Spatel) ein und beobachten mit dem bloßen Auge. Dann entnehmen wir mit der Platinöse aus dem Fornix vaginae eine Sekretprobe, die sofort unter dem Phasenkontrastmikroskop auf Reinheitsgrad, Funktionszustand und das Vorhandensein auffälliger Zellen beurteilt werden kann. Wir legen dabei besonderen Wert darauf, über die Vaginalflora (Döderlein-Keime, Kokken, Fungi, Trichomonas) eine Aussage zu machen, damit eine gezielte Therapie unmittelbar danach durchgeführt werden kann.

Dann wird die Portio im Kolposkop eingestellt und untersucht (10-, 16-, 25fache Vergrößerung). Es wird vor allem auf Blut- oder Leukocytenbeimengungen im Cervicalsekret geachtet. Treffen wir dies an, so ist die Notwendigkeit einer endocervicalen Sekretentnahme evtl. auch einer sofortigen Abrasio gegeben.

Für das Studium der Farnkrautbildung im Cervicalsekret und den Sims-Huhnertest (Vorhandensein lebender Spermien im Sekret) als Sonderuntersuchung bevorzugen wir ebenfalls die Entnahme mit der Öse.

Obligatorisch wird sodann mit einem Watteträger Sekret von der Vaginalwand, Portiooberfläche und aus dem Cervikalkanal gewonnen, ausgestrichen, fixiert und zur Vornahme der Färbung ins Laboratorium gegeben. Hier soll insbesondere die Suche nach auffälligen Zellen stattfinden; es wird jedoch auch zur Funktionslage und zum Reinheitsgrad Stellung genommen. Erscheint die Portio im Kolposkop auffällig, so bevorzugen wir die Abschabung mit dem scharfen Löffel mit nachfolgender histologischer Untersuchung, bei Carcinomverdacht an *umschriebener* Stelle die kolposkopisch gezielte Knipsbiopsie, bei verdächtigem Areal *um den Muttermund* die Konisation der Portio, die wir allerdings nur stationär durchführen.

An diese Untersuchung schließt sich die Palpation an. Sie darf auch bei der Krebssuche nicht vernachlässigt werden, weil etwa eine Auftreibung der seitlichen Cervixwand auf einen tiefen Carcinomknoten hinweisen kann, der die

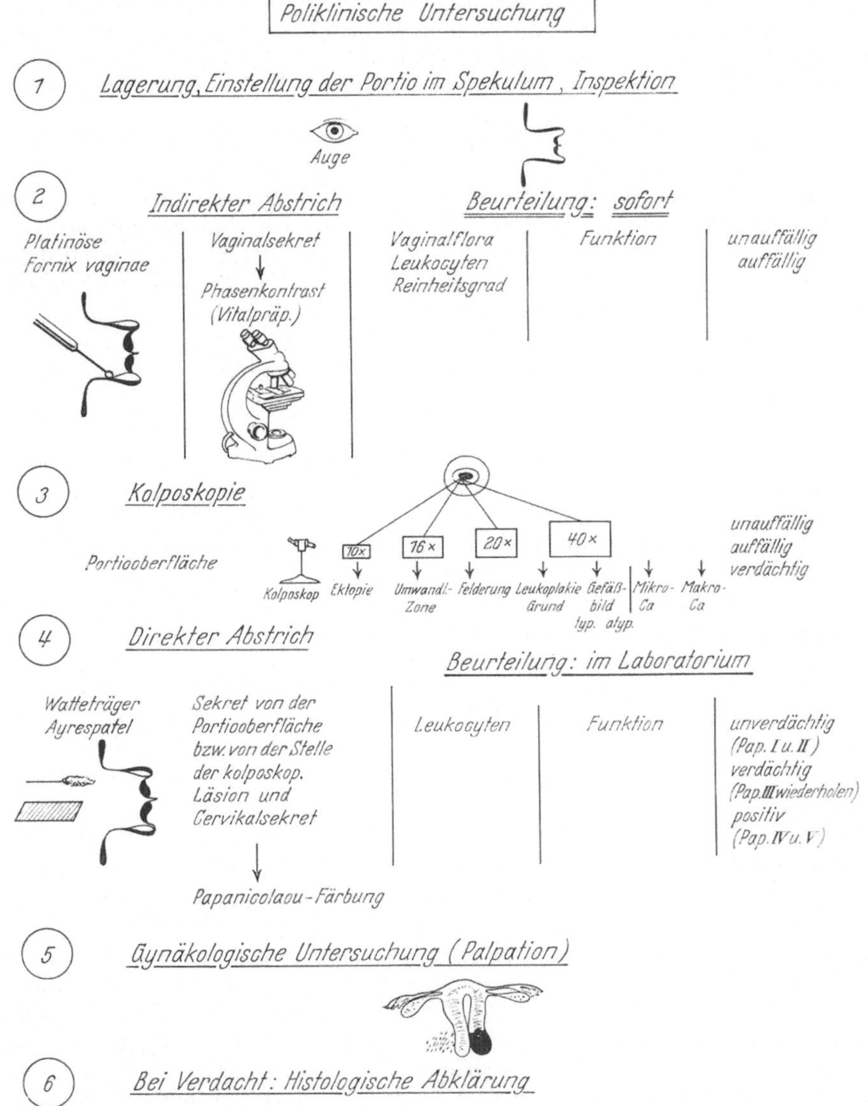

Abb. 34. Die erweiterte gynäkologische Untersuchung in der Poliklinik

Portiooberfläche noch nicht durchbrochen hat, also dem Auge und dem Kolposkop entgeht und nur noch durch den auffälligen Ausstrich aus dem Cervicalkanal erkannt werden kann.

Ist der endocervicale Abstrich verdächtig, so führen wir unter stationärer Aufnahme eine getrennte Abrasio von Cervicalkanal und Corpus uteri durch.

Dann suchen wir die definitive Entscheidung durch die histologische Untersuchung herbeizuführen.

Die Blutung in der Postmenopause ist für uns die Indikation zur Abrasio, sei es, daß die Patientin selbst mit Blutungsangaben kommt oder daß wir bei der kolposkopischen Betrachtung Blut oder bei der mikroskopischen Abstrichuntersuchung Erythrocyten im Cervicalkanal nachweisen. Wir führen eine Absaugung oder Ausbürstung des Cavum uteri nicht durch, sondern halten es für richtiger, sofort die definitive Klärung durch die histologische Untersuchung des Abradats herbeizuführen.

2. Fixierung

Da es sich in der Cytologie bei dem zu fixierenden Material um sehr dünne, meist nur aus einer Zellschicht bestehende Ausstriche handelt, ist zur Vermeidung einer Austrocknung der Zellen mit groben Strukturveränderungen an Kern und Cytoplasma die sofortige Fixierung ganz besonders wichtig; sie muß innerhalb weniger Sekunden nach Beendigung des Ausstrichs erfolgen. Je nach Art der geplanten Färbung bzw. des zu führenden histochemischen Nachweises haben sich verschiedene Fixierungslösungen als optimal erwiesen (s. unter anderem BAKER, 1958).

a) Äther-Alkohol. Die derzeit fast allgemein angewandte Standardfärbung nach PAPANICOLAOU ergibt die besten Resultate nach Fixierung in einer Lösung von Äthyläther und 95—100 %igem Äthylalkohol (oder Methylalkohol) zu gleichen Teilen. In dieser Lösung sollen die Präparate nach GRAHAM et al. (1950) mindestens eine halbe Stunde fixieren, nach BOSCHANN (1960) mindestens 10 min. Die Präparate können ohne Bedenken bis zu 2 Wochen in der Fixierungslösung aufgehoben werden und geben auch dann noch gute Färberesultate. Erst nach diesem Zeitpunkt läßt die Fähigkeit der Zellen zur Farbstoffaufnahme allmählich nach. Müssen die Präparate mit der Post versandt werden, so läßt man sie am besten nach gründlicher Fixierung an der Luft trocknen und verpackt sie dann in Kästen oder Mappen unter Freihaltung ihrer Oberfläche. Eine Bedeckung mit Eiweißglycerin hat keine nennenswerten Vorteile. Die Fixierung in absolutem Alkohol bewirkt eine Dehydrierung vor allem der hydrophilen Eiweißkolloide des Cytoplasmas, das dadurch leicht zusammenschrumpft, während die für die cytologische Beurteilung besonders wichtige Kernstruktur ausreichend erhalten bleibt.

b) Abwandlungen oder Zusätze zum Äther-Alkohol-Gemisch. Zur Vermeidung der beim Äther-Alkohol-Gemisch bestehenden Explosionsgefahr kann mit gleich gutem Ergebnis auch in reinem *95%igem Äthylalkohol* fixiert werden. Eine Mischung von *95%igem Äthylalkohol und 85%igem Glycerin* im Verhältnis 4:1 (HINGLAIS und HINGLAIS, 1954) hat sich aus dem gleichen Grund zur Fixierung ebenfalls bewährt (BOSCHANN, 1960). OLSEN und BOURGEOIS (1950) haben zur Fixierung blutreicher Ausstriche einen *Zusatz gleicher Teile von 3%iger Essigsäure* zum Äther-Alkohol-Gemisch vorgeschlagen, um eine Hämolyse der Erythrocyten ohne Beeinträchtigung der Anfärbbarkeit der Epithelien zu erzielen. BOSCHANN (1960) hält eine Fixierungsdauer in dieser Lösung von 60 min für optimal. PUNDEL und LICHTFUS (1957) sahen nach Fixierung der Ausstriche in einem Gemisch von *Isopropylalkohol und Eisessig* wesentliche Vorteile gegenüber der Äther-Alkohol-Fixierung.

Ein von KOHN und EARLE (1965) angegebenes Fixierungsgemisch hat den Vorteil, weder zu explodieren, noch zu verdunsten, bei guter Haltbarkeit und ausgezeichnetem Fixierungsresultat. Es setzt sich wie folgt zusammen: Aethanol 30 %: 100 ml, Quecksilberchlorid: 5,0 g, Natriumacetat: 1,0 g, Sucrose: 5,0 g.

c) Spray. Die Standardmethode wird zur Zeit abgelöst durch einen Fixierungsspray[1], der vor allem für die Allgemeinpraxis und den praktizierenden Fachgynäkologen von Interesse ist, aber auch für das auswertende cytologische Laboratorium Vorteile hat. In der Sprühdose ist der Spray beliebig lange haltbar. Er gewährt eine zuverlässige Konservierung des Zellmaterials für längere Zeit, wenn er unmittelbar nach Anfertigung des Abstriches aufgetragen wird. In der Handhabung ist er absolut einfach. Mit einer Sprühdose können ca. 100 Objektträger ausreichend fixiert werden.

Der Spray-Cite enthält Isoprophylalkohol und Polyäthylenglykol sowie ein Treibmittel. Für den Versand braucht der besprühte Objektträger nicht eingedeckt zu werden. Da der Spray-Cite wasserlöslich ist, können die besprühten Objektträger im Laboratorium unter Fortfall der absteigenden Alkoholreihe unmittelbar in wäßrige Hämatoxylinlösung gebracht werden. Dieses Fixierungsmittel eignet sich jedoch auch für andere Färbemethoden.

d) Spezielle Fixierungslösungen für cytochemische Reaktionen. Da die cytochemisch darzustellenden Stoffgruppen auf Grund ihrer unterschiedlichen Eigenschaft nur unter bestimmten Bedingungen unverändert in der Zelle verbleiben, sind zu ihrem Nachweis spezielle Fixierungslösungen erforderlich oder als optimal anzusehen. Die Fixierung in Äther-Alkohol oder reinem Alkohol ist in der Cytotopochemie nur zu empfehlen für den Nachweis von Nucleinsäuren mit der Feulgen-Reaktion, Methylgrün-Pyronin oder Toluidinblau und von Polysacchariden mit Bestschem Carmin oder der PAS-Färbung. Da Lipoide alkohollöslich sind, können sie nur mit alkoholfreien Fixierlösungen in der Zelle festgehalten werden. Enzyme benötigen zur Erhaltung ihrer Aktivität ganz besonders vorsichtige Behandlung. Im einzelnen sind für die Cytotopochemie neben Äther-Alkohol folgende Fixierlösungen von praktischem Interesse:

Formol-Calcium. BAKER (1946) hat zur Fixierung der Lipoide, vor allem der Phospholipoide, ein Gemisch von 40 %igem Formalin, 10 %igem Calciumchlorid und destilliertem Wasser im Verhältnis 1:1:8 angegeben. Der Zusatz von Calcium zur Formalinlösung, die zur Fixierung in der Histologie und Histochemie durch ihre besonders breite Anwendungsmöglichkeit unentbehrlich geworden ist, verhindert gerade bei Anwesenheit von Phospholipoiden die Bildung von Myelinfiguren in der Zelle. In Formol-Calcium fixierte Ausstriche eignen sich für die Färbung mit Sudanschwarz B, Nilblau, Säure-Hämatein und auch für die Darstellung von SH-Gruppen (nach CHÈVREMONT und FRÉDÉRIC). Darüber hinaus läßt sich in Formol-Calcium bei 2−4° C eine zur Darstellung ausreichende Aktivität zahlreicher Enzyme erhalten. Saure Phosphatase z. B. hat nach 24 Std in eiskaltem Formol-Calcium noch 37−41 % ihrer Aktivität (HOLT et al., 1960; PEARSE, 1963), während Glucose-6-Phosphatase ihre Aktivität verliert (ALLEN, 1961). Sie muß, ebenso wie z. B. Succinodehydrogenase, am frischen, unfixierten Ausstrich nachgewiesen werden. Die Esterasen lassen sich am besten nach Fixierung in *10%igem eiskaltem Formalin* ohne Zusatz von Calcium darstellen, Phosphoamidase nach Fixierung in *eiskaltem Aceton* oder in Äther-Alkohol bei Zimmertemperatur.

3. Standardfärbung nach Papanicolaou

Die ursprünglich von PAPANICOLAOU (1942) angegebene Originalmethode wird auch heute noch, z. T. mit geringen Abweichungen, von den meisten cytologischen Laboratorien trotz ihrer komplizierten Technik routinemäßig benutzt. Sie eignet sich in gleicher Weise zur Deutung des Funktions- wie des Lokalzellbildes. Sie

---

1 z. B. Adams Spray-Cite; Lieferfirma: Ernst Richter, 2800 Bremen, Auf den Häfen 3.

wurde von Papanicolaou in Anlehnung an die Trichromfärbung von Masson entwickelt, indem er als Besonderheit die Farbstoffe in alkoholische Lösung brachte. Neben einer befriedigenden Darstellung der Kernstruktur, die wegen der Eiweißfällung durch die Alkoholfixierung chromosomale Feinstrukturen vermissen läßt, aber für die Krebsdiagnostik ausreicht, gelingt mit der Färbung nach Papanicolaou eine Bestimmung des Verhornungsgrades des Cytoplasmas. Dieser wird durch den Farbumschlag von Blaugrün nach Rot angegeben. Dagegen ist die Blaufärbung des Cytoplasmas keine echte Basophilie und sagt nichts über den Gehalt an Ribonucleinsäuren aus. Sowohl die Rot- als auch die Blaufärbung des Cytoplasmas kommen durch saure Farbstoffe zustande, die sich in ihrem pH kaum voneinander unterscheiden. Man hat daher die Ausdrücke acidophil und basophil in der Beschreibung der Cytoplasmafärbung durch eosinophil und cyanophil ersetzt.

Abwandlungen der Originalmethode wurden von zahlreichen Autoren immer wieder angegeben, wobei Vorteile auf der einen Seite stets mit kleineren oder größeren Nachteilen auf der anderen Seite erkauft werden mußten (Shorr, 1940, 1941; Cramer und Stamm, 1950; Zinser, 1950, 1954; Wied, 1951; Wurch und Isaac, 1951; Dietsch, 1952; Pundel und Lichtfus, 1957; Boschann, 1960; Grünberger und Kremer, 1960). Die Färbung nach Shorr z. B. eignet sich zwar gut für die Funktionsdiagnostik, nicht dagegen für die Krebsdiagnostik, da die Kerndarstellung unzureichend ist.

Hopman (1953) hat neben der Papanicolaou-Färbung gleichzeitig fünf weitere Methoden angewandt: die Carminfärbung nach Best, die Versilberung nach Hortega, die Feulgen-Reaktion und die Darstellung der Peroxydase und der alkalischen Phosphatase. Durch Vergleich der verschieden gefärbten Präparate eines Falles waren ihm genauere Aussagen über den Funktionszustand und die Stoffwechselveränderungen normaler und carcinomatöser Zellen möglich.

Bei uns wird folgende Methode angewandt, die nur geringfügige Abweichungen von der Originalmethode nach Papanicolaou enthält:

Modifizierte Papanicolaou-Färbung (eigenes Vorgehen). Nachdem der Abstrich mindestens 20 min im Äther-Alkohol-Gemisch zu gleichen Teilen fixiert wurde, beginnen wir die Färbung.

Als Färbegefäße benutzen wir Zylindergläser mit eingeschliffenem Rand und Schliffdeckel (die Verdunstung der Lösungen ist somit minimal). Unser Objektträgerständer wurde nach Maß, dem Durchmesser des Zylinders entsprechend, angefertigt. Wir transportieren pro Färbegang 24 Abstriche.

Färbefolge:

Absteigende Alkoholreihe:
70 % Äthanol oder Methanol,
50 % Äthanol oder Methanol,
Aqua dest.
Der Färbeständer wird mit Inhalt einige Male auf und ab bewegt.
Kernfärbung mit Hämatoxylin Harris (z. B. Merck, Pap. 1, Nr. 9253, oder Bayer):
Hämatoxylin Harris 5—8 min (bei einer frischen Lösung sollte zuerst die kurze Färbezeit getestet werden).
0,05 % HCl-Alkohol-Differenzierung, einige Sekunden.
Leitungswasser 5 min bläuen (die Zeit kann durch warmes Wasser verkürzt werden).

Aufsteigende Alkoholreihe:
50 % Alkohol,
70 % Alkohol,
80 % Alkohol,
96 % Alkohol.

Plasmafärbung:

1. Orange G-Lösung 7—9 min (OG 6, z. B. Merck, Pap. 2, Nr. 6887, oder Bayer),
   96 %ige Alkohol-Differenzierung.
2. Polychrom-Farbstoff 7—9 min (Pap. 3b, z. B. Merck, Polychromlösung EA 50 Nr. 9272, oder Bayer),
   96 %iger Alkohol 20 sec,
   99 %iger Alkohol 20 sec,
   100 %iger Isopropyl-Alkohol, Zeit beliebig,
   Xylol-Isopropyl-Alkohol, Zeit beliebig,
   Xylol,
   Einschlußmittel Eukitt.

Hämatoxylin Harris sollte einmal wöchentlich filtriert werden. Bei erhöhten Färbedurchgängen werden die Alkohole rascher prozentweise mit Wasser versetzt, als man glaubt. Man kann dann, wenn man nicht alle Alkohole erneuern will, nur den hochprozentigen Alkohol erneuern und die anderen Töpfe für die nächst niedrigere Stufe benutzen. Ein Färbebad reicht etwa für 1000 Abstriche.

4. Cytochemische Methoden

In diesem Abschnitt soll im wesentlichen ein Überblick über die für die Cytotopochemie des Vaginalepithels am ehesten geeigneten und praktisch wichtigen Methoden gegeben werden. Einzelheiten der Färbevorschriften sind, wenn im Text nicht näher angegeben, den Monographien von BOSCHANN (1960) und PEARSE (1968) über die cyto-histochemische Technik zu entnehmen.

a) Nucleinsäuren. Zur färberischen Darstellung der Desoxyribonucleinsäure (DNS) eignet sich am besten die *Feulgen-Reaktion,* die auch den quantitativen Nachweis ermöglicht. Ihre Anwendung ist gerade im Hinblick auf die Carcinomdiagnostik von Bedeutung und bietet technisch am Vaginalausstrich keine Schwierigkeiten. — Der gleichzeitige Nachweis von DNS und RNS (Ribonucleinsäure) gelingt mit *Gallocyanin-Chromalaun,* wobei die in 90 %igem Alkohol fixierten Ausstriche 48 Std bei Zimmertemperatur in der wäßrigen Lösung gefärbt werden (genaue Färbevorschrift s. SANDRITTER et al., 1964), der Nachweis von RNS mit der *Methylgrün-Pyronin*-Färbung, deren cytochemische Spezifität für die RNS durch Ausbleiben der Rotfärbung mit Pyronin nach Vorbehandlung mit Ribonuclease, für die gleichzeitige Darstellung der DNS erst durch Vergleich mit der Feulgen-Reaktion, erbracht ist. Der Vorteil der Gallocyanin-Chromalaun-Färbung liegt in der Möglichkeit ihrer quantitativ cytophotometrischen Auswertung, die gerade in der Krebsdiagnostik zu noch brauchbareren Ergebnissen führt als die quantitative Auswertung der Feulgen-Reaktion. Die Methylgrün-Pyronin-Färbung liefert demgegenüber bei optimalem Gelingen eine kontrastreiche Darstellung und Abgrenzung der RNS von der DNS, muß aber als launisch bezeichnet werden. — Beide Nucleinsäuren lassen sich auch mit der *Acridinorange-Fluorochromierung* darstellen und voneinander unterscheiden. Diese Methode wurde vor allem durch BERTALANFFY und BICKIS (1956) und BERTALANFFY et al. (1956, 1957, 1958) in die gynäkologische Cytologie eingeführt: Nach Anfärbung mit Acridinorange, das von der Zelle absorbiert wird und diese photosensibel macht, fluresciert bei einem pH-Bereich von 4—7 auf Grund der unterschiedlichen Polymerisation die DNS des Kerns der Vaginalepithelien grüngelb, die RNS des Nucleolus und des Cytoplasmas orangerot. Der Nachweis der Spezifität wird erbracht durch Umwandlung der Grüngelbfluorescenz der DNS mit Salzsäure infolge von Depolymerisierung in Rotfluorescenz und durch Erlöschen der Rotfluorescenz der RNS nach Behandlung mit Ribonuclease. Die physiologische Depolymerisation der DNS in alternden Kernen kann durch den Farbumschlag mit der Methylgrün-Pyronin-Färbung (Darstellung der depolymerisierten DNS mit Pyronin) nachgewiesen werden. Die Acridinorange-Fluorochromierung erzielt eine farbschöne, klare Abgrenzung von Kern und Cytoplasma bei relativ einfacher, schneller Technik (s. Bertalanffy, 1959; Berger, 1967) und konkurriert daher mit der Papanicolaou-Methode. Da die Präparate jedoch nicht lange haltbar sind, müssen zur Dokumentation der Ergebnisse Photographien angefertigt werden. Die gleich ins Auge springende Rotfärbung des Cytoplasmas von Carcinomzellen auf Grund ihres hohen RNS-Gehaltes verliert an Bedeutung durch die Überlegung, daß der erhöhte RNS-Gehalt kein allein spezifisches Charakteristikum der Carcinomzelle ist, sondern auch in normalen und vor allem auch in bestrahlten Zellen vorkommen kann (Frampton, 1963). Außerdem weisen auch eine Reihe anderer Zellstrukturen (z. B. saure Mucopolysaccharide im Cytoplasma, Mikroorganismen) eine kräftige orangerote Sekundärfluorescenz auf. Eine selektive Darstellung der Carcinomzellen gelingt daher mit der Acridinorange-Fluorochromierung nicht (Umiker et al., 1959; Törnberg et al., 1960; Holland und Ackermann, 1961; Hopman, 1961; Hunter und Brown, 1961; Dubrauszky und Jaeger, 1962). Vergleichsuntersuchungen zahlreicher Vaginalausstriche haben ergeben, daß man mit der Acridinorange-Fluorochromierung annähernd gleich gute Resultate in der Krebsdiagnostik erzielt wie mit der Papanicolaou-Färbung (Bertalanffy, 1959; Dart und Turner, 1959; Bontke et al., 1960; Anderson und Gunn, 1962; Frampton, 1963). Beide Methoden erfordern, da sie nicht quantitativ auswertbar sind, Erfahrung in ihrer Beurteilung. – Die Reaktion nach Cusmano (1948), der die Essigsäure-Carmin-Färbung (Geitler) der Chromosomenforscher zugrunde liegt, stellt die Nucleoproteide des Zellkerns in cytologischen Ausstrichen dar. Sie hat heute gegenüber den quantitativen und differenzierenden Methoden zum Nachweis der Nucleinsäuren an Bedeutung verloren.

b) Polysaccharide. Die gebräuchlichste Methode zur Erfassung der gesamten Polysaccharide ist die *PAS-Reaktion* (McManus und Hotchkiss). Sie ist auch am Vaginalausstrich gut durchführbar. Voneinander abweichende Ergebnisse einzelner Untersuchungen kommen am ehesten durch Unterschiede im Schiffschen Reagens zustande. Während das acridinfreie Pararosanilin-Schiff-Reagens fast ausschließlich Aldehydgruppen von Polysacchariden sowie einige Mucopolysaccharide und Mucoproteide darstellt, reagiert die mit basischem Fuchsin hergestellte Schiffsche Lösung auch mit einer Reihe anderer Oxydationsprodukte und ist daher weit weniger spezifisch (Pundel, 1966). Die Darstellung des Glykogens erfolgt am einfachsten mit der PAS-Färbung ohne Diastasevorbehandlung (zur Kontrolle vorherige Verdauung des Glykogens durch Diastase) oder auch mit *Bestschem Carmin.* Zur Demonstration der sauren Mucopolysaccharide ist es zweckmäßig, den diastaseresistenten positiven Ausfall der PAS-Reaktion durch spezifische Schleimfärbungen *(Mucicarmin, Alcianblau)* zu überprüfen. Neutrale Mucopolysaccharide sind schwerer selektiv abzugrenzen und dann am ehesten durch den negativen Ausfall der Schleimreaktionen bei nachweisbarer Diastaseresistenz des PAS-positiven Materials. Ihre Abgrenzung hat für das Vaginalepithel höchstens theoretische Bedeutung. Da sich mit der PAS-Färbung klare cytologische Bilder erzielen lassen und sie in ihrer Aussagefähigkeit durch den Polysaccharidnachweis der Papanicolaou-Färbung überlegen ist, kann sie mit dieser Methode konkurrieren und auch routinemäßig angewendet werden.

c) Lipoide. Auch diese können für den diastaseresistenten positiven Ausfall der PAS-Reaktion verantwortlich sein, müssen dann aber gleichzeitig eine positive Reaktion mit *Sudanschwarz B* ergeben, das die Gesamtlipoide darzustellen vermag. Diese Methode ist am Vaginalausstrich in wenigen Minuten durchführbar und führt zu klaren, unter Umständen aufschlußreichen Ergebnissen. — Eine spezifische Abgrenzung der im Vaginalepithel vorkommenden Phospholipoide geschieht am besten mit dem *Säure-Hämatein-Test* nach BAKER unter Kontrolle mit vorheriger Pyridinextraktion zum Ausschluß von ebenfalls positiv reagierenden Proteinen. Die Methode ist zeitraubend und daher in der Routinediagnostik nicht sehr brauchbar, sondern im wesentlichen von wissenschaftlichem Interesse.

d) Proteine. Von praktischer Bedeutung für die cytologische Beurteilung ist aus dem umfangreichen Gebiet der histochemischen Nachweisreaktionen für Proteine vor allem die Darstellung der *SH-Gruppen.* Diese gelingt am Ausstrichpräparat am kontrastreichsten mit der *Methode von* CHÈVREMONT und FRÉDÉRIC unter Kontrolle durch Vorbehandlung mit Mercurichlorid, das die SH-Gruppen blockiert. Eine weniger spezifische, aber farbschöne und klare Darstellung von Keratin ist mit der *Phloxin-Tartrazin-Färbung* nach LENDRUM möglich, deren Anwendung auf die Vaginalcytologie bisher noch sehr wenig bekannt, aber im Hinblick auf den Nachweis der Keratinisierung der Zelle erfolgversprechend ist.

e) Enzyme. Der Nachweis von Enzymen ist am Vaginalausstrich aus den im Kapitel Cytotopochemie bereits ausgeführten Gründen schwierig. Dennoch sind eine Reihe von Reaktionen mit mehr oder weniger gutem Erfolg angewandt worden. Die Darstellung der *alkalischen Phosphatase* gelingt am besten mit der Reaktion nach GOMORI (Calcium-Kobalt-Methode). Schwer zu entscheiden bleibt bei dieser Methode die Frage, ob es sich bei der positiven Reaktion in den Zellkernen um eine echte Fermentlokalisation oder um Diffusionsartefakte handelt. Der Nachweis der *sauren Phosphatase* geschieht auf ähnliche Weise. Da das pH-Optimum der sauren Phosphatase bei 4,5—5,5 liegt, Calciumphosphat bei diesem pH aber wasserlöslich ist, muß der fermentativ freigesetzte anorganische Phosphor als Bleiphosphat nachgewiesen werden (Methode nach GOMORI). Da die Lokalisation des Reaktionsproduktes beim Bleiphosphat zuweilen noch weniger auf die tatsächlichen Orte der Fermentaktivität beschränkt ist als beim Calciumphosphat, wurden noch weitere Methoden angewandt, z. B. die von RUTENBERG und SELIGMAN angegebene Technik. Wie zu erwarten war, führten die verschiedenen Methoden zu nicht genau übereinstimmenden Resultaten. Die Erfahrungen in ihrer Anwendung am Vaginalausstrich sind bisher noch zu gering und lassen keine Ableitung brauchbarer Vorschläge zu. — Ähnliches gilt für den Nachweis einiger anderer Enzyme, so z. B. der *Phosphoamidase,* die mit der Bleiphosphat-Methode nach GOMORI auch am Vaginalausstrich eine deutliche Aktivität vor allem in Carcinomzellen zeigt (EBNER, 1954); auch diese Reaktion ist aber nicht sicher spezifisch lokalisierbar. Die Nachweisreaktionen für die verschiedenen *Esterasen,* vor allem die *α-Naphthylacetat-Methode* für Esterase A und B und die *Naphthol-AS-Acetat-Methode* bei pH 7,3 nach SHNITKA und SELIGMAN für Esterase C sind theoretisch am Vaginalausstrich durchführbar; praktische Erfahrungen liegen bisher in noch zu kleinem Rahmen vor. Da die Esterasen ebenso wie die Phosphatasen im Genitalbereich interessante Beziehungen zum Wirkungsmechanismus der Sexualhormone aufweisen, wäre die breitere Anwendung dieser Methode in der Cytologie u. U. aussichtsreich. — Die *Tetrazolium-Reaktion* für *Succinodehydrogenase* führt am Vaginalausstrich bei strenger Beachtung des pH-Wertes zu zuverlässigen Ergebnissen (BOSCHANN, 1960). — Auch der Nachweis von *DPN-Diaphorase* läßt sich am Vaginalausstrich technisch gut durchführen und eignet sich für weitere Untersuchungen, vor allem in der Carcinomdiagnostik (Rosa, 1960, 1961). — Die Erfahrungen mit Nachweisreaktionen weiterer Enzyme am Vaginalausstrich sind bisher zu gering, um ihre Diskussion hier zu rechtfertigen.

Kurz erwähnt sei noch die *Supravitalfärbung* mit Neutralrot und Methylenblau, die bei lebenden Zellen keine Anfärbung des Kerns, sondern nur des Cytoplasmas mit Neutralrot ergibt; in absterbenden oder toten Zellen färben sich die Kerne blau.

Stemmer (1953) erzielte mit der Nativfärbung der Ausstriche mit Methylenblau in physiologischer Kochsalzlösung im Verhältnis 1:1 eine gute Darstellung vor allem der Carcinomkerne. Die mit dieser technisch einfachen Methode behandelten Präparate können bei verdächtigem Befund anschließend fixiert und nach Papanicolaou umgefärbt werden (s. auch Wagner, 1960; Wagner et al., 1961). Auch die Fluorochromierung mit Acridinorange oder sonstigen Fluorescenzfarbstoffen (Lay et al., 1953) kann am unfixierten Präparat als Supravitalfärbung angewendet werden; sie ist den üblichen Vitalfärbungen durch die Klarheit der Darstellung der Zellstrukturen überlegen (Fuhrmann, 1955).

IV. Cytologischer Befundbericht

Der cytologische Befundbericht sollte zu folgenden Fragen Stellung nehmen:

1. Malignitätsdiagnose:

   Sind im Abstrich atypische Zellen vorhanden, welche auf das Vorhandensein eines Neoplasmas hinweisen?

   Sind im Abstrich auffällige Zellen vorhanden, welche die Wiederholung des Abstriches erforderlich machen?

2. Funktionsdiagnose:

   Wie ist die Proliferationhöhe des Vaginalepithels und auf welchen ovariellen Funktionszustand läßt sie schließen?

3. Mikrobiologische Diagnose:

   Welche Keime enthält der Ausstrich?

   Sind entzündliche Veränderungen vorhanden?

4. Ist der Ausstrich unbrauchbar, daher nicht für eine Diagnose verwertbar?

Die cytologische Aussage soll sich auch bei Krebsreihenuntersuchungen nicht auf den Punkt 1 beschränken, denn Punkt 2 und 3 (Funktions- und Mikrobiologie) geben dem behandelnden Arzt therapeutische Hinweise in jedem einzelnen Falle. Die Durchmusterung des Ausstrichs auf atypische Zellen ist die wesentliche Aufgabe des Cytologen bei der Carcinomsuche und erfordert Zeit. Die Stellungnahme zur vaginalen Flora und zur vorhandenen Funktion fällt bei dieser Durchsicht mit an. Sie sollte daher im Bericht erwähnt werden.

1. Carcinomdiagnose:

Von Papanicolaou wurde 1933 folgende Skala eingeführt:

I	=	nur normale Zellen vorhanden, unverdächtig	negativ
II	=	leichte Zellabnormitäten, unverdächtig	negativ
III	=	abnorme Zellen, die für Carcinom nicht ausreichend verdächtig sind	zweifelhaft (Wiederholung)
IV	=	einzelne atypische Zellen	positiv (Histologie)
V	=	zahlreiche atypische Zellen und atypische Zellhaufen	positiv (Histologie)

Für die Registrierung und für die wissenschaftliche Auswertung der Befunde hat sich diese Einteilung bewährt. Es ist jedoch in der Praxis ausreichend zu unterteilen in:

unauffällig (1 = Pap I und II)
auffällig   (2 = Pap III)
positiv   (3 = Pap IV und V)
technisch nicht verwertbar (4)

Während die Entscheidung „auffällig" eine sichere Aussage nicht zuläßt, und eine Wiederholung (evtl. nach Vorbehandlung einer bestehenden Entzündung) verlangt, gibt die Bezeichnung „positiv" einen dringenden Hinweis auf das Vorliegen eines Neoplasmas. Da in diesen Fällen die Histologie zur Entscheidung herangezogen und durch sie die definitive Diagnose gestellt werden muß, könnte man erwägen, den Ausdruck „cytologisch positiv" durch „cytologisch verdächtig" zu ersetzen.

Eine Typisierung des Carcinoms, also eine Unterscheidung in Plattenepithelcarcinome verschiedener Reifegrade und in Adenocarcinome ist nicht immer möglich. Das gleiche gilt für die Frage, ob atypische oder auffällige Zellen aus dem Bereich der Vagina, der Ektocervix oder aus höheren Abschnitten kommen.

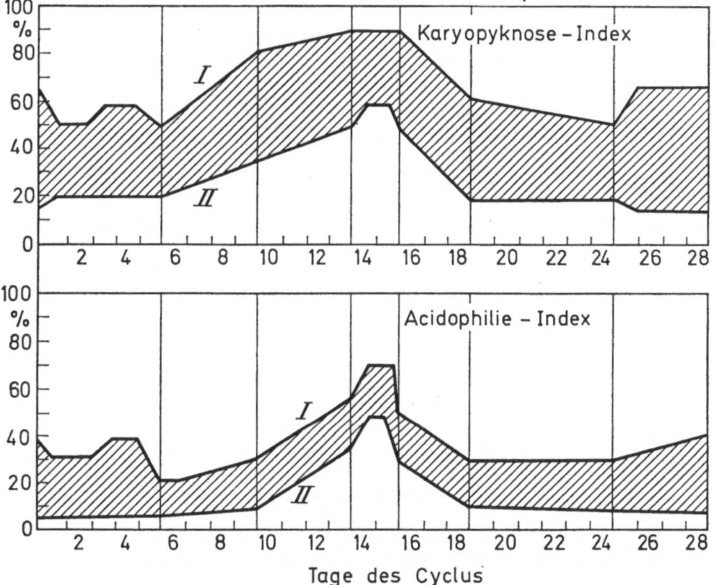

Abb. 35. Veränderung des Karyopyknoseindex (Anteil der Zellen mit pyknotischem Kern) und des Acidophilieindex (heute besser Eosinophilieindex: Anteil der rotgefärbten Zellen) in den einzelnen Cyclusabschnitten. Nach PUNDEL, 1950 (Untersuchung an 68 normalen Cyclen)

Die Lokalisation eines bei auffälligem oder positivem Zellbefund etwa vorhandenen Neoplasmas wird daher Angelegenheit des Klinikers in Zusammenarbeit mit dem Pathologen. Dies gilt insbesondere dann, wenn bei mehrfach positivem cytologischem Befund klinisch kein Anhalt für ein Neoplasma gegeben ist. Läßt sich dabei im Bereich der Portio, des Cervicalkanals und des Cavum uteri kein maligner Prozeß nachweisen, so muß auch einmal an ein Tuben- bzw. Ovarialcarcinom gedacht werden, das durch intracanaliculäre Zellverschleppung einen

6*

positiven Vaginalabstrich verursacht hat. Dem Kliniker fällt hierbei die Entscheidung zu, ob er den Befund evtl. durch eine Probelaparotomie oder Laparoskopie weiter klären will.

2. Funktionsdiagnose:

Im allgemeinen genügt die Beurteilung des Funktionszustandes auf Grund des cytologischen Eindrucks in Zusammenhang mit den mitgeteilten klinischen Daten. Diese Diagnose fällt bei der Durchsicht des Ausstrichs an. Für wissenschaftliche Fragestellungen oder bei der Durchführung einer Ausstrichreihe, etwa im Falle einer Sterilität mit der Frage der Bestimmung des Ovulationstermins oder bei der Austestung von Hormonpräparaten wird man mit der Eindrucksdiagnose nicht auskommen, sondern eine exakte Auswertung des Ausstrichs durch Auszählung des Karyopyknose- und Eosinophilieindex vornehmen müssen. Man geht dabei so vor, daß man die Zellen im Ausstrich unterteilt in Basal-Parabasalzellen, Intermediärzellen blau und rot, Superficialzellen blau und rot, um dann anhand der Auszählung von 100 Zellen aus verschiedenen Abschnitten des Ausstrichs eine Übersicht über die prozentuale Verteilung zu gewinnen, oder indem man den Karyopyknose- und Eosinophilieindex der Abstrichserie graphisch darstellt (PUNDEL, 1950; Abb. 35). Die spezielle Funktionsdiagnose ist im folgenden Abschnitt besprochen.

Tabelle 2. *Verteilung der Zellformen nach Auszählung. Summenformel einer gesunden Patientin von 21 Jahren über 10 Cyclen (10 × 100 Zellen ausgezählt)*

Cyclustag	Basal	Intermediär blau	rot	Superficial blau	rot	PI	EI
5—7	50	20		20	10	30	30
8—11	14	15		35	15	50	30
12—14	10	10		20	60	80	70
15—17	40	10		20	30	50	40
18—24	50	10		30	10	40	20
25—28	60	10		20	10	30	20

Pyknoseindex (PI)

Eosinophilieindex (EI)

3. Microbiologische Diagnose:

Die bisher übliche Einteilung der Vaginalflora nach Reinheitsgraden sollte verlassen werden zugunsten einer eindeutigen bakteriellen Diagnose, soweit diese aus dem Ausstrich möglich ist.

Es läßt sich unterscheiden:

1. Döderleinflora
2. Mischflora mit Döderleinstäbchen und Kokken
3. Kokkenflora, insbesondere Hämophilus vaginalis
4. Trichomonaden
5. Mykosen

Anhand dieser Angaben ist der behandelnde Arzt in der Lage, eine gezielte Therapie durchzuführen. Wenn die Begleitflora entzündliche Veränderungen nach sich zieht und der Ausstrich von Leukocyten und Histiocyten durchsetzt ist, können Funktions- und Carcinomdiagnose unmöglich sein. Unter diesen Umständen ist unter Hinweis auf die Begleitentzündung und die bestehende Flora eine Wiederholung des Abstriches nach entsprechender Vorbehandlung angezeigt.

4. Technisch unbrauchbarer Abstrich:

Als technisch unbrauchbar müssen Abstriche bezeichnet werden, auf denen
1. kein Material vorhanden ist, welches für die Diagnose ausreicht
2. durch Fixierungsartefakte kein klares Bild erhalten bleibt
3. der Abstrich lediglich Zelldetritus enthält, so daß anzunehmen ist, daß er aus einem unteren Vaginalabschnitt entnommen wurde.

Die Zahl der unbrauchbaren Abstriche hängt nicht vom cytologischen Laboratorium, sondern vom einsendenden Arzt ab, welcher bei der Abnahme die nötige Sorgfalt vermissen läßt (z. B. Blindentnahme ohne Spekulumeinstellung).

5. Strahlensensibilität und Strahleneffekt:

Die cytologische Beurteilung der Strahlensensibilität und des Strahleneffektes ist ein Spezialproblem und wird in einem gesonderten Kapitel behandelt.

6. Automatisierte Diagnose:

Vorarbeiten, die eine Automatisierung der Carcinomdiagnose infolge des erhöhten DNS-Gehaltes der Carcinomkerne diagnostisch verwerten wollen, sind durch MELLORS (1952), WIED (1957), SANDRITTER (1958) und SCHIEMER (1967) geleistet worden. Einzelne Geräte zu diesem Zweck sind im englischen Sprachraum entwickelt worden und befinden sich in der Erprobung. Im gynäkologischen Bereich haben diese Methoden bisher noch nicht zu praktisch verwertbaren Ergebnissen geführt, da durch die Vielgestaltigkeit des vaginalen Zellbildes, sekundäre Zellveränderungen, Übereinanderlagerung und Durchsetzung mit Leukocyten Schwierigkeiten bestehen. Außerdem gehen wesentliche Teile der cytologischen Diagnose, welche den Gynäkologen interessieren, insofern verloren, als weder eine Funktionsdiagnose, noch eine bakterielle Diagnose gestellt werden kann.

7. Befundschema. Es folgen drei Beispiele:

Name: Alter: Stations-Nr.

Entnahme am: Entnahme durch: Labor-Nr.

A. *Carcinomsuche:*

Papanicolaou	I	negativ
	II	negativ
	III	zweifelhaft
	IV	positiv
	V	positiv

Empfehlung:

Wiederholung: sofort   in ... Wochen   beim nächsten Besuch

Biopsie der Cervix: Curettage:

Die Histologie dürfte nach dem cytologischen Befund ergeben:

Plattenepithelcarcinom: Adenocarcinom: Andere Neoplasmen:

B. *Hormonale Diagnose:*   war möglich: war nicht möglich:

Wenn nicht möglich, warum:

Befund stimmt mit der klinischen Diagnose überein: ja   nein

Wenn nein, warum nicht:

Karyopyknoseindex: %   (wenn gefordert oder anscheinend abnorm)

C. *Mikrobiologie:*   war möglich: war nicht möglich:

anscheinend Döderlein: anscheinend Mischflora anscheinend Kokken

Trichomonaden: Fungi:

D. *Andere Beobachtungen:*

Entzündliche Reaktion vorhanden: ja   nein

Strahlenreaktion: Strahlensensibilität (GRAHAM):

Keine Beurteilung, da Ausstrich ungenügend:

                         Unterschrift:

Erinnerung:

Obige Untersuchung wurde durchgeführt vor ... Wochen.
Dies ist die ... Erinnerung zur Wiederholung.

In unserer Mannheimer Klinik wird folgendes Befundschema verwendet:

Lfd.-Nr.:

Einsender

Station:

Name:

Vorname:

geb.:

Zyklustag:

Menopause seit:

Hormonbehandlung:

Bestrahlung:

Kolposkop:

Datum:

Unterschrift:

54. 1. 04. 002 – 870 5000 Me.

Cytologischer Befund

Pl. Ep.	normal	entz/regen.	dyskar.	atypisch
5				
4				
3				
2				
1				
nacktkern.				
Cervix				
Korpus				

Cytologische Beurteilung

Funktion:

Östrogen: 1. hoch   2. mittel   3. angedeutet

Gestagen: 4. Grav.   5. deutlich   6. angedeutet

Androgen: 7. deutlich   8. angedeutet

Atrophie: 9   ungenügend: 0

Lokale Veränderungen: 3. Blutung

1. Plattenepithelmetaplasie   4. Entzündung

2. Reservezellhyperplasie   5. Parakeratose

Empfehlung:

Datum:

Bakteriologischer Befund

1. Döderleinflora

2. Döderlein-Cytolyse

3. Mischflora

4. Bakt. Autolyse

5. Trichomonaden

6. Mykosen

7. Hämophil vag.

Carcinom:

1. unauffällig

2. auffällig

3. positiv

F	L	B	C

Klinikum Mannheim der Universität Heidelberg
- F R A U E N K L I N I K -

Unterschrift:

Befundbericht für Ca-Vorsorgeuntersuchung:

V. *Cytologischer Befundbericht:*

Ca-Befund: unauffällig (1) = Pap. I und II;
auffällig (2)   = Pap. III
positiv (3)   = Pap. IV und V,
technisch nicht verwertbar (4)

Lokale Veränderungen: Blutung (1), Entzündung (2)

Bakteriologischer Befund: Döderleinflora (1), Mischflora (2), Trichomonaden (3), Mykosen (4), Hämophil. vag. (5)

Bericht-Nr. ....

C	
L	
B	

. . . .
(Unterschrift und Stempel des cytologisch
tätigen Arztes)

In letzter Zeit wurden zahlreiche Versuche unternommen, die cytologische Diagnostik zu automatisieren, eine überzeugende Lösung ist jedoch noch nicht gefunden. Mit Hilfe des TICAS-Systems (taxonomic intra-cellular analytic system von Wied et al. 1968) gelingt es aber, einen bestimmten Zelltyp auf Band aufzunehmen und jederzeit wieder aufzufinden. Diese Methode erfordert ein Mikrospektrophotometer mit einem mechanischen Scanning-Tisch und einen Computer zur Analyse der Meßwerte. Die Häufigkeitsverteilung der Meßwerte wird in einem Histogramm gedruckt. Die Grenzen zwischen Kern und Cytoplasma ergeben sich aus den maximalen Differenzen benachbarter Meßwerte. Damit sollen auch Aussagen über den Funktionszustand der Zelle möglich werden, die aber nur bei Auswertung genügend großer Meßreihen Bedeutung beanspruchen könnten.

V. Funktionelle Diagnose

1. Hormonale Stimulation in den einzelnen Lebensabschnitten

a) Das Neugeborene

Während des intrauterinen Lebens wird der kindliche Organismus durch hormonale Wirkstoffe des mütterlichen Organismus (FRAENKEL und PAPANICOLAOU, 1938) und der Placenta (PHILIPP, 1938) überschwemmt. Die dadurch angeregten Wachstums- und Proliferationsvorgänge im Genitalbereich fallen nach Durchtrennung der Nabelschnur weg, das Genitale wird atrophisch. Klinischer Ausdruck dieser hormonalen Umstellung sind die Anschwellung der Brustdrüse in den ersten Lebenstagen, eventuell mit der Bildung eines Sekrets (Hexenmilch), die gelegentlich auftretende uterine Blutung infolge Abstoßung der hyperplastischen Uterusschleimhaut, die Rückbildung des vergrößerten Uterus und der Rückgang der Succulenz und Hypertrophie im Vulvabereich mit reichlicher Absonderung eines weißlichen Sekrets. Die Veränderungen im Vaginalepithel nach den ersten Lebenstagen, auch als „Vaginalkrise" bezeichnet, sind eingehend untersucht worden (ALEXIU und HERRNBERGER, 1938; PHILIPP, 1938; ZAHARESCU-KARAMAN et al., 1938; MONTALVO und SLOCKER, 1951). Unmittelbar nach der Geburt ist das Vaginalepithel gut geschichtet; im Ausstrich findet man die Zellen der hohen Proliferation, so daß das Bild nach PAPANICOLAOU (1933) etwa dem der präovulatorischen Phase der Geschlechtsreife entspricht.

Nach den Untersuchungen von SMOLKA und KOSCH (1954) kann geradezu von einem „status neonatorum" im Vaginalausstrich gesprochen werden. Der Ausstrich ist völlig frei von Leukocyten und Bakterien. In den ersten beiden Lebenstagen findet man vorwiegend Superficialzellen mit bläschenförmigem Kern (unvollkommene Pyknose) und zarter blauer Anfärbung. Durch die große Zahl der Zellen ist eine Zusammenlagerung häufig. Die Zellform unterscheidet sich durch ihre abgerundeten Ecken von den Superficialzellen in der Geschlechtsreife.

Nach 2—3 Tagen treten Bakterien auf, und vom 3. Tag an erscheinen zunehmend mehr Leukocyten. Gelegentlich werden einzelne verhornte und kernlose Schuppen oder Schollen angetroffen, die wahrscheinlich aus dem Vulvabereich stammen. Bei 20 % der untersuchten Mädchen traten um den 6. Tag herum einzelne Erythrocyten auf, während die aus der Abbruchblutung stammenden Endometriumzellen von SMOLKA und KOSCH (1954) nicht beobachtet wurden.

Im Verlaufe der 2. Lebenswoche nimmt die Proliferationshöhe des Epithels ab, es treten zunächst mehr und mehr Intermediärzellen, dann Parabasalzellen auf, bis der Ausstrich den atrophischen Charakter annimmt, den er bis zur Pubertät beibehält. In diesen Abstrichen werden Leukocyten in wechselnder Zahl gefunden. SMOLKA und KOSCH (1954) fanden in diesem Zeitabschnitt nur minimale Spuren von Vaginalinhalt. Eine stärkere schleimige Sekretion spricht am ehesten für das Vorhandensein einer angeborenen Ektopie (Fischelsches Ektropium).

b) Die Kindheit

Der etwa in der 3.—5. Lebenswoche atrophisch gewordene Ausstrich beherrscht das Bild bis etwa zum 10. Lebensjahr. Größere Untersuchungsreihen an gesunden Kindern sind nicht bekannt. Aus der eigenen Erfahrung kann geschlossen werden, daß zwischen dem 10. und 12. Lebensjahr die erneute Proliferation des Vaginalepithels beginnt. Sie ist zunächst oft unregelmäßig; Anisocytosen und Riesenzellen treten auf; cyclische Veränderungen deuten sich aber bereits an (SONEK, 1967). Ausnahmen davon kommen vor. So finden wir fast immer auch bei kleinen Kindern mit vaginalen Fremdkörpern oder einer Vaginitis, aber gelegentlich auch bei Kindern, die uns wegen eines unklaren Fluors vorgestellt werden, eine mittlere Proliferationshöhe, von der nicht sicher ist, ob sie als hormonaler Effekt oder als Reizwirkung auf das Vaginalepithel aufzufassen ist. Nach Ausschluß von Oxyuren suchen wir bei entzündlichen Veränderungen im Vulva- und Vaginalbereich die Bakterienflora zu differenzieren und führen eine Lokalbehandlung mit Sitzbädern und Einlagen eines Antibioticums durch. Daneben geben wir gern vorübergehend geringe Dosen Oestrogen, entweder lokal oder oral, um die Proliferationsstufe zeitweise zu erhöhen und das Vaginalepithel zur Abheilung zu bringen. Eine hartnäckige weißliche Absonderung wird besonders häufig bei nervösen Kindern und beim Krankheitsbild der exsudativen Diathese gesehen. Hier kommt eine roborierende Allgemeinbehandlung in Frage. Es erscheint wichtig, die ängstlichen Mütter nicht zu einer Überaktivität in lokalen Maßnahmen zu veranlassen.

Lang (1958) hat 110 kleine Mädchen mit Ausfluß untersucht. Dabei wurden nach Besichtigung des Vulvagebietes (Rötung, Schwellung, Kratzeffekte) die Vagina und die Portio mit einem Cystoskop besichtigt, ein Abstrich und eine Kultur vorgenommen und eine rectale Untersuchung durchgeführt. Er fand 15mal einen physiologischen Vaginalinhalt (Leukorrhoe der Neugeborenen und der Präpubertät), zweimal Fremdkörper und sonst vorwiegend Mischflora, insbesondere mit Darmkeimen.

c) Die Pubertät

Mit der Ausbildung der sekundären Geschlechtsmerkmale gehen proliferative Veränderungen im Vaginalepithel vor sich, die zunächst noch keinen regelrechten Cyclus erkennen lassen. Meist kommt es nach einer protrahierten Follikelhormonwirkung, die oben in ihrem cytologischen Bild charakterisiert worden ist, zur Blutung. Derartige anovulatorische Cyclen finden sich in gut 90 % der Fälle; Diskrepanzen zwischen Karyopyknose- und Eosinophilieindex (Pyknosen in cyanophilen Zellen) treten dabei häufig auf (Sonek, 1967). Erst mit Beginn der generativen Ovarialtätigkeit, die nach einem kürzeren oder längeren Zeitraum dem Beginn der vegetativen Tätigkeit folgt, werden biphasische Cyclen beobachtet.

d) Die Geschlechtsreife

Nach dem vollen Einsetzen der vegetativen und generativen Ovarialtätigkeit ist der normale cyclische Ablauf durch regelmäßig einsetzende Menstruationsblutungen gekennzeichnet.

Die *echte Menstruation* ist der Abort des unbefruchteten Eies und der Indicator für eine geregelte Sexualfunktion und genitale Gesundheit (Runge, 1949). Es muß also eine Ovulation stattgefunden haben (ovulatorischer Cyclus). Der biphasische Ablauf ist nachweisbar:

1. durch die histologische Untersuchung des Endometrium kurz vor oder bei Beginn der Blutung.

2. durch die Messung der Basaltemperaturkurve,

3. durch den cytologischen Nachweis der auf die Oestrogenwirkung folgenden Progesteronwirkung,

4. durch die Untersuchung des Cervixschleims (Kristallisationstest),

5. durch die Bestimmung der Hormonausscheidung.

Zeitliche Verschiebungen innerhalb des biphasischen Cyclus im Sinne einer Verkürzung (Polymenorrhoe) oder Verlängerung (Oligomenorrhoe) des blutungsfreien Intervalls kommen als biologische Varianten des cyclischen Geschehens mit individuell unterschiedlicher Häufigkeit vor. Die Ursache für derartige Ereignisse liegt vorwiegend in der zentralen Steuerung, die auch auf psychische Reize reagiert. Es ist zweckmäßig, eine Unterteilung in cyclusstabile und cycluslabile

Patientinnen zu treffen. Von den angegebenen Untersuchungen eignen sich insbesondere die Verfolgung der Basaltemperatur und der cytologischen Veränderungen im Vaginalsekret für die genauere Analyse der zeitlichen Verschiebung und für die Bestimmung des Ovulationstermins. Dem Kliniker dienen diese Methoden für die Festlegung des Empfängnisoptimums in Fällen von Sterilität.

Die *Pseudomenstruation* ist eine Follikelabbruchblutung, der vorausgegangene Cyclus war monophasisch, anovulatorisch. Trotz Ausbleibens des Follikelsprungs und Fehlens der nachfolgenden Luteinisierung kann die Blutung zum erwarteten Zeitpunkt einsetzen und klinisch einer echten oder nur leicht verstärkten Menstruationsblutung (Hypermenorrhoe) gleichen. Dieses Ereignis ist während des Einspielens und Ausspielens der Ovarialfunktion (Pubertät und Klimakterium) physiologisch, in der Geschlechtsreife aber als unfruchtbarer Cyclus an der Grenze des Physiologischen, da zu keiner Zeit des Intervalls eine Empfängnismöglichkeit gegeben ist. Es wird heute vermutet, daß derartige Ereignisse in der Geschlechtsreife nicht selten vorkommen, daß also biphasische Cyclen und monophasische Cyclen auch bei gesunden Frauen in wechselnder Häufigkeit ablaufen. DÖRING (1958) hat eine Patientin beobachtet, die während der Wintermonate einen biphasischen und während der Sommermonate vorwiegend einen monophasischen Cyclus aufwies.

Für das Ausbleiben der Ovulation können Situationsfaktoren verantwortlich gemacht werden, die über die zentrale Steuerung einwirken. Seit einiger Zeit gewinnt die Möglichkeit, die Ovulation durch Hormone zu unterdrücken und damit auf dem Wege über einen künstlichen unfruchtbaren Cyclus die Geburtenregelung zu betreiben, immer mehr an Bedeutung.

Die Diagnose wird am besten durch den gleichförmigen Verlauf der Basaltemperatur und durch wiederholte cytologische Untersuchungen gestellt (s. oben unter passagere Hyperfollikulinie). Die typischen Veränderungen der Luteinphase bleiben aus.

Die *Hypo-Oligomenorrhoe* kennzeichnet sich durch den hypofollikulinen Ausstrich, wobei durch fortlaufende cytologische Untersuchungen geklärt werden sollte, ob cyclische Veränderungen auftreten oder ein acyclischer, anovulatorischer Ablauf besteht. Die Oestrogenproduktion bleibt unter dem Schwellenwert, der eine ausreichende Proliferation des Endometrium erzielt, während das Vaginalepithel noch mit einer Ausreifung antwortet. Nach HOFFMANN et al. (1953) soll es im Uterus lediglich zur Abstoßung der obersten Schleimhautschichten kommen, während die Endometriumreste sich zur Proliferationsschleimhaut zurückbilden. Dabei ist der Wiederaufbau der Schleimhaut verzögert, das Intervall infolgedessen verlängert. In extremen Fällen kann in einem biphasischen Cyclus die Abstoßung der Schleimhaut und damit die Menstruation ganz ausbleiben; die Rückbildung des Endometrium erfolgt allein durch Schrumpfung (PHILIPPE et al., 1966). OBER (1955) hält eine nicht näher faßbare unzulängliche Ansprechbarkeit der Uterusschleimhaut auf Ovarialhormone für möglich, die einer hormonalen Behandlung zugänglich ist.

Zur Abklärung des Krankheitsbildes wird man neben der Basaltemperaturmessung und der cytologischen Untersuchung auf die histologische Untersuchung des Endometrium (am besten am ersten Blutungstag abradiert) nicht verzichten können.

Die Amenorrhoe in der Geschlechtsreife. Eine physiologische Amenorrhoe während der Geschlechtsreife ist nur zur Zeit der Gestation und der Lactation gegeben. Alle anderen Amenorrhoeformen sind als pathologisch aufzufassen, seien sie primär oder sekundär aufgetreten. Der Kliniker ist bestrebt, zwischen organbedingten und funktionellen Amenorrhoen zu unterscheiden, wobei die letzteren

Tabelle 3. *Bewertung der Testmethoden bei primärer Amenorrhoe.* (Nach WAGNER, 1952)

Art der primären Amenorrhoe	Basaltemperaturkurve	Scheidenabstrich (Papanicolaou)	Histologie (Endometrium)	Oestrogentest	Progesterontest	Gonadotropintest	Gonadotropinausscheidung
1. Uterine Amenorrhoe (Fehlen des Endometrium)	normal (biphasisch)	normal (Oestrogen- und Luteinphase)	keine Schleimhaut	θ	θ	θ	normal
2. Ovarielle Amenorrhoe (Fehlen des Ovars)	uncharakteristische Schwankungen	keine oestrogene Funktion	atrophisches Endometrium	+	θ	θ	vermehrt
Unterfunktion des Ovars (Ovarialinsuffizienz)	monophasisch	schwache oestrogene Funktion oder negativ	niedere Funktionalis	+	+	θ	normal bis vermehrt
3. Hypophysäre Amenorrhoe	monophasisch	keine oder geringe oestrogene Funktion	niedere Funktionalis	+	θ (gelegentlich +)	+	fehlt oder vermindert
4. Hypothalamische Amenorrhoe	monophasisch	keine oder geringe oestrogene Funktion	niedere Funktionalis	+	θ (gelegentlich +)	+ oder θ	normal

+ = Blutung, θ = keine Blutung.

unterteilt werden in ovarielle und diencephale (hypophysär oder hypothalamisch). Da den quantitativ-chemischen Hormonbestimmungen noch insofern Mängel anhaften, als den gefundenen Ausscheidungswerten die biologische Aktivität nicht zu entsprechen braucht, sind funktionelle Amenorrhoeteste entwickelt worden, die Rückschlüsse auf den Sitz der Störung gestatten.

WAGNER (1952) hat die verschiedenen Testmethoden unter Einschluß der Cytologie miteinander verglichen (s. Tabelle 3).

Von Vaginalausstrichserien aus gesehen, würde die folgende Unterteilung möglich sein:

Tabelle 4. *Vergleich zwischen Vaginalausstrich und histologischem Befund bei den verschiedenen Formen der Amenorrhoe*

Art der Amenorrhoe	Vaginal-ausstrich (Funktions-zellbild)	Ovar	Endometrium
Vaginalcervicale Amenorrhoe (primäre oder sekundäre Atresie bzw. Verschluß z. B. post abrasionem)	normal (biphasisch)	normal	normal (sekundär verändert)
Uterine Amenorrhoe (Fehlen des Uterus oder des Endometrium)	normal (biphasisch)	normal	a) fehlt oder ist zerstört (z. B. Verödung des Cavum nach Abrasio) b) atrophisch (spricht auf Ovarialhormone nicht an) c) cyclusgerecht, aber keine menstruelle Abstoßung
Funktionelle Amenorrhoe	hyper-follikulin	*Follikelpersistenz;* Granulosazelltumor	hyperplastisch
	hyperluteal	*Corpus luteum-Persistenz*	sekretorisch hypertrophiert (meist unerkannte Gravidität)
		Corpus luteum graviditatis	Gravidität
	hypo-hormonal cyclisch	unterschwellige Ovarialfunktion biphasisch	unterwertige Sekretion
(Generative, psycho-genetische und hypo-thalamische Amenorrhoe)	hypo-hormonal acyclisch	*Ovarialinsuffizienz (poly-cystische Ovarien, Stein-Leventhal-Syndrom)*	ruhend
	androgen	Bremsung der gonadotropen Funktion des HVL durch Androgene der Nebenniere oder eines Ovarialtumors (Arrhenoblastom, Hiluszelltumor)	a) ruhend b) Genitalhypoplasie (adreno-genitales Syndrom)
	atrophisch oder androgen	a) *Agenesie* und *Dysgenesie der Ovarien (Turner-Albright-Syndrom, fetale Kastration)* b) *postnatale Kastration* c) *hypophysäre Insuffizienz (Sheehan-Syndrom)*	atrophisch bei schwerer genitaler Hypoplasie

Eine ähnliche Unterteilung hat kürzlich auch Wachtel (1966) vorgenommen. Bei einer derartigen Einteilung ist erneut zu berücksichtigen, daß letztlich der Cytologe mit Sicherheit nur das Fehlen von hormonalen Impulsen überhaupt oder eine oestrogene Stimulation feststellen kann. Die Zwischenbilder, die durch das Zusammenwirken mehrerer Hormone zustande kommen, können gelegentlich zu erheblichen Fehldeutungen führen. Dies gilt insbesondere für die Abgrenzung des als androgen bezeichneten Ausstrichtyps gegen den hypohormonalen acyclischen.

Außerdem ist zu berücksichtigen, daß z. B. das Auftreten einer mittleren Proliferation entsprechend dem androgenen Ausstrichtyp eine Lokalisation der Androgenbildung nicht zuläßt. Beim Stein-Leventhal-Ovar fanden Smolka und Soost (1965) vorwiegend diese mittlere Proliferation. Waren Vermännlichungserscheinungen vorhanden, so ergab die histologische Untersuchung der Ovarien häufig eine Thecahyperplasie und zahlreiche Hiluszellnester, denen die Funktion einer interstitiellen Drüse nach Art der Leydigschen Zwischenzellen zugeschrieben wird. Bei hochgradig unterentwickelten Eierstöcken (Ovarialagenesie bzw. -hypoplasie nach Philipp, 1952, 1956) wurden ebenfalls neben atrophischen Ausstrichbildern androgene Zelltypen gefunden (Smolka und Soost, 1965), wobei an eine Androgeneinwirkung der Nebenniere zu denken ist.

Bei der Dysgenesie der Ovarien (frühembryonale Zerstörung der Keimdrüsenanlage vor der Differenzierung in Ovar oder Hoden: fetale Kastration) kann neben dem atrophischen auch ein androgener Ausstrich gefunden werden. Die Patientinnen, bei denen ein extrem hypoplastischer Uterus mit infantilen Tuben vorhanden und das äußere Genitale hochgradig unterentwickelt ist, zeigen weitere Anomalien. Das Wachstum ist retardiert, Habitus und Psyche sind infantil, Skeletanomalien, Augenmißbildungen und Gefäßstörungen können vorhanden sein, so daß die Diagnose durch das klinische Bild bestimmt ist (Turner-Albright-Syndrom).

In geringerem Maße findet man diese Veränderungen bei der postnatalen Zerstörung der Keimdrüsen durch Infektionen in der Kindheit (postnatale Kastration). Auch hier ist das Krankheitsbild durch die primäre Amenorrhoe, genitale Hypoplasie, Kleinwuchs und Fehlen der sekundären Geschlechtsmerkmale gekennzeichnet. Der Vaginalausstrich kann ein atrophisches oder androgenes Bild zeigen.

Die Nekrose des Hypophysenvorderlappens, die gelegentlich nach Geburten auftritt, bringt, wenn sie nicht unmittelbar zum Tode führt, eine sekundäre Involution anderer endokriner Drüsen mit sich (Nebennierenrinde, Schilddrüse und Ovar). In klassischen Fällen bildet sich das Sheehan-Syndrom aus: Auf eine Hypo- bzw. Agalaktie im Wochenbett mit Atrophie der Brüste folgen Rückbildungserscheinungen im Bereich des Genitales, verbunden mit Amenorrhoe und Frigidität, der Ausstrich ist atrophisch. Im klinischen Bild treten dann hinzu die Insuffizienzerscheinungen der Nebennierenrinde (Asthenie, Störung des Zukkerhaushalts, Depigmentation) und der Thyreoidea (trophische Störung, Obstipation, Antriebsschwäche, manchmal bis zur Ausbildung eines Myxödems).

Hypophysäre Insuffizienzerscheinungen mit Einschränkung der gonadotropen Funktion werden auch bei schweren Erkrankungen, Marasmus und Hunger beobachtet. Hier kommt es ebenfalls zur sekundären Amenorrhoe mit atrophischem Ausstrichbild.

Die diencephale Regulationsstörung auf Grund besonderer Notstände führt zur Situationsamenorrhoe oder Notstandsamenorrhoe. Bei einigen derartigen Fällen, die wir zu beobachten Gelegenheit hatten, war die Proliferationshöhe im Vaginalsekret durchaus uneinheitlich, wir fanden vorwiegend hypohormonale, teils cyclische, teils acyclische Verläufe.

In allen Fällen müssen zur Beurteilung von Proliferationsschwankungen Abstrichserien ausgewertet werden.

e) Das Klimakterium

Der Begriff des Klimakteriums wird in der Literatur nicht einheitlich verwendet und daher hier zunächst wie folgt definiert.

Das Klimakterium ist der Wechsel aus der Geschlechtsreife in die Menopause und als solcher der Zeitraum, in dem das Ovar aus der vollen vegetativen und generativen Funktion langsam in die Ruhepause übergeht. Dieser Übergang erfolgt im allgemeinen nicht abrupt, so daß also auf die letzte echte Menstruation nicht unmittelbar die Postmenopause folgt, sondern es kommt zunächst zu gehäuften anovulatorischen Abläufen, die sich durch mehr oder weniger unregelmäßige Blutungsintervalle kennzeichnen, um schließlich in die amenorrhoische Phase nach der Menopause einzumünden. Diese Übergangszeit ist charakterisiert durch mannigfache subjektive Beschwerden (Wechseljahre), von denen Hitzewallungen, Schweißausbrüche, allgemeine Unruhe, gelegentlich auch leichte psychotische Erscheinungen neben den Blutungsstörungen am meisten auffallen. Diese klinische Einteilung entspricht den drei Phasen von ZONDEK (1953):

1. polyfollikuläre,
2. hypofollikuläre,
3. hypergonadotrope,

wobei das Auftreten erheblicher Beschwerden mit dem Beginn der dritten Phase zusammenfällt.

Der ungeordnete Ablauf der Ovarialfunktion führt zu den mannigfaltigsten cytologischen Befunden. Ein *hochoestrogener* Ausstrich ist der Hinweis darauf, daß eine Follikelpersistenz besteht. In diesen Fällen muß mit einer Abbruchblutung gerechnet werden; eine Therapie mit Gestagenen erscheint sinnvoll. Schwankungen im Oestrogeneffekt lassen sich nicht selten nachweisen, so daß ein *hyperoestrogener* Ausstrich mit einem *hypoestrogenen* abwechseln kann.

Überwiegend ist der von WIED (1954) als *androgen* bezeichnete Ausstrichtyp vertreten. Dies gilt insbesondere bei erheblichen subjektiven Symptomen. WIED hat bei 300 derartigen Fällen 221 mal den androgenen Typ beobachtet, 65 mal war ein deutlicher, wenn auch schwacher Oestrogeneffekt erkennbar, wobei der Anteil der Superficialzellen mit pyknotischem Kern niemals mehr als 30 % ausmachte. Eine Atrophie ließ sich in keinem Fall nachweisen. Unter der Therapie mit Oestrogenen kam es zu der typischen Epithelreaktion mit Abflachung der Zellen, Kernpyknose, Acidophilie, Einzellagerung der Zellen und verminderter Leukocytenzahl. Eine Gewöhnung an Oestrogene wurde auch bei mehrfach wiederholter Dosis weder am Vaginalepithel noch subjektiv festgestellt. Nach Erhöhung der Dosis mit Androgenen wurde lediglich bei den selten vorhandenen atrophischen Ausstrichtypen eine Steigerung der Epithelproliferation gesehen, während das androgene Ausstrichbild sich — wie zu erwarten — nicht veränderte. Subjektive Beschwerdefreiheit wurde bei 70 % der so Behandelten erreicht. Gelegentlich kam es jedoch auch zur Verstärkung der Beschwerden.

Der *atrophische* Ausstrichtyp, der also den bereits eingetretenen Übergang in die Ruhepause kennzeichnet, ist im Klimakterium nur selten vertreten. Nach WIED (1953) haben diese Patientinnen nicht unter Ausfallserscheinungen zu leiden. Unter der Behandlung mit Kombinationspräparaten von Oestrogen und Androgen finden wir selten eine bis zur oestrogenen Stufe aufsteigende Proliferation, dagegen kommt es zu einer Verminderung der Leukocytenzahl, der Ausstrich wird gleichmäßiger und reiner.

Nach diesen Bemerkungen ist der cytologische Befund im Klimakterium für den Entschluß und die Wahl einer hormonalen Therapie von Bedeutung. Bei geringfügigen Beschwerden mit atrophischem Ausstrich ist eine Hormonbehandlung nicht angezeigt, wenn notwendig, können Sedativa gegeben werden. Ist ein erhöhter Oestrogeneffekt nachweisbar (polyfollikuläre Phase mit Hyperfollikulinie), so kann das hormonelle Gleichgewicht gelegentlich durch die Verabreichung von Progesteron oder einer gestagenwirkenden Substanz vorübergehend wiederhergestellt werden. Bei erheblichen Beschwerden und androgenem Ausstrich kommt ein Oestrogen-Androgen-Präparat in Frage. Hierbei soll der Follikelhormongehalt so niedrig sein, daß keine Proliferationserscheinungen am Endometrium auftreten, bzw. muß der Testosterongehalt hoch genug sein, um eine proliferative Wirkung des Follikelhormons auf das Endometrium zu unterdrücken. Dabei dürfen Virilisierungserscheinungen nicht auftreten. Die Kombination der beiden Hormone muß ausreichen, um die gonadotrope Funktion des Hypophysenvorderlappens so weit zu bremsen, daß die Ausscheidung von Gonadotropin im Bereich des Normalen liegt (Geese und Wied, 1953).

f) Die Postmenopause

Der Begriff der *spontanen Postmenopause* wird hier verwendet für den Zeitraum, der sich an das Klimakterium anschließt (Postklimakterium mit Übergang in das Senium) und dadurch charakterisiert ist, daß funktionelle Blutungen ausgeschlossen sind. Damit kann eine Postmenopausenblutung immer als der Ausdruck einer pathologischen Veränderung aufgefaßt werden, die der sofortigen Abklärung bedarf. Um die klimakterische Übergangszeit, in der noch anovulatorische Cyclen mit unregelmäßigen Blutungen funktionellen Ursprungs auftreten können, mit Sicherheit aus der Betrachtung auszuschließen, kann die Postmenopausenblutung definiert werden als eine genitale Blutung beliebigen Charakters, die nach einem blutungsfreien Intervall von mindestens 2 Jahren nach Abschluß der letzten Blutung auftritt. In Anlehnung an diese Definition erscheint es zweckmäßig, von Postmenopause erst dann zu sprechen, wenn seit der letzten Blutung am Ende der Geschlechtsreife bzw. des Klimakteriums mehr als 2 Jahre vergangen sind. Soweit sich die folgenden Ausführungen auf eigene Untersuchungen stützen, bedeutet „frühe Postmenopause" den Zeitraum von 2—10 Jahren, „späte Postmenopause" den Zeitraum von 11 bis mehr Jahren nach der letzten Blutung. Im Schrifttum stimmen zahlreiche Autoren mit dieser Einteilung nicht überein, ihre Ergebnisse sind daher nicht ohne weiteres vergleichbar.

Von der spontanen muß die *künstliche Postmenopause* unterschieden werden, bei der die Ovarien abrupt durch Operation oder Bestrahlung ausgeschaltet werden. Während es sich bei älteren Frauen hier um einen schnellen Abschluß der schon nachlassenden vegetativen Ovarialfunktion handelt, wird bei jüngeren Frauen die noch voll funktionierende vegetative und generative Tätigkeit der Ovarien vorzeitig beendet (Kastration). Die Auswirkungen auf das Endometrium sind unterschiedlich.

Schließlich müssen hier noch die Patientinnen erwähnt werden, bei denen lediglich der Uterus entfernt und damit die uterine Blutung ausgeschaltet wird, während eines oder beide Ovarien belassen werden. Dabei hat, wie tierexperimentell gezeigt werden konnte (Deanesly und Perry, 1965; Donovan, 1965, u. a. m.) die Ausschaltung des Erfolgsorgans Rückwirkungen auf die erhaltene Ovarialfunktion und auf die endokrine Gesamtlage, wenn auch in wesentlich geringerem Maße als bei der Kastration.

Bereits Papanicolaou (1933) hat neben dem *atrophischen Postmenopausenausstrich* auch einen „*crowded menopausal type*" beschrieben, der einer mittleren

Proliferation des Vaginalepithels entspricht. Da sich diese Proliferationshöhe aus einem atrophischen Ausstrich nach Zufuhr von androgenem Hormon aufbauen läßt, ist geschlossen worden, daß nach dem Erlöschen der Oestrogenbildung die im Ovar und in der Nebenniere produzierten Androgene zur Wirkung kommen. Daher wird dieser Ausstrichtyp auch als „androgener" oder „adrenogener" Ausstrich bezeichnet (WIED, 1954). Neben diesen beiden Ausstrichbildern kann man nach der Menopause aber auch eine eindeutige *hohe oestrogene Proliferation* beobachten, so daß damit gerechnet werden muß, daß die Oestrogenbildung durchaus nicht mit dem Erlöschen einer cyclischen Ovarialfunktion oder nach einigen acyclischen Blutungen und dem Übergang in die postklimakterische Amenorrhoe beendet ist. Derartige oestrogene Effekte lassen sich bei einigen Patientinnen mit angedeuteten Schwankungen in der Proliferationshöhe gelegentlich bis weit in das Senium hinein nachweisen. Das besondere Problem einer derartigen oestrogenen Stimulation liegt in der Vorstellung, daß das weibliche Proliferationshormon Bildung und Wachstum von Neoplasien, insbesondere von Korpuscarcinom anregen könnte (DRUCKREY, 1951; HUBER und BESSERER, 1952; HUSSLEIN und SCHÜLLER, 1952; DALLENBACH-HELLWEG, 1964; weitere Literatur s. dort). Wenn diese Auffassung berechtigt ist, so würde die Beobachtung eines hochproliferierten Ausstrichs in der Postmenopause für den Untersucher ein wichtiger Hinweis sein (LIMBURG, 1949, 1950, 1951; CRAMER und WILDNER, 1953; KOFLER, 1954; HIRSCH-HOFFMANN, 1958). Insbesondere hat sich WACHTEL (1958) mit dieser Frage beschäftigt und angegeben, daß ein hoher Verhornungsindex mit dem Vorhandensein eines Genitalcarcinoms häufig zusammentreffe, daß die erneute Proliferation aus einem atrophischen Bild nach der Behandlung eines Carcinoms für ein auftretendes Rezidiv spreche und daran die Hypothese geknüpft, daß malignes Gewebe fähig sei, oestrogenwirksame Substanzen zu bilden.

Schließlich hat LIMBURG (1951) darauf hingewiesen, daß sich nicht selten der Postmenopausenausstrich durch ein Nebeneinander aller Zellformen auszeichnet. Das Auftreten von Parabasal-, Intermediär- und Superficialzellen in wechselnder Zusammensetzung nennt er *Mischtyp*. Voraussetzung für die Diagnose eines Mischtyps ist, daß die beobachteten Parabasalzellen vaginalen Ursprungs und damit Ausdruck einer Funktionslage, aber nicht cervicale Parabasalzellen aus Reparationsprozessen sind. Eine Unterscheidung dieser Zellformen ist fast immer möglich, da die cervicalen Zellen einen größeren, meist hyperchromatischen Kern haben und im ganzen kleiner sind als die vaginalen mit reichlich Cytoplasma, kleinerem und weniger anfärbbarem Kern.

Gelegentlich wird das cytologische Bild nach der Menopause beherrscht von kleinen polygonalen Zellen mit dichten kleinen Kernen, die sich auch rot anfärben können. Das Zellbild ist im allgemeinen dürftig. Es wird als *Mangeltyp* bezeichnet (STOLL und LEDERMAIR, 1960) und scheint Ausdruck einer Epidermisierung des atrophischen Epithels mit Anläufen zur Kornifikation zu sein, wie man dies bei Descensus mit Pachydermie beobachtet.

Es lassen sich damit für die Postmenopause folgende Ausstrichtypen aufstellen:

a) Der *hochproliferierte (oestrogene) Ausstrich:* vorwiegend Superficialzellen mit pyknotischem Kern.

b) Der *Ausstrich der mittleren Proliferation* („*crowded menopausal*" oder adrenogen oder androgen): vorwiegend Intermediärzellen.

c) Der *atrophische Ausstrich (keine hormonale Wirkung):* vorwiegend basale und parabasale Zellen.

d) Der *Mischtyp*, in dem alle Zellformen vertreten sind, möglicherweise als Ausdruck einer lokal unterschiedlichen Proliferationshöhe im Bereich des Vaginalraumes.

e) Der *Mangeltyp* als Ausdruck einer zur Epidermisierung führenden Irritation des atrophischen Epithels (vor allem bei Descensus).

Über die Verteilung der einzelnen Ausstrichtypen liegen zahlreiche Untersuchungen vor, die im wesentlichen mit den eigenen Ergebnissen übereinstimmen:

Menopausendauer	Hohe Proliferation		Mittlere Proliferation		Atrophie		Gesamt
2—10 Jahre	124	(21 %)	328	(55 %)	147	(24 %)	599
11 bis mehr Jahre	70	(14 %)	254	(49 %)	188	(37 %)	512
	194		582		335		1111

Aus P. Stoll und O. Ledermair (1960).

Hierbei ist der Mischtyp nach Limburg (1951) nach der vorherrschenden Zellart eingeordnet und der Mangeltyp nach Stoll und Ledermair (1960) (unter 4 % der Gesamtzahl) unberücksichtigt geblieben. Die zur Untersuchung herangezogenen Patientinnen befanden sich mindestens 2 Jahre nach der spontanen Menopause, eine operative oder Röntgen-Radiumbehandlung war nicht vorausgegangen, eine Hormonbehandlung innerhalb der vorangehenden 6 Monate war durch exakte Erhebung der Anamnese auszuschließen, die klinische Untersuchung ergab keinen Anhalt für einen etwa vorhandenen Ovarialtumor.

Von den 1111 Patientinnen wurden im Anschluß an die Erstuntersuchung 100 mehrfach in den folgenden Jahren nachkontrolliert. Hierbei ergab sich eine Konstanz lediglich beim atrophischen Ausstrichtyp: In der Gruppe A behielten 84 %, in der Gruppe B 75 % diesen Ausstrichtyp bei, während in den übrigen Fällen Schwankungen der Proliferation erkennbar waren, die jedoch lediglich in Ausnahmefällen die oestrogene Proliferationshöhe erreichten. Wurde dagegen bei der Erstuntersuchung eine hohe Proliferation gefunden, so blieb diese in der Gruppe A lediglich bei 20 %, in der Gruppe B bei 15 % erhalten; in den übrigen Fällen ging die Proliferationshöhe in beiden Gruppen bei 40 % auf eine mittlere Stufe, bei weiteren 40 % auf die Atrophie zurück.

Daraus muß geschlossen werden, daß der Ausstrich mit zunehmendem Alter zwar die Tendenz hat, atrophisch zu werden und damit den ahormonalen Zustand des Seniums auszudrücken, daß aber Schwankungen bis ins hohe Alter hinein vorkommen. Bei den anhaltend hochproliferierten Ausstrichen, bei denen auf eine fortgesetzte oestrogene Wirksamkeit geschlossen werden mußte, wurde die Leberfunktion geprüft in der Vorstellung, daß bei einer herabgesetzten Leberleistung der Abbau der endogen gebildeten geringen Oestrogenmenge unvollständig bleibt, so daß diese Mengen periphere Wirksamkeit entfalten. Dafür sprechen unter anderem auch die Beobachtungen von Speert (1949) über das gehäufte Auftreten von Hyperoestrogenismus und Endometriumcarcinom bei Patientinnen mit Lebercirrhose. Die Frage, ob auch die sexuelle Aktivität nach der Menopause die Proliferationshöhe beeinflussen kann, ließ sich noch nicht eindeutig beantworten.

Daß die *Oestrogenproduktion nach der Menopause* nicht erlischt, ergeben auch die histologischen Untersuchungen am Endometrium. Parks et al. (1958) fanden bei 335 Frauen, die sich bereits 2—35 Jahre in der Postmenopause befanden, dreimal ein hyperplastisches und einmal ein proliferiertes Endometrium. Von anderen Untersuchern werden bedeutend mehr oestrogenstimulierte Proliferationsvorgänge im Endometrium gefunden (Randall, 1957), wobei allerdings der Beurteilungsmaßstab nicht einheitlich ist. Unsere eigenen Untersuchungen (Stoll und Ledermair, 1960) bei 196 Frauen über 65 Jahren (Obduktionsfälle) ergaben 10mal eine ausgeprägte und 36mal eine angedeutete Proliferation. Die letzte Blutung lag in allen Fällen mehr als 10 Jahre zurück.

Vergleicht man diese Ergebnisse mit den Befunden bei Postmenopausenpatientinnen, die erneut eine uterine Blutung aufwiesen, so ist der Anteil an oestrogenstimulierten Endometrien erheblich höher. Bei 421 Fällen fanden wir 20mal eine gute Proliferation und 44mal eine Hyperproliferation, 3mal sogar eine Sekretionsphase, letztere allerdings nur innerhalb der frühen Postmenopause (2—5 Jahre nach Erlöschen der Blutung).

Diese Befunde weisen darauf hin, daß Oestrogene nach der Menopause noch eine weitreichende proliferative Gewebswirksamkeit entfalten, die sich am Endometrium und am Vaginalepithel leicht nachweisen läßt, wahrscheinlich aber auch für die Mamma und für andere epitheliale Bereiche vorhanden ist. Es ist daher nicht von der Hand zu weisen, daß die Noxe, die endogen wirksam das ganze Genitalsystem trifft und gut- und bösartige Proliferationen hervorruft, ein mit dem Follikelhormon identischer oder ihm in seiner biologischen Wirksamkeit nahe verwandter Stoff ist (HUBER, 1953). Der Einfluß der Oestrogene auf die Bildung von Systemcarcinomen nach der Menopause ist demzufolge Gegenstand zahlreicher Untersuchungen gewesen (LIMBURG, 1951; HUBER und BESSERER, 1952; WIED, 1953; KOFLER, 1954). Ein abschließendes Ergebnis liegt zu dieser Frage noch nicht vor. HUBER und BESSERER (1952) fanden bei 129 Fällen (77 gutartige Proliferationen und 52 Systemcarcinome) in 84 % eine hohe und deutliche Proliferation. Das Fehlen einer oestrogenen Funktion im Vaginalausstrich soll daher bei differentialdiagnostisch schwer abgrenzbaren Fällen gegen das Vorliegen eines Systemcarcinoms sprechen. Ein Vergleich mit den Ausstrichbildern bei Gesunden zeigt jedoch, daß die Unterschiede wenig signifikant sind. Unterteilt man die oben angegebenen 1111 Fälle von STOLL und LEDERMAIR (1960) entsprechend, so ergibt sich:

Menopausendauer	Kein Proliferationsprozeß		Proliferationsprozeß		
			gutartig	bösartig Collum	bösartig Corpus
2—10 Jahre	hohe Proliferation	46 15%	45 28%	18 25%	15 24%
	mittlere Proliferation	185 60%	80 51%	32 45%	31 50%
	Atrophie	77 25%	33 21%	21 30%	16 26%
11 und mehr Jahre	hohe Proliferation	32 11%	15 17%	14 20%	9 15%
	mittlere Proliferation	155 53%	49 55%	30 42%	20 25%
	Atrophie	108 37%	25 28%	26 37%	29 50%

Die weitläufige Unterteilung läßt die Patientinnenzahl innerhalb der einzelnen Gruppen klein werden, erscheint jedoch im Hinblick auf die Menopausendauer gerechtfertigt. Tatsächlich liegt die hohe Proliferation des Vaginalepithels bei den Gesunden in allen Fällen niedriger als in der Vergleichsgruppe, dagegen ist der Anteil der atrophischen Ausstriche in allen Gruppen etwa gleich, zumindest bei den Patientinnen mit proliferativen Prozessen nicht zugunsten einer hohen Proliferation erniedrigt. Beim Corpuscarcinom im Senium wurden 50 % atrophische Ausstriche gefunden.

STOLL und LEDERMAIR (1960) sind daher der Ansicht, daß für das Tumorwachstum eigene Gesetzmäßigkeiten gelten, die von der Follikelhormonwirkung anscheinend nur insofern beeinflußt werden, als die Manifestation des Tumors nach der Menopause bei anhaltender Oestrogeneinwirkung vorverlegt wird.

Die cytologischen Befunde bei Gesunden sind von WIED (1954) u. a. bestätigt worden.

Beschränkt man sich in den Untersuchungen auf Patientinnen im Senium, die mindestens 18 Jahre in der Postmenopause sind, so fällt allerdings auf, daß bei den Frauen mit bösartigem Tumor oder gutartiger Gewebsproliferation die Differenzierungshöhe des Vaginalepithels gegenüber Gesunden statistisch größer ist (Stoll und Pecorari, 1961).

Ausgehend von den unterschiedlichen cytologischen Bildern bei gesunden Frauen nach der Menopause gewinnt aber die Frage Bedeutung, ob wir von der Proliferationshöhe her Auskunft über die endokrine Gesamtlage, seine Anpassungsfähigkeit und Leistungsfähigkeit im Alter erwarten dürfen. Die Sexualhormone spielen im Aufbaustoffwechsel (Anabolismus) eine besondere Rolle und kontrollieren mindestens teilweise das Gleichgewicht im Auf- und Abbau der Eiweißkörper. Ihr Ausfall kann zu Stoffwechselstörungen mit negativer Stickstoffbilanz und Gewichtsverlust führen, wie sie gelegentlich den Alterungsprozeß begleiten. Vergleichende cytologische Untersuchungen beim „Matronentyp" und beim „virilen Typ" der Postmenopause liegen noch nicht vor.

Das Vorherrschen des Ausstrichs mit mittlerer Proliferationshöhe (adrenale Proliferationsstufe) weist darauf hin, daß nach Ausfall der Ovarien das Gleichgewicht der Sexualhormone zugunsten der Androgene verschoben ist, als deren Bildungsort vorwiegend die Nebennierenrinde anzusehen ist. Die Enthemmung der Gonadotropinbildung in der Hypophyse bei der fortschreitenden Atrophie der Ovarien führt zu einer gesteigerten Gonadotropinausschüttung, zu deren Regulierung die Nebennierenrinde mit androgenem Hormon eingreift.

Die Ausprägung des typischen androgenen Ausstrichs im Vaginalsekret erlaubt jedoch keine Rückschlüsse auf die Menge der gebildeten Androgene oder ihren Bildungsort. Berücksichtigen wir, daß neben der Biosynthese von Androgenen verschiedener Wirksamkeit in Nebennierenrinde und Ovar auch die Leber aus Corticoiden Androgene zu bilden vermag, daß schließlich die Umwandlung von Androgenen in Oestrogene möglich ist, so müssen wir mit einer sehr komplexen peripheren Wirkung rechnen, die eine sichere Aussage über die einzelnen Komponenten des Komplexes nicht zuläßt. Die moderne Vorstellung von der Biosynthese der Gestagene, Androgene und Oestrogene, wie sie von Zander (1957, 1959) dargestellt ist, unterstreicht die außerordentliche Regulationsfähigkeit des endokrinen Systems und läßt die peripheren Veränderungen als ein Problem des quantitativen Zusammenspiels erscheinen. Jedenfalls haben wir zur Zeit über die Bedeutung der unterschiedlichen Proliferationshöhe im Vaginalsekret bei Frauen nach der Menopause keine sicheren Kenntnisse.

2. Funktionszellbild

Eine cytologische Diagnose des Funktionszustandes kann nur befriedigend sein, wenn sie in Zusammenhang mit den anamnestischen Daten und dem klinischen Befund gebracht wird. Zwei Zellbilder sind typisch und gestatten eine sichere Entscheidung: Der *atrophische Ausstrichtyp* erlaubt den Rückschluß, daß keine hormonale Stimulierung vorhanden ist, der *hochproliferierte Ausstrichtyp* wird ausschließlich durch Oestrogene erzielt. Zwischen beiden gibt es eine breite Variation der gemischten und mittleren Proliferationshöhe, die eine Aussage über die vorliegende Hormonwirkung nur unter Vorbehalt gestattet.

Aus diesem Grund ist die Auffassung über die zu wählende cytodiagnostische Aussage nicht einheitlich.

Stoll (1954) möchte lediglich von dem morphologischen Befund ausgehen und die Proliferationshöhe unverbindlich im Hinblick auf die vorliegende Hormonstimulation angeben:

Sehr hoch proliferiert (90 % Superficialzellen mit Karyopyknose).

Hoch proliferiert (70—80% Superficialzellen, etwa 50% eosinophil).

Mittlere Proliferation mit Neigung zur Ausreifung (bis zu 50 % Superficialzellen, bis zu 50 % eosinophil, die übrigen Zellen intermediär).

Mittlere Proliferation (bis 20 % Superficialzellen, 70—80 % Intermediärzellen, bis zu 10 % Parabasalzellen, weniger als 50 % eosinophil).

Mittlere Proliferation mit Neigung zur Atrophie (weniger als 10 % Superficialzellen, 50—60 % Intermediärzellen, über 40 % Parabasalzellen, weniger als 10 % eosinophil).

Nicht proliferiert (atrophisch, mehr als 70 % Parabasalzellen, unter 10 % Eosinophile).

Diese morphologische Diagnose wird durch den Zusatz: dem Cyclus entsprechend, dem Lebensalter nach zu erwarten oder nicht entsprechend, ergänzt, und die weitere Auswertung dem behandelnden Arzt überlassen.

WIED (1953) vertritt eine ähnliche Auffassung, ebenfalls REAGAN und PATTEN (1962). RAKOFF (1950, 1961) geht davon aus, daß lediglich das Follikelhormon als Proliferationshormon den Epithelaufbau bestimmt, regressive Veränderungen dagegen durch die gleichzeitige Wirkung anderer Hormone zustande kommen. Er unterteilt daher:

1. *Erheblicher Oestrogenmangel:* Nur basale und parabasale Zellen.

2. *Mäßiger Oestrogenmangel:* Parabasale und intermediäre Zellen.

3. *Geringer Oestrogenmangel:* Vorwiegend Intermediärzellen und Superficialzellen, vereinzelte parabasale Zellen.

4. *Geringer Oestrogeneffekt:* Superficialzellen, weniger als 20 % eosinophil.

5. *Mäßiger Oestrogeneffekt:* Superficialzellen, 20—40 % eosinophil.

6. *Erheblicher Oestrogeneffekt:* Superficialzellen, pyknotische Kerne, 40 % eosinophil.

7. *Angedeutete Regression:* Beginnende Auffaltung der Plattenepithelien.

8. *Mäßige Regression:* Viele Zellen zeigen Auffaltung und Haufenbildung.

9. *Erhebliche Regression:* Die meisten Zellen zeigen Auffaltung, Haufenbildung, zahlreiche Zellen mit Cytolyse.

TERZANO (1955) gibt im Vergleich zu den anamnestischen Daten eine Unterscheidung in:

1. *Eutrophischer Ausstrich:* Bestehend aus Superficial- und Intermediärzellen; Basal- und Parabasalzellen fehlen.
Hierbei wird unterteilt in:
Menstruationsphase: Erythrocyten, superficiale und intermediäre Zellen.
Follikelphase: Gut differenzierte Superficial- und Intermediärzellen.
Ovulation: Vorwiegend Superficialzellen mit pyknotischem Kern, die meisten eosinophil. Reines Bild.
Postovulationsphase: Desquamation in Gruppen, Auffaltung.
Lutealphase: Regressive Veränderungen, Navicularzellen.
Prämenstruelle Phase: Geringe Zunahme der Superficialzellen mit Kernpyknose.
Gravidität: Vorwiegend intermediäre Navicularzellen, Gruppenbildung.

2. *Hypertrophischer Ausstrich* (niedriger Oestrogenspiegel): Vorwiegend intermediäre und superficiale Zellen mit Kernpyknose. Einige Parabasalzellen, keine Eosinophilie.

3. *Atrophischer Ausstrich* (Fehlen von Oestrogen): Intermediäre und parabasale Zellen, zahllose Leukocyten, Schleim.

4. *Oestrogentherapie:* Wie in der Follikelphase, je nach applizierter Menge.

5. *Progesterontherapie:* Wie in der Lutealphase.

6. *Androgentherapie:* Bei menstruierenden Frauen regressive, bei Frauen mit atrophischem Bild proliferierende Wirkung.

PUNDEL (1952) berücksichtigt das Gesamtzellbild:

Zelltypen, Art der Abschilferung, Haufenbildung, Auffaltung, degenerative Zellveränderungen, Karyopyknose- und Eosinophilieindex, Reinheitsgrad und Anwesenheit von Trichomonaden (wodurch die Beurteilung gestört wird), und gibt die Diagnose in Zusammenhang mit den klinischen Angaben etwa in nachfolgender Weise:

7*

1. Ausstrich vom 10. Tag eines 28tägigen Cyclus: Normale Oestrogenstimulation für den betreffenden Tag vorhanden.

2. Ausstrich vom 14. Tag eines 28tägigen Cyclus: Ungenügender Oestrogeneffekt für den Zeitpunkt der Ovulation.

3. Ausstrich vom 23. Tag eines 28tägigen Cyclus: Mäßiger Oestrogeneffekt, keine Progesteronwirkungszeichen (Regression): anovulatorischer Cyclus wahrscheinlich, aber eine Ausstrichserie sollte zur genaueren Bestimmung gemacht werden.

4. Ausstrich einer 70jährigen Patientin: Abnorm hohe Proliferation für eine Frau nach einer Menopause vor 30 Jahren.

5. Ausstrich aus dem 5. Schwangerschaftsmonat: Nicht typisch für Schwangerschaft, manifeste hormonale Dysfunktion.

Die zurückhaltende Ausdrucksweise eines in der Funktionscytologie so erfahrenen Untersuchers wie Pundel ist in besonderer Weise geeignet, in der funktionellen Ausdeutung der gesehenen morphologischen Ausstrichbilder vorsichtig zu sein.

Meisels (1965) schlägt vor, den Oestrogeneffekt in Zahlen von 1—100 auszudrücken. Hierbei werden fünf Zelltypen unterschieden und unter Auszählung von 200 normalen Zellen mit einem Faktor multipliziert:

Superficial, eosinophil	%	× 1,0
Superficial, cyanophil	%	× 0,8
Indermediär, groß	%	× 0,6
Intermediär, klein	%	× 0,5
Parabasal	%	× 0,0

Der Progesteroneffekt dagegen wird geschätzt (fehlend, mäßig, deutlich, stark) auf Grund der drei Eigenschaften: Zusammenballung, Faltung, Verlust der scharfen Zellgrenzen.

a) Atrophie

Bei völligem Fehlen einer hormonalen Stimulation besteht das Vaginalepithel im histologischen Schnitt aus einer dünnen Lage von Basal- und Parabasalzellen, die eine klare Schichtung vermissen lassen. Zum Lumen zu sind die Zellen wenig abgeplattet, ihr Zellkern ist jedoch meistens groß, so daß die Charakteristika der tieferen Zellschichten erhalten bleiben. Die in das Epithel einsprossenden Capillarschlingen reichen bis unmittelbar unter die Oberfläche oder liegen insbesondere bei den häufig gefundenen entzündlichen Veränderungen im Epithel frei. Gelegentlich sind Capillaren verödet. Leukocytendiapedese ist in der Regel vorhanden.

Der Vaginalausstrich ist ausgesprochen charakteristisch (Abb. 36 und Farbtafel I a, S. 103), er setzt sich aus Basal- und Parabasalzellen zusammen, die Zell- und Plasmagröße schwankt. Nach Papanicolaou-Färbung ist der größte Teil der Zellen cyanophil, gelegentlich ausgesprochen blaßblau. Man findet aber auch vereinzelt eine eosinophile Darstellung des Cytoplasmas. Die Kerne sind nicht selten strukturlos, einheitlich dunkel (degenerative Veränderungen); daneben kommen aber immer die bläschenförmigen Kerne der unveränderten Parabasalzellen vor. Das Zellbild wirkt daher in seiner Gesamtheit häufig unruhig, vielgestaltig. Vorwiegend liegen die Zellen einzeln im Ausstrich; man beobachtet aber auch bei Verlust der Plasmagrenzen eine Haufenbildung, in der unregelmäßige, mehr oder weniger degenerierte Kerne frei zu liegen scheinen. Wied (1953, 1957) hat diese Erscheinung als „atrophische Zellkohäsion" bezeichnet. Schließlich kann das Cytoplasma ganz verschwinden, und es liegen mehr oder weniger strukturlose Kerne frei (degenerative Autolyse). Ist gleichzeitig eine stärkere Schleimbildung vorhanden, so spricht man von einem mucoiden Typ oder Mucosustyp (Shaerman et al., 1952). Der Ausstrich kann im ganzen verwaschen wirken. Leukocyten sind immer zahlreich vorhanden, die leichte Verletzlichkeit des dünnen Epithels läßt häufig auch Erythrocyten austreten. Leukocyten und Erythrocyten können zerfallen, Reste der zugrundegegangenen Leukocyten nehmen fadenförmige Gestalt an, die entfernt an Leptothrixfäden erinnern. Histiocyten werden in wechselnder Zahl angetroffen.

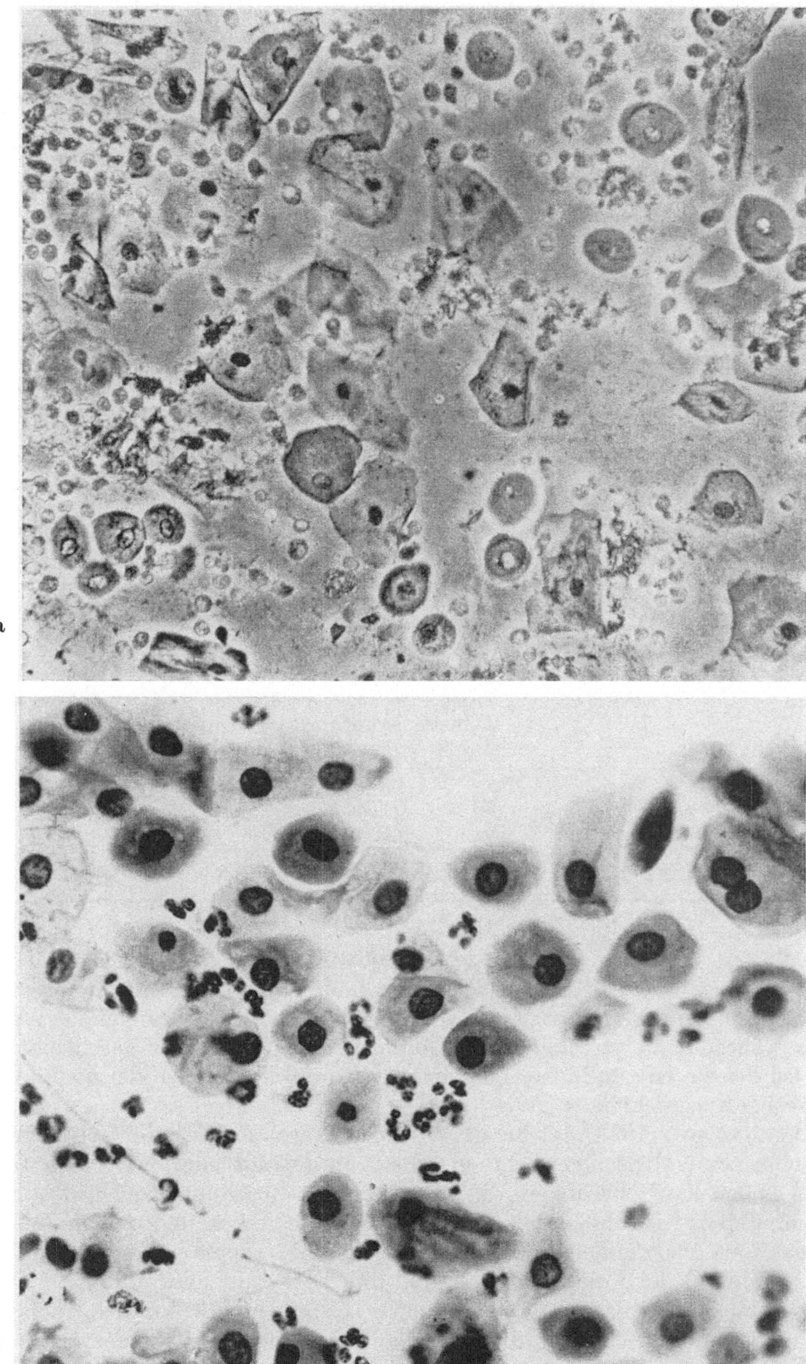

Abb. 36 a u. b. Vaginalausstrich nach der Menopause. Vorwiegend Basal- und Parabasalzellen sowie reichliche Leukocyten vor allem in a (atrophische Vaginitis). a Phasenkontrastbild, b Papanicolaou-Präparat

Infolge des Fehlens einer Glykogenbildung in den Basal- und Parabasalzellen kann eine Döderlein-Flora nicht aufgebaut werden, man findet eine ausgesprochene Mischflora.

Bei stärkeren entzündlichen Veränderungen im Sinne einer Alterskolpitis nimmt der Ausstrich ein besonders vielgestaltiges Bild an und gibt mit seinen Zellanomalien Veranlassung, an das Vorliegen eines Carcinoms zu denken. In diesen Fällen bringt eine Proliferationsanregung mit androgenem und oestrogenem Hormon, parenteral oder lokal appliziert, durch den induzierten Aufbau des Epithels bis zur mittleren oder oberflächlichen Zellage eine Klärung.

Das atrophische Epithel erfüllt seine Schutzfunktion nur noch unvollkommen. Es ist leicht verletzlich, und brüske Berührung führt fast immer zu einer oberflächlichen Läsion mit Blutaustritt.

Ein derartiger atrophischer Ausstrichtyp ist durchaus nicht die Regel nach der Menopause. Er wurde bei senilen Frauen mit einer Häufigkeit von 24 % (Shaerman et. al, 1952) oder 32 % (Wied, 1953) angetroffen. Stoll und Ledermair (1960) fanden ihn mit zunehmendem Postmenopausenalter häufiger, und zwar zwischen 2—10 Jahre nach der letzten Blutung mit 24 %, nach 11 Jahren mit 37 % vertreten, Stoll und Pecorari (1961) nach 18 Jahren und länger mit 58 % (Tabelle 5). Bei mäßiger Oestrogenbildung entsteht eine mittlere Proliferation, in der sich überwiegend Intermediärzellen finden lassen.

Tabelle 5. *Prozentsatz der hochdifferenzierten und der atrophischen Vaginalausstriche in der späten Menopause bei normalem oder gut- bzw. bösartig proliferiertem Portioepithel.* (Aus Stoll und Pecorari, 1961)

Patientinnen über 65 Jahre, durchschnittliche Postmenopause über 18 Jahre

Diagnose	Zahl der Fälle	Hohe Differenzierung 1 + 2	Mittlere Differenzierung 3 + 4	Atrophie 5 + 6
Maligne Tumoren	56	21 %	27 %	52 %
Benigne Tumoren	47	34 %	36 %	30 %
Kein Tumor	100	12 %	30 %	58 %

b) Cyclusphasen

Bevor wir auf die Wirkungsweise einzelner zugeführter Hormone auf das Vaginalepithel eingehen, betrachten wir zunächst die Veränderungen des Vaginalsekrets während des physiologischen biphasischen Cyclus der geschlechtsreifen Frau, bei der ein entzündlicher oder lokaler Prozeß im Bereich der ausführenden Genitalwege ausgeschlossen ist.

Papanicolaou (1933) hat bereits darauf hingewiesen, daß die Veränderungen im Cyclus beim Menschen nicht so scharf ausgeprägt sind, wie man dies bei Nagern finden kann, bei denen die ganz verhornten Schuppenzellen des Oestrus mit dem Metoestrus schlagartig verschwinden und runden und ovalen Zellen der Parabasalzone Platz machen. Beim Menschen findet keine vollständige Kornifizierung während der Follikelphase statt, und die Desquamation der Superficialschicht nach der Ovulation ist inkomplett, so daß Superficialzellen auch in der Lutealphase noch reichlich auftreten. Die Superficialzellen vermehren sich graduell während des Fortschreitens der Follikelphase und vermindern sich ebenso nach der Ovulation. Sie sind am reichlichsten um den Zeitpunkt der Ovulation im Ausstrich vertreten. „Die postovulatorischen Veränderungen sind das Ergebnis der zurückgehenden Ausscheidung des Follikelhormons" (Papanicolaou, 1933). Neuere Untersuchungen, insbesondere unter Anwendung gestagener Substanzen

in der Follikelphase, weisen darauf hin, daß nicht nur der Rückgang der Follikelhormonproduktion für die Veränderungen im Vaginalausstrich verantwortlich
ist, sondern auch das Auftreten des Corpus luteum-Hormons.

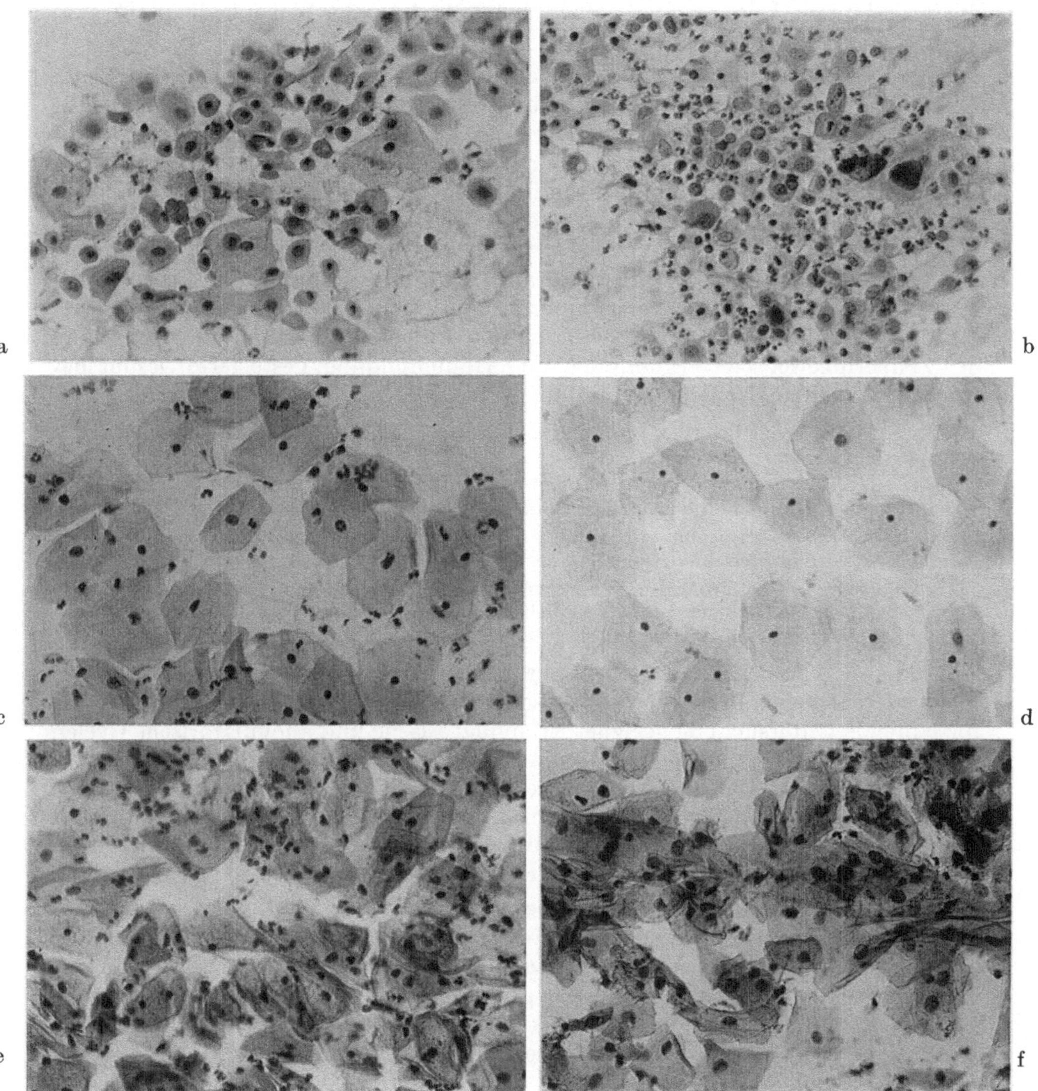

Farbtafel I. a Menopause: Atrophie des Vaginalepithels. b Carcinom im Vaginalausstrich.
c—f Ausstrichbild während des normalen menstruellen Cyclus: c 10. Tag; d 14. Tag; e 17. Tag;
f 25. Tag. a—f Färbung nach PAPANICOLAOU

Unter dem Einfluß des Oestrogen-Gestagen-Gemisches in der zweiten Cyclusphase proliferiert das Epithel nicht mehr zu seiner vollen Höhe, vielmehr bleibt
die Proliferation auf der Stufe der Intermediärzellen stehen. Es werden daher
keine Superficialzellen mehr frei, sondern Intermediärzell*gruppen*, deren Zusammenhang im Verband durch die stärker ausgebildeten Intercellularbrücken erhal-

ten bleibt. Gruppenbildung und Wechsel von der pyknotischen zur Bläschenform der Kerne gehen daher nicht auf Abwandlung der Superficialzellen, sondern auf Abschilferung der Intermediärzellen zurück. Die zunehmende Eosinophilie in der Proliferationsphase und die Farbverschiebung nach cyanophil in der Sekretionsphase sind durch Änderungen der elektrischen Ladung der Zellen bedingt (Ebner, 1954; Schlief, 1954).

Die Veränderung des Zellbildes nach der Ovulation muß als synergistischer Effekt der beiden wirksamen Hormone Oestrogen und Progesteron aufgefaßt werden. Das Maximum dieser Veränderung fällt mit dem Maximum der Pregnandiolausscheidung im Harn (ab 21. Tag) zusammen. Eine graduelle Stufung der Gelbkörperwirkung stößt auf Schwierigkeiten, weil die Höhe der vorhandenen oestrogenen Wirkung nicht abgeschätzt werden kann und somit nur eine relative Wirksamkeit abzulesen ist. Auch bei hypohormonalen Zuständen können ähnliche Zellbilder wie in der Sekretionsphase auftreten. Als Kriterien der Progesteronwirkung gelten bei einem vorher gut proliferierten Ausstrich das schrittweise Verschwinden der eosinophilen pyknotischen Zellen, die Faltung und Einrollung der Zellperipherie, Zellverklumpung und Haufenbildung, gesteigerte Desquamation und Zunahme der Leukocytenzahl.

Pundel (1957) hat den Versuch unternommen, *drei Stärkegrade der Progesteronwirkung* näher zu definieren:

1. Grad: Neben isoliert liegenden, ausgebreiteten Zellen auch solche mit Einrollung der Ränder, mäßige Haufenbildung, mäßige Leukocytenbeimengung (schwacher Effekt).

2. Grad: Alle Zellen liegen in Haufen zusammen, sind aufgefaltet, Kerne pyknotisch oder bläschenförmig (normaler Effekt).

3. Grad: Massive Desquamation, ausgeprägte Haufenbildung, alle Zellen sind aufgefaltet, vorwiegend bläschenförmiger Kern, reichlich Leukocyten, Döderlein-Flora (starker Effekt, z. B. in der Gravidität ein typisches Bild).

Andere Untersucher möchten in der Deutung der regressiven Veränderungen nicht so weit gehen. Einmütigkeit besteht jedoch in der Meinung, daß nur die fortlaufende Untersuchung geeignet ist, ovulatorische und anovulatorische Cyclen zu unterscheiden und auf den Zeitpunkt der Ovulation mit hinreichender Sicherheit zu schließen. Ein anovulatorischer Cyclus liegt vor, wenn die oestrogene Stimulation über den Ovulationstermin hinaus anhält und sogar noch zunimmt und bis kurz vor Blutungsbeginn nachweisbar bleibt. Regressive Veränderungen im Zellbild treten dann nicht zum erwarteten Zeitpunkt ein.

Auf die erfolgte Ovulation kann geschlossen werden, wenn das typische präovulatorische Ausstrichbild in das regressive Bild der Luteinphase übergeht. Bei Frauen, die nach dem Auftreten dieses Umschlags operiert wurden, konnte Rauscher (1960) ausnahmslos frisch gesprungene Follikel oder Gelbkörper im Ovar histologisch nachweisen. Er hält eine zweifelsfreie Ermittlung des Übergangs von der präovulatorischen Phase in die postovulatorische Phase im Vaginalsekret, welche die Grundlage für die Bestimmung der Länge der beiden Cyclusphasen abgibt, nur bei täglicher Ausstrichkontrolle für möglich. Werden regressive Veränderungen erstmals im Ausstrichbild gefunden, so kann der Follikelsprung auf den Zeitraum der letzten 24 Std fixiert werden. Rauscher (1960) vertritt dabei ebenso wie Stoll und Muth (1952), Stoll und Jaeger (1954), Stoll und Ledermair (1958) den Standpunkt, daß die statistische Erfassung der Zellformen etwa im Karyopyknoseindex oder Acidophilieindex von untergeordneter Bedeutung ist gegenüber dem allgemeinen Aspekt des Zellbildes. Das Erscheinen von Erythrocyten am Tage der Ovulation im Vaginalsekret kann als weiteres Hilfsmittel herangezogen werden; man findet eine derartige Ovulationsblutung allerdings selten.

Zinser (1957) formuliert dieses Problem so, daß man kaum eine bindende Aussage machen könne, *wann* die Ovulation erfolgt sei, dagegen zuverlässig aussagen kann, *daß* sie erfolgt ist. Cunderlik (1953) beziffert die Sicherheit der zeitlichen Bestimmung des Follikelsprungs mit 86 %, Roth und Burger (1951) mit 22,8 %. Unsere eigenen Erfahrungen sind eher besser als die von Cunderlik, wobei allerdings bemerkt werden muß, daß es sich um ausgewählte Patientinnen der Sterilitätssprechstunde handelte, bei denen neben dem Vaginalabstrich die Veränderungen an der Cervix und die Basaltemperaturmessung herangezogen wurden. Die täglichen Untersuchungen wurden mittels des Phasenkontrastmikroskops an ungefärbten Ausstrichen vorgenommen.

Zweckmäßig werden die beiden großen Funktionsabschnitte der Follikelphase (Proliferationsphase) und der Luteinphase (Sekretionsphase) in je drei Zeiträume eingeteilt, woran sich die Menstruation anschließt. Dies entspricht dem Vorgehen von Papanicolaou (1933), der eine frühe (6.–7. Tag), fortgeschrittene (8. bis 11. Tag) und späte (12.–14. Tag) Follikelphase und eine frühe (15.–17. Tag), fortgeschrittene (18.–24. Tag) und späte (25.–28. Tag) Lutealphase sowie dann die Menstruation vom 1.–5. Tag eines regelmäßigen 28tägigen Cyclus unterschieden hat. Andere Autoren (Lichtwitz und Fitoussi, 1947) weichen von dieser Einteilung nur wenig ab.

Vergleichende Untersuchungen über den Funktionszustand des Endometrium und des Vaginalsekrets liegen vor von Stoll und Muth (1952), Stoll und Jaeger (1954), Stoll und Ledermair (1958) über Funktionsbefunde an Ovar, Endometrium, Cervix und Vagina, insbesondere von Rauscher (1957). Beim Vergleich des cytologischen Befundes mit dem histologischen Präparat (Abrasionsmaterial) fanden Stoll und Ledermair bei einmaligem Ausstrich in der Proliferationsphase eine Übereinstimmung von 78 % und Nichtübereinstimmung von 14 %, in der Sekretionsphase von 80 bzw. 10 %, bei der Menstruation von 74 bzw. 10 % (insgesamt 427 Patientinnen). Wachtel (1958) hat ebenfalls vergleichende Untersuchungen durchgeführt und als cytologische Kriterien den Kornifikationsindex (Prozentsatz der eosinophilen karyopyknotischen Superficialzellen) zusammen mit dem allgemeinen Zellbild (typische Haufenbildung und Auffaltung der Zellen in der Sekretionsphase) herangezogen. Bei täglicher Abstrichentnahme und graphischer Darstellung lassen sich der normale ovulatorische Cyclus, der anovulatorische Cyclus und ein inaktiver flacher Kurvenverlauf als Ausdruck der ovariellen Inaktivität unterscheiden. Die Untersuchung knüpft an diejenige von de Allende und Orias (1956) an.

Die wesentlichen cytologischen Charakteristika des biphasischen Cyclus sind somit (vgl. Tabelle 6).

Proliferationsphase:

5.–7. Tag: Überwiegend Zellen mit bläschenförmigem Kern; geringe Gruppenbildung; Cytoplasmafärbung vorwiegend blau; mäßig viele Leukocyten; gelegentlich einige Erythrocyten.

8.–11. Tag: Zunehmendes Auftreten einzeln liegender Superficialzellen mit pyknotischem Kern, aber auch noch reichlich bläschenförmige Kerne; die blaue Plasmafärbung noch etwas häufiger als die rote; wenige Leukocyten (Farbtafel 1 c).

12.–14. Tag: Ausgesprochenes Überwiegen der Superficialzellen mit pyknotischem Kern; große, flach ausgebreitete Einzelzellen; gelegentlich feine Granulierung des Cytoplasmas bei sehr guter Anfärbbarkeit, überwiegend rot, vereinzelt blau; guter Zellturgor, fast kaum Leukocyten (Farbtafel 1 d).

Wichtigste Charakteristika: große, flach ausgebreitete, einzeln liegende Superficialzellen; Leukopenie; Eosinophilie und Karyopyknose nehmen zur Cyclusmitte zu; sauberes Bild.

Sekretionsphase:

15.–17. Tag: Noch deutliche Kernpyknose, aber zunehmendes Auftreten von Intermediärzellen mit Bläschenkernen; Auffaltung und Einrollung der Zellränder;

Tabelle 6. *Übersicht der Veränderungen im Cyclus*

Cytologisches Bild	Vorhanden	Zunahme	Abnahme
Frühe Proliferationsphase (postmenstruell)	Gruppen von cyanophilen, aufgefalteten Zellen mit bläschenförmigen Kernen, dazwischen eosinophile, flach ausgebreitete, einzeln liegende Zellen mit pyknotischem Kern, teils aus der Intermediärzone, teils aus der unteren Superficialschicht; Leukocyten	Proliferationshöhe; Eosinophilie; Verdichtung der Kernsubstanz	Erythrocyten; Leukocyten; Basophilie; bläschenförmige Kerne, intercelluläre Verbindungen; Mucus, Histiocyten
Fortgeschrittene Proliferationsphase (12. Cyclustag)	Überwiegend flach ausgebreitete, isoliert liegende eosinophile Superficialzellen mit pyknotischem Kern; Cytoplasmagranula; schwacher granulafreier Hof um den Kern	Größe der Einzelzelle; Karyopyknose- und Eosinophilieindex	Cyanophilie; bläschenförmige Kerne; intercelluläre Verbindungen; Intermediärzellen; Leukocyten
Späte Proliferationsphase (14. Cyclustag)	Ungefähres Maximum des Karyopyknose- und Eosinophilieindex; überwiegend flach ausgebreitete verhornte Zellen mit Neigung zur Gruppenbildung und Auffaltung an den Zellrändern; vereinzelt Döderlein-Keime und Leukocyten	Eosinophilie; intercellulärer Zusammenhalt	Basophilie; bläschenförmige Zellen; Intermediärzellen; Leukocyten
Frühe Sekretionsphase (post ovulationem)	Zusammenlagerung der im großen und ganzen noch flach ausgebreiteten verhornten und unverhornten Zellen; vorwiegend Cyanophilie, zum Teil auch noch Eosinophilie; Aufhellung der Zellkerne; mäßig viele Leukocyten	Desquamation; Gruppenbildung; Leukocyten; Döderlein-Keime; Cyanophilie; bläschenförmige Kerne	Eosinophilie; Pyknose; Plasmagranula; Zellturgor
Fortgeschrittene Sekretionsphase (20. Cyclustag)	Überwiegende Gruppenbildung der unverhornten Zellen und Auffaltung der Zellränder; Cyanophilie; bläschenförmige Zellkerne; mäßig zahlreiche Leukocyten; große Wuchsformen von Döderlein-Keimen	Desquamation; Auflockerung der Plasmasubstanz; Cyanophilie; bläschenförmige Zellkerne; Döderlein-Keime	Eosinophilie; Kernpyknose; Zellturgor; Anfärbbarkeit der Zelle
Späte Sekretionsphase (25. Cyclustag)	Ausgeprägte Haufenbildung der aufgefalteten, „schiffchenförmigen“ unverhornten Zellen; bläschenförmige Zellkerne; zahlreiche Leukocyten; Döderlein-Keime; verstärkte Cytolyse; vollkommener Turgorverlust der Zellen	Desquamation; Cyanophilie; Gruppenbildung; Leukocyten; Döderlein-Keime, Cytolyse	Eosinophilie; Kernpyknose
Menstruation	Erythrocyten; Leukocyten; Histiocyten; Endometriumzellen; Abschilferung der cyanophilen Zellen aus der Superficial- und Intermediärschicht mit bläschenförmigen Kernen; Mucus	Desquamation; Mucus	Leukocyten

zunehmend mehr blaugefärbtes Cytoplasma; Zunahme der Exfoliation, der Haufenbildung und der Leukocyten (Farbtafel 1 e).

18.–24. Tag: Abnahme der Zellen mit Kernpyknosen zugunsten solcher mit bläschenförmigen Kernen; starke Auffaltung der Zellränder, Turgorverlust; Cytoplasma vorwiegend blau gefärbt; Haufenbildung der Zellen.

25.–28. Tag: Noch wenige pyknotische Kerne; vorwiegend blaue, blasser angefärbte Intermediärzellen mit bläschenförmigen Kernen und Aufrollung der Zellränder; keine Granula mehr; ausgeprägte Haufenbildung; zahlreiche Leukocyten; Ausstrich im ganzen verwaschen, schmutzig (Farbtafel 1 f).

Wichtigste Charakteristika: Haufenbildung der Zellen; Einrollung und Auffaltung der Zellränder; Leukocytose; Cyanophilie und Anzahl der bläschenförmigen Kerne nehmen gegen Cyclusende zu. Schmutziges Bild.

Menstruation. Dichte Haufenbildung; vorwiegend blaue Zellen mit bläschenförmigem Kern; blasse Anfärbbarkeit; gelegentlich Auflösung des Cytoplasmas; Einlagerung von Leukocyten in die Zellhaufen; zahlreiche Erythrocyten und Histiocyten; Endometriumzellen einzeln, später in typischen Haufen.

Vergleicht man die Verteilung der Zellformen nach Auszählung auf die einzelnen Cyclusabschnitte, so ergibt eine Summenformel aus zehn Cyclen einer gesunden Patientin von 21 Jahren (10 × 100 Zellen ausgezählt) das auf S. 84 dargestellte Muster (Tabelle 2).

Untersuchungen von PUNDEL (1950) an 68 normalen Cyclen bei 59 Frauen ergaben das in Abb. 35 (S. 83) wiedergegebene Verteilungsbild für den Eosinophilie- und den Pyknoseindex im Verlauf des biphasischen Cyclus.

c) Zeitliche Verschiebung der Cyclusphasen

(Verkürzter und verlängerter biphasischer Cyclus, Tempoanomalie)

Leichtere Störungen des cyclischen Geschehens in der Geschlechtsreife ohne Beeinträchtigung des biphasischen Ablaufes werden als physiologische Schwankungen nicht selten beobachtet. Eine Variation der Cycluslänge zwischen 24 und 32 Tagen wird von TIETZE (1952) noch als normal angesehen, während darüber hinausgehende Schwankungen von ihm als pathologisch betrachtet werden und den geringsten Grad der generativen Ovarialinsuffizienz nach SCHRÖDER (1926) anzeigen.

Die noch im physiologischen Bereich liegenden Tempostörungen können durch Basaltemperaturkurve und Vaginalabstrich gut erfaßt werden, wobei man sich bemühen sollte, den Ovulationstermin festzuhalten. Es gelingt dann bei fortlaufender Verfolgung der Ausstrichveränderungen und der Temperaturkurve zu unterscheiden:

a) Verkürzter Cyclus (Polymenorrhoe)

α) Die Proliferationsphase ist verkürzt. Man erkennt einen raschen Anstieg des oestrogenen Ausstrichbildes bis zur vollen Proliferationshöhe vor dem 14. Tag durch beschleunigte Follikelreifung. Die regressiven Erscheinungen beginnen ab 10. Cyclustag.

β) Die Sekretionsphase ist verkürzt durch vorzeitiges Abblühen des Corpus luteum. Im Ausstrich läßt sich die Ausbildung der vollen Proliferationshöhe bis zum 14. Tag nachweisen, die Regression setzt mit der typischen Umwandlung des Zellbildes ein, wird aber zeitlich zu früh durch die nachfolgende Menstruation abgelöst (abortive Corpus luteum-Bildung). Die Blutung selbst ist fast immer durch unregelmäßige Abstoßung der Uterusschleimhaut verlängert.

γ) Beide Funktionsphasen sind verkürzt, wobei jedoch die Ausbildung des oestrogenen Ausstrichbildes bis zur vollen Höhe beobachtet wird.

b) Verlängerter Cyclus (Oligomenorrhoe)

α) Die volle Proliferationshöhe wird erst nach dem 14. Tag erreicht oder hält über den 14. Tag bis etwa zum 21. Tag an und wird erst dann durch die Regressionserscheinungen abgelöst, denen nach 14 Tagen die Menstruation folgt. Verlangsamte Follikelreifung und Verzögerung der Ovulation.

β) Nach Erreichung der vollen Proliferationshöhe am 14. Tag setzen die regressiven Veränderungen ein, das Zellbild der fortgeschrittenen Lutealphase dauert jedoch länger als 14 Tage. Untersucht man den Ausstrich nach dem 28. Tag, so ist die Abgrenzung gegenüber einer jungen Schwangerschaft unmöglich. Das Endometrium bietet dabei gelegentlich bei der Untersuchung des durch Strichcurettage gewonnenen Materials das Bild einer funktionellen Hypertrophie. Die nachfolgende Blutung ist meist verstärkt. Ob es sich dabei lediglich um eine über die Norm anhaltende oder verstärkte Luteinwirkung aus dem persistierenden Corpus luteum menstruationis handelt, oder ob in Wirklichkeit der Abbruch einer Gestation vorliegt, ist zweifelhaft. Tritt das Ereignis nur gelegentlich bei sonst normalem Intervall auf, so möchten wir auf Grund unserer eigenen Erfahrungen eher das letztere annehmen und befinden uns in Übereinstimmung mit OBER (1952) und den Untersuchungen von HERTIG und ROCK (1949) über den gehäuften Frühabort auf Grund von Mißbildungen des Empfängnisproduktes, die ein weiteres Bestehen der Schwangerschaft unmöglich machen.

γ) Beide Funktionsphasen sind verlängert, ein Ereignis, das bei einem konstant verlängerten Rhythmus (regelmäßiger etwa 32tägiger Cyclus) vorkommen kann.

Die Ausstrichbilder bei den besprochenen Tempostörungen stellen keine cytologischen Besonderheiten dar, es handelt sich lediglich um zeitliche Verschiebungen der typischen Veränderungen im Zellbild.

d) Ovarielle Dysfunktion

Die folgende Zusammenstellung geht von dem cytologischen Bild und seinen Veränderungen unter Beobachtung aus, wobei der Vergleich mit den klinischen Angaben, insbesondere mit dem Blutungstyp von entscheidender Bedeutung für eine zutreffende Diagnose ist.

Wie bereits vermerkt, erlaubt das Vorliegen eines hochproliferierten Ausstrichs den Rückschluß auf eine oestrogene Wirkung. Bleibt dieses Bild über längere Zeit bestehen, ohne daß eine Regression auftritt, so muß ein protrahierter Oestrogeneffekt angenommen werden. Es lassen sich unterscheiden:

a) Passagere Hyperfollikulinie (anovulatorischer Cyclus). Der Cyclus läuft ohne Ovulation und ohne Corpus luteum-Bildung ab und ist daher durch eine protrahierte Follikelhormonbildung gekennzeichnet, die bis unmittelbar vor der meist zum regelrechten Zeitpunkt oder nur wenig später einsetzenden Blutung anhält. Das Ausstrichbild bleibt also bis zum Blutungsbeginn erhalten und ist charakterisiert durch einzeln liegende Superficialzellen mit pyknotischem Kern. Die Zellen sind groß, gut entwickelt und bei der Papanicolaou-Färbung eosinophil. Leukocyten treten ganz zurück, erst unmittelbar vor Einsetzen der Blutung treten sie gleichzeitig mit einem Abfall der Proliferationshöhe und mit dem Auftreten zunächst nur vereinzelter Erythrocyten mehr hervor.

Neben der kurzfristigen Follikelpersistenz mit vermehrter Hormonproduktion (SCHRÖDER, 1962) wird auch ein normofolliculiner monophasischer Ablauf diskutiert (PUNDEL, 1950, 1952). Da bei den beiden Vorgängen eine protrahierte reine Oestrogenwirkung vorliegt, die lediglich in der Höhe verschieden ist, wäre im ersten Fall eine noch stärkere Ausprägung des typischen Zellbildes als im zweiten Fall zu erwarten. Eine derartige Unterscheidung ist jedoch unter Berücksichtigung der individuellen Schwankungen schwierig.

Für die Diagnose des monophasischen Cyclus ist der Nachweis der oestrogenen Proliferation in der zweiten Cyclushälfte am besten kurz vor der zu erwartenden Blutung ausreichend. Zur Festlegung des Proliferationsgrades dagegen wird man es vorziehen, eine Ausstrichreihe vom 8.–28. Tag in zweitägigen Abständen anzufertigen. Die Kontrolle der Basaltemperaturkurve vervollständigt die Untersuchung.

Anovulatorische Cyclen laufen vor allem zu Beginn und am Ende der ovariellen Tätigkeit ab (Pubertät und Klimakterium). Aber auch in der Geschlechtsreife ist das Vorkommnis nicht so selten, wie bisher vermutet worden ist. Insbesondere muß man bei cycluslabilen Frauen damit rechnen, daß zwischen normalen biphasischen Cyclen immer wieder einmal monophasische Cyclen auftreten, die erst bei einer genauen Analyse des Ablaufs entdeckt werden.

b) Protrahierte Hyperfollikulinie (langfristige Follikelpersistenz). Die Persistenz des Follikelapparates ohne Ovulation und ohne Corpus luteum-Bildung bewirkt eine anhaltende oestrogene Stimulation, die durch den Vaginalausstrich nachweisbar wird. Hierbei kann der Oestrogenspiegel erhöht sein (hyperfollikuliner Ausstrich) oder schwankende Wirkung zeigen. Eine Regression des Zellbildes (lutealer Ausstrich) wird selten beobachtet und ist dann meist von einer bald einsetzenden Blutung gefolgt.

Das Krankheitsbild ist gekennzeichnet durch eine mehr als 28 Tage anhaltende Amenorrhoe mit nachfolgender Dauerblutung. Während der Amenorrhoe kommt es zu einer Hyperproliferation der Uterusschleimhaut (glanduläre Hyperplasie und glandulär-cystische Hyperplasie).

Die einsetzende Blutung aus der Uterusschleimhaut hat die folgenden Ursachen:

α) Bei gleichbleibender Follikelhormonausschüttung mit erheblicher Hyperplasie der Schleimhaut kommt es im Uteruscavum zu Raumeinengung und zu umschriebenen Drucknekrosen in der Schleimhaut, es beginnt eine meist nur leichte Schmierblutung *(Nekroseblutung von der Oberfläche).* In diesen Fällen ist der Ausstrichtyp hoch oestrogen, das Abradat liefert das für die Hyperplasie der Uterusschleimhaut typische Bild.

β) Bei gleichbleibender Follikelhormonausscheidung reicht die wirksame Oestrogenmenge nicht aus, die hyperproliferierte Schleimhaut wird nicht mehr genügend durchblutet, und es bilden sich tiefe Schleimhautnekrosen aus, die hauptsächlich um die zuführenden Gefäßstämme angeordnet sind. Nach OBER (1952) überschreitet in diesem Falle bei relativ gleichbleibendem Hormonstrom die Ausbildung der Schleimhautmassen die Leistungsfähigkeit des Gefäßsystems *(Nekroseblutung aus der Tiefe der Schleimhaut).*

In diesen Fällen ist der Ausstrichtyp ebenfalls hoch oestrogen, das Abradat zeigt eine Schleimhauthyperplasie mit mehr oder weniger tiefgreifenden Nekrosen um einzelne Gefäßabschnitte. Die Blutung ist stärker und anhaltend. Wird die Abrasio zu einem späteren Zeitpunkt vorgenommen, so findet man eventuell nur noch Reste der hyperplastischen Schleimhaut.

γ) Nach einer längeren Follikelpersistenz kommt es zur Atrophie der Follikel und zum mehr oder weniger raschen Abfall der Oestrogenwirkung. Das ungenügend durchblutete hyperplastische Endometrium stößt sich in großen Bezirken ab, die Blutung setzt fast immer stark ein und wird im weiteren Verlauf schwächer.

Im Vaginalsekret, das auf die oestrogene Stimulation rascher antwortet als das Endometrium, bewirkt der Abfall der Oestrogene einen Rückgang in der Proliferationshöhe. Man findet einen unterschwelligen Oestrogeneffekt mit den Zellen der tieferen Schicht bis zur Parabasalzone. Eine Abrasio ergibt bei frühzeitiger Vornahme noch eine hyperplastische Schleimhaut, während zu einem späteren Zeitpunkt das histologische Bild vorherrscht, das Schröder (1926) als „ausgebrannte Hyperplasie" bezeichnet hat: Wenig Schleimhautmaterial aus der Basalis läßt keine funktionellen Rückschlüsse mehr zu.

δ) Nach einer längeren Follikelpersistenz kommt es im Ovar durch endokrine Regelung doch wieder zur Progesteronbildung, eventuell nach Ovulation und Ausbildung eines Corpus luteum. Die nachfolgende Blutung ist meist protrahiert, da sich fast immer nicht alle Bezirke der hyperplastischen Schleimhaut voll sekretorisch umwandeln, sondern hyperplastische Bezirke im proliferativen Stadium verharren (Endometrium mixte).

Im Vaginalausstrich sind dann die typischen Zeichen der Lutealwirkung mit Regression des Zellbildes, Haufenbildung und Auffaltung sowie Leukocytose erkennbar.

Das Krankheitsbild ist vorherrschend in der Pubertät, zur Zeit der sich einspielenden Ovarialtätigkeit und im Klimakterium, wenn am Ende der Geschlechtsreife die rhythmische hormonale Tätigkeit des Ovars aufhört. Es kann jedoch auch in der Geschlechtsreife vorkommen, insbesondere ausgelöst durch Stresssituationen und psychische Belastungen. Schließlich laufen nicht selten nach Geburten und Aborten Follikelpersistenzen ab, die den Blutungsbeginn nach Abschluß der Gestation und Stillzeit hinauszögern. Velten (persönliche Mitteilung) hat die dabei im Endometrium auftretende Hyperproliferation als „Umstellungshyperplasie" bezeichnet. Jedenfalls ist eine umfassende Auskunft über den Ablauf des hormonalen Geschehens für den Einsatz der Therapie von großer Wichtigkeit, muß man sich doch insbesondere bei klimakterischen Frauen entscheiden, ob man noch eine Hormonbehandlung durchführen will oder auf diese verzichten oder schließlich durch Exstirpation des Uterus die Blutungsquelle beseitigen bzw. durch Kastration die entgleiste ovarielle Stimulation ganz ausschalten soll.

Besondere Bedeutung gewinnt die cytologische Untersuchung für die Erkennung eines Rezidivs und tritt hier wieder in Konkurrenz zur Basaltemperaturmessung.

Im allgemeinen entschließt man sich bei Verdacht auf eine Schleimhauthyperplasie und bestehender Blutung zur Abrasio, insbesondere bei klimakterischen Frauen, da hier differentialdiagnostisch ein Corpuscarcinom vorliegen könnte. Bei jungen Mädchen wird man eher geneigt sein, die Blutungsirregularität durch eine Hormonbehandlung zu normalisieren. Hierzu eignen sich die Kombinationspräparate von Oestrogen mit Progesteron, unter deren Anwendung es bei einer Hyperfollikulinie mit Blutung zum Blutungsstopp und nach einer Latenzzeit von 10—12 Tagen zur Abbruchblutung kommt (hormonale Curettage).

Die oben geschilderten Blutungsanomalien sind in ihrer vielfältigen Ursache allein cytologisch nicht ganz sicher zu erfassen. Man muß vor allem berücksichtigen, daß das Vaginalepithel auf Hormonschwankungen etwa zehnmal rascher antwortet als das Endometrium und daß die Schwankungshöhe eine entscheidende Bedeutung für die an der Vagina und am Endometrium sich abspielenden morphologischen Umbauvorgänge besitzt. Dies ist der Grund dafür, daß man bei dem Schleimhautbild der glandulär-cystischen Hyperplasie auch bei zutreffender klinischer Blutungsanamnese nicht selten unterschiedliche Hormoneffekte im Ausstrich und im histologischen Präparat der Uterusschleimhaut vorfindet. Diese Unterschiede sind von Stoll und Ledermair (1958) an 254 Fällen mit typischer Anamnese aufgezeigt worden. In 40 dieser Fälle wurde eine hohe oestrogene Proliferation im Vaginalausstrich vermißt. Stellt man die erhobenen histologischen und cytologischen Befunde gegenüber, so ergibt sich die folgende Tabelle.

Tabelle 7. *Histologie und Cytologie bei ovarieller Dysfunktion.*
(Aus STOLL und LEDERMAIR, 1958)

Histologischer Befund	Cytologischer Befund				
	Hohe Proliferation	Regression	Ohne Proliferation	Nicht beurteilbar	
	Oestrogen-wirkung	Pro-gesteron-wirkung	funktions-los		
Hyperplasie	81,5 % (207 Fälle)	72,0 % (183 Fälle)	7,5 % (19 Fälle)	2,0 % (5 Fälle)	
Hyperplasie mit teil-weise sekretorischer Umwandlung	6,7 % (17 Fälle)	2,8 % (7 Fälle)	3,9 % (10 Fälle)	—	
Abgeblutete Schleim-haut	9,8 % (25 Fälle)	7,4 % (19 Fälle)	1,2 % (3 Fälle)	1,2 % (3 Fälle)	
Nicht beurteilbar	2,0 % (5 Fälle)				2,0 % (5 Fälle)
Fallzahl	100 % (254 Fälle)	82,2 % (209 Fälle)	12,6 % (32 Fälle)	3,2 % (8 Fälle)	2,0 % (5 Fälle)

Die gleichzeitige Auswertung der histologischen und cytologischen Befunde ermöglicht eine feinere Beurteilung des herrschenden Funktionszustandes.

Wenn in acht Fällen der cytologische Ausstrich als *funktionslos* bezeichnet wurde, so muß angenommen werden, daß der Follikelhormonstrom bereits so weit abgesunken war, daß eine höhere Proliferation des Vaginalepithels nicht mehr zustande kam. In drei Fällen entsprach das histologische Bild einer abgebluteten Schleimhaut dieser Vorstellung. Bei der raschen Ansprechbarkeit des Vaginalepithels auf oestrogene Schwankungen darf hier weiter geschlossen werden, daß der Hormonspiegel jedenfalls so lange und so weit abgesunken war, daß weder die hyperplastische Uterusschleimhaut erhalten werden konnte noch das oestrogene cytologische Bild (vollständige Follikelatresie).

In fünf Fällen dagegen stand dem funktionslosen Ausstrich eine hyperplastische Uterusschleimhaut gegenüber. Es muß angenommen werden, daß der Follikelapparat hier sehr rasch atretisch wurde und die Entnahme zu einem Zeitpunkt erfolgte, in dem eine entsprechende Reaktion zwar schon am Vaginalepithel, aber noch nicht in gleicher vollkommener Weise an der Uterusschleimhaut nachzuweisen war.

32mal wurde der Ausstrich der *Lutealphase* gefunden. In 19 dieser Fälle ergab die Abrasio eine hyperplastische Uterusschleimhaut ohne Zeichen einer Luteinwirkung. Es muß daraus geschlossen werden, daß die Progesteronbildung zwar ausreichend war, im Vaginalsekret die typischen Veränderungen hervorzurufen, dagegen zur sekretorischen Umwandlung der Schleimhaut nicht genügte. In diesen Fällen kann man sich von einer Substitution einen Erfolg versprechen.

In zehn Fällen wurde jedoch auch im Endometrium eine herdförmige sekretorische Umwandlung in hyperplastischer Schleimhaut gefunden (Endometrium mixte). Der cytologische und histologische Befund stimmten somit überein, allerdings hatte die Luteinproduktion nicht zur völligen sekretorischen Umwandlung ausgereicht. Auch hier sollte eine Substitutionstherapie versucht werden.

In drei Fällen war die Uterusschleimhaut abgeblutet, so daß eine Funktionsdiagnose nicht mehr zu stellen war. Ob in diesen Fällen die Ausstoßung einer hyperplastischen oder einer sekretorisch umgewandelten Schleimhaut vorausging, ist nicht klar.

Ein *hochoestrogenes* Ausstrichbild bestand in 209 Fällen. 183mal entsprach das hyperplastische Endometrium dem cytologischen Befund voll. Es hatte sich hier wohl um eine typische Hyperfollikulinie gehandelt, bei der die Blutung durch den gleichbleibenden oder nur gering absinkenden Oestrogenspiegel ausgelöst wurde, weil die hyperproliferierte Uterusschleimhaut nicht mehr genügend durchblutet war, während das oestrogene Ausstrichbild erhalten blieb.

Siebenmal wurde im Endometrium ein sekretorischer Effekt festgestellt, der im Vaginalausstrich nicht zu finden war. Ob man einen vorübergehenden Progesteron-Effekt hier vermuten sollte, könnte diskutiert werden.

Schließlich war 19mal die Schleimhaut ganz abgeblutet, der Vaginalausstrich oestrogen. Man wird hier eine langsam fortschreitende Follikelrückbildung vermuten können, bei der das empfindliche Vaginalepithel noch reagiert, während die Hormonbildung für die Erhaltung der hochproliferierten Uterusschleimhaut nicht mehr ausreicht.

Eine zusammenfassende Betrachtung der Befunde würde die folgenden Unterscheidungen ermöglichen:

Histologie	Cytologie	Funktionszustand im Ovar	Blutungsursache und Therapie
Sehr reichlich hyperplastische Schleimhaut	Hohe oestrogene Aktivität	Follikelpersistenz mit Hyperfollikulinie	Oberfl.-Nekrose-Blutung. Kombinationspräparate: Oestrogen-Progesteron
Kaum Schleimhaut, funktionslos	Hohe oestrogene Aktivität	Follikelpersistenz mit langsam absinkendem Follikel-Hormonspiegel	Protrahierte tiefe Nekroseblutung: Oestrogen, später Progesteron
Reichlich hyperplastische Schleimhaut	Funktionslos	Follikelatresie, rasch abgesunkener Follikelhormonspiegel	Akute Follikelabbruchblutung durch tiefe Nekrosen: Oestrogen, später Progesteron
Reichlich hyperplastische Schleimhaut	Regression (Luteal-Effekt)	Nachfolgende ungenügende Luteinbildung	Protrahierte Abbruchblutung: Progesteron
Mischbild; Hyperplasie mit umschriebener sekretorischer Umwandlung	Regression (Luteal-Effekt)	Nachfolgende regelrechte Luteinbildung	Unregelmäßige menstruelle Abstoßung: Cyclus reguliert sich ein, keine Hormontherapie

Auch Zinser (1951) hat betont, daß der hochoestrogene Ausstrichtyp bei der im Endometrium bestehenden Hyperplasie nicht immer festzustellen ist. Der Abfall des Follikelhormonspiegels hat sich zur Zeit der eingetretenen Blutung bereits am Vaginalepithel ausgewirkt, zu desquamativen Veränderungen und damit zu einer Verminderung der Epithelschichtung geführt. Zinser weist ebenfalls darauf hin, daß der Vaginalüberzug auf die Hormonschwankung rascher reagiert als die Uterusmucosa, in der es erst verzögert und bei stärkerem Hormonabfall zur Abbruch- und Nekroseblutung kommt. Er möchte zwei Zustände am Vaginalepithel unterscheiden: Hochproliferiertes Epithel während des blutungsfreien Intervalls und die beträchtlich reduzierte Epithelschicht während der Blutung oder kurz vor ihrem Einsetzen. Die Deutung des cytologischen Bildes wird im übrigen dadurch noch erschwert, daß bei länger bestehender Hyperfollikulinie eine Auffaltung der Einzelzellen im hochproliferierten Ausstrich auftritt, der demnach nicht als typische Eigenart der lutealen Regression aufgefaßt werden kann, sondern durch eine abnehmende Toleranz des Vaginalepithels gegenüber dem Hormonstrom aufzufassen ist (Zinser, 1951; Wied, 1953; Wied et al., 1958). Wir sind der Auffassung, daß man die typische luteale Umwandlung von diesen Auffaltungserscheinungen abgrenzen kann, da insbesondere die Haufenbildung, aber auch die Blaufärbung der Zellen im ersten Fall bedeutend ausgeprägter ist. Pundel (1950, 1952) hat zwei Formen bei der anlaufenden Hyperfollikulinie unterschieden, die er mittels des Pyknoseindex abgrenzen konnte: die sehr rasch und exzessiv einsetzende Hyperfollikulinie und die nur langsam anlaufende, sich allmählich verstärkende Wirkung.

Gemäß den oben gegebenen Einteilungen sind bei bereits bestehender Blutung im Vaginalsekret unterschiedliche Proliferationshöhen zu finden. Bei noch anhaltender Hyperfollikulinie ist eine Unterscheidung gegenüber dem Zellbild bei der Menstruation durchaus möglich, dagegen bei einem vorhandenen Lutealeffekt nicht. Ebenso läßt der funktionslose Ausstrich nur im Zusammenhang mit der Blutungsanamnese den Rückschluß auf eine ablaufende Hyperfollikulinie zu.

Der hochoestrogene Ausstrich als Ausdruck eines Hyperoestrogenismus wird von manchen Autoren mit bestimmten pathologischen Vorgängen in Zusammenhang gebracht, die nicht allein durch die glandulär-cystische Hyperplasie des Endometrium erschöpft sind: mit dem Bestehen von Myomen in der Uteruswand (HECHT, 1951), mit Corpuscarcinomen (LIMBURG, 1949; HUBER und BESSERER, 1952; WACHTEL, 1958), mit Carcinomrezidiven der verschiedenen Lokalisation (WACHTEL) und natürlich mit hormonbildenden Ovarialtumoren. HECHT möchte generell das Vorliegen eines hochoestrogenen Ausstrichs, der über die präovulatorische Proliferationshöhe hinausgeht, als Ausdruck einer pathologischen Gesamtsituation ansehen. Hierauf wird in der Besprechung der Ausstrichtypen in den einzelnen Lebensabschnitten noch zurückzukommen sein. Es soll nur darauf hingewiesen werden, daß der Bedeutung der Leberfunktion im Abbau körpereigener Oestrogene in den bisherigen Arbeiten zu wenig Beachtung geschenkt worden ist.

c) Hypofollikulinie. Der hypofolliculine Ausstrichtyp ist dadurch gekennzeichnet, daß das Vaginalepithel nicht seine volle Proliferationshöhe erreicht. Geht man lediglich von der Proliferationshöhe aus, so erscheint die Unterteilung von RAKOFF (1950, 1959, 1960) in erheblichen, mäßigen und geringen Oestrogenmangel sowie geringen, mäßigen und erheblichen Oestrogeneffekt berechtigt, zumal derartige Unterschiede streng morphologisch und durch den Karyopyknoseindex eindeutig definiert werden können. Für den klinischen Gebrauch ist jedoch die Abgrenzung gegenüber dem Luteinausstrich (mittlere Proliferation mit Haufenbildung und Auffaltung) und dem androgenen Ausstrich (mittlere Proliferation) wünschenswert. Beide Ausstrichtypen sind an anderer Stelle besprochen. Ebenso ist der atrophische Ausstrich als Aussage über einen völligen Hormonmangel vom hypofolliculinen Ausstrichtyp zu trennen und weiter oben beschrieben worden.

Man sollte daher von einer Hypofollikulinie im engeren Sinne nur dann sprechen, wenn man sicher ist, daß das betreffende Zellbild durch alleinige geringe Oestrogenwirkung erzielt wurde und nicht durch das Zusammenspiel mit anderen Hormonen, etwa mit Androgenen.

Der Ausstrich ist dadurch gekennzeichnet, daß das Zellbild im ganzen dürftig ist. Die Superficialzellen mit pyknotischem Kern sind auffallend klein. Daneben treten immer auch Zellen der Intermediärzone auf, sogar solche aus der Parabasalzone. Die Leukocytenzahl ist gering.

Ist ein regelmäßiger Cyclus vorhanden, so wird die präovulatorische Ausbildung einer normalen Oestrogenwirkung nicht deutlich. Regressionserscheinungen setzen nach Bildung des Corpus luteum zum richtigen Zeitpunkt ein.

Meistens handelt es sich jedoch klinisch um Störungen des normalen Blutungsablaufes, die Menstruationen sind zu selten und treten nur schwach auf (Oligohypomenorrhoe). Schließlich kann die gebildete Oestrogenmenge zwar ausreichend sein, um eine oestrogene Reaktion in schwacher Form am Vaginalepithel auszulösen, das Endometrium proliferiert aber nicht ausreichend oder bleibt funktionslos (unterschwelliger Cyclus), so daß die Menstruation ganz ausbleibt (cyclische Amenorrhoe). Bei dieser Form sind im Ausstrich vorübergehend Regressionserscheinungen als Ausdruck einer luteinen Einwirkung erkennbar und lassen den Schluß auf eine unterschwellige biphasische Ovarialtätigkeit zu. Eine hormonale Substitutionstherapie wie eine allgemeine roborierende Behandlung (eiweißreiche Ernährung, Vermeidung von körperlichen Belastungen) sind erfolgversprechend. Sind derartige cyclische Schwankungen nicht erkennbar, so handelt es sich um einen hormonalen, acyclischen Verlauf (acyclische Amenorrhoe). Eine graduelle Abstufung der hypofolliculinen Ausstriche kann nach den Untersuchungen von Varangot und Labatut (1942) durch ein fortlaufend geführtes Zelldiagramm versucht werden. Ausstriche mit weniger als 30 % Oberflächenzellen sprechen für einen Oestrogenmangel, solche mit über 70 % für eine Normofollikulinie.

Smolka und Soost (1965) unterscheiden, ebenso wie Rakoff (s. o.), einen leichten, mittleren und schweren Follikelhormonmangel. Untersuchungen zu dieser Frage sind von Salmon und Frank (1963), de Allende und Orias (1956) sowie Roth (1952) veröffentlicht worden. Die von diesen Untersuchern angegebenen Unterteilungen lassen sich, soweit cyclische Schwankungen noch erkennbar sind, am besten zur jeweiligen Phase eines nicht gestörten Cyclus in Verbindung setzen. In dieser Hinsicht erscheint das Verfahren von Pundel (1950) angebracht, die cytologische Aussage auf die Feststellung zu beschränken, daß der vorliegende Ausstrich vom 14. Cyclustag für den Zeitpunkt der Ovulation einen ungenügenden Oestrogeneffekt aufweist.

d) Störung der Corpus luteum-Funktion. Das Einsetzen der lutealen Wirkung ist im Vaginalausstrich durch das Auftreten regressiver Erscheinungen mit Auffaltung der Zellen, Haufenbildung, Abnahme der Eosinophilie zugunsten der Cyanophilie und Auftreten intermediärer Zellen gekennzeichnet. Eine absolute *luteale Insuffizienz* ist der Diagnose zugänglich, wenn eine ausreichende oestrogene Stimulation mit Ausprägung des oestrogenen Zellbildes vorausgegangen ist. Dies ist der Fall beim normofollikulinen monophasischen Cyclus und bei der protrahierten Hyperfollikulinie. Allerdings kann bei anhaltender oder gleichbleibender Oestrogenproduktion ohne Luteinwirkung ebenfalls eine Auffaltung der Superficialzellen und ein geringes Absinken der Proliferationshöhe beobachtet werden (Wied, 1953), die eventuell zu Verwechslungen Anlaß geben.

Ist dagegen auch die Follikelhormonproduktion des Intervalls ungenügend und bleibt eine entsprechend hohe Stimulation des Vaginalepithels aus (hypofollikuliner Cyclus), so sind die regressiven Veränderungen unter Progesteronwirkung nur schwach ausgeprägt, und die Beurteilung eines Luteineffektes kann auf Schwierigkeiten stoßen. Neben der absoluten Gelbkörperinsuffizienz wird auch eine partielle Insuffizienz angenommen, bei der die Progesteronbildung ungenügend bleibt und im Endometrium die sekretorische Transformation mit Ausbildung der Decidua menstruationis mangelhaft ist. Dieser Zustand soll durch eine nur mangelhafte Regression des vorher gut proliferierten Zellbildes cytologisch gekennzeichnet sein. Die Beurteilung erfordert eine Abstrichserie und ist nur bei großer Erfahrung möglich.

Pundel (1954) hat unterschieden:
1. Das termingerechte Einsetzen einer unterschwelligen Progesteronwirkung: Auf eine normale Proliferation kommt die luteale Regression nur gering in Gang und entfaltet sich auch im weiteren Verlauf bis zum Blutungsbeginn nicht zur vollen Höhe. Die Kernpyknose bleibt teilweise erhalten, neben Gruppenbildung sind immer noch einzeln liegende Zellen erkennbar, die Acidophilie nimmt ab.
2. Die Luteinisierung verzögert sich, die ersten Zeichen einer Regression lassen sich erst um den 20. Tag herum nachweisen und kommen auch prämenstruell nur schwach zur Ausbildung. Es handelt sich um eine verkürzte und schwach ausgeprägte Luteinphase.

Daß bei hyperfollikulinen Zuständen (glandulär-cystische Hyperplasie des Endometrium) schließlich eine Corpus luteum-Bildung doch noch durch regulative Vorgänge zustande kommt, wurde bereits erwähnt. Ober (1952) schätzt diesen Anteil an der Gesamtzahl der Hyperplasien auf 5 %, nach eigenen Untersuchungen beläuft er sich auf 6,7 %. Dabei kann die Transformation im hyperplastischen Endometrium fleckförmig auftreten oder die gesamte Schleimhaut betreffen. Es wurde bereits erwähnt, daß die Luteinwirkung am Vaginalsekret nachweisbar wird. Rückschlüsse auf den Grad der Transformation im Endometrium (volle sekretorische Umwandlung oder fleckförmige Umwandlung im Sinne des Endometrium mixte) erscheinen jedoch infolge der unterschiedlichen

Ansprechbarkeit der Erfolgsorgane Vagina bzw. Uterus nicht möglich. Man kann cytologisch lediglich aussagen, daß eine Luteinwirkung anzunehmen ist.

Eine *gesteigerte Progesteronwirkung*, die auch über die normale Zeit von 14 Tagen anhält, ist häufig diskutiert worden. Im Endometrium kommt es zur erheblichen Ausbildung der sekretorischen Transformation (funktionelle Hyperplasie oder ultramensuelle Hypertrophie nach ROBERT MEYER). Die Schleimhaut nimmt dann den Charakter der Graviditätsschleimhaut an, die sich von der prämenstruellen Decidua nur durch den Grad ihrer Ausprägung unterscheidet. Cytologisch ist ein Bild zu erwarten, das dem der frühen Gravidität gleicht. Ob überhaupt eine derartige funktionelle Hypertrophie als funktionelles Krankheitsbild an sich besteht, ist insbesondere zweifelhaft, nachdem wir über die so häufige Möglichkeit eines extrem frühen Unterganges eines frühen Schwangerschaftsproduktes Klarheit gewonnen haben. Das Ereignis, das sich symptomatisch lediglich in einer zum erwarteten Zeitpunkt oder nur wenig später einsetzenden „Menstruationsblutung" äußert, wird als Frühabort verkannt. Es betrifft nach HERTIG und ROCK (1949) etwa 15 % aller Empfängnisprodukte. OBER (1952) beurteilt die echte Corpus luteum-Persistenz als sehr problematisch und möchte sie nur dann annehmen, wenn sie bei einer Frau nachgewiesen werden kann, die mit Sicherheit keine Kohabitation hatte. Wir haben innerhalb von 5 Jahren die Diagnose der funktionellen Hypertrophie viermal gestellt und möchten damit diese funktionelle Störung als extrem selten ansehen. Eine klinische Bedeutung kommt ihr nach unserer Erfahrung nicht zu, weil sich der Cyclus ohne weitere Behandlung von selbst reguliert.

Zusammenfassend kann gesagt werden, daß die cytologische Beurteilung der funktionellen Störung in der Luteinphase umstritten bleiben muß, weil die cytologischen Veränderungen nicht so eindeutig sind wie unter Oestrogenstimulation.

e) Schwangerschaft und ihre Störungen

Bei Eintritt einer Schwangerschaft sistieren cyclische Veränderungen am Vaginalepithel, das im ganzen aufgelockerter, glykogenreicher und durchsafteter wird. Die Intermediärzone erscheint verbreitert, eine Superficialschicht ist nicht sehr ausgeprägt. Wir haben daher im Ausstrich bevorzugt Intermediärzellen zu erwarten. Der Glykogenreichtum dieser Zellen bietet für Milchsäurestäbchen sehr günstige Lebensbedingungen, daher ist eine reiche Döderlein-Flora in der Regel vorhanden. Sie stellt sich bei Mischinfektionen auch rasch wieder her.

Da die Intermediärzellen in der Schwangerschaft häufig Schiffchenform annehmen, wurde dieser Zelltyp von PAPANICOLAOU „Navicularzelle" genannt. Die Zellen sind an den Rändern aufgefaltet, ihr Rand selbst ist oft etwas verdickt. Mehrere kleine oder eine große Vacuole sind im Cytoplasma nicht selten vorhanden und können den Kern an den Rand drängen (PAPANICOLAOU, 1925; PUNDEL, 1959). Die Zellmembran ist deutlich, der Kern bläschenförmig. Die Zellen ordnen sich in Haufen (Clusters) an *(Navicularzelltyp)*.

Die Einwirkung der Döderlein-Keime auf die Intermediärzellen im Sekret kann so stark sein, daß das Cytoplasma weitgehend aufgelöst wird und nur noch bläschenförmige nackte Kerne des mittleren Reifegrades vorhanden sind *(Cytolysetyp)*. Der Schwangerschaftsfluor wird durch diese Vorgänge gefördert, man findet den Reinheitsgrad I.

Innerhalb der ersten 3 Monate werden in der Proliferationshöhe Schwankungen beobachtet, die nach RAUSCHER (1967) rhythmisch in 14—28tägigen Intervallen auftreten, in ihrer Dauer auf maximal 4 Tage beschränkt und durchaus physiologisch sind.

8*

Neben dem genannten typischen Navicularzelltyp bzw. Cytolysetyp, die den sicheren Hinweis auf das Vorliegen einer Schwangerschaft gestatten, treten jedoch auch Ausstriche auf, die eine erhöhte oestrogene Stimulation andeuten. Sind vorwiegend basophile Superficialzellen vorhanden, so sprechen KOLLER und ARTNER (1953) von „*Präkornifikationstyp*", WIED (1954) von „*oestrogenem Proliferationstyp*". Bei Vorwiegen von acidophilen Superficialzellen wird der Ausstrich als „*Kornifikationstyp*" bzw. als „*deutlich oestrogener Ausstrichtyp*" bezeichnet. Auch das Fortbestehen dieses Befundes läßt keine Rückschlüsse auf eine Störung der Schwangerschaft zu. Diese Ausstrichtypen verteilen sich bei einzelnen Autoren mit folgender Häufigkeit:

Tabelle 8. *Ausstrichtypen in der Schwangerschaft*

KOLLER und ARTNER (1953)			WIED (1954)			STOLL (1954)		JAEGER (1963)		
Ausstrich-Zahl	725	100%	Ausstrich-Zahl	850	100%	499	100%	Ausstrich-Zahl	570	100%
Navicular-typ	460	63,4%	Navicular-typ	552	65%	349	70%	Inter-mediär-zelltyp	402	70,5%
Cytolyse-typ	113	15,6%	Cytolyse-typ	128	15%	75	15%	Cyto-lysetyp	91	16%
Entzünd-licher Typ	36	5%	Entzünd-licher Typ	64	7,5%	35	7%	Entzünd-licher Typ	43	7,5%
Präkorni-fikationstyp	95	13,1%	Oestr. Prolifer.	85	10%	30	6%	Hoch-prolifera-tiver Typ	34	6%
Kornifika-tionstyp	21	2,9%	Deutlich oestr. Prol.	21	2,5%	10	2%			

Der Navicularzelltyp kann mit dem Cytolysetyp im Verlauf der Schwangerschaft mehrmals wechseln, ohne daß dabei die quantitativen Hormonteste, die Acidometrie oder Fermentaktivitätsbestimmungen eine Veränderung erkennen lassen (WIED, 1954). In Bakterienkulturen und im Direktausstrich findet man gelegentlich lange Wuchsformen der Döderlein-Keime. Es kann als erwiesen angesehen werden, daß Navicularzelltyp und Cytolysetyp die charakteristischen Schwangerschaftsausstriche darstellen. Entzündliche Veränderungen im Vaginalbereich, hervorgerufen am häufigsten durch Mischflora, Soor und Trichomonaden, beeinflussen das Zellbild, jedoch stellt sich der typische Ausstrich nach Behandlung oder spontanem Abklingen der Entzündung wieder her.

Warum über längere Zeit in der frühen Schwangerschaft höher proliferierte Ausstrichtypen (oestrogen und deutlich oestrogen) mit einer Frequenz von etwa 10 % beobachtet werden, ist noch nicht hinreichend geklärt. Es scheint zumindest zuzutreffen, daß der Verlauf der Schwangerschaft auch bei diesen Ausstrichtypen ungestört sein kann. Lediglich das fortlaufende Zunehmen der Proliferationshöhe, am besten gemessen an der Zunahme des Karyopyknose- und Eosinophilieindex, ist ein recht sicherer Hinweis auf eine Bedrohung der Schwangerschaft (RAUSCHER, 1967). Ob es sich hierbei um ein Progesterondefizit handelt, also die Progesteronzufuhr therapeutisch indiziert ist, oder eine vermehrte Oestrogenproduktion vorliegt, läßt sich noch nicht sicher entscheiden (HUGHES et al., 1964). Offenbar gibt es Unterschiede in den hormonalen Störungen bei Frühschwangerschaft, die sich am Erfolgsorgan Vagina nicht eindeutig manifestieren. Eine Klärung ist durch vergleichende Untersuchungen mit Hormonausscheidungsbestimmungen zu erwarten. Es muß dabei aber immer bedacht werden, daß ein hormonales Defizit gleich welcher Art nur *eine* der möglichen Ursachen für eine frühzeitige Beendigung der Schwangerschaft ist, die an Häufigkeit hinter den zahlreichen anderen Ursachen (Mißbildungen und Fehlbildungen des Trophoblasten und Embryoblasten, Abortivei) zurücksteht.

Da das Reaktionsvermögen der Vagina auf Hormongaben in der Schwangerschaft sich von der Reaktion außerhalb der Schwangerschaft unterscheidet, wird durch Oestrogenzufuhr keine zunehmende Kernpyknose und keine Erhöhung des Eosinophilieindex erreicht, solange die Schwangerschaft intakt ist (PUNDEL u. v. MEENSEL, 1951, 1966; RAUSCHER, 1967).

Hierauf beruht ein prognostischer Test, bei dem über mehrere Tage Oestrogen zugeführt wird. Findet sich ein deutlicher Anstieg der Proliferationshöhe, so muß die Schwangerschaft als verloren angesehen werden (RAUSCHER, 1954; KAMNITZER, 1959).

Das Vorherrschen des Navicularzelltyps in der Schwangerschaft trotz der erwiesenen hohen Oestrogenbildung erklären KOLLER und ARTNER (1953) durch die antagonistische Wirkung des Progesterons, welches die Desquamation verstärkt und die Kornifikation hemmt. Die Autoren haben neben der cytologischen Untersuchung das pH bestimmt und den Glykogengehalt der Zellen untersucht. Sie fanden:

	Glykogen	Döderlein	pH-Mittel	Schleim	FH-Effekt	Progesteron-Effekt
Kornifikationstyp	spärlich	vereinzelt	5,68	↑	↑	
Präkornifikationstyp	mäßig	wenig	5,66	zunehmend	zunehmend	zunehmend
Naviculartyp	reichlich	mäßig, reichlich	5,49			
Cytolysetyp	sehr reichlich	massenhaft	5,35			
Entzündlicher Typ	—	—	6,25			↓

KOLLER und ARTNER (1953) betonen aber ebenfalls, daß es fließende Übergänge gibt, daß die beschriebenen Ausstrichbilder nicht an eine bestimmte Schwangerschaftsdauer gebunden sind, daß die Ausstrichtypen nicht die absoluten quantitativen Verhältnisse wiedergeben und daß ein Übergang in einen anderen Typ *nicht* unbedingt auf eine Störung der Schwangerschaft hinzudeuten braucht.

PUNDEL und VAN MEENSEL (1966) machen wiederholt darauf aufmerksam, daß die Abstriche in der Schwangerschaft besonders sorgfältig entnommen werden müssen, um Irrtümer zu vermeiden. Sie ziehen die Entnahme mit einem Holzspatel aus dem hinteren Vaginaldrittel vor. Bei Vergleichsausstrichen am Ende der Gravidität ist die Entnahme von der gleichen Stelle von großer Wichtigkeit.

α) Diagnose der Schwangerschaft und ihrer Störungen. Hat bei Ausbleiben der Menstruation der Vaginalausstrich das typische Bild der gesteigerten Luteinphase mit Navicularzellen und Döderlein-Flora, so kann mit großer Sicherheit auf das Vorhandensein einer jungen Schwangerschaft geschlossen werden. Gegen diesen Befund ist der hochoestrogene Ausstrichtyp der Follikelpersistenz einwandfrei abzugrenzen. MEISELS und DUBREUIL-CHARROIS (1966) halten allerdings eine sichere Schwangerschaftsdiagnose vor der 12. Woche nicht für möglich; erst von der 13. Woche an sahen sie regelmäßig Navicular- oder Cytolysezellen.

Anstelle von Vaginalsekret kann auch das Urinsediment für die cytologische Untersuchung verwandt werden, das sich für die Beurteilung des Hormonstatus in der Gravidität sogar besonders eignet (DI PAOLA und UAIBIAGA, 1958) (sog. Urocytogramm). Der Prozentsatz der eosinophilen Superficialzellen beträgt im allgemeinen nicht mehr als 50 %, um in den späten Graviditätsmonaten noch weiter abzufallen. Eine Erhöhung des Index zeigt eine Störung des hormonalen Gleichgewichts an und kann, muß aber nicht von klinischen Zeichen der drohenden Fehlgeburt begleitet sein. Dagegen nehmen die Superficialzellen gegen Ende der Gravidität zu, sicher dann, wenn der Geburtstermin erreicht ist.

Eine *Störung der Schwangerschaft* wird durch die Veränderung des Navicularzelltyps erkennbar. Nach AEPPLI und HERMANN (1954) äußert sie sich neben der klinischen Manifestation durch Rückgang der Intermediärzellen. In diesem Falle sollte eine prophylaktische Behandlung beginnen. Gelingt es, durch die Behandlung mit Progesteron im Ausstrich typische Schwangerschaftsveränderungen zu erzielen, so ist die Therapie erfolgversprechend. Sie darf abgesetzt werden, wenn das Zellbild sich normalisiert hat. Die Gravidität läßt sich jedoch nicht erhalten, wenn unter der Therapie, insbesondere bei einer Kombination von Oestrogen und Progesteron, die Eosinophilie im Vaginalausstrich nicht zurückgeht. Für eine zureichende Beurteilung ist also in jedem Falle eine Serie von Abstrichen notwendig (FLETCHER, 1940; SCHUMAN, 1944; BENSON und TRAUT, 1950; ROTH, 1951; STOLL und MUTH, 1952; KOLLER und ARTNER, 1953).

Bei *Abortus incompletus* können gelegentlich im Vaginalsekret Trophoblastzellen nachgewiesen werden (SMOLKA und SOOST, 1965), und zwar sowohl Langhans-Zellen als auch syncytiale Zellverbände. Die Ausstriche sind im übrigen uncharakteristisch und meistens infolge der reichlichen Blutbeimengung auch nicht für die Diagnose verwendbar.

Der *intrauterine Fruchttod* führt zu einem erheblichen Rückgang der Proliferationshöhe und nähert sich für einige Zeit dem sog. „post partum"-Typ (s. unten). Bei Zweifel, ob die bestehende Gravidität noch intakt ist oder nicht, kann man daher die Cytologie heranziehen. Allerdings sind SMOLKA und SOOST (1965) der Meinung, daß das Ausstrichbild schon bald wieder einen höheren Reifegrad annimmt und damit eine entscheidende Mithilfe in der Diagnostik des intrauterinen Fruchttodes durch die cytologische Untersuchung nur für die wenigen Tage gegeben ist, in denen das „post partum"-Bild ausgeprägt ist. Für die Voraussage der Prognose eines drohenden Abortes erscheint die cytologische Untersuchung weniger zuverlässig als die Untersuchung der Pregnandiolausscheidung (WEINGOLD et al., 1966).

Cytologische Befunde bei der *Extrauteringravidität* sind von PAPANICOLAOU et al. (1948) sowie PUNDEL und VAN MEENSEL (1951) erhoben worden. Danach soll ein hypofollikuliner Ausstrichtyp vorherrschen. SMOLKA und SOOST (1965) vertreten die Ansicht, daß die cytodiagnostische Bedeutung derartiger Befunde gering sein dürfte, besonders da es sich meist um junge Schwangerschaften mit noch kaum ausgeprägtem Zellbild handelt. STOLL und MUTH (1952) sind dagegen der Meinung, daß die differenzierte Cytodiagnostik einen wesentlichen Beitrag zur Differentialdiagnose der klinisch gelegentlich schwer unterscheidbaren Krankheitsbilder: Extrauteringravidität — ascendierende Infektion — Appendicitis — Ureterstein geben kann. Zu diesem Zweck beachten sie neben den Symptomen und der Blutungsanamnese den Lokalbefund, entnehmen dann drei Abstriche: aus der Vagina, von der Portio und — nach sorgfältiger Reinigung des Muttermundes — aus der Mitte des Cervicalkanals. Ein Reinheitsgrad I mit Navicularzellen spricht eher für Gravidität bzw. Extrauteringravidität als für eine extragenitale Erkrankung. Ein Reinheitsgrad III mit Mischflora und erheblicher leukocytärer und bakterieller Durchsetzung des Cervicalschleims spricht dagegen am ehesten für eine ascendierende Infektion des Genitale. Sie untersuchen dazu das Urinsediment auf Leukocyten, Erythrocyten und bestimmen auch hier den Funktionszustand. Das ganze Vorgehen läßt sich mit dem Phasenkontrastmikroskop innerhalb weniger Minuten durchführen.

Berücksichtigt man die Überlebensdauer noch funktionierender Chorionzotten nach dem mutmaßlichen Einsetzen der ersten Störung einer Tubargravidität (ARRONET und STOLL. 1950), so wird klar, daß ebenso wie das histologische Bild des Endometrium auch der Vaginalausstrich weitgehend von dem Grad der Störung und dem Zeitfaktor abhängt. Morphologisch gut erhaltene Zotten, bei denen eine Hormonproduktion noch anzunehmen war, ließen sich im Operationspräparat noch nachweisen: 1 Woche nach Beginn der ersten Störung: 17mal, 2. Woche: 15mal, 3. Woche: 6mal, 4. Woche: 12mal, mehr als 4 Wochen: 2mal (bei 50 von insgesamt 61 Tubaraborten). In diesen Fällen kann auch die Schwangerschaftsreaktion noch positiv ausfallen und der Vaginalausstrich das Bild der ungestörten Gravidität zeigen.

Schließlich liegen auch Untersuchungen vor, die cytologische Besonderheiten bei *Schwangerschaftsgestosen* erfaßt haben. Nach SCHUMAN (1944) soll das Zellbild ein oestrogenes Defizit aufweisen. Im Urinsediment werden intermediäre und parabasale Zellen gefunden, die parallel mit der Schwere der Erkrankung in geringerer oder größerer Zahl das Zellbild beherrschen.

β) **Geburtstermin.** *Am Ende der Gravidität* gibt uns die Cytologie für die Beurteilung des Geburtstermins und einer etwa bestehenden Übertragung sehr wesentliche Anhalte zur Unterstützung der klinischen Befunde. PUNDEL (1959) hat sich mit diesem Problem eingehend beschäftigt: Der Vaginalausstrich am Ende der Zeit zeigt einige Veränderungen, welche durch die absinkende Hormonaktivität der Placenta bewirkt sind.

Im Ausstrich „*Schwangerschaft vor der Zeit*" findet man das typische Schwangerschaftsbild mit Haufen von Navicularzellen. Unmittelbar vor dem Geburtstermin verschwinden diese Haufen mehr oder weniger, und die Navicularzellen werden durch die Superficialzellen ersetzt. Das Bild geht über in den „*Ausstrich am Termin*", der durch Superficialzellen und gelegentlich auftretende Navicularzellen gekennzeichnet ist. In manchen Fällen geht dieser Typ über in den sog. „*post partum-Typ*", d. h. es verschwinden die Superficialzellen, und es treten vorwiegend Parabasalzellen auf. Ein derartiger Ausstrich kennzeichnet eine erhebliche Gefahr für das Kind, mit Überreife des Kindes und Rückbildungsvorgängen in der Placenta.

Nach den Untersuchungen PUNDELs (1959) erlaubt der Vaginalausstrich mit einer 90 %igen Sicherheit die Bestimmung der Frage, ob der Geburtstermin erreicht ist oder nicht. Beim Ausstrichtyp „vor der Zeit" ist klinisch Abwarten am Platze. Ist der Ausstrichtyp „am Termin" vorhanden, so führt ein Einleitungsversuch in 95 % der Fälle zum Erfolg, jedoch ist in den meisten Fällen der Beginn der Spontangeburt innerhalb der nächsten 5 Tage zu erwarten. Beim post partum-Typ sollte die Beendigung der Schwangerschaft unmittelbar herbeigeführt werden.

WIED (1951) hat darauf aufmerksam gemacht, daß sich Urinsediment für die cytologische Untersuchung am Ende der Schwangerschaft besonders eignet. Er hat in den letzten 8 Tagen vor der zu erwartenden Entbindung bei 50 % der untersuchten Mütter im Katheterurin mehrkernige Riesenzellen beobachtet und diese als „ante partum-Zellen" bezeichnet. Ihre diagnostische Verwertung ist jedoch zu unsicher (WIED, 1951; STOLL und RIEHM, 1953), um klinisch brauchbar zu sein. STOLL und RIEHM (1953) haben derartige Zellen im Vaginalsekret und im Urinsediment auch in früheren Schwangerschaftsmonaten beobachtet. Da es sich nicht um Trophoblastzellen handeln kann, liegt es nahe, für die Bildung solcher mehrkerniger Zellen die hormonale Gesamtsituation in der Schwangerschaft verantwortlich zu machen, die eine Kernteilung auch in ausdifferenzierenden Zellen in Gang setzt.

Diese Zellformen sind auch von McCallin et al. (1950) im Urinsediment gefunden und folgendermaßen beschrieben worden: unterschiedliche Größe und Gestalt, zwei bis drei vesiculäre Kerne enthaltend, Cytoplasma dunkelrosa bis orange, manchmal auch blau gefärbt. Appel und Waschke (1953) fanden sie bis zu 33 Tagen vor der Entbindung und kommen ebenfalls zu dem Schluß, daß ihr Auftreten nicht auf den bald erfolgenden Geburtsvorgang schließen lasse.

Stoll (1954) hat festgestellt, daß bei der regelmäßigen Kontrolle des Urinsediments mit Beginn der Übertragung eine allgemeine Schrumpfung des Zellbildes auftritt, die von Tag zu Tag zunimmt und schließlich dem postpartalen Zellbild entspricht. Zellverfall, Verschwinden der Navicularzellen, Turgorverlust der Einzelzelle und relative Dürftigkeit des Gesamtzellbildes sind die entsprechenden Eigenarten, die Pundel (1959) im Vaginalsekret in gleicher Weise beschrieben hat und die den Kliniker veranlassen sollten, die Geburt einzuleiten.

Für die klinische Verwendung des cytologischen Befundes hat Pundel genaue Richtlinien angegeben:

1. Von allen Schwangeren wird in den letzten 8 Schwangerschaftswochen alle 8 Tage ein Ausstrich angefertigt.

2. Liegt die Vermutung einer Übertragung vor, während der Ausstrichtyp demjenigen „vor der Zeit" entspricht, so soll die Geburt nicht eingeleitet werden, solange dieser Ausstrichtyp besteht.

3. Die Geburt soll eingeleitet werden, wenn der Ausstrichtyp demjenigen „zum Termin" entspricht, falls nicht eine ernste klinische Indikation gegen dieses Vorgehen spricht.

4. Bei dem Ausstrichtyp „post partum" bei lebendem Kind soll die Geburt unmittelbar eingeleitet werden. Zeigt der Ausstrich eine typische Oestrogenreaktion, so steht die Geburt kurz bevor, das Kind hat dann durchweg seine Reife erreicht. Wandelt sich der Ausstrichtyp dagegen unter der Oestrogenbehandlung in den Typ „vor der Zeit" um, so hat es sich lediglich um eine drohende Frühgeburt gehandelt, die Geburt wird dann nicht vor Ablauf von 2 Wochen erfolgen.

Eine derartig weitgehende Berücksichtigung eines cytologischen Befundes im klinischen Gebrauch erfordert in der Anfertigung und Auswertung der Ausstriche besondere Sorgfalt. Der Ausstrich soll nach Einführung eines trockenen Speculums aus dem hinteren seitlichen Vaginalgewölbe entnommen werden und darf nicht mit Cervicalschleim vermischt sein. Bei Infektionen der Vagina oder bei Cytolyse muß zunächst durch Lokalbehandlung (Antibioticaeinlage an zwei aufeinanderfolgenden Tagen) ein reiner Ausstrich herbeigeführt werden.

Eine genaue zeitliche Unterteilung der einzelnen Typen hat Lichtfus (1959) in der nachfolgenden Tabelle angegeben.

Miklaw (1961) konnte einen Regressionstyp, aus dem auf eine echte Übertragung geschlossen werden soll, nicht finden, möchte aber eine Übertragung ausschließen, wenn der typische Ausstrich der Spätschwangerschaft unter fortlaufender Beobachtung erhalten bleibt. Auch Ley et al. (1961) stellten fest, daß der cytologische Befund „fortgeschrittene Schwangerschaft" eine Übertragungsschädigung des Kindes ausschließt. Zwar beweisen die Befunde „nahe am Termin" oder „am Termin" die Reife des Kindes und das biologische Ende der Schwangerschaft, geben aber keinen Hinweis auf eine etwa zu erwartende Schädigung des Kindes. Erst wenn diese Befunde über den Zeitraum von etwa 10 Tagen fortbestehen, muß die Geburt erfolgen, wenn das Kind nicht geschädigt werden soll.

Ausstrichtyp	Vor Termin	Am Termin	Nach dem Termin (*Übertragung*)
Navicularzellhaufen	sehr reichlich	wenig	keine
Einzelzellen	wenig	reichlich	sehr reichlich
Superficialzellen einzeln	keine	einige	reichlich
Intermediärzellen einzeln	wenige	zahlreiche	wenige
Parabasalzellen	keine	keine	reichlich
Eosinophilieindex	bis 1 %	bis 15 %	bis 20 %
Karyopyknoseindex	bis 10 %	über 10 %	über 10 %
Leukocyten	kaum	kaum	reichlich
Erythrocyten	keine	keine	gelegentlich

f) Ausstrich post partum während Wochenbett und Lactation

Nach Beendigung der Schwangerschaft, sei es durch Geburt oder Fehlgeburt, bilden sich die typischen Schwangerschaftsveränderungen im Vaginalausstrich und im Urinsediment rasch zurück. Während der ersten Wochenbettstage sind neben Blut und Leukocyten noch Intermediärzellen vorhanden. Sie liegen gern in Gruppen zusammen und weisen einen ausgesprochenen Turgorverlust auf. Im Plasma treten Vacuolen auf; der Kern ist an den Rand gedrängt. Daneben sieht man in zunehmender Zahl Parabasalzellen mit verdickten Cytoplasmarändern und kleinen, exzentrisch gelegenen Kernen. Mit der Papanicolaou-Färbung nimmt das Cytoplasma einen rötlichen oder violetten Farbton an. Im Gegensatz zu den üblichen Parabasalzellen enthalten diese Zellen Glykogen. Das Zellbild ist im ganzen vielgestaltig und von Histiocyten, Leukocyten und Erythrocyten sowie Zelldetritus überlagert. PAPANICOLAOU et al. (1948) haben jedoch insbesondere das Auftreten der oben beschriebenen Parabasalzellen als typisch angesehen und diesen Zellen den Namen „*post partum-Zellen*" gegeben.

Im weiteren Verlauf des Wochenbettes bildet sich während der Stillzeit der „*Lactationsausstrich*" aus, der vorwiegend von Parabasalzellen und einigen Intermediärzellen beherrscht wird. Der Ausstrich ist funktionslos, die Einzelzellen wirken dürftig, enthalten aber Glykogen. Erst langsam nimmt die Proliferationshöhe des Epithels wieder zu, Leukocyten und Erythrocyten verschwinden.

Kommt die ovarielle Funktion wieder in Gang, so findet man nicht selten im Ausstrich zunächst eine erhöhte oestrogene Aktivität, wie man sie bei einer Hyperfollikulinie zu sehen gewohnt ist. Es kommt anscheinend zunächst, ehe sich ein geregelter Cyclus ausgebildet hat, zu einer vorübergehenden Persistenz des Follikelapparates und damit zu einer protrahierten Oestrogenausschüttung. Andererseits kann aber der postpartale Ausstrich bei nichtstillenden Frauen über eine hypofollikuline Phase oder unterschwellige biphasische Cyclen in den Normalausstrich übergehen.

PUNDEL und VAN MEENSEL (1951) haben die Verhältnisse post partum genauer untersucht. Sie finden die Rückbildungsvorgänge des typischen Schwangerschaftsausstrichs bis zum funktionslosen Ausstrich etwa am 7. Tage abgeschlossen. Einige Tage später beginnt die erneute Proliferation, die bei den nichtstillenden Müttern bis zur Oberflächenschicht ansteigt. Cyclische Veränderungen werden dann wieder etwa von der 7.—8. Woche an beobachtet. Bei den stillenden Müttern ist zu diesem Zeitpunkt noch der beschriebene Lactationsausstrich vorhanden.

Nach VOKAER (1959) stellt sich ein oestrogener Ausstrich bis zum 45. Tage post partum wieder her, während DE REZENDE und KAMNITZER (1956) dies bei nichtstillenden Müttern erst nach etwa 60 Tagen, bei stillenden Müttern erst nach 75 Tagen beobachteten; in Einzelfällen bleibt der Ausstrich atrophisch oder subatrophisch über mehrere Monate Dauer.

Danach können folgende Abschnitte unterschieden werden (Kamnitzer, 1959; Lang, 1959; Pundel, 1959; Vokaer, 1959):

1. Unmittelbare postpartale Periode (bis 10. Tag): Leukocyten, Erythrocyten und Histiocyten beherrschen das Bild, die Navicularzellen verschwinden langsam. Post partum-Zellen treten auf. Eine Unterscheidung zwischen stillenden und nichtstillenden Müttern fehlt. Keine Ansprechbarkeit auf Oestrogenzufuhr.

2. Frühe postpartale Periode (11.—45. Tag post partum):

Nicht stillend: Über einen atrophischen Typ langsamer Übergang zu höherer Proliferation, die ab dem 30. Tag deutlich ist.

Stillend: Bis etwa zum 25. Tag bleibt der atrophische Ausstrich erhalten und geht dann mit dem Auftreten von Superficialzellen in einen Oestrogentyp über, der am 40. Tag etwa dem 8. Tag eines regelrechten Cyclus entspricht. Schließlich ist am 45. Tag eine sehr hohe oestrogene Proliferationsstufe erreicht.

3. Späte postpartale Periode (ab 46. Tag post partum):

Nicht stillend: Wiederauftreten der cyclischen Veränderungen, eventuell zunächst noch ohne das Zustandekommen von Menstruationsblutungen (Pundel, 1959; Vokaer, 1959), aber auch über mehrere anovulatorische Abläufe mit ausgeprägt hochoestrogenem Ausstrich (Stoll, 1954).

Stillend: Lactationsausstrich nach Pundel (1959): viele intermediäre oder basale Zellen, cyanophil oder eosinophil, meist groß und rund; glykogenreiches Cytoplasma, hypochromatische Kerne.

Peters (1958) hat darauf hingewiesen, daß in der Lactationsperiode der Ausstrich von der Vaginalwand meist eine höhere Proliferation aufweist als der direkt von der Ektocervix entnommene Ausstrich. Die Frage der unterschiedlichen hormonalen Ansprechbarkeit dieser beiden Abschnitte wird damit betont. Das gleiche gilt auch für die hormonalen Wirkungen am Endometrium, die mit den Veränderungen am Vaginalepithel in der postpartalen Periode nicht kongruent sind. Bereits am 20. Tag ist das Endometrium wieder gut proliferiert, soll aber nach Pundel (1959) bei lactierenden Frauen zu einem späteren Zeitpunkt mehr oder weniger zur Atrophie neigen (hormonaler Einfluß der Nebennierenrinde).

Über das Auftreten von atypischen Zellen im postpartalen Ausstrich berichten Lang (1959) und Song (1959) in etwa 1 % der untersuchten Fälle.

3. Cytologie des Fruchtwassers. Blasensprungdiagnostik

Das Fruchtwasser ist reich an Zellen, die von der Hautoberfläche des Kindes, aber auch von den Schleimhäuten stammen, die mit nicht verhornendem Plattenepithel bekleidet sind (Mundhöhle, Vagina, Harntrakt). Durch die fetalen Bewegungen werden diese Zellen in Suspension gehalten; sie gelangen beim Trinkakt in den fetalen Darmtrakt und bilden den größten Teil des Meconiums.

Die *Epidermisschuppen* sind kernlos und mehr oder weniger stark verhornt. Es werden nach Methylenblaufärbung blaue, weiße und gelbe Schuppenzellen unterschieden, wobei die völlig verhornten gelb erscheinen, während die nur teilweise verhornten noch Methylenblau annehmen. Das *Mundepithel* schilfert nicht verhornte Plattenepithelien ab, die vesiculäre Kerne aufweisen und sich von den aus der Vagina stammenden Epithelzellen nicht unterscheiden lassen. *Übergangsepithelien aus der Blase* haben ebenfalls die Form von Navicularzellen. Ihre Form ist rund, scharf begrenzt, ihre Kerne sind klein, rund, zentral gelegen. Die Zellen sind glykogenhaltig.

Neben diesen, von der Oberfläche des kindlichen Organismus stammenden Zellen lassen sich gelegentlich *Amnionzellen* nachweisen, die sich durch eine kubische bis runde Form mit großem zentralem Kern auszeichnen und fast immer in Gruppen zusammenliegen.

Die *Punktion der Fruchthöhle* mit dem Ziel, durch Gewinnung cellulärer Elemente zu einer frühzeitigen Geschlechtsdiagnose zu kommen, ist zwar mittels der Barrschen Kernmerkmale möglich (SERR et al., 1955; JAMES, 1960; MAKOWSKI et al., 1956), jedoch wird man aus begreiflichen Gründen sich nur schwer entschließen können, die Fruchthöhle zu diesem Zweck zu punktieren. Über die Technik der zellkernmorphologischen Geschlechtsbestimmung hat im deutschen Schrifttum zuletzt HIENZ (1957, 1959) eingehend berichtet (weitere Literatur s. dort).

Dagegen hat die Diagnose eines etwa erfolgten *Blasensprungs* aus den im Vaginalsekret auftretenden cellulären Bestandteilen des Fruchtwassers eine erhebliche klinische Bedeutung. Nach den ersten Bemühungen von BOURGEOIS (1942) und später von HOPMAN (1952, 1959) hat LANGREDER (1952) einen ,,differenzierten Schuppentest'' angegeben. Das aus dem unteren Anteil der Vagina im Bereich der hinteren Commissur mit einer Platinöse entnommene Zellmaterial wird mit 1º/$_{00}$ iger Sublimatlösung versetzt und nach Lufttrocknung mit Methylenblau gefärbt. Man erkennt drei Zelltypen, die von der fetalen Epidermis abgeschilfert sind, sich von den kernhaltigen Zellen der mütterlichen Vaginalwand als kernlose Hornschuppen unterscheiden und blau, weiß und gelb erscheinen. Alle drei Zelltypen kommen bei Blasensprung nebeneinander vor. Nur gelbe Schuppen allein könnten bei der Entnahme des Ausstrichs aus dem Bereich der mütterlichen Vulva zu Fehldeutungen Anlaß geben. Das Auftreten dieser kernlosen Schuppen ist für den erfolgten Blasensprung beweisend und erscheint einfacher als das Suchen nach Lanugohärchen oder die Lackmusprobe. Diese Methode ist daher für die Routinediagnostik des Blasensprungs durchaus geeignet und gibt dem Geburtshelfer wertvolle Anhaltspunkte (WALCH und EISELE, 1954; ZIMMERER und VOLK, 1954). Daneben hat sich die Untersuchung des Sekrettropfens unter Zusatz eines Tropfens 0,1 %iger wäßriger Lösung von Nilblausulfat bewährt. Das Präparat wird sofort mit einem Deckgläschen versehen und nach 3 min. unter dem Mikroskop betrachtet. Die abgeschilferten fetalen Zellen sind kernlos und orangefarben; Vaginalepithelien sind meist kernhaltig und färben sich blau (KITTRICH, 1963; BROSENS, 1966). Die Beurteilung des Sekrettropfens kann auch ohne Färbung mit Hilfe des Phasenkontrastmikroskops erfolgen.

HOPMAN (1952, 1959) möchte besonderen Wert auf den Nachweis der Vernix caseosa-Zellen legen, wobei er die Papanicolaou-Färbung benutzt. Er beschreibt die Zellen als polygonal, durchsichtig und kernlos. Diese nehmen eine grauweiße oder leicht gelbe, gelegentlich auch rötliche Farbe an und enthalten feine Granula. Zur Abgrenzung gegen kernlose Vaginalepithelien gibt er folgende Charakteristika:

	Vernix caseosa-Zellen	Hornschuppen der Vagina
Papanicolaou-Färbung	grau-weiß, hellgelb	dunkelgelb
Erscheinung	durchsichtig	opak
Lagerung	zusammen oder in Haufen	meistens einzeln
Cytoplasma	zarte Granula	grobe Granula
Kernschatten	fehlen	vorhanden mit perinucleären Höfen

Hopman entnimmt den Abstrich aus der Gegend des Muttermundes, so daß eine Einstellung der Portio unter sterilen Kautelen oder eine vorsichtige Entnahme mit einer sterilen Pipette erforderlich ist. Unter diesen Umständen ist eine Vermischung mit kernlosen Hornschuppen aus dem Vulvabereich eher zu vermeiden als bei der Entnahme von der hinteren Commissur. Vorteilhaft ist eine Entnahme aus dem Muttermund und eine aus dem oberen Vaginalbereich, wobei beide zum Vergleich auf demselben Objektträger ausgestrichen werden. Ein hoher Blasensprung, der klinisch nicht erkannt wird, kann durch den positiven Befund von Vernixzellen zu einer vermeintlichen fehlerhaften Beurteilung führen.

Pundel (1959) bevorzugt die Färbung nach Shorr, bei der die Vernixzellen wie ausgewaschen, die Hornschuppen aus dem Vulvabereich dagegen kräftig angefärbt sind. Auch Pundel hält eine Unterscheidung durchaus für möglich.

Zur cytologischen Blasensprungdiagnostik dient auch der Nachweis von Fetttröpfchen oder fetalen Harnkristallen im Fruchtwasser (v. Numers, 1936) oder von Lanugohärchen (Philipp, 1929) sowie die pH-Bestimmung (Nitrazintest nach Abe). Schließlich kann der Kristallisationstest Hinweise geben (Langreder, 1952, 1958; Neuhaus, 1956; Nöldeke, 1957), wobei man einen Tropfen Vaginalsekret auf einem Objektträger trocknen läßt und bei Vorhandensein von genügend Fruchtwasser eine feine Kristallisation findet, die sich von der gröberen Kristallbildung des Cervixschleims unterscheidet.

VI. Bakteriologische Diagnose

Die cytologische Untersuchung gestattet neben der funktionellen und der Carcinom-Diagnostik eine bakteriologische Diagnose. Diese kann sowohl nach Entnahme eines Vitalpräparates im Phasenkontrastmikroskop als auch am fixierten und nach Papanicolaou gefärbten Abstrich erfolgen. Beide Entnahmetechniken haben ihre Vor- und Nachteile. Bei der Untersuchung im Phasenkontrastmikroskop ist die Beurteilung beweglicher Erreger (Trichomonas urogenitalis) leichter; das Bild kann jedoch für Dokumentationszwecke nur photographisch festgehalten werden. Die Phasenkontrastmikroskopie läßt sich ergänzen durch das Interferenzkontrastverfahren nach Normarski. Die Färbung nach Papanicolaou ist umständlicher und teurer, die Präparate lassen sich jedoch unbegrenzt aufbewahren.

1. Das physiologische Ausstrichbild

Hier findet man neben den hoch oder mittelhoch proliferierten Vaginalepithelzellen reichlich Döderleinsche Stäbchen (Synonyma: Döderleinsche Vaginalbakterien, Bacillus vaginalis Döderlein, Bazillus vaginae Kruse, Bacillus crassus Liebschütz). Es handelt sich hierbei um unbewegliche fakultativ anaerobe grampositive Stäbchen, die keine Sporen bilden. Döderleinsche Keime sind außerhalb der Vagina nicht leicht zu züchten und erfordern spezielle Traubenzuckernährböden. Die Döderleinschen Keime treten auf in kurzer Form und als lange Stäbchen. Die unterschiedliche Erscheinungsform hat keinen Einfluß auf den Grad der bakteriellen Cytolyse.

Der Vollständigkeit halber muß Leptothrix vaginalis erwähnt werden, das im Vaginalausstrich als langes Fadenbakterium vorkommen kann. Diese, wie Haare aussehenden und sich nur gelegentlich überschneidenden Fadenbakterien bilden manchmal scheinbar Verzweigungen, die jedoch normalerweise nicht vorkommen. Das Bakterium leptothrix vaginalis ist klinisch offenbar ohne Bedeutung.

2. Die pathologische Mischflora

Je nach dem Grad der bakteriellen Mischinfektion wurde der Scheideninhalt in Reinheitsgrade von I bis IV von R. Schröder eingeteilt. Darunter verstand man die reine Döderleinsche Flora als Reinheitsgrad I, Döderleinflora mit reichlich Leukocyten und Cytolyse oder

Döderleinflora mit Leukocyten und einigen anderen Keimen als Reinheitsgrad II. Die bakterielle Mischinfektion bei weitgehendem oder völligem Fehlen von Döderleinkeimen war Reinheitsgrad III. Reinheitsgrad IV nach SCHRÖDER bedeutete den Nachweis von Trichomonas urogenitalis oder Pilzen.

Eine Störung des physiologischen Bereiches kann an zahlreichen Stellen auftreten und resultiert letztlich immer in einer Verschiebung des pH-Wertes.

Bei einer ausgesprochenen Mischflora ist das epitheliale Zellbild von Bakterienmassen überdeckt. Bei diesen Ausstrichbildern mit Bakterienreichtum darf eine Acidophilie der Epithelzellen nicht ohne weiteres als Oestrogenwirkung gedeutet werden. Vielmehr handelt es sich meistens um eine Pseudoacidophilie, die durch milieubedingte Faktoren hervorgerufen wird. Am häufigsten findet man Staphylokokkus aureus und Staphylokokkus albus, Enterokokken, sowie Streptokokken. Auch das Bakterium coli commune, Schleimbildner der Coli-aerogenes-Gruppe, Bakterium proteus, Plaut-Vincent-Bakterien, sowie verschiedene aerobe und anaerobe Arten sind gelegentlich nachweisbar. Weder im Phasenkontrastmikroskop, noch bei der Färbung nach PAPANICOLAOU ist eine bakteriologische Differenzierung im einzelnen immer sicher möglich. Man wird sich deshalb meistens auf die Diagnose Kokken oder bakterielle Mischflora beschränken.

Eine Ausnahme bilden die intracellulären, gramnegativen Diplokokken, die Gonokokken. Sie sind nur bei ca. 1000facher Vergrößerung mit Oelimmersion, dann aber auch bei Färbung nach PAPANICOLAOU sichtbar. Für ihren sicheren Nachweis bedarf es der Gegenfärbung nach GRAM oder der kulturellen Züchtung.

Besonders erwähnt werden soll hier auch der Keim Haemophilus vaginalis, da er im cytologischen Abstrich gut zu identifizieren ist. Es handelt sich um kleine gramnegative pleomorphe Bakterien, die nur auf Blutagar wachsen. Man findet sie vorwiegend auf Superficialzellen oder auch Intermediärzellen, bei denen die einzelnen Zellen wie von diesen kurzovalen Bakterien überstäubt aussehen. Diese Zellen wurden von GARDNER und DUKES (1955) als „clue cells" bezeichnet.

3. Viruserkrankungen

Häufig kann eine Aussage über verschiedene Viruserkrankungen der Vaginalwand gemacht werden (Herpes genitalis simplex, „Inclusion Vaginitis", Lymphogranuloma venerium, Condylomata accuminata, Adenovirus). Es treten vielkernige Epithelzellen auf, die Kerneinschlüsse und verdickte Kernmembranen aufweisen, und deren Cytoplasma vakuolisiert ist. Eine Begleitentzündung mit Zelldetritus und reichlich Leukocyten ist stets vorhanden (NAIB, 1966).

4. Trichomoniasis (Trichomonaden-Kolpitis)

Die Trichomoniasis wird durch einen parasitären Flagellaten aus der Reihe der Protozoen hervorgerufen. Er wird meistens als Trichomonas vaginalis, besser jedoch als Trichomonas urogenitalis bezeichnet. Das einzellige und meist auch einkernige Lebewesen hat birnen- oder ovale Form und besitzt zwei Basalkörper. An einem sitzen 4 lange, lebhafte Geisseln, an dem anderen beginnt die undulierende Membran, die sich bis in das hintere Zellende erstreckt. Es soll hier nicht entschieden werden, ob die Trichomonaden nur fakultativ pathogen sind und auch nicht, ob es Dauerformen gibt. Sie verändern jedoch so gut wie immer das Scheidenmilieu zur alkalischen Seite und wirken somit absolut begünstigend für alle Sekundärinfektionen und Macerationen an der Portio. Die zerstörte Flora ist jedoch stets ein idealer Nährboden für Trichomonaden. Die Trichomoniasis muß als Geschlechtskrankheit im weiteren Sinne aufgefaßt werden, weil die häufigste Infektion auf diesem Wege erfolgt. Der Nachweis der Trichomonaden ist nur leicht im Phasenkontrastmikroskop. Bei der Färbung mit Methylenblau oder nach PAPANICOLAOU imponieren sie als kleine, unförmige, leicht blaue Gebilde, die gelegentlich mit Tupfen versehen sind. Sie sind in der Größenordnung von Basalzellen zu suchen und damit deutlich größer als Leukocyten. Oft sind sie nur noch als unscharfe Schatten eben wahrnehmbar.

5. Soorpilz (Candida albicans, Monilia albicans)

Die Infektion der Vagina und der Vulva mit dem Soorpilz ist ebenfalls relativ häufig und nimmt heute an Bedeutung ständig zu. Die Pilze sind zu den Hefen zu rechnen. Sie befallen bevorzugt Scheiden mit Glykogenreichtum (Schwangerschaft, Behandlung mit Ovulationshemmern, hyperglykämischer Stoffwechsel bei Diabetes), sowie resistenzgeminderte Patientinnen. Auch eine Phasenfluorbehandlung mit Antibiotika oder übermäßige bzw. zu lange Nachbehandlung mit Traubenzucker in der zweiten Phase der Fluortherapie begünstigen die Besiedelung mit Soorpilz. Die mikroskopische Untersuchung des Vaginalausstrichs läßt ovale bis rundliche Sproßzellen sowie Mycelien erkennen. Die letzteren imponieren in erster Linie in Form von langen, unregelmäßig granulierten Fäden (sogenannte Hyphen), bei denen immer wieder einzelne Abschnürungen vorkommen. Sproßzellen sind schwieriger zu erkennen, da sie im Zelldetritus der Leukocyten meist nicht leicht auszumachen sind. Sie haften jedoch gelegentlich in Gruppen an den Hyphen fest. Die Diagnose erfordert vor allem bei der Färbung nach PAPANICOLAOU einige Übung. Dagegen fallen die grampositiven Erreger bei der Färbung nach GRAM meist auch dem Unerfahrenen auf. Die Diagnose im Phasenkontrastmikroskop bereitet vor allem bei den Hyphen keine Schwierigkeiten.

VII. Carcinomdiagnose

1. Dysplasie

Die Dysplasie ist histologisch gekennzeichnet durch ein einfach atypisches Epithel, in dem eine Schichtung meist noch angedeutet ist, das jedoch neben einer basalen Hyperaktivität starke Kern- und Zellpolymorphien bis in die oberflächlichen Schichten aufweist. Diese Zellen gleichen cytologisch oberflächlichen und zuweilen auch tiefen Dyskaryosen und sind als solche im cytologischen Abstrich nicht sicher von den Dyskaryosen eines reifen Plattenepithel-Carcinoms zu unterscheiden. Gelegentlich können sogar einzelne polymorph atypische Zellen von einer schweren Dysplasie abschilfern. Hinzu kommt, daß sich eine Dysplasie verschieden schnell entwickelt und zuweilen an einer oder mehreren Stellen bereits in eine schwerwiegendere Veränderung übergeht. So kann sich unter einer oberflächlichen Dysplasie z. B. ein von der basalen Hyperaktivität ausgehendes Mikro-Carcinom mit früher Stromainvasion verbergen. Es gibt daher einerseits kein cytologisches Zellbild, das *nur* für die Dysplasie charakteristisch ist; andererseits schließt eine Dysplasie nicht *immer* darunterliegende oder seitlich angrenzende schwerwiegendere Veränderungen aus.

2. Carcinoma in situ oder präinvasives Carcinom

Dieses oberflächlich liegende gesteigert atypische Epithel läßt sich cytologisch in idealer Weise erfassen. Einerseits ist die Abschilferungsrate der atypischen Zellen gesteigert, andererseits fehlen die entzündlichen Begleiterscheinungen des Tumorzerfalls, die beim invasiven Carcinom durch Überlagerung des Zellbildes die Diagnose erschweren. Der Effekt der Krebsprophylaxe durch die cytologische Krebssuche liegt in der Entdeckung der beschriebenen Veränderung.

Legt man die allgemein anerkannte Definition des Carcinoma in situ: Cytomorphologisch wie Carcinom, aber ohne Invasion, zugrunde, so erscheint es ausgeschlossen, zwischen dem Carcinoma in situ und dem invasiven Carcinom allein durch den cytologischen Abstrich zu unterscheiden. Zu dieser Ansicht kamen u. a. auch Timonen und Kauraniemi (1967) auf Grund cervicaler Cytogramme. Denn die Cytologie erfaßt nur die Oberfläche einer Veränderung, der Abstrich bringt die von der Oberfläche abgeschilferten bzw. abgestrichenen Zellen

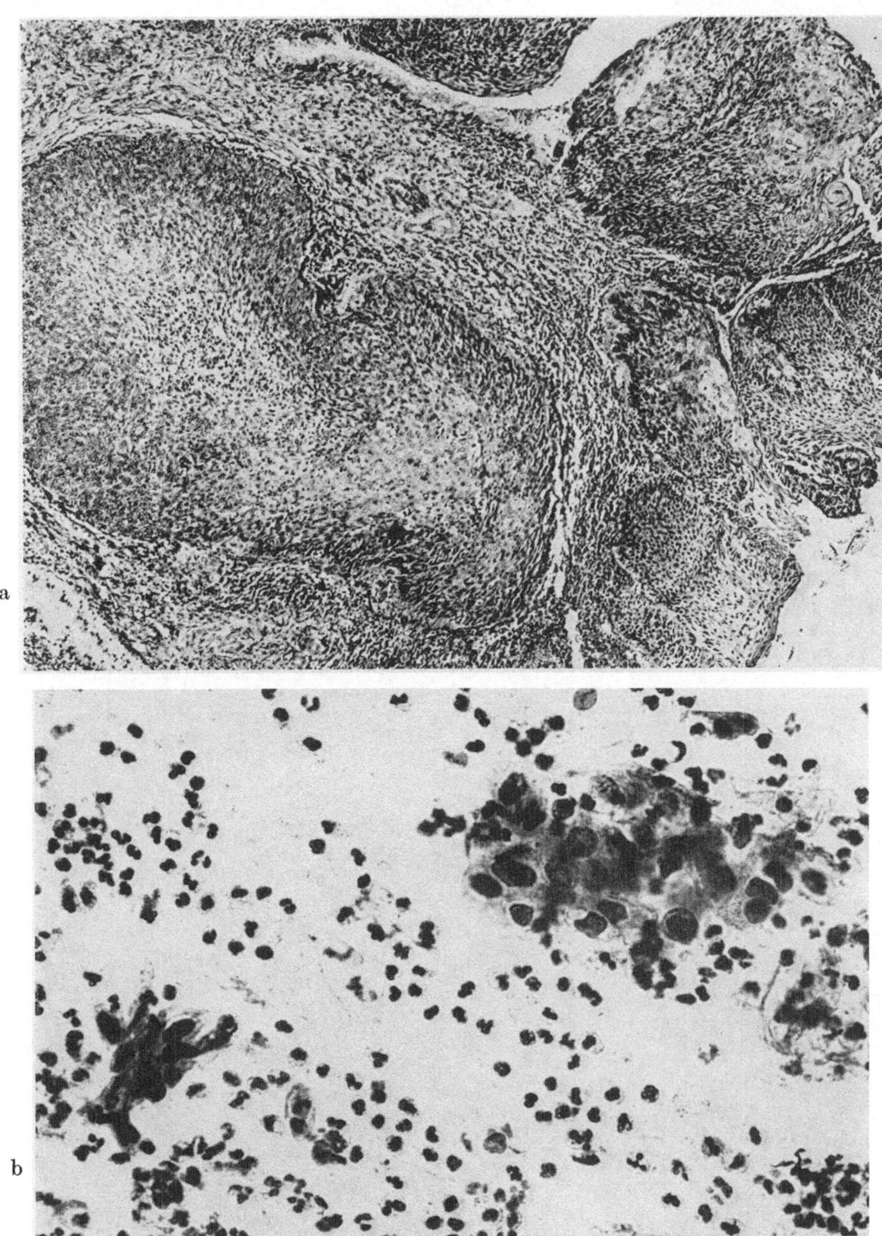

Abb. 37 a Carcinoma in situ der Portio mit plumpem Vorwuchern und beginnenden Ausreifungstendenzen. HE-Färbung. b Kurz vorher entnommener cytologischer Abstrich. Atypische spindelige (links unten) und rundliche (rechts oben) Zellen, die den histologischen Zelltypen entsprechen. Färbung nach Papanicolaou

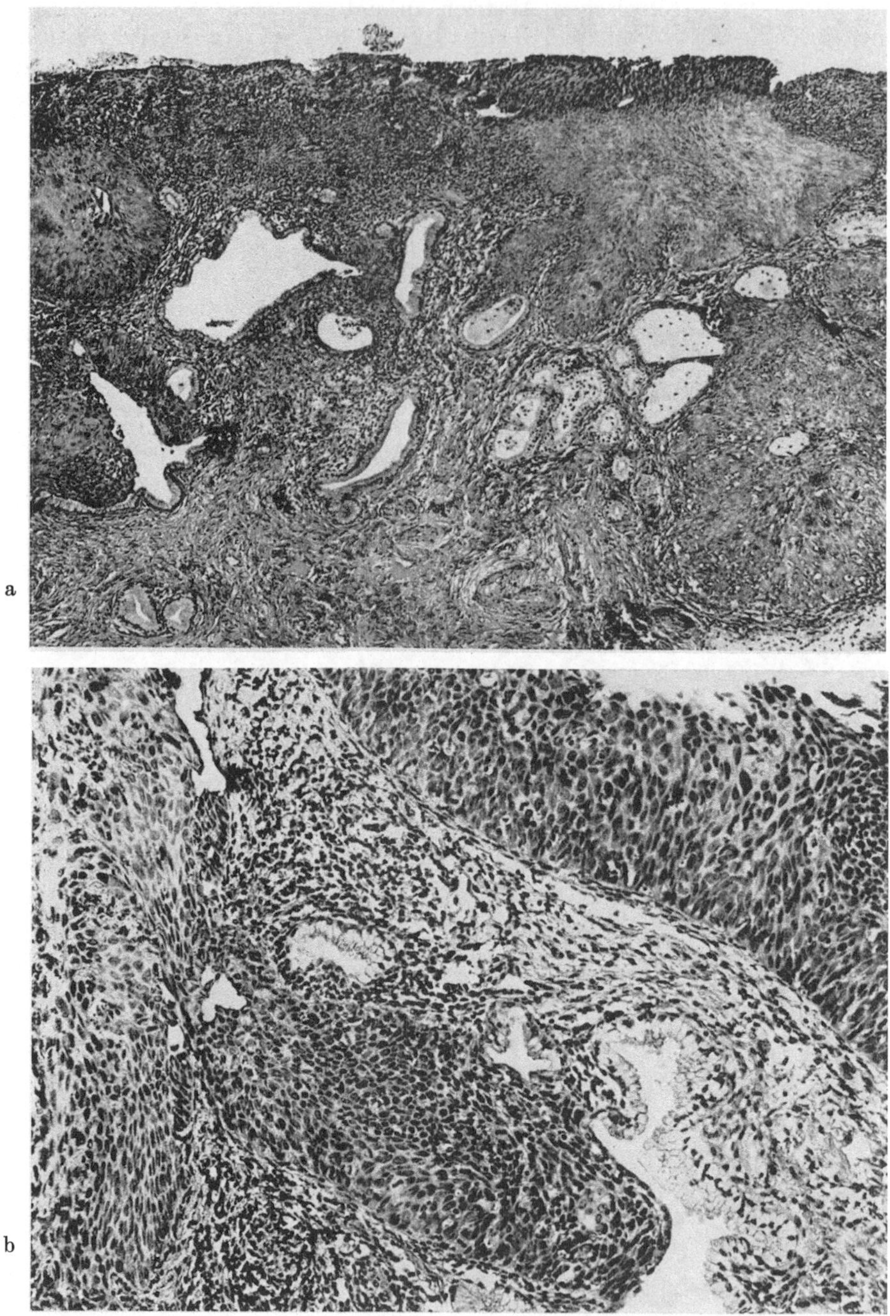

Abb. 38. a—c. Carcinoma in situ der Portio mit erheblicher entzündlicher Infiltration des Stromas. a Übersicht, b stärkere Vergrößerung. HE-Färbung. c Cytologischer Abstrich der gleichen Patientin. Atypische Zellen mit polymorphen Kernen entsprechend den Zellkernen des histologischen Präparats (b). Zwischen ihnen zahlreiche Leukocyten als Zeichen der begleitenden Entzündung. Färbung nach Papanicolaou

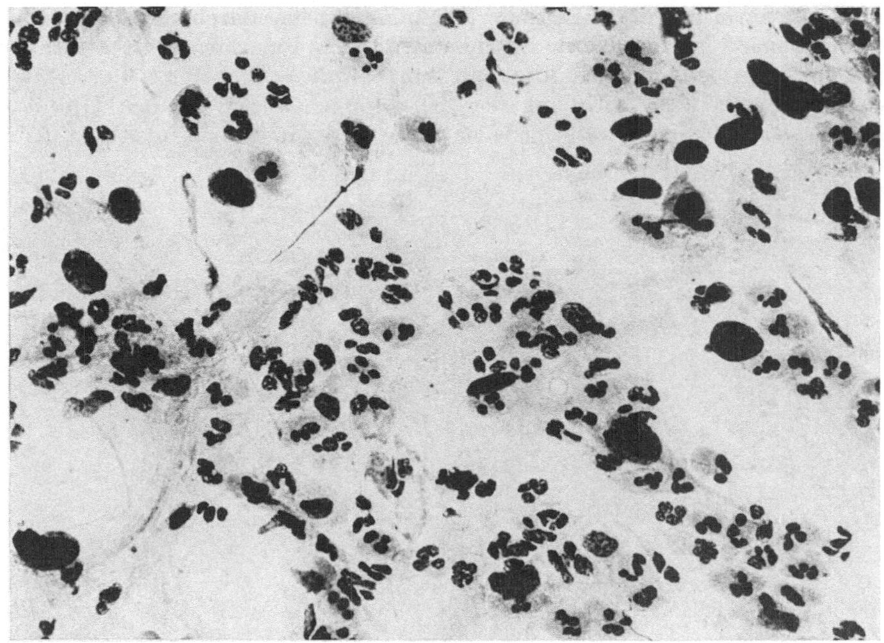

Abb. 38c

auf den Objektträger, wobei die DNS-Stammlinien beim präinvasiven und invasiven Carcinom identisch sind (Sandritter, 1964).

Über das Verhalten zur Unterlage ist eine Aussage nicht möglich.

Dieser strenge Standpunkt wird nicht von allen Cytologen vertreten. Zinser (1957) hielt eine Unterscheidung von nicht invasiv und invasiv auf Grund des cytologischen Ausstrichs für möglich, und Kern (1964) hat diesen Standpunkt in einer Monographie ausführlich dargelegt. Die Treffsicherheit der cytologischen Aussage betrug bei Kern 87,3 %. Das Risiko der prospektiven cytologischen Aussage über die bereits vorhandene oder erst später auftretende fakultative Malignität der bestehenden Veränderung erscheint jedoch zu groß und ein abwartendes Verhalten nicht angezeigt, auch wenn es sich nur um eine Fehlerbreite von 13 % handeln sollte.

Eine *prospektive Aussage* ist anhand des cytologischen Ausstrichs nur begrenzt möglich, und zwar durch den Charakterwechsel der Carcinomzellen bei beginnender Invasion, da von dort an in etwa 80 % der Plattenepithel-Carcinome eine cytologische Ausreifung mehr oder weniger starker Ausprägung stattfindet. Der noch in situ befindliche Prozeß zeichnet sich dagegen vor allem durch seine cytologische Unreife aus (Hamperl et al. 1954; Runge und Stoll, 1955; Hamperl und Kaufmann, 1956). Die Kernplasmarelation ist maximal zugunsten des Kerns verschoben (Hillemanns und Rha, 1961), die Zellgrenzen sind unscharf oder fehlen, Intercellularbrücken werden nicht ausgebildet, atypische Mitosen, insbesondere 3-Gruppen-Metaphasen und Metaphasen mit abgesprengten Chromosomen sind zahlreich (Hamperl, 1954). Glykogen- oder Schleimbildung als Zeichen funktioneller Leistung fehlen. Auf dieser ausgeprägten Stufe der zellulären Unreife bleiben nur etwa 20 % der invasiven Carcinome stehen, woraus sich die bei etwa 80 % liegende cytologische Unterscheidungsmöglichkeit vom

Carcinoma in situ ergibt. Reagan (1952) fand beim Carcinoma in situ 55 % des Zellraums durch den Kern eingenommen, beim abnormen Plattenepithel nur etwa 25 %; jedoch sind auch diese Messungen mit Vorbehalt zu deuten, da sie durch unterschiedliche Quellung der Zellen ungenau sein können (Johnston, 1952). Eine Abgrenzung verschiedener Stadien des Carcinoma in situ (Hamperl,

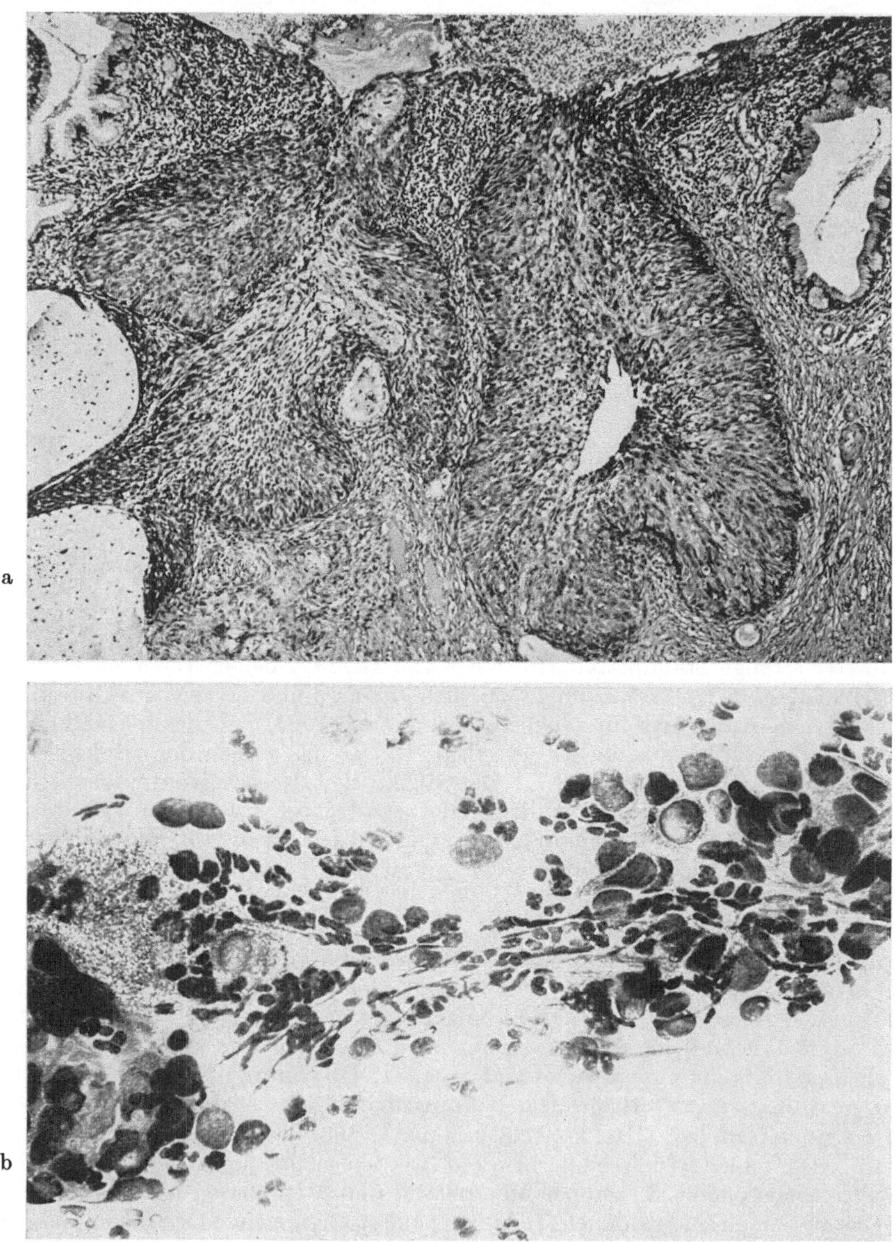

Abb. 39 a u. b. Carcinoma in situ der Portio. Im histologischen HE-Präparat (a) und im cytologischen Abstrich (b, Papanicolaou-Färbung) vorwiegend großkernige atypische Zellen. Reichlich Leukocyten entsprechend der bis zur Oberfläche reichenden Entzündung

1959, 1964) ist auf Grund cytologischer Kriterien gar nicht möglich, da sich diese Stadien lediglich durch das Verhalten der Veränderung zum Stroma voneinander unterscheiden (Abb. 37—39).

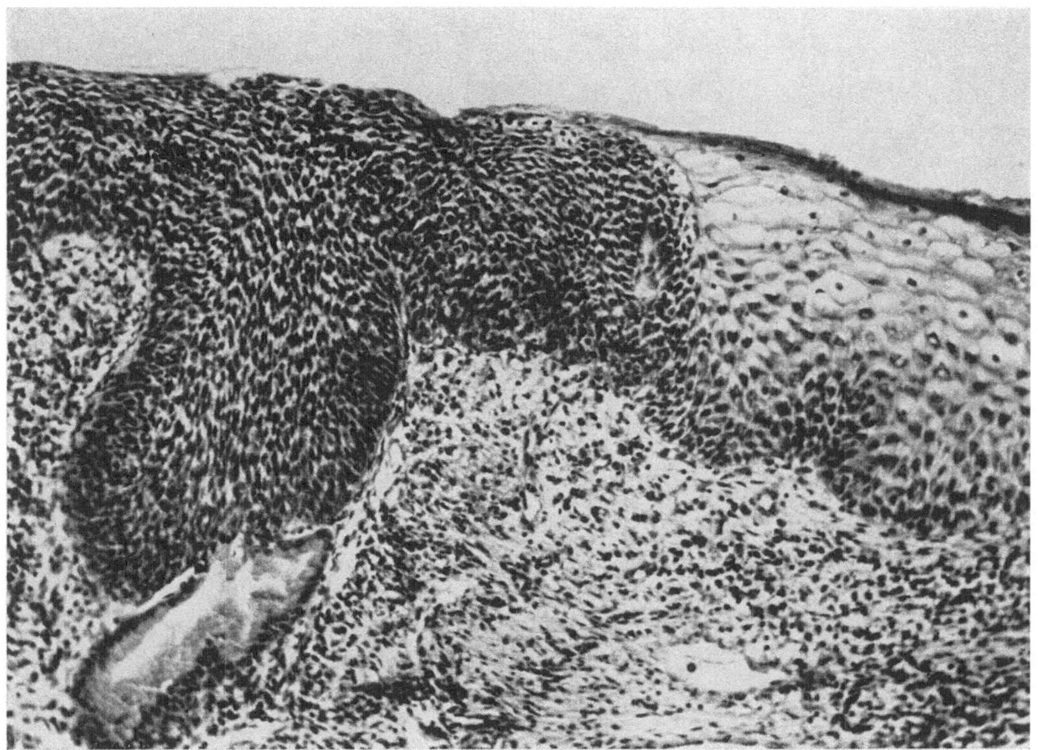

Abb. 40. Carcinoma in situ der Portio, vom normalen Plattenepithel scharf abgegrenzt

Betrachtet man das Problem histologisch (Abb. 40), so ist zu bedenken, daß eine Aussage über den cytologischen Reifegrad nur abgegeben wird von dem im Schnitt oder in der Schnittserie erfaßten Epithelbereich. Von der Cytologie her gesehen werden aber auch Zellen aus Randgebieten erfaßt, in denen das Maximum der atypischen Veränderung nicht vorliegt. Dieses erschwert die Verständigung zwischen dem reinen Histologen und dem reinen Cytologen. Es ist jedoch zwingend notwendig, daß beide morphologische Aussagen zur Deckung gebracht werden.

Man kommt dann zu folgenden Richtlinien:

a) Das Auftreten einer Schichtung mit normalen Zellen an der Oberfläche (basale Hyperaktivität) oder dyskaryotischen Veränderungen an der Oberfläche (dysplastisches Epithel) schließt ein Carcinoma in situ aus. Im Ausstrich finden sich normale oder dyskaryotische Zellen.

b) Das Auftreten von dyskaryotischen Zellen in allen Epithelschichten ohne atypische Zellen vom Basaltyp (unimorph atypische Zellen) entspricht ebenfalls nicht dem gesteigert atypischen Epithel, sondern dem unruhigen Epithel. Der Ausstrich enthält Dyskaryosen aller Schichten (das reversible „Nearo"-Carcinom nach AYRE gehört in diese Gruppe, Abb. 41).

9*

c) Das Auftreten unimorph atypischer Zellen in allen Epithelschichten mit oder ohne eine oberflächliche Dyskaryose kennzeichnet das Carcinoma in situ, aber auch das unreife invasive Carcinom (etwa 20 % aller Plattenepithelcarcinome). Im Ausstrich erkennt man neben oberflächlichen Dyskaryosen atypische Zellen vom basalen Typ (unimorphe Atypie; Abb. 42).

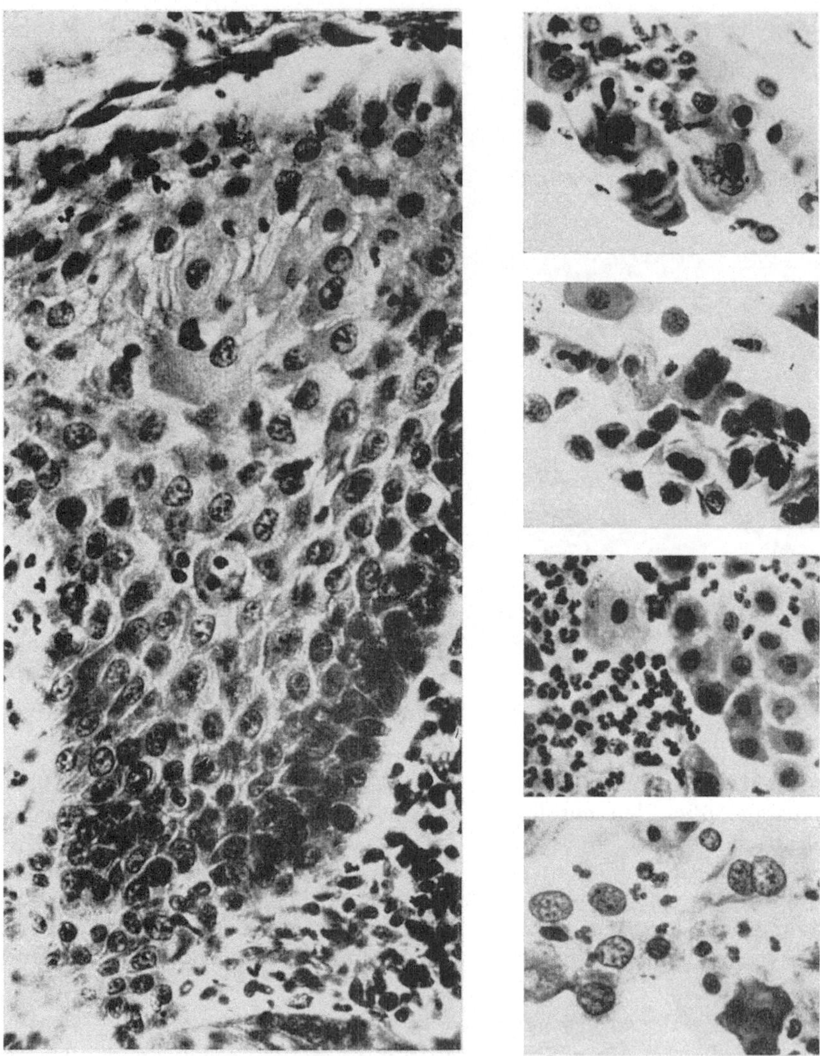

Abb. 41. Einfach atypisches Portioepithel links; rechts zum Vergleich die aus den einzelnen Schichten stammenden Zelltypen

d) Das Auftreten polymorph atypischer zusammen mit unimorph atypischen Zellen kennzeichnet das invasive Carcinom. Mit zunehmender Ausreifung des Carcinoms nimmt die Polymorphie zu. Im Ausstrich findet sich ein buntes Bild atypischer Zellen aller Ausreifungsgrade (Abb. 43).

Bei dem heutigen Stand unserer Kenntnisse der Carcinomentwicklung an der Portio müssen wir folgende Überlegungen anstellen:

1. Es ist erwiesen, daß die Entwicklung eines Teils der Portiocarcinome über verschiedene intraepitheliale Vorstufen abläuft, die als solche morphologisch gut

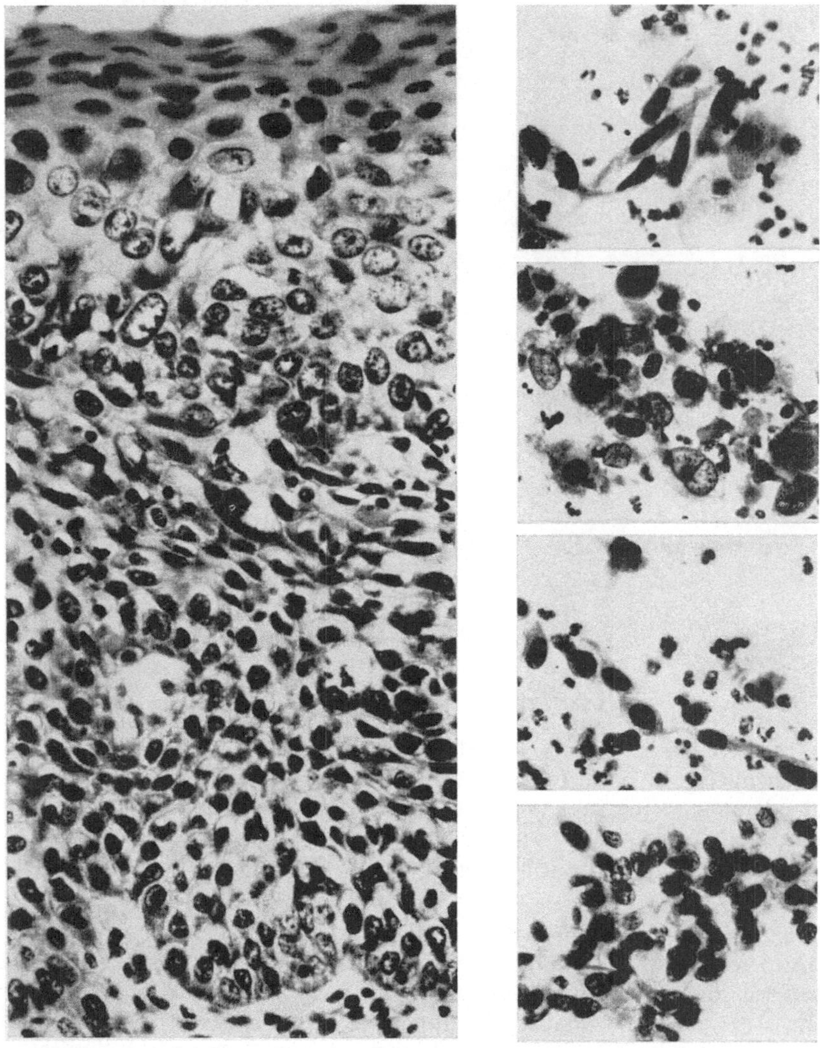

Abb. 42. Carcinomatöser Randbelag (links) und die aus den einzelnen Schichten abgestoßenen atypischen Zellen, die in ihrer Gesamtheit das Bild des cytologischen Ausstriches bestimmen (rechts)

unterteilbar sind nach dem Grad ihrer Ausprägung. Mit zunehmendem Schweregrad wird die Reversibilität dieser Vorstufen geringer. Das praeinvasive Stadium des Carcinoma in situ ist irreversibel und schreitet, wenn es nicht entfernt wird, nach längerer oder kürzerer Zeit zum invasiven Carcinom fort. Sicher nachgewiesen ist dies bei 20 % aller Carcinomae in situ und zwar innerhalb eines

übersehbaren Zeitraumes. Ursache und Zeitpunkt sind uns im Einzelfall nicht
bekannt. Der Invasion unmittelbar vorausgehende morphologische Umwandlungen innerhalb des Carcinoma in situ sind greifbar (Grundmann et al., 1961).

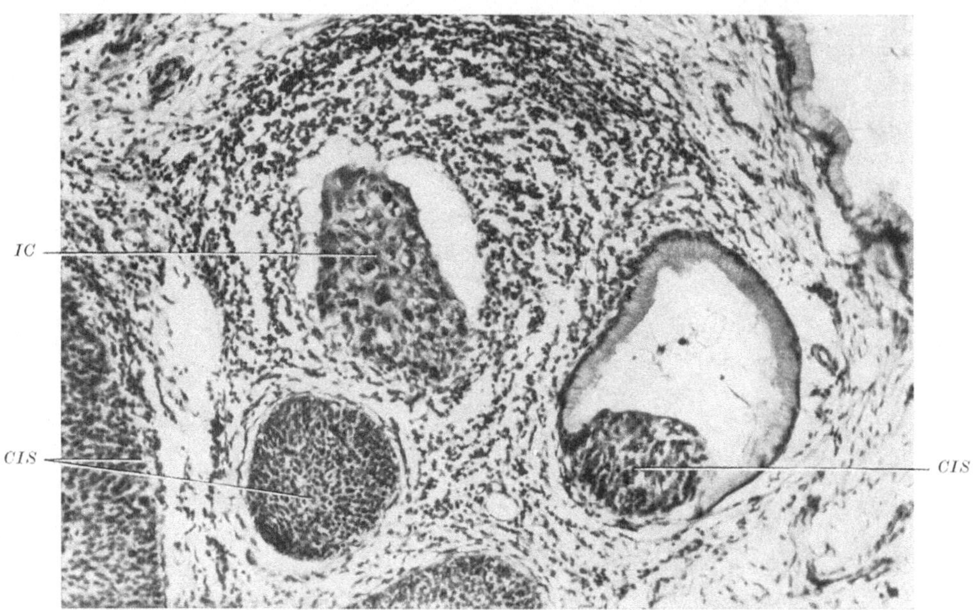

Abb. 43. Carcinoma in situ (*CIS*) und beginnend invasives Carcinom (*IC*), polymorphzellig,
von deutlicher lymphocytärer Reaktion umgeben, dicht nebeneinander liegend

2. Es ist sicher, daß die Entstehung eines invasiven Carcinoms auch in einem
Zuge ablaufen kann. Hierfür sprechen morphologische Befunde, bei denen der
Oberflächenbelag in unmittelbarer Umgebung des invasiven Wachstums unverändert oder nur wenig verändert ist. Meist läßt sich aber auch dann, wenn das
Stadium des Carcinoma in situ zeitlich scheinbar übersprungen wird, örtlich
zwischen normalem und carcinomatösem Epithel noch ein Carcinoma in situ
nachweisen.

Es ist somit anzunehmen, daß 1. und 2. Abläufe sind, die sich lediglich in
ihrer *Entwicklungsgeschwindigkeit* unterscheiden: bei sehr rascher Entwicklung
erfassen wir die Vorstufen zeitlich nicht, bei langsamer Entwicklung werden sie
fassbar. Das Carcinoma in situ wäre demnach eine Phase der mehr oder weniger
langsam ablaufenden Carcinomentwicklung; je langsamer es fortschreitet, um so
größer wird die Chance, den Beginn des Carcinoms bereits intraepithelial zu
erfassen. Während es einerseits bei extrem langsamem Verlauf möglich ist, daß
die Patientin das irreversible Stadium des Carcinoma in situ oder seinen Übergang in das invasive Carcinom nicht mehr erlebt, wird andererseits bei extrem
schnellem Verlauf dieses Stadium scheinbar übersprungen, so daß als Vorstufe,
wenn überhaupt, vielleicht gerade noch eine Dysplasie erfaßt werden kann.
Die Bedeutung des Carcinoma in situ als einer Einheit verliert damit an
Gewicht für die prognostische Aussage gegenüber den anderen intraepithelialen
Veränderungen, die fortschreiten, stationär bleiben oder sich zurückbilden können. Das Carcinoma in situ unterscheidet sich von ihnen nur durch seine Irrever-

sibilität, nicht aber durch Eigenschaften, die es als Vorläufer zum Carcinom an sich prädestinieren. Die Hauptaufgabe der Cytologie wäre demnach die Aufdeckung einer Epithelveränderung, gleichgültig welcher Schwerestufe, und ihre fortlaufende Verfolgung mit der Frage reversibel-irreversibel. Bei Irreversibilität ist die operative Ausschaltung der Veränderung angezeigt.

3. Invasives Carcinom

Das Carcinom kann sowohl in seinem architektonischen Aufbau als auch in seiner cytomorphologischen Zusammensetzung und in der Aufnahme bestimmter rudimentärer Funktionsleistungen an das Ausgangsgewebe erinnern und damit seine Abstammung von einer bestimmten Epithelart dokumentieren. Wie weit diese Zuordnung möglich ist, hängt vom Differenzierungsgrad der Geschwulst ab. Während der Histologe den Differenzierungsvorgang aus der allgemeinen Architektonik der Geschwulst, dem Verhalten von Geschwulstparenchym zu Geschwulststroma *und* aus den cytomorphologischen Eigenschaften des Geschwulstparenchyms erkennen kann, ist der Cytologe auf die cytologische Bestimmung der Differenzierung allein angewiesen. Seine Aussagemöglichkeit ist daher beschränkt.

Nur beim *Plattenepithelcarcinom* läßt der Differenzierungsvorgang durch seine engen Beziehungen zur Verhornung typische Zellformen entstehen, welche eine Einordnung der vorliegenden Geschwulst zulassen. Liegt ein cytologisch weitgehend undifferenziertes Carcinom vor, so kann die Architektur des Tumors im Schnittbild noch eine Einordnung zulassen, die auf Grund cytologischer Eigenschaften allein nicht mehr gelingt.

Morphologisch gesehen setzt sich das Collumcarcinom nach der Statistik unserer Klinik zusammen aus:

Plattenepithelcarcinom (reif, mittelreif, unreif) 85%
Klarzelligem Carcinom 8%
Adenocarcinom 6%
Sonderfällen 1%
Im gleichen Zeitraum sog. Oberflächencarcinomen 6%

---

a) Das Plattenepithelcarcinom

Im normalen Plattenepithel weisen die Zellen der Cambiumschicht den niedrigsten Differenzierungsgrad auf. Sie werden als Basalzellen bezeichnet und treten im Vaginalraum nur auf, wenn Reparationsprozesse eine erhebliche Proliferation der Cambiumschicht veranlassen. Im Regelfall schieben sie über die Parabasalzone stetig Zellen nach, die an Kern und Plasma kongruente Reifungsvorgänge aufweisen, wobei die Funktion der Zellteilung abgelöst wird durch die Funktion der Glykogen- und Präkeratinbildung. Beim Krebs ist der Mechanismus des Funktionswandels vom Wachstum zur spezifischen Funktion gestört. Die Differenzierung bleibt aus oder verläuft atypisch. Für die Einzelzelle heißt das, daß sie entweder ihren Charakter beibehält, oder daß nur Kernteilungen stattfinden, oder daß in Kern und Cytoplasma inkohärente Reifungsvorgänge ablaufen, die der Zellmorphologie ihr atypisches Bild geben. Träger des invasiven Wachstums an der Tumorperipherie sind immer mehr oder weniger undifferenzierte Zellen. Sie sind daher in jedem Carcinomausstrich zu finden.

Die Unterscheidung von cytologischen Reifungsgraden, definiert durch den prozentualen Anteil undifferenzierter Zellen am Gesamttumor, ist nur unter Vorbehalt möglich, da der Abschilferungsmodus je nach Wachstumsart und Oberfläche des Carcinoms wechselt.

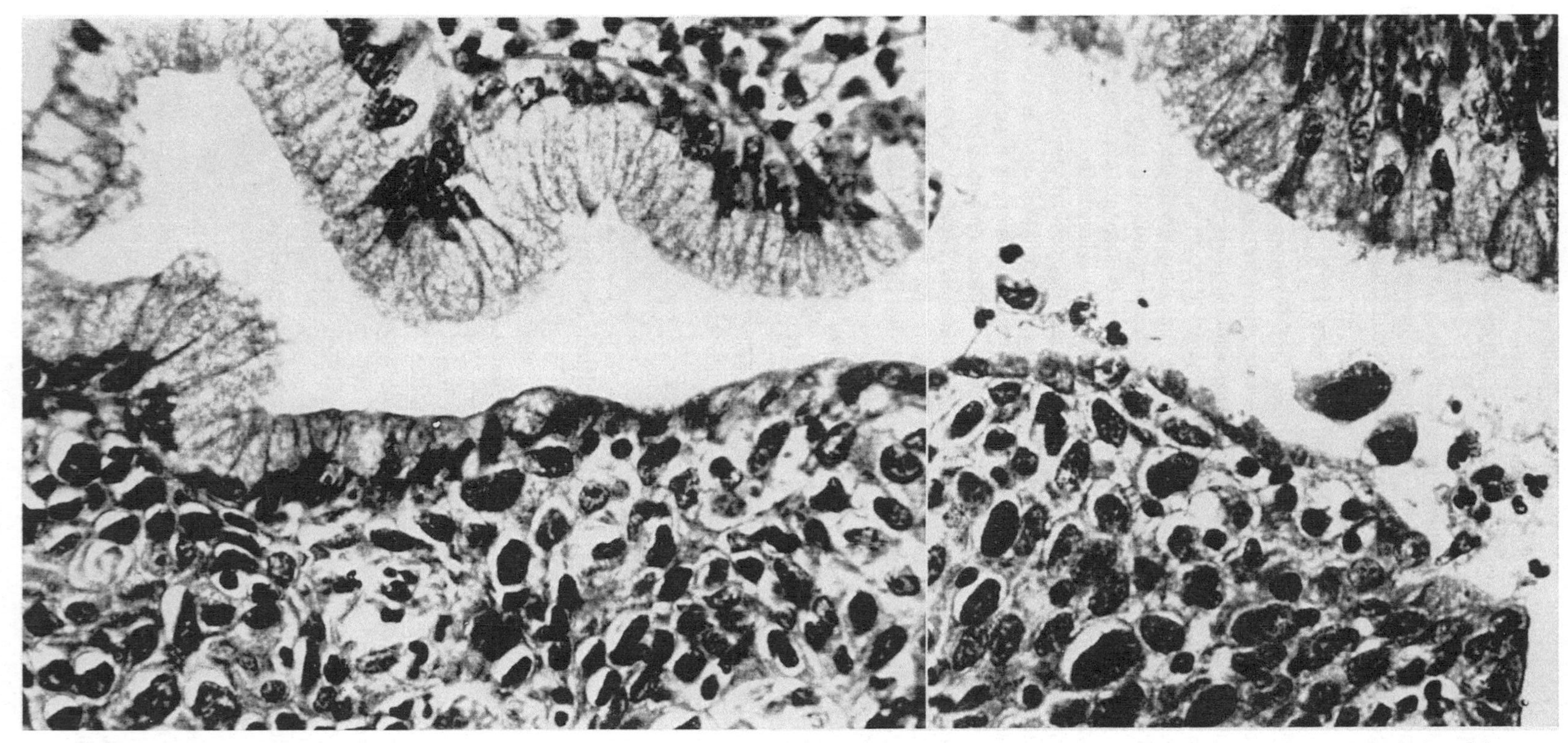

Abb. 44. Durchbruch eines undifferenzierten Plattenepithelcarcinoms gegen eine Cervixdrüse. Das Carcinom destruiert das Zylinderepithel und hat es rechts oben so weit zerstört, daß Carcinomzellen frei werden und in das Drüsenlumen hinein abschilfern. HE-Färbung

Bei ausreifenden Carcinomen, bei denen nur die peripheren Zonen aus undifferenzierten Zellen bestehen, kann die Zahl der im Ausstrich vorhandenen undifferenzierten Zellen sehr klein sein. Das Gesamtbild wird von atypisch differenzierten Tumorzellen geprägt. Bei unreifen Carcinomen ist die Abschilferung undifferenzierter Zellen groß, weil diese infolge der Lockerung des intercellulären Verbandes in gesteigertem Maße abschilfern und zum Zerfall neigen (Abb. 44). Bei starkem nekrotischem Zerfall des Tumors an seiner Oberfläche werden

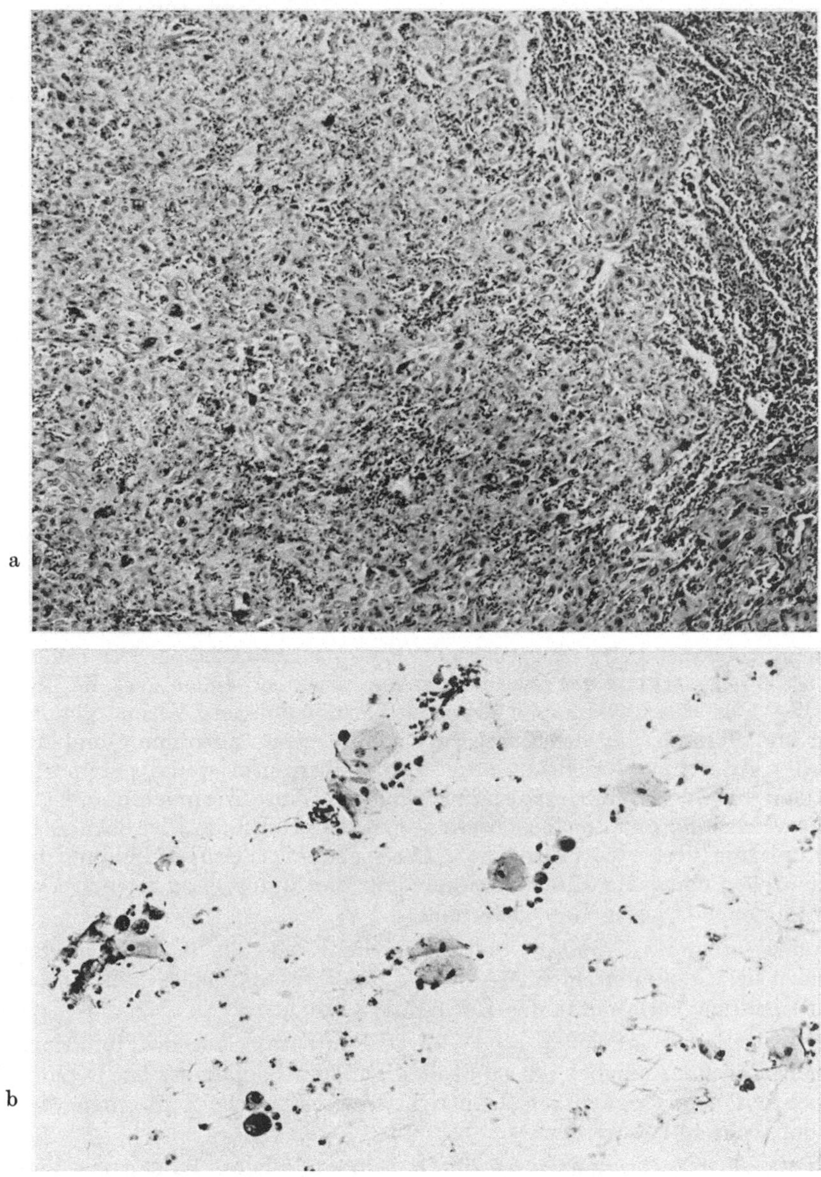

Abb. 45. a Schlecht differenziertes vorgeschrittenes Plattenepithel-Carcinom der Portio mit starkem nekrotischen Zerfall an der Oberfläche. Färbung: HE. b Dementsprechend nur sehr spärlich erhaltene Tumorzellen im cytologischen Abstrich. Färbung: nach PAPANICOLAOU

nur ganz vereinzelte noch erhaltene Tumorzellen abgestoßen; die cytologische Beurteilung ist dadurch sehr erschwert (Abb. 45).

Nach eigenen Untersuchungen (Stoll, 1954) ist es möglich zu unterscheiden zwischen

cytologisch undifferenziertem Carcinom basalzelligem Carcinom	} unimorphe Atypie
Polymorphzellcarcinom als Ausdruck einer mittleren Differenzierung verhornendem Carcinom mit Bildung von Hornzellen	} polymorphe Atypie

Die Einzelcharakteristica der entsprechenden Zellformen sind in dem Kapitel über Einzelzellen ausführlich morphologisch und cytochemisch erörtert worden.

Sowohl im histologischen Schnitt als auch im Ausstrich ist für die auftretenden Zellformen der Reifegrad des Plattenepithelcarcinoms maßgebend. Unreife Carcinome bestehen in der Masse aus Zellen mit großem Kern und kleinem Cytoplasmahof in kompakter Lagerung und vermitteln ein einförmiges Bild (unimorphe Atypie). Bei der Ausreifung wird nur die Peripherie aus undifferenzierten Zellen gebildet, welche Träger des destruierenden Wachstums sind. In den übrigen Anteilen findet eine Ausreifung statt, die den Aufbau des normalen Epithels in bizarrer Form nachzuahmen versucht und bis zur Bildung von Hornzellen und Hornperlen gehen kann. Der Übergang von den unreifen zu den reiferen Partien wird durch eine Zwischenzone gekennzeichnet, die sich durch ihre celluläre Polymorphie auszeichnet, und in der auch Riesenzellformen auftreten können (polymorphe Atypie). Für die Einteilung invasiver Plattenepithelcarcinome in verschiedene Reifegrade sind diese Kriterien verwendbar, und zwar sowohl histologisch als auch bei der zytologischen Untersuchung (Stoll, 1954; Hillemanns und Rha, 1961) (Abb. 46 und 47).

Das Gesamtzellbild im Ausstrich enthält beim *undifferenzierten Carcinom* fast ausschließlich nackte Kerne, die z. T. noch von einem zarten Cytoplasmaschleier umgeben sind. Im übrigen ist das Cytoplasma zerfallen. Der freiliegende Kern ist Objekt sekundärer Veränderungen, wenn er einige Zeit im Vaginalsekret liegt. Es kommt dann vor allem zu Kernquellungen, Verlust der Anfärbbarkeit und Veränderung der Kernform im Sinne von Auftreibung und Ausstülpung. Bei gut erhaltenen Präparaten ist die Kernform wenig polymorph, die Kerne sind einander ähnlich, meist rund oder oval, ihre Kernmembran ist scharf. Eine Verwechslung mit den Zellen endocervicaler Herkunft, die ebenfalls leicht ihr Cytoplasma verlieren, ist möglich. Die eigenartige Gruppenbildung bei den Carcinomzellen einerseits, die palisadenartige Anordnung bei den endocervicalen Zellen andererseits kann hier weiterhelfen.

Beim *basalzelligen Carcinom* entspricht die Krebszelle in Form und Größe den Zellen der Cambiumschicht, jedoch ist die Hyperchromasie sehr ausgeprägt und eine geringe Variabilität der Kerngröße vorhanden.

Während die Abgrenzung gegen Basal-Parabasalzellen des funktionslosen Ausstrichs durchaus möglich ist, stößt eine Differentialdiagnose bei Reparationsprozessen auf Schwierigkeiten, da auch hier sehr ähnliche Zellformen wie beim Carcinom abgeschilfert werden.

Das *Polymorphzellcarcinom* ist durch sein auffälliges, buntes cytologisches Bild unverwechselbar. Neben den eben genannten weniger differenzierten Zellen treten Zellen auf, die niemals bei gutartigen Prozessen bemerkt werden. Die Zellformen als solche sind äußerst variabel; das Cytoplasma, vorwiegend basophil gefärbt, nimmt die mannigfaltigsten Formen an. Die Zellen erreichen monströse Riesenformen. Innerhalb des Cytoplasmaraumes liegen ein oder mehrere, meist ausgesprochen mißgebildete Kerne mit hyperchromatischen, grobklumpigen Chromatinstrukturen.

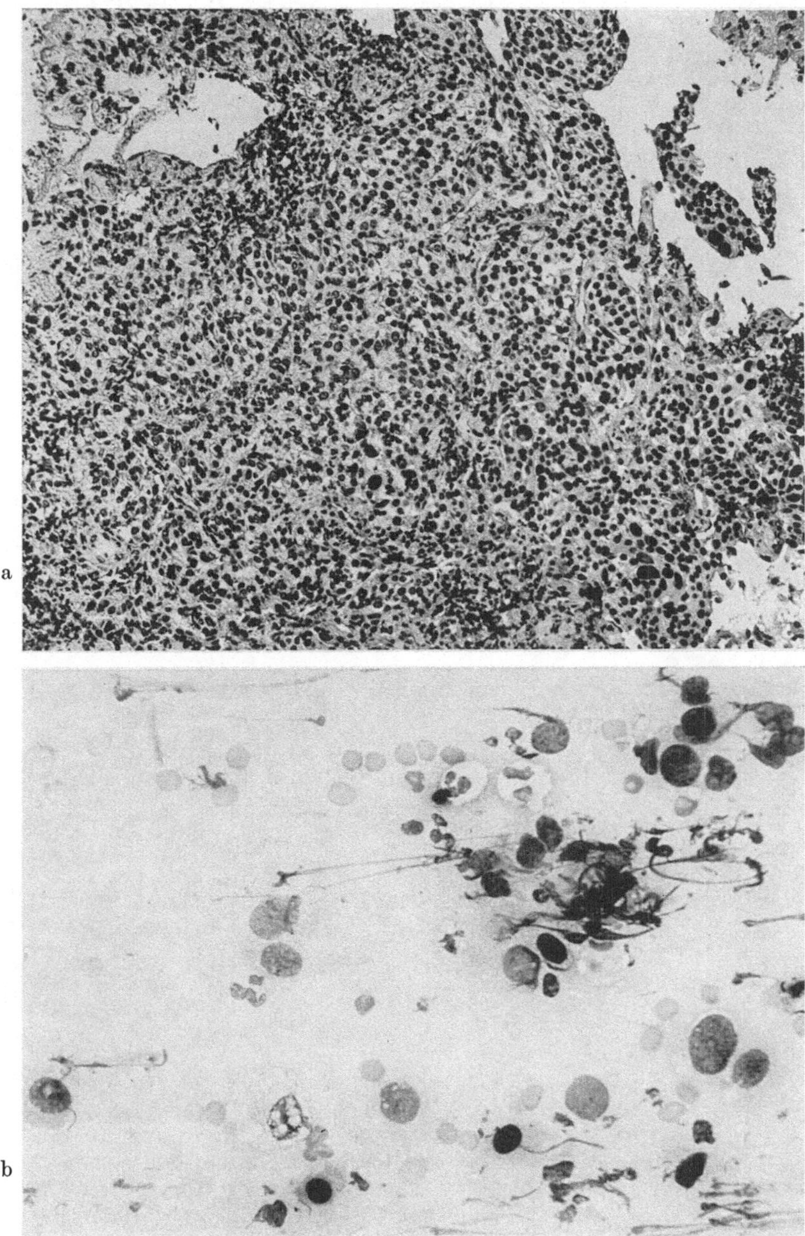

Abb. 46 a u. b. Nicht verhornendes Plattenepithel-Carcinom der Portio mit stärkerer Kernpolymorphie sowohl im histologischen Präparat (a) als auch im cytologischen Abstrich (b). Färbung: a) He, b) Papanicolaou

Das *verhornende Plattenepithelcarcinom* ist ebenfalls unverwechselbar durch das Auftreten eosinophiler, häufig ausgezogener, spindelförmiger Zellen, in denen ein großer, dunkler, dichter Kern liegt.

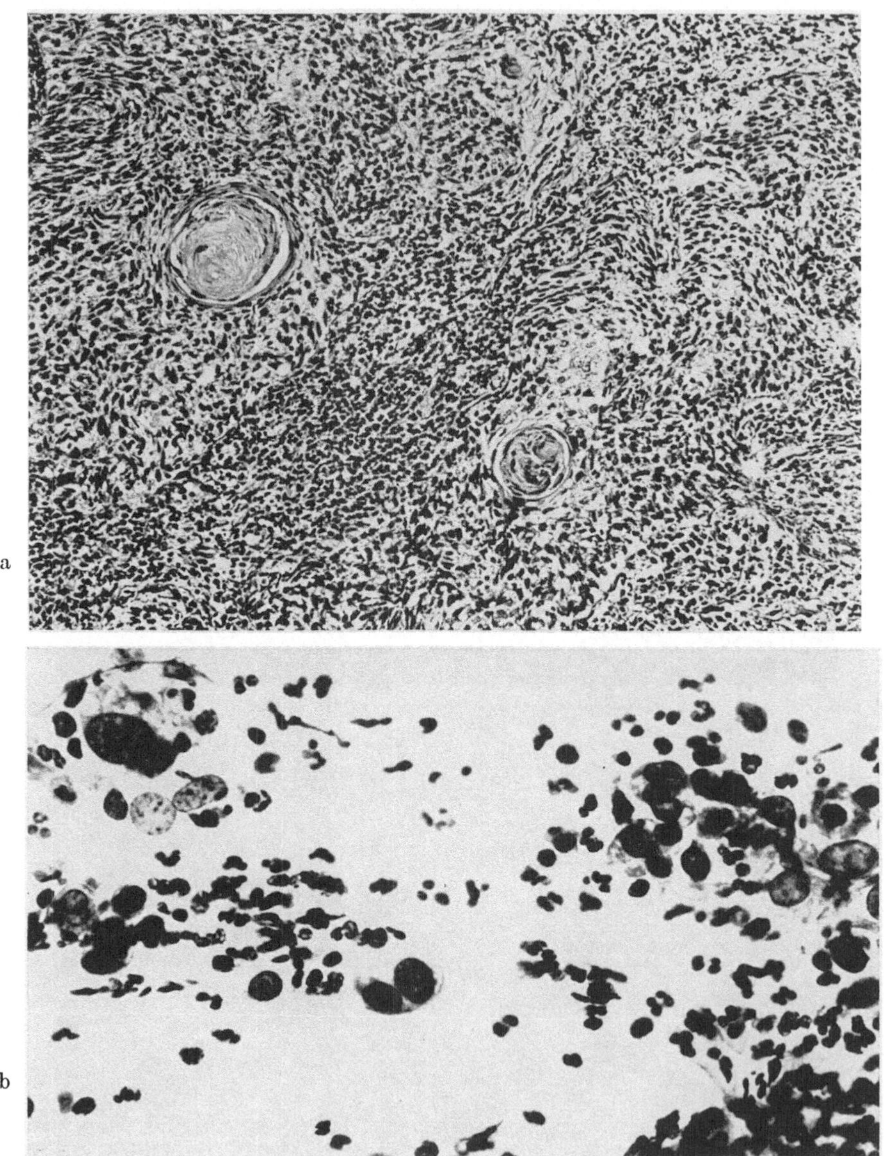

Abb. 47 a u. b. Verhornendes Plattenepithel-Carcinom der Portio (a), dem im Abstrichpräparat (b) eine polymorphe Atypie entspricht. Färbung: (a) HE, (b) Papanicolaou

Wie bereits bemerkt, nimmt die Zellatypie mit der Differenzierung zu, und damit auch die Vielgestaltigkeit des Gesamtzellbildes und die diagnostische Sicherheit. Bei höher differenzierten Carcinomen findet man fast immer Zellen aller atypischen Differenzierungsstufen und damit einen Ausstrich, der bereits bei schwächerer Vergrößerung die Aufmerksamkeit erregt.

Es wurde bereits darauf hingewiesen, daß der *cytologische Differenzierungsgrad eines Carcinoms* zunächst innerhalb einzelner Abschnitte des Tumors wechselt, andererseits aber nur die eine Seite der Tumordifferenzierung beschreibt, während die architektonische Differenzierung unberücksichtigt bleiben muß. Aus diesem Grunde ist es für praktische Zwecke ausreichend, zwischen undifferenzierten und atypisch differenzierten Tumorzellformen zu unterscheiden. Tatsächlich führt eine weitgehende Aufstellung der einzelnen Kriterien eines Malignocytogramms zu zahlreichen Überschneidungen der Merkmale. Ob ein derartiges Vorgehen im Hinblick auf die Frage der Prognose, der Wachstumsgeschwindigkeit und schließlich der Strahlenansprechbarkeit weiterführen wird, läßt sich z. Zt. noch nicht entscheiden. Der Kliniker hat den Eindruck, daß der cytologische Charakter eine untergeordnetere Rolle im Hinblick auf die Heilungsaussichten hat als die im Augenblick des Therapiebeginns bestehende Ausbreitung des Tumors.

Für die *Beurteilung des cellulären Differenzierungsgrades* ergibt sich folgendes:

Zellform: Die Zellform weist bei reifen und mittelreifen Formen keine signifikanten Unterschiede auf; sie ist mehr polymorph (eckig und gelappt: 91 %). Bei unreifen Carcinomen ist sie wegen der Auflösung der Zellmembran nicht immer zu erkennen. Soweit vorhanden sind aber regelmäßige Zellformen (rund und oval: 55 %) überwiegend, bzw. den anderen Reifeformen gegenüber nicht vermindert.

Zellgrenzen: Bei den mehr ausgereiften Carcinomen sind die Zellgrenzen durchweg erhalten, selten unscharf. Mit der Abnahme der Differenzierung nimmt die Unschärfe und Auflösung der Zellmembran zu, bis bei den unreifen Formen in der Hälfte der vorkommenden Zellen eine sichere Bestimmung ihrer Zellmembran nicht mehr möglich ist.

Kerngröße: Es herrschen bei den unreifen Formen die kleinen und mittelgroßen Kerne (88 %) sicher vor, während Mehrkernigkeit und übergroße oder Riesenkerne bei den reifen Formen mit 57 % die Hälfte der ausgeschwemmten Kerne ausmachen. Letztere Formen sind zwar auch bei den undifferenzierten Carcinomen vertreten, stehen aber mit 12 % ganz im Hintergrund und sind bei den mittelreifen Formen mit 12 % nur leicht vermehrt.

Kernform: Ebenfalls ist die Vielgestaltigkeit der Kernform mehr vorherrschend bei den reifen Carcinomen (polygonal und bohnenförmig: 62 %) gegenüber den unreifen Carcinomen (17 %). Bei diesen überwiegt mit 83 % Einförmigkeit oder Gleichmäßigkeit der Kernform (rund und oval).

Kerndichte: Diese Eigenschaft ist schwer zu bestimmen und nur an sicher in der Mittelebene getroffenen Kernen zu beurteilen. Es ergibt sich ein Vorherrschen heller Kerne bei den reifen Formen, während bei den mittelreifen und unreifen Carcinomen dunklere Kerne hervortreten.

Kernstruktur: Dabei ist die Kernstruktur bei den reifen Formen eher feindispers, während bei den unreifen sich grob- und feindispers die Waage halten.

Kernmembran: Durchweg ist die Kernmembran scharf dargestellt, so daß sich Unterschiede zwischen den einzelnen Reifegraden nicht ergeben.

Nucleoli. Die räumliche Anordnung der Nucleoli ist bei den einzelnen Zellformen uncharakteristisch und wurde daher nicht berücksichtigt. Deutliche Unterschiede ergeben sich hinsichtlich ihrer Zahl und ihrer Größe. Bei den reifen Formen sind in 90 % wenige, aber große bis mittelgroße Nucleoli zu beobachten, während bei den unreifen Carcinomen 41 % der Zellen zahlreiche, aber vorwiegend kleine Nucleoli enthalten.

Von den morphologischen Kriterien des Zellbildes erscheinen somit in erster Linie Zellformen und Zellgrenzen für die Beurteilung des Reifegrades des vorliegenden Neoplasmas von Bedeutung. Ein hoher Anteil aufgelöster Zellgrenzen und im übrigen Bild gleichmäßig runde bis ovale Zellformen sprechen für undifferenzierte, scharfe Darstellung der Zellgrenzen mit vielgestaltiger Zellform für differenzierte Carcinome.

Von den morphologischen Kriterien des Zellkerns erscheinen für die Bestimmung des Reifegrades in erster Linie Kerngröße und Kernform wichtig. Es können jedoch auch Größe und Anzahl der Nucleoli herangezogen werden. Polymorphie der Kerne und Auftreten großkerniger oder mehrkerniger Zellen mit wenigen, großen, oft monströsen Nucleoli sprechen mehr für reife, regelmäßige kleine bis mittelgroße Kerne, die häufig nur kleine, aber zahlreiche Nucleoli enthalten, mehr für unreife Carcinomformen. Nach den Ausführungen über die verschiedenen Differenzierungsstufen im Plattenepithelcarcinom muß es möglich sein, durch die Erfassung der Kernvolumina ebenfalls eine Aussage über die cytologische Differenzierung abzugeben.

Die karyometrische Kontrolle (Hertwig, 1938; Deuticke, 1939) in Geweben mit verschiedenen funktionellen und pathologischen Zuständen hat zur Entdeckung interessanter Gesetzmäßigkeiten im Zellwachstum geführt (Jacobi, 1942), die für die cytologische Reifegradbeurteilung von Bedeutung sein kann (Cramer, 1953, 1954).

Tatsächlich ergibt die Ausmessung der Kernfläche an Hand des Vitalausstriches Unterschiede im Hinblick auf den Differenzierungsgrad (Stoll und Francke, 1952). Bei differenzierten Carcinomformen unterscheidet sich die Variationsbreite der Kernfläche nicht von derjenigen der Zellen der Cambiumschicht. Mit zunehmender Ausreifung nimmt die Variationsbreite zu, um mit dem Auftreten von Riesenkernen bei reifen Carcinomformen ihre höchste Ausprägung zu erhalten. Schließlich kann man noch die Kernkörperchen-Kernrelation als eines der signifikantesten Merkmale der Cancerisierung zur Reifegradbestimmung eines Zelltyps heranziehen (Stoll und Francke, 1952). Auf Grund von Messungen im Gewebsverband wurden Werte für diese Relation von 0,10—0,24 für normale Zellen und von 0,20—0,60 für Carcinomzellen ermittelt (Quensel, 1928; Karp, 1932; Streicher, 1952). Einige Untersuchungen an cytologischen Vitalpräparaten ergeben für die normalen Basalzellen eine Relation von 0,105—0,20 und für die Carcinomzellen des Plattenepithelcarcinoms 0,25—0,56. Bei den Carcinomzellen wurde die Summe der Nucleolenfläche gebildet, wobei in einzelnen Fällen bis zu 9 Nucleoli in einer Zelle erfaßt wurden. Im Hinblick auf die Gesamtfläche ergab sich kein Unterschied bei reifen und unreifen Zelltypen, anscheinend bedecken die zahlreichen Nucleoli unreiferer Zelltypen die gleiche Fläche wie die einzelnen oder wenigen Nucleoli reifer Zellformen.

Es läßt sich also sagen, daß auch auf Grund genauerer Untersuchungen unter Berücksichtigung zahlreicher Kriterien eine cytologische Unterscheidung von mehr oder weniger differenzierten Carcinomformen möglich ist. Mit der Differenzierung entstehen in erheblicher Zahl größere Zellen mit unförmigen Kernen, hellem Kerngefüge und auffallend großem Nucleolus, solange nicht eine über den Normalfall hinausgehende Differenzierung zur Verdichtung der Kernmasse führt, die eine nähere Beurteilung der Kernstruktur nicht mehr zuläßt. Die Anisonucleose kommt bei zunehmender Differenzierung in der Verbreiterung des Kernspektrums zum Ausdruck, während die wenig differenzierte und die undifferenzierte Zelle mit ihrer Kernfläche die Maße der normalen Cambiumzelle, von der sie abstammt, nicht überschreiten. Eine Unterscheidung ist in diesen Fällen lediglich durch die Hyperchromasie und die Nucleolenmaße möglich (Sandritter et al., 1960, 1966).

b) Klarzelliges Carcinom

Wegen seiner besonderen Cytologie erscheint es angebracht, das Plattenepithelcarcinom mit „cellules claires" aus den anderen Differenzierungsformen herauszunehmen. Der Begriff wurde von der Straßburger Schule (KELLER) in Analogie zu dem des „etat clair" von GRYNFELLT (1938) eingeführt, um eine besondere Gruppe von Carcinomen zu erfassen, deren Zellformationen sich durch ein auffälliges, wasserklares Cytoplasma auszeichnen (Abb. 48). Nach ANGEL und WITTIG (1953, 1954) sind die Hauptmerkmale dieser Carcinome ihre

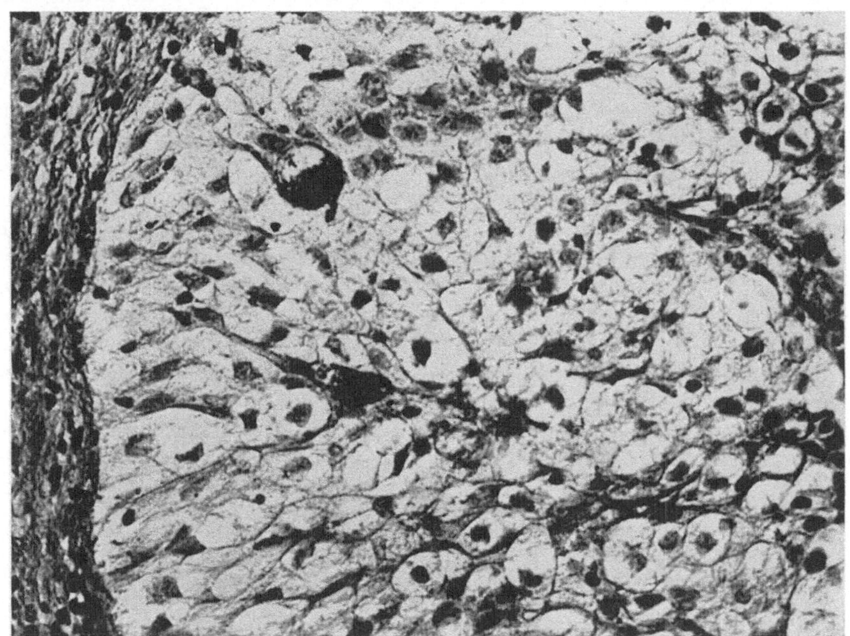

Abb. 48. Klarzelliges Carcinom der Portio. PAS-Färbung. Zwischen den hellen Zellen links oben eine schleimhaltige Zelle. Vergrößerung: 400 ×

hohe Wachstumspotenz, so daß die Zellveränderungen nicht als degenerativ aufzufassen sind. Vielmehr sollte es sich um eine Differenzierungsvariante handeln, wobei die Wachstumsgeschwindigkeit eine vermehrte Wasseraufnahme in die Zelle zur Folge hat. Die Carcinome sind stromaarm, die hellen und klaren, meist großen Zellen des Tumorparenchyms liegen innerhalb anders ausdifferenzierter Carcinompartien wolkenartig angeordnet. Diese Form kann den ganzen Tumor, aber auch nur einzelne Abschnitte beherrschen. Das Cytoplasma ist fast ungefärbt, Zell- und Kernmembran sind gut erhalten, der Zellkern liegt zentral, Kernpolymorphie ist immer vorhanden. Mitosen sind außerordentlich häufig.

Wir fanden unter 1260 Plattenepithelcarcinomen des Collum uteri diese Variante 78mal, entsprechend 6,2 %. Die Stadienverteilung (Ausbreitungsgruppe) unterschied sich nicht von der allgemeinen Carcinomgruppe. Unter Berücksichtigung gleicher Ausbreitungsgruppen war die absolute Heilung der klarzelligen Carcinome durchweg ungünstiger als die der übrigen Carcinome des Collum (32,1 % gegenüber 48,2 %). ANGEL und WITTIG (1953) sahen an Hand ihrer Fälle die Prognose als infaust an.

Diese Sondergruppe dokumentiert sich im Ausstrich mit großen, gut begrenzten Zellen mit blasser Anfärbung des Cytoplasmas und großem, meist rundem, chromatinreichem Kern. Die Kernpolymorphie ist ausgeprägt.

c) Das Adenocarcinom des Collum uteri

Für das Adenocarcinom des Collum uteri sind Differenzierungsstufen ungleich schwieriger aufzustellen als für das Plattenepithelcarcinom.

Ausdifferenzierte Adenocarcinome schilfern Zellen ab, die mit den normalen endocervicalen Zellen große Ähnlichkeit haben. Allerdings ist die Kernpolymorphie und -Hyperchromasie meist ausgeprägt, das Cytoplasma häufig durch eine oder mehrere Vacuolen gekennzeichnet, soweit es überhaupt erhalten ist.

Weniger differenzierte Adenocarcinomzellen lassen sich von undifferenzierten Plattenepithelcarcinomzellen nicht unterscheiden, wenn auch hier und da bei erhaltenem Cytoplasma Vacuolenbildung deutlicher ist. Bei der häufig anzutreffenden Auflösung des Cytoplasmas findet man alle Arten nackter Kerne, wie sie oben beim Plattenepithelcarcinom beschrieben sind.

Auch für das Adenocarcinom gilt das für das Plattenepithelcarcinom Gesagte: der celluläre Differenzierungsgrad kann sich von dem architektonischen unterscheiden. Einerseits sieht man gelegentlich undifferenzierte Einzelzellen mit den entsprechenden Kern- und Plasmaveränderungen bei verhältnismäßig geringer Drüsenatypie, auf der anderen Seite ist die cytologische Differenzierung hoch oder atypisch im Sinne der Bildung von Plattenepithelzellformen, während die drüsige Struktur eine erhebliche Atypie annimmt oder die Bildung drüsiger Anteile zugunsten solider Partien ganz zurücktritt.

Die Reifegradeinteilung wird von Limburg und Thomsen (1949) bzw. Buttenberg und Stoll (1960) wie folgt angegeben (nach histologischen Gesichtspunkten):

	Limburg u. Thomsen (1949)	Buttenberg u. Stoll (1960)
Reif-mittelreif	34	25
Unreif	14	25
Spezielle Form	12	13
(Ca. micropapillare, gelatinosum, Adenocancroid)		

Nach dem cytologischen Befund erscheinen das Carcinoma micropapillare und das unreife Adenocarcinom undifferenziert, während das Carcinoma gelatinosum eine hohe celluläre Ausreifung aufweist. Histologisch kann gelegentlich die Abgrenzung gegen eine erhebliche adenomatöse Hyperplasie der Cervixdrüsen schwierig werden. Solange das Drüsenepithel nur eine Zellage bildet, die Zellen einheitlich und regelrecht gelagert sind (picket-Typ nach Novak, 1953), das Verhalten zum Stroma ungestört erscheint, kann man Gutartigkeit sicher annehmen. Beim hochdifferenzierten, schleimbildenden Adenocarcinom findet man doch immer Zellatypien, das Stroma bildet nur noch schmale Septen, und die Grundsubstanz ist hyalinisiert.

d) Sonderformen des Collumcarcinoms

Als besondere Form des Collumcarcinoms sind die von Residuen des *Gartnergangs ausgehenden Neoplasmen* anzusehen, zumal von einzelnen Autoren ihre klinische Malignität in Zweifel gestellt wurde. In der Weltliteratur sind bisher 37 Fälle mitgeteilt worden (s. bei BUTTENBERG und STOLL, 1960). Eine cytologische Differenzierung dieser Sonderform ist nicht möglich, wenn auch die Cytologie in ihrer Entdeckung eine Rolle spielt (FREESE 1956; BUTTENBERG und

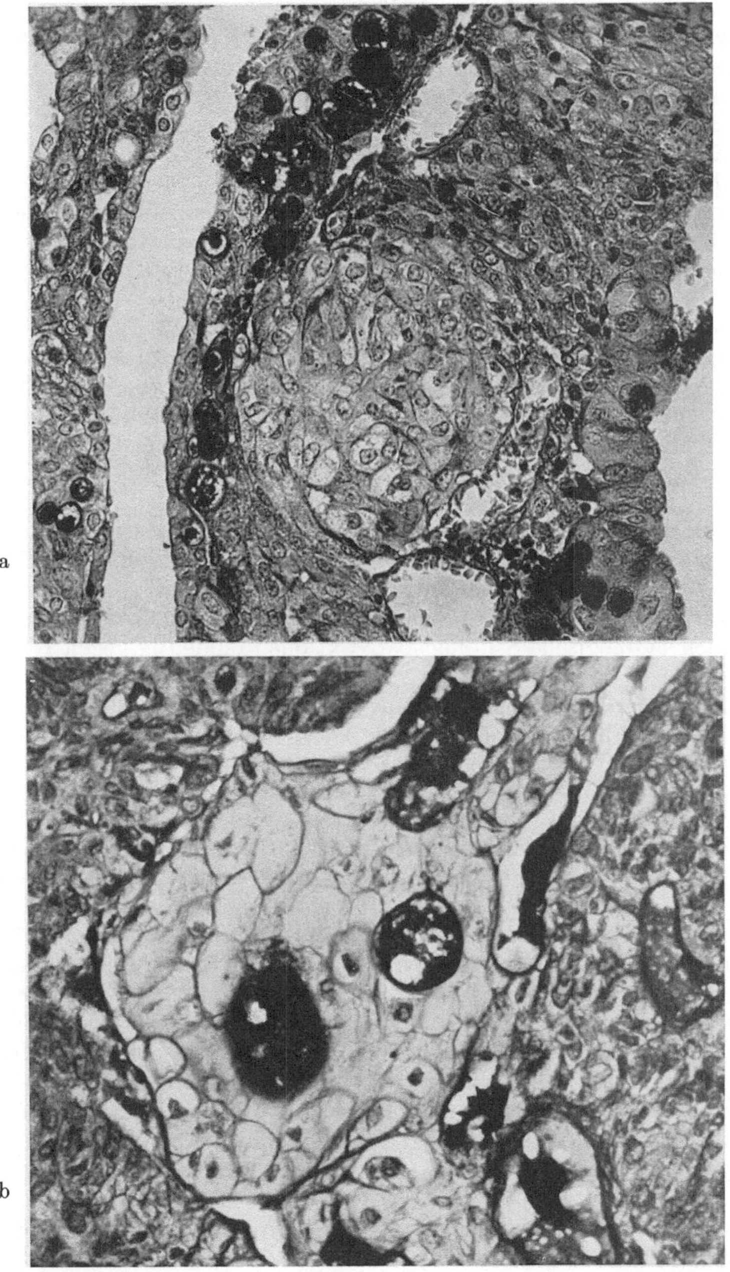

Abb. 49 a u. b. Mucoepidermoides Carcinom der Portio. PAS-Färbung. Am Rande (a) und innerhalb eines Plattenepithelkörnchens (b) monocelluläre Verschleimungen und Bildung kleiner schleimhaltiger Cysten. Vergrößerung: a 300×, b 350×. b: aus HELLWEG, 1957

Stoll, 1960; Smolka und Soost, 1965). Es kann lediglich der Hinweis auf ein Carcinom durch das Auftreten atypischer Zellen gegeben werden, die weitere Abklärung und Einordnung als Adenom oder Carcinom ist Angelegenheit des Histologen. Wir glauben gezeigt zu haben, daß bei histologisch nachweisbaren Kriterien eines malignen Tumors auch das weitere Verhalten einem Carcinom entspricht (Buttenberg und Stoll, 1960).

Cytologische Besonderheiten des sehr seltenen *Melanocarcinoms* im Genitalbereich sind von Wimhöfer und Stoll (1954) beschrieben worden. Im Phasenkontrastpräparat fand man neben regelrechten Oberflächenzellen zahlreiche nackte Kerne in der Größenordnung der Basalzellkerne mit großen Nucleoli und geringer Kernpolymorphie. Zahlreiche Kerne waren von einem grobscholligen Material überlagert, so daß ihre Form unerkennbar blieb. Im gefärbten Präparat waren neben unregelmäßigen nackten Kernen ebenfalls zahllose Pigmentanhäufungen zu sehen, die teils frei im Präparat lagen und eine bräunliche Färbung angenommen hatten, teils in Form eines Hofes die basalzellförmigen Kerne umgaben.

Die *mucoepidermoiden Carcinome* der Portio (Hellweg, 1957) demonstrieren eine besondere Differenzierungsrichtung im Sinne einer zunächst monocellulären Verschleimung innerhalb des Plattenepithelcarcinoms (Abb. 49); durch Zusammenfließen benachbarter Schleimzellen entstehen cytische Hohlräume im Plattenepithelverband.

4. Strahlenveränderungen

Die cytologischen Veränderungen unter der Strahlenbelastung verlangen eine gesonderte Besprechung. Hierbei muß zwischen Früh- und Spätreaktion unterschieden werden. Von klinischem Interesse sind dabei die Fragen:

a) Lassen cytologisch faßbare Strahleneffekte eine prognostische Aussage zu?

b) Können cytologische Strahlenspätreaktionen eindeutig gegen Rezidive abgegrenzt werden?

α) **Frühveränderung:** Bereits nach kurzer Strahlenbelastung (2 stündige Radiumeinwirkung 80 mgeh) zeigen sich die ersten Veränderungen an den Parabasalzellen. Sie bestehen in einer Größenzunahme der Zelle, welche das Sechsfache ihrer Ausgangsgröße erreicht, und in einer zunehmenden Vacuolenbildung im Cytoplasma (Abb. 50). Bei der Papanicolaou-Färbung nimmt das Cytoplasma anstatt seines blauen einen lavendelfarbenen oder goldorangenen Farbton an. Bei Behandlung mit Acridinorange geht die intensive Rotfluorescenz von undifferenzierten Zellen in einen bräunlichen Farbton über (Seydel, 1965). Erst später kommt es zu Kernveränderungen mit Strukturverlust, Deformierung und Kernzerfall (Zeitz und Fendel, 1953) (Abb. 51) sowie gestoppten Mitosen (Abb. 52). Hecht (1952) beschrieb die frühesten Veränderungen nach 24 Stunden, Engelmann (1937) nach zwei Tagen. Dabei kommt es zur zahlenmäßigen Verminderung der Zellkerne, jedoch nicht zur DNS-Vermehrung. Nur solche Kerne, die bereits vor der Bestrahlung einen dreifach erhöhten DNS-Gehalt aufwiesen, vergrößern sich unter der Bestrahlung (Holzner und Golob, 1968). Der zeitliche Ablauf der Veränderungen ist außer von der Dosishöhe und der Art der Strahlenapplikation weitgehend abhängig von der Art des Tumors, seinem Differenzierungsgrad, seinem Stromagerüst und seiner Abschilferungsneigung.

Veränderungen in den Zellen der Intermediärschicht und Superficialschicht treten erst später auf. Es kommt auch hier zur Vacuolisierung des Cytoplasmas, das einen rötlich-braunen Farbton annimmt. Die Kernveränderungen sind uncharakteristisch, sie bestehen vor allen Dingen in einer pyknotischen Schrumpfung der Kernsubstanz. Ganz allgemein nimmt die Leukocytose im Ausstrich erheblich zu. Bei höherer Strahlenbelastung kommt es in allen Zellagen zu schweren Veränderungen mit Zerfall des Cytoplasmas, Karyorrhexis und Leukocyteninvasion, bis schließlich im Ausstrich nur noch Zelltrümmer und massenhaft Leukocyten anzutreffen sind (Finalreaktion nach MOHR, 1954).

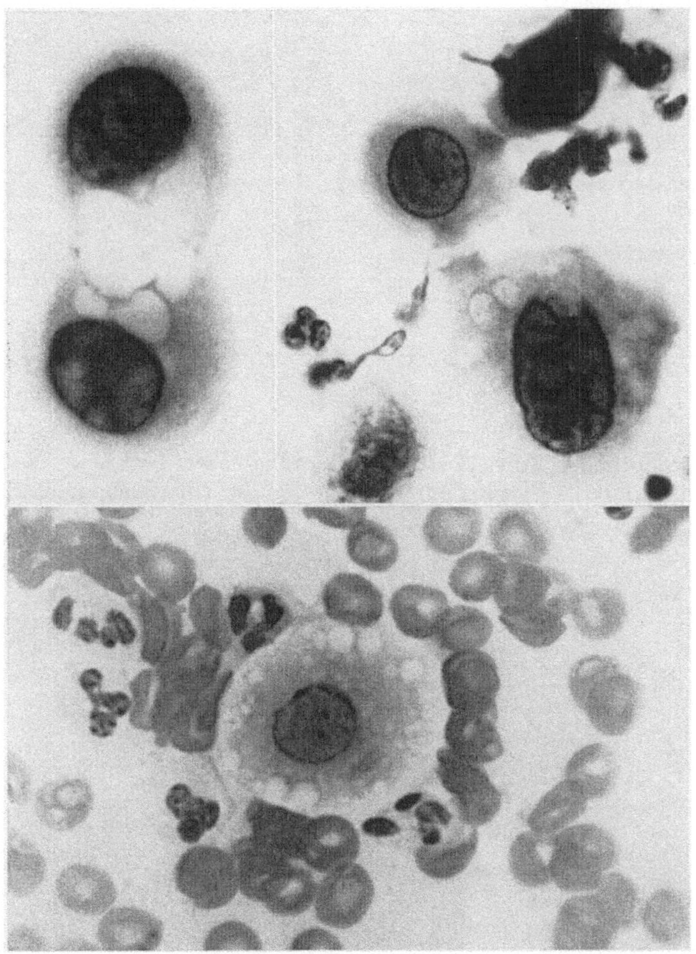

Abb. 50. Strahlenveränderung: Tumorzellen mit Vacuolenbildung im Cytoplasma, teilweiser Auflösung des Cytoplasmas und beginnender vacuoliger Degeneration des Kerns (14. Tag nach der 1. Radiumeinlage)

β) **Spätveränderung:** Noch lange Zeit nach Abschluß der Bestrahlung sind erhebliche Zellveränderungen festzustellen. Diese sind nach eigenen Untersuchungen in der nachfolgenden Tabelle dargestellt.

Diese anhaltenden Zellveränderungen erschweren die Beurteilung des Ausstriches hinsichtlich des Vorhandenseins eines Rezidivs. Für dieses ist nach Ablauf von 12 Monaten nur der Nachweis undifferenzierter Tumorzellen beweisend. Alle anderen cytologischen Kriterien im Ausstrich nach Bestrahlung können irreführend sein.

10*

Tabelle 9.

	1 — 3 Monate	4 — 12 Monate	Über 12 Monate
Freie Kerne (Tumor)	9	—	6
Basaloide Kerne (Tumor)	33	—	12
Polymorphe Kerne (Tumor)	15	—	—
Spindelzellen (Tumor)	22	6	18
Unspezifische Veränderungen:			
Atypische Verhornung	33	30	30
Mehrkernigkeit	39	28	48
Schollige Karyorrhexis	18	6	24
Vacuolige Kernveränderung	6	—	6
Fehlfärbungen des Cytoplasmas	51	41	36
Hornschuppen	48	48	54
Plasmavacuolen	45	46	24
Zell- und Kernverklumpungen	48	66	42
Klinisch Carcinom noch nachweisbar bzw. lokales Rezidiv	36	21	6

So ist zwar die Cytologie zur Auffindung oder zum Ausschluß eines nach Bestrahlung auftretenden lokalen Rezidivs durchaus zu empfehlen, muß jedoch mit außerordentlicher Zurückhaltung gehandhabt werden. Man muß sich darüber klar sein, daß die Cytologie nur Zellen von der Oberfläche nachweist, welche

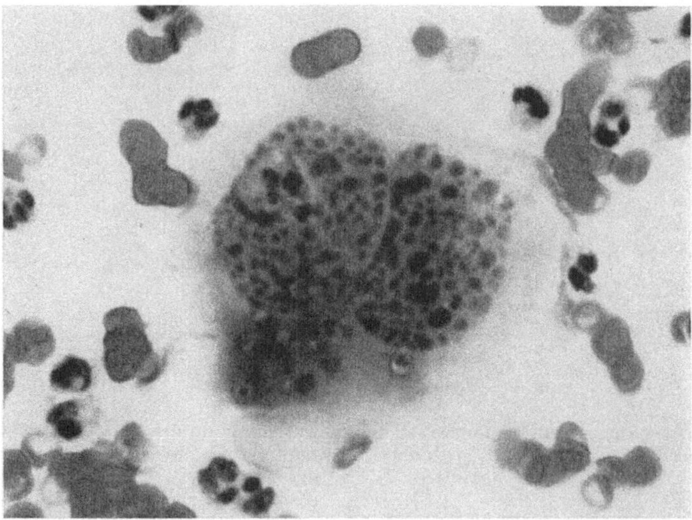

Abb. 51. Vaginalabstrich: Zustand nach Radiumeinlage, 14. Tag. Auflösung des Cytoplasmas und grobtropfige Entmischung der Kernsubstanz

unter der stärksten Strahlenbelastung stand. Nach Abstoßung des Strahlenschorfes kann es zu einer Regeneration der Oberfläche aus der Umgebung kommen, wobei regelrechte Zellen in erheblichem Maße abgeschilfert werden. Atypische Zellen können fehlen. In der Tiefe kann jedoch der Tumor an seiner Invasionsfront weiterwachsen. Unter Berücksichtigung der Tatsache, daß auch bei der histologischen Untersuchung von Probeentnahmen aus Restprozessen Schwierigkeiten hinsichtlich der Vitalität des Tumorgewebes auftreten können, kann der Cytologie hinsichtlich ihrer Aussage nur eine zweifelhafte Bedeutung zugemessen werden.

γ) **Strahlenprognose.** Trotz der Untersuchungen von PHILIPP (1926), ENGELMANN (1933, 1937), GLÜCKSMANN (1939), LAX (1950), PENDL (1950), TISCHER und SCHÜLLER (1953), GLÜCKSMANN (1958), SCHÜLLER (1959), haben wir heute noch

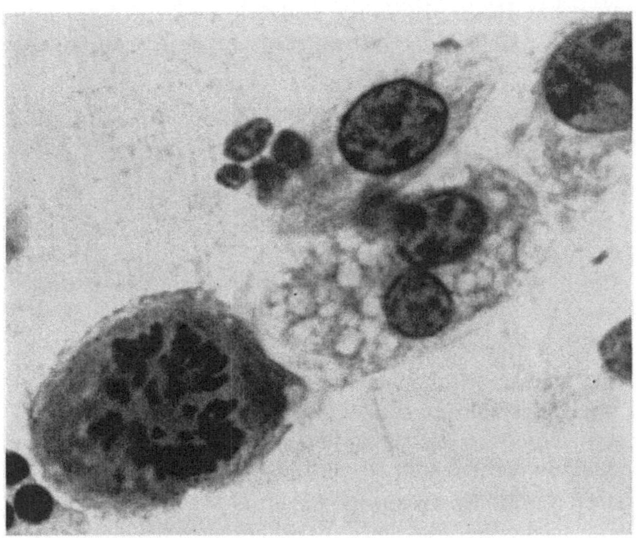

Abb. 52. Strahlenveränderte Tumorzellen: gestoppte Mitose (Mitosen sind im Vaginalausstrich bei unveränderten Tumorzellen äußerst selten)

keine rechte Vorstellung über die Bedeutung der histologischen Klassifizierung eines Tumors und seiner prognostischen Beurteilung. Nach wie vor ist die Heilungsaussicht im wesentlichen abhängig von der Ausdehnung des Tumors zum Zeitpunkt des Therapiebeginns. Es wäre höchst wünschenswert, in Zukunft Kriterien zu entwickeln, die entweder über die Histologie oder Cytologie dem Kliniker in der Entscheidung helfen, ob im gegebenen Fall operiert oder bestrahlt werden sollte. GLÜCKSMANN und SPEAR (1945) haben versucht, durch Probeexcisionen drei bestimmte Reaktionstypen unter der Bestrahlung festzulegen:

a) eine gute Reaktion, bei der alle ruhenden oder in Mitose befindlichen Zellen durch differenziertere Zellformen oder degenerativ veränderte Zellen ersetzt werden,

b) eine mäßige Reaktion, bei der die degenerativen Zellformen sich nur wenig gegenüber den proliferativen prozentual verschieben,

c) eine ungünstige Reaktion, wenn der Zellcharakter in den verschiedenen Probeexcisionen gleich blieb.

GLÜCKSMANN konnte bei 86 % der Fälle eine richtige Voraussage stellen. Demgegenüber haben aber SCHUBERT (1953), KEPP (1952), BESSERER und SMOLKA (1952) gezeigt, daß die Beurteilung der Strahlensensibilität des Tumors als Einheit deswegen auf Schwierigkeiten stößt, da einerseits der Tumor in seinen einzelnen Abschnitten nicht kongruent aufgebaut zu sein braucht, andererseits der Dosisabfall von den oberflächlichen zu den tieferen Partien unterschied-

liche Wirkungsbedingungen schafft. Mohr kam 1954 zu dem Schluß, daß Radio-
sensibilität eines Tumors und Prognose des vorliegenden Geschwulstleidens nicht
identisch sind. Cytologisch wurde das Problem von Graham (1947), Besserer
und Smolka (1952), Limburg (1952), Mohr (1954), Miller et al. (1958) bearbeitet. Eine ungünstige prognostische Beurteilung ergab sich, wenn nach 50 %
der Gesamtdosis noch mehr als die Hälfte der Tumorzellen keine faßbaren
Strahlenveränderungen aufwiesen oder wenn nach Abschluß der Strahlenserie
noch proliferative Zellelemente vorhanden waren. Zur exakten Erfassung der
Zellveränderungen hat Roth (1951) die Aufstellung eines Cytoradiogramms empfohlen und Ceelen (1966) folgende persistierende Strahlenveränderungen an
Zellen beschrieben:

> Vergrößerung der Basal- und Parabasalzellen
> Kernvergrößerung
> Verschiebung der Kernplasmarelation
> Mehrkernigkeit
> Verklumpung des Chromatins
> Bizarre Kerne mit Hyperchromasie
> Normaler oder herabgesetzter DNS-Gehalt (Feulgen-Reaktion)
> Polychromasie oder Acidophilie des Cytoplasmas
> Vacuolen im Cytoplasma.

Sind derartige Veränderungen in ausgeprägter Form auch noch nach Ablauf
von 2 Jahren nach Bestrahlungsende vorhanden, so scheint die Prognose günstiger zu sein, ein Ergebnis, welches allerdings auch schon aus dem allgemeinen
klinischen Verlauf zu ersehen ist.

Graham (1947, 1959) ist in ihren Arbeiten davon ausgegangen, daß unter
gleichen Bestrahlungsbedingungen die Strahlenveränderungen an normalen Zellen individuell verschieden sind. Graham erwartete eine gute Strahlenempfindlichkeit des Tumors, wenn auch der Gesamtorganismus cytologisch auf die Bestrahlung mit deutlichen Zellveränderungen antwortete. Die Auffassung Gra-
hams, daß man aus der Prozentzahl der sich unter der Bestrahlung verändernden
gutartigen Zellen auf Strahlensensibilität des bei diesem Individuum vorhandenen Tumors schließen könnte, hat sich nicht allgemein durchgesetzt.

Günstig auf den Erfolg der Strahlentherapie wirkt sich eine gleichzeitige
Ernährungsbehandlung aus, die eine Woche vor Bestrahlungsbeginn anfängt und
bis zu 3 Wochen nach Abschluß der Bestrahlung fortgesetzt wird. Sie besteht
aus hochkonzentriertem tierischem Eiweiß, ist kohlenhydratarm und reich an
Vitaminen und Mineralien (Cheraskin et al. 1968).

C. Cervicalraum

I. Biologie und Morphologie der Endocervicalzellen

Unter normalen Verhältnissen exfoliiert das Cylinderepithel so gut wie gar
nicht. Bei vorsichtigen cervicalen Ausstrichen läßt sich nur Schleim gewinnen.
Bei entzündlichen Veränderungen finden sich dagegen im Ausstrich mehr oder
weniger reichliche Cylinderzellen und Leukocyten sowie Histiocyten. Insbesondere gilt dies dann, wenn das Cylinderepithel bei Ektopie den äußeren Muttermund umgibt (sog. glanduläre Erosion) und durch den Kontakt zum sauren

Vaginalinhalt Macerationen unterworfen ist, die zu Leukocyteneinwanderungen, gesteigerter Zellabstoßung und Zellneubildung führen.

Mit dem Phasenkontrastmikroskop lassen sich Cylinderepithelien mit Flimmerung und solche mit Sekretion eindeutig unterscheiden. Im gefärbten Präparat stellen sich die Flimmerhärchen meist nicht dar, so daß die Unterscheidung der beiden Zellarten schwieriger wird.

Die *Flimmerepithelien* haben die Form eines stumpfen Kegels, dessen schmale Seite zur Basis gerichtet ist. Die breite abgeplattete Seite trägt den Flimmerbesatz, wobei man bis zu 20 Flimmerhärchen erkennen kann. Bei üblicher Fixierung und Färbung nach Papanicolaou färben sich die Cilien rot an, gehen aber häufig verloren. Die Zellen selbst, d. h. das Cytoplasma färbt sich blau an. Es ist vor allem unter dem Flimmerpol stärker granuliert. Außerdem enthält das Cytoplasma häufig Sekrettropfen. Eine Zellmembran ist nur angedeutet. Der große runde Kern liegt meist in der Mitte der Zelle, die Kernmembran ist scharf, die Chromatinstruktur zart. Ein oder zwei Nucleoli sind meist erkennbar.

Die *schleimbildenden Zellen* sind plumper und haben häufig runde Form. Das Cytoplasma ist leicht zerfließlich, so daß man häufig nur noch nackte Kerne antrifft, die nur an ihrer palisadenförmigen Lagerung als Cylinderepithelkerne erkennbar sind. Der obere Zellpol ist mit Schleimvacuolen angefüllt. Der runde oder ovale Kern liegt in Längsrichtung des Zelleibes und kann gegen den schleimbildenden Pol der Zelle abgeplattet sein.

II. Veränderungen des endocervicalen Epithels

Bei *entzündlichen Veränderungen* der Cervixschleimhaut sind die von ihr abschilfernden Cylinderepithelien z. T. stark vacuolisiert. Das Cytoplasma ist verschieden weit aufgelöst. Die Zellkerne sind teils gequollen, teils geschrumpft und daher unterschiedlich angefärbt. Dazu sind reichlich Leukocyten (akute Entzündung) bzw. Histiocyten (chronische Entzündung) nachweisbar.

Bei der *Reservezellhyperplasie* und der *Plattenepithelmetaplasie* schilfern zuweilen Gruppen basalzellähnlicher undifferenzierter Epithelzellen ab mit runden oder ovalen Kernen und schmalem, basophilem Cytoplasmasaum. Diese Zellgruppen können versehentlich für unimorphe Tumorzellen gehalten werden, unterscheiden sich aber von diesen durch die Regelmäßigkeit der Kerne und die Anwesenheit diastaseresistenter Mucopolysaccharide im Cytoplasma, die sich mit der PAS-Färbung darstellen lassen. Diese Metaplasie des Cylinderepithels kann in eine unreife und reife Form weiter unterteilt werden (McCorkle und Reagan, 1954):

Bei der *unreifen Form* kommt es zur Ausbildung einer 6—12-Schichten dicken Zellage mit gleichmäßig großen Kernen bis zur oberen Schicht. Das Chromatin ist feingranuliert, das Cytoplasma nach Papanicolaou-Färbung homogen blau. An der Oberfläche kann noch eine Lage regelrechter Cylinderepithelien erhalten sein.

Bei der *reiferen Form* wird eine Umbildung zum Plattenepithel deutlicher, die Zellen sind polygonal, ihre Kerne werden kleiner und unregelmäßiger. Diese Formen können mit Parabasalzellen verwechselt werden. Gelegentlich exfoliieren auch Spindelzellen von der Oberfläche gutartiger Plattenepithelmetaplasien.

Die Schwierigkeiten der Abgrenzung reifer und unreifer Formen des metaplastischen Epithels von atypischen Zellen hat Bajardi (1961) dargestellt. In der Krebsvorsorgeuntersuchung soll der Cytologe diese Zellbilder als „auffällig" oder „verdächtig" bezeichnen.

Beim *Adeno-Carcinom* der Cervixschleimhaut nimmt die Polymorphie der Zellen erheblich zu. Es treten groteske Zellformen auf, die nicht selten 2 Kerne enthalten. Das Cytoplasma ist häufig stark vacuolisiert, der Kern ist an den Rand gedrängt. Die unreifen Carcinomzellen haben ein wenig differenziertes Cytoplasma und große hyperchromatische Kerne mit grober Chromatinstruktur (DE BRUX und DUPRÉ-FROMENT, 1960; KRIMMENAU, 1960; TERZANO, 1960; WACHTEL, 1960). Reife Adeno-Carcinome schilfern demgegenüber gleichmäßige Zellen ab, die sich manchmal vom normalen Cylinderepithel kaum unterscheiden (SCHÜLLER, 1955).

D. Corpus uteri

In zytologischen Abstrichpräparaten der Vagina, Portio und Cervix kommen neben den Plattenepithelien der Portio und Cylinderepithelien der Cervix zuweilen Gruppen kleinerer Zellen vor, die wir als Endometriumzellen erkennen. Es hat daher in der Literatur nicht an Versuchen gefehlt, neben der vaginalcytologischen Diagnostik auch das Endometrium cytologisch zu beurteilen.

I. Exfoliation

Da das normale Endometriumepithel außerhalb der Menstruation nicht exfoliiert, sind spontan abgestoßene Endometriumzellen im Vaginalabstrich nur zu erwarten während der Menses sowie bei Gewebszerstörungen oder Einschmelzungen infolge von entzündlichen oder carcinomatösen Prozessen. Aber auch während der Menses kann nicht von einer echten Abschilferung gesprochen werden, weil es sich um die Desquamation von Gewebsfragmenten handelt. Man findet daher im Vaginalsekret Bestandteile des Endometrium immer in Haufenbildung, die allein dadurch schon einen Hinweis auf ihre Herkunft gestatten.

Auch bei der glandulär-cystischen Hyperplasie des Endometrium erfolgt keine regelrechte Abschilferung. Dagegen kommt es zu einer echten Exfoliation von Endometriumepithel bei der Endometritis und bei Polypen der Corpusschleimhaut, deren Oberfläche nekrotisch zerfällt. In diesen Fällen können auch einzelne Stromazellen exfoliieren. Das Corpus-Carcinom führt ebenfalls durch nekrotische Vorgänge zu einer echten Zell-Exfoliation neben der Abstoßung von Tumorfragmenten. Man findet daher im Vaginalausstrich neben atypischen Einzelzellen auch kleinere Zellhaufen, deren Lagerung zuweilen noch die Herkunft aus einem drüsigen Prozeß verrät.

II. Entnahme

Infolge des langen Weges sind die Endometriumzellen im Vaginalausstrich oft nicht mehr gut erhalten. Man hat daher die Direktentnahme aus dem Cavum uteri mit Hilfe verschiedener Methoden versucht, insbesondere mit einer Aspirationskanüle (CARY 1943; HECHT, 1952), einer Nylonbürste (BOSCHANN, 1957; JOHNSSON und STORMBY, 1968) oder eines Schwämmchens (BICKENBACH und SOOST, 1958). Im ganzen gesehen haben die Entnahmen aus dem Cavum uteri nicht die Bedeutung gewonnen, die man sich versprochen hatte. Man sollte sie nur bei Gegenindikation zur oder Verweigerung der Abrasio anwenden, denn eine

Aspiration aus dem Corpus uteri ist nicht ohne Gefahren für die Patientin und kommt etwa dem Eingriff bei der Strichabrasio gleich, deren Aussagewert ungleich viel größer ist.

III. Funktionsdiagnose

Cytologisch ist eine Unterscheidung von Epithel- und Stromazellen nur dann sicher möglich, wenn sich die Zellen zu mehreren im Verband oder aneinandergereiht befinden. Die Epithelzellen sind zur Diagnostik im allgemeinen besser geeignet als die Stromazellen.

Während der *Proliferationsphase* finden sich im cytologischen Direktabstrich des Endometrium einheitlich kleine Cylinderepithelien mit ovalem Kern und spärlichem Cytoplasma. Glykogen ist mit der PAS-Färbung nicht nachweisbar. Auch die vereinzelt in Gruppen anzutreffenden Stromazellen dieser Cyclusphase sind klein; der ovale, chromatindichte Kern vergrößert sich etwas gegen Ende der Proliferationsphase, jedoch können auch in der Mitte der Proliferation bereits größere Kerne vorkommen. Sie werden stets von einem sehr schmalen Cytoplasmasaum umgeben. Eine Unterscheidung in frühe, mittlere und späte Proliferation wie im histologischen Präparat gelingt cytologisch nicht sicher. — *Nach der Ovulation* werden die Kerne der Drüsenepithelien rundlich und heller, Nucleolen sind deutlich, das Cytoplasma ist jetzt reichlich. Am 2. und 3. Tag nach der Ovulation lassen sich mit der PAS-Reaktion die basalen Glykogentropfen im Cytoplasma nachweisen oder, da dieses rasch zerfällt, frei neben dem Kern. Sie sind auch im Ausstrichpräparat charakteristisch für diese beiden Cyclustage. In den späteren Tagen der Sekretionsphase finden sich einzelne Glykogenkörnchen regellos im Cytoplasma. Die Stromazellen unterscheiden sich in der ersten Woche der Sekretionsphase nicht deutlich von denen der Proliferationsphase. Erst am 10. und 11. Tag nach der Ovulation wird ihr Cytoplasma reichlich und schwach PAS-positiv.

Eine Tagesdiagnostik während des normalen endometrialen Cyclus ist somit cytologisch nicht möglich. Ausreichendes Zellmaterial und optimale Fixierungs- und Färberesultate vorausgesetzt, gelingt bestenfalls die Unterscheidung von proliferierenden und sezernierenden Endometrien. Der Nachweis von Glykogentropfen im Drüsenepithel entspricht dem Beginn, der Nachweis großer abgerundeter Stromazellen mit reichlichem Cytoplasma dem Ende der Sekretionsphase (vergl. die Befunde von HECHT, 1952; REAGAN und SOMMERVILLE, 1954; ROMBERG, 1954; BOSCHANN, 1958; HORAVA et al. 1961; DE NEFF et al. 1963; CREPET und NUOVO, 1967; MERGER et al. 1967).

Die Abgrenzung *funktioneller Störungen* wie z. B. der unterwertigen Sekretionsphase oder der glandulär-cystischen Hyperplasie vom normalen Endometrium ist u. E. cytologisch nicht sicher möglich. In beiden Fällen bleibt das Cytoplasma der Epithel- und Stromazellen spärlich. Die cytologische Erkennbarkeit der glandulär-cystischen Hyperplasie in 75 % der Fälle (HECHT, 1957) und die Erfaßbarkeit subtiler funktioneller Abweichungen (ROMBERG, 1954; FERREIRA, 1956) konnten wir nicht bestätigen.

Bei *Gravidität* sind große runde Deciduazellen mit PAS-positivem Plasma und kleine endometriale Körnchenzellen gut unterscheidbar. Die Drüsenepithelien haben runde Kerne und ebenfalls PAS-positive Körnchen im Cytoplasma. Daneben erkennt man vielkernige und vielgestaltete Syncytiotrophoblastzellen an ihrer charakteristischen Struktur.

IV. Carcinomdiagnose

Erfolg hat die cytologische Auswertung bei der Diagnose von Carcinomen. Mit wenigen Ausnahmen gelingt der Nachweis von atypischen Drüsenepithelien im Direktabstrich immer, im Portioabstrich in über der Hälfte der Fälle (vergl. Hecht, 1953; Berg und Durfee, 1958; Koss und Durfee, 1961; Graham, 1963; Rascoe, 1963; Wachtel, 1964; Doran und Thompson, 1968). Da sich

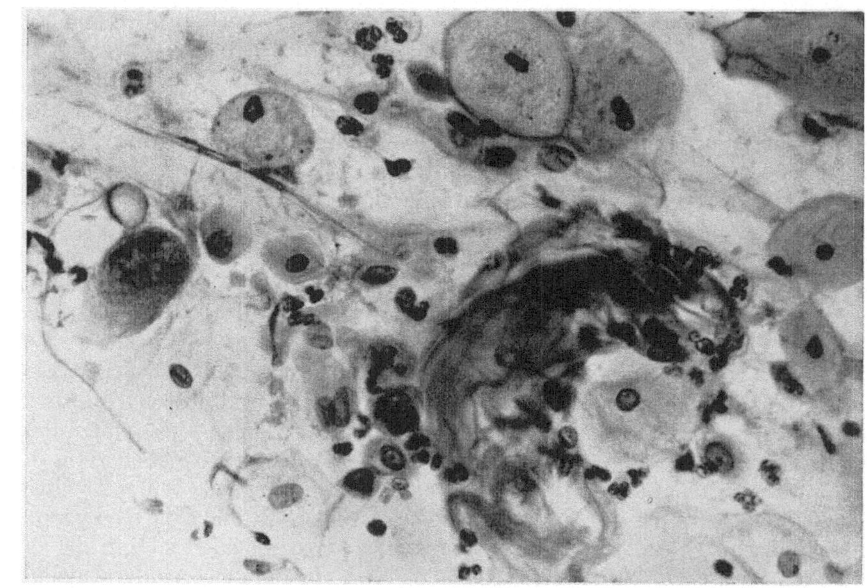

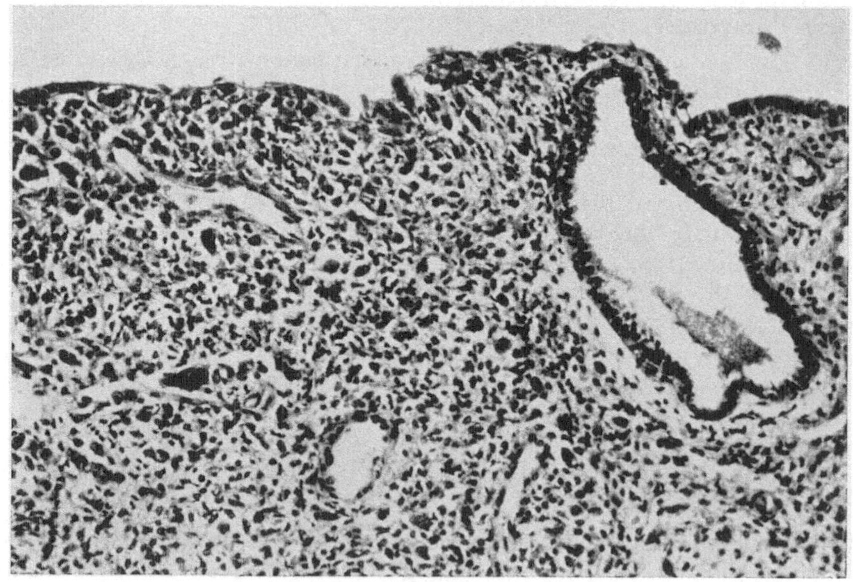

Abb. 53. a Vaginalausstrich (Papanicolaou-Präparat): Atrophie mit parabasalen Zellen, einzelne kleine verdächtige Zellen und eine Tumorriesenzelle. b Abrasio (HE-Färbung): polymorphzelliges Sarkom des Endometrium. 69jährige Patientin

die atypischen Drüsenepithelien cytologisch fast immer von den atypischen
Plattenepithelien unterscheiden lassen, hat der Nachweis von Zellen eines Endo-
metrium-Carcinoms im Portioabstrich praktische Bedeutung. Auch der Nachweis

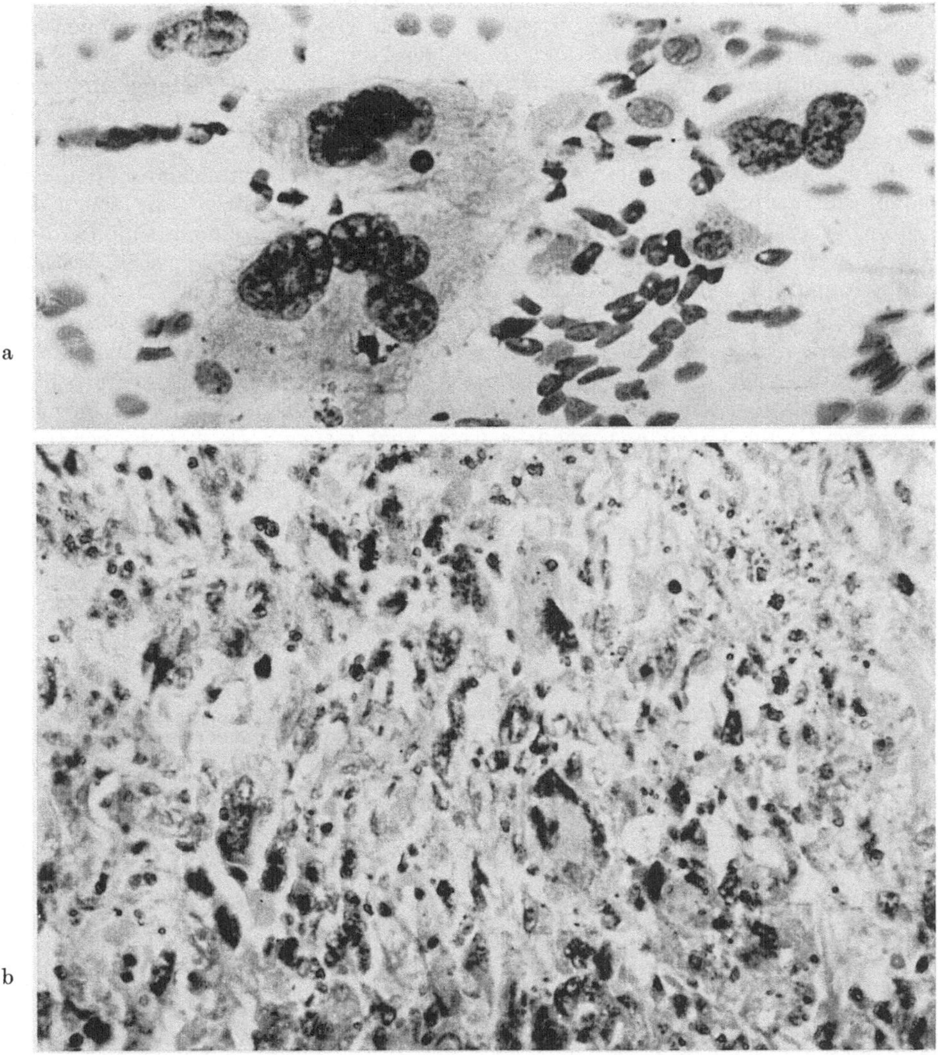

Abb. 54. a Atypische und bizarre Riesenzellen im Vaginalabstrich (Papanicolaou-Färbung).
b Polymorphzelliges Endometriumsarkom (HE-Färbung). 63jährige Patientin

von Zellen eines Sarkoms oder Carcino-Sarkoms erscheint möglich (BURGHARDT,
1957; PARKER, 1964).

Die Besonderheiten der *Adeno-Carcinom*zellen entsprechen im allgemeinen
denen der malignen Zelle. Die großen polymorphen Zellkerne enthalten mehrere
bis zahlreiche große Nucleoli. Das Chromatin ist stark entmischt, eine Hyperchromasie fehlt oft. Die Kernplasmarelation ist nicht deutlich verschoben; der Kern
liegt oft excentrisch. Das Cytoplasma ist z. T. schleimhaltig, meist jedoch PAS-

negativ. Der RNS-Gehalt unterscheidet sich nicht wesentlich von dem normal proliferierender Drüsenepithelien (Grubb, 1966). Der Zellzusammenhalt ist schlechter, die atypischen Zellen liegen oft einzeln oder in ungeordneten Gruppen. Stromazellen fehlen den Carcinomen entweder ganz oder sind vereinzelt in Grüppchen nachweisbar. Gelegentlich treten endometriale *Schaumzellen* als Zeichen eines Hyperoestrogenismus im Ausstrich auf; sie gleichen weitgehend denen des histologischen Präparates: Ihr kleiner, runder Kern liegt excentrisch, ihr schaumiges Cytoplasma ist deutlich PAS-positiv. Charakteristische Begleiterscheinungen sind weiterhin das Vorkommen von Erythrocyten im Postmenopausenausstrich und ein hochoestrogenes Vaginalepithel.

Beim *Carcino-Sarkom* und auch beim reinen Endometriumsarkom finden sich polymorph atypische Zellen verschiedener Größe im Ausstrich, die denen des histologischen Präparates weitgehend gleichen, darunter einzelne mit monströsen Kernen und auch vielkernige Riesenzellen (Abb. 53 und 54). Atypische Epithel- und Stromazellen sind nicht sicher voneinander zu unterscheiden.

Obwohl sich die histologische Diagnose reifer Adeno-Carcinome oft nur auf das Verhalten der gewucherten Drüsen zum Stroma stützt, gelingt im cytologischen Ausstrich die Erkennung einzelner carcinomatöser Drüsenepithelien. Eine Aspiration aus dem Cavum uteri würde die Prozentzahl der cytologisch erkannten Corpus-Carcinome möglicherweise noch steigern. Da es sich aber trotz allem stets nur um eine Verdachtsdiagnose handeln kann, die weitere Eingriffe zur histologischen Bestätigung erfordert, und da ein großer Teil dieser Fälle bereits im Portioausstrich entdeckt werden kann, erscheint die Aspiration aus dem Cavum uteri auch bei Carcinomverdacht nicht berechtigt.

Literatur

Abarbanel, A. R.: Artificial reproduction of the cyclic changes in cervical mucus in human castrates; with clinical correlations. West. J. Surg. **56**, 26 (1948). — Adler, K.: Die Veränderungen des Scheidenepithels während des Menstruationszyklus und der Gestationsperiode. Arch. Gynäk. **134**, 504 (1928). — Aeppli, H., Herman, U.: Störung der Schwangerschaft im cytologischen Bild. Exp. sci. Int. Gynäk. Kongr. Genf 1954. — Albers, D. D., McDonald, J. R., Thompson, G. J.: Carcinoma cells in prostatic secretions. J. Amer. med. Ass. **139**, 299 (1949). — Albertini, A. v.: Cytologische Exsudatbefunde mit dem Phasenkontrastverfahren. Schweiz. Z. Path. **11**, 701 (1946). — Alexiu, M.: Über die Physiologie der Vaginalschleimhaut bei Neugeborenen. Arch. Gynäk. **167**, 240 (1938). — Alexiu, M., Herrnberger, K.: Untersuchungen des Vaginalinhaltes bei Neugeborenen und Säuglingen. Zbl. Gynäk. **62**, 9 (1938). — Alfert, M., Goldstein, N. O.: Cytochemical properties of nucleoprotein in Tetrahymena pyriformis; a difference in protein composition between macro- and micronuclei. J. exp. Zool. **130**, 403 (1955). — Allen, E.: The estrous cycle in the mouse. Amer. J. Anat. **30**, 297 (1922). ~ Allen, E.: The menstrual cycle of the monkey, Macacus rhesus: Observations on normal animals, the effects of removal of the ovaries and the effects of injections of ovaries and placental extracts into the spayed animals. Contr. Embryol. Carneg. Instn **19**, 1 (1927). — Allen, J. M.: The histochemistry of glucose-6-phosphatase in the epididymis of the mouse. J. Histochem. Cytochem. **9**, 681 (1961). — Allen, E., Doisy, E. A.: An ovarian hormone: a preliminary report on its localisation, extraction, and partial purification, and action in the animals. J. Amer. med. Ass. **81**, 819 (1923). — Allende, I. L. C. De, Orias, O.: Cytology of the human vagina. New York: Paul B. Hoeber 1956. — Allende, I. L. C. De, Shorr, E., Hartmann, C. G.: Comparative study of vaginal smear cycle of rhesus monkey and human. Contr. Embryol. Carneg. Instn **31**, 1 (1945). — Allfrey, V. G., Littau, V. C., Mirsky, A. E.: On the role of histones in regulating ribonucleic acid synthesis in the cell nucleus. Proc. nat. Acad. Sci. (Wash.) **49**, 414 (1963). — Anderson, W. A. D., Gunn, S. A.: Cytologic detection of cancer-consideration of its future: A comparative examination of the Papanicolaou and acridinorange technics. Acta cytol. (Philad.) **6**, 468 (1962). — Angel, H.-W., Wittig, H.: Vergleichende zytologische Studien am Gewebsschnitt und am Oberflächenabstrich der Portio vaginalis uteri nach Ayre bei klinisch manifestem Kollumkarzinom im Rahmen prognostischer Betrachtung. Zbl. Gynäk. **75**, 2000 (1953). ~ Zur

Frage der prognostischen Bedeutung der „cellules claires" beim Plattenepithelcarcinom des Collum uteri. Z. Geburtsh. Gynäk. **142**, 7 (1954). — Antoine, T.: Die Bedeutung des Cervixfaktors für die Sterilität. Arch. Gynäk. **189**, 245 (1957). — Appel, W., Waschke, G.: Zur Bedeutung der Ante-partum-Zellen im Urinsedimentausstrich Schwangerer. Zbl. Gynäk. **75**, 1510 (1953). — Aschheim, S.: In: 90. Versammlung der Gesellschaft Deutscher Naturforscher und Ärzte in Hamburg 1928, Aussprache über die Bekämpfung der Frühsterblichkeit, S. 2771—2799. Zbl. Gynäk. **52**, 2780 (1928). — Ashworth, C. T., Stembridge, V. A., Luibel, F. J.: A study of basement membranes of normal epithelium, carcinoma in situ and invasive carcinoma of uterine cervix utilizing electron microscopy and histochemical methods. Acta cytol. (Philad.) **5**, 369 (1961). — Asscher, A. W., Turner, C. J., de Boer, C. H.: Cornification of the human vaginal epithelium. J. Anat. (Lond.) **90**, 547 (1956). — Ayre, J. E.: Vaginal and cervical cytology in uterine cancer diagnosis. Amer. J. Obstet. Gynec. **51**, 743 (1946). ~ Ayre, J. E.: The vaginal smear „precancer" cell studies using a modified technique. Amer. J. Obstet. Gynec. **58**, 1205 (1949). ~ Cancer cytology of the uterus. New York: Grune & Stratton 1951. ~ Early cancer detection: Prediction of praeclinical and praeinvasive stages by cytology. Acta Un. int. Cancr. **15**, 289 (1959). ~ Cytological behaviour patterns in praemalignant lesions of cervix. Proc. I. Internat. Congr. Exfol. Cytology, Vienna 1961. — Ayre, W. B., Ayre, J. E.: Vaginal smear glycogen: Limitations as an index of estrogen activity. J. clin. Endocr. **9**, 1359 (1949). ~ Cytochemical study of glycogen in the diagnosis of cervical cancer. Amer. J. clin. Path. **20**, 644 (1950). — Ayre, W. B., Millar, B.: Alkaline phosphatase in benign and malignant cells in the vaginal smear. Cancer (Philad.) **4**, 159 (1951). — Azumy, Y.: Über die Gewebszüchtung in vitro von menschlicher Uterusschleimhaut. Kyoto-Ikadaigaku-Zasshi **20**, 500, 508, 510 (1937).

Babes, A.: Du cancer du sol utérine par le frottis. Presse méd. **36**, 451 (1928). — Bahrenberg, L.: On the diagnostic results of the microscopical examination of the ascitic fluid in two cases of carcinoma involving the peritoneum. Cleveland Med. Gaz. **11**, 274 (1895). — Bajardi, F.: Diskussionsbemerkung zu R. M. Graham: Occurrence of spindle-shaped squamoid cells in carcinoma in situ. Acta cytol. (Philad.) **2**, 250 (1958). ~ Histomorphology of reserve cell hyperplasia, basal cell hyperplasia and dysplasia. Acta cytol. (Philad.) **5**, 133 (1961). — Baker, J. R.: The histochemical recognition of lipine. Quart. J. micr. Sci. **87**, 441 (1946). ~ Principles of biological microtechnique. A study of fixation and dyeing. London: Methuen & Co. 1958. — Barigozzi, C., Dellepiane, G.: New perspectives in cancer cytology. Cancer (Philad.) **4**, 154 (1951). — Barrnett, R. J.: The histochemical distribution of protein bound sulfhydryl groups. J. nat. Cancer Inst. **13**, 905 (1953). — Barth, L. J.: Development selected topics, p. 1—111. Massachusetts: Addison-Wesley Publ. Co. Inc. 1964. — Barton, M., Wiesner, B. P.: Studies on the biology of the cervix. Irish J. med. Sci. 6th, Ser., 567 (1945). — Beale, L. S.: Examination of sputum from a case of cancer of the pharynx and the adjacent parts. Arch. Med. (Lond.) **2**, 44 (1860). — Bejdl, W.: Die saure Phosphatase in Haut und Vagina des Menschen und ihre Bedeutung für die Verhornung. Z. Zellforsch. **40**, 389 (1954). — Bennecke, R.: Über freies Wachstum metastatischer Geschwulstelemente in serösen Höhlen. Dtsch. Arch. klin. Med. **64**, 237 (1899). — Benson, R. C., Traut, H. F.: The vaginal smear as a diagnostic and prognostic aid in abortion. J. clin. Endocr. **10**, 675 (1950). — Berg, J. W., Durfee, G. R.: The cytological presentation of endometrial carcinoma. Cancer (Philad.) **11**, 158 (1958). — Berger, J.: Hirsutism and vaginal cytology. Acta cytol. (Philad.) **1**, 102 (1957). ~ Diskussionsbemerkung zu R. M. Graham: Occurrence of spindle-shaped squamoid cells in carcinoma in situ. Acta cytol. (Philad.) **2**, 250 (1958). ~ Histochemistry of ectopy, ectropion and epidermization. Acta cytol. (Philad.) **5**, 61 (1961). ~ Die Fluoreszenzmikroskopie in der Früherfassung der weiblichen Genitalkarzinome. Histologische und zytologische Untersuchungen mit dem Fluorochrom Akridinorange. Fortschr. Geburtsh. Gynäk. **30**, 1 (1967). — Bern, H. A., Alfert, M., Blair, S. M.: Cytochemical studies of keratin formation and of epithelial metaplasia in the rodent vagina and prostata. J. Histochem. Cytochem. **5**, 105 (1957). — Bern, H. A., Harkness, D. R., Blair, S. M.: Radioautographic studies of keratin formation. Proc. nat. Acad. Sci. (Wash.) **41**, 55 (1955). — Bern, H. A., Lawrence, D. J., Parry, G. P.: Differentiation of epithelial cells: Studies of keratinization and mucous metaplasia. In: Shock, N. W.: Biological aspects of aging. New York: Columbia University Press 1962. — Bertalanffy, L. v.: Eine fluoreszenzmikroskopische Schnellmethode zur Diagnose des gynäkologischen Carcinoms. Klin. Wschr. **37**, 469 (1959). — Bertalanffy, L. v., Bickis, I.: Identification of cytoplasmic basophilia (ribonucleid acid) by fluorescence microscopy. J. Histochem. Cytochem. **4**, 481 (1956). — Bertalanffy, L. v., Kaplan, L.: Detection of gynecological cancer. Use of fluorescence microscopy to show nuclei acids in malignant growth. Calif. Med. **87**, 248 (1957). — Bertalanffy, L.v., Masin, F., Masin, M.: Use of acridine orange fluorescence technique in exfoliative cytology. Science **124**, 1024 (1956). ~ A new and rapid method for diagnosis of vaginal and cervical cancer by fluorescence microscopy. Cancer (Philad.) **11**, 873 (1958). — Besserer, G.: Ergebnisse und Erfahrungen aus 3½ Jahren cytologischer Karzinomdiagnostik. Medizinische 1953, 241. — Besserer, G., Smolka, H.: Zur Frage der prognostischen Bedeutung von Veränderungen im Scheidenausstrich nach Radium- und Röntgenbestrahlung. Strahlentherapie 89, 442 (1952). — Betschardt, E.: Über die Diagnose maligner Zungentumoren aus dem Sputum. Virchows Arch. path. Anat. 142, 86 (1895). — Bezacnon, F., De Jong, S. J.: Trauté de l'examen des Crachats. Paris: Masson 1912. — Bickenbach, W., Döring, G. K.: Die Empfängnisschwierigkeiten der Frau. Dtsch. med. Wschr. 83, 1644 (1958). — Bickenbach, W., Soost, H.-J.: Diskussionsbemerkung zu H. W. Boschann: Advantages and disadvantages of intrauterine brush téchnique for endometrial cytology. Acta cytol. (Philad.) 2, 575 (1958). — Bompiani, A., Casarini, A.: Contributo allo studio del ricambio nucleoproteico dell'epitelio vaginale umano. Osservazioni con la tecnica dell'assorbimento nell'ultravioletto. Folia hered. path. (Milano) 5, 181 (1956). — Bontke, E., Kern, G., Schümmelfelder, N.: Die Akridinorange-Fluorochromierung in der gynäkologischen Zytodiagnostik. Geburtsh. u. Frauenheilk. 20, 24 (1960). — Boschann, H. W.: Möglichkeiten und Grenzen der hormonalen Zytodiagnostik aus dem Vaginalabstrich. Zbl. Gynäk. 79, 1586 (1952). ~ Cytologie des Cavumaspirats bei gut- und bösartigen Erkrankungen. Arch. Gynäk. 189, 376 (1957). ~ The cellular detection of adenocarcinoma. Acta Un. int. Cancr. 14, 372 (1958). ~ Histo- und zytochemische Beobachtungen am Oberflächenkarzinom der Portio vaginalis uteri. Zbl. allg. Path. path. Anat. 100, 534 (1960). — Botella-Llusia, J.: Histoquimica de las atipias epiteliales del cuello uterino y del carcinoma grado O. Obstet. Ginec. lat.-amer. 16, 43 (1958). ~ Histochemistry of leukoplakia. Acta cytol. (Philad.) 5, 105 (1961). — Botella-Llusia, J., Montalvo Ruiz, L.: The polysaccharide content of the human vagina as a criterion of action of sex hormones. Acta cytol. (Philad.) 2, 363 (1958). — Botella-Llusia, J., Nogales, F.: Die Oberflächenmumifizierung des Epithels der Portio und der Scheide. Arch. Gynäk. 189, 382 (1956). — Bourgeois, G. A.: The identification of fetal squames and the diagnosis of ruptured membranes by vaginal smear. Amer. J. Obstet. Gynec. 44, 80 (1942). — Brody, J.: The keratinization of epidermal cells of normal guinea pig skin as revealed by electron microscopy. J. Ultrastruct. Res. 2, 482 (1959). — Broghamer, W. L., Jr., Christopherson, W. M.: An interferometric study of the anhydrous nuclear mass of exfoliated cells from experimental cervical cancer. Cancer (Philad.) 14, 378 (1961). — Brosens, I. A.: Cytological study of amniotic fluid with nil blue sulphate staining. Acta cytol. (Philad.) 10, 159 (1966). — Brunschwig, A.: A method mass screening for cytological detection of carcinoma of the cervix uteri. Cancer (Philad.) 7, 1182 (1954). — Brux, J. De, Dupre-Froment, J.: Cytology of endocervical adenocarcinoma. Acta cytol. (Philad.) 4, 323 (1960). ~ Exfoliative cytology of reserve cell hyperplasia, basal cell hyperplasia and dysplasia. Acta cytol. (Philad.) 5, 142 (1961). — Brux, J. De, Rauzy, A., Dupre-Froment, J.: Occurrence of spindle-shaped squamoid cells in carcinoma in situ. Acta cytol. (Philad.) 2, 248 (1958). — Büchner, F., Oehlert, W., Noltenius, H.: Desoxyribonukleinsäure, Ribokleinsäure und Protein bei der Regeneration und Kanzerisierung im Experiment. Dtsch. med. Wschr. 88, 2277 (1963). — Bulmer, D.: The epithelium of the urogenital sinus in female human foetuses. J. Anat. (Lond.) 93, 491 (1959). — Burghardt, E.: Die Zytologie nichtepithelialer Geschwülste im Bereich des weiblichen Genitales. Krebsarzt 12, 199 (1957). — Busch, G.: Über Besonderheiten des Verhornungsvorganges in Tumoren. Z. Krebsforsch. 58, 207 (1951). — Buttenberg, D., Stoll, P.: Incidence and clinical course of endocervical adenocarcinoma. Acta cytol. (Philad.) 4, 341 (1960).

Caffier, P.: Über Endometriumexplantation: Bisherige Ergebnisse, Wachstumsmechanik und Kritik. Zbl. Gynäk. 52, 63 (1928). — Cary, W. H.: A method of obtaining endometrial smears for study of their cellular content. Amer. J. Obstet. Gynec. 46, 421 (1943). — Ceelen, G. H.: Persistent radiation changes in vaginal smears and their meaning for the prognosis of squamous cell carcinoma of the cervix. Acta cytol. (Philad.) 10, 350 (1966). — Cheraskin, E., Ringsdorf, W. M., Jr., Hutchins, K., Setyaadmadja, A. T. S. H., Wideman, G. L.: Effect of Diet upon Radiation Response in Cervical Carcinoma of the Uterus. Acta cytol. (Philad.) 12, 433 (1968). — Cherry, C. P.: The modification by irradiation of the oestrogen effect on the cervicovaginal epithelium of castrated rats. Brit. J. Radiol. 30, 239 (1957). — Ciulla, U.: Contenuto in glicogene delle cellule vaginali e funzionalità ormonica genitale. Ann. Ostet. Ginec. 74, 147 (1952). — Corner, G. W.: Ovulation and menstruation in Macacus rhesus. Contr. Embryol. Carneg. Instn. 15, 73 (1923). — Cramer, H.: Zytologische Befunde im cervikalen Smear bei Endometritis und Cervicitis tuberculosa. Geburtsh. u. Frauenheilk. 11, 809 (1951). ~ Variationsstatistische Untersuchungen über die Kerngröße in verschiedenen histologischen Formen des Portioepithels unter besonderer Berücksichtigung des Carcinoms. Arch. Gynäk. 182, 461 (1953). ~ Kerngröße und Kerngrößenvariation in karzinomverdächtigen vaginalen und zervikalen Zellausstrichen. Geburtsh. u. Frauenheilk. 14, 791 (1954). — Cramer, H., Stamm, D.: Ein einfaches und zweckerfüllendes Färbeverfahren für die zytologische Krebsdiagnose aus dem Vaginal- und Zervixsekret. Geburtsh. u. Frauenheilk. 10, 676 (1950). — Cramer, H., Wildner, G. P.: Die Ausscheidung der östrogenen und gonadotropen Hormone im Urin bei gutartigen und bösartigen Geschwülsten. Arch. Geschwulstforsch. **6**, 36 (1953). — CRON, R. S., GEY, G. O.: The viability of the cast-off menstrual endometrium. Amer. J. Obstet. Gynec. **13**, 645 (1927). — CUNDERLIK, V.: Die Bestimmung des Ovulationstermins aus dem vaginalen Zyklus der Frau. Zbl. Gynäk. **75**, 224 (1953). — CUSMANO, L.: Neoplastic nuclear features in vaginal smears under carminacetic stain. Amer. J. Obstet. Gynec. **56**, 1204 (1948). ~ Advantages and disadvantages of the karyologic technique in exfoliative cytology. Acta cytol. (Philad.) **2**, 302 (1958).

DALLENBACH-HELLWEG, G.: Das Karzinom des Endometrium und seine Vorstufen. Verh. dtsch. Ges. Path. **48**, 81 (1964). — DART, L. H., TURNER, T. R.: Fluorescence microscopy in exfoliative cytology. Report of acridine orange examination of 5491 cases, with comparison by the Papanicolaou technic. Lab. Invest. **8**, 1513 (1959). — DAVIES, J., PEARL, S. A.: Biology of the human vagina in pregnancy. Amer. J. Obstet. Gynec. **35**, 77 (1938). — DAVIS, H. J.: The irrigation smear, a cytological method for mass population screening by mail. Amer. J. Obstet. Gynec. **84**, 1017 (1962). — DEANESLY, R., PERRY, J. S.: Corpus luteum control in hysterectomized guinea pigs. J. Endocr. **32**, 153 (1965). — DEUTICKE, K.: Die Kernverhältnisse bei Hautcarcinom. Z. Krebsforsch. **43**, 39 (1939). — DIERKS, K.: Der normale mensuelle Cyclus der menschlichen Vaginalschleimhaut. Arch. Gynäk. **130**, 46 (1927). ~ Zur Frage des menstruellen Zyklus der menschlichen Vagina. Zbl. Gynäk. **54**, 1882 (1930). — DIETSCH, H.: Eine modifizierte Färbung nach SHORR zur cytologischen Tumordiagnostik. Münch. med. Wschr. **94**, 941 (1952). — DOCK, G.: Cancer of the stomach in early life, and the value of cells in effusions in the diagnosis of cancer of the serous membranes. Amer. J. med. Sci. **113**, 655 (1897). — DONALDSON, R.: The practicable application of the microscope to the diagnosis of cancer. Amer. J. med. Sci. **25**, 43 (1853). — DONNÉ, A.: Cours de microscopie complémentaire des études médicales. Paris: Bailliére & Fils 1845. — DONOVAN, B. T.: The uterus and ovarian function. Sci. J. **1**, 46 (1965). — DÖRING, G. K.: Über ungewöhnliche Basaltemperaturkurven. Geburtsh. u. Frauenheilk. **18**, 1124 (1958). — DRUCKREY, H.: Experimentelle Beiträge zum Mechanismus der cancerogenen Wirkung. Arzneimittel-Forsch. **1**, 385 (1951). — DUBRAUSZKY, V., JAEGER, J.: Akridinorange-Fluorochromierung in der vaginalen Zyklusdiagnostik. Med. Welt (Stuttg.) **1962**, 1359. — DUDGEON, L. S., PATRICK, C. V. A.: A new method for the rapid microscopic diagnosis of tumors with account of 200 cases so examined. Brit. J. Surg. **15**, 250 (1927). — DUDGEON, L. S., WRIGLEY, C. A.: On the demonstration of particles of malignant growth in the sputum by means of the wet-film method. J. Laryng. **50**, 752 (1935). — DUX, K.: Direct and indirect mechanism of estrogen action. I. Int. Congr. Endocr. |Kobenhavn, vol. 9c, p. 498, 1960.

EBNER, H.: Zytotopochemie: Möglichkeiten und Grenzen der Anwendung histochemischer Reaktionen in der Zytologie. In: Beiträge zur Krebsforschung. Bd. IV, Gynäkologische Zytologie (H. RUNGE, Hrsg.) S. 77—108. Dresden: Theodor Steinkopff 1954. ~ Andere Verfahren in der Färbetechnik. Acta Un. int. Cancr. **14**, 403 (1958). — EBNER, H., STRECKER, H.: Über die Darstellung von Carcinomzellen im Vaginalsmear durch den histochemischen Phosphoamidasennachweis. Dtsch. med. Wschr. **76**, 1268 (1951). — EHRLICH, P.: Beiträge zur Ätiologie und Histologie pleuritischer Ergüsse. Charitè-Ann. **7**, 199 (1882). — EL-FIKY, S. M., MOURSI, G. E.: Cytochemistry of ribonuclei acid (RNA) and total proteins in exfoliated cells from vaginal smears of non-pregnant and pregnant women. Acta histochem. (Jena) **26**, 333 (1967). — ERNST, P.: Sphäroide und Sphärokristalle in Krebs- und Riesenzellen. Beitr. path. Anat. **53**, 429 (1912).

FÉRIN, J.: Methods, other than exfoliative cytology, for determining the effect of administered estrogens. Acta cytol. (Philad.) **2**, 338 (1958). ~ Diskussionsbemerkung zu H. E. NIEBURGS u. S. ZUCKER: Cytoplasmic granules and estrogen effect. Acta cytol. (Philad.) **2**, 369 (1958). — FERREIRA, C. do A.: Diagnostic of ovulation by endometrial cytology. Int. J. Fertil. **2**, 141 (1957). ~ Cytology of endometrial hyperplasia. Acta cytol. (Philad.) **2**, 617 (1958). ~ Etude sur la cytologie fonctionelle de l'endomètre. Rev. franc. Gynéc. **55**, 25 (1960). — FISHMAN, W. H., MITCHELL, G. W., JR.: Studies on vaginal enzymology. Ann. N. Y. Acad. Sci. **83**, 105 (1959). — FLESCH, P.: Inhibition of keratin formation with unsaturated compounds. J. invest. Derm. **19**, 353 (1952). — FLETCHER, P. F.: A study of the possible significance of the vaginal smear as an additional factor in the diagnosis of incomplete abortion. Amer. J. Obstet. Gynec. **39**, 562 (1940). — FLUHMANN, C. F.: A clinical and histopathological study of lesions of the cervix uteri during pregnancy. Amer. J. Obstet. Gynec. **55**, 133 (1948). — FORAKER, A. G.: Analysis of hyperchromatism in the histologic diagnosis of carcinoma of the cervix uteri. With special references to intraepithelial and invasive squamous cell carcinoma and squamous metaplasia. Arch. Path. **53**, 250 (1952). ~ Intraepithelial carcinoma of the uterine cervix: a histochemical and cytomorphological approach. Ann. N. Y. Acad. Sci. **63**, 1107 (1956). — FORAKER, A. G., BRAWNER, D. L.: Quantitative exfoliative cytology. Differential counting of cervical smears stained for glycogen in cases of pregnant and nonpregnant women. Arch. Path. **51**, 201 (1951). — FORAKER, A. G., DENHAM, S. W.: Succinic dehydrogenase as an indicator of cellular metabolism in the cervices of pregnant and nonpregnant women. Surg. Gynec. Obstet. **96**, 259 (1953). — Foraker, A. G., Marino, G.: Glycogen in invasive squamous carcinoma of the uterine cervix. Amer. J. Obstet. Gynec. **72**, 400 (1956). — Foraker, A. G., Reagan, J. W.: Nuclear mass and allied phenomena in normal exocervical mucosa, squamous metaplasia, atypical hyperplasia, intraepithelial carcinoma and invasive squamous cell carcinoma of the uterine cervix. Cancer (Philad.) **12**, 894 (1959). — Fraenkel, L.: Über das weibliche Sexualhormon. Dtsch. med. Wschr. **53**, 2154 (1927). — Fraenkel, L., Papanicolaou, G. N.: Growth, desquamation and involution of the vaginal epithelium of fetuses and children, with a consideration of the related hormonal factors. Amer. J. Anat. **62**, 427 (1938). — Frampton, J.: The diagnosis of gynaecological cancer by fluorescence microscopy. J. Obstet. Gynaec. Brit. Cwlth. **70**, 561 (1963). — Freese, U.: Das zytologische Bild im Scheidenabstrich bei einem Gartnerschen Gang-Karzinom. Geburtsh. u. Frauenheilk. **16**, 526 (1956). — Friedländer, C.: Mikroskopische Technik. Kassel-Berlin: Fischer 1883. — Fuhrmann, K.: Die Supravitalfluorochromierung des Scheidenabstriches. Arch. Gynäk. **885**, 624 (1955). — Funck-Brentano, M. M., Moricard, R., Palmer, R., De Brux, J.: L'épithélioma pavimenteux intraepithélial du col uterin. Bull. Féd. Soc. Gynec. Obstét. franç. **4**, 85 (1952).

Gábor, P., Szegvári, M.: L'examen des cellules du cancer par la coloration „méthylevertpyronin" dans les frottis vaginaux. Gynéc. et Obstét. **57**, 197 (1958). — Gardner, H. L., Dukes, Ch. D.: Haemophilus vaginalis vaginitis. Amer. J. Obstet. Gynec. **69**, 962 (1955). — Gates, O., Warren, S.: A handbook for the diagnosis of cancer of the uterus by the use of vaginal smears. Cambridge, Mass.: Harvard University Press 1947. — Gaudefroy, M.: Cytological criteria of estrogen effect. Acta cytol. (Philad.) **2**, 347 (1958). — Geese, K. A., Wied, G. L.: Erfahrungen bei der Behandlung von Klimakterikerinnen mit Oestrogen-Androgen-Gemischen. Ärztl. Wschr. 8, 712 (1953). — Giese, W.: Lehrbuch Path. Anat. II/3, S. 1972 Berlin: Walter de Gruyter Co. 1960. — Glatthaar, E.: Studien über die Morphogenese des Plattenepithelkarzinoms der Portio vaginalis uteri. Basel: S. Karger 1950. — Glücksmann, A.: Prognosis based on biopsies. Transact. XIIth Brit. Congr. Obstet. and Gynec. 1939, p. 234. ~ Radiation changes in carcinoma of the cervix as revealed by cytology and their role in determining prognosis. Acta Un. int. Cancr. **14**, 358 (1958). — Glücksmann, A., Cherry, C. P.: Incidence, histology and response to radiation of mixed carcinomas (adenoacanthomas) of the uterine cervix. Cancer (Philad.) **9**, 971 (1956). — Glücksmann, A., Spear, F. G.: The qualitative and quantitative histological examination of biopsy material from patients treated by radiation for carcinoma of cervix uteri. Brit. J. Radiol. **18**, 313 (1945). — Goldberg, B., Jones, H. W.: Acid phosphatase in human female genitale tract. A histochemical and biochemical study. Proc. Soc. exp. Biol. (N. Y.) **83**, 45 (1953). — Graham, R. M.: The effect of radiation on vaginal cells in cervical carcinoma. I. Description of cellular changes. Surg. Gynec. Obstet. **84**, 153 (1947). ~ Occurrence of spindle-shaped squamoid cells in invasive carcinoma. Acta cytol. (Philad.) **2**, 259 (1958). ~ Definition of radiation response on normal squamous cells (RR-cells). Acta cytol. (Philad.) **3**, 347 (1959). ~ Exfoliative cytology of reserve cell hyperplasia, basal cell hyperplasia and dysplasia. Acta cytol. (Philad.) **5**, 150 (1961). — Graham, R. M., Ulfelder, H., Greent, T. H.: The cytologic method as an aid in the diagnosis of gastric carcinoma. Surg. Gynec. Obst. **86**, 257 (1948). — Graham, R. M., MacKinney, D. C., Rheault, M. H., Soule, M. H., Rudolf, K. A., Gray, E., Burke, A., Brafford, M. S.: The cytologic diagnosis of cancer. Staff. Vincent Memor. Hosp. Philadelphia-London: W. B. Saunders Co. 1950. — Graham, R. M., Papanicolaou, G. N., Pundel, J. P., Reagan, J. W., Wied, G. L.: Definition of spindle-shaped squamoid cells. Acta cytol. (Philad.) **2**, 208 (1958). — Grobstein, C.: Cytodifferentiation and its control. Science **143**, 643 (1964). — Grünberger, V., Kremer, H.: Eine Schnellfärbemethode zytologischer Abstriche. Zbl. Gynäk. **82**, 1472 (1960). — Grundmann, E., Hillemanns, H. G., Rha, K.: Cytophotometrische Untersuchungen am menschlichen Portioepithel während der Krebsentwicklung. I. Das Verhalten von Kernvolumen und Desoxyribonucleinsäure. Z. Krebsforsch. **64**, 390 (1961). — Grynfellt, J.: Les constituants morphologiques de la cellule dans la cancer. Biol. méd. (Paris) No. 7 et 8 (1938). Zit. nach Angel u. Wittig.

Hampelin, P.: Sarcom der Lunge. St. Petersburger Med. Wochenschr. 1876, 1. ~ Über einen Fall von primärem Lungen-Pleura-Carcinom. St. Petersburger Med. Wochenschr. 1887, 137. — Hamperl, H.: Three group metaphases and carcinoma in situ of the cervix uteri. Abstr. Acta **10**, 128 (1954). ~ In: G. E. Wolsten-Holme and M. O'Connor, Foundation Study Group Nr. 3, p. 2 London: J. & A. Churchill Ltd. 1959. ~ In: F. Büchner, E. Letterer u. F. Roulet, Handbuch der allgemeinen Pathologie, Bd. VI/3, S. 18. Berlin-Göttingen-Heidelberg: Springer 1956. — Hamperl, H., Kaufmann, C.: Das sogenannte Oberflächencarcinom der Portio. (Symposion Dtsch. Forschungsgemeinschaft.) Z. Krebsforsch. **61**, 255 (1956). — Hamperl, H., Kaufmann, C., Ober, K. G.: Das Problem der Malignität unter besonderer Berücksichtigung des Carcinoma in situ an der Cervix uteri. Klin. Wschr. **32**, 825 (1954). — Hansemann, D. v.: Das Problem der Krebsmalignität. Z. Krebsforsch. **17**, 172 (1920). —

HARTMANN, H., OLBERS, H.: Die zyklischen Veränderungen des Cervixepithels beim Meerschweinchen, zugleich eine Bemerkung zur Arbeit von Hofbauer: Kausale Faktoren der genitalen präcancerösen Veränderung. Zbl. Gynäk. 1930 Nr. 38, 155, 1314 (1931). — HASELMANN, H.: Cytologie des unverhornten, mehrschichtigen Plattenepithels. Habilitationsschrift Med. Fakultät Heidelberg 1950. — HEAPE, W.: The menstruation of Semnopithecus. Phil. Trans. B 185, 411 (1894). ~ The menstruation and ovulation of Macacus rhesus, with obtenations on the changes undergone by the discharged follicle. Phil. Trans. B 188, 134 (1897). ~ The menstruation and ovulation of monkeys and the human female. Trans. Obstet. Soc. Lond. 40, 161 (1898). — HECHT, E. L.: The value of the endometrial smear in the detection of malignancy. N. Y. St. J. Med. 52, 2745 (1952). ~ The cytologic approach to uterine carcinoma: detection, diagnosis and therapy. Amer. J. Obstet. Gynec. 64, 81 (1952). ~ The cytology of endometrial cancer. Progr. Gynec. 3, 119 (1957). — HEIM, K.: Lebens- und Wachstumsbeobachtungen an menschlichen Geweben und Geschwülsten im Explantationsversuch und ihre Bedeutung für klinische Fragen. Arch. Gynäk. 134, 250 (1928). — HELLWEG, G.: Über mucoepidermoide Carcinome des Uterus. Geburtsh. u. Frauenheilk. 17, 963 (1957). — HELLWEG, G., SHAKA, J. A.: Endometrial granulocytes. Tissue culture studies of endometrium and decidua with special attention to the endometrial granulocytes. Obstet. and Gynec. 13, 519 (1959). — HERBUT, P. A.: Cytologic diagnosis of carcinoma of the prostate. Amer. J. Clin. Path. 19, 315 (1949). — HERBUT, P. A., CLERF, H. L.: Bronchogenic carcinoma, diagnosis by cytological study of bronchoscopically removea secretions. J. Amer. med. Ass. 130, 1006 (1946). — HEROVICI, C.: Histo- and cytochemistry of basal and parabasal cells. Acta cytol. (Philad.) 4, 51 (1960). — HERTIG, A. T. ROCK, J.: A series of potentially aborted ova recovered from fertil women prior to the first missed menstrual period. Amer. J. Obstet. Gynec. 58, 968 (1949). — HERTWIG, G.: Abweichungen von Verdoppelungswachstum der Zellkerne und ihre Deutung Anat. Anz. 87, 65 (1938). — HERWERDEN, VAN M.: Beitrag zur Kenntnis des menstruellen Cyklus. Mschr. Geburtsh. Gynäk. 24, 730 (1906). — HIENZ, H. A.: Zellkernmorphologische Geschlechtserkrankung bei Säugetier und Mensch. Dtsch. med. Wschr. 82, 1986 (1957). ~ Die zellkernmorphologische Geschlechtserkrankung in Theorie und Praxis. Heidelberg: A. Hüthig 1959. — HILLEMANNS, H. G., RHA, K.: Quantitative Untersuchungen über den Beginn bösartigen Wachstums an der Portio uteri. Z. Krebsforsch. 64, 245 (1961). — HIRSCH, E. F., JONES, H. O.: The behaviour of the epithelium in explants on human endometrium. Amer. J. Obstet. Gynec. 25, 37 (1933). — HIRSCH-HOFFMANN, H. U.: Über die Bedeutung des zytologischen Nachweises östrogener Funktion bei an Karzinom erkrankten alten und kastrierten Frauen. Geburtsh. u. Frauenheilk. 18, 491 (1958). — HOFFMANN, I., OBER, K. G., SCHMITT, A.: Beobachtungen an einer Scheidenendometriose. Geburtsh. u. Frauenheilk. 13, 881 (1953). — HOLLAND, J. C., ACKERMANN, M. R.: Fluorescent microscopy in the diagnosis of cervical carcinoma, its application in office practice. Obstet. and Gynec. 17, 38 (1961). — HOLT, S. J., HOBBIGER, E. E., PAWAN, G. L. S.: Preservation of integrity of rat tissues for cytochemical staining purposes. J. biophys. biochem. Cytol. 7, 383 (1960). — HOLZNER, J. H., GOLOB, E.: Changes of the DNA Content in Cells from Cervical Cancer under Cytostatic and Radiation Therapy. Acta cytol. (Philad.) 12, 473 (1968). — HOPMANN, B. C.: A method for the detection of ruptured membranes through examination of vaginal cytology. Amer. J. Obstet. Gynec. 63, 1342 (1952). ~ Vaginal cytology after rupture of fetal membranes. Acta cytol. (Philad.) 3, 264 (1959). ~ An evaluation of differential staining techniques in cancer cytology. Amer. J. Obstet. Gynec. 65, 1228 (1953). ~ Cytology of endocervical adenocarcinoma. Acta cytol. (Philad.) 4, 331 (1960). ~ Histochemistry of carcinoma in situ. Acta cytol. (Philad.) 5, 361 (1961). — HORSTMANN, E., KNOOP, A.: Elektronenmikroskopische Studien an der Epidermis. I. Rattenpfote. Z. Zellforsch. 47, 348 (1958). — HUBER, H.: Genitalcarcinom und Ovarium. Arch. Gynäk. 183, 457 (1953). — HUBER, H., BESSERER, G.: Über den cytologischen Nachweis oestrogener Funktion bei alten Frauen mit gut- und bösartigen Proliferationen am Genitalsystem. Geburtsh. u. Frauenheilk. 12, 708 (1952). — HUGHES, H. E., LORAINE, J. A., BELL, E. T.: Cytological observations, cervical mucus "ferning" and hormone assays in early pregnancy. Amer. J. Obstet. Gynec. 90, 1297 (1964). — HUNTER, D. T., JR., BROWN, N.: Morphology of benign cells as observed through the acridine orange fluorescence technic. Acta cytol. (Philad.) 5, 250 (1961). — HUSSLEIN, H., SCHÜLLER, E.: Corpuscarcinom in der Geschlechtsreife. Arch. Gynäk. 182, 125 (1952). — HUXLEY, J.: Biological aspects of cancer, p. 5. London: George Allen & Unwin Ltd. 1958. — IGEL, H.: Die Diagnose des Uterus-carcinoms durch Vaginalabstrich. Zbl. Gynäk. 69, 430 (1947). ~ Gynäkologische Zytodiagnostik. Atlas und Leitfaden. Berlin: Walter de Gruyter u. Co., 1959.

JAEGER, J.: Zytodiagnostik während und am Ende der Schwangerschaft. In: Berichte über die 1. Tagg. der Dtsch. Ges. für angewandte Zytologie. S. 105. München: Dr. Ernst-Adolf Mueller 1963. — JAMES, F.: Observations on the so-called sex chromatin. Z. Zellforsch. 51, 597 (1960). — JOHNSTON, D. G.: Cytoplasmic: Nuclear ratios in the cytological diagnosis of cancer. Cancer (Philad.) **5**, 945 (1952). — Jones, C. A., Neustaedter, T., Mackenzie, L. L.: Value of vaginal smears in diagnosis of early malignancy. Preliminary Report. Amer. J. Obstet. Gynec. **49**, 159 (1945).

Kahlau, G.: Über cytologische Untersuchungen von Expectoraten und Punktionsflüssigkeiten mittels der Methode von L. Silverstone. Klin. Wschr. **1950**, 574. ~ Zur Zytologischen Diagnostik des Bronchialcarcinoms aus dem Sputum. Verh. dtsch. Ges. Path. **1952**, 162. ~ Die praktische Bedeutung der cytologischen Untersuchung des Bronchialsekretes. Dtsch. med. Wschr. **14**, 535 (1958). ~ The Practical Significance of Bronchial Cytology. German. Med. Monthly **1959**, 39. ~ Über den Lungenkrebs und seine Zytodiagnostik. Landarzt **1961**, 649. ~ Zytodiagnostik. Krebsforsch. u. Krebsbekämpf. **3**, 76 (1959). ~ Zytologische Lungenkrebsdiagnostik. Krebsforsch. u. Krebsbekämpf. **4**, 231 (1961). — Kamnitzer, M. B.: Effect of administered estrogens on the vaginal epithelium during pregnancy and the post partum period. Acta cytol. (Philad.) **3**, 240 (1959). — Karp, H.: Die Cytodiagnostik maligner Tumoren aus Punktaten und Sekreten. Z. Krebsforsch. **36**, 579 (1932). — Kehar, U., Wahi, P. N.: Cytologic and histologic behavior patterns of the premalignant lesions of the cervix in experimentally induced cervical dysplasia. Acta cytol. (Philad.) **11**, 1 (1967). — Kern, G.: Carcinoma in situ. Vorstadium des Gebärmutterhalskrebses. Grundlagen und Praxis. Berlin-Göttingen-Heidelberg: Springer 1964. — Kittrich, M.: Zytodiagnostik des Fruchtwasserabflusses mit Hilfe von Nilblau. Geburtsh. u. Frauenheilk. **23**, 156 (1963). — Klima, J.: Cytologie. Stuttgart: Gustav Fischer, 1967. — Koch, M. L.: A study of cervical cultures taken in cases of acute gonorrhea with special reference to the phases of the menstrual cycle. Amer. J. Obstet. Gynec. **54**, 861 (1947). — Kofler, E.: Glandulär-zystische Hyperplasie und Korpuscarcinom. Zbl. Gynäk. **76**, 2242 (1954). — Koller, A., Artner, J.: Der Scheidenabstrich als diagnostisches Hilfsmittel zur Früherkennung von Schwangerschaftsstörungen. Wien. klin. Wschr. **65**, 489 (1953). — Königer, H.: Die zytologischen Untersuchungsmethoden, ihre Entwicklung und ihre klinische Verwertung an den Ergüssen seröser Höhlen. Jena: Gustav Fischer 1907. — Korte, W.: Diskussionsbemerkung zu P. Stoll: Morphology of spindle-shaped squamoid cells. Acta cytol. (Philad.) **2**, 217 (1958). — Koss, L. G., Durfee, G. R.: Diagnostic cytology and its histopathologic basis. London: Pitman Medical Publ. Co. Ltd. 1961. — Krimmenau, R.: Diskussionsbemerkung zu J. de Brux et J. Dupre-Froment: Cytology of endocervical adenocarcinoma. Acta cytol. (Philad.) **4**, 336 (1960). — Kritter, H., Herovici, C.: Trois techniques cytochimiques pour caractériser les cellules néoplasiques dans les frottis vaginaux et présentation d'une coloration vitale pour le dépistage systématique du cancer utérin. Bull. Ass. franc. Cancer **42**, 29 (1955).

Lahm, W.: Bemerkung zur Arbeit L. Nürnbergers: Über den menstruellen Cyklus der Scheidenschleimhaut. Zbl. Gynäk. **52**, 2685 (1928). — Lajos, L., Pali, K.: Histochemical observations on genital cancer. Nature (Lond.) **167**, 821 (1951). — Lang, W. R.: Premenarchal vaginitis. Obstet. and Gynec. **13**, 723 (1958). ~ Vaginal cytology postpartum and during the lactation period. Acta cytol. (Philad.) **3**, 270 (1959). — Lang, W. R., Rakoff, A. E., Gross, B. A. M.: Alkaline phosphatase in vaginal biopsies. Amer. J. Obstet. Gynec. **68**, 815 (1954). — Langreder, W.: Zur Cytologie des Fruchtwassers. Z. Geburtsh. Gynäk. **136**, 136 (1952). ~ Der Blasensprungnachweis und seine Probleme. Gynaecologia (Basel) **145**, 4 (1958). — Lataste, F.: Transformation périodique de l'épithelium du vagin des rongeurs (rythme vaginal). C. R. Soc. Biol. (Paris) **44**. 756 (1892). ~ Rythme vaginal des mammiféres. C. R. Soc. Biol. (Paris) **45**, 135 (1893). — Lax, H.: Die Prognose der Kollumkarzinome auf Grund histologischer Beurteilung. Zbl. Gynäk. **72**, 284 (1950). — Lay, C. L., Randall, L. M., Dockerty, M. B.: Fluorescent staining for detection of cancer cells in vaginal smears. Surgical Forum: Clin. Congr. Amer. College Surgeon. 38th Congr. 1952, p. 321. — Leslie, I.: Biochemistry of heredity: a general hypothesis. Nature (Lond.) **189**, 260 (1961). — Letterer, E.: In: Pirwitz, J.: Grundlagen und Praxis chemischer Tumorbehandlung, S. 65. Berlin-Göttingen-Heidelberg: Springer 1954. — Leuchtenberger, C., Lund, H. Z.: The chemical nature of the so-called keratohyaline granules of the stratum granulosum of the skin. Exp. Cell Res. **2**, 150 (1951). — Levey, H. B.: Physiology and histology of the pregnant cervix. J. Mo. med. Ass. **38**, 95 (1936). — Lichtfus, C.: Le frottis vaginal à la fin de la grossesse; technique — résultats — applications. Path. et Biol. **7**, 803 (1959). — Lichtfus, C. J. P.: Vaginal cytology at the end of pregnancy. Acta cytol. (Philad.) **3**, 247 (1959). — Lichtwitz, A., Fitoussi, M.: Les frottis vaginaux et les autres méthodes d'exploration ovarienne. Sem. Hôp. Paris **23**, 687 (1947). — Limburg, H.: Glandulär-zystische Hyperplasie des Endometriums und Korpuscarcinom. Geburtsh. u. Frauenheilk. **9**, 274 (1949). ~ Positive Erfahrungen mit der Papanicolaoumethode. Bericht Hamburger Geburtsh. Ges. **11**, 11 (1949). ~ Die Bedeutung des Vaginalabstriches für die Erkennung des Uteruscarcinoms. Arch. Gynäk. **178**, 279 (1950). ~ Die Bedeutung spontaner Oestrogenbildung in der Menopause. Arch. Gynäk. **180**, 260 (1951). ~ Die Frühdiagnose des Uteruscarcinoms, 2. Aufl. Stuttgart: Georg Thieme 1952. — Limburg, H., Thomsen, K.: Das Adenocarcinom des Collum uteri. Stuttgart: Georg Thieme 1949. — LINDEMANN, R.: Zur Frage der zyklischen Veränderungen der menschlichen Scheide. Z. mikr.-anat. Forsch. 13, 373 (1928). — LISON, L., VOKAER, R.: Sur la détection histochimique du glycogène des cellules vaginales chez la femme. Ann. Endocr. (Paris) 10, 66 (1949). — LLOYD, H. E. O., FIENBERG, R.: Lymphoid follicular cells of uterine cervix in vaginal smears. Acta cytol. (Philad.) 10, 467 (1966). — LÜCKE, A., KLEBS, E.: Beitrag zur Ovariotomie und zur Kenntnis der Abdominalgeschwülste. Virchows Arch. path. Anat. 41, 1 (1867).

MAKOWSKI, E. L., KAISER, J. H., PREM, K. A.: Detection of sex in fetuses by the incidence of sex chromatin body in nuclei of cells in amniotic fluids. Science 123, 542 (1956). — MASIN, M., MASIN, F.: Cresyl violet staining in exfoliative gynecology cytology. Obstet. and Gynec. 15, 702 (1960). — MATTER, R.: Histochemische Untersuchungen an der menschlichen Vaginalschleimhaut. Z. Geburtsh. Gynäk. 151, 225 (1958). — McCALLIN, P. F., TAYLOR, E. S., WHITEHEAD, R. W.: A study of the changes in the cytology of the urinary sediment during the menstrual cycle and pregnancy. Amer. J. Obstet. Gynec. 60, 64 (1950). — McCLURE, G. W., CATTELL, R. B.: Review of vaginal smear method for early diagnosis of cancer. Report of 170 cases. Surg. Clin. N. Amer. 25, 550 (1945). — McCORKLE, H. F., REAGAN, J. W.: Squamous-cell metaplasia of the uterine cervix: a cyto-histologic correlation. Transact. 2nd Ann. Meeting. Inter-Society Cytology Council Boston 1954, p. 141. — McLAREN, H. C.: The normal menopause. J. Obstet. Gynaec. Brit. Emp. 48, 1 (1941). — McMANUS, J. F. A., FINDLEY, L.: Histochemical studies on glycogen in carcinoma in situ of the cervix uteri. Surg. Gynec. Obstet. 89, 616 (1949). — MEESSEN, H.: Morphologische Beiträge zum Problem des Lungenkrebses. Ärztl. Forsch. 8, 576 (1954). — MEIGS, J. V., FREMONT-SMITH, M.: Value of vaginal smear in diagnosis of uterine cancer. Surg. Gynec. Obstet. 77, 449 (1943). — MEISELS, A.: Computed cytohormonal findings in 3307 healthy women. Acta cytol. (Philad.) 9, 328 (1965). — MEISELS, A., DUBREUIL-CHARROIS, M.: Hormonal cytology during pregnancy. Acta cytol. (Philad.) 10, 376 (1966). — MELLORS, R. C., GLASSMAN, A., PAPANICOLAOU, G. N.: A microfluorometer scanning method for the detection of cancer cells in smear of exfoliated cells. Cancer (Philad.) 5, 458 (1952). — MELLORS, R. C., KEANE, J. F., PAPANICOLAOU, G. N.: Nucleic acid content of the squamous cancer cell. Science 116, 265 (1952). — MIKLAW, H.: Die zytologische Bestimmung des Geburtstermins. Zbl. Gynäk. 83, 1795 (1961). — MILLER, N. F., LUDOVICI, P. P., CHRISTIAN, R. T., RILLEY, G. M.: Irradiation sensitivity of cervix cancer. Amer. J. Obstet. Gynec. 76, 1071 (1958). — MIURA, H.: Beiträge zum Studium über die Vaginalsekrete. Mitt. med. Akad. Kioto 2, 1 (1928). — MOHR, H. J.: Die Methodik, der Färbeeffekt u. die zytologische Beurteilung. Dtsch. med. Wochenschr. 74, 1399, 1463, 1531, 1565 (1949). ~ Grundsätzliche Fragen zur Beurteilung zytologischer Bestrahlungsveränderungen aus dem „Vaginal Smear". In: RUNGE, H.: Gynäkologische Cytologie, S. 58. Dresden: Theodor Steinkopff 1954. — MONTALVO, L., SLOCKER, y C. C.: Biologia vaginal infantil. Acta ginec. (Madr.) 2, 183 (1951). — MOREAU, H.: Periodische Veränderungen im Vaginalsekret der Nagetiere. J. Anat. Physiol. (Lond.) 25, 277 (1889). — MORICARD, R.: Développement du tractus génital et menstruation folliculinique par injection de benzoate de dihydrofolliculine. Soc. Obstét. et Gynéc. 25, 426 (1936). — MORICARD, R.: Problèmes statistiques des erreurs apportées par les frottis dans le diagnostic précoce du cancer du col. Gynéc. et Obstét. 54, 294 (1955). — MOSER, E. M.: Untersuchungen über zyklische Veränderungen der cytologischen Bestandteile des Vaginalsekrets beim Menschen. Z. Geburtsh. Gynäk. 93, 708 (1928). — MURRAY, E. G.: Studien über Veränderungen des Zellinhaltes der Vagina. Arch. Gynäk. 165, 635 (1938). — MURRAY, E. HERRNBERGER, K.: Vaginalcyclus bei ovariell gestörten und kastrierten Frauen. Arch. Gynäk. 166, 216 (1938).

NAIB, M.: Exfoliative cytology of viral cervico-vaginitis. Acta cytol. (Philad.) 10, 126 (1966). — NAVRATIL, E.: Mittels des Zelltestes nach PAPANICOLAOU festgestelltes primäres Adenokarzinom des Ovars und Adenokarzinom der Tube. Krebsarzt. 6, 66 (1951). — NEEF, J. C. DE, BOUTSELIS, J. G., ULLERY, J. C.: Histochemical and cytologic observations in the normal endometrium. II. Cytologic observations. Obstet. and Gynec. 21, 554 (1963). — NESBITT R. E. L., JR., STEIN, A. A.: Histochemistry of carcinoma in situ. Acta cytol. (Philad.) 5, 365 (1961). — NEUHAUS, L.: Einfaches und schnelles Verfahren zum Fruchtwassernachweis nach Blasensprung. Geburtsh. u. Frauenheilk. 16, 856 (1956). — NEUMANN, K., OEHLERT, G., HANSMANN, H.: Histochemische Lokalisation des Enzyms Phosphoamidase im weiblichen Genitaltrakt und Vaginalschleim. Z. Geburtsh. Gynäk. 141, 109 (1954). — NIDEREHE, W.: Beitrag zur Glykogenhypothese. Arch. Gynäk. 119, 261 (1923). — NIEBURGS, H. E.: Review of techniques of cervical smears. Acta cytol. (Philad.) 4, 226 (1960). — NIEL, R. P., HAOUR, P.: Mésure du taux de l'acide désoxyribonucléique dans les frottis vaginaux. C. R. Soc. Biol. (Paris) 148, 1839 (1954). — NOGALES, F., MONTALVO, L., BOTELLA LLUSIA: J. La mucificación superficial de la vagina humana. Acta ginec. (Madr.) 7, 129 (1956). ~ La mucinification superficielle du vagin humain. Rev. franç. Gynéc. 53, 267 (1958). — NOGALES-ORTIZ, F., BOTELLA LLUSIA, J.: Histochemie der Epithelatypien der

11*

Cervix uteri. Arch. Gynäk. **192**, 450 (1960). — Nöldeke, R.: Ein Beitrag zur Fruchtblasen-sprung-Diagnostik. Zbl. Gynäk. **79**, 30 (1957). — Novak, E.: Gynecologic and obstetric pathology with clinical and endocrine relations, 1. Aufl. Philadelphia-London: W. B. Saunders Co. 1953. — Numers, C. v.: Eine neue Methode, den Blasensprung zu diagnostizieren. Acta obstet. gynec. scand. **16**, 249 (1936). — Nürnberger, L.: Über den menstruellen Cyklus der Scheidenschleimhaut. Zbl. Gynäk. **52**, 2685 (1928).

Ober, K. G.: Die Behandlung der unzulänglichen Keimdrüsenfunktion. In: Seitz-Amreich: Biologie und Pathologie des Weibes, Bd. 2, allgem. Teil II. Berlin u. Wien: Urban & Schwarzenberg 1952. ~ Grundlagen der Hormonbehandlung funktioneller gynäkologischer Blutungen. Dtsch. med. Wschr. **80**, 552 (1955).

Palmer, R.: Explorations fonctionelles écheconnées et convergentes et diagnostic hormonal dans la sténlité. Rev. franç. Gynec. **36**, 246 (1941). ~ Le déterminism hormonal de l'apparition et de la disparision des glaires filantes du col uterin chez la femme. C. R. Soc. Biol. (Paris) **135**, 366 (1941). ~ Les tests de l'ovulation chez la femme. Rapport 10e congrés franç. de Gyn. Lyon, L'ovulation et ses troubles, 1946. — Pankow, O.: Der Menstruationszyklus der menschlichen Scheide. Zbl. Gynäk. **52**, 2777 (1928). — Paola di, G., Uaibiaga, I. y: Control de la amenasa de aborto con el urocitograma. Attual. Ostet. Ginec. **4**, 1297 (1958). — Papanicolaou, G. N.: Diagnosis of early human pregnancy by the vaginal smear method. Proc. Soc. exp. Biol. (N. Y.) **22**, 436 (1925). ~ New cancer diagnosis. Proc. of the third Race Betterment Conf. 1928, p. 528. ~ The sexual cycle in the human female as revealed by vaginal smears. Amer. J. Anat. **52**, 519 (1933). ~ Existence of a "postmenopause" sexual rhythm woman as indicated by the study of vaginal smear. Anat. Rec. Suppl. **55**, 71 (1933). ~ A new procedure for staining vaginal smears. Science **95**, 438 (1942). ~ Cytology of the urine sediment in neoplasms of the urinary tract. J. Urol. (Baltimore) **57**, 375 (1947). ~ I. Cytologic diagnosis of uterine cancer by examination of vaginal and uterine secretions. Amer. J. clin. Path. **19**, 301 (1949). ~ II. A survey of the actualities and potentialities of exfoliative cytology in cancer diagnosis. Ann. intern. Med. **31**, 661 (1949). ~ Atlas of exfoliative cytology. Cambridge, Mass.: Harvard University Press 1954. — Papanicolaou, G. N., Cooper, W. A.: The cytology of the gastric fluid in the diagnosis of carcinoma of the stomach. J. nat. Cancer Inst. **7**, 357 (1947). — Papanicolaou, G. N., Cromwell, H. A.: Diagnosis of cancer of lung by cytologic method. Dis. Chest. **15**, 412 (1949). — Papanicolaou, G. N., Maddi, F. V.: Observations on the behaviour of human endometrial cells in tissue culture. Amer. J. Obstet. Gynec. **76**, 601 (1958). ~ Further observations on the behavior of human endometrial cells in tissue culture. Amer. J. Obstet. Gynec. **78**, 156 (1959). ~ Diagnostic value of cells of endometrial and ovarian origin in human tissue cultures. Acta cytol. (Philad.) **5**, 1 (1961). — Papanicolaou, G. N., Traut, H. F., Marchetti, A. A.: Epithelia of woman's reproductive organs: A correlative study of cyclic changes. New York: Commonwealth Found 1948. — Papanicolaou, G. N., Traut, H. F.: Diagnosis of uterine cancer by vaginal smear. New York: Commonwealth Found 1943. — Parker, J. E.: Cytologic findings associated with primary uterine malignancies of mixed cell types (malignant mixed Mullerian tumor). Acta cytol. (Philad.) **8**, 316 (1964). — Parks, R. D., Scheerer, P. P., Greene, R. R.: The endometria of normal postmenopausal women. Surgery **106**, 413 (1958). — Pearse, A. G. E.: Histochemistry. Theoretical and applied. Boston: Little, Brown & Co. 1961. ~ Some aspects of the localization of enzyme activity with the electron microscope. J. roy. micr. Soc. **81**, 107 (1963). — Pendl, H.: Histologische Klassifizierung und Strahlenempfindlichkeit des Carcinoma colli uteri. Zbl. Gynäk. **72**, 629 (1950). — Peters, H.: Vergleichende zytologische Untersuchung an Vaginal- und Portioepithel in Bezug auf Hormonsensitivität. Zbl. Gynäk. **80**, 1049 (1958). — Petry, G., Overbeck, L., Vogell, W.: Vergleichende elektronen- und lichtmikroskopische Untersuchungen am Vaginalepithel in der Schwangerschaft. Z. Zellforsch. **54**, 382 (1961). — Philipp, E.: Über die Wirkung des Radiums auf die Karzinomzelle. Z. Geburtsh. Gynäk. **89**, 431 (1926). ~ Zur Diagnose des vorzeitigen Blasensprunges. Zbl. Gynäk. **53**, 1618 (1929). ~ Die Schwangerschaftsveränderungen der Genitalorgane beim weiblichen Neugeborenen. Zbl. Gynäk. **62**, 1 (1938). ~ Schwangerschaftsveränderungen beim Neugeborenen. Klin. Wschr. **17**, 797 (1938). ~ Fünf durch Laparotomie sichergestellte Fälle von Fehlen der weiblichen Keimdrüse. Dtsch. med. Wschr. **77**, 1209 (1952). — Philipp, E., Ritter, J., Gandar, R.: L'endomètre biphasique normal en période menstruelle. Gynéc. et Obstét. **65**, 515 (1966). — Pommerenke, W. T.: Cyclic changes in the physical and chemical properties of cervical mucus. Amer. J. Obstet. Gynec. **52**, 1023 (1946). — Pouchet, F. A.: Théorie positive de l'ovulation spontanée et de la fécondation des mammifères et de l'especée humaine, basée sur l'observation de toute la série animale. Paris: J. B. Baillière 1847. — Pund, E. R., Nieburgs, H. E., Nettles, J. B., Caldwell, J. D.: Preinvasive carcinoma of the cervix uteri of cases on which it was detected by examination of routine endocervical smears. Arch. Path. **44**, 571 (1947). — Pundel, J. P.: Du rapport entre l'indice acidophilique et karyopycnotique des frottis vaginaux en fonction de l'activité oestrogénique. Acta clin. belg. **5**, 66 (1950). ~ Les frottis vaginaux et cervicaux.

Paris: Masson & Cie. 1950. ~ Les frottis vaginaux endocriniens. Paris: Masson & Cie. 1952. ~ Le diagnostic de l'hyperfolliculinie par les frottis vaginaux. Gynéc. prat. 3, 237 (1952). ~ Problème de l'exploration de la fonction lutéale par les frottis vaginaux. Extrait du volume „La fonction lutéale". Paris: Masson & Cie. 1954. ~ Is there a physiological cell type which may be defined as „androgenic cell type". Acta cytol. (Philad.) 1, 82 (1957). ~ Hirsutism and vaginal cytology. Acta cytol. (Philad.) 1, 103 (1957). ~ Die androgenen Abstrichbilder. Arch. Gynäk. 188, 577 (1957). ~ Acquisitations récentes en cytologie vaginale hormonale. Paris: Masson & Cie. 1957. ~ Normal vaginal cytology during pregnancy. Acta cytol. (Philad.) 3, 211 (1959). ~ Incidence of cytolysis in vaginal smears during pregnancy. Acta cytol. (Philad.) 3, 219 (1959). ~ Vaginal cytology as prognostic method in pregnancy disorders. Acta cytol. (Philad.) 3, 231 (1959). ~ Effect of administered estrogens on the vaginal epithelium during pregnancy and the postpartum period. Acta cytol. (Philad.) 3, 241 (1959). ~ Vaginal cytology at the end of pregnancy. Acta cytol. (Philad.) 3, 253 (1959). ~ The so-called diastase-resitant PAS-positive material in the human vaginal epithelium. A cyto- and histochemical study. Acta cytol. (Philad.) 10, 428 (1966). — PUNDEL, J. P., LICHTFUS, C.: Modifications de la coloration cytologique des frottis vaginaux à l'hématoxyline-Shorr. Gynaecologia (Basel) 144, 58 (1957). — PUNDEL, J. P., van MEENSEL, F.: Gestation et cytologie vaginale. Paris: Masson & Cie. 1951. ~ Gestation et cytologie vaginale. Paris: Masson & Cie. 1966.

QUENSEL, U.: Zur Frage der Zytodiagnostik der Ergüsse seröser Höhlen. Methodologische und pathologisch-anatomische Bemerkungen. Acta med. scand. 68, 427 (1928). ~ Zytologische Untersuchungen von Ergüssen der Brust- und Bauchhöhlen mit besonderer Berücksichtigung der karzinomatösen Exsudate. Acta med. scand. 68, 458 (1928). — QUINCKE, H.-J.: Über fetthaltige Transsudate. Hydrops chylosus und Hydrops adiposus. Dtsch. Arch. klin. Med. 16, 121 (1875). ~ Über die geformten Bestandteile von Transsudaten. Dtsch. Arch. klin. Med. 30, 580 (1882).

RAKOFF, A. E.: Vaginal smears for the determination of ovarian function. In: MEIGS, J. V., STURGIS, S. H.: Progress in gynecology, vol. 2, p. 119—132. New York: Grune & Stratton 1950. ~ Cytology as an aid in hormonal diagnosis. Cytology Newsletter 1, 5 (1959). ~ The estimation of urinary estrogens, in lipids and the steroid hormones in clinical medicine. Philadelphia-Montreal: J. B. Lippincott Co. 1960. ~ Hormonal cytology in gynecology. Clin. Obstet. Gynec. 4, 1045 (1961). — RAKOFF, A. E., FEO, L. G., GOLDSTEIN, L.: The biologic characteristic of the normal vagina. Amer. J. Obstet. Gynec. 47, 467 (1944). — RAMIREZ, E.: El nitmo sexual vaginal en la miyer. Rev. mex. Biol. 8, 1 (1928). — RANDALL, C. L.: Ovarian function after the menopause. Amer. J. Obstet. Gynec. 74, 719 (1957). — RANDERATH, E.: Diskussionsbemerkung zur Zytologie. In: RUNGE, H.: Gynäkologische Zytologie. Beiträge zur Krebsforschung, Bd. IV, S. 109—116. Dresden-Leipzig: Theodor Steinkopff 1954. — RASCOE, R. R.: Endometrial aspiration smear in diagnosis of malignancy of the uterine corpus. Amer. J. Obstet. Gynec. 87, 921 (1963). — RAUSCHER, H.: Die funktionelle Diagnostik aus dem Vaginalabstrich. In: ANTOINE: Klinische Fortschritte Gynäkologie. Wien-Innsbruck: Urban & Schwarzenberg 1954. ~ Die Rolle der Untersuchung von Cervix- und Vaginalabstrich im Rahmen der hormonalen Diagnostik. Wien. klin. Wschr. 69, 871 (1957). ~ Ovulationszeit und Konzeptionsoptimum im Lichte vergleichender Untersuchungen von Basaltemperatur, Vaginalabstrich, Cervix, Endometrium und Ovar. Arch. Gynäk. 189, 268 (1957). ~ Die Kontrolle der östrogenen Aktivität als routinemäßig verwendbare Hilfe bei der Sterilitätsdiagnostik. Wien. med. Wschr. 108, 462 (1958). ~ Bild und Bedeutung der im Vaginalabstrich erfaßbaren präovulatorischen Phase im Zyklus. Verh.-Ber. dtsch. Ges. Gynäk. München. Arch. Gynäk. 195, 33 (1960). ~ Die bedrohte Schwangerschaft: Symptomatik der bedrohten Schwangerschaft. Arch. Gynäk. 204, 77 (1967). — REAGAN, J. W.: A cytologic study of incipient carcinoma. Amer. J. clin. Path. 22, 231 (1952). — REAGAN, J. W., PATTEN, S. F., JR.: Cytology and its office application as viewed by the pathologist. Clin. Obstet. Gynec. 5, 167 (1962). — REAGAN, J. W., SOMMERVILLE, R. L.: A cellular study of uterine aspirations. Amer. J. Obstet. Gynec. 68, 781 (1954). — RETSCH, H. H.: Die Zytodiagnostik des weiblichen Genitalkarzinoms. Stuttgart: F. Enke 1953. — RETTERER, E.: Sur la morphologie et l'évolution de l'épithélium du vagin des mammifères. C. R. Soc. Biol. (Paris) 44, 101 (1892). ~ Causes des variations évolutives de l'épithelium vaginal. C. R. Acad. Sci. (Paris) 79, 161 (1916). — REZENDE, J. DE, DE KAMNITZER, M. B.: Subsidio parao estudo das amenorreias posparto; analise clinica e cito-hormonal de 154 casos. Rev. Fac. Med. (Bogotá) 24, 579 (1956). — RICHARDSON, H. L., QUEEN, F. B., BISHOP, F. H.: The cytohistological diagnosis of cancer Ulcer and Gastritis in Stomach washings. Amer. J. clin. Path. 19, 328 (1949). — RIEDER, M.: Zur Diagnose der „Neubildungen" bei klinisch-mikroskopischen Untersuchungen von Transsudaten. Dtsch. Arch. klin. Med. 54, 544 (1895). — ROMBERG, G. H.: Endometrial aspiration smears in the study of infertility. Fertil. and Steril. 5, 52 (1954). ~ Endometrial aspiration smears in the study of infertility. Fertil. and Steril. 6, 302 (1955). — ROSA, C. G.: Oxidative enzymes in human vaginal smears. Observations of the succinic dehydrogenase and diphosphopyridine nucleotide-diaphorase systems. Obstet. and Gynec. **6**, 354 (1960). ~ The use of cytochemical tools for the study of oxidative enzymatic activity in cells of vaginal smears preparations of human. Ann. Histochim. **6**, 293 (1961). — Roth, O. A.: Diskussionsbemerkung zu V. Grünberger, Die Prognosestellung der Radiumwirkung auf das Collumcarcinom auf Grund cytologischer Veränderungen nach Glücksmann, S. 54—55. Arch. Gynäk. **180**, 64 (1951). ~ Das Kolpopyknogramm als Kontrollmethode der Follikelhormonwirkung. Zbl. Gynäk. **74**, 1489 (1952). — Roth, O. A., Burger, H.: Über die Bedeutung der Vaginalsmearmethode nach Papanicolaou zur Bestimmung des Ovulationstermins im Vergleich zur Pregnandiolausscheidung und Morgentemperaturkurve. Zbl. Gynäk. **73**, 931 (1951). — Rothmann, S.: Physiology and biochemistry of the skin. Chicago: University of Chicago Press 1954. — Rudnick, D.: Cytodifferentiation, p. 1—132. Chicago: University of Chicago Press 1958. — Runge, H.: Blutung und Fluor, 5. Aufl. Dresden: Theodor Steinkopff 1949. ~ Neue Methoden zur Früherkennung des Uteruskarzinoms unter besonderer Berücksichtigung der Phasenkontrastmikroskopie. Neue med. Welt **1950**, 998. — Runge, H., Ober, K. G., Stoll, P.: Früherkennung des Collumcarcinoms. Leistungen und Grenzen der Kolposkopie. Cytologie und Histologie. Leitung: Prof. Dr. C. Kaufmann 31. Tagg. Dtsch. Ges. Gynäk., Heidelberg, Sept. 1956. Berlin-Göttingen-Heidelberg: Springer 1957. — Runge, H., Stoll, P.: Das Problem des sogenannten Oberflächenkarzinoms der Portio. Dtsch. med. Wschr. **80**, 1069, 1120 (1955). — Runge, H., Vöge, A., Haselmann, H.: Untersuchungen des Vaginal-Smears mittels Phasenkontrastmikroskopie. Geburtsh. u. Frauenheilk. **9**, 627 (1949).

Sabine, M.: La mucus cervical normal et pathologique. Paris: Maurice Lavergne 1941. — Salmon, U. J., Frank, R. T.: Hormonal factors affecting vaginal smears in castrates and after the menopause. Proc. Soc. exp. Biol. (N. Y.) **33**, 612 (1936). — Sanders, W. R.: Cancer of the bladder. Fragments forming urethral plugs discharged in the urine-concentric colloid bodies. Edinb. med. J. **10**, 273 (1864). — Sandritter, W.: Ultraviolett-mikrospektrophotometrische Untersuchungen am Plattenepithel. Frankfurt. Z. Path. **64**, 520 (1953). ~ Ultraviolettmikrospektrophotometrie. In: Handbuch der Histochemie, Bd. I, S. 220. Stuttgart: Gustav Fischer 1958. ~ Cytophotometrische Untersuchungen am Portiocarcinom und seine Vorstufen. Verh. dtsch. Ges. Path. 48. Tagg. Salzburg 1964, S. 34. — Sandritter, W., Carl, M., Ritter, W.: Cytophotometric measurements of the DNA content of human malignant tumors by means of the Feulgen reaction. Acta cytol. (Philad.) **10**, 26 (1966). — Sandritter, W., Lobel, B. L., Kiefer, G.: Photometric cytodiagnosis of vaginal smears. J. nat. Cancer Inst. **32**, 1221 (1964). — Sandritter, W., Mondorf, W., Cramer, H.: Zur Krebsdiagnostik an Vaginalausstrichen mittels cytophotometrischer Messungen. Arch. Gynäk. **192**, 293 (1960). — Sandritter, W., Schiemer, H. G.: Histochemische Untersuchungen an HeLa-Zellen. Verh. dtsch. Path. Ges. **42**, 449 (1958). — Sani, G.: Studio istochimico della fosfatasi alcalina nella vagina umana in rapporto con gli ormoni sessuali. Quad. Clin. ostet. ginec. **7**, 247 (1952). — Saphir, O.: Cytologic diagnosis of cancer from pleural and pentoneal fluids. Amer. J. clin. Path. **19**, 309 (1949). — Schiemer, H.-G.: Neue Wege der Cytometrie auf dem Gebiete der Krebsforschung, der allgemeinen Biologie und Pathologie. Klin. Wschr. **45**, 393 (1967). — Schlief, H.: Physikochemische Untersuchungen an Vaginalepithelien während des menstruellen Cyklus. Arch. Gynäk. **184**, 324 (1954). — Schmidlapp, C. J., Marshall, V. F.: Detection of cancer cells in urine clinical appraisal of Papanicolaou method. J. Urol. (Baltimore) **59**, 599 (1948). — Schmorl, G.: Die pathologisch-histologischen Untersuchungsmethoden. Leipzig: Vogel 1918. — Schröder, R.: Lehrbuch der Gynäkologie. Berlin: F. Vogel 1926. — Schubert, E. v.: Diskussionsbemerkung von v. Schubert zur Arbeit von A. Babes: Diagnostic du cancer du col uterin par les frottis. Presse méd. **36**, 454 (1928). — Schüller, E.: Cytologie des weiblichen Genitalkarzinoms. Wien-Bonn: Wilhelm Maudrich 1955. ~ Are spindle-shaped squamoid cells derived from the surface of the lesion? Acta cytol. (Philad.) **2**, 281 (1958). ~ Diskussionsbemerkung zu H. K. Zinser: Phase microscopy on endometrial cells. Acta cytol. (Philad.) **2**, 512 (1958). ~ Should one routinely perform intrauterine smears? Acta cytol. (Philad.) **2**, 593 (1958). ~ Phase microscopy on irradiated cells. Acta cytol. (Philad.) **3**, 362 (1959). — Schuman, W.: The possible significance of vaginal smears in the diagnosis of uterine disturbances in pregnancy. Amer. J. Obstet. Gynec. **47**, 808 (1944). — Seydel, H. G.: Radiation-induced changes in the cytoplasmic acridine orange staining of exfoliated cells. Cancer (Philad.) **18**, 937 (1965). — Serr, M. D., Sachs, L., Danon, M.: The diagnosis of sex before birth using cells from the amniotic fluid. Bull. Res. Coun. Israel E. **5**, 137 (1955). — Shaerman, A. M., Vogel, M., McGavack, Th. H.: Responses of the vaginal epithelium of postmenopausal women to single dosis of estrogens. J. Geront. **7**, 549 (1952). — Shettels, L. B.: Nuclear morphology of cells in human amniotic fluid in relation to sex of infant. Amer. J. Obstet. Gynec. **71**, 834 (1956). — Shettels, L. B., Guttmacher, A. F.: Normal and abnormal variations in human cervical mucus. Amer. J. Physiol. **129**, 462 (1940). — Shorr, E.: A new technic for staining vaginal smears. II. Science **91**, 579 (1940). ~ A new technic for staining vaginal smears. III. A single differential stain.

Science **94**, 545 (1941). — SICARD, A.: (Cyto-pathologisches Symposium) (Congres de gynecologie Alger May 1952). Bull. Féd. Soc. Gyné. Obstét. **4**, 1 (1952). — SIEGLER, E. E.: Are spindle-shaped squamoid cells suggestive of a distinct type of carcinoma or of a distinct degree of cellular maturity? Acta cytol. (Philad.) **2**, 272 (1958). — SJÖVALL, A.: Untersuchungen über die Schleimhaut der Cervix uteri. Acta obstet. gynéc. scand. **18**, Suppl. 4 (1938). — SMOLKA, H.: Sekundäre Beimengungen zum Zellbild. Zbl. Gynäk. **19**, 730 (1953). ~ Differentiation of endocervical and endometrial cells. Acta cytol. (Philad.) **2**, 515 (1958). ~ Die Anwendbarkeit der gynäkologischen Zytodiagnostik in Klinik und Praxis. Referat auf der 53. Tagg. der Nordwestdeutschen Ges. für Gynäkologie. Geburtsh. u. Frauenheilk. **18**, 89 (1958). — SMOLKA, H., KOSCH, L.: Über zytologische Veränderungen am Vaginalepithel des Neugeborenen. Geburtsh. u. Frauenheilk. **14**, 337 (1954). — SMOLKA, H., SOOST, H.-J.: Grundriß und Atlas der gynäkologischen Zytodiagnostik, 2. Aufl. Stuttgart: Georg Thieme 1965. — SONEK, M.: Vaginal cytology during puberty. Acta cytol. (Philad.) **11**, 41 (1967). — SONG, Y. S.: Diskussionsbemerkung zu M. B. KAMNITZER: Vaginal cytology postpartum and during the lactation period. Acta cytol. (Philad.) **3**, 280 (1959). — SORA, P.: Il comportamento dei lipidi endocellulari nell'epitelio vaginale della donna in condizioni normali e patologiche. Ann. Obstet. Ginec. **77**, 1145 (1955). — SPEERT, H.: Endometrial cancer and hepatic cirrhosis. Cancer (Philad.) **2**, 597 (1949). — SPRATT, N. T., JR.: Introduction to cell differentiation, p. I. London-New York: Reinhold Publ. Corporation 1964. — STEMMER, W. : Die Färbetechnik in der Vaginalzytologie. Ars. Med. (Liestal) **43**, 318 (1953). — STEMSHORN, W.: Zur Frage des mensuellen Zyklus der menschlichen Vaginalschleimhaut. Zbl. Gynäk. **52**, 2387 (1928). — STICH, H., FLORIAN, S. F., EMSON, H. E.: The DNA content of tumor cells. I. Polyps and adenocarcinomas of the large intestine of man. J. nat. Cancer Inst. **24**, 471 (1960). — STIEVE, H.: Das Schwangerschaftswachstum und die Geburtserweiterung der menschlichen Scheide. Z. mikr.-anat. Forsch. **3**, 307 (1925). ~ Über Schwangerschaftsveränderungen des Halsteiles der menschlichen Gebärmutter. Verh. anat. Ges. (Jena) **36**, 51 (1927), Erg.-Bd. zum Anat. Anz. **63** (1927). — STOCKARD, C. R., PAPANICOLAOU, G. N.: The existence of a typical oestrous cycle in the guinea pig with a study of its histological and physiological changes. Amer. J. Anat. **22**, 225 (1917). — STOLL, P.: Technik der cytologischen Sekretuntersuchungen. Arzt und Patient **62**, 411 (1949). ~ Zelluläre Differenzierungsstufen im Vaginalsekret und ihre Bedeutung für die gynäkologische Zytologie. Z. Geburtsh. Gynäk. **141**, 130 (1954). ~ Frühdiagnose gynäkologischer Carcinome. Therapiewoche **7**, 231 (1957). ~ Definition, morphology, cytochemistry and diagnostic importance of dyscariotic cells. Acta cytol. (Philad.) **1**, 27, 36, 46 (1957). ~ Experiences with various methods of fixation of smears. Acta cytol. (Philad.) **1**, 65—66 (1957). ~ Androgenic effect on vaginal epithelial cells. Acta cytol. (Philad.) **1**, 77 (1957). ~ Morphology of spindle-shaped squamoid cells. Acta cytol. (Philad.) **2**, 217 (1958). — STOLL, P., EBNER, H.: Cytologische und cytochemische Beurteilung zellulärer Reifegrade im Vaginalsekret. In: Tendances actuelles en gynécologie et obstétrique. Genève: Georg & Cie. S. A. éd. 1955. — STOLL, P., EBNER, H., LINDENSCHMIDT, W.: Die Bedeutung histochemischer Methoden für die gynäkologische Histo- und Zytodiagnostik. Geburtsh. u. Frauenheilk. **14**, 1065 (1954). — STOLL, P., FRANCKE, D.: Die vitalcytologische Beurteilung des Reifegrades beim Portiokarzinom. Arch. Gynäk. **181**, 391 (1952). — STOLL, P., JAEGER, J.: Histologie und Zytologie als Hilfsmittel der gynäkologischen Funktionsdiagnostik. Geburtsh. u. Frauenheilk. **14**, 322 (1954). — STOLL, P., JAEGER, J., DALLENBACH-HELLWEG, G.: Gynäkologische Cytologie. Berlin-Heidelberg-New York: Springer 1968. — STOLL, P., LEDERMAIER, O.: Histologie und Zytologie in der gynäkologischen Funktionsdiagnostik. Gynaecologia (Basel) **145**, 270 (1958). ~ Funktionelle Zytologie in der Menopause. Geburtsh. u. Frauenheilk. **20**, 263 (1960). — STOLL, P., LINDENSCHMIDT, W., STRECKER, H.: Vergleichende histochemische, histologische und cytologische Untersuchungen am weiblichen Generationstrakt. Arch. Gynäk. **180**, 76 (1951). — STOLL, P., MUTH, H.: Die Bedeutung des Vaginalsmears in der Differentialdiagnose gutartiger gynäkologischer Erkrankungen. Geburtsh. u. Frauenheilk. **12**, 424 (1952). — STOLL, P., PECORARI, D.: Die hormonale Aktivität im Vaginalsekret bei Patientinnen im Senium, (über 65 Jahre) mit und ohne gynäkologische Tumoren. I. Internat. Kongr. f. Exfoliativ-Zytologie, Wien 1961. — STOLL, P., RIEHM, L.: Morphologische Besonderheiten des Kollumkarzinoms in der Gestationsperiode. Z. Geburtsh. Gynäk. **138**, 190 (1953). — STREICHER, H. J.: Die Bedeutung der Cytologie für die Diagnose und Therapiekontrolle bei Pleuracarcinomen. Langenbecks Arch. klin. Chir. **273**, 535 (1953).

TERZANO, G.: El citodiagnóstico en Ginecologia. (Relato Oficial.) Vi Congr. Obstetrica y Ginecologia, Santiago Chile 1955, S. 173. ~ Oral and buccal threshold dosages of administered estrogens. Acta cytol. (Philad.) **2**, 403 (1958). ~ Parenteral threshold dosages of administered estrogens. Acta cytol. (Philad.) **2**, 407 (1958). ~ Cytology of endometritis tuberculosa. Acta cytol. (Philad.) **2**, 526 (1958). ~ Diskussionsbemerkung zu J. DE BRUX and J. DUPRÈ-FROMENT: Cytology of endocervical adenocarcinoma. Acta cytol. (Philad.) **4**, 336 (1960). — TIETZE, K.: Der weibliche Cyklus und seine Störungen. In: Handbuch für Gynäkologie.

Seitz-Amreich: Biologie und Pathologie des Weibes. Berlin: Urban & Schwarzenberg 1952. — Timonen, S., Kauraniemi, T.: Cervical cytograms in pre-malignant and malignant lesions. A comparative study of cytologic and histologic specimens. Acta cytol. (Philad.) 11, 22 (1967). — Tischer, H., Schüller, E.: Cytologie der Intravaginalbestrahlung. Zbl. Gynäk. 75, 409 (1953). — Törnberg, B., Westin, B., Norlander, A.: Fluorescence microscopy and acridinorange staining in the cytological diagnosis of atypical changes in cervical epithelium. Acta obstet. gynec. scand. 39, 517 (1960).

Umiker, W., Pickle, L., Waite, B.: Fluorescence microscopy in exfoliative cytology. An evaluation of its application to cancer screening. Brit. J. Cancer 13, 398 (1959).

Valle, J. R., Pomerat, C. M.: Cultivation of endometrium in vitro. A preliminary note. Tex. Rep. Biol. Med. 5, 145 (1947). — Varangot, J., Labatut, M.: Hormonthérapie gynécologique. Paris: Masson & Cie. 1942. ~ Utilisation des frottis vaginaux quantitatifs dans la standardisation des estrogènes chez la femme. Gynéc. et Obstét. (Paris) 47, 540 (1948). — Vendrely, C., Vendrely, R.: Localisation de l'acide ribonucléique dans les différents tissus et oranges de vertèbres. In: Handbuch der Histochemie, Bd. III, Nucleoproteide. Stuttgart: Gustav Fischer 195⁰. — Vöge, A.: Kolposkopisch faßbare Portioveränderungen, ausgewertet mit dem Elektronenrechner IBM 650. Geburtsh. u. Frauenheilk. 20, 698 (1960). — Vokaer, R.: Vaginal cytology postpartum and during the lactation period. Acta cytol. (Philad.) 3, 277 (1959). — Vokaer, R., Gompel, C., Ghilain, A.: Variations in the content of desoxyribonucleic acid in the human uterine and vaginal receptors during the menstrual cycle. Nature (Lond.) 172, 31 (1953).

Wachtel, E.: The cornification index in vaginal smears of cancer follow-up patients; a cytological test for cancer cure. Triangle (Ne.) 3, 281 (1958). ~ Can the karyopyknotic index be influenced by factors other than hormonal? Acta cytol. (Philad.) 2, 394 (1958). ~ Cytology of endometrial adenocarcinoma. Acta cytol. (Philad.) 2, 538 (1958). ~ The diagnostic accuracy of vaginal smears for detection of endometrial carcinoma. Acta cytol. (Philad.) 2, 582 (1958). ~ Hormonal evaluation, by means of vaginal cytology, of patients with endometrial carcinoma. Acta cytol. (Philad.) 2, 633 (1958). ~ Diskussionsbemerkung zu J. De Brux and J. Duprè-Froment: Cytology of endocervical adenocarcinoma. Acta cytol. (Philad.) 4, 336 (1960). ~ The cytology of amenorrhoea. Acta cytol. (Philad.) 10, 56 (1966). — Wagner, D.: Die Bedeutung der Supravitalfärbung nach Stemmer für die Zytodiagnostik in der gynäkologischen Praxis. Geburtsh. u. Frauenheilk. 20, 194 (1960). — Wagner, D., Kalmus, H. P., Stegmann, H.: Die Bedeutung der Nativfärbung für die Zytodiagnostik in der gynäkologischen Praxis. Geburtsh. u. Frauenheilk. 21, 138 (1961). — Wagner, H. : Über die Ursachen der klimakterischen Beschwerden. Z. Geburtsh. Gynäk. 137, 79 (1952). — Walch, E., Eisele, H.: Die Diagnose des Blasensprunges mittels des Schuppentestes. Medizinische 1954, 1166. — Walshe, W. H.: On the nature and treatment of cancer. London: Taylor & Walton 1846. — Walter, A.: Gibt es zyklische Veränderungen in der menschlichen Vaginalschleimhaut? Zbl. Gynäk. 53, 459 (1929). — Wandall, H. H.: A study on neoplastic cells in sputum as a contribution to the diagnosis of primary lung-cancer. Acta chir. scand. 91, Suppl. 93, 1 (1944). — Warthin, A. S.: The diagnosis of primary sarcoma of the pleura from the cell found in the pleuritic exudate. Med. News (N. Y.) 71, 489 (1897). — Waschke, G.: Zur Leistungsfähigkeit der Vaginalabstrichdiagnose und der Kolposkopie bei der Früherfassung des Portiokarzinoms. Zbl. Gynäk. 73, 81 (1951). ~ Über die Verwendbarkeit der Kolposkopie u. der Cytodiagnostik bei Reihenuntersuchungen in gynäkologischen Geschwulstberatungsstellen. Zbl. f. Gynäk. 74, 435 (1952). — Watteville, H. de: Cellules cancéreuses dans les sécrétions vaginales; demonstration du test du Papanicolaou. Schweiz. med. Wschr. 24, 553 (1949). — Weingold, A. B., Connell, E., Carmody, N.: Hormoncytology in threatened abortion. Acta cytol. (Philad.) 10, 461 (1966). — Wespi, H. J.: Entstehung und Früherfassung des Portiokarzinoms. Basel: Benno Schwabe & Co. 1946. — Wessels, N. K.: Tissue interactions and cytodifferentiation, S. 139. In: Bearn, A. G.: Differentiation and development. London: J. & A. Churchill Ltd. 1964. — Widal, F., Ravaut, P.: De l'étude histologique des épanchements sérofibrineux de la plèrre. (Pleurésies tuberculeuses.) Bull. Soc. Biol. (Paris) Ser. II, 52, 649 (1900). — Wied, G. L.: Differentialdiagnostische Betrachtungen über den cytologischen Vaginalabstrich. Dtsch. Gesundh.-Wes. 5, 1444 (1950). ~ Eine Untersuchung über die Zweckmäßigkeit gefärbter und vitaler Präparate für die Zytodiagnostik. Geburtsh. u. Frauenheilk. 11, 987 (1951). ~ Über zytologische Urinsedimentuntersuchungen kurz ante partum. Zbl. Gynäk. 75, 1075 (1951). ~ Technische und terminologische Hinweise zur cytologischen Hormondiagnostik. Röntgen- u. Lab.-Prax. 6, 209 (1953). ~ Der zytologische Ausstrichtyp der Patientinnen mit klimakterischen Ausfallbeschwerden. Zbl. Gynäk. 75, 1578 (1953). ~ Zytologie der Gravidität und der Menopause. Bakteriell bedingte Veränderungen im zytologischen Ausstrich. In: Runge, H.: Gynäkologische Zytologie, S. 24. Dresden: Theodor Steinkopff 1954. ~ Phase contrast microscopy an office technique for pre-screening of cytologic vaginal smears. Amer. J. Obstet. Gynec. 71, 806 (1956). ~ The interpretation of inflammatory reaction in the vagina, cervix and endocervix by means of cytologic smears.

Amer. J. clin. Path. **28**, 233 (1957). ~ Climacteric amenorrhea. A cytohormonal test for differential diagnosis. Obstet. and Gynec. **9**, 646 (1957). ~ Fluorescence microscopic observations on dyskaryotic cells. Acta cytol. (Philad.) **1**, 33 (1957). ~ The effect of physiological sex hormones on the vaginal epithelium of patients with inactive ovaries. Acta cytol. (Philad.) **1**, 75 (1957). — WIED, G. L., BARTELS, P. H., BAHR, G. F., OLDFIELD, D. G.: Taxonomic intracellular analytic system (TICAS) for cell identification. Acta Cytologica. **12**, 180 (1968). — WILLSON, J. R., GOFORTH, M. L.: Effect of an excess of ingested carbohydrate upon the glycogen content of vaginal epithelium. J. clin. Endocr. **2**, 223 (1942). — WIMHÖFER, H., STOLL, P.: Bericht über ein malignes Melanom der Portio vaginalis uteri. Zbl. Gynäk. **76**, 1840 (1954). — WINTER G. F.: Histochemische Untersuchungen (Phosphoamidase) an gut- und bösartigen Veränderungen des Portioplattenepithels. Acta histochem. (Jena) **1**, 303 (1955). — WISLOCKI, G. B., BUNTING, H., DEMPSEY, E. W.: The chemical histology of the human uterine cervix with supplementary notes on the endometrium. In: ENGLE, E. T.: Menstruation and its disorders. Springfield (Ill.): Ch. C. Thomas 1950. — WISLOCKI, G. B., FAWCETT, D. W., DEMPSEY, E. W.: Staining of stratified squamous epithelium of mucous membranes and skin of man and monkey by the periodic acid-Schiff method. Anat. Rec. **110**, 359 (1951). — WISSEMANN, C. L., LEMON, H. M., LAWRENCE, K. B.: Cytologic Diagnosis of Cancer of the descending Colon and Rectum. Surg. Gynec. Obstet. **89**, 24 (1949). — WOLLNER, A.: A preliminary study of the cyclic histologic changes of the human cervical mucosa in the intermenstrual period. Amer. J. Obstet. Gynec. **32**, 365 (1936). — WOOLNER, L. B., McDONALD, J. R.: Carcinoma cells in sputum and bronchial secretions. Surg. Gynec. Obstet. **88**, 273 (1949). — WURCH, TH. A., ISAAC, J. P.: Nouvelle technique de coloration histologique différentielle en trois temps pour le diagnostic des cancers des voies génitales de la femme par la méthode cytologique. Rev. franç. Gynéc. **46**, 319 (1951).

YANAGISAWA, K.: Genetic regulation of protein biosynthesis at the level of the ribosome ? Biochem. biophys. Res. Commun. **10**, 226 (1963).

ZAHARESCU-KARAMAN, N., ALEXIU, M., URSU, A.: Der Sexualscheidencyclus der Neugeborenen während der „Genitalkrise". Arch. Gynäk. **165**, 116 (1938). — ZANDER, J.: Die gestagen wirksamen Hormone im Organismus. Geburtsh. u. Frauenheilk. **17**, 876 (1957). ~ Steroids in the human ovary. J. biol. Chem. **232**, 117 (1958). Ref.: Ber. ges Physiol. **203**, 185 (1959). — ZEITZ, H., FENDEL, W.: Frühveränderungen an radiumbestrahlten Mäuseascitestumorzellen. Z. Krebsforsch. **59**, 516 (1953). — ZIEGLER, H. E.: Die biologische Bedeutung der amitotischen (direkten) Kernteilung im Tierreich. Biol. Zbl. **11**, 372 (1891).— ZIMMERER, G., VOLK, H.: Über die Brauchbarkeit des „differenzierten Schuppentestes" zur Blasensprungdiagnostik im Vergleich mit den sonstigen Nachweisverfahren. Geburtsh. u. Frauenheilk. **14**, 363 (1954). — ZINSER, H. K.: Zytologische Karzinomdiagnostik mit dem Phasenkontrastverfahren. Zbl. Gynäk. **71**, 945 (1949). ~ Die vitalzytologische Karzinomdiagnose. Z. Geburtsh. Gynäk. **133**, 74 (1950). ~ Die Anwendung der Cytodiagnostik zur Früherkennung des Karzinoms. Zbl. Gynäk. **24**, 1863 (1951). ~ Zur Anwendung spezieller Färbmethoden in der Zytodiagnostik. Z. Geburtsh. Gynäk. **140**, 299 (1954). ~ Die Zytodiagnostik in der Gynäkologie, 2. Aufl. Jena: Gustav Fischer 1957. ~ Phase microscopy on endometrial cells. Acta cytol. (Philad.) **2**, 511 (1958). ~ ZONDEK, H.: Die Krankheiten der endokrinen Drüsen. Basel: Benno Schwabe & Co. 1953. — ZWILLENBERG, L. O.: Beiträge zur Kenntnis des geschichteten Pflasterepithels. Acta anat. (Basel) **37**, Suppl. 35 (1959).

Hautkrankheiten der Vulva, einschließlich der Manifestationen durch Ablagerung von Stoffwechselprodukten

Von

G. F. Klostermann, Göttingen

Mit 63 Abbildungen

Vorbemerkung

Die Hautkrankheiten sind im Rahmen dieses Handbuches noch nicht bearbeitet worden. Daher war bei ihrer topographischen Besprechung im Vulvabereich eine umfänglichere Darstellung unvermeidlich, wollte man den Leser davor bewahren, für jede Information andere Werke ergänzend heranziehen zu müssen. Andererseits war es nicht vertretbar, die in Frage kommenden Hautkrankheiten als Dermatosen selbst erschöpfend darzustellen. So konnte die Abhandlung nur ein Kompromiß werden, für den es keine auf alle Kapitel anwendbare einheitliche Lösung gab.

Für die Erörterung der Morphe selbst mußte öfters auf die Schilderung der Veränderungen am übrigen Integument oder der Schleimhautbefunde in anderer Lokalisation zurückgegriffen werden, wenn das im Schrifttum fixierte Beobachtungsgut an Vulvaveränderungen nicht ausreichte, um ein Bild der Vulvabeteiligung zu entwerfen. – Dem Sammler klinischer und histologischer Daten von Haut-Schleimhautkrankheiten der Vulva wird im höchsten Maß die Lückenhaftigkeit der Angaben über diese Region deutlich. Allzu häufig findet sich nur der kursorische Hinweis auf ihre Einbeziehung ohne Vermittlung weiterer Details.

Aus begreiflichen Gründen ist ferner das histologische Belegmaterial von der Vulva und Vagina besonders lückenhaft. Biopsien bei Dermatosen werden hier nicht oder nur ausnahmsweise durchgeführt.

Mühevoll über den Rahmen üblicher Handbucharbeiten hinaus war diese Arbeit infolge besonderer Schwierigkeiten bei der Erfassung der Originalkasuistiken. Hinweise auf Vulvabefunde finden sich versteckt in den Kasuistiken von Publikationen, deren Fragestellung und Titel dies nicht erschließen lassen. Sie finden sich in der dermatologischen und gynäkologischen Literatur.

Jede Kasuistik einer Dermatose hätte eigentlich durchgeblättert werden müssen. Das war nicht möglich, aber der Kreis der bearbeiteten Literatur ist sehr weit gezogen worden, und mit großem Aufwand haben wir einen bescheidenen, oft insuffizienten Ertrag geborgen. Dank schulde ich allen Mitarbeitern, die mich dabei unterstützten, Fräulein I. Brust, Herrn V. Ipsen, Herrn R. Jentsch, Fräulein Dr. Ch. Meves, Herrn H. Preinfalk, Herrn E. Schlüter und Herrn R. Wönne.

Hingewiesen sei schließlich schon an dieser Stelle auf die *wichtigsten Werke* zum *ergänzenden Studium.* Für die Dermatosen schlechthin sind dies das 23bändige Handbuch der Haut- und Geschlechtskrankheiten von Jadassohn, erschienen bei Springer, Berlin, in den Jahren 1927—1934, und das Ergänzungswerk hierzu, ab 1959 erschienen und noch nicht abgeschlossen, ferner das französische Standardwerk «Nouvelle pratique dermatologique» von Darier-Sabouraud-Gougerot u. a., Masson, Paris 1936, und das kürzere Nachschlagewerk

„Dermatologie und Venerologie" von GOTTRON-SCHÖNFELD, Thieme, Stuttgart, aus den Jahren 1958—1965. Die Dermato-Histologie ist außer in diesen Werken in eigenen Monographien bearbeitet worden von GANS, neubearbeitet von GANS u. STEIGLEDER („Histologie der Hautkrankheiten", Springer, Heidelberg 1955—1957), von LEVER ("Histopatholy of the Skin", 4. Aufl., Lippincott Comp., Philadelphia 1967), und unlängst von MONTGOMERY ("Dermatopathology", Harper and Row, New York 1967). Eine weitere Histo-Pathologie der Haut von J. CIVATTE ist 1967 («Histopathologie cutanée», Flammarion, Paris) erschienen. Die Ultrastruktur der Haut hat ZELICKSON ("Ultrastructure of normal and abnormal skin", Lea and Febinger, Philadelphia 1967) monographisch dargestellt.

Die topographische Dermatologie der Vulva ist im gynäkologischen Handbuch von VEIT u. STÖCKEL, Bd. V/1, Bergmann, München 1929, durch KEHRER zusammengetragen worden und ferner Teil der monographischen Darstellung von CALLOMON („Die nichtvenerischen Genitalkrankheiten", Thieme, Leipzig 1924), von CALANDRA-SAMMARTINO («Enfermedades de la vulva», Segura, Buenos, Aires 1959), von HUNT ("Diseases affecting the vulva", G. V. Mosby Comp., St. Louis 1948) und von JANOVSKI („Erkrankungen der Vulva". München-Berlin-Wien: Urban & Schwarzenberg 1968).

Für das Studium der Schleimhautveränderungen ist ergänzend auf die Monographie von SCHUERMANN bzw. die Neuauflage von SCHUERMANN-GREITHER-HORNSTEIN („Erkrankungen der Mundschleimhaut und der Lippen", Urban & Schwarzenberg, Berlin 1966) hinzuweisen.

I. Ekzem und Vulvitis, einschließlich Lichen simplex chronicus und Morbus Fox-Fordyce

Vorbemerkung. Der Begriff des *Ekzems* ist gegen den der Dermatitis, an der Vulva insbesondere auch gegen den Begriff der Vulvitis und der Intertrigo abzugrenzen. Im konkreten Fall ist diese Abgrenzung gelegentlich schwierig. Auch ist der Gebrauch der Termini nicht einheitlich.

Dermatitis ist die banale Entzündung der Haut, die sich bei jedem Menschen durch obligat schädigende Substanzen erzwingen läßt. Sie äußert sich objektiv je nach Schwere in Gefäßerweiterung (Rötung) und Flüssigkeitsexsudation, die zur Schwellung und Blasenbildung (meist großbullösen Typs) führt. Als Folgezustände oder Sekundärphänomene tritt nach Platzen der Blasen Nässen und Krustenbildung, in der Abheilungsphase Schuppung auf.

Vulvitis ist im Sprachgebrauch der einen die *Dermatitis* des Vulvagebietes, bei anderen die entzündliche Erkrankung der *Schleim*hautanteile der Vulva unterschiedlicher Genese, vergleichbar dem Begriff der Stomatitis, bei wieder anderen ein Sammeltopf *aller* Entzündungen von Schleimhaut *und* Haut im Vulvabereich einschließlich des Ekzems. Schließlich erscheint der Begriff Vulvitis im Zusammenhang mit *spezifischen* Erkrankungen bei der Soor-Vulvitis oder bei der gonorrhoischen Vulvovaginitis usw. – Der Begriff Ekzem kann, weil er morphologisch bestimmt ist und die ihm entsprechenden Morphen auf der eigentlichen Schleimhaut nicht vorkommen, auf die Schleimhaut nicht angewandt werden.

Die Intertrigo ist eine Entzündung von Faltenregionen der Haut, welche durch Maceration und mechanische Irritation infolge Scheuerns von Haut auf Haut zustande kommt, also durch Schwitzen, Fettleibigkeit, längere Märsche begünstigt wird. Sie äußert sich klinisch als Erythem mit Exfoliation der Hornschicht und dem Gefühl des Wundseins. KREIBICH betrachtet die Intertrigo als „Dermatitis arteficialis" und faßt, ebenso wie UNNA, diesen intertriginösen Zustand noch nicht als Ekzem auf. Er sei auch nicht als präekzematös anzusehen, da die Intertrigo nicht notwendigerweise in ein Ekzem übergehen muß. Die gleichen Voraussetzungen jedoch, die zur Intertrigo führen, können aber auch akute Vulvaekzeme verursachen mit allen Eigenschaften, die dem Ekzem morphologisch zukommen. Nicht selten wird das Bild der Intertrigo durch Soor hervorgerufen oder kompliziert.

Im Gegensatz zur Dermatitis ist das Ekzem eine Erkrankung der disponierten Haut. Man kann die verschiedenen Krankheitsformen im wesentlichen den drei

Typen des vulgären, seborrhoischen und endogenen Ekzems zuordnen und hätte anhangsweise den von mehreren Autoren als gesonderte Erkrankung betrachteten Lichen simplex chronicus Vidal zu erörtern. Diesen verschiedenen Ekzemarten liegt offensichtlich eine jeweils besondere Disposition der Erkrankten zugrunde. — Alle Ekzeme können im Vulvabereich zur Beobachtung gelangen.

1. Ekzem

α) Das vulgäre Ekzem

Im Erscheinungsbild weist das vulgäre Ekzem die größte Mannigfaltigkeit auf. Dabei lassen sich aus der Mannigfaltigkeit der Bilder der Typ des akuten und des chronischen Ekzems herausschälen, die aber in der Praxis durch kontinuierliche Übergänge miteinander verbunden sind. Das Charakteristischste am akuten Ekzem ist feingeweblich die Spongiose der Epidermis, makroskopisch die Vesikel und Papulovesikel, am chronischen Ekzem die Acanthose, klinisch die Lichenifikation. Die genannten Veränderungen treten im Rahmen eines im übrigen wenig oder nicht kennzeichnenden unspezifischen Entzündungsprozesses der Haut auf, der mit Gefäßerweiterung und seröser sowie zelliger Exsudation einhergeht. Der Flüssigkeitsaustritt und die damit verbundene Schwellung im klinischen Bild spielt nur bei den fodroyanten akuten, nicht bei den torpiden chronischen Fällen eine Rolle, während zellige Exsudation bei allen Typen zur Beobachtung gelangt, beim chronischen Typ offensichtlich neben der Acanthose zur klinisch wahrnehmbaren Verdickung, der „Hautinfiltration" im klinischen Sinne, beitragend. Das Ausmaß des Ödems, klinisch der Schwellung, ist unter im übrigen gleichen Bedingungen von der regionalen Textur des Bindegewebes abhängig, deren Festigkeitsgrad der Aufnahme des Ödems einen unterschiedlichen Widerstand entgegensetzt. Die lockere Bindegewebstextur der Vulva und ihrer Umgebung läßt im Rahmen eines akut-ekzematösen Prozesses eine nicht selten monströse Schwellung dieser Region in Erscheinung treten, wie sie vergleichsweise nur am männlichen Genitale, in der Augenumgebung, geringer auch an Hand- und Fußrücken beobachtet werden kann, eine Besonderheit der Region, welche übrigens auch bei andersbedingten Ödemen, z. B. bei der Urticaria, deutlich wird.

Im Gegensatz zur Urticaria ergreift aber beim akuten Ekzem das Ödem, dessen Ausprägung im Corium also erheblich variiert und mehr oder weniger als akzidentell angesprochen werden kann, obligat die Epidermis in Form der Spongiose (Abb. 1), einer Auflockerung des Zellverbandes im Stratum spinosum, die sich nach Untersuchungen Mieschers (1952) und Bandmanns (1960) von der Tiefe des Epithelverbandes her ausbreitet und bis zur multiloculären mikroskopischen und schließlich makroskopischen Bläschenbildung (Abb. 2) oder bis zum flächenhaften Verlust des Zusammenhangs des Zellverbandes unter dem klinischen Bild des flächenhaft erosiven, nässenden Ekzems führt. Die umschriebene Spongiose mit den zugehörigen Entzündungszeichen im Corium ist das histologische Substrat der klinischen Ekzempapel mit noch mikroskopisch kleiner spongiotischer Bläschenbildung bzw. der Vesikel und der kombinierten Efflorescenz der Papulovesikel, bei welcher die spongiotische Bläschenbildung makroskopisch sichtbar wird. Bei diesen Ekzem-Efflorescenzen handelt es sich in der Regel um etwa stecknadelkopfgroße oder wenig größere Gebilde, die z. T. zwar auch in lokalisatorischer Abhängigkeit vom Follikel, im wesentlichen sich aber hiervon unabhängig entwickeln und durch dichtes Zusammentreten mehr oder weniger geschlossene Ekzemherde formen.

Die alte Frage des möglichen Ödembeginns *intra*-cellulär, der entsprechenden Entwicklung eines optisch leeren perinucleären Hofes im Sinne der «altération cavitaire» Leloirs, des Zugrundegehens solcher Zellen mit der Folge der Entstehung

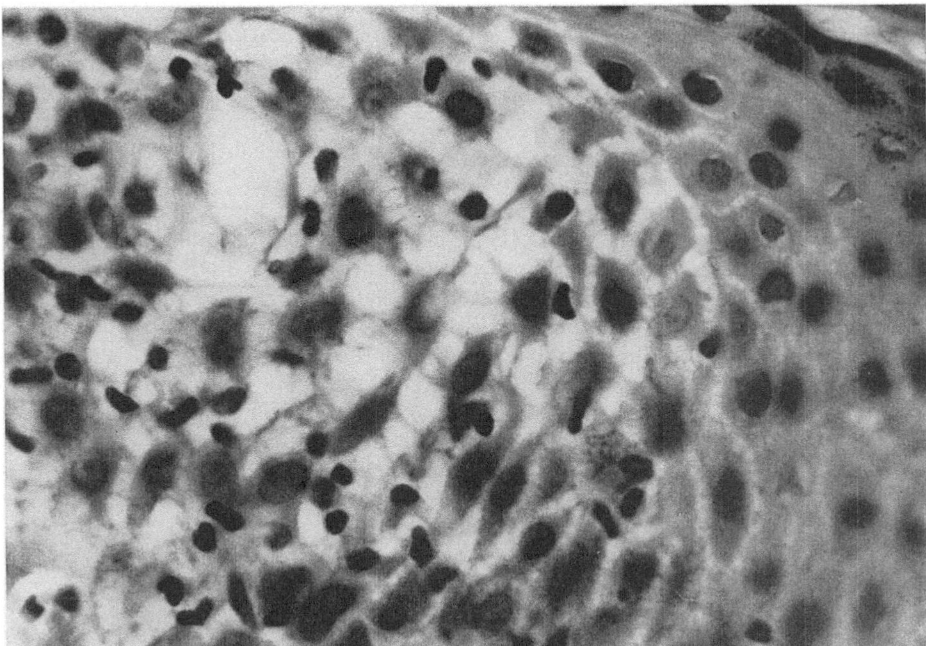

Abb. 1. Intercelluläres Ödem der Epidermis mit Zerreißen der Intercellularverbindungen (Spongiose), Eindringen von lymphoiden bzw. monocytären Infiltratzellen. HE, 625:1, Gefrierschnitt

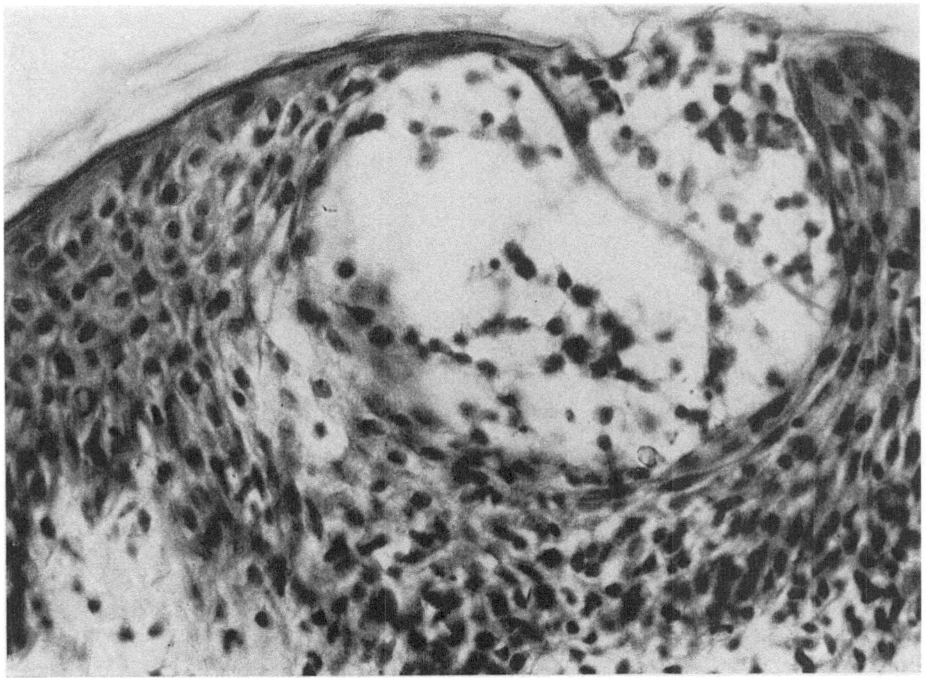

Abb. 2. Spongiose bis zur Bläschenentwicklung gesteigert, in der Bläschenumgebung intercelluläres Ödem. HE, 390:1, Gefrierschnitt

einer dicht subcorneal gelegenen «vésiculette primordiale» CIVATTEs hat nach
jüngeren Untersuchungen BANDMANNs (1960) und MIESCHERs (1961) wieder Bedeutung für die Abgrenzung von echter kontakt-allergischer und toxischer Ekzemreaktion erhalten, wobei dieser Entstehungstypus der toxischen Reaktion
zugeordnet wird. Einzelne Autoren halten aber auch noch in jüngerer Zeit an der
CIVATTEschen Konzeption für den Ekzembeginn schlechthin fest (MILLER,
PERCIVAL).

Die zellige, rundzellige, nach den meisten Autoren lymphocytoide, nach jüngeren Untersuchungen BANDMANNs (1967) wesentlich offenbar auch monocytoide,
Infiltration beschränkt sich auf die oberen Cutisanteile und findet sich vornehmlich perivasal, bildet von hier aus aber feine Zellstraßen zur Epidermis hin, in
welche sie vornehmlich im Bereich der Spongiosezonen bis in die Bläschenlumina
hin eindringt. Ihren Abschluß nach außen finden die Veränderungen in einer kernhaltigen Hornschicht, die sich ohne Zwischenschaltung eines Stratum granulosum
unmittelbar aus dem Stratum spinosum, also im Rahmen einer Parakeratose der
Epidermis, entwickelt. Mit zunehmender Chronizität tritt nun die Spongiose
mehr und mehr zurück zugunsten der Verbreiterung des Epithelbandes infolge
Zunahme des Stratum spinosum, also zugunsten der Acanthose (Abb. 3).

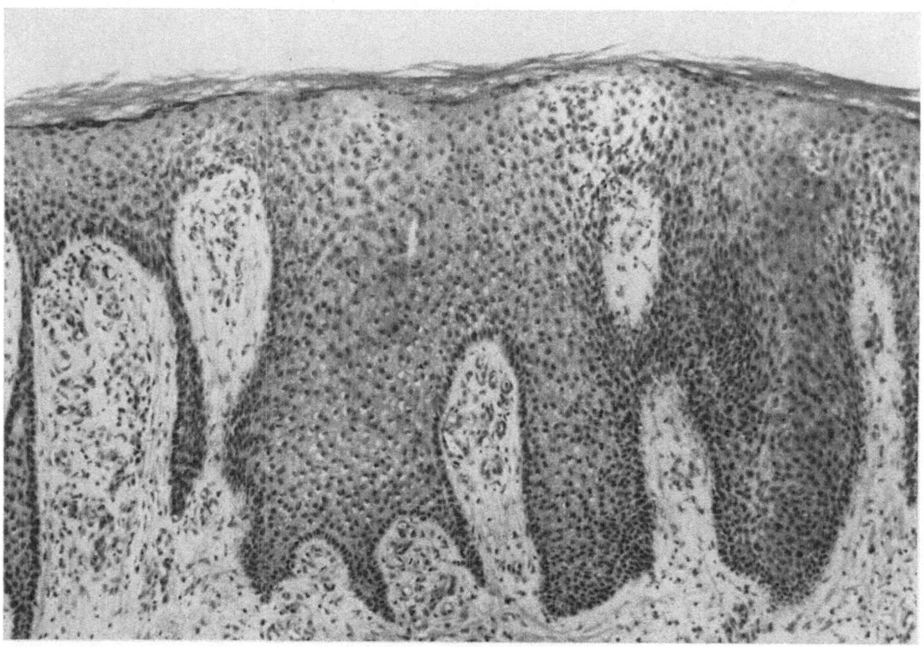

Abb. 3. Chronisches Ekzem. Die Verbreiterung des Epithelbandes in Form der Acanthose
dominiert über die Spongiose, die jedoch herdförmig noch erkennbar ist. Entzündliche Rundzellinfiltration im Corium und, in den Spongiosebezirken vermehrt, auf die Epidermis übergreifend. HE, 98:1, Gefrierschnitt

Das makroskopische Bild ist dementsprechend im akuten Fall charakterisiert
durch die erythematöse Rötung infolge entzündlicher Gefäßerweiterung, ggf. durch
klinisch wahrnehmbare Schwellung, durch Papeln, Vesikeln und Papulovesikeln,
punktförmiges oder flächenhaftes Nässen, Krustenbildung infolge Sekretenein-
trocknung an der Oberfläche und, besonders in der Rückbildungsphase, durch

parakeratotische Schuppung. Diese verschiedenen Morphen erscheinen somit als verschiedene Reaktionsstufen eines grundsätzlich einheitlichen Prozesses. Es ist aber zu beachten, daß der Prozeß einerseits auf jeder Stufe zur Rückbildung gelangen kann, also im Einzelfall nicht alle Morphen zur Ausbildung gelangen müssen, und daß andererseits bei anhaltendem, manchmal auch merklich schubartigem Entzündungsprozeß die verschiedenen dem Beginn, dem Höhepunkt und der Endphase zuzuordnenden Morphen *nebeneinander* ausgeprägt sein können, wodurch das klinische Bild des Ekzems seine ausgesprochene Polymorphie erhält. Makroskopisch weitgehend charakteristisch ist für den akuten Ekzemherd ferner seine Unschärfe, die durch quasi in die gesunde Nachbarschaft vorgeschobene Einzelefflorescenzen zustande kommt und die nur bei den oft schärfer begrenzten bakteriell bedingten bzw. superinfizierten Typen nicht ausgeprägt ist. (Vgl. hierzu auch das seborrhoische Ekzem, das nach zahlreichen Autoren zum bakteriellen Ekzemtyp in enge Beziehung gesetzt oder mit ihm identifiziert wird).

Den chronischen Ekzemveränderungen (Abb. 4) entspricht im makroskopischen Bild die tast- und sichtbare Verdickung der Haut, die klinische „Infiltration", und die Vergröberung der Hautfelderung, die Lichenifikation, in stark verhornten Regionen (Handteller, Fußsohlen) auch die Keratose (tylotisches Ekzem). Als Folge der so bedingten Starre des Gewebes sind chronische Ekzeme ggf. durch Fissuren und Rhagaden kompliziert.

Von diesem Typ des auch morphologisch besonderen chronischen Ekzem ist das chronisch-rezidivierende Ekzem zu trennen mit seinen wiederkehrenden Schüben, deren jeder im Ablauf und damit auch in der Morphe dem akuten Ekzem entspricht. Im übrigen bestehen zwischen allen erörterten Verlaufs- und morphologischen Formen fließende Übergänge, worauf bereits hingewiesen wurde.

Nach der Ausbreitung kann man Ekzeme unterscheiden, die auf die Kontaktstelle eines allergischen oder sonstigen Irritans beschränkt sind, und solche, welche weit darüber hinausgreifen, ggf. ohne faßbare Kontaktnoxe generalisiert bzw. universell auftretend. Das hat zu Unterscheidungsversuchen geführt, welche das Ekzem als zeitlich und örtlich umschriebene Reizantwort („Ekzemreaktion", „Dermatitis eccematosa" älterer Autoren) dem Ekzem als scheinbar autonom gewordener, durch Chronizität des Verlaufs bestimmter, eigengesetzlicher Krankheit (Ekzem-Krankheit) gegenüberstellten. Als Zwischenstufe zwischen den genannten Extremen erscheint das „springende Ekzem", bei welchem neben dem Kontaktbereich umschriebene weitere Hautzonen mitreagieren.

Bei allen diesen Typen kann die Vulva und ihre Nachbarschaft betroffen sein. Dabei ist es für die Art des Befundes von untergeordneter Bedeutung, ob die Vulva primär durch die unmittelbare Einwirkung eines Kontaktreizes oder sekundär als mitreagierender Hautbezirk bei springendem Ekzem erkrankt. Beides ist nach der klinischen Erfahrung nicht selten, ohne daß vergleichende Statistiken der Literatur bisher über die Häufigkeit genauere Auskunft geben.

Das klinische Bild im Vulvabereich wird in allen diesen Fällen von Ekzem vom jeweiligen Akuitätsgrad des entzündlichen Prozesses und von der regionalen Eigentümlichkeit des Terrains geprägt. Hierbei spielt außer der schon erwähnten Texturbesonderheit des Bindegewebes, die zu den besprochenen monströsen, große und kleine Labien sowie Präputium clitoridis einbeziehenden Ödemen führt, der intertriginöse Charakter dieser Region, welcher sich überdies wesentlich ekzembegünstigend auswirkt, eine Rolle. Erhabene, besonders bläschenförmige Ekzemefflorescenzen werden leicht und vorzeitig aufgescheuert. Die allgemeine Mazeration dieser Region begünstigt flächenhafte Epidermiserosion mit flächenhaftem Nässen. Die chronischen mit „Infiltration" und Lichenifikation einhergehenden Typen können mit einer gewissen Hyperpigmentierung einhergehen, die in der zu vermehrter Pigmentierung besonders disponierten Genitalregion oftmals beträchtlich ist.

Daß bei Genital-Ekzemen die Analregion einbezogen wird, ist ebenso geläufig wie umgekehrt die Ausdehnung eines Anal-Ekzems auf die Genitalgegend oder die primäre Erkrankung des gesamten Genitoanalbereichs. Ein besonderer derartiger

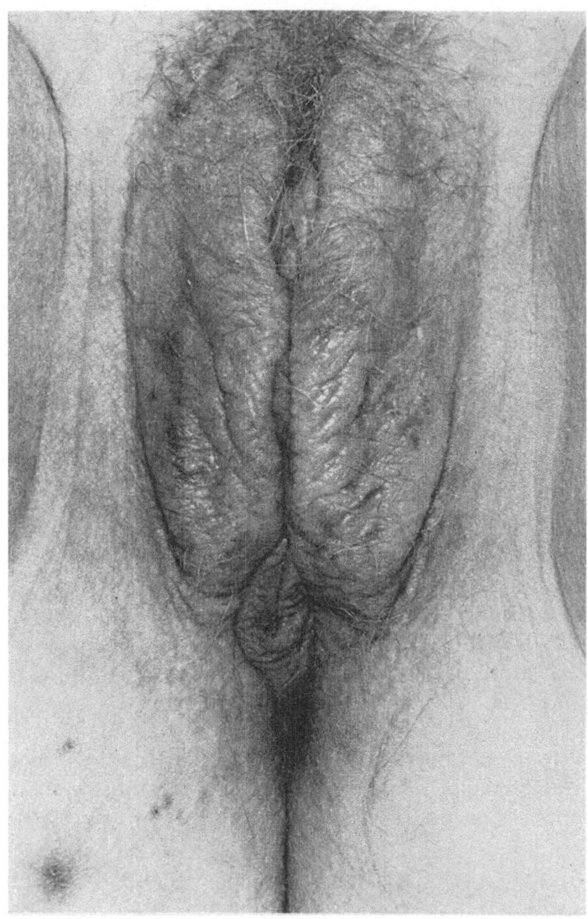

Abb. 4. Chronisches, stark juckendes Vulva-Ekzem mit pelziger Hautverdickung sowie De- und Hyperpigmentierung der großen Labien und „Lichenifikation" (knötchenartiger Vergröberung der Hautfelderung) in der Vulva-Umgebung. Beim endogenen Ekzem und beim Lichen Vidal (dann isoliert) entsprechen die Befunde dem abgebildeten

Fall liegt beim Windel-Ekzem der Säuglinge vor, bei welchem sich unter der Reizwirkung von Urin und Stuhl, besonders bei dyspeptischen Stühlen, in der gesamten Windelregion erosive rote Bezirke, z.T. nässend oder krustös, neben hanfkorn- bis pfenniggroßen flachen, roten, papulösen, gelegentlich auch leicht schuppenden Herden bei einer gewissen Neigung zur Gruppierung entwickeln. Der Ausschlag weist Ähnlichkeit mit einem papulösen, insbesondere connatalen Syphilid auf, die zu der irreführenden Bezeichnung Syphiloide post-érosive (JACQUET) geführt hat.

Die übrigen dem Formenkreis des Ekzems zugehörigen Krankheiten erscheinen im klinischen Bild weit monotoner als das vulgäre Ekzem. Das gilt sowohl für das seborrhoische Ekzem — wenn es nicht durch die Reaktion auf eine Irritation alteriert, „ekzematisiert", ist und demgemäß eine auch morphologisch akutere Note erhalten hat (akutes seborrhoisches Ekzem) — als auch für das endogene Ekzem und für den morphologisch ähnlichen Lichen chronicus simplex *Vidal*.

β) Das seborrhoische Ekzem

Das klassische seborrhoische Ekzem (sive Dermatitis seborrhoides) ist durch mehr oder weniger schuppende, vergilbt rote Herde gekennzeichnet, die im übrigen keine sonderliche Exsudationsneigung aufweisen, ziemlich torpide sind und sich häufig auf bestimmte, talgdrüsenreiche Prädilektionsstellen konzentrieren, ohne sich strikt an diese zu halten. Zu diesen Lieblingslokalisationen zählen in erster

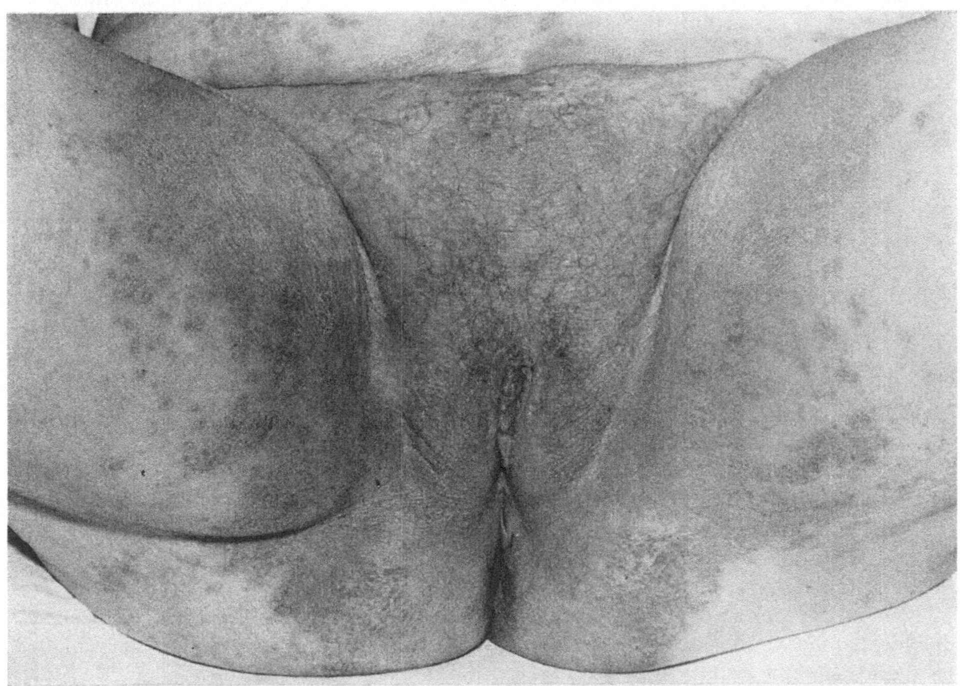

Abb. 5. Beteiligung der Vulva und Vulva-Umgebung am seborrhoischen Ekzem

Linie der behaarte Kopf, die Ohrumgebung, besonders die retroauriculare Region, in der Gesichtsmitte die Lidränder, die Nasolabialfalten, ferner die Thoraxmitte vorn und hinten, die Nabelgegend und auch die Genitalregion (Abb. 5). Besonders am Stamm und an den Extremitäten neigen diese Herde zu meist scharf begrenzten numulären Formen. Daneben kommen gelegentlich auch kleinfleckige, follikuläre seborrhoische Ekzeme zur Beobachtung.

Im Vulvagebiet ist gemäß der besonderen Lokalisation auch bei im übrigen trockenem, nicht irritiertem seborrhoischen Ekzem die Exsudationsneigung größer. Ein Vulvaherd kann, ebenso wie beim vulgären Ekzem, einzige Manifestation des seborrhoischen Ekzems sein.

Feingeweblich tritt beim seborrhoischen Ekzem die Spongiose zurück, ist aber in diskreter Form nachweisbar, was bis zu einem gewissen Grad bei der Unterscheidung von der gelegentlich klinisch wie auch histologisch ähnlichen Psoriasis vulgaris weiterhilft. Die der Psoriasis eigentümlichen Munroschen Mikroabscesse fehlen. Es besteht eine mäßige Akanthose und Parakeratose.

γ) Das endogene Ekzem

Das endogene Ekzem (Asthma-Ekzem, Neurodermitis disseminata) mit seinem eigengesetzlichen, das jüngere Lebensalter erfassenden zyklischem Ablauf äußert sich, abgesehen von dem exsudativen „Milchschorf" der Säuglingsperiode, in Form der beim chronischen vulgären Ekzem beschriebenen Lichenifikation. Sie tritt beim endogenen Ekzem symmetrisch in bestimmten Regionen auf, befällt vornehmlich die großen Gelenkbeugen, im weiteren Verlauf auch das Gesicht und den Hals und wird später durch in die Herdbereiche eingestreute Prurigoknötchen kompliziert. Vulvabefall im strengen Sinne ist nicht häufig. Perigenitalbefall ist jedoch im Sinne der Beteiligung der Leistenbeugen und von hier sich ausdehnenden Krankheitsherden nicht ungewöhnlich. Ggf. kann der Befund mit Rarifizierung der Schambehaarung, die übrigens auch bei anderen chronisch verlaufenden Ekzemtypen vorkommt, einhergehen. — Histologie s. Lichen simplex chronicus.

Die exogenen **Ursachen der Vulva-Ekzeme** sind mannigfaltig. Sie sind z. T. echte Auslöser, wie die Allergene beim allergisch bedingten Ekzem. Zum Teil haben sie die Bedeutung begünstigender Faktoren, wie die Feuchtigkeit des Milieus durch Schweiß, Ausfluß oder Urinbenetzung, die zur Mazeration und damit zu einer zu verschiedenen Hautkrankheiten disponierenden Schädigung führt. Für manche Faktoren, so für den Fluor, läßt sich die Kombination beider Wirkungen nicht ausschließen. Insbesondere die Zersetzung von Sekret bei mangelnder Hygiene wirkt sich naturgemäß ekzembegünstigend aus. Keine andere Region ist unter physiologischen und pathologischen Bedingungen vergleichsweise gefährdet (durch vermehrte Sekretion als eitriger Urogenitalfluor bei Vaginitis, Endometritis, Cystitis, Pyelitis purulenta und anderen Prozessen; durch Menstruation; durch die bevorzugte Neigung zu Schweiß- und Talgsekretion der Genitalregion, ggf. unter Smegmabildung). Hinzu kommt die besondere Neigung zur Kongestion und die leichte Möglichkeit der Irritation durch ungeeignete Menstruationshygiene oder ungeeignete Kleidung. Desgleichen bieten umgekehrt die im Rahmen der Körperpflege und Hygiene durchgeführten Waschungen und Spülungen und der Einsatz der hierbei verwendeten Detergentien und Desinfizienten, die lokalen Antikonzeptiva und die zur Behandlung von Genitalleiden verwendeten vielfältigen Medikamente zahlreiche Ekzemursachen. Neben den zur Körperpflege und Behandlung verwendeten Substanzen kommen beim Genito-Analekzem nach neueren Hinweisen von Livingood u. Pillsbury auch mit den Faeces ausgeschiedene Nahrungsmittelreste als Allergen in Frage.

An begünstigenden inneren Ursachen kommen neben der im einzelnen meist nicht näher faßbaren Disposition insbesondere die Fettleibigkeit und der Diabetes in Betracht. Auch Schwangerschaft und Puerperium disponieren durch Kongestion und Sekretion vermehrt zum Genital-Ekzem, meist akuten Typs. Eine Reihe interner Störungen, insbesondere Stoffwechselkrankheiten, führen, ebenso wie hormonelle Dysregulation, Senium, aber auch psychische Konfliktsituationen, zunächst zum bloßen Genitalpruritus, welcher seinerseits Anlaß zum Scheuer-Ekzem, sowohl akuten als auch chronischen Typs, werden kann.

Bei der Pathogenese der am Ort ausgelösten Ekzeme ist die Allergie, die sich meist durch positiven Läppchentest auch in anderen Bezirken des Hautorgans nachweisen läßt, zu unterscheiden von der „Abnützungs"-Schädigung der Haut durch Summation chronisch-unterschwelliger Änderung des Hautoberflächen-pH (insbesondere zur alkalischen Seite hin), ständigen Hautfett-Entzuges durch Detergentien, mechanische Irritation usw. Das so bedingte Ekzem hat man im Gegensatz zum allergischen als Abnutzungsdermatose (BERING), degeneratives Ekzem (SCHREUS), traum-iteratives Ekzem (HAGERMAN) usw. bezeichnet. Hierbei ist zu beachten, daß die „Abnutzungs"-Schädigung natürlich auch die allergische Sensibilisierung erleichtern und begünstigen kann, wodurch dann beide pathogenetische Faktoren im gleichen Fall wirksam werden und ggf. der Prozeß bei vermehrter Irritabilität der Haut auch nach Ausschaltung eines wirksamen Allergens noch anhält. In der Morphologie bewirken die verschiedenen pathogenetischen Faktoren keine grundsätzlichen Unterschiede.

In bezug auf die allgemeine Pathogenese, ebenso wie hinsichtlich der morphologischen Äußerungsmöglichkeiten entspricht das Vulva-Ekzem insgesamt dem Ekzem der übrigen Haut, so daß für ein weiteres Studium auf die modernen Gesamtdarstellungen des Ekzems von MIESCHER (1962), SCHNEIDER u. WAGNER, HALTER u. SCHÄFER, bezüglich der Morphologie auch auf die älteren Darstellungen von KREIBICH, NOBL, UNNA u. WINKLER verwiesen sei. Die Histologie des Ekzems ist zusätzlich u. a. bei GANS u. STEIGLEDER, LEVER sowie PERCIVAL, MONTGOMERY u. DODDS dargestellt. Die Besonderheiten, welche das Vulva-Ekzem sowohl bezüglich der bevorzugten Ausprägung bestimmter Erscheinungsbilder als auch im Hinblick auf das besondere Spektrum der pathogenetisch und aetiologisch wirksamen Faktoren bietet, sind zusammenfassend von KEHRER, von HUNT sowie unlängst von CALANDRA u. SAMMARTINO bearbeitet worden.

Das Schrifttum der letzten Jahrzehnte hat für unsere Betrachtung des Vulva-Ekzems keine grundsätzlich neuen Erkenntnisse gebracht. Ein Teil der Arbeiten befaßt sich mit dem Ekzem der Vulva, seinen verschiedenen Typen und oft weiteren Dermatosen im Rahmen des therapeutisch häufig so problematischen Pruritus vulvae, wobei das Ekzem als Symptom (BONNEY, 1938) oder als Ursache des Pruritus erscheint (NAUJOKS, 1935, HAILEY u. HAILEY, 1939, HERRERA, 1952, PARKS, 1953 u. 1955, MONTEIRO, 1957, STAMM u. CAFLISCH, 1963). Einzelne Arbeiten bringen Beiträge zur speziellen Ätiologie, so GOLDSTEIN (1940, Medikamente), HEROLD (1954, pH-Verschiebung unter Monatsbinden), GARNIER (1960) sowie MARKIN (1965) und ferner NEUMANN u. Mitarbeiter (1965) (einander z. T. widersprechende Hormonbefunde bei Vulva-Ekzem).

Für die Pathologie des Vulva-Ekzems ergeben sich insgesamt keine neuen Gesichtspunkte.

Auch zur Statistik des Vulva-Ekzems fehlen nähere Informationen. Die Feststellung der Häufigkeit beruht vorläufig auf Eindrücken erfahrener Kliniker. Wieweit diese divergieren geht aus einer Diskussion von HAILEY mit MONTGOMERY (1939) hervor, in welcher HAILEY u. HAILEY die gleichzeitige ekzematöse Erkrankung anderer Hautregionen bei vorhandenem Vulva-Ekzem mit 80 % ansetzen, während MONTGOMERY umgekehrt bei 80 % seiner Patienten mit Vulva-Ekzem das Ekzem ausschließlich im Vulvabereich fand.

2. Lichen simplex chronicus Vidal

Eine ausgesprochene Prädilektion für die Genital- und Perigenitalregion weist der torpide *Lichen simplex chronicus Vidal* (Neurodermitis circumscripta) auf, der nach heutiger Auffassung eine Sonderstellung einnimmt und vom Ekzem abzugrenzen ist. Er scheint, wie das endogene Ekzem, weitgehend unabhängig von exogenen Noxen zu sein, vielleicht nicht unbedingt von mechanischen Irritationen im Sinne des Scheuerns, welche aber wohl mehr als Circulus vitiosus bei der quälend juckenden Dermatose von Bedeutung sind. Die Genitoanalregion imponiert als ausgesprochen typische Lokalisation dieser umschriebenen, in einzelnen oder vereinzelten Herden auftretenden Erkrankung. Bevorzugter Sitz ist außerdem der Hals und Nacken; gelegentlich werden Herde aber auch in anderen Regionen beobachtet. — Das feingewebliche Bild des endogenen Ekzems und des Lichen simplex chronicus gleicht dem vulgären chronischen lichenifizierten Ekzem. Diesem entspricht auch weitgehend der klinische Befund des Lichen simplex in Form eines umschriebenen, meist handteller- bis handflächengroßen lichenifizierten Herdes. Bei voller Ausprägung läßt dieser beim Lichen simplex drei ineinander übergehende Zonen unterscheiden, welche zentral in einer flächenhaften Lichenifikation, peripherwärts in einer Auflösung dieses Befundes in flache Einzelpapeln und am Randsaum in einer unscharf begrenzten Hyperpigmentierung gegeben sind. Der Lichen chronicus simplex kann im Genitalbereich die Vulva umgeben oder sich in einer der beiden Genitocruralfalten oder im Dammbereich entwickeln.

3. Morbus Fox-Fordyce

Anhangsweise — aus differentialdiagnostischen Gründen an dieser Stelle — soll hier die *Fox-Fordyce*sche Krankheit abgehandelt werden, deren Zugehörigkeit zum Lichen chronicus simplex *Vidal* gelegentlich diskutiert worden ist, die aber schon früher und wiederholt auch in der neueren Literatur als aprocrine Schweißdrüsenerkrankung aufgefaßt wird. Es handelt sich um eine in streng umschriebener Lokalisation, ausschließlich bei Frauen im Fortpflanzungsalter auftretende und mit quälendem Juckreiz einhergehende Dermatose. Infolge der innerhalb geschlossener Hautfelder in dichter Apposition auftretenden Knötchenbildung kann sie dem Lichen simplex äußerst ähnlich werden und zum diagnostischen Irrtum verleiten, zumal Juckreiz und Lokalisation dem Lichen simplex ebenfalls entsprechen. Sie ist an die Regionen mit apocrinen Schweißdrüsen gebunden, befällt also ausschließlich Schamregion, Axillen und Warzenhöfe.

Die Knötchen sind stecknadelkopfgroß, derb, hautfarben bis blaßrötlich, kegelförmig, halbkugelig, abgeschliffen, zerkratzt. Sie sind in gleichförmiger follikulärer Anordnung dicht in der gesamten befallenen Region angebildet.

Feingeweblich wird der Beginn in einer Verlegung des Schweißdrüsenausführungsgangs, möglicherweise durch follikuläre Hyperkeratose, erblickt mit konsekutiver Dilatation und Ruptur des Gangs innerhalb des Follikelepithels und Bildung eines Schweißretentionsbläschens. Diese kleinen Bläschen lassen sich nur in Serienschnitten auffinden (Shelley u. Levy, Montes u. Mitarb., Graham u. Mitarb.). Des weiteren entwickeln sich Akanthose und ein entzündliches Infiltrat im Corium. In einigen Fällen sind metachromatische schleimige Einlagerungen im Corium (Winkelmann u. Montgomery) oder schaumzellhaltige granulomatöse Infiltration bei Gangruptur im Corium (Graham u. Mitarb.) gefunden worden. Die Annahme einer primären Schweißdrüsendysfunktion ist aufgrund von Vergleichsuntersuchungen normaler apokriner Schweißdrüsen noch nicht über jeden Zweifel erhaben (vgl. hierzu Winkelmann u. Montgomery, Winkelmann u. Hultin, Graham u. Mitarb.).

4. Vulvitis

Die Abgrenzung des Begriffes Vulvitis ist im Ekzem-Kapitel diskutiert. Bei der Vulvitis simplex liegt häufig ein Zusammentreffen mit ekzematösen oder dermatitischen Erscheinungen vor, wobei die Differenzierung dieser Komponenten im praktischen Gebrauch meist unterbleibt. Es handelt sich um heterogene Entzündungen, welche ihre gemeinsame Gattungsbezeichnung — und auch Züge gemeinsamen Gepräges — von der besonderen Lokalisation erhalten. Die Vulvitis entspricht

als Sammelbezeichnung für Entzündungen, welche durch ihre Lokalisation (Übergangsschleimhaut) geprägt sind, ganz der Balan(o-posth)itis des Mannes.

a) Vulvitis simplex

Sie ist eine unspezifische Irritationsfolge oder spezifische Überempfindlichkeits-
reaktion der Schleimhaut und Halbschleimhaut und demgemäß das Analogon
der Dermatitis bzw. des Ekzems, deren Erscheinungen begleitend im Hautbereich der Vulva und ihrer Umgebung vorhanden sein können (s. Ekzem-Kapitel).
Die Entzündung äußert sich in diffusem Erythem und Ödem vornehmlich der
kleinen Labien und Clitorisgegend, aber auch der großen Labien und Perineal-
Gegend. Es besteht fötide, serös-eitrige Absonderung der Vulva, begleitet von
Juckreiz oder Brennen, besonders bei der Miktion und beim Gehen. Ursächlich
kommen chemische und mechanische Irritation (Fluor, mangelnde Hygiene und
Sekretzersetzung, Chemikalien zur Behandlung oder Empfängnisverhütung,
Spülungen, Irritation bei der Kohabitation und Masturbation, Oxyuren usw.) in
Betracht. Innere Krankheiten (Harnwegs- und Darmentzündungen, Fettsucht,
Diabetes) und hormonale Einflüsse (Gravidität, Menstruation) wirken begün-
stigend.

b) Diabetische Vulvitis

Sie entspricht entweder der Vulvitis simplex oder der Soor-Vulvitis (s. in den
entsprechenden Kapiteln). Dabei ist die Entzündung oft bis zur starken Sekretion
und bis zur Entwicklung erosiver Veränderungen (SCHERBER) gesteigert. Nach
HESSELTINE u. Mitarb. finden sich bei den meisten diabetischen Vulvovaginitiden
Hefepilze.

c) Reiter-Vulvitis (Reich)

Geläufiges Genitalsymptom des Morbus Reiter ist die in ihrer Intensität sehr
wechselnde Urethritis. Sie kann Harnröhrenbrennen, vor allem bei der Miktion,
verursachen, kann zu Rötung, Schwellung und Ektropionierung des Orifizium
externum führen und ist endoskopisch durch „pflastersteinartige" oder „steingut-
artige" Auflagerungen gekennzeichnet, welche nach HARKNESS (Untersuchungen
an der männlichen Harnröhre) einen relativ charakteristischen Befund darstellen sollen. Der durch die Urethritis verursachte Fluor variiert in seiner Stärke
sehr, wird gelegentlich vom Kranken gar nicht bemerkt, in anderen Fällen ist er
erheblich. Seltener ist er von Anbeginn an eitrig, häufiger anfangs klar, schleimig,
grau und erst später gelblich, dicker, schleimig-eitrig, ausnahmsweise auch
haemorrhagisch. Er enthält Schleim, Leukocyten, Epithelien. Bakterien fehlen
oder sind als Sekundärbesiedlung aufzufassen. — Bei Frauen soll ggf. auch eitrige
Vaginitis auftreten (SIDELL), die nach einer Beobachtung von SCHITTENHELM u.
SCHLECHT synchron mit den Gelenkbeschwerden auftritt und abklingt.

Als weiteres, erst in jüngerer Zeit in seiner Bedeutung erkanntes, in der Praxis
aber wohl noch zu wenig beachtetes Symptom am Genitale kommt als Äqui-
valent der pustulös-keratotisch-psoriasiformen Hautveränderungen ein bisher am
Manne sorgfältiger studiertes Exanthem als Reiter-Balanitis vor. Diese Reiter-
Balanitis, Balanitis circinata (auf Vorschlag REICHs zur Unterscheidung von der
nicht zum Morbus Reiter gehörenden Balanitis erosiva cricinata besser: Balanitis
circinata parakeratotica) ist charakterisiert durch multipel aufschießende, rundliche, im Beginn stecknadelkopfgroße, von einer leicht elevierten, zarten, weißlichen parakeratotischen Randleiste umsäumte Erytheme, welche durch mäßige
periphere Vergrößerung und Konfluenz mikrozyklisch begrenzte größere Herde
neben isoliert verbleibenden kleinen Herden bilden. — Der histologische Befund

entspricht in seiner Architektur im großen und ganzen der Psoriasis vulgaris oder pustulosa, weicht aber durch Haemorrhagien und plasmacelluläre Infiltration ab (Reich).

Analoge Veränderungen der Übergangsschleimhaut sind an der Vulva möglich. Darüber hinaus beobachtete Reich psoriasiforme schuppende Erytheme im Hautbereich der Vulva und ihrer Umgebung (Reiter-Vulvitis, Reich, Abb. 6).

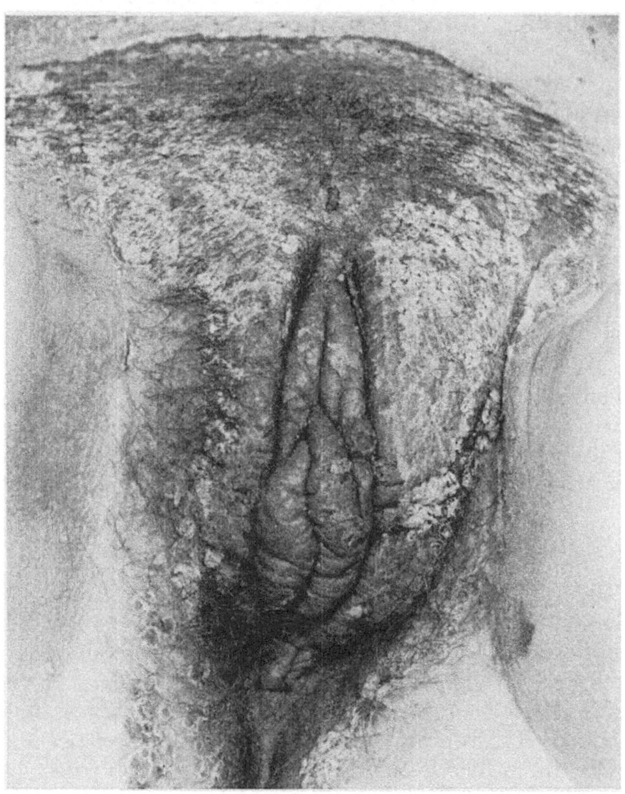

Abb. 6. Reiter-Vulvitis, psoriasiformer Typ, mit induriertem Ödem der Labien. [Entlehnt aus Reich, H.: Hautarzt 17, 406 (1966)]

Der Morbus Reiter betrifft überwiegend Männer, Frauen erkranken nur ausnahmsweise (ausführliche Darstellung der Reiterschen Krankheit bei Hauser sowie Bohnstedt).

d) Vulvitis plasmacellularis (Zoon)

Von Zoon (1950) und Nödl (1954) wurde eine besondere plasmacelluläre umschriebene Entzündung an Glans und Praeputium penis klinisch und histologisch herausgearbeitet. Zoon (1955) bezog sodann aufgrund zweier eigener Beobachtungen entsprechende Vulvafälle in die Betrachtung ein. Weitere Fälle von Vulvitis plasmacellularis wurden von Garnier (1954, 1957) und von Hornstein (1960) mitgeteilt. Schuermann (1960) hat unter Einschluß analoger Mundschleimhautveränderungen (Nikolowski u. Wiehl) die isolierten Krankheitsmanifestationen zum Sammelbegriff der „Plasmocytosis circumorificialis" zusammengefaßt, in deren Rahmen nunmehr die Vulvitis plasmacellularis als eine von mehreren Manifestationsmöglichkeiten erscheint. Es handelt sich dabei aber nicht um „systematisiert" in den erwähnten besonderen Lokalisationen zugleich auftretende Krankheitserscheinungen, sondern um eine durch die Gleichartigkeit der Terrainfaktoren geprägte besondere Reizbeantwortung nicht näher erfaßter, polyätiologischer (auch traumatischer — NIKOLOWSKI u. WIEHL) Reize, welche die genannten Lokalisationen verbindet und in der Regel nur isolierte Herde in jeweils einer Region erwarten läßt. Die aetiologische Klärung der Einzelfälle ist unbefriedigend; NÖDL hält die besonderen örtlichen Durchblutungsverhältnisse für pathogenetisch bedeutsam. Der Zustand ist harmlos, therapeutisch gelegentlich hartnäckig, aber auf banale externe Antiphlogistica ansprechend.

Klinisch handelt es sich um umschriebene, braunrote (auch „schokoladenfarbene", „ekchymotische"), auch mit Teleangiektasien versehene, glänzende, gelegentlich leicht erodierte, berührungsempfindliche Flecke (Abb. 7), tastbar infiltriert, aber im Hautniveau oder gering eingesunken, randwärts auch leicht ödematös erhaben, oft mit etwas blasserem Hof, deren Konfiguration häufig auf Konfluenz aus mehreren, ursprünglich kleineren Herden schließen läßt, wie sie sich zusätzlich satellitenartig in der unmittelbaren Nachbarschaft noch finden

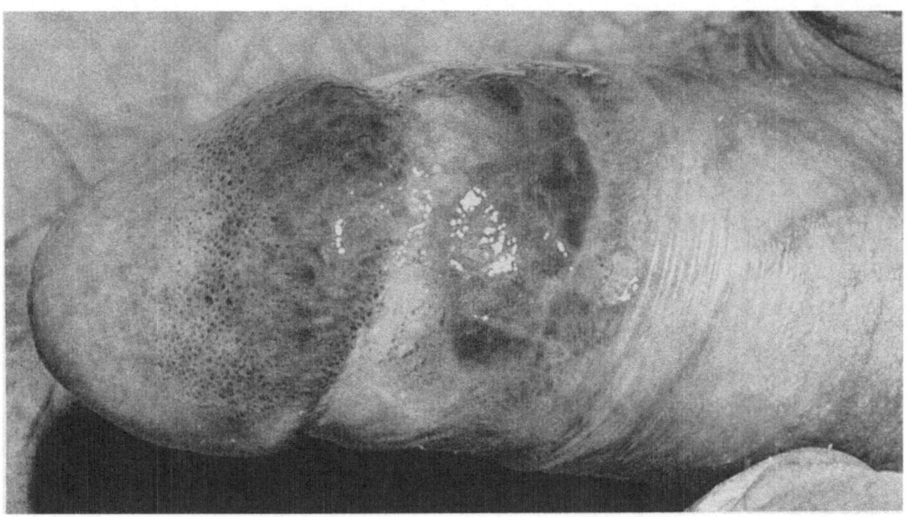

Abb. 7. Balanoposthitis plasmacellularis. Beachte die hämorrhagische Note der glänzenden düsterroten Erytheme

können. An der Vulva kann offenbar die gesamte Schleimhaut und Übergangszone befallen werden, so der Introitus vaginae, die Hymenalgegend, und die Nymphen oder das Urethralostium im Falle GARNIER oder die kleinen Labien, Clitorisgegend und Innenseiten der großen Labien im Falle HORNSTEIN.

Differentialdiagnostisch ist am häufigsten die praecanceröse Erythroplasie Queyrat wegen der wichtigen therapeutischen Konsequenzen diagnostischer Irrtümer bei Unkenntnis des erst jüngst herausgearbeiteten Zustandbildes und mit Rücksicht auf die frühere zweifellos erfolgte Einbeziehung dieser Fälle in die Erythroplasie erörtert worden. Die Abgrenzung ist meist schon klinisch aufgrund der haemorrhagisch-teleangiektatischen Note der Vulvitis plasmacellularis einerseits und der samtartigen Granulation der Erythroplasie andererseits und darüber hinaus unschwer histologisch möglich. Weiterhin ist an der Vulva das fixe Arznei-mittel-Exanthem auszuschließen.

Histologisch liegt eine massive bandförmige Plasmazellproliferation des oberen Coriums vor, meist gegen das Epithel abgesetzt durch einen ödematösen hyper-aemischen Bindegewebsstreifen. Die Epidermis wird verdünnt, aber auch acan-thotisch angetroffen, sie kann besonders über den Papillen stark reduziert sein, so daß auch psoriasisähnliche Bilder am Epithel beobachtet wurden. Charakteristisch sind umschriebene Hämorrhagien und Hämosiderinablagerungen im Infiltrat (klinischer Braunton!). Sie geben gemeinsam mit umschriebenen „keimzentren-ähnlichen" Lymphocytenansammlungen dem überwiegend plasmacellulären Infiltrat ein polymorpheres Gewebsbild.

Nach der Auswertung der Kasuistik durch Hauser erkrankten die verschie-densten Altersgruppen, in der Regel aber vornehmlich Personen des höheren Erwachsenenalters.

Vulvitis erosiva circinata und gangraenosa. (s. Kapitel Plaut-Vincentsche Symbiose).

Soor-Vulvitis (s. Kapitel Mykosen)

e) Vulvovaginitis gonorrhoica

Die Vulvovaginitis ist die typische gonorrhoische Erkrankungsform der kleinen Mädchen. Ansteckung meist durch gemeinsames Schlafen, gemeinsame Benutzung von Waschlappen, Handtuch usw. mit der kranken Mutter. Seltene Ansteckung durch (kriminelle) Coitusversuche. Akute Symptome sind häufig. Es besteht Rö-tung, Schwellung, Schmerzhaftigkeit der Vulva. Der Verlauf kann aber auch schleichend beginnen. Die Harnröhre erkrankt mit, ferner, im Gegensatz zur Gonorrhoe der erwachsenen Frau, stets auch die Vagina, da deren Epithel noch un-verhornt und locker gefügt ist. Cervixbeteiligung tritt im Verlauf hinzu. Gleich-zeitige Rectumgonorrhoe ist häufig (20—100 %). Regionale Lymphadenitis kommt vor. Vulva und Vagina, die bei Frauen im geschlechtsreifen Alter nicht mehr diffus gonorrhoisch erkranken (entzündliche Veränderungen sind hier jedoch fortgeleitet durch Fluor möglich), können bei nicht mehr gebärfähigen Frauen wieder gonorrhoisch infiziert werden. Ausnahmsweise erkrankten gleichsinnig auch Gravide.

Die gonorrhoische Vulvitis ist in ihrer Makro- und Mikromorphe uncharakteri-stisch. Sie ist eigentlich eine „Vulvitis simplex" durch Gonorrhoe. Die klinische Diagnose, welche alle Ursachen der Vulvitis simplex (besonders Oxyuren, mecha-nische, masturbatorische Reizungen) zu berücksichtigen hat, wird aufgrund der Gesamtsituation (Anamnese, Beteiligung von Vagina, Urethra ggf. Rectum) ge-stellt und durch den Erregernachweis (häufig kulturelle Untersuchung nötig!) ge-sichert.

Es sei ferner darauf hingewiesen, daß eine Reihe anderer Erreger (z. T. in Kom-bination mit „spezifischeren" morphologischen Veränderungen, s. die entsprechen-den Abschnitte) diffuse banale Vulvitis hervorrufen können, so Diplococcus catarrhalis, Pneumokokken, Streptokokken, Diphtherie-, Typhus- und Colibacillen, Vaccine- und Herpesvirus oder Soor.

Auf die moderne Darstellung der gonorrhoischen Infektion im Kindesalter, einschließlich ihrer Komplikationen, durch Schneider sei zum ergänzenden Stu-dium hingewiesen.

f) Vulvitis „pellagrinosa", Ariboflavinose-Vulvitis

Bei Ariboflavinose kommen Vulvaerytheme vor, die auch bei Pellagra beobach-tet werden und hierbei ebenfalls mit größerer Wahrscheinlichkeit auf den gleichzeitig bestehenden Riboflavin-Mangel und nicht auf den Nicotinsäure-Mangel zu beziehen sind. Sie stellen eine Parallele zu den Mund- und Lippenbefunden bei Ariboflavinose dar. In den häufigeren leichten Fällen von Vitaminmangel sieht man an der Vulva (bei Männern am Scrotum) umschriebene unscharfe, blasse, gelblich-bräunliche, mäßig lamellös abschuppende, fleckförmige Erytheme, welche gering jucken und zur Annahme eines seborrhoischen Ekzems verleiten können. Schärfer begrenzte, nicht schuppende Erytheme kommen auch an der Schleimhaut vor und entsprechen dort den Möllerschen Schleimhautveränderungen der Vulva (KATHE) bei perniziöser Anämie und Eisenmangelzuständen. KORTING u. TADZER sahen erosive Erytheme auch an der Portio.

Bei schweren Komplexmangel-Zuständen im Rahmen der Pellagra-Symptomatik auftretend nimmt das Vulva-Erythem eine düster schmutzig-braune Pigmentierung und eine stärker keratotisch-squamöse Note, gegebenenfalls mit rhagadiformer Furchung, an.

Histologisch sind die wenig charakteristischen, unspezifisch-entzündlichen Erscheinungen zu erwarten, wie sie an der übrigen Hautlokalisation dieser Vitaminmangel-Symptomatik beobachtet werden. Diese besonderen „seborrhoiden" Erytheme sind auch feingeweblich wenig charakteristisch und von seborrhoischen Ekzemherden kaum zu unterscheiden. Am ehesten verrät sich die Pellagra durch gewisse feingewebliche Hinweise, welche nur graduell gegeben sind, und zwar im Pigmentreichtum, in Gefäßveränderungen (Hyalinisierung der papillären und oberen Cutisgefäße, Endothelschwellungen der tieferen Gefäße), Kollagendegeneration, der gegenüber die Elasticaveränderungen zurückzutreten scheinen, in deutlicherer Hyper- und Parakeratose, gelegentlich auch durch seltene, sowohl subcorneal, als auch subepidermal beobachtete Blasenbildung. Ob allerdings diese bei ausgeprägteren klinischen Befunden an belichteten Partien ermittelten relativen Kennzeichen uneingeschränkt auf die Genitalregion übertragen werden dürfen, erscheint fraglich.

II. Erythemato-squamöse Dermatosen

1. Psoriasis vulgaris und pustulosa
(Acrodermatitis continua, Impetigo herpetiformis)

Die *Psoriasis vulgaris* („Schuppenflechte") ist eine in der Regel ohne Allgemeinerscheinungen ablaufende Hautkrankheit. Nur die arthropathische Form und die Psoriasis pustulosa machen hiervon eine Ausnahme. Die Psoriasis vulgaris ist erblich, nach VOGEL multifaktoriell-dominant mit erhöhtem Schwellenwerteffekt. Sie neigt zu Rezidiven und Spontanremissionen.

Charakterisiert ist die Hauterkrankung morphologisch durch scheibenförmige, scharf begrenzte Herde unterschiedlicher Größe (Psoriasis punctata, guttata, numularis usw.) die durch periphere Ausdehnung miteinander konfluieren und große bogig begrenzte Areale einnehmen können. Die kleinen Herde stellen im Beginn hellrote bis sattrote Erytheme dar, welche anfangs von einer kaum wahrnehmbaren, später von einer deutlichen, oft massiven, geschichteten Schuppung bedeckt sind. Die Schuppung wird beim Kratzen durch Lufteintritt zwischen die Hornlamellen deutlicher („Kerzenfleck-Phänomen"). Kratzt man die Schuppung ganz ab, so tritt das über den Papillen verdünnte Stratum germinativum der Epidermis als feucht-glänzendes sog. Psoriashäutchen zutage, nach dessen Zerstörung dicht nebeneinander feinste Bluttröpfchen aus den nunmehr lädierten, verlängerten blutreichen Papillen austreten (Auspitz-Phänomen, „Phänomen des blutigen Taues").

Als seltene Variante oder als eigenständige Krankheitsform treten im Rahmen squamöser Erytheme bis etwa hanfkorngroße Pusteln und in deren Gefolge entsprechende Krusten, Erosionen und Epithelsäume auf. Diese *Psoriasis pustulosa* wird heute von zahlreichen Autoren (Literatur bei Lever, Grüneberg) mit der *Impetigo herpetiformis* und der *Akrodermatitis continua Hallopeau* identifiziert oder zumindest für morphologisch ununterscheidbar erklärt, eine Auffassung, die von uns geteilt wird. Abweichende nosologische Ansichten, deren Diskussion den Rahmen dieses Beitrages überschreiten würde, sind für die Fragestellung der Genital- und Schleimhautbeteiligung unwesentlich, so daß hier der gesamte Krankheitskomplex unter die Psoriasis pustulosa subsummiert werden kann.

Während an der Einbeziehung der Übergangszonen zur Schleimhaut (Lippenrot, Glans penis, Außenseite der kleinen Labien, Präputium und Frenulum clitoridis) in die Psoriasis kein Zweifel besteht, wird die Frage echter Schleimhauterkrankung bei der Psoriasis vulgaris uneinheitlich beantwortet. Es gilt als Faustregel, daß sie nicht beteiligt ist oder daß zumindest alle verdächtigen Befunde auf ihre Zuordnung zu anderen Krankheiten und auf das Vorliegen einer zufälligen Kombination mit banalen Schleimhaut-Affektionen (Lingua geographica, Lingua plicata, Leukoplakien) zu überprüfen sind. Schuermann betrachtet Mundschleimhautbeteiligung als erwiesen. Literatur, aus welcher echte Schleimhautbeteiligung *der Vulva* zweifelsfrei ersichtlich wäre, haben wir nicht aufgefunden. Auch Kehrer erkennt in seiner Bearbeitung der Dermatosen der Vulva von 1929 nur die Einbeziehung der Übergangszonen an. Die jüngeren Übersichten von Vonkennel u. Zingsheim sowie von Grüneberg, welche Kasuistiken der Mitbeteiligung der verschiedenen Schleimhäute beibringen und diskutieren, fanden Schleimhautbefall der Vulva in der Literatur nicht mitgeteilt.

Die Frage der Schleimhautbeteiligung ist auch an der sorgfältig untersuchten Mundhöhle problematisch, u. a. weil die histologischen Kriterien hier weniger zuverlässig sind; denn das Schleimhautepithel verdickt sich auch unter mechanischer Beanspruchung acanthotisch ohne Entwicklung einer Körnerschicht mit „parakeratotischer" Oberfläche. — Beobachtungen, deren Bilder der schwarzen Haarzunge, der Leukokeratosis nicotinica, der typischen Lingua geographica oder dem gleichartigen Bild anderer Mundschleimhautabschnitte (Anulus migrans), aber auch schubunabhängigen Leukoplakien entsprechen, sind allein als Stütze wertlos. Entscheidend wäre das synchrone Verhalten der psoriasisverdächtigen Herde mit dem Aufblühen und Abklingen der Eruption auf der Haut. Solche Beobachtungen liegen für die Psoriasis *pustulosa* vor (Schuppener). — Bei Anerkennung der aufgezählten Schwierigkeiten neigen jedoch maßgebliche moderne Autoren wie Schuermann, Greither u. Hornstein oder Grüneberg dazu, echten Schleimhautbefall als Ausnahme gelten zu lassen. Grüneberg betrachtet die Mundschleimhautkasuistiken von Dreyer, Jordan, Reil, Westphalen als hinreichend sicher. Andere Arbeiten erheben den Anspruch, Beteiligung von Binde- und Hornhaut, Kehlkopf, Hypopharynx, aber auch von Harnröhre und Harnblase (Ukhin u. Fine) nachgewiesen zu haben.

Die Möglichkeit des Schleimhautbefalls am weiblichen Genitale ist demgemäß ebenfalls als Ausnahme in Betracht zu ziehen. Zu erwarten wären leukoplakische oder exfoliativ-erythematöse Veränderungen in der Konfiguration von Psoriasisherden.

Anders ist die Situation bei der seltenen Psoriasis pustulosa und den erwähnten synonymen Krankheitsformen. Schleimhautbeteiligung ist für die „Impetigo herpetiformis" und die „Akrodermatitis continua" schon in der älteren Literatur herausgestellt worden (Übersicht bei Riecke). Für die „Psoriasis pustulosa" ist sie in den Dissertationen der Gottronschen Klinik in Breslau von Hamann (1936) und HEROLD (1938), später ferner von DANBOLT sowie SCHUPPENER bearbeitet worden. SCHUPPENER erwähnt in einem eigenen Fall neben Mundschleimhaut-Effloreszenzen eine „Vulvitis". Die Morphe erstreckt sich über diffuse Entzündung, maculöse Exantheme, Anulus migrans-Bilder, weißliche oder rötliche papulöse Veränderungen bis zu mikropustulösen und erosiv-exsudativen Erscheinungen (SCHUPPENER). Vulva- und Vaginalbeteiligung sind, wie sich schon aus den älteren Beobachtungen der synonym geführten Fälle ergibt, nicht ungewöhnlich. Die Schleimhautbeteiligung (unter Einschluß der Akrodermatitis continua und Impetigo herpetiformis) beträgt etwa 10 % (SCHUERMANN, GREITHER u. HORNSTEIN).

Die Herde an der Übergangszone und im Hautbereich der Vulva und ihrer Umgebung entsprechen den typischen Veränderungen der Psoriasis vulgaris oder Psoriasis pustulosa. An feuchtgehaltenen, macerierten Partien kann die Schuppung bzw. Epitheldecke der Pusteln weitgehend abgestoßen sein, der Herd als frisch-rote, scharf begrenzte Scheibe imponieren und bei isoliertem Vorkommen einem Soor-Herd sehr ähneln.

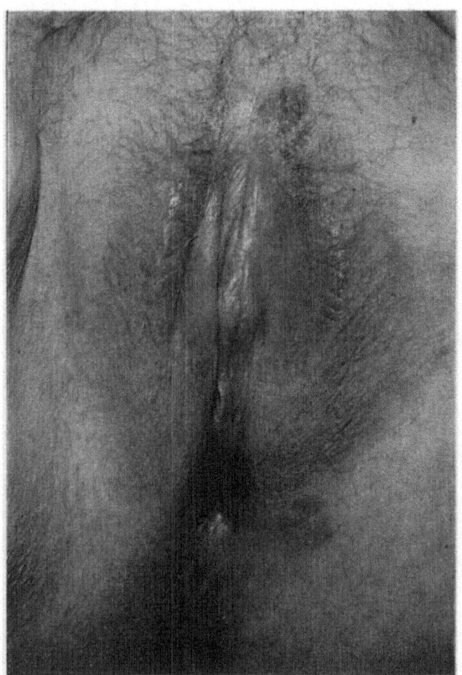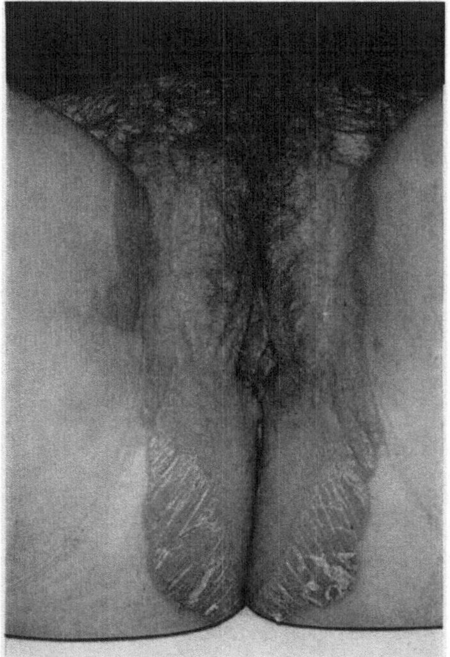

Abb. 8 u. 9. Klinisches Bild der Psoriasis vulgaris der Vulva und Vulva-Umgebung in Form scheibenförmiger, scharf begrenzter Erytheme, deren sonst typische Schuppung in feuchter macerierter Region oft klinisch nicht nachweisbar ist

Außerhalb des echten Schleimhautbereiches ist die Vulva ebenso wie ihre Umgebung bei der Psoriasis vulgaris oft befallen (Abb. 8 u. 9). Bei der Herdverteilung der Schuppenflechte unterscheidet man etwas schematisch den Regeltyp und den inversen Typ. Häufig kommen freilich Fälle ausgedehnten Befalls in generalisierter bis universeller Ausbreitung der Psoriasis zur Beobachtung, bei denen sämtliche Körperregionen Sitz der Erkrankung sind. Beim Regeltyp finden sich die Herde bevorzugt an den Streckseiten der Extremitäten, besonders über Ellbogen und Knien, in der Kreuzgegend, auf dem behaarten Kopf, während die zartere Haut der Beugen, aber auch die Hand- und Fußflächen relativ oder ganz frei sind. Beim selteneren inversen Typus sind diese Prädilektions- und Aussparungszonen praktisch vertauscht. Die Herde finden sich an Handtellern und Fußsohlen, in den Gelenkbeugen, in den Faltenregionen submammär und genitocrural, wobei in den letztgenannten Regionen intertriginöse Prozesse und mykotische Infektionen als Schrittmacher eine Rolle spielen. Für diesen Typus sind Herde der Vulva und ihrer Umgebung — meist in flächenhafter Ausdehnung — geradezu kennzeichnend. Da die Ausprägung der Schuppenflechte auch beim inversen Typ der Herdverteilung zwischen Einzelherden und ausgedehntem Befall schwanken kann, kommt durchaus gelegentlich auch isolierte Vulva-Psoriasis zur Beobachtung. Meist jedoch wird man wenigstens bei näherer Untersuchung einige weitere Herde entdecken, wenn nicht ohnehin der Vulvabefall nur Teilbefund im Rahmen einer ausgedehnten Dermatose ist.

Insgesamt ist Vulvabefall bei der Psoriasis vulgaris seit der Zeit der klassischen Krankheitsbeschreibung etwas so geläufiges, daß sich Originalarbeiten hiermit nicht mehr befassen, vielmehr die Autoren von Hand- und Lehrbüchern ausreichend und ausschließlich auf eigene klinische Erfahrung zurückgreifen können. Auf die Beiträge von Nobl (1928) im dermatologischen Handbuch und von Kehrer (1929) im gynäkologischen Handbuch sowie auf die jüngsten Übersichten von Weber, Grüneberg, Vonkennel u. Zingsheim wird verwiesen.

Eine Statistik über die Häufigkeit der Vulvabeteiligung haben wir nicht auffinden können.

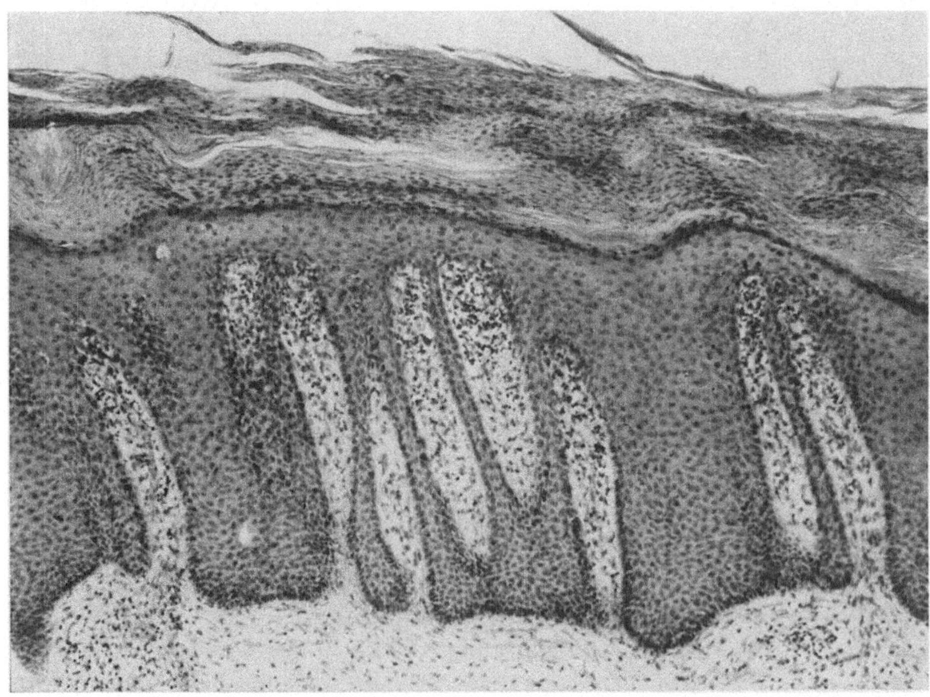

Abb. 10. Psoriasis vulgaris: Papillomatose mit leukocytärer Infiltration, Acanthose des Reteleistennetzes, Verdünnung des Stratum spinosum über den Papillenspitzen, parakeratotische Hornmassen lamellös aufgelockert. HE, 98:1, Gefrierschnitt

Ebenso wie in der klinischen Ausprägung entsprechen die Vulvaherde auch *fein-geweblich* den Veränderungen an der übrigen Haut, deren Histologie in den dermato-histologischen Nachschlagewerken von GANS u. STEIGLEDER, LEVER u. a. modern bearbeitet worden ist. Neben einer unspezifischen entzündlichen Infiltration des oberen Coriums und Papillarkörpers, an der auch polynucleäre Leukocyten beteiligt sind, finden sich als einigermaßen charakteristische Veränderungen Verlängerung und Auftreibung der Papillen des Papillarkörpers, deren Gefäße strotzend mit Blut gefüllt sind, ferner Verdünnung des Stratum spinosum der Epidermis oberhalb dieser Papille nauf 1—3 Zellagen und Verlängerung der Reteleisten, die in schlanker Kolbenform zwischen die verlängerten Papillen eingesenkt sind, so daß ein ständiger rhythmischer Wechsel von Verdünnung des Stratum spinosum und Akanthose entsteht (Abb. 10). Über dem Stratum spinosum finden sich mehr oder weniger massive, vornehmlich parakeratotische Hornmassen, in welche hier und da sog. Munrosche Mikroabszesse, kleine Leukozytenansammlungen, eingelagert sind (Abb. 11).

Die unter Psoriasis pustulosa geführte Gruppe von Krankheitstypen ist feingeweblich gekennzeichnet durch die spongiforme Pustel KOGOJs (KOGOJ bei Fällen von „Acrodermatitis continua" 1927, 1937, bei Fällen von „Impetigo herpetiformis" 1938, SCHUPPENER bei Fällen von „Psoriasis pustulosa" 1960). In angedeuteter Weise findet sie sich auch bei frischen Efflorescenzen von Psoriasis vulgaris (STREITMANN, KEINING u. JUNG-GRIMM, LEVER 1961). Sie ist außerdem bei den pustulös-keratotisch psoriasiformen Hautveränderungen des Morbus Reiter festgestellt worden. In die obersten Lagen des Stratum spinosum wandern gelapptkernige Leukocyten in ödematös geschwollene Stachelzellen ein, deren Protoplasma und Kern hierbei zugrunde gehen. Die Zellwände dagegen sind ziemlich resistent

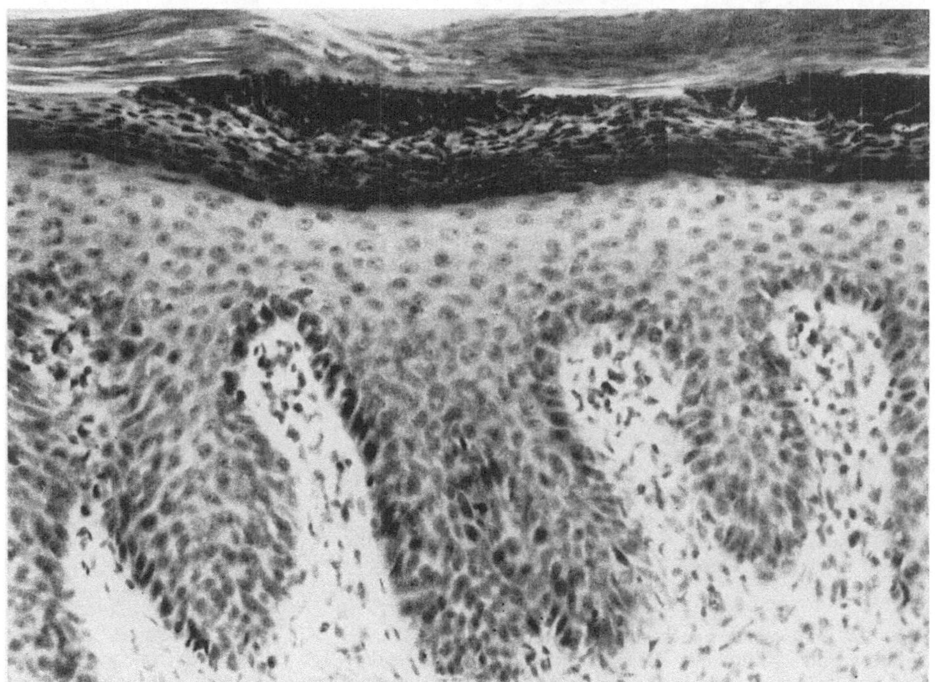

Abb. 11. Psoriasis vulgaris: Ansammlung gelapptkerniger Leukocyten in der Hornschicht (sog. Munrosche Mikroabscesse). HE, 250:1, Gefrierschnitt

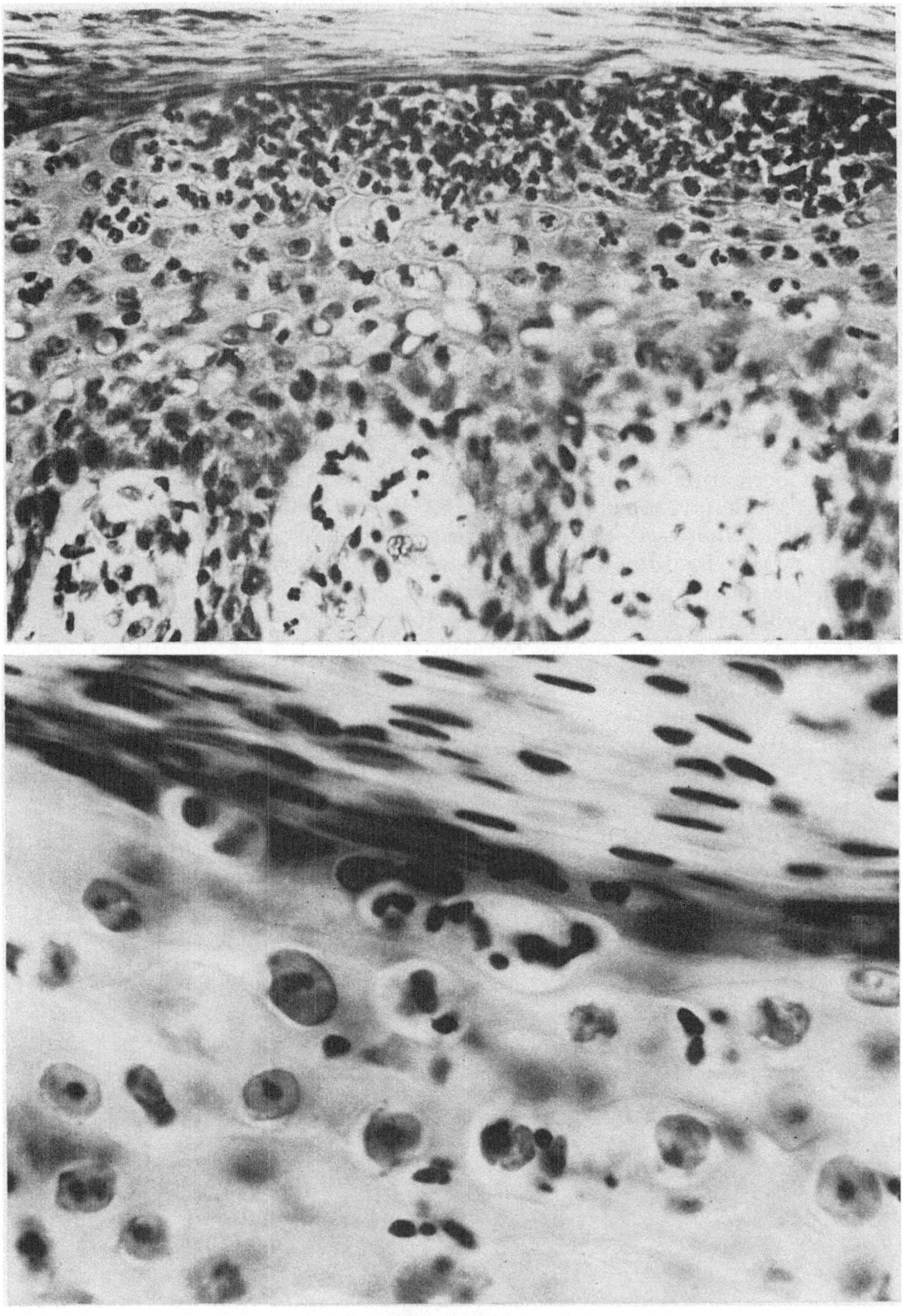

Abb. 12. Subcorneal entstehende „spongiforme" Pustel Kogojs bei Psoriasis pustulosa (unteres Bild: Randzone, Detail): gelapptkernige Leukocyten dringen in Epithelzellen ein und lösen sie auf. Die Wandanteile bleiben als Maschenwerk bestehen und bewirken den schwammartigen Charakter der Pustel. HE, 390:1 bzw. 625:1, Gefrierschnitt

und bleiben als Maschenwerk noch eine Zeit lang erhalten, was bei Vergrößerung der Pustel am besten in deren Peripherie erkennbar ist. Die Leukocyten liegen auf diese Weise wie in die Maschen eines Netzes oder Löcher eines Schwammes („spongiform") eingebettet (Abb. 12). Mit weiterem Aufrücken bei der Zellmauserung der Epidermis erscheinen die eingetrockneten Pusteln als Munrosche Mikroabscesse in der parakeratotischen Hornschicht, so daß die beiden Phänomene der spongiformen Pustel und des Munroschen Mikroabszesses offensichtlich in Beziehung miteinander stehen. Die übrigen Veränderungen der pustulösen Psoriasis entsprechen denen der Psoriasis vulgaris. — Die spongiforme Pustel kann als charakteristisch für die genannte Krankheitsgruppe gelten.

2. Parapsoriasis. Pityriasis rosea

Unter der Bezeichnung Parapsoriasis werden einige der Psoriasis vulgaris morphologisch in manchen Punkten ähnliche, aber heterogene, unspezifische Entzündungen zusammengefaßt, auf welche näher einzugehen sich erübrigt, da bei ihnen die Vulva nicht zu den typischen Befallsregionen gehört und ihre Einbeziehung nur akzidentell in Betracht kommt.

Im Rahmen der Krankheiten der Parapsoriasis-Gruppe kommt Vulvabeteiligung gelegentlich bei der Pityriasis lichenoides vor. Auch Schleimhautbeteiligung ist vereinzelt festgestellt worden (HEISIG, SIROTA: Linsengroße rötliche und opalisierende Flecke an Gaumen- und Wangenschleimhaut). Außer dem chronischen kommt ein varioliformer akuter Typ MUCHA-HABERMANN vor mit pustuloidnekrotischen Efflorescenzen, die in pockenähnliche Narben übergehen. Auch bei dieser Form sowie bei einer weiteren Parapsorias, der nosologisch umstrittenen Parakeratosis variegata, kann nach SCHUERMANN Schleimhautbeteiligung vorkommen. Bei der Parapsoriasis en plaques BROCQ ist aufgrund des Vorkommens der charakteristischen scheiben- und streifenförmigen, gering schuppenden, persistenten Erytheme in den Beugen mit gelegentlicher Perigenitalbeteiligung zu rechnen.

Bei der Pityriasis rosea, die anhangsweise hier aufgeführt wird, ist Schleimhautbefall — diskutiert an der Mundschleimhaut — umstritten. Fälle mit Genitalschleimhautbeteiligung haben wir nicht ermittelt. Die Haut der Vulva und der Perigenitalregion kann in die dichte Aussaat der den Rumpf (und Hals) sowie die proximalen Extremitäten bevorzugenden numulären, schuppenden Erytheme einbezogen werden.

3. Pityriasis rubra pilaris Devergie

Es handelt sich um eine seltene Erkrankung. Kegelförmige, derbe, kleine Knötchen verschiedener Rottöne, in follikulärer Anordnung und mit einem festverzahnten Hornkegelchen versehen, können lichter oder dichter, auch aggregiert zu Plaques oder flächigen Herden, mehr oder weniger ausgedehnt am ganzen Integument oder an Teilen der Haut auftreten. Handflächen, Fußsohlen, behaarter Kopf weisen diffusen keratotischen bzw. schuppigen Befall auf. Die Nägel sind durch Keratose massiv verdickt, gelb, undurchsichtig. Besonders charakteristische reibeisenförmige Knötchen an der Streckseite der Fingerphalangen und Betonung der Streckseiten sind bis zu einem gewissen Grad kennzeichnend. — Ausgeprägte Beteiligung der großen Beugen (und damit der Genital-Perigenitalregion) am Krankheitsbild ist möglich. Schleimhautbefall ist umstritten. SCHUERMANN fand unter 346 Fällen der Literatur 8 Beobachtungen, bei denen Schleimhautbeteiligung „einigermaßen ernsthaft in Betracht zu ziehen war", ohne daß die Beweisführung zwingend war. Morphologisch entsprachen die festgestellten Befunde denen des Lichen ruber (Problem der Abgrenzung akuminierter Lichen ruber-Fälle von Pytyriasis rubra pilaris [!], vgl. hierzu die dermatologischen Handbücher).

4. Erythrodermien

Bei den Erythrodermien, auf deren Systematik und Nosologie im Zusammenhang mit der weiblichen Genitalbeteiligung nicht einzugehen ist, gelangen die entzündlichen, in Rötung und Schuppung, auch Schwellung und Infiltration bestehenden Hautveränderungen, welche universell ausgebreitet sind, auch an der Haut des Genitales — Mons pubis, großen Labien — zur Beobachtung, in chronischen Fällen häufig mit Rarefizierung oder Verlust der Pubes. Schleimhautbeteiligung ist nur zu erwarten oder zu erörtern, soweit es sich um Erythrodermien handelt, welche sich als Maximalvariante bestimmter Dermatosen — wie Ekzem, Psoriasis vulgaris oder, selten, Lichen ruber — entwickeln. Auf die entsprechenden Kapitel wird verwiesen.

III. Lichen ruber und Lichen nitidus
1. Lichen ruber

Der Lichen ruber (Lichen planus, Lichen ruber planus) ist eine Hautkrankheit, die durch derbe, trockene Knötchen charakterisiert ist, welche keine Weiterentwicklung zu Bläschen erfahren. Sie geht in der Regel mit starkem Juckreiz einher, verursacht im übrigen aber keine Störungen des Allgemeinbefindens. Ihre Ätiologie ist unbekannt. Sie neigt zu spontanen Remissionen. Rezidive kommen vor.

Die Knötchen, welche überall — selten im Gesicht und an den Hand- und Fußflächen — auftreten können, weisen eine gewisse Prädilektion für Unterarm- und Handgelenkbeugen sowie für die Unterschenkelstreckseiten auf. Die Einzelknötchen sind in ihrer Größe und Begrenzung weitgehend durch das Relief der Hautfelderung bestimmt, deren Einzelfeldern sie meist entsprechen. Ihr Durchmesser beträgt etwa 1—2 mm, ihre Begrenzung ist in der Regel polygonal. Die Oberfläche der Knötchen ist abgeflacht, plan, gelegentlich sogar leicht eingedellt. Die Papeln sind kleine Tafelberge der Hautoberfläche. Nur die in manchen Fällen vereinzelte oder vorherrschende Bindung der Efflorescenzen an die Haar-Talgfollikel bewirkt hiervon eine Ausnahme im Sinne der Entwicklung kegelförmiger Knötchen (Lichen ruber acuminatus). Die Farbe der Efflorescenzen ist wachsgelb bis bläulich-rot, die Oberfläche wachsartig glänzend, wie gebohnert. Die Papeln können lichter oder dichter, in umschriebenen oder ausgedehnten Hautarealen auftreten und nicht selten eine geradezu exanthemartige Ausbreitung erfahren oder in umschriebenen Bereichen durch dichte Apposition flächenhafte Herde bilden.

Insbesondere solche durch Apposition entstandenen Plaques von unterschiedlicher Größe weisen öfters merkliche, aber nicht sehr ausgeprägte hyperkeratotische Schuppung und die Wickhamschen Streifen auf, welche jedoch auch an Einzelknötchen wahrnehmbar sein können. Es handelt sich bei den Wickhamschen Streifen um eine feine, bläulich-weißliche Zeichnung der Oberfläche der einzelnen oder konfluierten Papeln, die unregelmäßig, linienförmig, blitzartig, netzartig ist, auch in Form unregelmäßiger Ringe oder punkt- und kommaförmiger Figuren zur Beobachtung gelangt. Man macht sie deutlicher, wenn man die vorhandene Hyperkeratose zunächst durch Öltröpfchen aufhellt. Diese Zeichnung ist in höchstem Maße diagnostisch. Sie ist aber keineswegs in jedem Falle ausgeprägt.

Weitere Eigentümlichkeiten, insbesondere der plaqueförmigen, flächenhaften Herde, sind die gelegentlich verrucöse Note. Sie entwickelt sich insbesondere in den abhängigen Bereichen der Unterschenkel bei ungünstiger Gewebsernährung infolge venöser Stauung und verleiht den Herden ein warzig-keratotisches Aussehen (Lichen ruber verrucosus). Eine weitere Variante ist in der Entwicklung von Ringen gegeben, die durch zentrale Rückbildung und pheripheres Fortschreiten der Plaques, in anderen Fällen auch durch periphere Ausdehnung bei zentralem Einsinken aus einer Einzelpapel sich entwickeln können (Lichen ruber anularis).

Schleimhautbeteiligung ist häufig. Die hautnahen Schleimhäute gehören mit zu den Prädilektionsstellen des Lichen ruber. Auch isolierter Schleimhautbefall ohne Beteiligung der Haut ist nicht selten. An der Schleimhaut kann Knötchenbildung oder das Bild der Wickhamschen Streifenzeichnung vorliegen. Die polygonalen planen Papeln sind dabei porzellanartig weiß, oder sie zeigen eine weißliche Oberfläche auf einer peripher erkennbaren rötlichen Basis. Die Weißfärbung ist Folge der im Schleimhautbereich gegebenen Mazeration der mehr oder weniger ausgeprägten Hyperkeratose der Efflorescenzen. In Bereichen sehr weicher Schleimhauttextur (Wangenschleimhaut, Vestibulum vaginae) sind die ursprünglichen Knötchen weder in ihrer Prominenz über die Oberfläche noch in ihrer roten Farbe zu erkennen. Ihr Substrat versinkt gewissermaßen in der Weichheit des Gewebes und hebt die Oberfläche nicht hervor. Ihre mäßige entzündliche Rötung bewirkt wenig oder keinen Kontrast zur Röte der umgebenden Schleimhaut. In solchen Fällen sieht man im wesentlichen, und wegen des Fehlens einer Hornschicht an der Schleimhaut viel deutlicher als auf der Haut, die erwähnte Wickhamsche Streifenzeichnung, trifft also eine bizarre, oft sehr ausgeprägte weiße Linienzeichnung von netz-, farnkraut- oder ringähnlichen Bildern an.

In der älteren Literatur schildert NOBL die Schleimhautveränderungen, speziell auch der Vulva, genauer. Er fand unter 20 weiblichen Lichen-ruber-Fällen dreimal das Genitale befallen. Er weist in einem Fall ausdrücklich auf die Übereinstimmung der Mund- und Genitalschleimhautveränderungen hin: An Zunge und großen Labien fand er derbe Papelzüge, an Wangen, kleinen Labien und Introitus vaginae girlandenförmige, zarte, perlmuttglänzende Leisten entsprechend den geschilderten Wickhamschen Linien.

Eine weitere nicht seltene Abart auf der Schleimhaut ist der erosive Lichen ruber oder das Vorhandensein erosiver Bezirke neben nichterosiven. Diese Variante steht in enger Beziehung zum sehr seltenen Lichen ruber bullosus sive pemphigoides der Haut (vgl. Histologie). Man sieht dabei hanfkorn- bis münzgroße, vom Epithel entblößte, hochrote Wundflächen der Schleimhaut, Erosionen, die am Rand oder nachbarlich in der übrigen Schleimhaut fast stets die typischeren Zeichen des Lichen ruber erkennen lassen.

Makroskopisch hat die weißliche Wickhamsche Zeichnung die banale Leukoplakie, der erosive Lichen ruber die Schleimhautdefekte der bullösen Dermatosen und des Erythema exsudativum multiforme differentialdiagnostisch zu berücksichtigen. Abgesehen davon, daß in der Regel zusätzlich vorhandene Hautveränderungen gegebenenfalls die Diagnose entscheiden, unterscheidet sich der Leukoplakie-ähnliche Lichen ruber-Befund durch seine feine und bizarre Linienzeichnung von den mehr flächenhaft homogenen, häufig pflastersteinartig gefurchten echten leukoplakischen Veränderungen und der erosive Lichen ruber-Befund durch die gleichzeitig an der Schleimhaut vorhandenen Knötchen oder Wickhamschen Streifen von den erosiven Zuständen der bullösen Dermatosen usw.

Die Vulva kann zugleich Sitz von Haut- und Schleimhautveränderungen des Lichen ruber sein. Ihre sämtlichen Haut- und Schleimhautpartien kommen dabei als Lokalisation der Efflorescenzen in Betracht. Klinische Bilder von Lichen ruber der Vulva sind in Abb. 13 u. 14 wiedergegeben.

Hinweise in der älteren Literatur finden sich außer bei Nobl bei Wechsel-
man, Pinkus, Simons, Montgomery u. Culver, Kauczynski, Notthafts, Thibierge und Weber, bei dessen Patientin die Erscheinungen auch auf die Vagina
übergriffen. Gougerot u. Burnier sahen Lichen ruber auch an der Portio. —
Weitere Lichen ruber-Befunde der Vulva beschrieben in den letzten Jahrzehnten
Hirsch, Photinos u. Photinos sowie Hunt.

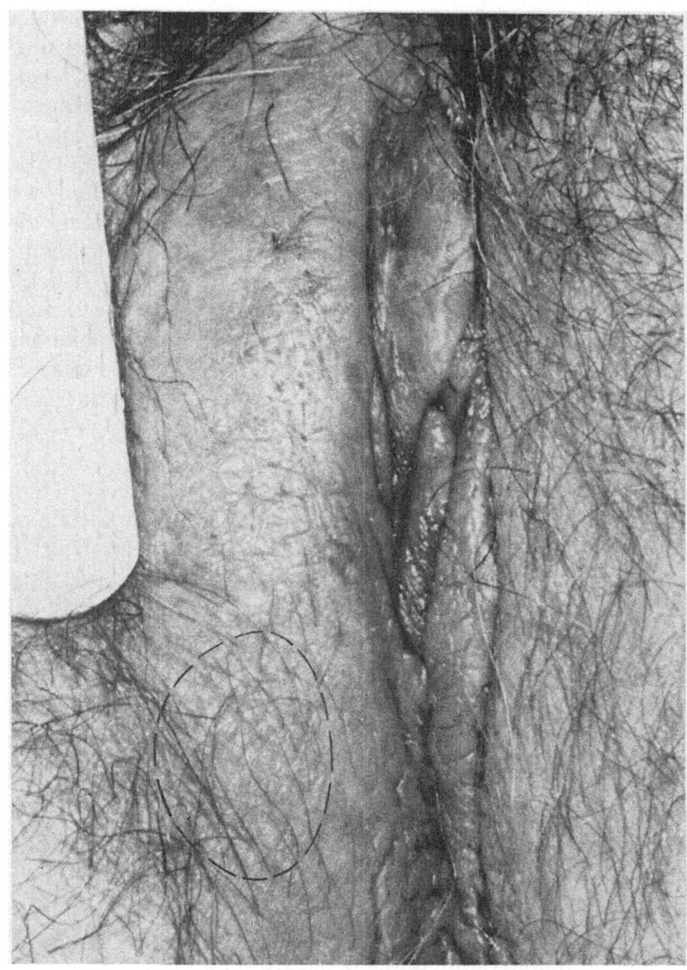

Abb. 13. Polygonale plane Papeln mit z. T. glänzender Oberfläche an Kante und Innenseite
des rechten großen Labium (markiertes Feld: besonders ausgeprägte Papelbildung)

Typische Knötchenbildungen können an den freien Rändern der Labien aufge-
reiht sein und große Ähnlichkeit mit kleinpapulösen sekundären Syphiliden hervorrufen. Außer der mehr braunroten Farbe der syphilitischen Papeln und ihrer
größeren Erosionsneigung helfen differentialdiagnostisch die übrigen klinischen
Phänomene der Erkrankungen und die Serologie.
Häufiger als an der übrigen Haut werden am Genitale die erwähnten ringförmigen Lichen ruber-Herde gesehen, die hier weniger im Rahmen der zentralen Ab-

heilung appositioneller Herde, sondern häufiger durch die beim Lichen ruber an sich seltenere periphere Ausdehnung einer Einzelpapel auf Linsen-bis Pfenniggröße unter gleichfalls zentraler Rückbildung zustandekommen. Gleichartig dürften die Ringbildungen der Wickhamschen Zeichnung auf der Schleimhaut zu erklären sein.

Auch die verrucöse Abart des Lichen ruber kommt nach KEHRER gelegentlich an der Vulva zur Beobachtung. Später sah KNIERER einen derartigen Fall.

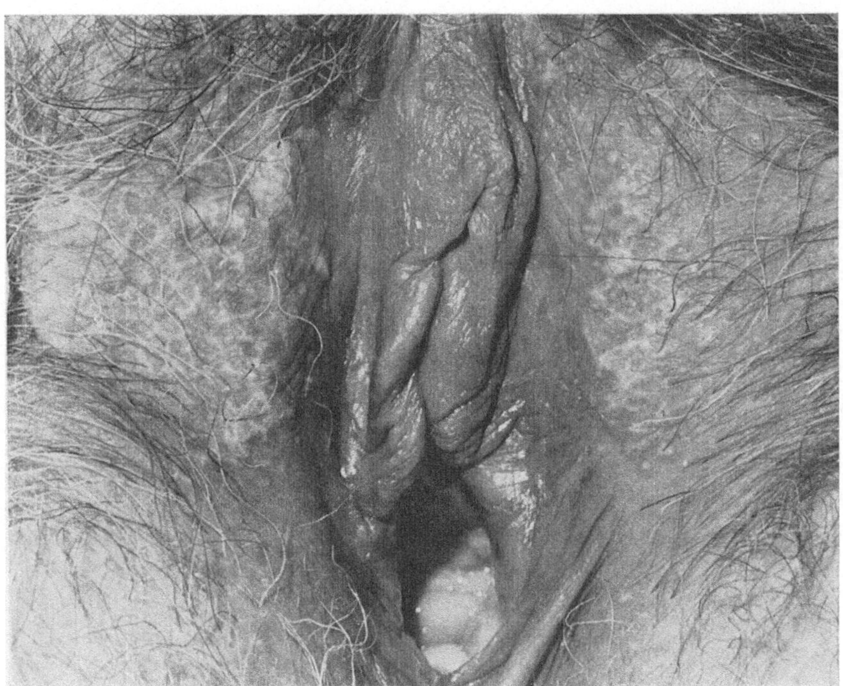

Abb. 14. Vornehmlich netzartige, leicht erhabene weißliche Zeichnung (Wickhamsche Streifen), z. T. auf erkennbaren Papeln, auf der Innenseite beider großen Labien zum Interlabialsulcus reichend

Gegenstand der Diskussion ist bis in die letzten Jahre wiederholt auch die Frage der Beziehung des Lichen ruber zur Kraurosis vulvae gewesen, die zusätzlich verwirrt wird durch die Zuordnung des Lichen sclerosus zum Lichen ruber (siehe bei Lichen sclerosus). Der Lichen ruber kann mit klinischer Atrophie abheilen, so daß die Entstehung ähnlicher Endstadien der verschiedenen Krankheiten an der Vulva in dem klinischen Symptom ,,Kraurosis vulvae'' nicht verwunderlich ist. Einzelheiten hierzu bei WEBER, HUNT, SCHOCH u. McCUISTION. STORCK demonstrierte eine Patientin mit Übergang der klinischen Bilder des Lichen ruber und Lichen sclerosus, so daß auch van STEENBERGER (1961) die Zusammenhangsfrage noch nicht für abgeklärt hält. Im übrigen wird zum weiteren Studium der Morphologie und der Symptomatik des Lichen ruber auf die modernen Übersichtsdarstellungen der Krankheit bei STÜTTGEN, OBERSTE-LEHN, KLOSTERMANN, bezüglich der Histologie speziell auch auf die Darstellungen von GANS u. STEIGLEDER, LEVER sowie PERCIVAL u. Mitarb. verwiesen.

Histologisch besteht völlige Entsprechung zwischen Haut- und Schleimhautherden. Es handelt sich um gemischte, epidermo-cutane Papeln, deren Gewebs-

13*

vermehrung sowohl die Epidermis im Sinne einer Verdickung sämtlicher Schichten als auch das Corium im Sinne entzündlicher Infiltratbildung betrifft. Das vornehmlich lymphohistiocytäre Infiltrat fällt durch seine dichte Anlagerung an die Epidermis und seine scharfe Begrenzung in Höhe des Stratum subpapillare auf (Abb. 15). Kennzeichnend ist die umschriebene Nekrobiose in Form kleiner

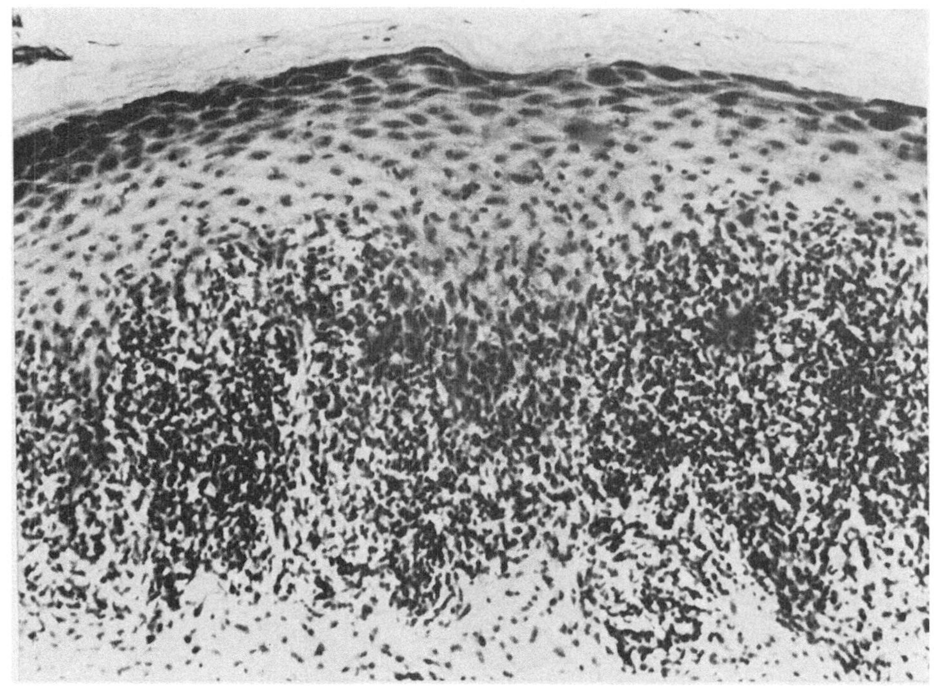

Abb. 15. Lichen ruber: dichtes histio-lymphocytäres Infiltrat unmittelbar subepidermal, die basale Epidermis „annagend", subpapillär scharf abschneidend. Örtlich verdicktes Stratum granulosum, mäßige Hyper-Orthokeratose. HE, 157:1, Gefrierschnitt

Schollen des unmittelbar subepidermalen Bindegewebes und die Kolliquationsnekrose einzelner basaler Epithelzellen (Abb. 16), welche schließlich zu einem weitgehenden Schwund des Stratum basale, damit zu einer mangelnden Festigkeit der epidermocutanen Verbindung und zur histologisch fast stets nachweisbaren Lückenbildung in ihrem Bereich führen. Diese Lückenbildung ist der Ansatzpunkt für die Blasen- und Erosionsentwicklung beim bullösen und erosiven Lichen ruber, bei welchen demgemäß die Blasenbildung subepidernal erfolgt und die Epidermis im ganzen abhebt. — Die weißliche bis bläulich-weißliche Färbung der Wickhamschen Streifen ist im wesentlichen Folge der im Rahmen der gesamten Epidermisverdickung zu beobachtenden Vermehrung der stark lichtbrechenden Körnerzellen. Diese Verbreiterung des Stratum granulosum ist nicht flächenhaft gleichmäßig, sie wechselt vielmehr zonenweise, woraus die unregelmäßige, punkt- und linienförmige Anordnung der weißlichen Bezirke resultiert. — Der Hypertrophie folgt mit der Abheilung eine Atrophie der Epidermis, ein Verstreichen des Papillarkörpers mit der Bildung einer horizontal verlaufenden Epidermis-Cutis-Grenze. Gelegentlich wird dieser histologisch immer faßbare atrophische Endzustand auch klinisch in einer zarten Atrophie wahrnehmbar.

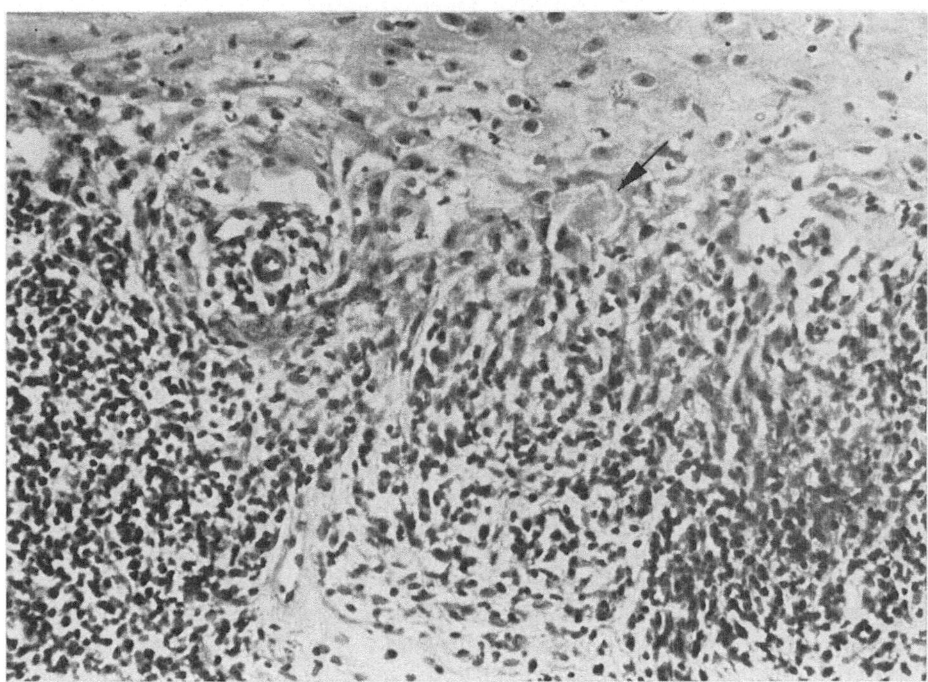

Abb. 16. Lichen ruber, Detail: Ein regelrechtes Stratum basale der Epidermis ist nicht mehr nachweisbar, basal gelegene Epithelzellen sind nekrobiotisch zu homogenen Schollen umgewandelt (Pfeil). HE, 500:1, Gefrierschnitt

2. Lichen nitidus

Der Lichen nitidus wurde als eigene Krankheit, als Sonderform des Lichen ruber, gelegentlich auch als tuberkulöser Ausschlag angesehen. Wir halten die Zuordnung zum Lichen ruber für berechtigt. Es handelt sich nach den ursprünglichen Beschreibungen um besonders kleine Knötchen mit Lokalisation am Penis, vornehmlich in dichter Anordnung am Schaft, die sich makroskopisch im übrigen durchaus nicht von Lichen ruber-Papeln unterscheiden und einen besonders ausgeprägten Oberflächenglanz erkennen lassen (nitidus = gleißend, glänzend). Später wurden ausgedehnte exanthematische Fälle bei Frauen beschrieben. Die Vulva kann befallen sein.

Als diagnostisch bedeutsam wird vor allem das histologische Bild angesehen, welches bei im übrigen dem Lichen ruber entsprechenden Befund darin abweicht, daß innerhalb des dicht subepidermal bandförmig angeordneten entzündlichen Infiltrats sich beachtliche, oft zu Knötchen zusammengetretene Epitheloidzellansammlungen befinden − ein Befund, welcher für wichtig genug erachtet wurde, diese Fälle vom Lichen ruber abzutrennen und tuberkulöse Ätiologie bei im übrigen völlig fehlenden weiteren stichhaltigen Hinweisen auf Tuberkulose zu diskutieren. Wir selbst haben bei in jeder Weise typischen Lichen ruber-Fällen feingeweblich vereinzelt epitheloidzellige neben histologisch typischen Lichen-Papeln aufdecken können und messen dem gelegentlichen Auftreten epitheloidzelliger Infiltrate in einzelnen Knötchen oder einzelnen Fällen beim Lichen ruber keine spezifische Bedeutung zu.

IV. Bullöse Dermatosen[1]

1. Pemphigus chronicus (P. vulgaris, P. vegetans, P. foliaceus, Pyodermite végétante Hallopeau)

Pemphigus im alten Sinne ist eine Bezeichnung für eine Gruppe heterogener Krankheiten, deren Merkmal die Blasenbildung ist, so Pemphigus neonatorum für eine blasige Streptokokkeninfektion, Pemphigus syphiliticus für ein blasiges Syphilid usw. Diese Erkrankungen sind, so weit erforderlich, an anderer Stelle als Impetigo, Syphilis usw. abgehandelt worden.

Der Pemphigus unserer Tage erscheint als Krankheitseinheit. Er tritt in 2 Krankheitstypen in Erscheinung, deren jede in 2 Varianten vorkommt: Pemphigus vulgaris mit der Variante Pemphigus vegetans und Pemphigus foliaceus mit der Variante Pemphigus seborrhoicus s. erythematosus s. Senear-Usher-Syndrom. Die Ätiologie des Pemphigus chronicus ist nicht bekannt. Ein Virus als Erreger ist vielfach vermutet worden und möglich, jedoch nicht allgemein anerkannt. Heute wird ein Autoimmunvorgang angenommen. Pathogenetisch liegt eine zur Blasenbildung (Abb. 17) führende Degeneration des Halteapparates der Epidermiszellen vor, die zuerst lichtmikroskopisch an der Lösung und dem Verlust der Intercellularverbindungen („Acantholyse"), dann elektronenmikroskopisch an einer Zerstörung der Tonofibrillen innerhalb der Epidermiszellen aufgedeckt worden ist. Diese Störung betrifft in ausgedehntem Maße schon die untersten Schichten des Stratum spinosum beim Pemphigus vulgaris und beim Pemphigus vegetans. Bei diesen Krankheitsbildern entwickelt sich die acantholytische Blase demgemäß dicht suprabasal. Demgegenüber ist die Störung an den Tonofibrillen geringfügig und die Acantholyse daher erst mit der Alterung und dem Aufrücken der Zellen in die subcorneale Zone manifest beim Pemphigus foliaceus und Pemphigus seborrhoicus. Vermutlich kommt in dieser unterschiedlichen Schichthöhe des histologischen Substrats der Lückenbildung in der Epidermis mehr eine quantitative als qualitative Differenz des pathogenetischen Grundprozesses zum Ausdruck. Dieser Eindruck wird jedenfalls auch durch die Beobachtung des möglichen Übergangs von Pemphigus vulgaris in Pemphigus foliaceus unter Steroidtherapie unterstrichen.

Pemphigus vulgaris und Pemphigus vegetans sind typische Beispiele der kleinen Gruppe tödlich verlaufender Dermatosen. Schleimhautbeteiligung ist bei ihnen die Regel. Viele Fälle beginnen mit Schleimhauteruption, in anderen tritt sie später hinzu. Am Integument treten, mehr oder weniger kontinuierlich nachschiebend, regellos disseminiert, kirsch- bis eigroße, mäßig pralle bis schlaffe Blasen, gelegentlich mit erythematösem Grund, auf, deren bernsteinfarbenes oder — an den größeren Blasen unter Hypopyonbildung — eitrig getrübtes Serum schließlich nach Platzen aus den Erosionen abtropft oder zu Krusten eintrocknet. Alle Stadien dieser Entwicklungsreihe können nebeneinander bestehen. Der Prozeß führt schließlich zu erheblichem Serumverlust. Die Symptome können nur durch die absolut indizierte Steroidtherapie unterdrückt werden. Diagnostisches Kennzeichen ist das Nikolsky-Phänomen. Es kann an der Blase oder an der nachbarlichen, nichtblasigen Haut ausgelöst werden und ist positiv, wenn aufgrund der Acantholyse durch Fingerdruck die vorhandenen Blasen oder in nicht bullöser Zone die Epidermisschichten tangential gegeneinander verschoben werden können.

Im histologischen Bild nehmen die akantholytischen Zellen eine rundliche Gestalt an (Abb. 17b). Die Lockerheit des Zellgefüges und die schon erwähnte Lückenbildung innerhalb der Epidermis sind lichtmikroskopisch gut erkennbar.

---

1 Von G. F. Klostermann und D. Mišić.

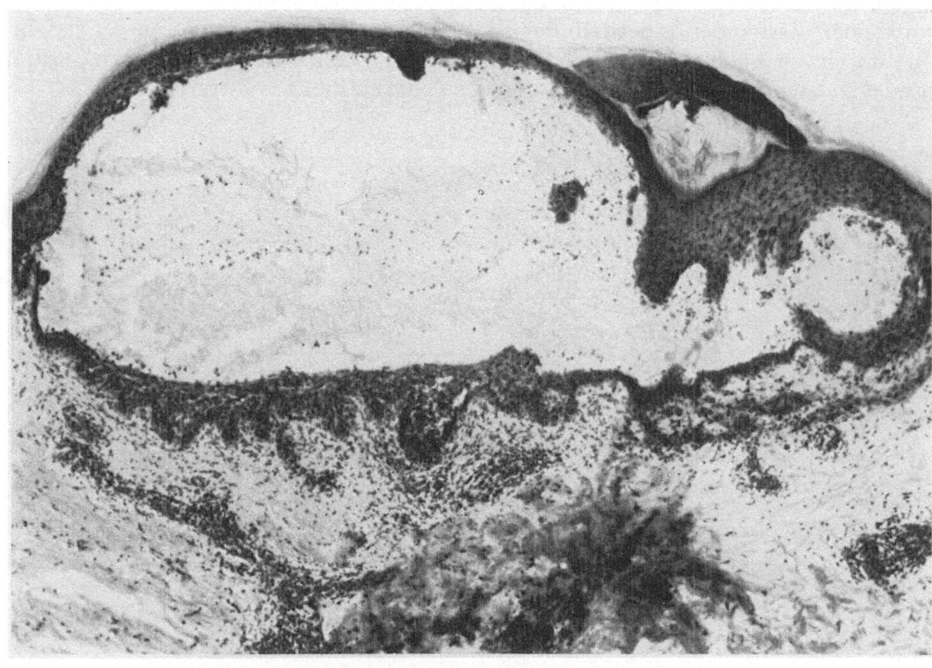

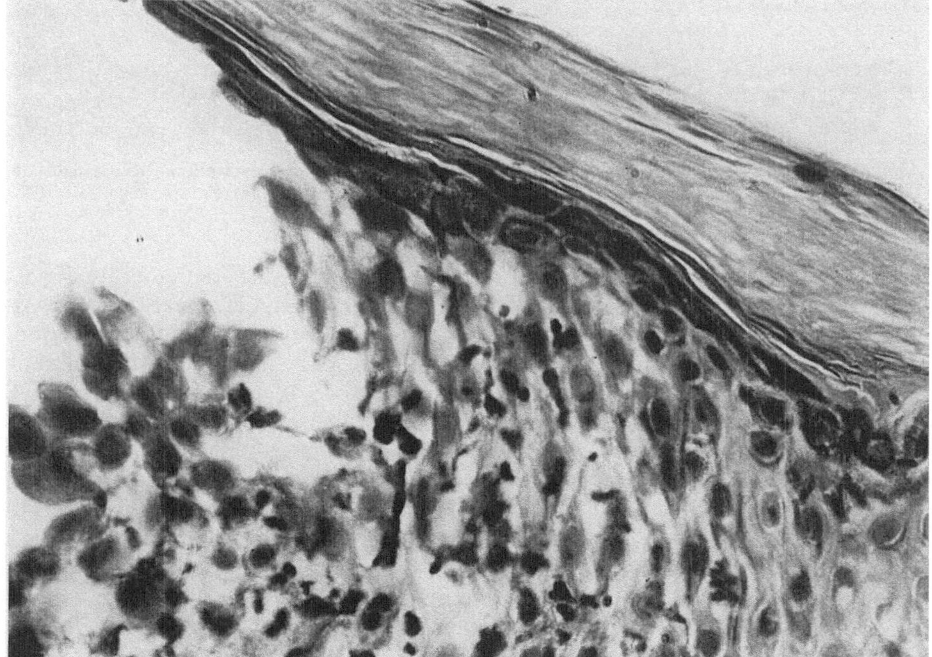

Abb. 17. a Acantholytische Blase bei Pemphigus vulgaris. Lumen infolge Alterung der Blase etwas aufgerückt. Suprabasal erneute Lückenbildung im Epithel. HE, 62:1, Gefrierschnitt. — b Kugelig abgerundete, acantholytische Epithelzellen ins Blasenlumen vorragend. HE, 500:1, Gefrierschnitt

Acantholytische kugelige oder ballonähnliche Zellen finden sich ferner einzeln oder in kleinen Verbänden innerhalb der Blasenlumina (Abb. 18), in deren Ausstrichen sie unschwer nachweisbar sind (Tzanck-Test). — Im Bereich des oberen Coriums findet sich eine mäßige uncharakteristische entzündliche Infiltration.

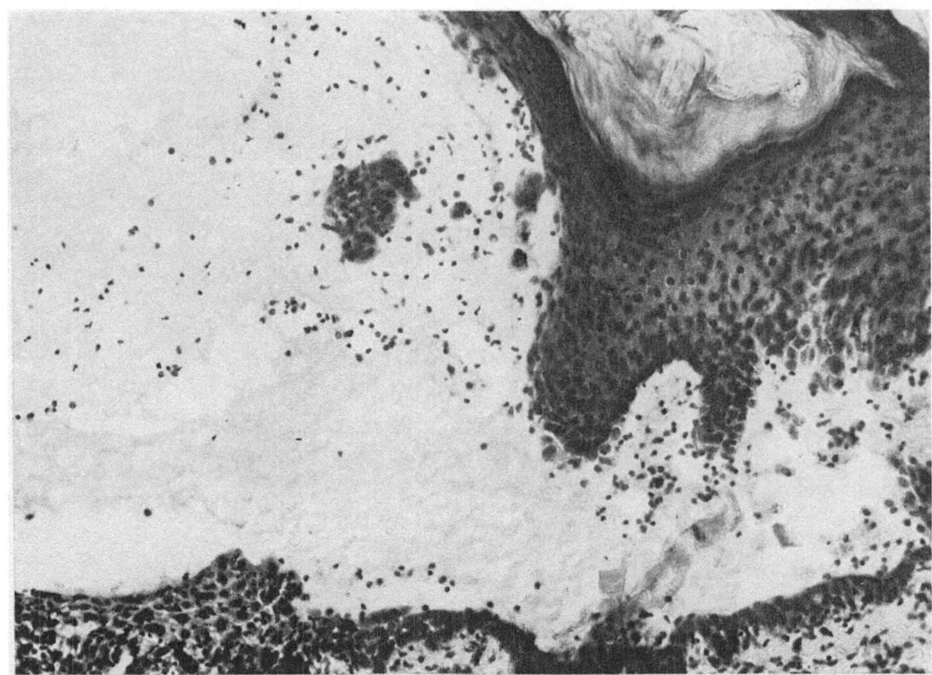

Abb. 18. Acantholytische Epithelzellen, einzeln und in kleinen Verbänden (neben Infiltratzellen) im Blasenlumen bei Pemphigus vulgaris

Die Zahlenangaben der Literatur über die Schleimhautbeteiligung im Krankheitsverlauf schwanken. So ergibt sich aus einer Statistik von Schwarzwald (22 Patienten), daß im Anfang bei 41% die Schleimhaut allein, bei weiteren 14% Haut und Schleimhaut und bei 45% der Fälle nur die Haut erkrankt war, während im letzten Stadium die isolierte Schleimhautbeteiligung 0%, Haut- und Schleimhautbeteiligung 73% und isolierte Hautbeteiligung 25% betrug. Krišnik fand im Gesamtablauf der Erkrankung die Schleimhaut allein in keinem Fall, Haut und Schleimhaut in 29,3%, Haut allein in 70,7% befallen, während Lever u. Talbott bei 38 Patienten mit Pemphigus vulgaris die Schleimhäute in 26 (68 %) Fällen betroffen fanden. Bei allen diesen Patienten war die Mundschleimhaut befallen, der Pharynx bei 9, die Nasenschleimhaut bei 7, die Conjunktiven bei 9 und die Vaginalschleimhaut bei 2 Fällen. Der anfangs isolierte Schleimhautbefall kann mehrere Monate andauern, bevor es zur Beteiligung des Integumentes kommt, was diagnostisch in Frühfällen zu berücksichtigen ist.

Der Prozeß und demgemäß das morphologische Substrat unterscheiden sich auf Haut und Schleimhaut nicht. Zu beachten ist lediglich, worauf wiederholt hingewiesen wurde, daß vesiculöse und bullöse Efflorescenzen auf der Schleimhaut grundsätzlich eine kürzere Bestandsdauer (infolge Fehlens der Hornschicht, Mazerationseffektes, mechanischer Belastung) haben und daß somit nicht die

Blasen sondern die Erosionen, hier ohne Kruste, das Bild beherrschen. Die blasige Entstehung solcher Herde ist gegebenenfalls aus ihrer scheibenförmigen oder polycyklischen Begrenzung erkennbar.

An der Vulva wird sowohl der Haut- als auch der Schleimhautanteil, ohne ersichtliche Prädilektion für bestimmte Bereiche, gegebenenfalls mit Ausdehnung auf die Vagina und Portio uteri sowie Harnröhrenschleimhaut befallen (Abb. 19).

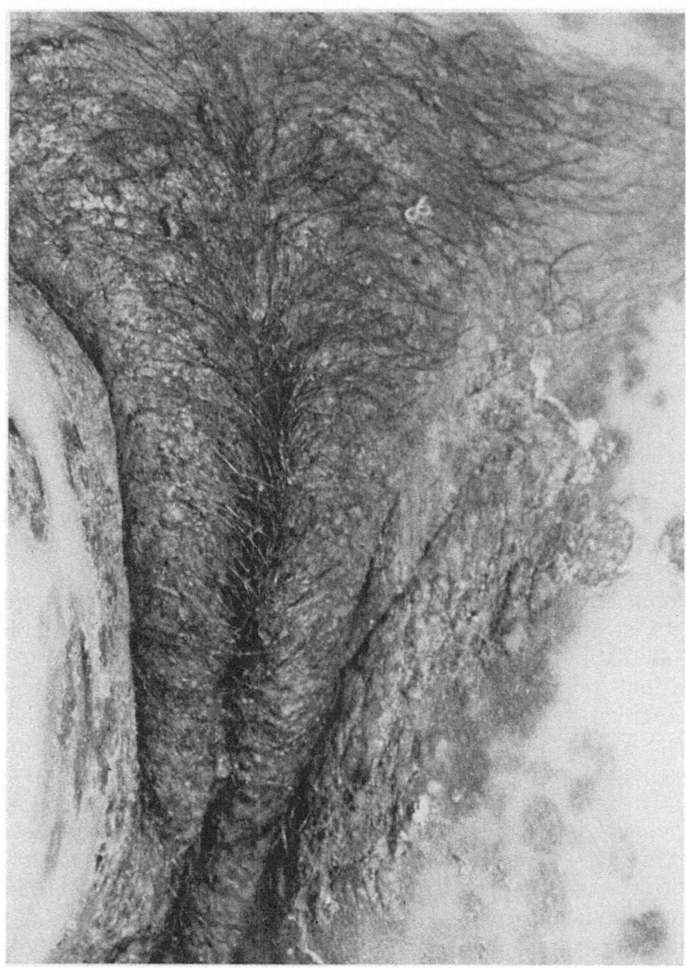

Abb. 19. Klinischer Befund an Vulva und Vulva-Umgebung bei einer Patientin mit Pemphigus vulgaris partim vegetans: Erosionen, z. T. mit gering erhabenem Grund, z. T. leicht verkrustet, Epithelfetzen nach Verlust der Blasendecken, frischere kleine Blasen, Restpigmentierung

KUMER spricht vom Hineinkriechen des Pemphigus in die Vulva und Vagina. Die Genitalbeteiligung verursacht Brennen insbesondere beim Wasserlassen und einen qualvollen Zustand des Wundseins.

Die Kenntnis der Vulvabeteiligung beim echten Pemphigus ist alt (MIERZECKI, SCHÖLLER, STILLIANS, URBACH) und hat sich auch nicht geändert, seit wir über die besseren histologischen Kriterien der Abgrenzung von Pemphigus und Dermatitis herpetiformis Duhring verfügen. Dem entsprechen die Angaben in den älteren Handbüchern bei Riecke (1933), Kumer (1934) und Hudelo (1936), für die Vulva speziell bei Kehrer. In den letzten 30 Jahren geht die Bedeutung der Vulvabeteiligung beim *Pemphigus vulgaris* aus zahlreichen Arbeiten (Wolfram, Jakac u. Talbott, Jaeger, Dittmann, Jablonska u. Mitarb., Kuske u. Soltermann, Laugier u. Mitarb., Kuske u. Mitarb., Bersch u. Fink) hervor. Insbesondere sei auf die moderne dermatologische Handbuchbearbeitung des Pemphigus von Lever auch im Hinblick auf weitere nosologische und histologische Einzelheiten des Pemphigus als Dermatose verwiesen.

Im einzelnen werden beschrieben: Ausgedehnte, nässende, überkrustete, teils vegetierende Plaques an den großen Schamlippen und am Mons veneris (Wolfram 1939), flächenhafte Erosionen, durch grau-weißen Epithelsaum scharf begrenzt u. a. am Introitus vaginae (Dittmann 1952), Erosionen, von losgelösten Epithelien umgeben und teilweise mit eitrigem Belag bedeckt auf der Genitalschleimhaut (Jablonska u. Mitarb. 1957), teils vesiculöse, teils bullöse Läsionen an der Schleimhaut des Genitale (Laugier u. Mitarb. 1961, Kuske u. Mitarb. 1961), erodierte Bläschen mit gerötetem Hof an den Innenseiten der großen Labien (Bersch u. Fink 1964). Die übrigen bereits erwähnten Arbeiten vermitteln keine näheren Angaben zur Morphe und Lokalisation der konstatierten Genitalbeteiligung.

In 3 eigenen Fällen mit weiblicher Genitalbeteiligung manifestierte sich der Pemphigus vulgaris auf dem Mons veneris und den Labia majora in scharf begrenzten Erosionen von Zehnpfennigstück- bis Fünfmarkstückgröße mit randständigen Blasenresten und schmierigen Belägen. Die umgebende Haut war unverändert. Auf der Schleimhaut (Labia minora, Introitus vaginae, Vagina) fanden sich stärkere Rötung, hirsekorngroße Bläschen mit klarem Inhalt und bis pfenniggroße Erosionen mit randständigen Epithelfetzen.

Die Neigung zur Entwicklung von Vegetationen, d. h. von papillomatösen Wucherungen, ist auf dem Boden der Pemphigusefflorescenzen erheblich und betrifft eine große Zahl von Fällen. Sie ist — auch bei anderen Krankheiten — an eine Lokaldisposition, welche insbesondere den intertriginösen Regionen eigen ist, beim Pemphigus offenbar darüber hinaus auch an eine Individualdisposition gebunden und führt zur Variante des *Pemphigus vegetans*. Unter diesen Pemphigus vegetans-Fällen scheinen solche mit isoliert beginnendem und lange isoliert bleibendem, aber auch mit insgesamt schwerpunktmäßig betontem Vulvabefall besonders häufig auf. Umgekehrt formuliert: Pemphigusfälle mit Erkrankungsschwerpunkt im Vulvabereich weisen — im wesentlichen vielleicht allein aufgrund der besonderen Lokaldisposition — vermehrt eine vegetierende Note auf und werden häufig als Pemphigus vegetans geführt.

Nach der monographischen Bearbeitung von Riecke (1933) sind beim Pemphigus vegetans Mund-, Rachen- und Genitalschleimhaut Prädilektionsstellen. In der Mehrzahl der Fälle erkranken die Schleimhäute primär und zwar erosiv wie beim Pemphigus vulgaris und vor allem vegetierend an den Übergängen von Haut und Schleimhaut, also in Körperregionen mit erhöhter Wärmeentwicklung und Maceration.

Auch Kumer betont in seiner Gesamtdarstellung, daß das Genitale der Frau, besonders die Labia majora, mit Vorliebe von der Erkrankung ergriffen wird und daß sich der Prozeß dann weiter auf die kleinen Schamlippen und die Vagina ausdehnt. Mons pubis, die Genitocruralfurchen und die Perianalregion sind häufig befallen.

Herzberg (1958) weist in seiner Übersicht darauf hin, daß die Vulva als hervorragender Prädilektionsort zu gelten habe.

Auch in der neueren Literatur berichten Autoren Einzelheiten über die Mitbeteiligung des Genitale beim Pemphigus vegetans. So werden blumenkohlartige, hahnenkammähnliche Vegetationen an der hinteren Commissur und in der Klitorisumgebung beschrieben (BUCHAL, 1939). Die Labia majora können durch ungewöhnlich hohe Vegetationen stark gewulstet erscheinen und der Introitus vaginae durch die Wucherungen verengt werden (GOTTRON, 1940). Plaqueartige, braun-violette Vegetationen mit trockener Oberfläche, die von erodierten Rändern umsäumt sind, können in pustulöser Umgebung und neben ulcerösen Veränderungen der Vulvaschleimhaut zur Beobachtung kommen (WENTHOLT u. JANSEN 1952).

Bei einer eigenen Beobachtung von Pemphigus vegetans sahen wir die Labia majora sowie die Schleimhaut der Labia minora und der Vagina befallen. Es fanden sich an den geschwollenen großen Schamlippen symmetrisch angeordnete, pfenniggroße, oberflächliche Erosionen und bis linsengroße Bläschen und Pusteln auf gerötetem Grund, ferner bräunliche, plaqueartige, bis zu 1 cm hohe Vegetationen, mit scharfer zackiger Abgrenzung gegen die Umgebung. Die Labia minora waren ebenfalls geschwollen und strichförmig erodiert. Am stark geröteten Introitus vaginae stecknadelkopfgroße Pusteln. Vaginalschleimhaut stark hyperämisch und z. T. erodiert. Fluor albus.

Dem Pemphigus vegetans wird von mehreren Autoren auch die *Pyodermite végétante Hallopeau* als Variante zugeordnet und dem bisher erörterten Typus Neumann gegenübergestellt. Der Typus Hallopeau bildet durch Konfluenz von Vesiculopusteln mit rotem Hof großflächige, braunrote, scharf begrenzte, gering erhabene, schuppende und verkrustete Herde besonders in den großen Beugen und am Monis pubis. Die „Vegetation" ist weit geringer als beim Typ Neumann. Schleimhautbefall ist nicht typisch; er ist behauptet (LEVER), aber angezweifelt worden (DEGOS). — Histologisch ist in der Akantholyse Übereinstimmung der beiden Pemphigus vegetans-Typen gegeben. Sie unterscheiden sich aber grundlegend in der Prognose. Während der Pemphigus vegetans Neumann wie der Pemphigus vulgaris quoad vitam letztlich infaust ist, ist die Pyodermite végétante Hallopeau gutartig.

Bei den weniger durch blasige als vielmehr durch lamellöse Epidermisabhebungen gekennzeichneten benigneren Formen *Pemphigus foliaceus* und *seborrhoicus* (Senear-Usher-Syndrom) spielt Vulvabeteiligung im engeren Sinne keine beachtliche Rolle. Mitbeteiligung der Urogenitalschleimhaut ist zwar berichtet worden (RIECKE, 1933), jedoch nur als Ausnahme. LEVER u. TALBOTT fanden in 14 Fällen keine Genitalschleimhautveränderungen, auch GRACIANSKY u. BOULLE betonen, daß die Schleimhäute nicht befallen sind.

Die Durchsicht der Kasuistiken der letzten 30 Jahre war ohne Hinweis auf Genital- und Perigenitalbefall. Prädilektionsort der Erkrankungen ist das Gesicht, der obere Rücken und die Brust.

In einem eigenen Fall von Pemphigus foliaceus mit vereinzelter Blasenbildung sahen wir im Genitalbereich lediglich Beteiligung des Mons pubis und der Labia majora in Form erbs- bis walnußgroßer, prall gefüllter Blasen auf unverändertem Grund. Veränderungen der Schleimhäute traten in der langjährigen Beobachtungszeit nicht auf.

Der sog. *Pemphigus benignus familiaris Gougerot-Hailey-Hailey*, der der Dyskeratosis follicularis Darier nahe steht, ist im Zusammenhang mit dieser Erkrankung bei den erblichen Dermatosen abgehandelt worden.

Der alte Begriff *Pemphicus acutus* ist aufgegeben worden, s. hierzu unter Lyell-Syndrom und Arznei-Exanthem.

2. Dermatitis herpetiformis (Herpes gestationis). Pemphigoid

Es herrscht in der älteren Literatur ein langer Meinungsstreit, ob die von
Duhring und Brocq besonders herausgearbeitete *Dermatitis herpetiformis* eine
eigene Krankheit oder nur eine Variante des Pemphigus chronicus vulgaris sei.
Sie unterscheidet sich von diesem klinisch durch die größere Mannigfaltigkeit der
Efflorescenzen (Polymorphie) am gleichen Patienten oder von Fall zu Fall — neben
Blasen und Bläschen kommen urticarielle Erytheme und Knötchen zur Beobachtung — ferner durch die Neigung zur Gruppierung der Efflorescenzen („herpeti-
form" = gruppierte Bläscheneruption) und durch die ausgeprägte symmetrische
Verteilung der Herde, alles wichtige klinische Differentialdiagnostica gegenüber
dem monomorph-bullösen Pemphigus mit seinen unregelmäßig verstreuten Blasen.
Die Duhringsche Dermatose unterscheidet sich ferner durch den quod vitam günstigeren Verlauf und durch das ausgeprägte schubartige Aufschießen der Krankheitserscheinungen und die in vielen Fällen hieraus resultierende Rezidivneigung,
seit der chemotherapeutischen Ära ferner durch das Ansprechen der Erkrankung
auf Sulfonamide (Sulfapyridin) und Sulfone, welche beim Pemphigus vulgaris
wirkungslos sind. Die Ätiologie ist unbekannt.

Einzelne Fälle sind durch Arzneimittel ausgelöst worden, in anderen Fällen erscheint der Morbus Duhring als Zweitkrankheit.

Insbesondere die Wiener Dermatologenschule hat an der unitaristischen Lehre
festgehalten und die Dermatitis herpetiformis Duhring als benigne Variante des
Pemphigus vulgaris angesehen.

Während also die Trennung Pemphigus vulgaris — Dermatitis herpetiformis
lange Zeit nicht vollständig akzeptiert war, wurde in der älteren Literatur der so-
gen. Herpes gestationis als eigenständig betrachtet. Diese Sonderstellung des
Herpes gestationis ist heute von den meisten Autoren aufgegeben worden (Riecke,
Watrin u. Jeandidier, Rimbaud u. Guibert, Lapiere, Lewis, Downing u.
Jillson, Howard, Sutton, Bohnstedt, Darier-Civatte-Tzanck, Oberste-
Lehn, Korting u. a.). Zurückhaltend in der Zuordnung sind noch Lever, Fleck,
Schönfeld-Schneider u. a. Wir selbst sind gleichfalls der Meinung, daß es sich
beim Herpes gestationis um eine Dermatitis herpetiformis handelt, deren Auffällig-
keit lediglich im exquisiten, ggf. rezidivierenden zeitlichen Zusammentreffen mit
Gravidität und/oder Laktationsperiode besteht. Der Herpes gestationis bedarf im
Zusammenhang mit der Vulvabeteiligung keiner gesonderten Abhandlung. Es ist
aber notwendig, diese und weitere nosologische Probleme der blasenbildenden Dermatosen zu erörtern, um deutlich zu machen, wie sehr durch den Wechsel der Auffassungen ältere bullöse Fälle, deren nachträgliche Zuordnung entsprechend den
heute entscheidenden Kriterien nicht mehr möglich ist, als Belege für Vulvabeteiligung wertlos geworden sind.

Eine Sonderstellung nehmen gewisse rein bullöse Fälle mit prognostischer
Zwischenstellung, ganz ohne oder ohne ausgeprägte Gruppierung der oft schwerpunktmäßig an den Extremitätenbeugen lokalisierten Efflorescenzen, ein, die als
Alterspemphigus von Lever sowie von Rook u. Waddington (1933) gemeinsam
mit Fällen jüngeren Lebensalters und dem bullösen Schleimhaut-Pemphigoid als
bullöses Pemphigoid geführt werden.

Erst seit Civatte (1943) wissen wir die Pemphigus- und Duhring-Blase
histologisch sicher zu differenzieren. Damit fand die dualistische Auffassung der
nosologischen Trennung beider Krankheiten eine Stütze, deren grundsätzliche Bedeutung nur von wenigen Autoren in Zweifel gezogen wurde (Einzelheiten bei
Jablonska u. Chorzelski, Tappeiner u. Pfleger). Die Morbus-Duhring- und
ebenso auch die Pemphigoid-Blase entwickelt sich subepidermal (Abb. 20): Der

Flüssigkeitsdruck des entzündlichen Exsudates sprengt die Verbindung von Epidermis und Corium („tension bulla" oder „pressure bulla", LEVER). Später schiebt sich das Stratum basale über den Blasengrund, infolge der Epidermismauerung rückt die Blase nach oben, liegt also dann intraepidermal, so daß die subepidermale Entstehung nur an ganz frischen Blasen faßbar ist. Der Papillarkörper ist ödematös,

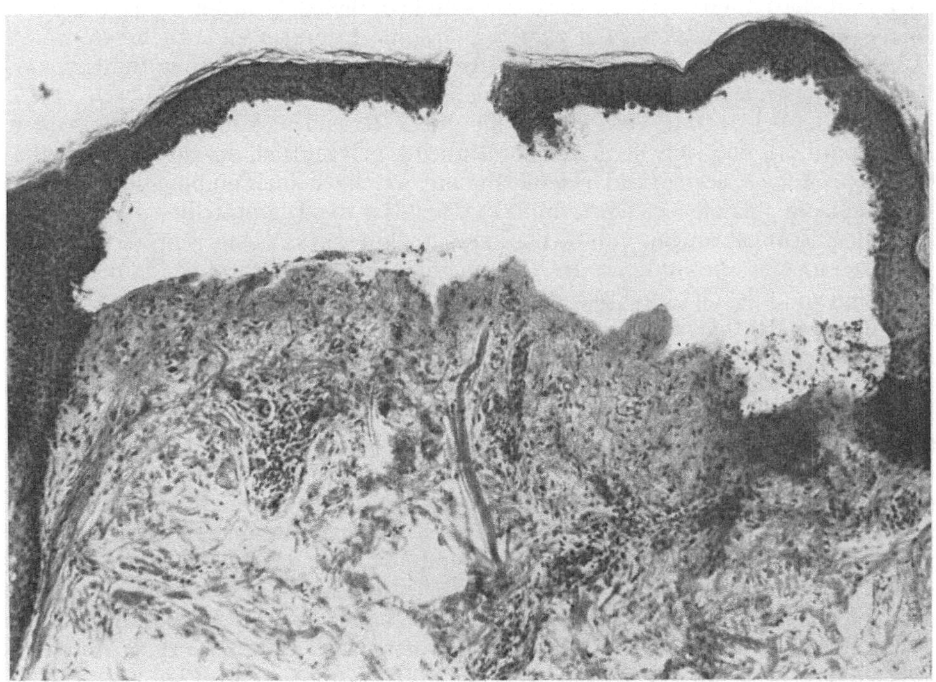

Abb. 20. Vollausgeprägte subepidermale Blase bei einem Fall von Alterspemphigoid

häufig weitgehend verstrichen. Er wird von einer meist erheblichen, im Bereich des oberen Gefäßplexus perivasal verstärkten, entzündlichen zellulären Infiltration eingenommen, in deren Bereich ebenso wie im Blasenlumen eosinophile Leukocyten besonders reichlich vorhanden sind.

Neben der subepidermalen Blasenbildung, die für die Krankheitsgruppe erwiesenermaßen als charakteristisch gelten kann, ist hin und wieder mäßige Spongiose in der Nachbarschaft zu beobachten. Gelegentlich sind zusätzlich regelrechte intraepidermale Bläschenbildungen beobachtet worden, die in diesen Fällen (Serienschnitte!) offensichtlich nicht aufgrund der Schnittrichtung fehlinterpretierte Anteile primär subepidermaler Blasen waren, — eine Irrtumsgefahr, die von einigen Autoren zur Erklärung aller intraepidermalen Blasen dieser Gruppe in Anspruch genommen wird (PERCIVAL u. HANNAY, LEVER). KOGOJ u. PURETIC sahen ein derartiges Phänomen in einem besonderen (jugendlichen) Pemphigoid-Fall, den die Autoren als Dermatitis pemphigoides bezeichnen. Sie möchten ihr „Symptom der zwei Blasen" — übereinandergelagerte sub- und intraepidermale Blase — von der bis dahin in der Duhring-Pemphigoid-Gruppe selten beobachteten zusätzlichen intraepidermalen Blasenbildung abtrennen. PRAKKEN u. WOERDEMAN sahen indessen das gleiche Phänomen bei einem Alterspemphigoid. Nach NÖDL fanden WATRIN u. MERAND auch bei Morbus Duhring ein intraepidermales Bläschen neben subepidermalen Blasen. Civatte sah subcorneale Bläschenbildung, Musumeci intraepidermale Blasenbildung in verschiedener Höhe ebenfalls gelegentlich neben subepidermalen Blasen bei Dermatitis herpetiformis Duhring. Es erscheint daher noch nicht endgültig abgeklärt, ob man das gelegentliche Nebeneinander der beiden Entstehungstypen („Symptom der zwei Blasen") als Hinweis auf einen bestimmten Krankheitstyp innerhalb dieser Gruppe betrachten darf. Auf die nähere Diskussion dieser seltenen Beobachtungen kann hier nicht eingegangen werden. Sie ist der zitierten Original-Literatur zu entnehmen.

Als Hinweismoment für die histologische Trennung von Morbus Duhring und Pemphigoid ist darauf aufmerksam gemacht worden (Pierard u. Mitarb., 1957; Pierard u. Whimster, 1961; bestätigt durch Rupec u. Mitarb.; Kresbach u. Hartwagner), daß sich beim Morbus Duhring gelegentlich speziell intrapapillär gelagerte Mikroabscesse und Ödeme finden, welche beim Pemphigoid nicht zur Beobachtung gelangen sollen (Abb. 21). Doch ist die Dignität dieses Kriteriums nach den Beobachtungen von Jablonska u. Chorzelski eingeschränkt.

Insgesamt ist die Stellung des Pemphigoids oder der Pemphigoide noch nicht befriedigend abgeklärt, und man wird Jablonska u. Chorzelski zustimmen können, die die richtige Klassifizierung erst nach Erkennung der Pathogenese und Ätiologie erhoffen.

Aus dem Rahmen der klassischen, polymorphen, schubartig rezidivierenden Dermatitis herpetiformis Duhring fallen zunächst die Fälle hartnäckiger, meist ausschließlicher Schleimhauterkrankungen heraus, bei denen eine starke Neigung zur Synechie-Entwicklung auf dem Boden der postbullösen Schleimhauterosionen besteht. In der weiteren Folge entstehen hierdurch auch narbige Verziehungen im Schleimhautbereich. Diese Fälle sprechen auf Sulfonamide und Sulfone nicht an. Sie verlaufen quoad vitam gutartig und sind ebenfalls durch subepidermale Blasenbildung charakterisiert. Sie werden als *benignes Schleimhautpemphigoid*, von den Ophthalmologen am Auge auch als Pemphigus conjunctivae, bezeichnet. — Die Erkrankung ist selten, betrifft häufiger Frauen als Männer, meist in mittleren Lebensjahren. — Lever 1942, 1944, 1953, Klauder u. Cowan, Church u. Sneddon, Jablonska u. Mitarb. u. a. haben in jüngerer Zeit die Abtrennung vom Morbus Duhring und vom Pemphigus chronicus vorgenommen und begründet.

Die Schleimhauterkrankung erstreckt sich dabei auf Bindehaut, Mund, Rachen, Kehlkopf, Speiseröhre, Nase, Penis, Vulva und After. Hautbeteiligung ist möglich, nach Lever in ca. 1/3 der Fälle. An der Vulva und in der Vagina kann sich in der Folge Schleimhautatrophie entwickeln; Verwachsungen zwischen den Labia minora können zur Verengung der Vaginalöffnung führen.

Aus kasuistischen Berichten aus der neueren Literatur geht auch die häufige rezidivierende Blasenbildung im Bereich der Leistenbeugen und des Mons pubis hervor. An der Vulva, die auch primärer Sitz der Läsionen sein kann (Dems), kommen entzündliche Rötung, Blasen, Erosionen, oberflächliche Ulcerationen und speckige Beläge vor, die sich kontinuierlich auf die Perianalregion ausdehnen können. Befunde an den Labia minora (Erosionen, Adhäsionen, Atrophie) geben Church u. Sneddon, Sneddon, Dems, Jablonska u. Mitarb. an. Im Fall Jablonska u. Mitarb. erstreckte sich die Atrophie auch auf den Clitorisbereich. Die Schleimhaut war verdünnt, weißlich und wies zahlreiche Erosionen auf. Die Vaginalöffnung war verengt. Atrophie und Einengung der Vaginalöffnung konnten auch wir in einem eigenen Fall registrieren. Über Einbeziehung der Vagina (Blasenbildung) berichtete Schiller.

Schwieriger ist die Stellung der als Alterspemphigus oder *Alterspemphigoid*, auch „bullous pemphigoid" von Lever, Parapemphigus von Prakken u. Woerdeman, beschriebenen oder einzuordnenden Fälle zu beurteilen.

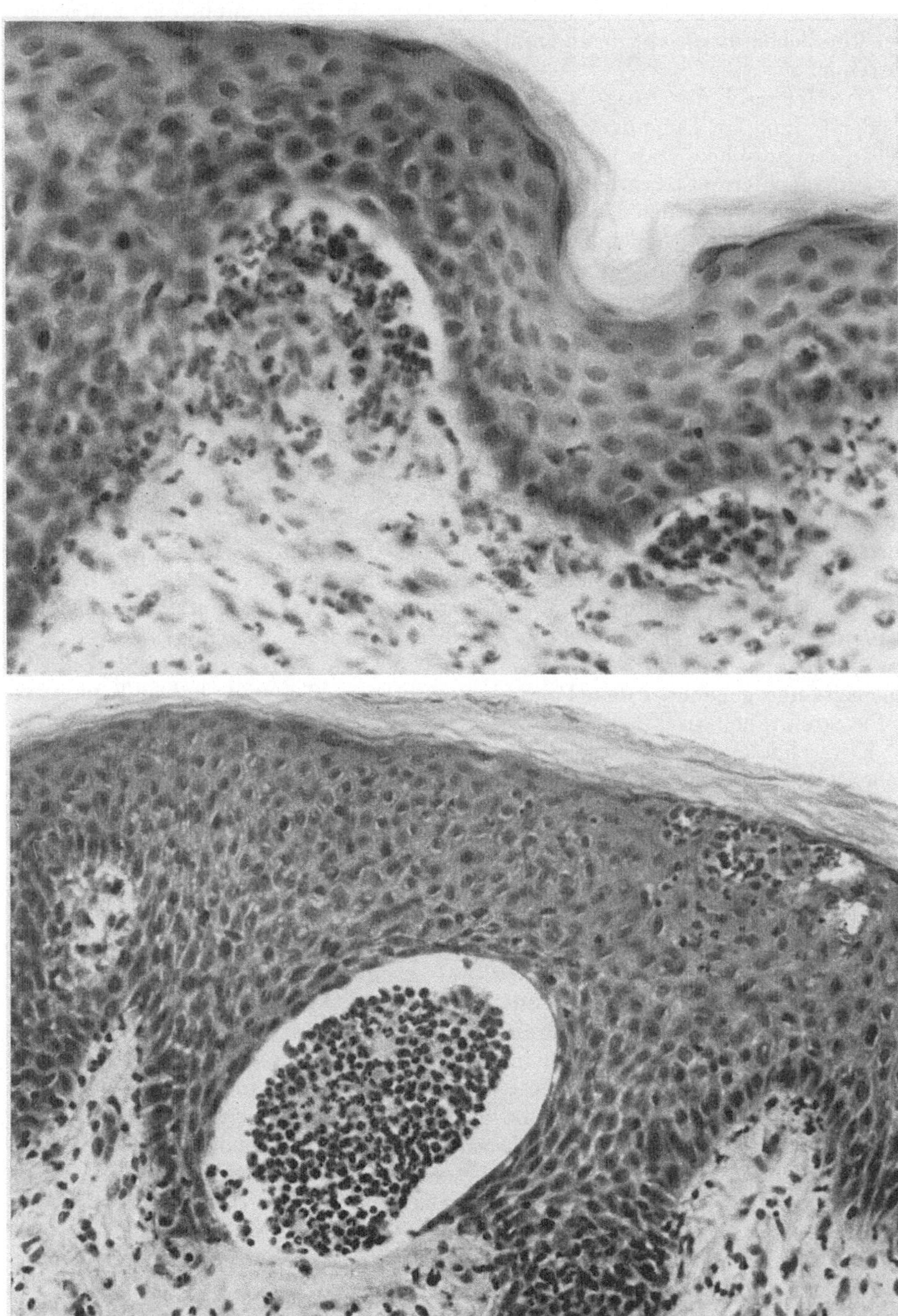

Abb. 21. Dermatitis herpetiformis, frühes Stadium der Blasenbildung: subepidermale Lücken über dichten Ansammlungen von (vornehmlich eosinophilen) Leukocyten in Papillen („intrapapilläre Mikroabscesse")

Die von Lever in den erweiterten Begriff des „bullous pemphigoid" einbezogenen kindlichen Beobachtungen mit bullöser Note möchten wir mit Herzberg ausschließen.

Die Mehrzahl der Autoren gesteht den Fällen von Alterspemphigoid eine Sonderstellung zu. Diejenigen Autoren, welche sie dem Pemphigus vulgaris nahestellen und anreihen, erachten den histologischen Unterschied der subepidermalen bzw. intraepidermal-akantholytischen Blasenbildung geringer als die klinischen Gemeinsamkeiten beider Prozesse: großblasige Note, an der Blase auslösbares Nikolsky-Phänomen, fehlendes Ansprechen auf Sulfonamide-Sulfone, ungünstigere Prognose, Schleimhautbeteiligung. In der französischen Dermatologie dagegen dominiert die Zuordnung dieser Fälle zum Morbus Duhring, eine Auffassung, der wir uns weitgehend anschließen möchten, wenigstens insoweit, als wir aufgrund der Histogenese der Blasenbildung die Beziehungen vom benignen Schleimhautpemphigoid, Alterspemphigoid und Morbus Duhring untereinander enger als zum Pemphigus vulgaris finden, weshalb wir einstweilen die genannten Erkrankungen gemeinsam als Duhring-Gruppe der Pemphigus-Gruppe (Pemphigus vulgaris, vegetans, foliaceus, seborrhoicus) gegenüberstellen. Dabei erscheint es uns noch nicht über jeden Zweifel erhaben, ob im Alterspemphigoid überhaupt eine echte Einheit vorliegt oder ob es sich nicht um Duhring-Fälle handelt, die durch das Lebensalter im klinischen Bild, in der therapeutischen Ansprechbarkeit und in der Prognose variiert sind. So fassen eine Reihe von Autoren (Kogoj, Degos, Rimbaud u. Guibert, Lapière, Fassotte, Percival, Korting u. a.) dieses Pemphigoid als monomorph bullöse Variante des Morbus Duhring auf.

Die abgrenzenden Kriterien gegenüber der Dermatitis herpetiformis Duhring einerseits und gegenüber dem Pemphigus vulgaris andererseits haben Tappeiner u. Pfleger tabellarisch zusammengefaßt (s. Tab. 1).

Klinisch fallen zunächst die weitgehend monomorph-großblasige Note und das Lebensalter der Patienten bei dem zur Diskussion stehenden Pemphigoid auf. Dominieren der bullösen Note kommt aber bei zweifelsfreien Duhring-Fällen in jüngerem Alter ebenfalls vor. Die Ansprechbarkeit auf Sulfonamide-Sulfone kann auch in typischen Duhring-Fällen schlecht sein. Gruppierungsneigung kann in Altersfällen, welche sonst allen Kriterien des Pemphigoids entsprechen, angedeutet sein. Das „Nikolsky-Phänomen" des Pemphigoids bei subepidermaler Blasenbildung (nur an der Blase selbst und nicht in der Blasenumgebung auslösbar) ist hier Ausdruck der Altersdegeneration und mangelnden Festigkeit der dermoepidermalen Verbindung, entspricht auch im Grad der Auslösbarkeit nicht ganz dem Phänomen bei Acantholyse. Durch diesen Festigkeitsverlust der dermoepidermalen Junktion wird vielleicht auch die klinische Großblasigkeit erklärt, die daher durchaus als Eigentümlichkeit des Lebensalters erklärt werden könnte und nicht notwendig Ausdruck eines anders gearteten Krankheitsprozesses sein muß. Selbstverständlich ist es denkbar, daß unter diesen Bedingungen der Altershaut auch ganz andere, insbesondere auch schwächere Reize als beim jungen Menschen genügen können, um die Duhring-artigen subepidermalen Blasenschübe zu provozieren.

Vorderhand und mangels ätiologischer Kenntnisse bleibt jedenfalls die theoretische und praktische klinische Trennung des Krankengutes problematisch, da auch die klinischen Grenzen verwaschen und unbefriedigend sind.

Klinisch spricht am meisten für Pemphigoid die Trias hohes Alter *ohne* vorausgegangene frühere Morbus Duhring-Schübe, großbullöse Note und fehlendes Ansprechen auf Sulfonamide-Sulfone.

Es ist aber anzumerken, daß von einigen Autoren des weiteren kindliche Pemphigoid-Fälle anerkannt werden, welche von Lever dem Gesamtkomplex des bullösen Pemphigus zugeordnet werden, und daß demgemäß kindliche Fälle von Dermatitis herpetiformis in ihrer Zugehörigkeit zum Morbus Duhring enger Konzeption unsicher sind.

Tabelle 1. *Differentialdiagnostische Symptomatik* (TAPPEINER u. PFLEGER, 1962)

Pemphigus vulgaris	Dermatitis herpetiformis Duhring	Pemphigoid
Blasen auf normaler Haut	Bläschen, Blasen, Quaddeln, Knötchen auf erythematösem Grund	Blasen auf normaler Haut oder erythematösem Grund
Blasen schlaff	Blasen prall gespannt	Blasen prall gespannt od. schlaff, oft hämorrhagisch
unregelmäßige Anordnung	herpetiforme Anordnung	Beugeseiten bevorzugt, häufig symmetrisch
monomorphes Bild	polymorphes Bild	monomorphes Bild
Schleimhaut fast immer befallen	Schleimhaut frei	Schleimhaut oft befallen
schlechte Heilungstendenz	gute Heilungstendenz	mäßige Heilungstendenz
Juckreiz meist fehlend	konstanter Juckreiz	Juckreiz meist gering
Jodkalireaktion negativ	Jodkalireaktion positiv	Jodkalireaktion meist negativ
schwerer Verlauf	milder Verlauf	relativ milder Verlauf
NIKOLSKY positiv	NIKOLSKY negativ	NIKOLSKY wechselnd
Eosinophilie nicht regelmäßig	Eosinophilie in Blasen und Blut	Eosinophilie wechselnd
mittleres bis höheres Lebensalter	mittleres Lebensalter	höheres Lebensalter
Sulfonamide unwirksam	Sulfonamide wechselnd wirksam	Sulfonamide unwirksam, Breitbandantibiotica meist wirksam

Als strittig kann beim derzeitigen Stand der Systematik lediglich die Frage des Vorkommens von echtem Schleimhautbefall am Genitale beim Morbus Duhring gelten. Außer Frage steht dagegen, daß der Hautteil des Genitales sowie dessen Umgebung erkranken können. Periorifiziellen und genito-anal betonten Befall beobachteten HURIEZ u. Mitarb., LODIN u. STIGELL (bei 9 Patienten aus einer größeren Beobachtungsserie) sowie — nur bei Kindern vor der Pubertät — EVANS u. FRASER. Ausschließliche Beschränkung des Morbus Duhring auf die Genito-Analregion wurde dabei nicht beobachtet. Weitere Vulvabefunde in Form gruppierter, bullöser, pustulöser, verkrusteter, erythematöser Veränderungen notierten: CORDIVIOLA u. SANCHEZ-CABELLERO, ROEDERER u. NONCLERCQ, DERBLAY u. FERGUSSON, SCOTTI u. DE STEFANI, BIEBER, RENARD, BJÖRNBERG u. HELLGREN.

Erwähnt sei, daß in der älteren Literatur Beteiligung der *Schleimhaut* beim Morbus Duhring konzidiert worden ist, so schon von BROCQ, MORRIS, ROSENTHAL, VILLARD u. Mitarb., RIECKE. Sie galt als ein im Vergleich zum Pemphigus, dem ja mangels der modernen Kenntnisse der histologischen Differenzierung noch der Alterspemphigus (= Alterspemphigoid) zugerechnet wurde, seltenes, aber doch teilweise als integrierendes Symptom. In späteren Jahren haben ferner TZANCK u. CORD und BIEBER über Schleimhautbeteiligung bei Dermatitis herpetiformis berichtet.

Nach TZANCK u. CORD können beim Morbus Duhring alle hautnahen Schleimhäute, insbesondere auch an Nase und Augen, erkranken. Nach VILLARD u. Mitarb. erkrankt die Genitalschleimhaut seltener als die anderen Schleimhäute. MORRIS glaubt dagegen, daß, wenn überhaupt Schleimhautveränderungen auftreten, diese sich zuerst an der Vagina äußern. — Nach der differentialdiagnostischen Gegenüberstellung der bullösen Dermatosen von TAPPEINER u. PFLEGER jedoch ist die Frage der Schleimhautbeteiligung ein Kriterium der Unterscheidung zwischen Dermatitis herpetiformis Duhring, bei welcher sie fehlt, und dem Pemphigoid, dem sie zukommt. Die Auffassung, daß dem Morbus Duhring die Schleimhautbeteiligung fehlt, wird von anderen Autoren geteilt (TOLMAN u. Mitarb.). KRIŽNIKs Revision des Krankengutes der Kogojschen Klinik der Jahre 1921—1957 hat bei Duhring-Patienten niemals Schleimhautbefall ergeben.

Befunde, welche, wie von den zitierten älteren Autoren, ohne sichere Trennung der Krankheitsbilder mitgeteilt werden, vermitteln uns daher ggf. auch Kenntnisse über das Pemphigoid. Ergänzende Hinweise zum Pemphigoid finden sich bei KRESBACH u. HARTWAGNER, deren Kasuistik zwei Fälle mit Schleimhautbeteiligung des weiblichen Genitales enthält.

MIŠIĆ hat, orientiert an der Gesamtheit der Kriterien von TAPPEINER u. PFLEGER und an den labormedizinischen Ergebnissen (OBERSTE-LEHN), das einschlägige weibliche Krankengut (1957—1966) der Bodeschen Klinik in Göttingen nach den jeweils überwiegenden Hinweisen zu klassifizieren versucht und dabei 2 der insgesamt 20 Patientinnen dem Alterspemphigoid, die übrigen 18 der Dermatitis herpetiformis Duhring, unter Einschluß von zwei Fällen vom Typ des Herpes gestationis, zugeteilt. Von diesen 20 Patientinnen der gesamten Gruppe zeigten 5 Haut- und *Schleimhaut*beteiligungen am Genitale, 2 dieser 5 Patientinnen gleichzeitig auch Mundschleimhautbeteiligung. 5 weitere Patientinnen wiesen nur *Haut*beteiligung am Genitale auf. Von diesen hatte nur eine Schleimhautbefunde in anderer Lokalisation (Mundschleimhaut). Die übrigen 10 Patientinnen waren am Genitale sowohl im Haut- als auch im Schleimhautbereich frei. Beide Alterspemphigoid-Fälle und auch die beiden Duhring-Fälle vom Herpes-gestationis-Typ sind in der Gruppe der insgesamt 10 Frauen mit Genitalbefund enthalten, davon je 1 Fall Pemphigoid und Herpes gestationis in der Gruppe der 5 Patientinnen mit *Schleimhaut*befund am Genitale.

Die Sicherheit der diagnostischen Zuordnung dieser Fälle wird dadurch eingeschränkt, daß die Kriterien sich teilweise — allein schon im Hinblick auf den geforderten negativen Schleimhautbefund beim Morbus Duhring, teils auch in anderen Punkten — widersprechen. Da das Ergebnis der z. Z. vorherrschenden Meinung, der Morbus Duhring mache keine Schleimhautveränderungen, widerspricht, geben wir eine kurze Charakteristik der 4 schleimhautpositiven Fälle von Dermatitis herpetiformis Duhring an.

1. E. H., 62 Jahre, Protokoll-Nr. 3472/64: Krankheitschübe seit 1 Jahr. Stecknadelkopf- bis erbsgroße Bläschen auf circinären und konfluenten Erythemen, ausgebreitet, streng symmetrisch. Durch Jodkali starke Provokation, Juckreiz. Promptes Ansprechen auf Sulfonamid (Lederkyn). Nikolsky positiv. Laborwerte altersentsprechend unauffällig.

Genitale: An den kleinen Labien und am Introitus vaginae stecknadelkopfgroße Bläschen auf stark geröteter Schleimhaut. — Gleichzeitig Wangenschleimhautbefall.

2. H. D., 46 Jahre, Protokoll-Nr. 1627/65: Krankheitsschübe seit 10 Jahren, zeitweilig mit Trypan blau, nie mit Sulfonamiden behandelt. Herdförmig gruppiert, streng symmetrisch verteilt polymorphe Effloreszenzen (kleine Bläschen, Erytheme, teils deutlich urtikariell) in typischer Duhring-Prädilektion. Nikolsky negativ. Jodkaliprovokation deutlich positiv. Konstanter Juckreiz. Blander Verlauf. Laborwerte o. B.

Genitale: An der geröteten Portio mehrere stecknadelkopfgroße Bläschen. Mons pubis und Genito-Analregion in den Hautprozeß einbezogen.

3. H. B., 59 Jahre, Protokoll-Nr. 4262/65: Erster Krankheitsschub. Hanfkorn- bis münzgroße Bläschen bzw. Blasen mit deutlicher Gruppierungsneigung auf urtikariell erhabenem
Erythem. Herde bis Handflächengröße konfluierend, in den Randbereichen stecknadelkopfgroße Bläschen. Hautbefund ausgebreitet, deutlich symmetrisch. Jodkaliprovokation nicht
durchgeführt. Nikolsky wechselnd. Kein Ansprechen auf Sulfonamide, bei einem späteren
Schub jedoch eindeutig auf Sulfone (s. u.). Konstanter Juckreiz. 46% Eosinophile im Blasen-
grundausstrich. Laborwerte unauffällig.

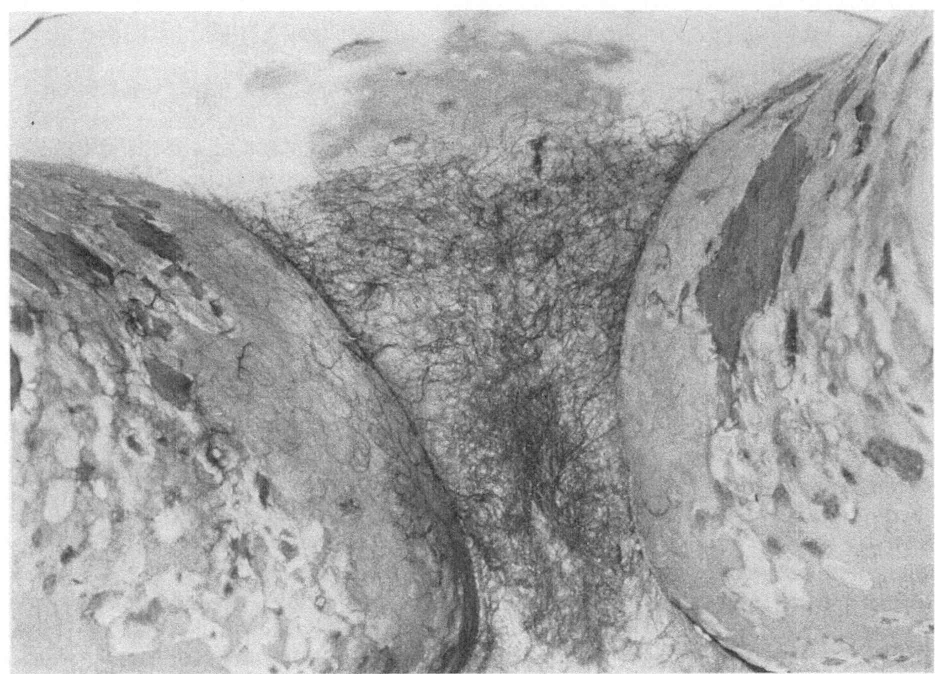

Abb. 22. H. B. Ausgedehnte Duhring-Eruption mit gruppiertem Aufschießen von Bläschen
und Blasen auf erythematösem und erythematös-urticariellem Grund im Genitocruralbereich

Genitale: Vagina stark gerötet, weist mehrere bis pfenniggroße Erosionen mit randständigen
Blasenresten auf. Mons pubis, große Labien, Genitocrural- und Genitoanalregion von Erythem
mit dichter Bläschen- und Blasenbildung eingenommen (Abb. 22). — Gleichzeitiger Wangenschleimhautbefall (markstückgroße Erosionen). — Wegen erneuten gleichartigen Krankheits-
schubes 1967 stationär. Sulfonamide (Lederkyn, Eubasin) ohne therapeutischen Effekt, aber
prompte Rückbildung auf Sulfone (DADPS 3 × 0,1/die).
    4. "Herpes gestationis". T. A., 39 Jahre, Protokoll-Nr. 2580/64: Seit 12 Jahren rezidivierend
ausschließlich im Puerperium und in der Schwangerschaft erkrankt, bei 6 Schwangerschaften
fünf mal. Gruppierte Bläschen und urtikarielle Erytheme, vornehmlich an den Nates und genito-
anal. Konstanter Juckreiz. Jodkaliprovokation negativ, Nikolsky nicht vermerkt. Gutes Ansprechen auf Sulfonamide. Bluteosinophilie 30 %. Laborwerte sonst unauffällig.
    Genitale: stecknadelkopfgroße Bläschen an den Innenseiten der kleinen Labien. Urticariel-
le Erytheme und Bläschen am Mons pubis.

In den Fällen 1 und 3 ist histologisch nicht nur die subepidermale Blasenbildung nachgewiesen, sondern es fanden sich in diesen Fällen zusätzlich auch die
von zahlreichen Autoren (s. o.) für Duhring-spezifisch angesehenen Mikroabscesse
in den Hautpapillen.
    Problematisch ist die Zuordnung z. T., wenn man das Lebensalter und die
Blasengröße zum wesentlichsten Kriterium macht. Es sprachen aber die Fälle 1
14*

und 3 auf Sulfonamide bzw. Sulfone an, Fall 1 war außerdem mit Jodkali provozierbar. Problematisch ist ferner der Schleimhautbefall bei Fall 2, über dessen Charakter aus den alten Befundunterlagen nichts Näheres hervorgeht. Zweifelsfrei ist die Zuordnung des ebenfalls sulfonamidempfindlichen Falles 4 zum „Herpes gestationis", den wir in den Morbus Duhring einbeziehen.

So ergibt sich zumindest für den Typus Herpes gestationis mit Sicherheit, aber mit Wahrscheinlichkeit auch für die übrigen Fälle von Morbus Duhring, daß der Schleimhautbefund als strenges diagnostisches Kriterium der Abgrenzung gegenüber dem Pemphigoid nicht anzuerkennen und Genital-Schleimhautbeteiligung beim Morbus Duhring durchaus möglich ist.

Insgesamt war der Genitalbefund bei unseren Morbus Duhring- und Pemphigoid-Fällen gekennzeichnet durch bis zu linsengroße, prallelastische, seröse Blasen und Erosionen auf landkartenartigen, in der Mitte abgeblaßten, am Rand dunkelroten, scharf begrenzten Erythemen oder auf unverändertem Grund an den großen Labien, am Mons pubis und ggf. in nachbarlichen Hautbezirken. An den meist geröteten kleinen Labien und am Introitus vaginae wurden Bläschen, Blasen und Erosionen, an der Vaginalschleimhaut bis pfenniggroße Erosionen mit randständigen Blasenresten beobachtet. In einem Fall sind ferner an der geröteten Portio vaginalis uteri knapp stecknadelkopfgroße Bläschen notiert worden.

Anhang: Subcorneale pustulöse Dermatose Sneddon-Wilkinson

Als Anhang sei dem Abschnitt über die Dermatitis herpetiformis Duhring und die ihr nahestehenden Prozesse eine kurze Bemerkung über die *„subcorneale pustulöse Dermatose"* (Sneddon u. Wilkinson, 1956) angefügt. Die ihr entsprechenden Fälle weisen eine gewisse Duhring-Ähnlichkeit auf, die sich auch auf die Provozierbarkeit mit Jodkali und das therapeutische Ansprechen auf Sulfonamide/Sulfone erstreckt. Sie sind daher in der vorausgegangenen Zeit im Morbus Duhring mit aufgegangen. Die Verteilung der Efflorescenzen (Stamm und proximale Extremitäten) und die geringere Gruppierungsneigung weicht von der Dermatitis herpetiformis Duhring ab ebenso wie der Charakter der Einzeleffloreszenz, einer kleinen Pustel mit rotem Hof. Während die Geschlechtsverteilung beim Morbus Duhring ♂ : ♀ = 2,7 : 1 beträgt (Eyster u. Kierland), ist sie bei der subcornealen pustulösen Dermatose Sneddon u. Wilkinson ♂ : ♀ = 1 : 2,3 (Schröpl). Histologisch liegt im Gegensatz zur subepithelial gebildeten Duhring-Blase eine primär subcorneal entstehende Pustel vor. — Schleimhautbeteiligung gehört nicht zum Krankheitsbild bzw. muß als atypisch gelten — ähnlich wie nach Auffassung zahlreicher Autoren auch beim Morbus Duhring. Der Befund zweier Mundschleimhautbläschen bei einer Beobachtung von Greenbaum u. Lee stellt somit eine Ausnahme dar. Während demgemäß mit Schleimhautbefall im Genitalbereich kaum zu rechnen ist, sind die Intertrigines eine bevorzugte Lokalisation. — Übersicht bei Lever; ausführliche Darstellung durch Schröpl 1962.

V. Multiformes Erythem. Syndroma muco-cutaneo-oculare Fuchs. Lyell-Syndrom

a) Erythema exsudativum multiforme

Nach Kehrers Bearbeitung im Handbuch der Gynäkologie 1929 ist die Beteiligung des weiblichen Genitales am Erythema exsudativum multiforme ungewöhnlich. Diese Feststellung ist in guter Übereinstimmung mit den Darlegungen des Erstbeschreibers Hebra (zit. n. Schuppli), nach welchem Schleimhautbeteiligung nicht zum Bilde der Erkrankung gehört, eine Auffassung, die allerdings heute nicht mehr aufrechterhalten werden kann.

Das *Erythema exsudativum multiforme* (E. e. m.) ist charakterisiert durch nach kurzen uncharakteristischen Prodromi auftretende, in der Regel an den Handrücken und Unterarmstreckseiten beginnende, auch die Unterschenkelstreckseiten bevorzugende, aber auch weitere Körperpartien einbeziehende, symmetrische hellrote, oberflächliche Knötchen von etwa Linsengröße, die sich in verschiedener

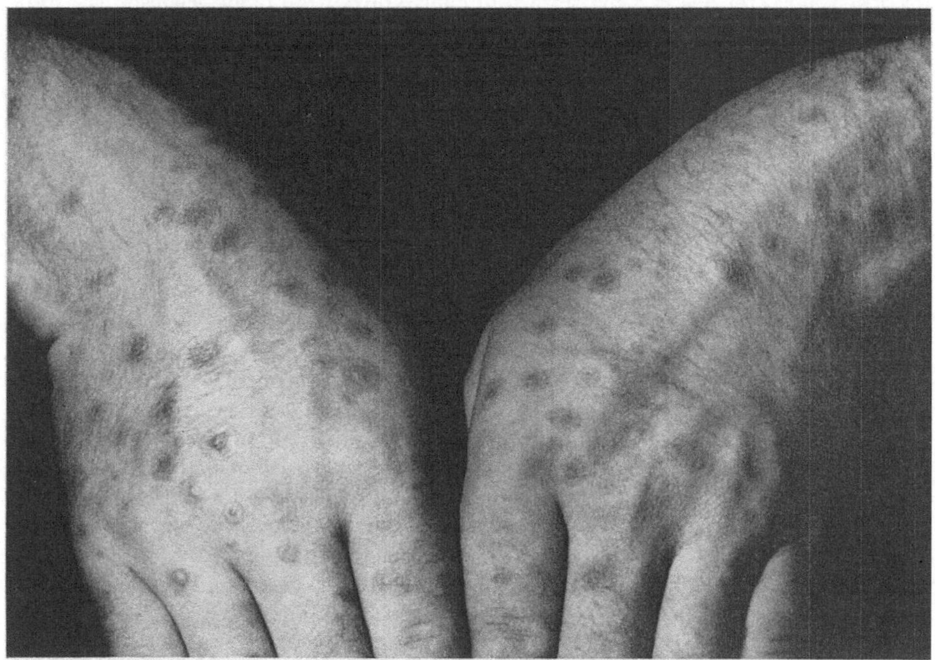

Abb. 23. Erythema exsudativum multiforme. Typische kokardenartige Erytheme mit Bläschen an Unterarm-Hand-Finger-Streckseiten

Zahl entwickeln und im Laufe weniger Tage unter Änderung des Rottons auf etwa Münzgröße ausdehnen unter Entwicklung scheibenförmiger, in der Mitte einsinkender Herde, die konfluieren können. Der Entzündungsprozeß steigert sich in vielen Fällen bis zur Blasenbildung meist zentraler, gelegentlich auch peripherer Anordnung innerhalb der papulösen Erythemscheiben. Durch die exsudative Note, durch den kokardenähnlichen Gegensatz von hellerer Peripherie und dunklerem Zentrum innerhalb der gleichen Efflorescenz und durch die schubweise Anbildung neuer Efflorescenzen, die zum Nebeneinander verschieden alter Herde führt, entsteht ein buntes Bild, welches dem Krankheitsbild die Bezeichnung „multiforme" eingebracht hat (Abb. 23). Die Blasenbildung hinterläßt nach Sekreteintrocknung unter Umständen eine dünne Kruste.

Dieses klassische E. e. m. ist als idiopathische Infektionskrankheit aufgefaßt worden und dem Formenkreis der „rheumatischen Erkrankungen" zugeordnet worden.

Die Abweichungen, die von diesem klassischen Typ beschrieben worden sind, lassen übereinstimmend nach den Handbuchbearbeitungen von TACHAU (1932)

und Schuppli (1964) und der praktischen Erfahrung fast aller Beobachter die alte Hebrasche Konzeption zu eng erscheinen. Die Atypien betreffen die Morphe, die Lokalisation, den Verlauf sowie die Ätiologie. Die Frage allerdings, bis zu welcher Grenze im Rahmen dieser Variabilität der Begriff des echten E. e. m. ausgedehnt werden kann und wo demgemäß die E. e. m.-ähnlichen Ausschläge beginnen, wird unterschiedlich beantwortet und hat zu verschiedenen Unterteilungsversuchen der Autoren geführt, über die bis heute keine Einstimmigkeit herbeigeführt werden konnte, da letztlich die ätiologischen Kenntnisse unzureichend sind und der infektiöse Charakter des E. e. m. ursprünglicher Konzeption nicht erwiesen ist. Fälle, welche durch Arzneimittel ausgelöst wurden, werden entweder ganz abgetrennt und als „multiforme-ähnliches" Arzneimittel-Exanthem aufgefaßt, das mit dem echten E. e. m. nicht identisch sei, oder sie werden als symptomatisches E. e. m. dem idiopathischen gegenübergestellt, oder es wird schließlich auf die Unterscheidung ganz verzichtet und in der medikamentösen Auslösung nur ein Manifestationsfaktor für das allein existente echte E. e. m. erblickt. Die unterschiedlichen Auffassungen sind von Schuppli ausführlich dargestellt. Im jüngeren Schrifttum sind sie insbesondere aus den Arbeiten von Ruiter, Tzank u. Cord, Keil, Keining u. Oldach ersichtlich.

Im wesentlichen begegnet man demgemäß der Gesamtheit der multiformen Exantheme als idiopathischen Fällen oder als exanthematischen Phänomenen beim Herdgeschehen bzw. als Zweitkrankheit bei einigen Infektionen (z. B. Mykosen) oder als Ausdruck einer Arzneimittel-Hyperergie. Die klassische, jahreszeitabhängige Rezidivneigung (Frühjahr und Herbst) des Hebraschen idiopathischen E. e. m. ist natürlich bei einer Zweitkrankheit und einem Arznei-Exanthem nicht gegeben. Morphologisch weisen die arzneibedingten Fälle die größte Variabilität auf, welche vom klassischen E. e. m.-Bild bis zum Übergang in morphologisch ganz andersartige Arzneimittel-Exantheme reicht. Die Gesetzmäßigkeit der E. e. m.-Lokalisation kann dabei zunehmend durchbrochen werden, das Erythem kann seinen Kokarden- und Scheibencharakter mehr und mehr verlieren, auch einer diffuseren Rötung weichen, purpurische Phänomene, welche dem E. e. m. im engeren Sinne nicht eignen, können herdförmig oder ausgedehnter hinzutreten, die bullöse Note kann stark dominieren, auch eine mehr schlaffe Epidermolyse aufweisen. Extreme Fälle lassen sich daher auch bei weitgefaßter Konzeption des E. e. m. hier nicht mehr einordnen, sind nur noch in Einzelzügen multiformeähnlich und entsprechen in anderen bereits etwa einer Purpura Schoenlein, den Gougerotschen Allergiden (Trisymptom) oder können als Lyell-Syndrom geführt werden. Sie beleuchten einerseits die große morphologische Variationsbreite der toxisch-allergischen Exantheme, andererseits die Schwierigkeit, eine klare Grenze für das multiforme Erythem zu ziehen.

Weitere Schwierigkeiten bereitet die Abgrenzung des noch zu besprechenden Syndroma muco-cutaneo-oculare.

Fassen wir die hier angesprochenen Krankheitsfälle unter Ausschluß derjenigen arzneibedingten Exantheme, die dem E. e. m. nur noch in Einzelzügen ähneln, als multiforme Erytheme zusammen, so besteht kein Zweifel an der Mitbeteiligung der mukösen Oberflächen. Sie betrifft die hautnahen Schleimhäute, ist aber auch am Magen (Chevallier u. Mitarb.) und an der Harnblase (Bandmann) festgestellt worden. Entsprechend dem Hautbefund äußert sie sich in Rötung und blasiger Abhebung bzw. Erosion. Dabei kann im Bereich der Vulva die ursprüngliche Scheibenform der Herde noch erkennbar sein, aber auch im Rahmen einer mehr diffusen Schwellung und „Vulvitis" untergehen. Vesiculöse, gelegentlich herpetiforme und auch bullöse, sowie erosive Veränderungen sind nicht nur an der Vulva (Abb. 24), sondern auch an der Vagina, einschließlich der Portio beobachtet worden. Nicht

selten sind die Schleimhautdefekte auch als Ulcerationen beschrieben. Derartige
Mitbeteiligung der weiblichen Genitalorgane ist nach TACHAU bereits ziemlich
früh und zwar von BEHREND (1901), KAPOSI, JARISCH (1908), NEUMANN und
WUNDERLICH u. a. beschrieben worden.

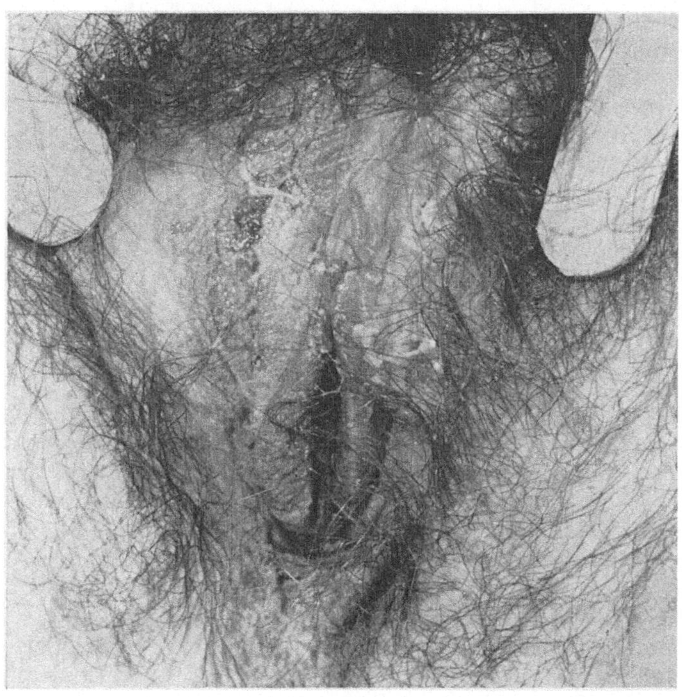

Abb. 24. Multiformes Erythem, Typ Fuchs-Syndrom. Erosionen und Epithelsäume im Sulcus
interlabialis und an den kleinen Labien

Die Schleimhautbeteiligung wird nach einer jüngeren Statistik von BAIKOVA u.
TSKHOVREBOVA, welche 272 Patienten umfaßt auf ein Drittel der Fälle beziffert,
wobei die Lippenbeteiligung dominiert. Mögen in derartige Statistiken infolge der
Abgrenzungsschwierigkeiten auch Fälle von Syndroma mucocutaneo-oculare eingegangen sein, so ist doch jedem Kliniker die Schleimhautbeteiligung beim multiformen Erythem aus eigener Erfahrung geläufig. Sie ist deshalb auch kein Grund mehr
für kasuistische Mitteilungen in der jüngeren Literatur, soweit es sich nicht um
Fälle handelt, die einer Interessantheitsauslese wegen anderer Besonderheiten
unterliegen und deshalb nicht unbedingt paradigmatisch für die Vulvaerkrankung
beim multiformen Erythem stehen können.

Die Beobachtung von HOLZSCHUH weist als Besonderheit neben der vaginalen
auch eine Portiobeteiligung auf. Ein von FASAL beschriebener Fall, mit typischem
E.e.m. an der Haut und vom Autor als E.e.m. bezeichnet, dürfte aufgrund des
febrilen Verlaufs und der gleichzeitigen Beteiligung von Bindehaut, Mund und
Vulva eher dem Sydroma muco-cutaneo-oculare zuzuordnen sein. BECKERs Beobachtung einer Frau, die 6 Attacken der Erkrankung durchmachte, ist auffällig
durch die Tatsache, daß zunächst die bullösen Erscheinungen immer nur an den
Lippen und Genitalien auftraten und erst bei späteren Schüben die typischen
erythematösen Herde an Händen und Armen hinzukamen. Im Fall OWREN läßt

der ulceröse Charakter der rezidivierenden Stomatitis zusammen mit der bei der Patientin vorhandenen Iritis die Möglichkeit des Vorliegens eines Behçet-Syndroms nicht ausschließen, welchem die bei der Patientin gleichfalls festgestellten typischen E. e. m.-Herde der Haut dann als Begleitphänomen zuzuordnen wären.

Insgesamt ergibt sich aus einer Übersichtsarbeit von Löffler u. Mitarb. (1957) eine Genitalschleimhautbeteiligung beim multiformen Erythem von 30%, im Vergleich zu einer Mundschleimhautbeteiligung von 80%. Freilich läßt auch hier die im Vergleich zu den Angaben von Baikova u. Tskhovrebova noch höhere Gesamtschleimhautbeteiligung und insbesondere hohe Quote von 40% Augenbefall wiederum und mehr noch den Verdacht auf Einbeziehung von Fällen des Syndroma muco-cutaneo-oculare aufkommen.

Histologisch liegt beim multiformen Erythem subepidermale Blasenbildung und Ödem, verbunden mit vornehmlich lymphocytärer, perivasaler, entzündlicher Infiltration, in schweren Fällen auch mit Hämorrhagie und Zeichen der Vasculitis allergica, vor. Rein maculo-papulöse Efflorescenzen ohne subepidermale Bulla können auch geringfügige Spongiose aufweisen.

α) Syndroma muco-cutaneo-oculare

Das *Syndroma muco-cutaneo-oculare-Fuchs* umfaßt Fälle des gleichen Formenkreises und gleicher ätiologischer Unsicherheit bzw. Mannigfaltigkeit, für deren Zuordnung der akute Beginn und die schwere Störung des Allgemeinbefindens bei dubiöser Prognose des Krankheitsverlaufs und eine augenfällige Konzentration der morphologischen Veränderungen an den Orifizien des Körpers (Auge, Nase, Mund, Genitalien, Anus) entscheidend ist, wobei insbesondere der Augenbeteiligung eine größere Bedeutung zukommt. Die typische Kokardenbildung tritt hinter teils diffuserem Erythem und starker Blasenbildung zurück. Rezidive gehören nicht zum typischen Bild; innere Komplikationen sind häufig. Dieser Typ ist unter einer Reihe weiterer Bezeichnungen beschrieben worden: Ektodermosis pluriorificialis Fiessinger-Rendu, Stevens-Johnson-Syndrom, Dermatostomatitis Baader, Erythema exsudativum multiforme majus (im Gegensatz zur klassischen „minus"-Form). Im Hinblick auf Übergangsfälle zum banalen multiformen Erythem ist die Frage der Abtrennung oder Zugehörigkeit dieses Formenkreises nicht einheitlich beantwortet worden. Die wichtigsten, und widersprüchlichen Stellungnahmen finden sich bei Proppe, Cerutti, Bohnstedt, Thomas, Ashby u. Lazar, Ito, Storck, Heite, Heite u. Mitarb. Eine Übersicht gibt Schuppli. Auch hier ist die definitive Entscheidung ohne bessere ätiologische Kenntnisse nicht möglich.

Die Beteiligung der Schleimhäute steht definitionsgemäß im Vordergrund der Erscheinungen. Das weibliche Genitale dürfte immer mitbefallen sein und zwar in aller Regel dicht und ausgedehnt, meist wohl auch unter Beteiligung der Vagina. Aus verständlichen Gründen ist jedoch bei der Schwere des Krankheitsbildes und der Berührungsempfindlichkeit des Genitales die Befunderhebung in dieser Region lückenhaft. Daß die Häufigkeit des Vulvovaginalbefalls höher als mitgeteilt anzusetzen ist, ergibt sich aus der Übersicht der 11 Beobachtungen von Robinson u. McCrumb, die vergleichsweise unter 5 Frauen nur 2 mal, unter 6 Männern dagegen 5 mal Genitalbeteiligung aufweist. Die übermittelte Kenntnis ist insgesamt nicht sehr subtil, vermittelt aber aufgrund einer Reihe jüngerer Kasuistiken ein ausreichendes morphologisches Gesamtbild.

Zu erwähnen sind die Beobachtungen von Schreuder (1926), Fasal (1934, wahrscheinlicher Fall, s. o.) Agelhoff (1940, nur Vagina, nicht Vulva), Flury (1950), Robinson u. McCrumb (1950, zwei Fälle, einer nur Vagina), Schulze u.

Koch (1952) Tobiasch (1953), Cone (1954), Mletzko (1954), O'Connor (1958), Müller (1965), Leyh (1968). Die Publikation von Robinson u. McCrumb verdient als Übersichtsarbeit zur Abgrenzung der verschiedenen Haut- und Schleimhaut-Augen-Syndrome besondere Beachtung.

Nach diesen Arbeiten können sämtliche Schleimhaut- und Hautpartien der Vulva und ihrer Umgebung und ferner sehr häufig die Vagina (Schreuder, Ageloff, Robinson u. McCrumb, Cone, Mletzko, O'Conor) und auch die Portio (Schreuder) befallen sein. Schleimhautherde der Harnblase wurden von Schulze u. Koch festgestellt. In Analogie zur häufigen Urethralbeteiligung beim Manne war die weibliche Urethra miterkrankt in den Fällen von Schulze u. Koch, Mletzko und in einem der beiden Fälle von Robinson u. McCrumb (hier aus der notierten Dysurie zu erschließen). — Die Veränderungen äußern sich in Schwellung, Rötung, Erosion oder oberflächlicher Ulceration mit fibrinösen, leicht entfernbaren Belägen bei erheblicher Berührungsempfindlichkeit und Vulnerabilität der Schleimhäute. Gelegentlich wurden auch die Blasen oder Bläschen, hin und wieder gruppiert angeordnet, noch beobachtet oder flottierende Blasenränder als Reste solcher Efflorescenzen vermerkt. Seltener weist die Rötung auch ein purpurisches Aussehen auf. Die Urethralöffnung ist oft verquollen. Diese entzündlichen Veränderungen können diffus ausgedehnt sein oder mehr fleckförmige Areale betreffen und dabei noch den ursprünglich scheibenförmigen Charakter der Herdbildung in einzelnen Anteilen der Circumferenz erkennen lassen.

Die histologischen Veränderungen des Syndroma muco-cutaneo-oculare entsprechen insgesamt denen des Erythema exsudativum multiforme, was erneut aus einer ausführlichen Studie von Ito ersichtlich ist. Die blasig abgehobene Epidermis zeigt öfter nekrotische Zellen.

b) Lyell-Syndrom

Das seltene Lyell-Syndrom (Lyell, 1965: "Toxic epidermal necrolysis") ist eine mit schweren Allgemeinerscheinungen einhergehende, häufig tödlich verlaufende (20—50 % der Fälle!) Epidermolyse, die universell bzw. sehr großflächig auftritt und dabei gewisse Schwerpunkte der Lokalisation in Übereinstimmung mit dem E.e.m. aufweisen kann (Abb. 25 u. 26). Die Zugehörigkeit zum E.e.m. als besondere Verlaufsform desselben (Maximalvariante einer hyperergischen Reaktion?) ist daher diskutabel. Andererseits werden mit diesem Begriff heute im wesentlichen auch diejenigen Krankheitsfälle erfaßt, welche in der älteren Literatur als Pemphigus acutus febrilis dem Pemphigus chronicus vulgaris gegenübergestellt wurden, seltene Beobachtungen universeller bullöser Ausschläge bei schweren septischen oder toxischen Zuständen im einzelnen unterschiedlicher Ätiologie. In einer beachtlichen Zahl der Lyell-Fälle fällt die Eruption zeitlich mit suspekten Medikamenteneinnahmen zusammen, andere Fälle erscheinen als bakterielle Infektion insbesondere mit Staphylococcus pyogenes Phagentyp 71, eine weitere Gruppe erscheint ohne hinreichende ätiologische Anhaltspunkte.

Die Epidermisabhebung, auf rotem Grund und konfluierend, erfolgt bullös bis schlaff-bullös bis lose und feucht der Unterlage „wie ein nasses Handtuch angeklatscht". Das Nikolsky-Phänomen ist bei tangentialem Druck extrem stark positiv. Neben einzelnen Blasen finden sich vor allem flächenhafte Veränderungen. Bilder einer akut toxischen Erythrodermie oder einer ausgedehnten erst- und zweitgradigen Verbrennung. 70—80 % der Oberfläche sind in dieser Weise erkrankt befunden worden, Schleimhautbeteiligung ist insbesondere an der Mundschleimhaut, beim bakteriellen Typ noch häufiger (und meist ausschließlich) an der Bindehaut notiert und kann gelegentlich offenbar mit Blutung einhergehen (Röckl u. Spann:

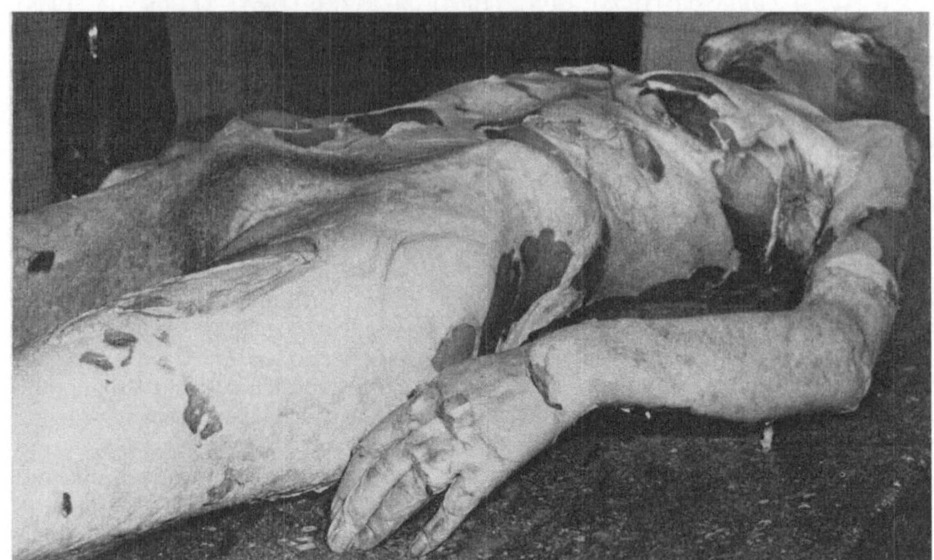

Abb. 25

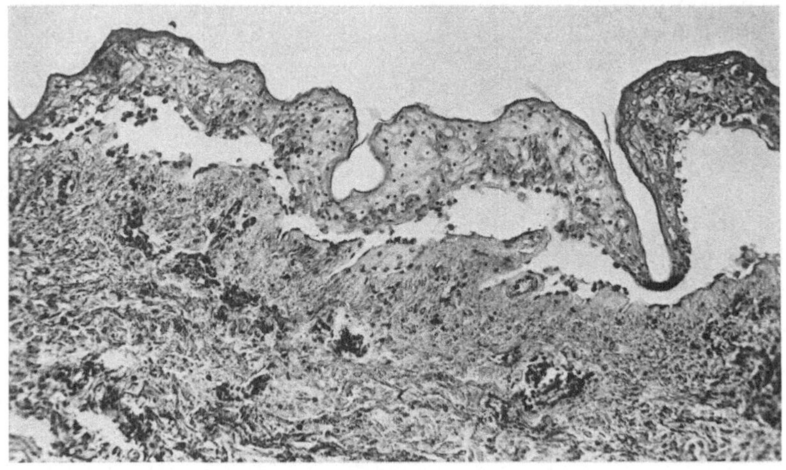

Abb. 26

Abb. 25 u. 26. Lyell-Syndrom, klinisches und histologisches Bild. Fallbeobachtung von
Röckl, H., Spann, W. [Hautarzt **14**, 536 (1963)]

„Die Genitalgegend ist mit Blut verschmiert" bei einer Patientin in der Menopause).

Die histologischen Angaben sind noch relativ spärlich. Lyell beschrieb ursprünglich zwei Typen, deren einer nur die oberflächliche Epidermis affiziert, während bei dem anderen die Epidermis in toto von dem freigelegten Papillarkörper abgehoben wird und gelegentlich auch das Corium in die Nekrose einbezogen wurde. Tritsch u. Mitarb. erachten nur die *intra*epidermale Schicht-Trennung für typisch. Die abgelöste Epidermis erweist sich als weitgehend (Struktur noch eben angedeutet) bis völlig nekrotisch bzw. „nekrolytisch". In auffälligem Gegensatz zu dem foudroyanten Prozeß steht die relative Geringfügigkeit der entzündlichen Infiltration bei stärkerem Ödem und Hyperämie. — Weitere Einzelheiten zum Lyell-Syndrom s. bei KORTING u. HOLZMANN, BRAUN-FALKO u. GEISSLER, RÖCKL u. SPANN, LYELL oder SAMUELS, zur Histologie insbesondere TRITSCH u. Mitarb.

VI. Sogenannte toxische oder Arzneimittel-Exantheme
(Einschließlich Urticaria und Quincke-Ödem)

Die Nomenklatur der hier zu besprechenden Gruppe von Ausschlägen ist unbefriedigend. Es handelt sich um „Exantheme", d. h. um von innen ausgelöste, in der Regel über ausgedehntere Teile des Integumentes ausgesäte Hautveränderungen mit einem deutlich dynamischen Ablauf: Die Erscheinungen streben innerhalb verhältnismäßig eng begrenzter Zeit einem Höhepunkt zu und flauen dann wieder ab. Solche Exantheme sind stets „allergisch" im alten Wortsinn v. PIRQUETs, ohne daß für alle Fälle eine echte Antigen-Antikörperreaktion anzunehmen oder nachzuweisen wäre. Für eine ganze Reihe dieser Ausschläge indes ist sie nachgewiesen oder in hohem Maß wahrscheinlich.

Neben Arzneimitteln spielen Nahrungsmittel und bakterielle Allergene die Hauptrolle. Stress-Reaktionen bei vorgeschädigtem Organismus, Shwartzman-Sanarelli-Phänomen können zum Verständnis anderer Erscheinungen dieser Gruppe herangezogen werden. Für weitere Exantheme wird eine biotrope Reaktion im Sinne MILIANs angenommen, also die Aktivierung der Manifestation einer genuinen, evtl. erregerbedingten Krankheit durch Arzneimittel, Erregerantigene usw. Solche Vorgänge sind vermutet worden beim Auftreten von Erythema exsudativum multiforme-artigen, Lichen ruber-artigen, Dermatitis herpetiformis-artigen Ausschlägen oder Erythema nodosum nach Medikamenten. Sie ist uns ja geläufig bei der Auslösung des nicht in diese Krankheitsgruppe gehörenden, erregerbedingten Herpes simplex durch die verschiedenen Insulte einschließlich der Einwirkung der Medikamente und des Lichts. Sie könnten auch diskutiert werden für die Bedeutung der Lichteinwirkung bei der noch nicht in allen Punkten befriedigend geklärten Entstehung von Exanthemen unter der kombinierten Wirkung von Arzneimitteln und Licht in lichtexponierten Hautbezirken. Bei diesen spielt jedoch zunächst eine den Lichtinsult verstärkende („lichtsensibilisierende") Wirkung der betreffenden Arzneimittel und die Entstehung besonderer (allergener) Abbauprodukte der Arzneimittel unter der Lichteinwirkung eine Rolle.

Die erwähnten besonderen klinischen Bilder, die als lehrbuchmäßige Dermatosen gelten, lassen bereits die morphologische Mannigfaltigkeit der zu besprechenden Exantheme erkennen. Sie ist insgesamt ungewöhnlich groß. Zwar verfügt die Haut im Hinblick auf die Grundmorphen nur über eine beschränkte Zahl von Reaktionsmöglichkeiten, die jedoch sämtlich in dieser Gruppe realisiert werden können. Die Mannigfaltigkeit der Bilder wird dann weiter durch verschiedene Kombinationen und durch Lokalisation und Verteilung erhöht. Es kommen maculöse oder diffuse, erythematöse, hämorrhagische (Purpura Schönlein, Majocchi), urticarielle, papulöse und knotige, bullöse, nekrotisierende und durch die Kombination dieser Efflorescenzen geprägte Hautausschläge vor (z. B. *Trisymptom* von GOUGEROT). Auch Ekzemmorphe ist möglich.

Das histologische Bild reicht von banaler lymphoidzelliger perivasaler Infiltration und Gefäßerweiterung über Exoserose, Hämorrhagie, massive leukocytäre Infiltration mit Leukoklasie, Endothelschwellung und Vasculitis allergica bis zu schweren Panvasculitis nodosa-artigen Veränderungen mit Gefäßnekrose, konsekutiver örtlicher Kreislaufstörung und Hautnekrose.

Diese Ausschläge werden durch Arzneimittel, aber auch durch nicht-medikamentöse Allergene ausgelöst oder haben besondere allgemeine Resistenzveränderungen im Ablauf schwerer Erkrankungen zur Voraussetzung. Unter den nicht-medikamentösen Allergenen spielen sowohl Nahrungsmittel als auch Erregerantigene, aber (Beispiel der Urticaria) auch physikalische Einwirkungen und Stoffwechselvorgänge (Kälte, Wärme, Schwitzen, Anstrengung) gegebenenfalls über die Entwicklung von Autoantigenen eine Rolle.

Es ist zu beachten, daß eine Reihe von Arzneimittelexanthemen einerseits und Exanthemen bei Infektionskrankheiten andererseits gewiß nicht zufällig große Ähnlichkeit aufweisen, da auch letztere eine Antwort des Integuments auf eine die Haut auf dem Blutweg erreichende Antigeneinwirkung sind. Sie lassen sich für unsere Betrachtung diesem Kapitel ebenfalls zuordnen.

Es besteht nun einerseits keine feste, für den Einzelfall zwingende, andererseits aber doch eine lockere statistische Korrelation zwischen morphologischem Exanthem-Typ und ätiologischem Agens. Instruktive Zusammenstellungen über diese Zusammenhangsfrage, dargelegt an der Häufigkeit der Arzneimittelbedingtheit der einzelnen Bilder und spezifiziert im Hinblick auf die einzelnen Arzneimittel selbst, finden sich bei Lindemayr, Gronemeyer u. a. Sie lassen insgesamt erkennen, daß der Exanthem-Typ z. T. vom Auslöser, z. T. von der Disposition des Patienten abhängt. Man kann daher für einzelne Exanthem-Typen Wahrscheinlichkeits-Skalen von Auslösern aufstellen, jedoch andersartige Entstehung nicht ausschließen. Das ist bisher aber einer befriedigenden Nomenklatur hinderlich. Im echten Sinn toxisch sind diese Exantheme nicht. Die Bezeichnung Arznei-Exanthem, heute bevorzugt, ist ätiologisch zu eng. Allergisch sind sicher die meisten hier einzuordnenden Phänomene, doch kann bei einigen eine nicht notwendig allergische „biotrope Reaktion" nicht ausgeschlossen werden.

Im Hinblick auf die Vulvaerkrankungen erübrigt es sich, eingehender auf die Vielzahl der morphologischen Exanthem-Typen einzugehen. Für die meisten genügt es, einige kurze Hinweise zu geben.

Die *maculösen und hämorrhagischen* (meist purpurisch-petechialen) *Ausschläge* machen nicht selten gleichartige Schleimhautveränderungen, die auch an der Vulva zu beobachten sind.

Die *urticariellen und ekzematoiden Ausschläge* können eine starke ödematöse Schwellung der Vulva verursachen.

Als lokalisiert rezivierender urticarieller Prozeß hat das Quincke-Ödem, welches einen Sondertyp der Urticaria darstellt, eine gewisse Prädilektion für die Vulva. (Am bekannten Beispiel Urticaria-Quincke-Ödem wird die heterogene Ätiologie der hier erörterten Exantheme auch dem Nichtdermatologen besonders deutlich: Penicillin-Urticaria, Erdbeer-Urticaria, Kälte-Urticaria — also Medikament, Nahrungsmittel, physikalische Einwirkung als Ursache der Erscheinung!)

Die zahlreichen disseminierten *Exanthemformen verschiedener Morphe*, die über das gesamte Integument in dichter oder lockerer verstreuten Herden auftreten, können natürlich fakultativ auch die Vulva unter gleicher Morphe einbeziehen, wobei der Vulvabefund unter Berücksichtigung der Gesamteruption diagnostisch eingeordnet werden kann.

Es sei an dieser Stelle erwähnt, daß auch die nicht toxisch-allergischen (*vasculär* oder durch *Coagulopathie, Thrombopathie* bedingten) *hämorrhagischen Phänomene* (M. Osler, M. Werlhof u. a.) die Schleimhäute und die Haut der Vulva in gleicher Weise wie das übrige Integument einbeziehen können.

Eine Reihe von Krankheitsbildern, welche häufiger „idiopathisch" oder durch andere Faktoren, gelegentlich oder selten aber auch nach Arzneimitteln oder welche traditionsgemäß nosologisch abgetrennt werden, sind an anderer Stelle besprochen. Unter diesen finden sich einige, bei denen die Vulva nicht selten oder sogar bevorzugt miterkrankt. Auf die entsprechenden Abschnitte wird verwiesen. Es sind dies das *Erythema exsudativum multiforme*, besonders in seinen atypischen Formen, und das *Syndroma muco-cutaneo-oculare Fuchs* (Stevens-Johnson-Syndrom), das *Lyell-Syndrom*, die *Dermatitis herpetiformis*, der *Lichen ruber*.

Hier muß nur noch ein einziger Typ von Arznei-Exanthem mit Rücksicht auf die Vulvabeteiligung besprochen werden, der einige besondere Eigentümlichkeiten aufweist: das sogenannte fixe toxische Exanthem oder *fixe Arznei-Exanthem*, ein sicher allergisch bedingter Ausschlag, der in aller Regel nach Arzneimitteln — besonders häufig nach Phenolphthalein, Antipyrin, Phenacetin, Barbiturat, Salicylat, Atebrin, Akridin, Gold, Sulfonamid, Aureomycin erwähnt — gelegentlich aber auch nach Hülsenfrüchten beobachtet wird. Die Besonderheit dieses Ausschlags liegt in dem Auftreten einzelner oder weniger Herde an umschriebener Stelle mit Rezidiv ausschließlich in loco bei erneuter Einnahme des Allergens. Es entwickeln sich meist münz- bis kinderhandtellergroße, kräftig- bis düster-rote, scheibenförmige Erytheme, manchmal mit Blasenbildung, welche bei wiederholtem Aufflammen durch Überlagerung von Entzündung und Restpigmentierung einen zunehmend

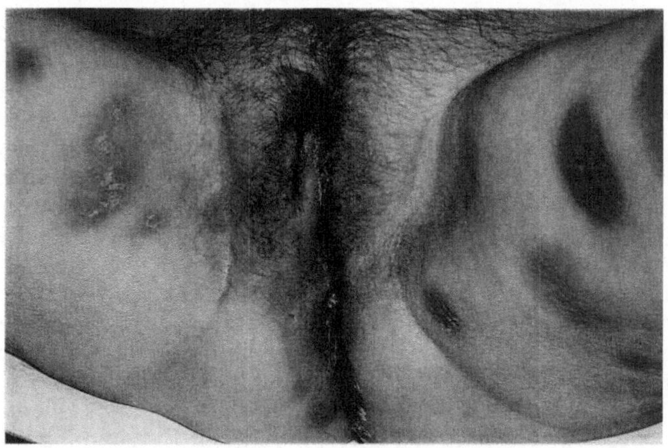

Abb. 27. Sog. fixes toxisches Exanthem oder fixes Arznei-Exanthem mit mehreren umschriebenen, rezidivierenden, zeitweilig gering exsudativen düsterroten Erythemen an der Vulva (li. große Labie) und Oberschenkelinnenseite

bräunlichen Ton annehmen bzw. im schubfreien Intervall als scheibenförmige Pigmentierung in Erscheinung treten (Abb. 27). Interessant und rätselhaft ist dabei das Phänomen der streng umschriebenen Reaktionen am Integument auf eine die Haut in ihrer gesamten Fläche hämatogen erreichende Noxe. Der umschriebenen Reaktion der Haut entspricht dabei die ausschließlich im Herdbereich positive Testreaktion, welche auf sessile Antikörper an dieser Stelle schließen läßt.

Bevorzugter Sitz des fixen Arzneimittelexanthems sind vor allem die distalen Anteile der Extremitäten und die Genitoanalregion. Die hautnahen Schleimhäute können beteiligt sein. Damit gehört die Vulva mit ihrem Haut- und Schleimhautanteil ebenso wie ihre Nachbarschaft zu den häufigsten Örtlichkeiten dieser Erkrankung.

VII. Erregerbedingte Krankheiten I. Viruskrankheiten
a) Variola major. Alastrim

Der Vulvabeteiligung bei *Pocken* hat Geipel besonderes Augenmerk geschenkt, dessen Untersuchungsbefunde im Handbuchartikel von Kehrer gewürdigt sind. Geipel konnte typische Pocken-Efflorescenzen der Vulva beobachten, die ihm in einzelnen Fällen geradezu als Prädilektionssitz erschien, während andererseits Stüttgen unlängst auf das Freibleiben der Leisten- und Schamgegend als Regel hinweist. Geipel, dessen Erfahrungen am Sektionsgut von 52 Frauen gewonnen worden sind, fand bei 4 Fällen die Vulvabeteiligung besonders ausgeprägt. In 3 Fällen standen die Blasen so dicht beisammen, daß von der Haut und Schleimhaut der Vulva nur noch wenig zu erkennen war.

Auch aus der jüngeren Darstellung von Herrlich ergibt sich, daß das Pocken-Exanthem Scrotum, Penis und Vulva einbeziehen kann, wie auch McCallum u. Moody das Vorkommen des Exanthems an den äußeren Genitalien bestätigen.

Auch bei *Alastrim* ist Genitalbeteiligung (ausdrücklich erwähnt: Vagina [s. dort], Urethra, männliches Genitale) von einigen Autoren angegeben worden, so von McCallum u. Moody, die über Erfahrungen an 2333 Fälle aus Jamaika berichten.

b) Vaccine

Vaccine-Herde können an der Vulva als Vaccinia secundaria (Autoinoculation), accidentelle Vaccine (Fremdinoculation), Vaccinia generalisata (haematogene Aussaat des Vaccine-Virus) und Eczema vaccinatum (Vaccine-Infektion von Ekzemherden bei Geimpften und Fremdinoculierten) zur Beobachtung gelangen. Mit Sicherheit geht aus der Literatur hervor, daß die Genito-Analregion häufiger Sitz der durch Inoculation weiter verbreiteten Vaccine ist, worauf in jüngster Zeit auch Schuermann hingewiesen hat, ohne daß die Angaben erlauben würden, Prozentsätze oder eine Häufigkeitsskala für die Inoculation der verschiedenen Hautregionen aufzustellen.

Die Krankheitsherde entsprechen bei den aufgezählten Impfkomplikationen den Befunden der Impfherde selbst, so daß im Rahmen der bekannten Variation der klinischen Impferscheinungen neben den Knötchen, Pusteln, Krusten, kollaterale Entzündung mit Rötung und Schwellung unterschiedlichen Ausmaßes vorkommt, die gerade an der Vulva ein erhebliches schmerzhaftes Ödem hervorrufen kann. Infolge des Wasserlassens bei der vorhandenen Entzündung und des durch die intertriginöse Situation bedingten Scheuerns sind die Vaccineherde in dieser Lokalisation weit unangenehmer als an den normalen Impfstellen. Durch Reiben der großen Labien aneinander oder an den Innenflächen der Oberschenkel oder an Kleidungsstücken werden die Pusteln wund gescheuert, so daß verschieden gestaltete, scharf- und steilrandige Geschwüre von Linsen- bis Pfenniggröße entstehen. Durch das feuchte Milieu und die damit verbundene Maceration kann die Epithelbedeckung bereits bei der beginnenden Pustelbildung abgestoßen werden, so daß an der Vulva vaccinale Ulcera auch ohne vorausgegangene regelrechte Pustelbildung zur Entwicklung gelangen. Auf diese Besonderheiten im Ablauf der Veränderungen hat bereits Kehrer 1929 in seiner Bearbeitung der Hauterkrankungen der Vulva hingewiesen. Joachimovits erwähnt ergänzend Abklatschgeschwüre an genau gegenüberliegenden Stellen der großen Labien. Die Leistenlymphknoten weisen weiche Schwellung und spontane sowie Druckschmerzhaftigkeit auf.

Diese Angaben werden seit der Publikation Kehrers durch eine ganze Reihe kasuistischer Mitteilungen bestätigt. So haben Albrigo, Allington, Audino, Brain, Bussalai, Ollendorff Curth u. Mitarb., Kunze, Peter, Schleyer,

Serefis, Toscano u. Angela sowie Weary u. Mitarb. über einzelne Beobachtungen berichtet, die Humphrey 1963 zusammengetragen und gemeinsam mit drei
eigenen Fällen ausgewertet hat. Zusätzlich zu den von Humphrey bearbeiteten
Fällen fanden wir in der Literatur noch Kasuistiken von de Neef, Siedhoff,
Berglund, Gartmann, Jablonska, Marick sowie Policaro u. Carrescia. Eine
eigene Beobachtung zeigt Abb. 28. Aus der Gesamtheit dieser Kasuistiken ergibt sich, daß bei der Vulva-Vaccine in 76 % der Fälle eine Fremdinoculation
(accidentelle Vaccine) und in 24 % eine Autoinoculation (Vaccinia secundaria)

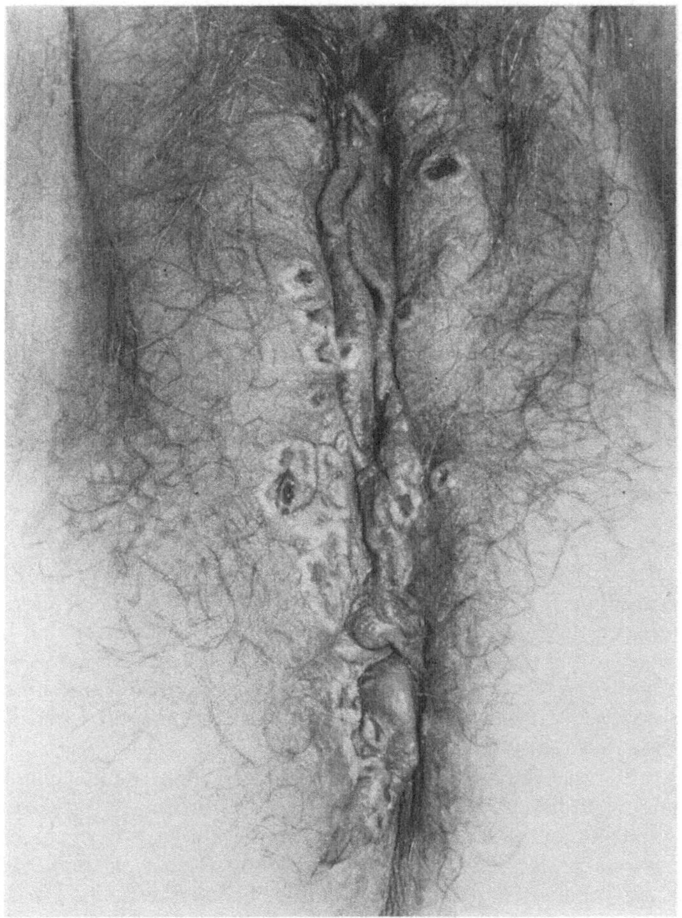

Abb. 28. Akzidentelle Vaccine der Vulva

vorlag. Die Zahl der Vaccine-Pusteln an der Vulva schwankt. 5—12 Pusteln
sind kein ungewöhnlicher Befund. Irgendein bevorzugter Sitz ist nicht ersichtlich. Die Krankheitsherde sind an den großen Labien und deren Innenseite sowie in der Gegend der vorderen Commissur, an den kleinen Labien, der Fourchette,
über der Clitoris, von den großen Labien auch sich auf die proximalen Oberschenkelinnenseiten ausbreitend beobachtet worden. Außer der begleitenden
entzündlichen Schwellung der Labien kam gelegentlich auch eine diffusere, dem

klinischen Bilde einer diphtherischen Vulvitis ähnelnde Entzündung zur Beobachtung. Im Falle Schleyers griff die Rötung der Vulva teilweise auf die Vagina über. Im übrigen scheint aber nach den gesammelten Kasuistiken die Vagina so gut wie nie am hier abgehandelten Krankheitsprozeß beteiligt zu sein.

Daß die Vulva auch bei der hämatogen bedingten Vaccinia generalisata befallen sein kann, geht aus der Mitteilung von Policaro u. Carrescia hervor, bei der ein 7 Monate altes Kind durch Fremdinoculation von seinem geimpften Geschwister erkrankte und im Rahmen der sich entwickelten generalisierten Form bei einer Gesamtaussaat von über 300 Pusteln 12 Pusteln am Genitale entwickelte. Es ist bei der Vaccinia generalisata die Vulva natürlich nur eine unter vielen erkrankten Stellen.

Beim Eczema vaccinatum handelt es sich in der Regel um den Typ des endogenen Ekzems (Neurodermitis disseminata), das durch die Vaccine-Aussaat in seinen Herdbereichen kompliziert wird. Bei diesem Ekzemtyp gehört die Genitalregion nicht zu den Prädilektionsorten. Daß aber trotzdem ein Eczema vaccinatum gelegentlich im Genito-Anal-Bereich beobachtet werden kann, geht aus den Berichten von Albrigo sowie Kunze hervor.

Auf die klinisch wichtige Differentialdiagnose gehen Schleyer und Siedhoff besonders ein. Es sind einerseits die mit Blasenbildung einhergehenden Krankheiten und andererseits die sonstigen am Genitale vorkommenden geschwürigen Prozesse in Erwägung zu ziehen. Für die Diagnosestellung ist es wichtig zu beachten, daß Kinder und Erwachsene gleich häufig von einer Vaccination der Vulva betroffen werden. Dabei überwiegen bei Kindern die Fälle mit Autoinoculation und bei Erwachsenen die Fälle von Fremdinoculation (Humphrey). Daß im Rahmen der Fremdinoculation bei Erwachsenen auch einmal ein venerischer Übertragungsweg möglich ist, berichtet Lamb.

c) Molluscum contagiosum

Bei dieser den Warzen verwandten Epitheliose treten — vornehmlich im Kindesalter — Knötchen in sehr unterschiedlicher Anzahl auf, die an allen Partien der Haut beobachtet werden können, aber vorwiegend zarte Hautstellen befallen. Die bei voller Entwicklung etwa reisgroßen, halbkugeligen bis kugeligen, steil aus dem Hautniveau hervortretenden Einzelelemente entwickeln mit zunehmendem Alter der Effloresçenz zentral einen scharfrandigen. Krater, dessen Oberfläche bei Lupenbetrachtung fein-papillomatös ist (Abb. 29).

Die Genitallokalisation der Knötchen ist zwar nicht sonderlich häufig, aber auch nicht ungewöhnlich und wird in den meisten Lehrbüchern erwähnt. Maruoka gibt aufgrund statistischer Untersuchungen für die Lokalisation folgende Reihenfolge, geordnet nach der Häufigkeit, an: Rücken, Brust, Bauch, Oberschenkel, Hals, Oberarm, äußeres Genitale, Achselhöhle, behaarter Kopf. Perifokal um die Mollusken sich entwickelndes Ekzem ist die häufigste Begleiterkrankung.

Aufgrund der Kraterbildung können die Veränderungen am weiblichen Genitale ulceröse Prozesse vortäuschen, die Frühwald in einem eigenen Fall zunächst an Ulcera mollia follicularia denken ließen. Doch ist die Differentialdiagnose des Molluscum contagiosum bei näherem Zusehen in der Regel nicht schwer. Bei Zweifel ist, wie im Falle Frühwald geschehen, die feingewebliche Untersuchung leicht durchzuführen. Sie ergab auch im Genitalbereich einen in jeder Weise typischen, den Knötchen an der Haut entsprechenden Befund.

Aus der älteren Darstellung Kehrers geht hervor, daß die Herde im Bereich des weiblichen Genitales ausschließlich die Vulva und nicht die Vagina betreffen. Es handelt sich dabei, wie Leiner gezeigt hat, um die Beteiligung der großen Labien.

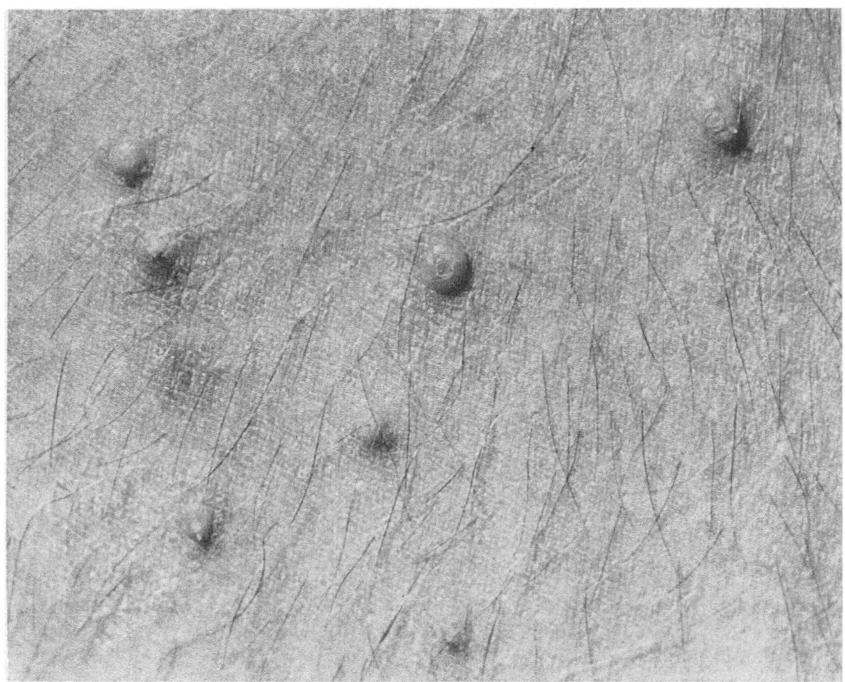

Abb. 29. Multiple Mollusca contagiosa. Bis hanfkorngroße, halbkugelige bis kugelige, derbe Knötchen mit zentraler keratotischer Masse, die sich leicht herauslöffeln läßt und ein schüsselförmiges Grübchen hinterläßt

d) Herpes zoster

Im Rahmen selektiver Entzündung eines oder mehrerer Spinalganglien kommt es bei dieser Krankheit in der Regel einseitig zum Aufschießen von segmental angeordneten Hautveränderungen, die bei voller Ausprägung durch auf mehreren erythematösen Herden entwickelte Gruppen von Bläschen jeweils gleicher Entwicklungshöhe charakterisiert sind. Diese aus einem Knötchenvorstadium entwickelten Bläschen hinterlassen schließlich verkrustete Erosionen oder gelegentlich kleine Ulcerationen und im letzteren Fall schließlich gruppierte kleine Närbchen. Zu den morphologischen Veränderungen treten in ihrer Intensität sehr unterschiedliche, oft quälende hartnäckige segmentale Schmerzen.

Bei entsprechendem segmentalen Befall wird die Vulva und Vagina in den Prozeß einbezogen. In den einschlägigen Kasuistiken pflegen aber gerade die Einzelheiten über die Genitalbefunde nur kursorisch oder gar nicht protokolliert zu sein. So konnte KEHRER, der selbst noch keinen Zoster der Vulva gesehen hatte, in seinem Handbuchartikel von 1929 nur allgemeine Hinweise geben. Genauere Befunddaten hat JANSON bei zwei typischerweise im Erwachsenenalter erkrankten Frauen erhoben. In einem Fall finden sich in der rechten Glutealfalte bis zum Anus multiple gruppierte stecknadelkopf- bis halblinsengroße Bläschen mit rotem Entzündungshof. Gleichzeitig besteht monströse Schwellung und flammende Rötung des rechten großen Labium, das ebenfalls mit stecknadelkopf- bis linsengroßen Bläschen besetzt ist, und heftiges Brennen in der Vagina, deren Schleimhaut im rechten Anteil des Vaginalrohrs die gleichen Efflorescenzen aufweist. Auch die Rectumschleimhaut ist rechtsseitig befallen. — Im anderen Fall finden sich die hier z. T. hämorrhagischen, linsengroßen Bläschen in einem kleinhandtellergroßen geröteten Bezirk auf dem Mons pubis gruppiert, außerdem 4 isoliert stehende Bläschen mit serösem Sekret in der linken Leistenbeuge und stecknadelkopfgroße Efflorescenzen im Bereich der ödematös geschwollenen linken großen Labie und

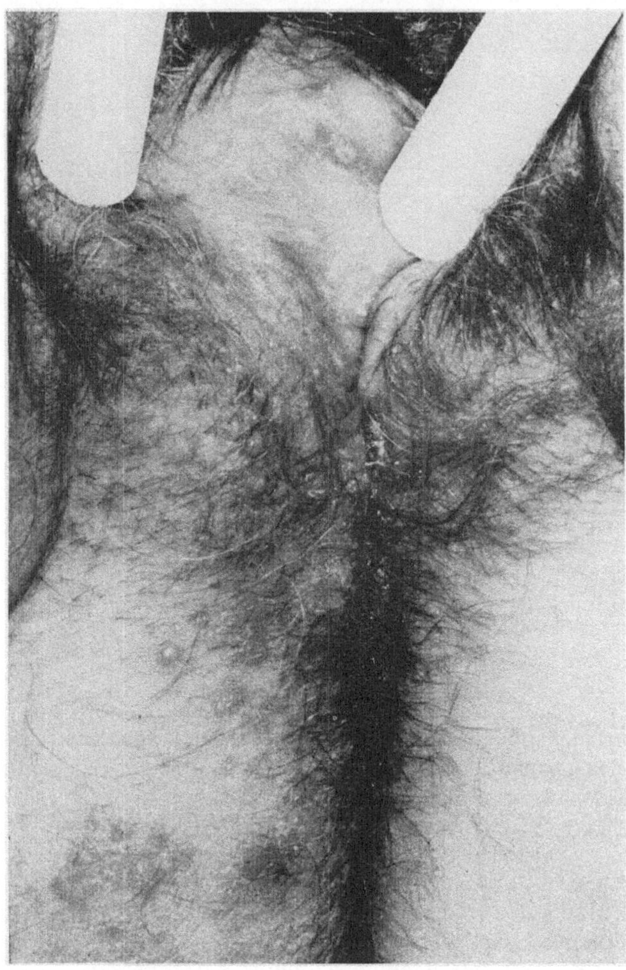

Abb. 30. Herpes zoster im Genitoanalbereich, einseitig in Bläschengruppen am Sulcus interlabialis, an der Damm- und Gesäßpartie rechts, segmental S 3/4 entsprechend

eines münzgroßen Bezirks am Damm in Afternähe. Ein Solitärbläschen von doppelter Linsengröße mit hämorrhagischem Inhalt findet sich links am Introitus vaginae.

Eine weitere Einzelbeobachtung bei einer 65jährigen Frau mit einem rechtsseitigen Zoster der Genitalien und der Bauchhaut bei gleichzeitiger Blasenentzündung beschreibt Darget.

Bei 2 eigenen Patientinnen, deren Herpes zoster sich auf die Segmente S 3 und 4 erstreckte, waren Bläschengruppen außer in den entsprechenden Gesäßpartien einmal im Hautanteil der Vulva rechts neben der hinteren Commissur und im rechten Sulcus interlabialis (Abb. 30) und im anderen Fall in Form hirsekorngroßer Erosionen an der Außenseite des linken Labium minus und im Introitus vaginae links vorhanden.

Eine Vorstellung von der Häufigkeit der Genitalbeteiligung am Herpes zoster vermitteln die Daten von BALLARINI, aus denen sich ergibt, daß an der Erkrankungshäufigkeit der verschiedenen Segmente der Bereich der Lumbalnerven mit 3,31 %, der Sacralnerven mit 4,5 % beteiligt ist. Dabei ist die Geschlechtsverteilung von etwa 2/3 Männern zu 1/3 Frauen zu berücksichtigen.

NASEMANN, der eine moderne Übersicht über den Herpes zoster gibt, weist darauf hin, daß die an sich seltene doppelseitige Erkrankung, der Zoster duplex, relativ am häufigsten im Genitalbereich beobachtet wird.

e) Varicellen

Die Beteiligung der Haut und Schleimhaut der Vulva am Varicellen-Exanthem unter Entwicklung der typischen auf roten Fleckchen entwickelten Bläschen ist dem Kliniker bekannt und hat Niederschlag in zahlreichen Übersichten gefunden (so bei GLANZMANN, MORAWETZ, KEHRER, SCHUERMANN), ohne daß diese Schleimhautbefunde in der Kasuistik der Literatur besondere Würdigung gefunden hätten. Einzelfälle mit Genitalbeteiligung sind gelegentlich mitgeteilt worden, wenn andere Besonderheiten des Krankheitsverlaufs vorgelegen haben (TÉMINE — Kombinationsfall mit Psoriasis — oder FREUND — angeborene Varicellen).

Die durch Sekundärinfektion aus den Efflorescenzen sich entwickelnden Geschwürchen können im Genitalbereich gelegentlich zu Nekrosen und ausgedehnter Gangraen, Phlegmonen, Lymphadenitis und Sepsis führen (KEHRER).

f) Herpes simplex-Virus-Infektion

Die Haut- oder Schleimhauterscheinungen der Infektion mit dem Herpes simplex-Virus können in den verschiedensten Bezirken der Haut und Schleimhaut auftreten, bevorzugen aber die Regionen des Haut-Schleimhautüberganges, wo sie in der Übergangszone selbst, auf der Haut- oder Schleimhautseite oder in beiden Bereichen zur Beobachtung gelangen. Die Genitalregion ist also ebenso wie der Lippen-Mundbereich Praedilektionsort der Erkrankung.

Die Erscheinungen manifestieren sich in drei verschiedenen klinischen Bildern, deren Auftreten wesentlich davon abhängig ist, ob es sich um eine Primärinfektion oder um rekurrierende Infektionen handelt. Die Einzelheiten des klinischen Bildes und seiner Wandlung im Krankheitsablauf sind in der Literatur ausgiebiger an der Mundregion beschrieben worden. Ihre grundsätzliche Übereinstimmung mit den an der weiblichen Genitalregion vorkommenden Veränderungen ist aber hinreichend belegt.

Am häufigsten kommt der *Herpes simplex* — am Genitale auch Herpes genitalis, Herpes progenitalis genannt — als rekurrierende Erkrankung, Zweitinfektion oder Rezidiv zur Beobachtung. Er kann aber auch Ausdruck der Erstinfektion (primärer Inoculations-Herpes simplex) sein. Im letzteren Fall treten Allgemeinerscheinungen wie bei den anderen Bildern der Primärinfektion auf, die dem sekundären Herpes simplex fehlen. — Die Bezeichnungen „primär" und „sekundär" werden hier stets im Zusammenhang mit dem Infektionsablauf (Erstmanifestation, Rezidivmanifestation) gebraucht und nicht im Sinne des „idiopathischen" oder „symptomatischen" (provozierten) Herpes simplex. —

Nach einer Inkubation von 2—5 Tagen treten unmittelbar vor dem Aufschießen der Bläschen Spannungsgefühl, Juckreiz oder Kribbeln auf. Die Eruption beginnt alsbald mit einem erythematösen, etwas geschwollenen Fleck, auf dem in grup-

15*

pierter Anordnung stecknadelkopfgroße Bläschen aufschießen, die sich bereits nach 1—2 Tagen eitrig eintrüben, sofern nicht schon vorher die Blasendecke einreißt und das Serum zu einer gelben Kruste eintrocknet. Auch bei Konfluenz oder Verkrustung ist die Entstehung aus mehreren kleinen Bläschen am Rande aus der mikrocyclischen Begrenzung erkennbar. Auf der Schleimhaut entwickeln sich anstelle der Borken ggf. weißlich-gelbe oder grau-weißliche dünne eitrige oder pseudomembranöse Beläge. Unter dieser Bedeckung findet sich eine flache rotglänzende Erosion. — Die Krusten lösen sich innerhalb von etwa 10 Tagen spontan ab.

In vielen Fällen besteht der gesamte Krankheitsherd nur aus einer einzigen Bläschengruppe, doch ist größere Ausdehnung des Herdbereiches, manchmal sogar in Form einer differentialdiagnostisch schwierigen zosteriformen bandartigen Anordnung keineswegs ungewöhnlich. Beim Genitalherpes kann die urethrale Schleimhaut im Sinne einer Urethritis herpetica mitbefallen sein. Am weiblichen Genitale ist die Lokalisation meist einseitig, unsymmetrisch. Bevorzugter Sitz sind die kleinen Labien, weniger häufig sind die großen Labien, noch seltener die Vagina oder die Portio befallen. Ödematöse Schwellung kann die Herpeseruption in allen Regionen begleiten, sie pflegt am weiblichen Genitale umfangreicher als in anderen Regionen zu sein.

Aus der Tatsache, daß der Herpes genitalis im geschlechtsreifen Alter wesentlich häufiger als im Kindesalter auftritt, wird, ebenso wie aus zahlreichen Einzelbeobachtungen, auf die Übertragung mit dem Geschlechtsverkehr geschlossen. Im übrigen ist aber — und darauf beruht die alte Unterteilung in symptomatische und idiopathische Herpesformen — eine große Vielzahl provozierender Umstände für einen hohen Prozentsatz der Herpes simplex-Fälle nachweisbar, so Infektionen, psychische Insulte, therapeutische Eingriffe, allergisch-toxische Phänomene, die Menstruation, die Kohabitation und Traumen (z. B. beim Deflorations-Herpes).

Zum klinischen Bild gehört außer den geschilderten örtlichen Veränderungen die regionäre Lymphknotenschwellung.

Die *Gingivo-Stomatitis (Vulvo-Vaginitis) herpetica*, meist als Stomatitis aphthosa bezeichnet, gelangt vornehmlich als Erstinfektion und demgemäß im Kindesalter zur Beobachtung. Es handelt sich dabei um eine *ausgedehnte* entzündliche Eruption der Schleimhaut. Die zarten Bläschendecken des Schleimhautepithels reißen leicht, so daß die Bläschen nur kurzen Bestand haben und stattdessen in der Regel reiskorngroße, gelegentlich konfluierende oberflächliche Defekte mit weißlich-gelben, grau-weißlichen, eitrigen und pseudomembranösen Belägen zur Beobachtung gelangen, die auf der Schleimhaut bei der *Primär*infektion *nicht* gruppiert sondern disseminiert, beim gelegentlichen Rezidivieren dieser Manifestationsform jedoch auch gruppiert auftreten. Die kleinen aphthenartigenDefekte sind von einem roten Hof umgeben. Die übrige Schleimhaut kann dabei in weiten Bezirken stärker geschwollen sein und diffuse starke Sekretabsonderung aufweisen. Im Mundbereich ist dabei besonders die Zahnfleischschwellung und der faulige Geruch („Mundfäule") eindrucksvoll. Die regionären Lymphknoten sind auch bei dieser Form angeschwollen.

Eine besonders schwere Form der Erstmanifestation ist das *Aphthoid Feyrter-Pospischill*, das als Zweitkrankheit nach Überstehen von Keuchhusten, Masern, Scharlach usw. die sehr geschwächten Säuglinge und Kleinstkinder befällt. Ihm kann als sekundärer Herpes die Stomatitis aphthosa nachfolgen. Beim Aphthoid sind durch Randwachstum der einzelnen Effloreszenzen und deren Konfluenz größere Areale befallen, wobei wiederum die Haut, die Mundschleimhaut und das Genitale betroffen sind. Am Genitale greifen die Veränderungen infolge flächenhafter Ausbreitung auf die Oberschenkel über. Die in mehreren Schüben aufschießenden Bläschen vergrößern sich peripherwärts unter Voranschieben eines randständigen Erythems und konfluieren so zu flächenhaften, girlandenförmig begrenzten Herden. Die verhältnismäßig dickwandigen Blasendecken können dabei längere Zeit erhalten bleiben oder durch Erosion und nachfolgende Krustenbildung zu einem bunten Bild des Gesamtherdes führen. Die Allgemeinerscheinungen sind stärker als bei der primären Stomatitis aphthosa. Todesfälle kommen vor, wobei der Belastung durch die Vorkrankheiten natürlich eine bedeutungsvolle Rolle zukommt.

Daß die erste Infektion mit dem Herpes simplex-Virus einerseits klinisch aber auch stumm, andererseits unter dem schweren, tödlich verlaufenden Krankheitsbild des generalisierten visceralen Herpes der Neugeborenen (Herpes simplex-Sepsis) und schließlich als Meningo-Encephalitis herpetica, Keratoconjunctivitis herpetica und Eczema herpeticatum verlaufen kann, sei ergänzend erwähnt. Für das Eczema herpeticatum gelten analoge Bedingungen, wie beim Eczema vaccinatum besprochen. Für die Herpes simplex-Sepsis der Neugeborenen, bei der die Infektion in einem immunologisch ungünstigen Augenblick erfolgt, ist der weibliche Genital-Herpes als Ansteckungsquelle von Bedeutung.

Als Komplikation herpetischer Genitalerkrankung kommt Erysipel und Elephantiasis zur Beobachtung. Darüber hinaus können die Erosionen des Herpes Eintrittspforte aller möglichen Sekundärinfektionen, einschließlich der venerischen, sein.

Neuere Untersuchungen (SCHNEWEIS u. BRANDIS, SCHNEWEIS 1962, 1967) haben ergeben, daß eine weitgehende Typenspezifität des Erregers für die verschiedenen Regionen besteht und daß der genitale Herpes durch das Herpes simplex-Virus vom serologischen Typ 2 nach SCHNEWEIS u. BRANDIS hervorgerufen wird.

Feingeweblich liegt bei der beginnenden Herpeseruption ein einkammeriges, intraepidermales Bläschen der Oberhaut vor, dessen Entstehung im Sinne ballonierender und retikulierender Degeneration aus den in seinem Bereich vorhandenen entsprechend veränderten Zellen ersichtlich ist. Man findet außerdem Riesenzellen am Blasengrund. Eosinophile intranucleäre Einschlußkörper sind in Ballon- und Riesenzellen nachweisbar. In den oberen Coriumanteilen mehr oder weniger starke exsudative zellige Reaktion, mit Beteiligung von Eosinophilen, bei weiten Gefäßen.

Gute moderne Gesamtdarstellung der Herpes simplex-Infektionen geben NASEMANN, HERZBERG oder SCHUERMANN, GREITHER u. HORNSTEIN. Berichte und kasuistische Beiträge, aus denen insbesondere Einzelheiten über den Herpes des weiblichen Genitales zu entnehmen sind, wurden veröffentlicht von RAJAM u. Mitarb,. KAUFMANN, NASEMANN u. NAGAI, ASTEVES u. PINTO, NOGUER, LAZAR, HRUSZEK, STERN u. LONGO, KRUGMANN, JADASSOHN u. PAILLARD, BLANK u. BRODY, DIDDLE u. Mitarb., SHARLIT, SLAVIN u. GAVETT, DOOLEY u. Mitarb., JABLONSKA, HUTFIELD, EPSTEIN u. CZOUCH, ZUELZER u. STULBERG, WILDI, COLEBATSCH sowie WEISSE.

g) Coxsackie-Virus-Gruppe

Bei der durch Coxsackie-Viren ausgelösten Herpangina Zahorsky haben MITCHELL u. DEMPSTER die für diese blande Erkrankung der Tonsillen und ihre Umgebung typischen kleinen Erosionen bei einem 7jährigen Mädchen auch an der Vulva gesehen. An der Haut und Schleimhaut der Labien fanden sich 4 bis 6 sehr kleine, von einem schmalen Erythemsaum umgebene, trockene, seichte, schmerzlose Ulcera mit einem festhaftenden grauweißen Belag, die 4 Tage nach Fieberbeginn wieder abgeheilt waren. Coxsackie-Virus-Typ A 10 wurde isoliert.

h) Echo-Virus-Gruppe
(Exanthema infectiosum variabile)

Die universellen und oftmals sehr dichten Ausschläge können die Haut der Vulva und ihre Umgebung mit einbeziehen und darüber hinaus Vaginitis mit Pruritus und Fluor hervorrufen (Grimmer). Möbus mißt dem Vorhandensein oder Fehlen von Schleimhautbeteiligung Bedeutung für die meist nicht mehr aufrechterhaltene Trennung zwischen Erythema infectiosum und Exanthema variabile (Fehlen bei ersterem) zu.

i) Masern

Nach Schuermann können die Koplikschen Flecke, wenn auch seltener, in der Vagina beobachtet werden. Nürnberger hat die Lehrbuchmeinung, daß es bei Masern zu pseudomembranöser Entzündung und Gangrän kommen kann, aufgrund seiner Literaturstudien kritisiert, bei denen er außer der von Gindess bei Masern beobachteten Vulvovaginitis aphthosa nur die von Menge mitgeteilten Nomafälle am kindlichen Genitale bei einer Masernepidemie fand. — Einen weiteren gangränösen Fall mit Nekrose des stark entzündeten und ödematös geschwollenen Hymens sah Rosman. Über Rötung der Vulva und Enanthem der Vagina bei günstig verlaufenden pemphigoiden Masern berichteten Lorenz u. Lazarini.

j) Epidermodysplasia verruciformis Lewandowsky-Lutz

Landes, der mit Lewandowsky die Epidermodysplasie für eine Genodermatose hält, sah bei einer 44jährigen Frau neben den warzigen Hautveränderungen stecknadelkopfgroße, graurote Schleimhautpapeln am Introitus vaginae, welche an der Urethralmündung und um die Ausführungsöffnungen der Bartholinischen Drüsen gruppiert standen. — Genitalbeteiligung, entsprechend dem von zahlreichen Autoren vertretenen Warzencharakter (s. Nasemann), in Form von spitzen Condylomen sah Tornabuoni. — Landes hat den histologischen Befund eines Schleimhautknötchens beschrieben und die Epithelverhältnisse besonders gewürdigt, die durch die Entwicklung eines ausgeprägten perinucleären Ödems und durch einen entsprechend wabig erscheinenden Zellverband gekennzeichnet sind.

k) Condyloma acuminatum

Die spitzen Condylome sind in ihrer (Makro- und Mikro-) Morphologie bereits in den älteren Handbüchern erschöpfend abgehandelt worden (Freudenthal u. Spitzer, Kehrer). Jüngere Gesamtdarstellungen und Handbucbartikel stammen von Wilson (1937), Blank u. Rake (1955) sowie Nasemann (1961).

Kasuistische Beiträge haben in den letzten 35 Jahren u. a. Baker, Prieto u. Berral, Ebergenyi, Hart, Chmelewsky, Counseller u. Scott, Hildebrandt, Benshine u. Frederick publiziert. Die ebenfalls in den früheren Übersichten schon abgehandelte Frage der Carcinomentstehung im Zusammenhang mit Condylomata acuminata greifen in den letzten Jahren die Beiträge von Vechet, Charlewoud u. Shippel, Embrey, Treite, Kraman erneut auf. Barret u. Mitarb. behandeln die Frage der venerischen Übertragung der spitzen Kondylome.

Die spitzen Kondylome werden durch ein Virus bedingt. Ihre Entfaltung ist dabei offensichtlich an Terrainfaktoren gebunden. Übertragungsversuche mit Ultrafiltrat auf andere Hautregionen haben zur Entwicklung vulgärer Warzen geführt, was für die Identität des Virus spricht. Die Genitoanalregion ist der typische Sitz der Erkrankung. Außerhalb dieser Region (Mundschleimhaut, Conjunctiven) sind

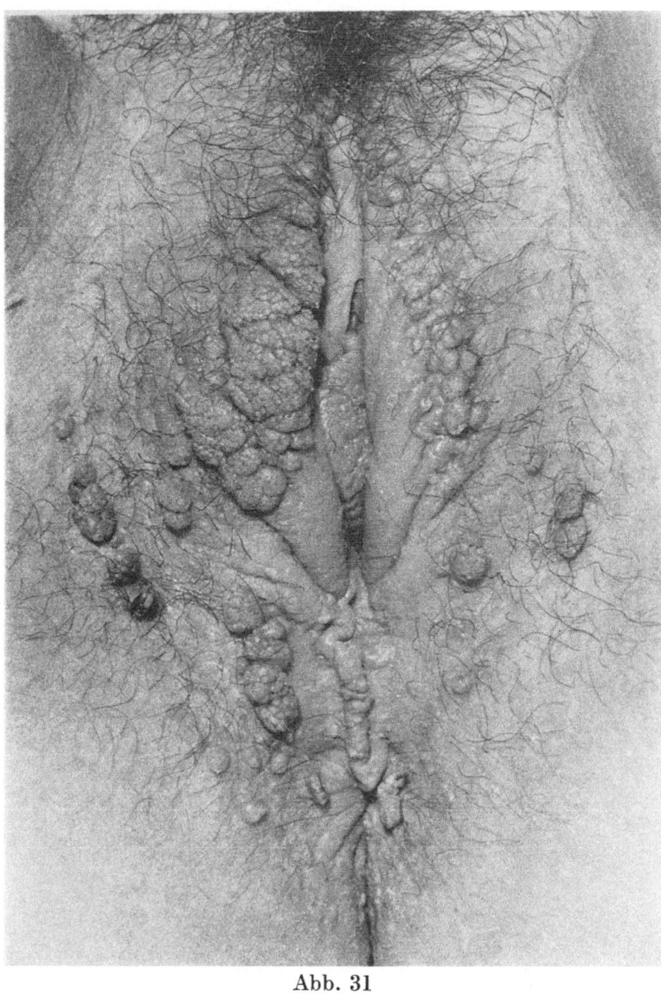

Abb. 31

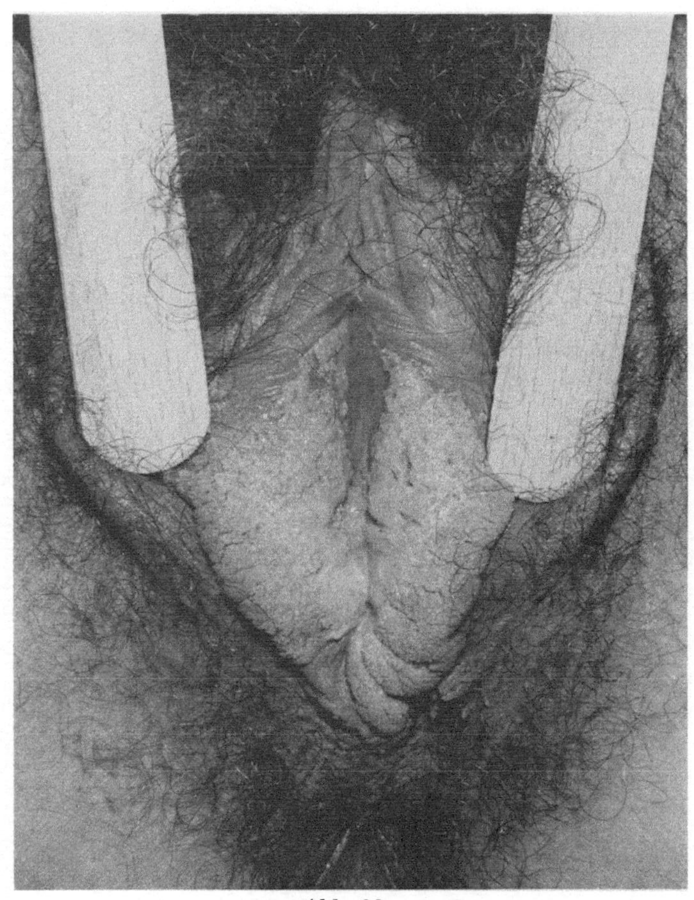

Abb. 32

Abb. 31 u. 32. Spitze Kondylome, Abb. 31 in einzelnen und aggregierten Papillomen, Abb. 32 beetartig

spitze Kondylome zwar gelegentlich, aber nur sehr selten beobachtet worden. Für ihre Entwicklung sind Feuchtigkeit und Bedingungen der Maceration von ausschlaggebender Bedeutung.

Makromorphologisch findet man im Beginn eine hautfarbene oder leicht rosa tingierte hanf- bis reiskorngroße halbkugelige Papel, die steil aus der Haut herauswächst und sich allmählich zu einem zuerst filiformen und baumartig verästelten Papillom auswächst, von dem schließlich ganze Rasen oder Büschel nachbarlich zusammentreten, so daß schließlich reich gegliederte, umschriebene oder ausgedehntere papillomatöse Bildungen entstehen, die zu Recht mit einem Blumenkohl verglichen worden sind. Dort wo die Kondylome mechanischem Druck ausgesetzt sind, wie in der Rima ani, in der Genitocruralfalte, entwickeln sie oft hahnenkammartige Konfigurationen. Ihre Größe schwankt in extremen Grenzen zwischen kleinen Papillomen und faustgroßen oder größeren Gebilden. Bei voller Ausbildung können sie normale Hautfarbe aufweisen oder aber intensiv rot und feucht glänzend sein, in anderen Fällen auch porzellan-weiß erscheinen. Sie sondern aus der Tiefe der papillomatösen Zerklüftungen eine stark fötide, trüb-schmierige Flüssigkeit ab.

Am weiblichen Genitale (Abb. 31 u. 32) sitzen die spitzen Kondylome der Vulva auf oder seitlich an, sind an den Labien oder an der Clitoris, in der Fossa navicularis, auch im Orificium urethrae und schließlich in der Scheide bis zur Portio lokalisiert. An der Haut der Genitalumgebung kommen sie am Damm, in der Genitocruralfalte, auch an den Innenseiten der Oberschenkel, vornehmlich jedoch in der Analregion zur Beobachtung. — Die Haut in der Umgebung der Kondylome kann mäßig entzündlich gerötet sein, ist häufig maceriert.

Bei Sitz in den Falten einer Hautduplikatur kann es zur Perforation der Bedeckung kommen, wie insbesondere gelegentlich an Kondylomen des Penis mit Durchbruch durch den Präputialsack beobachtet. Auf die Schwierigkeiten, welche diese perforierenden spitzen Kondylome bei der Interpretation ihrer biologischen Dignität und der Abgrenzung von reifen Plattenepithel-Carcinomen bereiten, gehen die oben erwähnten Arbeiten ein.

Auf die Terrainabhängigkeit der Kondylomentwicklung wurde schon hingewiesen. Ein wichtiger Faktor ist am weiblichen Genitale das Vorhandensein eines Fluors, der als Fluor albus, Trichomonaden- oder Candida-Fluor, Graviditätsfluor oder gonorrhoischer Fluor vorhanden sein kann. — Die häufige Kombination mit Gonorrhoe läßt daran denken, daß mit dieser möglicherweise öfters auch das Kondylom-Virus übertragen wird.

VIII. Erregerbedingte Krankheiten II. Mykosen

a) Soor (Candidiasis)

Die älteren Bezeichnungen Moniliasis, Oidiomykose sind im Hinblick auf die neue botanische Nomenklatur aufgegeben worden. Die Bezeichnung Candidiasis oder Candida-Mykose ist indessen streng genommen zu eng, da nicht nur Candidaarten (Candida albicans, C. stellatoidea, C. tropicalis, C. pseudotropicalis, C. parapsilosis, C. crusei, C. guilliermondi, C. pelliculosa und andere) sondern auch einige Pilze der Gattungen Torolopsis, Trichosporum, nach eigener Erfahrung auch Geotrichum das klinische Bild des Soor hervorrufen können. Die Bezeichnung Soor indessen wird von einigen Autoren nur angewandt, wenn Pilzrasen das klinische Bild bestimmen, nicht jedoch bei den übrigen Symptomen, die durch die gleichen Erreger hervorgerufen werden. Hier sollen die Bezeichnungen synonym für den gesamten Komplex der durch die aufgezählten Hefe-Erreger hervorgerufenen Veränderungen gebraucht werden.

Da der Soor einerseits eine Prädilektion für die Schleimhäute, andererseits eine Prädilektion für die Faltenregionen der Haut aufweist, ist das weibliche Genitale im besonderen Maße exponiert. Für die Manifestation von großer Bedeutung sind darüber hinaus allgemein-disponierende Faktoren, in erster Linie die antibakterielle Antibiotica-Therapie mit Störung des natürlichen mikrobiologischen Gleichgewichtes — auch deren Kombination und der Alleintherapie mit Corticoiden wird große Bedeutung zugemessen — sowie Diabetes mellitus, Hypertonus, Kachexie, Riboflavinmangel.

Für die Erkrankung an genitalem Soor ist ferner die Partnerinfektion durch Geschlechtsverkehr zu beachten, worauf zahlreiche Publikationen der jüngeren Zeit hinweisen, so ELISTRATOWA u. SEGAL, SEDLÁČEK, WAISMAN, RIMBAUD u. RIOUX, RÜTHER u. Mitarb., BABINI, AKHMEDOVA. Es ist jedoch die venerische Entstehung oder Unterhaltung (Reinfektion) des Soor bei der Frau relativ seltener als bei der — absolut freilich viel selteneren — Soor-Balanitis des Mannes, d. h., die Frau steckt öfter den Mann an als umgekehrt der Mann die Frau, worauf auch weitere Mitteilungen (BENEDEK, KOCH, MUIJS, GRASSET) sowie die Seltenheit der venerischen Bedingtheit des Genitalsoor der Frau nach JANN (nur 2mal unter 217 Soor-Patientinnen!) hinweisen.

Eine größere Rolle spielen für den weiblichen Genitalsoor offenbar hormonale Faktoren. Es erkrankten insbesondere kleine Mädchen, Gravide, Wöchnerinnen. Auch die hormonalen Contraceptiva spielen öfters eine begünstigende Rolle.

Auf den Schleimhäuten äußert sich der Soor in Form stippchenförmiger, auch linsengroßer oder konfluierter, streifiger oder flächenhafter, weißer, grauweißer oder cremefarbiger, käsiger Beläge auf entzündlich geröteter Basis, die je nach Schwere und Tiefenausdehnung mehr oder weniger leicht abwischbar sind. Die Erkrankung betrifft Vulva und Vagina und geht mit einem häufig krümeligen Fluor wechselnden Ausmaßes einher. Bei Vulvabeteiligung (Abb. 33) besteht oft quälender Juckreiz sowie entzündliche Rötung und ödematöse Schwellung. Die Beschwerden können bis zur Dyspareunie und Dysurie gesteigert sein. Im Hautbereich erkrankt die Vulva unter dem Bilde des intertriginösen Soors, wie er gleichartig oder ähnlich in der Nachbarschaft (inguinal, genitocrural, anal), ferner submammär, axillär oder interdigital vorkommt, an den großen Labien auch ekzemähnlich. Es entwickelt sich bei der intertriginösen Form eine weißliche Maceration der Haut, die sich ablöst und einer scharf begrenzten hochroten, feucht glänzenden Erosion Platz macht. Die Ausdehnung der erodierten Flächen wechselt. Sie sind immer scharf und bogig begrenzt, von einer nach innen gerichteten, zarten Epithelkrause umsäumt. Typisch, und besonders in der Genitocruralgegend mit großer Regelmäßigkeit ausgeprägt, ist die Entwicklung von „Satellitenherden" in der Umgebung der Erosion, die sich als kleinere, oft follikulär beginnende Erosionen von zunächst Stecknadelkopfgröße oder auch als intakte Bläschen, Pusteln und kleine Knötchen entwickeln und infolge Weiterentwicklung und peripherer Ausdehnung schließlich mit dem übrigen Krankheitsherd konfluieren. In den Falten selbst entstehen im Verlauf der Erkrankung oftmals schmerzhafte Rhagaden.

Die Erkrankung kann sämtliche Partien des äußeren weiblichen Genitales kombiniert oder einzeln betreffen. Bevorzugter Sitz an der Vulva sind die kleinen Labien, die Interlabialfalten und die Innenseiten der großen Labien. In anderen Fällen sind auch die Außenflächen der großen Labien, die Genitocruralfalten und die Perianalregion befallen. Häufig ist mit dem Vulvabereich gleichzeitig die ganze Scheide, evtl. einschließlich der Portio vaginalis, erkrankt. Praktisch immer ist die Erkrankung der Vulva als fortgeleitet, entweder von einer primären Infektion der Scheide oder von einem intertriginösen genitocruralen Haut-Soor, aufzufassen. Isoliert erkrankt die Vulva selten. Als besondere Form können sich, abhängig von disponierenden Faktoren wie stark geschwächter allgemeiner Resistenz, an Haut und Schleimhaut auch cutan-subcutane, ulcero-gummöse, granulomatöse Herde entsprechend den noch zu besprechenden tiefen Mykosen entwickeln. Diese

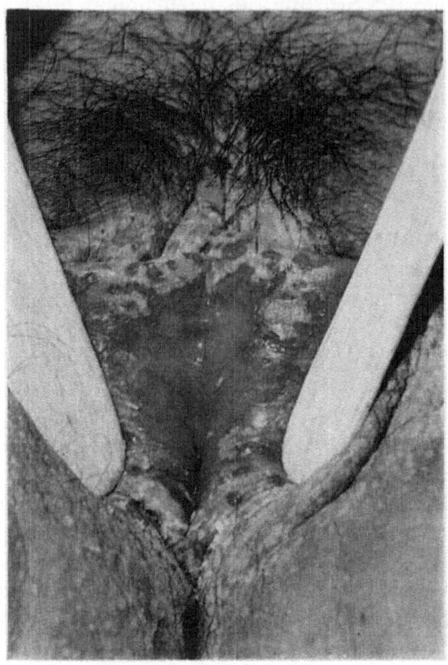

Abb. 33. Soor der Vulva. Ausgeprägter Soor-Rasen der Vulva mit kreisförmigen Oberflächendefekten, punktförmige Herde der angrenzenden Haut

Form tritt hinter dem superfiziellen Soor, der das Bild der Candidiasis der Vulva ganz bestimmt, weit zurück und ist in der Literatur am äußeren weiblichen Genitale nicht ausdrücklich erwähnt.

Die Häufigkeit des genitalen Soor der Frau ist beträchtlich und die Zunahme der Erkrankung seit Beginn der antibiotischen Ära immer wieder betont worden (Woodruff u. Hesseltine, Klepper, Rüther u. Mitarb., Spitzbart, Reichenberger, Kostic, Akhmedova). — Akhmedova untersuchte 638 Frauen. 20,5 % wiesen Soor-Befall der Genitalschleimhaut auf. Als Erreger wurden überwiegend Candida albicans (37,9 %) und C. tropicalis (25,1 %) isoliert. Spitzbart führte Untersuchungen bei 374 Frauen durch, die er in 4 Gruppen einteilte: Ringträgerinnen wiesen Genital-Soor in 38,74 %, Fluor-Patientinnen in 24,19 %, „sonstige" Patientinnen in 22,09 %, Carcinom-Patientinnen in 17,39 % auf. Die Häufigkeit der Erreger betrug: Candida albicans 45,14 %, C. parakrusei 22,19 %, C. tropicalis 7,64 %, C. krusei 5,56 %, C. pseudotropicalis 4,86 %, C. guilliermondi 3,47 %, C. stellatoidea 2,78 %, Torulopsis glabrata 7,64 %. — Ergänzend zur Erregerstatistik sei angemerkt, daß wir im eigenen Krankengut eine Mutter und Tochter mit dem klinischen Bild des vulvo-vaginalen Soor betreuen, von welchem in beiden Fällen wiederholt und regelmäßig Geotrichum candidum nachgewiesen wurde. Geotrichum-Infektionen werden üblicherweise als Geotrichose gesondert geführt. Genitalerkrankung scheint dabei bisher unbekannt zu sein (KÄRCHER, Handbuchbeitrag 1963).

Histologie. Die feingeweblichen Veränderungen des oberflächlichen Soor entsprechen denen einer Dermatitis gleichen Grades. Die Pilze finden sich als Fäden und Sporen in der Hornschicht. Die Sporen befinden sich z. T. in Knospenentwicklung. In Pusteln liegen die Sporen dicht gehäuft, während die Fäden hier fehlen. Die Sporen haben einen Durchmesser von etwa 4 Mikron, besitzen eine deutliche Kapsel und sind grampositiv.

b) „Eczema marginatum". Tinea inguinalis. Epidermophytie. Trichophytie

Die von HEBRA irrtümlich als Ekzem aufgefaßte Dermatose ist der Spezialfall einer oberflächlichen Mykose des Inguinal-Genitocrural-Analfaltenbereichs, gelegentlich auch anderer Faltenregionen (axillär, submammär — Tinea plicarum), seltener auch weiterer beliebiger Hautregionen (Tinea corporis). Sie wird durch eine Reihe von Dermatophyten in der Inguinal- und Genitocruralregion, vornehmlich durch Trichophyton rubrum und Epidermophyton floccosum, seltener durch Trichophyton mentagrophytes hervorgerufen. Es handelt sich bei der Tinea inguinalis also um oberflächliche Trichophytien und Epidermophytien der Beugen und Faltenregion am Genitale. Für die Herdentwicklung, das Haften und die Ausbreitung der Keime, sind die schweißbedingte Feuchtigkeit, die herabgesetzte Hautacidität und der erhöhte Haut-Zuckerspiegel dieser Region als Terrainfaktor von ausschlaggebener Bedeutung.

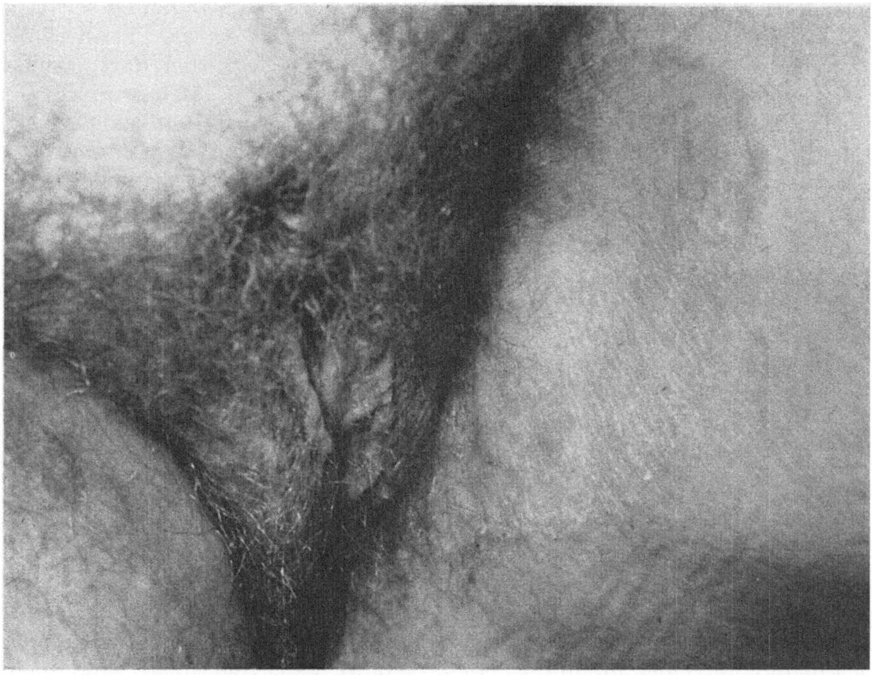

Abb. 34. Epidermophytie (Tinea inguinalis) vom Typ des Hebraschen „Eczema marginatum": bogig und scharf begrenzter schuppender Entzündungsherd der linken Schenkelbeuge und angrenzenden Oberschenkelhaut

Das klinische Bild der durch die Pilzinfektion bedingten entzündlichen Reaktion variiert. Häufig handelt es sich nur um randwärts sich ausbreitende, ein wenig über das Hautniveau erhabene rötliche Flecke mit prominenter Randzone und zentraler Abheilungstendenz (Abb. 34). In anderen Fällen ist die Exsudation bis zu deutlicher Papel- und Vesikelbildung und örtlichem Nässen gesteigert, insgesamt also polymorpher und ekzemähnlicher. Die als oberflächliche Trichophytie im alten Sinn beschriebenen Erscheinungen, die durch weitere Trichophyton-Arten hervorgerufen werden, entsprechen diesem Bild nicht nur in der Art der Herdbildung, sondern in ihrer erythematosquamösen Variante auch morphologisch. Bezieht man die Möglichkeit der Pustelbildung in das klinische Bild ein, so erübrigt sich auch die Abtrennung und gesonderte Besprechung des vesiculopustulösen Typs der Trichophytia superficialis für den Inguinalbereich. Solche oberflächlichen Trichophytien im engeren Sinn, auch als Herpes tonsurans beschrieben, kommen im Genitocruralbereich nur selten zur Beobachtung oder gehen im Begriff des Eczema marginatum s. Tinea inguinalis auf. Du Bois hat einen solchen typischen „Herpes tonsurans" im Vulvagebiet beschrieben. Kaposi hat in seinem Atlas (1874) ein Farbbild einer oberflächlichen Trichophytie der Vulva wiedergegeben, das Kehrer übernommen hat.

Bei allen morphologischen Varianten finden sich die stärksten Entzündungserscheinungen stets in den Randpartien, während die zentraleren Anteile im Übergang zur Abheilung etwa braunroten, schuppenden Flächen entsprechen. Kennzeichnend ist im Gegensatz zum echten Ekzem die scharfe Begrenzung und die Herdform, ursprünglich eine kleine Scheibe, die durch flächenhafte Ausbreitung einer einzigen oder Konfluenz mehrerer sich vergrößernder Läsionen schließlich größere Hautpartien der Faltenregion am Genitale und ihrer Nachbarschaft einnimmt. Auch bei erheblicher Ausdehnung bleibt die Herdbegrenzung scharf und bogig. In den meisten Fällen handelt es sich nur um *perigenitale* Läsionen. Scrotum und Labien sind selten Sitz der Mykose, und die gelegentlich dort vorhandenen Erscheinungen pflegen weniger ausgeprägt zu sein. Die Schleimhaut des Genitales ist frei. Befallen sind außer den proximalen Oberschenkelseiten nach Herba, Sabouraud u. a. vornehmlich die Labiocrural- und Inguinalfalten und der Mons pubis. Die relative Resistenz der eigentlichen Genitalhaut gegen Fadenpilzinfektionen führen Higuchi u. Mitarb. (1957) auf die fungistatischen Fettsäuren C_2, C_4 und C_{10} zurück, die im Hauttalg anderer Regionen nicht enthalten sind.

Das histologische Bild entspricht dem der Epidermophytien und oberflächlichen Trichophytien anderer Hautregionen. Die Hyphen der Pilze werden in der Hornschicht aufgefunden. Die tiefere Epidermis weist intercelluläres Ödem im Sinne der Spongiose, die obere Cutis eine wechselnd starke, im wesentlichen lymphocytäre perivasale, im Papillarkörper auch mehr diffuse Infiltration auf.

Das „Eczema marginatum" ist in der älteren Literatur ausführlich von Miescher, speziell für die Vulva von Kehrer, im jüngeren Schrifttum von Götz sowie von Kalkoff u. Janke dargestellt worden.

Angemerkt sei, daß die Nomenklatur der früher als „Epidermophytie" bezeichneten Pilzinfektion unsicher geworden ist, da ihr klinisches Bild durch Erreger hervorgerufen wird, welche nach heutiger Nomenklatur überwiegend den Trichophytonarten zugeordnet werden. Der Ausweg, sämtliche Dermatophyten-Erkrankungen als Tinea unter Kennzeichnung der erkrankten Region zu benennen (Tinea inguinalis, Tinea manuum, Tinea pedum), befriedigt nicht ganz, weil er klinische Einheiten, die mit den älteren Begriffen besser umrissen waren, verwischt. Als Ausweg werden z. T. die alten „Epidermophytien" als Tinea mit Lokalisationsbezeichnung, die alten Trichophytien weiterhin als Trichophytie geführt.

Kasuistiken des „Eczema marginatum" s. Tinea plicarum, inguinalis sind unter morphologischem Aspekt in jüngerer Zeit nicht mehr publiziert worden, da das Bild der Krankheit inzwischen klassisches Wissensgut ist. Wohl sind Beobachtungen mykotischer Fälle, einschl. Eczema marginatum bei Männern und Frauen unter dem Blickwinkel der therapeutischen Ansprechbarkeit auf die moderne antibiotische Behandlung mit Griseofulvin publiziert worden, die hier im einzelnen nicht aufgeführt zu werden brauchen.

Als Dermatophyten-Infektion ist die Tinea inguinalis keine seltene Hautkrankheit, wenn sie auch in Mitteleuropa hinter der Tinea manuum et pedum („Epidermophytie" der Hände und Füße) an Häufigkeit zurücktritt. GILMAN fand 1933 bei Fußpilzkranken die Mitbeteiligung der Genitocruralregion als zweithäufigste Lokalisation. Unter den Fällen von Tinea plicarum ist die genitocrurale Faltenlokalisation die häufigste, gefolgt von der axillären und submammären.

GÖTZ (1962) betont die auffallende Bevorzugung des männlichen Geschlechts bei der Tinea inguinalis und verweist zur Erklärung auf den engeren anatomischen Bau des männlichens Beckens. Von größerer Bedeutung dürfte die enge Faltenbildung durch das dem Oberschenkel anliegende Scrotum sein.

Wir selbst beobachteten in den letzten Jahren eine deutliche Zunahme, die sich mit der Einführung der engen Hosen- und Unterhosenmode bei Männern deckt.

ENGLISH u. La TOUCHE (1957) fanden in der Literatur von 1879 bis 1957 nur 5 Arbeiten (NICOLAU 1913 [E. floccosum], de MELLO 1921, PHOTINOS 1928, SILVA u. Mitarb. 1955, GEORG u. Mitarb. 1956 [E. floccosum]) mit Berichten über kulturell diagnostizierte Tinea inguinalis bei Frauen. Die relative Seltenheit dieser Tinea-Lokalisation bei der Frau wird hierdurch unterstrichen, wenn freilich auch die Zahl kulturell nicht abgeklärter und nicht veröffentlichter Beobachtungen aus dieser Sammlung nicht zu erschließen ist. Sie wird weiterhin durch die Antwort INGRAMS auf eine Leseranfrage deutlich, daß er in 30 Jahren nur 2 weibliche Fälle gesehen habe.

ENGLISH u. La TOUCHE fügen den Beobachtungen der Literatur drei eigene, sämtlich durch Trichophyton rubrum hervorgerufen, hinzu, bei welchen in einem Fall auch die großen Labien und der Mons pubis einbezogen, in den beiden anderen Fällen aber die eigentlichen Vulva-Anteile frei waren. Die Erregerstatistik dieser Autoren ergibt, daß in ihrem Beobachtungsgebiet bei der Tinea inguinalis, wenn sie als einzige mykotische Manifestation vorhanden ist (nur Männer), E. floccosum überwiegt, während bei Tinea pedis und bei der Kombination Tinea pedis et inguinalis (hierunter finden sich die 3 näher beschriebenen Frauen) Tinea rubrum dominiert. — Eine weitere Tinea inguinalis bei einer Frau erwähnt WAGNER (1956) GÖTZ bildet einen Fall in seinem Handbuchbeitrag (1963) ab. Eine eigene Beobachtung der Göttinger Klinik zeigt Abb. 34 (S. 235).

Die von Trichophytonarten hervorgerufenen Mykosen können anstelle der geschilderten oberflächlichen Krankheitsveränderungen selten auch im Genitalbereich unter dem Bilde der tiefen Trichophytie auftreten, worauf CALLOMON hinweist. Die tiefen Trichophytien werden außer durch Trichophyton rubrum oder Trichophyton mentagrophytes auch durch andere Trichophytonarten hervorgerufen, unter denen z. Z. in Mitteleuropa Trichophyton verrucosum dominiert. In Epidemiezeiten nach dem 1. Weltkrieg wurden hauptsächlich Trichophyton tonsurans und Trichophyton rosaceum gefunden. Auch Mikrosporumarten können gelegentlich gleichartige Erscheinungen hervorrufen. Die tiefe Trichophytie entwickelt sich zwar grundsätzlich leichter in Bezirken mit einer stärkeren Terminalbehaarung als auf lanugobehaarter Haut, doch ist die Genitalerkrankung in dieser Form trotzdem eine Seltenheit. Dies findet zweifellos ebenfalls seine Erklärung in dem Vorhandensein der schon erwähnten fungistatischen Fettsäuren im Hautfett der Genitalregion. Zum anderen scheint das Vordringen der Trichophytie in die Tiefe im Zusammenhang zu stehen mit den Möglichkeiten des Haarschaft-Befalles, der vom Follikel her innerhalb der schmalen präkeratinen Zone erfolgt. Dieser Haarbefall soll jedoch nur in der Wachstumsphase möglich sein. Da die Schambehaarung, im Gegensatz zum Kopf- und Barthaar, synchronisiert, nur in bestimmten Perioden wächst, ist über lange Zeiträume keine Eindringmöglichkeit für die Pilze gegeben.

Im klinischen Bild kann sich die Trichophytia profunda aus der stärker entzündlichen oberflächlichen Form entwickeln oder primär als tiefe Mykose entstehen. Im Beginn findet man ostiofollikuläre Pusteln und eine perifollikuläre Entzündung, die sich in die Tiefe und durch Einschmelzung in die weitere Umgebung ausdehnt. Durch Confluenz entstehen tumoröse, an Makronen erinnernde Herde, die auf Druck aus zahlreichen Follikelöffnungen Eiter entleeren. Die noch verbliebenen Haarstümpfe lassen sich leicht ausziehen, wobei ihnen glasige Wurzelscheidenteile anhaften. — Das mikroskopische Bild ist durch eine hochgradige Follikulitis und Perifollikulitis mit Einschmelzung gekennzeichnet.

c) Favus

Der Erreger des Favus, früher Archorion Schönleini, wird heute Trichophyton Schönleini genannt. Aus Gründen des klinischen Bildes mit Scutula und Narbenbildungen wird der Favus jedoch weiterhin von den meisten Autoren als eigene, von den übrigen Trichophytien getrennte Krankheitseinheit abgegrenzt.

Nach Callomon ist Favus am männlichen Genitale (Scrotum, Penis, Glans) häufiger beobachtet worden. In der jüngeren Literatur berichten Lacroux u. Mitarb. über einen Fall von isoliertem Favus am Scrotum.

Weder Kehrer (1929) noch wir selbst konnten indessen Angaben darüber finden, daß er bisher an der Vulva beobachtet wurde. Im eigenen Krankengut einer niedersächsischen Favusendemie, publiziert durch Kirsch-Nietzki u. Haferkorn, fand sich kein Genital-Favus. Mit Vulvabefall ist jedoch zu rechnen. Der Favus corporis ist neben der Erkrankung des behaarten Kopfes nicht ungewöhnlich. Über kasuistische Beobachtungen ohne entsprechende Lokalisationshinweise berichten u. a. Karrenberg, Marchionini u. Götz, Šalamon u. Filanović.

d) Erythrasma und Pityriasis versicolor

Bei diesen beiden Mykosen finden sich Pilzrasen in der Hornschicht, die eine Verfärbung und geringfügige Schuppung der Haut bedingen. Weitere Gewebsveränderungen fehlen. Entsprechend dem scheibenförmigen Auswachsen der Pilzrasen in der Hautoberfläche und durch die Confluenz der Veränderungen bilden sich kreisförmig oder bogig begrenzte Herde.

Das *Erythrasma* (Abb. 35), hervorgerufen durch Nocardia minutissima (früher Mikrosporon minutissimum) bevorzugt die Faltenregionen der Haut, ganz besonders die Genitocruralgegend, daneben auch die Axillen und die Submammärregion. Andere Lokalisationen und gelegentlich weitere Verbreitung der Erkrankung kommen vor. Es gelten im wesentlichen die gleichen Lokalisationsbedingungen wie beim „Eczema marginatum". Von diesem unterscheidet sich das Erythrasma durch das Fehlen der entzündlichen Erscheinungen.

Im Genitocruralbereich ist die Erkrankung bei Männern häufiger als bei Frauen. Im eigenen Krankengut beobachteten wir in den Jahren 1961—1965 das genitocrurale Erythrasma 124mal bei Männern, aber nur 10mal bei Frauen. Einer jüngeren Untersuchung von Michalowski u. Rodziewicz gemäß, die von 328

Altersheiminsassinnen 10 % erkrankt fanden, ist das Erythrasma bei alten Frauen keineswegs selten. Es dominiert aber auch bei diesen vielfach atypischen und nur fluorescenzoptisch aufgedeckten Fällen der extragenitale Befall.

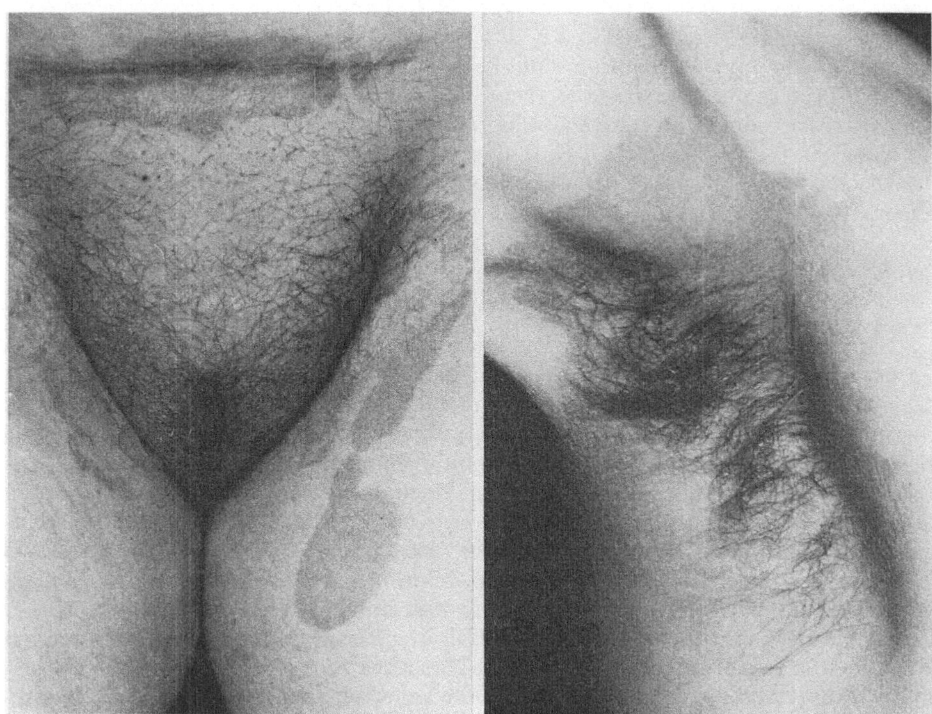

Abb. 35. Erythrasma der Genital- und Achselregion

In der älteren Literatur ist ein Erythrasma der Genitocruralgegend mit Vulvabeteiligung bei KEHRER abgebildet.

Die *Pityriasis versicolor*, hervorgerufen durch Malassezia furfur (früher Mikrosporon furfur) befällt vor allem den Stamm und kann sich von hier aus hin und wieder auf die Genitalregion ausbreiten (KEHRER, CALLOMON). Die Mitbeteiligung der Scham-Leistenbeuge beträgt nach BUMGARNER u. BURKE (1949) 6 %. Bei isolierter Genitocrural-Lokalisation kann der klinische Befund fast das gleiche Bild wie das Erythrasma erzeugen, so daß der Pilzbefund die Entscheidung herbeiführen muß.

Die scheibenförmigen oder bogig begrenzten Krankheitsherde der beiden Mykosen unterscheiden sich durch ihre Farbe, die beim Erythrasma konstant gelbbraun („indianerfarben") ist, bei der Pityriasis versicolor von Fall zu Fall größere Unterschiede aufweist (versicolor = bunt), welche von weiß über verschiedene Brauntöne bis zu fast schwärzlichen Schattierungen reichen.

Für die Weißfärbung bei Pityriasis versicolor ist außer der Lichtfilterwirkung der Schuppung eine Beeinflussung der Pigmentbildung durch Malassezia furfur angenommen und z. T. am Ausfall der Dopa-Reaktion wahrscheinlich gemacht worden (RUETE, BACCAREDDA, PISACANE, GOUGEROT u. Mitarb., FRANCHI, GÖTZ u. KOCH, GOUGEROT u. LORTAT-JACOB). Doch besteht in diesem Punkt noch keine völlige Übereinstimmung.

e) Trichomykosen

Als harmlose saprophytäre Veränderung der Haare wird die bloße Anlagerung verschiedener Erreger beobachtet, die die Haare knotenförmig oder als Einscheidung auf längere Strecken betreffen können. Hierzu zählen die Trichomycosis palmellina und die Piedra der tropischen Länder.

Die Trichomycosis palmellina s. Trichonocardiose befällt Scham- und Achselhaare. Blonde und Rothaarige sind bevorzugt betroffen, während braune und schwarze Haare nur selten befallen werden. Die Haare sind von durchscheinenden, gelben, roten oder schwärzlichen klebrigen Auflagerungen umscheidet. Erreger ist Nocardia tenuis. – Weitere Einzelheiten bei Fegeler. –

Die Piedra befällt außerdem auch Kopf- und Barthaare, und zwar als schwarze Piedra (fast ausschließlich Kopfhaar – Erreger: Piedraia hortai) und als weiße Piedra = Piedra nostras (Erreger: Trichophyton beigeli). – Weitere Einzelheiten bei Sampaio.

f) Actinomykose. Nokardiose. Mycetom [2]

Klinisch handelt es sich um schmerzlose, subcutane Knotenbildungen, die sich zu brettharten Infiltraten unterschiedlicher Ausdehnung und Form erweitern. Unter herdförmiger Erweichung und livider Hautverfärbung kommt es zu Abscedierungen mit Fistelbildung und Ulceration. Bei der *Nokardiose* kommt als weitere Form eine disseminierte Hauterkrankung unter Entwicklung multipler Abscesse mit Fistelbildung in Subcutis und Muskulatur zur Beobachtung. Mit dem Absceßeiter entleeren sich die charakteristischen Drusen. Auch im mikroskopischen Bild stimmen die Erreger überein. Erst die Kultur (obligat anaerob bei Actinomyces israeli, aerob bei Nocardia asteroides und anderen Nokardiose-Erregern) erlaubt die Differenzierung. Demgemäß sind zahlreiche alte, nicht kulturell gesicherte Beobachtungen der auch klinisch in vielen Punkten übereinstimmenden Krankheiten falsch eingeordnet worden. Nach heutiger Kenntnis sind die als primäre Hautaktinomykose publizierten Fälle sämtlich anzuzweifeln und als Nocardiose anzusprechen, soweit sie nicht anaerob-kulturell gesichert sind (s. hierzu und über weitere Einzelheiten bei Polemann, Fegeler, Latapi). Eine Reihe weiterer Nocardia-Arten sowie Ascomyceten können analoge Prozesse hervorrufen. Derartige fistelnde, den Knochen angreifende, örtliche, durch zahlreiche verschiedene Erreger bedingte nokardioseartige Gewebsprozesse werden auch als *Mycetom* zusammengefaßt.

Vulvaerkrankung kommt bei dieser Krankheitsgruppe vor. Sie ist in je einem Fall von Lieblein (1900), Bongartz (1902), Trapl (1913), später von Lewinska (1939) beobachtet worden. Diese vier Krankenbeobachtungen wurden sämtlich als Aktinomykose angesprochen. In einer Bearbeitung von Hanf u. Hanf (1955), in welcher 125 Fälle von weiblicher Genitalaktinomykose zusammengetragen sind, sind sie die einzigen Beispiele für Vulva-Befall. Die Beobachtungen Lieblein, Bongartz, Trapl sind bereits bei Kehrer wiedergegeben. Nach heutiger Kenntnis sind alle vier Fälle zweifellos als Nokardiose einzuordnen. Der kulturelle Erregernachweis ist nicht geführt worden.

Fall Lieblein: 35 jähr. ♀. Derbes Infiltrat der rechten großen Labie vom oberen Symphysenrand bis zur hinteren Commissur und Genitocruralfalte reichend. Gelblicher Eiter schimmert durch die gespannte Haut. Von einer Perforationsöffnung sind Fistelgänge sondierbar, die keine Verbindung zum Kochen oder Rectum aufweisen. Bei genauer Durchuntersuchung kein weiterer Krankheitsherd.

Fall Bongartz: Bäuerin, seit 3 Monaten an beträchtlicher, brettharter Anschwellung der großen Labie mit Eiterdurchbruch und Fistelbildung leidend. Spaltung und Auskratzung der vielfach verzweigten Absceßhöhle führt zur Ausheilung.

---

[2] Siehe auch Hdb. spez. path. Anatomie Bd. III/5, S. 1019 u. 1059, Heidelberg: Springer 1971.

Fall Trapl: 19jähr. Bäuerin. Schwellung der rechten großen Labie, seit 1 Jahr bestehend, sich vergrößernd, während Gravidität auf Faustgröße anwachsend, nimmt ganze rechte Schamlippe und Damm bis Sitzbeinhöcker ein, erstreckt sich entlang der rechten und hinteren Vaginalwand, die Scheide einengend, bis zum Scheidengewölbe in die Tiefe und setzt sich nach hinten zum Rectum, dieses einschließend, fort. Es handelt sich um ein tumorartiges stellenweise fluktuierendes Infiltrat. — Unter zunehmender Kachexie tödlicher Verlauf.

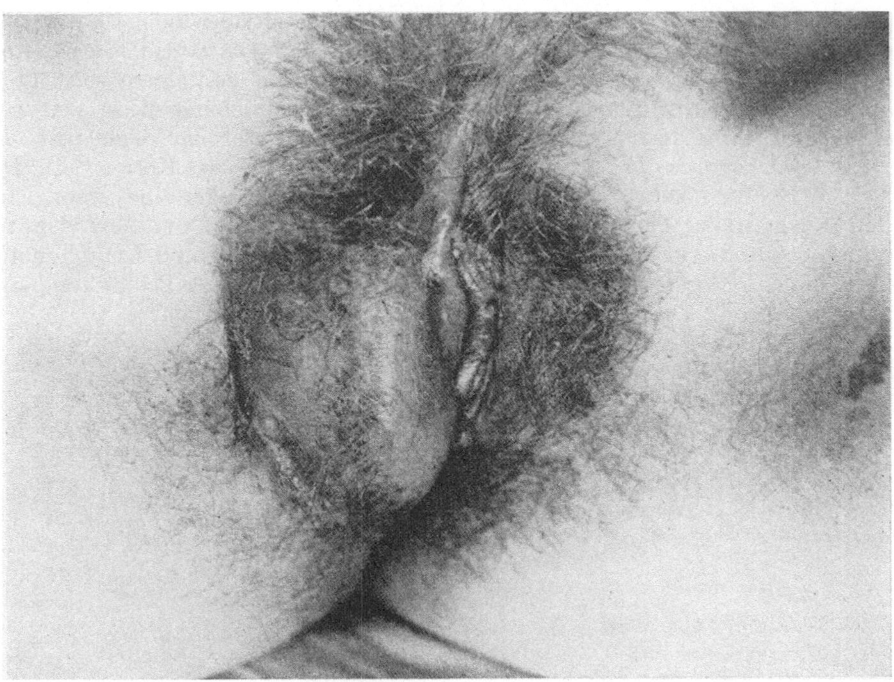

Abb. 36. Nokardiose. Sog. Aktinomykose-Bartholinitis. Entlehnt bei LEWINSKA, H.: Bull. Soc. franç. Derm. Syph. **46**, 519 (1939)

Fall Lewinska: 26jähr. ♀. Tumorartige Anschwellung der gesamten rechten großen Schamlippe (Abb. 36), die als „ödematös, violettrot, berührungsschmerzhaft, sehr hart, mit zentraler Erweichung" beschrieben wird. In der Genitocruralfalte einige Fisteln, die auf Druck gelblichen Eiter entleeren. Der Gesamteindruck entsprach einer eitrigen Bartholinitis, wogegen allerdings die Fistelbildung und die Härte des Infiltrats sprachen. Außer leichter Vergrößerung der Inguinallymphknoten kein weiterer Befund.

In allen Fällen wurde eine Primärinfektion der Vulva angenommen. Keine Histologie.

g) Sporotrichose. Blastomykose. Coccidioidomykose. Histoplasmose

Die *Sporotrichose* (Erreger: Sporotrichon schencki) tritt disseminiert und lokalisiert auf. In beiden Fällen ist Genitalbefall, grundsätzlich auch Schleimhautbefall, möglich. Das klinische Bild ist variabel und erscheint oft mehr vom Terrain als vom Erreger bestimmt. Grundsätzlich kommen durch exogene Infektion sowie lymphogen und hämatogen entstandene Herde vor, bei welchen die Morphen sich überschneiden. Die Grundtypen des Erscheinungsbildes sind subcutan-gummösulcerös-fistulöse und oberflächlich-cutan-epidermale, papulös-pustulös-verrucöse Prozesse, von denen die ersteren Ähnlichkeit mit den subcutanen Tuberkulosefor-

men und syphilitischen Gummen, die letzteren mit papulonekrotischen Tuber-
kuliden, banalen Pyodermien und Tuberculosis verrucosa aufweisen. Gelegentlich treten beide Formen kombiniert auf, so daß neben ulcerösen Herden durch
Erregerstreuung superfizielle Entzündungen sich entwickeln können, die gelegentlich auch das Aussehen oberflächlicher Trichophytieherde annehmen.

Der Primäraffekt oder sporotrichotische Schanker an der Eintrittstelle des Erregers in die Haut kann als unauffällige Pustel auftreten oder auch als verrucös-
papillomatöser münzgroßer indurierter Herd mit Neigung zu zentraler Vertiefung
und gelegentlich feuchter, schwammiger Granulation, die von einem verdickten,
bläulich roten verkrusteten Rand umgeben ist. Die Ähnlichkeit dieser verrucös-
papillomatösen bis feucht papillomatös-vegetierenden Formen reicht von der
Tuberculosis verrucosa bis zur tiefen Trichophytie vom Typ des Kerion Celsi. Daneben gibt es furunkelähnliche Primäraffekte. Solche Schanker sind, wenngleich
selten, auch in der Genitoanalregion beobachtet worden (Gougerot, Grütz:
Analfalten; Brainos, Stanziale: Penis). Die Lymphbahnen und Lymphknoten
werden in den Krankheitsprozeß einbezogen (Sporotrichotischer Primärkomplex).

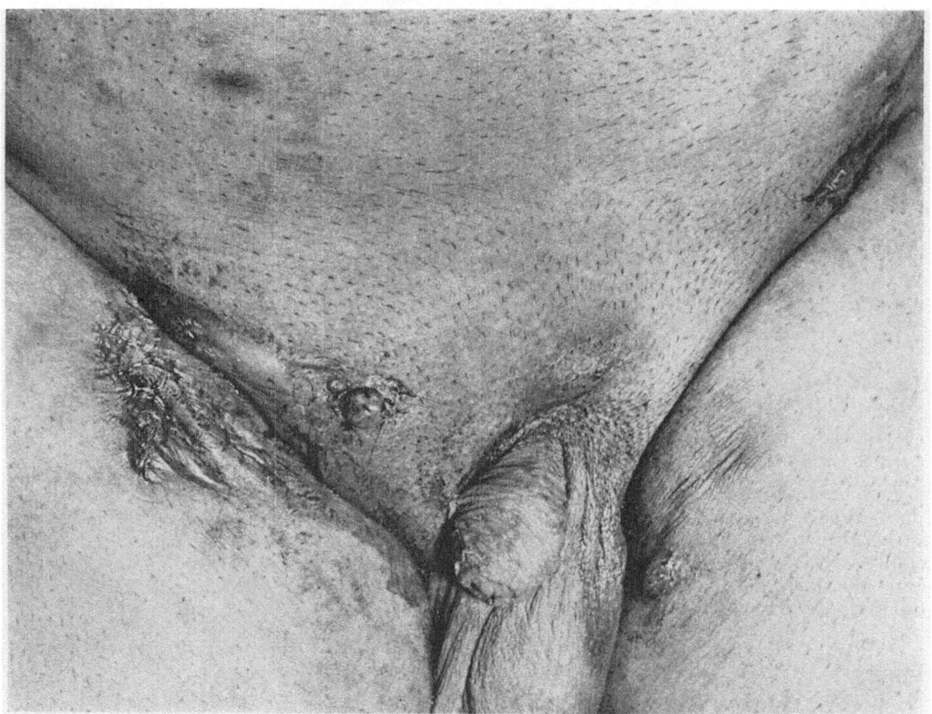

Abb. 37. Sporotrichose der Genito-Inguinal-Region. Entlehnt bei Hauck, G. J.: Arch. Derm.
Syph. **200**, 605 (1955)

Die gummöse Form kann sich im Anschluß an einen Schanker, im Zuge der
ascendierenden Lymphbahnerkrankung oder hämatogen entwickeln, wobei für die
hämatogene Streuung ohne faßbare Eintrittspforte Infektion durch Inhalation
verantwortlich gemacht wird. Die Bezeichnung „gummös" bzw. Gumma ist morphologisch und nicht im ätiologisch syphilitischen Sinn zu verstehen. Gumma ist

ursprünglich jede knotige Entzündung mit Einschmelzung und Durchbruch. Die sporotrichotischen Gummen weisen eine beträchtliche Variabilität des Bildes und Verlaufes auf (Abb. 37). Es handelt sich um subcutane erbsengroße und größere Knoten, die in vielen Fällen lange Zeit hart, indolent, torpide verbleiben können und nur zögernd unter Blaurotfärbung der Haut und Verlötung einschmelzen, in anderen Fällen aber von vornherein rasch und massiv erweichen, in seltenen Fällen auch große Abscesse bilden. Durch die verschiedenen Verlaufstypen, das verschiedene Alter der Efflorescenzen, die Kombination mit den Lymphbahn-Affektionen und in deren Verlauf weiter auftretende Knoten, durch das eventuelle Hinzutreten oberflächlicher Läsionen oder auch durch Beteiligung tieferer Gewebe, weiterhin schließlich durch die Entwicklung von Wulstnarben und Deformationen wird das Gesamtbild in einem von Fall zu Fall wechselnden Ausmaß polymorph. Die subcutan-gummös-ulceröse Form kommt am gesamten Integument zur Beobachtung. In der Genitoanalregion muß sie in die Differentialdiagnose der knotig-fistulösen Prozesse dieser Region einbezogen werden, die neben anderen seltenen mykotisch-gummösen Veränderungen, insbesondere die Tuberculosis colliquativa mit ihren in dieser Region zu beachtenden Unterformen der Tuberculosis subcutanea fistulosa und der Tuberculosis fungosa Riehl, die Acne conglobata und die Kortingschen Enterokokken-Granulome zu beachten hat. Gottron betont gegenüber den Tuberkuloseformen die stärkere entzündliche Note und geringere Einschmelzungsneigung der sporotrichotischen Gummen.

Sonderfälle in der Genito-Analregion beschrieben Hodara sowie Grütz mit der Kombination pustulös-erythematöser, verrucöser, ulceröser und ekthyma-ähnlicher Läsionen (welche teilweise gleichzeitig auch auf der Mundschleimhaut vorhanden waren) in einem Fall und torpid-ulcerösen, zerklüfteten, entzündlichen Genitoanalläsionen bei diffuser axillärer Intertrigo im anderen Fall. In der jüngeren Literatur berichtete Hauck (1955) über einen weiteren männlichen Fall mit Genitalbeteiligung. – Vulvabefunde haben wir nicht beschrieben gefunden.

Auch bei den *Blastomykosen* kann der Genitalbereich erkranken, wie schon in dem zweiten bekannt gewordenen Fall der europäischen Blastomykose (Cryptococcose) von Fabry u. Kirsch bei einem Mann (Anal-Scrotalbereich) beschrieben worden ist. Akneiforme Herde, die, wenn vorhanden, als besonders charakteristisch gelten, subcutan-nodöse einschmelzende Infiltrate und skrophulodermartige Bilder, weiterhin Herde, welche der chronisch vegetierenden Pyodermie ähneln, und „lupös" verstümmelnd vernarbende Veränderungen charakterisieren den Befund dieser Blastomykoseform. Einen metastatisch entstandenen knotigen Befund der Schenkelbeuge beim Mann erwähnt Curtis, Unterbauchbeteiligung bei einer 35jährigen Frau Hudelo u. Mitarb., einen weiteren Genitalbefund beim Mann Riehl jr. Diese Hinweise belegen die grundsätzliche Möglichkeit der Genitalbeteiligung, auch wenn wir spezielle Vulvabefunde bei den Blastomykosetypen Busse-Buschke, Gilchrist, Lutz, Jorge Lobo[3] nicht beschrieben fanden.

Bei der *Coccidioidomykose*, in einzelnen Gebieten Nord-, Mittel- und Südamerikas endemisch, kommen selten, neuerdings meist angezweifelt, Primärläsionen

---

[3] Blastomykose Busse-Buschke = europäische Blastomykose = Cryptococcose. Blastomykose Gilchrist = nordamerikanische Blastomykose. Blastomykose Typ Lutz = südamerikanische Blastomykose. Blastomykose Typ Jorge Lobo = Sondertyp in Südamerika. — Bei den Typen Gilchrist und Lutz kommen praktisch nur hämatogen entstandene Herde in Betracht. Die Lutz-Mykose betrifft im wesentlichen nur die Kopf- und Halsregion, doch sind hämatogene Herde darüber hinaus möglich. Morphe: papulopustulös, papulotuberös, frambösieform. Typ Jorge-Lobo bevorzugt deutlich die freigetragenen Partien, kommt aber in weiteren Hautbereichen vor. Schwere Gesäß- und Hüftbeteiligung ist bei Azulay abgebildet. Morphe: derbe tumorartige, exophytische, knotige Wucherungen, zu flächenhaften Herden zusammentretend.

(ähnlich dem syphilitischen oder tuberkulösen Primäraffekt) und hämatogen entstandene granulomatöse (warzenähnliche) sowie abscedierende Herde vor. Die letzteren entwickeln sich entweder kleinherdig, miliar, ausgesät oder in chronischen Verläufen einzeln oder vereinzelt in Form großer (bis zu handtellergroßen „kalten") Abscessen. Diese Abscesse bevorzugen die Gesäß-Hüftgegend.

Auch im Rahmen der mucocutanen *Histoplasmose* sind den übrigen hier besprochenen Mykosen ähnliche, knotig-einschmelzende, mit Ulceration, Fistulation, unregelmäßiger Vernarbung einhergehender Prozesse im Genitoanalbereich möglich, wie sich aus den Befunden ergibt, welche Baum u. Mitarb. an 3 männlichen Fällen perianal und Curtis u. Cawley sowie Palmer u. Mitarb. bei 3 Patienten am Penis berichten. Mitteilungen über Vulvabefunde haben wir auch bei dieser Krankheit nicht aufgefunden.

Auf die Histologie dieser als Allgemeininfektion auftretenden Erkrankungen kann im Zusammenhang mit der Diskussion der möglichen Genitalbeteiligung bei der Frau nicht eingegangen werden. Weitere Einzelheiten über diese Krankheiten müssen den dermatologischen Handbuchbeiträgen von Grütz, Kaden, Buschke u. Joseph, Kärcher, Goldmann u. Schwarz sowie Azulay entnommen werden.

h) Weitere (seltene) Mykosen

Vereinzelte Hinweise auf Vulvabefall fanden sich bei einigen weiteren Mykosen. Kakoti u. Dey erwähnen bei *Chromomykose* Vulvabefall in Form verrucöser Veränderungen der großen Labien einer 34jährigen Inderin. Aus der Affektion und den Leistenlymphknoten wurde Hormodendrum compactum nachgewiesen.

Bei *Rhinosporidiose* erwähnt Dhajudi Vulvabefall als ungewöhnliche Lokalisation.

Bei *Keratophytia nigra*, einer praktisch ausschließlich Handflächen und Handgelenkbeugen befallenen Mykose, konnte experimentell eine Erkrankung der Inguinalfalten erzeugt werden (Sartory zit. n. Ramos e Silva).

Mehr Bedeutung als diesen vereinzelten Befunden dürfte den Beobachtungen von Infektionen durch *Schimmelpilze* zukommen, welche früher für apathogen, aber nunmehr als fakultativ pathogen gelten müssen und noch relativ wenig Beachtung gefunden haben. Mit Vulvabeteiligung ist hierbei zu rechnen. So erwähnt Kaden bei *Aspergillose* und *Peyronellaeose* die Lokalisation am Genitale, und Pirilä beberichtet in zwei Mitteilungen (1941, 1948) über *Mucormykose* der Vulva (1. : 21-jähr., ♀, 2 weiche flache Ulcerationen bis 1 cm ⌀ am Innenrand des linken Labium majus mit begleitendem Ödem und Erythem, geringe Lymphknotenschwellung; 2.: Fall einer Ehefrau, deren Mann gleichfalls erkrankt war, mit flachem, gering eitrigem Ulcus, 1 cm ⌀, im Bereich der im ganzen derb ödematösen rechten großen Schamlippe bei geringer Leistenlymphknotenschwellung mit Druckempfindlichkeit, ein Befund, welcher an einen syphilitischen Primäraffekt unter dem Bild des Ödema induratum erinnerte).

IX. Erregerbedingte Krankheiten III. Pyodermien

Die Pyodermien der Haut können im Vulvabereich vorkommen, ohne daß hierdurch grundsätzliche Änderungen im Krankheitsbild oder -ablauf bedingt werden. Für Furunkel, Ecthyma und Erysipel besteht im Vulvabereich eine gewisse Prädilektion. Vulvabefall bei Impetigo contagiosa und Impetigo follicularis kommt gleichfalls, wenn auch relativ nicht häufig, zur Beobachtung. Die Beteiligung der Vulva an den pyodermischen Erkrankungen schwankt in Abhängigkeit von Körperpflege und weiteren disponierenden Faktoren (Diabetes, Gravidität, Fettleibigkeit und Intertrigo, Verschmutzung, Ungeziefer, Genitalpruritus aus anderer Ursache und hierdurch bedingtes Kratzen, Verunreinigung mit Faeces und Urin in der Säuglingsperiode oder bei Inkontinenz, Fistelbildungen u. a. m.) in weiten Grenzen. Auf die Neigung der Genitocruralhaut zur Alkalose und deren Bedeutung für das Angehen von Infektionen weist HEROLD hin. Als Komplikationen anderer Genitalleiden oder des Puerperiums sind die Vulva-Pyodermien in medizinisch entwickelten Ländern selten, schwere Formen im antibiotischen Zeitalter vermeidbar geworden.

Im einzelnen sind folgende Krankheiten zu unterscheiden: Impetigo contagiosa (s. simplex, s. vulgaris), Ecthyma simplex, Impetigo follicularis Bockhart, Furunkel und Karbunkel, Schweißdrüsenabsceß, Erysipel. Die Impetigo herpetiformis, in früheren Jahren als eigene Krankheit nosologisch unsicherer Stellung angesehen und von manchem (KEHRER u. a.) den Pyodermien zugeordnet, gehört nicht hierher. Sie ist eine unter Einwirkung besonderer Faktoren entstehende Psoriasis pustulosa (s. dort), welche den Vulvabereich einbeziehen kann.

Die Erscheinungsformen und Lokalisationen der Pyodermien sind im klassischen dermatologischen Schrifttum erschöpfend bearbeitet. Die Vulvabeteiligung ist im jüngeren Schrifttum kein Anlaß für Originalmitteilungen gewesen. Lediglich zum Erysipel der Vulva sind noch Beiträge erschienen. Zum näheren Studium der Pyodermien wird auf die Handbuchbeiträge und Übersichtsdarstellungen von JESSNER (1934), TACHAU (1934), RÖCKL (1965), MEYER-ROHN (1958), HERZBERG (1962), auf die histologischen Bearbeitungen von GANS u. STEIGLEDER (1955), LEVER (1961), PERCIVAL u. Mitarb. (1962), bezüglich der Genitalbeteiligung ferner auf die Darstellungen von CALLOMON (1924), KEHRER (1929), HUNT (1948) sowie CALANDRA u. SAMMARTINO (1959) verwiesen.

a) Impetigo contagiosa

Die Impetigo contagiosa ist charakterisiert durch subcorneale blasige Abhebung mit unterschiedlich starker, uncharakteristischer Entzündung im oberen Corium. Die Blasen wandeln sich infolge leukocytäter Exsudation pustulös um und trocknen im weiteren Verlauf zu Krusten ein, welche schließlich narbenlos unter Hinterlassung eines scheibenförmigen Resterythems, manchmal auch einer länger anhaltenden Pigmentierung, abheilen. Die Einzelherde sind meist erbs- bis münzgroß, treten schubartig auf oder erfahren ihre Weiterverbreitung durch Schmierinfektion, welche zu benachbarten oder auch weiter abgelegenen Tochter-Efflorescenzen führt. Durch Confluenz können größere, bogig begrenzte Krankheitsherde entstehen. Hervorgerufen wird die Impetigo durch Staphylokokken und Streptokokken. Die staphylogene Impetigo ist weniger purulent, der Inhalt der flüchtigen Blasen daher klarer, die sich entwickelnde Kruste durch kaum getrübte mäßige seröse Exsudation bedingt, dünner, heller, durchsichtiger („honiggelb") als bei der streptogenen Impetigo. Bei dieser trocknet der stärker purulente Blaseninhalt zu dickeren, mißfarbenen, oft graugrünlichen Krusten ein. Nicht selten kommt es bei der streptogenen Form auch zum ringförmigen pustulösen Fortschreiten in der Peripherie eines zentral schon krustös eingetrockneten Herdes („Bulla rodens").

Die Impetigo contagiosa ist eine Krankheit vornehmlich der Kindheit. Besondere Varianten im Neugeborenen- und Säuglingsalter sind der „Pemphigus (epidemicus) neonatorum" und die Dermatitis exfoliativa Ritter v. Rittershain. Es handelt sich im einen Fall um mehrere Wochen anhaltende, schubweise, staphylogene, größere Hautgebiete einnehmende Blasenausschläge, bei welchen

Genitalbeteiligung nicht ungewöhnlich ist (Abb. 38), im anderen Fall um bis zur
Erythrodermie konfluierende, diffuse Rötungen mit und ohne schlaffe Blasen und
denudiertem Rete Malpighi, häufig perioral, aber auch an anderer Stelle beginnend, welche in rapider Ausbreitung der gesamten Haut bald ein Aussehen verleiht, als wäre sie mit kochendem Wasser verbrüht.

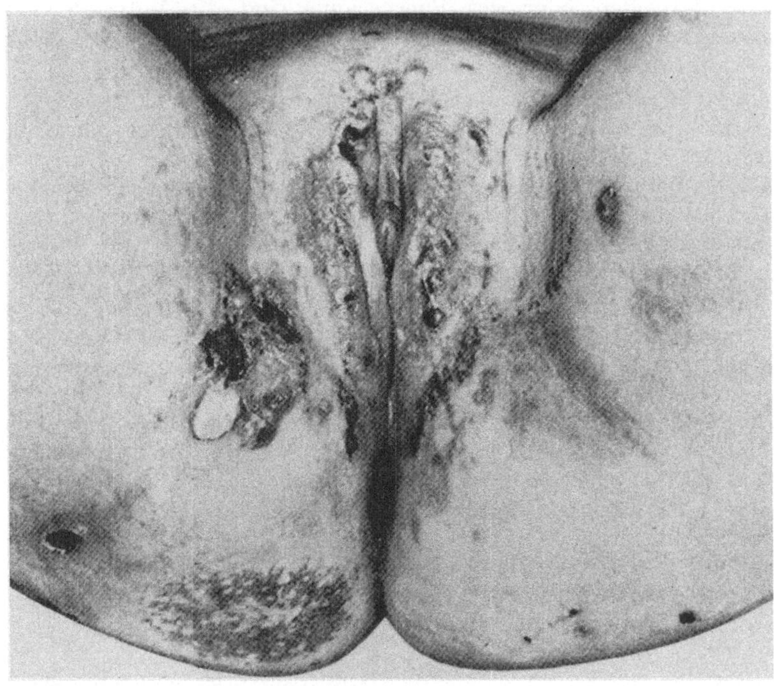

Abb. 38. Impetigo contagiosa staphylogenes unter dem Bilde der blasigen Variante des sog.
Pemphigus neonatorum (Pemphigoid). Entlehnt bei HERZBERG, J. J.: Akute Infektionskrankheiten der Haut, in: Lehrbuch der Haut- und Geschlechtskrkh. v. Riecke-Bode-Korting,
9. Aufl. Stuttgart: Fischer 1962

b) Ecthyma simplex

Das streptogene Ecthyma simplex kann als epidermo-cutane Form der Impetigo contagiosa aufgefaßt werden. Es beginnt ebenfalls als Pustel, unterscheidet
sich jedoch von der oberflächlich verlaufenden und narbenlos abheilenden Impetigo durch die frühzeitige Ausdehnung des eitrigen Prozesses in die Tiefe, so daß
das Corium der eitrigen Einschmelzung und Nekrose unter dem klinischen Bilde
eines scharf begrenzten rundlichen, meist linsen- bis münzgroßen, nicht sehr tiefen Ulcus mit eitrigem Grund und entzündlich rotem Saum anheimfällt. Die
Pustelbildung im Beginn ist flüchtig. Abheilung erfolgt stets unter Narbenbildung,
wobei die Narbe selbst häufig depigmentiert, ihre Umgebung hyperpigmentiert
ist. Hauptlokalisation sind die Unterschenkel, seltener sind Gesicht und Genito-
analregion befallen.

Feingeweblich beginnt der Prozeß wie die Impetigo mit einer subcornealen
Pustel und führt anschließend zur Nekrose der Epidermis und des oberen Coriums
unter begleitendem Ödem und unspezifischer Entzündung bei Gefäßerweiterung
in unmittelbarer Nähe und Thrombosierung in tieferen Abschnitten.

Voraussetzung für die Entwicklung des Ecthyma ist eine besondere Disposition, gegeben vor allem in allgemeiner Resistenzschwäche, daneben in mangelnder Hygiene. Für das Angehen der Infektion und die Ausbreitung auf der Haut spielt das Kratzen eine wesentliche Rolle.

Über *Ecthyma gangraenosum* s. im Kapitel nekrotisierende Erkrankungen (S. 258 ff.).

c) Impetigo follicularis Bockhart

Die Impetigo follicularis Bockhart ist eine staphylogene Ostiofolliculitis, eine Eiteransammlung im Follikeltrichter, gedeckt durch eine oft parakeratotische Hornschicht. Sie ist klinisch gekennzeichnet durch mehr oder weniger dicht an den Follikelmündungen entstehende, von einem Haar durchbohrte, kegelförmige Pusteln, die sich primär aber auch aus einem kleinen Knötchen entwickeln können. Kräftige Follikel werden begünstigt, vornehmlich wenn Epilationsmaßnahmen, insbesondere Rasur, durchgeführt wird. Die Pubes sind demgemäß in gewissem Maße disponiert. Es besteht dabei an tiefreichenden Follikeln gröberer Haare, wie hier gegeben, eine gewisse Tendenz zur weiteren Tiefenausdehnung follikulärer eitriger Prozesse, welche zur Entwicklung des Furunkels führt.

d) Furunkel und Karbunkel

Der *Furunkel* ist in der Genital- und Perigenitalregion eine geläufige Pyodermie, die in besonderem Maße durch die schon erwähnten disponierenden Momente begünstigt wird, unter welchen der Diabetes eine besonders zu beachtende Rolle spielt. Es handelt sich um eine den Follikel in der Tiefe ergreifende staphylogene, eitrige, einschmelzende Folliculitis und Perifolliculitis. Bei Ausdehnung des Prozesses auf mehrere benachbarte Follikel in einem gemeinsamen entzündlichen Konglomerat und Entleerung von Eiter und Nekrose aus zahlreichen Follikelöffnungen ist aus dem Furunkel der *Karbunkel* entstanden.

Häufigster Sitz an der Vulva sind die großen Labien. Es können aber gleichsinnig wie der Haarfollikel auch die freien Talgdrüsen der Übergangszone erkranken. Das begleitende Ödem kann an der Vulva besonders eindrucksvoll sein. Beteiligung der regionären Lymphbahnen und -knoten ist, nicht selten auch bei den anderen Pyodermien, bei Herdlokalisation an der Vulva eine geläufige Komplikation.

e) Hidradenitis suppurativa und Periporitis

Eine andere Form der ebenfalls an den Follikel gebundenen nekrotisierenden, staphylogenen eitrigen Einschmelzung ist der *Schweißdrüsen-Absceß*, die Hidradenitis suppurativa. Sie ist beim Erwachsenen an die apokrinen Schweißdrüsen gebunden, während sie beim Säugling — häufiger in ihrer oberflächlichen Form als Periporitis — auch an den ekkrinen Drüsen vorkommt. Als Sitz apokriner Drüsen erkrankt auch die Genitalregion, jedoch seltener als die Axillen. Irritation, Hyperhidrose begünstigen die Entwicklung. Eine flüchtige, oberflächliche Periporitis leitet auch hier den Prozeß ein oder findet sich in der Nachbarschaft der ausgebildeten Abscesse. Periporitis und Schweißdrüsen-Absceß verhalten sich zueinander wie Ostiofolliculitis und Furunkel. Die vollentwickelten tiefen Prozesse des Furunkels und Schweißdrüsenabscesses unterscheiden sich durch die beim Schweißdrüsenabsceß vergleichsweise geringere, dem Ausmaß der Abscedierung eigentlich wenig adäquate, entzündliche Reaktion und die große Ausdehnung der oft wulstigen, walzenförmigen oder halbkugeligen, z. T. auch mehr cystisch erscheinenden Einschmelzungsherde. Der Verlauf ist beim Furunkel und Schweißdrüsen-Absceß akut. Der Herdbereich ist schmerzhaft.

f) Acne conglobata

Demgegenüber sind die knotig-cystischen Entzündungs- und Einschmelzungsherde der *Acne conglobata* torpide und weitgehend indolent. Ihre Stellung im Rahmen der Pyodermien ist unsicher; sie werden vielfach als chronische, pyodermische Infektionen im Rahmen der Acne-Erkrankung bzw. bei Acne-Disposition angesehen und teilen mit der Acne die Entwicklung von Comedonen (hier als Besonderheit Doppel- und Riesen-Comedonen), von Comedonen-Narben und von andersartigen Acne-Infiltraten im Bereich der vornehmlich befallenen Rückenpartien. Dazwischen und für den Conglobata-Typ charakteristisch entwickeln sich jedoch tiefliegende, furunkelähnliche, aber weit torpidere, mehr oder weniger große Knoten und Abscesse, die aus cystisch gestauten, staphylogen infizierten, einschmelzenden Talgdrüsen hervorgehen. Diese an der Oberfläche blauroten, kirschkern- bis kirschgroßen, auch größeren Gebilde können konfluieren, durchbrechen, großflächige, durchlöcherte, matschige, die Haut unterminierende Infiltrate bilden. Sie hinterlassen charakteristische brücken-, zipfelförmige oder wie gestrickt aussehende Vernarbungen. In dieser Form kommen sie, wenn auch selten, am Genitale vor und zwar evtl. auch isoliert.

Im histologischen Bild der *Acne conglobata* kann die Zerstörung der infizierten Talgcysten der Entzündung das Gepräge einer riesenzelligen Fremdkörper-Reaktion verleihen.

Ist schon die Genitalerkrankung, insbesondere die isolierte, bei der Acne conglobata selten, so gilt dies in besonderem Maße für die Vulva, da die Acne conglobata überwiegend, wenn auch nicht ausschließlich, das männliche Geschlecht befällt.

g) Chronisch rezidivierende Enterokokken-Granulome

Bei isolierter Genitalerkrankung ohne weitere Hinweise auf Acne ist bei der Differentialdiagnose die Gesamtheit der torpid abscedierenden und fistelnden Prozesse zu beachten. Insbesondere sind in diesem Zusammenhang und als Anhang zu den Pyodermien die *chronisch-rezidivierenden Enterokokken-Granulome* der Genital-, Perineal- und Glutealgegend, die Korting beim Manne beschrieben hat, zu erwähnen, welche morphologisch den geschilderten torpiden, blauroten, einschmelzenden und fistelnden Knotenbildungen durchaus entsprechen und nur bakteriologisch aus der Gruppe der chronisch knotig-fistulösen Prozesse dieser Region abgegrenzt werden können. Korting sah sie gleichzeitig axillär. Bemerkenswert ist im klinischen Bild auch die Neigung zur keloidigen und „gestrickten" (unregelmäßigen) Narbenbildung, die ebenfalls bei der Gesamtheit dieser Prozesse zur Beobachtung gelangen kann. Zu denken ist bei derartigen Bildern besonders auch an die an anderer Stelle besprochene Tuberculosis subcutanea fistulosa und an tiefe Mykosen (Sporotrichose). Auch Befunde des Lymphogranuloma inguinale kommen hier differentialdiagnostisch in Betracht.

h) Erysipel und Elephantiasis

Eine gewisse Häufigkeit hat im Vulvabereich auch das *Erysipel*. Bevorzugt zur Beobachtung gelangt es einerseits in der Neugeborenenperiode, hier vor allem als sekundär die Vulva ergreifender Prozeß, ausgehend vom primären Nabelerysipel (mit bedrohlichem Verlauf), zum anderen besonders im Puerperium, hervorgerufen durchInfektion unter der Geburt entstandener Fissuren und Einrisse. Beim Erysipel der Vulva besteht die Gefahr der Ausdehnung auf tiefere Gewebsanteile und damit die Möglichkeit des Übergangs in Phlegmone, andererseits bei Disponierten die Neigung zur rezidivierenden Erkrankung und damit die Gefahr der Entwicklung einer

Elephantiasis mit allen ihren Folgen. Das Erysipel selbst ist gekennzeichnet durch eine flächenhafte, scharf begrenzte, zarte Rosaverfärbung mit angedeuteter, im Vulvabereich auch deutlicher Schwellung, welche der Oberfläche einen mattseidigen Glanz verleihen kann. Es handelt sich um eine häufig mit Allgemeinerscheinungen[4] einhergehende Infektion der oberflächlichen cutanen Lymphbahnen durch Streptokokken, nach zahlreichen Autoren (jedoch nicht von allen anerkannt) auch durch Staphylokokken, wobei als graduelle Unterschiede die feinere Zackung des Randes und die Entwicklung von Bläschen und Blasen bei der staphylogenen Form angegeben werden. Übergang in Gangrän und Phlegmone ist möglich und kann speziell am Genitale zu foudroyanter Zerstörung führen.

Auf die klassischen Darstellungen von DELBANCO u. CALLOMON (1929) sowie KEHRER (Vulva-Erysipel, 1929) wird verwiesen.

Feingeweblich besteht beim Erysipel eine exsudative, zellig-infiltrative Entzündung mit vielfach thrombosierten Blut- und Lymphgefäßen in den befallenen Partien. Die Erreger sind in den peripheren Herdbereichen in den Lymphgefäßen nachweisbar. Epidermisbeteiligung ist, wenn vorhanden, sekundär.

Einzelheiten über das Vulva-Erysipel werden in der jüngeren Literatur u. a. von MANDESLTAMM (1931), CERUTTI (1935), KEARNS (1940), KRANTZ (1941), MIR (1943), PARISI (1950), WAY (1951), WILSON (1955), NORBURN u. COLES (1960) berichtet. Neue Gesichtspunkte zur Morphologie ergeben sich nicht. Die Vorkrankheiten, d. h. die verschiedenen, den Erregereintritt in die Genitalhaut begünstigenden Zustände und Prozesse, wie diverse Entzündungen, Verletzung, Geburt und Puerperium, aber auch Vulvektomie oder, nach älteren Beobachtungen, verjauchende Carcinome (LABHART), lokal-disponierende Momente, wie Lymphstauungen anderer Genese, und ferner die Folgen des Erysipels, der Übergang in Gangrän und Phlegmone und besonders die Lymphwegsinfektion mit Stauung und Elephantiasis, welche im Rahmen eines Circulus vitiosus wiederum das rezidivierende Auftreten neuer Erysipelschübe begünstigt, sind die Gesichtspunkte, welche neben therapeutischen Fragen die Autoren zur Publikation veranlassen. Daß das Vulva-Erysipel in hygienisch und medizinisch fortgeschrittenen Ländern seit der Sulfonamid-Antibiotica-Ära seltener geworden ist, klingt verschiedentlich an und wird besonders auch aus dem großen, über 700 Erysipelfälle umfassenden Beobachtungsgut von KONOPIK (1965) deutlich, unter denen sich kein Genital-Erysipel befand.

Die *Elephantiasis* ist ein unspezifischer Endzustand, der sich durch Induration eines heterogen bedingten Lymphödems entwickelt. Es kann hierauf nur im Sinne der Erysipelfolge eingegangen werden. Im Zusammenhang mit den Spätfolgen des Lymphogranuloma inguinale ist das klinische Bild besprochen. Lymphstauungen durch Tumoren oder deren chirurgische oder radiologische Behandlungsfolgen kommen vor allem als konkurrierende Ursachen in Betracht. Außer der ödematös-fibrösen Gewebszunahme des Coriums entwickelt sich vielfach eine flächenhaft papillomatöse Veränderung der Oberfläche, die gleichzeitig, und besonders im Genitalbereich, erheblich hyperpigmentiert sein kann. Die Vulnerabilität des Gewebes ist erhöht, die Heilungstendenz verringert, die Infektionschance für neuerliche Infektionen, insbesondere weitere Erysipele, damit wesentlich heraufgesetzt und der Circulus vitiosus damit geschlossen.

Die Zusammenhänge zwischen Vulva-Erysipel und Vulva-Elephantiasis sind ebenfalls in den zitierten älteren Darstellungen schon erschöpfend behandelt. In den jüngeren Publikationen werden sie von MANDELSTAMM, CERUTTI, MININ (1935), MIR, PARISI, HELO (1958) wieder aufgegriffen.

---

[4] Die häufigere afebril und milder verlaufende Form wird von den Franzosen als Dermatite érysipélatoide subaigue abgetrennt.

Die Elephantiasis befällt die ganze Vulva oder auch in besonderem Ausmaß einzelne Partien der großen oder kleinen Labien oder der Clitoris (Mandelstamm, Parisi, Helo).

Nach Rosnatowski (zit. nach Mandelstamm) sind die großen Labien 3mal so häufig wie die kleinen betroffen.

Helo (1958) berichtet über die Vulvektomie einer elephantiastischen Vulva und gibt den histologischen Befund im einzelnen wieder, der der Elephantiasis anderer Lokalisationen entspricht.

i) Chronische Pyodermien

Während bei den bisher erörterten akuten Pyodermien — bei zweifellos zu beachtender Bedeutung disponierender Momente — der Erreger die dominierende ätiologische Rolle spielt, verschiebt sich diese ätiologische Relation bei den unter die *chronischen Pyodermien* eingeordneten Krankheiten so stark, daß die traditionelle Zuordnung nicht mehr für alle Krankheitsbilder als zweifelsfrei gelten kann. Im Hinblick auf die Vulva-Erkrankungen können wir uns auf eine kurze Besprechung der *chronischen chancriformen Pyodermie* beschränken. Das Genitale gehört neben dem Gesicht — hier sind besonders auch die Lippe und Zunge befallen — zu den typischen Lokalisationen. Es handelt sich um isoliert auftretende, etwa münzgroße, oberflächlich erodierte und nässende, rundliche Infiltrate, die einem venerischen Primäraffekt ähneln, um so mehr als auch die regionalen Lymphknoten derb, indolent anschwellen können. Die Differentialdiagnose erfordert zum Ausschluß von Syphilis und Ulcus molle den Einsatz der bakteriologisch-serologischen Methoden. Feingeweblich besteht eine chronisch-proliferative Entzündung mit vorwiegender Granulocyten-, insbesondere Eosinophilen-, Beteiligung am Infiltrat. Staphylokokken werden regelmäßig gefunden.

Die *Pyodermite végétante Hallopeau* wurde von ihrem Beschreiber und wird heute noch teilweise als chronische pustulös-vegetierende Pyodermie aufgefaßt. Die Vulvaumgebung kann dabei schwerpunktmäßig befallen sein. Diese Erkrankung ist im Pemphiguskapitel besprochen.

Aus der Reihe der seltenen chronisch fistulösen Pyodermieformen sind die hier einzureihende subacut bis subchronisch bis chronisch verlaufende *Acne conglobata* und das *chronische tiefcutane Enterokokkengranulom Korting* in Gegenüberstellung zu Furunkel und Schweißdrüsenabsceß besprochen worden. Einen eindrucksvollen klinisch Lymphogranuloma inguinale-ähnlichen Fall, der als *chronisch abscedierend-fistulöse Pyodermie* gedeutet wurde und den Unterbauch sowie die Genitoanalregion mit Vulvabeteiligung betraf, beschrieben Masson u. Mitarb. (1931).

Die den Pyodermien vielfach angereihte *Hautgangrän* ist im Abschnitt nekrotisierende Erkrankung durch die Plaut-Vincentsche Symbiose miterfaßt, wobei auf die manigfaltigen bakteriologischen Befunde und ihre Problematik hingewiesen wurde.

X. Erregerbedingte Krankheiten IV

1. Katzenkratzkrankheit
(Beninge Inoculations-Lymphoreticulose)

Bei dieser vermutlich virusbedingten Krankheit (Nasemann) wurden Veränderungen an Vulva und Vagina nicht gesehen, obwohl venerische Übertragung für einige Fälle erwogen worden ist. — Duperrat beobachtete jedoch Leistenlymphknotenschwellung bei einem Ehepaar, bei welchem er ebenfalls einen venerischen Infektionsweg annahm. Die Genitalen selbst waren auch in diesem Fall ohne Befund.

Ausführliche Darstellung bei NASEMANN.

2. Diphtherie

Die Diphtherie des äußeren weiblichen Genitales läßt sich wohl vom morphologischen Standpunkt aus am besten in Anlehnung an die Gliederung der Haut-Diphtherie darlegen. Diese extrapharyngealen und extralaryngealen Diphtherien sind in Mitteleuropa seltener geworden. Häufiger traten sie nach den beiden Weltkriegen und gekoppelt mit typischen Rachendiphtherie-Epidemien in Erscheinung. Die Ansteckung der extrapharyngealen Erkrankung erfolgt per continuitatem, durch Autoinoculation und durch Fremdinoculation und zwar entweder durch erkrankte Personen oder durch Dauerausscheider.

Die Veränderungen sind sehr polymorph. Man kann oberflächliche und tiefe Formen unterscheiden. Die oberflächlichen imponieren als ekzemähnlich, pyodermieähnlich, gelegentlich auch als varicelliform. Die tiefen Formen treten als ulceröse,phlegmonöse und gangränöse Formen in Erscheinung. Übergänge kommen vor, so z. B. in Form pyodermatoider Herde, die sich über ektymaartige Efflorescenzen in tiefe Ulcera oder Gangraen weiter entwickeln. Die an der Haut häufigsten ekzematoiden Formen ähneln mikrobiellen Ekzemherden bzw. dem Bild einer umschriebenen Dermoepidermitis oder einer nässenden Intertrigo. Die ulcerösen Formen stellen sich als in der Regel kreisrunde, scharfgestanzte Geschwüre mit entzündlich gerötetem und infiltriertem Saum dar, deren Geschwürsgrund mehr oder weniger typische pseudomembranöse Beläge aufweist. Sie sind in der Regel linsen- bis münzgroß, wachsen sich u. U. aber auch zu wesentlich größeren gangränösen Zerfallsherden aus.

Die Regel, daß die Haut-Diphtherie im allgemeinen gutartig verlaufe, bedarf für die Genitalregion einer gewissen Einschränkung. Doch gilt wohl ganz allgemein, daß Todesfälle an den üblichen Komplikationen und schwere viscerale Beteiligung im Verlauf mehr den ulcerösen, phlemonösen und gangränösen Formen zukommen.

Unter den Lokalisationen der extrapharyngealen Diphtherie gehört die Genitalregion neben der Analgegend, den Fingern, Zehen und Lidern zu den am häufigsten erkrankten Regionen.

Die morphologische Diagnose ist aufgrund der Polymorphie und gelegentlich auch aufgrund der Kombination mit anderen Veränderungen (diphtherisch infizierte, zerfallende sekundär-syphilitische Papeln und Primäraffekt bei HERZBERG) so problematisch, daß sie unter allen Umständen auf den bakteriologischen und kulturellen Nachweis der Diphtheriebacillen gegründet werden muß.

Die Beteiligung der äußeren weiblichen Genitalien hat in der älteren Literatur eine eigene vollständige Bearbeitung durch KEHRER (Vulva) und NÜRNBERGER (Vagina) erfahren. BIBERSTEIN (1965) hat unlängst die von ihm schon 1929 dargestellte extrapharyngeale Diphtherie erneut bearbeitet und dabei die wesentliche jüngere Literatur auch der Genitaldiphtherie ausgewertet. Es sind dies Beiträge von BRILLINGER, LANGER, GREPPI, KRISTJANSSON, EISNER, SMITS, JAROSCHKA, KOLB, WOOBLEWSKAJA, VANNI, TORNE, BONO, GUTIÉREZ, KIRKOWSKY, HANKE, FRANK, NYFELDT und die aufschlußreicheren Arbeiten von LEWENSON u. STRAWEZ, BACCAREDDA, PASTORINO, SMORODINZEFF, STAMMER, PARKS, UNSELD sowie REISS.

Weitere von Biberstein nicht erfaßte Mitteilungen sind von Visani, Wall-field u. Litvak, Farkas, Toneeff, Machnicki, Gnousdew, v. Buttlar, v. Végh, Schwarzäugl, Kiss, Cantrell, Oxenius, Wolf sowie Jacobi veröffentlicht worden.

Insgesamt bestätigt die Auswertung dieses neueren Schrifttums das Bild, das sich bereits aus der älteren, in den Handbuchartikeln von Kehrer und Nürnberger ausgewerteten Literatur bis 1930 ergab.

Die statistische Auswertung großer Diphtherie-Kollektive hat ergeben, daß unter den weiblichen Krankheitsfällen die Genitaldiphtherie in Europa mit 0,2—0,7 % vertreten ist (Visani, Baginsky, Kiss, Schwarzäugl). Cantrell schließt aus der geringen Zahl amerikanischer Veröffentlichungen, daß sie in den Vereinigten Staaten seltener als in Europa sei. — Die Altersverteilung der weiblichen Genital-Diphtherie ergibt sich nach Ottow mit 9 % bei Kleinkindern, 67 % im Schulalter, 21 % z. Z. der Geschlechtsreife und 2 % im Klimakterium.

Auch aus den vorliegenden Kasuistiken ergibt sich, daß die meisten Erkrankungen vor das Alter der Geschlechtsreife fallen. — Mehr als die Hälfte aller Fälle waren primäre Erkrankungen der Vulva und Vagina, wobei häufiger die Vulva befallen war. Daß die Vaginaldiphtherie bei kleinen Mädchen im Gegensatz zur Vulvadiphtherie sehr selten ist, betont auch Baccaredda. Dabei sollen im Rahmen der kindlichen Vulvadiphtherie die oberflächlichen Geschwüre vorherrschen (Lewenson u. Strawez). — Die Vaginaldiphterie ist eine bevorzugt bei Wöchnerinnen auftretende Krankheit (Nürnberger) und im übrigen auch bei nicht-puerperalen erwachsenen Frauen relativ selten.

Die Erkrankung der Vulva und ihrer Umgebung ist unter sämtlichen der Hautdiphtherie eigentümlichen Formen beobachtet worden. Dabei ist als Besonderheit im Genitalbereich lediglich zu vermerken, daß hier aufgrund der Neigung zur Ausbildung stärkerer Ödeme einmal die Entwicklung erheblicherer entzündlicher Schwellungen wiederholt beobachtet wurde und daß zum andern im Genitalbereich die Ausbildung pseudomembranöser Diphtherieformen mehr in den Vordergrund tritt.

Rötung und ödematöse Schwellung der äußeren Genitalien, häufiger mit ausgesprochener Cyanose der Vulvaschleimhaut beobachteten Reiss, Jacobi, Jaworowskaja, Unseld, Cantrell, Parks, Schwarzäugl, Stammer, v. Buttlar, Smorodinzeff.

Ekzematoide Diphtherieformen der Vulva und angrenzenden Hautpartien beschrieben Langer sowie Toneeff.

Pyodermatoide, z. T. impetiginöse, z. T. ektymatöse Bilder der Vulva und ihrer Umgebung sahen Nyfeldt, Jaworowskaja, Unseld (auch die Genitocuralfalten einbeziehend) Stammer (bläschenförmig bis zum Schenkeldreieck), Farkas, Cantrell (Excoriationen, die sich bis auf Anus und Gesäßbacken erstreckten) und Smorodinzew (in Form von Erosionen besonders an der Innenfläche des linken großen Labiums). Auch die herpetiformen Eruptionen, auf deren gelegentliche Beobachtung in der Genitalgegend Lewenson u. Strawez eingehen und die aphthenähnlichen diphtherischen Geschwüre des Introitus vaginae und der übrigen Schleimhaut, wie sie Frank beobachtete, sind hier anzureihen.

Der pyodermatoiden Form an der Haut steht die pseudomembranöse Form am Genitale nahe, die jedoch gelegentlich bereits einen Übergang zu tieferen Formen bedeutet. Sie ist in unterschiedlicher Ausdehnung vornehmlich im Vaginalbereich (so von Farkas, Smorodinzeff, Baccaredda, Hanke, Stammer, Jaworowskaja, Unseld oder v. Buttlar) beobachtet worden. Die nekrotischen Pseudomembranen von grauweißer bis bräunlicher Farbe sitzen der bei der gewaltsamen Entfernung der Beläge leicht blutenden Basis fest auf. Im Fall von Useld, der zahlreiche nekrotische Beläge im unteren Anteil der Vagina fand, lag gleichzeitig eine starke blau-rote Verfärbung und Schwellung der Schleimhaut des Vestibulums und des Urethralwulstes vor.

Die ulceröse Form ist im Vulvabereich die häufigste. Die linsen- bis übermünzgroßen Geschwüre werden bald als glattrandig, bald als unregelmäßig begrenzt, mit unterminierten Rändern und schmierigem, von schmutzig-grau-weißen mißfarbenen Belägen bedecktem oder granulierendem Grund beschrieben. Sie sind an den großen und kleinen Labien sowie am Frenulum labiorum pudendi beobachtet worden (SMORODINZEFF, v. VÉGH, REISS, JACOBI, SCHWARZÄUGL, PARKS).

Der Übergang der pseudomembranösen und ulcerösen Genitaldiphtherie in die gangränöse Form ist an der Vulva und Vagina, und zwar sowohl bei kleinen Mädchen (LEWENSON u. STRAWEZ), als auch bei der erwachsenen Frau (PARKS) festgestellt worden, wobei sich im Falle PARKS schließlich ein zylinderförmiger vollständiger Abguß der Scheide aus nekrotischem Gewebe abstieß. SMORODINZEW, ZIRKOWSKY, NYFELDT weisen auf die größeren Gefahren der phlegmonösen Komplikation der diphtherischen Vulvovaginitis kleiner Mädchen hin, die insbesondere in der größeren allgemeinen Intoxikation gegeben sind.

Weitere lokale Symptome sind Fluor unterschiedlicher Beschaffenheit. Er kann wäßrig, serös, blutig-serös, schleimig, mißfarben, gelblich bis gelblich-braun, süßlich faul riechend und stark fötide sein. Gelegentlich ist er vorwiegend hämorrhagisch. Subjektiv ist bei entsprechendem Sitz der Veränderungen das Wasserlassen äußerst schmerzhaft (JACOBI, UNSELD, SMORODINZEFF, STAMMER), ggf. bis zur Harnverhaltung (JAWOROWSKAJA).

Regionär können die Lymphknoten beteiligt sein, deren Schwellung bald unbedeutend (JAWOROWSKAJA) ist, bald zu einer starken Vergrößerung (UNSELD) führt, die verhältnismäßig hart (SMORODINZEFF, JACOBI) ist und wiederholt als ausdrücklich schmerzhaft (UNSELD, FARKAS) angegeben wurde. Die Schwellung der Inguinallymphknoten kann aber auch völlig fehlen (JAKOBI).

Histologische Untersuchungen von Excisionen aus Vaginalherden führten UNSELD sowie PARKS durch. UNSELD fand unspezifisches Granulationsgewebe mit fibrinösem Belag. PARKS, der einen ausgestoßenen nekrotischen Gewebscylinder untersuchte, fand nekrotisches Gewebe und Diphtheriebakterien.

Auf das wechselnde Vorhandensein von Allgemeinerscheinungen wurde schon hingewiesen. Sie sind bei der Genitaldiphtherie offenbar häufiger als bei der sonstigen Hautdiphtherie, können aber fehlen. PASTORINO sah bei einem 5jährigen Mädchen eine schwere afebrile Genitaldiphtherie, die trotz Serumgabe zu Anurie und Tod an Kreislaufinsuffizienz führte. Myocardbeteiligung, toxische Nierenschädigung, postdiphtherische Akkomodationslähmung und Gaumensegellähmung sowie reversible Lähmung weiterer Muskelgruppen beobachtete UNSELD.

Wie die Genitaldiphtherie sekundär durch Autoinoculation entstehen kann, kann sie andererseits auch primärer Ausgangspunkt einer weiteren Ausbreitung sein, die CANTRELL im Bereich der intertriginösen Submammärregion und OXENIUS als sekundäre Rachendiphtherie beobachtete.

Auf die Bedeutung von Vorkrankheiten für die Manifestation der Genital-Diphtherie weisen STAMMER (Masern, Varicellen, Typhus), v. VÉGH und SCHWARZÄUGL (Scharlach) sowie JACOBI (Trauma) hin.

3. Bakterienruhr

Die Beteiligung des äußeren weiblichen Genitales bei der Bakterienruhr betrifft in erster Linie die Vagina und ist demgemäß bei den Vaginalerkrankungen abgehandelt worden. Ausdehnung auf die Vulva kommt aber gelegentlich vor.

4. Typhus abdominalis

Bei Typhus sind an Vulva und Vagina Fluor, einfacher Katarrh der Scheide sowie pseudomembranöse, nekrotisierende und ulcerierende Entzündung bis zur phlegmonösen Perivaginitis und ausgedehnten Gangrän der äußeren weiblichen Genitalien beschrieben. Die ausgiebigere ältere Literatur bis 1929/30 ist in den Handbuchbeiträgen von Kehrer sowie Nürnberger bearbeitet worden.

Diese Darstellungen werden ergänzt durch eine Reihe von Kasuistiken der letzten 35 Jahre, aus denen man den Eindruck gewinnt, daß in der jüngeren Zeit nicht mehr so schwere Krankheitsbilder der Vulva und Vagina zur Beobachtung gelangen. Es sind dies die Mitteilungen von Roberts u. Barron, Buchman, Visani, Rusin, Nürnberger, Pietri, Sédaillan u. Mitarb. (1946 u. 1950), Brulé u. Mitarb., Barone u. Mitarb. Von diesen gehen besonders Roberts u. Barron Buchman, Visani, Sédaillan u. Mitarb., Brulé u. Mitarb. sowie Barone u. Mitarb. auf die Morphologie und Lokalisation der am häufigsten beobachteten Geschwüre ein.

Die Ulcera und zuweilen das äußere Genitale überhaupt, sind sehr schmerzhaft. Meistens sind die Geschwüre an den großen Labien, nicht viel weniger häufig aber an den kleinen lokalisiert. Gelegentlich sind sie auch am Frenulum labiorum beobachtet worden (Brulé u. Mitarb.). Sie sind rund bis oval, mit der Längsachse von vorn nach hinten ausgerichtet. Ihre Größe schwankt zwischen 5 × 1,5 cm und wenigen Millimetern. Häufig sind sie symmetrisch (wie Abklatschgeschwüre) angeordnet. Immer sind mehrere Geschwüre gleichzeitig vorhanden. Sie können konfluieren (Visani), tun das aber selten (Sédaillan u. Mitarb.). Bei einer Reihe von Fällen wird die ausgesprochene Scharfrandigkeit der Ulcerationen betont (Brulé u. Mitarb., Barone u. Mitarb.), bei anderen (Sedaillan u. Mitarb.) ist dies nicht der Fall. Gelegentlich kann der Rand auch deutlich erhaben sein (Buchman), was jedoch keineswegs als Regel gelten kann (Visani, Sedaillan u. Mitarb.). Der Grund ist von gelben bis grauen membranösen Belägen oder dunklen nekrotischen Schorfen bedeckt und sondert serös-blutiges bis eitriges Sekret ab. Es besteht dabei kein Foetor.

Neben den beschriebenen Ulcerationen wurden von Buchman, Roberts u. Barron sowie Brulé u. Mitarb. Ödeme der Vulva beschrieben, die sich auf kleinen oder großen Labien erstreckten.

Rusin sah im Anschluß an einen Typhus abdominalis tiefe Phlegmonen der Vulva und des Dammes bis an die Innenseite der Oberschenkel auftreten.

Am Introitus vaginae beobachtete Bingold Abklatschgeschwüre ähnlich den Darmulcera. In der Tiefe der Scheide stellten Roberts u. Barron eine diffuse Entzündung der Vaginalwände bei starker Schmerzhaftigkeit im lateralen Scheidengewölbe fest. Madelung berichtete bereits 1923, daß es zur Abstoßung der gesamten Scheidenschleimhaut unter Einbeziehung des Collum uteri kommen kann, und Nürnberger fand (1948) als Folgezustand derartig schwerer Prozesse das hintere Scheidengewölbe durch Vernarbung weitgehend verstrichen, stattdessen eine abnorme Scheidenfalte, hinter welcher der Cervicalkanal bei völligem Fehlen der Portio uteri einmündete.

Das Verhalten der Lymphknoten wechselt. Bei Barone u. Mitarb. sowie Roberts u. Barron waren sie unbeteiligt. Visani dagegen fand die regionären Lymphknoten häufig mitbeteiligt, die Rusin als vereitert, Brulé u. Mitarb. dagegen als hart verschieblich und indolent beschreibt.

Den histologischen Befund aus einem Ulcus der Genitalregion (von den großen Labien entnommen) teilen nur Barone u. Mitarb. mit. Das Oberflächenepithel ist defekt. Im Bindegewebe liegt eine allgemeine Vermehrung reticulo-histiocytärer Zellen und eine entzündliche Infiltration mit vorwiegend perivasculärem und subepithelialem Sitz vor. Das entzündliche Infiltrat besteht aus Lymphocyten, Mastzellen und Makrophagen. Die Arteriolen sind erweitert und mit Blutkörperchen prall gefüllt. Die Gefäßendothelien sind geschwollen. Es liegt eine auffallende vasculäre Proliferation vor.

Die beschriebenen Krankheitserscheinungen entwickeln sich frühzeitig im Ablauf einer Typhusinfektion (KIRCHHOFF u. DRÜNER). Beschwerden wie Kopfschmerzen, Schüttelfrost, Delirium, Fieber bestanden seit 4 (ROBERTS u. BARRON), 5 (BUCHMAN) oder 8 (BARONE u. Mitarb.) Tagen, ohne daß bereits die Diagnose Typhus gestellt worden wäre. Es ist nicht ungewöhnlich, daß die Patientinnen primär wegen der Genitalerscheinungen zum Arzt kommen. Eine Besonderheit stellt der Fall PIETRIs dar, weil hier die verstärkte Hymenalblutung nach Defloration mit dem Beginn des Typhus abdominalis zusammenfällt und PIETRI in der Verstärkung der Blutung dessen erstes Symptom erblickte. In anderen Fällen (so bei SÉDAILLAN u. Mitarb., RUSIN, NÜRNBERGER 1948) stand die Diagnose Typhus bei Beobachtung der Genitalveränderungen bereits fest.

Betroffen sind — wie vom Typus schlechthin — jüngere Menschen von der Pubertät bis in die 20er Jahre, nach BRULÉ u. Mitarb. vornehmlich Virgines. Niemals seien Frauen erkrankt, die schon Schwangerschaften durchgemacht hatten (SÉDAILLAN u. Mitarb.)

Der Erregernachweis aus den Ulcerationen ist gelegentlich geführt, seine Bedeutung wegen der Möglichkeit sekundärer Besiedlung aber auch kritisch angezweifelt worden.

Über die Pathogenese und den Infektionsweg ist in der Literatur ausgiebig diskutiert worden (s. bei KIRCHHOFF u. DRÜNER, NÜRNBERGER 1948). Außer der hämatogenen und auch lymphogenen Infektion des Genitales, ggf. mit descendierender Ausbreitung, ist gelegentlich auch die direkte Infektion von außen (mit körperfremden oder körpereigenen Typhusbakterien) erwogen worden. Wesentliche Erörterungen drehen sich um die wichtigere Frage, ob die Ulcerationen überhaupt primär durch Salmonella typhi ausgelöst oder nur sekundär mit dem Keim infiziert worden sind, ohne daß eine sichere Entscheidung gefällt wird. Der Salmonellen-Nachweis ist, wie schon erwähnt, in den meisten Fällen nicht gelungen. VISANI hält daher die genitalen Ulcerationen für das Epiphänomen einer Allgemeinerkrankung, das nach BARONE u. Mitarb. Ausdruck einer allgemeinen Anergie des Organismus in der Stress-Situation der Allgemeininfektion ist. SÉDAILAN u. Mitarb. weisen auf die morphologische Analogie zum Ulcus vulvae acutum hin, und BRULÉ u. Mitarb. denken in diesem Zusammenhang an ein Virulentwerden sonst harmloser Saprophyten, wie des Bacillus crassus. ROBERTS u. BARRON sprechen allerdings demgegenüber die Ansicht aus, daß kein Krankheitsbild als Ulcus vulvae acutum gedeutet werden sollte, bei dem gleichzeitig eine schwere Allgemeinerkrankung vorliegt.

5. Pneumokokken-Infektion

Das Bild ist bereits in den Darstellungen KEHRERs sowie NÜRNBERGERs 1929 und 1930 klar umrissen worden und durch die jüngeren Arbeiten von LEANDER (1939/40) und SZENDI (1955) nur noch unwesentlich ergänzt worden.

Die Erkrankung der Vulva durch Pneumokokken ist selten. Sie kann sekundär bei typischer croupöser Pneumonie und katarrhalischer Erkrankungen der Luftwege, aber auch primär, also durch Direktinfektion des Genitales von außen auftreten. Wöchnerinnen und Gravide sind besonders disponiert, was durch die jüngere Arbeit SZENDIs bestätigt wird. Bakteriologisch sind von den Läsionen Pneumokokken meist untermischt mit wenigen Streptokokken gezüchtet worden, wobei der fast reine Pneumokokkenbefund in einzelnen Fällen durch zahlreiche im Laufe der Zeit durchgeführte Kontrollen immer wieder bestätigt werden konnte.

Es kommt nach den älteren Beschreibungen im Bereich einer ausgedehnten, schmerzhaften Schwellung und dunklen Verfärbung, die als dunkelrot bis blau angegeben wird, zur Ulceration innerhalb dieses Entzündungsbereiches. Das Herdgebiet kann sehr ausgedehnt sein und die gesamte Vulva und ihre Umgebung vom Mons pubis bis zum Anus einbeziehen. Hymen, Orificium urethrae externum und periurethraler Wulst sind dabei als miterkrankt beschrieben worden. Starker Fluor begleitet u. U. die entzündliche Veränderung.

Die Ulcerationen, die sich in der entzündlichen Schwellung entwickeln, beschreibt Szendi, der 6 Fälle sekundärer Pneumokokken-Infektion beobachtete, als aus erbsgroßen Pusteln entwickelte speckartig belegte Geschwüre der Vulva von Bohnen- bis Münzgröße mit unterminiertem Rand. Die regionären Lymphknoten sind vergrößert und schmerzhaft.

Leander, der einen Fall primärer Pneumokokken-Infektion beobachtete, fand die Vulva ebenfalls mit Ulceration und einer darüber hinausreichenden Entzündung befallen.

Daß die Infektion bei Kindern unter Beteiligung von Vulva und Vagina, also als Vulvovaginitis, auftreten kann, geht bereits aus der zitierten älteren Literatur hervor.

Szendi untersuchte feingeweblich und fand Leukocytenansammlung in der Epithelschicht, Nekrose unter eitriger Einschmelzung und Zerfall teils um die Haarbälge und Schweißdrüsen beginnend, teils unabhängig von diesen, die ausgeprägten nekrotischen Geschwüre teilweise bis in die Subcutis reichend.

6. Frambösie (Yaws)

Moderne Übersichten geben Rajam sowie Ruge.

Erreger ist das Treponema pertenue, das dem Treponema pallidum morphologisch völlig gleicht. Die Übertragung erfolgt durch extragenitalen Kontakt. Nach 2—3 Wochen entwickelt sich analog der Syphilis ein papulöser Primäraffekt, der geschwürig zerfällt, im Gegensatz zur Syphilis sich meist beträchtlich vergrößert, wuchernde Granulationen bildet und häufig während der zweiten Inkubation, bis zum Auftreten der Sekundärerscheinungen an der Haut, persistiert. Das Exanthem des Sekundärstadiums weist verschiedene Formen auf. Besonders typisch sind kleinere und größere Papeln, die stärkere Granulationsbildung (himbeerartige Form) zeigen, etwas sezernieren und sich mit Krusten bedecken. Am Genitale entwickeln sie sich nicht selten zu Formationen, welche breiten Condylomen entsprechen. Auch kleieförmig schuppende, papulosquamöse oder psoriasiforme Exantheme kommen vor. Im Gegensatz zur Lues kommt es über längere Zeit zum wiederholten Nachschieben, so daß man kaum von einem Stadium der Latenz zwischen den einzelnen Schüben sprechen kann und zwischen den älteren Efflorescenzen immer wieder neue Herde auftreten. Durch Weiterentwicklung nehmen diese Efflorescenzen häufig Ringformen an und nähern sich damit morphologisch bereits dem 3. Stadium. Abheilende Stellen weisen oft Depigmentation auf. Lymphknotenschwellungen sind regelmäßig vorhanden. Schleimhautbeteiligung gehört im Gegensatz zur Syphilis nicht zum typischen Bild, ist aber beobachtet worden (Manson, Castellani u. Noel). Das tertiäre Stadium, das schon nach $1^1/_2$—2 Jahren, also wesentlich früher als bei der Syphilis, auftritt, ist am Integument durch zerfallende, serpiginös weiterschreitende Ulcerationen charakterisiert. — Die weiteren Veränderungen der Frambösie sind im Zusammenhang mit der Vulvabeteiligung nicht von Interesse.

Feingeweblich zeichnen sich die frambotischen Papeln und Papillome durch eine starke Wucherung der Stachelzellschicht, also eine gewaltige Acanthose, verbunden mit starker Parakeratose aus, so daß sich Epidermiszapfen bis tief in das entzündlich veränderte Corium oder die Subcutis einsenken. Als Entzündungszellen sieht man anfangs vornehmlich Plasmazellen und Lymphocyten, vereinzelt auch Leukocyten und Eosinophile, später vornehmlich Fibroblasten und Mononucleäre. Eingestreute Leukocyten kommen als kleine Abscesse auch in den Epidermiszapfen vor. Die Gefäße sind kaum von Veränderungen befallen, es fehlt also die für Syphilis so charakteristische Gefäßbeteiligung. Bei den condylomartigen Erscheinungen ist das entzündliche Infiltrat im Gegensatz zur Syphilis mehr diffus als perivasculär angeordnet. Die tertiären Veränderungen der Frambösie gleichen denen der Syphilis weitgehend, unterscheiden sich aber ebenfalls durch das Fehlen vasculärer Veränderungen.

Aus Untersuchungen von Moss u. Bigelow sowie Turner u. Saunders, deren Statistiken jeweils etwa 1000 Fälle umfassen, ergibt sich, daß die Genitalregion mit rund 1,03 % bzw. 0,8 % bei dem Auftreten von Primäraffekten beteiligt ist.

Für die sekundären Frambösie-Efflorescenzen sind nach alter Erfahrung (vgl. z. B. den Handbucharticle von Mayer u. Nauk) die Übergangsstellen von Haut zur Schleimhaut, wo die Haut feucht ist, eine Praedilektionsstelle. Besonders bei Kindern sitzen die Papeln u. a. besonders in den Anal- und Genitalfalten, noch häufiger am Vaginaleingang. Hier kommt es besonders zur Entwicklung der obenerwähnten condylomartigen Efflorescenzen. — Die tertiären Veränderungen weisen eine derartige Prädilektion nicht auf.

7. Tularämie

Hierbei sind an der Haut Tularämide (generalisierte Exantheme) und Primäraffekte („primäres Ulcus") zu unterscheiden.

Als einziger berichtet in der uns zugänglichen Literatur Arzt über einen Fall ulcerösen Tularämides, dessen Efflorescenzen an den Extremitäten und vornehmlich auch an den Nates unter Einbeziehung des äußeren weiblichen Genitales lokalisiert waren. Klinisch waren die Herde Ekthymata vergleichbare, wie ausgestanzt aussehende, vielfach tiefgreifende Substanzverluste verschiedenen Alters, z. T. mit Epithelisierungstendenzen.

Primäraffekte der Tularämie sind am männlichen Genitale wiederholt berichtet worden, über weiblichen Genitalbefall scheint keine Mitteilung vorzuliegen.

8. Leishmaniasis

Übersichten über die Leishmaniasis geben in der jüngsten Literatur Kochs sowie Portugal, in der älteren Mayer u. Nauck. Soweit nach diesen Übersichten Beteiligung des äußeren weiblichen Genitales an den drei Leishmaniase-Formen, der amerikanischen Haut-Leishmaniase, der Kala Azar und der Orientbeule, überhaupt vorkommt, erscheint sie als äußerst selten.

Bei der amerikanischen Haut-Leishmaniase beträgt die Schleimhautbeteiligung nach Kochs 20 %. Läsionen der Genitalschleimhaut wurden nach Portugal ausschließlich am männlichen Genitale beobachtet und sind selten. Mayer u. Nauck berichten jedoch, daß auch an den Labien gelegentlich Geschwüre gesehen wurden. Primarläsionen an den Genitalien sollen nach Portugal noch nicht beobachtet worden sein.

Für die Beteiligung des weiblichen Genitales an Kala Azar ist hier lediglich
Symmers ungewöhnliche Beobachtung der geschlechtlichen Übertragung mit Entwicklung einer Papel dicht hinter dem Orificium vaginae zu vermerken. Der Ehemann hatte in Afrika eine Kala Azar erworben, heiratete 8 Jahre später in England und infizierte nach weiteren 2 Jahren seine Ehefrau. Diese entwickelte in der
Vagina eine stark juckende, glänzende, purpurrote Papel von etwa 1 cm Durchmesser mit einer anfangs kleinen zentralen Erosion, die sich allmählich in ein großes, rundes, scharf begrenztes, seichtes Ulcus mit grauer Basis umwandelte. Die
Leistenlymphknoten der gleichen Seite waren mäßig vergrößert, fest, schmerzlos.
— Die Diagnose wurde durch Biopsie des Vaginalulcus gestellt: die Makrophagen
in der die Ulceration umsäumenden Entzündung enthielten typische Leishmaniae
Donovani.

Die Orientbeule kommt nach ihrem Übertragungsmodus vornehmlich an freigetragenen Hautpartien vor. 2/3 aller Herde finden sich am Gesicht. Die Genitalregion ist eine ungewöhnliche Lokalisation. Weber sah 3 Fälle mit Orientbeulen
am männlichen Genitale. Nur bei Kehrer fand sich der Hinweis, daß Krankheitsherde in Form von Ulcerationen auch an der Vulva gesehen worden sind.

9. Amöbiasis

Die Beteiligung des äußeren weiblichen Genitales an der Amöbiasis betrifft in
erster Linie die Vagina. Auf die Darstellung im Abschnitt Vaginalerkrankungen
wird daher verwiesen.

Die Vulva kann in den meist ulcerösen Prozeß der Vagina einbezogen sein. An
der Vulva allein kommen Veränderungen selten vor.

Rose beschreibt Ödem der Vulva und seichte, schmutzig aussehende Ulcerationen mit unterminierten Rändern an den Labieninnenflächen, Sen Labien-
schwellung und ein Ulcus am Frenulum labiorum. Vulva-Geschwüre sahen ferner
Pin, Cleland, Pandit. Sie können schmerzhaft sein. Weinstein u. Weed berichten über Pruritus, Moghraby über Dyspareunie, die jedoch häufiger durch die
oft erhebliche Vaginalerkrankung bedingt sein dürfte.

Die Haut der Genital- und Analumgebung, des Perineums kann in den ulcerösen
Prozeß einbezogen werden (Cleland [Fall kompliziert durch Granuloma vene-
reum], Pin, Morse u. Seaton). Gelegentlich ist auch Schwellung in diesem Bereich beobachtet worden (Sen).

XI. Erregerbedingte Krankheiten V

1. Nekrotisierende Erkrankungen bei fusospirillärer Symbiose
(Plaut-Vincent)

(Balanitis erosiva circinata, Balanitis gangraenosa, Ulcus gangraenosum,
Noma, Nosokomialgangraen, Fourniers akute Genitalgangrän)

Unter dieser Überschrift soll eine Reihe nekrotisierender Genitalveränderungen unterschiedlicher Verlaufsform beschrieben werden, für welche ätiologisch
bis heute in erster Linie die Infektion mit der fusospirillären Symbiose (Fusobac-
terium plauti + Borrelia vincenti) diskutiert worden ist. Sie umfassen die Balanitis
erosiva circinata in der gewöhnlichen und gangränösen Form, die „Plaut-Vincentsche Krankheit“ der Genitalien, das Ulcus gangraenosum oder phagedänische Geschwür, das als Nosokomialgangrän der Genitalien bzw. Noma vulvae imponieren
kann, sowie schließlich die Fourniersche akute Gangrän der Genitalien. — Diese

Krankheiten lassen sich als Stufen lediglich quantitativer Variation des gleichen Grundprozesses verstehen, Stufen einer Variation im Ausmaß und Tempo des Gewebsuntergangs, zwischen denen Übergänge vorkommen, die einer Einordnung ohne Willkür unüberwindliche Schwierigkeiten bereiten können.

Insgesamt wird das männliche Genitale von diesen Prozessen häufiger betroffen, wie denn überhaupt von der Plaut-Vincentschen Krankheit einschließlich der Stomatitis und Angina mit einem Erkrankungsgipfel vom 12.–28. Lebensjahr – das männliche Geschlecht häufiger als das weibliche betroffen ist. Befund und Verlauf sind daher beim Manne genauer erfaßt und besser belegt, was bei der Schilderung zu berücksichtigen sein wird. Sämtliche Formen kommen aber auch am weiblichen Genitale zur Beobachtung.

Die *ätiologische* Forschung hat sich, nicht zuletzt auf Grund der beobachteten Übertragbarkeit (SCHERBER, PONHOLD, KISLICENKO, WESSLING u. a.) nunmehr seit Jahrzehnten um den Nachweis eines spezifischen Erregers bemüht. Von ALTMANN u. MARTIN, SCHERBER und erneut von GRIMMER, MEINICKE, BERGER u. HUMMEL sind die Ergebnisse der bakteriologischen Untersuchung ausführlich dargestellt und diskutiert. Die Befunde waren auch in den letzten Jahrzehnten von Fall zu Fall bzw. von Untersucher zu Untersucher keineswegs einheitlich, stimmen in dieser Uneinheitlichkeit aber bei allen Verlaufsformen überein. Lediglich bei der akuten Gangrän der Genitalien FOURNIERs weicht die Verteilung der erhobenen Befunde in beschränktem Umfang von den Ergebnissen der übrigen Formen ab.

Außer Spirochäten („Spirillen") [5] und fusiformen Stäbchen („Bacillus fusiformis") messen mehrere Untersucher dem Vorkommen von vibrioförmigen Bacillen für die mikrobielle Symbiose Bedeutung zu (MÜLLER u. SCHERBER, SCHULER, SCHERBER). Daneben wurden aber auch eine ganze Reihe anderer Keime aufgefunden und wenigstens teilweise ätiologisch angeschuldigt, so vor allem Streptokokken, die bei allen Formen gefunden wurden (BRAMS u. Mitarb., MELCZER, CAMPBELL, GIBSON u. a.), auch Staphylokokken oder nur „Kokken" schlechthin (BRAMS u. Mitarb., PÉRIN u. SISSMANN, GINS, GRIMMER, MOHR), in einzelnen Fällen (gangränöse Form) Diphtherie- (WESSLING, in Reinkultur) und Pseudodiphtherie-Bacillen (RÓNA, SCHERBER). MELCZER fand in 100% seiner Fälle ein Virus, in 60 % kombiniert mit der fusospirillären Symbiose, z. T. auch mit Streptokokken. Er spricht daher von einer „*viro*-mikrobiellen Symbiose", der er auch auf Grund von Übertragungsversuchen entscheidende ätiologische Bedeutung sowohl für die Balanitis gangraenosa als auch für die Fourniersche Gangrän beimißt. Die Elementarkörperchen wurden von ihm näher untersucht und in ihrer Rickettsienartigen Polymorphie beschrieben. RUITER u. Mitarb. haben ihr Vorkommen und ihre Rickettsien- bzw. Pleuropneumonie-ähnliche Morphologie bestätigt, halten aber die ätiologische Bedeutung für unsicher.

Während die bisher erörterten bakteriologischen Befunde alle Formen von der Balanitis über das Ulcus gangraenosum bis zur akuten Gangrän FOURNIERs betreffen, sind bei der letzteren noch weitere Keime erörtert worden, deren Spezifität nur für diese allein behauptet oder diskutiert worden ist. So hat MILIAN 1930 einen Bacillus gangraenae als spezifischen Erreger angeschuldigt, dessen Vorkommen von NATIVELLE, BALOC, SÉZARY u. Mitarb., BOCHÝNSKI, GADRAT u. BASEX, MELENY bestätigt worden ist. Die Auffassungen über die Bedeutung dieses kulturell proteusähnlichen, tierexperimentell pyocyaneusähnlichen Keims divergierten bereits in den dreißiger Jahren. NATIVELLE hielt ihn bereits nicht mehr für primär ursächlich, sondern nur für die gangränöse Note eines vorgegebenen Ulcus bestimmend, und MELENY lehnte die Spezifität gänzlich ab. GRIMMER konnte 1964

---

[5] Die Verwendung dieses Terminus in der älteren Literatur deckt sich nicht notwendig mit der Gattung Spirillum der jetzigen Nomenklatur (s. hierzu BERGER u. HUMMEL).

17*

feststellen, daß der Bacillus gangraenae cutis Milian keinen Raum in der ätiologischen Diskussion mehr einnimmt. — Zum anderen ist für die Fourniersche akute Gangrän von mehreren Autoren der Gasbrandkeim (Bacterium welchii) erörtert worden.

Schon Bernabeo, Campbell, Bertoglio u. Ratliff haben auf seine mögliche Rolle, auch in Symbiose mit wegbereitenden Streptokokken, aufmerksam gemacht. Gibson hielt sie für entscheidend. Gregory hat demgegenüber auf die fehlende Gasbildung in vielen Fällen hingewiesen, und Randall hat demgemäß eine Zweiteilung des Beobachtungsguts vorgenommen. Daß die für die Gasbildung typische Crepitatio bei der Fournierschen akuten Gangrän nicht ungewöhnlich ist, beweist erneut der Bericht eines eigenen Falles durch Grimmer (1964). Grimmer fordert daher regelmäßig anaerobe Kultur und Kapselfärbung, weist aber einschränkend nachdrücklich auf die für die Gasbrandinfektion entscheidenden klinischen Atypien der Selbstbegrenzung des gangränösen Prozesses und der regionalen Gebundenheit bei der Fournierschen Gangrän hin. —

Damit bleibt für alle hier zu besprechenden Krankheitsformen bis heute die fusospiriläre Symbiose in der Diskussion. Sie ist überaus häufig festgestellt und von zahlreichen Autoren — z. T. freilich mit Einschränkungen — für bedeutungsvoll erachtet worden. Wesentlich sind hier für die Balanitis erosiva circinata die Arbeiten von Müller u. Scherber, Brams u. Mitarb., Milian, Corbus u. Harris, Cirillo, Palmer, Ferrabonet u. Fries, Gins, für die Balanitis gangraenosa und das Ulcus gangraenosum die Arbeiten von Zacharieff, Oetter, Périn u. Sissmann, Gay u. Diaz de Villar, Reasoner, Gaté u. Rousset, Gougerot u. Mitarb., Joyeux u. Weill, Scherber, v. Haam, für die Fourniersche akute Gangrän die Arbeiten von Bodin, Ostrowski, Klauder, Ponhold, Melczer. — Daß im Rahmen der Keimsymbiose wiederholt der Rolle der Spirochäten die größere Bedeutung zugemessen (so schon bei Batailie u. Berdal, 1889; Gins), andererseits der Begriff der Symbiose wegen der getrennten Züchtbarkeit der Spirillen und fusiformen Stäbchen kritisiert (Gins), schließlich die Kombination mit weiteren schon erwähnten Keimen oder den filiformen Mikroben von Müller u. Scherber als entscheidend angesehen wurde, sei ergänzend erwähnt.

Die Kritik an der ätiologischen Bedeutung der fusospirilären Symbiose geht nicht von der Frage ihres Vorhandenseins, sondern von ihrem in anderen Fällen erwiesenen Saprophytismus aus. So fanden Brams u. Mitarb. die Keime auch in 52 % der von ihnen untersuchten Gesunden. Damit stellt sich die Frage nach dem Übergang vom Saprophytismus zum Parasitismus, welche von den meisten Autoren bejaht wird, und nach den Bedingungen, unter denen dieser Übergang erfolgt. Hier sind lokale und allgemeine Faktoren angeschuldigt worden, unter den ersteren beim Manne vor allem das lange oder gar phimotische Praeputium, unter den letzteren u. a. Alkoholismus, Diabetes, Erkältung oder das Auftreten des Ulcus grangränosum als Nosokomialgangrän bei geschwächten Individuen. Ohne Zwang kann man demnach jede psychische und somatische Stress-Situation anfügen und damit zahlreiche weitere Fälle dem Verständnis näherbringen und schließlich auch die Brücke zu den bei den verschiedenen akuten bakteriellen Krankheiten abgehandelten gangränösen Genitalprozessen schlagen, deren Spezifität fraglich ist. — Es muß dabei zunächst offenbleiben, ob unter den Bedingungen jener akuten bakteriellen Krankheiten die Stress-Situation zur Gangrän auf Grund krankheitsspezifischer Keimbesiedlung führt oder ob die betreffenden Krankheitskeime nur ein unregelmäßiger Zufallsbefund einer etwa den fusospirillären Prozessen zugehörigen „Stress"-Gangrän sind. Die erste Vorstellung würde bedeuten, daß zwar keineswegs etwa jeder beliebige Keim, aber doch eine größere Zahl potentiell aggressiver Mikroben unter Stressbedingungen die gleichen nekrobiotischen gangränösen Prozesse am besonderen lokalen Terrain des Genitales auszulösen vermögen, eine Vorstellung, welche ganz gut mit der Vielzahl der für die hier besprochenen Prozesse angeschuldigten Keime in Übereinstimmung zu bringen wäre.

Die bakteriologische Problematik wird nicht nur durch Fälle, bei denen offensichtlich Streptokokken eine entscheidende oder jedenfalls nicht zu vernachlässigende Rolle spielen, unterstrichen, sondern zusätzlich auch durch die als Ekthyma gangraenosum geführten ganz analogen Beobachtungen von foudroyanter Genitalgangrän durch Pseudomonas aeruginosa- (Pyocyaneus-) Befall, welche vorwiegend bei dystrophischen und kachektischen Säuglingen, Kleinkindern und entkräfteten alten Menschen in den Tropen beobachtet wird.

Für die Balanitis erosiva circinata und ulcerosa, das Ulcus gangraenosum und die akute Gangrän FOURNIERS können zusammenfassend angesichts der großen Zahl und Unterschiedlichkeit der in den Läsionen gefundenen Mikroben im Augenblick keine verbindlichen Aussagen über das ursächliche Agens gemacht werden. Dieser Zurückhaltung entspricht es, daß diese Prozesse hier als nekrotisierende Erkrankungen *bei* — und nicht *durch* — fusospirilläre Symbiose zusammengefaßt wurden, da der letzte Beweis für deren Bedeutung trotz aller Wahrscheinlichkeit aussteht. — Möglicherweise wird die Beurteilung auch durch einen Wechsel der Keimbesiedlung wenigstens in ihren quantitativen Verhältnissen erschwert, wie sich u. a. aus den Beobachtungen v. HAAMs ergibt, der bei Erosionen überwiegend eine grampositive Kokkenflora, bei akuter Ulceration überwiegend Spirochäten, bei tiefer Nekrose überwiegend vibrioförmige Keime und fusiforme Stäbchen fand.

Morphologie. Bei der reinen Balanitis erosiva circinata äußert sich der nach GRIMMER auch hier vorhandene nekrobiotische Prozeß lediglich an der Epidermis, an welcher auf diese Weise eine zunächst etwa stecknadelkopfgroße rundliche Erosion entsteht. Durch zentrifugales Wachstum und Konfluenz mehrerer Läsionen entstehen polyzyklische (im Gegensatz zum differentialdiagnostisch wichtigen Herpes genitalis nicht mikrozyklische, sondern makrozyklische) hochrote Flächen, welche von einem schmalen, weißlichen Epithelsaum eingefaßt sind. Beim Manne betrifft der Prozeß Glans und inneres Präputialblatt, mit Vorliebe die Kranzfurche. Hochgradiges Ödem des Praeputiums ist möglich, besonders bei schon präexistenter leichter phimotischer Beschaffenheit, die dann durch eine starke entzündliche Phimose, manchmal auch Paraphimose kompliziert werden kann. Reichlicher fötider grau-grünlicher Eiter, Juckreiz oder Brennen können als weitere Symptome vorhanden sein.

Regionäre Lymphknotenbeteiligung ist möglich, häufiger indolent als dolent, so daß im ersteren Fall bei bloßer Vergrößerung und fehlender Verschmelzung die Lymphknotenreaktion der primären Lues gleicht („Polyadenitis pseudosyphilitica"). Doch ist die Variationsbreite hier wesentlich größer und reicht von der Erscheinungsfreiheit bis zur, allerdings äußerst seltenen, Lymphknoteneinschmelzung.

Bei der Frau werden der Balanitis erosiva circinata identische Veränderungen an der Clitoris und ihrem Praeputium beobachtet (v. HAAM, SCHERBER, FREI). Sie können darüber hinaus als erosive Form der Plaut-Vincentschen Vulvitis auch an den kleinen Labien (FREI), an der hinteren Commissur, im Sulcus interlabialis oder im Introitus vaginae, in der Vagina selbst (SCHERBER), insbesondere im hinteren Scheidengewölbe, ferner an der Portio (FREI) oder auch in der Vulva-Umgebung (genitocrural, perianal [FREI]), hier besonders bei der gangränösen Form, vorkommen. Die erosive Vulvitis kann mit erheblichem Vulva-Ödem einhergehen.

Gelegentlich ist auch bei überwiegend erosiven Befunden und als Balanitis erosiva circinata beschriebenen Fällen örtlich ein etwas tiefer reichender Substanzdefekt, der dann beim Manne in erster Linie den Frenulumbereich (Bataille u. Berdal) oder Sulcus coronarius (Scherber) betrifft, notiert worden. Diese Fälle leiten bereits über zu den folgenden klinischen Bildern und lassen die Unschärfe der in Anlehnung an die Ausdehnung des nekrotischen Prozesses gewählten klinischen Begriffe schon erkennen.

Aus der Epithelnekrose kann sich sehr rasch ein napf- oder trichterförmiges Geschwür mit schmierigen oder pseudomembranösen, gelblichen bis gelbgrünen Belägen, auf Grund der bei Irritation besonders deutlichen Blutungsneigung auch mit hämorrhagischen gangränösen Belägen entwickeln, das, solange die Ausbreitungstendenz in der Fläche anhält, einen scharfen, elevierten, infiltrierten, geröteten Randsaum aufweist. Das Verhältnis von erosiven zu ulcerösen Läsionen ist nun bei diesen fusospirillären Erkrankungsformen derart wechselnd, daß am einen Ende einer kontinuierlichen Skala die reine erosive Balanitis (Vulvitis), am anderen das reine Ulcus gangraenosum steht, während die dazwischen liegenden Fälle kombinierter erosiv-ulceröser Veränderungen je nach dem Überwiegen der einen oder anderen Komponente als Balanitis erosiva (circinata) gangraenosa oder aber als Balanitis gangraenosa bezeichnet werden.

Sämtliche Ausprägungsstufen kommen als Plaut-Vincentsche Erkrankung der Vulva vor, wie die schon erwähnten Fälle Freis belegen. Die älteren Fall-Sammlungen bei Kehrer (Vulva) und Nürnberg (Vagina) werden ergänzt durch Beobachtungen der letzten 35 Jahre von Jump u. Sperling, Robinson, Roberts, Arnold, Muntz, Mandry, Ponhold, Steiner, Chatillon. Die großen und kleinen Labien, häufig das Frenulum labiorum pudendi oder die Clitoris wurden erkrankt gefunden. Ein Teil der Fälle zeigte ein erhebliches kollaterales Ödem. Die Dammgegend kann einbezogen sein (Fälle von Steiner, v. Haam). Bei Vaginal- oder Cervixbeteiligung (Fälle von Arnold, v. Haam, Ponhold, Roberts) imponiert häufig stärkerer, meist faulig-eitriger Fluor.

Der von vornherein als Ulcus gangraenosum auftretende Prozeß, der mit der früheren Nosokomialgangrän identisch ist (Müller u. Scherber, Heine, Delpèche), hat den Charakter eines rasch verlaufenden nekrotischen Prozesses, welcher zwar an verschiedenen Körperstellen vorkommt, aber seine Hauptlokalisation in der Genital- und Analregion hat. Nach der Zusammenstellung Grimmers ergibt sich, daß zumindest die männlichen Fälle weitaus häufiger, wenigstens als Einleitung des ulcerösen Prozesses ephemere Balanitis-Erscheinungen aufweisen, so daß das reine Ulcus gangraenosum seltener ist (im Krankengut Scherbers unter 123 Fällen nur 27). Die ausgeprägte Ulceration enthält eine bröckelige „pulpöse" oder stinkende, schmierige, mißfarben graue, grünliche oder schwärzliche nekrotische Masse oder Blutgerinnsel. Ihre Umgebung ist derb-ödematös, „wachsartig". Beim Manne kommt es zur tiefreichenden Zerstörung der Eichel, zur Perforation der Vorhaut und späteren Vernarbung mit entsprechender Defektbildung.

Auf das Vorkommen des Prozesses beim Weibe mit den gleichen zerstörenden Eigenschaften am Genitale oder in dessen Nachbarschaft hat wiederum Frei hingewiesen. Diese seltenere Affektion des reinen Ulcus gangraenosum ist unabhängig vom Geschlechtsverkehr auch bei kleinen Mädchen und älteren Virgines beobachtet worden (vergl. die eigene Beobachtung, Abb. 39), während die übrigen Plaut-Vincentschen Prozesse bei der Frau gehäuft im Zusammenhang mit der Kohabitation, nach Grimmer nicht selten als subklinisch verlaufende Formen bei in Promiskuität lebenden Personen, in anderen Fällen jedoch auch in Abhängigkeit von einer gleichzeitig bestehenden Plaut-Vincentschen Angina (Arnold, Robinson, Roberts, Muntz, Jump u. Sperling, Steiner) beobachtet wurden. Es scheinen gerade für das Ulcus gangraenosum (Noma, Nosokomialgangrän) an der Vulva die allgemein disponierenden Momente, auf welche bei Besprechung der Ätiologie hingewiesen wurde, deutlicher in den Vordergrund zu treten, da der spezifische lokaldispositionelle Faktor, der beim Manne in der phimotischen Situation zu erblicken ist, hier entfällt. Örtliche Momente können aber auch bei der Frau eine Rolle spielen, wie Lymphstauung im

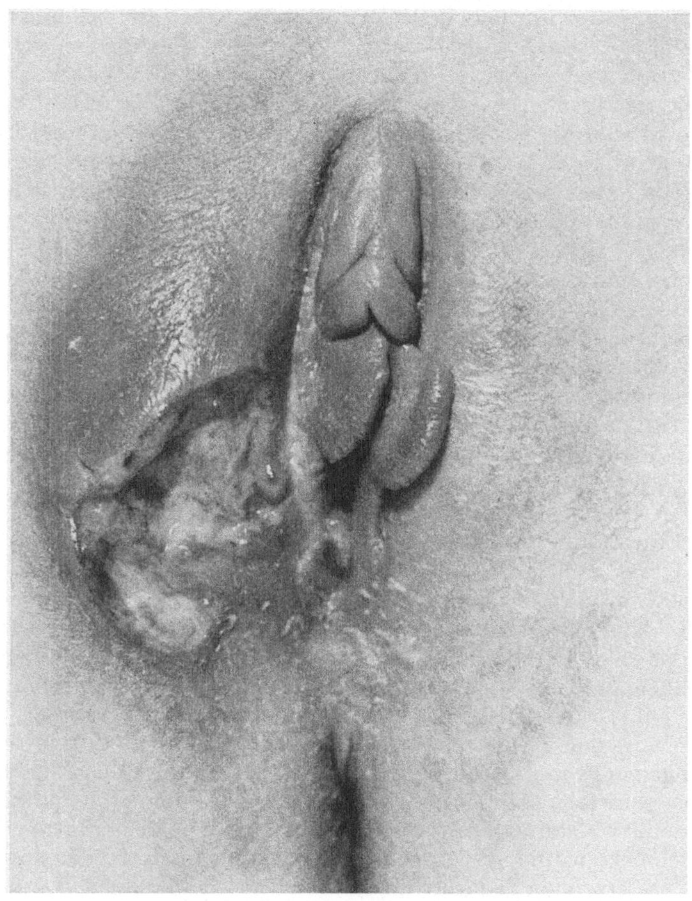

Abb. 39. Ulcus vulvae gangraenosum bei einem 14jährigen Mädchen. Nekrosen abgestoßen. Typische derb-ödematöse, „wachsartige" Umgebung

Rahmen der Schwangerschaft, wobei die Schwangerschaft selbst (wie die Infektionskrankheiten) gleichzeitig wiederum von allgemeinem Einfluß sein könnte. Unter solchen disponierenden Einflüssen entwickeln sich schwere Prozesse, wie der Fall einer von ZACHARIEFF beschriebenen Achtzehnjährigen erweist, bei der sich eine akute gangränöse Ulceration der genito-femoralen Falten mit Ausbreitung zur Analgegend hin (weniger der kleinen und großen Labien) entwickelt hatte. — Weitere weibliche Fälle sind bei KEHRER bis 1929 gesammelt, in der jüngeren Literatur von KUMER, VERTAN, KRAATZ, WASCHULEWSKI, SCHEIDEGGER, LUDWIG publiziert worden. Sämtliche Partien der Vulva, auch des Dammes, unter Umständen unter tiefer Zerstörung bis zur Freilegung des Beckenbodens, werden betroffen.

Nach Waschulewskis Beobachtung kann offenbar auch die Vagina primär erkranken.

Die Fouriersche akute Gangrän der Genitalien ist nach Fournier selbst durch ihren akuten Beginn aus voller Gesundheit, die äußerst rasche Entwicklung und das Fehlen der ursächlichen Bedingungen, wie sie für andere gangränöse Prozesse der Haut typisch sind (Ateriosklerose, Diabetes usw.), ferner nach Mansfield durch die Lokalisation in einem konstanten anatomischen Bereich und die Tendenz zur Selbstheilung charakterisiert. Dabei ist es aber in Einzelfällen durchaus möglich, daß Damm und Nates, auch Leistenbeugen und Bauchdecken in größerer Ausdehnung mitergriffen werden. Die Ausbreitung erfolgt dabei entlang den Fascien, wobei aber die Beteiligung der Muskulatur ungewöhnlich ist (excessiver Fall von Bertoglio u. Ratliff). Vielmehr führt die Selbstbegrenzung des Prozesses beispielsweise am Penis und Skrotum in der Regel zum Erhaltenbleiben der Corpora cavernosa und der Hoden.

Grimmer gibt für die seltenere Erkrankung des weiblichen Genitales die Fälle von Narducci und Soupault an. Außerdem rechnet er die hier schon unter den übrigen Formen der fusospirillären Erkrankungen aufgeführten Fälle von Arnold, Roberts, Robinson und v. Haam hierher. — Bei der unsicheren Grenzziehung ist es dem subjektiven Ermessen unterworfen, ob man den einen oder anderen Fall besser als Fouriersche Gangraen oder als Ulcus grangraenosum führt. — Außer den von Grimmer erwähnten Fällen fanden wir an weiteren Kasuistiken mit weiblicher Genitalbeteiligung noch die Mitteilungen von Spillmann, Bodin, Anedda, Nguyen-van-ut.

Drei der Kasuistiken betreffen Mädchen bis zu zwei Jahren. Insgesamt viermal endete die Erkrankung tödlich.

Die Gangraen muß primär nicht unmittelbar am Genitale beginnen. Im Fall Anedda begann sie an der linken Hüfte und bezog von dort aus die linke Schamlippe ein. Bei Nguyen-van-ut umgab die Gangraen den Anus und erstreckte sich herzförmig bis an die Vulva. Spillmann beobachtete primär ein münzgroßes Ulcus zwischen linkem großem Labium und Gesäßbacke. — Im Initialstadium tritt starke Schwellung auf. In ihrem Bereich kommt es alsbald zu gangränöser Verfärbung. Unter Ablösung der Epidermis entwickelt sich eine stark fötide seröse Exsudation. Der ganze Prozess strebt innerhalb 24—48 Std unter den Allgemeinerscheinungen eines schweren septikämischen Zustandbildes dem Höhepunkt zu. Ist die Gangraen dann vollständig entwickelt, lassen mit der Demarkation die starken örtlichen Schmerzen und die Allgemeinerscheinungen nach, die unter der 3—5 Tage später einsetzenden Sequestrierung ebenso rasch abklingen, wie sie unter dem akuten Beginn aufgetreten sind. — Das Verhalten der regionären Lymphknoten entspricht den übrigen Formen der fusospirillären Erkrankung.

Histologie. Bei der Balanitis erosiva circinata liegt ein oberflächlicher Epitheldefekt vor, der am Rande, entsprechend dem klinisch feststellbaren weißen Epithelsaum, eine lamellöse Auffaserung nekrotischer, parakeratotischer Epithellagen aufweist. Unter der Erosion selbst ist das Corium von einer dünnen Lage Stachelzellen bedeckt, die durch Ödem reticulär aufgelockert und von zahlreichen Granulocyten durchsetzt sind. Die noch vorhandenen Retezapfen sind teils verbreitert, teils schlank und sägezahnartig gestaltet. Im Corium liegt eine exsudative und infiltrative Entzündung vor, die durch massives Ödem und dichtes Infiltrat, vornehmlich aus Granulocyten und Lymphocyten, aber auch Plasmazellen, Histiocyten und einigen Eosinophilen, charakterisiert ist. Die Gefäße sind erweitert, ihr Endothel ist mehr oder weniger geschwollen. — Bei den ulcerösen, gangränösen Prozessen trifft man die gleiche Art der Entzündung an. Sie weicht nur quantitativ, vor allem auch im Ausmaß der Gefäßveränderungen ab. Hinzu tritt im histologischen Bild die mehr oder weniger ausgedehnte Nekrose. Bei der Balanitis gangraenosa trifft man unter Umständen noch vorhandene Retezapfen des Epithels an, in anderen Fällen greift die Nekrose tiefer. Nachbarlich finden sich dann unter Umständen noch Zonen, die der Balanitis erosiva circinata entsprechen. Im Bereich der ulcerösen Prozesse sind die erweiterten Gefäße strotzend mit Erythrocyten und Granulocyten gefüllt, ihre Endothelien massiv geschwollen. Örtlich trifft man auf Thrombosierung. Auch Erythrocytendiapedese kommt zur Beobachtung. Das entzündliche Infiltrat, im Zentrum massiv und vornehmlich leukocytär, ist in den Randpartien mehr perivasal angeordnet, wobei mengenmäßig nun die Lymphocyten mehr in den Vordergrund treten. Insgesamt ist in der Tiefe oft das Ödem deutlicher als das zellige Infiltrat.

Im Schnitt sind von den verschiedenen Keimen die aufgefundenen Kokken näher an der Oberfläche bzw. im Nekrosebereich nachweisbar, während die vibrioförmigen Elemente, filiformen Nekrosebacillen, fusiformen Stäbchen und Spirochäten in das Bindegewebe vordringen (SCHERBER, v. HAAM, FREI), gelegentlich auch die entzündlich veränderten Gefäßwände durchdringen. SCHERBER schreibt dabei den Spirochäten das größte Penetrationsvermögen zu, doch sind die Befunde wechselnd.

2. Ulcus vulvae acutum. Aphthosis

Das *Ulcus vulvae acutum*, seit 1904 von LIPSCHÜTZ als eigene Krankheit herausgestellt, von LIPSCHÜTZ selbst 1923 und 1927 und von ZELGER u. WINKLER 1964 monographisch bearbeitet, tritt nach LIPSCHÜTZ in drei verschiedenen morphologischen Typen in Erscheinung, von denen zwei ein voneinander stärker differentes Aussehen zeigen, während der dritte nur geringere Abweichung aufweist und stets in Kombination mit dem einen der anderen Ulcustypen beobachtet wird. Weitere, von anderen Autoren aufgestellte Varianten sind auch nach der jüngsten Darstellung ZELGERs u. WINKLERs entbehrlich. Sie lassen sich einem der drei klassischen Geschwürstypen zuordnen oder sind als Übergangsformen aufzufassen. Wir können daher auch heute noch der morphologischen Darstellung LIPSCHÜTZ' folgen.

LIPSCHÜTZ hat die drei Formen gangraenös, venerisch und miliar genannt und alle drei Bezeichnungen deskriptiv verstanden. Er hat also mit „venerisch" die Ähnlichkeit mit venerischen Geschwüren zum Ausdruck bringen wollen. Da das Ulcus vulvae acutum keine infektiöse Erkrankung ist, in Sonderheit nicht durch den Geschlechtsverkehr übertragen wird und im Krankengut LIPSCHÜTZ', wie auch später (HARTL u. a.) bestätigt, bei einem Haupterkrankungsalter zwischen dem 14. und 20. Lebensjahr rund 70 % Virgines intactae waren, möchte ich den zweiten Geschwürstyp besser pseudo-venerisch nennen.

Das Ulcus vulvae actum (U. v. a.) entwickelt sich aus voller Gesundheit bei im allgemeinen kräftigen Menschen. Seine in der Minderheit der Fälle beobachtete grangraenöse Form entsteht nach LIPSCHÜTZ' eigener Darstellung plötzlich, „über Nacht", unter Fieber, Schüttelfrost und lebhaften lokalen Schmerzen. Die Substanzverluste vergrößern sich innerhalb der ersten 48 Std und greifen auf die tieferen Gewebsschichten über. Perforation der kleinen Labien ist dabei möglich. Die Untersuchung deckt verschieden große, meist an den Innenflächen der kleinen Labien lokalisierte Substanzdefekte mit festhaftendem, schmutzig-graugelbem bis schwärzlichem Schorf verschiedener Dicke auf, deren Umgebung lebhaft gerötet ist. Lockerung und Abstoßung des anfangs festsitzenden Schorfes vollzieht sich vom Rande her in den nächsten Tagen rasch und hinterläßt ein verschieden tiefes Ulcus mit weichem, eitrig-faserigem Geschwürsgrund. Dieser ganze Ablauf erfordert einige Tage bis etwa 1 Woche. Bereits nach insgesamt rund zwei Wochen ist der Prozeß verheilt. Fieber und Schmerzen lassen bereits nach den ersten Tagen, sobald der Schorf sich zu lösen beginnt, nach.

In der Mehrzahl der Fälle ist der Verlauf weniger stürmisch. Ohne Fieber und bei fehlenden oder geringen subjektiven Beschwerden entsteht bei der pseudo-venerischen Form ein in der Fläche und Tiefe enger begrenzter Substanzdefekt, dessen Ähnlichkeit mit einem venerischen Geschwür nach Lipschütz sogar dem erfahrenen Fachmann im ersten Augenblick diagnostische Schwierigkeiten bereiten kann. Die seichten oder mäßig vertieften Ulcera besitzen scharfe, steil abfallende, auch etwas unterminierte Ränder, rundlicher oder unregelmäßiger, gelegentlich zipfelförmiger, auch länglicher bis fissurartiger Gestaltung. Der Grund ist weich, grauweiß, eitrig, sehr schmerzhaft bei Berührung (Gehen, Sitzen, Urinieren macht Beschwerden — bis zur Harnverhaltung!). Die Geschwüre sind etwa linsen- bis münzgroß, der Verlauf ist mehr subacut bis schleichend und kann durch Ausbildung neuer Defekte in der Nachbarschaft bereits abheilender besonders lang-wierig sein und bis zu etwa einem Monat dauern.

Das von Lipschütz als miliares Ulcus vulvae acutum beschriebene Bild ist lediglich eine stecknadelkopfgroße Mikroform des pseudo-venerischen Typs, wel-che ausschließlich, und zwar in der Regel in etwas größerer Zahl, in Kombination mit diesem auftritt und dabei die Ränder der großen Labien als Sitz bevorzugt. Dem miliaren Ulcus fehlt also die Tendenz selbst zur beschränkten peripheren Größenzunahme, wie sie noch dem pseudovenerischen Typ eigen ist. Ein geröteter Hof kann vorhanden sein. Die kleinen Geschwürchen heilen innerhalb weniger Tage völlig ab.

Die Zahl der Geschwüre beim U. v. a. wechselt. Lipschütz unterschied im großen und ganzen zwei Gruppen von Fällen: bei deren einer eine reichliche Aus-saat verschieden großer Defekte in und um die Vulva ausgeprägt sei, während bei der anderen nur vereinzelte, meist größere, Ulcera nachweisbar seien. Die Ulcera können auch bei peripherer Ausbreitung von einander getrennt bleiben, aber auch konfluieren. Die schließlich resultierende Narbenbildung ist stets sehr zart.

Typischer Sitz sind die Innenflächen der kleinen Labien. Weniger häufig be-troffen sind der freie Rand der kleinen und großen Labien, die Interlabialfalte, die Hymenalnische, die Fossa navicularis, das Perineum, die vordere und hintere Commissur und das Praeputium clitoridis.

Der Fluor vaginalis kann vermehrt sein. Er ist, wie die Ulceration selbst, fast geruchlos, was differentialdiagnostisch von Bedeutung ist. Ein stärkeres Ödem kompliziert nur den gangränösen Typ, bei welchem infolge starker Schwellung die kleinen Labien aus der Schamspalte hervorragen können.

Das Verhalten der inguinalen Lymphknoten wechselt. Sie können bis bohnen-groß, leicht druckschmerzhaft, aber auch unbeteiligt sein. —

Dem so bereits von Lipschütz entworfenen Bild der Erkrankung wurde weder durch die ältere Literatur mit Beobachtungen von Gross, Lenartowicz, Oppen-heim, Brünauer, Kumer, Galewsky, Frommer, Werther, Delbanco, Volk, Monacelli, McDonagh und mit der größeren Fallzahl Scherbers (sämtliche Literatur bei Lipschütz, 1927) noch durch die jüngeren bei Zelger u. Winkler zusammengetragenen Beobachtungen Entscheidendes hinzugefügt. Auf den aus-führlichen Handbuchbeitrag von Zelger u. Winkler, der die moderne Literatur verarbeitet hat, sei für alle Detailfragen hingewiesen.

Histologisch liegt eine starke Entzündung mit Gefäßerweiterung und diffuser leukocytärer Infiltration vor, die zur Exulceration an der Oberfläche mit Ausbildung einer eitrigen Zone führt. Beachtlich sind die Gefäßveränderungen (Abb. 40), vornehmlich die starke Quellung der Intima, das Ödem und die zellige Infiltration

der übrigen Gefäßwand mit Diapedese. Perivasculär bildet sich ein dichter Infiltrat-
mantel. Andere Gefäßabschnitte sind erweitert und z. T. strotzend gefüllt. Vereiterung kleiner Gefäße führt zu Mikroabscessen im Gewebe. Im späteren Ablauf kommt
es zur Bildung eines unspezifischen Granulationsgewebes, welches die Abstoßung der
Nekrose und Abheilung des Geschwüres herbeiführt. — Die feingeweblichen Veränderungen sind ebenfalls von LIPSCHÜTZ schon ausführlich dargestellt worden.

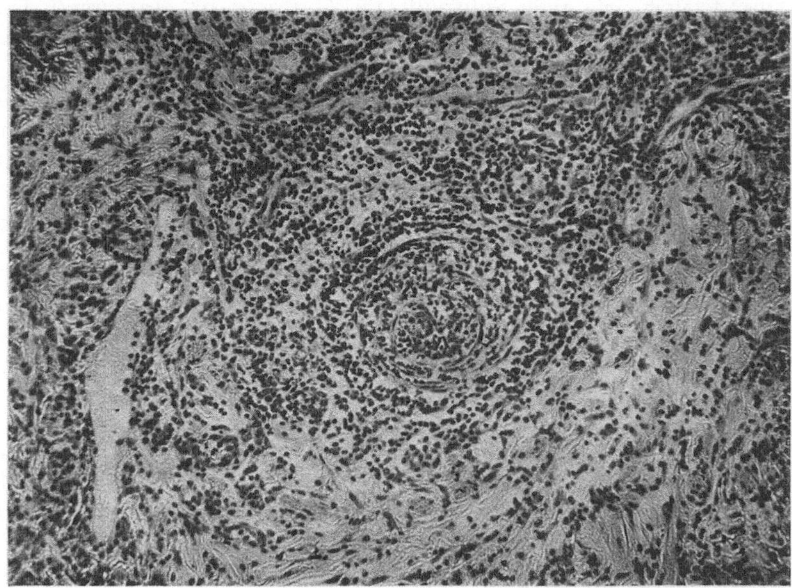

Abb. 40. Ulcus vulvae acutum. Histologie, Gefäßveränderungen. Entlehnt bei ZELGER, J.,
WINKLER, A.: „Ulcus vulvae acutum (Lipschütz)“, in: Handbuch d. Haut- u. Geschlechtskrkh.,
Ergänzungswerk VI/1, hrsg. v. MARCHIONINI-SCHUERMANN-LEINBROCK. Berlin-Göttingen-
Heidelberg: Springer (1964)

Histologische Untersuchungen in der Zwischenzeit sind von SCHUGT, FINNERUD,
ROEDERER u. SLOIMOVICI, SAMEK u. FISCHER, WALTER u. ROMAN, KUMER, ITO,
WIEN u. PERLSTEIN, BUZZI, ASSNIN u. SUTEJEW, TALALOV, SCHERBER, NEGRISOLI,
TAGAMI, POPOFF, PERPIGNANO, DECKER u. BRUNS, FEICHTIGER berichtet worden.

Ätiologie. LIPSCHÜTZ hat den aus den Geschwüren nachweisbaren Scheiden-
bacillen ätiologische Bedeutung beigemessen, die er für eine aggressive pathogene
Variante hielt und Bacillus crassus nannte. Der B. crassus ist morphologisch und
kulturell von den normalen Döderleinschen Stäbchen nicht zu unterscheiden, und
die Annahme seiner abweichenden aggressiven, pathogenen Potenz ist nicht erwiesen. Für die Entstehung der Ulcera in Abhängigkeit von der Scheidenflora und
für deren Pathogenwerden sind daher verschiedene Hilfshypothesen aufgestellt
worden. Einzelheiten hierzu siehe bei ZELGER u. WINKLER. Bemerkenswert ist,
daß gelegentlich auch aus dem Blut B. crassus gezüchtet wurde.

Komplikationen. Für hämatogene Erkrankung sprechen die Beobachtungen von
Mundaphthen und von Erythema nodosum-artigen oder polymorphen Hautausschlägen bei U. v. a. Sie lassen, ebenso wie eine Reihe weiterer seltener Befunde,
auf die hier nicht eingegangen werden kann, erkennen, daß dem U. v. a. weit
mehr der Charakter einer Allgemeinkrankheit zukommen kann, als die alte

Konzeption vermuten läßt (vgl. hierzu auch Hammerschmidt u. Korting). Die wiederholt geäußerte Vorstellung, daß es sich bei den Ulcera der Mundschleimhaut in jenen Fällen um vom primären Vulva-Ulcus ausgehende hämatogene Metastasen handele, hält einer kritischen Analyse des zeitlichen Krankheitsablaufs bei praktisch gleichzeitig aufschießenden Ulcera in beiden Lokalisationen oder gar vorauseilenden Mundaphthen nicht stand. Auch in diesen „metastatischen Aphthen" der Mundschleimhaut wurde der B. crassus nicht selten nachgewiesen, was freilich, wie auch Schuermann, Greither u. Hornstein betonen, bei der Verbreitung der Milchsäurestäbchen auf der Schleimhaut schlechthin ätiologisch nichts beweist.

Die Kombination mit Mundaphthen und Hautausschlägen sowie andere seltenere Komplikationen machen es verständlich, daß Touraine das Ulcus vulvae acutum in seiner Konzeption der Aphthosis aufgehen ließ, und lassen es sinnvoll erscheinen, den Gesamtkomplex der Aphthen-Krankheiten hier im Zusammenhang unter Berücksichtigung der Touraineschen Konzeption zu besprechen. — Dies kann im Rahmen der Vulvaerkrankungen allerdings nur unter Beschränkung auf die wichtigsten Gesichtspunkte geschehen. Im übrigen wird auf die jüngste Bearbeitung von Schuermann, Greither u. Hornstein, der die folgende Darstellung im wesentlichen folgt, den Beitrag Schimpfs und die Originalliteratur verwiesen.

Aphthosis («grande Aphthose» Touraines). Touraine hat seit 1941 in mehreren Publikationen den interessanten und sinnreichen Versuch gemacht, mehrere bis dahin nosologisch getrennte aphthöse Krankheitsbilder synoptisch als Einheit zusammenzufassen und dabei je nach der lokalisierten oder generalisierten Äußerungsweise der Krankheit von „unipolarer" bis „großer" Aphthose gesprochen. In diese Konzeption hat er auch das Ulcus vulvae acutum einbezogen. Als heuristisches Einteilungsprinzip bietet seine Konzeption zweifellos den Vorteil, die verschiedenen älteren, sich überschneidenden Aphthen-Krankheiten als Varianten eines einzigen Grundprozesses anzusehen, wobei im Einzelfall die Diskussion um die mehr oder weniger große Sonderstellung der einzelnen Aphthose-Form offen bleiben kann.

Die Gesichtspunkte für die Zuordnung des U. v. a. ergeben sich aus der Fragwürdigkeit der Annahme einer spezifischen Ätiologie auf Grund der Bacillus crassus-Befunde, aus der Übereinstimmung mit der Aphthosis in den wesentlichen histologischen Grundzügen und in der klinischen Morphologie sowie aus der Übereinstimmung der möglichen Doppellokalisation an Genitale und Mundschleimhaut und der Kombination mit Exanthemen.

Bei den echten Aphthen, welche als Substrat die Aphthosis in ihren verschiedenen Formen charakterisieren, — die Stomatitis aphthosa und das Aphthoid Pospischill-Feyrter als besondere primär durch Bläschenbildung charakterisierte Herpes-Virus-Krankheiten gehören nicht hierher — beginnt der Prozeß von vornherein als umschriebene Nekrose, die sich abstößt und zur Ulceration führt.

Bei der voll ausgebildeten Aphthe selbst besteht demgemäß im Bereich einer hochroten, mäßig erhabenen Infiltration ein hirsekorn- bis linsengroßes, selten bohnengroßes oder größeres, mehr oder weniger oberflächliches, im allgemeinen jedenfalls nicht sehr tiefreichendes Ulcus mit fibrinösem Grund und steilen, auch leicht überhängenden Rändern von wechselnder, rundlicher, polygonaler bis schlitzförmiger Konfiguration. Auffällig ist — wie beim U. v. a. — die starke Berührungsempfindlichkeit und der praktisch fehlende Foetor des Prozesses. — Die Aphthen treten in Einzelherden oder in einigen wenigen Effloreszenzen, selten in größerer Vielzahl in Erscheinung.

Pathologisch-anatomisch ist der Prozeß durch die Gefäßveränderungen bestimmt, die als Arteriolitis und Capillaritis, auch thrombosierende Phlebitis, herdförmige Endo-Perivasculitis, mit der Möglichkeit von Gefäßrupturen, dazu mit entsprechender zelliger Infiltration, in Erscheinung treten.

Zahlreiche Organsysteme können befallen sein, wobei die Manifestationsmöglichkeiten über den Rahmen des U. v. a. hinausgehen können, andererseits aber auch „unipolar" sein können. An der Haut gelangen dabei knotige und polymorphe Erytheme zur Beobachtung. Augenbeteiligung (besonders als Hypopyon-Iritis), basale oder diffuse Meningo-Encephalitis, Encephalomyelitis, Arthritis, Parotitis, Pleuritis, Splenomegalie und weitere seltenere Manifestationen können hinzutreten.

Als unipolare, bezüglich der Genitalbeteiligung uninteressante Äußerung an der Mundschleimhaut faßt Touraine die habituellen (chronisch rezidivierenden) Aphthen auf, deren Einbeziehung in seine „grande Aphthose" wohl am problematischsten ist.

Vulvabeteiligung ist bei folgenden Aphthosis-Formen möglich:

Chronisch rezidivierende Aphthosis von Kumer. Aphthen der Mund- und weiblichen Genitalschleimhaut mit Erythema nodosum-artigen und papulopustulösen Ausschlägen und Iritiden. (Von Lipschütz wurde die Zuordnung zum U. v. a. abgelehnt).

Aphthosis Neumann. Multiple Aphthenbildung mit etwas stärker ausgeprägter Geschwürbildung (etwa entsprechend dem gangränösen Typ des U. v. a.) an den verschiedenen Schleimhäuten (Mund, Vulva, Vagina, Portio). Erythema nodosum-artige und maculopapulöse Exantheme. Gelegentlich Gelenkbeschwerden.

Metastatische Aphthen. Pathogenetisch offenbar hämatogene Absiedlung, polyätiologisch bei verschiedenen Erkrankungen (Mundaphthen bei U. v. a. verschiedentlich so aufgefaßt). Besonderheit: Meist solitär, einmaliges Auftreten. Vulvalokalisation möglich.

Morbus Behçet. Rezidivierende Aphthen der Mundschleimhaut (90 %), rezidivierende Aphthen der Genitalregion (84 %), Hypopyon-Iritis, Uveitis (80 %), Gelenkbeteiligung (35 %), pustulöse Ausschläge (30 %), Erythema nodosum (28 %), Erythema exsudativum multiforme und purpura (13 %), Meningo-Myelo-Encephalitis (19 %) und weitere seltenere Komplikationen.

Die Zusammenfassung der Aphthen-Erkrankungen von Kumer, Neumann und Behçet zur einheitlichen Aphthosis von Touraine bietet sich von selbst an. Die „metastatischen" Aphthen und das Ulcus vulvae acutum, welches Touraine seiner Apthosis ebenfalls zugeordnet wissen wollte, weisen allerdings gewisse Abweichungen auf, die jedoch mehr quantitativer als grundsätzlicher Natur zu sein scheinen.

XII. Erregerbedingte Krankheiten VI. Tuberkulose und Lepra

1. Tuberkulose

Häufigkeit der Vulvabeteiligung

Tuberkulose der Vulva und Vagina ist nicht häufig Aus einer Statistik von Heynemann (zit. n. Winkler) ergibt sich, daß die Vaginaltuberkulose — im Gegensatz zur übrigen Genitaltuberkulose relativ häufiger auch bei Kindern und Greisinnen — unter Bevorzugung der hinteren Scheidenwand insgesamt nur 5,6 % der weiblichen Genitaltuberkulose ausmacht. Die Vulvatuberkulose ist danach noch seltener. — Moore gibt 1954 einen Überblick über 26 Fälle von weiblicher genito-peritonealer Tuberkulose, aus welcher sich ergibt, daß gesicherte Fälle von

Genitaltuberkulose in seinem Krankengut 0,28 % aller gynäkologischen Patientinnen ausmachen. Unter Einbeziehung von 12 wahrscheinlichen Tuberkulosefällen, bei welchen der Erregernachweis jedoch nicht geführt werden konnte, ergibt sich ein Prozentsatz von 0,4, welcher sich den Angaben anderer Autoren (Sutherland und Russel u. Mitarb.) und dem vermuteten echten Anteil der Genitaltuberkulose am gynäkologischen Krankengut nähert. Die gesicherten 26 Fälle betrafen 10 mal das Endometrium, 4 mal die Tuben, 4 mal das Peritoneum, 3 mal die Cervix, 3 mal die Vulva und 1 mal die Vagina. Die Vulva wird als der am häufigsten von einer tuberkulösen Primäraffektion betroffene Teil des weiblichen Genitales angesehen. Sie ist nach Jedburg u. Sutherland in 0,5—2 % der Fälle von Genitaltuberkulose beteiligt. Heynemann betrachtet demgegenüber die primäre Entstehung der Vulvatuberkulose als noch nicht sicher erwiesen. Nach Kehrer indessen kann sie sich sowohl primär als auch sekundär, fortgeleitet aus der Nachbarschaft, entwickeln. Die Absiedlung der Erreger kann dabei grundsätzlich canaliculär im Rahmen einer Abseuchungstuberkulose, hämatogen, lymphogen und als exogene Infektion erfolgen.

Die Bedeutung der canaliculären Infektion für die Entstehung einer Tuberkulose des äußeren Genitales bei vorhandener Harnwegsinfektion ist gelegentlich überschätzt worden. Nach May u. Schultze-Seemann ist beim Manne die canaliculäre Infektion, trotz der wesentlich engeren anatomischen Beziehungen von Harn- und Genitalorganen, seltener als die hämatogene. Nach Simmonds (zit. n. May u. Schultze-Seemann) kommt bei der Frau nur in 9 % der Fälle eine gleichzeitige Erkrankung der Harn- und Geschlechtsorgane vor.

Formen der Haut-Schleimhauttuberkulose

Die Tuberkulose der Vulva ist eine Tuberkulose der Haut und der Schleimhaut, und es darf erwartet werden, daß wir die verschiedenen Formen der Haut- und Schleimhaut-Tuberkulose, wenn auch in unterschiedlicher Häufigkeit, hier wiedertreffen werden. Vorauszuschicken ist, daß bei der integumentalen Tuberkulose gleichartige klinische und histologische Bilder nicht nur durch den humanen und bovinen Typ des Mykobacterium tuberculosis, sondern auch durch das Mykobacterium avium, den Typus gallinaceus des Tuberkulose-Erregers (der z. B. Lupus vulgaris, aber auch atypische Bilder verursachen kann) und auch durch das neu entdeckte Mykobacterium balnei (Lupus vulgaris-, Tbc. verrucosa-ähnliche Herde) hervorgerufen werden, wobei der Anteil dieser Erreger an den Fällen von Vulva-Tuberkulose aus dem mir zugänglichen Schrifttum nicht ersichtlich ist.

In Abhängigkeit von der Disposition, der allgemeinen und spezifischen Abwehrlage, z. Teil von der Art, wie der Erreger an den Ort des krankhaften Geschehens in Haut oder Schleimhaut gelangt, lassen sich eine Reihe von Manifestationsformen unterscheiden, die der allgemeinen Lehrmeinung entsprechend folgendermaßen geordnet werden können (Wagner):

A. Haut-Tuberkulosen bei fehlender oder schlechter Abwehrlage des Organismus:
    1. Tuberculosis cutis primaria inoculata (tuberculöser Primärinfekt der Haut),
    2. Tuberculosis cutis miliaris disseminata,
    3. Tuberculosis miliaris ulcerosa cutis et mucosae.

B. Haut-Tuberkulose bei wechselnder Allergielage: Lupus miliaris disseminatus faciei

C. Haut-Tuberkulosen bei guter bis hochgradiger Abwehr des Organismus:
    1. Tuberculosis luposa (= Lupus vulgaris)
    2. Tuberculosis verrucosa cutis

3. Tuberculosis cutis colliquativa
4. Gruppe der Tuberkulide
   a) Tuberculosis cutis lichenoides
   b) Tuberculosis papulo-necrotica
   c) Tuberculosis cutis indurativa (Erythema induratum BAZIN).

Die sog. Tuberkulide, als disseminierte hämatogene Streuphänomene aufgefaßt, können für die Darstellung der Vulva-Tuberkulose außer Betracht bleiben.

Im Gegensatz zu diesen sind der Lupus vulgaris und die Tuberculosis colliquativa cutis als die eigentlichen „Organ-Tuberkulosen der Haut", die Tuberculosis verrucosa cutis (=Leichentuberkel) als Ausdruck der exogenen Super- bzw. Re-Infektion bei positiver Tuberkulinreaktivität, die Tuberculosis miliaris ulcerosa cutis et mucosae als typisches Bild canaliculärer Autoinfektion (z. B. in Kehlkopf, Rachen, Mundhöhle und Mundumgebung bei offener Phthise) unter den Bedingungen des Erliegens der Abwehrkräfte (negativer Tuberkulintest) aufgefaßt worden.

Dieses im ganzen berechtigte Schema kann jedoch nicht als starre Regel gelten. — GOTTRON hat gegen die Übertragung der Rankeschen Stadieneinteilung auf die Haut-Tuberkulose Bedenken geltend gemacht und auf die primär und postprimär sowie im Gefolge der hämatogenen Streuung des Sekundärstadiums auftretenden Fälle von Lupus vulgaris und kolliquativer Tuberkulose hingewiesen. Erinnert sei in diesem Zusammenhang an die lupöse Reaktion in zeitlichem Zusammentreffen mit dem ersten Erregerkontakt bei der BCG-Impfung oder an die disseminiert auftretenden Lupusherde bei hämatogener Streuung nach exanthematischen Infektionskrankheiten. — Die verrucöse Tuberkulose, gewiß in der Regel Ausdruck exogener Superinfektion, wird nach zahlreichen Autoren nicht ausschließlich durch eine solche bedingt. Der in der Regel lymphogen und hämatogen entstandene Lupus vulgaris kann gelegentlich durch exogene Infektion entstehen. Die Tuberculosis miliaris ulcerosa ist zwar das typische Bild der canaliculären Superinfektion, vor allem der Schleimhaut, doch wird von zahlreichen dermatologischen Autoren (BOHNSTEDT, SCHUERMANN-GREITHER-HORNSTEIN u. a.) die andersartige (hämatogene) Entstehung in einzelnen Fällen nicht ausgeschlossen, und es muß nach neueren hals-nasen-ohrenärztlichen Bearbeitungen des Fragenkomplexes (AROLD) als sicher gelten, daß die hämatogene Entstehung gleichartiger Schleimhaut-Ulcera am Gesamtkrankengut einen wesentlichen Anteil hat.

Hinzuweisen ist schließlich auf die gelegentliche Gleichzeitigkeit der verschiedenen Formen sowie auf die örtliche Kombination auch in zeitlicher Aufeinanderfolge, wofür das Auftreten eines Lupus vulgaris geschoßmäßig über einer Tuberculosis colliquativa wohl das bekannteste Beispiel ist.

Häufigste Tuberkuloseform der Haut ist der *Lupus vulgaris*. Mit dem Lupusbegriff verbindet sich ursprünglich der zerfressende, gewebszerstörende Charakter der Hautaffektion. Hierin, in der häufig schweren ästhetischen Störung — die weitaus größte Zahl der Fälle betrifft die freigetragenen Hautpartien, in Sonderheit das Gesicht — liegt die ernste Bedeutung der Erkrankung, nicht aber in der Häufigkeit ihrer Verbreitung, im tuberkulösen, etwa lebensbedrohenden Charakter der Infektion selbst, in Funktionseinschränkung oder -ausfall, welche meist bedeutungslos sind, oder gar in der Kontagiosität, die auch bei ulceriertem Lupus vulgaris praktisch nicht gegeben ist. Der alte Lupusbegriff ist im Lupus vulgaris durch die allmähliche Erfassung des diesen charakterisierenden Lupusknötchens — klinisch oft besser Lupusfleckchens — auf die morphologisch und schließlich auch ätiologisch tuberkulöse Krankheit eingeengt worden, gleichzeitig aber selbstverständlich auf Beginnherde, plane, tuberöse und sonstige noch nicht mit Zerstörung einhergehende Herde ausgedehnt worden, ohne Rücksicht auf deren Lokalisation.

Das Charakteristikum all dieser im übrigen morphologisch teilweise recht variabler Herde ist das eben erwähnte Lupusknötchen, eine seltener die Haut vorwölbende, als im Hautniveau gelegene (Lupusfleck) Gewebsverdichtung von etwa Hanfkorngröße, roter, rötlich-violetter bis bräunlicher Farbe, dessen besondere Kennzeichen in der bei Anämisierung unter Glasspateldruck (Diaskopie) faßbaren apfelgeleeartigen bis rehbraunen transparenten Eigenfarbe und in der Weichheit des Gewebes, nachweisbar durch die Eindrückbarkeit mit der Sonde, gegeben sind.

Derartige Lupusflecke oder -knötchen entwickeln durch dichte Apposition zusammenhängende gerötete Herde, die diaskopisch die Auflösung in zahlreiche Einzelknötchen erkennen lassen. Ihre Flächenausdehnung schwankt in weiten Grenzen. Die Form der Herdbegrenzung wird durch die Apposition aus Einzelknötchen bestimmt. Die Oberflächenbeschaffenheit wechselt erheblich und wird z. T. beeinflußt von der Lokalisation des Herdes. Neben planen, relativ glatten Herden kommen stärker saftig-turgescente bis knotige Herde (Lupus vulgaris tumidus) oder stärker schuppende bis stark keratotische Herde (Lupus vulgaris verrucosus) und häufig örtlich oder, seltener, in der ganzen Fläche geschwürig zerfallende Herde (Lupus vulgaris exulcerans) zur Beobachtung. Mit oder ohne geschwürigen Zerfall unterliegt das ortsständige Bindegewebe im Bereich des lupösen Infiltrats der Zerstörung, so daß Vernarbung (mit der ausgeprägten Neigung zu häßlicher Retraktion) und bei Tiefergreifen des Prozesses (Knorpel — seltener auch Knochenbeteiligung im Gesicht!) schwere Mutilation resultieren kann (Lupus vulgaris mutilans). In hohem Grad kennzeichnend und differentialdiagnostisch beachtenswert bei der Angrenzung ähnlicher granulierender (vornehmlich tertiär-luischer) Entzündungen ist klinisch das Auftreten neuerlicher Lupusflecke im bereits „abgegrasten" narbig umgewandeten Gebiet (Narbenrezidive).

Auf der Schleimhaut bewirken die dichtstehenden Lupusknötchen je nach Dicke des bedeckenden Epithels das Bild weißlicher bis violettfarbener, glasigdurchscheinender, weicher, maulbeerförmiger Granulationen. Die Bereitschaft zum geschwürigen Zerfall ist hier größer als auf der Haut.

Als Spätkomplikation des Lupus vulgaris ist auf die Neigung zur Carcinom-, auch Sarkomentwicklung in den alten Narbenbereichen hinzuweisen.

Histologisch (Abb. 41) ist das Lupusknötchen bereits ein kleiner Konglomerat-Tuberkel. Der Tuberkel des Lupus unterscheidet sich aber vom typischen Tuberkel einmal durch die geringe Ausprägung bzw. das praktische Fehlen der Nekrose bzw. Verkäsung, durch den undeutlichen oder fehlenden Zonenaufbau, wodurch der eigentliche Knötchen-Charakter oft mehr einer flächenhaften unregelmäßigen Infiltration weicht, und durch das Erhaltenbleiben von Gefäßen. Am Infiltrat beteiligt sind Lymphocyten und Histiocyten, vor allem Epitheloidzellen — nicht selten in einem dem Boeckschen Sarkoid ähnlichen Ausmaß, jedoch dann ohne die hierbei vorhandene kapselartige Verdichtung des nachbarlichen kollagenen Gewebes und ohne die „Walzenstruktur" — in wechselndem Ausmaß ferner Riesenzellen, z. T. von typischer Langhans-Struktur, z. T. mit mehr kreissegmentartig angeordneter Kernverteilung. Die Anordnung dieser Zellelemente ist weit unregelmäßiger als beim klassischen Tuberkel. In der unspezifischen Randzone finden sich ferner Plasmazellen in wechselnder Menge und einige Mastzellen; gelapptkernige Leukocyten fehlen praktisch. Dieses tuberkulös entzündliche Gewebe durchsetzt insbesondere das Corium in wechselnder Ausdehnung, insbesondere auch in seinen oberflächlichen Anteilen, kann aber auch die Subcutis mitbetreffen, vornehmlich wenn der Lupus sich fortgeleitet von einem tiefer gelegenen tuberkulösen Prozeß aus entwickelt. Das ortsständige Bindegewebe fällt weitgehender Zerstörung anheim, das kollagene zeitiger und stärker als das elastische. Das Epithel wird sekundär beteiligt. Verdünnung und Atrophie, aber auch acanthotische Wucherung der Retezapfen und papillomatöse Formationen mit dem Bilde der pseudoepitheliomatösen Epidermishyperplasie kommen zur Beobachtung. Das Verhalten der Gefäße wechselt. Im Zentrum dichterer Epitheloidzellinfiltration können sie fehlen, in den Randgebieten der Infiltration ist eher Gefäßneubildung und -erweiterung

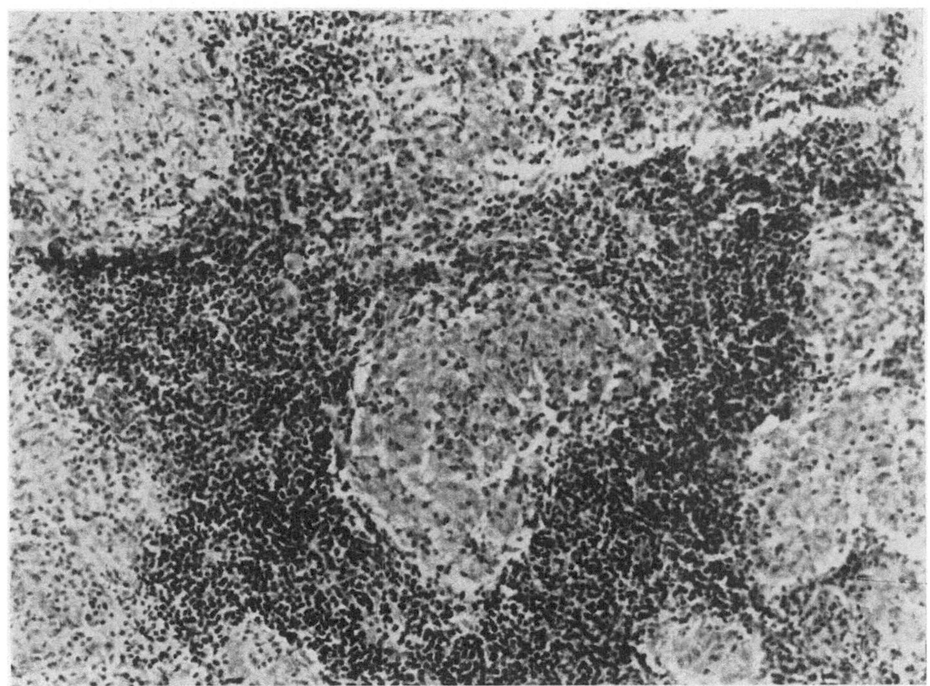

Abb. 41. Histologisches Bild des Lupus vulgaris. Epitheloidzellknötchen mit Riesenzellen, umgeben von Lymphocyten-Infiltration bei fehlender Neigung zur Verkäsung. HE, 156:1, Gefrierschnitt

erkennbar. Größere Gefäße der Nachbarschaft können Infiltration der Adventitia, Verdickung der Media, Wucherung der Intima, ggf. bis zur Obliteration, aufweisen. Bakterien sind im Lupusgewebe nur schwer und spärlich, insbesondere in den Epitheloid- und Riesenzellen, nachweisbar.

Die *kolliquative Tuberkulose* der Haut und Schleimhaut (Abb. 42), das Scrophuloderm, entwickelt sich ursprünglich als ein auch größere Ausmaße annehmendes knotiges tumoröses Granulom im tieferen, insbesondere subcutanen Gewebe, seltener aber auch oberflächlicher, im Corium, oder gelegentlich noch tiefer, in der Fasciengegend oder Muskulatur. Diese meist schmerzlosen Knoten nehmen an Umfang zu und führen zu Erweichung, Ulceration und schließlich narbiger Ausheilung. Wie schon erwähnt, können sie primär am Ort der Entwicklung des krankhaften Substrats durch Keimabsiedlung an dieser Stelle, oder, besonders häufig, fortgeleitet von einem tuberkulösen Prozeß der Nachbarschaft (in erster Linie von Lymphomen und tuberkulösen Knochenherden) entstehen. Für die Entwicklung aus einer miliaren Aussaat der Haut zitiert UEHLINGER die Beobachtung von HEIN u. STEIGER, bei welcher sich die frühesten extrapulmonalen Metastasen in der Haut entwickelten und zur Bildung tuberkulöser Hautabscesse führten.

Flächenhaftere Ausdehnung des knotigen oder ulcerösen Prozesses kann durch dichtes gruppiertes Auftreten mehrerer oder durch Eitersenkung bei einem Einzelherd zustande kommen. Die Haut oder Schleimhaut über der im alten morphologischen Sinne „gummösen" Infiltratbildung verfärbt sich zunehmend livide und

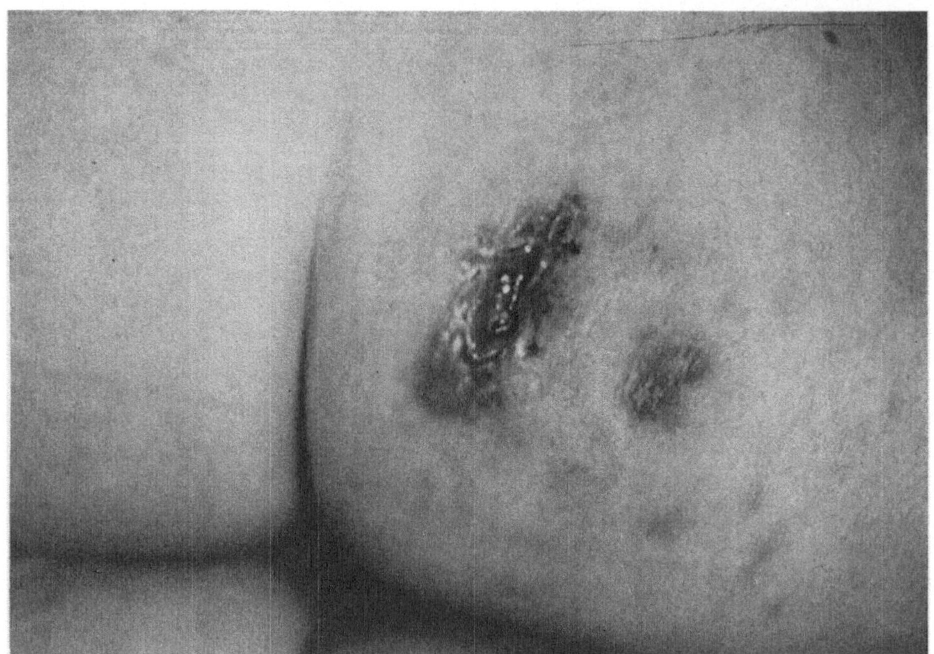

Abb. 42. Tuberculosis cutis colliquativa ad nates

wandelt sich schließlich in ein mehr oder weniger tiefes, von schlaffen eitrigen Granulationen bedecktes Ulcus mit unterminierten, oft zerfetzt aussehenden, eingekerbten oder eingerissenen Rändern um. Diese Unterminierung der Oberfläche durch die Ulceration führt zum Stehenbleiben oberflächlicher Gewebsbrücken und in der weiteren Folge zur Abheilung unter Entwicklung sehr unregelmäßiger, häßlicher, teils eingezogener, teils zipfeliger und brückenförmiger oder strangförmiger Narbenbildungen.

Sonderformen, welche dem Scrophuloderm nahestehen oder zugeordnet werden können, sind die *Tuberculosis fungosa cutis Riehl* und die besonders von Beutnagel sowie Gottron herausgestellte *Tuberculosis subcutanea fistulosa.* Beide Formen betreffen vornehmlich den Leisten-, Gesäß- und Genitalbereich. Bei der Riehlschen pilzförmigen Tuberkulose handelt es sich um eine wenig Erweichungstendenz aufweisende, meist fortgeleitete knotige Tuberkulose, welche prall-elastische pflaumengroße und größere Tumoren hervorruft, deren Oberfläche gar nicht oder nur wenig färberisch, mit Neigung zu bräunlichen Tönen, verändert ist. Bei Erweichung weisen diese Tumoren speziell in den genannten Lokalisationen Neigung zur Entwicklung papillomatös-tuberkulöser Wucherung mit stark vegetierender Note und Ähnlichkeit zur Tuberculosis verrucosa, aber auch zum

Carcinom, zu vegetierenden Mykosen, Bromiden, Jodiden u. a. auf. Die Epithelbeteiligung bei derartig vegetierenden Prozessen entspricht der auch feingeweblich oft schwer vom Carcinom abzutrennenden pseudoepitheliomatösen Hyperplasie.

Bei der *Tuberculosis subcutanea fistulosa* (Abb. 43) handelt es sich um symmetrisch aus tief gelagerten nicht massiv einschmelzenden Infiltraten hervorgehende und demgemäß weniger zur Ulceration als zur Fistelbildung führende Prozesse.

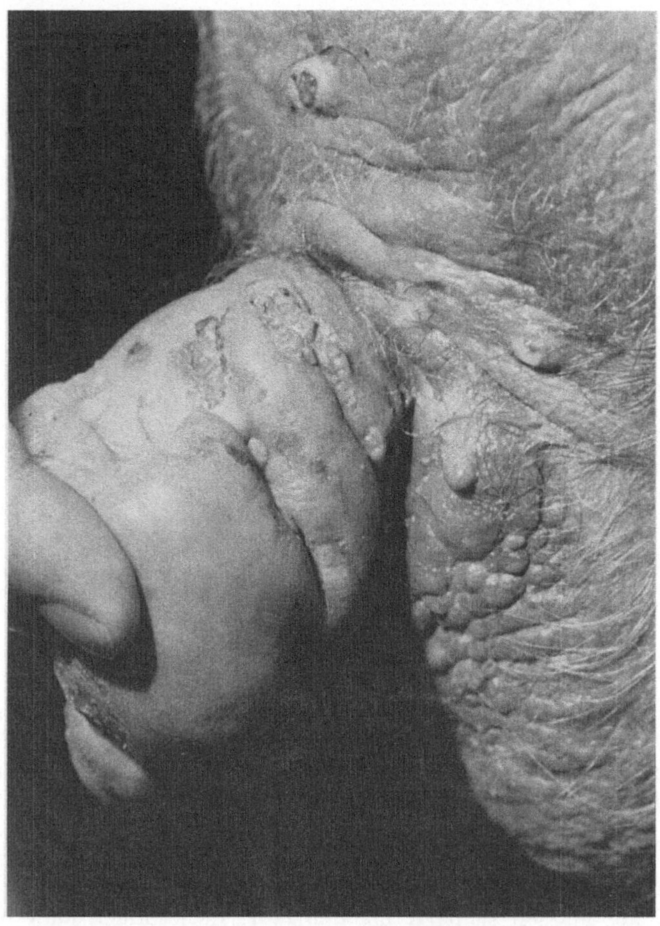

Abb. 43. Tuberculosis subcutanea fistulosa am männlichen Genitale mit tiefen Infiltraten, Erweichung und Unterminierung, Entwicklung von Fisteln und granulierenden Geschwüren, Narbenbildung und Elephantiasis

Die tief gelagerten Infiltrate können allerdings an Umfang zunehmen, flächenhaft werden und multiple Fistulationen hervorrufen, welche unter Entwicklung tiefer Narbenstränge, auch Strikturbildung, abheilen können. Der Prozeß kann daher im Verlauf zum Bilde der Esthiomène führen, worauf neuerlich GOTTRON wieder hingewiesen hat.

18*

Feingeweblich ist beim vollentwickelten Scrophuloderm die Randzone der erweichten zentralen Nekrose von reichlich Kerndetritus enthaltenden Leukocyten durchsetzt und im weiteren umsäumt von einem Epitheloidzellinfiltrat mit einzelnen Riesenzellen, das wiederum von einem Leukocytenmantel umgeben wird. In der weiteren Umgebung finden sich Gefäßveränderungen analog denen des Lupus vulgaris sowie einzelne kleine perivasculär angeordnete Tuberkelknötchen.

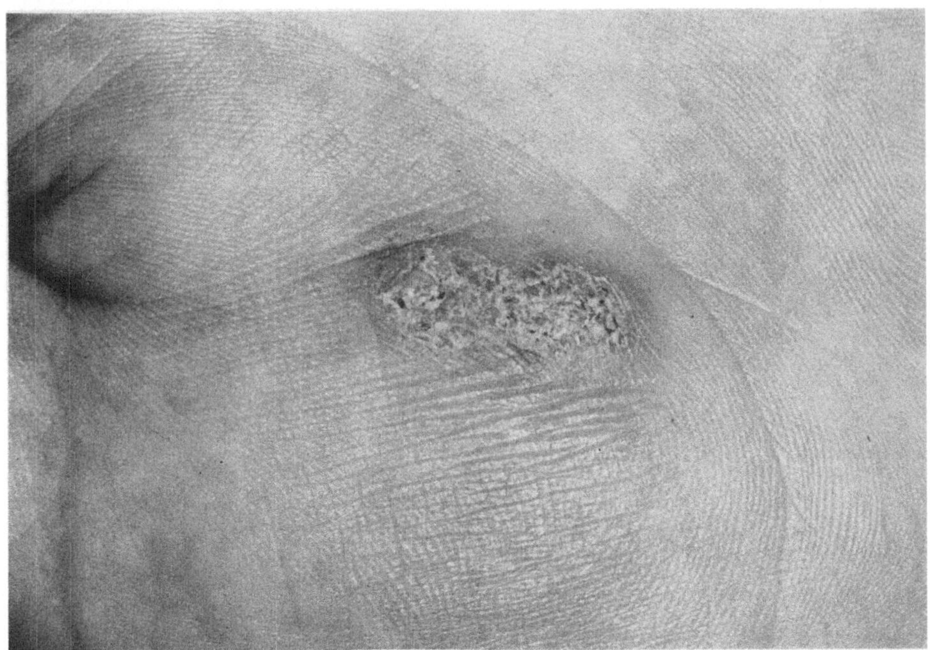

Abb. 44. Tuberculosis cutis verrucosa der Hand

Die *Tuberculosis verrucosa cutis* (typisch an exogener Infektion ausgesetzten Stellen, Abb. 44) beginnt als erhabenes, derbes, allmählich größer werdendes, etwa hanfkorngroßes Infiltrat, welches, von einem erythematösen Saum umgeben, allmählich durch kontinuierliche periphere Ausbreitung — nicht durch Apposition neuer Knötchen wie der Lupus vulgaris — größer wird und sich oberflächlich papillomatös-keratotisch umwandelt. In den Klüften der Vegetationen entwickelt sich nekrotischer Zerfall, der sich bei seitlichem Druck in Form eitertropfenähnlicher Massen sichtbar machen läßt. Es kommen Fälle mit und ohne Beteiligung des Lymphabflußgebietes zur Beobachtung.

Histologisch besteht eine dem klinischen Bild entsprechende papillomatöse Entfaltung des oberflächlichen Coriums, eine erhebliche, unregelmäßige Epidermisverbreiterung in Form von Akanthose und Hyperkeratose. Letztere kann besonders bei älteren Menschen ein Cornu-cutaneum-ähnliches Bild hervorrufen. Innerhalb der verschieden breiten, verschiedenartig verzweigten akanthotischen Zapfen findet sich spongiotische und leukocytäre Durchsetzung mit Bildung von Leukocytenhaufen und Pseudo-Abscessen. Das subepidermale, tuberkulöse, dichte entzündliche Infiltrat hat vornehmlich unspezifisch lympho-leukocytären Charakter mit nur vereinzelten Epitheloid- und Riesenzellen und seltenen Epitheloidzellknötchen. Der Bakteriengehalt ist eher geringer als beim Lupus vulgaris.

Als der Tuberculosis verrucosa cutis verwandter Prozeß oder als Sonderform derselben bei alten Leuten ist die *Tuberculosis fungosa serpiginosa* hier anzureihen, welche in ganz analoger Weise beginnt, aber unter glatter Vernarbung peripher fortschreitet, so daß ein rezidivfrei abgeheiltes glattes narbiges Zentrum von den bei der verrucösen Tuberkulose geschilderten Veränderungen ringförmig umschlossen wird.

Bei der im Schleimhautbereich besonders wichtigen *Tuberculosis miliaris ulcerosa cutis et mucosae* handelt es sich um zunächst einzelne, meist aber gruppiert stehende, fleckförmige bis halbkugelige, kleine, an der Schleimhaut durchscheinende, graue bis gelbliche, hirsekorngroße Knötchen, die alsbald zerfallen, so daß sie häufiger gar nicht zur Beobachtung gelangen, vielmehr das nach ihrem Zerfall entstandene Ulcus das Bild der Krankheit bestimmt. Dieses Ulcus ist durch Zerfall meist mehrerer gruppierter Knötchen in der Regel größer als der einzelne Tuberkel, so daß linsen- bis fingernagelgroße, gelegentlich aber auch wesentlich größere, hin und wieder auch nur schlitzförmige kleine Herde zur Beobachtung

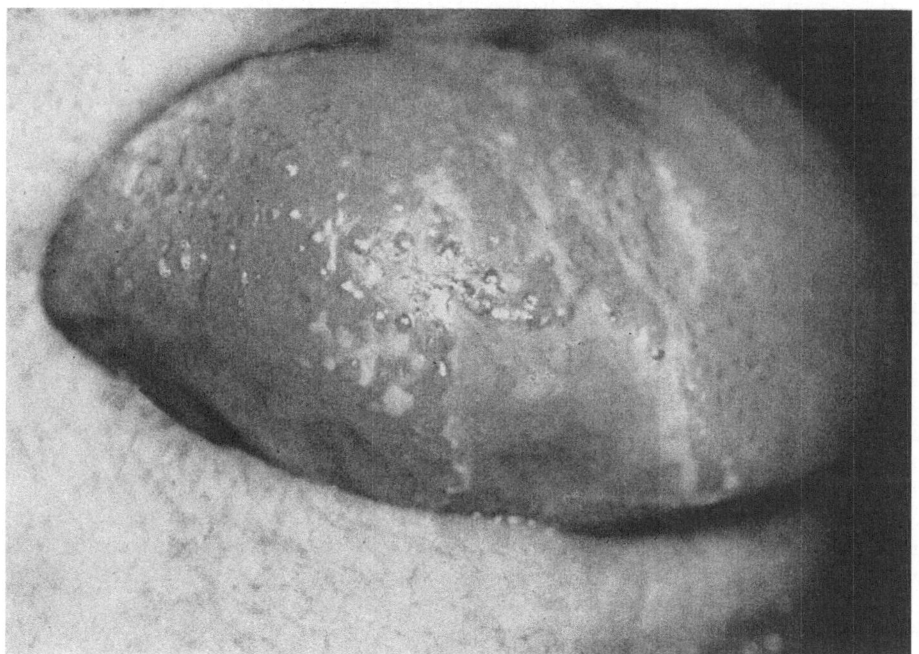

Abb. 45. Tuberculosis miliaris ulcerosa cutis et mucosae an der Zunge

gelangen. Die Ulcera sind seicht, unterminiert, von einem gezackten Rand umsäumt (Abb. 45). Ihr Grund läßt immer wieder kleinste, graugelbe Tuberkel erkennen und ist demgemäß zart höckerig granuliert, dabei von dünnflüssig eitrigem Sekret bedeckt und reich an Bakterien, besonders bei Entnahme mit dem scharfen Löffel. An der Vulva ähneln die Ulcera dem Ulcus vulvae acutum bzw. den Aphthenbildungen, ferner den seltenen Vulva-Ulcerationen beim Aphthoid Feyrter-Pospischill und bei der Gonorrhoe.

Histologisch dominiert die unspezifische, akut entzündliche leukocytäre Infiltration mit nekrotischen Bezirken, in deren Bereich nur vereinzelt Epitheloide und Riesenzellen vorhanden sind.

Daß diese Ulcerationen einerseits zwar das typische Bild der canaliculären Abseuchungstuberkulose auf dem Wege der Bakterienabscheidung bei dekripiden, resistenzgeschwächten Individuen darstellen, andererseits aber auch in einem offenbar hohen, nicht immer ausreichend gewürdigten Prozentsatz auch hämatogen auf der Schleimhaut entstehen können, wurde erwähnt. Tuberkulöse Ulcerationen der Schleimhaut können demnach aus einem Lupus vulgaris, als Ausdruck einer kolliquativen Tuberkulose und schließlich als Tuberculosis miliaris ulcerosa in unterschiedlicher Ausdehnung, sowohl primär als auch sekundär, infolge Inoculation, hämatogener oder lymphogener Streuung oder per contiguitatem, fortgeleitet aus der Nachbarschaft, sich entwickeln. Der Terminus Ulcus tuberculosum der Schleimhaut, meist synonym verwendet mit der Tuberculosis miliaris ulcerosa, ist daher vieldeutig. Und bei voller Ausbildung des Ulcus ist sein Entstehungsmodus öfters nicht mehr erkennbar.

Anzureihen ist der Tuberculosis miliaris ulcerosa die ihr zugehörende oder nahestehende Sonderform der *chancriformen Tuberkulose Pautriers* (nicht zu verwechseln mit dem „tuberkulösen Schanker", einer in Analogie zur Lues geprägten Bezeichnung für den tuberkulösen Primäraffekt). Diese Form mit ihrem rundlichen bis ovalen, krustenbedeckten, indurierten Ulcus, dessen Rand gelegentlich basaliomähnliche, feine „perl"-artige Infiltration aufweist, kann das Erscheinungsbild einer Lues I („chancriform") vortäuschen.

Anzureihen ist der Gesamtheit der ulcerösen tuberkulösen Schleimhaut-Prozesse ferner der *tuberkulöse Primäraffekt*, eine an der Vulva seltene Manifestationsmöglichkeit der Tuberkulose in Form eines wenig typischen Ulcus mit alsbaldiger Lymphabflußbeteiligung, dessen Morphologie die unten angeführte Kasuistik verdeutlichen wird. Erwähnenswert ist, daß es hierbei analog dem Primäraffekt der Lues zu einem umgebenden Oedema indurativum kommen kann.

Erhebungen an der Vulva

Im Hinblick auf die spezielle Vulva-Lokalisation ist die Tuberkulose in ihren Erscheinungsformen unter Auswertung der älteren Mitteilungen durch K. Bender (1906), Jesionek (1909) und Kehrer (1929) monographisch bearbeitet worden.

Kehrer führt entgegen älteren Autoren, die das Vorkommen des Lupus vulgaris an der Vulva bestreiten oder bezweifeln, eine Reihe von Beobachtungen an, welche gleich ihm den Vulva-Lupus für erwiesen halten (v. Winkel u. Birch-Hirschfeld, Küstner, Fehling, Martin, Schröder, Hofmeier, Taylor, Bender). Er erwähnt ulceröse, maculöse, auch serpiginös fortschreitende, sowie papillomatös-verrucös hypertropische Formen. Auch Jesionek erkennt als erfahrener Dermatologe je einen Lupus-Fall von K. Bender, Petit u. Bender und zwei Fälle von M. X. Bender an. Diesen von Jesionek gesammelten Fällen fügt Kehrer 20 Jahre später noch die Beobachtungen von Meriel, Kroemer, Boursier, Forguee u. Massabuau sowie Oppenheim zu und erhöht damit die Zahl der Beobachtungen auf neun, zuzüglich zweier Fälle (Lewers, Hintze), welche er als wahrscheinlichen Lupus betrachtet. Doch sind nach den Angaben, die Kehrer macht, selbst diese wenigen Fälle nicht sämtlich zweifelsfrei. Einige Daten der von Kehrer gesammelten Lupusfälle der Vulva sollen daher kurz wiedergegeben werden.

A) Als Haut-Lupus der Vulva angesprochene Fälle:

K. Bender: 46jährige Frau. Beiderseitige Lungentuberkulose. Linkes großes Labium stark ödematös, mit flachen, borkig bedeckten Geschwüren durchsetzt, welche auf die hintere Commissur und etwa 2 cm weit auf das rechte Labium majus übergreifen. Gleichzeitig ulceröse und narbige Mastdarm- und Rectum-Tuberkulose. In den Narben z. T. braunrot glänzende Knötchen, als Lupusknötchen angesprochen. — KROEMER: 15jähriges Mädchen mit jahrelanger Herdanamnese. Beginn an der rechten Gesäßbacke, Ausdehnung auf Anal- und Vulvaregion mit zunehmender Anschwellung der Schamlippen. Ganze Vulva und große Teile der Gesäßbacken sowie des Dammes schließlich von papillomatösen Wucherungen eingenommen. In den Randzonen „für den Lupus charakteristische gelbbraune Knötchen, aus denen sich auf Druck gelbe Eiterpfröpfe entleerten". Am linken Labium majus kirschgroßer perforierter Absceß. — BOURSIER: Vulvabefund nicht näher beschrieben; Fall weist gleichzeitig Tuberkulose der Inguinallymphknoten auf. — OPPENHEIM: Schwimmhosenähnlich ausgebreiteter „Lupus vulgaris tumidus et exulceratus", peripher an den Nates und Oberschenkeln atropische, polycyclisch begrenzte Narben bildend, die „verschiedene Arten von Lupusherden" zeigen. Vulva mit starker Schwellung und Verhärtung, besonders der linken Schamlippe, einbezogen. Im Bereich der Steißbeingegend und der Nates ein über handflächengroßes, glattbasiges Ulcus mit callösen Rändern. Anus in Narben und Geschwüre eingebettet. Ein bläulich-roter Wulst verbindet die linke große Schamlippe mit dem Narbengebiet am Anus. Zahlreiche Excrescenzen und Fistelbildungen. Zerfall der keloidischen Narben. — LEWERS: Hypertrophische Wucherungen der Vulva bei 22jähriger Frau. In der Diskussion bleibt offen, ob es sich um Lupus oder Lues handelt. — HINTZE: Als Lupus vulgaris beschriebener Fall mit Ausbreitung über den Mons pubis, die Labien und Teile des Perineums. Entwicklung in Form von Knötchen und nässenden Geschwüren. Zeigt neben Narbenbildungen frische mit borkigen Belägen versehene, 1 cm tiefe Geschwüre mit unterminierten, unregelmäßigen speckigen Rändern.

B) Als Schleimhaut-Lupus der Vulva angesprochene Fälle:

KATTE: Lupus der Vulvaschleimhaut ohne nähere Angaben. — HAVAS: 21jährige Frau mit offensichtlich offener Phthise. Am Scheideneingang linsengroßes, leicht blutendes, unterminiertes Geschwür mit mehreren graugelben, rasch zerfallenden Knötchen an dessen Rand. Tuberkelbazillen nachgewiesen. — KROEMER: 24jährige Frau. Jeweils im Anschluß an zwei Gravitäten Entwicklung eines Ulcus im Bereich der Klitoris, das sich aus einer knötchenartigen Geschwulst entwickelte und dessen Grund mit grauroten, wenig blutenden Granulationen bedeckt war. Es hatte schließlich die rechte kleine Schamlippe von der Klitoris vollkommen getrennt, die stark geschwollene Urethralmündung umkreist, den rechten Schambeinast freigelegt und den Harnblasenschließmuskel zerstört. „Bei Druck auf den Geschwürsgrund gelbe Knötchen wie bei Lupus." *Histologisch* fanden sich verkäsende Tuberkel. — NEUWIRTH: Patientin mit Melanom der Vulva, dem als tuberkulös angesprochene, diagnostisch aber nicht gesicherte Geschwüre vorausgegangen waren.

Diese kurzen Daten mögen genügen, um zu zeigen, daß auch die von KEHRER ausgewählten Fälle mancherlei Atypien aufweisen und im einzelnen diagnostisch anfechtbar sind. Kombination und Verwechslungsmöglichkeiten mit kolliquativer Tuberkulose in ihren verschiedenen Abarten sowie mit ulceröser, vielleicht auch verrucöser Tuberkulose sind möglich. Es verbleiben der Fall BENDER als von namhaften zeitgenössischen Dermatologen anerkannt, ferner die Fälle KROEMER und OPPENHEIM. Die Mitteilungen über die Schleimhautfälle sind nicht beweisend. Insgesamt kann aber wohl Beteiligung der Vulva am Lupus vulgaris als ein sicheres, wenn auch seltenes Ereignis angesehen werden.

Auf die weiteren älteren Fälle von Vulva-Tuberkulose, die bei KEHRER gesammelt sind, braucht hier nicht im einzelnen eingegangen zu werden.

Die Tuberculosis colliquativa ist nach ihm selten, noch seltener als der Lupus vulgaris. Er führt nur 3 Fälle (JESIONEK, KROEMER, CHIARABBA) und einen weiteren unsicheren (TAYLOR) an. Nach der späteren Kasuistik scheint diese Form unter Einschluß der Tuberculosis fungosa RIEHL und der Tuberculosis subcutanea fistulosa nicht mehr so besonders selten unter den Vulva-Tuberkulosen auf.

Die Tuberculosis miliaris ulcerosa stellt in Übereinstimmung mit unserer Literatursammlung auch bei KEHRER schon ein verhältnismäßig größeres Krankengut, insbesondere bei Einbeziehung seiner als Ulcus vulvae chronicum tuberculosum angereihten Fälle. Die Monographie JESIONEK zählt unter 4 500 weiblichen Kranken 14 mal Tuberculosis miliaris ulcerosa, fast stets bei Prostituierten. In sechs dieser Fälle war das äußere Genitale allein, achtmal gleichzeitig auch Mastdarm und After erkrankt. Als Lieblingssitze der Ulcera erscheinen die Innenflächen der kleinen Labien, das Frenulum, die hintere Kommissur, die Urethralmündung (hier mit stärkeren subjektiven Beschwerden) und der Damm. Auch Befall der Klitoris und des Hymenalringes ist beobachtet worden. Jesionek hat gelegentlich eine im Geschwürsgrund papilläre, feigwarzenähnliche Variante auch histologisch gesehen und als Typus Tuberculosis mucosae papillaris bezeichnet. Jacobi-Zieler haben auf den größeren Anteil an Tuberkeln und Riesenzellen im histologischen Bild bei zunehmender Chronizität der Ulcerationen hingewiesen.

Die Vagina bzw. Portio war gleichzeitig in den Fällen Kroemer (1907) und Halter (1928) befallen.

Die von Kehrer als Ulcus vulvae chronicum tuberculosum geschilderten, durch Hartnäckigkeit, stärkere Neigung zur tieferen Zerstörung durch das Ulcuswachstum, ferner durch Fistelbildung und Einbruch in die benachbarten Hohlorgane charakterisierten Fälle möchte ich z. T. auch der Tuberculosis colliquativa und deren oben aufgeführten Varianten zurechnen, wodurch sich die Diskrepanz in der Häufigkeit der verschiedenen Tuberkuloseformen teilweise erklärt. Die älteren Beobachtungen sind bei Kehrer, unterteilt nach Fällen mit und ohne Erregernachweis, ausführlich wiedergegeben.

Für die Bartholinitis tuberculosa, die auch im jüngeren Krankengut gelegentlich aufscheint, führt er bereits vier Belege aus dem von ihm gesammelten Schrifttum an.

In einer besonderen Zusammenstellung der kindlichen tuberkulösen Vulva-Ulcerationen bemüht sich Kehrer um deren Ordnung, ohne zu einer sicheren Entscheidung zu gelangen, wieweit es sich um primäre oder sekundäre Tuberkulosen handelt. Er faßt sie nach den vorliegenden Daten überwiegend als sekundäre Manifestationen auf und ordnet sie vornehmlich der Tuberculosis miliaris ulcerosa, seinem Ulcus vulvae chronicum tuberculosum, in einem Fall dabei bereits beim Kind mit tuberkulöser Elephantiasis, zu, hält aber bei einigen Beobachtungen (Schenk, Küttner, v. Karajan und bei den Erwachsenen-Fällen von Viatte, Rieck) das Vorliegen einer primären Vulva-Tuberkulose für wahrscheinlich. Damit deckt sich das Ergebnis seiner Kritik weitgehend mit den Eindrücken, welche die Sichtung der jüngeren als tuberkulöse Primäraffekte mitgeteilten Beobachtungen vermittelt.

Eine Besonderheit in der uns insgesamt zugänglichen Literatur stellt der ebenfalls bei Kehrer erwähnte Fall Werthers (1922) dar, der einzige, der als Tuberkulid der Vulva angesprochen worden ist und bei welchem sich hämorrhagische Pusteln, mit zentraler Delle durch Nekrotisierung, im Vulvabereich fanden.

Im Hinblick auf die bei der Vulva-Tuberkulose nicht seltene elephantiastische derbe Schwellung der Vulva („Elephantiasis tuberculosa") wird der an sich sinnvolle, im einzelnen anhand der Literaturangaben jedoch meist nicht durchführbare Versuch unternommen, eine sekundäre infolge ulceröser Tuberkulose entstandene Begleitschwellung und eine primäre papillomatös-vegetierende Elephantiasis (die der verrucösen Tuberkulose der Haut entsprechen könnte) zu unterscheiden.

Ausgiebig beschäftigt sich die ältere Literatur mit der Esthiomène der Vulva als Folge tuberkulöser Prozesse (Schrittmacher insbesondere die Tuberculosis subcutanea fistulosa). Deren klinisches und histologisches Bild ist in diesem Band ausführlich beim morphologisch identischen Spätstadium des Lymphogranuloma inguinale Nicolas-Favre unter Hinweis auch auf die histologischen Abgrenzungsschwierigkeiten abgehandelt worden. Die tuberkulöse Ätiologie ist früher in Unkenntnis der jüngeren Forschungsergebnisse über diese Erkrankung sicher überschätzt worden, die alten Kasuistiken sind in ihrem Wert daher erheblich eingeschränkt. Heute wird sie möglicherweise unterschätzt (Gottron).

Aus der Zeit nach Kehrer führen wir chronologisch folgende Kasuistik der Vulva-Tuberkulose an:

DEUTSCH (1934): 48jährige Virgo mit rechtsseitiger Bartholinitis tuberculosa (positiver Bacillennachweis) in Form einer nußgroßen, indolenten, prall-elastischen Schwellung an der Innenseite des kleinen Labiums, von normaler Haut bzw. Schleimhaut überzogen. Kein Lymphknotenbefund. Gleichzeitig Lungen-Tuberkulose. Die Chronizität und das fast vollständige Fehlen von stärkeren Entzündungserscheinungen wird als charakteristisch betont.

BASSLER (1935): 27jährige Frau mit vorausgegangener tuberkulöser Peritonitis und typischer Tuberkulose der Bartholinischen Drüse rechts: Knotige, einschmelzende Anschwellung, die sich vom Perineum bis etwa zur Hälfte der Vulva, zur Tiefe hin bis in den Bereich des Introitus vaginae erstreckt. Mehrfache Incision führt nur zur vorübergehenden Besserung. Nach totaler Excision der Drüse vollständige Heilung. Feingeweblich: neben unspezifischen Veränderungen kleine Tuberkel. Spezielle Bakterienfärbung wurde nicht durchgeführt.

SÉZARY u. Mitarb. (1936): 25jährige Virgo mit dem Bilde einer vulvären Elephantiasis bei vorausgegangener Knochen- und Peritoneal-Tuberkulose, tuberkulösen Lymphomen, zahlreichen Fistelbildungen sowie Erythema induratum BAZIN. Vulvabefund mit plötzlichem Auftreten eines Ödems der großen Labien, in Schüben zunehmend und schließlich unter Deformation der großen und kleinen Schamlippen auf die Regio pubis et inguinalis übergreifend. Ödem blaß, hart, schmerzhaft. Die kleinen Schamlippen springen zwischen den großen hervor. Ihre Innenseiten weisen einzelne linsengroße Ulcerationen mit rötlichem Grund auf. An der Außenseite der großen Labien Intertrigo mit vegetierenden Hautläsionen. Die Plötzlichkeit des Auftretens und intermittierende Schmerzen lassen die Autoren selbst die Frage des Vorhandenseins eines Erysipels, zumindest im Sinne der Komplikation, diskutieren. Die tuberkulöse Natur der Vulva-Affektion ist nicht nachgewiesen.

KOTELNIKOFF (1936): 21jährige, schwangere Frau. Seit dem 5. Lebensjahr Lupus vulgaris der Gefäß-Hüftregion beiderseits, welcher inzwischen in großen Flächen bis zum Knie rechts übergeht. Unter der Schwangerschaft Veränderung des Perineums, der großen und kleinen Schamlippen, Symphysenregion und inguinalfalten, die sich in Flecken und Ödem äußert. Histologisch Lupus aus dem Hautbereich der Hüfte nachgewiesen, jedoch nicht in einer Excision aus der großen Schamlippe. Nach termingerechter Schnittentbindung eines gesunden Kindes nehmen die Veränderungen im Bereich der Vulva wieder ab, während der übrige flächenhaft ausgedehnte Lupus unverändert bestehen bleibt. — Es handelt sich möglicherweise nur um eine kollaterale ödematöse Beteiligung und vermehrte fleckige Pigmentierung im Bereich des eigentlichen Genitales, ohne echte lupöse Erkrankung der Vulva.

SIMON u. SYRKIN (1936): Zwei Fälle mit Lupus vulgaris, der die Vulva einbezieht. — 16-jähriges Mädchen. Seit 3 Jahren krank. Ausgedehnter Lupus vulgaris der Hüft-Gesäß-Oberschenkelregion mit allen typischen Zeichen. Einbeziehung der rechten großen Schamlippe in Form starker, derber Verdickung, Haarlosigkeit und papillärer Oberflächenwucherung. Hellrötliche Verfärbung des rechten kleinen Labium. Leistenlymphknoten vergrößert, derb, schmerzlos. — 8jähriges Mädchen mit Lupus vulgaris der rechten Gesäßbacke und papillomatösem Lupus der rechten großen Schamlippe. — In beiden Fällen äußert sich der Lupus im Bereich der großen Labien atypisch mit verrucös-papillomatöser Note und derber Schwellung. — Es handelt sich um die einzigen Vulva-Erkrankungen unter 2500 Lupus-Patienten des Moskauer Luposoriums aus einem Beobachtungszeitraum von 14 Jahren.

HÜSEYIN (1936): 25jährige Frau, die vier Wochen nach Eheschließung ein als tuberkulöser Primärkomplex aufgefaßtes, 2 cm großes, flaches, dunkelrotes Ulcus mit beidseitiger nußgroßen Lymphknotenschwellung bekam. Lokalisation: Rißstelle des Hymen und von dort auf die Hinterwand der Vagina übergreifend. Ränder unterminiert und knötchenartig. Geringe eitrige und blutige Absonderung, Schmerzlosigkeit. Erreger im Tierversuch aus Lymphknoteneiter nachgewiesen. Tuberkulintest mittelstark positiv. — Ehemann: leidet an offener cavernöser Lungen-Tuberkulose mit positivem Sputumbefund.

GATÉ u. Mitarb. (1936 a und b): erneut publiziert durch GATÉ u. MICHEL (1938): 18jährige Ehefrau. Im zweiten Schwangerschaftsmonat Auftreten eines schmerzhaften Ulcus der Vulva, die ganze Innenfläche der kleinen Labie einnehmend, übergreifend auf die Vaginalwand. Ränder unterminiert. Rasche Vergrößerungstendenz. Begleitendes Vulva-Ödem. In der linken Leiste stark entzündete Lymphknoten, später fistelnd mit positivem Tuberkelbacillen-Befund. Erregernachweis auch aus der Vulva-Ulceration (Tierversuch). Gleichzeitig Erythema nodosum. Abheilung des Vulva-Befundes unter Lokaltherapie. Lymphadenitis heilt nicht völlig aus. Entbindung eines gesunden Kindes einen Monat vor dem errechneten Termin. 24 Stunden später hochfieberhafte Allgemeinerkrankung, die 16 Tage später ad exitum führt und sich autoptisch als ausgedehnte Miliar-Tuberkulose des Bauchraumes und der Lungen erweist. — Die Beobachtung wird von den Autoren als primäres Ulcus der Vulva mit Bakteriämie und Erythema nodosum gedeutet. Durch die Therapie vollständige Heilung der Vulva-Affektion, unvollständige Heilung der befallenen Lymphknoten, unter der Geburt Exacerbation und Miliar-Tuberkulose.

NORDENSKJÖLD (1937): 10jähriges Mädchen. Mit 10 Jahren geschwollene Halslymphknoten. Kein Anhalt für Tuberkulose anderer Organe. Unter Temperatur und Mattigkeit nunmehr vergrößerte Leistenlymphknoten und leichte „Irritation der Vulva". Auftreten eines Erythema nodosum, das zur Klinikeinweisung führt. Zwei Tage später starke Rötung der Vulva und purulente Sekretion. An der linken Labie nahe der Urethralmündung entwickelt sich ein rundes flaches Ulcus von Linsengröße mit eitrigem Grund und unterminierten, leicht blutenden Rändern sowie stecknadelkopfgroße gelbweißliche Knötchen. Lymphknoten bis bohnengroß, schmerzhaft, untereinander und mit der ödematösen Haut verbacken. Tuberkelbakterien-Nachweis aus Ulcus und Lymphknoten positiv. Kultur: Typus humanus. Abheilung unter Strahlentherapie. — Die Autorin faßt den Fall als tuberkulösen Primärkomplex des Genitales auf.

Swain (1937): 17 Monate altes Mädchen aus tuberkulösem Milieu, in dessen Lunge sich bereits eine verkalkte Hilusdrüse findet. Im Bereich des Vestibulum vaginae Ulcus vornehmlich links und hinten, mit unregelmäßigen, unterminierten, nicht indurierten Rändern und unregelmäßigem, von blutenden Granulationen gebildetem Grund. Das Ulcus zieht sich etwa $2^1/_2$ cm in die Vagina hinein. Probeentnahme vom Rand: Tuberkel mit Riesenzellen, von Lymphocyten umgeben, einzelne Tuberkelbacillen. Eine Woche später Anschwellung und Fluktuation der Leistenlymphknoten, mit Tuberkelbacillen im Punktat. In der Diskussion wird die Frage offen gelassen, ob es sich um hämatogene Streuung oder Kontaktinfektion bei der Säuglingspflege handelt.

Haase (1937): Bericht über zwei Kinder mit Genital-Tuberkulose, einmal als wahrscheinlicher Primärkomplex, im anderen Fall als wahrscheinlich multipler Primärkomplex gedeutet. — $2^1/_2$ jähriges Mädchen mit erbsgroßer, höckeriger gering infiltrierter Erhebung an der Innenseite der linken großen Schamlippe. Drei bohnengroße, derbe, verbackene Lymphknoten inguinal links mit markstücksgroßer blauroter Hautinfiltration und zentraler, stecknadelkopfgroßer Fistel, aus der sich eitriges Sekret entleert. Kein Anhalt für sonstige Tuberkulose des Kindes. Die Mutter war an Tuberkulose gestorben. Probeexcision aus dem Infiltrat des kleinen Labium: Deutliche Tuberkel mit Riesenzellen und epitheloiden Zellen ohne ausgeprägte Verkäsung. Erreger im Schnitt nicht nachweisbar. Stark positive Tuberkulin-Reaktion. — 3jähriges Mädchen mit multiplen, bis kleinapfelgroßen, fluktuierenden, z. T. einschmelzenden Knoten im Bereich beider Leisten und der medialen Seite des linken Oberschenkels. Der Knotenbildung ging eine Erkrankung der Vulva voraus, auf deren Schleimhaut mehrere kleine Knötchen, teils auch graugelblich belegte Ulcera gefunden wurden. Probeexcision vom Vulvaherd ergab typische Tuberkel. Aus dem Eiter der Lymphknoten-Abscesse wurden Tuberkelbacillen im Tierversuch nachgewiesen. Intracutan-Reaktion (A. T.) 1 : 10.000 stark positiv. Zunächst kein weiterer Anhalt für Organ-Tuberkulose. Bei Kontrolle im 9. Lebensjahr reichlich Streifen- und Maschenzeichnung in allen Lungenfeldern sowie vereinzelte, rundliche, knapp linsengroße, kalkdichte Schattenflecke, so daß in diesem Fall als naheliegend ein doppelter Primärkomplex zuerst an der Schleimhaut des Genitales, dann im Bereich der Lunge angenommen wurde.

Capelli (1937): 18jähriges Mädchen. Isolierte Tuberkulose der Vulva und Umgebung in Form weißgelblicher Auftreibung der großen Labien und bis zu 1,5 cm großer Geschwüre am Damm, aus denen Erreger (mikroskopisch und im Tierversuch) nachgewiesen werden konnten. Der Fall wird als tuberkulöse Elephantiasis bezeichnet. Er entspricht einem tuberkulösen Ulcus mit indurativem Ödem.

Hersh (1937): 32jährige Patientin mit einem $4^1/_2$ Jahre währenden Genito-Analleiden, in dessen Verlauf knotige Affektionen im Bereich der rechten Bartholinischen Drüse und der rechten Analregion wiederholt incidiert und drainiert wurden und ferner sich eine Fistelbildung 2 cm rechts oberhalb des Anus entwickelte. Aus der Fistel entleerte sich auf Druck dicker schleimiger Eiter. Darstellung des Fistelganges ergab Zusammenhang mit der Analöffnung sowie der rechten Bartholinischen Drüse. Keine sonstige Tuberkulose nachweisbar. Der Fall entspricht einer Tuberculosis subcutanea fistulosa mit Beteiligung der Bartholinischen Drüse.

Schachenmann (1938): 3jähriges Mädchen aus tuberkulöser Umgebung. In der Anamnese Lungenerkrankung im Sinne der Lobärpneumonie mit negativer Tuberkulinreaktion. Erst unter der jetzigen Erkrankung die sich insgesamt über $2^1/_2$ Jahre hinzieht, wird die Tuberkulinreaktion stark positiv. Gleichzeitig mit einer Vergrößerung der Leistenlymphknoten wird eine Veränderung der Vulva bemerkt, an deren linken Labium minus ein kleines flaches, weiches, nicht druckempfindliches Ulcus mit zerfransten unterminierten Rändern entsteht, die deutlich knötchenartig infiltriert sind. Wechselnder Lokalbefund mit Abheilung und zwischenzeitlichem Auftreten kleiner Ulcera an der Vulvaschleimhaut mit zahlreichen gelblichen Knötchen. Bereits zur Zeit der Aufdeckung des ersten Ulcus in beiden Leisten 3—4 mandelgroße verbackene Lymphknoten, ziemlich druckempfindlich, teilweise fluktuierend, Haut darüber zunächst nicht verändert, später jedoch fixiert, fistelnd. Im Fisteleiter Nachweis von Tuberkel-Bacillen. Der Fall wird als tuberkulöser Primärkomplex aufgefaßt.

Volavsek (1939): 32jährige Frau mit 3 Jahre bestehendem Leiden der Genito-Analregion. Im unteren Anteil beider Nates, nahe dem Genitale und Anus, über handtellergroße bräunlich rote, mäßig derbe, tiefreichende Infiltrate mit glatter Oberfläche, die von grubenartigen

Einsenkungen und Furchen sowie einer Reihe von Fistelöffnungen durchsetzt sind. Aus den Fistelöffnungen entleert sich stellenweise dünnflüssiger grau-gelber, teils blutig tingierter Eiter. Ähnliche, weniger ausgeprägte Erscheinungen an den großen Labien, die darüber hinaus elephantiastisch verdickt sind, auseinander klaffen und so die blaurot infiltrierten, teils geschrumpften, teils buckelig vorgewölbten kleinen Labien erkennen lassen. An den Extremitäten einzelne als Lupus anzusprechende Herde. Erregernachweis aus dem Genito-Analherd im Tierversuch positiv. Histologie: Papillär-akanthotisch gewucherte Epidermis. Perivasculäre Zellinfiltrate und narbige Veränderungen im oberen Corium, in der Tiefe Absceßbildung umgeben von gefäßreichem Bindegewebe mit Lymphocyten, Epitheloidzellen, auch Eosinophilen und Plasmazellen sowie stellenweise Langhansschen Riesenzellen. Die Atypien im histologischen Bilde werden mit pyogener Superinfektion erklärt. Die Herde an den Extremitäten und der normale Rectalbefund deuten auf hämatogene Entstehungsweise. — Der Gesamtbefund entspricht der gestellten Diagnose einer Tuberculosis subcutanea fistulosa.

SCHMID (1940): Ulcus der Vulva und Lymphknotenschwellung der rechten Leistenbeuge, aufgefaßt als Inoculationstuberkulose durch Cohabitation mit Partner, der an Prostata- und Samenblasen-Tuberkulose leidet. Bei der 28jährigen Frau trat einige Zeit nach dem bis dahin einzigen Geschlechtsverkehr ein 8 mm großes Ulcus am Hymenansatz nahe der hinteren Commissur auf. Grund des Ulcus schmierig, mäßig derb infiltriert, Ränder nicht unterminiert, Geschwürsumgebung gerötet. In beiden Leistenregionen Lymphknotenschwellungen, multipel, z. T. verbacken in Paketen, weich, druckempfindlich, fluktuierend. Tuberkulinreaktion stark positiv. Kein Anhalt für Uro-Tuberkulose. Diagnose aufgrund der Lymphknoten-Histologie (käsige Tuberkulose). Kein Erregernachweis.

SCHAEFER (1940): 56jährige Patientin, seit Jahren Lungentuberkulose, erkrankt an nicht schmerzhafter Knotenbildung der linken Bartholinischen Drüse fester Konsistenz, aus der sich spontan und unter Druck klebriges, farbloses, schleimiges Material entleert. Keine Zeichen einer periglandulären Entzündung. Heilung des Prozesses nach Excision der Drüse per primam. Die Histologie ergibt eine zentrale Absceßhöhle von einem unspezifischen Wall umgeben, in dessen Peripherie sich vielkernige Riesenzellen und tuberkulöse Strukturen finden. Tuberkel-Bacillen nicht nachgewiesen, Tuberkulose jedoch aufgrund des Gesamtverlaufs und der Histologie angenommen. Die einschmelzende Knotenform entspricht dem Krankheitsgeschehen bei der kolliquativen Tuberkulose. Typisch ist die Einseitigkeit des Prozesses.

DANBOLDT (1940): 10jähriges Mädchen mit Zeichen einer Infiltration am Introitus vaginae und abscedierenden Lymphknoten in beiden Leistenbeugen, aus denen Tuberkel-Bacillen nachgewiesen wurden. Der Fall wird als tuberkulöser Primärkomplex aufgefaßt.

KEARNS (1940): Patientin mit zahlreichen Fisteln und Ulcera an beiden großen Schamlippen. Histologie auf Tuberkulose verdächtig, aber nicht beweisend. Äußerliche Behandlung, Incision, Insulinbehandlung, Quarzlampenbestrahlung, warme Bäder bringen keine vollständige Abheilung. Schließlich Auftreten einer Fistel über dem Os coccygis, in derem Eiter sich erstmals Tuberkel-Bacillen nachweisen lassen, welche die Diagnose einer Vulva-Tuberkulose stützten. Das Bild entspricht der Tuberculosis subcutanea fistulosa.

DEGOS u. Mitarb. (1941): 11jähriges Mädchen, dessen Erkrankung als tuberkulöser Primärkomplex gedeutet wird, ohne daß der Infektionsmodus aufgedeckt werden kann. Beidseitige inguinale Adenopathie mit Anschwellung bis Nußgröße, leicht schmerzhaft, fester Konsistenz mit geringer Periadenitis, ohne Farbveränderung der Haut. Im Bereich der Vulva Entwicklung von Ulcerationen auf submucösen Granulationen, die ausgedehnt in der Vulva, besonders zahlreich in der lebhaft roten Schleimhaut der Umgebung des Orificium urethrae zu finden sind. Die Granulationen sind plan bis leicht gewölbt, ca. 1 mm groß. Zwischen den Granulationen einige punktförmige mit weißem Exsudat bedeckte Erosionen im Introitus vaginae. Ausgeprägte bis zu 10 × 3 mm große Ulcerationen auf der Innenseite der beiden kleinen Labien, oval, mit polycyclischen, leicht unterminierten, geröteten Rändern und rötlichem, granuliertem, z. T. mit weißlichem Exsudat bedecktem Grund. Im Verlauf nehmen die punktförmigen Erosionen zu, die Adenopathie geht zurück. Im Lymphknotenpunktat und in der Biopsie einer Erosion der rechten kleinen Schamlippe Erreger nachgewiesen; im histologischen Schnitt eindeutige Tuberkel.

SPEISER u. GUYER (1946): 35jährige Negerin mit einem 1 cm großen, flachen, unregelmäßig konturierten, von leicht erhabenem Rand umgebenen Ulcus der linken kleinen Schamlippe. Beiderseits inguinal vergrößerte, derbe Lymphknoten. Außerdem fluktuierende Anschwellung über dem linken Sternoclaviculargelenk, mäßige Lymphknotenvergrößerung axillär und im hinteren Halsbereich sowie kleinknotige Tuberkulose in beiden Lungen. Excision aus dem Ulcus der rechten kleinen Labie ergibt zahlreiche getrennt liegende Tuberkel mit typischer Struktur und Riesenzellen. — Der Fall dürfte als kolliquative Tuberkulose aufzufassen sein.

BJÖRNSTAD (1947): 22jährige Patientin. Absceß der linken Bartholinischen Drüse, Schwellung der Lymphknoten in der linken Leiste, Erythema nodosum. Fistelentwicklung. Excision. Histologischer und bakteriologischer Nachweis der Tuberkulose vom Typus humanus. Beim

Partner der Patientin wurde eine tuberkulöse Epididymitis nachgewiesen. Der Prozeß wurde als Primärinfektion gedeutet.

Degos u. Petit (1948): 3¹/₂jähriges Mädchen mit suspektem Lungenbefund. Vater verstarb kurze Zeit nach Auftreten der Erkrankung des Kindes an Lungentuberkulose. Im Genitalbereich zuerst inguinale Adenopathie mit Erweichung und Fistelbildung bemerkt, mehrere Monate später Auftreten einer Elephantiasis der Vulva, bei deren genauer Untersuchung das vollständig deformierte Genitale eine aus dem Vestibulum herausragende voluminöse Tumormasse, kugelförmig, mehr hoch als breit (6 × 4 cm) erkennen läßt, deren Oberfläche von einer normalen, mattrosafarbenen, glatten Epidermis bedeckt ist. Elastische Konsistenz. Die Unterseite sitzt dem Introitus vaginae auf und weist eine unregelmäßig geformte, größere Ulceration mit unterminierten Rändern auf. Aus dem Lmyphknoteneiter Tuberkelbacillen nachgewiesen. Der Fall ist als Primärinfektion unter dem Bilde einer Elephantiasis gedeutet worden. Der gleichzeitig vorhandene Lungenbefund und der knotige Lokalbefund stellen diese Deutung stark in Frage. (Kolliquative Tuberkulose mit Tumorbildung entsprechend der Tuberculosis fungosa Riehl ?).

Mathew (1949): 77jährige Frau mit einer ausgedehnten, symmetrischen, schmetterlingsförmigen Genital-Ulceration, welche die Innenflächen beider großen Labien in ihrem hinteren Drittel und die hintere Commissur einnimmt, sich von dort auf die hintere Vaginalwand fortsetzt. Grund rot granuliert, von dünnem, klebrigem Eiter bedeckt. Geschwürsrand unregelmäßig induriert. Histologisch: erhebliche Akanthose vorhanden, im Corium verstreute Zellinfiltrate mit zahlreichen Epitheloidzell-Tuberkeln und Riesenzellen, mäßige Verkäsung. Erregernachweis im Ausstrich und Tierversuch positiv. Nachweis von säurefesten Stäbchen im Harnsediment deutet auf canaliculäre Entstehung im Sinne der Abseuchungstuberkulose (Tuberculosis miliaris ulcerosa).

Benjamin u. Charnock (1949): 23jährige Farbige. Im Bereich der hinteren Abschnitte beider Labia minora, deren hinterer Commissur und des unteren Drittels der hinteren Vaginalwand großer, blumenkohlartiger schmerzhafter Tumor, im zentralen Anteil ulceriert, nekrotisch, mit blutig gefärbtem Belag bedeckt. Vergrößerte, derbe, nicht druckempfindliche Lymphknoten in beiden Leistenbeugen. Kein Anhalt für sonstige Tuberkulose. Der tuberkulöse Charakter der Vulva-Affektion durch Histologie und Bacillennachweis gesichert. Auch die Lymphknoten histologisch tuberkulös. Die Verfasser sprechen den Fall als hypertrophische primäre Tuberkulose der Vulva an. — Fraglicher Fall verrucöser Vulva-Tuberkulose ?

Griveaud u. Achard (1950): 31jährige Frau mit Spondylitis tuberculosa und alter Uro-Tuberkulose, bei der sich ein innerhalb von 18 Monaten auf 7 × 4 cm Größe ausgedehntes vulvovaginales Ulcus entwickelt, das die Hälfte der linken Vaginalwand einnimmt. Narbige Abheilung unter PAS-Behandlung. — Entspricht einem ausgedehnten Schleimhaut-Ulcus der Tuberculosis miliaris ulcerosa.

Thomas u. Pierce (1951): 51 jährige Farbige, bei der sich im Verlauf von sieben Jahren ein langsam wachsender, schließlich 6 × 3 × 2 cm großer, oberflächlich höckeriger Knoten in der Genitocruralregion, nahe den vorderen und mittleren Anteilen der linken großen Schamlippe entwickelt hat. Lymphknoten der zugehörigen Leistenbeuge leicht vergrößert. Allgemeinbefund unauffällig. Der Lokalbefund imponiert klinisch als Granuloma inguinale. Histologie ergibt Tuberkulose. Der Fall könnte als verrucöse oder fungöse Tuberkulose eingeordnet werden.

Corbet (1953): 54jährige Frau mit ulceröser Vulva-Tuberkulose und Schwellung der Vulva. Die hinteren Enden beider Labia minora hängen frei aus der Vulva heraus, erscheinen von ihrem hinteren Ursprung abgerissen. Im Sulcus zwischen großen und kleinen Schamlippen mehrere ulcerierte Bezirke mit rötlichem, glattem Rand und scharfen, aufgeworfenen Rändern. Die gesamte hintere Schamlippen-Commissur ist ebenfalls ulceriert, der Ulcusgrund bedeckt von dünnen eitrigen Massen. Klitoris und Präputium, kleine Labien und innerer Anteil der großen Labien stark hypertrophiert, ödematös, an der Oberfläche uneben, im Bild dem Frühstadium einer Elephantiasis gleichend. Leistenlymphknoten nicht sonderlich vergrößert. Histologie der Ulcerationen: Tuberkel im cutanen und subcutanen Gewebe aus Epitheloidzellen, stellenweise Riesenzellen mit peripherer Zone von Lymphocyten, Tuberkelbacillen im Ulcusabstrich positiv. — Der Befund entspricht der Tuberculosis miliaris ulcerosa mit induriertem Ödem.

Moore (1954): 1. Fall. Zweijähriges, südafrikanisches Eingeborenen-Kind mit münzgroßem, tiefem Ulcus am Introitus vaginae und vergrößerten, druckschmerzhaften Leistenlymphknoten. Sonst kein Anhalt für Tuberkulose. Der Lokalbefund ist durch Histologie, Tierversuch und Abheilung auf Streptomycin-Therapie als Tuberkulose gesichert. Der Fall wird als wahrscheinlicher Primärkomplex gedeutet. — 2. Fall. 39jährige Europäerin mit kleinem, als abgeheilt gedeutetem tuberkulösem Herd im Bereich der rechten Lungenspitze. Im linken Vulvabereich (keine nähere Angabe) und an der Cervix jeweils ein diagnostisch gesichertes tuberkulöses Ulcus. Der Verfasser diskutiert die Möglichkeit einer Primärinfektion, obwohl in

Anbetracht des Lungenbefundes und der Multiplizität der Ulcerationen eine hämatogene Streuung näher liegt. — Ein 3. Fall ist mit dem von BENJAMIN u. CHARNOCK beschriebenen identisch.

Nach dieser Zusammenstellung der jüngeren Literatur ist der Lupus vulgaris an der Vulva äußerst selten. Es fällt auf, daß bei den wenigen Fällen im Vulvabereich nicht das Vorhandensein der Lupusknötchen, vielmehr die derbe Schwellung der großen Labien und mehr oder weniger deutlich auch deren papillomatöse, unebene Oberfläche betont wird, so daß an der Vulva — sofern nicht überhaupt nur eine sekundär induzierte elephantiastische Ödembildung bei narbigem Lupus vorliegt — der Lupus ggf. in seiner mehr papillärverrucösen Abart aufzutreten scheint. Die Seltenheit wird durch die Mitteilung von nur zwei Beobachtungen unter 2 500 Moskauer Lupusfällen deutlich unterstrichen.

In der Mehrzahl der übrigen Vulva-Tuberkulosen dominiert das Ulcus als Morphe. Einige weitere Fälle weisen fistelnde oder tumoröse Infiltrate auf und sind als Tuberculosis subcutanea fistulosa bzw. Tuberculosis fungosa RIEHL einzuordnen, die wir beide der kolliquativen Tuberkulose anreihen. Auch die Bartholinitis tuberculosa erscheint als ein dem tuberkulösen Lymphom bzw. dem Skrophuloderm verwandter Prozeß.

Übrig bleiben mehrere, rein ulceröse Prozesse, zum großen Teil mit gleichzeitiger inguinaler Lymphknoten-Beteiligung, die, soweit sie bei Kindern und jugendlichen Erwachsenen aufgetreten sind, mit mehr oder weniger großer Wahrscheinlichkeit als Primäraffekte angesprochen wurden. In fast allen diesen Fällen fehlt der Nachweis der bei Erkrankungsbeginn noch negativen Tuberkulinreaktion, die verständlicherweise erst bei voller Erkrankung durchgeführt und dann positiv gefunden wurde. Einzelne Fälle werden zusätzlich durch die Annahme eines weiteren Primärkomplexes, durch vorausgegangene Lymphknotenschwellung an anderen Orten usw. unsicher. Trotzdem unterliegt es wohl keinem Zweifel, daß mit dieser Fallsammlung das Vorkommen des tuberkulösen Primäraffektes an der Vulva eine weitere Stütze erfährt.

Andere hier aufgeführte Beobachtungen von tuberkulösen Ulcerationen der Vulva lassen sich am zwanglosesten als hämatogen oder canaliculär entstandene Läsionen der Tuberculosis miliaris ulcerosa deuten. Nicht nur bei Lupus, sondern auch bei den ulcerösen Fällen wird z. T. die Neigung zur begleitenden elephantiastischen Schwellung des umgebenden Vulvagewebes deutlich.

Keine zweifelsfreien Belege (Fälle BENJAMIN u. CHARNOCK, THOMAS u. PIERCE ?) haben wir für das Vorkommen der Tuberculosis verrucosa an der Vulva auffinden können.

2. Lepra

Bei Lepra, über die uns eigene Erfahrungen fehlen, kommt Genitalbeteiligung bei allen ihren Formen (lepromatöse, tuberkuloide und indeterminierte Lepra) vor. Neben Knoten- und Infiltratbildung und vitiligoartiger Depigmentierung ist mit Haarausfall des Pubes zu rechnen. Eine moderne Übersicht speziell der urogenitalen Lepra findet sich bei GRABSTALD u. SWAN. Gesamtdarstellungen der Lepra geben u. a. KLINGMÜLLER (1930), RICHTER (1963). Die Häufigkeit der Vulvabeteiligung betrug im Untersuchungsgut von SERRA (200 lepröse Frauen) 13%. Betroffen waren hauptsächlich Patientinnen, die eine Lepra vom knotenförmigen Typ hatten. PAIS, zitiert nach KLINGMÜLLER, fand lepröse Vulvaveränderungen in 8,6% seiner Fälle. Die Haut der Inguinalregion, wie die Haut des behaarten Kopfes und der Axilla, ist ziemlich geschützt gegen Mycobacterium leprae (BONAR u. RABSON.

Über die lepröse Pubesalopecie ergeben sich Einzelheiten aus einer Mitteilung von Toyama u. Ishizu. Diese Autoren konstatierten bei 79,2 % der Fälle mehr oder weniger starken Haarausfall in verschiedenen Körperregionen. Die Pubes waren mit 49,7 % beteiligt.

In der jüngeren Literatur berichten ferner Bonar u. Rabson über einen Einzelfall mit Alopecie der Vulva bei Lepra neben anderen leprösen Veränderungen. Bei dieser Patientin bestand gleichzeitig völliger Verlust der übrigen Körperbehaarung und erheblicher Rückgang der Kopfbehaarung. — Mariano sah an einer 25jährigen Patientin, an welcher er den Übergang von tuberkuloider Lepra zur indeterminierten Form und dann zur lepromatösen Form beobachtete, Ulcera an den Labien, die anfangs als luische Infektion fehlgedeutet wurden. — Moriya beobachtete lepröse Veränderungen spitzer Kondylome an einer 24jährigen Frau.

XIII. Erregerbedingte Krankheiten VII. Epizoonosen

Unter den durch Ungeziefer hervorgerufenen Krankheiten sind als typisch für die Vulva die Pediculosis pubis und bis zu einem gewissen Grad auch die Skabies zu nennen.

a) Scabies

Die Skabies (Krätze; Erreger: die Krätzemilbe = Acarus scabiei) befällt ausgedehntere Hautanteile mit ganz besonderen Prädilektionen: Fingerseiten, Handgelenkbeugen, Axillarfalten, Nabelumgebung, Haut über den Sitzbeinhöckern, Malleolargegend, Genitale. Sie kann aber auch, besonders nach den Beobachtungen der jüngsten Zunahme der Erkrankung, diffuser und atypischer verteilt auftreten. Auf jeden Fall gehört die Genitalgegend zu den Prädilektionsstellen. Die weiblichen Milben bohren sich Gänge in die Epidermis, an deren Ende sie ihre Eier ablegen. Im Zuge der Epithelmauserung rücken diese Gänge an die Oberfläche, verlieren dabei ihre Decke und imponieren als rißförmige Schuppung, die den Rand zickzack verlaufender, einige Millimeter langer kleiner Epithelstollen einsäumt. Der Sitz der Milbe am Ende eines Milbenganges verrät sich oft durch ein stecknadelkopfgroßes Bläschen. Hinzutreten infolge des quälenden Juckreizes Kratzeffekte, evtl. auch sekundär aufgepropfte Ekzeme und Pyodermien.

Am Genitale finden sich die Milbengänge insbesondere an der Penishaut- und Vorhaut, analog auch am Präputium clitoridis und in den Interlabialfalten, an den Innenseiten und Kanten der großen Labien.

Die Milbenübertragung, die durch engen Kontakt begünstigt wird, erfolgt nicht selten beim Geschlechtsverkehr.

b) Pediculosis pubis (Phthiriasis)

Die Pediculosis pubis oder Phthiriasis (Erreger: die Filzlaus = Phthirius pubis) befällt die Schambehaarung (Abb. 46). Die durch ihren schildartig breiten Hinterkörper gekennzeichneten Läuse bohren sich beim Saugen mit ihrem Kopfteil fest in die Haut ein, wobei sie typischerweise sich auf der einen Seite ihres Körpers an einem Haar festklammern. Bei dichter Verlausung wandern die Phthirii in die Achselhöhlen und schließlich auch in die Augenbrauen über. Die übrigen Körperregionen bleiben fast stets verschont. Übertragung erfolgt fast stets durch Geschlechtsverkehr.

Außer dem Juckreiz mit konsekutiven Kratzeffekten und evtl. Ekzementwicklung verursachen die Läuse durch den Saugakt und die Abgabe von Speichel pathognomonische kleine, etwa linsengroße, blaßblaue Flecke in der Haut, die sog. Taches bleues, (Abb. 47), welche wochenlang persistieren und die durch-

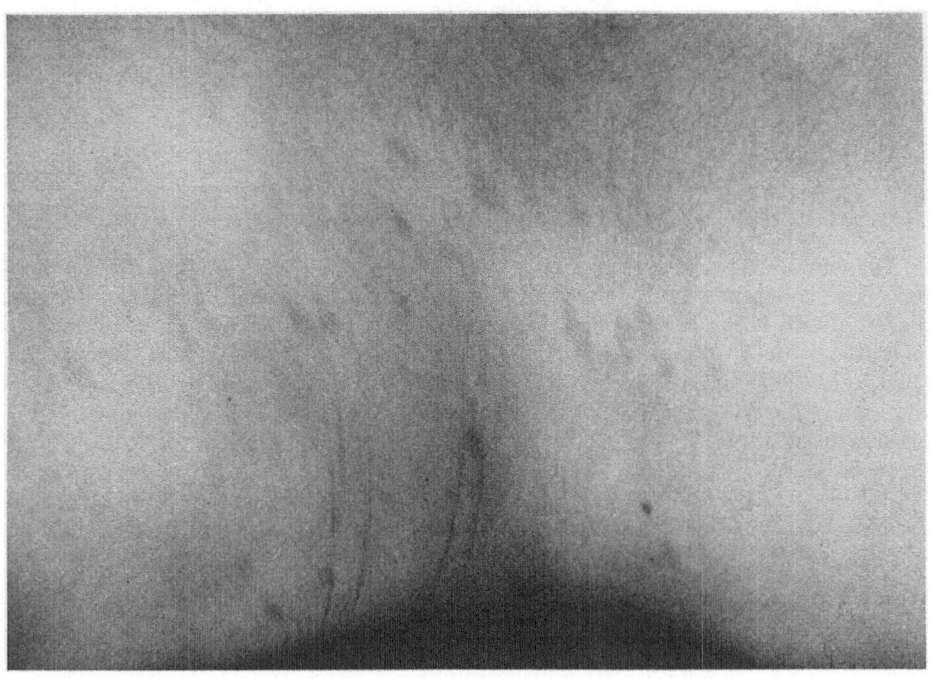

Abb. 47. Taches bleues bei Phthiriasis

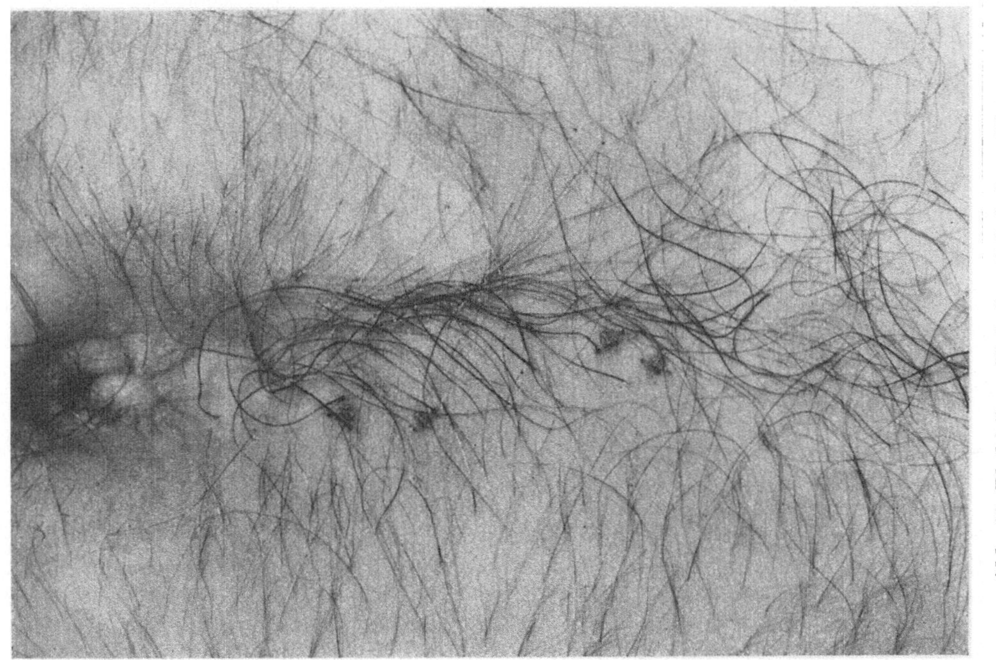

Abb. 46. Phthirii am Unterbauch bei einem Mann

gemachte Phthiriasis nach deren Beseitigung noch verraten. Sie sind besonders an der zarteren und weniger dicht behaarten proximalen Oberschenkelhaut nahe der Schenkelbeuge gut zu erkennen.

Eine moderne Übersicht der parasitären Hautkrankheiten gibt Winkler.

XIV. Genodermatosen

1. Epidermolysis bullosa hereditaria

Gemeinsam ist den als Epidermolysis bullosa hereditaria (E. b. h.) bezeichneten Krankheitsfällen die Neigung zur Blasenbildung auf geringfügige Traumen und die hereditäre Komponente. Die alte Einteilung in eine dystrophische, vernarbende und eine nicht vernarbende simplex-Form, die 1935 durch die von Herlitz beschriebene letale Form erweitert wurde, hat sich inzwischen als nicht ausreichend erwiesen. Eine moderne Einteilung nach erbbiologischen, histologischen und klinischen Gesichtspunkten gibt Schnyder (Tab. 2), der die hier erörterten heterogenen Krankheitsbilder unlängst bearbeitet und dabei auch die histologischen Charakteristica besprochen hat, so daß bezüglich des klinischen und feingeweblichen Bildes an der Haut auf Schnyders Darstellung verwiesen werden kann.

Tabelle 2. *Klassifizierung der hereditären Epidermolysen (unter Modifikation einer Tabelle von* Schnyder*)*

Der mat. Leit-Kriterium	Bezeichnung	Erbgang	
nicht vernarbend	E. b. h. simplex	autosomal-dominant	vielleicht identisch
	Recurrent bulous eruption of the feet Weber-Cockayne		
vernarbend	E. b. h. letalis Herlitz	autosomal-recessiv	vielleicht identisch
	E. b. h. dystrophica polydysplastica		
	E. b. h. dystrophica ulcero-vegetans		
	E. b. h. dystrophica hyperplastica	autosomal-dominant	vielleicht identisch
	E. b. h. albo-papuloides Pasini		
	E. b. h. dysystrophica bullosa Typus maculatus Mendes da Costa-van der Valk	X-chromosomal-recessiv	

Schleimhautbefall schlechthin kommt sowohl bei E. b. h. simplex als auch bei E. b. h. dystrophica vor, ist insgesamt aber bei E. b. h. dystrophica weitaus häufiger, schwerer, ausgedehnter (Riecke, Schuermann u. a.). Auch im Genitalbereich kommt er, ebenso wie auch Hautbefall der Vulva, zur Beobachtung, wenn dies auch sehr viel seltener erwähnt ist. Es scheint sich, soweit die Genital*schleimhaut* betroffen ist, ausschließlich um die dystrophische (und zwar, wo Zuordnung nachträglich möglich ist, um die polydysplastische) Form zu handeln. Bei einem jüngeren Fall von Beteiligung der Vulva-Haut (NØRHOLM-PEDERSEN) ist die Zuordnung unsicher. Weitere Einzelfälle von Genitalbefall lassen sich jeweils der letalen Form (Befall der *Haut* der Vulva) und der ulcero-vegetierenden Form (Verlust der Genitalbehaarung) zuordnen.

Hinweis auf Schleimhautbefund am weiblichen Genitale findet sich in der jüngeren Literatur nur bei BAUMANN u. KRAUSE (sicher dystrophischer, wahrscheinlich polydysplastischer Typ). — In der älteren Literatur sind darüber hinaus Mitteilungen zum weiblichen Genitalbefall von SAKAGUCHI (2 Patientinnen, sicher dystrophisch und rezessiv = polydysplastisch), BOSELLINI (sicher polydysplastisch dystrophisch), CALLOMON (ausführlich bei KEHRER: polydysplastischer Typ) und MICHELSON (dystrophisch, wahrscheinlich polydysplastisch) publiziert.

Danach kommt es bei dieser Form zu Blasen auf der Anal- und Genitalschleimhaut (SAKAGUCHI), zu Läsionen auf der Schleimhautseite des rechten großen Labium (BOSELLINI) oder zu Blaseneruptionen, die schließlich eine narbige Atresie des Introitus vaginae bewirken können (CALLOMON). Der Genitalbefund kann unterschiedlich schwer sein und schubartig, jedesmal provoziert durch die starke mechanische Belastung einer Geburt auftreten (MICHELSON). Bei BAUMANN u. KRAUSE fand sich eine uncharakteristische entzündliche Veränderung der Schleimhaut im Genitalbereich. — Hautbeteiligung der Vulva (ohne Angabe über die Genitalschleimhaut) fand sich als Begleiterscheinung bei ausgedehnter integumentaler Eruption bei dem nicht sicher einzuordnenden Fall von NØRHOLM-PEDERSEN.

Erwähnenswert ist, daß nach SAKAGUCHI, STÜHMER und KOGOJ die Behaarung am weiblichen Genitale (wie auch in den Axillen) gelichtet bzw. weitgehend geschwunden sein kann.

Auch bei einer Patientin mit der ulcero-vegetierenden Form stellte MARCHIONINI spärliche Schambehaarung fest.

Vulvabeteiligung — nur im Hautbereich, während der Vaginalbefund sich autoptisch als regelrecht erwies — ist für die unmittelbar nach Geburt beginnende und rasch letal verlaufende Herlitzsche Form im Falle LAMB u. HALPERT berichtet worden. Die Haut der Vulva, die neben anderen Regionen (Hände, Nates, Knie, Fersen) befallen war, wies zahlreiche mit klarer Flüssigkeit gefüllte Bläschen und Blasen von 0,5 — 3,0 cm Durchmesser auf.

Histologische Untersuchungsergebnisse von Läsionen aus dem weiblichen Genitalbereich liegen nach den mir verfügbaren Originalarbeiten nicht vor. — Die hier betroffenen rezessiv vererbten Formen sind sämtlich durch subepidermale Blasenbildung charakterisiert. Entzündliche Veränderungen im Corium spielen dabei keine Rolle und sind nur in Fällen sekundärer Infektion oder Irritation stärker ausgeprägt. Bei der polydysplastischen dystrophischen Form vollzieht sich die Epidermolyse nach lichtmikroskopischen Untersuchungen von RITZENFELD und nach elektronenmikroskopischen Untersuchungen von PEARSON in der Grenzmembran selbst oder auf deren mesodermaler Seite, wobei die Elastica umschriebene nekrobiotische Veränderungen aufweisen kann. Demgegenüber basiert die Blasenbildung bei der dominanten E. b. h. simplex auf verminderter Kohärenz des Stratum basale selbst und seiner Verbindung mit den suprabasal gelegenen MALPIGHI-Zellen (SCHNYDER u. Mitarb., PEARSON).

2. Neurofibromatosis v. Recklinghausen

Die Hautveränderungen des Morbus Recklinghausen—melanotische Pigmentflecke (große und kleine Recklinghausen-Flecke [SIEMENS]) und Tumoren wechselnden Substrats mit neurinomatösen oder fibromatösen Zügen, gelegentlich auch elephantiasisartige, lappenförmige Riesenwuchsbildungen — haben keine eigentliche Prädilektion. Da der Stamm zu den stark befallenen Partien gehört, dürfte die Einbeziehung der Genitalien nicht gerade ungewöhnlich sein, wenn sich dies auch nicht in der Zahl der einschlägigen Publikationen niederschlägt, die zweifellos eine Auslese im Sinne beschwerdeverursachender Tumoren und nach Größe der Gewächse (Okterlony, Schmauch, Scharpenak u. Albert, Drescher u. Herzog) oder Besonderheit des histologischen Befundes (vasculäre Neurofibromates bei Hornstein) darstellen.

Die Pathologie der möglichen Krankheitserscheinungen bei Morbus Recklinghausen, insbesondere auch die Histologie der Tumoren, hat Schmincke ausführlich bearbeitet, so daß hier ausschließlich die auf Vulva- und Vagina-Beteiligung bezogenen Angaben der Literatur erörtert werden sollen.

Die Einzelangaben über die Beteiligung des äußeren weiblichen Genitales sind spärlich. Sie sind bis 1929 in Kehrers Handbuchartikel gesammelt und 1930 und 1933 in den Übersichten Nürnbergers sowie Meirowskys teilweise ergänzt worden. In der jüngeren Literatur fand ich an einschlägigen Mitteilungen lediglich die Beiträge von Schreiber, Hoffmann, Drescher u. Herzog, Piringer-Kuchinka u. Turnheim sowie Hornstein.

Schreiber gibt bisher als einziger einen objektiven Anhaltspunkt für die Häufigkeit weiblicher Genitalbeteiligung. Er wertete das Krankengut eines amerikanischen Krankenhauses aus und fand unter 53 weiblichen Recklinghausen-Fällen 10 mal (18 %) Vulvabefall (bei Negerinnen relativ häufiger als bei Weißen). Dabei handelte es sich 2 mal um eine Hypertrophie der kleinen Labien, einmal um eine vergrößerte Klitoris und 7 mal um Tumoren. Von den Tumorträgerinnen sind zwei Frauen vulvektomiert worden, wozu Schreiber bemerkt, daß trotz manchmal großer Befunde die Vulvektomie bei Neurofibromen insgesamt selten erforderlich sei und daß in einem Kollektiv von 60 Vulvektomien wegen benigner Tumoren die Neurofibromatose nur 2mal (3 %) als Anlaß der Operation aufscheint.

Stärkere Tumorentwicklung beobachteten auch Drescher u. Herzog, wobei es in ihrem Falle durch multiple, harte, teils knotige, teils strangförmige Gewächse mit Sitz in den großen Labien, der vorderen und hinteren Scheidenwand zur Verengung des Vaginalrohres gekommen war.

In einem der Fälle von Piringer-Kuchinka u. Turnheim fand sich bei sicherer allgemeiner Neurofibromatose ein Neurom des Labium majus.

Daß außer Riesenwuchs und Geschwulstentfaltung auch die typische Recklinghausen-Pigmentierung an der Vulva zur Beobachtung kommt, wird durch eine Mitteilung Hoffmanns belegt, der in einem Fall zahlreiche braune Pigmentflecke von Linsengröße bis zu 2 cm Durchmesser in der gesamten Genitalregion, insbesondere auch an den großen Labien und an der Klitoris ausdrücklich erwähnt und abgebildet hat. Dieser Fall täuschte durch symmetrische Vergrößerung der Labia majora und strangförmige, knotige neurofibromatöse Umbaubezirke der Nerven in der Tiefe sowie Vergrößerung der Klitoris ein intersexuelles Genitale vor, wie das auch bei den Beobachtungen mit Labienvergrößerung und insbesondere bei derjenigen mit Klitorisvergrößerung Schreibers der Fall war. — Diese Vergrößerungen scheinen nach den vorliegenden Befunden im wesentlichen Riesenwuchsbildungen darzustellen und nur z. T. auf das Konto typischer Tumorbildung zu gehen.

Die im Fall Hoffmann dokumentierte fleckige Pigmentierung des Genitales ist nur für dessen Hautanteil belegt. Ihr Vorkommen auf der Schleimhaut des Genitales ist aus der mir bekannten Literatur nicht ersichtlich, auf der *Mund*schleimhaut ist sie gelegentlich beobachtet worden (Schuermann).

Feingewebliche Daten speziell der hier aufgeführten Genitalbefunde finden sich bei Drescher u. Herzog, Hoffmann, sowie Piringer-Kuchinka u. Turnheim und entsprechen den auch in anderen Regionen und Organen an Tumoren des Morbus Recklingshausen erhobenen Befunden. Vermerkt sei ergänzend, daß in einem weiteren Falle HORNSTEIN feingeweblich am äußeren Genitale und Uterus auch die Gefäßveränderungen der Reubi-Feyrterschen vasculären Neurofibromatose feststellte.

Die schon erwähnten älteren Sammlungen von Veränderungen des weiblichen Genitales bei Neurofibromatose betreffen ausgedehnte Naevus pigmentosus-Bildung mit zahlreichen Recklinghausen-Tumoren im Vulva-Dammgebiet (WALTHER), multiple fibromatöse Tumoren mit einem großen, penisartig herabhängenden Gewächs an einem Labium majus (OKTERLONY), ausgedehnte Gewächsbildung zugleich an Vulva und Vagina, dem Verzweigungsgebiet des N. pudendus entsprechend (SCHMAUCH), eine riesige weiche Geschwulstmasse, Schenkelbeuge, Gesäß-Damm- und Vulvahälfte einer Seite einnehmend, von welcher schlaffe Wülste und Säcke bis zum Knie herabhingen (SCHARPENAK u. ALBERT), einen tief in der Scheide vorhandenen Tumor, der ein Geburtshindernis darstellte (WINTER) und bei KEHRER, in dessen Sammlungen alle diese Beobachtungen erwähnt sind, der Hinweis auf 8 weitere Fälle, welche im einzelnen nicht aufgeführt sind. Bei einigen Fällen der Sammlung KEHRER (BONDI, MACZEWSKI) lagen Neurome der Vulva ohne nachgewiesene allgemeine Neurofibromatose vor, deren Zugehörigkeit zum Morbus Recklinghausen unsicher oder unwahrscheinlich ist.

Als Geburtshindernisse kommen außer den Vaginaltumoren auch die isoliert oder im Rahmen der Neurofibromatose auftretende Neurome der weiteren Vaginalumgebung und des Beckenbindegewebes in Betracht, wie sie sich in einer Zusammenstellung von DUBRAUSZKY und bei SIPPEL finden. Auf diese Fälle ist hier nicht einzugehen.

Über ein Rankenneurom der Vulva, das multiple, knotige Auftreibungen an einem Labium majus und in der Scheidenwand hervorrief, berichtete NÜRNBERGER.

Erwähnt sei ferner, daß sich aus einer Mitteilung MEIROWSKYs die Kombination von Uterus bicornis und Atresia vaginae bei Morbus Recklinghausen und aus Untersuchungen von HENRI, FEGELER u. NOWAKOWSKI u. a. die gelegentliche Kombination der Neurofibromatose mit dem Turner-Syndrom ergibt.

Anhang: Bourneville-Pringle-Syndrom

Bei der der Neurofibromatose nahestehenden Bourneville-Pringleschen Phakomatose, der tuberösen Sklerose mit „Adenoma sebaceum" und verschiedenen dysontogenetischen inneren Tumoren, kommen an der Haut kleine stecknadelkopf- bis erbsgroße Knoten (als „Adenoma sebaceum" oder als Koenen-Tumor), die sog. Chagrinlederhaut und lumbosacrale Bindegewebsnaevi zur Beobachtung. Bei den kleinen Knoten handelt es sich in Anlehnung an PASINI um fettglanduläre, fibromatöse bzw. fibroangiomatöse und trichomatöse Hauttumoren. Auf der Schleimhaut sind diese kleinen Knoten als fibromatöse oder fibroangiomatöse Tumoren besonders in der Mundhöhle geläufig, im Bereich der Nasenschleimhaut, der Bindehaut, des Oesophagus, des Darmes und in der Harnblase aber ebenfalls beobachtet worden (s. SCHUERMANN, GREITHER u. HORNSTEIN). Nach GARCIN u. Mitarb. (zit. b. RANDAZZO) können sie auch auf der Schleimhaut des äußeren weiblichen Genitales vorkommen.

An der Haut entspricht das Verteilungsmuster der symmetrisch und in großer Zahl angebildeten Knötchen vornehmlich einem Befall der Nasolabial-Gegend mit angrenzenden Gesichtspartien und der Nagelfalze (hier fibromatös als Koenen-Tumoren). Die Haut der Genitalgegend gehört *nicht* zu den typischen Befalls-

19*

regionen. Atypisch ist daher die Beobachtung starken Vulvabefalls von Hudelo u. Mitarb.

Diese Autoren berichten über einen Fall multipler „Adenomata sebacea" ungewöhnlicher Verteilung. Die beim Bourneville-Pringle-Syndrom typischen Lokalisationen waren frei. Statt dessen war neben dem Stamm vor allem und besonders dicht die Genitalregion (Schenkelbeuge, große und kleine Labien) von stecknadelkopf- bis erbsgroßen, weißlichen, gelblichen oder rosafarbenen, halbkugeligen, glatten, harten Knötchen besetzt. Die Efflorescenzen waren eruptiv im Alter von 45 Jahren bei einer sonst gesunden Frau, die einer erbbiologisch unauffälligen Familie entstammte, aufgetreten. Feingeweblich (Excisionsstelle nicht angegeben) fand sich Hyperplasie des Haartalgdrüsen-Apparates ohne sichere Bindegewebsveränderungen, ohne Gefäßbeteiligung. Die Identität mit dem Pringleschen Adenoma sebaceum und damit die Zugehörigkeit zum Bourneville-Pringle-Syndrom wird von den Autoren selbst in der Diskussion in Zweifel gezogen. Eine befriedigende Einordnung war nicht möglich.

3. Pseudoxanthoma elasticum (Grönblad-Strandberg-Syndrom)

Diese „Elastorrhexis generalisata" ist eine häufiger bei Frauen vorkommende, recessiv und dominant (?) (Wise) vererbte Allgemeinkrankheit, die sich außer an der Haut und Schleimhaut in Veränderungen am Augenhintergrund, am Gefäßsystem und an inneren Organen äußert. Die an der Haut durch die Elasticadegeneration hervorgerufenen Befunde erscheinen als weißliche, gelbliche, bis bräunliche xanthomfarbene oder chamoisfarbene Streifen oder als streifenförmig bzw. in Plaques aggregierte Flecken, gelegentlich auch als flache papulöse Erhabenheiten, die mit Gefäßerweiterungen, violettem Saum oder auch Haemorrhagien kombiniert sein können. Sie finden sich vornehmlich an den Halsseiten, in der Nabelumgebung, in den großen Gelenkbeugen, darunter auch in den Inguinalbeugen und den Innenflächen der Oberschenkel (Ohno, Jung, Bureau) wie überhaupt gelegentlich in intertriginösen Bezirken (Analumgebung und Perineum nach Shaffer u. Mitarb., Loria u. Mitarb.), so daß auch Beteiligung der Haut der Vulva und ihrer Umgebung zur Beobachtung gelangt, wie sich aus weiteren Hinweisen von Milian (Inguinalvulvär-Falten und Damm) Heilesen (auf beiden Seiten der Vulva winzige Fleckchen) oder Knierer (in den Genitocruralfalten gelbliche weiche Papeln, Abb. 48) ergibt. Schleimhautbefall ist als Lippenbeteiligung, besonders an der Innenseite der Unterlippe, nach den Ermittlungen Schuermanns keine Seltenheit. Auch weitere Partien des oberen Intestinaltraktes und des Respirationstraktes sind gelegentlich erkrankt. Die Schleimhautherde imponieren als meist strohgelbe, häufig von Teleangiektasien durchzogene oder begrenzte, zu größeren Arealen zusammengetretene, gelegentlich auch gering papulös erscheinende kleine Flecke.

Auf der Vaginalschleimhaut sind solche Veränderungen von Szymanski u. Caro, Shaffer u. Mitarb., Loria u. Mitarb. Throne u. Goodman, sowie Greither erwähnt.

Kissmeyer u. With haben derartige Befunde an den großen Labien, Schuermann u. Woeber an deren Innenseite beschrieben.

Feingewebliche Untersuchungsergebnisse der mitgeteilten Genitalbefunde liegen nicht vor. Der mikroskopische Hautbefund beim Pseudoxanthoma elasticum ist durch eine beträchtliche Ansammlung geschwollener, fragmentierter und unregelmäßig verklumpter Fasern charakterisiert, die sich wie elastische Fasern färben. Im Gegensatz zu den Befunden bei seniler Elastose finden sich diese Veränderungen im mittleren und unteren Drittel des Coriums und weniger in dichten Massen als vielmehr aufgelockert in zahlreichen einzelnen Bündeln oder Fragmenten. Calciumeinlagerungen sind nicht selten nachweisbar. Einzelheiten s. LEVER.

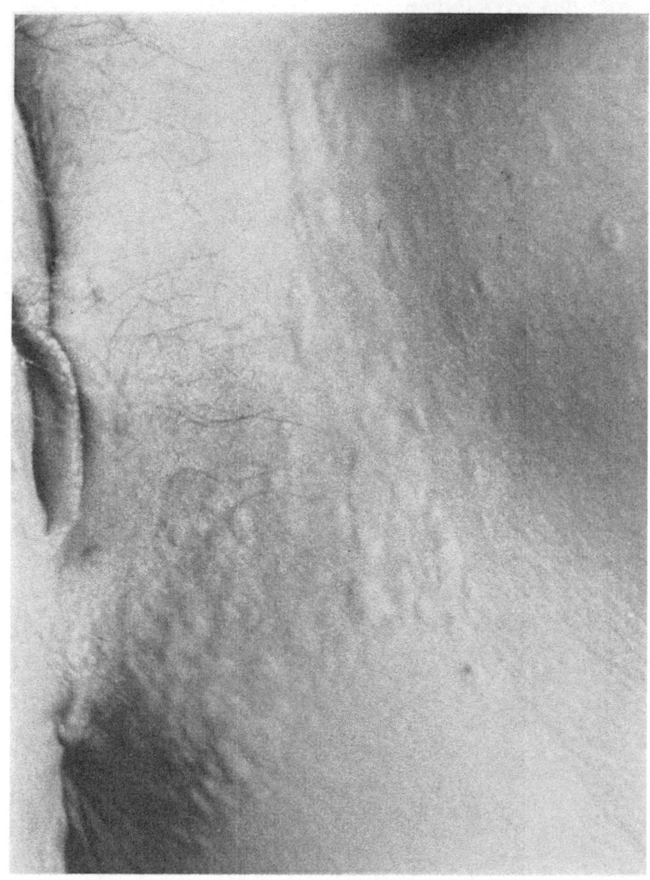

Abb. 48. Pseudoxanthoma elasticum im weiblichen Genitoanalbereich. Entlehnt bei KNIERER, W.: Hautarzt 1, 322, Berlin-Göttingen-Heidelberg: Springer 1950

Anhang: Ehlers-Danlos-Syndrom. Chalodermie

Bei diesen ebenfalls mit veränderter Elastizität der Haut einhergehenden Zuständen scheint die Beteiligung des äußeren Genitales keine Rolle zu spielen.

Obwohl beim Ehlers-Danlos-Syndrom Schleimhautbeteiligung bekannt ist und insbesondere die Abhebbarkeit der Schleimhaut von ihrer Unterlage wiederholt betont worden ist (MCKUSICK, JOHNSON u. FALLS, WEILL u. MARTINEAU, DREYFUS u. Mitarb., ANGST, SCHUERMANN, GREITHER u. HORNSTEIN, KORTING, WEBER u. a.), war Vulvabefall nirgends ausdrücklich erwähnt. — Die Inguinalfalten gehören jedoch zu den Prädilektionsorten der Krankheit.

Die im Gegensatz zum Ehlers-Danlos-Syndrom nicht erbliche, abzutrennende Chalodermie, welcher die Überstreckbarkeit der Gelenke und die Neigung

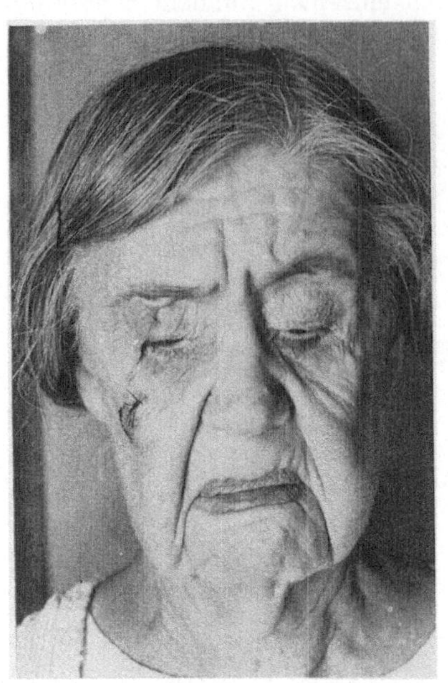

Abb. 49

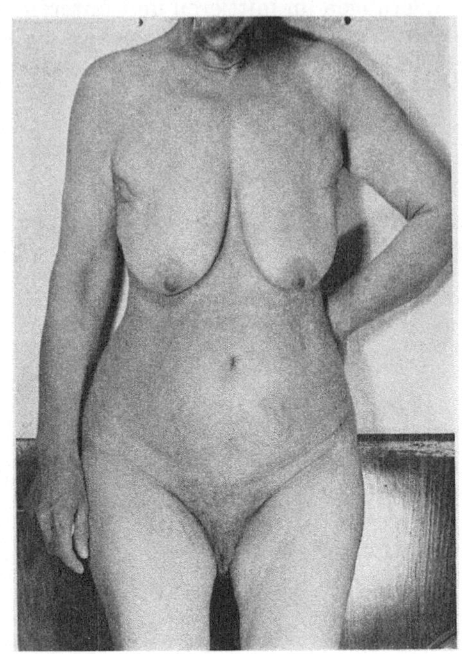

Abb. 50

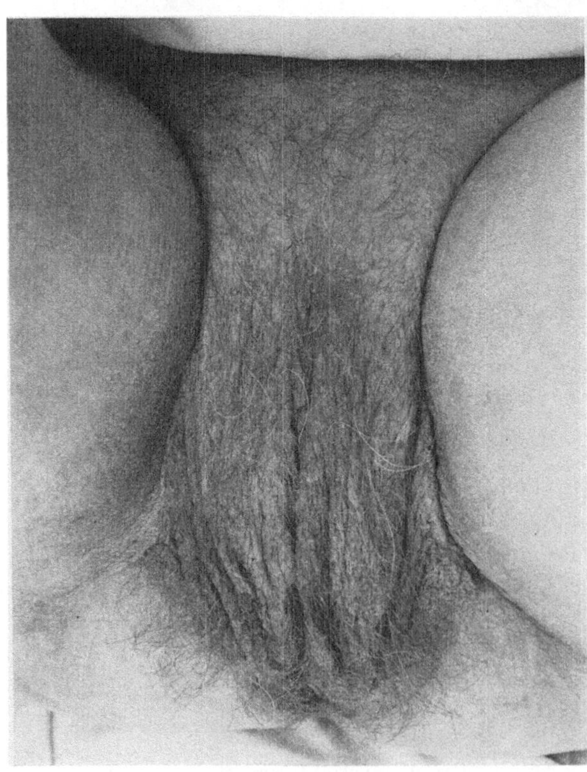

Abb. 51

zur Hämorrhagie fehlt, ist wiederholt, so bei v. Ketly, Goth sowie Carney u. Nomland, vor allem im Beckenbereich stark ausgeprägt beobachtet worden, wo auch die Haut der Vulva locker und faltig und der Introitus vaginae erschlafft gefunden werden kann (Fall Carney u. Nomland, Abb. 49—51).

Abb. 49—51. Chalodermie: Universelle Schlaffheit der Haut. Einbeziehung der Vulva in Abb. 50 und 51 deutlich. Fall Carney, R. G., Nomland, R.: Arch. Derm. Syph. (Chic.) 56, 794 (1947)

4. Ichthyosiforme und keratotische Hautkrankheiten

Die Beteiligung der Vulva (und Vagina) bei diesen Krankheiten ist mit Ausnahme des ebenfalls in diesem Kapitel besprochenen Morb. Darier selten und dem Ausmaß nach meist unerheblich.

Das hervorstechendste gemeinsame Merkmal dieser Gruppe ist die hyperkeratotische Verdickung der Hornschicht. Eine besondere Untergruppe, die nicht-erblichen Keratodermien (Schwielen, Hühnerauge), scheidet aus unseren Betrachtungen ganz aus. Die erblichen Keratodermien indessen, von denen einige den Phakomatosen zugerechnet werden, können die Vulva und ihre unmittelbare Umgebung teilweise einbeziehen. Hier sind außer Ichthyosis und follikulären Keratosen auch die Erythrokeratodermien zu besprechen, die eine Reihe unter verschiedenen Benennungen geführte, teils wahrscheinlich identische, seltene Dermatosen umfassen, deren Systematik noch nicht völlig abgeklärt ist. Bei ihnen entwickelt sich die Hyperkeratose in umschriebenen, ziemlich persistenten, aber doch einem gewissen Wechsel, mitunter auch spontaner Remission unterworfenen Herden auf rotem oder rotgelbem Grund. Histologisch weisen diese Erythrokeratodermien außer der hyper-ortho-keratotischen Epidermisveränderung Akanthose und geringe lymphocytäre Infiltration um deutlich erweiterte Gefäße des oberen Corium auf. Die Einordnung der am Schluß dieses Kapitels besprochenen Akanthosis nigricans ist befriedigend nicht möglich und daher auch an dieser Stelle ein wenig gezwungen. Bei ihr liegt zusätzlich eine Papillomatose vor, welche das klinische Bild meist stärker bestimmt als die Hyperkeratose.

α) Ichthyosis vulgaris

Sie ist eine dominant vererbte, generalisierte Verhornungsanomalie, welche mit Trockenheit der Haut und ständiger Bildung festhaftender, schuppenartiger Auflagerung sehr unterschiedlichen Ausmaßes einhergeht. Leichte Formen sind häufig. Es liegt eine Unterfunktion und teilweise Regression der Talg- und Schweißdrüsen und eine orthokeratotische Hyperkeratose vor, die nach SIEMENS, LEVER und anderen eine Retentionshyperkeratose ist, also eine Veränderung, welche sich aus einer Störung und Verminderung der Desquamatio insensibilis und nicht aus einer vermehrten Epidermisregeneration ergibt. Dem entspricht, daß das Str. granulosum und das Str. spinosum eher verdünnt gefunden wird.

In Fällen schwerer Ichthyosis vulgaris (I. v.), deren Befund durch besondere Adjektive als I. nitida, nigricans, serpentina, hystrix gekennzeichnet wurde, haben THALER, WEIR sowie SAMMAN Vulva-Beteiligung in Form umschriebener keratotischer, z. T. knotiger Herde mit nicht näher gekennzeichneter Lokalisation oder Sitz an den kleinen Labien gesehen. Histologisch abgeklärt sind diese Befunde nicht. Im Falle SAMMAN ist das Vorliegen eines Vulva-Hämangioms bei Ichthyosis nicht ausgeschlossen. Im übrigen läßt sich bei der Seltenheit der Vulvabefunde die Koinzidenz mit andersartigen Prozessen (Leukoplakie, Präcancerose) nicht ausschließen. — Demgemäß wird von KOGOJ und SCHUERMANN das Vorkommen von Ichthyosisveränderungen an der Schleimhaut bei I. v. in eigens daraufgerichteten Studien abgelehnt.

Die Vulvaumgebung (Mons veneris, Leistenbeugen) wird in einem schweren Ichthyosisfall von GASSMANN (10jähriges Mädchen) als besonders ausgeprägt befallen geschildert. Es mag gerade auf Grund dieses Befundes zweifelhaft erscheinen, ob die Beobachtung als I. v. richtig eingeordnet worden ist. — Im Gegensatz zur I. congenita (s. u.), welche die Beugeregionen befällt, ist es für die I. v. charakteristisch, daß sie die großen Beugen, die Axillar-, Cubital-, Inguinal- und Kniekehlengegend, Palmae und Palntae, weitgehend auch das Gesicht (wohl im Zusammenhang mit der dort besseren Schweiß-Talg-Sekretion) verschont. Das Freibleiben der Genitalien wird von zahlreichen Autoren, so Siemens, Gassmann, Bruhns, Blum, Gahlen ausdrücklich betont. Doch ist dies, wie Fälle von Abschilferung der Penis- und Scrotalhaut (Bruhns, Blum, Salfeld u. Lindley, Marzollo) zeigen keine absolute Aussparung dieser Region.

Die Behaarung (einschließlich der Pubes) kann bei I. v. trocken, glanzlos, in schweren Fällen sehr spärlich, teilweise auch fehlend, in gewissen typischen Fällen andererseits aber sogar hypertrichotisch sein (Riecke).

β) Ichthyosis congenita

Es handelt sich um verschiedene Verlaufsformen, die sich gemeinsam durch das klinische Bild, den recessiven Erbmodus und die häufige Kombination mit Fehlbildungen von der insgesamt leichteren, dominant vererbten Ichthyosis vulgaris unterscheiden.

Synonyma der Ichthyosis congenita (I. c.), die sich meist auf die frühmanifesten und schweren Formen beziehen, sind: *Keratosis diffusa maligna, (Hyper-) Keratosis universalis congenita, Ichthyosis intrauterina, Ichthyosis foetalis, Keratoma congenitale malignum;* für sehr ausgeprägte Fälle: *„Harlekin-Fetus", „Alligator-Baby".*

Riecke hat die verschiedenen Typen folgendermaßen geordnet:

Typ 1: I. c. gravis
    (s. malignes Keratom, Hyperkeratosis universalis congenita)

Typ 2: I. c. larvata
    (s. I. c. mitis Siemens)
    (Kogoj rechnet zu diesem Typ die Erythrodermia ichthyosiformis congenitalis Brocq, der andere eine größere Sonderstellung einräumen).

Typ 3: I. c. tarda
    (s. I. c. inversa Siemens)

Das „Collodium-Baby" wird z. T. als weiterer besonderer Typ der Ichthyosis angesehen, von anderen der Erythrodermia ichtyosiformis congenitalis Brocq (und somit ggf. dem Typ 2) zugerechnet, schließlich auch als völlig abzutrennende eigenständige Krankheit (Kogoj) betrachtet.

Typ 1 (I. c. gravis) verläuft immer tödlich. Der Körper ist schon bei Geburt von einer schwärzlich-grünen, auch gelblich-weißlichen oder kupferfarbenen Horndecke wie von einem Schuppenpanzer vollkommen umgeben. Es entwickeln sich Fissuren zwischen den Hornplatten und eine entsprechende Felderung der Horndecke. Ectropium der Augenlider gehört zum typischen Bild. Zusätzliche Mißbildungen an Ohren, Händen, Füßen, Genitalien sind die Regel.

Typ 2 (I. c. larvata) weist als Überlebensform grundsätzlich gleichen Gepräges die Veränderung abgemildert auf, wobei namentlich die Verunstaltung im Gesicht oder am Genitale geringer zu sein pflegt oder auch fehlt.

Typ 3 (I. c. tarda) entwickelt die abgemilderten Symptome des Typ 2 erst nach einer erscheinungsfreien Latenzzeit von Wochen bis Jahren.

Alle I. c.-Formen sind als recessive, schwerere Fehlentwicklung unvergleichlich seltener als die dominante Ichthyosis vulgaris. Rendelstein fand bis 1948 in der Literatur nur 70 Fälle, in seiner eigenen Klinik in 12 Jahren unter 50 000 Geburten nur einen.

Wichtiges Differentialdiagnosticum gegenüber der Ichthyosis vulgaris ist, daß die Beugenpartien und intertriginösen Regionen bei den I. c.-Formen *nicht* ausgespart und oft betont befallen sind („Ichthyosis *inversa*" Siemens), weshalb die Einbeziehung der Genito-Analregion als Regel anzusehen ist, wenn dies auch im einzelnen nicht regelmäßig vermerkt ist. Wie im Augenbereich und ebenso am Mund kommt es auch an den Schleimhautostien des Genitales und Anus zur Ektropionierung, zum Eklabium mit Klaffen der Vulva und zur konsekutiven Rhagadenbildung besonders am ektropionierten After. Hierauf wird bereits in der älteren Literatur (RIECKE, BRUHNS, OPPENHEIM) und erneut im jüngeren Schrifttum (GAHLEN) hingewiesen. Dabei sind die Labia majora wie mit einem rissigen derben Überzug versehen (RIECKE, GAHLEN) oder verhärtet und abschilfernd (KEHRER) bzw. von einer kollodium-ähnlichen Membran bedeckt und verzogen (BLOOM u. GOODFRIED bei einem „Kollodium-Baby"). Die Schleimhautanteile der Vulva sind durch das Eklabium zwar freiliegend, primär aber in der Regel nicht verändert. — KEHRER erwähnt jedoch bei einem 9jährigen Mädchen auch eine geringe Verhärtung im Bereich der kleinen Labien und der Klitoris, und FULCI konnte sogar in der Vagina histologisch eine verdickte Hornschicht nachweisen.

Wie bei der Ichthyosis vulgaris wird auch bei den Formen der I. c., so weit sie das entsprechende Alter erreichen, eine verminderte Ausprägung der Achsel- und Schambehaarung (WEBER), bei Fällen von Erythrodermia ichthyosiformis congenitalis gelegentlich auch Hypertrichose (BRUHNS, GAHLEN) notiert. Bezüglich der in diesem Kapitel nicht zu erörternden korrelierten Mißbildungen am Genitale sei auf die Handbucharttikel von OPPENHEIM und auf die neuere Arbeit von LATTUADA u. PARKER verwiesen.

Bei den als Erythrodermia ichthyosiformis congenitalis (E. i. c.) beschriebenen Fällen sind hin und wieder Patienten beobachtet worden, deren Hautveränderung zeitweilig eine bullöse Note aufwies (E. i. c. bullosa). Die Blasenbildung ist dabei vornehmlich im Beginn der Erkrankung (im ersten Trimenon) ausgeprägt, kann schubartig andauern, sistiert aber meist im späteren Verlauf, der im klinischen Bild zunehmend der typischen nicht-bullösen I. c. gleicht. JUNG u. SCHNYDER haben klargestellt, daß der Erbmodus der bullösen Krankheit autosomal-dominant (nicht autosomal-recessiv wie bei der typischen E. i. c.) ist. Daher ist aus klinischen, histologischen und erbbiologischen Gründen, neuerdings auch aufgrund des ultrastrukturellen und histochemischen Verhaltens (WEIBEL u. SCHNYDER), die sog. E. i. c. bullosa besser nicht mehr als Variante, sondern als eigenständige Krankheit aufzufassen. Aufgrund der feingeweblichen Befunde steht sie dem Morb. DARIER und dem sogen. Pemphigus familiaris benignus Gougerot-Hailey-Hailey, mehr noch gewissen epidermalen Naevi und der Vörnerschen Palmoplantarkeratose nahe (LEVER, WEIBEL u. SCHNYDER, NICOLAU u. BALUS). Schwierigkeit bei der nosologischen Trennung bereitet z. Z. noch, daß die charakteristischen ballonierenden Epithelveränderungen der E. i. c. bullosa gelegentlich auch bei Patienten gefunden wurden, die niemals irgendwelche Blasen gehabt haben sollen (LODIN u. Mitarb.). Derartige Erhebungen sollten künftig Anlaß zu eingehender erbbiologischer Untersuchung sein, um die Zuordnung solcher Fälle zu klären.

Vulvabefunde bei Fällen von E. i. c. ohne Anhalt für bullöse Note im Verlauf sind in der jüngeren Literatur ausdrücklich von ROSSMAN u. Mitarb. und WOHNLICH notiert. — Bei ROSSMAN u. Mitarb. lag als Besonderheit ein streng halbseitiger, in der Medianlinie scharf begrenzter Befall, kombiniert mit homolateraler Extremitätenmißbildung vor. Die rechten Labien waren an der halbseitigen Erkrankung beteiligt, die linken Labien frei. Der Hautbefund wird als erythematös, rauh und schuppig charakterisiert, ohne daß der Labienbefund im einzelnen notiert ist. — Der Fall WOHNLICH ist auch nach Auffassung des Autors selbst diagnostisch nicht eindeutig. Seborrhoisches Ekzem, Psoriasis vulgaris, Pityriasis rubra pilaris sind neben E. i. c. zu erwägen. An den großen Labien und in den Inguinalfalten finden sich schuppenähnliche Auflagerungen, von parallelen, Hautfalten entsprechenden, rhagadiformen Rissen durchsetzt. In der linken Schenkelbeuge ein plaqueförmiger, ebenfalls von Einrissen gefurchter, zentral macerierter, peripher von verhornten Knötchen umsäumter Herd. Der Befund sei im Verlauf ausgedehnter gewesen und habe zeitweise die Analregion einbezogen. — Ein weiterer Fall von Haxhausen mit inguinaler Beteiligung in Form papillomatöser Hyperkeratose ist diagnostisch ebenfalls unsicher (Acanthosis nigricans ?).

Bei E. i. c. bullosa sahen Lapière Leukoplakie der Vulva, Jung u. Schnyder hystrixartige Verhornung im Bereich der Leistenbeugen, Curtis mäßige Lichenifikation und Hyperkeratose ebenfalls inguinal. Nach einer Zusammenstellung von Gasser war unter den ausgewerteten Fällen das Genitale 7mal als befallen, 2mal als ausdrücklich nicht befallen angegeben.

Soweit in den zitierten Fällen überhaupt histologische Befunde mitgeteilt sind, entstammen die entnommenen Proben anderen Hautpartien, oder ist die Entnahmestelle nicht notiert, so daß histologische Angaben, die sich ausdrücklich auf den Vulvabereich beziehen, nicht vorliegen. — Der feingewebliche Befund der I. c. und der nicht-bullösen E. i. c stimmt überein und unterscheidet sich gemeinsam von der Ichthyosis vulgaris durch die deutlichere Ausprägung, gelegentlich sogar Verdickung des Stratum granulosum, die vorhandene mäßige Akanthose und ein chronisches entzündliches Infiltrat im Corium. Die ausgeprägte Hyperkeratose, welche unmittelbar postnatal oft besonders stark ist, kann — im Gegensatz zur Ichthyosis vulgaris — mit Parakeratosezonen wechseln. — Die *bullöse* E. i. c. ist nach Lever durch ein ballonierendes intracelluläres Ödem als Ursache der Blasenbildung charakterisiert, welches im Stratum granulosum und der mittleren Epidermis ausgeprägt ist und durch Zersprengen der Zellwände zu confluierenden Mikrovesiceln und schließlich zu größeren flüssigkeitsgefüllten, intraepidermalen Hohlräumen führt (Barker u. Sachs). Daneben finden sich noch nicht geplatzte, geschwollene Zellen besonders im Stratum granulosum, deren Keratohyalingranula verklumpt sind. Die Residuen derartiger Zellveränderungen finden sich in der Hornschicht als Zeichen der „Dyskeratose" im Sinne der Darierschen Krankheit (s. dort), nämlich als sogen. „Grains" und „Corps ronds" (Lapière). Diese Veränderungen finden sich angedeutet hier und da auch in nicht-bullösen Arealen, deren Veränderungen im übrigen der typischen E. i. c. entsprechen. — Auf die gelegentliche Beschreibung ballonierenden Ödems auch bei nicht-bullöser E. i. c. und die offenen nosologischen Probleme wurde hingewiesen. Ultrastrukturell (Weibel u. Schnyder, Lit.) liegt auch in nichtbullösen Arealen der E. i. c. bullosa eine Vermehrung von Ribosomen und Mitochondrien verbunden mit einer Überproduktion von Tonofilamenten vor, die zu einer Tonofibrillenfehlbildung (mit Verklumpung, perinucleärer Schalenbildung, abnormer Querstreifung) führt. Dieser geht eine Störung der Verhornung (grobschollige vermehrte Keratohyalinbildung [„granulöse Degeneration"], Störung der Hornkomplexbildung) parallel, die auch histochemisch faßbar ist. Die Desmosomen erscheinen in nicht-bullösen Partien der E. i. c. bullosa nicht alteriert (Weibl u. Schnyder), während sie in bullösen Abschnitten offenbar vermindert sind (Petruzellis).

γ) Erythrokeratodermien

Auf die Hautveränderungen und die nosologische Ordnung der zahlreichen hierunter subsummierten Krankheitsbilder kann im Rahmen dieser Darstellung nicht eingegangen werden. Ihr Wesen und ihre histologischen Grundzüge wurden in der Einleitung dieses Abschnittes kurz umrissen. Eine gute Übersicht gibt Kogoj. Auch auf die Darstellung von Gahlen sei zum Studium der verschiedenen Morphen an der Haut hingewiesen. Hier sollen nur die wenigen Kasuistiken der jüngeren Literatur aufgeführt werden, welche Anhaltspunkte für das Vorkommen und die Art des Vulvabefalls bei einigen Erythrokeratodermie-Typen vermitteln.

BASEX u. DUPRÉ (1956) beschreiben unter der Überschrift «Génodermatoses à érythèmes circinés variables» in einem Fall Vulvabeteiligung als symmetrisch ausgebildetes, durch die Öffnungen des Anus und der Vulva zentriertes, helles Erythem ohne sonstige Oberflächenveränderung oder Infiltration, scharf und bogig begrenzt von einer feinen Epidermiskrause, wie sie bei Soor beobachtet wird.

MIESCHER (1954) beobachtete bei einer Frau unter der Diagnose Erythrodermia papillaris et reticularis (s. Papillomatose confluente et réticulée GOUGEROT-CARTAUD) geflechtartig angeordnete, teils confluierende ichthyosiforme Flecken von schmutzig-graubrauner Farbe mit rötlichem Unterton, die sich in bandförmiger Anordnung vom Unterbauch über den Mons pubis beiderseits auf die proximalen Oberschenkelanteile erstrecken. Die Vulvaschleimhaut ist frei. Histologisch fand sich im Bereich des Mons pubis als Besonderheit eine angedeutete Papillomatose.

DÖLLKEN (1937) erwähnt als „generalisierte Keratodermie" ein 15jähriges Mädchen, bei dem die Genitocruralfalten auf geröteter, verdickter (lichenifizierter) Haut weißlich-gelbliche bis bräunliche, spitze, hirsekorngroße Knötchen aufwiesen, welche beim Kratzen talgartig weich erschienen, während die veränderte Haut des übrigen Integumentes spröde und völlig trocken war. Intercrural und ebenso axillar bestand vermehrte Schweißabsonderung, die die Haut dieser Bezirke leicht geschwollen erscheinen ließ.

Die Einbeziehung der Genitalregion ist anhand von *männlichen* Fällen ferner für die Erythrokératodermie verruqueuse en nappes symmétrique et progressive (DARIER, HUDELO u. Mitarb.), die Erythrodermia figurata variabilis (FLECK) und die Erythrokeratodermia progressiva symmetrica Gottron (HÜLLSTRUNG) belegt.

Während die Erythrokeratodermien insgesamt beide Geschlechter etwa gleichhäufig befallen (mit geringem Überwiegen der Frauen), erkranken an der Erythrokeratodermia variabilis MENDES DA COSTA nach SCHUERMANN ausschließlich Frauen. Bei dieser Krankheit sind Schleimhautveränderungen im Mund-Rachenbereich bekannt. Befallensein der Genitalschleimhaut ist nicht erwähnt.

δ) Polykeratosis Touraine

Unter der Bezeichnung Polykeratose hat TOURAINE eine Reihe bis dahin als unabhängig voneinander aufgefaßter, vererbter keratotischer Syndrome zusammengefaßt, deren häufigste Symptome (meist fleckförmige) Keratosen der Haut, vornehmlich der Hand- und Fußflächen, häufig auch Leukokeratosen der Schleimhäute, in Kombinationen mit Dysplasien der Nägel und sonstigen „dysplastischen" Veränderungen, auch schwereren Veränderungen der inneren Organe sind. (Einzelheiten s. bei TOURAINE, GREITHER; kurze, gute Übersicht bei SCHUERMANN, GREITHER u. HORNSTEIN.)

Nach TOURAINEs Konzeption sind die verschiedenen Symptome der hier eingeordneten Syndrome durch eine «Chaîne héréditaire», also durch Genkoppelung, miteinander verbunden und gemeinsam vererbt, eine Auffassung, die erbbiologisch nicht haltbar ist. Damit bleibt die Polykeratosis Touraine zunächst nichts als ein Provisorium, das als Sammeltopf klinisch ähnlicher, erbbiologisch aber wohl heterogener, seltener Syndrome oder Fälle dienen kann, deren Zuordnung z. T. noch in der Schwebe ist.

LAUGIER beschreibt Lichenifikation und Exkoriationen der Schamgegend einschließlich der großen Labien bei intakter Schleimhaut in einem einschlägigen Fall palmo-plantarer Hyperkeratose mit ausgeprägter Onychogryphose. Achsel- und Schambehaarung fehlen.

Degos u. Ebrard beobachteten familiär auftretende umschriebene Leuko-keratose der Wangen- und Genitalschleimhaut, die sie als partielle Form der hier einzuordnenden Pachyonychia congenita Jadassohn-Lewandowsky auffassen. Der Genitalschleimhautbefund war bei zwei Schwestern ausgeprägt. Er betraf in beiden Fällen die Vulva, in einem der Fälle zusätzlich die Vagina, ohne die Portio einzubeziehen. Diese ausgeprägtere Leukokeratose war im makroskopischen Bild gefurcht und papillomatös.

Auch beim Vollbild des Jadassohn-Lewandowsky-Syndroms (Pachyonychie, Palmoplantarkeratose, Hyperhidrose, follikuläre Hyperkeratose, Hyperkeratose der Zunge, Granulosis rubra nasi) wird die Leukokeratose nicht nur auf der Zunge und der übrigen Mundschleimhaut, sondern auch anal und vaginal, dazu auch mit Hyperkeratose der umgebenden Genitalhaut beobachtet (Kogoj).

Ein von Moncorps — ohne zutreffende Literaturangabe — zitierter Fall Radaelis mit atypischem Keratoma palmare und Hyperkeratosen an den großen Labien dürfte ebenfalls hier oder bei den Erythrokeratodermien einzuordnen sein, welche über die transgredienten Formen der Palmoplantarkeratosen gegen diese klinisch unscharf abgegrenzt sind.

Histologie. Von einem der beiden Fälle Degos u. Ebrard wurden übereinstim-mende histologische Befunde aus Herdanteilen der Wangen- und Vaginalschleim-haut erhoben. Dabei zeigten die Zellen des Stratum spinosum im Abstand von der Basalschicht zunehmend eine perinucleare eosinophile Zone als Zeichen der Kera-tinisierung, die sich örtlich über eine regelrechte Keratohyalinschicht vollendete. Doch war die so gebildete Hornschicht inkomplett infolge Unterbrechung durch Zellagen mit erhaltenen Kernen. Im Bindegewebe fanden sich außer Gefäß-erweiterung mit geringer entzündlicher Infiltration keine Besonderheiten.

ε) Porokeratosis Mibelli

Die Porokeratosis Mibelli ist eine seltene, unregelmäßig dominant, relativ ge-schlechtsbegrenzt vererbte Verhornungsanomalie, die sich in umschriebenen, meist ringartigen, harten Hornleisten äußert, welche in der Vielzahl, gelegentlich auch halbseitig begrenzt auftreten können. Die Herde entwickeln sich im Kindes- und Jugendalter und können im späteren Erwachsenenalter spontane Rückbil-dung erfahren. Die ursprüngliche Annahme der obligaten Bindung an die Schweiß-drüsenausführungsgänge („Poro"-keratosis) hat sich als irrig erwiesen. Synonyme wie Parakeratosis centrifugata atrophicans, Parakeratosis anularis u. a. haben sich nicht eingebürgert. Statt Porokeratosis Mibelli ist in jüngerer Zeit auch Para-keratosis Mibelli gebräuchlich.

Bopp hat in einem Zeitraum von 30 Jahren (1923—1953) nur 150 publizierte Fälle zusammentragen können. Die männlichen Patienten dominieren mit etwa 2/3 bis 3/4 aller Fälle ganz erheblich (Fulde, Hasselmann u. Wernsdörfer u. a., Übersicht bei Schnyder u. Klunker).

Alle Regionen der Haut können befallen werden, wobei die Genitalregion zu den Prädilektionsorten gehört (Wright, Moncorps, Oppenheim, Hoede u. a.).

Auch die hautnahen Schleimhäute werden in einem erheblichen, wahrschein-lich noch nicht genügend beachteten Anteil befallen, wie sich insbesondere aus der Literaturauswertung von Yamamoto ergibt. Auch Wright, Moncorps und Oppenheim weisen auf die hohe Schleimhautbeteiligung hin. Dabei ist die Kennt-nis der Mundschleimhautbefunde bisher genauer als die der Genitalschleimhaut, und unter den Genitalbefunden ist, entsprechend der Geschlechtsverteilung die Kenntnis der Veränderungen des männlichen Genitales detaillierter als die des weiblichen. — Insgesamt ergibt sich, daß die Schleimhautherde morphologisch, mit unwesentlichen lokalisationsbedingten Variationen, denen der Haut entsprechen (YAMAMOTO, SCHUERMANN, KOGOJ).

Diese beginnen als konische, keratotische Papeln, die sich zu sublenticulären, münzgroßen und größeren, rundlichen oder unregelmäßigeren Herden auswachsen, deren meist etwas eingesunken und bräunlich tingiert erscheinendes Zentrum von einer auffälligen, kammartigen, harten Hornleiste umsäumt wird, welche wiederum im Kammverlauf eine kleine Rinne oder Doppelrinne und eine am inneren Rand derselben festhaftende „cornoide Lamelle" aufweist. Auch bei Einzelpapeln können zentrale Hornpfröpfe abgestoßen werden und Dellen Platz machen, wodurch gelegentlich kleinere warzenähnliche Herde entstehen.

Die wesentlichen feingeweblichen Veränderungen sind epidermal. Der zentralen cornoiden Lamelle entspricht im Schnitt ein parakeratotischer geschichteter Kegel, der in einer muldenförmigen Einsenkung des Stratum spinosum unmittelbar mit dieser Schicht, also unter Fehlen des Stratum granulosum in dieser schmalen Parakeratosezone, verankert ist. Den Wällen der muldenförmigen Einsenkung entspricht dagegen ein stark entwickeltes Stratum granulosum, über welchem mächtige orthokeratotische Hornlagen den parakeratotischen Kegel flankieren.

Die Form der meisten sublenticulären bis münzgroßen Schleimhautherde ist, wie auf der Haut, rundlich, ovalär, durch Confluenz auch nierenförmig oder circinär. Die Herde können aufgrund der scharfen circinären Abgrenzung der Balanitis circinata erosiva, der Reiter-Balanitis bzw. analogen Vulvaveränderungen ähneln, lassen aber die für die Haut typische Randpartie bei sorgfältiger Beobachtung erkennen, welche hier mit einem den Herd begrenzenden winzigen, dünnen, weißen Seidenfaden verglichen worden ist (DUCREY u. RESPIGHI), da die Keratose der Schleimhaut weiß oder grauweiß erscheint. Auch die beschriebene feine Rinne dieses keratotischen Saumes kommt auf der Schleimhaut zur Beobachtung. Das Zentrum der Herde läßt den normalen Schleimhautglanz vermissen, sieht rötlich oder opak-weißlich, gelegentlich feingekörnt aus. Im Genitalbereich auftretende warzenartige Herde nehmen besonders in der Übergangzone eine an spitze Condylome erinnernde Gestalt an (FUKAI, MAKAI), entsprechen dabei aber histologisch dem typischen beschriebenen Aufbau. Am äußeren Genitale der Frau kommen die Herde der Porokeratosis häufiger an den großen als an den kleinen Labien zur Beobachtung (MONCORPS).

ζ) Morbus Darier

Die früher gebräuchlichen Synonyme Psorospermosis follicularis vegetans oder Dyskeratosis follicularis vegetans werden heute weniger verwendet, da einerseits die irrtümliche Deutung corpuscularer Elemente als „Psorospermien" und Erreger schon von DARIER selbst korrigiert wurde, andererseits die follikuläre Bindung der Knötchen nicht obligat ist.

Es handelt sich um eine seltene, (unregelmäßig ?) autosomal-dominant vererbte Krankheit, die durch eigentümliche keratotische Knötchen der Haut und Schleimhaut charakterisiert ist und auffallend häufig mit Oligophrenie einhergeht. Beide Geschlechter sind etwa gleich häufig befallen (geringes Überwiegen der Männer).

Haut und Schleimhaut können in unterschiedlichem Ausmaß erkrankt sein, wobei Gesicht (nasolabial), behaarter Kopf (retroauriculär), Brust und Rücken (besonders die seborrhoischen Zonen), Extremitäten und deutlich auch die Genitalgegend und ihre Umgebung als Prädilektionsorte imponieren. So erwähnt HIDAKA in einer Übersicht, daß unter 70 Fällen die Inguinalgegend 13mal, die Genitocruralgegend 8mal, die Analgegend 6mal Sitz der Erkrankung waren. Danach ist der

Hautanteil der Vulva (Mons pubis, große Labien bis zu den Genitocruralfalten) als ein besonders häufig und oft auch besonders massiv befallenes Areal anzusehen.

Makromorphologisch findet man in der genannten Verteilung locker oder dicht angeordnete, zunächst hirse- bis hanfkorngroße leicht erhabene, derbe, rundliche Papeln, die mit einer Horndecke unterschiedlicher Brauntönung bedeckt sind und sich trocken oder auch fettiger anfühlen. Löst man die ziemlich festhaftende Horndecke ab, so sieht man, daß sie mit einem kleinen Fortsatz in einem gelbroten oder grauroten Trichter verzahnt ist. — An Stellen dichten Knötchenbesatzes und besonders in den intertriginösen Regionen, so vor allem auch im Vulvabereich und der Genitocruralregion, können die Knötchen wuchern („vegetieren") und übelriechende (eigentümlicher „Darier-Geruch"!), krustöse, macerierte, ulcerierendvegetierende, kondylomartige und hahnenkammähnliche Herde bilden. Veränderungen besonderer Art finden sich an den Handtellern und Fußsohlen sowie an den Nägeln. — Brünauer hat in einem ausführlichen Handbuchbeitrag 1931 das gesamte Bild der Hautveränderungen erschöpfend dargestellt.

Mitteilungen, die speziell oder vornehmlich den *Schleimhaut*befunden im Genitalbereich gewidmet sind, sind in den letzten Jahrzehnten nicht erschienen. Ganz allgemein wird die Beteiligung der Schleimhäute in der jüngeren Literatur als hoch angegeben (Schnyder u. Klunker, Hoede, Schuermann sowie Schuermann, Greither u. Hornstein). Nach Schuermanns Erfahrungen (Männer!) ist Schleimhautbeteiligung bei Morbus Darier unter der Voraussetzung genügend langfristig durchgeführter Beobachtung und sorgfältiger, wiederholter Untersuchung bei etwa der Hälfte aller Kranken festzustellen. Außer den am häufigsten erfaßten Befunden in der Mundhöhle (Gaumen- und Wangenschleimhaut sind hier bevorzugt; Lippe, Zahnfleisch, Uvula, Tonsillen und Zunge können ebenfalls befallen sein) und den hier interessierenden Veränderungen im Vulva-Vagina-Bereich sind spezifische Krankheitsherde an den Conjunktiven, an der Pharynx- und Larynxschleimhaut, im Oesophagus bis an die Cardia und im Bereich der Analschleimhaut beschrieben worden.

Die relative Häufigkeit des Schleimhautbefalls im weiblichen Genitalbereich ist aus den erwähnten Angaben nicht ersichtlich. In Anbetracht der hohen Quote der Schleimhautbeteiligung schlechthin und der Prädilektion der Darier-Veränderungen für die Genitocruralgegend dürfte die Einbeziehung der Genitalschleimhaut ebenfalls nicht selten sein. Dabei ist die Wahrscheinlichkeit positiver Befunde, nach Erhebungen an der Mundschleimhaut, bei fortgeschrittener Krankheit und stärkerer Ausprägung größer als im Beginn; doch sind auch Schleimhautbefunde als einziger Ausdruck der Krankheit vor dem Auftreten entsprechender Hautveränderungen beobachtet worden. Einzelheiten über Schleimhautbefunde an Vulva und Vagina finden sich bei Brünauer, H. Fox, Jordan, Hoffmann, Photinos sowie Archangelski (Literatur bei Brünauer 1925 und 1931). Die Veränderungen entsprechen denen der übrigen Schleimhäute. Die Schleimhautherde sind durch die gleichen Knötchen charakterisiert wie die Hautmanifestationen mit dem einzigen Unterschied, daß die apikale keratotische Kruste des Darierknötchens hier nicht bräunlich, sondern infolge der Feuchtigkeitsdurchtränkung meist weißlich erscheint. Eine besondere Variante betrifft lediglich die Verhältnisse am harten Gaumen, auf die hier nicht einzugehen ist. Im übrigen werden die Veränderungen beschrieben als gelegentlich auf erythematöser (auch hämorrhagischer) Basis teils isoliert, teils in Gruppen oder Reihen stehende, kleine, rosafarbene bis grauweiße, gelegentlich zentral gedellte Knötchen, deren Konsistenz in der Regel als hart, ausnahmsweise auch einmal als weich angegeben wird.

Mikroskopische Charakteristika sind die akantholytische Lückenbildung im basalen Rete Malpighi, die von der Basalzellschicht ausgehende epitheliomähnliche, schlauchförmige und verästelte Epithelproliferation und die dyskeratotische Degeneration einzelner Epithelzellen in Form sog. Corps ronds und Grains, die mit der Entwicklung einer Hyper-Parakeratose einhergeht. — Elektronenmikroskopische Untersuchungen von CHARLES sowie CAULFIELD u. WILGRAM lassen den Schluß zu, daß die dyskeratotische Akantholyse Folge einer fehlerhaften Bildung des Tonofibrillen-Desmosomen-Komplexes ist. — Neben den typischen Epithelveränderungen treten Bindegewebsveränderungen — sowohl zumeist ihrem Ausmaß nach als auch stets in der diagnostischen Bedeutung — zurück. Ausführliche histologische Darstellungen der Dermatose finden sich in dem Handbuchbeitrag BRÜNAUERs (1931), in der jüngeren Literatur bei GANS u. STEIGLEDER sowie bei LEVER.

Über einen histologischen Befund mit allen typischen Zeichen, der dem Vulvabereich (Labium minus) entstammte, wurde unter Beigabe einer guten Abbildung von BRÜNAUER in seiner ausführlichen Originalarbeit 1925 berichtet.

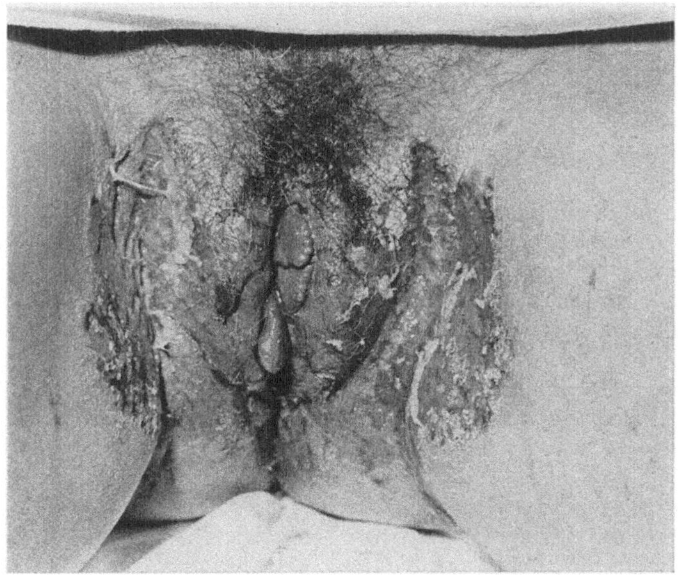

Abb. 52. Pemphigus familiaris benignus. Flächenhaftes Abstoßen der Oberhaut im Genitalbereich

Anhang: Pemphigus familiaris benignus

Der sog. *Pemphigus familiaris benignus* oder *Morbus Gougerot-Hailey-Hailey* wird von den einen als selbständige Krankheit, von anderen als bullöser Morbus Darier, von dritten als Sonderform der Epidermolysis bullosa angesehen (Literatur bei SCHNYDER u. KLUNKER). Das *Freibleiben der Schleimhäute* gilt als differentialdiagnostische Regel. Nur in einem atypischen Fall der Tübinger Klinik (SCHNEIDER u. FISCHER) wurde bei Einbeziehung der Mundschleimhaut die Diagnose gestellt. Genitalschleimhautbefall ist nicht berichtet. Die *Haut des Genitales* und die gesamte Ano-Genitocruralgegend gehört jedoch neben den Axillen zu den Haupterkrankungsorten (Abb. 52). Die Krankheit betrifft fast ausschließlich diese beiden Regionen, und zwar in hier sich flächenhaft ausdehnenden Krankheitsherden.

Weitere intertriginöse Partien sowie Hals und Nacken können erkrankt sein, während das übrige Integument meist frei ist.

Die *Herde* sind durch peripher sich ausbreitende gruppierte Bläschenbildung und ihre Residuen, Erosionen, Krusten, Pigmentierung, in den intertriginösen Arealen öfters auch durch Wucherung des Erosionsgrundes (Vegetation) charakterisiert, wobei die frischeren Erscheinungen sich im Randbereich der Herde finden.

Die *Histologie* entspricht der des Morbus Darier, wobei die suprabasal in der Epidermis gelegenen acantholytischen Lücken sich zu bläschenförmigen, flüssigkeitsgefüllten Räumen erweitert haben.

η) Acanthosis nigricans

Die Häufigkeit der Erkrankung in Deutschland wird von Fladung und Heite mit 1 : 20 000 Patienten dermatologischer Universitäts-Kliniken angegeben.

Es handelt sich um einen Haut- und Schleimhautbefund, dessen unmittelbare Ursache unbekannt ist. Nur ein Teil der Fälle ist erblich. In anderen Fällen werden die Veränderungen als Symptom bei Carcinomträgern oder als Folge von Fettleibigkeit beobachtet. Die Carcinomhäufigkeit beträgt im Gesamtkollektiv unter Einschluß der Verdachtsfälle rund 50 %. Die Acanthosis nigricans (A. n.) ist daher in jedem Fall ein alarmierendes Zeichen.

Man hat je nach Krankheitsverlauf mit oder ohne Carcinom eine maligne und benigne Form der A. n. unterschieden. Manche Autoren teilen die bei Adipositas auftretenden (und mit der Normalisierung des Gewichts wieder verschwindenden) Veränderungen als dritte Form unter der Bezeichnung Pseudo-Acanthosis nigricans ab, die von anderen der A. n. benigna zugerechnet wird. Bei der „Pseudo-Acanthosis" dominiert das weibliche Geschlecht. Sonst werden Männer und Frauen etwa gleich häufig befallen.

Die Verlaufstypen unterscheiden sich durch statistische Differenzen in der Entwicklungsgeschwindigkeit, Ausprägung und Lokalisationshäufigkeit der Symptome, nicht jedoch in der makroskopischen und mikroskopischen Veränderung selbst (raschere Entwicklung und graduell stärkere Ausprägung bei malignem Verlauf).

Das makroskopische und mikroskopische Bild ist durch die Trias Papillomatose, Hyperkeratose und Pigmentierung charakterisiert. Eine ausführliche Darstellung der klinischen Erscheinungen auf der Haut findet sich in der jüngeren Literatur bei Fladung u. Heite, Ollendorff-Curth, Heite u. v. d. Heydt, der mikro-morphologischen Veränderungen bei Gans u. Steigleder sowie Lever. Acanthose kann im feingeweblichen Bild zusätzlich vorhanden sein, spielt aber eine untergeordnete Rolle, so daß die Bezeichnung Acanthosis nigricans wenig gerechtfertigt ist. Die Hyperkeratose steigt in die Buchten zwischen den Papillen tief hinab. Die makromorphologischen Veränderungen sind so typisch, daß die Diagnose ohne histologische Untersuchung gestellt wird. Die Papillomatose, Keratose und Pigmentierung bilden größere Herdbereiche, in welchen die Haut in unscharfer Begrenzung diffus verändert, gelbbraun, sepiabraun bis braunschwarz, samtartig, chagrinlederartig bis grob-warzig papillomatös ist.

Solche Herde finden sich symmetrisch am häufigsten in den Achselhöhlen, im Mamillenbereich, in der Nabelgegend, in der Genitoanalregion, ferner im Hals-Nackenbreich, in den großen Gelenkbeugen und auf den hautnahen Schleimhäuten. (Bzgl. Lokalisationsstatistik und der hierbei vorhandenen Differenzen zwischen den Verlaufsformen s. Fladung u. Heite, Heite u. v. d. Heydt sowie Ollendorff-Curth).

Hinsichtlich der Vulvabeteiligung ist die Feststellung FLADUNGs u. HEITEs wichtig, daß die Genitoanalregion im *Beginn* der Erkrankung bei der benignen Form in 2,1 %, bei der malignen in 23,4 %; im *späteren* Verlauf bei der benignen Form in 50,6 %, bei der malignen in 78,3 % der Fälle betroffen ist. Somit ergibt besonders die Erkrankung der Vulva und ihrer Umgebung (und vornehmlich die frühzeitige Einbeziehung dieser Region in den noch in der Entwicklung befindlichen Krankheitsprozeß) zur Tumorsuche vermehrten Anlaß. Die dabei zu erwartenden malignen Geschwülste sind nach Art und Organwahl ganz heterogen. Die Hautveränderungen selbst, das sei betont, sind stets benigne.

Schleimhautbeteiligung soll bei Pseudoacanthosis der Fettleibigen nicht zur Beobachtung kommen (OLLENDORFF-CURTH). Bei der malignen Form ist sie, wenigstens im Mundbereich, überaus häufig (50 % der Fälle) und schon frühzeitig entwickelt (FLADUNG u. HEITE). Analoges dürfte für die Genitalschleimhaut gelten. Die Veränderung selbst entspricht morphologisch dem Hautbefund, jedoch wird öfter das Fehlen der Pigmentierung im Schleimhautbereich ausdrücklich notiert (HOEDE, OPPENHEIM, BOGROW). Papilläre Wucherungen und polypöse Bildungen beherrschen das Bild. — Im Hautbereich der Vulva und in den nachbarlichen intertriginösen Hautpartien, die insgesamt stärker zur Pigmentierung geneigt sind, sind indessen die Veränderungen oft besonders dunkel pigmentiert und überdies stark papillomatös, gelegentlich unter Bildung hahnenkammartiger Wucherungen.

Die Veränderungen finden sich perigenital, am äußeren Genitale, an den großen und kleinen Schamlippen, am Introitus vaginae und auf der Vaginalschleimhaut. In der Mehrzahl der Fälle bleibt die Vagina nach MEINRENKEN, CATTAN u. Mitarb. KÖPF u. LAUSECKER, OPPENHEIM, DAMBLÉ frei. JOHNE u. Mitarb. sahen auf der Vaginalschleimhaut vermehrte Papillarzeichnung und angedeutete Papillarhypertrophie. OPPENHEIMER beschreibt weißliche Wärzchen und das Bild einer granulierten Schleimhaut. GREITHER sowie BRATZKE u. Mitarb. fanden die Vagina nur im vorderen Drittel oder Viertel erkrankt. Die Vaginalschleimhaut war in diesen Fällen nicht pigmentiert. — Dagegen wird die Pigmentation ausdrücklich im Bereich des äußeren Genitales bzw. perigenital von OPPENHEIM, MARMELZAT, OLLENDORFF-CURTH erwähnt, von MEINRENKEN als dunkelbraun bis schwarz, von KÖPF u. LAUSECKER als schwarz und schuppend, von MATRAS als rauchgraue Verfärbung beschrieben. Auch FLADUNG u. HEITE sprechen von schwärzlicher Hyperpigmentierung der großen und kleinen Labien. Diffuse Pigmentation erwähnt SENEAR. — Wie die Pigmentierung erstrecken sich auch die papillären und hyperkeratotischen Excrescenzen über das ganze äußere Genitale und ihre Umgebung. HELLERSTRÖM beschreibt die Haut besonders im Bereich der Leisten als chagrinlederartig und trocken. Nach OLLENDORFF-CURTH ist die perigenitale Haut warzig. MEINRENKEN fand am äußeren Genitale papilläre Erhebungen und tiefe Furchenbildungen, die eine rauhe Oberfläche hervorriefen. Ähnlich erscheint der Befund bei MATRAS oder BEHDJET. KÖPF u. LAUSECKER erwähnen größere knotige Bildungen am äußeren Genitale. Nach OPPENHEIM finden sich hier alle Übergänge von kaum angedeuteter Vertiefung des Hautreliefs bis zur tumorähnlichen und hahnenkammartigen Wucherung (Papillarhypertrophie). Warzenartige oder papillomatöse Befunde bzw. kondylomähnliche Wucherungen erwähnen ferner WOLLENBERG (am Mons pubis), SCHREUS (an den Labien und perianal), FLADUNG u. HEITE (an den großen und kleinen Labien) sowie BODENSTEIN (am Introitus vaginae). — Die hyperkeratotische Note wird dabei besonders von BECKER u. OBERMAYER sowie von FLADUNG u. HEITE betont.

Außer den typischen Symptomen der klinischen Trias wird von einigen Autoren Haarausfall am Genitale erwähnt (SHELDON u. CURTIS, HY u. Mitarb., KÖPF u. LAUSECKER).

5. Acrodermatitis enteropathica

Bei dieser seltenen, im 1. und 2. Lebensjahr beginnenden, recessiv vererbten Krankheit sind nicht nur, wie der Name sagt, die Acren, sondern in gleicher Weise die Orifizien des Körpers, also insbesondere auch die Vulva und die gesamte Genito-

Analregion Schwerpunkte der Hauterscheinungen (Abb. 53). Heite u. Ody fanden
bei einer Häufigkeitsanalyse unter 111 publizierten Fällen 50mal Hinweise auf peri-
genitalen Befall. Exsudative, psoriasiforme, z. T. auch atrophisierende Erytheme,
in Scheibenform, in confluierten polyzyklisch oder unregelmäßig begrenzten Herden
bestimmen die klinische Morphe, die aufgrund der Blasen- und Pustelbildung an
Impetigo, Epidermolysis bullosa, mehr noch aufgrund der oberflächlich denu-
dierten oder mit Schuppenrändern versehenen Erytheme im Zusammenhang mit

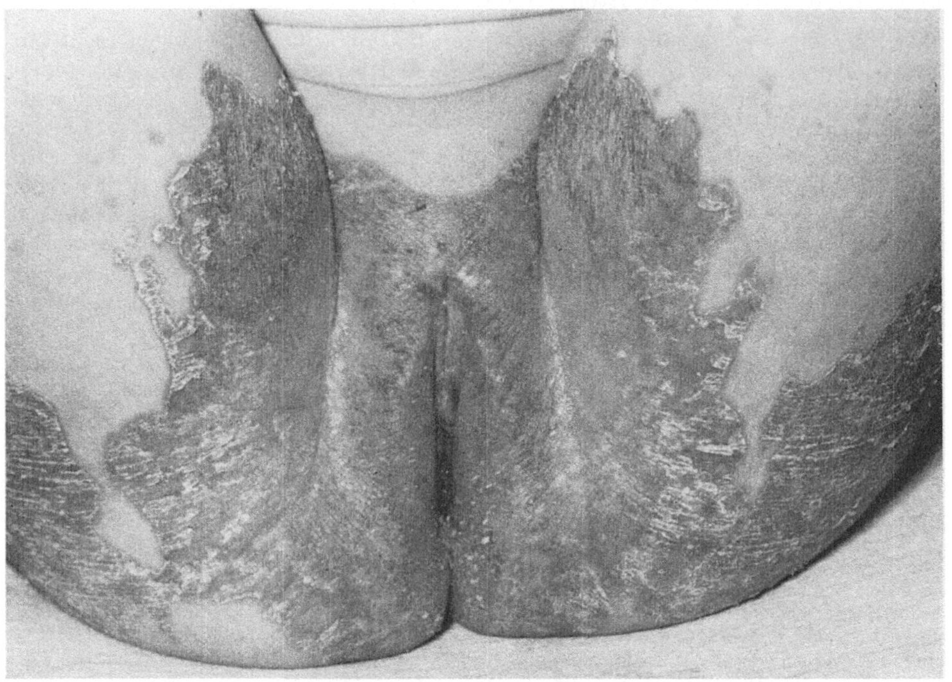

Abb. 53. Psoriasiforme und soorähnliche Hautveränderungen mit genitaler und perigenitaler
Prädilektion bei Acrodermatitis enteropathica

der besonderen Lokalisation an Soor erinnern, wie z. B. im Fall Klostermann u.
Marsch (Abb. 53). Neben u. U. weit ausgebreitetem und die Prädilektionsstellen
erheblich überschreitendem Hautbefall gehören totaler Haarausfall, Nagelwachs-
tumsstörungen, von Paronychie begleitet, und Lichtscheu zu diesem Krankheitsbild, welches aufgrund der cöliakieartigen mit Fettstühlen einhergehenden Darm-
symptomatik eine erste Prognose erhält. (Therapeutische Dauererfolge mit Dijo-
doquine.) Auf der Schleimhaut der Orifizien kommen erythematöse, aphthoide und
ulcerösfissurale Veränderungen sowie Soor-Beläge zur Beobachtung. — Superinfektion mit Soor ist in 43 % der Fälle nachgewiesen (Heithe u. Ody). — Vereinzelt sind auf der Mundschleimhaut auch Papillome (Zunge: Danbolt u. Closs)
oder Blasen (Wende) beschrieben worden.

Histologisch liegt eine unspezifische subakute, leuko-lympho-histiocytäre Entzündung mit intraepithelialer Blasenbildung, Parakeratose und Neigung zu akan-
thotischer Verlängerung der Retezapfen vor, ein demgemäß insgesamt nichtspezi-
fischer feingeweblicher Aufbau.

Für weitere Einzelheiten wird auf die kurze Gesamtdarstellung von KORTING, auf die häufigkeitsanalytische Bearbeitung von HEITE u. ODY und auf die erschöpfende Handbuchbearbeitung von REICH verwiesen.

XV. Sklerosen und Atrophien (einschließlich der sogenannten Kollagenosen)

1. Lichen sclerosus

Synonyma. Lichen sclerosus et atrophicus (MONTGOMERY u. HILL), Weißfleckenkrankheit (WESTBERG, RIECKE), White spot disease (JOHNSTON u. SHERWELL), Kartenblattähnliche Sklerodermie (UNNA), Lichen sclerosus primitivus und Lichen plan atrophique (HALLOPEAU), Lichen plan scléreux (HALLOPEAU, DARIER), Lichen porcelainé (GOUGEROT), Lichen planus keloidiformis (PAWLOW), Lichen albus (v. ZUMBUSCH), Lichen planus morphoeicus (STOWERS), Morphoea guttata (JAMIESON), Morphoea guttata follicularis (HOFFMANN), Lichenoide Sklerodermie (FISCHER) bzw. Lichenoid scleroderma (McCAFFERTY u. WISE), Dermatitis lichenoides chronica atrophicans (CSILLAG), Leucodermie atrophique ponctuée (MILIAN).

Die *Deutung* der Veränderungen ist bis heute umstritten. Wie die Synonyme erkennen lassen, wurden einerseits Beziehungen zum Lichen ruber planus angenommen, andererseits wurde die Krankheit als Sonderform der circumscripten Sklerodermie aufgefaßt. Die Unsicherheit der Zuordnung ist an Hand der älteren Literatur ausführlich in den Handbuchartikeln von JULIUSBERG und EHRMANN u. BRÜNAUER dargestellt. Nach derzeit überwiegender Ansicht handelt es sich um eine selbständige Krankheit (MONACELLI, MIESCHER, 1935, KOGOJ, 1936, KWIATKOWSKI, MUSGER, SCHUBERT, MONTGOMERY u. HILL, GONIN, LUTZ, FUHS, 1940a; ARTOM u. CERRUTI, ZUBIRI-VIDAL, MIESCHER, 1948, ZOON, HAUSER, STÜTTGEN, STEIGLEDER u. RAAB).

Doch ist hierzu anzumerken, daß manche Autoren nicht alle hier als synonym aufgeführten Fälle als eigenständig betrachten — z. B. Abtrennung der kartenblattähnlichen Sklerodermie oder Morphoea guttata bei FUHS 1940b, ZUBIRI-VIDAL, Trennung zwischen Lichen sclerosus und White spot disease, die sie als Form der Sklerodermie betrachten, bei ARTOM u. CERRUTI usw., was insgesamt nach den Untersuchungen MIESCHERs 1935 nicht mehr als berechtigt gelten kann und folglich die Unsicherheit der Abgrenzung des *gesamten* Krankheitskomplexes von der Sklerodermie beleuchtet. Es sind ferner Krankheitsfälle von oberflächlicher und kleinfleckiger circumscripter Sklerodermie, z. T. mit bullöser Note, beschrieben worden, die im klinischen oder histologischen Bild oder einem von beiden Züge der typischen circumscripten Sklerodermie und solche des Lichen sclerosus (L. s.) vereinigen (BERTRAM, GRZYBOWSKI, LUTZ, MIESCHER, 1948, KORTING, HALTER, FLANDIN u. Mitarb., TEMPLETON, LUTZ u. WORTMANN, KLOSTERMANN u. MARSCH) oder als Kombinationsfälle angesprochen wurden (MICHOLSKI, A. FREUND, 1950) und als Hinweis auf den Übergang und auf die Zusammengehörigkeit der beiden Affektionen gewertet werden können, wofür SCHUBERT ferner die Fälle HERXHEIMER, ORMSBY, MEIROWSKI, REITMANN zitiert, während EHRMANN u. BRÜNAUER noch die Fälle v. ZUMBUSCH, CSILLAG, FISCHER, VIGNOLO-LUTATI hierher rechnen. EHRMANN u. BRÜNAUER können daher in ihrem Handbuchartikel von 1931 eine Reihe prominenter älterer dermatologischer Autoren — so UNNA, HERXHEIMER, KYRLE und GRÜTZ — anführen, die ebenso wie sie selber oder wie VIGNOLO-LUTATI in den hier in Rede stehenden Hautveränderungen eine dem For-

20*

menkreis der Sklerodermie zuzuordnende Gruppe erblicken. In der jüngeren Literatur sprechen sich für die Zugehörigkeit des L. s. oder eines Teils der hierher zu rechnenden Formen zur Sklerodermie u. a. noch Gougerot u. Mitarb. sowie Brain aus. Auch Bertram verneint die Möglichkeit der Unterscheidung, während Gottron (zit. n. Korting u. Gottron) zwischen L. s. und kleinfleckiger Sklerodermie trennt. (Vgl. hierzu die Ausführungen über die kleinfleckige Sklerodermie im Kapitel Sklerodermie.)

Beziehungen zum Lichen ruber, deren Annahme zu dem unglücklichen, aber eingebürgerten Namen Lichen sclerosus (et atrophicus) geführt hat, bestehen nicht. Die Affektion ist von der gelegentlich deutlicher atrophischen Endform des echten Lichen ruber, dem Lichen ruber atrophicans, sicher abzutrennen, eine Auffassung, die sich seit Hallopeau und Civatte anbahnte, welche den primären vom sekundären Lichen sclerosus zu trennen versuchten.

Eine endgültige Entscheidung über die Nosologie steht noch aus. Die bisher vorliegenden Ergebnisse histochemischer und Röntgenuntersuchungen, welche Steigleder u. Raab am Bindegewebe des L. s. erhoben haben, sprechen für die Sonderstellung der Affektion und Abtrennung von den klassischen Sklerodermieformen, ebenso wie nach Korting die neurohistologischen Befunde von Ormea u. Depaoli.

Die typisch ausgeprägte *Hautveränderung* (Abb. 54—56, 58) ist ein stecknadelkopf- bis linsengroßes, weißes, grauweißes oder elfenbeinfarbenes, polygonales, scharf begrenztes Fleckchen, das isoliert bleiben kann, häufig aber zu etwas größeren Plaques confluiert. Die Efflorescenzen sind im Hautniveau gelegen oder leicht unter die Oberfläche eingesunken, im Beginn auch gering papulös erhaben (Entwick-

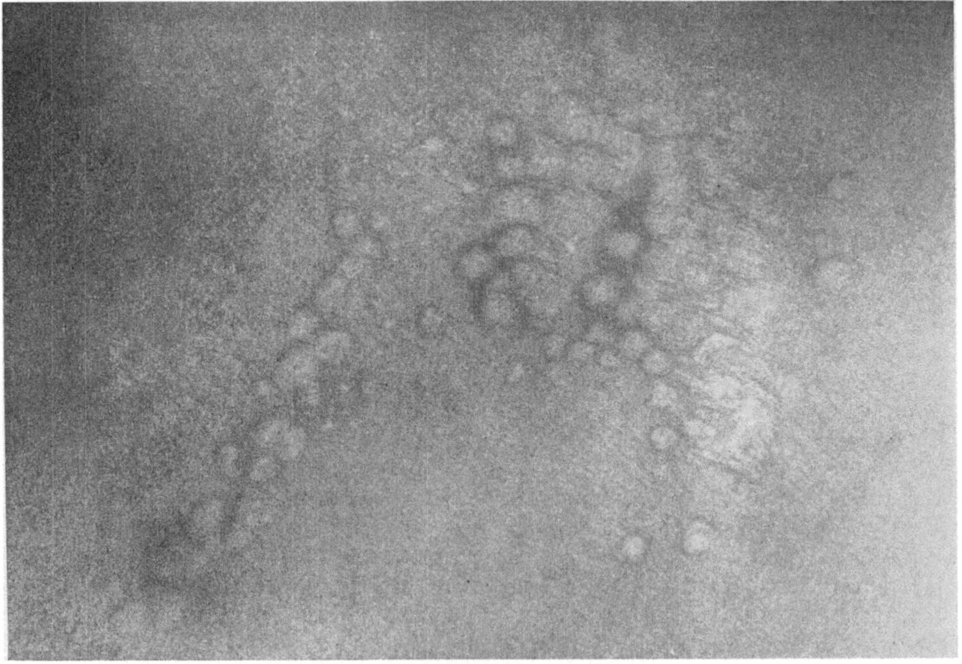

Abb. 54

Abb. 54 u. 55. Lichen sclerosus im vorderen Schulterbereich fleckförmig, bandförmig im Vulvabereich bei dem gleichen Mädchen

lung aus lichenartigen Knötchen). Ihre Oberfläche erscheint häufig glatt, perlmuttartig oder sehnig glänzend, kann sich infolge der histologisch stets nachweisbaren
Hyperkeratose aber auch etwas rauh anfühlen und läßt nicht selten komedoartige
follikuläre Hornpfröpfe erkennen. Häufig tastet man eine ganz oberflächliche,

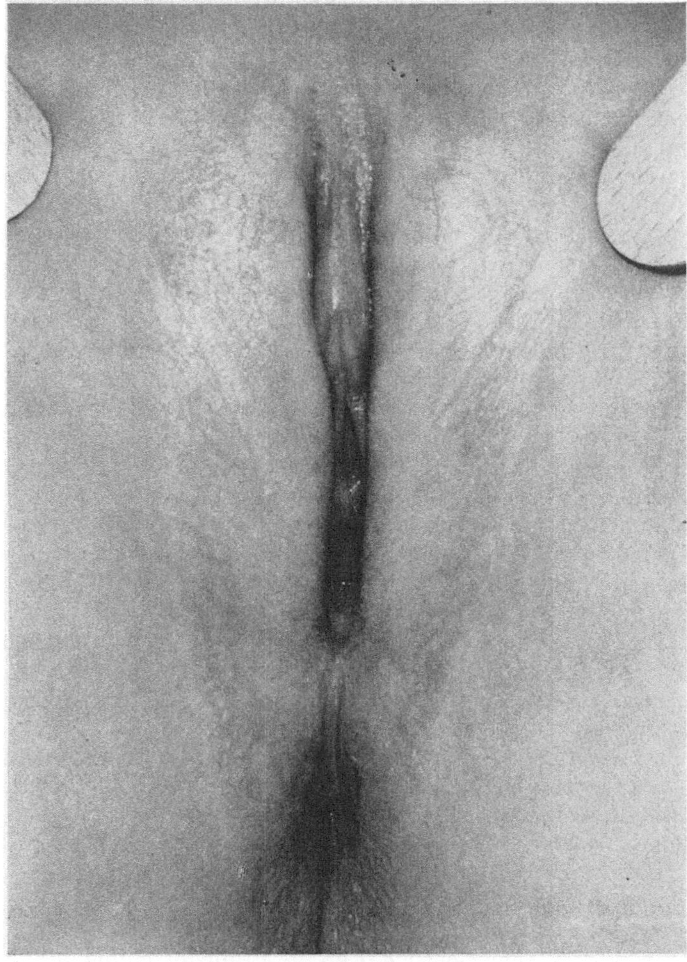

Abb. 55

leichte Induration der Haut, die mit einem Kartenblatt (UNNA) oder einem aus
sehr dünnem Papier geschnittenen Konfetti (LAMBEAU) verglichen worden ist. Im
Bereich der ursprünglichen Einzelherde geht die Hautfelderung verloren. Bei
Apposition dieser Elemente zu größeren (in der Regel münzgroßen, meist rundlichen oder ovalen) Gebilden sind jedoch die Primärherdchen meist durch kleine
Hautfurchen getrennt, so daß eine vom Normalbild abweichende Felderung entsteht. Die Herde können während ihrer Entwicklungsphase von einem mehr oder
weniger deutlichen blaßrosafarbenen schmalen Hof, später auch von geringer
Pigmentierung umsäumt sein. — Als seltene Variante beobachtet man linsen-

große und größere Blasen in den Herden (Lutz, Grzybowski, Montgomery u. Hill, Gonin, Piper, Anderson, Garb u. Sims, Gottschalk u. Cooper).

Die Ausdehnung des Krankheitsprozesses variiert in weiten Grenzen. Nicht selten findet man nur ein einzelnes oder einige wenige Herdchen. Dabei besteht eine ausgesprochene Prädilektion für die Hals-Nacken-Schultergegend, für die Submammärregion bei Frauen und für die hautnahen Schleimhäute insbesondere der Genitalien sowie für die Haut der Genitalumgebung. Es können aber auch ausgedehntere Partien des Stammes und des übrigen Integumentes, vor allem die caudal an die Schulterregion und die cranial an die Genitoanalregion anschließenden Hautbezirke sowie die Gelenkbeugen, befallen sein.

In Faltenbezirken der Haut (submammär, inguinal, anal) bilden sich häufig durch Apposition in Richtung der Falten ausgedehnte und diese ganz einnehmende große, bandförmige Herde.

Die Hautveränderungen bereiten ihren Trägern meist wenig Beschwerden. Oft werden sie nur als kosmetisch störend empfunden. In rund der Hälfte der Fälle wird örtlicher Pruritus angegeben (Montgomery u. Hill, Chernosky u. Mitarb., Janovski u. Ames, Ipsen). Die Herde können jahrelang unverändert bestehen bleiben. Die leichte Induration oder papulöse Erhabenheit hinterläßt schließlich nach ihrer Rückbildung eine unauffällige oder zarte, oberflächlich atrophische Haut, die beim Zusammendrücken Fältchen wirft wie zerknittertes Zigarettenpapier.

Häufigkeit, Geschlechtsverteilung, Alter. Daten über die Häufigkeit der Erkrankung liegen nicht vor. Sie ist auch im dermatologischen Krankengut selten. In den letzten 5 Jahren betrug ihre durchschnittliche Häufigkeit unter Einbeziehung nicht sicher abgrenzbarer Genitalaffektionen nur 1,2 $^0/_{00}$ des jährlichen Patientendurchgangs der eigenen Ambulanz in der Göttinger Universitäts-Hautklinik. — Nach neueren Statistiken (Höfs 1964, Montgomery u. Hill, Wallace u. Nomland, Wallace u. Whimster) dominiert das weibliche Geschlecht mit 80—90 % aller Fälle. — Das Durchschnittsalter bzw. das Haupterkrankungsalter entspricht nach zahlreichen Autoren der Zeit des Klimakteriums (Kindler, Montgomery u. Hill, Höfs u. Kühne, Barker u. Gross, Janovski u. Ames). Jedoch gibt es auch eine beachtliche Zahl kindlicher Fälle. Die genauere Analyse des Erkrankungsalters ergibt nach Ipsen eine zweigipfelige Kurve mit einem Häufigkeitsgipfel im ersten Lebensjahrzehnt, also vor der Pubertät, und einen weiteren, breiteren Gipfel vom 45.—70. Lebensjahr, woraus für dieses ätiologisch unklare Leiden ein Zusammenhang mit der hormonalen Regulation abgeleitet worden ist.

Von der *Häufigkeit* der Erkrankung der *Vulva* und ihrer Umgebung beim L. s. erhält man, je nachdem ob man die ältere oder die jüngere Literatur studiert, einen verschiedenen Eindruck, offensichtlich, weil die Problemstellung der älteren Literatur (zusammenfassend dargestellt bei Ehrmann u. Brünauer) in der Erfassung der morphologischen Einzelheiten am Herd selbst und in dem Versuch der Klassifizierung und Abgrenzung der heute als synonym aufgefaßten Krankheitsbilder, aber weniger in der Statistik der Herdverteilung gegeben war, und auch, weil sich die Einbeziehung der bei solchen Fällen zu beobachtenden kraurotischen Erscheinungen in das Krankheitsbild erst allmählich durchgesetzt hat. Nach den Arbeiten der letzten 35 Jahre besteht indessen kein Zweifel, daß das äußere Genitale und seine Nachbarschaft — bei der erwähnten Geschlechtsverteilung in Sonderheit also das *weibliche* Genitale — ein ausgesprochener Prädilektionsort der Krankheit ist, und zwar sowohl die Schleimhaut des Genitales als auch seine Halbschleimhaut und die Haut seiner unmittelbaren und weiteren Nachbarschaft.

Danach weisen etwa die Hälfte bis Dreiviertel aller L. s.-Patienten Befall der Genitalgegend auf (Höfs u. Kühne 47 %, Montgomery u. Hill 69 %, Kindler

75 %). CHERNOSKY u. Mitarb., wie auch LAYMON, konnten diesen hohen Anteil auch bei Kindern bestätigen (mit 76 % Genitalbefall bei CHERNOSKY u. Mitarb.).

KLOSTERMANN u. IPSEN haben aus der Literatur der letzten 35 Jahre 79 Fälle von Genitalbefall bei L. s. zusammengetragen, deren Befunde der folgenden Darstellung weitgehend zugrunde liegen. Von diesem Krankengut wiesen 31 Patientinnen Herde ausschließlich im Genitalbereich und seiner Umgebung auf (AARONSON u. Mitarb., BORDA, 1962, DETROIT Derm. Soc., BOURGEOIS u. Mitarb., DEPAOLI u. ALBERTAZZI, DITKOWSKY u. Mitarb., FINNERUD u. WOLFF, GADE, GMEINDER, KINDLER, LAYMON, 1945, LAYMON u. BALOGH, MADDEN, 1934, POST, PRINCIPS, SVENDSEN, TIPPING, WALLACE u. NOMLAND). Bei 48 Fällen waren die Veränderungen der Vulva kombiniert mit L. s.-Herden in extragenitaler Lokalisation (AARONSON u. Mitarb., BALINA u. NICHOLSON, BORDA, 1959 und 1962, BRAIN u. KINDLER, CALVERT, CHERNOSKY u. Mitarb., COKERELL u. Mitarb., CUTRONE, DEPAOLI u. ALBERTAZZI, EVERETT u. COFFY, A. FREUND, GERTLER, GOTTRON, 1938a, 1938b, GOUGEROT u. HEWITT, HOFBAUER, HÖFS, 1960, HÖFS u. KÜHNE, JAEGER u. Mitarb., KETRON u. ELLIS, KLOSTERMANN u. MARSCH, MADDEN, 1937, 1938, MERKLEN u. Mitarb., MILLER, MONACELLI, OPPENHEIM, PAUTRIER u. WORINGER, PINCELLI u. TAGLIAVINI, ROTHMAN, RUBISZ-BRZEZINSKA, SCHANDELMAIER, SCHWARZ, SENEAR, SEVILLE, STREITMANN, SZODORAY, SZPER, ZIERZ u. KANTNER).

Die gesammelte Kasuistik gliedert sich in 27 jugendliche Patienten (34 %) unter 20 Jahren und in 52 erwachsene Kranke (66 %). *Isolierte* Erkrankung der Vulva ohne zusätzliche L. s.-Herde in sonstigen Regionen findet sich bei den ju-

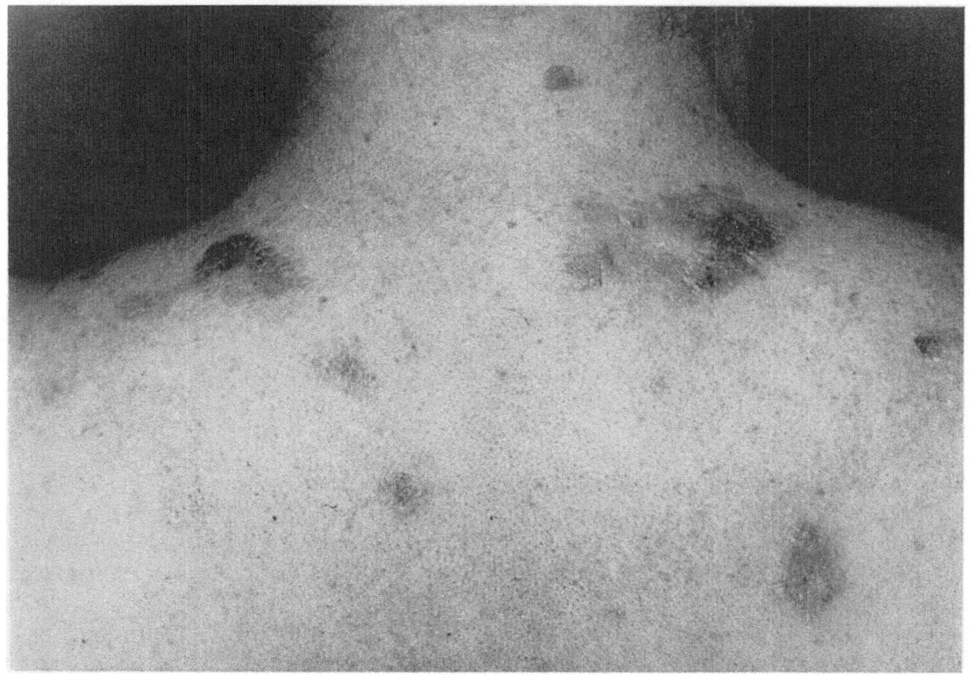

Abb. 56

Abb. 56 u. 57. Lichen sclerosus in der Schulter-Nacken-Gegend fleckförmig und an der Vulva unter dem Bilde der Kraurosis bei der gleichen Patientin

gendlichen Patienten 21mal, bei den Erwachsenen hingegen nur 6mal. Damit stellen unter den Literaturfällen die Kinder den Hauptteil an isoliertem L. s. der Vulva.

Makroskopischer Befund im Genitalbereich (Abb. 55, 57, 58). Morphologisch entsprechen die Herde der Vulva und ihrer Umgebung den beschriebenen Veränderungen an der Haut, oder die Vulvaschleimhaut erkrankt mehr oder weniger diffus, in unscharfer Herdbegrenzung unter dem klinischen (und histologischen) Bilde der

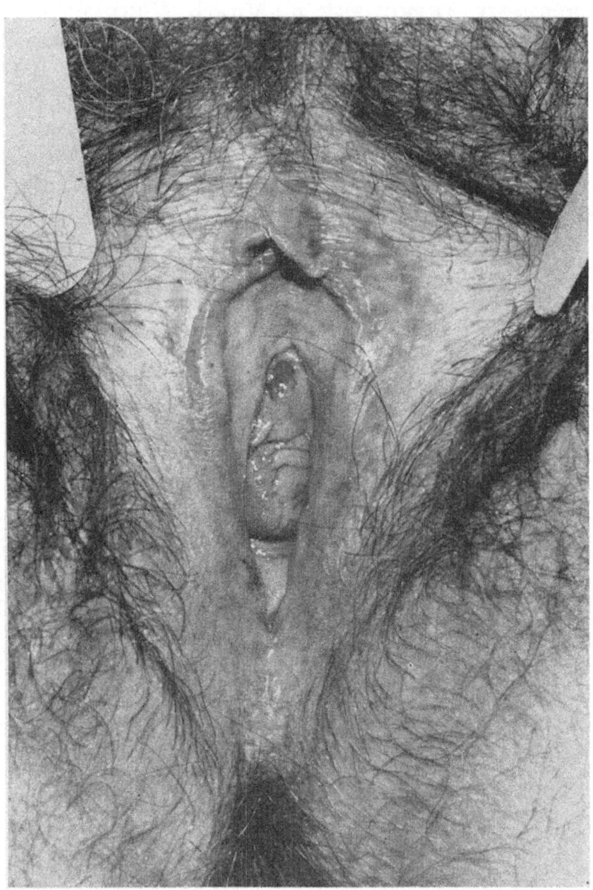

Abb. 57

Kraurosis. Häufig erfolgt die Ausdehnung symmetrisch (Finnerud u. Wolff, Gade, Höfs 1960, Wallace u. Nomland, Monacelli, Svendsen, Zierz u. Kantner). Es kann sich auch hierbei bald um einzelne, unregelmäßig verstreute, stecknadelkopf bis erbsgroße, weißliche Herdchen (Aaronson u. Mitarb., Norda 1959, 1962, Brain u. Kindler, Cockerell u. Mitarb., Ditkowsky u. Mitarb., A. Freund, Höfs, 1960, Ketron u. Ellis, Madden, 1934, 1937, 1938, Miller, Schandelmaier, Szodoray, Gougerot u. Hewitt, Merklen u. Mitarb., Princips u. a.) oder um größere Plaques (Ditkowsky u. Mitarb., Gmeinder, Höfs u. Kühne, Hofbauer, Kindler, Post, Szper, Tipping, Wallace u. Nomland, Gonin, Gougerot u. Hewitt) und schließlich um bandförmige „sehnig glänzende, gelbweise Streifen" (Oppenheim) handeln, die außer an der Vulva selbst in den Inguinalfalten (BORDA, 1962, HÖFS, 1960, SVENDSEN), Genitocruralfalten (z. B. CUTRONE, WALLACE u. NOMLAND, MONACELLI, OPPENHEIM, GONIN) und angrenzende Oberschenkelpartien (GONIN u. a.) am Mons pubis, ggf. auch mit Haarausfall in diesem Bereich, oder am Perineum (BORDA, 1962, CUTRONE, OPPENHEIM) zur Beachtung gelangten und dabei gelegentlich auch nur in diesen, dem Genitale benachbarten Bereichen auftreten, ohne die Vulva selbst zu affizieren, wie in dem als kartenblattähnliche Sklerodermie publizierten Fall vom SCHMIDT. Besonders an der Haut der großen Labien und in der Vulva-Nachbarschaft sind diese fleckförmigen Herde ganz mit denen der übrigen Regionen identisch, während auf der Vulvaschleimhaut vorhandene weißliche Flecke häufiger auch umschriebenen keratotischen Bezirken innerhalb mehr oder weniger diffuser kraurotischer Veränderungen entsprechen. CHERNOSKY u. Mitarb., DITKOWSKY u. Mitarb., EVERETT u. COFFY, GERTLER, HÖFS (1960), JAEGER u. Mitarb., LAYMON (1945), ROTHMAN, WALLACE u. NOMLAND, MONACELLI sahen die Genitoanalregion teilweise oder ganz einnehmende Riesenherde. Hier wären auch die mit dem klinischen Befund der Kraurosis

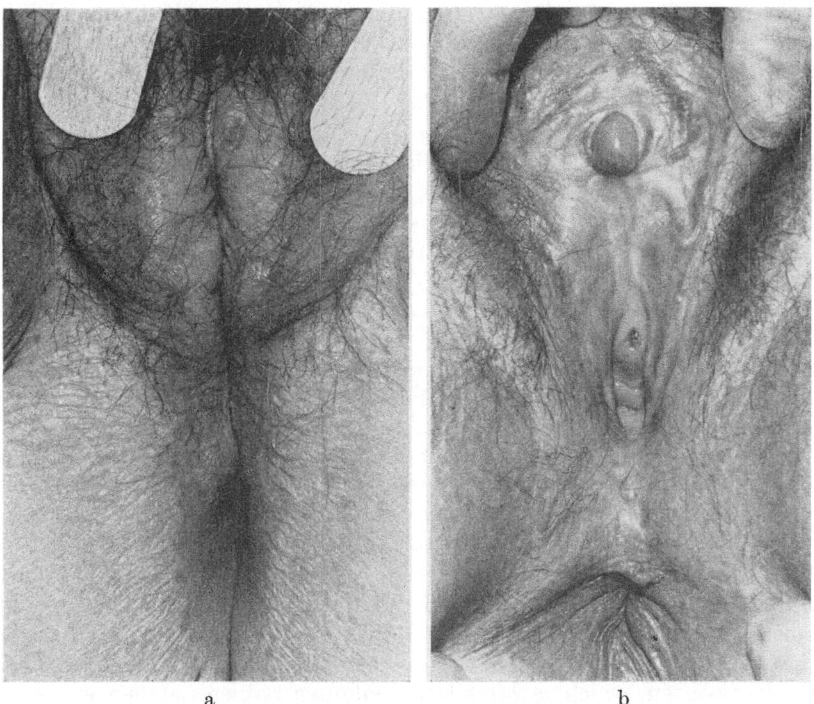

a   b

Abb. 58. a Lichen sclerosus der Vulva in Form kartenblattartiger scheibenähnlicher Induration mit kleinfleckigen Herden der (besonders dammwärts) angrenzenden Hautpartien. — b Lichen sclerosus unter dem Bilde hochgradiger Kraurosis

vulvae gekennzeichneten Befunde bei L. s. und die wegen sorgfältiger histologischer Untersuchung interessanten, hierhergehörigen Fälle 1 u. 4 von KETRON u. ELLIS (1935) anzufügen, von denen der erste mit einer Demonstration von 1939 identisch ist. Die Haut bzw. Schleimhaut dieser Großherde wird als depigmentiert, weißlich, atrophisch, trocken, bei DITKOWSKY u. Mitarb. als verdickt und bei ROTHMAN als gerötet und leicht ödematös beschrieben.

Auch im Genitalbereich ist als seltenere Variante die Entwicklung von serösen oder hämorrhagischen Bläschen oder Blasen in den Herden beschrieben worden, die von Bourgeois, Brain, Calvert, Höfs (1960) an den großen, von Höfs auch an den kleinen Labien oder von Gonin an den Herden der Vulva-Umgebung beobachtet wurden.

Im Bereich der hinteren Kommissur kann die leichte Starre des Gewebes zur Rhagadenbildung führen (z. B. im Fall Streitmann). Ausgedehntere Excoriationen und nässende Erosionen der Vulva (Svendsen) finden sich wohl am ehesten in Fällen mit stärkerem Juckreiz als Folge der mechanischen Irritation.

Im Halbschleimhaut- und Schleimhautbereich kann das Bild bei diffusen Herden hochgradige Atrophie oder vollständigen Schwund der kleinen Labien, der Clitoris oder des Praeputium clitoridis aufweisen (Borda, 1959, 1962, Finnerud, Gade, Laymon, Schwarz, Zierz, Monacelli, Depaoli u. Albertazzi, Everett u. Coffy, Jaeger u. Mitarb., Cutrone, Kindler, Ketron u. Ellis, Madden, 1937, Miller, Pincelli u. Tagliavini, Streitmann, Szodoray, 1940, Gonin, Höfs, 1960, u. a.). Offensichtlich in Abhängigkeit vom Zeitpunkt der Untersuchung und dem angetroffenem Stadium werden die Labien gelegentlich jedoch auch verdickt und derb gefunden wie bei Ditkowsky u. Mitarb., Svendsen, Oppenheim. Die indurierten oder atrophischen Veränderungen werden dabei als trocken, glatt, blaß-gelb und perlmuttartig beschrieben.

Die Starre, welche in anderen Fällen die kartenblattähnliche oder konfettiartige Induration des typischen Herdes bewirkt, kann in diesen Regionen auch stärker ausgeprägt sein und Elastizitätsverlust, Rigidität und Verengung der Ostien bewirken, die am Ostium urethrae (Monacelli) und Ostium vaginae (Depaoli u. Albertazzi, Balina u. Nicholson, Miller, Pincelli u. Tagliavini, Seville, Zierz u. Kantner, Monacelli, Gonin) beobachtet worden sind und gelegentlich sekundär auch hier zur Rhagadenbildung führen (Seville, Pincelli u. Tagliavini).

Derartige Befunde von Atrophie und Starre mit mehr oder weniger ausgeprägtem Schwund der Nymphen und Klitoris bewirken ein völlig der Kraurosis vulvae entsprechendes Bild (Gonin, Madden, 1934, 1938, Gottron, 1938a, 1938b, Pautrier u. Woringer, Szodoray, F. Freund, 1950, Schwarz, Boardman u. a.). Kraurosis und L. s.-Herde am Integument sind wiederholt als Kombination zweier verwandter atrophisierender Prozesse (so z. B. Gottron) gedeutet worden, doch besteht heute keine Zweifel mehr, daß die Kraurosis hier Teil der *einen* Krankheit L. s. ist (Höfs, 1964, Oberfield, Laymon, 1951, Clark, Steigleder u. a.).

An Stelle der diffusen, kraurotischen Veränderung findet man in anderen Fällen jedoch auch im Bereich der kleinen Labien und des Präputiums nur die disseminierten typischen oberflächlichen, kleinfleckigen, atropischen weißlichen Einzelefflorescenzen, welche zwar alle Anteile der Labien befallen können (Ditkowsky u. Mitarb., Gmeinder, Höfs, 1960, Höfs u. Kühne, Cutrone, Schandelmaier, Wallace u. Nomland), aber häufiger in deren oberen Anteil mit Übergang auf die Clitoris und ihr Präputium beschrieben wurden (Depaoli u. Albertazzi, Ditkowsky u. Mitarb., Kindler, Miller, Wallace u. Nomland), während der Schwund der kleinen Labien offenbar in deren unterem Anteil ausgeprägter ist.

In gleicher Weise werden Vestibulum und Introitus vaginae befallen (Monacelli, Ditkowsky u. Mitarb., Finnerud u. Wolff, Gmeinder, Depaoli u. Albertazzi, Höfs u. Kühne) entweder in Form einer diffus veränderten, zart atrophischen, weiß glänzenden Schleimhaut oder aber in Form kleiner Einzelherdchen. — Abb. 57 u. 58 demonstrieren die makroskopischen Schleimhautbefunde der Vulva an eigenen Fällen.

Erkrankung der Vagina selbst ist in der von uns erfaßten Literatur nur von
Chernosky u. Mitarb. („gelbliche, klebrige geringe Veränderungen"), von Gonin
(„Atrophie der Vagina und Leukoplakie des Collum") und von Borda (1959, 1962)
(„weißlich, gespannt, glänzend") bzw. („weißlich, straff und glänzend") beschrieben worden. Mit Wahrscheinlichkeit hierher zu rechnen sind auch die Befunde der
im Kapitel Sklerodermie diskutierten Fälle von Oppenheim sowie Gougerot.
Auch Hunt berichtet, ohne Einzelheiten, daß die Vagina, gelegentlich unter Einschluß der Portio vaginalis uteri, fleckförmig oder diffus an L. s. erkranken kann.

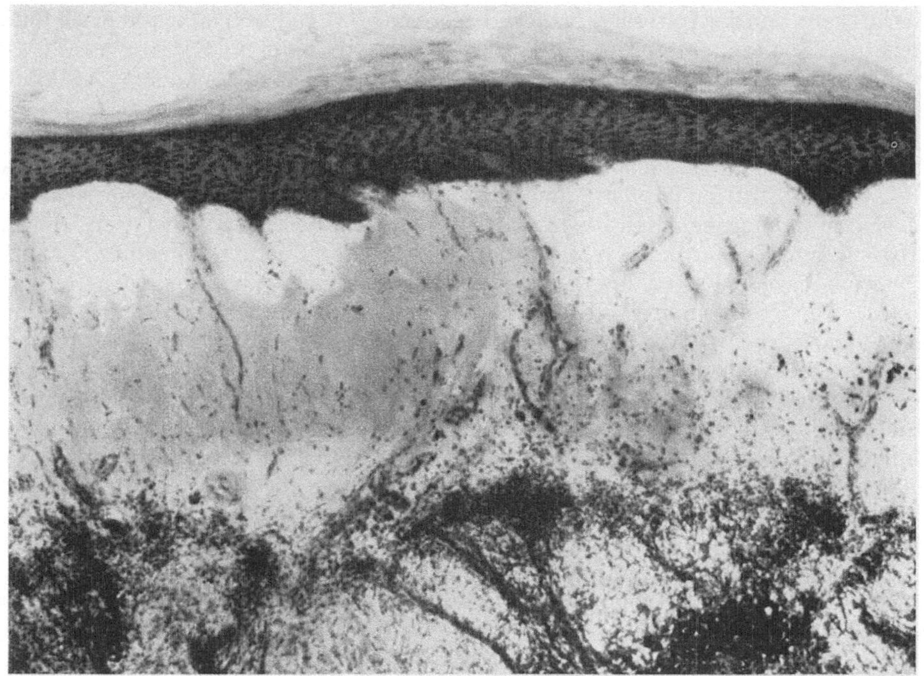

Abb. 59. Histologisches Bild des Lichen sclerosus vom Präputium penis. Besonders typisch
die strukturlose ödematös durchtränkte homogene subepidermale Bindegewebszone, durch ein
dichtes Rundzellinfiltrat gegen das übrige Corium abgegrenzt. Epidermis atrophisch, hyperkeratotisch. HE, 62:1, Gefrierschnitt

Histologie. Zur Histologie vergl. Abb. 59. Histologische Befunde des L. s.
im Genitalbereich sind nur von wenigen Autoren mitgeteilt worden. Einige
weitere mit Wahrscheinlichkeit hier einzuordnende histologisch untersuchte
Fälle sind infolge von Schwierigkeiten bei der nachträglichen Abgrenzung im
Kapitel Sklerodermie erwähnt, der sie von den Autoren zugeordnet wurden.
Das Material entstammte den Innenflächen der großen Labien (Kindler,
Brain, Finnerud u. Wolff, Ketron u. Ellis, Monacelli), der hinteren
Kommissur (Wallace u. Nomland) und den kleinen Labien bzw. der Übergangszone von den großen zu den kleinen Labien (Wallace u. Nomland,
Ketron u. Ellis, Höfs u. Kühne). Die erhobenen Befunde stimmen untereinander gut überein. Es fand sich eine mäßige Hyperkeratose, die sich, soweit
äußere Hautanteile miterfaßt wurden, in die erweiterten Follikelmündungen ausdehnt und dort besonders geprägt ist (Kindler, Brain, Höfs u. Kühne). Sie ist

im wesentlichen orthokeratotisch. Nur Monacelli konnte auch umschriebene parakeratotische Bezirke beobachten. Das Stratum spinosum ist atrophisch und auf wenige Zellagen reduziert. Doch kann die Atrophie mit umschriebener Verbreiterung (Höfs u. Kühne, Finnerud u. Wolff, Monacelli, Ketron u. Ellis), auch des Stratum granulosum (Höfs u. Kühne), wechseln. Der Pigmentgehalt der Epithelbasis entspricht dem klinischen Befund, ist also gering (Kindler, Monacelli), selten auch örtlich stärker (Monacelli). Die basale Epidermis weist häufig, ebenso wie das obere Corium ein bemerkenswertes Ödem auf (Monacelli, Höfs u. Kühne, Kindler). Reteleisten und Coriumpapillen sind verstrichen, die Epidermis-Cutis-Grenze entspricht einer geraden, höchstens leicht gewellten Linie. Die Epidermis kann von der Unterlage örtlich abgehoben sein, wodurch mikroskopisch Lükken und Spalten entstehen (Monacelli, Höfs u. Kühne, Ketron u. Ellis, Kindler, Brain), welche die Grundlage der gelegentlich zu beobachtenden klinischen Blasenbildung darstellen. Hier findet sich in der Regel ein deutliches Ödem, das die obersten Anteile des Coriums einbezieht. In dieser Zone ist das kollagene Gewebe zu einem oberflächenparallelen, unterschiedlich breiten, in der Regel etwa die Zone des Stratum papillare und subpapillare einnehmenden, kernarmen, kaum färbbaren, homogenen Band verändert, in welchem die elastischen Fasern fehlen (Höfs u. Kühne, Kindler, Wallace u. Nomland, Monacelli, Ketron u. Ellis). Dünne kollagene Fasern können in diesem Band nachgewiesen werden (Monacelli). An diesen Streifen schließt sich nach unten zu, etwa im mittleren Corium, ein entzündliches Infiltrat an, das unterschiedlich dicht sein kann (Monacelli, Kindler, Ketron u. Ellis) oder gleichmäßiger bandartig (Höfs u. Kühne) wie ein Napf den ganzen Prozeß nach unten begrenzt und vornehmlich lymphocytären Charakter hat, aber auch Plasmazellen (Kindler) sowie Fibrocyten und eosinophile Leukocyten (Monacelli, Ketron u. Ellis), auch einzelne Melanophoren (Ketron u. Ellis) aufweist. Das Bindegewebe ist in dieser Zone erhalten. Die tieferen Coriumschichten sind bis auf erweiterte Gefäße und geringe perivasale Infiltrate unverändert (Höfs u. Kühne) oder ebenfalls mäßig ödematös (Ketron u. Ellis). Monacelli konnte „Gefäße mittlerer Größe mit geschwollenen Endothelien und verdickten homogenen Wänden" beobachteten, die mit van Gieson stärker gefärbt sind als das sie umgebende Gewebe. Der elastische Aufbau dieser Gefäße fehlt, nur hier und dort sind „vereinzelte, hauchdünne, mit Orcein gefärbte Fibrillen zu finden". Leider gibt er die Gefäßlokalisation hierbei nicht an, so daß man die veränderten Gefäße keiner der Coriumschichten zuordnen kann.

Die an der Vulva erhobenen feingeweblichen Befunde des L. s. entsprechen damit insgesamt durchaus denen der Haut, die u. a. bei Miescher, Monacelli, Streitmann, Steigleder u. Raab oder in den Monographien von Gans u. Steigleder, Lever gut dargestellt sind. Ihre wesentlichen Züge sind: Hyperkeratose mit follikulären Hornpfröpfen. Atrophie des Stratum spinosum, gelegentlich mit hydropischer Degeneration von Basalzellen. Meist ausgeprägtes Ödem und Ersatz der normalen Struktur des Stratum papillare durch das beschriebene homogene, schlecht färbbare Bindegewebsband unter Verlust der welligen Epidermis-Cutisbegrenzung (Abb. 59). Fehlen der Elastica in diesem Bereich. Häufig deutliche, oft napfförmige Begrenzung des Prozesses durch ein lymphocytäres, mit einigen Histiocyten untermischtes Infiltrat, dessen Ausprägung und Höhe im Corium von der Bestandsdauer des Prozesses abhängig zu sein scheint. Es wird mit dem Alter der Herde durch die Entwicklung der homogenen Zone immer mehr von der Epidermis abgedrängt und immer mehr vermindert.

Montgomery u. Hill sehen in dem Ödem der oberen Coriumschichten den wesentlichen und initialen Vorgang. Im Gegensatz zu der ursprünglichen Auffassung des Krankheitsprozesses sind sie der Auffassung, daß eine wirkliche Sklerosierung unter Zunahme kollagener Elemente gar nicht vorliegt. Diese Auffassung hat sich heute weitgehend durchgesetzt (s. z. B. GANS u. STEIGLEDER, LEVER). NOMLAND nimmt noch sekundär Sklerosierung an, erblickt aber, ebenso wie auch WEIDMAN den wesentlichen Vorgang ebenfalls in der Entwicklung des Ödems.

Unterschiedlich interpretiert wird auch das Fehlen der Elastica im homogenisierten, ödematösen Bindegewebsbereich. Während die Mehrzahl der Autoren bis vor kurzem eine echte Zerstörung annahm (NOMLAND, MIESCHER, KOGOJ u. a.), kommen neuerdings MONTGOMERY u. HILL aufgrund umfänglicher Beobachtungen, wie vorher schon GRZYBOWSKI, zu der Auffassung, daß die Elastica nur verdrängt und zerrissen wird.

STOUGHTON u. WELLS haben auf Ablagerungen von Polysacchariden in den Gefäßen der Haut hingewiesen.

Die am Nervensystem der Haut beobachteten Veränderungen sind uneinheitlich. RESL fand an den nach MASSON gefärbten Präparaten bei L. s. „eine enorme Vermehrung der nervösen Elemente", ZIERZ u. KANTNER sahen „spärliche und degenerierte Nervenelemente" in den Krankheitsherden, Veränderungen, die sie nicht als spezifisch für die Erkrankung betrachten, sondern zum Symptom Juckreiz in Beziehung setzen. Im einzelnen trafen sie die Nerven fast ausschließlich im Bereich der Gefäße an, meist ungleichförmig dick, gestreckt oder wellenförmig verlaufend mit Zeichen der Degeneration, wie vakuoliger Entartung oder körnigen Zerfalls. Sie fanden „die Begleitzellen der Neurofibrillen stets vermehrt, ihre Form verschiedengestaltig. In der Zone, die von dem Ödem eingenommen wird, waren überhaupt keine Nerven auszumachen". An einem als Kraurosis bezeichneten Vulvaherd der gleichen Patientin fanden die Autoren bei insgesamt größerer Ausstattung dieses Gewebes mit „nervöser Substanz" „ähnliche Formationen" wie an der Haut : „z. B. verdickte plump aussehende Faseranteile".

Die feingewebliche Differentialdiagnose kann in den frühesten Stadien, aufgrund der Basalzelldegeneration und wenn bei noch fehlender Ausbildung des homogenen Streifens das Rundzellinfiltrat der Epidermis noch unmittelbar anliegt, höchstens dem Lichen ruber planus gegenüber gelegentlich einmal Zweifel aufkommen lassen. Sie sind durch Beurteilung einer klinisch schon weiter entwikkelten Hautveränderung leicht zu beseitigen.

Eine andere Frage der morphologischen Abgrenzung ergibt sich bei älteren Herden mit der Tiefenausdehnung des Prozesses. Wie sich aus dem Dargestellten ergibt, ist typischerweise nur das obere Corium betroffen. Die Abgrenzung nach unten ist durch das napfförmige Lymphocyten-Infiltrat öfters ausgesprochen scharf. Doch kann dieser in der älteren Literatur als besonders charakteristisch betonte Infiltratbefund nicht mehr als conditio sine qua non für die feingewebliche Diagnose gelten.

Damit ergeben sich Unschärfen in der Abgrenzung gegen die kleinfleckige Form der Sklerodermie (s. dort), die dann als gegeben angenommen wird, wenn sich eine Mitbeteiligung des Stratum reticulare der Lederhaut findet, die in ihrem Aussehen Züge der Sklerodermie aufweist.

Lichen sclerosus und Kraurosis

Im Bereich der Vulva leitet die Unschärfe der Begrenzung im Bindegewebe und die Ausdehnung zur Tiefe hin zum Bild der Kraurosis über, das die gleichen feingeweblichen Veränderungen am Epithel und subepithelialen Bindegewebe zeigt wie der L. s., so daß die Unterscheidung der beiden Krankheiten aufgrund des mikroskopischen Befundes nach eigenen und den Erfahrungen anderer Autoren unmöglich ist und die Diagnosen Lichen sclerosus und Kraurosis vulvae von

Histologen häufig auswechselbar verwendet werden (Montgomery, Montgomery u. Hill, Siems, Pascher, Hunt, Lever, Gehrels u. a.).

Daß bei typischem L. s. der Gewebsprozeß im Vulvabereich offenbar über die unmittelbar subepitheliale Bindegewebszone hinaus tiefergreifen kann, lehren schon die anders nicht zu verstehenden klinischen Beobachtungen von völligem atrophischem Schwund der kleinen Labien des Präputium clitoridis und der Clitoris selbst auch bei umschriebenen Herden im Schleimhautbereich. Darüber hinaus hat sich, wie ausgeführt, der Prozeß in vielen L. s.-Fällen an der Vulva ganz unter dem typischen Bilde diffuser Kraurosis geäußert.

Es ist zweifellos berechtigt, die hier vorliegenden kraurotischen Veränderungen als Symptom des L. s. aufzufassen, auch wenn sie die Vulva in ihrer ganzen Ausdehnung gleichmäßig betreffen und mit Schrumpfung und Stenose einhergehen. Gehrels faßt demgemäß alle kraurotischen Vulva-Veränderungen, die entweder unter dem Bilde des L. s. kontinuierlich auf die nachbarliche Haut übergreifen oder L. s.-Veränderungen in entfernten Hautarealen aufweisen, als L. s. auf. Außerdem gehören diejenigen isolierten Vulvafälle sicher zum L. s., deren Befund noch deutlich die Kleinfleckigkeit der Veränderungen ohne Confluenz zu einem einzigen diffusen Krankheitsherd aufzeigt. — Als eigenständige Kraurosis vulvae dürften demnach nur die exakt auf die Vulva beschränkten, diese aber in ihrer ganzen Ausdehnung diffus betreffenden Veränderungen diagnostiziert werden. Das Gewaltsame einer solchen Abgrenzung ist offensichtlich, da ja ein isolierter und nur die Vulva flächenhaft und total einnehmender L. s. als Ursache kraurotischer Veränderungen nicht ausgeschlossen werden kann.

Damit stellt sich die Frage der Identität von Kraurosis und L. s. Sie wird von einer Reihe von Autoren bejaht, während andere beide Krankheiten noch trennen.

Gehrels, der dieser Frage Beachtung geschenkt hat, nimmt noch die Existenz einer idiopathischen Kraurosis an und unterteilt diese in die beiden Formen der typischen Kraurosis und der Leukoplakie-Kraurosis. Wallace u. Whimster sehen die primären Veränderungen bei beiden Krankheiten als grundverschieden an. Die Identität sei nur im Endstadium vorhanden.

Die einzelnen trennenden Merkmale befriedigen jedoch nicht als sichere Kriterien der Differenzierung (vgl. hierzu auch die interessante Diskussion zu dem Fall Boardman). Umansky mißt in dieser Unsicherheit dem Fehlen des Juckreizes bei L. s. cardinale Bedeutung bei, eine Feststellung, die nach den bereits erwähnten Ermittlungen von Montgomery u. Hill, Chernosky u. Mitarb., Janovsky u. Ames, Ipsen gänzlich unzutreffend ist. Gougerot dagegen betrachtet die Kraurosis des weiblichen wie des männlichen Genitales in Anbetracht klinischer und histologischer Merkmale als zur Sklerodermie gehörig, wobei die Topographie für die Besonderheit im Krankheitsbild verantwortlich gemacht wird.

Die Übereinstimmung galt im Fall Roux u. Rabut als so groß, daß die Differentialdiagnose zwischen Sklerodermie und Kraurosis vulvae offen gelassen wurde. Daß andererseits der L. s. oder die White spot disease bzw. kartenblattähnliche Sklerodermie von zahlreichen Autoren — so auch von Gougerot und seinen Mitarbeitern — zur Sklerodermie gerechnet wurde, ist oben ausgeführt. Hinzuweisen ist auch auf die entsprechenden Veränderungen am männlichen Genitale, an welchen verschiedentlich die Balanitis xerotica obliterans Stühmer einerseits mit der Kraurosis penis (Beek, Navarro-Martin u. Maruri, de Gregorio) andererseits mit dem Lichen sclerosus (Laymon u. Freman) gleichgesetzt wird, was die Abgrenzungsschwierigkeiten von Kraurosis und L. s. deutlich macht, die aufgrund kasuistischer Beiträge und 28 amerikanischer Literaturfälle auch von Welton u. Nowlin anhand der Penisbefunde betont werden.

LEVER bejaht bei dem augenblicklichen Stand der Kenntnis die Identität von L. s. und Kraurosis vulvae. Mit Recht weist er auf die bisher unbefriedigende Klassifikation der atrophischen Vulvaveränderungen hin und darauf, daß hierfür in gewissem Umfang die Unbestimmtheit des Terminus „Kraurosis vulvae" schuld ist. Er unterscheidet hierbei a) die senile oder praesenile Atrophie der Vulva (keine Stenose, aber Juckreiz und Vulvitis möglich), b) Lichen sclerosus et atrophicus („Kraurosis vulvae") (Atrophie und Stenose), c) Leukoplakie (die er auf Fälle mit Zellatypie begrenzt und primär sowie sekundär, entstanden auf a, denkt). Für die Wesensgleichheit von L. s. und Kraurosis vulvae sind ferner die Publikationen von LAYMON (1951), SCHOCH u. McCUISTON, McADAMS u. KISTNER, OBERFIELD, STEIGLEDER, HÖFS (1964), HÖFS u. KÜHNE, GRIMMER anzuführen. Eine Stütze für die Zusammengehörigkeit der beiden Affektionen L. s. und Kraurosis vulvae liefert schließlich auch das hier zusammengetragene Zahlenmaterial über den Vulvabefall bei L. s. Wir hatten oben gesehen, daß unter den Fällen, die als Vulvabefall bei L. s. diagnostiziert worden waren, im Kindesalter diejenigen mit bloßem Vulvabefall (ohne Beteiligung anderer Regionen) häufiger vertreten waren als Fälle mit kombiniertem Befall von Vulva und sonstigen Regionen (21 : 6). Bei den erwachsenen Frauen dagegen war das Zahlenverhältnis umgekehrt (5 : 48). Es überwiegen also hier die Fälle mit kombiniertem Befall. Da ein Grund für eine echte Abweichung nicht ohne weiteres einzusehen ist, liegt der Verdacht nahe, daß die Zahl reiner Vulvafälle bei erwachsenen Frauen zu niedrig ist, und zwar vermutlich um diejenigen Patientinnen, deren Veränderung als „Kraurosis vulvae" eingeordnet wurde – eine Diagnose, die ja beim Kind noch nicht gestellt wird. Ein solcher Sachverhalt würde aber bedeuten, daß ein einheitliches Kollektiv bisher künstlich in zwei Teile geteilt wurde und daß L. s. und Kraurosis vulvae oder bestimmte Formen derselben in Wirklichkeit identisch wären.

Es muß aber beim derzeitigen Stand des Wissens letzten Endes offenbleiben, ob die „Kraurosis vulvae" nicht nur ein Symptom ist und die Frage nach der Identität mit dem L. s. daher nur einen Teil der Fälle betreffen kann. Bemerkenswert ist, daß nicht nur auf Kraurosis, sondern auch auf L. s.-Fällen der Vulvaschleimhaut Carcinombildung beobachtet worden ist (WALLACE u. WHIMSTER), während dem L. s. der Haut keine präkanceröse Dignität zukommt. HUNT gibt die Carcinomentwicklung auf L. s. der Vulva mit 5 % der Fälle an. Doch erscheint eine verläßliche zahlenmäßige Fixierung der Entartungsquote aus der bisherigen Literatur noch nicht möglich.

2. Sklerodermie

Die Beteiligung des äußeren weiblichen Genitales an der Sklerodermie (Skl.) scheint, wenn man von unsicheren Fällen absieht, welche dem Lichen sclerosus nahestehen oder zuzuordnen sind, selten zu sein.

Bei der *generalisierten progressiven Sklerodermie* gehört der Beckengürtel zu den spät und weniger befallenen Regionen. Sei es nun, daß aus diesem Grunde Vulva und Vagina tatsächlich zumeist nicht miterkrankt sind, sei es, daß geringere Veränderungen in diesem Gebiet im Hinblick auf den sonstigen bedauernswerten Zustand der Patientinnen wenig Beachtung und Erwähnung finden, in der Literatur fanden wir kaum Hinweise auf Einbeziehung des äußeren weiblichen Genitales in den Krankheitsprozeß, allerdings zumeist auch keinen ausdrücklichen Vermerk über dessen Freisein.

Im jüngeren Schrifttum erwähnen nur ROHE, BEVANS, WOLEWITSCH sowie KORTING Fälle mit Genitalbeteiligung bei progressiver Sklerodermie.

In dem von Rohe aus der Würzburger Klinik berichteten Fall lag eine Schrumpfung des Introitus vaginae vor. Eine histologische Untersuchung wurde nicht durchgeführt.

Margaret Bevans erwähnt bei der ersten ihrer beiden autoptisch untersuchten Beobachtungen, einer schweren progressiven Skl. mit Beteiligung des Herzens, der serösen Häute, der Nieren, des Oesophagus, der Darmmuskulatur und der Lungen, besonders den Befund der Cervix uteri. Hier war makroskopisch eine Erosion vorhanden. Mikroskopisch war die Lamina propria im Bereich der mucocutanen Junktion diffus durch grobes, stark vascularisiertes Bindegewebe verdickt. Die Gefäße waren von fibrösen Bindegewebsbändern eingesäumt. Die mittelkalibrigen Arterien in der Tiefe der Cervixwand zeigten proliferative Endothelveränderungen, wie sie in den übrigen Sklerodermieherden beschrieben wurden.

Die Seltenheit derartiger Befunde erhellt aus der Tatsache, daß dieser positive Sektionsbefund der einzige ist unter 28 gesammelten Autopsiefällen progressiver Skl. der Jahre 1931 bis 1952, welche Groh aus der Literatur zusammengestellt hat.

Korting schildert die Schleimhautveränderungen an der Vagina als „meist mehr flächenhafte, sklerotische oder atrophische Zustandsbilder", wobei er sich auf eine eigene Tübinger Beobachtung und einen Fall Wolewitschs bezieht, zu dessen Vaginalbefund im Referat der russischen Originalarbeit lediglich Atrophie vermerkt ist.

In der älteren Literatur erwähnten Ehrmann u. Brünauer anläßlich der Besprechung von Mundschleimhautveränderungen bei der Skl., daß nur ganz vereinzelt auch die Miterkrankung anderer Schleimhäute, so der Konjunktiven und der Vagina, beschrieben worden sei, wofür sie die Beobachtungen Heller, Kren sowie Hektoen anführen. Die Arbeit Heller war mir im Original nicht zugänglich. Hektoen berichtet *nicht* über Schleimhautbeteiligung, ist offensichtlich von Ehrmann u. Brünauer falsch zitiert. Kren berichtet im Fall 4 seiner Beobachtungsserie über eine 30jährige Frau mit typischer progressiver Skl. Befallen waren die Haut der Extremitäten und des Gesichtes unter Einschluß der Mundschleimhaut. Stamm frei. Genitalbefund: Große und kleine Labien atrophisch, starke Pigmentierung. „Vagina klaffend, ihre Schleimhaut ganz glatt, blaß, derb infiltriert, nicht verschieblich. Das ganze Vaginalrohr äußerst kurz." Keine Histologie. — In einem von Gordon (1929) beobachteten Fall progressiver Sklerodermie wurde bei der Autopsie eine möglicherweise mit der Skl. in Zusammenhang stehende chronisch-fibröse Vaginitis und eine Portio-Erosion aufgedeckt.

Die nähere Umgebung des Genitales fällt bei progressiver Skl. nicht selten durch die mangelhafte Schambehaarung im Bereich des Mons pubis auf, die Teil einer allgemeinen Behaarungsstörung jener Fälle ist und von Ehrmann u. Brünauer, die in ihrem Handbuchartikel von 1930 eine Reihe von Einzelbeobachtungen hierzu aufführen, als Ausdruck endokrin bedingter Störung aufgefaßt wird.

Bei der *circumscripten Sklerodermie* wäre im Hinblick auf Abgrenzungsschwierigkeiten, die im Kapitel Lichen sclerosus erörtert sind, die Zuordnung der erhobenen Genitalbefunde zu den verschiedenen Krankheitstypen erforderlich. Leider ist dies nur mit Vorbehalten möglich, da die Daten insgesamt zu spärlich sind.

Die meisten Autoren unterscheiden bei der circumscripten Skl. eine bandförmige und eine plaquesförmige („großfleckige") und außerdem noch eine „kleinfleckige", nicht selten disseminierte oder generalisierte Form (die durch Apposition und Confluenz freilich auch größere Herde hervorbringen kann).

Klinisch besteht bei den band- und plaquesförmigen Fällen tiefe Induration des gesamten Integuments in meist einzelnen oder wenigen Herden, strangförmig (vornehmlich an Extremitäten und Kopf) oder in Plaques von etwa 5—15 cm Durchmesser (vornehmlich am Stamm). Sie entwickelten sich aus einem teigigen Vorstadium, breiten sich allmählich randwärts aus „wie ein Flecken auf einem Löschblatt" und können sich spurlos oder unter Hinterlassung einer Atrophie unterschiedlichen Grades zurückbilden. Die Oberfläche kann seidig glänzen, ihre Hautfelderung zarter sein, läßt sich aber in der Regel gut von der Oberflächenbeschaffenheit bei Lichen sclerosus mit der faszettierten Beschaffenheit oder dem mehr sehnigen Glanz, den häufigen follikulären Hornpfröpfen und der eigentümlichen oberflächlichen Steifheit abgrenzen. Dagegen entsprechen die Fälle kleinfleckiger Skl. in der Oberflächenbeschaffenheit wenigstens an einem Teil der meist zahlreichen Herde ganz oder doch weit mehr den bei Lichen sclerosus geschilderten Verhältnissen und unterscheiden sich von diesen klinisch im wesentlichen nur durch die tiefere Induration, die jedoch durchschnittlich nicht so massiv ist wie bei den auf das Unterhautgewebe übergreifenden erwähnten anderen Sklerodermieformen. Es handelt sich dabei häufig um eine große Zahl und erhebliche Ausbreitung der Herde, deren ursprünglich kleine Dimension trotz vorhandener konfluierter Herdfläche meist noch ablesbar ist. Wie beim Lichen sclerosus kommt bei der kleinfleckigen Skl. Blasenbildung vor. *Allen* besprochenen Veränderungen kann als Initialphase ein mehr oder weniger violettgetöntes Erythem vorausgehen, das nach Ausbildung der Induration diese umsäumt, wobei die Meinungen der Autoren über das Vorkommen dieses „Lilac-Ringes" beim Lichen sclerosus divergieren.

Die kleinfleckige Form der Skl. stellt gewissermaßen ein Bindeglied zwischen Lichen sclerosus und den anderen Sklerodermieformen dar. Während nämlich, wie Lever betont, bei den bandförmigen und großfleckigen Formen, die ich hier die typischen nennen möchte, die obersten Hautanteile (Epidermis und subepidermales Corium) unbeteiligt sind oder, wie Gans u. Steigleder vorsichtiger ausführen, sehr gering und rein passiv an dem pathologischen Prozeß beteiligt sind, zeigt die kleinfleckige Form an der Epidermis und im subepidermalen Bindegewebe die gleichen Veränderungen, wie der Lichen sclerosus, woraus auch die Gleichheit der makroskopischen Oberflächenbeschaffenheit verständlich wird. Die Beurteilung der Histologie ist allerdings in diesem Punkt nicht einheitlich. Während die Übereinstimmung des Befundes der oberflächennahen Hautabschnitte mit dem des Lichen sclerosus sich aus Fallbeobachtungen und aus der Darstellung bei Gans u. Steigleder (vgl. deren Abb. 32) ergibt, vertreten andere Autoren mit Korting die Auffassung, daß bei der kleinfleckigen Skl. die Elastica intakt sei, also der beim Lichen sclerosus so charakteristische Elastica-Schwund nicht beobachtet würde. Gemeinsam erscheint bei allen Sklerodermieformen die „Sklerosierung" des Hautbindegewebes im Stratum reticulare, die bei den typischen Formen auf die oberen Anteile des Unterhautgewebes übergreift.

Im Rahmen der kleinfleckigen Skl. werden also teilweise die histologischen Veränderungen des Lichen sclerosus als Teilmorphen in die Skl. einbezogen, ja sie werden in diesem Zusammenhang als Anfangsstadien der circumscripten Skl. schlechthin beschrieben (Gans u. Steigleder), während tatsächlich ohne Frage die typischen Formen von vornherein eine andere, tiefere Etage des Bindegewebes befallen. Die dadurch bewirkte Unsicherheit entwertet kurze kasuistische Hinweise auf „typische histologische Befunde" und macht sie für die nachträgliche Einordnung von Fällen unbrauchbar.

Leider erlaubt bei der verwirrenden Nomenklatur und unterschiedlichen Identifizierung der klinischen Bilder auch die diagnostische Etikettierung der Fälle die Einordnung häufig nicht, wie bereits die hier verwendete Bezeichnung „kleinfleckige Sklerodermie" und ihre Übersetzung „Morphoea guttata", die nach Miescher und anderen ein Synonyma für Lichen sclerosus ist, erkennen lassen. Auch die heute als Synonyma des Lichen sclerosus verwendeten Bezeichnungen verraten z. T. durch ihre Terminologie einen Mangel an Eindeutigkeit (vgl. hierzu die im Beginn des Kapitels über den Lichen sclerosus gemachten Ausführungen.)

Im Schrifttum der letzten 35 Jahre finden sich als Sklerodermie mit Vulva- (z. T. auch Vagina-)Beteiligung Fälle von A. Freund, Gougerot, Herrmann, Oppenheim, Ginsburg, Bernstein u. Robinson, Polano, F. Freund, Christianson u. Mitarb. sowie Klostermann u. Marsch. Mit Ausnahme der Publikationen von Gougerot und von Christianson u. Mitarb. handelt es sich um kurz beschriebene Falldemonstrationen in Kongreßberichten.

Die 63jährige Patientin A. Freunds zeigt das Bild der „Kraurosis vulvae" mit Übergreifen der Affektion auf große Labien, Inguinalbeugen, angrenzende Oberschenkel- und Unterbauchpartien umgrenzt von einem erythematösen Saum. Die Hautveränderungen entsprächen dem Bild der herdförmigen „Sklerodermie", z. T. auch der „Morphoea guttata". Die Verhärtung wird ausdrücklich als oberflächlich beschrieben. Histologie hat die Diagnose bestätigt, wird aber nicht mitgeteilt.

Herrmanns 51jährige Patientin leidet im Bereich des Schultergürtels, Rückens und beider Darmbeinkämme an umschriebenen Herden „mit zentraler Atrophie und ... bräunlich-violett verfärbter Peripherie", dazu an „umschriebenen Depigmentierungen und Konsistenzvermehrungen". Die Genitalveränderungen werden gekennzeichnet als „zum Bild der Kraurosis führend".

Oppenheim berichtet über seine Patientin (58 Jahre) einmal als „Kraurosis vulvae mit Sklerodermie und Weißfleckenkrankheit am Stamm", ein zweites Mal als „Sclerodermia circumscripta disseminata mit Kraurosis-ähnlichen Zuständen des Genitales und Sklerodermie der Vagina". Die Titel lassen schon erkennen, daß es sich um einen Fall jener oben skizzierten besonderen Gruppe, wenn nicht um einen sicheren Lichen sclerosus-Fall handelt. Die Sklerosierung beschreibt Oppenheim nicht näher, wohl aber erwähnt er die beim Lichen sclerosus oft beobachteten follikulären Hornpfröpfe und Comedonen ausdrücklich. Praeputium und Frenulum der Klitoris und kleine Labien waren verdickt, derb, blaß, gelb. Es bestand ein vorderer Vaginalprolaps mit einem „etwa fingerbreiten, gegen die Cervix sich verschmälernden, 6 cm langen Streifen von weißer Farbe, verdickt, glatt, infiltriert, den Falten der Vagina entsprechend quere Furchen aufweisend".

Um die Fälle von Ginsburg (8 Jahre) und Bernstein u. Robinson (62 Jahre) ist anläßlich ihrer Demonstration eine lebhafte Diskussion entbrannt, die sich um die im Kapitel Lichen sclerosus erörterten Abgrenzungsfragen drehte und erkennen läßt, daß die Fälle nicht unter die typischen Sklerodermieformen zu rechnen sind. Sie wurden demgemäß auch von einzelnen Kongreßteilnehmern als Lichen sclerosus angesprochen. Hierzu paßt auch der mitgeteilte feingewebliche Befund in beiden Fällen, welcher bei Ginsburgs Patientin offenbar an einer Biopsie des Vulvabereichs, im Falle Bernstein u. Robinson anhand eines Hautherdes erhoben wurde.

Über Polanos Beobachtung findet sich unter der Überschrift „Sclerodermia circumscripta" nur die Notiz: „Typischer Fall mit symmetrischer Anordnung an der Vulva." Er ist nicht beurteilbar.

Von den Fällen dieser Gruppe scheint keiner zu den typischen Formen der circumscripten Skl. zu gehören. Es handelt sich offensichtlich um Fälle der oben als kleinfleckige Skl. beschriebenen Form, so weit nicht sogar Lichen sclerosus anzunehmen ist. Sicher bei dieser Gruppe einzuordnen sind die Beobachtungen einer „White spot disease mit Sklerodermie en plaques und Kraurosis vulvae" durch F. Freund und einer kleinfleckigen Sklerodermie mit tief reichender Induration und bullöser Note, die Blasen an den Labia majora (Innenseite) aufwies, durch Klostermann u. Marsch.

Eine mutungsweise Zuordnung ist indessen kaum möglich bei vier Beobachtungen, die Gougerot beschreibt. Drei dieser Fälle betreffen ausschließlich das Genitale, in einem war die Hautumgebung miterkrankt:

1. 8jähriges Mädchen. 30 × 35 mm große indurierte Sklerodermie-Plaque mit „Lilac-Ring", quer die untere Hälfte der Vulva einschließlich der Hautseite der großen Labien einnehmend. Oberfläche glänzend, elfenbeinfarben. Stärkere Pigmentierung der Umgebung. Hymen und Vagina frei. Pruritus.

2. 12jähriges Mädchen, zusätzlich an Psoriasis vulgaris leidend. Die „sklerodermatische" Veränderung nimmt die gesamte Vulvaschleimhaut ein, erscheint demgemäß als ovalärer, ringförmiger, elfenbeinweißer, deutlich begrenzter, von einem bläulichen Erythemsaum eingefaßter Herd, der sich unter Schwund der kleinen Labien und des Frenulum clitoridis sowie Atrophie der Klitoris bis auf die Innenfläche der großen Labien erstreckt. Der Hymen ist nicht mehr sichtbar. Die untersten 2—5 mm der Scheide sind in den Krankheitsprozeß einbezogen, der Scheideneingang ist rund, stark verengt. Die Läsionen in ihrer gesamten Ausdehnung deutlich induriert. An der hinteren Commissur findet sich eine lange schmerzhafte Rhagade. Das übrige Integument ist frei.

3. 26jährige Frau. Kommt wegen Kohabitationsschwierigkeiten. Die Vulva erscheint äußerlich normal. Die Schleimhaut ist wie im vorigen Fall verändert. In Abweichung davon fehlt lediglich die Rhagade, und die Ausdehnung auf die Scheide beträgt hier mindestens einige Zentimeter. Der verengte Scheideneingang ist für den Finger undurchgängig. Spätere Kontrolle nach Behandlung läßt erkennen, daß „fast das ganze Vaginalrohr in den Prozeß einbezogen ist".

4. 12jähriges Mädchen „hat Läsionen identisch mit denen des Falles 2, mit Fissur und Leukorrhoe". Der Prozeß bezieht Damm und Analregion ein. Keine ausführlicheren Angaben.

Histologie ist in keinem der erwähnten Fälle mitgeteilt. — Möglicherweise stehen auch diese Befunde wiederum der kleinfleckigen Skl. oder dem Lichen sclerosus näher als der typischen circumscripten Skl. Gerade aus Gougerots Feder besagt ja die Kennzeichnung der Fälle als Skl. gar nichts über die Zuordnung innerhalb der hier erörterten Krankheitsformen, da, wie andernorts ausgeführt, dieser Autor auch die klinischen Veränderungen des Lichen sclerosus der Skl. zurechnet. Dann wären die Vaginalbefunde seiner Fälle ebenso wie derjenige des Falles OPPENHEIM eine interessante Ergänzung der beim Lichen sclerosus nur selten beschriebenen Scheidenbeteiligung.

In der älteren Literatur findet sich MULZERs Demonstration einer „Sclerodermie en plaques bzw. en bandes mit ausgesprochener Bevorzugung von Druck- bzw. intertriginösen Stellen und starkem Juckreiz". Aus dem kurzen Text zu dieser 46jährigen Patientin ergibt sich, daß ein vom Gynäkologen als Kraurosis, vom Diskussionsredner RITTER als Skl. diagnostizierter Befund der Vulva vorlag. An der Haut seien „zahlreiche typische Herde, atrophisch, derb infiltriert oder nur livid" vorhanden gewesen. — Die derbe Infiltration zusammen mit der Bandform lassen in diesem Fall wohl an das Vorliegen einer typischen circumscripten Skl. denken, doch ist auch hier die Einordnung mangels näherer Charakterisierung nicht sicher, da streifen- oder bandförmige Herde, die der echten Skl. en bande nicht entsprechen, wie auch andernorts besprochen, beim Lichen sclerosus, und analog auch bei der kleinfleckigen Skl., gerade in den intertriginösen Arealen (Leistenbeugen und Genitocruralfalten, submammär) vorkommen, und in MULZERs Fall die Bevorzugung der intertriginösen Partien besonders betont wird. Verdächtig ist ferner das Bestehen *zahlreicher* Herde und des starken Juckreizes. Derbe Infiltration wäre mit der kleinfleckigen Skl. vereinbar und würde lediglich das Vorliegen eines Lichen sclerosus ausschließen.

Dieser von MULZER vorgestellte Fall ist schon im Handbuchartikel von EHRMANN u. BRÜNAUER erwähnt, die außerdem auf eine Äußerung ARNDTs hinweisen, daß bei der circumscripten Skl. gelegentlich Bilder der Kraurosis zur Beobachtung gelangen. Es war auch hier nicht zu klären, welche Formen der circumscripten Skl. der Arndtschen Feststellung entsprechen.

Zur Frage der Vulvabeteiligung bei typischer circumscripter Skl. wäre schließlich noch auf die Arbeit CHRISTIANSON u. Mitarb. einzugehen, die eine Auswertung von 235 Fällen circumscripter Skl. aus der Mayo-Klinik vorlegen, darunter 192 Fälle mit „bandförmiger" und „plaquesförmiger Morphoea". In dieser Gruppe findet sich nur ein Fall mit Vulvabeteiligung, was einer Häufigkeit von etwa 0,5 % entspricht. Der Befund dieser Patientin ist in Abb. 60 wiedergegeben. Er ist im Text der Arbeit nicht näher erläutert. Nur in der Bildlegende findet sich der Hinweis auf „Atrophie des re. Labium". Nach der Abbildung scheint der Herd mit seinem Ausläufer sich mehr auf die Genitocruralfalte als auf das Labium majus zu erstrecken, so daß durch entsprechende Verziehung eine Asymmetrie der äußeren Vulva entstanden und die Atrophie des rechten großen Labium vielleicht mehr vorgetäuscht ist.

Während Mundschleimhaut- bzw. Zungenbefall auch bei den typischen Formen der circumscripten Skl. mit Sicherheit beobachtet ist und als geläufig gilt und Genitalschleimhautbefall daher vielleicht zu erwarten war, können wir — und darauf kam es mir bei Darlegung der Kasuistik an — nicht einen einzigen Fall sicherer typischer circumscripter Sklerodermieformen mit Schleimhautbefall der Vulva oder Vagina vorlegen. Die Miterkrankung dieser Bezirke muß

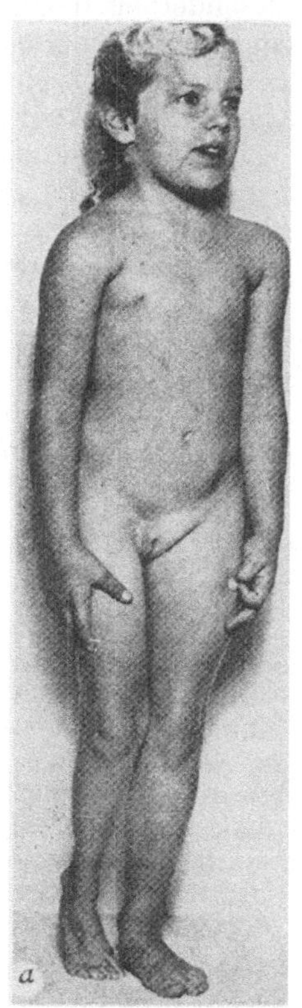

Abb. 60. Bandförmige circumscripte Sklerodermie, welche die Außenseite der rechten großen Labie und die Schenkelbeuge einbezogen hat. Entlehnt bei CHRISTIANSON, H. B., DORSEY, C. L., O'LEARY, PA., KIERLAND, R. R.: Arch. Derm. Syph. (Chic.) **74**, 629 (1956)

also, auch wenn man geringeres Augenmerk auf derartige Befunde unterstellt, zumindest ein seltenes Ereignis sein. Es scheint sogar eine Neigung zur Aussparung des eigentlichen Vulvabezirkes vorzuliegen, die EHRMANN u. BRÜNAUER in ihrer großen Sklerodermie-Übersicht 1930 mit den Worten charakterisieren: „In einzelnen Fällen sind die sclerodermatischen Flächen bei der umschriebenen

Sklerodermie ziemlich ausgedehnt und haben zuweilen die Eigentümlichkeit, daß sie gerade die Ostien des Anus und des Genitales bei den Frauen panzerartig umgeben, die Ostien jedoch in ähnlicher Weise wie die Mamilla freilassend".

Dagegen dürfte Vulva- bzw. Vaginabeteiligung bei der kleinfleckigen circumscripten Skl. nicht ungewöhnlich sein. Hierin und auch in der Art der genitalen Veränderung liegt eine deutliche Entsprechung zum Lichen sclerosus. — Diese Besonderheit der kleinfleckigen circumscripten Skl. legt übrigens eine Überprüfung der nosologischen Ordnung nahe, welche bislang die Trennungslinie zwischen Lichen sclerosus einerseits und der gesamten circumscripten Sklerodermie-Gruppe einschließlich der kleinfleckigen Form andererseits zog.

Die Übertragung der bei kleinfleckiger Skl. getroffenen Feststellung von Vulvabefunden auf die gesamte Sklerodermie-Gruppe ist offenbar nicht ohne weiteres gestattet. Und für jeden positiven Genitalbefund ist zur weiteren Klärung eine sorgfältige Befundmitteilung und diagnostische Kennzeichnung des gleichzeitig beobachteten „sklerodermatischen" Hautbefundes zu fordern.

Anhang: Narben, Strahlenatrophie

Auf durch Verletzung, Operation sowie ionisierende Strahlung entstandene Sklerose oder Hautatrophie im Rahmen der Narbenbildung und Röntgenveränderungen soll als allgemein-pathologische Phänomene im Rahmen dieser

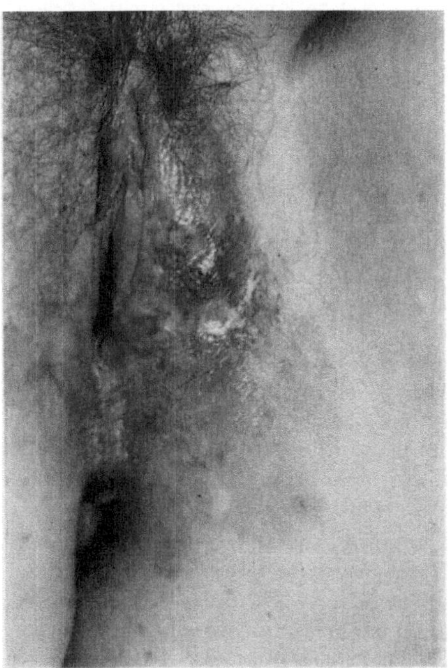

Abb. 61. Röntgenspätbefund der Vulva nach Tumorbestrahlung (daneben zur Damm-Gesäß-Gegend der seltene Befund eines extramammären Morbus Paget)

Abhandlung nicht näher eingegangen werden. Erwähnt sei nur, daß die durch die Trias Atrophie, Pigmentverschiebung und Teleangiektasiebildung klinisch gekennzeichneten Strahlenspätveränderungen der Haut, an der Vulva im Zu-

sammenhang mit der Bestrahlung von Genitalcarcinomen nicht selten beobachtet
(Abb. 61), hier oft zu beträchtlicher Hautatrophie führen und aufgrund der
mannigfaltigen Reizung dieser Region leicht den Boden für sekundären Gewebs-
zerfall und Ulceration abgeben.

3. Lupus erythematodes

Vorbemerkung. Die Nomenklatur ist uneinheitlich. Neben Lupus erythematodes (L. e.) wird Lupus erythematosus — was als etymologisch schlechter gilt —
und Erythematodes gebraucht; letzteres vornehmlich von deutschen Dermatologen, um eine gedankliche Verbindung zwischen dieser nichttuberkulösen Erkrankung und dem tuberkulösen Lupus vulgaris zu vermeiden. Lupus erythematodes
ist eingebürgert und in Abkürzung wie L. E.-Zelle, L. E.-Zell-Phänomen unaus-
rottbar fixiert. Es ist zu beachten, daß mit dem Wort Lupus („Wolf", ursprünglich
morphologisch das Gesicht zerstörende, „zerfressende" „Flechten" — was für
den Lupus vulgaris in hohem Maß, für den L. e. nur mit starker Einschränkung
gilt) *ohne* adjektivische Präzisierung der Dermatologe den Lupus vulgaris zu
meinen pflegt, welcher für ihn *der* Lupus ist, während der Internist Lupus und
lupös auch ohne Adjektiv in der Gedankenverbindung mit L. e. gebraucht, wie die
Diskussion um den Begriff der lupösen Hepatitis als Beispiel erkennen läßt. —
Die Krankheit wird in verschiedene Verlaufsformen unterteilt. Dabei wurden
vielfach vom dermatologischen Standpunkt aus eine meist das Gesicht allein betreffende, chronische, diskoide Form und eine mehr exanthematische, zusätzlich
größere Hautbezirke einnehmende, akute und subakute Form (auch als lokalisierte
und generalisierte Formen) unterschieden, von denen die erstere als reine Hautaffektion imponierte, während die andere einer schweren, im akuten Fall tödlich verlaufenden Allgemeinerkrankung entsprach. Das Bindeglied zwischen diesen beiden
Extremen stellten Fälle von L. e. chronicus cum exacerbatione acuta bzw. subacuta dar. Da jedoch für den Krankheitsverlauf entscheidend die Mitbeteiligung
visceraler Organe und die mit deren Erkrankung gekoppelten besonderen immun-
biologischen Phänomene sind, wie sie sich u. a. am L. E.-Zell-Phänomen äußern,
da andererseits ausgedehnte integumentale Veränderungen subakuten Typs auch
ohne Zeichen von Allgemeinkrankheit beobachtet werden können, unterteilen
SCHUERMANN, GREITHER u. HORNSTEIN in 1. Lupus erythematodes integumentalis, 2. Lupus erythematodes visceralis und 3. Lupus erythematodes integumentalis mit visceraler Beteiligung (und umgekehrt), wobei sie mit Adjektiven wie
„acutus", „generalisatus" usw. nur die Stadien der entzündlichen Aktivität und
Ausbreitungsweise bezeichnet wissen möchten. Dabei ist aber festzuhalten, daß
die Wahrscheinlichkeit und Gefahr des Übergangs in die Allgemeinkrankheit bei
einem L. e. integumentalis mit subakut-akuter Note und generalisiertem Befund
größer ist als bei chronischer, lokalisierter Form. Die akute (bzw. viscerale) Form
kommt nach SCHUERMANN zu etwa 90 % bei Frauen vor.
An der Haut äußert sich der L. e. in Erythemen, die bei der chronischen Form
follikulär verzahnte, festhaftende (orthokeratotische) Schuppen tragen und schließlich in Atrophie übergehen. Bei den subakuten und akuten Formen ist die Neigung
zu Keratose und Atrophie geringer oder klinisch gar nicht vorhanden. Das Bild
wird einem Arzneimittel-Exanthem ähnlicher, wobei Herdverteilung und Farbton Besonderheiten aufweisen können. Es kann bei diesen Formen zum Auftreten
von Hämorrhagien, Blasen und Erosionen kommen.
Vulvabeteiligung ist beim L. e. — im Gegensatz zur häufigeren Miterkrankung
der Mundschleimhaut und Lippen — ein so seltenes Ereignis, daß sie selbst in sehr
ausführlichen Handbuchartikeln (VEIEL, PASCHER, MIESCHER u. Mitarb.) nicht

erwähnt wird und auch bei der systematischen Auswertung großer Fallsammlungen, wie bei Marten u. Blackburn (77 Fälle, darunter 53 weibliche) nicht beschrieben worden ist. Sie kommt aber nach den kasuistischen Berichten von Hirschberger, Gottron, Klemperer u. Mitarb., Tonkes, Hampel sowie v. Albertini u. Alb und nach der Sammelkasuistik kindlicher Fälle von Cook u. Mitarb. vor. Auch Vaginabeteiligung wird selten einmal beim visceralen L. e. erwähnt (Madden, Klemperer u. Mitarb. [nur histologisch], Cook u. Mitarb. [als kindliche Vulvovaginitis]).

Bei den nur kurz beschriebenen Falldemonstrationen Hirschberger und Gottron scheint es sich mehr um die chronische lokalisierte Form gehandelt zu haben, während die Beobachtungen Klemperer u. Mitarb., Hampel, v. Albertini u. Alb, Cook u. Mitarb. und Madden „disseminierte", „subakute" oder „akute" Fälle mit rheumatoiden Gelenkbeschwerden oder der ganzen Vielfalt visceraler Beteiligung und tödlichem Verlauf betrafen.

Es überwiegt also innerhalb der insgesamt kleinen Fallzahl die Genitalbeteiligung bei der visceralen Gruppe, wie vom Ausbreitungstyp der Krankheitsformen her schon zu erwarten war. Zeigt doch auch die jüngere Statistik der Herdverteilung (Damm u. Sönnichsen, 647 Fälle) erneut die geringe Neigung der *chronischen* Form, die Haut des Stammes einzubeziehen (5,2 % Stammbeteiligung und 8,2 % Extremitätenbeteiligung gegen 99,3 % Kopfbeteiligung). Demgegenüber gewinnt man aus der Bearbeitung der Sammelkasuistik von 37 kindlichen „*systemischen*", größtenteils tödlich verlaufenen L. e.-Fällen durch Cook u. Mitarb. den Eindruck, daß Genitalbefall hierbei vielleicht nicht ganz so selten ist, wie die Zahl der Kasuistiken annehmen läßt. Sie erwähnen summarisch, daß „deutliche vulvovaginale Entzündung in mehreren Fällen" festgestellt wurde. Aber auch in diesem Krankengut tritt die Häufigkeit der Vulvabeteiligung ganz hinter der Mundschleimhaut, die in rund 50 % der Fälle betroffen war, zurück. Bemerkenswert ist bei den kindlichen Fällen der kombinierte vulvovaginale Befall. Im übrigen sind Einzelheiten bez. des genitalen Befundes aus der Arbeit leider nicht ersichtlich.

Die Beobachtung Tonkes ist einzigartig durch die isolierte Vulvaerkrankung. Während in allen anderen Fällen gleichzeitig das Gesicht und z. T. auch weitere Areale erkrankt sind und die Diagnose auf diese Weise gesichert ist, verbleibt im Falle Tonkes ein geringer diagnostischer Zweifel, da auch der feingewebliche Befund im einzelnen nicht mitgeteilt ist und nach dem Urteil des dermatohistologisch sehr erfahrenen Prof. Zoon die Diagnose L. e. nur mit Wahrscheinlichkeit gestellt werden konnte. Der makroskopische Befund jedoch entspricht im einzelnen durchaus der von der Mundschleimhaut her gut bekannten Morphe, so daß es sich tatsächlich um einen ausschließlich im Bereiche der Vulvaschleimhaut lokalisierten L. e. handeln dürfte.

Feingewebliche Untersuchungen des L. e. von der Vulvaschleimhaut habe ich im übrigen nur in Form einer kurzen Notiz über die Gefäßveränderungen bei v. Albertini u. Alb beschrieben, für die Vagina nur durch die Abbildung eines erkrankten Gefäßes und zugehörige Legende bei Klemperer u. Mitarb. belegt gefunden. Wir sind daher zur Ergänzung auf das Bild angewiesen, das die übrigen Schleimhäute uns vermitteln, welches wir auch zur Vervollständigung des makroskopischen Bildes heranziehen, da die wenigen Notizen über die Vulvabefunde erkennen lassen, daß diese denen an der Mundschleimhaut völlig analog sind.

Makroskopisch äußern sich die *Schleimhautveränderungen* in anfangs hellerroten, später mehr düsterrot-ödematösen Herden weicher Konsistenz mit leicht erhabenem Rand, die umschrieben oder, besonders bei subakuten bis akuten Zuständen, auch ausgedehnter auftreten. Sie weisen meist zentral eine mehr flächenhafte zarte Epitheltrübung, am Rand weiße Pünktchen und, typischerweise radiär angeordnete, weiße Streifen, begleitet von besenreiserartigen Teleangiektasien, auf. Je nach Ausmaß der Entzündung kann das Zentrum erosiv und ulcerös (häufig schlitzförmig) werden und sich dann mit gelben Belägen bedecken. Dabei besteht starke Berührungsempfindlichkeit. Der Prozeß geht schließlich in narbige Atrophie über. Graduelle Unterschiede zwischen integumentaler und visceraler Form sind nach SCHUERMANN u. Mitarb. im (Mund-) Schleimhautbild die größere Flüchtigkeit der Einzelelemente und der dadurch bedingte raschere Wechsel des oft ausgedehnteren Gesamtschleimhautbefundes sowie die noch stärkere ödematös düstere, ggf. auch hämorrhagische Note und Ulcerationsneigung bei der visceralen Form. — Das Bild der Schleimhautbeteiligung beim visceralen Typ ist „akuter" und polymorpher als beim chronischen Typ.

Ähnliche makromorphologische Befunde, welche differential-diagnostisch Schwierigkeiten bereiten können, zeigen vor allem der Lichen ruber planus mit seinen weißlichen Schleimhautstreifen, die jedoch eine feinere, unregelmäßigere Zeichnung und weniger erythematösen Grund erkennen lassen, und das Erythema exsudativum multiforme mit den Erosionen auf erythematösem Boden, die sich als Folge blasiger Abhebung entwickeln, welche an flottierenden Epithelfetzen meist noch zu erkennen sind. Hier fehlt die streifige Epithelzeichnung und Teleangiektasie-Entwicklung des L. e. Im übrigen erlaubt der Gesamtbefund die richtige Einordnung.

Histologie. Nach GANS u. STEIGLEDER weicht der feingewebliche Befund beim L. e. auf der Schleimhaut grundsätzlich nicht von dem der äußeren Haut ab. Dabei ist zu betonen, daß auch auf der Schleimhaut die an der Epidermis so charakteristische Keratose mit Bildung von Hornzapfen unter Umwandlung der Schleimhautepithelien in echte Hornzellen beobachtet wird (PAUTRIER u. FAGE). Die Veränderungen an der Haut können hier nur unter Beschränkung auf die wesentlichen Züge aufgeführt werden. Diese sind bei der chronischen Form: Hyperkeratose mit keratotischer Pfropfbildung in den Follikel- oder Schweißdrüsenostien und unabhängig von beiden, Atrophie des Stratum spinosum s. mucosum, Kolliquationsdegeneration einzelner Basalzellen und ein fleckförmiges, vornehmlich oder fast rein lymphocytäres, zentral oft eigentümlich locker aufgebautes Infiltrat mit Tendenz zur Anordnung um epitheliale Anhangsgebilde. Die an den typischen Gesichtsherden des discoiden L. e. zu erhebenden degenerativen Bindegewebsveränderungen werden heute allgemein als nicht spezifische, lokalisationsabhängige, alters- und lichtbedingte Degeneration angesehen, wobei jedoch auch im Rahmen des chronischen L. e. ein gewisses Ödem und eine Verbreiterung des subepidermalen PAS-positiven Grenzstreifens zur Beobachtung gelangt.

Bei der subakuten und akuten Form treten Hyperkeratose und auch die lymphocytäre Infiltration zurück. Erythrocytenextravasate kommen vor. Das Ödem ist stärker ausgeprägt und auch die Atrophie des Deckepithels ist eher deutlicher und die Degeneration der Basalzellen sowie die Verbreitung des PAS-positiven subepithelialen Grenzstreifens sind augenfälliger. Die für den Organbefund des visceralen L. e. so typische Neigung zur fibrinoiden Degeneration des Bindegewebes und der Gefäßwände ist in der Haut weit weniger ausgeprägt, kann aber bei der visceralen Form auch im Haut- bzw. Schleimhautbereich beobachtet werden. Die bei Routinefärbung meist unauffälligen Gefäßwände zeigen nach STOUGHTON u. WELLS oft PAS-positive Reaktion, färben sich nach PRUNIERAS u. MONTGOMERY mit Alzianblau und weisen bei Toluidinblaufärbung Metachromasie auf.

Die am Integument erhobenen Befunde wechseln in ihrer Ausprägung nicht nur in Abhängigkeit von der Krankheitsform, sondern auch von Fall zu Fall. Dabei darf als typischste Veränderung die Kolliquationsdegeneration der Basalzellen und, wenn überhaupt vorhanden, die kolloide Degeneration des Bindegewebes gelten, die aber beide nicht spezifisch für den L. e. sind. Noch immer besteht Lewandowskys Auffassung zu recht, nach welcher die einzelnen Veränderungen erst dann für die Diagnose verwertbar sind, wenn sie in einer bestimmten, für den L. e. einigermaßen charakteristischen Kombination angetroffen werden.

Dieses in groben Zügen gekennzeichnete Bild der Histologie der Haut u. Mundschleimhaut, welche nach Hauser sowie Schuermann, Greither u. Hornstein zu 5 bis 50 % am L. e. beteiligt ist, dürfte im Hinblick auf die analogen makroskopischen Befunde auch für die Vulvaschleimhaut Gültigkeit haben. An der Vulva selbst wurde die histologische Untersuchung nur in den Fällen Tonkes und v. Albertini u. Alb durchgeführt. Dabei beschränkt sich die Mitteilung Tonkes auf die Erwähnung der histologischen Diagnose durch Zoon, ohne daß der Befund selbst ausführlich angegeben wäre. v. Albertini u. Alb nehmen zum Befund an der Vulvaschleimhaut (Labia minora) unter Hinweis auf die Analogie zur (typischen) Histologie der übrigen beschriebenen Herde des Falles kurz Stellung und erwähnen ausdrücklich das Vorhandensein ausgesprochener Arteriolitis mit fibrinoider Nekrose der Intima und z. T. auch der Media im Sinne von Periarteriitis nodosa-Bildern. – Der Befund der Beteiligung einer Vaginalarterie am Krankheitsprozeß, welcher sich bei Klemperer u. Mitarb. als Hinweis auf Scheidenbeteiligung findet, ist von diesen abgebildet. Die Autoren weisen in der Legende auf die fibrinoide Nekrose von Intima, Media und Adventitia dieses Gefäßes hin.

4. Dermatomyositis

Schleimhautbefall der Vulva ist möglich und durch eine Mitteilung Hampels belegt, im übrigen in der uns zugänglichen Literatur nur in Übersichtsartikeln als seltenes Ereignis ohne Einzelheiten erwähnt.

Die integumentalen Erscheinungen der Dermatomyositis (D.) zeigen eine Tendenz, sich kranio-caudal auszubreiten, so daß schwerpunktmäßig die obere Körperhälfte betroffen zu sein pflegt. Dem entspricht ein hoher Prozentsatz festgestellter Mundschleimhauterscheinungen, der von Schuermann u. Hornstein mit mindestens 20 % angegeben wird.

Ausführliche Darstellungen der Mundschleimhautbeteiligung oder prägnante Schilderungen der dabei anzutreffenden Morphen finden sich bei Schuermann, Greither u. Hornstein, ferner bei Schuermann u. Hornstein, Schuermann, Bitnum u. Mitarb., Keil sowie Memmert. — Schuermann, der sich neben Gottron die größten Verdienste um die präzise Erfassung der Haut-Schleimhautmorphologie der D. erworben hat, vermerkt hierzu in seinem jüngst mit Hornstein bearbeiteten Handbuchbeitrag, daß über die Genitalschleimhäute weniger bekannt sei, doch wohl ähnliches wie für die Mundschleimhaut gälte. Es muß daher auch für die Vulvabefunde auf die oben zitierten Mundschleimhautbeschreibungen verwiesen werden. Auch die Morphe und Differentialdiagnose der Hautveränderungen, auf welche in Anbetracht der Seltenheit der hier interessierenden Vulvabeteiligung nicht eingegangen werden kann, ist dort ausführlich besprochen.

Im Falle Hampels, der eine 32jährige Frau aus der Gottronschen Klinik mit typisch ausgeprägter Krankheit betrifft, fanden sich als Schleimhautbefund „im Bereich der Mundhöhle und ebenso im Bereich der Vulvaschleimhaut . . . scharf umschriebene Erytheme, die z. T. unter Hinterlassung von Teleangiektasien aufweisender Atrophie zur Rückbildung gelangt sind".

Histologische Befunde, die an Herden der Vulva erhoben worden sind, habe ich nicht auffinden können. Über die Mikromorphologie der Haut-Schleimhaut-Veränderungen bei D. orientieren außer den genannten Arbeiten die Monographien von Lever sowie Gans u. Steigleder, in welchen weitere Literatur angegeben ist.

5. Gougerot-Sjögren-Syndrom

Diese häufig nur als Sjögren-Syndrom, auch Sicca-Syndrom bezeichnete Affektion von Systemcharakter wird aufgrund rheumaserologischer Befunde, des Nachweises von Autoantikörpern (gegen Speicheldrüsengewebe) und der rheumatoiden Gelenksymptome, welche häufig gleichzeitig vorhanden sind, dem rheumatischen Formenkreis oder den sog. Kollagenosen nosologisch zugeordnet, als deren Symptom sie auch bei Dermatomyositis, Lupus erythematodes, Sklerodermie auftreten kann.

Kardinalsymptom ist die Trockenheit der Schleimhäute, welche vor allem am Auge (hier mit Keratokonjunktivitis sicca) und in der Mundhöhle (u. U. mit vorübergehender Parotisschwellung) zur Beobachtung gelangt. — Erythematöse und pellagroide Hautveränderungen kommen vor.

Frauen sind weit häufiger als Männer betroffen.

Über Beteiligung der Vulva- und Vaginalschleimhaut berichten anhand eigener Kasuistik ausdrücklich WEILL (2 Fälle), SHEARN, LYON (2 Fälle), ACHENBACH u. STOLLBERG sowie THIERS (2 Fälle). Die Symptome sind Trockenheit, auch Juckreiz; klinisch besteht gelegentlich der Eindruck von Atrophie des Vaginalepithels. — Die Patientinnen waren im Klimakterium bzw. in der Menopause.

Histologische Untersuchungen aus dem Genitalbereich sind hierzu nicht mitgeteilt. — Die Hauptveränderungen spielen sich an den Drüsen ab, deren Befund RAUCH im Mundbereich als „chronische lymphoidzellige myoepitheliale Sialadenitis" der großen Speicheldrüsen beschreibt. Die Epithelverhältnisse der infolge der Trockenheit klinisch gelegentlich atrophisch erscheinenden Schleimhaut erwiesen sich (RITZENFELD) an der Zunge als praktisch normal, eher geringfügig akanthotisch, mit leichter Parakeratose und deutlichen Cutispapillen, in deren Bereich geringe lymphocytäre Infiltration anzutreffen war, welche nach RITZENFELD mit einzelnen Zellen in die Epidermis einwandern kann. In diesem Fall, bei welchem gleichzeitig ein Lupus erythematodes angenommen wurde, zeigte die Mucosa der Zunge in ihrer Dignität unsichere, umschriebene fleckförmige Areale degenerativer Veränderungen in Form von Fragmentierung oder Homogenisierung des kollagenen Gewebes mit vermehrter Eosin- und PAS-Färbbarkeit.

Für weitere Einzelheiten sei auf die Darstellung RAUCHs verwiesen, der das Krankheitsbild ausführlich bearbeitet hat.

XVI. Pigmentanomalien

Hier sollen im Hinblick auf die Vulvalokalisation diejenigen Veränderungen besprochen werden, welche durch Überproduktion oder Mangel des autochthonen Pigments Melanin entstehen. Weitere Pigmentanomalien, wie die diffuse ikterische Hautverfärbung durch Gallenfarbstoffe oder die durch Einlagerung von Blutfarbstoffen in die Haut zu beobachtende hämosiderotische Pigmentierung, gelangen an der Vulva im Rahmen allgemeiner Prozesse bzw. örtlicher Hautblutung zur Beobachtung und bedürfen keiner gesonderten Besprechung. Auch Tätowierungen werden nach KEHRER bei schwarzen und dunkelbraunen Völkern an den großen Labien und dem Mons pubis beobachtet. Durch Einwirkung von Läusespeichel auf Blutfarbstoff entstehen die Taches bleues, die bei der Pediculosis pubis erwähnt sind.

Über die melaninbildenden Zellen und die Biochemie der Melanogenese einschließlich der Bedeutung hormonaler Einflüsse für die Pigmentierung orientieren eine Reihe moderner Übersichten (STARK, HORSTMANN, STEIGLEDER, KIMMIG u. WEHRMANN, NIEBAUER), auf welche zu verweisen ist. Die Herkunft der pigmentbildenden Melanocyten (Melanoblasten, Dendritenzellen, Cellules claires) aus der Neuralleiste ist heute allgemein anerkannt (Grüneberg). Sie sind in die Basalzellschicht der Epidermis bzw. des Schleimhautepithels der hautnahen Schleimhäute eingelagert und geben mit ihren dendritenartigen Verzweigungen ihr Pigment offenbar an die Epithelzellen ab, die es vornehmlich in Kernkappenform in der Basalzellschicht, bei starker Pigmentierung abnehmend auch in den darüberliegenden Epithelschichten enthalten. Ins Corium gelangtes Pigment wird von Bindegewebszellen phagocytiert (Melanophagen).

Bei dysontogenetischen Zuständen können ausnahmsweise Melanocytenlager auch im Corium vorhanden sein (Mongolenfleck, Naevus caeruleus).

Bei den melanotischen Hyperpigmentierungen liegt nicht eine Vermehrung, sondern eine gesteigerte Aktivität der Pigmentbildner vor. Breathnach fand bei den Sommersprossen (Epheliden) die Melanocyten sogar vermindert, aber vergrößert.

Der Pigmentgehalt der einzelnen Körperregionen variiert. Die Vulva und ihre Umgebung weist bereits unter normalen Bedingungen den größten Pigmentreichtum auf (Horstmann), Gesicht, Hals, Leistenbeugen folgen in der Reihenfolge der Aufzählung.

Einflüsse, welche die Pigmentbildung fördern, wirken sich im Vulvabereich besonders deutlich aus. Hormonal bedingte Hyperpigmentierung mit wiederum gleichsinnigem Verhalten der Gesichtsregion sind beim Morbus Addison oder in der Gravidität gegeben. Darier hat beim Chloasma gleichzeitige Hyperpigmentierung der Vulva gesehen, und zwar nicht nur in der Schwangerschaft, sondern auch bei verschiedenen gynäkologischen Erkrankungen, welche ein Chloasma uterinum des Gesichts hervorrufen. Kehrer betont indessen, solche Befunde nicht bestätigen zu können.

Die diffuse Hyperpigmentierung kann wie im Gesicht (Einbeziehung der Mundschleimhaut) auch an der Vulva Haut und Schleimhaut betreffen (Beispiele des Morbus Addison).

Diffuse Vulvahyperpigmentierung ist auch bei weiteren Allgemeinkrankheiten, die häufig zu vermehrter Hautpigmentierung führen (Morbus Basedow, Pellagra, Tuberkulose) möglich. Bei der Tuberkulose ist sie besonders bei tuberkulöser Peritonitis und Enteritis geläufig. Diffuse Pigmentierungen treten auch infolge von Entzündungen oder mechanischen Irritationen (Masturbation, Kratzen und Scheuern bei juckenden Dermatosen, Pruritus vulvae, Pediculosis pubis) auf. Von den entzündlichen Dermatosen können besonders chronische Ekzeme, Erythrodermien, Lichen simplex chronicus Vidal (s. Neurodermitis circumscripta), Lichen ruber planus und das fixe Arzneiexanthem zu vermehrter Pigmentierung führen bzw. eine Pigmentierung als lange erkennbares Residuum hinterlassen. Je nach Art der Erkrankungsherde ist sie diffus und unscharf oder lokalisiert und besonders konfiguriert.

Umschriebene, bandförmige symmetrische Pigmentierungen, welche jahrelang das Bild bestimmen können, treten bei der Incontinentia pigmenti (histologisch Melanophagenanhäufung bei Pigmentarmut des Epithels) auf. Sie entwickeln sich nach einem papulös-verrucösen und bullösen Ausschlag unbekannter Ätiologie, der bereits bei der Geburt vorhanden ist oder kurz danach beobachtet wird. Eigentümlich ist die systematisiert-striäre Form des Ausschlages, am Rumpf in wellenförmigen und wirbelig abgebogenen Linien, an den Extremitäten, die Inguinalgegend einbeziehend, in längsverlaufenden Streifen. Dieser Anordnung entspricht die verbleibende Restpigmentierung.

Eine ausgeprägte diffuse Pigmentierung des Vulvabereiches ist in der Regel bei der Acanthosis nigricans (s. dort) vorhanden.

Bei manchen Krankheiten kommen sowohl Pigmentierungen als auch Depigmentierungen oder auch Pigmentsäume um depigmentierte Bezirke zur Beobachtung. Das gilt unter anderem für die (insbesondere cignolinbehandelte) Psoriasis vulgaris (Abb. 62), für den Lichen ruber, für syphilitische Ausschläge oder für die Impetigo. Auch beim Lichen sclerosus (s. dort) können als Teilphänomen leukomelanodermatische Veränderungen vorhanden sind.

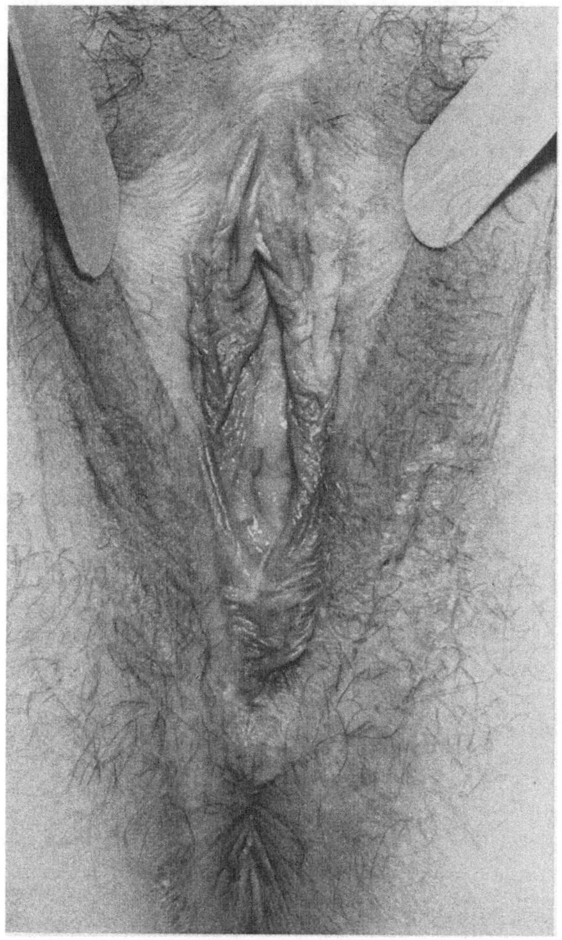

Abb. 62. Leukoderme von stärker pigmentierten Hautpartien umsäumt an der Innenseite der großen Labien, auf kleine Labien übergreifend, und an der Commissur bei einer Psoriatikerin

Außer diffusen Pigmentierungen kommen herdförmige Veränderungen an der Vulva vor. Die zelligen pigmentierten Naevi (Naevuszell-Naevi), auch die Naevi caerulei sowie die Melanome und die Melanosis circumscripta praeblastomatosa Hutchinson-Dubreuilh sind echte Tumoren bzw. eine Präcancerose des pigmentbildenden Gewebes. Sie kommen an der Vulva wie an jeder anderen Körperregion zur Beobachtung, und zwar Melanom und präblastomatose Melanose auch auf der Schleimhaut. Bei der dysontogenetischen Geschwulstbildung des Naevuszell-

Naevus können auch andere Gewebselemente mehr oder weniger deutlich verändert sein, was zur Entwicklung papillomatöser und hypertrichotischer Herde führt, die als Tierfellnaevus auch großflächig sein können. Feingeweblich kann sich die bei diesen Naevi vorhandene follikuläre Hyperplasie unter Umständen auch auf die Talgdrüsen erstrecken, ferner liegt nicht selten eine Fettgewebsdystopie im Bereich des Coriums vor. — Eine klinische Variante der flächenhaften Naevuszellnaevus-Formen, auf welche hier ganz besonders hinzuweisen ist, ist der Schwimmhosen-Naevus, der eine großflächige papillomatös-pilöse Pigmentierung der Unterbauch-Becken-Oberschenkelregion darstellt. Kehrer erwähnt 27 derartige Fälle, darunter 7 weiblichen Geschlechts, welche Heurer zusammengestellt hat. Die Vulva einschließlich der Labien und die Analschleimhaut waren mitbefallen, nicht aber die Schleimhaut des Scheideneinganges. Ein Grenzfall der Tumorbildung ist die Lentigo. Sie ist eine klinische Bezeichnung kleiner, dunkler, noch fast hautebener Flecke, denen aber feingeweblich bereits Melanocytenvermehrung, Acanthose der Retezapfen und beginnende „Abtropfvorgänge", also Tumorentwicklung entsprechen. — Weiter soll auf tumoröse Bildung hier nicht eingegangen werden, da die Tumoren der Vulva in gesonderten Abschnitten abgehandelt werden.

Als nicht tumoröse, hautebene Pigmentflecke kommen die Naevi spili und selten auch die Epheliden an der Vulva vor, münzgroße, rundliche oder ovale Flecke in dem einen und kleinere Sommersprossenflecke im anderen Fall. In der Farbsättigung weisen diese Elemente erhebliche Differenzen auf. Epheliden in der Vulvaregion hat wohl Darier zuerst beschrieben. Kehrer sah sie in der Genital- und Glutäalregion besonders bei blonden und rotblonden Jungfrauen. Die Sommersprossen entwickeln sich auch im Gesicht und Schulterbreich bei Blonden und Rotblonden besonders ausgeprägt und sind in ihrer Entwicklung altersabhängig (Maximalausprägung etwa dem Schulalter [Jungfrauenalter] entsprechend).

Hautebene größere und kleinere Pigmentflecke kommen am Stamm auch bei der Recklinghausenschen Neurofibromatose, welche das Genitale einbeziehen kann, vor. Auch die sommersprossenartigen Pigmenflecke des Xeroderma pigmentosum überschreiten im Verlauf schwerer Krankheit die belichteten Partien und beziehen die bedecktgetragene Haut ein. Klostermann sah in einem Fall stark ausgeprägter Pigmentanomalie bei Peutz-Touraine-Jeghers-Syndrom (Pigmentfleckenpolypose) die ephelidenartigen Flecke vereinzelt auch an der Vulva (große Labien).

Depigmentierungen können sich an der Vulva, wie Hyperpigmentierungen, im Gefolge entzündlicher Dermatosen entwickeln und werden Leukoderme genannt (psoriatisches, syphilitisches Leukoderm, Depigmentierung bei Lichen sclerosus). Auch hier ist, wie bei den hautebenen Hyperpigmentierungen, das Pigmentzell-Lager morphologisch intakt und nur die Funktion der Melanocyten beeinträchtigt.

Bei der Syphilis kommen in der Sekundärperiode Leukoderme auch ohne örtlich faßbare entzündliche Erscheinungen zur Beobachtung, am häufigsten als Leukoderma colli, aber auch im Genitalbereich. Da hierbei die übrigen Vulva-Anteile nicht selten stärker diffus pigmentiert sind, imponieren diese leukodermatischen Flecke als münzgroße helle Maschen in einem pigmentierten Netz.

Leukoderme, welche wegen ihrer größeren Flächenausbreitung an Vitiligo erinnern, aber anaesthetisch sind, kommen als Symptom der Lepra vor.

Die Vitiligo selbst ist eine erworbene, prozeßhaft forschreitende, herdförmige Entfärbung der Haut (und der im Herdbereich vorhandenen Haare) unbekannter Ätiologie, die nach unterschiedlichem Verlauf zum Stillstand und zur Rückbildung gelangen kann. Sie kann in einem einzigen oder einigen wenigen oder aber in zahllosen Herden auftreten. Die Herde haben primär Scheibenform, breiten sich bei Fortschreiten des Prozesses peripher aus und confluieren. Die unmittelbare Umgebung der entfärbten Areale ist häufig hyperpigmentiert. Es besteht eine gewisse Prädilektion für die Körperöffnungen. Anus und Vulva sind also bei dieser Krankheit nicht selten das Zentrum eines Vitiligoherdes. Auch um Naevuszellnaevi entsteht eine Vitiligo öfters als einziger Herd (Vitiligo circumnaevalis, Sutton-Naevus).

Angeboren gibt es Pigmentmangel, welcher ebenfalls die Vulva betreffen kann, schließlich noch bei totalem und partiellem Albinismus.

Ausgeprägte Dyschromien mit einem wechselnden Befund von Depigmentierung, Pigmentierung oder einer scheckigen, kleinfleckigen De- und Hyperpigmentierung im gleichen Feld entwickeln sich als Spätfolgen nach Röntgen- und Radiumbestrahlungen, verbunden mit der übrigen Symptomatik der Strahlenschädigung der Haut.

XVII. Erkrankungen des Follikels und der Haare

Im Hinblick auf die Schambehaarung sollen hier das auf funktionellen und atrophisierenden Störungen des Follikels beruhende Defluvium bzw. die Alopecie und eine Reihe von Haarschaftsveränderungen besprochen werden. Es handelt sich dabei ausschließlich um Veränderungen, die auch, und zwar weitaus häufiger, in anderen behaarten Regionen beobachtet werden und dort naturgemäß sehr viel mehr Beachtung gefunden haben. Die wesentlichen klinischen und morphologischen Erfahrungen bei der Gesamtheit dieser Gruppe beruhen daher überwiegend auf Befunden am Kopfhaar. Pubesbefunde sind vergleichsweise spärlich und dürftig, aber ausreichend, um für einen Teil das Vorkommen gleichsinniger Miterkrankung mit dem übrigen Haarkleid, insbesondere mit dem Capillitium, zu sichern.

Nicht berücksichtigt werden in diesem Abschnitt die in anderen Kapiteln abgehandelten Erkrankungen des Follikels und Haares, so die Trichomykosen, welche bei den Mykosen erwähnt sind, ferner als follikuläre Erkrankung die Impetigo follicularis, der Furunkel und der durch die Zugehörigkeit der aprokrinen Drüsen zum Haarfollikel ebenfalls follikulär gebundene Schweißdrüsenabsceß, welche im Kapitel Pyodermien abgehandelt sind. Auch die follikulären Veränderungen der Acne conglobata sind teils wegen der Bedeutung der Superinfektion durch Kokken, teils aus differentialdiagnostischen Rücksichten bei den Pyodermien erörtert. Als Erkrankung der apokrinen Drüsen hätte schließlich der Morbus Fox-Fordyce hier eingeordnet werden können, doch ist er aus Gründen der klinischen Ähnlichkeit und auch wegen der noch umstrittenen Bedeutung der histologischen Befunde an den Schweißdrüsenausführungsgängen dem Lichen chronicus simplex angereiht worden. Follikulär gebundene Keratosen erblicher Bedingtheit (Keratosis pilaris, Morbus Darier) sind bei den Genodermatosen, die Pityriasis rubra pilaris ist bei den erythematosquamösen Krankheiten abgehandelt. — Auf die entsprechenden Kapitel wird verwiesen.

Über den hier noch zu besprechenden Haarverlust und die Haarschaftveränderungen liegen umfassende moderne Darstellungen von RICHTER und FRIEDERICH vor. — Die feingeweblichen Bilder am Follikel und der Haarwurzelstatus am ausgerissenen Haarbüschel (Trichogramm) sind teilweise charakteristisch für verschiedene Alopecien bzw. für deren unterschiedliche Pathogenese. Diese für das Haarkleid allgemein geltenden Aspekte überschreiten den Rahmen der vorliegenden, auf die Genitalregion bezogenen Abhandlung. Sie sind in den Publikationen von BANDMANN u. BOSSE, BRAUN-FALCO sowie ZAUN nachzulesen. Die elektronenmikroskopischen Bilder der Haarcuticula studierten MAHRLE u. ORFANOS.

a) Defluvium und Alopecie

Defluvium und Alopecie der Schambehaarung kommt im Gefolge zahlreicher Störungen zur Beobachtung. *Allgemeinkrankheiten* mit stark toxischer Wirkung und febrilem Verlauf, Geburt, Puerperium und Laktation, vor allem aber medikamentöse Einwirkungen können diffusen Haarausfall bedingen. Unter den modernen *Medikamenten* sind in diesem Zusammenhang insbesondere die Anticoagulantien und die cytostatischen Substanzen zu nennen. Das früher häufig erwähnte Thallium spielt kaum noch eine Rolle. Bottoli (zit. nach Friederich) erwähnt Undecylensäure als Ursache des Haarausfalls auch der Pubes. Die Körperbehaarung erweist sich im allgemeinen gegenüber den angeführten Noxen als resistenter als die Kopfbehaarung, so daß man z.B. als Regel (Friederich), jedoch nicht ausnahmslos (Hirschboeck u. Mitarb.) die Pubes vom Anticoagulantienhaarausfall verschont findet. Grundsätzlich unterliegt jedenfalls auch die Körper- und Pubesbehaarung dem Defluvium.

Das gilt auch für den senilen Haarausfall.

Ferner können *entzündliche Dermatosen*, insbesondere die Erythrodermien, das chronische Ekzem, zur Lichtung oder zum totalen Verlust der Schambehaarung führen. Auch bei *Lepra* ist Haarverlust an den Pubes nicht ungewöhnlich. Umschrieben als Folge lokaler *toxischer Einwirkung* ist temporärer Haarverlust im Bereich von Furunkeln oder Erysipel oder als Alopecia areolaris bei der sekundären Syphilis möglich. Ebenso kann umschriebener Haarverlust im Bereich von *Tumoren* und zwar auch schon bei noch verhältnismäßig flachen Reticulose-Infiltraten beobachtet werden.

Von besonderen Alopecieformen betrifft die scheibenförmige *Alopecia areata* häufig neben anderen Haarbezirken oder auch isoliert die Pubes. Als Alopecia areata universalis kann sie zu totaler Kahlheit des gesamten Integumentes führen.

Abgesehen vom senilen Haarausfall und der Follikelzerstörung bei Tumoren ist der Haarverlust in den bisher erwähnten Fällen reversibel. Die Pathogenese ist in einer vorzeitigen Überführung des Haarzyklus in die Telogen- und Ruhephase des Follikels durch die verursachende Noxe gegeben.

Besonderer Erwähnung bedarf die *Alopecia mucinosa* (Pinkus, 1957), Mucophanerosis intrafollicularis et seboglandularis (Braun-Falco, 1957) oder Mucinosis follicularis (Freund, 1960), da sie außer in den verschiedensten, auch lanugobehaarten Regionen an der Schambehaarung beobachtet wurde (Richter). Die Veränderung ist mikroskopisch charakteristischer als makroskopisch.

In herdförmigen Arealen erfahren die Follikel besonders in ihren mittleren und unteren Anteilen eine sackartige, cystische Umwandlung zu geschichteten Hornmassen oder homogenen bzw. netzartig geronnenen Massen. Die Wandzellen der epithelialen Wurzelscheide, aber auch die Talgdrüsenzellen, zeigen Quellung und Vacuolisierung ihres Protoplasmas, schließlich Auflösung der Zellgrenzen und Entwicklung eines schwammigen Netzwerkes (Abb. 63), dessen Hohlräume von geronnenem oder feinfädigem Material eingenommen werden, in welchem die sternartig oder pyknotisch umgewandelten Kerne liegen, die zum Zentrum hin der Auflösung verfallen. Haare und Haarreste können anfangs erhalten sein, fehlen in späteren Stadien. Die sackartig erweiterten Follikel erfahren eine erhebliche Größenzunahme. Phasenweise finden sich basalzellartige Wucherungen in der Tiefe oder auch in den oberflächennahen Anteilen des Follikelkanals, diesen pfropfartig verschließend. Sie werden von Freund als wesentliches Ausgangsmaterial der Schleimmassen, um welche es sich bei dem amorphen und fädigen Material handelt, angesehen.

Das Mucin ist nach den histochemischen Untersuchungen BRAUN-FALCOs ein besonders mit Alcianblau gut färbbares Acido-Glykoprotein epidermaler Herkunft, dessen Auftreten einem Freiwerden normalerweise in den Zellen gebunden vorhandenen Materials entsprechen dürfte (,,Mucophanerose").

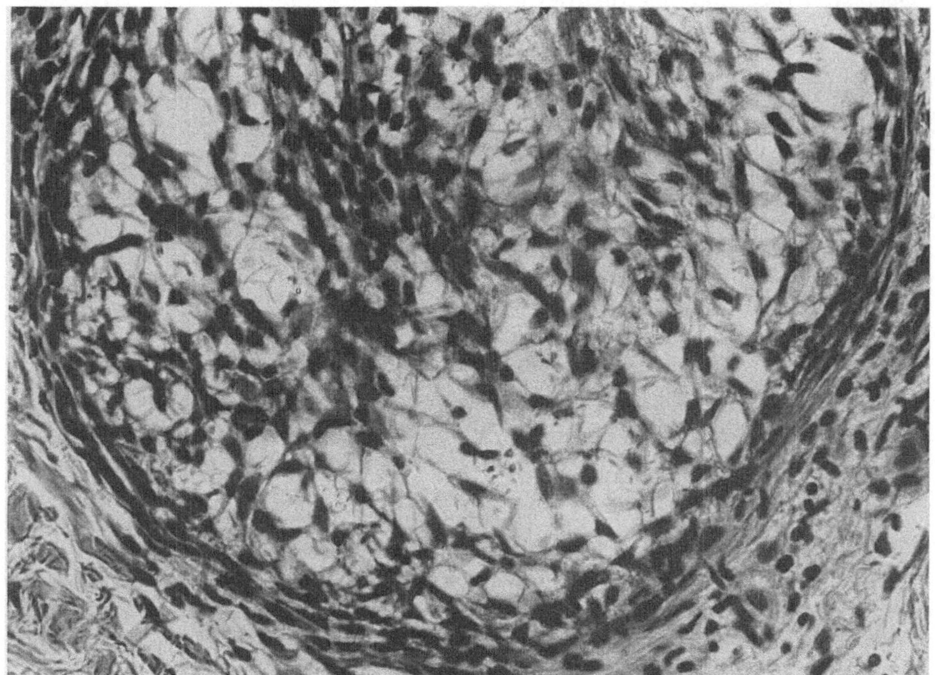

Abb. 63. Mucophanerosis follicularis am Follikelgrund. HE, 390:1, Gefrierschnitt

In der Nachbarschaft können unspezifische Begleiterscheinungen wie Parakeratose und Ödem der Epidermis, Acanthose der Retezapfen und unspezifische entzündliche Infiltration beobachtet werden.

Klinisch liegen meist infiltrierte, haarlose Plaques vor, deren Oberflächenbeschaffenheit an lichenoide oder bakterielle Ekzeme, Dermatomykosen, Parapsoriasis en plaques, Erythematodes erinnert, die aber auch eine auf Druck stärkere schleimige Absonderung aus den Follikeln aufweisen können. In anderen Fällen entspricht das Bild gruppierten, follikulären, papulösen und spinulösen Efflorescenzen. Die Haare können nach erfolgreicher Therapie wieder wachsen.

Neben den als idiopathisch angesprochenen Fällen gibt es follikuläre Mucophanerosen, wie BRAUN-FALCO herausgestellt hat, als sekundäres Phänomen, insbesondere bei der Krankheitsgruppe der Reticulosen und der Mycosis fungoides in deren Herdbereich. Die sekundäre Form ist zweifellos häufiger (NÖDL, eigenes Material) und es bleibt noch abzuwarten, ob sich nicht vielleicht hinter den ,,idiopathischen" Fällen doch unerkannte andere Krankheiten verbergen, worauf im älteren Schrifttum gemachte und anders gedeutete Beobachtungen hinweisen (Literatur bei RICHTER).

Einbezogen wird die Schamregion schließlich auch in die irreversiblen congenitalen *A- und Hypotrichien*, die sich in verschiedenen syndromartigen Verbinden mit anderen Dys- und Aplasien äußern.

Irreversibler *Haarverlust* ist selbstverständlich außerdem in *Narbenbereichen* gegeben, die sich nach den anderenorts abgehandelten, mit Gewebseinschmelzung und -verlust einhergehenden Prozessen entwickeln oder Folge von therapeutischen Maßnahmen (Röntgen) oder von Traumen sind. Auch atrophisierende Hautprozesse, wie Lupus vulgaris, Lupus erythematodes, die Sklerodermien und der Lichen sclerosus, sind hier anzufügen.

b) Farbveränderungen der Haare

Als Farbveränderungen kommen Albinismus, Heterochromie (helle oder dunkle Haarsträhne) oder Verfärbung infolge Allgemeinkrankheit (Erythrotrichie bei Kwashiorkor und Colitis ulcerosa, Depigmentierung bei Pelagra und fieberhaften Erkrankungen wie Typhus, Malaria, Erysipel, Dunkelfärbung bei Porphyria cutanea tarda und Typhus) auch im Schambereich zur Beobachtung. Ferner können Medikamente Haarverfärbung bewirken (Pantothen-Säure, Resochin, Mephesincarbamat; früher Arsen, Wismuth). Eine Heterochromie kann durch das Nachwachsen vorübergehend weißer Haare bei Alopecia areata vorgetäuscht werden.

c) Veränderungen des Haarschaftes

α) Bei der *Trichorrhexis nodosa* treten, meist in der Mitte oder im äußeren Drittel des Haarschaftes, knötchenförmige Auftreibungen auf, in deren Bereich die Haare auf Zug leicht abreißen. Hierdurch können die befallenen Partien in der Behaarung schütterer erscheinen. Mikroskopisch entsprechen die Knötchen bürstenartigen Aufsplitterungen. Die Störung kommt an der Behaarung des Kopfes, Bartes, der Axillen und Pubes zur Beobachtung. Die Angaben über die Häufigkeit der Anomalien im Pubesbereich sind widersprechend. Nach Raymond sollen 40—60 % der Frauen der niederen Stände Trägerinnen der Trichorrhexis nodosa im Schambereich sein, was de Keyser in einer darauf gerichteten Untersuchung nicht bestätigen konnte. Er fand unter 106 Frauen die Pubes stets frei. Touraine u. Clerfeuille unterscheiden zwischen disseminierter und circumscripter Form, wobei die disseminierte Form die Körperbehaarung, insbesondere bei Frauen von 20—40 Jahren, bevorzugt.

Die Auffassungen über die Ätiologie divergieren. Konstitutionelle, hereditäre, trophische Faktoren sind diskutiert worden und z. T. belegt. In jüngerer Zeit hat vor allem die Vorstellung von der mechanischen bzw. chemo-mechanischen Genese vermehrt Anhänger gefunden. Wahrscheinlich sind die Ursachen heterogen. Rabut beobachtete Fälle als traumatische Reaktion auf Kratzen. Friederich konnte bei Trichorrhexis nodosa, die durch „Reibung" entstanden war, vorausgegangene juckende Dermatosen nachweisen.

β) Bei der *Trichoklasie* liegt eine Quer- oder Schrägfraktur des Haarschaftes im hautnahen Abschnitt ohne die kolbige Auftreibung und pinselförmige Aufsplitterung der Trichorrhexis nodosa vor. Ursächlich werden die gleichen Momente diskutiert, wie bei der Trichorrhexis nodosa. Nach Friederich tritt die Trichoklasie auf traumatischer Grundlage symptomatisch bei pruriginösen oder mit Lichenifizierung einhergehenden Erkrankungen des Haarbodens auf und führt zur Rarefizierung des Haarkleides der betroffenen Stelle. So beschrieb Polemann Trichoklasie der Schamhaare als Folge starken Reibens wegen Genitalpruritus.

γ) *Trichonodosis* ist eine Schlingenbildung des Haares, die meist aus einem, seltener aus mehreren Haaren gebildet ist. Sie ist als Knötchenbildung mit freiem Auge erkennbar und entwickelt sich durch mechanische Beeinflussung. Nach Friederich u. a. gehört die Schambehaarung zu den Lieblingslokalisationen. Ursache für die mechanische Irritation sind häufig juckende Dermatosen (Ekzem,

Skabies, Pedikulosis pubis usw.). In der jüngeren Literatur konnte ČAJKOVAC an einem größeren Material von Trichonodosis in 10 % der Fälle pruriginöse Erkrankungen in der Vorgeschichte nachweisen. NOUSSITOU fand Trichonodosis der Schambehaarung bei Skabies. Weitere pathogenetische Theorien sind die Annahme ungleichmäßigen Wachstums des Haarschaftes als Ursache einer Änderung der Wachstumsrichtung und Schlingenbildung (GALEWSKY, McARTHUR) und die Heredität der Trichonodosis (GALEWSKY).

δ) Die *Trichoptilosis* (Trichoschisis) ist eine Längsspaltung des Haarschaftes am distalen Ende, die vornehmlich am Capillitium vorkommt. Sie wird ebenfalls vor allem traumatisch erklärt. Pubesbeteiligung ist ungewöhnlich, aber beobachtet worden (FRIEDRICH, CURBAN). Im Falle CURBAN war die Trichoptilosis mit einer Trichomykosis palmelina kombiniert.

ε) *Pili torti, Symptom der „gedrehten Haare"* (FRIEDERICH). Es liegt eine Drehung des Haarschaftes um seine Längsachse vor, die in der Regel 180 Grad beträgt. Die Torsion ist 1—5 mm lang und wiederholt sich in Abständen von 5— 12 mm. Der Schaftanteil des Torsionsbereiches ist abgeflacht, brüchig. Die Veränderung betrifft vor allem das Capillitium und kommt im Schambereich kaum zur Beobachtung.

Pili torti im engeren Sinn (RONCHESE und GALEWSKY) sind eine häufig familiär auftretende (nach TOURAINE dominante) Störung nicht nur an einzelnen Haaren, sondern am ganzen Haarsystem des Kopfhaares. Sie treten in der Jugend, vornehmlich bei Mädchen auf, und heilen in der Pubertät ab. Ihre Trägerinnen weisen keinerlei hormonale Störungen, keine weiteren Dysplasien und keine somatischen oder psychischen Defekte auf.

Als Symptom gibt es indessen gedrehte Haare auch außerhalb dieser wohlumrissenen Einheit im Rahmen heterogener Beobachtungen (als „kongenitale Defekte", als mechanisch ausgelöste Veränderung, als Teil ektodermaler und mesodermaler Dysplasien). Mit dem Bilde der Pili torti vergesellschaftete ektodermale bzw. mesodermale Dysplasien können mit Schamhaarbeteiligung (FRIEDERICH u. SEITZ) oder Hypotrichose und Alopecie der Schambehaarung bei „gedrehten Haaren" des Capillitium (ULLMO, BEARE, TOURAINE u. BAILLET) einhergehen. Bei den Pili torti findet sich feingeweblich ein pathologischer Befund in Form leichter allgemeiner Verdickung der Hornschicht und follikulärer Keratose, in welcher TOURAINE die Ursache des Leidens erblickt. Die Talgdrüsen sind vermindert und atrophisch. Die Haare sind rund, oval oder abgeplattet, die einzelnen Haarschäfte verschieden dick. Zeichen der Entzündungen fehlen.

Sämtliche Haarschaftveränderungen, die traumatisch-mechanisch hervorgerufen werden können, also die Trichorrhexis nodosa, die Trichoklasie, die Trichopilosis und die symptomatisch auftretenden „gedrehten Haare" können in den verschiedenen Kombinationen miteinander vergesellschaftet auftreten.

ζ) *Pili anulati*, Ringelhaare, sind Haare, in deren Verlauf in rhythmischer Folge Luftansammlungen im Haarschaft vorliegen, die eine intermittierende Graufärbung bedingen. Die Breite der helleren und dunkleren Bänder beträgt etwa 1 mm. Es handelt sich um eine anlagebedingte (erbliche) Störung des Haarkleides, die sowohl das Kopfhaar, als auch das Bart-, Achsel-, Scham- und Lanugohaar betrifft. Ringelhaare sind fast stets schon im Kindesalter (Beginn um das zweite Lebensjahr) ausgebildet, ausnahmsweise aber auch erst später manifest.

η) Die *Monilethrix* ist durch Kaliberschwankungen des Haarschaftes in einem 24—48 Stundenrhythmus gekennzeichnet. Spindelförmige Anschwellungen wechseln mit Einschnürungen in rosenkranzartiger Folge ab. Gleichzeitig besteht eine Keratosis follicularis. Meist sind ganze Familien (mit dominantem Erbgang) betroffen. Hauptsitz der Störung ist das Kopfhaar. Doch ist daneben auch gelegentlich das übrige Haarkleid verändert gefunden worden. Schamhaarbeteiligung berichteten Koch, Pinetti und Kisličenko.

a) Rollhaarcysten

Rollhaarcysten sind bis etwa kirschkerngroße Knoten, in denen ein oder mehrere Haare spiralfederartig aufgerollt sind. Diese Haare können in der Cyste eine ungewöhnliche Länge erreichen. So fand Hoffmann ein Schamhaar von 44 cm Länge. Ätiologisch wird eine mechanische Dauerschädigung (Reibung im Schamhaarbereich) angenommen. Die Anomalie ist selten. Sie kann Druckschmerzhaftigkeit und selbst neuralgiforme Spontanschmerzen verursachen (Sofoteroff). Hertel hat die Mitteilungen der Literatur zusammengestellt. Es sind dies die Fälle von Hoffmann, Stelwagon, Keining und Sofoteroff (4 Fälle), denen er selbst 2 weitere Beobachtungen hinzufügen konnte. Die hierbei vorliegenden histologischen Veränderungen werden von Hoffmann u. Hochstetter ausführlich geschildert. Danach liegt das aufgerollte Haar in einer Follikelcyste, welche von einer geringfügigen Rundzellinfiltration umgeben ist. Sofoteroff, der Rollhaarcysten in zwei seiner Fälle im Bereich der Schamhaare feststellte, fand das Haar lediglich von einer Bindegewebskapsel umgeben. — Eine kurze zusammenfassende Darstellung der Rollhaarcysten gibt Richter.

XVIII. Haut- Schleimhautveränderungen durch Ablagerung von Stoffwechselprodukten

1. Amyloidosen

Während die typische Amyloidose, die sekundär nach chronischen Eiterungen usw. die inneren Organe betrifft und das Integument makroskopisch unverändert läßt, hier unerörtert bleibt, rufen die primär auftretenden (atypischen oder Par-) Amyloidosen verschiedenartige Veränderungen an der Haut und z.T. auch Schleimhaut hervor. — Zur feingeweblichen Charakterisierung der primären und sekundären Amyloidosen ist auf Grund neuester Untersuchungen, die Missmahl (1964, 1965) z. T. in Gemeinschaft mit der Arbeitsgruppe Heller durchgeführt hat, zu beachten, daß nach polarisationsoptischen Befunden den primären (atypischen oder Par-) Amyloidosen eine um das kollagene Fasergewebe angeordnete, also perikollagene, Amyloidablagerung entspricht, während bei der sekundären (typischen) Amyloidose die Ablagerung um das retikuläre Fasergewebe, also periretikulär, erfolgt.

Die primären Amyloidosen treten als systematisierte Paramyloidose, familiäre Paramyloidose, lokalisierte Paramyloidose und Lichen amyloidosus in Erscheinung. Auf die erste Form wird noch näher einzugehen sein. Bei den übrigen primären Amyloidoseformen ist die Beteiligung des weiblichen äußeren Genitales nach der mir zugänglichen Literatur nicht berichtet worden, obwohl die lokalisierte Paramyloidose im Bereich der Schleimhaut der Mundhöhle und oberen Luftwege nicht ungewöhnlich ist und beim Lichen amyloidosus gelegentlich die Beteiligung des männlichen Genitales beschrieben wurde.

a) Systematisierte Paramyloidose

Die systematisierte Paramyloidose oder systematisierte Haut-Muskel-Amyloidose nach Gottron führt zu Ablagerungen besonders in der quergestreiften und glatten Muskulatur, im Herzen, im Digestionstrakt und in der Haut einschließlich der angrenzenden Schleimhäute. Die Haut ist in etwa 25 % der Fälle befallen. Gemeinsames Vorkommen mit Plasmocytomen wurde gehäuft beobachtet, in einzelnen Fällen lagen Kombinationen mit Retikulose, Mycosis fungoides oder Dermatomyositis vor (Literatur bei LEVER, SCHNEIDER u. MISSMAHL).

Die Paramyloidinfiltration verursacht an der Haut petechiale Blutungen sowie Papeln und Knötchen von glattem, durchsichtigem, wachsartigem Aussehen, die den dichtbefallenen Arealen auch einen gelbbräunlichen Farbton verleihen können, und diffuse sklerodermieartige Verhärtungen der Haut und des Unterhautfettgewebes. Prädilektionsstellen sind die Augenlider, der Hautbereich um Nase und Mund, einschließlich der Schleimhaut, der Hals, die Achselhöhlen und die Ano-Genitalregion. Außerdem kommen in verschiedenen Körperregionen subcutane Knoten und platten- oder strangförmige Infiltrate vor. Im Munde ist die Vergrößerung und Verhärtung der Zunge eines der häufigsten Kennzeichen der systematisierten Paramyloidose.

Feingeweblich finden sich Ablagerungen in allen Schichten des Coriums und im subcutanen Fett, insbesondere nahe der Epidermis, von der sie jedoch durch einen schmalen Bindegewebsstreifen abgetrennt zu sein pflegen. Häufig sind auch die Membrana propria der Schweißdrüsen sowie die Blutgefäßwände selbst und ihre Umgebung betroffen, wodurch das Auftreten der petechialen Blutungen erklärt wird. Ein entzündliches Infiltrat fehlt oder ist nur in spärlicher herdförmiger Ansammlung von Lymphocyten, Plasmazellen und Fremdkörper-Riesenzellen vorhanden.

Außer der Perigenitalregion ist auch die Vulva selbst wiederholt als beteiligt beschrieben worden. GERSTEL erwähnt ödemartige Schwellung der großen Labien. GOTTRON beschreibt dicht gedrängt stehende, reiskorn- bis erbsengroße halbkugelige Knötchen und Knoten, die den vorderen Anteil der großen Labien unförmig gestalteten und vorübergehend ein lymphorrhoeartiges Nässen aufwiesen. Auch die kleinen Labien waren in diesem Fall etwas vergrößert und starr, wie auch im Falle WOLFRAM die kleinen Labien in ihrem hinteren Anteil befallen waren. JOULIA u. Mitarb. fanden (in einem Fall mit Plasmocytom) die großen Labien verdickt und deformiert durch tumorartige Paramyloidoseherde, die bis in die Inguinal- und Analgegend reichten und die Analschleimhaut einbezogen. — Daß auch die *Schleimhaut* des Genitales betroffen sein kann, geht aus NÖDLs Beschreibung hervor, bei dessen Patientin die Vaginalschleimhaut schmutzig grau-gelb verfärbt, verstrichen und spiegelnd war, während die Portio, gleichartig verfärbt, eine glasige, aber feinhöckerige Oberflächengestaltung zeigte. Hier fanden sich gehäuft punktförmige oder kleinfleckige Blutungen.

Die Perigenitalregion war in den Fällen von GOTTRON, WOLFRAM, NÖDL in Form von Knötchen und Knoten, z. T. in kammartiger Anordnung, im Bereich des Gesäßes, des Perineums, des Analbezirks oder der beiden Schenkelbeugen mit erkrankt. Weitere perigenitale Beteiligung bei Frauen beschreiben LUBARSCH im Bereich der Leistenbeugen und SAPPINGTON u. Mitarb. als ausgedehnte Infiltration, die sich von den Leistenbeugen bis zur Vulva und zum Anus ausdehnten.

Auch beim Manne ist die Beteiligung der Genitalregion und des Genitales selbst wiederholt beschrieben worden.

Im Bereich der Axillen und der Genitalgegend kann es zum Haarausfall kommen (COOLEY, NÖDL u. ZAUN).

WOLFRAM hat einen der Knoten aus dem Genito-Analbereich feingeweblich untersucht und dabei das unter einer mäßig verbreiterten Epidermis gelegene Corium nahezu in seiner ganzen Ausdehnung von der Einlagerung homogener Schollen, Balken und Walzen eingenommen gefunden, die nur von spärlichen, banalen Infiltraten unterbrochen war. Sie färbten sich im Haemalaun-Eosin-

Präparat blaßrosa, nach van Gieson gelb, mit Methylviolett metachromatisch dunkelrot, mit Kongorot hellrot. Die Jodschwefelsäure-Reaktion war positiv. Gegen die Epidermis waren die Einlagerungen durch einen schmalen Saum erhaltenen Bindegewebes abgesetzt. Die Elastica war in ihrem Bereich bis auf geringe, wenig veränderte Reste geschwunden.

Die Häufigkeit mitgeteilter Genitalveränderungen bei der systematisierten Paramyloidose ergibt sich nach Preinfalk aus 202 durchgesehenen Kasuistiken nur mit etwa 4 %. Da es sich hierbei jedoch z. T. um nur kursorisch mitgeteilte Beobachtungen handelt, dürfte der wirkliche Anteil der Genitalbeteiligung höher liegen.

2. Hyalinosis cutis, Lipoid-Proteinose Urbach-Wiethe

Die Ablagerung von Hyalin in der Haut und Schleimhaut geht mit hirsekorngroßen, halbkugeligen oder flach vorgewölbten Knötchen von weißlicher, gelblicher oder bräunlicher Farbe und derb elastischer Konsistenz einher, die zu dichten Beeten zusammentreten und eine Vergrößerung der äußeren Form der befallenen Anteile hervorrufen können. Prädilektionsstellen sind Gesicht, Capillitium, Schultern, Achselhöhlen, Ellenbogen, Hände und Knie. Seltener werden Ohrmuscheln, Rumpf, Genitale und Fußsohlen befallen.

Schleimhautveränderungen finden sich insbesondere im gesamten Mundbereich und im oberen Respirationstrakt. Klein- und großflächige Infiltrationen mit z. T. erheblicher Verdickung und gelblich-weißer Verfärbung der Schleimhaut, grobe Felderung und Verhärtung kommen neben Papeln verschiedener Größe und verschiedener Grau-Weiß-Gelb-Töne und kleinen flachen Geschwüren zur Beobachtung. Die Beteiligung der Genitalschleimhaut, die auch Greither erwähnt, ist weitaus seltener. Das Genitale insgesamt (also einschließlich seines Hautanteiles) ist für beide Geschlechter unter 116 gesichteten Fällen nur 13 mal (11 %) erkrankt beschrieben worden, davon entfallen 4 Fälle auf Frauen (Preinfalk).

Feingeweblich findet man im Corium häufig senkrecht zur Oberfläche verlaufende dicke Bündel homogener hyaliner Substanz, die auch die Blutgefäße umscheiden. Sie enthalten bei Färbung mit Sudan oder Scharlachrot faßbare, diffus im Hyalinmaterial verstreute kleinste Fettröpfchen, die sich nicht wie Neutralfett leuchtend rot, sondern dunkelorangegelb färben.

Die Vulva war bereits in dem ersten von Urbach u. Wiethe mitgeteilten Fall erkrankt und erschien auf der Innenseite der großen Schamlippen wie mit Grieß bestreut. An einzelnen Stellen waren diese Unregelmäßigkeiten zu papillenartigen gelblich weißen Bildungen ausgewachsen. Die Umgebung der Harnröhrenmündung war uneben höckerig und gelblich weiß. In einem Fall von Braun u. Weybrecht waren die großen und kleinen Labien blaß, derb und in Folge des Vorhandenseins kleinster dicht gelagerter Knötchen von einer grießpuddingähnlichen Oberfläche. Izaki u. Mitarb. beschreiben die Labia majora als gering verdickt. Bei Katzenellenbogen u. Ungar findet sich der Hinweis auf flache Geschwüre im Genitalbereich (ohne nähere Lokalisationsangabe). Sie erstreckten sich bis in die Genitocruralregion und auf die Haut der Gesäßbacken. In der Vulvaumgebung konstatierten Braun u. Weybrecht eine Hyperpigmentierung der Perigenitalgegend, die Campbell schmutzig gelb verfärbt und gleichzeitig verdickt fand.

3. Myxodermien

Unter den Myxodermien fanden wir lediglich beim Lichen myxoedematosus, einer normothyreotischen Myxodermie, einen Fall von Vulvabeteiligung.

Für die übrigen Myxodermien ist folgendes anzumerken. Das Myxoedema diffusum, das klinisch seit langem gut bekannt ist, wurde in den letzten 35 Jahren nicht unter detaillierten Hautbefundangaben beschrieben. Aus dem Handbuchartikel von STRANDBERG (1929) ergibt sich kein Hinweis auf Beteiligung des Genitales. Sitz der Hautveränderungen sind vornehmlich das Gesicht, der Hals, die Hand- und Fußrücken, Vorderarme und Unterschenkel. Für den Genitalbefund von Interesse sind lediglich die Haarveränderungen, Trockenheit, Glanzlosigkeit und Brüchigkeit sowie Ausfall der Haare, die auch Axillen und Genitalregion betreffen. — Das bei Hyperthyreose und nach deren operativer Beseitigung zu beobachtende Myxoedema circumscriptum praetibiale scheidet auf Grund seiner Lokalisation aus der Betrachtung aus. — Beim Skleromyxoedem, das neben dem Lichen myxoedematosus eine normothyreotische Myxodermie darstellt, ist von GOUGEROT u. CARTEAUD in einem Fall Beteiligung der Genital- und Perigenitalregion beim Manne beschrieben worden. Hier ist also mit der gelegentlichen Beobachtung von Vulvabeteiligung zu rechnen.

a) Lichen myxoedematosus

Beim Lichen myxoedematosus, bei welchem wie erwähnt Vulvabeteiligung gesehen worden ist, treten allmählich oder plötzlich zahlreiche, dicht stehende, aber nicht konfluierende kleine Knötchen von harter Konsistenz und blaßrosa oder wachsartiger Farbtönung auf, die häufig auch linear, kettenförmig oder netzartig angeordnet sind. Die Eruption ist gewöhnlich weit ausgebreitet, wobei Arme und Gesicht bevorzugt befallen sind. Mundschleimhautbeteiligung kommt vor. Gelegentlich gelangen außer den kleinen Knötchen auch große Knoten sowie diffusere Hautverdickungen zur Beobachtung, welche Übergänge zum Skleromyxoedem darstellen.

Feingeweblich findet man das Mucin im oberen Corium und entsprechend den einzelnen kleinen Papeln auf relativ umschriebene Bezirke beschränkt. Daneben besteht eine Vermehrung von Fibroblasten und von Kollagen.

Der weibliche Genitalbefall beim Lichen myxoedematosus betrifft eine Beobachtung von DALTON u. SEIDELL, die auf den Innenflächen der Labia majora einzeln, in Ringen und in Linien angeordnete gelbliche, glänzende, erhabene, runde Papeln von 1—5 mm Durchmesser aufwies. Bei dieser Patientin lag gleichzeitig Mundschleimhautbefall vor.

Daß die Krankheitserscheinungen auch in der Genitalumgebung auftreten können, geht aus einigen bei Männern gemachten Beobachtungen hervor, bei denen sowohl das Genitale selbst als auch die Analgegend, der Mons pubis und die Leistenbeugen Sitz von Knötchen, Knoten und diffuser Verdickung waren (PER u. ROSSIANSKY, GOUGEROT u. Mitarb., STAFF of Detroit Receiving Hospital, DALTON u. SEIDELL).

Anhang: Skleroedema adultorum Buschke

Bei dieser durch ein schleimiges Oedem hervorgerufenen diffusen Veränderung der Haut, welche sich auf die tieferen Cutisschichten und die Subcutis erstreckt, ist regelmäßig eine cranio-caudale Ausbreitung und eine bevorzugte Erkrankung der oberen Rumpfpartie beobachtet worden. Ausnahmsweise kann hiervon auch die Genito-Analregion betroffen sein, wie die Fälle von VALEE (♀) sowie EPSTEIN (♂) belegen. Ob bei den beiden Patientinnen von KIRCHNER und LEINWAND, bei denen die Haut des „gesamten Körpers" befallen war, die Vulva miterkrankt war, ist nicht sicher, da der Genitalbefund nicht vermerkt ist.

Im Falle VALLEEs handelte es sich um eine 33jährige Frau, die ein generalisiertes, hartes Ödem im Bereich des Nackens, Gesichtes, der Bauchwand, der Vulva

und der Beine zeigte. — Der Fall Epsteins, der einen Mann mit Beteiligung der
Analumgebung betrifft, bestätigt lediglich die grundsätzlichen Möglichkeiten der
Ausdehnung des Prozesses auf diese Region.

4. Krankheiten mit Lipidablagerung

Bei sämtlichen Xanthomatosen — den hypercholesterinämischen und hyperlip-
ämischen, primären sowie sekundären — scheint die Vulva ausgespart zu sein.
Dies gilt, obwohl einerseits Mundschleimhautbeteiligung bei Xanthomen nicht als
ungewöhnlich gelten kann und andererseits papulöse Xanthome öfters im Ge-
säßbereich beobachtet werden und auch die Leistenbeugen (Crocker [♀],
Duperrat [♂], van UT u. Huy [♂]) gelegentlich einbeziehen können.

a) Xanthogranulomatose, Histiocytose, Reticuloendotheliose, Hand-Schüller-Christiansche Krankheit

Auf die Problematik der Einordnung dieser Krankheit, bei welcher primär die
Proliferation retikelzelliger und histiocytärer Elemente gegeben ist, die nur sekundär und fakultativ einer Lipidinfiltration unterliegt, kann hier ebenso wenig
eingegangen werden wie auf die Abgrenzung der Krankheitformen und auf ihre
histologischen Details. Hierzu und bezüglich der sonstigen makroskopischen Be-
funde wird auf die unlängst erschienene Handbuchdarstellung Levers verwiesen.
Im Rahmen dieser Abhandlung soll lediglich die Beteiligung des äußeren weiblichen
Genitales getrennt nach den Formen des Abt-Letterer-Siwe-Syndroms, der Hand-
Schüller-Christianschen Krankheit im engeren Sinne und des Eosinophilen
Granuloms erörtert werden.

α) Abt-Letterer-Siwesche Krankheit

Der oft fast universelle, häufiger Kopf und Rumpf der jungen Kinder dichter
befallende polymorphe Ausschlag weist kleinere und bis etwa linsengroße Papeln mit
und ohne haemorrhagische Note oder Schuppung neben nicht papulösen Pete-
chien, flächenhafteren, z. T. feuchten und schuppenden Erythemherden, gelegentlich auch Bläschen- und Pustelentwicklung mit nachfolgender Verkrustung, in-
tertriginös auch Erosions- und oberflächlicher Ulcerationsbildung auf. Sämtliche
Elemente müssen zwar nicht, können aber durchaus im Einzelfall vorhanden sein.
Am konstantesten und typischsten ist die Kombination der kleinen Papeln und
Haemorrhagien bzw. der purpurische Charakter der Papeln selbst. Beteiligung der
Mundschleimhaut als Stomatitis und Gingivitis oder in Form roter Flecke kommt
vor.
Die perigenitale Beteiligung der Leistengegend, gelegentlich auch der Anal-
region (makulopapulös, papulös, petechial, vesiculo-pustulös, crustös oder ulcerös)
ist bei männlichen Kindern von Batson u. Mitarb. und Ruch, bei kleinen Mäd-
chen von Batson u. Mitarb., Ruch, Switzer u. Laymon, Villanova u. Moragas
ausdrücklich berichtet worden.
An der Vulva selbst, und zwar an den Innenseiten der großen Labien, beschrieb
Vanderkerckhove bei einem zweijährigen Mädchen Knötchen von fester Konsistenz und glatter, gespannter Oberfläche, die sich aus stecknadelkopfgroßen
Elementen zu Erbsgröße entwickelten, ohne zu konfluieren.

β) Hand-Schüller-Christiansche Krankheit

Hautbeteiligung wird bei rund $^1/_3$ der Fälle beobachtet. Zur Beobachtung gelangen exanthematische Erscheinungen, ähnlich denen des Abt-Letterer-Siwe-

Syndroms, und Xanthome, und zwar sowohl an der Haut, als auch auf der Schleimhaut des Mundes, Pharynx und Larynx.

Sämtliche Erscheinungen, einschließlich der xanthomatösen Veränderungen, sind in der Perigenitalregion, vornehmlich in der *männlichen* Perigenitalregion (GOTTRON, 1942, JAUSION u. Mitarb., CHESTER u. KUGEL, LEYMON u. SEVENANTS, FINNEY u. Mitarb., ALTMANN u. WINKELMANN, McGRAW, BRAUN-FALCO u. BRAUN-FALCO, LAVETTE sowie BOURLOND) beschrieben worden, wobei auch das männliche Genitale (Penis und Scrotum) selbst (in den Fällen von FINNEY u. Mitarb., McGRAW, BRAUN-FALCO u. BRAUN-FALCO, ALTMANN u. WINKELMANN, BOURLAND sowie in weiteren Fällen von HERRMANN u. NATHAN sowie GOTTRON, 1938) betroffen war.

Die weibliche Genitalregion fanden LANE u. SMITH, GLANZMANN sowie CROCKER im Bereich der Leistenbeuge bzw. perianal beteiligt, wo sich Ulceration, gelegentlich auch tumorartiges Granulationsgewebe oder weiche orangefarbene Infiltration fanden.

Am weiblichen Genitale selbst sahen LANE u. SMITH bei einem 6 wöchigen Mädchen haemorrhagische Flecke im unteren Teil der Vagina, WINTER bei einer 26jährigen Frau multiple Papeln der vorderen und hinteren Vaginalwand und der Portio, hier z. T. erodiert und bohnengroß, wobei in diesem Fall, den WALDEYER 3 Jahre später nachbeobachtete, der Befund sich unter teilweise ulceröser Umwandlung und Fluorentwicklung auf den Introitus vaginae und die Innenflächen der kleinen Labien ausdehnte.

γ) Eosinophiles Granulom

Diese symptomärmere Variante der Hand-Schüller-Christianschen Erkrankung, bei der die Krankheitsherde histologisch wenig oder gar keine Lipidablagerung zeigen, ist in den Haut- und Schleimhautveränderungen durch das Fehlen der purpurischen Note, der pustulösen Exsudation und der xanthomatösen Gelbfärbung der Knoten charakterisiert. Man trifft demgemäß im wesentlichen papeldurchsetzte Erythemherde z. T. mit hyperkeratotischer Note und granulomatöse Herde, die oft Geschwürsbildung zeigen, an. Insbesondere die letzteren finden sich häufig an der Vulva, in der Leisten-, Damm- und Analgegend sowie auch in den Axillen. Sie können beträchtliche narbige Zerstörungen hervorrufen. Gelegentlich entwickeln sich skrofulodermartige Geschwürsbildungen. Erhabene granulomatöse Herde sind an der Kopfhaut beschrieben worden, die neben dem Stamm eine gewisse Prädilektionslokalisation darstellt. Auch an der Mundschleimhaut kommen die granulomatösen Infiltrate sowie Ulcerationen, gegebenenfalls mit Zahnverlust zur Beobachtung.

Beim Manne sind die Veränderungen am Präputium (Ulcus) durch PANJA u. CHAUNDHURI, in den Leistenbeugen (papulöse Eruption) durch LEVER u. LEEPER und (papulovesiculös) MONTGOMERY u. KENNEDY sowie circumanal (als indurierter erythematöser Fleck) durch KIERLAND u. Mitarb. beschrieben worden.

In den weiblichen Perigenitalbezirken fanden mehrere Autoren intertrigoartige Erytheme der Inguinalfalten, gelegentlich auch weiter ausgedehnt (WALLGREN, CURTIS u. CAWLEY, McKAY u. Mitarb.). In anderen Fällen waren Schuppung oder schuppende Papeln oder auch Ulcerationen vorhanden, die sich z. T. auf dem Boden intertrigoartiger Herde entwickelt hatten (MONTGOMERY u. KENNEDY, CURTIS u. CAWLEY, McCULLOUGH, McKAY, KIERLAND u. Mitarb.). Die Ulcerationen, die sich im Falle McCULLOUGHs auf Damm und Analregion bis innerhalb des Sphincters erstreckten, werden detailliert beschrieben als zerklüftet, mit harten unterminierten Rändern, umgebender Induration und granulomatöser Basis. Sie waren einige Millimeter bis zu einem Zentimeter groß. Kierland u. Mitarb. beobachteten in einem weiteren Fall ausgedehnte granulomatöse Läsionen mit Ulcerationsneigung in der Perianalregion.

Im Vulvabereich selbst sind gelegentlich oedematöse Schwellungen, z. T. mit Nässen (Curtis u. Cawley, McKay), auch die Entwicklung eines ulcerierten isolierten Knötchens (Montgomery u. Kennedy) weitaus am häufigsten aber die Bildung einzelner oder zahlreicher Ulcera (Pinkus u. Mitarb., McCullough, McKay [zwei Fälle] Kierland u. Mitarb. [drei Fälle], Duperrat u. Rappaport) beschrieben worden. Diese Ulcera saßen, soweit präzise Angaben gemacht worden sind, an den Labia majora (Häusiger) oder an den Labia minora, an oder neben der Clitoris, in der Vagina oder an der Portio (etwa jeweils gleich häufig und insgesamt seltener). Der Befund wechselt dabei zwischen zahlreichen kleineren oder einzelnen bis wenigen größeren Ulcerationen von den bereits beschriebenen Eigentümlichkeiten.

Ein besonders ausgedehntes Granulom mit ulcerösem Zerfall im Schleimhautbereich beschrieb Woringer bei einer 38jährigen Frau als einzigen Hautbefund dieser Patientin. Der tumoröse Herd nahm das rechte große Labium total ein und erstreckte sich von hier auf den hinteren Anteil der linken großen Schamlippe

In einem weiteren Fall von Kierland u. Mitarb. entwickelten sich aus zwei an den gegenüberliegenden Labienflächen lokalisierten kleinen roten Papeln granulomatöse Läsionen.

Histologische Untersuchungen, welche die Diagnose des eosinophilen Granuloms bestätigten, sind an Vulvaherden von McKay, Kierland u. Mitarb. (an zwei Fällen), Duperrat u. Rappaport sowie Woringer durchgeführt worden.

Anhang: Naevoxanthoendotheliom

Bei dieser gutartigen und zur spontanen Remission neigenden Histiocytose, die als kleinknotige und großknotige Form mit multiplen über die Haut verteilten xanthomartigen Herden bei Kleinkindern zur Beobachtung gelangt, ist das Genitale, wie sich auch aus den männlichen Beobachtungen von Polano, Nomland und Nödl ergibt, gelegentlich mitbefallen.

Vulvabeteiligung, und zwar in Form rötlich-gelber, glänzender Papeln bei einem 5jährigen Mädchen, konnten wir in der Literatur jedoch nur bei Lamb u. Lain auffinden.

b) Angiokeratoma corporis diffusum

Diese erst in jüngerer Zeit als eine viele innere Organe ergreifende Phosphatidspeicherkrankheit erkannte Störung gilt noch in der jüngsten Darstellung Levers als ausschließlich das männliche Geschlecht betreffende Erkrankung. Die Genitalbeteiligung ist dabei durchaus geläufig. Preinfalk fand unter 40 männlichen Kasuistiken 24 mal das Genitale betroffen.

In neuerer Zeit wurde das Angiokeratoma corporis diffusum jedoch von de Groot auch bei zwei Frauen beschrieben.

In beiden Fällen war auch die Vulva im Bereich der Labia majora Sitz der auch am übrigen Integument vorhandenen papulösen, bläulichen, angiomartigen Efflorescenzen.

5. Ablagerung von Kalk

a) Metastatische Kalkablagerung

Bei metastatischer Kalkablagerung beobachteten Wigley u. Hunter in einem mit Überfunktion der Nebenschilddrüsen einhergehenden Falle Kalkablagerungen auch an der Vulva, in den Leistenbeugen und in der Haut der proximalen Oberschenkelteile. Die Einlagerungen imponierten als rotbraune isolierte Papeln und Streifen, im Bereich der proximalen Oberschenkel als flächenhafte indurierte dunkelgefärbte Bezirke. Dies ist der einzige Fall aus insgesamt 38 Kasuistiken metastatischer Kalkablagerungen mit und ohne Nebenschilddrüsenstörung, der nach einer Zusammenstellung PREINFALKs Vulvabeteiligung aufwies.

Beteiligung der Perigenitalregion ist in einigen weiteren Fällen beschrieben worden, so von SOFFER u. COHN, GRAYZELL u. LEDERER bei Frauen und von PLATT u. OWEN bei einem Mann (in allen Fällen Leistenbeugen befallen). Morphologisch imponieren die Kalkablagerungen je nach Tiefe als tastbare Knoten wechselnder Größe bei subcutaner Lokalisation oder als ein Netz aus gelblich-weißen Streifen und Flecken, das später zu Knoten, Platten und panzerartigen Verhärtungen konfluiert, bei cutaner Lokalisation.

MORGAN u. McLAGAN beobachteten bei einer Patientin mit metastatischer Kalkablagerung Haarlosigkeit im Bereich der Axillen und Schamgegend.

b) Calcinosis cutis

Bei *Calcinosis cutis* ergab die Durchsicht von 119 Kasuistiken der letzten 35 Jahre (PREINFALK) Genitalbeteiligung in 8 Fällen. Dabei handelte es sich 7 mal um Männer, die lediglich an einer Calcinosis circumscripta litten. Nur eine Frau fand sich in diesem Krankengut. Sie litt an einer Calcinosis universalis bei Dermatomyositis.

Über diese Patientin ist von MARCUS u. WOOLBRIDGE berichtet worden. Sie wies neben dem Befall ausgedehnter anderer Areale im Bereich der Labia majora harte Granula und weißliche Plaques auf.

6. Hämochromatose

FINCH u. FINCH weisen darauf hin, daß die Haemochromatose-Pigmentierung „häufig auch die Genitalgegend betrifft", was durch einen Beitrag HEDINGERs belegt wird. Außerdem ist bei dieser Erkrankung in der Genitalgegend die Behaarung gelegentlich spärlich (LAWRENCE, ALTHAUSEN u. Mitarb., FISHER, HOUSTON u. THOMSON, LÖHR u. RHEINWEIN, HEDINGER). Es handelte sich in allen Fällen von Beteiligung des Genitales oder der Genitalregion um idiopathische Hämochromatose.

Literatur

I. Ekzem und Vulvitis

BANDMANN, H. J.: Beitrag zur Histopathologie allergischer epicutaner Testreaktionen. Hautarzt 11, 258—262, 310—318, 355—363, 393—400 (1960). ~ Monocyten bei experimentellem Kontaktekzem. Hautarzt 18, 122—133 (1967). — BERING, F.: Zur Begriffsbestimmung der Berufskrankheiten (Dermatitis, Abnützungsdermatosen, Ekzem). Derm. Wschr. 108, 216—222 (1939). — BOHNSTEDT, R. M.: Morbus Reiter. In: Dermatologie und Venerologie. Hrsg. H. A. GOTTRON u. W. SCHÖNFELD, Bd. II/1. Stuttgart: Thieme 1958. — BONNEY, V.: Leukoplacic vulvitis and the conditions liable to be confused with it. Proc. roy. Soc. Med. 31, 1057—1060 (1938) ref. Zbl. Gynäk. 37, 438 (1938). — CALANDRA, D., SAMMARTINO, R.: Enfermedades de la vulva. Pathologia, clinica, tratamiento. Buenos Aires 1959. — GANS, O., STEIGLEDER, G. K.: Histologie der Hautkrankheiten, 2. Aufl., Bd. I. Berlin-Göttingen-Heidelberg: Springer 1955. — GARNIER, G.: Vulvite érythémateuse circonscrite bénigne à type érythroplasique. Bull. Soc. franç. Derm. 61, 102—104 (1954). ~ Les érythroplasics benignes à plasmocytes. Bull. Soc. franç. Derm. Syph. 64, 245—248 (1957); ~ Les hormones génitales dans l'eczéma et dans le prurit vulvaire. Proc. 11th Int. Congr. Derm., Stockholm, Vol. 3, pp. 1042—1049 (1960). — GOLDSTEIN, B. M.: Sensitivity to gentian violet (methylrosaniline). Arch. Derm. Syph. (Chic.) 41, 122 (1940). — GRAHAM, J. H.,

Shafer, J. C., Helwig, E. B.: Fox-Fordyce disease in male identical Twins. Arch. Derm. Syph. (Chic.) 82, 212—221 (1960). — Hagerman, G.: Über das traumiterative (toxische) Ekzem. Dermatologica (Basel) 115, 525—529 (1957). — Hailey, H., Hailey, H.: Pruritus ani et vulvae. Arch. Derm. Syph. (Chic.) 40, 726—741 (1939), ref. Zbl. Haut- u. Geschl.-Kr. 65, 104—105 (1940). — Halter, K., Schäfer, P.: Vulgäres Ekzem. In: Dermatologie und Venerologie. Hrsg. H. A. Gottron u. W. Schönfeld, Band III/1. Stuttgart: Georg Thieme 1959. — Harkness, A. H.: zit nach Bohnstedt. — Hauser, W.: Reitersche Krankheit. In: Dermatologie und Venerologie. Hrsg. H. A. Gottron u. W. Schönfeld, Bd. II/1. Stuttgart: Thieme 1958. — Herold, L.: Klinisch-experimentelle Untersuchungen über die ätiologischen Faktoren bei der Entstehung von Vulvadermatosen. Geburtsh. u. Frauenheilk. 14, 529—533 (1954). — Herrera, R.: Prurito vulvar. J. med. (Buenos Aires) 6, 367—377 (1952), ref. Zbl. Gynäk. 47, 119 (1952/53). — Hesseltine, H. C., Campbell, L. K.: Diabetic or mycotic vulvovaginitis. Supplementary rep. Zbl. Haut- u. Geschl.-Kr. 59, 712 (1938). — Hornstein, O.: Vulvitis chronica plasmacellularis. Hautarzt 11, 165—171 (1960). — Hunt, E.: Diaseases affecting the vulva. 3. Aufl. St. Louis: C. B. Mosby Comp. 1948. — Kathe, A.: Möllersche Schleimhautveränderungen an der Vulva. Derm. Wschr. 119, 148—156 (1947/48). — Kehrer, E.: Die Vulva und ihre Erkrankungen. In: Veit, J.: Handbuch der Gynäkologie. 3. Aufl. Hrsg. W. Stoeckel, Bd. V/1. München: Bergmann 1929. — Korting, G. W., Tadžer, J.: Makedon med. Pregl. 3, 88 (1948). — Kreibich, C.: Ekzeme und Dermatitiden. In: Handbuch der Haut- und Geschlechtskrankheiten. J. Jadassohn (Hrsg.). Bd. VI/2, Berlin: Springer 1927. — Lever, W. F.: Histopathology of the skin. 3rd Edit. Philadelphia: J. B. Lippincott Comp. 1961. — Livingood, C. S., Pillsbury, D. M.: Specific sensivity to foods as a factor in various types of eczematous dermatitis. Arch. Derm. Syph. (Chic.) 60, 1090—1115 (1949). — Markin, J.: Functional disturbances of genital glands in women with neurodermatitis and eczema. Ref. Zbl. Haut- u. Geschl.-Kr. 120, 270 (1965). — Miescher, G.: Zur Histologie der ekzematösen Kontaktreaktion. Dermatologica (Basel) 104, 215—220 (1952). ~ Abgrenzung des allergischen und toxischen Geschehens in morphologischer und funktioneller Sicht. Arch. klin. exp. Derm. 213, 297—313 (1961). ~ Ekzem. Histopathologie, Morphologie, Nosologie. In: J. Jadassohn: Handbuch der Haut- u. Geschlechtskrkh. Ergänzungswerk, Hrsg. A. Marchionini, Bd. II/1, Hrsg. G. Miescher u. H. Storck. Berlin-Göttingen-Heidelberg: Springer 1962. — Miller, C. S.: Contact eczematous dermatitis and patch tests. Arch. Derm. Syph. (Chic.) 56, 678—694 (1947). — Monteiro, R.: Pruritus genitalis. Ref. Zbl. Haut- u. Geschlechts-Kr. 99, 342 (1957/58). — Montes, L. F., Cortes, A., Baker, B. L., Curtis, A. C.: Fox Fordyce disease. Arch. Derm. Syph. (Chic.) 80, 549—553 (1959). — Montgomery, H.: Disk. zu Hailey u. Hailey. — Naujoks, H.: Pruritus vulvae. Ber. Ges. Gynäk. Geburtsh. 28, 177—186 (1935). — Neumann, E., Kobilkova, J., Cech, E.: Der Anteil von Östrogenen in der Ätiopathogenese des chronisch rezidivierenden Ekzems bei der Frau. Hautarzt 15, 367—370 (1964). — Nikolowski, W., Wiehl, R.: Pareiitis und Balanitis plasmacellularis. Arch. klin. exp. Derm. 202, 347—357 (1955/56). — Nobl, G.: Hautkrankheiten entzündlicher Natur. Ekzem (Nässende Flechte). In: Die Haut- und Geschlechtskrankheiten. Hrsg. L. Arzt u. K. Zieler. Bd. II. Berlin-Wien: Urban & Schwarzenberg 1935. — Nödl, F.: Zur Klinik und Histologie der Balanitis chronica circumscripta benigna plasmacellularis Zoon. Arch. Derm. Syph. (Berl.) 198, 557—566 (1954). — Parks, J.: Systemic and allergic diseases of the vulva. Amer. J. Obstet. Gynec. 64A, 261—265 (1953), ref. Zbl. Gynäk. 51, 49 (1954). — Percival, G. H.: Zit. nach Miescher 1962. — Percival, G. H., Montgomery, G. L., Dodds, T. C.: Atlas of histopathology of the skin. 2nd Ed. Edinburgh-London: Livingstone 1962. — Reich, H.: Lymphknotenbeteiligung bei Reiterscher Krankheit. Hautarzt 17, 406—411 (1966). — Scherber, G.: Balanitis. In: Handbuch der Haut- und Geschlechtskrankheiten. Hrsg. J. Jadassohn, Bd. XXI. Berlin: Springer 1927. — Schittenhelm, A., Schlecht, H.: Med. Klin. 17, 1173. (II 1920) — Schneider, W.: Vulvovaginitis gonorrhoica infantum. Gonorrhoe des Rectums. In: J. Jadassohn: Handbuch der Haut- und Geschlechtskrankheiten. Ergänzungswerk, Hrsg. A. Marchionini, Bd. VI/1, Hrsg. H. Schuermann u. A. Leinbrock. Berlin-Göttingen-Heidelberg: Springer 1964. — Schneider, W., Wagner, H.: Formenkreis des Ekzems. In: Dermatologie und Venerologie, Hrsg. H. A. Gottron u. W. Schönfeld, Bd. III/1. Stuttgart: Thieme 1959. — Schreus, H. Th.: Über Alkaliekzeme, ihre Entstehung und Verhütung. Medizinische 1939, 222. — Schuermann, H.: Plasmocytosis circumorificialis. Dtsch. zahnärztl. Z. 15, 601—610 (1960). — Schuermann, H., Greither, A., Hornstein, O.: Krankheiten der Mundschleimhaut und der Lippen. 3. Aufl. München-Berlin-Wien: Urban & Schwarzenberg 1966. — Shelley, W. B., Levy, E. J.: Apocrine sweat retention in man. II. Fox-Fordyce disease (apocrine miliaria). Arch. Derm. Syph. (Chic.) 73, 38—49 (1956). — Sidell, C. M.: Reiter's syndrome (psoriasis with arthropathy?). Zbl. Haut. u. Geschl.-Kr. 93, 238 (1955/56). — Stamm, H., Caflisch, A.: Vulvitis. Ther. d. Gegenw. 102, 44—55 (1963). — Winkelmann, R. K., Hultin, J. V.: Mucinous metaplasia in normal aprocrine glands. Arch. Derm. Syph. (Chic.) 78, 309—313 (1958). — Winkelmann, R. K., Montgo-

MERY, H.: Fox-Fordyce disease. Arch. Derm. Syph. (Chic.) **74**, 63—68 (1956). — WINKLER, F., UNNA, P. G.: Das seborrhoische Ekzem. In: Handbuch der Haut- u. Geschlechtskrankheiten. Hrsg. J. JADASSOHN. Bd. VI/1, Berlin: Springer 1927. — ZOON, J. J.: Balanoposthite chronique circonscrite bénigne à plasmocytes. Dermatologica **105**, 1—7 (1952). ~ Balanitis und Vulvitis plasmacellularis. Dermatologica (Basel) **111**, 157 (1955).

II. Erythemato-squamöse Dermatosen

DANBOLT, N.: Kasuistischer Beitrag zur Frage Psoriasis pustulosa-Impetigo herpetiformis. Acta derm.-venereol. (Stockh.) **18**, 150—164 (1937). — GANS, O., STEIGLEDER, G. K.: Histologie der Hautkrankheiten. 2. Aufl., Bd. I. Berlin-Göttingen-Heidelberg: Springer 1955. — GRÜNBERG, T.: Erythemato-squamöse Dermatosen. In: Dermatologie u. Venerologie, Hrsg. H. A. GOTTRON u. W. SCHÖNFELD. Bd. II/1. Stuttgart: Thieme 1958. — HAMANN: Diss. Med., Breslau 1936. — HEISIG: Diss. Berlin 1934. — HEROLD: Diss. Med., Breslau 1938. — KEHRER, E.: Die Vulva und ihre Erkrankungen. In: J. VEIT. Handbuch der Gynäkologie, 3. Aufl., Hrsg. W. STOECKEL, Bd. V/1. München: Bergmann 1929. — KEINING, E., JUNG-GRIMM, H.: Über Akrodermatitis continua suppurativa Hallopeau inversa. Derm. Wschr. **136**, 900—909 (1957). — KOGOJ, F.: Die spungiforme (schwammartige) Pustel. Derm. Wschr. **107**, 1485—1487 (1938). — LEVER, W. F.: Histopathology of the skin, 3. Aufl. Philadelphia: J. B. Lippincott Co. 1961. ~ Acrodermatitis continua. Impetigo herpetiformis. In: J. JADASSOHN: Handbuch der Haut- und Geschlechtskrankheiten. Ergänzungswerk, Hrsg. A. MARCHIONINI. Bd. II/2, Hrsg. G. MIESCHER u. H. STORCK. Berlin-Heidelberg-New York: Springer 1965. — NOBL, G.: Psoriasis. In: Handbuch der Haut- und Geschlechtskrankheiten. Hrsg. J. JADASSOHN. Bd. VII/1. Berlin: Springer 1928. — RIECKE, E.: Impetigo herpetiformis. In: Handbuch der Haut- und Geschlechtskrankheiten, Hrsg. J. JADASSOHN, Bd. VII/2. Berlin: Springer 1931. ~ Acrodermatitis continua (Hallopeau). In: Handbuch der Haut- und Geschlechtskrankheiten, Hrsg. J. JADASSOHN, Bd. VII/2. Berlin: Springer 1931. — SCHUERMANN, H.: Krankheiten der Mundschleimhaut und der Lippen, 2. Aufl. München-Berlin: Urban & Schwarzenberg 1958. — SCHUERMANN, H., GREITHER, A., HORNSTEIN, O.: Krankheiten der Mundschleimhaut und der Lippen. 3. Aufl. München-Berlin-Wien: Urban & Schwarzenberg 1966. — SCHUPPENER, H. J.: Das klinische Bild der Schleimhautbeteiligung bei Psoriasis pustulosa. Arch. klin. exp. Derm. **209**, 600—614 (1959/60). — SIROTA, L. S.: Experimental contribution on acute and chronic pityriasis lichenoides (dermatitis psoriasiformis nodularis Jadassohn). Urol. cutan. Rev. **37**, 472—480 (1933). — STREITMANN, B.: Beitrag zur Klinik und Histologie der Psoriasis pustulosa. Z. Haut- u. Geschl.-Kr. **19**, 65—76 (1955). — VONKENNEL, J., ZINGSHEIM, M.: Psoriasis vulgaris. In: J. JADASSOHN, Handbuch der Haut- und Geschlechtskrankheiten. Ergänzungswerk, Hrsg. A. MARCHIONINI, Band III/1, Hrsg. H. A. GOTTRON. Berlin-Göttingen-Heidelberg: Springer 1963. — WEBER, G.: Erythemato-squamöse Dermatosen. In: Lehrbuch der Haut- und Geschlechtskrankheiten, begründet v. E. RIECKE, Hrsg. H. G. BODE u. G. W. KORTING, 9. Aufl. Stuttgart: Fischer 1962.

III. Lichen ruber und Lichen nitidus

GANS, O., STEIGLEDER, G. K.: Histologie der Hautkrankheiten, 2. Aufl., Bd. I. Berlin-Göttingen-Heidelberg: Springer 1955. — GOUGEROT, H., BURNIER, R.: Lichen plan du col utérin, accompagnand un lichen plan jugal et un lichen plan stomacal. Lichen plan plurimuqueux sans lichen cutané. Bull. Soc. franç. Derm. Syph. **44**, 637—638 (1937). — HIRSCH, H.: Ein gegen Arsen resistenter Fall von Lichen ruber planus vulvae durch Spirocid geheilt. Derm. Wschr. **97**, 1263 (1933). — HUNT, E.: Leucoplakia vulvae, Kraurosis vulvae, and lichen planus of the vulva. Brit. J. Derm. **48**, 53—84 (1936). — JULIUSBERG, F.: Lichen ruber und Pityriasis rubra pilaris. In: Handbuch der Haut- und Geschlechtskrankheiten, Bd. VII/2, Hrsg. J. JADASSOHN Berlin: Springer 1931. — KAUCZYNSKI: zit. nach JULIUSBERG. — KEHRER, E.: Die Vulva und ihre Erkrankungen. In: J. VEIT: Handbuch der Gynäkologie, 3. Aufl., Hrsg. W. Stoeckel, Bd. V/1. München: Bergmann 1929. — KLOSTERMANN, G. F.: Papulöse Erkrankungen der Haut. In: Lehrbuch der Haut- und Geschlechtskrankheiten, begr. v. E. RIECKE, Hrsg. H. G. BODE u. G. W. KORTING, 9. Aufl. Stuttgart: Fischer 1962. — KNIERER, W.: Lichen ruber verrucosus et hypertrophicus und Lichen obtusus am weiblichen Genitale unter dem Bild von syphilitischen Papeln. Derm. Z. **75**, 279—282 (1937). — LEVER, W. F.: Histopathology of the skin, 3rd ed. Philadelphia: J. B. Lippincott Comp. 1961. — MONTGOMERY, D., CULVER, G.: Lichen planus of the semimucous membranes of the pudendum muliebre. Amer. J. Obstet. Gynec. **14**, 232—234 (1927). — NOBL: zit. nach JULIUSBERG. — NOTTHAFT, Frhr. v.: Lichen atypicus. Ref. Arch. Derm. Syph. **109**, 368 (1911). — OBERSTE-LEHN, H.: Papulöse Hautkrankheiten. Lichen ruber planus und Lichen nitidus. In: Dermatologie und Venerologie, Hrsg. H. A. GOTTRON u. W. SCHÖNFELD, Bd. II/2. Stuttgart: Thieme 1958. — PERCIVAL, G. H., MONTGOMERY, G. L., DODDS, T. C.: Atlas of histopathology of the skin, 2nd ed. Edinburgh-London: Livingstone 1962. — PHOTINOS, G., PHOTINOS, P.: Zwei Fälle von lokalisiertem Lichen ruber planus, Griech. derm.-ven. Ges. Athen, Sitzung

v. 14. 1. 1934, ref. Zbl. Haut- u. Geschl.-Kr. 52, 337 (1936). — Pinkus: zit. nach Julius-berg. — Schoch, E., jr., McCuistion, C.: Diagnostic and therapeutic errors in certain der-matosis of the vulva. J. Amer. med. Ass. 157, 1102—1106 (1955). — Simons: zit. nach Keh-rer. — Steenberger, E. P. van: Lichen ruber planus (Sammelreferat). Dermatologica (Basel) 122, 71—74 (1961). — Storck, H.: Lichen sclerosus und gleichzeitig Lichen ruber planus. Dermatologica (Basel) 118, 292—294 (1959). — Stüttgen, G.: Lichen ruber und Pityriasis rubra pilaris. In: J. Jadassohn, Handbuch der Haut- und Geschlechtskrankheiten, Ergänzungswerk, Hrsg. A. Marchionini, Bd. III/1, Hrsg. H. A. Gottron. Berlin-Göttingen-Heidelberg: Springer 1963. — Thibierge: zit. nach Juliusberg. — Weber, F. P.: A note of lichen planus of the vulva. Brit. J. Derm. 39, 521—522 (1927). — Wechselmann: zit. nach Juliusberg.

IV. Bullöse Dermatosen

Bersch, A., Fink, H.: Pemphigus vulgaris mit vorwiegendem Schleimhautbefall. Derm. Wschr. 151, 1240 (1965). — Bieber, Ph.: Maladie de Duhring-Brocq à début d'érythème polymorphe solaire. Bull. Soc. franç. Derm. Syph. 67, 174—175 (1960). — Björnberg, A., Hellgren, L.: Dermatitis herpetiformis. Dermatologica (Basel) 125, 205—225 (1962). — Bohnstedt, R. M.: Dermatologie. In: Medizin von heute, H. 20. Köln-Mülheim: Tropon 1960. — Brocq, L.: Über die Dermatitis herpetiformis Duhring. Polymorphe, pruriginöse, recidivierende Schwangerschafts-Dermatitis (Herpes gestationis). Mh. prakt. Derm. 9, 69 (1889). — Buchal: 3 Fälle von Pemphigus vegetans. Demonstrationen. Schles. Derm. Ges., Breslau. Zbl. Haut- u. Geschl.-Kr. 61, 326 (1939). — Church, R. E., Sneddon, J. B.: Ocular Pemphigus. Brit. J. Derm. 65, 235—245 (1953). — Civatte, A.: Diagnostic histopatholo-gique de la dermatite polymorphe douloureuse ou maladie du Duhring-Brocq. Ann. Derm. Syph. (Paris) 3, 1 (1943). — Cordiviola, L. A., Sanchez-Cabellero, H. J.: Geschichte, eines Duhring-Falles. Zbl. Haut- u. Geschl.-Kr. 103, 59 (1959). — Darier, J., Civatte, A., Tzanck, A.: Dermatologie, 2. Aufl., dtsch. Übersetzung. Bern: Huber 1949. — Degos, R.: Diskussion zum Thema „Bullous dermatoses", Acta derm.-venereol. (Stockh.), Proc. 11th Internat. Congr. Derm., 1957, Bd. 3, S. 301. — Dems: Benignes Schleimhautpemphigoid der Augen-, der Mund- und der Genitalschleimhaut, Demonstrationen. Zbl. Haut- u. Geschl.-Kr. 104, 346 (1959). — Derblay, P. R., Fergusson, A. G.: Dermatitis herpetiformis of infancy. Brit. J. Derm. 70, 147—148 (1958). — Dittmann: Pemphigus vulgaris der Mund-, Genital- und Analschleimhaut sowie Pemphigus conjunctivae. Demonstrationen. 71. Vers. in Frankfurt/M., Zbl. Haut- u. Geschl.-Kr. 78, 409 (1952). — Downing, J. G., Jillson, O. F.: Herpes gestationis. New Engl. J. Med. 241, 906 (1949). — Duhring, L. A.: Dermatitis herpe-tiformis, N. Y. med. J., 17. Mai 1884, 562. — Evans, C. D., Fraser, H. D.: The natural history of dermatitis herpetiformis. Ref. Zbl. Haut- u. Geschl.-Kr. 117, 221 (1964). — Eyster, W. H., jr., Kierland, R. R.: Prognosis of dermatitis herpetiformis, treated and untreated. Arch. Derm. Syph. (Chic.) 64, 1—8 (1951). — Fassotte, C.: Les dermatites polymorphes de Duhring-Brocq d'évolution mortelles. Arch. belges Derm. 9, 105 (1953). — Fleck, F., Fleck, M.: Lehrbuch der Haut- und Geschlechtskrankheiten, 2. Aufl. Berlin: Verlag Volk und Gesundheit 1965. — Gottron, H.: Ungewöhnlich hochgradig ausgeprägter Pemphigus vegetans. Demonstrationen. Schles. Derm. Ges. Breslau. Zbl. Haut- u. Geschl.-Kr. 65, 131 (1940). — Graciansky, P. de, Boulle, S.: Atlas der Dermatologie. Hrsg. H. Gougerot, deutsche Bearb.: E. Gottron, Bd. 2. Stuttgart: Fischer o. J. — Greenbaum, Ch., H., Lee, J. B.: Subcorneal postular dermatosis. Arch. Derm. Syph. (Chic.) 77, 512—515 (1958). — Herzberg, J. J.: Pemphigus vulgaris. In: Dermatologie und Venerologie. Hrsg. H. A. Gottron u. W. Schönfeld, Bd. II/1. Stuttgart: Thieme 1958. — Hudelo, L.: Pemphigus. In: Nouvelle pratique dermatologique, Bd. IV. Paris 1936. — Huriez, Cl., Desmons, F., Mar-tin, P., Baelden, J., Bombart, Dubois, Ph.: La maladie de Duhring-Brocq de l'enfant. A propos de 9 observations. Bull. Soc. franç. Derm. Syph. 71, 510—513 (1964). — Jablonska, St., Segal, P., Milewski, B., Dabrowska, H.: Pemphigoid mucosae. The so-called pemphigus ocularis and its relation to pemphigus. Acta derm.-venereol. (Stockh.) 37, 364—375 (1957). — Jablonska, St., Chorzelski, T.: Kann das histologische Bild die Grundlage zur Differen-zierung des Morbus Duhring mit dem Pemphigoid und dem Erythema multiforme darstellen? Derm. Wschr. 146, 590—603 (1962). — Jaeger, H.: Pemphigus chroniques, guéris par la quinacrine. Demonstrations. Dermatologica (Basel) 100, 339—340 (1950). — Jakac: Pem-phigus chronicus vulgaris. Demonstrationen. Derm. Sektion in Zagreb, Sitzung v. 28. 3. 1939. Zbl. Haut- u. Geschl.-Kr. 64, 374 (1940). — Kehrer, E.: Die verschiedenen Pemphigus-krankheiten der Vulva. In: J. Veit, Handbuch der Gynäkologie. 3. Aufl., Hrsg. W. Stoeckel, Bd. V/1. München: Bergmann 1929. — Klauder, J. V., Cowan, A.: Ocular pemphigus and its relation to pemphigus of the skin and mucous membranes. Amer. J. Ophthal. 25, 643 (1942). — Kogoj, Fr.: Introductory notes to a discussion on bullous dermatoses. Acta derm.-venereol. (Stockh.); Proc. 11th Internat. Congr. Dermat. 1957, Vol. III, p. 269—276. — Kogoj, Fr., Puretic, St.: Zur Histologie der Dermatitis pemphigoides. Hautarzt 6, 198—203

(1955). — Korting, G. W.: Therapie der Hautkrankheiten. Stuttgart: Schattauer 1967. — Kresbach, H., Hartwagner, A.: Dermatitis herpetiformis Duhring und bullöses Pemphigoid. Z. Haut- u. Geschl.-Kr. **43**, 165—176 (1968). — Križnik, D.: Statistik über Pemphigus und Dermatitis Duhring der Laibacher Hautklinik v. 1921 bis 1957. In: Pemphigus chronicus — Dermatitis Duhring — Dermatitis pemphigoides. Hrsg. Fr. Kogoj. Ljubljana 1957 (slovenisch). — Kumer, L.: Die Pemphigusgruppe. In: Die Haut- und Geschlechtskrankheiten. Bd. III. Hrsg. L. Arzt u. K. Zieler. Berlin-Wien: Urban & Schwarzenberg 1934. — Kuske, H., Soltermann, W.: Pemphigus vulgaris. Demonstrationen. Dermatologica (Basel) **115**, 749—759 (1957). — Kuske, H., Baumgartner, P. u. Mitarb.: Demonstrationen. Schweiz. Ges. Derm. Vener., 43. Jahresversammlung, Berlin 1961. Dermatologica (Basel) **124**, 296—320 (1962). — Laugier, P., Lenys, R., Bulté, C.: A propos du diagnostic du pemphigus. Bull. Soc. franç. Derm. Syph. **68**, 692—694 (1961). — Lapière, S.: Diskussion zu J. P. Clairbois: Duhring pemphigoide. Arch. belges Derm. **13**, 83 (1957). — Lever, W. F.: Pemphigus conjunctivae with scarring of the skin (Report of three cases). Arch. Derm. Syph. (Chic.) **46**, 875—880 (1942). ~ Pemphigus conjunctivae with scarring of the skin (Report of three additional cases). Arch. Derm. Syph. (Chic.) **49**, 113 (1944). ~ Pemphigus. Medicine (Baltimore) **32**, 1 (1953). ~ Pemphigoid. In: J. Jadassohn, Handbuch der Haut- und Geschlechtskrankheiten. Ergänzungswerk, Hrsg. A. Marchionini, Bd. II/2, Hrsg. G. Miescher u. H. Storck. Berlin-Heidelberg-New York: Springer 1965. ~ Dermatitis herpetiformis. In: J. Jadassohn, Handbuch der Haut- und Geschlechtskrankheiten. Ergänzungswerk, Hrsg. A. Marchionini, Bd. II/2, Hrsg. G. Miescher u. H. Storck. Berlin-Heidelberg-New York: Springer 1965. — Lewis, G. M.: Herpes gestationis. Successful treatment with sulfathizole: Report of a case. Arch. Derm. Syph. (Chic.) **46**, 841—842 (1942). — Lodin, A., Stigell, P. O.: Dermatitis herpetiformis. Cases observed at the dermatologic clinic. Karolinska Sjukhuset, 1954—1963. Acta derm.-venereol. (Stockh.) **45**, 255—365 (1965). — Mierzecki: Pemphigus vulgaris vulvae et mucosae oris. Lemberg Dermat. Ver. 20. Mai 1926. Ref. Zbl. Haut- u. Geschl.-Kr. **21**, 140 (1927). — Mišič, D.: Diss. Med., Göttingen 1968. — Morris: zit. nach Rieke. — Musumeci, V.: Il valore dei rilievi istologici nella interpretazione e la diagnosi di dermatosi bollose primitive. Minerva derm. Collana monograf., Torino 1953. — Nödl, F.: zit. nach Kogoj und Puretic. — Oberste-Lehn, H.: Bullöse Dermatosen. In: Lehrbuch der Haut- und Geschlechtskrankheiten. Begr. v. E. Riecke. Hrsg. H. G. Bode u. G. W. Korting, 9. Aufl. Stuttgart: Fischer 1962. — Percival, G. H.: The relationship between dermatitis herpetiformis, pemphigoid, and pemphigus, on the basis of clinical and histological investigation. Acta derm.-venereol. (Stockh.) Proc. 11th Internat. Congr. Dermat. 1957, Vol. III. 286—292. — Percival, G. H., Hannay, P. W.: Observations on the structure and formation of bulla. Brit. J. Derm. **61**, 41 (1949). — Piérard, J., Dupont, A., Fontaine, A.: Les critères du diagnostic histopathologique de la dermatite herpétiforme de Duhring et de l'erythème polymorphe. Arch. belges Derm. **13**, 370 (1957). — Piérard, J., Whimster, I.: The histological diagnosis of dermatitis herpetiformis, bullous pemphigoid and erythema multiforme. Brit. J. Derm. **61**, 252—266 (1961). — Prakken, J. R., Woerdeman, M. J.: Pemphigoid (Parapemphigus): Its relationship to other bullous dermatoses. Brit. J. Derm. **67**, 92—97 (1955). — Renard, R.: Maladie de Duhring-Brocq évoluant depuis l'âge de 3 ans. Bull. Soc. franç. Derm. Syph. **68**, 975—976 (1962). — Riecke, E.: Pemphigus. In: Handbuch der Haut- und Geschlechtskrankheiten, Hrsg. J. Jadassohn, Bd. VII/2. Berlin: Springer 1931. — Rimbaud, P., Guibert, H. L.: La dermatite de Duhring-Brocq. Remarques cliniques et histologiques. Ann. Derm. Syph. (Paris) **83**, 241—246 (1956). — Roederer, J., Nonclercq, E.: Essai de traitement par la méacortandracine chez une enfant de 3 ans atteinte d'une maladie du Duhring-Brocq. Bull. Soc. franç. Derm. Syph. **63**, 52—53 (1956). — Rook, A., Waddington, E.: Pemphigus and pemphigoid. Brit. J. Derm. **65**, 425—431 (1953). — Rosenthal: zit. nach Riecke. — Rupec, M., Kint, A., Braun-Falco, O.: Zur Frage der Histopathologie der peribullösen Veränderungen bei Dermatitis herpetiformis Duhring und ihrer Differentialdiagnose. Z. Haut- u. Geschl.-Kr. **34**, 121—133 (1963). — Schiller, A. E.: Ocular pemphigus with associated mucous membrane lesions. Arch. Derm. Syph. (Chic.) **71**, 655 (1955). — Schöller: zit. nach Riecke. — Schönfeld, W., Schneider, W.: Lehrbuch der Haut- und Geschlechtskrankheiten, 9. Aufl. Stuttgart: Thieme 1965. — Schröpl, F.: Zur nosologischen Stellung der subcornealen pustulösen Dermatose. Hautarzt **13**, 107—111 (1962). — Schwazwald, M.: zit. nach Križnik. — Scotti, G., De Stefano, C.: Dermatite erpetiforme di Duhring-Brocq ciroscritta. A proposito di un caso clinico. Dermatologia (Napoli) **10**, 265—267 (1959). — Sneddon, I. B.: Ocular pemphigus with generalised bullous eruption. Brit. J. Derm. **68**, 128—131 (1956). — Sutton, R. L.: Diseases of the skin. 11th Edition. St. Louis: Mosby 1956. — Stillians: Pemphigus. Chicago. Dermatological Society, Regular Meeting, 20. May 1926. Arch. Derm. Syph. (Chic.) **15**, 71 (1927). — Tappeiner, J., Pfleger, L.: Pemphigus vulgaris — Dermatitis herpetiformis. Arch. klin. exp. Derm. **214**, 415—431 (1962). — Tolman, M. M., Moschella, S. L., Schneiderman, R. N.: Dermatitis herpetiformis, specific entity or clinical complex? J. invest. Derm. **32**,

557 (1959). — Tzanck, A., Cord, M.: Dermatite de Duhring-Brocq. In: Nouvelle pratique-dermatologique, Vol. VII, pp. 389—417. Paris 1936. — Urbach: Pemphigus vulgaris. Mit-beteiligung der Genital-, Vesikal- und Rectalschleimhaut. Österr. Derm. Ges., Sitzung v. 14. 6. 1934. Derm. Wschr. 100, 30 (1935). — Villard, Déjean u. Duponnois: zit. nach Riecke. — Watrin, I., Jeandidier: zit. nach Lever (Handb.). — Watrin, I., Merand, A.: Zur Histologie bullöser Erkrankungen. Ref. Zbl. Haut- u. Geschl.-Kr. 84, 78—79 (1953). — Wentholt, H. M. M., Jansen, E.: Some observations on pemphigus vegetans. Dermatologica (Basel) 105, 100—110 (1952). — Wolfram: Pemphigus vulgaris vom Typus der Dermatitis herpetiformis Duhring. Demonstrationen. Wiener Derm. Ges. Sitzung v. 7. 3. 1940. Zbl. Haut- u. Geschl.-Kr. 65, 5 (1940).

V. Multiformes Erythem, Syndroma muco-cutaneo-oculare FUCHS, LYELL-Syndrom

Ageloff, H.: Erythema multiforme bullosum with involvement of the mucous membranes of the eyes and mouth (Stevens-Johnson-disease). New Engl. J. Med. 223, 217—219 (1940). — Ashby, D. W., Lazar, Th.: Erythema multiforme exsudativum major (Stevens-Johnson-Syndrom). Lancet 1951 I, 1091. — Baader, E.: Dermatostomatitis. Arch. Derm. Syph. (Berl.) 149, 261—268 (1925). — Baikova, R. A., Tskhovrebova, Z. L.: Affection of the oral mucous membrane in multiforme exsudative erythema. Vestn. Derm. Vener. 34, 80 (1960). — Bandmann, H. J., Kolb, P., Sachse, H.: Erythema exsudativum multiforme mit Beteiligung der Harnblasenschleimhaut. Hautarzt 12, 379—380 (1961). — Becker, S.W.: Fixed eruption of erythema multiforme type, apparently not due to ingestion of a drug. Arch. Derm. Syph. (Chic.) 33, 1089 (1936). — Bohnstedt, R. M.: Das Erythema exsudativum multiforme und verwandte Krankheitsbilder. Z. Haut- u. Geschl.-Kr. 14, 272—277 (1953). — Braun-Falco, O., Geissler, H.: Zur Epidermolysis acuta combustiformis. Med. Welt (Stuttg.) 1962, 1737—1742. — Cerutti, P.: Le sindrome dermato-muco-oculari acute: considerationi in merito ad alcuni casi. Rass. Derm. Sif. 6, 107 (1953). — Chevallier, P., Moutier, F., Brumpt, L.: L'estomac dans un cas d'érythème polymorphe. Bull. Soc. franç. Derm. Syph. 45, 1885—1886 (1938). — Cone, R. B., Hannigan, C. H., Teicher, R.: Erythema multiforma bullosum following phenylbutazone treatment for arthritis. Arch. Derm. Syph. (Chic.) 69, 674—677 (1954). — Fasal, P.: Zwei atypische Fälle von Erythema exsudativum multiforme, Wiener Dermat. Ges., Sitzung 4. 12. 1933, ref.: Zbl. Haut- u. Geschl.-Kr. 48, 4 (1934). — Fiessinger, N., Rendu, R.: Ectodermose pluriorificielle. Paris méd. 1917, 54. — Flury, M.: Die Ectodermose érosive plurificielle (Fiessinger-Rendu), Österr. Z. Kinderheilk. 4—5, 243—256 (1950). — Fuchs, E.: Herpes iris conjunctivae, beobachtet an der Klinik des Professors v. Arlt. Mbl. Augenheilk. 14, 333 (1876). — Heite, H. J.: Zur Abgrenzung des Syndroma muco-cutaneo-oculare acutum Fuchs vom Erythema exsudativum multiforme. Derm. Wschr. 135, 471 (1957). — Heite, H. J., Nihl, M., Weber, M.: Zur Abgrenzung des Syndroma muco-cutanea oculare acutum Fuchs vom Erythema exsudativum multiforme, Arch. klin. exp. Derm. 207, 354—376 (1958). — Holzschuh: Erythema exsudativum multiforme auf der Vaginalschleimhaut und auf der Portio vaginalis. Zbl. Gynäk. 49, 56—61 (1925). — Ito, K.: Muco-cutaneo-ocular-syndrome. Jap. J. Derm. 69, 657 (1959); ~ Vergleichende histopathologische Studien über den akuten und chronischen Typ von muko-cutaneo-okularen Syndromen und Erythema multiforme. Derm. Wschr. 140, 1053—1062 (1959). — Kehrer, E.: Die Vulva und ihre Erkrankungen. In: J. Veit: Handbuch der Gynäkologie, 3. Aufl., Hrsg. W. Stoekel, Bd. V/1. München: Bergmann 1929. — Keil, H.: Erythema exsudativum multiforme. Eine klinische Einheit mit charakteristischen Merkmalen. Ann. intern. Med. 14, 194 (1940). — Keining, E., Oldach, F. A.: Behandlungsergebnisse mit Nikotinsäureamiden bei multiformen Erythemen. Derm. Wschr. 112, 285—293 (1941). — Korting, G. W., Holzmann, H.: Universelle Epidermolysis acuta toxica. Arch. klin. exp. Derm. 210, 1—13 (1960). — Leyh, F.: Erythema exsudativum multiforme majus oder Ektodermosis plurioficialis? Ein Beitrag zum Problem der dermatologischen Nomenklatur. Hautarzt 19, 12—15 (1968). — Lyell, A.: Toxic epidermal necrolysis: an eruption resembling scalding of the skin. Brit. J. Derm. 68, 355—361 (1956). ~ A review of toxic epidermal necrolysis in Britain. ~ Brit. J. Derm. 79, 662—671 (1967). — Mletzko, K.: Das Stevens-Johnson-Syndrom (Syndroma mucocutaneum-oculare acutum Fuchs). Derm. Wschr. 130, 1151—1155 (1954). — Müller, K.: Polymorphe Ektodermose Typ Stevens-Johnson als Arzneimittel-Zweitreaktion. Med. Bild 8, 33—38 (1965). — O'Conor, F. M.: Erythema multiforme exsudativum (Stevens-Johnson syndrome). Report of two cases with postmortem findings and comment. Arch. Derm. Syph. (Chic.) 77, 532—541 (1958). — Owren, P.: Rezidivierende Haut- und Schleimhautaffektionen mit verschiedenen klinischen Bildern (Behçets Syndrom, Stevens Johnson disease, Erythema nodosum, Erythema multiforme). Nord. Med. 1934, 698. — Proppe, A.: Die Baader'sche Dermatostomatitis, die Ectodermosis erosiva pluriorificialis Fiessinger-Rendu, das Stevens-Johnson-Syndrom und die Conjunctivitis et Stomatitis pseudomembranacea (Syndroma muco-cutaneo-oculare Fuchs). Arch. Derm. Syph. (Berl.) 187, 392—408 (1949). — Robinson, M., jr., McCrumb, F. R., jr.: Comparative analysis of the Mucocutaneous-ocular-Syndromes. Arch. Derm. Syph. (Chic.) **61**, 539—560 (1950). — RÖCKL, H., SPANN, W.: Epidermolysis acuta toxica (Lyell). Hautarzt **14**, 536—540 (1963). — RUITER, M.: Zum gegenwärtigen Stand des Erythema exsudativum multiforme-Problems. Hautarzt **3**, 293—295 (1952). — SAMUELS, M. J.: Toxic epidermal necrolysis. A report of 42 cases. Brit. J. Derm. **79**, 672—677 (1967). — SCHREUDER, J. J. C.: Eeen Geval van Ectodermosis Erosiva Pluri-Orificialis bij een Vrouw. Ned. T. Geneesk. **1**, 874—876 (1926). — SCHULZE, E., KOCH, E.: Über das Stevens-Johnson-Syndrom als selbständige klinische Einheit. Ärztl. Wschr. **1952**, 241—244. — SCHUPPLI, R.: Erythema exsudativum multiforme. In: J. JADASSOHN: Handbuch der Haut- u. Geschlechtskrankheiten, Ergänzungswerk, Hrsg. A. MARCHIONINI. Bd. II/2, Hrsg. G. MIESCHER u. H. STORCK. Berlin-Heidelberg-New York: Springer 1965. — STEVENS, A. M., JOHNSON, S. C.: A new eruptive fever associated with stomatitis and ophthalmia. Amer. J. Dis. Child. **24**, 526—533 (1922). — STORCK, H.: Dermatostomatitis (Baader) oder Ectodermose érosive pluriorificielle im Kindesalter. Schweiz. med. Wschr. **1942 II**, 1102. — TACHAU, P.: Erythema exsudativum multiforme und nodosum. In: J. JADASSOHN: Handbuch der Haut- u. Geschlechtskrankheiten, Bd. VI/2. Berlin: Springer 1928. — THOMAS, B. A.: The so-called Stevens-Johnson-Syndrom. Brit. med. J. **1950**, 1393. — TOBIASCH, V.: Über die schwere Verlaufsform des Erythema exsudativum multiforme. Med. Mschr. **7**, 82—86 (1953). — TRITSCH, H., ORFANOS, C., LÜCKERATH, J.: Nekrolytische Arznei-Exantheme. Hautarzt **19**, 24—29 (1968). — TZANCK, A., CORD, M.: Les érythèmes polymorphes. Maladie infectieuse ou réaction d'intolérance. Ann. Derm. Syph. (Paris) **3**, 1073—1084 (1932).

VI. Sogenannte toxische oder Arzneimittel-Exantheme

GRONEMEYER, W.: Arzneimittelallergie. In: Allergie, Hrsg. HANSEN. Stuttgart: Thieme 1957. — LINDEMAYR, W.: Arzneiexantheme. In: Dermatologie und Venerologie, Hrsg. H. A. GOTTRON u. W. SCHÖNFELD, Bd. III/1. Stuttgart: Thieme 1959.

VII. Erregerbedingte Krankheiten I

ALBRIGO, B.: Riforma Med. **54**, 1297 (1938). — ALLINGTON, H. V.: J. invest. Derm. **11**, 320 (1948). — AUDINO, A.: Pustole vacciniche dei genitalie femminile esterni. Arch. Ostet. Ginec. **40**, 345—350 (1933). — BAKER, R. L.: Treatment of condylomata acuminata. Obstet. and Gynec. **10**, 611—613 (1957). — BALLARINI, M.: Ricerche cliniche sulla topografia dell' herpes zoster. Arch. ital. Derm. **12**, 3—16 (1936). — BARRET, T. J., SILBAR, J. D., McGINLEY, J. P.: Genital warts — a venereal disease. J. Amer. med. Ass. **154**, 333—334 (1954). — BENSHINE, jr., FREDERICK, W.: Massive condylomata acuminata of the vulva, complicating labour. Amer. J. Obstet. Gynec. **42**, 338—340 (1941). — BERGLUND, F.: Ein ungewöhnlicher Fall von Vulvitis. Zbl. Haut- u. Geschl.-Kr. **24**, 727 (1927). — BLANK, H., BRODY, M. W.: Recurrent herpes simplex. Psychosom. Med. **12**, 254 (1950). — BLANK, H., RAKE, G.: Viral and rickettsial diseases of the skin, eye and mucous membrans of man. Boston-Toronto: Little, Brown & Comp. 1955. — BRAIN, R. T.: Brit. J. vener. Dis. **5**, 229 (1929). — BUSSALAI, L.: Dermosifilografo **24**, 41 (1949). — CHARLEWOUD, SHIPPEL: Vulval condyloma acuminata as a premalignant lesion in the Bantu. Ber. ges. Gynäk. Geburtsh. **49**, 147 (1953). — CHMELEWSKY, W. N.: Behandlung der spitzen Kondylome mit der Quarzlampe. Mschr. Geburtsh. Gynäk. **99**, 177—182 (1935). — COLEBATSCH, J. W.: Clinical picture of severe generalized viral infection in the newborn. Med. J. Aust. **1**, 377—382 (1955). — COUNSELLER, V. S., SCOTT, D. E.: Gunshot wounds of the abdomen, rectovaginal fistula, condyloma acuminatum. Surg. Clin. N. Amer. **11**, 899—908 (1931). — DARGET: zit. nach LEHMANN u. FELKEL: Z. Haut- u. Geschl.-Kr. **24**, 9 (1958). — DIDDLE, A. W., WILLIAMSON, P. J., GARDNER, W. H.: Herpes progenitalis in women. Zbl. Haut- u. Geschl.-Kr. **116**, 290 (1964). — DOOLEY, J. V., JONES, E. G., PEARSON, H. E.: Herpes progenitalis in a woman. Amer. J. Obstet. Gynec. **74**, 211—213 (1957). — EBERGÉNYI, A.: Zur Behandlung der condylomata acuminata bei Schwangeren. Geburtsh. u. Frauenheilk. **1**, 409—417 (1939). — EMBREY, M. P.: Vulval carcinoma complicating condylomata acuminata. J. Obstet. Gynaec. Brit. Cwlth **68**, 503—504 (1961). — EPSTEIN, H. C., GROUCH, W. L.: Herpes simplex of newborn infant. Pediatrics **13**, 553—555 (1954). — ESTEVES, J., PINTO, M. R.: Brit. J. vener. Dis. **28**, 205 (1952). — FREUD, P.: Congenital varicella. J. Dis. Child. **96**, 730—733 (1958). — FREUDENTHAL, W., SPITZER, R.: Warzen und Kondylome. In: Handbuch der Haut- und Geschlechtskrankheiten, Hrsg. J. JADASSOHN, Bd. XII/3. Berlin: Springer 1933. — FRÜHWALD, K.: Molluscum contagiosum. Zbl. Haut- u. Geschl.-Kr. **58**, 511 (1938). — GARTMANN, H.: Vakzineausschläge. Derm. Wschr. **134**, 825—826 (1956). — GLANZMANN, E.: Varicellen. In: Handbuch der Inneren Medizin, Bd. I/1 (1952). — GRIMMER, H., JOSEPH, A.: An epidemy of infectious erythema in Germany. Arch. Derm. Syph. (Chic.) **80**, 283 (1959). — HART, M.: Heilung von Condylomata acuminata durch Behandlung mit ultra-violetten Strahlen. Zbl. Gynäk. **1930**, 553—556. — HERRLICH, A.: Die Pocken. Stuttgart: Thieme 1960. — HERZBERG, J. J.: Viruskrankheiten der Haut. In: Lehrbuch der Haut- und Geschlechtskrankheiten, begr. v. E. RIECKE, Hrsg. H. G. BODE u. G. W. KORTING, 9. Aufl. Stuttgart: Gustav Fischer 1962. — HILDEBRANDT, A.: Condylomata acuminata. Med. Mschr. 10, 294—295 (1956). — HRUSZEK, H.: Beitrag zum Problem der natürlichen Übertragung des Herpes-Virus von Mensch zu Mensch. Die venerische Ansteckung. Derm. Wschr. 105, 1150—1157 (1937). — HUMPHREY, D. C.: Localized accidental vaccinia of the vulva. Report of three cases and review of the worldliterature. Amer. J. Obstet. Gynec. 86, 460—469 (1963). — HUTFIELD, D. C.: Herpes genitalis. Survey of thirty cases and effect of treatment with „penotrane"-jelly. Brit J. vener. Dis. 39, 181—183 (1963). — JABLOŃSKA, ST.: Vaccinia accidentalis. Difficulties of a differential diagnosis with herpes progenitalis. Zbl. Haut- u. Geschl.-Kr. 84, 312 (1953). — JADASSOHN, W., PAILLARD, R.: Dermatologica (Basel) 124, 269 (1962). — JANSON, P.: Seltene Zosterverlaufsformen. Z. Haut- u. Geschl.-Kr. 26, 292—294 (1959). — JOACHIMOVITS: zit. nach KEHRER. — KAUFMANN, C.: Elephantiasis vulvae mit rezidivierendem Herpes. Z. Geburtsh. Gynäk. 104, 188—189 (1932). — KEHRER, E.: Impf-pocken, s. Impfvaccine, s. Impfblattern der Vulva. In: VEIT, J.: Handbuch der Gynäkologie, 3. Aufl., Hrsg. W. STOECKEL, Bd. V/1. München: Bergmann 1929. — KEHRER, E.: Die Vulva und ihre Erkrankungen. In: VEIT, J.: Handbuch der Gynäkologie, 3. Aufl., Hrsg. W. STOECKEL, Bd. V/1. München: Bergmann 1929. — KRAMANN, H.: Zur Frage der Carcinomentstehung auf dem Boden des Condyloma acuminatum. Zbl. Gynäk. 1941, 1932—1935. — KRUGMAN, S.: Primary herpetic vulvovaginitis. Pediatrics 9, 585—588 (1952). — KUNZE: zit. nach PETER. — LAMB, zit. nach SCHLEYER. — LANDES, E.: Epidermodysplasia verruciformis Lewandowsky und Lutz und Vit. A. Derm. Wschr. 126, 1130—1137 (1952). — LAZAR, P.: Primary herpetic vulvovaginitis. Arch. Derm. Syph. (Chic.) 72, 272—274 (1955). — LEINER: Molluscum contagiosum. Zbl. Haut- u. Geschl.-Kr. 18, 673 (1926). — LORENZ, E., LAZARINI, W.: Zur Pathogenese und Klinik des Masernpemphigoids. Arch. Kinderheilk. 163, 48—56 (1961). — MARICK, S. W.: Generalized Vaccinia. Report of cases of true vaccinia. Arch. Pediat. 49, 552—558 (1932). — MARUOKA, T.: Statistische Untersuchungen am Molluscum contagiosum. Zbl. Haut- u. Geschl.-Kr. 55, 465 (1937). — McCALLUM, W. G., MOODY, L. M.: Alastrim in Jamaica. Amer. J. Hyg. 1, 388—409 (1921). — MITCHEL, S. C., DEMPSTER, G.: The finding of genital lesions in a case of coxsackie virus infection. J. Canad. med. Ass. 72, 117 (1955). — MÖBUS, L.: Das klassische Erythema infectiosum und seine Beziehungen zum "Exanthema infectiosum variabile 1958". Med. Bild 3, 6—13 (1960). — MORAWETZ, G.: Akute Exantheme. In: Handbuch der Haut- und Geschlechtskrankheiten, Hrsg. J. JADASSOHN, Bd. XIV/1. Berlin: Springer 1930. — NASEMANN, TH.: Die Viruskrankheiten der Haut. In: JADASSOHN, J.: Handbuch der Haut- und Geschlechtskrankheiten, Ergänzungswerk, Bd. IV/2, Hrsg. A. MARCHIONINI u. Th. NASEMANN. Berlin-Göttingen-Heidelberg: Springer 1961. — NASEMANN, TH.: Vaccinevirus, Impfpocken, Schäden durch Vaccination (vaccinale Erkrankungen). In: JADASSOHN, J.: Handbuch der Haut- und Geschlechtskrankheiten, Ergänzungswerk, Bd. IV/2, Hrsg. A. MARCHIONINI u. Th. NASEMANN. Berlin-Göttingen-Heidelberg: Springer 1961. — NASEMANN, TH., NAGAI, R.: Die Urethritis herpetica. Münch. med. Wschr. 1960, 431, 475. — NEEF, J. C., DE: Accidentele vaccinia. Ned. T. Geneesk. 106, 985—986 (1961). — NOGUER, M.: Zur Urethritis herpetica und dem Urethralherpes. Rev. esp. Urol. y Derm. 26, 5 (1924). — NÜRNBERGER, L.: Die Erkrankungen der Scheide. In: VEIT, J.: Handbuch der Gynäkologie, 3. Aufl., Hrsg. W. STOECKEL, Bd. V/2. München: Bergmann 1930. — OLLEN-DORFF CURTH, H., CURTH, W., GARB, J.: J. invest. Derm. 10, 197 (1948). — PETER, R.: Čas. Lék. čes. 98, 1608 (1959). — POLICARO, R. D., CARRESCIA, C.: Vaccinosi generalizatta in individuo non vaccinata. Dermatologia (Napoli) 10, 11—13 (1959). — PRIETO, V. I., BERRAL, E. S.: Consideraciones sobre el tratemiento de los papilomas vinéreos. A propósito de un caso. Ber. ges. Gynäk. Geburtsh. 63, 209 (1957/58). — RAJAM, R. V., RANGIAH, P. N., CHACKO, C. W., THAMBIAH, A. S.: Is herpes progenitalis a venereal contagion? J. Indian med. Prof. 4, 1789—1805 (1957). — ROSMAN, A. C.: Ref. Ber. ges. Gynäk. Geburtsh. 43, 527 (1942). — SCHLEYER, E.: Über vaccinatio vulvae. Zbl. Gynäk. 1932, 838—840. — SCHNEWEIS, K. E.: Serologische Untersuchungen zur Differenzierung des Herpesvirus hominis. Z. Immunforsch. 124, 24—48 (1962). — Die Typen 1 und 2 des Herpes simplex-Virus bei ver-schiedenen Krankheitsbildern. Dtsch. Med. Wschr. 1967 II, 2313. — SCHNEWEIS, K. E., BRANDIS, H.: Typendifferenzierung beim Herpes simplex-Virus. Zbl. Bakt. I. Orig. 183, 556—558 (1961). — SCHUERMANN, H.: Krankheiten der Mundschleimhaut und der Lippen. 2. Aufl. München-Berlin: Urban & Schwarzenberg 1958. — SEREFIS, S.: Polymorphes Exanthem als Komplikation einer akzidentellen Vakzination. Derm. Z. 60, 260—265 (1931). — SHARLIT, H.: Herpes progenitalis as a venereal contagion. Arch. Derm. Syph. (Chic.) 42, 933—936 (1940). — SIEDHOFF, H.: Über Vaccineerkrankungen der Vulva anhand eines Falles beobachtet von Prof. KÜLBS, Köln. Diss. Med. 1936. — SLAVIN, H. B., GAVETT, E.: Primary herpetic vulvovaginitis. Proc. Soc. exp. Biol. (N. Y.) 63, 343 (1946). — STERN, E., LONGO, L. D.: Identification of herpes simplex virus in a case showing cytological features of viral vaginitis. Acta cytol. (Philad.) 7, 295—299 (1963). — STÜTTGEN, G.: Die exanthematischen Früh-zeichen der Variola major. Med. Welt 1962, 733—738. — TÉMINE, P.: Une varicelle de diagnostic difficile. Bull. Soc. franç. Derm. Syph. **66**, 592—593 (1959). — Treite, P.: Über die Carcinomentstehung auf spitzen Kondylomen. Zbl. Gynäk. **1941**, 1096—1100. — Vechet, R.: Aufgrund von Condylomata acuminata entstandenes Vulva-Carcinom. Ber. ges. Gynäk. Geburtsh. **63**, 215 (1957/58). ~ Die Bowen'sche Krankheit der Vulva. Ber. ges. Gynäk. Geburtsh. **66**, 37 (1958/59). — Tornabuoni: zit. nach Nasemann. — Weisse, K.: Die Herpes simplex-Virus-Infektionen. Ergebn. inn. Med. Kinderheilk., N. F., **14**, 390—481 (1960). — Wildi, E.: Encéphalite herpétique du nouveau-né. Rev. neurol. **84**, 201—229 (1951). — Wilson, J. F.: Genital warts. J. roy. Army Med. Cps **68**, 227—305 (1937). — Zuelzer, W. W., Stulberg, C. S.: Herpes simplex virus as a cause of (fulminating) visceral disease and hepatitis in infancy. Amer. J. Dis. Child. **83**, 421—439 (1952).

VIII. Erregerbedingte Krankheiten II

Akhmedova, K. H.: Ways of introduction of candida fungi into female genitalia, Vestn. Derm. Vener. **39**, 55 (1965), ref. Zbl. Haut- u. Geschl.-Kr. **121**, 163 (1966). — Azulay, R. D.: Die Südamerikanische Blastomykose (Lutz-Mykose). In: Jadasohn, J.: Handbuch der Haut- und Geschlechtskrankheiten. Erg-Werk, Hrsg. A. Marchionini. Bd. IV/4, Hrsg. A. Marchionini u. H. Götz. Berlin-Göttingen-Heidelberg: Springer 1963. ~ Die Blastomykose vom Typ Jorge Lobo. In: Jadassohn, J.: Handbuch der Haut- und Geschlechtskrankheiten, Erg.-Werk, Hrsg. A. Marchionini. Bd. IV/4, Hrsg. A. Marchionini u. H. Götz. Berlin-Göttingen-Heidelberg: Springer 1963. — Babini, G.: La candidosi genitale come malattia venerea. Dermatologia (Napoli) **14**, 112 (1963), ref. Zbl. Haut- u. Geschl.-Kr. **119**, 43 (1965). — Baccaredda, A.: Sulla acromia parvimaculata nella pitiriasi versicolore. Boll. Sez. region. Soc. ital. Derm. **108**, 1936. — Baum, G. L., Schwarz, J., Slot, W. J. B., Straub, M.: Mucocutaneous histoplasmosis. Arch. Derm. Syph. (Chic.) **76**, 4—8 (1957). — Benedek, T.: Über isolierte Vulvovaginitis oidiomycotica und Balanoposthitis oidiomycotica als konjugale Infektion bei einem gesunden Ehepaare. Derm. Wschr. **80**, 435—442 (1925). — Brainos: zit. nach Grütz. — Bumgarner, F. E., Burke, R. C.: Piytriasis versicolor. Atypical clinical and mycologic variations. Arch. Derm. Syph. (Chic.) **59**, 192—195 (1949). — Buschke, A., Joseph, A.: Blastomykose (Ascomykose). In: Handbuch der Haut- und Geschlechtskrankheiten, Hrsg. J. Jadassohn, Bd. XI. Berlin: Springer 1928. — Callomon, F.: Die nichtvenerischen Genitalerkrankungen. Leipzig: Thieme 1924. — Curtis, A. C., Cawley, E. P.: Genital histoplasmosis. J. urol. (Baltimore) **57**, 781—787 (1947). — Curtis, F.: Contribution à l'étude de sacchromycose humaine. Annales Pasteur 1896, Presse méd. 1895; Soc. Biol. 1895. — Dhayagude, R. G.: Unusual rhinosporidial infection in man. Indian med. Gaz. **76**, 513 (1941). — Du Bois: Trichophytie de l'anus. Ann. Derm. Syph. (Paris) **4**, 6. sér., 526—528 (1923). — Elistratowa, M., Segal, M.: Soor der Genitalien. Sovetsk. Vestn. Venerol. i. Derm. **4**, 369—381 (1935), ref. Zbl. Haut- u. Geschl.-Kr. **51**, 667 (1935). — English, M. P., la Touche, C. J.: Tinea cruris in woman. A report of three cases. Brit. J. Derm. **69**, 311 (1957). — Fabry, Kirsch: zit. nach Buschke u. Joseph. — Fegeler, F.: (1) Trichomycosis palmellina. (2) Die Aktinomykose. (3) Nocardiose. In: Jadassohn, J.: Handbuch der Haut- u. Geschlechtskrankheiten, Erg.-Werk, Hrsg. A. Marchionini, Bd. IV/4, Hrsg. A. Marchionini u. H. Götz. Berlin-Göttingen-Heidelberg: Springer 1963. — Franchi, F.: Sull'azione acromizzante del „microsporon furfur". Rif. med. 321, 1935. — Gilman, R. L.: The incidence of ringworm of the feet in a university group. J. Amer. med. Ass. **100**, 715 (1933). — Götz, H.: Die Pilzinfektionen der Haut durch Dermatophyten. In: Jadassohn, J.: Handbuch der Haut- und Geschlechtskrankheiten, Erg.-Werk, Hrsg. A. Marchionini, Bd. IV/3, Hrsg. A. Marchionini u. H. Götz. Berlin-Göttingen-Heidelberg: Springer 1962. — Götz, H., Koch, R.: zit. nach Götz. — Goldman, L., Schwarz, J.: Die Nordamerikanische Blastomykose. In: Jadassohn, J.: Handbuch der Haut- und Geschlechtskrankheiten, Erg.-Werk, Hrsg. A. Marchionini, Bd. IV/4, Hrsg. A. Marchionini u. H. Götz. Berlin-Göttingen-Heidelberg: Springer 1963. — Gottron, H. A.: Hauttuberkulose. In: Die Tuberkulose. Ihre Erkennung und Behandlung. Hrsg. H. Deist u. H. Krauss. Stuttgart: Enke 1951. — Gougerot, H.: zit. nach Grütz. — Gougerot, H., Lortat-Jacob, E.: „Pityriasis versicolor" achromiant d'emblée, tarif, extensif, abortif, s'arrêtant, puis guérissant sans traitement. Bull. Soc. franç. Derm. Syph. **42**, 1795—1800 (1935). — Gougerot, H., Meyer, J., Weill, J.: Pityriasis versicolor achromiant (variété pityriasique). Arch. Derm. Syph. (Paris) **3**, 146 (1931). — Grasset, J., Sénèze, J., Gauthier, R.: zit. nach Rieben. — Grütz, O.: Sporotrichosen und verwandte Krankheiten. In: Handbuch der Haut- und Geschlechtskrankheiten, Hrsg. J. Jadassohn. Bd. XI. Berlin: Springer 1928. ~ Über eine eigenartige Form von Sporotrichose mit Befund von Sporotrichon Gougeroti. Derm. Wschr. **81**, 1660—1644 u. 1709—1716 (1925). — Hanf, U., Hanf, G.: Ein Beitrag zum Infektionsmodus der weiblichen Genitalaktinomykose. Geburtsh. u. Frauenheilk. **15**, 366—374 (1955). — Hauck, G. J.: Sporotrichose. Arch. Derm. Syph. (Berl.) **200**, 605 (1955). — Hebra, F.: zit. nach Kehrer. — Hudelo, Rubens, Duval, Laederich: zit. nach Buschke u. Joseph. — Higuchi, K., Urabe, H., Takati, K.: Kyushu J. med. Sci. **8**, 88 (1957), zit. nach Polemann. — Ingram,

J. T.: Tinea of vulva. Brit. med. J., 1955 II, 1500. — JANN, R.: Soorinfektion des weiblichen Genitales. Geburtsh. u. Frauenheilk. 12, 931—938 (1952). — KADEN, R.: (1) Die Sporotrichose. (2) Die Coccidioidomykose (Granuloma coccidioides, Granuloma coccidioidale, Talfieber, Wüstenrheumatismus, San Joaquin-Fieber, Posada-Wernicke-Krankheit). (3) Die Schimmelpilzdermatosen. In: JADASSOHN, J.: Handbuch der Haut- und Geschlechtskrankheiten, Erg.-Werk, Hrsg. A. MARCHIONINI, Bd. IV/4, Hrsg. A. MARCHIONINI u. H. GÖTZ. Berlin-Göttingen-Heidelberg: Springer 1963. — KÄRCHER, K. H.: (1) Die Candidamykose (Candidosis, Candidiasis, Moniliasis, Oidiomykosis). (2) Die Geotrichose, Die Europäische Blastomykose von Busse-Buschke (Cryptokokkose, Torulose). In: JADASSOHN, J.: Handbuch der Haut- und Geschlechtskrankheiten, Erg.-Werk, Hrsg. A. MARCHIONINI, Bd. IV/4, Hrsg. A. MARCHIONINI u. H. GÖTZ. Berlin-Göttingen-Heidelberg: Springer 1963. — KAKOTI, L. M., DEY, N. C.: Chromoblastomycosis in India (Chromoblastomykose in Indien). J. Indian med. Ass. 28, 351—355 (1957), ref. Zbl. Haut- u. Geschl.-Kr. 100, 30 (1958). — KALKOFF, K. W., JANKE, D.: Mykosen der Haut. In: Dermatologie und Venerologie. Hrsg. H. A. GOTTRON u. W. SCHÖNFELD, Bd. II/2. Stuttgart: Thieme 1958. — KAPOSI: zit. nach KEHRER. — KARRENBERG, C. L.: Bemerkungen zu aktuellen Fragen der Dermatomykologie. III. Mitt.: Beiträge zur Epidemiologie des Favus. (I. Der Favus in Bonn und Umgebung. — II. Zur Epidemiologie des Favus in Deutschland). Derm. Z. 66, 198—215 (1933). — KEHRER, E.: Die Vulva und ihre Erkrankungen. In: VEIT, J. Handbuch der Gynäkologie, 3. Aufl., Hrsg. W. STOECKEL. Bd. V/1. München: Bergmann 1929. — KIRSCH-NIETZKI, M., HAFERKORN, R.: Unerkannte Favusfälle im Raum Hannover — über 5 Jahrzehnte bestehend. Z. Haut- u. Geschl.-Kr. 39, 458—464 (1965). — KLEPPER, C.: Soor-Kolpitis. Derm. Wschr. 133, 609—610 (1956). — KOCH, H., RIETH, H., RÜTHER, E.: Beitrag zur Diagnose, Klinik und Therapie der genitalen Candidamykosen. Hautarzt 10, 393—397 (1959). — KOSTIC, P.: Candida albicans comme un facteur important de la flore vaginale de la femme. Arch. Un. méd. balkan. (Bucarest) 2, 600 (1964), ref. Zbl. Haut- u. Geschl.-Kr. 120, 258 (1965/66). — LACROUX, R., ARISTOF, A., LAIGLE, G., PARET, M.: Favus isolé du scrotum chez un metropolitain récemment arrivé en Algérie. Guérison spectaculaire par la griséofulvine. Bull. Soc. franç. Derm. Syph. 68, 38—40 (1961). — LATAPI, F.: Das Mycetom. In: JADASSOHN, J.: Handbuch der Haut- und Geschlechtskrankheiten, Erg.-Werk, Hrsg. A. MARCHIONINI: Bd. IV/4, Hrsg. A. MARCHIONINI u. H. GÖTZ. Berlin-Göttingen-Heidelberg: Springer 1963. — LEWINSKA, H.: Actinomykose de la grande lèvre sous l'aspect de Bartholinite. Bull. Soc. franç. Derm. Syph. 46, 519—521 (1939). — MARCHIONINI, A., GÖTZ, H.: Über Kopfpilzerkrankungen in Anatolien mit besonderer Berücksichtigung des Favus. Arch. Derm. Syph. (Berl.) 190, 75—88 (1950). — MICHALOWSKI, R., RODZIEWICZ, H.: Incidence of erythrasma in an elderly woman. Arch. Derm. Syph. (Chic.) 92, 396—397 (1965). — MIESCHER, G.: Trichophytien und Epidermophytien. In: Handbuch der Haut- u. Geschlechtskrankheiten, Hrsg. J. JADASSOHN, Bd. XI. Berlin: Springer 1928. — MUIJS: Endomyces albicans, als Ursache einer Epidermomycosis inguinalis. Derm. Wschr. 66, 65—71 (1918). — NICOLAS, J., ROUSEET, J.: Pityriasis versicolor des plis. Bull. Soc. franç. Derm. Syph. 44, 1117—1119 (1937). — PALMER, A. E., ALMOSCH, A. L., SHAFFER, L. W.: Histoplasmosis with mucocutaneous manifestations: Report of a case. Arch. Derm. Syph. (Chic.) 45, 912—916 (1942). — PIRILÄ, P.: Eine Mucormykose der äußeren Genitalien. Über die Schimmelpilze als Ursache von Hautkrankheiten. Acta derm.-venerol. (Stockh.) 22, 377—396 (1941). ~ Cases of mucor mycosis of the skin and lymph gland observed in man. Acta derm.-venerol. (Stockh.) 28, 186—200 (1948). — PISACANE, C.: Contributo allo studie delle epidermomicosi acromizzanti. G. ital. Derm. Sif. 78, 1155 (1937). — POLEMANN, G.: Parasitäre Hautkrankheiten: Mykosen und Zoonosen. In: Lehrbuch der Haut- und Geschlechtskrankheiten, begr. v. E. RIECKE, Hrsg. H. G. BODE u. G. W. KORTING, 9. Aufl. Stuttgart: Fischer 1962. — REICHENBERGER, M.: Die Zunahme der Candida-Infektion im Inguinalbereich. In: Hefepilze als Krankheitserreger bei Mensch und Tier. Hrsg. C. SCHIRREN u. H. RIETH. Berlin-Göttingen-Heidelberg: Springer 1963. — RIEHL, E., jr.: Durch pathogene Sproßpilze bedingte Granulome. Arch. Derm. Syph. (Berl.) 148, 392—398 (1925). — RIMBAUD, R.: La candidiose génitale de l'homme, maladie vénérienne méconnue. Montpellier méd. 3, sér. 101, 757—764 (1958). — RUETE, A. E.: Zur Frage der depigmentierenden Pityriasis versicolor. Derm. Wschr. 96, 332—336 (1933). — RÜTHER, E., RIETH, H., KOCH, H.: Die Bedeutung der Candidamykosen (Moniliasis) für Gynäkologie und Geburtshilfe. Geburtsh. u. Frauenheilk. 18, 22—35 (1958). — SABOURAUD: zit. nach KEHRER. — ŠALAMON, T., FILANOVIČ, J.: A contribution to the problem of dermatophytic diseases and their flora in the province of Bosanska Krajina. Mykosen 1, 164—173 (1957/58). — SEDLÁCEK, V.: Balanoposthitis caused by Candida. Čs. Derm. 26, 64—71 (1951), ref. Zbl. Haut- u. Geschl.-Kr. 81, 273 (1952). — SPITZBART, H.: Über die Häufigkeit von Vaginalmykosen bei gynäkologischen Erkrankungen. Gynaecologica (Basel) 150, 298—307 (1960). ~ Die Häufigkeit der Vaginalmykosen bei Schwangeren und Wöchnerinnen. Zbl. Gynäk. 82, 523—528 (1960). — STANZIALE: Un caso di sporotricosi. G. ital. Mal. vener. 1918, 139. — WAISMAN, M.: Genital moniliasis as a conjugal infection. Arch.

Derm. **70**, 718—722 (1954). — WOODRUFF, P. W., HESSELTINE, H. C.: Relationship of oral thrush to vaginal mycosis and the incidence of each. Amer. J. Obstet. Gynec. **36**, 467—471 (1938).

IX. Erregerbedingte Krankheiten III

CALANDRA, D., SAMMARTINO, R.: Enfermedades de la vulva. Patologia, clinica, tratamiento. Buenos Aires: Segura 1959. — CALLOMON, F.: Die nichtvenerischen Genitalerkrankungen. Leipzig: Thieme 1924. — CERUTTI, P.: Su un caso di elefantiasi dei genitali e degli arti inferiori. (Über einen Fall von Elephantiasis der Genitalien und der unteren Extremitäten). Boll. Sez. region. Soc. ital. Dermat. **1**, 46—48 (1935), ref. Zbl. Haut- u. Geschl.-Kr. **51**, 224 (1935). — DELBANCO, E., CALLOMON, F.: Erysipel. In: Handbuch der Haut- und Geschlechtskrankheiten, Hrsg. J. JADASSOHN, Bd. IX/2. Berlin: Springer 1934. — GANS, O., STEIGLEDER, G. K.: Histologie der Hautkrankheiten. 2. Aufl., Bd. I. Berlin-Göttingen-Heidelberg: Springer 1955. — HELO, A.: Über einen Fall von Elephantiasis vulvae. Ann. Chir. Gynaec. Fenn. **47**, 30—35 (1958). — HEROLD, L.: Klinisch-experimentelle Untersuchungen über die ätiologischen Faktoren bei der Entstehung von Vulvadermatosen. Geburtsh. u. Frauenheilk. **14**, 529—532 (1954). — HERZBERG, J. J.: Akute Infektionskrankheiten der Haut. In: Lehrbuch der Haut- und Geschlechtskrankheiten. Begr. v. E. RIECKE, Hrsg. H. G. BODE u. G. W. KORTING, 9. Aufl. Stuttgart: Fischer 1962. — HUNT, E.: Diseases affecting the vulva. 3. Aufl. St. Louis: C. V. Mosby Comp. 1948. — JESSNER, M.: Impetigo contagiosa und Ecthyma simplex. In: Handbuch der Haut- und Geschlechtskrankheiten, Hrsg. J. JADASSOHN, Bd. IX/2. Berlin: Springer 1934. — KEARNS, P. J.: Some clinical lesions of the vulva. Canad. med. Ass. J. **42**, 361—363 (1940). — KEHRER, E.: Die Vulva und ihre Erkrankungen. In: VEIT, J.: Handbuch der Gynäkologie, 3. Aufl., Hrsg. W. STOECKEL, Bd. V/1. München: Bergmann 1929. — KONOPIK, J.: Das Problem des rezidivierenden Erysipels. Hautarzt **16**, 158—163 (1965). — KORTING, G. W.: Chronische tiefcutane Enterokokkengranulome. Derm. Wschr. **126**, 999—1005 (1952). — KRANTZ, W.: Die Diagnostik der Hautkrankheiten verschiedener Körpergegenden. Med. Klin. 1941, 1097—1100, 1125—1127, 1148—1151. — LABHARDT, A.: zit. nach KEHRER. — LEVER, W. F.: Histopathology of the skin, 3. Aufl. London-Philadelphia: Pitman Medical Publishing u. J. B. Lippincott 1961. — MANDELSTAMM, A.: Über Elephantiasis vulvae et urethrae. Arch. Gynäk. **146**, 507—532 (1931). — MASSON, J. C., RIENIETT, J. H., SMITH, N. D.: Pyodermia of the lower part of the abdomen, vulvae perineum, and perianal regions. Surg. Clin. N. Amer. **11**, 753—760 (1931). — MEYER-ROHN, J.: Kokkenerkrankungen. In: Dermatologie und Venerologie. Hrsg. H. A. GOTTRON u. W. SCHÖNFELD, Bd. II/2. Stuttgart: Thieme 1958. — MININ, N.: Elephantiasis nostras vulvae. Ž. akuš., Leningrad **46**, 143—146 (1935). Ref. Ber. ges. Gynäk. Geburtsh. **30**, 253 (1936). — MIR, J. C.: Elephantiasis nostras beider Beine, des Anus und der Vulva. Act. dermo-sifilogr. (Madr.) **33**, 478—481 (1942). Ref. Zbl. Haut- u. Geschl.-Kr. **69**, 245 (1943). — NORBURN, L. M., COLES, R. B.: Recurrent erysipelas following vulvectomy. J. Obstet. Gynaec. Brit. Emp. **67**, 279—283 (1960). — PARISI, P.: Linfangectasia ed elefantiasi vulvare da eresipela. Arch. ital. Dermat. **23**, 38—46 (1950). Ref. Zbl. Haut- u. Geschl.-Kr. **75**, 448 (1950/51). — PERCIVAL, G. H., MONTGOMERY, G. L., DODDS, T. C.: Atlas of histopathology of the skin. Second edition. Edinburgh-London: Livingstone Ltd. 1962. — RÖCKL, H.: Pyodermien. In: JADASSOHN, J.: Handbuch der Haut- und Geschlechtskrankheiten. Ergänzungswerk, Hrsg. A. MARCHIONINI. Bd. IV/1 A, Hrsg. A. MARCHIONINI u. H. GÖTZ. Berlin-Heidelberg-New York: Springer 1965. — ROSNATOWSKY: zit. nach MANDELSTAMM. — TACHAU, P.: Pemphigoid der Neugeborenen und Kinder. In: Handbuch der Haut- und Geschlechtskrankheiten, Hrsg. J. JADASSOHN, Bd. IX/2. Berlin: Springer 1934. ~ Follikuläre Pyodermien I. In: Handbuch der Haut- und Geschlechtskrankheiten. Hrsg. J. JADASSOHN, Bd. IX/2. Berlin: Springer 1934. ~ Follikuläre Pyodermien II. In: Handbuch der Haut- und Geschlechtskrankheiten. Hrsg. J. JADASSOHN, Bd. IX/2. Berlin: Springer 1934. ~ Schweißdrüsenpyodermien. In: Handbuch der Haut- und Geschlechtskrankheiten. Hrsg. J. JADASSOHN, Bd. IX/2. Berlin: Springer 1934. ~ Acne conglobata und verwandte Dermatosen. In: Handbuch der Haut- und Geschlechtskrankheiten. Hrsg. J. Jadassohn, Bd. IX/2. Berlin: Springer 1934. — WAY: zit. nach NORBURN u. COLES. — WILSON, J.: Cutanous diseases of the vulva. Med. Clin. N. Amer. **39**, 1741—1755 (1955).

X. Erregerbedingte Krankheiten IV

ARZT, L.: Die Tularämie im Gebiet von Niederdonau im Herbst und Winter 1936/37 mit besonderer Berücksichtigung der Haut- und Drüsenveränderungen. Arch. Derm. Syph. (Berl.) **178**, 294—317 (1939). — BACCAREDDA, A.: Difterite primitiva della vagina. Ber. Ges. Gynäk. Geburtsh. **31**, 46 (1936). — BAGINSKY: zit. nach STAMMER. — BARONE, A., PERSICO, M., PELLICANO, A.: Ulcerazioni acute della vulva nel decorso di ileotifo. Arch. Obstet. Ginec. **68**, 385—394 (1961). — BIBERSTEIN, H.: Die Diphtherie der Haut. In: Handbuch der Haut- und Geschlechtskrankheiten, Hrsg. J. JADASSOHN, Bd. IX/1. Berlin: Springer

1929. ~ Die Diphtherie der Haut. In: J. Jadassohn: Handbuch der Haut- und Geschlechtskrankheiten, Ergänzungswerk, Hrsg. A. Marchionini. Bd. IV/1 A, Hrsg. A. Marchionini u. H. Götz. Berlin-Heidelberg-New York: Springer 1965. — Bingold, K.: Typhus abdominalis. In: Handbuch der Inneren Medizin, Bd. I, 1 (1952). — Brulé, M. P., Hillemand, P., Gilbrin, E.: Ulcère aigu de la vulve au début d'une fièvre typhoide. Bull. Soc. méd. Hôp. Paris 48, 525—528 (1932). — Buchman, M. L.: A typhoid ulcer of the external genitals. Amer. J. Obstet. Gynec. 70, 435—437 (1955). — Buttlar, E. v.: Ein Fall von (puerperaler) Scheidendiphtherie mit anschließender Blasenscheidenfistel, Diss. Med. Berlin 1932. — Cantrell, R. H.: Diphtheric vulvovaginitis and diphtheria of the skin, mouth and throat. J. Amer. med. Ass. 102, 1295 (1934). — Cleland, J.: Amoebic infection of vulva complicating granuloma pudendi. J. trop. Med. Hyg. 54, 47—55 (1944). — Duperrat, M. B.: Forme pseudovénérienne de la „maladie des griffes du chats". Bull. Mém. Soc. Méd. Hôp. Paris 67, 848—850 (1951). — Farkas, E.: Eigenartiger Fall von Vaginal-Diphtherie. Ber. Ges. Gynäk. Geburtsh. 34, 440 (1937). — Gnousdew, G. N.: Zur Klinik der Diphtherie der Haut und Geschlechtsorgane. Zbl. Haut- u. Geschl.-Kr. 65, 292—293 (1940). — Herzberg, J. J.: Akute Infektionskrankheiten der Haut. In: Lehrbuch der Haut- und Geschlechtskrankheiten. Begr. v. E. Riecke, Hrsg. H. G. Bode u. G. W. Korting, 9. Aufl. Stuttgart:Gustav Fischer 1962. — Jacobi, H.: Die genitale Diphtherie in ihren Variationen der Infektkette. Ärztl. Wschr. 1952, 674—676. — Jaworowskaja, A. D.: Primäre Diphtherie der äußeren Genitalien bei kleinen Mädchen. Derm. Wschr. 102, 312—317 (1936). — Kehrer, E.: Die Vulva und ihre Erkrankungen. In: J. Veit, Handbuch der Gynäkologie, 3. Aufl., Hrsg. W. Stoeckel, Bd. V/1. München: Bergmann 1929. — Kirchhoff, H., Drüner, W.: Über den Infektionsweg bei typhösen Erkrankungen des weiblichen Genitale. Geburtsh. u. Frauenheilk. 10, 206—216 (1950). — Kiss: zit. nach Schwarzäugl. — Kochs, A. G.: Leishmaniosen. In: Dermatologie und Venerologie, Hrsg. H. A. Gottron u. W. Schönfeld, Bd. V/1. Stuttgart: Thieme 1963. ~ Orientbeule. In: J. Jadassohn, Handbuch der Haut- und Geschlechtskrankheiten, Ergänzungswerk, Hrsg. A. Marchionini, Bd. IV/1 A, Hrsg. A. Marchionini u. H. Götz. Berlin-Heidelberg-New York: Springer 1965. — Leander, G.: Vaginite primaire ulcérose à pneumocoques. Acta obstet. gynec. scand. 19, 249—255 (1939). — Lewenson, N., Strawez, R.: Die diphtherischen Erkrankungen der Geschlechtsorgane bei Frauen und Kindern. Ber. Ges. Gynäk. Geburtsh. 32, 53 (1936). — Machnicki, S.: Diphtheria of the vulva and of the vagina. Zbl. Haut- u. Geschl.-Kr. 86, 386 (1953/54). — Madelung: zit. nach Kirchhoff u. Drüner. — Mayer, M., Nauck, E. G.: Leishmaniosen der Haut und Schleimhäute. In: Handbuch der Haut- und Geschlechtskrankheiten. Hrsg. J. Jadassohn, Bd. XIII/1. Berlin: Springer 1932. — Mayer, M., Nauck, E. G.: Framboesia tropica (Framboesie). Polypapilloma tropicum. In: Handbuch der Haut- und Geschlechtskrankheiten. Hrsg. J. Jadassohn, Bd. XII/1. Berlin: Springer 1932. — Moghraby, A.S.: A case of amoebic vaginitis. J. Obstet. Gynec. Brit. Emp. 67, 332—333 (1960). — Morse, E. M., Seaton, S. P.: Amebic infection of the vagina and uterus. Amer. J. trop. Med. 23, 325 (1943). — Moss, W. L., Bigelow, G. H.: Yaws. Bull. Johns Hopk. Hosp. 33, 43—55 (1922). — Nasemann, Th.: Die Viruskrankheiten der Haut. In:Jadassohn,J.: Handbuch der Haut- und Geschlechtskrankheiten, Ergänzungswerk, Bd. IV/2, Hrsg. A. Marchionini u. Th. Nasemann. Berlin-Göttingen-Heidelberg: Springer 1961. — Nürnberger, L.: Die Erkrankungen der Scheide. In: Veit, J.: Handbuch der Gynäkologie, 3. Aufl., Hrsg. W. Stoeckel, Bd. V/2. München: Bergmann 1930. ~ Über das Vorkommen von Typhusbazillen im Uterus und in der Scheide. Geburtsh. u. Frauenheilk. 8, 181—188 (1948). — Ottow: zit. nach Jacobi. — Oxenius, K.: Zur Frage der Vulvovaginitis diphtherica. Kasuistischer Beitrag. Mschr. Kinderheilk. 61, 142—143 (1934). — Pandit, R. D.: Amoebiasis of the female genital tract, with report of a case of infection of cervix and vagina by protozoa entamoeba histolytica. J. Obstet. Gynaec. India 7, 304—310 (1957). — Parks, J.: Diphtheric vaginitis in the adult. Amer. J. Obstet. Gynec. 41, 714—715 (1941). — Pastorino, V. M.: Caso di difterite vulvare. Zbl. Haut- u. Geschl.-Kr. 51, 568 (1935). — Pick, W.: Amoebiasis cutis. In: Handbuch der Haut- und Geschlechtskrankheiten, Hrsg. J. Jadassohn, Bd. IX/1. Berlin: Springer 1929. — Pietri, M.: Fièvre typhoide à marche silencieuse, sévélée par une hémorrhage profuse de la défloration. Rev. franç. Gynec. 35, 34—36 (1940). — Portugal, H.: Amerikanische Haut- und Schleimhautleishmaniose. In: Jadassohn, J.: Handbuch der Haut- und Geschlechtskrankheiten. Ergänzungswerk, Hrsg. A. Marchionini, Bd. IV/1 A, Hrsg. A. Marchionini u. H. Götz. Berlin-Heidelberg-New York: Springer 1965. — Rajam, R. V.: Frambesia tropica. In: Jadassohn, J.: Handbuch der Haut- und Geschlechtskrankheiten, Ergänzungswerk, Hrsg. A. Marchionini, Bd. IV/1 A, Hrsg. A. Marchionini u. H. Götz. Berlin-Heidelberg-New York: Springer 1965. — Reiss, F.: Cutaneous diphtheria. Arch. Derm. Syph. (Chic.) 56, 216—221 (1947). — Roberts, D. W. T., Barron, S. L.: Typhoid fever with vulvovaginitis. Lancet 1958, 1043—1044. — Rose, J. R.: Vaginitis due to E. histolytica. Lancet 1946 I, 520. — Ruge, H.: Frambösie. In: Dermatologie und Venerologie. Hrsg. H. A. Gottron u. W. Schönfeld, Bd. V/2. Stuttgart: Thieme 1965. — Rusin, J.: Komplikationen im Urogenitalsystem der

Frau beim Typhus exanthematicus. Ref. Ber. ges. Gynäk. Geburtsh. 18, 807 (1930). — SCHWARZÄUGL, A.: Bermerkungen zu einem Fall von Vulvovaginitis diphtherica. Wien. klin. Wschr. 1937 I 500—502. — SÉDALLIAN, P., DANJOU, R. MOINECOURT, J.: zit. nach SEDALLIAN u. Mitarb., 1950. — SÉDALLIAN, P., MONNET, P., MOINECOURT, J.: (1946): zit. nach SÉDALLIAN u. Mitarb., 1950. ~ Les ulcérations vulvaire au cours de la fievre typhoide. Presse méd. 58, 1445 (1950). — SEN, N. C.: Amoebic vaginitis. Brit. med. J. 1949, 808. — SMORODINZEFF, N. A.: Über primäre Diphtherie der Vulva und Vagina im kindlichen Lebensalter. Zbl. Gynäk. 1932, 2118—2120. — STAMMER, A.: Vulvo-vaginitis diphtherica. Z. Kinderheilk. 50, 132—133 (1930). — SYMMERS, W. S. C.: Leishmaniasis acquired by contagion. Lancet 1960 I, 127—132. — SZENDI, B.: Ulceröse Entzündung der Schamgegend der Frauen im Zusammenhang mit epidemieartigen Infektionen der Luftwege. Gynaecologia (Basel) 140, 375—386 (1955). — TONEEFF, P.: Ein Fall von Diphtherie der weiblichen Genitalorgane. Ber. ges. Gynäk. Geburtsh. 30, 409 (1936). — TURNER, T. B., SAUNDERS, G. M.: Yaws in Jamaica. Amer. J. Hyg. 21, 483 (1935). — UNSELD, E.: Umstimmung durch Röntgenbestrahlung bei hartnäckiger Diphtherie der Scheide. Strahlentherapie 45, 355—358 (1932). ~ Über Vulvovaginitis diphtherica bei einem achtjährigen Mädchen. Mschr. Geburtsh. Gynäk. 93, 177—180 (1933). — VÉGH, P. v.: Gleichzeitige primäre Vulvadiphtherie und Abdominaltyphus des Erwachsenen. Klin. Wschr. 1939 II, 1258—1259. — VISANI, A.: Sulla vulvo-vaginitis difterica. Ber. ges. Gynäk. Geburtsh. 44, 360 (1942). — VISANI, A.: Sulle ulcerazioni vulvari in corso di tifo. Acta med. ital. Mal. infett. 7, 10—12 (1952). — WALLFIELD, M. J., LITVAK, A. M.: Vulvovaginal diphtheria. J. Pediat. 3, 756—760 (1933). — WEBER: zit. nach MAYER u. NAUCK. — WEINSTEIN, B. B., WEED, J. C.: Amebic vaginitis. Amer. J. Obstet. Gynec. 56, 180 (1948). — WOLF: zit. nach OXENIUS.

XI. Erregerbedingte Krankheiten V

ALTMANN, K., MARTIN, H.: Plaut Vincentsche Symbiose (Noma, Hospitalbrand). In: Handbuch der Haut- und Geschlechtskrankheiten, Hrsg. J. JADASSOHN, Bd. IX/1. Berlin: Springer 1929. — ANEDDA, A.: Su di un caso di cangrena acuta primitiva dei genitali. Rass. Ostet. Ginec. 50, 21—34 (1941). — ARNOLD, C. H.: Plaut Vincent's infection of the vagina. J. Amer. med. Ass. 94, 1461 (1930). — ASSNIN, D., SUTEJEW, G.: Zur Frage des Ulcus vulvae acutum Lipschütz. Arch. Derm. Syph. (Berl.) 169, 470—477 (1934). — BALOG, P.: Neuer Fall von infektiöser Scrotalgangrän, verursacht durch den Bacillus gangraenae cutis (Milian). Derm. Wschr. 1, 231—233 (1933). — BATAILLE, BERDAL: Sur une espèce de balano-posthite, la balano-posthite contagieuse. C. R. Soc. Biol. (Paris) (1889). ~ La balano-posthite érosive circinée. Méd. mod. Can. 2, 340, 380, 400, 431 (1891). — BEHÇET, H.: Über rezidivierende, aphthöse, durch ein Virus verursachte Geschwüre am Mund, am Auge und an den Genitalien. Derm. Wschr. 105, 1152 (1937). — BERGER, U., HUMMEL, K.: Einführung in die Mikrobiologie und Immunologie, unter besonderer Berücksichtigung der Mundhöhle. München: Urban & Schwarzenberg 1964. — BERNABEO, V.: Su di un caso di gangrene fulminante dei genitali. Rif. med. 1932, 1057. — BERTOGLIO, I. S., RATLIFF, R. K.: Gasgangrene of the scrotum. Report of two cases. Urol cutan. Rev. 47, 352 (1943). — BOCHÝNSKI, Z.: Über verschiedene Formen der infektiösen Gangrän der äußeren Geschlechtsteile. Zbl. Haut-u. Geschl.-Kr. 48, 261 (1934). — BODIN, E.: Gangrène foudroyante des organes génitaux externe chez la femme. Presse méd. 36, 1611—1613 (1928). — BRAMS, J., PILOT, J., DAVIS, D. J.: Studies of fusiform bacilli and spirochetes. J. infect. Dis. 32, 159 (1923). — BUZZI, B.: Su due casi di Ulcus acutum in gravedanza, con manifestazioni emorragiche. Ann. Ostet. Ginec. 55, 1625—1646 (1933). — CAMPBELL, J. C.: Fournier's gangrene. Brit. J. Urol. 27, 106 (1955). — CAMPBELL, M. F.: Streptococcous scrotal and penile gangrene. Surg. Gynec. Obstet. 34, 780 (1922). — CHATILLON, F.: Ulcère vulvaire à association fuso-spirillaire de Vincent. Rev. franç. Gynec. 25, 473—474 (1930). — CIRILLO, G.: Alcune considerazioni intorno all'etiopathogenesi e cura della balanopostiti. Arch. ital. Derm. 2, 224 (1927). — CORBUS, B. C., HARRIS, F. G.: Erosive and gangrenous balanitis, the fourth venereal disease. J. Amer. med. Ass. 52, 1474 (1909). — DECKER-BRUNS, G.: Urethritis bei Ulcus vulvae acutum, ein Beitrag zum Kapitel Pseudogonorrhoe. Geburtsh. u. Frauenheilk. 10, 868—873 (1950). — DELPECHE: zit. nach GRIMMER. — FEICHTIGER, H.: Zum Krankheitsbild des Ulcus vulvae acutum. Zbl. Gynäk. 23, 897—901 (1953). — FERRABONET, L., FRIESS, R.: Balanite érosive et lesions chancriformes balano-préputiales per contamination aviaire. Bull. Soc. franç. Derm. Syph. 39, 486 (1932). — FINNERUD, C. W.: zit. nach ZELGER u. WINKLER. — FREI, W.: Balanitis gangraenosa mit Pericavernitis dissecans. Zbl. Haut- u. Geschl.-Kr. 45, 547 (1933). — Balanitis, Phimose, Paraphimose. In: Haut- u. Geschlechtskrkh., Hrsg. L. ARZT u. K. ZIELER, Bd. V. Berlin-Wien: Urban & Schwarzenberg 1935. — GADRAT, J., BAZEX, A.: Un cas de gangrène foudroyante des bourses. Hémoculture positive: Présence dans le sang d'un bacille du type „Bacillus gangraenae cutis". Bull. Soc. franç. Derm. Syph. 45, 1740—1743 (1938). — GATÉ, J., ROUSSET, J.: Contribution à l'étude de la gangrène des organs génitaux (à propos de deux cas de gangrène localisée de la verge due à l'association fusospirilleuse). Ann. Derm. Syph. (Paris) 10, 151 (1929). — GAY, DIAZ DE VILLAR: Die schankerartigen Formen der gangränösen Balanitis Scherber-Müller. Acta dermo-sifiliogr. (Madr.) 23, 648 (1931). — GIBSON, TH.: Idiopathic gangrene of the scrotum with report of a case and review of literature. J. Urol (Baltimore) 23, 125 (1930). — GINS, H. A.: Einführung in die Bakteriologie. München: C. Hauser 1949. — GOUGEROT, H., JOYEUX, WEILL, J.: Ulcération fuso-spirillaire térébrante du prépuce. Arch. derm.-syph. (Paris) 2, 682 (1930). — GREGORY, I. L.: Fournier's gangrene. Brit. J. Urol. 27, 116 (1955). — GRIMMER, H.: Balanitis, Phimose und Paraphimose. Akute Gangrän der Genitalien (Fourniers Gangrän). In: JADASSOHN, J.: Handbuch der Haut- und Geschlechtskrankheiten, Ergänzungswerk, Hrsg. A. MARCHIONINI. Bd. VI/1, Hrsg. H. SCHUERMANN u. A. LEINBROCK. Berlin-Göttingen-Heidelberg: Springer 1964. — HAAM, E. v.: Veneral spirochetosis. Amer. J. trop. Med. 18, 595 (1938). — HAMMERSCHMIDT, E., KORTING, G.: Ein Beitrag zur Pathogenese des Ulcus vulvae acutum. Dermatologica (Basel) 99, 362—371 (1949). — HARTL, H.: Beitrag zur Kenntnis der akuten nichtvenerischen Geschwürsprozesse des weiblichen Genitale. Z. Geburtsh. Gynäk. 128, 307—326 (1947). — HAUSER, W.: Nichtvenerische Krankheiten des äußeren Genitale. In: Dermatologie u. Venerologie, Hrsg. H. A. GOTTRON u. W. SCHÖNFELD, Bd. V/2. Stuttgart: Thieme 1965. — HEINE: zit. nach GRIMMER. — ITO, M.: Ein Fall von Ulcus vulvae acutum (Lipschütz) mit Mundschleimhauterscheinungen. Jap. J. Derm. Urol 31, 121 (1931). — JUMP, H. D., SPERLING, J. S.: Fusospirochetal infection of pleura and vagina. J. Amer. med. Ass. 98, 219—221 (1932). — KEHRER, E.: Die Vulva und ihre Erkrankungen. In: VEIT, J.: Handbuch der Gynäkologie 3. Aufl., Hrsg. W. STOECKEL, Bd. V/1. München: Bergmann 1929. — KLAUDER, J. V.: Diskussion zu MADDEN: The balanitides. J. Amer. med. Ass. 105, 220, 420 (1935). — KRAATZ: Vulvagangrän (Noma vulvae). Z. Geburtsh. Gynäk. 118, 527—531 (1939). — KUMER, L.: Über Haut- und Mundschleimhauterscheinungen bei Ulcus vulvae acutum. Derm. Z. 57, 401—411 (1930). — ~ Zur Kenntnis der akuten nichtvenerischen Ulcerationen des weiblichen Genitales (Ulcus vulvae crenatum, Herpes genitales, Nosocomialgangrän, Welander Ulcus). Arch. Derm. Syph. (Berl.) 166, 41—57 (1932). ~ Aphthen und aphthöse Erkrankungen der Mundschleimhaut. Arch. Derm. Syph. (Berl.) 182, 69 (1942). ~ Über Aphthenkrankheiten. Med. Klin. 39, 342 (1943). — LIPSCHÜTZ, B.: (1904) zit. nach LIPSCHÜTZ (1927). ~ Ulcus vulvae acutum. In: UNNA, G. P., RILLE, J. H.: Dermatologische Studien, Bd. 25. Leipzig: Leopold Voß 1923. ~ Ulcus vulvae acutum (Lipschütz). In: Handbuch der Haut- und Geschlechtskrankheiten: Hrsg. J. JADASSOHN, Bd. XXI. Berlin: Springer 1927. — LUDWIG, K.: Über nicht venerische Geschwürsformen an den äußeren Genitalien katatoner Frauen. Psychiat.-neurol. Wschr. 32, 424 (1930). — MANDRY, C. C. : zit. nach MUNTZ. — MANSFIELD, O. T.: Spontaneous gangrene of the scrotum (Fournier's gangrene), Brit. J. Urol. 275, (1945/46). — MEINICKE, K.: Plaut-Vincentsche Krankheit. In: JADASSOHN-J.: Handbuch der Haut- und Geschlechtskrankheiten, Ergänzungswerk, Hrsg. A. MARCHIONINI. Bd. IV/1A, Hrsg. A. MARCHIONINI u. H. Götz. Berlin-Heidelberg-New York: Springer 1965. — MELCZER, N.: Zur Ätiologie des Ulcus gangraenosum penis. Dermatologica (Basel) 90, 183 (1944). ~ Die fulminante Gangrän der äußeren Geschlechtsorgane. Acta derm.-venereol. (Stockh.) 25, 338 (1945). ~ Zur Klinik und Ätiologie der gangränösen Umwandlungen verschiedener Hautentzündungen. Acta derm.-venereol. (Stockh.) 25, 350 (1945). — MELENY, F. L.: A differential diagnosis between certain types of infectious gangrene of the skin. Surg. Gynec. Obstet. 56, 847 (1933). — MILIAN, G.: Gangrène fusospirillaire de la verge. Rev. franç. Derm. Vénér. 14, 21 (1928). ~ Gangrène foudroyante des organes genitaux. Bull. Soc. franç. Derm. Syph. 36, 419 (1929). ~ Le bacille de la gangrène cutanée. 8. Internat. Kongr. Dermat. Syph., Kopenhagen 5.—9. 8. 1930. Paris méd. 201, 68 (1930). ~ Recherches du bacille de la gangrène cutanée. Bull. Soc. franç. Derm. Syph. 40, 264 (1933). — MOHR, H. J.: Tödlich verlaufene Balanitis circinata mit akuter lokalisierter reaktiver histiocytärer Reticulose der Inguinallymphknoten. Arch. Derm. Syph. (Berl.) 196, 485 (1953). — MÜLLER, A., SCHERBER, G.: Zur Ätiologie und Klinik der Balanitis erosiva. Arch. Derm. Syph. (Berl.) 77, 110 (1905). — MUNTZ, E. R.: Plaut-Vincent's infection of the vagina. A case report. Amer. J. Obstet. Gynec. 27, 777—778 (1934). — NARDUCCI, F.: Gangrena dei genitali seguita da setticemia e morte in une bambina di 15 meni. Dermosifilografo 2, 330 (1927). — NATIVELLE, R.: Apropos d'un cas de gangrène de la verge présenté par M. M. Louste et Pinoche. Examen bactériologique. Bull. Soc. franç. Derm. Syph. 36, 418 (1928). ~ Un bacille des gangrènes cutanées. Ann. Inst. Pasteur 45, 169 (1930). — NEGRISOLI, M.: Su di un caso di ulcus vulvae acutum di Lipschütz. Dermosifilografo 11, 241—251 (1936). — NEUMANN, J.: Die Aphthen am weiblichen Genitale. Wien. klin. Rdsch. 1895. — NGUYEN VAN UT: 30 cas des phlegmons cutanées nécrotiques du nourisson. Ann. Derm. Syph. (Paris) 87, 279—285 (1960). — NÜRNBERGER, L.: Die Erkrankungen der Scheide. In: VEIT, J.: Handbuch der Gynäkologie, 3. Aufl., Hrsg. W. STOECKEL, Bd. V/2. München: Bergmann 1930. — OSTROWSKI, ST.: Gangraena penis. Zbl. Haut- u. Geschl.-Kr. 32, 794 (1930). — OETTER: Balanitis ulcerosa. Zbl. Haut- u. Geschl.-Kr. 59, 639 (1938). — PALMER, G. P.:

Erosive and gangrenous balanoposthitis. Report of two cases with brief literary review. Urol. Rev. **31**, 297 (1927). — PÉRIN, L., SISSMANN, R.: Balano-posthite érosive circinée à tréponèmes. Bull. Soc. franç. Derm. Syph. **57**, 417 (1950). — PERPIGNANO, G.: Su di un caso di ulcus vulvae acutum. Arch. ital. Derm. **15**, 138—147 (1939). — PONHOLD, J.: Beitrag zum Ulcus gangraenosum penis et vulvae. Derm. Wschr. **116**, 263—267 (1943). — POPOFF, M.: Das Ulcus vulvae acutum als Ausdruck des Erythema multiforme und nodosum. Bull. Soc. franç. Derm. Syph. **45**, 1254—1268 (1938). — RANDALL, D. H.: A case of 'idiopathic' gangrene of the scrotum. Brit. J. Surg. **37**, 368 (1950). — REASONER, M.: Ulcerative and gangrenous balanitis. N. Y. St. J. Med. **27**, 767 (1927). — ROBERTS, C. B.: zit. nach JUMP u. SPERLING. — ROBERTS, C. B.: Vincent's angina of vagina. J. Med. **10**, 125 (1929). — ROBINSON, H. R.: Infection of vagina by Vincent's spirillae, complicating pregnancy and puerperium. Tex. St. J. Med. **22**, 687 (1927). — ROBINSON: zit. nach JUMP u. SPERLING. — ROEDERER, J., SLOIMOVICI, A.: Ulcère aigu de la vulve. Bull. Soc. franç. Derm. Syph. **34**, 263—267 (1927). ~ L'ulcère aigu de la vulve de Lipschütz. Ann. Derm. Syph. (Paris) **2**, 106—115 (1928). — RONA: zit. nach GRIMMER. — RUITER, M., WENTHOLT, H. M. M.: A pleuropneumonia-like organism in primary fusospirochaetal gangrene of the penis. J. invest. Derm. **15**, 301 (1950). ~ The occurence of a pleuropneumonia-like organism in fusospirillary infections of the human genital mucosa. J. invest. Derm. **18**, 313 (1952). — SAMEK, J., FISCHER, E.: Erythema nodosum als bakterielle Metastase eines Ulcus vulvae acutum. Arch. Derm. Syph. (Berl.) **158**, 729—733 (1929). — SCHEIDEGGER, S.: Noma vulvae. Schweiz. med. Wschr. **22**, 1316—1318 (1941). — SCHERBER, G.: Balanitis. In: Handbuch der Haut- u. Geschlechtskrankheiten, Hrsg. J. JADASSOHN, Bd. XXI. Berlin: Springer 1927. — SCHERBER, G.: Ulcus vulvae acutum. In: Die Haut- und Geschlechtskrankheiten, Hrsg.: L. ARZT u. K. ZIELER, Bd. V. Berlin-Wien: Urban & Schwarzenberg 1935. — Akute Gangrän der äußeren Geschlechtsorgane. In: Die Haut- und Geschlechtskrankheiten, Hrsg. L. ARZT u. K. ZIELER, Bd. V. Berlin-Wien: Urban & Schwarzenberg 1935. — SCHIMPF, A. Chronisch-rezidivierende Aphthosis (L'aphthose Touraine). Hautarzt **15**, 496 (1964). — SCHUERMANN, H., GREITHER, A., HORNSTEIN, O.: Krankheiten der Mundschleimhaut und der Lippen. 3. Aufl. München-Berlin-Wien: Urban & Schwarzenberg 1966. — SCHUGT, P.: zit. nach ZELGER u. WINKLER. — SÉZARY, A., COMBE, E., CONTE, M.: Remarques sur la bactériologie de la gangrène aigue des organs génitaux. Bull. Soc. franç. Derm. Syph. **37**, 1143 (1930). — SOUPAULT: zit. nach GRIMMER. — SPILLMANN, L. G.: Gangrène spontanée génitale et sérum antigangrèneux. Zbl. Haut- u. Geschl.-Kr. **14**, 474 (1924). — STEINER, K.: Ulcera vulvae nach Tonsillektomie bei einem Kinde. Derm. Z. **69**, 220—225 (1934). — TAGAMI, H.: Zwei Fälle von Ulcus vulvae acutum mit besonderer Berücksichtigung des histologischen Befundes desselben. Jap. J. Derm. Urol. **39**, 47 (1936). — TALAVOV, I. Z.: Ulcus vulvae acutum accompanied by disease of skin and of oral mucosa. Arch. Derm. Syph. (Chic.) **30**, 510—516 (1934). — TOURAINE, A.: L'aphthose. Bull. Soc. franç. Derm. Syph. **48**, 61 (1941). ~ L'aphthose. Presse méd. **49**, 571 (1941). — L'aphthose. Données récentes et synthèse. Presse méd. **63**, 1493 (1955). — VERTAN: Über einen Fall von Noma vulvae. Zbl. Chir. **58**, 2390—2391 (1931). — WALTER, F., ROMAN, I.: Beitrag zur Kenntnis der hämatogenen Hautmetastasen bei Ulcus vulvae acutum. Derm. Wschr. **1930**, 705—709. — WASCHULEWSKI, H.: Nomaähnliche Vaginalnekrosen. Zbl. Gynäk. **64**, 570—574 (1940). — WESSLING: zit. nach GRIMMER. — WIEN, M. S., PERLSTEIN, M. O.: Ulcus vulvae acutum associated with lesions of the mouth. J. Amer. med. Ass. **98**, 461—466 (1932). — ZACHARIEFF: zit. nach GRIMMER. — ZELGER, J., WINKLER, A.: Ulcus vulvae acutum (Lipschütz). In: JADASSOHN, J.: Handbuch der Haut- und Geschlechtskrankheiten, Ergänzungswerk, Hrsg. A. MARCHIONINI Bd. VI/1, Hrsg. H. SCHUERMANN u. A. LEINBROCK. Berlin-Göttingen-Heidelberg: Springer 1964.

XII. Erregerbedingte Krankheiten VI

AROLD, C.: Die Tuberkulose der oberen Luftwege. In: Die Tuberkulose, Hrsg. H. DEIST u. H. KRAUSS, 2. umgearbeitete Aufl. Stuttgart: Ferdinand Enke 1959. — BASSLER, A.: A case of tuberculous infection of the Bartholinian gland. Amer. J. Obstet. Gynec. **29**, 885—886 (1935). — BENDER, K.: zit. nach KEHRER (1906). — BENJAMIN, F., CHARNOCK, F.: Tuberkulosis of the vulva. With special emphasis in treatment with streptomycin. S. Afr. med. J. **23**, 667—669 (1949). — BEUTNAGEL, J.: zit. nach GOTTRON. — BJÖRNSTAD, R.: Tuberculous primary infection of genitalia. 2 cases of venereal genital tuberculosis. Acta derm.-venereol. (Stockh.) **27**, 106—114 (1947). — BOHNSTEDT, R. M.: Dermatologie. In: Medizin von Heute, H. 20, Troponwerke, Köln-Mülheim 1960. — BONAR, B. E., RABSON, A. S.: Gynecologic aspects of leprosy. Obstet. and Gynec. **9**, 33—43 (1957). — CAPELLI, E.: Elephantiasi genito-ano rettale di natura tuberculare. Dermosifilografo **12**, 49—66 (1937). — CORBET, R. M.: A case of tuberculosis of the vulva. J. Obstet. (Altrincham) N. S. **60**, 512—514 (1953). — DANBOLT, N.: zit. nach STRAND. — DEGOS, R., LEVESQUE, J., PERROT, R.: Primoinfection tuberculeuse de la vulve chez une fillette de 11 ans (forme granuleuse, érosive et ulcéreuse). Bull. Soc. franç. Derm. Syph. **48**, 493—495 (1941). — DEGOS, R., PETIT, P.:

Tuberculose vulvaire (primo-infection). Forme éléphantiasique. Bull. Soc. franç. Derm. Syph. 55, 182—183 (1948). — Deutsch, J.: Bartholinitis tuberculosa mit Bazillennachweis. Wien. med. Wschr. 1934, 1102—1103. — Gaté, J., Cuilleret, P., Riou J.: Tuberculose ulcéreuse, chancrelliforme apparemment primitive de la région vulvaire avec adénite inguinale tuberculeuse et érythème noueux intercurrent. Bull. Soc. franç. Derm. Syph. 43, 25—27 (1936a). ~ Tuberculose ulcéreuse chancrelliforme apparemment primitive de la région vulvaire avec adénite inguinale tuberculeuse et érythème noueux intercurrent. Note additionelle. Bull. Soc. franç. Derm. Syph. 43, 805—806 (1936b). — Gaté, J., Michel, P. J.: La tuberculose vulvaire. A propos de deux observations personelles de tuberculose ulcéreuse de la vulve apparemment primitive. Ann. Derm. Syph. (Paris) 9, 657—676 (1938). — Gottron, H. A.: Hauttuberkulose. In: Die Tuberkulose, Hrsg. H. Deist u. H. Krauss, 2. umgearbeitete Aufl. Stuttgart: Ferdinand Enke 1959. — Grabstald, H., Swan, L. L.: Genitourinary lesions in leprosy. With special reference to the problem of atrophy of the testes. J. Amer. med. Ass. 149, 1287—1291 (1952). — Griveaud, E., Achard, J.: Vaste ulcération vulvo-vaginale tuberculeuse traitée par le PAS. Bull. Soc. franç. Derm. Syph. 57, 373 (1950). — Haase, G.: Tuberkulöser Primärkomplex bei Kindern. Kinderärztl. Prax. 6, 236—242 (1937). — Hersh, J.: Tuberculosis of the Bartholinian gland. Amer. J. Obstet. Gynec. 33, 521—522 (1937). — Hüseyin, K.: Ein Fall von tuberkulösem Primäraffekt am Introitus vaginae. Beitr. Klin. Tuber. 87, 708—712 (1936). — Jedburg, H., Sutherland, A.: zit. nach Moore. — Jesionek: zit. nach Kehrer (1909). — Kearns, P. J.: Some clinical lesions of the vulva, Canad. med. Ass. J. 42, 361—363 (1940). — Kehrer, E.: Die Vulva und ihre Erkrankungen. In: Veit, J.: Handbuch der Gynäkologie, 3. Aufl., Hrsg. W. Stoeckel, Bd. V/1. München: Bergmann 1929. — Klingmüller, V.: Die Lepra. In: Handbuch der Haut- und Geschlechtskrankheiten, Hrsg. J. Jadassohn. Bd. X/2. Berlin: Springer 1930. — Kotelnikoff, W.-G.: Une lésions étendue de lupus des parties génitales chez une femme enceinte. Gynéc. et Obstet. 34, 371—375 (1936). — Mariano, J.: Entwicklung eines Falles von tuberkuloider Lepra zu uncharakteristischer Form, dann zu lepromatöser Form. Arch. mineir. Leprol. 10, 21—26 (1950). — Mathew, A. G.: Tuberculous ulceration of the vulva. J. Obstet. Gynaec. Brit. Emp. 56, 408—412 (1949). — May, F., Schultze-Seemann, F.: Die Urogenitaltuberkulose. In: Die Tuberkulose, Hrsg. H. Deist u. H. Krauss, 2. umgearbeitete Aufl. Stuttgart: Ferdinand Enke 1959. — Moore, D.: Genito-peritoneal tuberculosis. A. review of 26 cases. S. Afr. med. J. 28, 666—676 (1954). — Moriya, M.: Über lepröse Veränderungen spitzer Kondylome bei Leprakranken. Lepro (Osaka) 9, 46 (1938). — Nordenskjold, A.: A case of primary tuberculosis in the vulva, in association with erythema nodosum. Acta paediat. (Uppsala) 20, 257—264 (1937). — Richter, R.: Die Lepra. In: Dermatologie u. Venerologie, Hrsg. H. A. Gottron u. W. Schönfeld. Bd. V/1. Stuttgart: Thieme 1963. — Russel, P. M. G. u. Mitarb.: zit. nach Moore. — Serra, A.: Localizzazioni non communi di lepra genitale. Boll. Sez. reg. Soc. tal. dermat. 3, 375—379 (1937 u. Int. J. Leprosy 8, 127 (1940). — Sézary, A., Horowitz, A., Lemant, J.: Esthiomène et tuberculose. (Elephantiasis vulvaire bacillaire). Bull. Soc. franç. Derm. Syph. 43, 340—344 (1936). — Simon, I. G., Syrkin, S. A.: Seltene Lokalisation des Lupus vulgaris. Derm. Wschr. 103, 1019—1022 (1936). — Sutherland, A.: zit. nach Moore. — Swain, V. A. J.: Tuberculous vulvovaginitis. Lancet 1937, 868—869. — Schachenmann, G.: Vier Fälle von primärer Hauttuberkulose im Säuglings- und Kleinkindesalter; sekundäre Lupusbildung. Diss. Med. Zürich 1938. — Schaefer, G.: Tuberculosis of Bartholin's gland. Surg. Clin. N. Amer. 20, 459—464 (1940). — Schmid, M.: Primäre Inokulationstuberkulose der Vulva durch Kohabitation. Schweiz. med. Wschr. 21, 852—853 (1940). — Schuermann, H., Greither, A., Hornstein, O.: Krankheiten der Mundschleimhaut und der Lippen, 3. Aufl. München-Berlin-Wien: Urban & Schwarzenberg. 1966. — Speiser, M. D., Guyer, H. B.: Tuberculous ulcer of the vulva. Amer. J. Obstet Gynec. 51, 718—721 (1946). — Strand, S.: Tubercular primary lesion on penis — cancer penis. Venereal tuberculosis. Acta derm.-venereol. (Stockh.) 26, 461—470 (1946). — Thomas, C. C., Pierce, H. E.: Tuberculous granuloma of the vulva simulating granuloma inguinale. J. Philad. Gen. Hosp. 2, 57—59 (1951). — Toyama, I., Ishizu, S.: Über den leprösen Haarausfall. Jap. J. Dermat. Urol. 37, 56—95 (1935). — Uehlinger, E.: Die hämatogene Tuberkulose der extrapulmonalen Organe. Schweiz. med. Wschr. 63, 1150—1158 (1933). — Volavsek, W.: Über Tuberculosis subcutanea fistulosa cum elephantiasi. Arch. Derm. Syph. (Berl.) 178, 288—293 (1939). — Wagner, G.: Chronische Infektionskrankheiten der Haut. In: Lehrbuch der Haut- und Geschlechtskrankheiten, begr. v. E. Riecke, Hrsg. H. G. Bode u. G. W. Korting. 9. Aufl. Stuttgart: Gustav Fischer 1962. — Winkler, H.: Die weibliche Genitaltuberkulose. In: Die Tuberkulose, Hrsg. H. Deist u. H. Krauss, 2. umgearbeitete Aufl. Stuttgart: Ferdinand Enke 1959.

XIII. Erregerbedingte Krankheiten VII

Winkler, A.: Parasitäre Hautkrankheiten. In: Dermatologie und Venerologie. Hrsg. H. A. Gottron u. W. Schönfeld, Bd. II/2. Stuttgart: Thieme 1958.

XIV. Genodermatosen

ANGST: zit. nach SCHUERMANN, GREITHER u. HORNSTEIN. — BARKER, L. P., SACHS, W.: Bullous congenital-ichthyosiform erythroderma. Arch. Derm. Syph. (Chic.) 67, 443—455 (1953). — BASEX, A., DUPRÉ, A.: Génodermatose a érythèmes circinés variables. Ann. Derm. Syph. (Paris) 83, 612—617 (1956). — BAUMANN, R., KRAUSE, S.: Kasuistischer Beitrag zur Epidermolysis bullosa hereditaria dystrophica. Derm. Wschr. 130, 1003—1008 (1954). — BECKER, S. W., OBERMAYER, E.: Akanthosis nigricans (juvenile type). Arch. Derm. Syph. (Chic.) 45, 236 (1942). — BEHDJET, H.: Deux observations et quelques considérations — l'acanthosis nigricans. Bull. Soc. franç. Derm. Syph. 39, 192—212 (1932). — BLOOM, D., GOODFRIED, M. S.: Lamellar Ichthyosis of the newborn. Arch. Derm. Syph. (Chic.) 86, 336—342 (1962). — BLUM, P.: Ichthyose. In: Nouvelle pratique dermatologique, Vol. VI, Hrsg. DARIER u. Mitarb. Paris: Masson et Cie 1936. — BODENSTEIN, E.: Beitrag zur Ätiologie und Klinik der Acanthosis nigricans. Derm. Wschr. 99, 1670—1672 (1934). — BOGROW, S. L.: Beitrag zur Kenntnis der Dystrophie papillaire et pigmentaire (Acanthosis nigricans). Arch. Derm. Syph. (Berl.) 94, 271—298 (1909). — BOPP, C.: Parakératose de Mibelli. Diss. med. Porto Allegre 1953. — BOSELLINI, P. L.: Sopra la epidermolisi bollosa ereditaria (Dermo-epidermolisi). Giorn. ital. mal. vener. 47, 183—216 (1906). — BRATZKE, W., SUCHOWSKI, G., TRAUTMANN, J.: Zur Kombination der Akanthosis nigricans mit malignen Tumoren. Ärztl. Wschr. 7, 607 (1952). — BRÜNAUER, ST. R.: Über Schleimhautveränderungen bei Morbus Darier und über die Pathogenese dieser Erkrankung. Acta derm.-venereol. (Stockh.) 6, 131—179 (1925). ~ Morbus Darier. In: Handbuch der Haut- und Geschlechtskrankheiten, Hrsg. J. JADASSOHN, Bd. VIII/2. Berlin: Springer 1931. — BRUHNS, C.: Ichthyosis. In: Handbuch der Haut- und Geschlechtskrankheiten, Bd. VIII/2, Hrsg. J. JADASSOHN. Berlin: Springer 1931. — BUREAU, Y.: Pseudo-xanthome elastique. Bull. Soc. franç. Derm. Syph. 62, 231 (1955). — CARNEY, R. G., NOMLAND, R.: Acquired loose skin (Chalazoderma). Arch. Derm. Syph. (Chic.) 56, 794—800 (1947). — CATTAN, R., CARASSO, R., FRUMUSAN, P., GORINS, A.: Akanthosis nigricans et cancer de l'estomac. Bull. Soc. méd. Hôp. Paris 72, 200 (1956). — CAULFIELD, J. B., WILGRAM, G. F.: An electron microscope study of dyskeratosis and acantholysis in Darier's disease. J. invest. Derm. 41, 57—65 (1963). — CHARLES, A.: An electron microscope study of Darier's disease. Dermatologica (Basel) 122, 107—115 (1961). — CURTIS, G. H.: Bullous congenital ichthyosiform erythroderma in a girl aged 17 years. Arch. Derm. Syph. (Chic.) 64, 80 (1951). — DAMBLÉ, K.: Akanthosis nigricans und Magen-Carcinom. Dtsch. med. Wschr. 1934, 1752. — DANBOLT, N., CLOSS, K.: Akrodermatitis enteropathica. Acta derm.-venereol. (Stockh.) 23, 127—169 (1942). — DARIER, J.: Erythro-kératodermie verruqueuse en nappes, symétrique et progressive. Bull. Soc. franç. Derm. Syph. 22, 252—264 (1911). — DEGOS, R., EBRARD, G.: Leucokératose papillomateuse buccogénitale familiale. Bull. Soc. franç. Derm. Syph. 65, 242—243 (1958). — DÖLLKEN, H.: Beitrag zur Pathogenese von generaliserten Keratodermien. Derm. Wschr. 105, 1357—1364. (1937). — DRESCHER, H., HERZOG, W.: Über Neurofibromatose der Vulva und der Vagina. Zbl. Gynäk. 83, 743—750 (1961). — DREYFUS u. Mitarb.: zit. nach SCHUERMANN, GREITHER u. HORNSTEIN. — DUBRAUSZKY, V.: Grundriß der pathologischen Anatomie und Histologie der weiblichen Geschlechtsorgane. München: Barth 1954. — DUCREY, A., RESPIGHI, E.: Ann. Derm. Syph. (Paris) 2, Sér. 9, 1, 603 u. 734 (1938). — FEGELER, F., NOWAKOWSKI, H.: Morbus Recklinghausen und Dermatolysis (Alibert), Kleinwuchs, Ovarial-Aplasie (Turner-Syndrom). Z. Nerven-Kr. 168, 427—440 (1952). — FLADUNG, G., HEITE, H.-J.: Häufigkeits-analytische Untersuchungen zur Frage der symptomatologischen Abgrenzung verschiedener Formen der Acanthosis nigricans. Arch. klin. exp. Derm. 205, 282—311 (1957/58). — FLECK, F.: Zur Symptomatik und Behandlung einer Spätform von Erythrokeratodermia figurata variabilis. Derm. Wschr. 135, 393—401 (1957). — FUKAI, A.: Ein Fall von sog. Porokeratosis Mibelli an Zunge, Glans und Präputialinnenblatt. Acta derm. (Kyoto) 8, 611—621 (1926), ref. Zbl. Haut- u. Geschl.-Kr. 23, 777—778 (1927). — FULCI: zit. nach BRUHNS. — FULDE, A.: Studien über Vererbung von Hautkrankheiten IV. Porokeratosis Mibelli. Arch. Derm. Syph. (Berl.) 144, 6—14 (1923). — GAHLEN, W.: Keratosen. In: Dermatologie und Venerologie, Hrsg. H. A. GOTTRON u. W. SCHÖNFELD, Bd. IV. Stuttgart: Thieme 1960. — GANS, O., STEIGLEDER, G. K.: Histologie der Hautkrankheiten, 2. Aufl., Bd. I. Berlin-Göttingen-Heidelberg: Springer 1955. — GASSER, U.: Zur Klinik, Histologie und Genetik der Erythrodermie congénitale ichthyosiforme bulleuse (Brocq). Diss. med. Zürich 1964. — GASSMANN, A.: Histologische und klinische Untersuchungen über Ichthyosis und ichthyosis-ähnliche Krankheiten. Arch. Derm. Syph. (Berl.) 68, 3—218 (1904). — GOTH, A.: Über Chalodermie (Kétly). Derm. Wschr. 104, 426—435 (1937). — GREITHER, A.: (1) Pseudoxanthoma elasticum. In: Lehrbuch der Haut- und Geschlechtskrankheiten, begr. v. E. Riecke, Hrsg. H. G. BODE u. G. W. KORTING, 9. Aufl. Stuttgart: Gustav Fischer 1962. ~ (2) Keratosen und Dyskeratosen (Polykeratosen). Fortschr. prakt. Derm. Ven., Bd. 4, S. 308—310. Berlin-Heidelberg- New York: Springer 1962. ~ (3) Krankheiten der Schleimhäute. In: Dermatologie und Venerologie, Bd. IV, Hrsg. H. A. GOTTRON u. W. SCHÖNFELD. Stuttgart: Thieme

1960. — Hasselmann, C. M., Wernsdörfer, R.: Porokeratosis (Mibelli) unilateralis zosteriformis systematisata. Arch. Derm. Syph. (Berl.) 187, 321—220 (1949). — Haxthausen, H.: Hyperkeratosis ichtyosiformis? Akanthosis nigricans? in a 4-year-old girl with congenital deafnes. Acta derm.-venereol. (Stockh.) 35, 191—192 (1955). — Heite, H.-J., Heydt, G.: Pigmentierte papilläre Dystrophien (Akanthosis nigricans Gruppe). In: Jadassohn, J.: Handbuch der Haut- und Geschlechtskrankheiten, Ergänzungswerk, Bd. III/1, Hrsg. H. A. Gottron. Berlin-Göttingen-Heidelberg: Springer 1963. — Heite, H.-J., Ody, R.: Die Acrodermatitis enteropathica im Lichte der Häufigkeitsanalyse. Hautarzt 16, 528—534 (1965); 17, 1—7, 49—53 (1966). — Hellerström, S.: Ernster Fall von Acanthosis nigricans. Zbl. Haut- u. Geschl.-Kr. 55, 516 (1937). — Heilesen, B.: Pseudoxanthoma elasticum. Acta derm.-venereol. (Stockh.) 35, 216—217 (1955). — Henri, F.: Morgagni-Turner-Syndrom. Klin. Wschr. 1951, 75—80. — Hidaka: zit. nach Brünauer (1931). — Hoede, K.: Erbkrankheiten mit Ausnahme von Ichthyosis und Follikular-Keratosen. In: Dermatologie und Venerologie. Hrsg. H. A. Gottron u. W. Schönfeld, Bd. IV. Stuttgart: Thieme 1960. — Hoffmann, J.: Die Neurofibromatose der Vulva unter dem Erscheinungsbild eines Pseudohermaphroditismus. Zbl. Gynäk. 84, 961—966 (1963). — Hornstein, O.: Über vaskuläre Neurofibromatose (zugleich ein Beitrag zur Diagnostik abortiver Formen des Morbus v. Recklinghausen). Arch. klin. exp. Derm. 204, 74—85 (1957). — Hudelo, Boulanger-Pilet, Caillau: Erythro-kératodermie verruqueuse en nappes, symétrique et progressive, congénitale. Bull. Soc. franç. Derm. Syph. 29, 45—50 (1922). — Hudelo, Jay, Cailliau: Adénomes sébacés multiples disséminés sur tout le corps, à l'exception de la face. Bull. Soc. franç. Derm. Syph. 33, 615—617 (1926). — Hüllstrung, R.: Zur Kenntnis der kongenital angelegten Erythrokeratodermia progressiva symmetrica (Gottron). Derm. Wschr. 107, 889—894 (1938). — Hy, R., Chaillou, Millot: Acanthosis nigricans juvénile. Bull. Soc. franç. Derm. Syph. 62, 228—229 (1955). — Johne, H. O., Dengler, H., Pratje, A.: Zum Studium der Acanthosis nigricans. Arch. klin. exp. Derm. 201, 36—48 (1955). — Johnson, S. A. M., Falls, H. F.: Ehlers-Danlos-Syndrome. Arch. Derm. Syph. (Chic.) 60, 82—105 (1949). — Jung, E. G., Schnyder, U. W.: Die Erythrodermie ichthyosiforme congénitale: ein heterogenes Syndrom. Dermatologica (Basel) 124, 189—191 (1962). — Jung, H. D.: Zum Pseudoxanthoma elasticum Darier. Hautarzt 5, 402—405 (1954). — Kehrer, E.: Die Vulva und ihre Erkrankungen. In: Veit, J.: Handbuch der Gynäkologie, 3. Aufl., Hrsg. W. Stoeckel, Bd. V/1. München: Bergmann 1929. — Kétly, L., v.: Ein Fall von eigenartiger Hautveränderung „Chalodermie" (Schlaffhaut). Arch. Derm. Syph. (Berl.) 56, 107—121 (1901). — Kissmeyer, A., With, C.: Clinical and histological studies on the pathological changes in the elastic tissues of the skin. Part 5. Pseudoxanthoma elasticum. Brit. J. Derm. 34, 221—237 (1922). — Klostermann, G. F., Marsch, A.: Akrodermatitis enteropathica. Nwd. Derm. Ges., 42. Tagg. 27./28. 5. 1961 in Göttingen, ref. Derm. Wschr. 148, 346—347 (1963). — Knierer, W.: Pseudoxanthoma elasticum. Hautarzt 1, 322—323 (1950). — Köpf, O., Lausecker, H.: Acanthosis nigricans bei Mensch und Tier. Hautarzt 4, 250—254 (1953). — Kogoj, F.: (1) Epidermolysis bullosa dystrophica. Zbl. Haut- u. Geschl.-Kr. 35, 612 (1930). ~ (2) Formenkreis der ichthyosiformen und keratotischen Hauterkrankungen. In: Lehrbuch der Haut- und Geschlechtskrankheiten, begr. v. E. Riecke, Hrsg. H. G. Bode u. G. W. Korting. Stuttgart: Fischer 1962. — Korting, G. W.: (1) Hautveränderungen bei Erkrankungen des Magen-Darm-Traktes, Mangelkrankheiten und Avitaminosen (einschl. Pellagra). In: Dermatologie und Venerologie. Hrsg. H. A. Gottron u. W. Schönfeld, Bd. III/2. Stuttgart: Thieme 1959. ~ (2) Fehlbildungen der Haut und Hautveränderungen bei Fehlbildungssyndromen. In: Jadassohn, J.: Handbuch der Haut- und Geschlechtskrankheiten, Erg.-Werk, Hrsg. A. Marchionini, Bd. III/1, Hrsg. H. A. Gottron. Berlin-Göttingen-Heidelberg: Springer 1963. — Lamb, J. H., Halpert, B.: Epidermolysis bullosa of the newborn. Arch. Derm. Syph. (Chic.) 55, 369—374 (1947). — Lapiere, S.: Une série héréditaire et familiale de cas de maladie de Darier de type bulleux. Un cas d'érythrodermie ichthyosiforme de type bulleux. Arch. belges Derm. 9, 249—253 (1953) u. Zbl. Haut- u. Geschlechts. Kr. 87, 358 (1954). — Lattuada, H. P., Parker, M. S.: Congenital ichthyosis. Amer. J. Surg. 82, 236—239 (1951). — Laugier, P.: Hyperkératose palmoplantaire et onychogryphose considérable: atteinte des parties molles et des os des phalangettes. Bull. Soc. franç. Derm. Syph. 62, 258—260 (1954). — Lever, W. F.: Histopathology of the Skin. 3rd Edition. Philadelphia: J. B. Lippincott Company 1961. — Lodin, A., Gentele, H., Lagerholm, B.: Vitamin B_{12} in the treatment of congenital ichthyosiform erythroderma. Acta derm.-venereol. (Stockh.) 38, 51—67 (1958). — Loria, P. R., Kennedy, C. B., Freeman, J. A., Henington, V. M.: Pseudoxanthoma elasticum (Grönblad-Strandberg-Syndrome). A clinical, light- and electron-microscopic study. Arch. Derm. Syph. (Chic.) 76, 609—618 (1957). — Makai: zit. nach Moncorps. — Marchionini, A.: Über Epidermolysis bullosa dystrophica vegetans. Beiträge zu einer klinischen Sonderform, zur Pathogenese und Prognose der kongenitalen Epidermolysis. Arch. Derm. Syph. (Berl.) 176, 347 (1938). — Marmelzat, W. L.: Pachydermoperiostosis associated with acanthosis-nigricans-like syndrome. Arch. Derm. Syph. (Chic.) 72, 90—93

(1955). — Marzollo, E.: Ichthyosis vulgaris und Alopecie. Arch. Derm. Syph. (Berl.) 174, 171—176 (1936). — Matras, A.: Acanthosis nigricans mit Schleimhautveränderungen. Zbl. Haut- u. Geschl.-Kr. 63, 410 (1940). — McKusick, V. A.: Vererbbare Störungen des Bindegewebes. Stuttgart: Thieme 1959. — Meinrenken, H.: Akanthosis nigricans und papillärer Ovarialtumor. Geburtsh. u. Frauenheilk. 13, 1023 (1953). — Meirowski, E.: Idiotypische Pigmentanomalien. In: Handbuch der Haut- und Geschlechtskrankheiten, Hrsg. J. Jadassohn, Bd. IV/2. Berlin: Springer 1933. — Michelson, H. E.: Epidermolysis bullosa of the dystrophic type. Arch. Derm. Syph. (Chic.) 22, 152 (1930). — Miescher, G.: Erythrodermia papillaris et reticularis. Dermatologica (Basel) 108, 303—309 (1954). — Milian, M.: Pseudoxanthome élastique. Bull. Soc. franç. Derm. Syph. 25, 248—253 (1914). — Moncorps, C.: Generalisierte (diffuse), regionäre (flächenhafte) und circumscripte (solitär, gruppiert oder disseminiert auftretende) Keratosen (mit Ausschluß der Ichthyosis u. der follikulären Keratosen). In: Handbuch der Haut- und Geschlechtskrankheiten, Hrsg. J. Jadassohn, Bd. VIII/2. Berlin: Springer 1931. — Nicolau, S. G., Balus, L.: Über die Identität der histopathologischen Veränderungen bei Erythrodermia ichthyosiformis congenita bullosa und der systematisierten hyperkeratotischen Naevi. Derm. Wschr. 143, 462—469 (1961). — Nørholm-Pedersen, A.: Epidermolysis bullosa. Acta derm.-venereol. (Stockh.) 35, 193—194 (1955). — Nürnberger, L.: Erkrankungen der Scheide. In: Veit, J.: Handbuch der Gynäkologie, 3. Aufl., Hrsg. W. Stoeckel, Bd. V/2. München: Bergmann 1930. — Ohno, T.: Über Pseudoxanthoma elasticum und dessen Histologie. Arch. Derm. Syph. (Berl.) 149, 420—424 (1925). — Ollendorff Curth, H.: Pseudo-Acanthosis nigricans. Ann. Derm. Syph. 78, 417—429 (1951). — Oppenheim, M.: Die Hypertrophien der Epidermis. In: Die Haut- und Geschlechtskrankheiten, Hrsg. L. Arzt u. K. Zieler, Bd. II. Berlin-Wien: Urban & Schwarzenberg 1935. — Pearson, R. W.: Studies on the pathogenesis of epidermolysis bullosa. J. invest. Derm. 39, 551—575 (1962). — Petruzellis, V.: Contributo alla conoscenza della ipercheratosi ittiosiforme congenita con distrofia bollosa. G. ital. Derm. Sif. 106, 161—180 (1965). — Piringer-Kuchinka, A., Turnheim, L.: Neurofibromatosis uteri. Z. Geburtsh. Gynäk. 136, 170—176 (1952). — Randazzo, S. D.: La malattia di Bourneville-Pringle. Zbl. Haut- u. Geschl.-Kr. 103, 252—253 (1959). — Reich, H.: Acrodermatitis enteropathica. In: Handbuch der Kinderheilkunde, Hrsg. H. Opitz u. F. Schmid, Bd. IX. Berlin-Heidelberg-New York: Springer 1968. — Rendelstein, F.: Beitrag zur Frage der Ichthyosis congenita. Wien. klin. Wschr. 60, 355—357 (1948). — Riecke, E.: (1) zit. nach Bruhns. ~ (2) Über Ichthyosis congenita, Arch. Derm. Syph. (Berl.) 54, 289—340 (1900). — Ritzenfeld, P.: Zur Histogenese und Differentialdiagnose hereditärer Epidermolysen. Arch. klin. exp. Derm. 224, 128—137 (1966). — Rossman, R. E., Shapiro, E. M., Freeman, R. G.: Unilateral ichthyosiform erythroderma. Arch. Derm. Syph. (Chic.) 88, 567—571 (1963). — Sakaguchi, Y.: Über Epidermolysis bullosa hereditaria Köbner. Arch. klin. exp. Derm. 224, 128—137 (1966). — Salfeld, K., Lindley, M. J.: Zur Frage der Merkmalskombination bei Ichthyosis vulgaris mit Bambushaarbildung und ektodermaler Dysplasie. Derm. Wschr. 147, 118—120 (1963). — Samman, P. E.: Ichthyosis Hystrix and Other Congenital Defect. Proc. 10th int. Congr. Derm., London 1952, 534 (1953). — Schmincke, A.: Recklinghausensche Krankheiten. In: Handbuch der speziellen pathologischen Anatomie und Histologie, Henke u. Lubarsch u. Rössle, Hrsg. E. Uehlinger, Bd. XIII/4. Berlin-Göttingen-Heidelberg: Springer 1956. — Schneider, W., Fischer, H.: Passagerer Gestaltwandel eines Pemphigus benignus familiaris chronicus (Gougerot-Hailey-Hailey) unter dem Bilde des Pemphigus vulgaris. Arch. klin. exp. Derm. 217, 1—14 (1963). — Schnyder, U. W.: Die hereditären Epidermolysen. In: Jadassohn, J.: Handbuch der Haut- und Geschlechtskrankheiten, Hrsg. A. Marchionini, Bd. VII, Hrsg. H. A. Gottron u. U. W. Schnyder. Berlin-Heidelberg-New York: Springer 1966. — Schnyder, U. W., Jung, E. G., Salamon, T.: Zur Klassifizierung, Histogenetik, Gerinnungsphysiologie und Therapie der hereditären Epidermolysen. Arch. klin. exp. Derm. 220, 38—59 (1964). — Schnyder, U. W., Klunker, W.: Erbliche Verhornungsstörungen der Haut. In: Jadassohn, J.: Handbuch der Haut- und Geschlechtskrankheiten, Ergänzungswerk, Bd. VII, Hrsg. H. A. Gottron u. U. W. Schnyder. Berlin-Heidelberg-New York: Springer 1966. — Schreiber, M. M.: Vulvar von Recklinghausen's disease. Arch. Derm. Syph. (Chic.) 88, 320—321 (1963). — Schreus, H., Th.: Acanthosis nigricans. Zbl. Haut- u. Geschl.-Kr. 97, 372—373 (1957). — Schuermann, H.: Krankheiten der Mundschleimhaut und der Lippen. 2. Aufl. München-Berlin: Urban & Schwarzenberg 1958). — Schuermann, H., Greither, A., Hornstein, O.: Krankheiten der Mundschleimhaut und der Lippen. 3. Aufl. München-Berlin-Wien: Urban & Schwarzenberg 1966. — Schuermann, H., Woeber, K. H.: Pseudoxanthoma elasticum Darier, Grönblad-Strandberg'sche Krankheit, Elastorrhexis generalisata. Dtsch. med. Wschr. 85, 413 (1960). — Senear, F. E.: Acanthosis nigricans. Arch. Derm. Syph. (Chic.) 45, 235 (1942). — Shaffer, B., Copelan, H. W., Beerman, H.: Pseudoxanthoma elasticum. A cutaneous manifestation of a systemic disease; report of a case of Paget's disease and a case of calcinosis with arteriosclerosis as manifestations of this syndrome. Arch. Derm. Syph. (Chic.) 76, 622—633 (1957). — Sheldon, S. A.,

CURTIS, A. C.: Juvenile Acanthosis nigricans associated with pituitary hypogonadism. Arch Derm. Syph. (Chic.) 72, 63—67 (1955). — SIEMENS, H. W.: Klinisch-dermatologische Studien über die Recklinghausensche Krankheit. Arch. Derm. Syph. (Berl.) 150, 80—103 (1926). ~ Allgemeine Diagnostik und Therapie der Hautkrankheiten. Berlin-Göttingen-Heidelberg: Springer 1952; und: Dichtung und Wahrheit über die „Ichthyosis bullosa" mit Bemerkungen zur Systematik der Epidermolysen. Arch. Derm. Syph. (Berl.) 175, 590—608 (1937). — SIPPEL, P.: Das Neurofibrom als Geburtshindernis. Zbl. Gynäk. 47, 840—842 (1923). — STÜHMER, A.: Über Epidermolysis bullosa congenita („Dystrophica cutis spinalis congenita"). Arch. Derm. Syph. (Berl.) 126, 568 (1919). — SZYMANSKI, F. J., CARO, M. R.: Pseudoxanthoma elasticum. Arch. Derm. Syph. (Chic.) 71, 184—189 (1955). — THALER, H.: Ichthyosis hystrix der Vulva. Zbl. Gynäkol. 40, 495 (1916). — THRONE, B., GOODMAN, H.: Pseudoxanthoma elasticum. Arch. Derm. Syph. (Chic.) 4, 419—447 (1921). — TOURAINE, A.: La polykératose congénitale. Ann. et Bull. Soc. franç. Derm. Syph. 8. Sér. 3, 181—182 (1943). ~ La Polykératose congénitale. Bull. Soc. franç. Derm. Syph. 61, 202—206 (1954). — WEBER, G.: Über einen Fall von Ichthyosis congenita mit Lidschrumpfung. Derm. Wschr. 128, 1144—1149 (1953). — WEIBEL, E. R., SCHNYDER, U. W.: Zur Ultrastruktur und Histochemie der granulösen Degeneration bei bullöser Erythrodermie congénitale ichthyosiforme. Arch. klin. exp. Derm. 225, 286—298 (1966). — WEILL, J., MARTINEAU, M.: A propos d'un cas de maladie d'Ehlers-Danlos. Etude anatomo-clinique et biologique. Bull. Soc. franç. Derm. Syph. 44, 99—106 (1937). — WENDE, G. W.: J. Cutan. Genit.-Urin. Dis. 20, 537—547 (1902). — WISE, D.: Hereditary disorders of connective tissue. In: JADASSOHN, J.: Handbuch der Haut- und Geschlechtskrankheiten, Ergänzungswerk, Hrsg. A. MARCHIONINI, Bd. VII, Hrsg. H. A. GOTTRON u. U. W. SCHNYDER. Berlin-Heidelberg-New York: Springer 1966. — WOHNLICH, H.: Erweiterung der Symptomatologie der Erythrodermia ichthyosiformis congenitalis. Derm. Wschr. 119, 285—290 (1947/48). — WOLLENBERG: Beitrag zur Kenntnis der Acanthosis nigricans. Arch. Derm. Syph. (Berl.) 113, 1215—1220 (1912). — WRIGHT, C. S.: Porokeratosis. Arch. Derm. Syph. (Chic.) 4, 469—489 (1921). — YAMAMOTO, T.: Sogen. Porokeratosis Mibelli mit Schleimhauteruptionen. Acta derm. (Kyoto) 10, 349—354 (1927), ref. Zbl. Haut- u. Geschl.Kr. 27, 58 (1928).

XV. Sklerosen und Atrophien

AARONSON, L. D., BALER, G. R., SCHIFF, B. L.: Lichen sclerosus et atrophicus occuring in childhood. Arch. Derm. Syph. (Chic.) 85, 746—747 (1962). — ACHENBACH, W., STOLLBERG, G.: Das Sjögren-Syndrom in der Allgemeinpraxis. Dtsch. med. Wschr. 79, 1745—1748 (1954). — ALBERTINI, A. v., ALB, A.: Über die atypische verruköse Endocarditis Libman-Sacks und ihre Beziehungen zum Lupus erythematodes acutus. Cardiologia (Basel) 12, 133—169 (1947/48). — ANDERSON, C. R.: Bullous lichen sclerosus et atrophicus, its relation to bullous scleroderma. Arch. Derm. Syph. (Chic.) 49, 423 (1944). — ARTOM, M., CERRUTI, A.: Consideraçoes sôbre o liquen esorel. Ref. Ann. Derm. Syph. (Paris) 8, ser. 7, 289 (1947). — BALINA, L. M., NICHOLSON, R.: Liquen escleroso y atrófico localizado en genitales externos y ambros hombros. Rev. argent. Dermatosif. 44, 193—196 (1960), ref. Zbl. Haut- u. Geschl.-Kr. 112, 242 (1962). — BARKER, L. P., GROSS, P.: Lichen sclerosus et atrophicus of the female genitalia. Arch. Derm. Syph. (Chic.) 85, 362—373 (1962). — BEEK, C. H.: Über die Kraurosis glandis et praeputii penis und die Balanitis xerotica obliterans und über ihre Beziehungen zueinander, ref. Zbl. Haut- u. Geschl.-Kr. 62, 577 (1939). — BERNSTEIN, J. C., ROBINSON, H. M.: Circumscribed scleroderma. Arch. Derm. Syph. (Chic.) 39, 904—905 (1939). — BERTRAM, M.: Lichen sclerosus atrophicans. Zbl. Haut- u. Geschl.-Kr. 62, 619 (1939). — BEVANS, M.: Pathology of scleroderma, with special reference to the changes in the gastrointestinal tract. Amer. J. Path. 21, 25—51 (1945). — BITNUM, S., DAESCHNER, C. W., Jr., TRAVIS, L. B., DODGE, W. F., HOPPS, H. C.: Dermatomyositis (Symposium). J. Pediat. 64, 101—131 (1964). — BOARDMAN, M. V.: Kraurosis Vulvae. Arch. Derm. Syph. (Chic.) 64, 526—527 (1951). — BORDA, J. M.: Formas clinicas del liquen escleroso y atrófico. Arch. argent. Derm. 9, 369—417 (1959). ~ Liquen escleroso y atrófico. Su ubicacion nosologica. Arch. argent. Derm. 12, 1—37 (1962). — BOURGEOIS, M., ROHDE, B., HERZBERG, J. J.: Lichen sclerosus et atrophicus. Derm. Wschr. 147, 446 (1963). — BRAIN, R. T.: Lichen sclerosus et atrophicus. Brit. J. Derm. 62, 449—451 (1950). — BRAIN, R. T., KINDLER, TH.: Lichen sclerosus et atrophicus with cutaneous and ano-genital lesions. Proc. 10th Internat. Congr. Derm. London 1952, 508—509 (1953). — CALVERT, T. H.: Lichen sclerosus et atrophicus. Proc. 10th Internat. Congr. Derm. London 1952, 523 (1953). — CHERNOSKY, M. E., DERBES, V. J., BURKS, J. W., Jr.: Lichen sclerosus et atrophicus in children. Arch. Derm. Syph. (Chic.) 75, 647—652 (1957). — CHRISTIANSON, H. B., DORSEY, C. L., O'LEARY, P. A., KIERLAND, R. R.: Localized scleroderma. A clinical study of 235 cases. Arch. Derm. Syph. (Chic.) 74, 629—639 (1956). — CLARK, W. H.: zit. nach HÖFS (1964). — COCKERELL, E. G., KNOX, J. M., ROGERS, S. F.: Lichen sclerosus et atrophicus. Obstet. and Gynec. 15, 554—559 (1960). — COOK, C. D., DEDGEWOOD, R. J. P., CRAIG, J. M.,

HARTMAN, R., JANEWAY, C. A.: Systemic lupus erythematodes. Description of 37 cases of children an discussion of endocrine therapy in 32 of the cases. Pediatrics **26**, 570—585 (1960). — CSILLAG, J.: Dermatitis lichenoides chronica atrophicans (Lichen albus v. Zumbusch). In: NEISSER, A. u. JACOBI, E.: Ikonographia dermatologica, Fasc. 4, 147—151, Berlin: Urban u. Schwarzenberg 1909. — CUTRONE, P.: White spot disease. Minerva derm. **1963**, 475—476. — DAMM, J., SÖNNICHSEN, N.: Klinische Untersuchungen beim Lupus erythematodes chronicus. Derm. Wschr. **150**, 268—278 (1964). — DARIER, J.: Lichen plan scléreux. Ann. Derm. Syph. (Paris) **3**, sér. **3**, 835—837 (1892). — DEPAOLI, M., ALBERTAZZI, F.: Contributo alla conoscenza del lichen sclero-atrófico. Minerva derm. **36**, 15—23 (1961). — Detroit Derm. Soc.: Lichen sclerosus et atrophicus. Arch. Derm. Syph. (Chic.) **73**, 611—612 (1956). — DITKOWSKY, S. P., FALK, A. B., BARKER, N., SCHAFFNER, M.: Lichen sclerosus et atrophicus in childhood. J. Dis. Child. **91**, 52—54 (1956). — EHRMANN, S., BRÜNAUER, ST. R.: Sclerodermie. In: Handbuch der Haut- und Geschlechtskrankheiten, Bd. VIII/2, 717—923, Hrsg. J. JADASSOHN. Berlin: Springer 1931. — EVERETT, M. A., COFFEY, C. M.: Intradermal administration of chloroquine for discoid lupus erythematosus and lichen sclerosus et atrophicus. Arch. Derm. Syph. (Chic.) **83**, 977—979 (1961). — FINNERUD, C. W., WOLFF, M. J.: „Lichen planus et atrophicus". Kraurosis vulvae? Arch. Derm. Syph. (Chic.) **31**, 142 (1935). — FISCHER, W.: Über eine dem Lichen sclerosus (Hallopeau) angenäherte Form der zirkumskripten Sklerodermie. Arch. Derm. Syph. (Berl.) **110**, 159—184 (1911). — FLANDIN, CH., FERRAND, M., RABEAU, H.: Formes localisées de sclerodermie. Bull. Soc. franç. Derm. Syph. **44**, 1729—1730 (1937). — FREUND, A.: Herdförmige Sklerodermie unter dem Bilde einer Kraurosis vulvae. Zbl. Haut- u. Geschl.-Kr. **37**, 312 (1931). — FREUND, F.: White spot disease mit Sklerodermie en plaques und Kraurosis vulvae. Hautarzt 1, 188 (1950). ~ Klin. Med. (Wien) **5**, 228 (1950). ~ White spot disease. Klin. Med. (Wien) **6**, 370 (1951). — FUHS, H.: Lichen sclerosus atrophicans. Derm. Wschr. **111**, 843—844 (1940a). ~ Kartenblattähnliche Sklerodermie (im Stadium der Atrophie). Derm. Wschr. **111**, 1010 (1940b). — GADE, M.: Lichen sclerosus et atrophicus of the vulva. Acta derm.-venereol. (Stockh.) **39**, 127 (1959). — GANS, O.: Histologie der Hautkrankheiten. 1. Bd. Berlin: Julius Springer 1925. — GANS, O., STEIGLEDER, G. K.: Histologie der Hautkrankheiten, 1. Bd., 2. Aufl. Berlin-Göttingen-Heidelberg: Springer 1955. — GARB, J., SIMS, CH. F.: Scleroderma with bullous lesions. Dermatologica (Basel) **119**, 341—359 (1959). — GEHRELS, P. E.: Die stenosierenden Genitalatrophien. 1. Mitt. Kraurosis vulvae. Z. Haut- u. Geschl.-Kr. **15**, 332—339 (1953). — GERTLER, W.: Generalisierte Weißfleckenkrankheit. Derm. Wschr. **141**, 438 (1960). — GINSBURG, L.: Circumscribed scleroderma or leukoplakia of the vulva in a child aged eight years. Arch. Derm. Syph. (Chic.) **39**, 903 (1939). — GMEINDER: Lichen sclerosus et atrophicans. Derm. Wschr. **148**, 213 (1963). — GONIN, R.: Lichen plan atrophique ou Weißfleckenkrankheit. Dermatologica (Basel) **91**, 125—137 (1945). — GORDON, H.: Diffuse scleroderma with case report and autopsy findings. Ann. intern. Med. **2**, 1309—1322 (1929). — GOTTRON, H. A.: Hautveränderungen bei Dermatomyositis. 8. int. Derm. Kongr. Kopenhagen 1930, 826, Kopenhagen 1931. — GOTTRON, H. A.: Lupus erythematodes der Vulva. Zbl. Haut- u. Geschl.-Kr. **61**, 322 (1939). — GOTTRON, H. A.: Kraurosis vulvae mit gleichzeitig bestehender White spot disease. Zbl. Hautkrankh. **58**, 243 (1938a) u. Derm. Wschr. **110**, 445 (1940). ~ Gleichzeitiges Vorhandensein von White spot disease und Kraurosis vulvae. Zbl. Haut- u. Geschl.-Kr. **58**, 409 (1938b). ~ Zur Dermatomyositis nebst Bemerkungen zur Poikilodermie. Derm. Wschr. **130**, 923—930 (1954). — GOTTSCHALK, H. R., COOPER, Z. K.: Lichen sclerosus et atrophicus with bullous lesions and extensive involvement. Arch. Derm. Syph. (Chic.) **55**, 433—440 (1947). — GOUGEROT, H.: Sclérodermies vulvo-vaginales. Arch. derm.-syph. (Paris) **5**, 227—230 (1933). — GOUGEROT, H.: Importance des sclérodermies dans plusieurs syndromes gétaux.... Ref. Ann. et Bull. Soc. franç. Derm. Syph. 8, sér. **5**, 251—252 (1945). — GOUGEROT, H., DUPERRAT, LE SOURD: L'éternelle discussion entre le lichen scléreux (porcelainé) et la sclérodermie en gouttes. Ann. et Bull. Soc. franç. Derm. Syph. 8. sér. **5**, 311 (1945). — GOUGEROT, H., HEWITT, J.: Nouveau cas de lichen porcelainé. Bull. Soc. franç. Derm. Syph. **58**, 43—44 (1951). — GREGORIO, E. DE: zit. nach KORTING u. GOTTRON. — GROH, H.: Sektionsbefunde bei progressiver Sklerodermie. Diss. Med., Würzburg 1952. — GRZYBOWSKI, M.: Über den sogenannten Lichen sclerosus. Arch. Derm. Syph. (Berl.) **175**, 222—231 (1937). — HALLOPEAU, H.: Lichen plan scléreux. Ann. Derm. Syph. (Paris) **20**, 447—449 (1889). — HALTER, K.: Circumscripte Sklerodermie en plaque in Kombination mit kartenblattähnlicher kleinfleckiger Sklerodermie. Zbl. Haut- u. Geschl.-Kr. **59**, 8—9 (1938). — HAMPEL, K. H.: Dermatomyositis. Zbl. Haut- u. Geschl.-Kr. **67**, 475—476 (1941). — HAMPEL: Lupus erythematodes subacutus. Zbl. Haut- u. Geschl.-Kr. **70**, 596 (1943). — HAUSER, W.: Atrophien. In: Dermatologie und Venerologie, Bd. II/2, 833—885, Hrsg. H. A. Gottron u. W. Schönfeld. Stuttgart: Thieme 1958. — HAUSER, W.: Lupus erythematodes. In: Dermatologie und Venerologie, Hrsg. H. A. GOTTRON u. W. SCHÖNFELD, Band II/1. Stuttgart: Thieme 1958. — HEKTOEN, L.: Diffuse scleroderma associated with chronic fibrous changes in the thyroid and great diminution in the amount of thyroidin;

increase in the chromophile cells and of the colloid in the Hypophysis. J. Amer. med. Ass. 28, 1240—1241 (1897). — Herrmann: Sclerodermia (circumscripta), am Genitale zum Bilde der Kraurosis führend. Zbl. Haut- u. Geschl.-Kr. 48, 102 (1934). — Höfs, W.: Weißfleckenkrankheit. Derm. Wschr. 141, 438—441 (1960). ~ Lichen sclerosus et atrophicus, Kraurosis vulvae und Balanitis xerotica obliterans. Derm. Wschr. 149, 217—231 (1964). — Höfs, W., Kühne, K. H.: Kraurosis vulvae (Lichen sklerosus et atrophicus der Vulva) im Kindesalter. Derm. Wschr. 151, 37—44 (1965). — Hofbauer: Lichen sclerosus. Z. Haut- und Geschlechtskrankheiten 70, 499 (1943). — Hoffmann, E.: Über einen mehrere Jahre hindurch beobachteten Fall von Lichen sclerosus. In: Neisser, A., u. Jacobi, E.: Ikonographie dermatologica, Fasc. 4, 153—157. Berlin: Urban & Schwarzenberg 1909. — Hunt, E.: Diseases affecting the vulva, 3. Aufl. St. Louis: C. V. Mosby 1948. — Hyman, A. B.: Disk. zu Boardman. — Ipsen, V.: Über die Beteiligung des äußeren weiblichen Genitales an den Hautmanifestationen bei Lichen sclerosus, Sklerodermie, Lupus erythematodes, Dermatomyositis und Sjögren-Syndrom. Diss. med. Göttingen 1966. — Jaeger, H., Delacretaz, J., Chapius, H.: Lichen sclerosus et atrophicus. Dermatologica (Basel) 110, 386 (1955). — Jamieson: zit. nach Miescher 1948. — Janovski, N. A., Ames, St.: Lichen sclerosus et atrophicus of the vulva, a poorly understood disease entity. Obstet. and Gynec. 22, 697—708 (1963). — Johnston, J. C., Sherwell, S.: White-spot disease. J. cutan. Dis. 21, 302—307 (1903). — Juliusberg, F.: Lichen ruber und Pityriasis rubra pilaris. In: Handbuch der Haut- und Geschlechtskrankheiten, Bd. VII/2, Hrsg. J. Jadassohn. Berlin: Springer 1931. — Keil, H.: The manifestations in the skin and mucous membranes in: Dermatomyositis with special reference to the differential diagnosis from systemic lupus erythematodes. Ann. intern. Med. 16, 828—870 (1942). — Ketron, L. W., Ellis, F. A.: Kraurosis vulvae (leucoplacia) and scleroderma circumscripta. Surg. Gynec. Obstet. 61, 635—650 (1935). ~ Kraurosis vulvae and white spot scleroderma. Arch. Derm. Syph. (Chic.) 39, 904 (1939). — Kindler, Th.: Lichen sclerosus et atrophicus in young subjects. Brit. J. Derm. 65, 269—297 (1953). — Klemperer, P., Pollak, A. D., Baehr, G.: Lupus erythematodes disseminatus. Arch. Path. 32, 569—631 (1941). — Klostermann, G. F., Marsch, A.: Kleinfleckige Sklerodermie mit bullöser Reaktion. Derm. Wschr. 148, 337 (1963). — Kogoj, Fr.: Lichen sclerosus (atrophicus) primitivus. Arch. Derm. Syph. (Berl.) 169, 465—469 (1934). ~ Über die Stellung des Lichen sclerosus im System. Arch. Derm. Syph. (Berl.) 173, 615—623 (1936). — Korting, G. W.: Sklerodermie und sklerodermieähnliche Erkrankungen. In: Dermatologie und Venerologie, Bd. II/2, Hrsg. H. A. Gottron u. W. Schönfeld. Stuttgart: Thieme 1958. — Korting, G. W., Gottron, E.: Sklerosen und Atrophien. Zbl. Haut- u. Geschl.-Kr. 84, 1—24 u. 113—139 (1953). — Kren, O.: Über Sklerodermie der Zunge und der Mundschleimhaut. Arch. Derm. Syph. (Berl.) 95, 163—222 (1909). — Kwiatkowski, St. L.: Lichen sclerosus. Arch. Derm. Syph. (Berl.) 171, 395—408 (1935). — Lambeau, P.: Lichen scléreux ou White spot disease. Arch. belges. Derm. 10, 81—83 (1954).— Laymon, C. W.: Lichen sclerosus et atrophicus in childhood. Arch. Derm. Syph. (Chic.) 52, 351—353 (1945). ~ Lichen sclerosus et atrophicus and related disorders. Arch. Derm. Syph. (Chic.) 64, 620—627 (1951). — Laymon, C. W., Balogh, C. J.: Lichen sclerosus et atrophicus. Arch. Derm. Syph. (Chic.) 77, 238 (1958). — Laymon, C. W., Freeman, C.: Relationship of balanitis xerotica obliterans to lichen sclerosus et atrophicus. Arch. Derm. Syph. (Chic.) 49, 57 (1944). — Lawrence, W. D.: Lichen sclerosus et atrophicus of the vulva. Obstet. and Gynec. 14, 65—67 (1959). — Lever, W. F.: Histopathology of the skin. 3. Aufl. London-Philadelphia: Pitman Medical Publishing u. J. B. Lippincott 1961. — Lewandowsky, F.: Die Tuberkulose der Haut. Berlin: Julius Springer 1916. — Lutz, W.: Lichen sclerosus — White spot disease — kartenblattähnliche und circumscripte Sklerodermie. Dermatologica (Basel) 92, 199—217 (1946). — Lutz, W., Wortmann, F.: Kartenblattförmige Sklerodermie. Dermatologica (Basel) 108, 452 (1954). — Lyon, E.: Das Sjögren-Syndrom. Med. Klin. 51, 133—137 (1956). — Madden, J. F.: Acute disseminated lupus erythematosus. Arch. Derm. Syph. (Chic.) 25, 854—875 (1932). ~ Kraurosis vulvae. Arch. Derm. Syph. (Chic.) 29, 442 (1934). ~ Kraurosis vulvae, Lichen sclerosus et atrophicus. Arch. Derm. Syph. (Chic.) 35, 1182—1183 (1937). ~ A case for Diagnosis (Lichen sclerosus et atrophicus? Kraurosis vulvae? Arch. Derm. Syph. (Chic.) 37, 720 (1938). — Marten, R. H., Blackburn, E. K.: Lupus erythematosus — clinical and hematological studies in 77 cases. Arch. Derm. Syph. (Chic.) 73, 1—14 (1956). — McAdams, A. J., Jr., Kistner, R. W.: The relationship of chronic vulvar disease, leukoplakia and carcinoma in situ to carcinoma of the vulva. Cancer (Philad.) 11, 740 (1958). — McCafferty, Wise: Lichenoid Scleroderma. Arch. Derm. Syph. (Chic.) 4, 131—132 (1921). — Memmert, H. P. W.: Schleimhautveränderungen bei Dermatomyositis. Diss. med., Berlin 1938. — Merklen, F. P., Moline, R., Mikol, C.: Lichen scléro-atrophique de la face interne des cuisses. Bull. Soc. franç. Derm. Syph. 65, 565—566 (1963). — Merten, J.: Beitrag zur Kraurosis vulvae. Diss. med. Breslau 1938, ref. Derm. Wschr. 111, 636 (1940). — Micholski, L.: zit. nach Korting und Gottron. — Miescher, G.: Weißfleckenkrankheit. Arch. Derm. Syph. (Berl.) 171, 419—429

(1935). ~ Über die Beziehung der Weißfleckenkrankheit zur weißfleckigen Sklerodermie. Dermatologica (Basel) 97, Suppl. 75—81 (1948). — MIESCHER, P. A., McCLUSKEY, R. T., ROTHFIELD, N. F., MIESCHER, A.: Der viscerale Lupus erythematodes. In: JADASSOHN, J., Handbuch der Haut- und Geschlechtskrankheiten, Ergänzungswerk, Hrsg. A. MARCHIONINI, Bd. II/2, Hrsg. G. MIESCHER u. H. STORCK. Berlin-Heidelberg-New York: Springer 1965. — MILIAN, G.: Lichen plan atrophique ou mieux leucodermie atrophique ponctuée. Bull. Soc. franç. Derm. Syph. 20, 279—284 (1909). — MILLER, R. F.: Lichen sclerosus et atrophicus with oral involvement. Arch. Derm. Syph. (Chic.) 76, 43—55 (1957). — MONACELLI, M.: Su alcuni casi detto lichen sclerosus e sui rapporti di questo con gli stati craurotici della vulva. G. ital. Derm. 75, 1419 (1934). — MONACELLI, M.: zit. nach LUTZ. — MONTGOMERY, H.: zit. nach PASCHER. — MONTGOMERY, H., HILL, W. R.: Lichen sclerosus et atrophicus. Arch. Derm. Syph. (Chic.) 42, 755—779 (1940). — MUSGER, A.: Zur Frage der Weißfleckenkrankheit. Arch. Derm. Syph. (Berl.) 174, 76—83 (1936). — NAVARRO-MARTIN, A., MARURI, C. A.: Über die progressiv atrophischen Prozesse der Glans und des Praeputium (Kraurosis penis, Balanitis xerotica obliterans). Ref. Zbl. Haut- u. Geschl.-Kr. 66, 54 (1941). — NOMLAND, R.: Lichen sclerosus et atrophicus (Hallopeau) and related cutaneous atrophies. Arch. Derm. Syph. (Chic.) 21, 575—594 (1930). — OBERFIELD, R. A.: Lichen sclerosus et atrophicus and kraurosis vulvae — are they the same disease? Arch. Derm. Syph. (Chic.) 83, 806—815 (1961). — OPPENHEIM: Kraurosis vulvae mit Sklerodermie und Weiß-fleckenkrankheit am Stamm. Zbl. Haut- u. Geschl.-Kr. 54, 483 (1937). ~ Sclerodermia circumscripta disseminata mit craurosisähnlichen Zuständen des Genitales und Sklerodermie der Vagina. Zbl. Haut- u. Geschl.-Kr. 57, 652—653 (1938). — PASCHER, F.: Lupus erythematodes discoides. In: JADASSOHN, J.: Handbuch der Haut- und Geschlechtskrankheiten, Ergänzungswerk, Hrsg. A. MARCHIONINI, Bd. II/2, Hrsg. G. MIESCHER u. H. STORCK. Berlin-Heidelberg-New York: Springer 1965. — PASCHER, F.: Disk. zu BOARDMAN. — PAUTRIER, L. M., WORINGER, FR.: White spot disease associé à des lesions de „kraurosis vulvae". Bull. Soc. franç. Derm. Syph. 44, 232—237 (1937). — PAUTRIER u. FAGE: zit. nach GANS u. STEIGLEDER. — PAWLOW: zit. nach ZOON. — PINCELLI, L., TAGLIAVINI, R.: Il lichen sclerosoatrofico. Richerche e conziderazioni a tre casi clinici. Arch. ital. Derm. 27, 337—352 (1955). — PIPER, H. G.: Lichen sclerosus et atrophicus partim bullosus. Derm. Wschr. 143, 137—144 (1961). — POLANO, M. K.: Sclerodermia circumscripta. Derm. Wschr. 112, 401 (1941). — POST, CH., F.: Lichen sclerosus et atrophicus. Arch. Derm. Syph. (Chic.) 82, 128. (1960). — PRINCIPS, S.: zit. nach IPSEN. — PRUNIÉRAS, M., MONTGOMERY, H.: Histopathology of cutaneous lesions in systemic lupus erythematosus. Arch. Derm. Syph. (Chic.) 74, 177—190 (1956). — RAUCH, S.: Die Speicheldrüsen des Menschen. Anatomie, Physiologie und klinische Pathologie. Stuttgart: Thieme 1959. — RESL, V.: Lichen sclerosus et atrophicus. Zbl. Haut- u. Geschl.-Kr. 61, 669 (1939). — RIECKE, E.: Zur Kenntnis der Weißfleckenkrankheit. Arch. Derm. Syph. (Berl.) 99, 181—206 (1910). — RITZENFELD, P.: Sjögrensches Syndrom mit ausgedehnten Hauterscheinungen. Arch. klin. exp. Derm. 215, 279—286 (1962/63). — ROHE, R.: Progressive Sklerodermie. Diss. Med., Würzburg 1951. — ROTHMAN, ST.: Lichen sclerosus et atrophicus. Arch. Derm. Syph. (Chic.) 81, 288 (1960). — ROUX, J., RABUT, M.: Kraurosis vulvae ou sclérodermie localisée. Bull. Soc. franç. Derm. Syph. 54, 183—184 (1947). — RUBISZ-BRZEZINSKA, J.: Lichen sclerosus et atrophicus. Przegl. derm. 5, 383—390 (1955). — SCHANDELMAIER, F.: Lichen sclerosus et atrophicus. Derm. Wschr. 147, 447 (1963). — SCHMIDT: Kartenblattähnliche, kleinfleckige circumscripte Sklerodermie, an White spot disease erinnernd. Derm. Wschr. 146, 381 (1962). — SCHOCH, E. P., Jr., McCUISTON, C. H.: Diagnostic and therapeutic errors in certain dermatoses of the vulva. J. Amer. med. Ass. 157, 1102 (1955). — SCHUBERT, M.: Zur Kenntnis des Lichen sclerosus atrophicans (Weißfleckenkrankheit). Derm. Wschr. 103, 1653—1662 (1936). — SCHUERMANN, H.: Zur Kenntnis und Pathogenese der Dermatomyositis (Polymyositis). Arch. Derm.Syph. (Berl.) 178, 414—468 (1939). ~ Zur Kenntnis der Dermatomyositis. Arch. Derm. Syph. (Berl.) 190, 284—306 (1950). — SCHUERMANN, H.: Progressive Sklerodermie, Dermatomyositis, Lupus erythematodes acutus. In: Fortschr. prakt. Derm. Ven., Hrsg. A. MARCHIONINI. Berlin-Göttingen-Heidelberg: Springer 1952. — SCHUERMANN, H., GREITHER, A., HORNSTEIN, O.: Krankheiten der Mundschleimhaut und der Lippen. 3. Aufl. München-Berlin-Wien: Urban & Schwarzenberg 1966. — SCHUERMANN, H., HORNSTEIN, O.: Dermatomyositis (Polymyositis). In: Dermatologie und Venerologie, Bd. II/1. Hrsg. H. A. Gottron u. W. Schönfeld. Stuttgart: Thieme 1958. — SCHUMANN, G.: zit. nach KORTING u. GOTTRON. — SCHWARZ, L.: Lichen albus (Zumbusch), Lichen planus sclerosus et atrophicus (Hallopeau). Klin. Med. (Wien) 1951, 89. — SENEAR, F. E.: Lichen sclerosus et atrophicans. Arch. Derm. Syph. (Chic.) 58, 540 (1948). — SEVILLE, R. H.: Dermatomyositis and lichen sclerosus et atrophicus. Brit. J. Derm. 76, 151 (1964).— SHEARN, M. A.: Sjögren-Syndrom in association with scleroderma. Ann. intern. Med. 52, 1352—1362 (1960). — SIMS, C. F.: zit. nach PASCHER. — STEIGLEDER, G. K.: Die Präcancerosen in moderner Sicht. Hautarzt 14, 87—94 (1963). — STEIGLEDER, G. K., RAAB, W. P.:

Lichen sclerosus et atrophicus. Arch. Derm. Syph. (Chic.) 84, 219—226 (1961). — Stoughton, R., Wells, G.: Histochemical Study on Polysaccharides in normal and diseased Skin. J. invest. Derm. 14, 37—51 (1950). — Stowers: zit. nach Fischer. — Streitmann, B.: Lichen sclerosus und Vulvaatrophie. Arch. Derm. Syph. (Berl.) 198, 199—220 (1954). — Stüttgen, G.: Lichen ruber und Pityriasis rubra pilaris. In: Jadassohn, J., Handbuch der Haut- und Geschlechtskrankheiten, Ergänzungswerk, Bd. III/1, Hrsg. H. A. Gottron. Berlin-Göttingen-Heidelberg: Springer 1963. — Svendsen, I. B.: Lichen sclerosus und Vulvaatrophie. Acta derm.-venereol. (Stockh.) 34, 321—327 (1954). — Szper, G.: Kraurosis vulvae, Leukoplakia et Lichen sclerosus vulvae, Lichen ruber buccalis. Zbl. Haut- u. Geschl.-Kr. 58, 612 (1938). — Szodoray, L.: Kraurosis vulvae mit gleichzeitiger Weißfleckenkrankheit. Zbl. Haut- u. Geschl.-Kr. 62, 450 (1939) u. Derm. Wschr. 108, 738 (1939). ~ Kraurosis vulvae mit white spot disease. Orv. Hetil 1939, 836—838 (ungarisch), ref. Zbl. Haut- u. Geschl.-Kr. 64, 284 (1940). — Templeton, H. J.: Localized scleroderma with bullae. Arch. Derm. Syph. (Chic.) 43, 361—365 (1941). — Thiers, H.: Syndrome de siccité des muqueuses de Gougerot Sjogren et son traitment vitaminique. — Tipping, D. R.: Lichen sclerosus et atrophicus Trans. St John's Hosp. derm. Soc. (Lond.) 39, 74 (1957). — Tonkes, E.: Lupus erythematodes vulvae. Ned. T. Verlosk. 45, 236—242 (1942). — Umansky, M.: Disk. zu Boardman. — Unna, P. G.: Die Histologie der Hautkrankheiten. In: Lehrbuch der speziellen pathologischen Anatomie, 8. Lfg., Erg.-Bd., II. Teil, Hrsg. J. Orth. Berlin: Hirschwald 1894. — Veiel, F.: Lupus erythematodes (Cazenave). In: Handbuch der Haut- und Geschlechtskrankheiten, Hrsg. J. Jadassohn, Bd. X/2. Berlin: Julius Springer 1931. — Vignolo-Lutati, K.: Beitrag zum Studium der Sclerodermia circumscripta. Derm. Z. 19, 592—609 (1912). — Wallace, E. G., Nomland, R.: Lichen sclerosus et atrophicus of the vulva. Arch. Derm. Syph. (Chic.) 57, 240—254, (1948). — Wallace, H. J., Whimster, I. W.: Vulva atrophy and leukoplakia. Brit. J. Derm. 63, 241—257 (1951). — Weidman: zit. nach Gans u. Steigleder. — Weill, J. P.: Notes sur le syndrome de Gougerot-Sjögren-Houwer ou syndrome des muqueuses sèches. Acta gastro-ent. belg. 20, 822—836 (1957). — Welton, D. G., Nowlin, P.: Balanitis xerotica obliterans. Arch. Derm. Syph. (Chic.) 59, 636—643 (1949). — Westberg, F.: Ein Fall von mit weißen Flecken einhergehender, bisher nicht bekannter Dermatose. Mh. prakt. Derm. 33, 355—362 (1901). — Wolewitsch, R.: Ein Fall von universeller progredienter Sklerodermie mit Sklerodaktylie. Zbl. Haut- u. Geschl.-Kr. 51, 340—341 (1935). — Zierz, P., Kantner, M.: Neurohistologische Veränderungen beim Lichen sclerosus atrophicans. Derm. Wschr. 138, 1145—1151 (1958). ~ Histologische Veränderungen beim Lichen sclerosus atrophicans unter der Behandlung mit Resochin. Acta neuroveg. (Wien) 21, 215—226 (1960). — Zoon, J. J.: White spot disease. Arch. belges. Derm. 8, 335—342 (1952/53). — Zubiri-Vidal, A.: White spot disease. Ref. Zbl. Haut- u Geschl.-Kr. 77, 235 (1951). — Zumbusch, L. Ritter von: Über Lichen albus, eine bisher unbeschriebene Erkrankung. Arch. Derm. Syph. (Berl.) 82, 339—349 (1906).

XVI. Pigmentanomalien

Breathnach, A. S.: Melanocyte distribution in forearm epidermis of freckled human subjects. J. invest. Derm. 29, 253—261 (1957). ~ Observations on tyrosinase activity in melanocytes of freckled human epidermis. J. invest. Derm. 30, 153—158 (1958). — Darier, J., Civatte, A., Tzanck, A.: Dermatologie, 2. Aufl. dtsch. Übersetzung. Bern: Huber 1949. — Grüneberg, Th.: Pigmentanomalien. In: Lehrbuch der Haut- und Geschlechtskrankheiten, begr. v. E. Riecke, Hrsg. H. G. Bode u. G. W. Korting, 9. Aufl. Stuttgart: Fischer 1962. — Horstmann, E.: Anatomie der Haut und ihrer Anhangsorgane. In: Dermatologie und Venerologie. Hrsg. H. A. Gottron u. W. Schönfeld, Bd. I/1. Stuttgart: Thieme 1961. — Kehrer, E.: Die Vulva und ihre Erkrankungen. In: Veit, J., Handbuch der Gynäkologie, 3. Aufl., Hrsg. W. Stoeckel, Bd. V/1. München: Bergmann 1929. — Kimmig, J., Wehrmann, R.: Biochemie der Haut. In: Dermatologie und Venerologie, Hrsg. H. A. Gottron u. W. Schönfeld, Bd. I/2. Stuttgart: Thieme 1962. — Klostermann, G. F.: Melaninflecke besonderer Anordnung: ein diagnostischer Hinweis auf Polyposis. Das Peutzsche Syndrom. Dtsch. med. Wschr. 81, 631—632 (1956). — Niebauer, G.: Dendritic cells of human skin. Basel-New York: Karger 1968. — Starck, D.: Herkunft und Entwicklung der Pigmentzellen. In: Jadassohn, J., Handbuch der Haut- und Geschlechtskrankheiten, Ergänzungswerk, Hrsg. A. Marchionini, Bd. I/2, Hrsg. O. Gans u. K. G. Steigleder. Berlin-Göttingen-Heidelberg-New York: Springer 1964. — Steigleder, G. K.: Allgemeine Pathologie der Haut. In: Dermatologie und Venerologie, Hrsg. H. A. Gottron u. W. Schönfeld, Bd. I/1. Stuttgart: Thieme 1961.

XVII. Erkrankungen des Follikels und der Haare

Bandmann, H. J., Bosse, K.: Histologie und Anatomie des Haarfollikels im Verlauf des Haarcyclus. Arch. klin. exp. Derm. 227, 390—409 (1965). — Beare, J. M.: Brit. J. Derm. 64, 366 (1952). — Bosse, K.: Vergleichende Untersuchungen zur Physiologie und Pathologie des Haarwechsels unter besonderer Berücksichtigung seiner Synchronisation, I.—VII.

Mitteilung. Hautarzt **17**, 541—546 (1966), **18**, 35—41, 118—121; 180—183, 218—224 u. 274—283 (1967). — BRAUN-FALCO, O.: Mucophanerosis intrafollicularis et seboglandularis. Derm. Wschr. **136**, 1289—1303 (1957). ~ Dynamik des normalen und pathologischen Haarwachstums. Arch. klin. exp. Derm. **227**, 419—452 (1965). — CAJKOVAC, S.: Zur Frage der Morphologie und Pathogenese der Trichonodosis. Liječn. Vjesn. **61**, 471—472 u. dtsch. Zusammenfass. 517 (1939), ref. Zbl. Haut- u. Geschl.-Kr. **64**, 218 (1940). — CURBAN, G. V.: Trichoptilosis due to trichomycosis palmellina pubiana. Arch. Derm. Syph. (Chic.) **61**, 323—324 (1950). — FREUND, F.: Mucinosis follicularis. Ein Beitrag zur Klinik und Histologie. Hautarzt **11**, 487—496 (1960). — FRIEDERICH, H. C.: Erkrankungen der Haare und des Haarbodens beim Menschen. In: Dermatologie und Venerologie, Hrsg. H. A. GOTTRON u. W. SCHÖNFELD, Bd. III/2. Stuttgart: Thieme 1959 — FRIEDERICH, H. C., SEITZ: Zit. nach FRIEDERICH. — GALEWSKY, E.: Erkrankungen der Haare und des Haarbodens. In: Handbuch der Haut- und Geschlechtskrankheiten, Hrsg. J. JADASSOHN, Bd. XIII/1. Berlin: Springer 1932. — HERTEL, F.: Über eine weitere Rollhaarzyste des Menschen und eine Mitteilung über die bereits publizierten Fälle. Derm. Wschr. **134**, 965—968 (1956). — HIRSCHBOECK, J. S., MADISON, F. W., PISCIOTTA, A. V.: Am J. med. Sci. **227**, 279 (1954). — HOFFMANN, E.: Haarcyste des Menschen und Schrotausschlag des Schweines. V. Internat. Dermatologen-Kongr., Berlin 1904, Bd. II/1, zit. nach RICHTER. — HOFFMANN, E., HOCHSTETTER, B.: Über eine Rollhaarcyste des Menschen nebst Bemerkungen zum Schrotausschlag des Schweines. Derm. Z. **20**, 857—890 (1913). — DE KEYSER: Zit. nach FRIEDERICH. — KISLICENKO, L.: Beitrag zur Kenntnis der Spindelhaare (Monilethrix). Derm. Wschr. **108**, 516—523 (1939). — KOCH, W.: Gemeinsames Auftreten von Schüsselbildung an den Nägeln und Haarveränderungen. Zbl. Haut- u. Geschl.-Kr. **62**, 10 (1939). — MAHRIE, G., ORFANOS, C.: Haar und Haaroberflche. Hautarzt **22**, 113—120 (1971) — MCARTHUR: Zit. nach FRIEDERICH. — NÖDL, F.: Persönliche Mitteilung. — NOUSSITOU, F. M.: Trichonodosis. Rev. argent. Dermatosif. **33**, 123—124 (1949), ref. Zbl. Haut- u. Geschl.-Kr. **76**, 267 (1951). — PINETTI, P.: Contributo allo studio dell'aplasia moniliforme. G. ital. Derm. Sif. **75**, 1249 (1934). — PINKUS, H.: Alopecia mucinosa. Arch. Derm. Syph. (Chicago) **76**, 419—426 (1957). — POLEMANN, G.: Zur Frage der Toxizität der Thioglykolsäure bei der Anwendung von (Heim-)Kaltdauerwellen-Lösungen. Med. Klin. **45**, 266—269 (1950). — RABUT, R.: A propos de 3 cas de trichorrhexie nodeuse circonscrite: le rôle du grattage. Bull. Soc. franc. Derm. Syph. **58**, 563—564 (1951). — RAYMOND, P.: Recherches sur la trichorrhesis nodosa. Ann. Derm. Syph. (Paris) **3**, sér. 2, 568—582 (1891). — RICHTER, R.: Die Haare. In: JADASSOHN, J.: Handbuch der Haut- und Geschlechtskrankheiten, Ergänzungswerk, Hrsg. A. MARCHIONINI, Bd. I/3, Hrsg. A. MARCHIONINI u. H. W. SPIER. Berlin-Göttingen-Heidelberg: Springer 1963. — RONCHESE, F.: Pili torti (Twisted hairs). Arch. Derm. Syph. (Chic.) **26**, 98—109 (1932). ~ Twisted hairs (pili torti). Report of two cases in the same family. Urol. cutan. Rev. **37**, 549 (1933). — SOFOTEROFF, S.: Das Haar als Ursache von Neuralgien. Zbl. Chir. **55**, 841—842 (1928). — TOURAINE, A.: Affections congénitales du cuir chevelu et de cheveux. In: Affections de la chevelure et du cuir chevelu. Hrsg. A. DESAUX. Paris: Masson 1953. — TOURAINE, A., BAILLET, P.: Zit. nach FRIEDERICH. — TOURAINE, A., CLERFEUILLE, G.: Les diverses variétés de trichorhexie noueuse. Bull. Soc. franç. Derm. Syph. **45**, 636—640 (1938). — ULLMO, A.: Un nouveau type d'agénésie et de dystrophie pilaise familiale et héreditaire. Dermatologica (Basel) **90**, 75—80 (1944). — ZAUN, H.: Histologie, Histochemie und Wachstumsdynamik des Haarfollikels. In JADASSOHN, J.: Handbuch der Haut- und Geschlechtskrankheiten, Ergänzungswerk, Hrsg. A. MARCHIONINI, Bd. I/1. Berlin-Göttingen-Heidelberg: Springer 1968.

XVIII. Haut-Schleimhautveränderungen durch Ablagerung von Stoffwechselprodukten

ALTHAUSEN, T. L., DOIG, R. K., WEIDEN, S., MOTTERAM, R., MOORE, R.: Hemochromatosis. Arch. intern. Med. **88**, 553—570 (1951). — ALTMAN, J., WINKELMANN, R. K.: Xanthoma disseminatum. Arch. Derm. Syph. (Chic.) **86**, 582—596 (1962). — BATSON, R., SHAPIRO, J., CHRISTIE, A., RILLEY jr., H. D.: Acute nonlipid disseminated reticoloendotheliosis. Amer. J. Dis. Child. **90**, 323 (1955). — BOURLOND, A.: Un cas de xanthomatose disseminée normocholesterolemique. Bull. Soc. franç. Derm. Syph. **69**, 498 (1962). — BRAUN, W., WEYBRECHT, H.: Beitrag zur Klinik und Pathogenese der Hyalinose cutis et mucosae. Arch. Derm. Syph. (Berl.) **194**, 538—553 (1952). — BRAUN-FALCO, O., BRAUN-FALCO, F.: Zum Syndrom „Diabetes insipidus und disseminierte Xanthome". Z. Laryng. Rhinol. **36**, 378 (1957). — CAMPBELL, A. B.: Lipoid-proteinosis (Urbach-Wiethe). U. S. nav. med. Bull. **52**, 669 (1944). — CHESTER, W., KUGLE, V. H.: Lipoidgranulomatosis (Type Hand-Schüller-Christian). Arch. Path. **14**, 595 (1932). — COOLEY: Zit. nach RUKAVINA u. Mitarb.: Medicine (Baltimore) **35**, 239 (1956). — CROCKER, A. C.: Skin xanthomas in childhood. Pediatrics 8, 573 (1951). — CROCKER, A. C., FARBER, S.: Niemann-Pick disease: a review of eighteen patients. Medicine (Baltimore) **37**, 1 (1958). — CURTIS, A. C., CAWLEY, E. P.: Eosinophilic granuloma of bone with cutaneous manifestations. Arch. Derm. Syph. (Chic.) **55**, 810 (1947). —

DALTON, J. E., SEIDELL, M. A.: Studies on lichen myxoedematosus (papular mucinosis). Arch. Derm. Syph. (Chic.) **67**, 194—209 (1953). — DUPERRAT, B.: L'angiokeratome diffus de Fabry (angiokeratoma corporis diffusum). Presse méd. **67**, 1814 (1959). — DUPERRAT, B., u. RAPPORTE: Granulome eosinophile de la vulve avec longue précession de diabète insipide, Bull. Soc. franç. Derm. Syph. **66**, 538 (1959). — DUPERRAT, B., VAN UT, N., HUY, N.: Xanthomes-lentigos disséminées juveniles avec diabète insipide et hyperlipidémie. Dermatologica (Basel) **119**, 328 (1959). — EPSTEIN, N. N.: Scleredema adultorum (Buschke). J. Amer. med. Ass. **99**, 820 (1932). — FINCH, S. C., FINCH, C. A.: Idiopathic hemochromatosis, an iron storage disease. Medicine (Baltimore) **34**, 381—430 (1955). — FINNEY, W. P., MONTGOMERY, H., NEW, G. B.: Xanthoma multiplex: Two cases involving the larynx and trachea and associated with diabetes insipidus. J. Amer. med. Ass. **99**, 1071 (1932). — FISHER, A. A.: Hemochromatosis. Arch. Derm. Syph. (Chic.) **66**, 127—130 (1952). — GERSTEL, G.: Über atypische Lokalisation des Amyloids, insbesondere über die Makroglossia amyloides diffusa. Virchows Arch. path. Anat. **283**, 466 (1932). — GLANZMANN, E.: Infektiöse Reticuloendotheliose (Abt-Letterer-Siwesche Krankheit) und ihre Beziehungen zum Morbus Schüller-Christian. Ann. paediat. (Basel) **155**, 1 (1940). — GOTTRON, H.: Systematisierte Haut-Muskel-Amyloidose unter dem Bilde eines Skleroderma amyloidosum. Arch. Derm. Syph. (Berl.) **166**, 584—615 (1932). — GOTTRON, H. A.: Schüller-Christiansche Krankheit. Z. Haut- u. Geschl.-Kr. **59**, 1 (1938). ~ Zur Kenntnis und Pathogenese der Dermatitis atrophicans lipoides diabetica bzw. Necrobiosis lipoidica diabetica. Med. Klin. **34**, 145 (1938). ~ Schüller-Christiansche Krankheit unter besonderer Berücksichtigung der Hautveränderungen. Arch. Derm. Syph. (Berl.) **182**, 691 (1942). — GOUGEROT, H., CARTEAUD, A.: Myxoèdeme lichénoide. Bull. Soc. franç. Derm. Syph. **40**, 732—733 (1933). — GOUGEROT, H., CARTEAUD, A., ELIASCHEFF, O.: Myxoèdeme atypique lichénoide de Kreibich. Arch. derm. syph. (Paris) **6**, 59—69 (1934). — GRAYZELL, D. M., LEDERER, M.: Metastatic calcification. Arch. intern. Med. **64**, 136 (1939). — GROOT, W. P., DE: Thesaurismosis Ruiter-Pompen-Wyers-Kühnau. Dermatologica (Basel) **114**, 46 (1957). ~ Angiokeratoma corporis diffusum Fabry. Dermatologica (Basel) **128**, 321—349 (1964). — HEDINGER, C.: Zur Pathologie der Hämochromatose. Hämochromatose als Syndrom. Helv. med. Acta **20**, suppl. **32** (1953). — HERRMANN, F., NATHAN, E.: Zur Frage der Xanthomgenese. Arch. Derm. Syph. (Berl.) **152**, 575—601 (1926). — HOUSTON, J. C., THOMPSON, H. S.: The diagnostic value of serum iron studies in hemochromatosis. Quart. J. Med. **21**, 215 (1952). — JAUSION, H., ROUSSEL, A., BELLALOUNA, A.: Curieuse evolution d'une xanthomatose eruptive, avec diabète insipide. Bull. Soc. franç. Derm. Syph. **61**, 469—473 (1954). — JOULIA, P., LE COULANT, P., TEXIER, L., DAVID-CHAUSSÉ, J.: Un cas d'amyloidose primaire systématisée. Bull. Soc. franç. Derm. Syph. **58**, 245—249 (1951). — JZAKI, M., HORIUKI, T., HOZAKI, H.: Lipoidosis cutis et mucosae. Keio J. Med. **3**, 163 (1954). — KATZENELLENBOGEN, J., UNGAR, H.: Lipoid proteinosis. Dermatologica (Basel) **115**, 23—35 (1957). — KIERLAND, R. B., EPSTEIN, J. G., WEBER, W. E.: Eosinophilic granuloma of skin and mucos membranes. Arch. Derm. Syph. (Chic.) **75**, 45—54 (1957). — KIRCHNER, W.: Sklerödem (Buschke) bei einem Kleinkinde. Arch. Kinderheilk. **141**, 148 (1951). — LAMB, J. H., LAIN, E. S.: Nevoxantho-endotheliom. Its relation to juvenile xanthoma. Sth. med. J. (Bgham, Ala.) **30**, 585 (1937). — LANE, C. G., SMITH, M. W.: Cutaneous manifestations of chronic (idiopathic) lipoidosis (Hand-Schüller-Christian disease). Arch. Derm. Syph. (Chic.) **39**, 617 (1939). — LAVETTE, W.: Hand-Schüller-Christian disease with xanthoma disseminatum. Arch. Derm. Syph. (Chic.) **77**, 360—361 (1958). — LAWRENCE, R. D.: Hemochromatosis in three families and in a woman. Lancet **1949 I**, 736. — LAYMON, C. W., SEVENANTS, J. J.: Systemic reticuloendothelial granuloma. Arch. Derm. Syph. (Chic.) **57**, 873—890 (1948). — LEINWAND, J.: Generalized scleredema. Report with autopsy findings. Ann. intern. Med. **34**, 226 (1951). — LEVER, W. F.: Ablagerungskrankheiten körpereigener Stoffwechselprodukte. In: Handbuch der Haut- und Geschlechtskrankheiten, J. JADASSOHN, Erg.-Werk, Hrsg. A. MARCHIONINI, Bd. III/1, Hrsg. H. A. GOTTRON. Berlin-Göttingen-Heidelberg: Springer 1963. — LEVER, W. F., LEEPER, R. W.: Eosinophilic granuloma of the skin. Arch. Derm. Syph. (Chic.) **62**, 85—96 (1950). — LÖHR, K., RHEINWEIN, H.: Konkordantes Auftreten von Lebercirrhose und Diabetes mellitus (Hämochromatose) bei eineiigen Zwillingen. Dtsch. Arch. klin. Med. **200**, 53—66 (1952). — LUBARSCH, O.: Zur Kenntnis ungewöhnlicher Amyloidablagerungen. Virchows Arch. Path. Anat. **271**, 367 (1929). — MARCUS, M. D., WOLLDBRIDGE, W. E.: Poikilodermatomyositis. Arch. Derm. Syph. (Chic.) **62**, 131—137 (1950). — McCULLOUGH, N. B.: Eosinophilic granuloma with multiple osseous and soft tissue lesions in an adult. Arch. intern. Med. **88**, 243 (1951). — McGRAW, A. B.: Juvenile xanthoma multiplex. Amer. J. Cancer **18**, 345 (1933). — McKAY, D. G., STREET, R. B., BENIRSCHKE, K., DUNCAN, C. J.: Eosinophilic granuloma of the vulva. Surg. Gynec. Obstet. **96**, 437 (1953). — MISSMAHL, H. P.: Erbbedingte generalisierte Amyloidosen. Dtsch. med. Wschr. **89**, 709—712 (1964). ~ Diagnose der generalisierten Amyloidosen. Dtsch. med. Wschr. **90**, 394—396 (1965). — MONTGOMERY, H., KENNEDY, R. L. J.: Eosinophilic granuloma. Proc. 11th int. Congr.

Dermat. Stockholm 1957, 2. — MORGAN, A. D., McLAGAN, N. F.: Renal disease in hyperparathyroidism. Amer. J. Path. **30**, 1141 (1954). — NÖDL, F.: Systematisierte Haut-Muskel-Amyloidose. Arch. Derm. Syph. (Berl.) **198**, 319—332 (1954). — NÖDL, F., ZAUN, H.: Zur Klinik und Histologie der systematisierten Haut-Muskel-Paramyloidose. Arch. klin. exp. Derm. **220**, 393—416 (1964). — NOMLAND, R.: Nevoxantho-endothelioma. J. invest. Derm. **22**, 207 (1954). — PANJA, G., CHAUNDHURI, S. N.: A granuloma of the skin resembling histiocytoma cutis. Arch. Derm. Syph. (Chic.) **77**, 651—655 (1958). — PER, M. J., ROSSIANSKY, N. L.: Ein Beitrag zur Frage des atypischen tuberösen Myxödems (JADASSOHN-DÖSSEKKER). Arch. Derm. Syph. (Berl.) **156**, 320—330 (1928). — PLATT, R., OWEN, T. K.: Renal dwarfism associated with calcification of arteries and skin. Lancet **1934 II**, 135. — POLANO, M. K.: Die Xanthelasmatosen der Haut. Arch. Derm. Syph. (Berl.) **181**, 139—172 (1941). — PREINFALK, H.: Über Beteiligung des äußeren Genitale an den Hautmanifestationen von Ablagerungskrankheiten körpereigener Stoffwechselprodukte. Diss. Med. Göttingen 1967. — RUCK, D. M.: Cutaneous manifestations of Letterer-Siwe's disease. Arch. Derm. Syph. (Chic.) **75**, 88—95 (1957). — SAPPINGTON, S. W., DAVIS, J. H., HORNEFF, J. A.: Primary amyloidosis of the lungs. J. Lab. clin. Med. **27**, 822 (1942). — SCHNEIDER, W., MISSMAHL, H. P.: Lichen amyloidosus als Beispiel der perikollagenen, primären, hautbeschränkten und vorwiegend umschriebenen Amyloidose. Arch. klin. exp. Derm. **224**, 235—247 (1966). — SOFFER, L. J., COHN, C.: Primary and secondary hyperparathyroidism. Arch. intern. Med. **71**, 630 (1943). — Staff of Detroit Receiving Hospital: Papular mucinosis. Arch. Derm. Syph. (Chic.) **71**, 543 (1955). — STRANDBERG, J.: Haut und innere Sekretion. In: Handbuch der Haut- und Geschlechtkrankheiten, Hrsg. J. JADASSOHN, Bd. III. Berlin: Springer 1929. — SWEITZER, S. E., LAYMON, C. W.: Letterer-Siwe disease. Arch. Derm. Syph. (Chic.) **59**, 549—559 (1949). — URBACH, E., WIETHE, C.: Lipoidosis cutis et mucosae. Virchows Arch. path. Anat. **273**, 285 (1929). — VALEE, B. L.: Scleredema: a systemic disease. New. Engl. J. Med. **235**, 207 (1940). — VANDERKERCKHOVE, M.: Xanthome und Xanthomatosis der Haut. Belg. T. Geneesk. **19**, 777 (1963). — VILANOVA, X., MORAGAS, J. M.: Manifestaciones cutaneas de la histiocitosis X de evolution aguda (Letterer-Siwe). Rev. clin. esp. **86**, 80 (1962). — WALDEYER, L.: Heilung einer Hand-Schüller-Christianschen Erkrankung der Portio und Scheide. Zbl. Gynäk. **83**, 914 (1961). — WALLGREN, A.: Systematic reticuloendothelial granuloma. Amer. J. Dis. Child. **60**, 471 (1940). — WIGLEY, J. E. M., HUNTER, D.: Calcinosis in a case of chronic nephritis with secondary hyperparathyroidism. Proc. roy. Soc. Med. **38**, 141 (1945). — WINTER, G. F.: Heilung einer Hand-Schüller-Christianschen Erkrankung der Portio und Scheide. Zbl. Gynäk. **80**, 11 (1958). — WOLFRAM, S.: Lokale tumorförmige Amyloidose der Haut bei atypisch generalisierter (systematisierter) Amyloidose. Arch. Derm. Syph. (Berl.) **184**, 289 (1943). — WORINGER, F.: Granulome eosinophilique de la vulve. Bull. Soc. franç. Derm. Syph. **66**, 375—377 (1959).

Die venerischen Erkrankungen der Vulva

Von

G. F. KLOSTERMANN, Göttingen

Mit 6 Abbildungen

I. Syphilis

Bei Besprechung der Syphillis folgen wir der üblichen Stadieneinteilung in primäre, sekundäre und tertiäre Syphilis.

In diesem Handbuch Bd VI/3 sind die Genitalveränderungen der Syphilis aller drei Stadien bereits abgehandelt, soweit sie das männliche Genitale betreffen. Auf diese Darstellung kann hier Bezug genommen werden. Für die Vulva hat KEHRER die Veränderungen 1929 dargestellt. Ausführlicher ist die Gesamtdarstellung der Syphilis im Jadassohnschen Handbuch der Haut- u. Geschlechtskrankheiten von 1930 mit den hier interessierenden Beiträgen von KOGOJ, FRÜHWALD, FINGER, GANS, GUSZMAN, die in gesondertem Kapitel auch auf die syphilitischen Veränderungen der äußeren weiblichen Geschlechtsorgane eingehen. Diese ältere Darstellung ist unter Verarbeitung der jüngeren Literatur im Ergänzungswerk zum Handbuch der Haut- und Geschlechtskrankheiten Band VI/2 durch SANTLER auf den Stand von 1962 gebracht worden. Im gleichen Werk finden sich zahlreiche weitere Abschnitte zur Biologie des Erregers, der serologischen Reaktionen, zur allgemeinen Pathologie sowie zur Pathologie der syphilitischen Organerkrankungen, auf die hier nicht einzugehen ist.

1. Primäre Syphilis

a) Primäraffekt. Einführung

Die Beschreibung des makroskopischen Bildes des Primäraffektes, welche MARESCH u. CHIARI 1932 in diesem Handbuch unter Anlehnung an die älteren Autoren für das männliche Genitale geben, gelten im wesentlichen auch für die Vulva. Der nach 25—28—30 Tagen auftretende Primäraffekt (Initialsklerose, Initialaffektion, harter Schanker, Ulcus durum) entwickelt sich demnach als umschriebene Verhärtung mit scharfer Begrenzung, die anfänglich von vollkommen unversehrtem Epithel überzogen sein kann. Es kann die Initialsklerose aber auch als Geschwür oder als herpesartige Efflorescenz oder als flache, beetartige Erhabenheit, als Papel, in Erscheinung treten. Die Übereinstimmung dieser verschiedenen Efflorescenzen wird in der besonderen Härte und dem mehr oder weniger unvermittelten Übergang zwischen der Verhärtung und dem nachbarlichen unveränderten Gewebe erblickt. Abweichende Bilder entstehen, wenn Doppelinfektionen vorliegen (Ulcus mixtum bei gleichzeitigem Ulcus molle, phagedaenischer Schanker bei gleichzeitiger Infektion mit der fusospirilären Symbiose). Die Autoren gehen weiterhin auf die Variationen im makroskopischen Bild des Primäraffektes in Abhängigkeit von seinem Sitz an den verschiedenen Penisteilen ein und besprechen dabei die besonderen Typen der „pergamentartigen Sklerose" („chancre parchemine") und erwähnen auch das „indurative Ödem", das beim Manne im Bereich der Vorhaut vorkommen kann, bei der Frau aber (im Bereich der großen Labien) eine weitaus größere Rolle spielt.

Die älteren Autoren haben auf Grund z. T. geringer morphologischer Unterschiede eine Vielzahl von Primäraffekttypen unterschieden, deren Sonderstellung zum großen Teil entbehrlich ist. KOGOJ hat sich bemüht aus dieser Vielheit eine kleine Zahl von *Grundtypen* herauszuarbeiten, die hier charakterisiert werden sollen.

Die primäre Papel. Sie ist ein etwa linsengroßes, scharf begrenztes, braunrotes, derbes Knötchen, das an der Oberfläche schuppt und nach einigen Wochen unter Hinterlassung eines Pigmentfleckes ohne Narbe resobiert wird. Die Farbe kann auch rötlich oder livid-rötlich sein. Das papulöse Infiltrat erreicht meist nur eine Tiefe von 1 mm oder kann so gering sein, daß es auch bei seitlichem Fingerdruck kaum fühlbar ist. Entscheidend ist die fehlende Erosion oder Ulceration der Oberfläche. Variationen dieser trockenen Papel weisen gelegentlich die Infiltration mehr zentral oder aber peripher, anulär, auf. Im letzteren Falle erscheint das Gebilde zentral etwas eingedellt. Diese primäre Papel, die als solche wieder verschwinden kann, kann andererseits auch der Beginn anderer Primäraffekttypen sein.

Der erosive Schanker und die sog. suspekte Erosion. Sie entstehen dadurch, daß der Prozeß sich mehr in der Fläche als zur Tiefe hin ausbreitet und einen ganz oberflächlichen Substanzverlust bedingt. Die Veränderung kann dem Bild der Balanitis ähneln und fällt dabei lediglich durch ihre scharf markierten Konturen und die braunrote, lackartige Farbe auf. Dabei besteht geringfügige Sekretion, die zu firnisartiger Kruste eintrocknen kann. Dieser Primäraffekttyp kann Zweimarkstückgröße und darüber erreichen, ist meist rund oder oval, gelegentlich aber auch von unregelmäßiger Kontur. Die flache zentrale Vertiefung kann gelblich belegt sein. Sie geht in einen äußeren erodierten Saum über, der gegen die normale Umgebung nicht vertieft, eher manchmal etwas erhaben ist und als roter Rand in Erscheinung tritt, so daß im Falle eines gelblichen zentralen Belages der erosive Schanker gelegentlich das Aussehen einer Kokarde annimmt. Dieser Typ des Primäraffektes lokalisiert sich auf dünner, aus lockergefügtem Bindegewebe aufgebauter Haut und Schleimhaut.

Ihm sind nach KOGOJ die verschiedenen Sondertypen des sog. Pergamentschankers, kartenblattähnlichen Schankers oder Papierschankers zuzuordnen, Bezeichnungen, die nur den Grad der bestehenden Induration ausdrücken. Die Resistenz ist dabei häufig gering und kaum fühlbar, die Erosion, wie schon betont, oft ganz unbedeutend.

Die Sklerose. Sie ist mit dem vorigen Typ durch fließende Übergänge verbunden und oft mit ihm identifiziert worden. Der graduelle Unterschied besteht darin, daß das Infiltrat hier sich auch gegen die Tiefe zu weiter ausbreitet und evtl. auch zerfällt. Dabei erreicht das Infiltrat die Dichte und Glätte des Knorpels und bedingt eine deutlicher knötchenförmige Entwicklung des Herdes. Die braunrote Oberfläche kann sich unter Maceration in eine lackartig glänzende Erosion umwandeln und schließlich mit einer grauweißlichen, speckartigen Schicht überziehen, die dann aber am Rande den braunroten Saum noch erkennen läßt. Es handelt sich hierbei in der Regel um linsen- bis münzgroße, scheibenförmig in die Haut eingefügte Infiltrate. Bei Substanzdefekten verlieren sich deren Ränder allmählich in den Grund und liegen im Niveau der umgebenden Haut oder ein wenig darüber. Sie sind glatt und nicht unterminiert. Derartige Primäraffekte werden, wenn ihre

Oberfläche besonders dunkelrot und leicht gekörnt erscheint, auch als ambusti-
forme Schanker bezeichnet, eine Variation, die bei stärkerer Erodierung der Oberfläche zur Beobachtung gelangt. Liegt das Granulom frei zutage, so erscheint die
Farbe muskelfleischartig, „schinkenfarbig". Es handelt sich bei diesen wund
erscheinenden, der Epidermis entkleideten Herden nicht um eigentliche Erosionen,
sondern um ein die Epidermis durchbrechendes Granulom. Erst sekundär zerfällt dann dieses Infiltrat und kommt es auf diese Weise zum geschwürigen Zerfall.
Nur für diese Fälle wäre die Bezeichnung Ulcus durum berechtigt. Der Geschwürsgrund ist dabei in der Regel glatt. Es ist aber bei Schleimhautsklerosen nicht ungewöhnlich, daß sie auch ein mehr kraterförmiges und zerklüftetes Aussehen annehmen. Doch fallen die Ränder auch in solchen Fällen nicht gegen die Ge-
schwürsfläche steil und brüsk ab. Auch bei diesem Typ von Veränderung ist häufig der oben beschriebene erosive Rand anzutreffen. — Eine deutlicher nekrotische Sklerose entwickelt sich gelegentlich an Stellen mit schlechter Gefäßver-
sorgung. — Der seltene pseudogummöse Schanker ist dadurch charakterisiert, daß
in seinem Zentrum der geschwürige Zerfall in Form einer größeren Anzahl fistulö-
ser Öffnungen entsteht. — Die diphtheroide Sklerose weist auf ihrem Grund schwer
ablösbare Pseudomembranbildung auf.

Der *herpetische Schanker*. Er ist ein Zwergschanker in Form multipler Erosionen, denjenigen ähnlich, die nach Herpesbläschen übrigbleiben, von rötlicher
bis gelblichrötlicher Farbe bei kaum wahrnehmbarer Induration. Dieser Typ über-
häutet rasch und kann leicht übersehen werden.

Das *Ulcus durum elevatum*. Es handelt sich um einen hypertrophischen Primäraffekt, bei dem das Granulom einige Millimeter über die Umgebung hervorragen kann.

Der *Zwergschanker*. Er ist etwa stecknadelkopfgroß, kann erosiv, im Sinne des
sog. herpetischen Schankers, sein oder dem Typ des Ulcus durum entsprechen.
Wichtig ist die kurze Bestandsdauer und die oft nur geringfügig ausgeprägte
Lymphknotenschwellung.

Der Riesenschanker. Es handelt sich dabei um flache und plattenartige Gebilde,
z. T. auch um mischinfizierte und ulceröse Formen. Derartige Primäraffekte können ausnahmsweise Handflächengröße erreichen.

b) Der Primäraffekt am weiblichen Genitale

Zahlreiche Angaben, auch der älteren Autoren, belegen die Feststellung, daß
die relative Häufigkeit des Primäraffektes am weiblichen Genitale erheblich niedriger als am männlichen Genitale ist. Dies hat seine Ursache in der größeren, teilweise erheblichen Verborgenheit und in den häufigeren Atypien sowie in der durchschnittlich kürzeren Bestandsdauer der Primäraffekte bei der Frau. Ein weiterer
Unterschied zwischen den Geschlechtern ist in der häufigeren Multiplizität der
syphilitischen Primäraffekte beim Weibe gegeben. Die anatomischen Verhältnisse
bringen es mit sich, daß am weiblichen Genitale verhältnismäßig mehr Abklatsch-
schanker beobachtet werden als am männlichen. Verborgen sind die Primäraffekte
nicht nur in der Vagina und an der häufiger befallenen Portio (Abb. 1) sondern in
gewissem Sinn — und jedenfalls im Vergleich zur Lokalisation am männlichen Genitale — auch bei ihrem Auftreten an der Vulva, wo sie von der Patientin schlechthin, bei Lokalisation in den Falten aber auch vom Arzt, leichter übersehen werden
können. Viele Primäraffekte am weiblichen Genitale sind fissurär, rhagadiform,
viele präsentieren sich als induriertes Oedem. Dieses kann auf typische, wie auch
auf uncharakteristische, unscheinbare, ephemere Primäraffekte folgen und dann
als selbstständig imponieren. Zu beachten ist ferner, daß am weiblichen Genitale

häufiger als beim Manne kaum indurierte Primäraffekte und herpetiforme sowie
Zwergschanker vorkommen. Ferner sind bei der Frau die sekundären, das Bild
wandelnden Einflüsse (durch Sekret und dessen Zersetzung, durch die Folgen

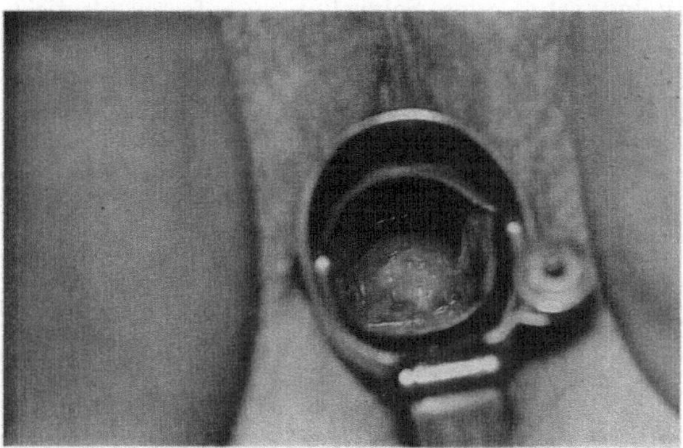

Abb. 1. Syphilitischer Primäraffekt an der Portio vaginalis uteri, ulceriert

unterschiedlicher Hygiene und schließlich auch durch den Einfluß der Schwangerschaft, welche die Primäraffekte stark düster und blutgefüllt erscheinen lassen
kann,) erheblicher als beim Manne.

Im Bereich der Vulva fand FOURNIER 114 Primärherde an den großen, 55 an
den kleinen Labien und 10 in der Clitorisgegend. GUSZMAN sah 122 Primäraffekte
an den großen, 37 an den kleinen Schamlippen und 44 an der hinteren Kommissur
und in der Fossa navicularis. Andere Lokalisationen des Primäraffektes kamen bedeutend seltener vor.

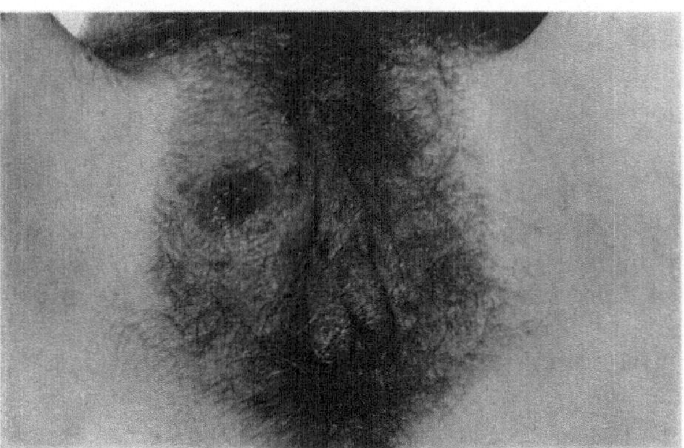

Abb. 2. Syphilitischer Primäraffekt des rechten Labium majus von typischer düsterroter
Farbe, zentral erodiert. Mäßiges Oedema indurativum

An den großen Labien (Abb. 2 u. 3) finden sich die Primäraffekte am häufigsten
im hinteren Drittel. Sie sind der häufigste Sitz typischer Sklerosen und Ulcera
dura. An den Außenflächen ist der Primäraffekt manchmal knötchenförmig. Bei

stark ausgebildeter Sklerose imponieren die ulcerierten Primäraffekte der großen
Labien auch als Ulcus elevatum. Außer typischen Sklerosen kommen auch hier
die erwähnten uncharakteristischen Erosionen vor. Außerdem sind die großen
Labien der typischste Sitz des indurativen Ödems (Abb. 3). Dies ist eine allmählich sich entwickelnde schmerzlose Schwellung von fester, elastischer Derbheit, die
die Haut starr und unverschieblich werden und die Unebenheiten derselben deutlicher hervortreten läßt. Sie entwickelt sich mit und ohne erkennbaren Primäraffekt. Die Begrenzung dieses indurativen Ödems ist unscharf, seine Farbe gelblich.

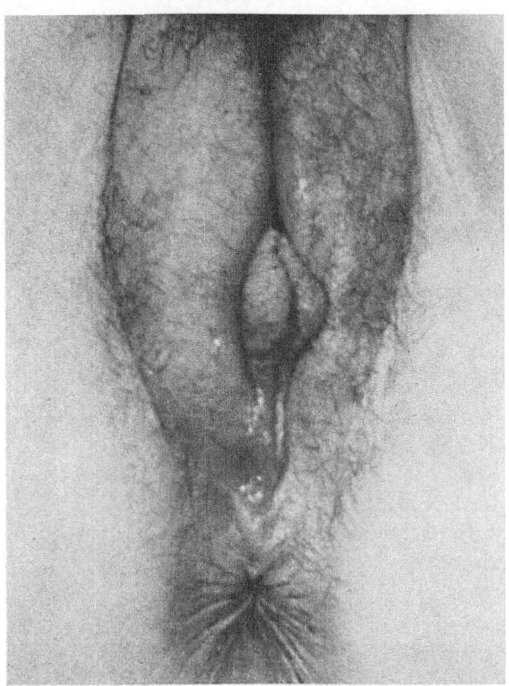

Abb. 3. Syphilis. Ulcerierter Primäraffekt der hinteren Commissur. Ausgeprägtes Oedema
indurativum der rechten großen Schamlippe

An den kleinen Labien lokalisieren sich die Primäraffekte an den Innenflächen,
an den Rändern und an den Übergangsfalten zu den großen Labien. Besonders an
ihren Innenseiten findet man häufiger die weniger stark indurierten erosiven
Schankertypen.

An der hinteren Commissur entwickeln sich gern fissuräre zunächst wenig indurierte Schankertypen, die aber infolge mechanischer Reizung auch exulcerieren
und stärker nekrotisch werden können. Ähnliches gilt für die Fossa navicularis und
die vordere Commissur.

Unscheinbare kleine Primäraffekte finden sich auch an den Hymenalresten
und am Vaginaleingang, können sich jedoch von hier in Form länglicher Ulcerationen auch auf die Vaginalwand ausbreiten. Auch hier ist die Induration in der Regel gering.

Stärkere Erosion, Ulceration und auch Infiltration weisen dagegen die seltenen
Primäraffekte der Clitoris auf, die in der Regel ihren Ausgangspunkt von deren
Präputium nehmen.

Am Orificium urethrae kann der Primäraffekt eine Art Eklabium der Urethral-Lippen hervorrufen. Auch endourethral kann der Primäraffekt selten auftreten. Eine weitere seltene Lokalisation ist die Mündung der Bartholinischen Drüse. Für diese Lokalisation werden im Sinne des Locus minoris resistentiae Bartholinitiden ursächlich angeschuldigt.

Im Vestibulum vaginae entsprechen die Primäraffekte denen der Innenseiten der kleinen Labien. Es kommen typische und atypische Herde vor, wobei zumeist die Induration nur schwer feststellbar ist.

In der Vulvaumgebung werden Primäraffekte am Mons pubis in den Genitocruralfalten und angrenzenden Oberschenkelpartien sowie am Perineum beobachtet.

Die Gesamtheit der geschilderten morphologischen Kennzeichen des Primäraffektes und ihrer Variationen in Abhängigkeit vom Sitz ist älteres Wissensgut und durch Publikationen der letzten Jahrzehnte nicht mehr erweitert, kaum noch ergänzt worden. Dies entspricht der Verlagerung der Fragestellungen der modernen Syphilidologie von der Morphologie auf andere Gebiete. SANTLER hat die spärlichen einschlägigen Arbeiten der letzten Jahrzehnte zusammengetragen.

CHEVALLIER u. Mitarb. berichteten über einen Zwergschanker an einer Caruncula myrtiformis. Der Fall demonstriert die Gefahr den Primäraffekt beim Weibe zu übersehen; denn das schmerzlose, unscheinbare Gebilde wäre zweifellos der Beobachtung entgangen, wenn seine Trägerin als Prostituierte nicht einer periodischen Kontrolle unterworfen gewesen wäre.

Über Primäraffekte bei dreijährigen kleinen Mädchen, die an den großen Labien lokalisiert waren, berichteten OLSZEWSKA sowie PINARD u. CORBILLON. Weitere Primäraffekte der großen Labien wurden von ZARENSKI (großer Primäraffekt mit Ödema indurativum), OSGYÁNI (großer länglicher Primäraffekt bis zur hinteren Commissur reichend) und WENDT (Ödema indurativum und typischer Herpes genitalis der Vulva, in welchem einige Primäraffekte zu unterscheiden waren) beschrieben.

GOLDSCHMIDT-FÜRSTNER berichtete über einen Primäraffekt der Clitoris mit tiefer Zerfallshöhle.

FRENZEL beschrieb einen Primäraffekt der hinteren Commissur bei gleichzeitigem Primäraffekt am Zungengrund.

Urethrale und intraurethrale Primäraffekte sind von PALAZZO u. PONTE, GATÉ u. Mitarb., GOUIN u. DAOULAS sowie WIEMERS berichtet worden. GLASSER fand ein Häufigkeitsverhältnis der intraurethralen Primäraffekte von 2 auf 1500 Sklerosen.

GERENCSÉR berichtet über den seltenen Fall einer Vulvitis specifica als Ausdruck des Primäraffektes, die ein Analogon zur Follmannschen Balanitis darstellt und demgemäß einen Befund bietet, der der Balanitis erosiva entspricht.

In der feingeweblichen Beschreibung des Primäraffektes folgen MARESCH u. CHIARI für die frühesten Anfänge der pathologischen Veränderungen der Darstellung BENDAs, der zufolge im Anfang die Bindegewebsfibrillen durch feinkörnig geronnene Massen mit einer mäßigen Menge gelapptkerniger weißer Blutkörperchen auseinandergedrängt werden. Die Gefäße weisen eine beträchtliche Blutfülle auf. In der Folge treten die Leukocyten gegenüber den in großer Menge erscheinenden Lymphocyten und Plasmazellen zurück. Im Stratum reticulare des Bindegewebes ist deren Anordnung zunächst vorwiegend perivasal in ziemlich lockeren Zellmänteln, während der Papillarkörper bereits von Infiltratzellen überflutet erscheint. Bei längerer Dauer fließen auch im Stratum reticulare die Einzelherde zu einem außerordentlich dichten Zellager aus Lymphocyten und Plasmazellen zusammen, so daß nunmehr die Mitte der Sklerose, das „Massiv" EHRMANNs, wie mit Zellen angeschoppt (KYRLE) erscheint. Dabei ist die Abgrenzung des Infiltrats der syphilitischen Sklerose gegen die Umgebung auffallend scharf, und zwar ganz besonders in den oberen Hautlagen. Nur geringfügige, längs der Gefäße angeordnete Zellansammlungen leiten zum normalen Gewebe der Nachbarschaft über.

Am Bindegewebe selbst wird Quellung der Bindegewebskerne sowie „lebhafte Wucherung" der Bindegewebselemente im weiteren Verlauf festgestellt. Nach Unna ist eine fibromartige Hyperthrophie der kollagenen Zwischensubstanz ebenso wie das „Plasmom" außerordentlich kennzeichnend, er sieht in der Verknüpfung dieser beiden Vorgänge einen feingeweblichen Wesenszug des Primäraffektes.

Epitheloide und Riesenzellen werden neben Mastzellen im Primäraffekt hin und wieder angetroffen, spielen aber offenbar keine wesentliche Rolle. Von mehreren Autoren wird eine hyaline Umwandlung der kollagenen Fibrillenbündel oder eine entsprechende Ablagerung zwischen den Bindegewebsfasern, besonders auch in der Nachbarschaft der kleinen Arterien erwähnt und für die besondere Härte des Primäraffektes angeschuldigt, doch läßt die ältere Literatur in diesem Punkt keine einheitliche Beurteilung erkennen. Die Gitterfasern sind anfangs, und zwar gleichzeitig mit dem Auftreten der Plasmazellen, vermehrt, bilden sich in alten Schankern kollagen um. Die elastischen Fasern bleiben z. T. erhalten.

Die Capillaren im Primäraffekt sind stark vermehrt. Eine Abbildung eines sehr schönen Injektionspräparates von Ehrmann findet sich bei Maresch u. Chiari. Erst bei Erosion oder Ulceration des Primäraffektes findet man in diesem Bereich eine Abnahme der früher neugebildeten Haargefäße, die nunmehr hier sehr weit und ausgebuchtet sind und zur Ruptur und Blutung neigen. In den unterhalb des Papillarkörpers gelegenen Schichten tritt eine besondere Beziehung des Prozesses zu den Lymphgefäßen und Venen in Erscheinung, während die Arterien am Prozeß nur in Form perivasaler Veränderungen beteiligt sind. Lymphgefäße wie Venen sind im Sinne einer Endo- und Periangitis beteiligt, wobei die Endothelveränderungen bis zum Lumenverschluß führen können. Über weitere Einzelheiten der Gefäßwandveränderungen berichten Maresch u. Chiari.

Das Epithel wird, je nach Ausdehnung und Masse des zelligen Infiltrats, sekundär in die Veränderungen einbezogen, über der Hauptmenge des Infiltrates gegebenenfalls verdünnt, unter Lückenbildung und Eindringen von Leukocyten aufgelockert, zerstört. Bei so entstandener Erosion oder unter Infiltratzerfall sich entwickelnder Ulceration findet man im oberen Infiltratanteil vermehrt Leukocyten und kleine Blutungen. Das randwärts am Erosions- oder Ulcusbereich vorhandene Epithel ist zunächst abgeflacht, geht aber schließlich genau so plötzlich wie das Infiltrat des Primäraffektes in die gesunde Umgebung über. Gelegentlich sind auch Verlängerung der Epidermiszapfen und Acanthose der Oberhaut beschrieben worden.

Über Spirochätenbefunde im Gewebe siehe bei Maresch u. Chiari. ds. Hdb. VI/3. Auf diesen Beitrag wird auch bzg. histologischer Abbildungen verwiesen.

c) Lymphangitis syphilitica

Die Lymphangitis syphilitica, wenn sie beim Weibe ausgeprägt ist, und die Lymphadenitis, die im Rahmen des Primärkomplexes auftritt, entspricht völlig den Veränderungen beim Manne und braucht hier nicht gesondert abgehandelt zu werden. Neben dem Beitrag von Maresch u. Chiari, der auch die Histologie der Lymphangitis behandelt, ist besonders auf die jüngste Darstellung Lennerts in diesem Handbuch Band I/3 A (1961) zu verweisen, in der die Pathologie der syphilitischen Lymphknotenveränderungen besprochen ist.

2. Sekundäre Syphilis

Die Vulva ist ein häufiger Sitz sekundär-syphilitischer Veränderungen.

Sie kann beteiligt sein am generalisierten maculösen Exanthem, das jedoch im Vulvabereich nicht allzu oft beobachtet wird. An den kleinen Labien äußern sich die maculösen Efflorescenzen als bläulichrote, kreisförmig oder polycyclisch begrenzte Flecke. Infolge der Genitalsekretion und Maceration werden sie an der

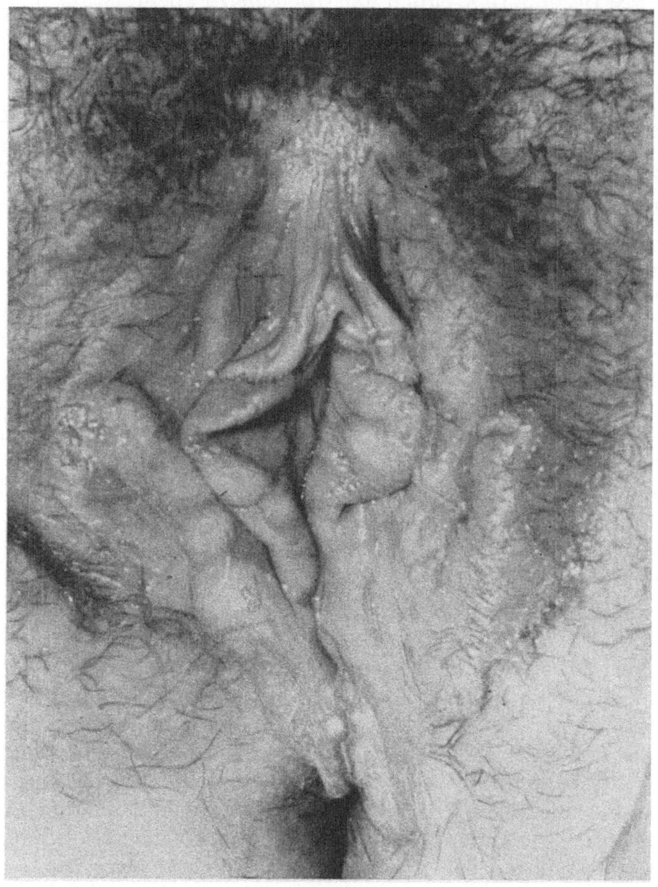

Abb. 4. Syphilis im Sekundärstadium. Multiple linsen- bis pfenniggroße derbe Papeln an den Rändern und Innenseiten der großen und kleinen Labien

Vulva nicht selten auch zu oberflächlichen Erosionen umgewandelt, die sich vornehmlich an den kleinen Labien und im Bereich der Klitoris finden. Sie sind treponemenreich und hochgradig infektiös.

Häufiger gelangen an der Vulva Papeln zur Beobachtung (Abb. 4), die im Rahmen generalisierter oder lokalisierter Exantheme des Sekundärstadiums auftreten können. Nach GUSZMANN besteht bezüglich der Häufigkeit der Mitbeteiligung der Vulva an generalisierten papulösen Exanthemen ein Unterschied in der Abhängigkeit von der Ausschlagart. Während die lenticulär-papulösen Exantheme die Vulva häufig einbeziehen, ist dies bei klein-papulösen, follikulären und ulcerösen Exanthemen selten der Fall.

Die lenticulären Papeln können in der gleichen trockenen Form wie am übrigen Integument auch an der Vulva beobachtet werden und finden sich dann vornehmlich an der äußeren Oberfläche der großen Labien. Häufiger jedoch werden die Papeln durch die Besonderheit der Region infolge ihres Sekretreichtums und der Maceration sekundär umgewandelt. Mit großer Regelmäßigkeit ist dies an den Schleimhautteilen der Fall.

Eine weitere Besonderheit, auch der trockenen Papeln, ist die an der Vulva oft größere Ausdehnung der einzelnen Herde bis zu Münzgröße (Syphilis papuleuse en nappe).

Häufig werden die Papeln an den großen Schamlippen und die in ihrer Umgebung, in der Genitocruralbeuge, in der Rima ani, lokalisierten Papeln erosiv.

An den Schleimhautteilen der Vulva entwickeln sie sich von vorn herein als erodierte Papeln und bieten dann sehr oft das Bild der „diphtheroiden Papeln", ebenfalls linsengroßer Elemente, deren erosive Oberfläche mit einem speckigen Belag von grauweißer Farbe, der fest an der Oberfläche haftet, bedeckt ist. Diese diphtheroiden Papeln können flach oder eleviert sein, entwickeln sich oft in großer Zahl und fließen gelegentlich zu ganzen Beeten zusammen. Am freien Rande der Labien sind sie nicht selten perlschnurartig dicht aneinandergereiht (Abb. 4).

Die beschriebenen Elemente, und noch mehr die Condylomata lata, haben oft eine wesentlich längere Bestandsdauer als die gleichen Erscheinungen am übrigen Integument. Hierdurch und durch ihre häufige Erosion bei gleichzeitigem Treponemenreichtum sind sie eine bedeutende Quelle für die Übertragbarkeit der Syphilis.

In besonderer Weise gilt dies für die hypertrophische, nässende Papel, das Condyloma latum (vegetierende, luxurierende Papel, breites Condylom). Für diese Variante werden ganz besonders die lokalen Reize sowohl mechanischer Art (Reibung) als auch infolge Benetzung und Maceration angeschuldigt. Mangelnde Körperpflege spielt hierbei eine zusätzliche bedeutungsvolle Rolle. Die Entwicklung der breiten Condylome erfolgt aus Papeln, die sich zu 1/2—1 cm hohen Gebilden von Münzgröße oder größeren Dimensionen auswachsen, deren Oberfläche gelegentlich erodiert, rötlich, häufiger infolge Maceration der Epitheldecke grau-weiß und gekörnt aussieht. An Stellen stärkeren Druckes aufeinanderliegender Hautfalten platten sich die Gebilde ab. Durch flächenhafte Ausdehnung und Confluenz können die breiten Condylome große beetartige Areale einnehmen. Sie verursachen einen stark foetiden Geruch. Die Erreger sind in diesen Gebilden und an ihrer Oberfläche sehr reichlich vorhanden. Die Rückbildung vollzieht sich häufig ohne Residuen, kann aber gelegentlich unter bindegewebiger Umwandlung zu sogenannten organisierten Papeln führen. Häufiger verrät sich der abgelaufene condylomatöse Prozeß durch pigmentierte oder apigmentierte Areale. Narbenbildung entsteht nur nach geschwürigem Zerfall der Condylome.

Sitz der breiten Condylome kann die gesamte Vulva und ihre Umgebung sein. Insbesondere die großen Schamlippen, die Genitocruralbeugen, die Rima ani und Analumgebung werden bevorzugt befallen, jedoch können sich die Veränderungen von hier aus auch in die weitere Umgebung (Oberschenkelinnenseiten, Nates) ausdehnen. Vaginalbeteiligung kommt vor.

Die gleichen sekundär-syphilitischen Erscheinungen, die als Erstmanifestationen der Sekundärperiode auftreten können, werden auch als Rezidivausschläge beobachtet. Charakteristischer für das Vorliegen eines Rezidiv-Exanthems sind figurierte Herde insbesondere in Form der circinären Papeln. Diese werden meistens an den kleinen Labien, hin und wieder aber auch an den großen Labien und im

Bereich der Klitoris beobachtet. Es handelt sich dabei um zu Kreisen oder Kreisfragmenten angeordnete Papeln.

Zusammenfassende Darstellungen über die Beteiligung der Vulva an der sekundären Syphilis finden sich bei GUSZMAN und KEHRER. Jüngere Einzelarbeiten wurden von KOBAYASHI, JENSEN, COMEL u. a. mitgeteilt.

Histologisch entsprechen die Veränderungen an der Vulva den sekundärsyphilitischen Erscheinungen des übrigen Integumentes. Die am Genitale als Besonderheit vorkommenden vegetierenden Papeln oder breiten Condylome weisen zusätzlich eine mächtige Hypertrophie des Papillarkörpers und eine Verdickung und Verlängerung der Rete-Leisten der Malpighischen Schicht auf. Diese sind von einem reichlich Leukocyten enthaltenden Infiltrat vollkommen durchsetzt. Das oberflächliche Epithel ist infolge Maceration weitgehend abgestoßen.

3. Tertiäre Syphilis

Die tertiäre Syphilis äußert sich an der Haut als zur Gruppierung neigende tuberöse Syphilis (tubero-serpiginöses und tubero-ulcero-serpiginöses Syphilid), als umschriebene flächenhafte Infiltration und als gummöse Syphilis (Syphilom). Die erste Form ist im Vulvabereich eine Rarität.

Die flachen syphilitischen Infiltrate kommen, ohne sichere Stadienzuordnung, gelegentlich bei connatal-syphilitischen Neugeborenen und Säuglingen an den Orificien des Körpers ,also in der Mundumgebung und in der Genitoanalregion, hin und wieder aber auch bei acquirierter Syphilis zur Beobachtung.

Häufiger mitgeteilt ist im Vulvabereich lediglich die gummöse Syphilis. Ihre Makro- und Mikromorphologie entspricht den Syphilomen der Haut und übrigen Organe, so daß hier nur einige ergänzende Bemerkungen angezeigt sind.

Gummen werden am häufigsten an den großen und kleinen Labien, im Klitorisbereich und am Orificium urethrae angetroffen. GUSZMANN betont, daß die Gummen der äußeren Geschlechtsorgane die Stellen der früheren Primärläsionen bevorzugen und daß die Reihenfolge der Häufigkeit der verschiedenen Lokalisationen derjenigen des Primäraffektes entspricht. Außer sämtlichen Lokalisationen der Vulva selbst kann deren unmittelbare Nachbarschaft, wie Damm oder Mons pubis, betroffen sein.

Klinisch entwickeln sich erbsen- bis nußgroße Knoten die sich anfangs hart anfühlen, später zentrale Erweichung aufweisen, durch das bedeckende Gewebe durchbrechen und sich entleeren. Hierdurch entsteht ein scharfrandiges, steil abfallendes, mehr oder weniger tiefes Ulcus, das mit grauem, speckigem Belag oder eitrigem Detritus bedeckt ist. Die Form des Defektes ist rund, oval oder nierenförmig. Besonders tiefgreifende Defekte entwickeln sich häufig an behaarten Stellen. Nicht selten entwickeln sich die Gummen auch multipel, dann meist nacheinander in einem umschriebenen Bereich. Die schon erwähnte diffuse Infiltration (Syphiloma diffusum hypertrophicum) befällt an der Vulva ebenfalls die großen und kleinen Schamlippen und gegebenenfalls von hier aus die weitere Umgebung. Die Labien werden durch diesen Prozeß erheblich vergrößert. Die Infiltration ist ausgesprochen torpide und zieht sich unbehandelt oftmals jahrelang hin. Gummenartige isolierte Erweichungen innerhalb dieses Infiltrates sind möglich. Beide Typen der tertiären Syphilis sind im wesentlichen schmerzlos und verursachen erst durch Sekundärerscheinungen Beschwerden.

Beachtenswert ist, daß an der Vulva der ulceröse Zerfall der syphilitischen knotigen oder plattenartigen Infiltrate oft besonders ausgedehnt ist und mit erheblichen Zerstörungen einhergehen kann. Dabei können sämtliche Anteile der Vulva der Zerstörung anheimfallen, ebenso wie auch die Harnröhre, die in der

Regel sekundär in den Prozeß einbezogen wird und selten primär gummös erkrankt.

Kasuistische Literatur hierzu ist bei Guszmann und bei Kehrer zusammengestellt. Kehrer vermerkt kritisch, daß ihm nicht alle mitgeteilten Fälle als sicher syphilitischer Natur erscheinen. Dies gilt sicherlich besonders für einen Teil der älteren Fälle, die noch nicht durch Erregernachweis, serologische Reaktionen und Ansprechbarkeit auf spezifische Therapie gesichert werden konnten. Insbesondere sind die mit persistierender Induration und therapieresistenter Ulceration einhergehenden Fälle, die als Esthiomène und als Ulcus vulvae chronicum Syphilisfolgen zugeschrieben wurden, sämtlich fragwürdig geworden, nachdem dieses Zustandsbild als Folge des Lymphogranuloma inguinale aufgeklärt werden konnte. Auch in der Zeit nach den Publikationen Guszmans und Kehrers machen solche Fälle noch den größeren Teil der Kasuistik aus.

Sieht man von derartigen Beiträgen ab, so bleiben aus der jüngeren Literatur nur wenige Kasuistiken zur Beteiligung der Vulva an der tertiären Syphilis nachzutragen.

Preininger beobachtete nach spätsyphilitischem Exanthem, das offenbar einer generalisierten tuberösen Syphilis entsprach, ein Leukoderm, welches die großen Labien, Leistenbeugen und Analfalte einbezog. Comel berichtete über einen weiblichen Fall tertiärer Syphilis in Form erbs- bis münzgroßer, verrucöser, framboesiformer Knoten, welche am Kopf und an den Schenkeln und Genitalien lokalisiert waren und ein pyodermieähnliches Bild hervorriefen (Syphiloderma vegetans papillomatosum).

Merenlender und Gigl beobachteten (tubero-) ulceroserpiginöse tertiäre Syphilide im Vulvabereich, die im Fall Merenlender in Form zahlreicher konfluierender Herde den ganzen Unterbauch und die Symphysengegend einnahmen, im Fall Gigl auch die Vulva selbst, und zwar im Bereich der großen Labien, einbezogen, während kleine Labien, Scheideneingang, Dammgebiet frei waren. Auch hier waren die benachbarten Hautanteile (Mons pubis, Genitocruralfalten) miterkrankt. Die schmutzig belegten und verkrusteten Ulcerationen entwickelten sich aus ziemlich derben, erbsgroßen bis strangförmigen, daumendicken knotigen Gewebsmassen, so daß das Bild eines ausgedehnten regionalen Hautbefalls in Form gruppierter Knoten- und Geschwürsbildung entstanden war. Die durchgeführte histologische Untersuchung zeigte ein Bild atypischer tuberkuloider Entzündung und pseudoepitheliomatöser Hyperplasie.

Gummöse Syphilis im Bereich der Vulva beobachteten, ohne dem bekannten Bild Neues hinzuzufügen, Matras (ulcero-gummöser Befund am rechten Oberschenkel, narbige Veränderungen an Mons pubis, Vulva und Nates), Konrad (2,5 × 3 cm großes Gumma des Mons veneris) und bei einer connatal-syphilitischen Frau Ehrmann (Gumma der kleinen Labien).

Die *Histologie* der tertiär-syphilitischen Prozesse im Vulvabereich ist den entsprechenden Befunden der Haut und inneren Organe analog und braucht nicht gesondert besprochen zu werden.

II. Ulcus molle (weicher Schanker)

Das Ulcus molle ist als Geschlechtskrankheit in Mitteleuropa in den Hintergrund getreten, spielt aber in der übrigen Welt, von Europa und den Vereinigten Staaten abgesehen, noch eine beachtliche praktische Rolle.

Erreger ist der heute Haemophilus ducreyi, früher Streptobacillus Ducrey genannte Krankheitskeim.

Die Makro- und Mikromorphologie des weichen Schankers und die bei ihm zu beobachtenden Komplikationen im Lymphabflußbereich (Lymphangitiden, Bubonuli, Bubonen) sind nach dem Stand der bis 1931 verarbeiteten Literatur in diesem Handbuch Bd VI/3 von Maresch u. Chiari für das männliche Genitale dargestellt und dort nachzulesen. Besonders erschöpfend und unter Einschluß der Veränderungen auch am weiblichen Genitale ist die Krankheit in den Beiträgen von Frei (Histologie, Bakteriologie) und Stümpke (Klinik) zum Jadassohnschen Handbuch der Haut- und Geschlechts-Krankheiten 1927 abgehandelt.

Die Arbeiten der jüngeren Jahre zum Ulcus molle beziehen sich z. T. auf bakteriologische Detailfragen und mehr noch auf die seitdem wesentlich und erfolgreich gewandelte Therapie. Arbeiten klinischen und morphologischen Inhalts treten demgegenüber zurück. Sie ergänzen z. T. die Differentialdignostik oder stellen lediglich kasuistische Ergänzungen an sich bekannter Phänomene dar. Ein Teil vermittelt auch bessere statistische Erkenntnisse. — Die gesamte Literatur bis 1962, einschließlich der neueren Publikationen zur Klinik, Differentialdiagnose und Histologie, ist sehr sorgfältig von G. Riehl bearbeitet worden. Unter Bezugnahme auf diese Darstellung wird die Auswahl der einschlägigen neueren Berichte hier nur relativ kurze Erwähnung finden. — An jüngeren Übersichtsdarstellungen seien ferner erwähnt: Die Monographie Sullivans (1940), die Darstellungen E. Hoffmanns (1941), R. Richters (1948), Rosenthals (1951) Dewalds (1952), sowie Greenblatts Abhandlung der Vulva-Läsionen (1953), die außer dem Ulcus molle auch das Granuloma venereum und das Lymphogranuloma inguinale einbezieht. Ferner sei auf Roegholts Darstellungen der Bedeutung des Ulcus molle für die Entstehung von Rektalstenosen und der Elephantiasis vulvae (1926, 1928, 1929) und auf Bertolotys Abhandlung des Ulcus molle-Problems unter Berücksichtigung auch der Komplikationen (1926) hingewiesen.

Stichwortartig seien zunächst die wichtigsten Krankheitsdaten nach den erwähnten älteren Übersichten wiederholt.

Inkubation 2—3 Tage, gelegentlich etwas länger. Beginn mit rotem Knötchen. Rasche Weiterentwicklung zu einer Pustel und durch deren Platzen und Zerfall zu einem sich vergrößernden Geschwür mit eitrig (speckig) belegtem, später granulierendem und sich reinigendem Grund und scharfen, etwas unterminierten Rändern mit einem lebhaft rotem Hof. Form des Geschwürs wechselnd, in Abhängigkeit vom Sitz bald rundlich, polygonal und unregelmäßig, oval oder länglich bis schlitzförmig. Größe (ohne Sonderformen) meist hanfkorn- bis münzgroß. Tiefenausdehnung (ohne Sonderformen) meist nicht erheblich. Ulcus im Querschnitt seicht bis leicht kraterförmig. Geschwürsgrund und -umgebung „weich" infiltriert (Ulcus „molle"!). Doch ist diese Weichheit cum grano salis zu verstehen und bezieht sich auf den Vergleich zum sklerotisch hart infiltrierten klassischen Ulcus durum des syphilitischen Primäraffektes. Die „Weichheit" der Infiltration weist Schwankungen auf bis zu einer gewissen mäßigen Derbheit (besonders bei dichtstehenden multiplen Läsionen). Ödem der Umgebung, besonders bei Sitz an den großen Labien, kommt vor. Auffällig ist die häufige Multiplizität (Gegensatz zum syphilitischen Schanker!), sei es durch gleichzeitige Infektionen mehrerer Stellen, sei es durch Weiterverbreitung von der Primärläsion durch Inoculation der Nachbarschaft oder extragenitaler Regionen (wird als diagnostischer Inoculationsversuch verwertet) und durch Abklatsch. — Schmerzhaftigkeit ist häufiger als bei anderen Vulvageschwüren.

Nachweis des Erregers in der typischen „Fischzug"-Anordnung am besten in Gewebsbröckeln, die nach Reinigung vom Grund bzw. unterminiertem Rand des Ulcus abgeschabt und auf Objektträger verstrichen werden. Färbung mit Methylenblau oder Methylgrünpyronin.

Lokalisation des Ulcus molle an der Vulva vor allem an den großen und kleinen Labien, ferner am Harnröhrenwulst und der hinteren Commissur, nach Novak u. Woodruff besonders im Klitorisbereich und Vestibulum — insgesamt also im Bereich der ganzen Vulva. Relativ selten ist die Vagina betroffen, etwas häufiger dagegen die Cervix (ausnahmsweise auch der Cervicalkanal). Außerdem können Ulcera mollia auch perigenital (dabei vornehmlich am Damm und perianal) zur Beobachtung gelangen.

Sonderformen (in Abhängigkeit vom Verhältnis der Erregeraggression und Widerstandskraft des Organismus (?), z. T. auch durch epidemiologische Unterschiede).

Ulcus molle elevatum: Die Bildung von Granulationsgewebe ist stärker als der Zerfallsprozeß. Der Geschwürsgrund hebt sich über die Umgebung hinaus.

Ulcus molle miliare und *folliculare:* Miniaturformen, die klein bleiben, besonders bei Frauen am äußeren Genitale vorkommend. Beim follikulären Typ an den Haarbalg gebunden und an ihm weiter in die Tiefe reichend als der „Normal"-Typ.

Ulcus molle serpiginosum und *Riesenschanker:* Große, in manchen Fällen zunächst unbegrenzt erscheinende Flächenausdehnung durch Fortschreiten der unterminierten Ränder zu handtellergroßen und größeren Läsionen. Bei der eigentlich serpiginösen Form Fortschreiten nur an einem Teil der Circumferenz, während andere Teile abheilen, so daß nieren- und guirlandenförmige Ulcera entstehen.

Ulcus molle gangraenosum und *phagedaenischer Schanker:* Tiefreichender brandiger Zerfall unter Zerstörung ausgedehnter Gewebsteile und gegebenenfalls Verstümmelung der Genitalien. Hier liegt eine Mischinfektion vor (vgl. Kapitel „Nekrotisierende Genitalerkrankungen durch Plaut-Vincentsche Symbiose"), bei welcher die aufgepropften Keime den Charakter bestimmen.

Ulcus molle impetiginosum: Unkorrekt bezeichnet, da kein Ulcus entsteht. Die im Anfang stets vorhandene Pustel bleibt als solche bestehen. (Gehäuft in bestimmten Epidemien und geographischen Räumen beobachtet).

Papulöse, ulcerocrustöse und *gummöse Formen:* Zunächst von Montpellier u. Bencecri aus Algerien beschrieben, von Stümpke in Zweifel gezogen, Mischinfektionen mit Lues erwogen. Papulöse Form inzwischen gesichert (s. u.).

Ulcus mixtum: Kein reines Ulcus molle mehr. Mischinfektion Ulcus molle — Syphilis (primaria), (gleichzeitig und) in gleicher Lokalisation acquiriert, wobei die klinischen (und histologischen) Charaktere beider Affektionen sich überschneiden, diejenigen des Ulcus molle am Anfang, die des syphilitischen Primäraffektes im späteren Verlauf zu dominieren pflegen (unterschiedliche Inkubationszeit!).

Erwähnt sei schließlich noch, daß ein Ulcus molle auch durch Infektion der Haut aus der Tiefe bei Durchbruch von Bubonen oder Bubonuli entstehen kann. Das Übergreifen der Infektion auf das Hautgewebe äußert sich dabei im „Schankröswerden" der Ränder des Bubonendurchbruchs, die zu einem sich vergrößernden, unterminierten Ulcus molle umgewandelt werden. —

Einbeziehung der Lymphwege wird in der älteren Literatur mit 10—30% angegeben, sie schwankt z. T. in Abhängigkeit von geographischen (hygienischen) Verhältnissen:

1. *Strangförmige Lymphangitis.* Häufiger in kurzen Abschnitten als auf längere Strecken verdickt tastbare Lymphstränge.

2. Knotige Verdickung entlang den Lymphgefäßen: *Bubonuli.*

3. Erkrankung der regionalen Lymphknoten: *Bubonen.* Bubo und Bubonulus verhalten sich gleichsinnig, unterscheiden sich klinisch durch ihre Dimension (und Lokalisation): Entwicklung von Knoten, Verbacken mit der Umgebung, insbe-

sondere Verlöten mit der Haut, die in den Entzündungsprozeß einbezogen wird, Durchbruch. Oder aber Resorption, die in jedem Stadium möglich ist.

Zur Lymphknotenerkrankung ist anzumerken, daß die Entzündung (selten) als Mono- oder (in der Regel) als Polyadenitis auftritt und dann eine ganze Lymphknotengruppe oder sogar mehrere Gruppen befällt. Infolge Periadenitis und Konglomeratbildung entsteht bei der Nekrotisierung unter Umständen eine einzige, die ganze ursprüngliche Lymphknotengruppe ersetzende Höhle. Es kann aber der pathologische Prozeß in den einzelnen Lymphknoten derselben Gruppe auch eine verschiedene Entwicklungshöhe haben, ja Lymphknoten der gleichen Gruppe können offenbar sogar teils einschmelzen, teils resorbiert werden, wodurch multiple Durchbrüche oder Fistelbildungen des gleichen Lymphknotenpaketes entstehen (Bild des sog. strumösen Bubo, der jedoch mehr für das Lymphogranuloma inguinale charakteristisch ist, wo selbst innerhalb des gleichen Knotens der pathologische Prozeß wechselt). Beim Weibe liegen die regionalen Lymphknoten z. T. auch im kleinen Becken. Zerstörung und Verlegung sowie die als Komplikation auch unabhängig von den Lymphwegen beobachteten Abscesse und ihre Vernarbung erklären die auch beim Ulcus molle gelegentlich angegebene Genitalelephantiasis und Strikturbildung. Doch sind hier Überschneidungen mit dem Lymphogranuloma inguinale in der älteren Literatur (Fehldiagnosen, unsichere Abgrenzung, Doppelinfektionen) nicht auszuschließen, da die dominierende Rolle des Lymphogranuloma inguinale für die Esthiomène-Entstehung erst spät erkannt worden ist.

Histologisch entwickelt sich an der Eintrittspforte ein umschriebenes Infiltrat aus Polynucleären, Lymphocyten und Monocyten, mit bereits zu einzelnen Ketten angeordneten Ducrey-Bacillen. Blut- und Lymphgefäße sind erweitert. Die Polymorphkernigen nehmen zu, dringen in die Umgebung vor und durchwandern die ödematöse Epidermis. Dabei breiten sie sich dicht unter der Hornschicht unter Pustelbildung, ebenso wie im oberen Corium, aus, während dagegen das Stratum spinosum nur in Form eines engeren Schachtes durchwandert worden ist, so daß eine Pilzform oder Manschettenknopfform (chancre en bouton de chemise von NICOLLE) entsteht. Im Corium trennt sich immer deutlicher die leukocytäre Einschmelzungszone von einem sie umgebenden, vornehmlich plasmocytären Infiltratwall. Dieser letztere, zum Herdzentrum hin dicht, weiter peripher aufgelockert und vornehmlich perivasal um die erweiterten Gefäße, dehnt sich als Schrittmacher des Prozesses bei Weiterentwicklung in die Umgebung aus unter Nachrücken der Einschmelzungszone, welche schließlich zur vollständigen Epidermiszerstörung geführt hat. Das ausgeprägte Geschwür ist alsdann von einem leicht zugespitzten, unterminierten Epithelsaum eingefaßt. Die „Fischzüge" der Bakterien lassen sich mit zunehmender Deutlichkeit von dem zerfallendem Eiterbelag in das Plasmazellinfiltrat hinein verfolgen und sind vornehmlich flächenhaft radiär, weniger zur Tiefe hin ausgerichtet. Dem Gewebsuntergang des Einschmelzungsprozesses gegenüber erweisen sich elastische und Gitterfasern etwas resistenter als kollagene. Die Ausheilung schließlich vollzieht ein Granulationsgewebe.

Die histologischen Unterschiede der verschiedenen klinischen Ulcus molle-Typen sind gradueller Natur und aus den erwähnten Morphen hinreichend abzuleiten.

Die Veränderungen am Lymphsystem führen zur glatten, rosenkranzartigen bis knotigen (Bubonuli) Verdickung der Lymphgefäße. Ihre Wände sind von lympho-leukocytärem Infiltrat umscheidet, die Lumina sind von Lymphocyten, Leukocyten, Endothelien und Zelltrümmern verlegt, während die mittleren Wandteile am pathologischen Prozeß weniger beteiligt sind, aber an den Stellen

25 Handbuch der pathologischen Anatomie VII/4

der knotigen Bubonuli schließlich auch der Nekrose verfallen. — Die im Vergleich zu den Ulcera seltener untersuchten Bubonen werden als bis zur Erweichung fortschreitende Degenerationsherde mit fließendem Übergang ins Gesunde und ohne nennenswerten Plasmazellen-Infiltratwall charakterisiert. Von dem ursprünglichen Lymphknoten und auch von seinem Kapselgewebe findet man bei fortgeschrittenem Prozeß nichts mehr. —

Aus der wichtigsten Literatur nach der Bearbeitung Freis und Stümpkes ist zur Klinik zu erwähnen, daß Petges die Morphologie durch die differentialdiagnostisch bemerkenswerte Beobachtung ergänzt, der weiche Schanker habe als besonderes Kennzeichen innerhalb des äußersten roten Hofes einen zweiten Hof von graugelber Farbe. Jeder der Höfe entspräche etwa der Dicke eines groben Fadens. Der gelbliche Hof sei die zurückgelassene Spur der inzwischen mit dem roten Hof peripherwärts fortgeschrittenen Streptobacillen-Invasion, die sich demgemäß in der äußeren roten Zone leicht nachweisen lasse. — Pautrier bespricht die makroskopische Differentialdiagnose im Hinblick auf atypische Formen, unter denen er das harte, knötchenförmige Ulcus molle besonders herausstellt. — In weiteren Ergänzungen zur Makromorphologie werden die Miniatur- oder Abortivformen des Ulcus molle besprochen, die besonders bei Frauen auftreten, so durch Richter die Ulcera mollia miliares und folliculares und durch Gaté die herpetiformen Ulcera mollia. — Cottini erörtert an Fällen mit Lymphknotenbeteiligung und an Schankern mit starken perifocalen Infiltraten die Frage, ob das klinische Bild der Ulcus molle-Infektion sich unter dem Einfluß der modernen Therapie geändert habe.

Zur Lokalisationsstatistik finden sich in der jüngeren Literatur einige interessante Berichte. Sinani u. Sapiro (Rußland) fanden unter 2858 Fällen nur 16 perigenitale und 4 extragenitale Läsionen. Buberman (Rußland) fand bei Männern 1 %, bei Frauen dagegen 13 % extragenitale Lokalisationen, unter denen die Finger überwogen. (Die relative Häufigkeit des Fingerbefalls stimmt mit Grassis Statistik der extragenitalen Lokalisationen überein.) Watanabe u. Hirano (1522 Fälle aus Japan) fanden 23 Ulcera perigenital und kein einziges extragenital. Aus der Mitteilung von Devojanc ergibt sich ein Anhalt für die Häufigkeitsverteilung der Läsionen im Bereich des weiblichen Genitales selbst: Unter 63 Frauen mit Ulcera mollia am äußeren Genitale waren 5 mit gleichzeitigen Cervixgeschwüren und 2 mit Vaginalgeschwüren. Nach Elmans Statistik gehört die Analregion zu den häufigsten Ulcus molle-Lokalisationen.

Übereinstimmend erweisen ältere und neuere Statistiken, daß Männer wesentlich häufiger als Frauen erkranken. Bei Frauen können, wie die besprochenen Miniatur-Schanker zeigen, die Krankheitserscheinungen wesentlich geringfügiger sein oder ganz fehlen. Dabei muß auch mit der Möglichkeit von Dauerausscheiderinnen nach überstandenem Ulcus molle gerechnet werden. Daß erscheinungsfreie Frauen Männer anstecken, ist schon durch die Untersuchungen von Bruck, Lesser, Sommer dargelegt worden. Jüngere Arbeiten (Beeson u. Heyman, Kochs, Richter) bestätigen, daß der Haemophilus ducreyi im weiblichen Genitale auch als Saprophyt vorkommt.

Aus der *Kasuistik* der letzten Jahrzehnte seien von den Beiträgen, die bekannte Tatsachen erneut beleuchten oder unterstreichen, nur diejenigen aufgeführt, welche sich auf Beobachtungen am weiblichen Genitale beziehen: Gaté u. Mitarb. (1932: 3 Ulcera mollia an der Cervix uteri, 1 am Perineum), Popoff (multiple, serpiginös angeordnete Ulcera mollia an Cervix, äußerem Genitale und angrenzenden Oberschenkelpartien). Weitere Fälle mit Cervix-Lokalisation: Barzilai, Louste u. Mitarb., Delling, Weller (Cervix prolabiert), Girard u. Jaubert (die Häufigkeit der Cervix-Lokalisation in Südfrankreich unterstreichend). Andere Lokalisationen: PIPER (Genitalulcus und Perianalulcera), HORVATH (Mons veneris, Genitocruralfalte, Oberschenkelinnenseite), ENGLER u. DE ORO (fraglicher Fall: phagedaenisch-fistulöse Ulcera der Vulva, der Leistengegend und des Dammes).

Arbeiten, die in den letzten Jahrzehnten eingehender die *Histologie* und ihren Wert für die Diagnose erörtern, sind publiziert von TORPIN u. DIENST (Einzelheiten über den feingeweblichen Aufbau, Differentialdiagnose, weibliches Krankengut), HEYMAN u. Mitarb. (in 90 % Diagnose durch Histologie zu erhärten), CANADAS (Abhängigkeit der Verteilung multipler Schanker von anatomischen Verhältnissen des Lymphgefäßsystems), PUND u. Mitarb. (histologische Differentialdiagnose venerischer Doppelinfektionen und Abgrenzung von Epitheliomen an 109 Fällen), WALDER (Abgrenzung gegen Ulcus rotundum der Vagina), VILANOVA u. ROMAGUERA (papulöse Varietät des Ulcus molle ist durch granulomatöses Schankerinfiltrat mit Teleangiektasien gekennzeichnet).

Zur Bubonen-Histologie sind Arbeiten von NICOLAS u. Mitarb., HELLERSTRÖM, CHEVALLIER u. BERNARD, BETTINGER, BAER u. YANOWITZ (moderne Literatur zur Cytologie) publiziert worden. Sie ist, unter Einschluß auch der Cytologie, anhand der jüngeren Ergebnisse und unter besonderer Berücksichtigung des großen Untersuchungsgutes von CHEVALLIER u. BERNARD durch LENNERT in diesem Handbuch Band I/3 A (1961) bearbeitet worden und dort nachzulesen.

Komplikationen. Die Angaben der jüngeren Literatur über die Häufigkeit der Beteiligung des Lymphsystems stimmen gut überein. Nach TONIJAN waren unter 1013 Fällen etwa ein Drittel durch Bubonen kompliziert, die Statistik von SINANI u. SAPIRO weist eine Bubonenhäufigkeit von 28,2 % aus. — Weitere Komplikationen sind die Kombination des Ulcus molle mit anderen genitalen Infektionen, wie Lues (als Ulcus mixtum), Plaut-Vincentscher Symbiose (Ulcus phagedaenicum [nach MELCZER: Ducrey-Bacillen + Virus]), Lymphogranuloma inguinale und Granuloma venereum. Hierüber, über die aus der Kombination folgenden Abwandlungen im klinischen Bild und über die differentialdiagnostischen Probleme existiert eine eigene umfängliche Literatur, welche bei FREI und STÜMPKE sowie bei RIEHL besprochen ist. Hinzuweisen ist auf die Ansicht von HUDELO u. RABUT, daß der Phagedaenismus sich in der Mehrzahl der Fälle auf ein primäres Ulcus molle aufpfropft, wenn auch zweifellos nicht alle phagedaenischen Genitalgeschwüre als Ulcus molle beginnen.

Auf ROEGHOLTs Abhandlungen, die die Frage des Zusammenhanges von Strikturen und Elephantiasis mit Ulcus molle erörtern, und ebenso auf BERTOLOTYs Beitrag, der die Komplikationen bei Ulcus molle erörtert, wurde schon hingewiesen.

Die Kombination mit anderen als den venerischen Infektionen ist nur ausnahmsweise beobachtet worden (Diphtherie: ALIBEKOW, Milzbrand: BORZOW u. FINKEL, Nocardia: WATRIN).

Gelegentlich sind schwere Allgemeinerscheinungen (GOUGEROT u. Mitarb.), hin und wieder Erythema multiforme oder Erythema nodosum (FRANKOVIC, RICHTER, CROSTI, MILIAN), vereinzelt Sepsis im möglichen Zusammenhang mit Ulcus molle (WERTHER), fraglicher Zusammenhang eines Ikterus (MILIAN) oder Thrombose der Vena femoralis ausgehend von streptobacillärer Perilymphadenitis (PASTINSKY) beobachtet worden.

Carcinom und Ulcus molle beobachteten LAPIÈRE (periurethrales Adeno-Carcinom *bei* [neben] Ulcus molle vulvae) und an männlichen Fällen KOZAKIEVICZ sowie TZANCK u. Mitarb. (beide auf Ulcus mixtum) und GATÉ u. Mitarb. (1938: auf phagedaenischem Ulcus).

25*

III. Lymphogranuloma inguinale Nicolas-Favre
(Lymphopathia venerea)

Hellerström definiert das Lymphogranuloma inguinale (L. i.), dessen zahlreiche Synonyme bei ihm aufgeführt sind, als die durch einen spezifischen Erreger, eine Rickettsia aus der Familie der Chlamydozoaceae, bedingten pathologischen Prozesse, in deren Rahmen somit die Elephantiasis genitoanalis (Esthiomène und entzündliche Rektumstriktur) einzuordnen ist. Das L. i. wird durch den Geschlechtsverkehr übertragen. (Je nach Autor: vierte, fünfte oder sechste Geschlechtskrankheit.) Es ist auf der ganzen Welt endemisch mit einer gewissen Bevorzugung wärmerer Länder. Frauen erkranken weit seltener manifest als Männer (1 : 2,7 − 1 : 12,6 nach der WHO-Enquete 1955, Esthiomènefrequenz dagegen 11 : 1!)

Die Nomenklatur ist nicht nur durch ihre Synonyme und Verwechslungsmöglichkeiten mit der Lymphogranulomatose und mit dem Granuloma venereum s. inguinale verwirrend, sondern auch ungeeignet, da der Prozeß über den Bereich der Lymphknoten hinausreicht.

Die L. i.-Forschung hat in den letzten Jahrzehnten wesentliche Fortschritte gemacht, über die ausführlich in den modernen Handbuchbeiträgen von Hellerström, Melczer (Pathologie und Histologie), Henschler-Greifelt u. Schuermann (Klinik), Sonck sowie Löhe u. Schmidt (sämtlich 1964) berichtet worden ist. Die Lymphknotenveränderungen sind auch von Lennert in diesem Handbuch Bd. I/3 A besprochen. Ferner sei auf die Bearbeitung im Hinblick auf das männliche Genitale durch Maresch u. Chiari (ds. Handbuch VI/3 1931 und auf die ebenfalls ältere Darstellung Fischls verwiesen. Auf diese groß angelegten L. i.-Darstellungen, welche eine detailierte Besprechung der Klinik und der pathologischen Anatomie einschließen, wird Bezug genommen. Hier können nur die lokalen morphologischen Veränderungen am äußeren weiblichen Genitale Berücksichtigung finden.

Die *primäre Affektion* beim L. i. ist häufig unscheinbar und unbemerkt. Sie entwickelt sich nach wenigen Tagen bis Wochen. Ihr typischer Sitz ist das äußere Genitale, bei der Frau mit Lieblingslokalisation an der Innenseite der kleinen, weniger der großen Labien, am Introitus vaginae, an der hinteren Commissur und der Harnröhrenmündung. Manchmal ist der Primäraffekt auch in der Urethra, in der Vagina, gelegentlich auch in der Analregion lokalisiert. Extragenitale Primäraffekte kommen vor.

Die Morphe des Primäraffektes ist variabel. Am häufigsten entwickelt er sich als kleine, herpesähnliche, oberflächliche Erosion. Andere Typen entsprechen klinisch ganz dem Ulcus molle-Primäraffekt oder dem syphilitischen Primäraffekt, von denen sie ohne Berücksichtigung weiterer Kriterien dann nicht zu unterscheiden sind. Morphologisch gewissermaßen am spezifischsten − aber nicht am typischsten, da relativ selten − sind die knotigen Typen, die als narbenlos verheilendes kleines, follikuläres Knötchen, als bis kirschgroßer, nicht follikulärer, nicht ulcerierender Knoten und als ebensolcher, zentral ulcerierender und anschließend vernarbender Knoten zur Beobachtung kommen. Neben der knotigen Infiltration gibt es auch den Typ der mehr flächenhaften Infiltration unterschiedlicher Ausdehnung als Ausdruck des L. i.-Primäraffektes.

Diese gewissermaßen klassischen Bilder − ihre morphologische Charakterisierung entspricht den von Sézary u. Drain aufgestellten Typen − werden noch durch eine Reihe von Einzelbeobachtungen z. T. völlig abweichender Primäraffekte ergänzt, unter denen sich münzgroße carcinomähnliche Ulcerationen (Sézary u. Bouwens, Sézary u. Maschas), größere fluktuierende, von einem

Ödem begleitete Tumoren (WEISSENBACH u. TÉMIME) oder Knoten mit Fistelbildung (RAVAUT u. SCHEIKEVITCH) befinden.

Die Primäraffekte des L. i. treten häufiger in der Einzahl als in der Mehrzahl auf. Abklatschaffektionen, ebenso auch die Kombination mehrerer Primäraffekt-Typen, kommen bei multiplem Auftreten der Primäraffekte zur Beobachtung.

Die spontane Abheilungsgeschwindigkeit der Primäraffektionen ist naturgemäß in Abhängigkeit vom Substrat ziemlich verschieden. Sie beträgt in der Regel 5—15 Tage, wobei die herpesähnlichen und die syphilisähnlichen Affektionen am schnellsten verschwinden, die follikulären und ulcerösen Riesenschanker besonders lange, u. U. bis zu einem Vierteljahr, bestehen bleiben können (Fälle von SÉZARY u. FACQUET, SÉZARY u. MASCHAS).

Lymphgefäßbeteiligung. Lokalisation bei der Frau in erster Linie die Außenseiten der großen Labien. Sie äußert sich als

a) Lymphangitis in Form meist kurzer, derber, geschlängelt verlaufender wenig druckempfindlicher Stränge.

b) Nodularlymphangitis (Bubonuli). Der Prozeß ist dem bei Ulcus molle analog. Im Verlauf der Lymphgefäße kommt es zur knotigen Infiltration, die bis zu haselnußgroßen Auftreibungen führen kann. Sie unterscheidet sich von den knotigen Primäraffekten durch ihren tieferen Sitz und die zunächst gewahrte Verschieblichkeit gegen Haut und Unterlage. Kollaterales Ödem kommt vor. Im weiteren Ablauf tritt Einschmelzung ein. Fistelbildung ist möglich und kann gelegentlich sehr ausgedehnt sein.

c) Lymphangioectasie vulvaire. Durch unmittelbar subepidermal gelegene Dilatation der Lymphgefäße entsteht im Bereich der Vulva das klinische Bild zahlreicher stecknadelkopf bis linsengroßer dichtstehender „Bläschen".

Insgesamt ist die klinische Manifestation von Lymphgefäßveränderungen nicht sehr häufig. Sie betrifft nach FREI (1932) 4—5 % der Fälle und entwickelt sich im Zusammenhang mit der Lymphknotenerkrankung oder auch mit dem Primäraffekt.

Lymphknotenbeteiligung. Sie ist als dem Primäraffekt zugehörige regionale Erkrankung das typischste Zeichen des gesamten Prozesses, das ihm den Namen Lymphogranuloma inguinale eingetragen hat. Die Lymphknotenerkrankung beginnt bereits wenige Tage nach dem Auftreten des Primäraffektes (sofern ein solcher überhaupt nachweisbar ist) zunächst mit der entzündlichen Schwellung eines einzigen Lymphknotens, der bei genitalem Sitz des Primäraffektes der medialen, oberen Leistenlymphknotengruppe, bei analem Sitz der lateralen oberen Leistenlymphknotengruppe angehört. Im Laufe der folgenden Tage greift die Erkrankung auf die nachbarlichen Lymphknoten, später auch auf die nachbarlichen Lymphknotengruppen über, so daß schließlich sowohl die oberhalb des Leistenbandes als auch die unterhalb des Leistenbandes gelegenen Lymphknoten erkrankt sind und das Leistenband selbst eine Furche bildet, welche die tumorös geschwollenen Lymphknotenpakete trennt. Im Anfang ist die etwa nußgroße Schwellung der Lymphknoten noch derb. Die einzelnen Lymphknoten sind zunächst noch gegeneinander abgegrenzt. Allmählich tritt eine deutlichere Periadenitis hinzu, die zur Fixierung und Rotfärbung der Haut mit typischer Weise stark bläulicher Tönung führt. Auch in diesem Stadium lassen sich die Lymphknoten oder Lymphknotenpakete gemeinsam mit der Haut über der Unterlage verschieben. Inzwischen sind nunmehr die Lymphknotentumoren zu etwa hühnerei- bis gänseeigroßen, in Ausnahmefällen bis zu kindskopfgroßen Gebilden herangewachsen. Im weiteren Verlauf entwickeln sich herdfömige Einschmelzungsprozesse an zahlreichen Stellen, die von einander getrennt sind und zu getrennten Durchbrüchen durch die Haut führen. Das so entstandene Paket miteinander verbackener Lymphknoten, das von herdförmigen Erweichungen durchsetzt ist, ohne insgesamt einzuschmelzen, und an seiner Oberfläche mehrere Fisteln aufweist, charakterisiert das für das L. i. kennzeichnende Bild des sog. „strumösen Bubo". Mit der Periadenitis und Erweichung hat die Lymphknotenerkrankung ihre endgültige Ausprägung erreicht, die von einer eminenten Chronizität ist. Die eitrige Sekretion ist meist dünnflüssig, gelegentlich mehr viscös.

Die Differentialdiagnose bei dem geschilderten typischen Verlauf hat im Beginn bei noch harten einzelnen Lymphknoten die Lues zu berücksichtigen, später vor allem die Aktinomykose auszuschließen.

An atypischen Formen, die weit seltener zur Beobachtung gelangen aber aus diagnostischen Gründen Beachtung verdienen, sind zu erwähnen: Die gelegentliche totale Einschmelzung, welche das Bild des Ulcus molle-Bubo imitiert, eine chronische knotige Verlaufsform ohne Einschmelzung und schließlich eine Verlaufsform unter Entwicklung nur geringer derber indolenter Lymphknotenvergrößerung, die unter Umständen der Aufmerksamkeit völlig entgeht.

In allen Fällen entwickelt sich die Lymphknotenvergrößerung häufiger einseitig als doppelseitig. Doch ist die doppelseitige Erkrankung keineswegs selten. Die Erkrankung der einen Seite pflegt dabei der anderen im Abstand von einigen Tagen zu folgen.

Im Rahmen der weiteren Ausdehnung der Erkrankung werden am häufigsten die iliacalen Lymphknoten einbezogen, deren Erkrankung bei entsprechender Vergrößerung durch die Bauchdecken oder durch rektale Untersuchung palpiert werden kann. Sie ist in durchschnittlich 50 % aller Fälle feststellbar. Die entzündliche Reaktion in dieser zweiten Station der Lymphknotenbeteiligung pflegt geringer zu sein. Multiple Einschmelzungen kommen zwar auch hier vor. Ein Durchbruch erfolgt jedoch nur selten.

Weitere Lymphknotengruppen im Bereich des kleinen Beckens können betroffen sein. Darüber hinaus ist nach einzelnen Berichten, trotz in der Literatur geäußerten Skeptizismus, kein Zweifel an dem gelegentlichen Vorkommen einer Generalisation der Lymphadenitis ebenso wie an einer Einbeziehung weiterer Organe im Rahmen dieser Generalisation (Milz, Leber, Nieren, Myocard, Gelenke). Einzelheiten und Schrifttumsnachweis hierzu finden sich bei Henschler-Greifelt u. Schuermann.

Als Spätfolge in 4—18 % der Fälle auftretend, entwickeln sich Strikturen und Narbenzüge im kleinen Becken und eine Verlegung und Zerstörung der Lymphabflußbahnen unter Umständen für das gesamte Genito-Analgebiet. Diese Gefahr ist auf Grund der Anatomie der Abflußwege beim Weibe noch größer als beim Manne. Folge davon sind die klinischen Bilder der Spätkomplikationen, die als *Esthiomène* s. Ulcus vulvae elephantiasticum s. Syndroma genito-ano-rektale beschrieben werden (Abb. 5). Sie entwickeln sich nach einem erscheinungsfreien Intervall von 3—8 und mehr Jahren und äußern sich am Genitale als rein elephantiastische Form, ulceröse Elephantiasis oder rein ulceröse Form. Hinzu treten die verschiedenen als wuchernde Entzündung, Ulcerationen, Elephantiasis, Striktur sich äußernden Mastdarmerscheinungen, auf die hier nicht einzugehen ist. Durch mannigfaltige Kombination können demgemäß variable klinische und anatomische Bilder entstehen.

Die von Frei (1938) ursprünglich vertretene Vorstellung der reinen Stauungsbedingtheit dieser Spätsymptome ist auf Grund inzwischen geführter Erregernachweise im Esthiomène-Eiter und -Gewebe dahingehend ergänzt worden, daß es sich auch hierbei noch um spezifische Krankheitsmanifestationen handelt (Meyer u. Mitarb., Nicolas u. Mitarb., Ravaut u. Mitarb., u. a.).

Genitale, Analregion und Rectum können im Rahmen der Spätmanifestationen getrennt oder in Kombination erkranken. In 50—90 % der Fälle, also keineswegs immer, sind zusätzlich die Leistenbubonen oder ihre Residuen nachweisbar (HENSCHLER-GREIFELT u. SCHUERMANN). Es handelt sich um die Folgen produktiver oder destruktiver Entzündungsvorgänge, die als Elephantiasis, Mutilationen (besonders bei der Frau), Fistelbildungen, Verwachsungen im kleinen

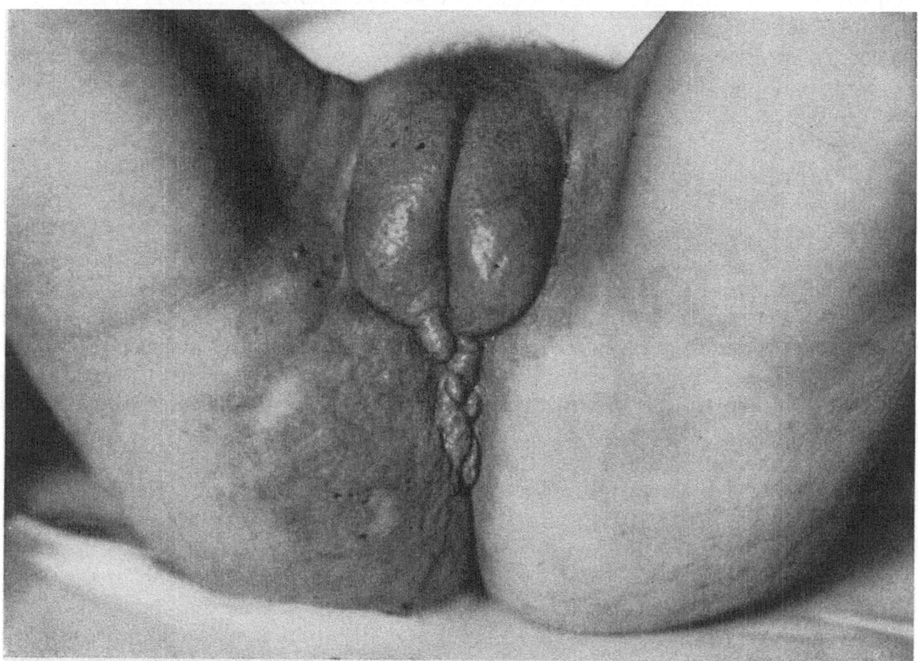

Abb. 5. Lymphogranuloma inguinale, Spätstadium (Syndroma genito-ano-rectale mit breitem lymphogranulomatösen Hautinfiltrat). Entlehnt bei SONCK, C. E.: „Hautveränderungen bei Lymphogranuloma inguinale", in: Handbuch d. Haut- u. Geschlechtskrkh., Ergänzungswerk VI/1, hrsg. v. MARCHIONINI - SCHUERMANN - LEINBROCK. Berlin - Göttingen-Heidelberg: Springer 1964

Becken mit Funktionsausfällen der inneren Genitalien, evtl. Durchbruch in die Hüftgelenke, Einbeziehung des Darmes und mit den verschiedensten Allgemeinerscheinungen bis zum tödlichen Verlauf sich manifestieren.

Speziell bei dem von JERSILD als genito-ano-rectales Syndrom gekennzeichneten kombinierten Befall kommt es zu verschiedensten Fistel- und Anastomosenbildungen. Dieser Typ ist auf Grund der unterschiedlichen geschlechtsabhängigen anatomischen Verhältnisse des Lymphsystems wiederum bei der Frau weit häufiger als beim Mann. Dabei kommt es neben den elephantiastischen und ulcerösen Veränderungen zu Urethro-vaginal-, Recto-vaginal-, Recto-vesical- und Vagino-vesical-Fisteln oder zu deren Kombination gegebenenfalls unter dem Bilde einer Kloake, aus welcher Urin, Stuhl und Menstrualblut sich entleeren. Ummauerung durch derbe Infiltrationen führt zu Stenosen, welche ebenfalls Rectum, Urethra oder Vagina betreffen können. Hierdurch wird evtl. die Kohabitation oder auch die Geburt per vias naturales unmöglich. Derartige Konstellationen bei Frauen sind von GAY PRIETO, JERSILD (1930, 1931), WEISSENBACH u. Mitarb., VIGNES, SONCK

(1940) berichtet worden. Jersilds Beobachtungen beziehen dabei z. T. die Kontrolle eines 8—10jährigen Verlaufes ein.

An der Vulva selbst variieren die morphologischen Bilder in Abhängigkeit von dem vorliegenden Typ, der entweder rein elephantiastisch, rein ulcerös oder ulcero-elephantiastisch sein kann. Von der Elephantiasis sind vornehmlich und zuerst die großen Labien betroffen, meist im Anfang einseitig, dann doppelseitig, wobei die Schwellung zunächst mehr teigig, später induriert erscheint. Sie kann sich diffus oder mehr in Form strangförmiger Verdichtung äußern. Dabei pflegt die Oberfläche erythematös und pigmentiert, braunrot bis tiefbraun (Löhe, 1951), glatt oder papillomatös bis knotig zu sein. Die Elephantiasis ergreift des weiteren die kleinen Labien und die Klitorisgegend, gelegentlich befällt sie isoliert oder betont die Klitoris (Coutts u. Monetta). Die Induration führt zur Stenosierung am Urethalostium, am Introitus oder im Verlauf der Vagina (Fälle von W. Richter, Bezecny, 1934, Chargin, Haack, Jersild, 1933 b). Erosionsbildung an den Innenseiten der kleinen Labien ist besonders häufig. Hinzu treten im übrigen Vulvabereich flache Ulcerationen und tiefe Fisteln. Die Ulcerationen sind ohne Heilungstendenz, nicht granulierend, nicht epithelisierend, äußerst torpide mit derben callösen Rändern. Größere Ausdehnung in die Tiefe ist möglich (,,Ulcus chronicum dissecans‘‘, Nicolau 1935), wodurch schließlich die bereits erwähnten Anastomosen sowie Kloakenbildungen zustandekommen. Auf diese Weise entstandene ausgeprägte Mutilationen beobachteten Sonck (1940 a), Gray, Frei (1929) u. a.

Ungewöhnlich ist die Beobachtung einer spezifischen L. i.-Bartholinitis durch Midana.

Neben schweren Bildern der Elephantiasis oder der Mutilation kommen gelegentlich über Jahre abortiv verlaufende Fälle zur Beobachtung, wie sie Chevallier u. Bernard (1932 a) als perimeatisches Ödem der Urethralmündung gesehen haben.

Auch im Frühstadium kommen Hautveränderungen, die klinisch in der Regel jedoch weniger eindrucksvoll sind, vor, wie sich bereits aus der bei der Lymphknotenerkrankung geschilderten Einbeziehung der darüberliegenden Haut ergibt. In der Regel ausgehend von dort oder von durchbrechenden Bubonuli können gelegentlich auch weitere Hautbezirke (Schamgegend und Perianalgegend bzw. Bauchwand) in Form einer blaurötlichen bis bräunlichen, entzündlichen, cutanen und subcutanen Infiltration erkranken, bei welcher hin und wieder torpide Vereiterung und Fistelbildung (Literatur bei Sonck), manchmal in Form eines regelrechten Netzsystems, in anderen Fällen geschwürige und ekthymatöse Note, Pusteln (Bertaccini) oder Phlegmonenbildung (Ruge) beobachtet worden sind. Knotenförmige Hautbeteiligung in Form multipler, nußgroßer Elemente, flächenhaft die Leistengegend und den Mons veneris einnehmend, sahen Chevallier u. Bernard (1932 b).

Histologie

Jüngere zusammenfassende Darstellungen und wichtigere Originalarbeiten sind insbesondere von Melczer (Lit.), Lennert (Bubo-Lit.) Schmidt, Smith u. Custer (Lit.), Marshall, Roulet, Maissjuk publiziert. Weitere Literatur im Text.

Primäraffekt. Nicolas u. Favre beschreiben den ulcerierten lymphogranulomatösen Primäraffekt als ein histologisch wohl charakterisiertes Gebilde. Die Geschwürsränder sind, im Gegensatz zum Ulcus molle, nicht unterminiert. Die oberflächlichen Veränderungen werden von einigen parallelen Fibrocytenlagen — nicht von Leukocyten, wie bei Pyodermien — gebildet, unter welchen sich ein Lymphocyten, Plasmazellen und einige Mastzellen enthaltendes Infiltrat mit Gefäßneubildung findet. Im Bereich des Infiltrates können die bei der Lymphknoten-

Pathologie noch zu besprechenden kleinen, sternförmigen Absceßchen auftreten. Insgesamt liegt danach ein Bild vor, das sich auch vom syphilitischen Primäraffekt und von den kleinen Defekten bei Herpes simplex abgrenzen läßt. Auch QUIROGA u. BOSQ, welche im Rahmen des histologischen Befundes besonders die Verdickung der Gefäße und die Endothelschwellung betonen, fanden das feingewebliche Bild gleichförmig.

Wenn man jedoch die in der Literatur mitgeteilten Daten insgesamt wertet, kommt man vielmehr zu dem Schluß, daß das feingewebliche Bild des lymphogranulomatösen Primäraffektes nicht genügend charakteristisch ist. Bei DESTÉFANO u. VACCAREZZA entsprach der Befund einem Plasmom. Auch TARANTELLI sah ein plasmacelluläres Infiltrat. Bei GANS dagegen wird völliges Fehlen von Plasmazellen vermerkt. Stattdessen besteht nach ihm das Infiltrat hauptsächlich aus polynukleären Leukocyten. QUIROGA u. BOSQ, die ebenfalls nur wenig Plasmazellen fanden, sahen polynucleäre Leukocyten nur in Gefäßnachbarschaft. – Die Befunde wechseln in größerem Ausmaß. Grundsätzlich weist das Infiltrat und die Gefäßbeteiligung sowie die gelegentlich beobachtete Einschmelzung dabei bereits Anklänge an das voll ausgeprägte Bild der lymphogranulomatösen Lymphknoten-Erkrankung auf (SANICANDRO) (Riesenzellen bei TARANTELLI, Gefäßveränderungen besonders bei SHELDON u. HEYMAN, BETTINGER, Absceßbildung bei WEISSENBACH u. TÉMIME), ohne daß der histologische Befund am Primäraffekt des Lymphogranuloms in jedem Fall ausreichende Hinweise auf die Diagnose zu liefern scheint (BLOOM). Auch die Epitheldecke verhält sich nicht gleichmäßig. Im Gegensatz zu dem von NICOLAS u. FAVRE betonten Fehlen der Unterminierung kann der Epithelrand am Ulcus nach de GREGORIO u. HIJAR vorgewölbt sein und sich auf das darunterliegende Bindegewebe herüberbeugen. Weitere, jüngere Darstellungen bei KORNBLITH sowie SMITH u. CUSTER.

Bubonen. Ihre Makroskopie und Histologie ist unlängst auch von LENNERT in diesem Handbuch Bd. I/3A zusammenfassend dargestellt (gute histologische Bilder). Anatomisch besteht der lymphogranulomatöse Bubo wegen der Periadenitis z. T. aus bereits mit unbewaffnetem Auge wahrnehmbarem verdicktem Bindegewebe. Die Farbe der Knoten wechselt in Abhängigkeit vom Stadium der Granulation zwischen lebhaftem Rot, verschiedenen bläulichen bis mehr grauen Rottönen bzw. reinem Grau. Die multiplen Einschmelzungsherde verleihen der Schnittfläche des Lymphknotens ein wespennestähnliches Aussehen. Der Absceßinhalt kann sich auf Incision zum Teil oder völlig entleeren, häufig erhebt sich der viscöse Eiter auch nur kuppelartig auf der Schnittfläche. Bei der Entwicklung großer zusammenhängender Abscesse finden sich nachbarlich stets die typischen umschriebenen kleinen Einschmelzungsherde. Verschieden alte und daher unterschiedlich weit entwickelte Einschmelzungsherde treten durch Fisteln mit der Oberfläche in Verbindung. DESTÉFANO u. VACCAREZZA sowie FIESSINGER haben daher das Lymphogranulom als ,,Poradenitis'' bezeichnet. – Die den Lymphknotenpaketen nachbarliche Verschwielung kann unterschiedliches Ausmaß haben.

Auch mikroskopisch sind im erkrankten Lymphknoten die verschiedenen Stadien der Entzündung in ihrer wechselnden Ausprägung von örtlich mehr exsudativem, granulierendem oder fibrosierendem Charakter sowie Nekrotisierungsvorgänge zonenweise oder herdförmig nebeneinander zu beobachten. Dieses Nebeneinander ist bereits krankheitstypisch. Dabei ist in gewissem Umfang der granulierende Anteil der Entzündung mit seinem polymorphen Granulationsgewebe spezifisch, welches aus Plasmazellen, Histiocyten, Monocyten, auch mit Eosinophilen gemischten neutrophilen Leukocyten, im wechselnden Ausmaß unter Beteiligung von Langhansschen, gelegentlich auch Sternbergschen Riesenzellen und Mastzellen zusammengesetzt ist. Die erhebliche Plasmazellenbeteiligung (gelegentlich plasmomartig) gilt nach einigen Autoren als sehr charakteristisch (Ceelen, Bertaccini).

Nicht nur die von der Periadenitis betroffene Begrenzung des Lymphknotens sondern seine gesamte Struktur wird durch das Eindringen der Entzündung verwischt (Durand u. Mitarb.), bis schließlich die Frage der Zugehörigkeit der Entzündung zum eigentlichen Lymphknotengewebe unentscheidbar werden kann. Die Randsinus verschwinden, die Keimzentren werden unregelmäßig und schließlich unkenntlich.

Die Polymorphie und Ähnlichkeit mit dem Gewebe der Paltauf-Hodgkin-Sternbergschen Lymphogranulomatose veranlaßte die Namensgebung des Lymphogranuloma inguinale und erlaubt gegebenenfalls die Abgrenzung von anderen granulierenden Entzündungen wie Tuberkulose oder Lues, welche auf Grund der in weiteren L. i.-Stadien zur Beobachtung gelangenden tuberkuloiden Strukturen mit Anhäufung von reichlich Epitheloidzellen und gelegentlich von Langhansschen Riesenzellen („Gommes lymphogranulomatosiques") differentialdiagnostisch ausgeschlossen werden müssen. Sie sind Ausgangspunkte des Gewebsuntergangs, der als Koagulationsnekrose (Virgillo) beginnt, welche dann von den Epitheloid- und Riesenzellen umsäumt und weiterab von Plasmazellen eingefaßt wird. Regelrechte Verkäsung, wie sie die Tuberkulose kennzeichnet, kommt nach Nicolas u. Favre sowie Virgillo im Gegensatz zur Auffassung de Bellards nicht vor. Unter Eindringen von Leukocyten in den Nekrosebereich vollzieht sich dann die Umwandlung zu Abscessen zunächst in Form kleiner, unregelmäßiger, sternförmiger oder Y-förmiger Herdchen (Nicolas u. Favre), die als besonders charakteristisch gelten. — Die Morphogenese und Einzelheiten der Befunde bei der Nekrose- u. Absceßentwicklung sind jedoch noch strittig, wie sich aus den jüngeren Arbeiten von Favre (1933a), Bettinger ergibt. Einzelheiten auf Grund von Untersuchungen mit dem Phasenkontrastmikroskop teilt Jørgensen hierzu mit.

Neben Wucherung der Sinusendothelzellen kommt es zu Gefäßwandveränderungen (Durand u. Mitarb., Frei, Müller u. Justi, Hoeppli, de Bellard, Piccininni), welche zu Veränderungen aller drei Gefäßschichten, insbesondere zu Verdickung und Verengung mit Endovasculitis, Kernveränderungen in den Endothelzellen sowie Ablösung von Endothelien ins Lumen, Ruptur kleiner Gefäße mit Haemorrhagie, sowie Thrombenbildung sowohl an Arterien als auch an Venen führen können. Die Gefäßveränderungen werden von mehreren Autoren als sehr auffallend bzw. charakteristisch angesehen. Capelli dagegen berichtet, keine Gefäßveränderungen gesehen zu haben.

Das Bindegewebe ist durch Vermehrung der Gitterfasern, die sich später in kollagene Fasern (Endfolge: Fibroadenie) umwandeln, beteiligt (Sei), wobei nach Homma u. Chaglassian innerhalb des epitheloidzelligen Granulationsgewebes eine Verminderung der Gitterfasern vorliegt.

Im Plasma der retikulären und histiocytären Lymphknotenzellen beschrieb Gamna bis zu $2-5\,\mu$ große ei-, seltener ringförmige, mit Kernfarbstoffen färbbare Einschlüsse, die gelegentlich zu $8-10$ in einem Haufen liegen. Zwischen ihnen finden sich kleine Körnchen. Gamna hielt sie für die Erreger. Die Körperchen wurden vorher schon von zahlreichen Autoren, z. T. auch in anderen Zellen, gesichtet, aber anders interpretiert (Letulle u. Nattan-Larrier, Müller u. Justi, Favre, 1933b, Phylactos, Cassini, Tommasi, Bory, Frei, Melczer). Ihre Bedeutung ist noch nicht abgeklärt.

Über cytologische Einzelheiten s. bei Lennert, André u. Dreyfus, Smith u. Custer.

Insgesamt galt die lymphogranulomatöse feingewebliche Struktur auf Grund der Mitteilungen von Durand u. Mitarb., Ramel, z. T. auch von Anders sowie

Costa, Pund u. Mitarb. lange als spezifisch. Ceelen, Gamna u. Mitarb., Bettinger, Frey, Gray u. Barnes sprechen die Befunde als weitgehend charakteristisch bis spezifisch an. — Die histologische Ähnlichkeit insbesondere mit der Tuberkulose ist jedoch bei zahlreichen Autoren deutlich und auch betont worden (Hellerström 1932, Marion u. Gandy, Kiefer, Ravaut u. Mitarb., Hausmann, de Bellard), so daß andere die Histologie nur im Zusammenhang mit weiteren Daten (Tuberkulinprobe, klinische Symptome) bewertet wissen möchten und Einschränkungen hinsichtlich der Spezifität machen (Pancotto, Radaeli, Gaté, Martinotti). Nach Hellerström ist die Abgrenzung tuberkulöser und auch syphilitischer Adenitiden nicht sicher möglich. Seiner Auffassung nach stammen nicht alle „strumösen Bubonen" von lymphogranulomatöser Ansteckung her. Ähnliche Standpunkte ergeben sich aus Arbeiten von Levy u. Melczer, Musger, Ruiz u. Fortheringham, Lillie, Thomsen, Koike, Simard, Fischer. Damit dominiert z. Z. die Ansicht, daß allein auf Grund histologischer Untersuchung der erkrankten Lymphknoten die Diagnose Lymphogranuloma inguinale nicht gestellt werden kann. —

Wichtig ist ggf. das Ergebnis des intracutanen *Frei*-Tests, über dessen Spezifitätsgrenzen Korting u. Gottron berichten, und der Komplimentbindungsreaktion.

Bubonuli. Ihre Struktur entspricht derjenigen der Bubonen. Untersuchungen liegen von Capelli, d'Aunoy u. v. Haam, Froboese vor. Bottoli berichtete über die Lymphgefäßbeteiligung unter dem Bilde der „Lymphangioectasie vulvaire".

Regionale Hautbeteiligung im Frühstadium. Beim Übergreifen des lymphogranulomatösen Prozesses auf die Haut von Bubonen oder Bubonuli aus, trifft man feingeweblich ebenfalls die bei der Lymphknotenerkrankung besprochenen Veränderungen an. Während Favre die Wucherung der Fibroblasten und die Entzündung des Fettgewebes mit Riesenzellbildung sowie die Neubildung der Gefäße bei fehlender Einschmelzungsneigung herausstellt, sah Melczer 1938 im Rahmen typischer Granulation der Lederhaut und Unterhaut von Epitheloidzellwällen umgebene größere und kleinere Abscesse sowie Knötchen, die aus einem für das Lymphogranulom typischen Granulationsgewebe aus Epitheloidzellen, Histiocyten, Monocyten, Plasmazellen, Lymphocyten, Langhanschen Riesenzellen aufgebaut waren. Auch die geschilderten Gefäßveränderungen waren deutlich ausgeprägt. Variiert ist das Bild an der Haut lediglich durch die in der Subcutis zusätzlich vorhandene Wucheratrophie des Fettgewebes.

Elephantiasis genitalis. Wie schon erwähnt, ist die Elephantiasis genitalis (Esthiomène, Ulcus vulvae chronicum) bei Lymphogranuloma inguinale auch auf Grund ihrer Histologie nicht als bloße Stauungsfolge, sondern als spezifische Hautbeteiligung im Sinne der Spätmanifestation anzusehen. Dabei findet sich allerdings nicht immer und überall die ganze Skala der geschilderten Gewebsmerkmale des L. i., und von den verschiedenen Autoren wurden demgemäß je nach den vorliegenden Fällen verschiedene Einzelzüge des Gesamtbildes beobachtet. So sahen Nicolau (1934) sowie Brocq u. Plassat Riesenzellreichtum neben uncharakteristischer Granulation, Bezecny (1932) Plasmazellreichtum, Stillians wechselnd mehr riesenzelliges oder epitheloidzelliges Granulationsgewebe. Nekrotische Bezirke vermerkt Insulander, Bindegewebswucherung Koyama, Oba u. Oka, Yamasaki. Auf die Gefäßveränderungen der Lymphgefäße weist unter anderen Simon hin. Tuberkuloide Strukturen vermerken Gougerot u. Carteaud, Lash, Arenas, Arenas u. Sammartino, Gay-Prieto u. Joffre, Simard, Kiefer, Furukawa. Danach ist, wie auch Nicolas u. Mitarb. betonen, die feingewebliche Struktur der Elephantiasis genitalis als weitgehend charakteristisch zu betrachten. — Hinzutreten können entsprechend den klinischen Befunden der papillomatösen Elephantiasis und der Stauung Papillomatose, Akanthose und Hyperkeratose, hyaline Degeneration der Fasern an Bindegewebe und Muskulatur (Barthels u. Biberstein).

Die Akanthose und Papillomatose ggf. in Kombination mit Ulcerationen kann — wie bei analogen Zuständen anderer Genese und Lokalisation — unter dem Bilde der pseudoepithelialen Hyperplasie Abgrenzungsschwierigkeiten gegenüber Carcinom verursachen, andererseits auch dazu führen, daß auf lymphogranulomatöser Läsion entstandene Carcinome (nach Erfahrungen von Salzstein u. Mitarb. u. a.) lange verkannt werden.

IV. Granuloma venereum (Donovanosis)

Das Granuloma venereum (sive Granuloma of the pudenda, sive Granuloma inguinale) wird auf Grund der Nomenklatur auch in der Literatur gelegentlich mit dem Lymphogranuloma inguinale verwechselt, ist jedoch eine davon zu trennende, eigenständige Krankheit.

Es ist eine insgesamt seltene, in den Tropen und Subtropen relativ häufigere, in den gemäßigten Zonen nur gelegentlich und dann infolge von Einschleppung beobachtete, überwiegend venerisch übertragene Erkrankung. Sowohl im Hinblick auf den Erreger, als auch bzgl. der Reaktionsweise des Organismus im makroskopischen und mikroskopischen Bild steht die Krankheit dem Rhinosklerom sehr nahe.

Der Erreger, die Donovania granulomatis, wurde von ihrem Entdecker Donovan (1905) und anderen als Protozoon angesehen, von anderen Autoren als Bacterium oder Bacillus angesprochen und dabei den Klebsiellen, den Escherichae oder einem eigenen Genus Donovaniae zugeordnet (Literatur bei Simons, 1964). Es handelt sich um polymorphe, von einer Kapsel umgebene Gebilde, welche manchmal mehr kokkoid, manchmal bacilliform aussehen. Die jungen Formen sind ohne Kapsel. Sie kommen in polynucleären und mehr noch in mononucleären Zellen, in frischen Efflorescenzen auch extracellulär vor. Sie lassen sich im Gewebssaft und im Schnitt (Färbung nach Giemsa, Wright, Greenblatt) nachweisen. Züchtung der Donovania ist gelungen. Dabei besteht kulturelle, nicht jedoch antigenische Identität verschiedener Stämme. Übertragung auf ein geeignetes Versuchstier ist noch nicht geglückt. — Näheres auch im Beitrag Maresch u. Chiari, Bd. VI/3 (1931) dieses Handbuches, in dem die Erkrankung des männlichen Genitales unter Berücksichtigung der damals vorliegenden Literatur bearbeitet ist.

Makroskopische Veränderungen. Nach einer von den Autoren sehr unterschiedlich angegebenen Inkubationszeit zwischen 1—8 Wochen (Simons) entwickeln sich an der Eintrittspforte, also meist am Genitale, ein oder mehrere gewaltige, papillomatöse Granulationstumoren (Abb. 6), die isoliert stehen oder zu einem Konglomerat zusammentreten und auf diese Weise bei der Frau die gesamte Vulva einnehmen können. Durch periphere Ausbreitung und Confluenz der blumenkohlartigen Wucherungen entstehen bogige Begrenzungen der Krankheitsherde. Die Oberflächenbeschaffenheit der Vegetationen variiert in gewissem Umfang und wird demgemäß wechselnd als papulös, papillomatös, hypertrophisch-verrucös, aber auch als papillomato-ulcerös oder sklerotisch-vernarbend beschrieben, wobei die ulceröse Note zumeist auf Mischinfektionen (z. B. mit Ulcus molle) oder vorausgegangenen Ulcerationen, welche dem Granuloma venereum als Eintrittspforte dienten, also nicht auf das Granuloma venereum selbst, bezogen wird, ohne daß diese Frage sicher entschieden wäre. Jedenfalls gibt es Fälle, in deren Verlauf bis zur schweren Zerstörung fortschreitende Ulcerationen auftreten (Gans u. Steigle-

DER, Abbildung bei MAYER u. DA ROCHALIMA). Ulceration kann, ebenso wie auch
Vernarbung, im klinischen Bild neben der Granulombildung vorhanden sein, so
daß die Morphe zonenweise im gleichen Krankheitsherd wechselt, oder es imponiert der Granulationstumor als hervorgewachsen aus einem ulcerösen Prozess,
der gegebenenfalls an seinen Rändern noch in Ausdehnung begriffen ist.

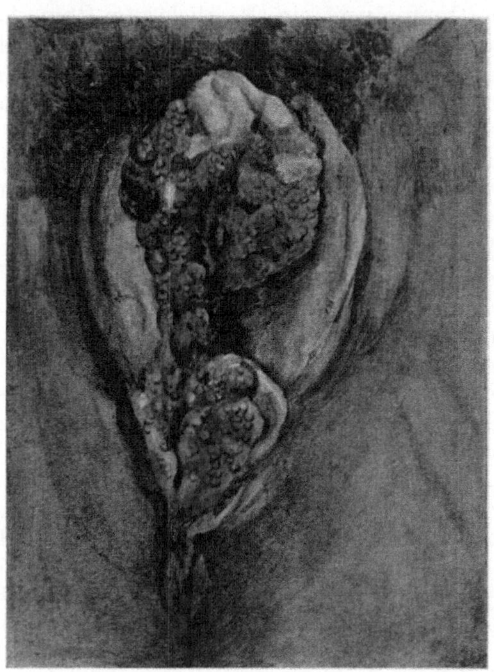

Abb. 6. Granuloma venereum, Granulationstumor der Vulva. Entlehnt bei: SIMONS, R. D.
G. PH.: „Granuloma venereum (Donovanosis)", in: Handbuch d. Haut- u. Geschlechtskrkh.
Ergänzungswerk VI/1, hrsg. v. MARCHIONINI-SCHUERMANN-LEINBROCK. Berlin-Göttingen-
Heidelberg: Springer 1964

In den Krypten der papillomatösen Vegetationen besteht Maceration und
Erosion mit Nässen und eitriger Sekretion, die neben den Donovaniae die verschiedensten Erreger enthält und Foetor verbreitet.

Nach RAJAM u. RANGIAH ist das venerische Granulom zu etwa 50 % an den
Genitalien selbst, zu 15—20 % genitoinguinal und zu 4 % anal- bzw. perianal lokalisiert. Die übrigen Fälle betreffen weitere extragenitale Regionen, unter denen der
Mund an erster Stelle steht. Am weiblichen Genitale wird nicht nur der gesamte
Vulvabereich sondern auch die Vagina, gelegentlich auch die Portio vaginalis
uteri betroffen. Der voll ausgebildete, blumenkohlartige Tumor führt dabei auf
Grund des klinischen Bildes und auch auf Grund der feingeweblich ausgeprägten
pseudoepitheliomatösen Hyperplasie nicht selten zu der Fehldiagnose eines Carcinoms (BEERMAN u. SONCK, RAJAM u. RANGIAH).

Ob dem ausgeprägten Granulom im Sinne eines Primäraffektes andersartige
morphologische Veränderungen vorausgehen (Bläschen, Pusteln, Erosionen, kleine
Ulcerationen [Einzelheiten bei MAYER u. DA ROCHA LIMA]), ist nach SIMONS unsicher.
Die sichere Mutter-Efflorescenz ist das Granulom en miniature, das in sehr unter-

schiedlichem Tempo zum großen Granulationstumor heranwächst. Die übrigen Beginn-Efflorescenzen haben, soweit sie nicht bloß postuliert und vermutet wurden, vielleicht nur die Dignität von Eintrittspforten, zumal die Krankheit sich nach zahlreichen Autoren auf dem Boden mangelnder Hygiene und damit verbundener Hautveränderungen entwickelt.

Der Verlauf ist eminent chronisch (worin wiederum, wie übrigens auch in der Ansprechbarkeit auf Streptomycin, eine Parallele zum Rhinosklerom gegeben ist). Eine Krankheitsdauer von 10—12 Jahren ist nicht ungewöhnlich. Spontane Remissionen und Rezidive können wechseln. Bei der Frau kann als Folge eine Elephantiasis der Vulva mit Urethrastriktur auftreten. Im Verlauf breitet sich das Granulom auf die gesamte Genitalregion einschließlich Leisten und Rima ani aus. Abgesprengte Granulationstumoren können in weiter entfernten Körpergegenden vorkommen. Der Ausbreitungsweg hierbei ist nicht abgeklärt. Für die meisten Fälle ist die Ausdehnung per contiguitatem sicher, die insbesondere den großen Beugen folgt. Lymphogene Verbreitung wurde vermutet (Greenblatt u. Mitarb.), andererseits auf Grund mangelnder Lymphknotenbeteiligung bezweifelt (Rajam u. Rangiah). Erkrankung der Lymphknoten mit Durchbruch und Entwicklung von Granulationstumoren in den Leisten ist aber beobachtet worden und im Beitrag Maresch u. Chiari abgebildet.

Generalisationserscheinungen sind gelegentlich beschrieben worden. Dabei wurden wiederholt Skelett-Herde erwähnt, wie in den Fällen von Parker u. Mitarb. oder Rhinehart u. Bauer. Rajam u. Rangiah sahen außerdem auch Leber beteiligung. An weiteren Beobachtungen erwähnt Simons diejenigen Thierfelders (Nase, Gelenke, Leberabszeß, Nervensystem), Lipps u. Bibbys (Skelett), und Lyfords (Polyarthritis und Osteomyelitis). Derartige Fälle mit Zeichen von Generalisation sind selten und z. T. in der spezifischen Ätiologie der „metastatischen" Erscheinungen ungesichert. Nur ein Teil der Autoren erhebt den Anspruch, Donovanien in den erkrankten inneren Organen nachgewiesen zu haben, so daß der Fragenkomplex der Generalisation noch nicht als hinreichend abgeklärt gelten kann.

Feingeweblich beginnt nach Gans u. Steigleder „die Veränderung mit einer kleinzelligen Infiltration in den oberflächlichsten Schichten der Lederhaut unter gleichzeitiger, in älteren Herden oft sehr starker Wucherung der Epithelleisten. Im weiteren Verlauf tritt zu dem lymphocytären Zellinfiltrat eine Wucherung der Fibroblasten, und es kommt zur Entwicklung junger Gefäßsprossen, durch welche das ödematöse Gewebe den Charakter eines entzündlichen Granulationsgewebes annimmt". Die Acanthose kann zeitweilig oder in gewissen Abschnitten hochgradig und bis zum Bilde ausgeprägter pseudoepitheliomatöser Hyperplasie, ggf. mit Hornperlenbildung, gesteigert sein (Beerman u. Sonck). Andererseits kann unter Heranwachsen des Granulationsgewebes die Epidermiswucherung zurückgehen und einer Atrophie oder völligem Schwund der Oberhaut Platz machen. Typisch ist die weitere Anbildung eines stark plasmazellulären Infiltratmantels, der unterhalb der Epidermis oder als Abgrenzung des gesamten Granulationsgewebes angetroffen werden kann. Die Plasmazellen finden sich auch insbesondere entlang der aufsteigenden, sich nach oben baumartig verzweigenden neugebildeten Gefäße des Granulationsgewebes. Russelsche Körperchen kommen vor. Weitere Einzelheiten geben Mayer u. da Rocha Lima an, die im wesentlichen auch bei Maresch u. Chiari aufgeführt sind. Das ödematöse Bindegewebe zwischen den neugebildeten Capillaren enthält Bindegewebszellen, Leukocyten und Makrophagen mit wabigem Protoplasma. Die Letzteren sind besonders typisch. Sie ähneln den Mikulicz-Zellen des Rhinoskleroms und enthalten die Erreger, die sich mit Eisenhaematoxylin, Karbolthionin und nach Giemsa färben lassen. Sie

entfärben sich nach GRAM. Manche Autoren haben in der Tiefe des Granulationsgewebes kleine Absceßchen beobachtet. Gelegentlich sind die beteiligten Leukocyten überwiegend Eosinophile. Auch in den Leukocyten kommen in geringerem
Umfang Erreger vor.

Auf die Verwechslungsmöglichkeit mit Carcinom wurde schon hingewiesen.
Die Frage ist aufgrund histologischer Studien besonders von BEERMAN u. SONCK
bearbeitet worden, welche gleichzeitig zur Carcinomentstehung auf dem Boden
von Granuloma venereum Stellung nehmen. Sie bejahen die Möglichkeit der Carcinomentwicklung, nehmen aber an, daß diese nicht häufiger als auf dem Boden
anderer Hautaffektionen gegeben sei.

V. Gonorrhoe

Die Vulvovaginitis gonorrhoica ist im Abschnitt Vulvitis abgehandelt worden
(s. dort).

Die im Rahmen der Gonorrhoe gelegentlich beschriebene Balanitis circinata
(parakeratotica) bzw. die ihr entsprechende Vulvitis entspricht morphologisch der
Reiter-Balanitis (Reiter-Vulvitis), die im Kapitel Vulvitis besprochen ist. Die
Literatur über ihr Auftreten im Rahmen der Gonorrhoe ist in der modernen Übersicht von TAPPEINER u. WODNIANSKY (1964) angeführt. Zweifel, ob nicht sämtliche hier eingeordneten Fälle in Wirklichkeit dem Morbus Reiter zuzurechnen
sind, haben PARONEN, SCHUERMANN sowie REICH geäußert. Diese Frage ist bisher nicht sicher entschieden. Neben der Balanitis circinata parakeratotica kommt
es an der Haut zu pustulösen und parakeratotischen Herden. Sie sind von GAY
PRIETO u. Mitarb. auch an den großen Labien eines kleinen Mädchens mit Vulvovaginitis gonorrhoica beobachtet worden.

Bei der geschlechtsreifen Frau erkranken im Vulvabereich die Harnröhre
(25 %) und die Bartholinschen Drüsen (zusammen mit dem Rektum in 20—30 %
[Zahlenabgabe bei der akuten Gonorrhoe nach MENGE]). Auch die Vulva, nicht
aber die Vagina, kann bei der akuten Erkrankung, welche bei Frauen seltener als
die chronische ärztlich erfaßt wird, miterkranken. Sie bietet das Bild der „Vulvitis simplex“ mit Rötung, Schwellung, Nässen und Maceration. Der Harnröhrenwulst ist geschwollen, das Orificium oft ektropioniert. Aus der Harnröhre entleert sich grün-gelblicher, manchmal blutiger Eiter.

Die akute Einbeziehung der Bartholinschen Drüse verrät sich durch starke
Rötung ihrer Mündungsstelle und ödematöse, oft eigroße Schwellung im hinteren
Teil der großen Labie. Bei Verschluß des Ausführungsganges entwickelt sich ein
Pseudo-Absceß, der an der dünnsten Stelle perforieren kann. Der Drüsenkörper erkrankt dabei in der Regel nicht oder nur mäßig, produziert also weiterhin Sekret,
was nach Verlegung des Ausführungsganges zu Cystenbildung und Recidiv mit der
Notwendigkeit der operativen Ausräumung führen kann. Meist hinkt die Erkrankung der Bartholinschen Drüse der gonorrhoischen Infektion um einige Wochen
bis Monate nach.

Bei der häufiger aufgedeckten chronischen Gonorrhoe — die Infektion bei der
Frau verläuft oft beschwerdefrei oder beschwerdearm oder wird zusätzlich nicht
selten durch andere Prozesse, wie Trichomoniasis, Fluor aus sonstiger Ursache,
überdeckt — kann eine Urethralbeteiligung fehlen (auch spontan ausgeheilt sein)
oder nur durch den Ausstrichbefund, ohne klinische Erscheinungen, nachweisbar
werden. Die Vulva ist frei oder durch cervikalen Fluor verschmiert bzw. im Sinn
der Vulvitis simplex gereizt. Paraurethrale Gänge und Krypten (um die Harn-

röhrenmündung und zwischen ihr und Clitoris) können im Sinne der akuten und chronischen Beteiligung analog der Urethritis erkranken.

Im morphologischen Sinn handelt es sich bei allen Phänomenen makroskopisch und mikroskopisch um unspezifische Entzündung. Ihre Spezifität ist nur im Erreger gegeben und klinisch in der Kombination und im Verlauf der Erscheinungen.

Die Gonorrhoe disponiert, wie andere Fluorerkrankungen, zur Entwicklung der virusbedingten Condylomata acuminata (s. dort).

Selten kommt es bei der Gonorrhoe im Genitalbereich auch zu *spezifischer Hautinfektion*, ausgelöst durch direkten Kontakt, wobei zum Angehen der Infektion wohl stets eine Verletzung Voraussetzung ist. Als Folge entwickelt sich eine *gonorrhoische Folliculitis*, die gelegentlich in Absceß- und Geschwürsbildung (*Ulcus gonorrhoicum*) übergehen kann. Ausnahmsweise entstehen gleichartige Veränderungen offenbar auch lymphogen. Auch diese seltenen Morphen sind klinisch und histologisch (Gans u. Steigleder) uncharakteristisch ebenso wie auch die von Klingmüller, Stümpke u. a. beschriebenen gonorrhoischen Granulationen an Rectum und Damm.

VI. Trichomoniasis

Auch bei der Trichomoniasis handelt es sich, wie bei der Gonorrhoe, um makro- und mikromorphologisch banale, uncharakteristische, in der Regel nur mäßige Entzündungserscheinungen, deren Besonderheit wiederum in ihrer Kombination, sehr ähnlich der Gonorrhoe, und in der Spezifität des Erregers gegeben ist. Auch bei der Trichomoniasis können kleine Mädchen mit einer Vulvovaginitis, also wie bei der gonorrhoischen Infektion, erkranken. Bei der erwachsenen Frau ist eine Vulvaentzündung, wenn vorhanden, ebenfalls nur fortgeleitet, Folge des vaginalen Fluors. Die Vagina kann fleckförmig gerötet sein. Verräterisch ist die schaumig-gelbe Beschaffenheit des Fluors, die jedoch nicht in allen Fällen gegeben ist.

Eine moderne Übersicht der Trichomoniasis gibt Bauer.

Literatur

Alibekow, S.: Fall von durch Diphtherie kompliziertem Ulcus molle. Sovetsk. Vestn. Vener. i. Derm. **6**, 584 (1936) (Russisch), zit. Zbl. Haut- u. Geschl.-Kr. **55**, 330 (1937). — Anders, H. E.: Über die Histogenese des auf das Meerschweinchen übertragenen Lymphogranuloma inguinale. Klin. Wschr. **1931** II, 1655. — André, R., Dreyfus, B.: La ponction ganglionnaire. Atlas de Cytologie ganglionnaire pathologique. Expansion scientifique française 1955. — Arenas, N.: Estioméne de vulva. Soc. Obstet. (B. Aires) **10**, 467 (1931). — Arenas, N., Sammartino, R.: Jersildscher genito-ano-rectaler Symptomenkomplex. Rev. Méd. lat.-amer. **20**, 972 (1935). — d'Aunoy, R. de, van Haam, E.: Venereal lymphogranuloma. Arch. Path. **27**, 1032 (1932). — Baer, R. L., Yanowitz, M.: Skin tests in various infectious and parasitic diseases. A summary in table form. Arch. Derm. Syph. (Chic.) **62**, 491—501 (1950). — Barthels, C., Biberstein, H.: Elephantiasis penis et scroti und Lymphgranulomatosis inguinalis. Bruns' Beitr. klin. Chir. **152**, 325 (1931). — Barzilai, G.: Ulcera molle della portio in gravida a termine curata colla vaccino. terapia specifica. Atti. Soc. ital. Ostet. Gynec. **28**, 213, 220 (1930). — Bauer, H.: Trichomonaden-Infektion. In: Dermatologie und Venerologie, Hrsg. H. A. Gottron u. W. Schönfeld, Bd. I/2. Stuttgart: Thieme 1962. — Beerman, H., Sonck, C. E.: The epithelial changes in granuloma inguinale. Amer. J. Syph. **36**, 501 (1952), ref. Excerpta med. (Amst.) Sect. XIII, 1563 (1952). — Beeson, P. B., Heyman, A.: Studies on chancroid. II. Efficiency of the cultural method of diagnosis. Amer. J. Syph. **29**, 633 (1945). — Bellard, E. P., de: Subacute inguinale poradenitis, or climatic bubo. J. trop. Med. Hyg. **29**, 103 (1926). — Bertaccini, G.: Contributo alla quistione della linfogranulomatosi inguinale subacuta (Nicolas u. Favre). G. ital. Derm. Sif. **67**, 1178 (1926). — Bertoloty, R.: Genitale und extragenitale Schanker, lymphatische Komplikationen. Med. ibera **20**, Nr. 436, 305 (1926) (Spanisch), zit. Zbl. Haut- u. Geschl.-Kr. **23**,

584—585 (1927). — BETTINGER, H.: Über Lymphogranuloma inguinale. Virchows Arch. path. Anat. **303**, 346 (1939). — BEZECNY, R.: Esthiomène. Zbl. Haut- u. Geschl.-Kr. **44**, 621 (1932). ~ Spätform des Lymphogranuloma inguinale in der Urethra. Derm. Wschr. **98**, 31 (1934). — BLOOM, D.: Lymphgranuloma inguinale of the tongue and cervical glandes. Report of a case. Arch. Derm. **28**, 810 (1933). — BORZOW, M. W., FINKEL, A. A.: Milzbrand auf Ulcus-molle-Geschwür des Penis. Derm. Wschr. **1936** I, 461. — BOTTOLI, A.: Rara compicanza di linfogranuloma inguinale: Linfo-angio-ectasia vulvare. Dermosifilografo **10**, 711 (1935). — BORY, L.: Sur la signification des corpuscules chromatophiles dans des lesions du microchancre poradenique (maladie du Nicolas-Favre). Bull. Soc. franç. Derm. Syph. **32**, 175 (1925). — BROCQ, E., PLASSAT, E.: Volumineux esthiomène de la vulve traité chirugicolement, examen histologique suites éloignées. Bull. Soc. Obstét. Gynéc. Paris **22**, 323 (1932). — BRUCK: zit. nach RIEHL. — BUBERMANN, S.: Zur Frage der extragenitalen Lokalisation des Ulcus molle. Venereol **5**, 1180 (1929) (Russisch), zit. Zbl. Haut- u. Geschl.-Kr. **30**, 276 (1929). — CANADAS, J.: Beobachtungen über den weichen Schanker. Act. dermosifilogr. (Madr.) **29**, 290 (1938), zit. Zbl. Haut- u. Geschl.-Kr. **60**, 177 (1938). — CAPPELLI, J.: Sulla linfogranulomatosi inguinale cutanea di Nicolas e Favre. G. ital. Mal. vener. **65**, 396 (1924). — CASSINI, G.: I corpuscoli di Favre-Gamna. A propositio della comunicazione del Dottore Trivellini su „Linfogranuloma inguinale ed adenite tubercolare". Boll. Soc. piemont. Chir. **1**, 887 (1931). — CEELEN, W.: Zur Pathologie des Lymphogranuloma inguinale. Med. Klin. **1937** II, 1295. — CHARGIN, L.: Lymphgranuloma venereum. Vaginal stenosis. Esthiomène. Generalized eruption after sulfonamide therapy. Arch. Derm. Syph. (Chic.) **40**, 617 (1939). — CHEVALLIER, P., BERNARD, J.: Les adénopathies inguinales. I. Mitt. Rev. Méd. (Paris) **47**, 490—541 (1930). ~ Les adénopathies inguinales. Paris: Alcan 1932. — CHEVALLIER, P., BERNARD, J.: Les adénopathies inguinales. Paris: Alcan 1932. Forme cutanée pure de la maladie de Nicolas-Favre. Bull. Soc. franç. Derm. Syph. **39**, 1351—1354 (1932). — CHEVALLIER, P., COLLIN, M., DESMONTS, T.: Sur un chancre nain de la vulve chez une prostituée. Ann. Mal. vénér. **33**, 400 (1938). — COMEL, M.: Sifiloderma vegetante papillomatoso. G. ital. Derm. Sif. **79**, 687 (1938), zit. Zbl. Haut- u. Geschl.-Kr. **60**, 564 (1938). — COSTA, B., DA: Lymphogranulomatose vénérienne multiple de jéjunum. „Granulome plasmocytaire du jéjunum" avec réaction de Frei positive. Arch. Mal. Appar. dig. **43**, 686 (1954). — COTTINI, G. B.: Vi è forse une mutazione nel quadro clinico della streptobacillosi venerea. Athena (Roma) **18**, 199 (1952). — COUTTS, W. E., MONETTA, O.: Peniform elephantiasis of the praeputium clitoridis in lymphogranuloma venereum. Arch. Derm. Syph. (Chic.) **42**, 438 (1940). — CROSTI, A.: Generalisierte Streptobazillen-Infektion? Dermosifilografo **25**, Suppl. 120 (1951). — DELLING: Ulcus molle portionis vaginalis uteri. Zbl. Haut- u. Geschl.-Kr. **29**, 25 (1929). — DESTÉFANO, F., VACCAREZZA, R. F.: Subakute inguinale Poradenitis. Sem. méd. (Paris) **30**, 229 (1923). — DEVOJANC, G.: Zur Frage des weichen Schankers auf der Cervix und der Vagina. Ginek. **9**, 75 (1930), zit. Zbl. Haut- u. Geschl.-Kr. **34**, 380 (1930). — DEWALD, W.: Ulcus molle. Hautarzt **3**, 529—530 (1952). — DONOVAN: Medical cases from Madras general hospital. Indian med. Gaz. **1905**, 414. — DURAND, M., NICOLAS, J., FAVRE, M.: Lymphogranulomatose inguinale subaigue d'origine génital probale peut-être vénérien. Bull. Soc. méd. Hôp. Paris **35**, 274 (1913). — EHRMANN, G.: Gumma der Vulva. Österr. Derm. Ges., Wien, 2. Wiss. Sitzung v. 6. 12. 1951, zit. Zbl. Haut- u. Geschl.-Kr. **80**, 116 (1952). — ELMAN, B.: Ulcus molle, seine Dynamik und Epidemiologie. Sovetsk. Vestn. Vener. i. Derm. **4**, 681 (1935) (Russisch.), zit. Zbl. Haut- u. Geschl.-Kr. **53**, 55 (1936). — ENGELER, J. E., DE OREO, G.: Chronischer, weicher Schanker der Vulva, des Dammes und der Leistengegend. Arch. Derm. Syph. (Chic.) **42**, 369 (1940). — FAVRE, M.: A propos du diagnostic des affections inflammatoires de la région inguinale. Note préliminaire. Bubons cancéreux. Cellulitis en nappes de l'aine. Bull. Soc. franç. Derm. Syph. **40**, 53 (1933). — Notes cliniques de pathologie inguinale. Bubons cancéreux d'aspect inflammatoire. Cellulitis torpides en nappe de l'aine. A propos du diagnostic de la poradénite inguinale. Ann. Derm. Syph. (Paris) **4**, 909 (1933 b). — FIESSINGER, N.: La lymphogranulomatose inguinale subaigue. J. Prat. (Paris) **36**, 23 (1922). — FINGER, E.: Generalisierte Syphilis der Haut und der Mundund Rachenhöhle. In: Handbuch der Haut- und Geschlechtskrankheiten. Hrsg. J. JADASSOHN, Bd. XVI/1. Berlin: Springer 1930. — FISCHER, A. W.: Über umschriebene entzündliche Erkrankungen des Colon und Rectum mit besonderer Berücksichtigung des Lymphogranuloma inguinale. Klin. Wschr. **11**, 659 (1932). — FISCHL, F.: Lymphogranulomatosis inguinals. In: Handbuch der Haut- und Geschlechtskrankheiten, Hrsg. J. JADASSOHN. Bd. XXI. Berlin: Springer 1927. — FOURNIER: zit. nach GUSZMAN. — FRANCOVIĆ: Ulcera mollia, Bubo inguinalis, Erythema exsud. multiforme. Zbl. Haut- u. Geschl.-Kr. **51**, 326 (1953). — FREI, W.: Eine neue Hautreaktion bei Lymphogranuloma inguinale. Klin. Wschr. **1925**, 2148. — FREI, W.: Ulcus molle, Bakteriologie, Pathologie, Anatomie, Experimentelles. In: Handbuch der Haut- und Geschlechtskrankheiten, Hrsg. J. JADASSOHN, Bd. XXI. Berlin: Julius Springer 1927. ~ Weitere Beiträge zur Kenntnis der Lymphogranulomatosis inguinalis und des Ulcus chronicum elephantiasticum vulvae et ani. Klin. Wschr. **1929**, 2038. ~

Lymphogranulomatosis inguinalis mit Lymph. ing.-Bubonulus und Erythema exsud. multiforme-ähnlichem Exanthem. Zbl. Haut- u. Geschl.-Kr. **40**, 156 (1932). ~ Die Lymphogranulomatosis inguinalis. In: Spezielle Pathologie und Therapie innerer Krankheiten, Ergänzungsband **10**, 185 (1935). — Frei, W.: Venereal granuloma. J. Amer. med. Ass. **110**, 1653 (1938). — Frenzel, F.: Bipolare luische Sklerose. Čs. Derm. **18**, 39 (1938) (Tschechisch), zit. Zbl. Haut- u. Geschl.-Kr. **59**, 527 (1938). — Froboese, C.: Histologie eines Bubonulus bei Lymphogranulomatosis inguinalis. Arch. Derm. Syph. (Berl.) **168**, 173—176 (1933). — Frühwald, R.: Histologie des Primäraffektes. In: Handbuch der Haut- und Geschlechtskrankheiten, Hrsg. J. Jadassohn, Bd. XVI/1. Berlin: Springer 1930. — Furukawa, R.: Ein Sektionsfall von Esthiomène. Nagasaki Igakkai Zassi **17**, 1581 (1939). ~ Ein Sektionsfall von Esthiomène. Acta med. Nagasaki. **1**, 98 (1939). — Gamna, C.: Sulla linfogranulomatose inguinale. Ricerche cliniche et etiologiche. Arch. Sci. med. **46**, 31 (1923). ~ Sur l'étiologie de la lymphogranulomatose inguinale subaigue. Presse méd. **32**, 404 (1924). — Gans, O.: Die Histopathologie der Syphilide. In: Handbuch der Haut- und Geschlechtskrankheiten, Hrsg. J. Jadassohn, Bd. XVI/1. Berlin: Springer 1930. — Gans, O.: Remarques sur la lymphogranulomatose de Nicolas-Favre. Bull. Soc. franç. Derm. Syph. **38**, 544 (1931). — Gans, O., Steigleder, G. K.: Histologie der Hautkrankheiten. 2. Aufl., Bd. I. Berlin-Göttingen-Heidelberg: Springer 1955. — Gaté, J.: Lymphogranulomatose inguinale subaigue à foyers purulents intraganglionnaires d'origine génital probable peut-etre vénérien. Thèse Lyon 1913. — Gate, J.: A propos de la forme herpétique de la chancrelle. Zbl. Haut- u. Geschl.-Kr. **29**, 777—778 (1929). — Gaté, J., Cuilleret, P., Moreau, P.: Penisepitheliom bei einem jüngeren Mann, wahrscheinlich veranlaßt durch ein interkurrentes Ulcus molle. Bull. Soc. franç. Derm. Syph. **45**, 1405—1407 (1938). — Gaté, J., Cuilleret, P., Thévenon, J.-A.: Ulcus molle am Damm mit begleitenden Schankern am Uterushals. Bull. Soc. franç. Derm. Syph. **39**, 870—872 (1932). — Gaté, J., Cuilleret, P., Tiran, P.: Un cas de chancre de l'urèthre, chez la femme. Bull. Soc. franç. Derm. Syph. **39**, 88 (1932). — Gay Prieto, J.: Les formes cliniques anormales de la maladie de la Nicolas-Favre chez les femmes. Bull. Soc. franç. Derm. Syph. **43**, 291—296 (1936). — Gay Pietro, G., Jaqueti del pozo, Forns, M.: Queratodermia blenorragica (Keratodermia genorrhoica). Act. dermosifilogr. (Madr.) **41**, 416—421 (1950), ref. Zbl. Haut- u. Geschl.-Kr. **76**, 289 (1951). — Gay Prieto, J., Jofre, J.: Die reinen Hautformen der Lymphogranulomatosis inguinalis. Chronische elephantiasisartige Vulvageschwüre ohne Drüsenveränderungen. Act. dermo-sifilogr. (Madr.) **25**, 693 (1933). — Gerencsér, F.: Ein weiterer Fall von syphilitischem Primäraffekt, unter dem Bilde einer Balanitis auftretend. Derm. Wschr. **1935** II, 976. — Gigl, J.: Tubero-serpigino-ulceröses Syphilid der Vulva. Geburtsh. u. Frauenheilk. **1**, 138—142 (1939. — Girard, A., Jaubert: Le chancre mou ou col utérin. Ann. Derm. Syph. (Paris) VIII, **2**, 390 (1942). — Glasser: zit. nach Gaté. — Goldschmidt-Fürstner, P.: Nichtluetische Spirochäten-Vulvitis und atypischer Primäraffekt. Bericht über zwei Fälle. Z. Geburtsh. Gynäk. **106**, 178 (1933). — Gougerot, Barthélemy, Garnier, G.: Chancre mou fébrile avec hématurie. Arch. Derm. Syph. (Paris) **1**, 414 (1929). — Gougerot, H., Carteaud, A.: Syndrome d'éléphantiasis recto-ano-génital, abcédé et fistuleux „délutant", avec „nodules": Véritables gommes de Nicolas-Favre. Bull. Soc. franç. Derm. Syph. **40**, 1725 (1933). — Gouin, J., Daoulas, P.: Deux Cas de chancres syphilitiques intrauréthraux chez la femme. Ann. Mal. vénér. **24**, 764 (1929). — Grassi, A.: Ulceri veneree delle dita. Boll. Sez. region. Soc. ital. Derm. **1**, 46 (1931). — Gray, L. A.: Lymphopatia venereum — lymphogranuloma inguinale — of the female urethra. Surg. Gynec. Obstet. **62**, 745 (1936). — Gray, L. A., Barnes, M. L.: Lymphogranuloma venereum in the female. Amer. J. Surg. **48**, 277 (1940). — Greenblatt, R. B.: Vulväläsionen, Ulcus molle, Granuloma venereum und subacutes Lymphogranuloma inguinale. Amer. J. Obstet. Gynec. A **64**, 242 (1953). — Greenblatt, R. B., Dienst, R. B., Pund, E. R., Torpin, M.: Experimental and clinical gran. inguin. J. Amer. med. Ass. **133**, 1109 (1939). — Gregorio, E. de, Hijar, A.: Der lymphogranulomatöse Schanker. Rev. argent. Dermatosif. **22**, 429 (1938). — Guszman, J.: Die Syphilis der weiblichen Geschlechtsorgane. In: Handbuch der Haut- und Geschlechtskrankheiten, Hrsg. J. Jadassohn, Bd. XVI/1. Berlin: Springer 1930. — Haack, K.: Esthiomène, als Nebenbefund Syphilis gummosa auf alten Luesnarben der Unterschenkel. Zbl. Haut- u. Geschl.-Kr. **40**, 28—29 (1932). — Hämmel, J.: Gonorrhoe. In: Dermatologie und Venerologie. Hrsg. H. A. Gottron u. W. Schönfeld, Bd. V/2. Stuttgart: Thieme 1965. — Hausmann, G.: Non tuberculous granulomatous lymphadenitis. Surg. Gynec. Obstet. **39**, 72 (1924). — Hellerström, S.: A contribution to the knowledge of lymphogranuloma inguinale. Acta derm.-venereol. (Stockh.) Suppl. **1** (1929). — Hellerström, S.: Neuere, wichtigere Ergebnisse auf dem Gebiete der Lymphogranuloma inguinale-Forschung. Zbl. Haut- u. Geschl.-Kr. **40**, 705—716 (1932). ~ Lymphogranuloma inguinale. In: Jadassohn, J.: Handbuch der Haut- und Geschlechtskrankheiten, Ergänzungswerk, Hrsg. A. Marchionini, Bd. VI/1, Hrsg. H. Schuermann u. A. Leinbrock. Berlin-Göttingen-Heidelberg: Springer 1964. — Henschler-Greifelt, A., Schuermann, H.: Klinik der Lymphogranuloma inguinale. In:

JADASSOHN, J.: Handbuch der Haut- und Geschlechtskrankheiten, Ergänzungswerk, Hrsg.
A. MARCHIONINI, Bd. VI/1, Hrsg. H. SCHUERMANN u. A. LEINBROCK. Berlin-Göttingen-Heidelberg: Springer 1964. — HEYMAN, A., BEESON, P. B., SHELDON, W. H.: Diagnosis of chancroid. The relative efficiency of biopsies, cultures, autoinoculations and skin tests. J. Amer. med. Ass. **129**, 935 (1945). — HOEPPLI, R.: Zur pathologischen Anatomie der klimatischen Bubonen. Arch. Schiffs- u. Tropenhyg. **33**, 303 (1929). ~ Über die Histologie der klimatischen Bubonen. Derm. Wschr. **90**, 305—314 (1930). — HOFFMANN, E.: Die Behandlung der Haut- und Geschlechtskrankheiten mit kurzer Diagnostik. Berlin: W. de Gruyter & Co. 1941. — HOMMA, H., CHAGLASSIAN, H. T.: Über einen Fall von extragenitalem Lymphogranuloma inguinale bei einer Krankenpflegerin. Wiener klin. Wschr. **1935** I, 464. — HORVATH, K.: Ulcus molle in ungewöhnlicher Lokalisation. Zbl. Haut- u. Geschl.-Kr. **69**, 500 (1943). — HUDELO, RABUT: A propos du phagedenisme chancrelleux. Réunion dermatol. Strasbourg, Sitzg. 26. 5. 1928. — INSULANDER, M.: Ein Fall von Esthioméne auf Basis von Lymphogranuloma inguinale. Zbl. Haut- u. Geschl.-Kr. **52**, 137—138 (1936). — JENSEN: Luische Papeln mit Superinfektion durch Trichomonaden. Vereinigg. Düsseldorf. Dermatologen, Sitzung v. 17. 1. 1938, zit. Zbl. Haut- u. Geschl.-Kr. **59**, 246 (1938). — JERSILD, O.: Les intradermo-reactions dans le chancre mou et dans la lymphogranulomatose inguinale considérées spécialement dans leurs rapports avec l'étiologie du syphilome ano-rectal. Ann. Derm. Syph. (Paris) 577—608 (1930). ~ Quatre nouveaux cas de syphilome ano-rectal et d'esthiomène avec intradermo-réaction de Frei positive. Bull. Soc. franç. Derm. Syph. **38**, 537—543 (1931). ~ Elephantiasis genito-anorectalis. Derm. Wschr. **96**, 433—438 (1933). — JØRGENSEN, L.: Lymphogranuloma venereum. A study of pathology and the pathogenetic problems based on observation of eight cases examined post mortem. Acta path. microbiol. scand. **47**, 113—139 (1959). — KEHRER, E.: Die Vulva und ihre Erkrankungen. In: J. Veit, Handbuch der Gynäkologie, 3. Aufl., Hrsg. W. STOECKEL, Bd. V/1. München: Bergmann 1929. — KIEFER, A.: Elephantiasis genito-anorectalis durch Lymphogranulomatosis inguinalis. Münch. med. Wschr. **1935** II, 1638. — KLINGMÜLLER, V.: zit. nach HÄMEL. — KOBAYASHI, E.: Fall von nässenden Papeln an Warzenhöfen. Jap. J. Derm. **29**, 40 (1929), zit. Zbl. Haut- u. Geschl.-Kr. **33**, 743 (1930). — KOCHS, A. G.: zit. nach RIEHL. — KOGOJ, FR.: Genitale und extragenitale Primäraffekte. In: Handbuch der Haut- und Geschlechtskrankheiten. Hrsg. J. JADASSOHN, Bd. XVI/1. Berlin: Springer 1930. — KOIKE, T.: Beiträge zur Histologie des Lymphogranuloma inguinale. Jap. J. Derm. **40**, 166 (1936). — KONRAD: Ulceröses Syphilid zwei Jahre nach durchgeführter Malariakur. Österr. Dermat. Ges. Wien, Sitzung v. 17. 10. 1935, zit. Zbl. Haut- u. Geschl.-Kr. **53**, 150—151 (1936). — KORNBLITH, B. A.: Observations on lymphogranuloma venereum. Clinical pathological study of sixty cases, with observations on the histopathology of the Frei test. Surg. Gynec. Obstet. **63**, 99—109 (1936). — KORTING, G. W., GOTTRON, E.: Sklerosen, Atrophien (Literatur 1939-1952). Zbl. Haut- u. Geschl.-Kr. **84**, 1—24, 113—139 (1953). — KOYAMA, S.: Ein Fall von Esthiomène. Jap. J. Derm. **39**, 118 (1936). — KOZAKIEVICZ, R.: Ein seltener Fall von Epithelioma penis bei einem Luetiker aus Ulcus molle-Geschwür. Derm. Wschr. **1939** I, 130. — LAPIÈRE, S.: Über eine chronische Ulceration der Vulva infolge weichen Schankers, die durch ein malignes periurethrales Adenom kompliziert ist. Bull. Soc. roy. belge Gynéc. Obstét. **15**, 263 (1939). — LASH, A. F.: Secondary lymphogranulomatosis vulvae. Amer. J. Obstet. Gynec. **28**, 274 (1934). — LENNERT, K.: Lymphknoten Diagnostik in Schnitt und Ausstrich, Bandteil A, Cytologie und Lymphadenitis. In: Handbuch der Speziellen Pathologischen Anatomie und Histologie, begr. v. O. LUBARSCH u. F. HENKE, Hrsg. E. UEHLINGER, Band I/3 A. Berlin-Göttingen-Heidelberg: Springer 1961. — LENNERT, K.: Die einzelnen Formen der Lymphadenitis. In: O. LUBARSCH, F. HENKE, R. RÖSSLE u. E. UEHLINGER, Handbuch der speziellen pathologischen Anatomie und Histologie, Bd. I/3 A. Berlin-Göttingen-Heidelberg: Springer 1961. — LESSER: zit. nach RIEHL. — LETULLE, M., NATTAN-LARRIER, L.: Etude histologique du bubon climatique. Bull. Soc. Path. exot. **3**, 755 (1910). — LÉVY, G., METZGER, M.: Polyadénopathies inguinales suppurées de nature indéterminée, guéries par les Injections intraveineuses d'iodure de potassium. Bull. Soc. franç. Derm. Syph. **32**, 165 (1925). — LILLIE, R. D.: Inguinal lymphadenitis. With special reference to the group known as climatic bubo. Arch. Path. **8**, 19 (1929). — LÖHE, H.: Besondere Formen des Krankheitsbildes der Lymphopathia venerea. Derm. Wschr. **124**, 929—940 (1951). — LÖHE, H., SCHMIDT, W.: Die Behandlung des Lymphogranuloma inguinale. In: JADASSOHN, J.: Handbuch der Haut- u. Geschlechtskrankheiten. Ergänzungswerk, Hrsg. A. MARCHIONINI, Bd. VI/1, Hrsg. H. SCHUERMANN u. A. LEINBROCK. Berlin-Göttingen-Heidelberg: Springer 1964. — LOUSTE, DUCORTIOUX, LOTTE: Chancre mou du col utérin. Bull. Soc. franç. Derm. Syph. **34**, 20—24 (1927). — MAISSJUK, A. P.: Lymphogranuloma inguinale. Arkh. Pat. **20**, 58 [1958), ref. Dtsch. med. Wschr. **1959**, 572. — MARESCH, R., CHIARI, H.: Penis und Urethra. (n: HENKE, F., u. LUBARSCH, O., Handbuch der speziellen pathologischen Anatomie und Histologie, Bd. VI/3. Berlin: Springer 1931. — MARION, G., GANDY, CH.: L'adénite subaigue de l'aine à foyers purulents intraganglionnaires prétendue „simple". Arch. gén. Méd. **187**, 129

(1901). — Marshall, A. H. E.: An outline of the cytology and pathology of the reticular tissue. Edinburgh-London: Oliver & Boyd 1956. — Martinotti, L.: Linfogranulomatosi inguinale di Nicolas, Favre e Durand. G. Med. milit. 85, 236 (1937). — Matras: Lues III ulcero-gummosa. Österr. Dermat. Ges. Wien, Sitzung v. 14. 2. 1935, zit. Zbl. Haut- u. Geschl.-Kr. 51, 89 (1935). — Mayer, M., da Rocha Lima, H.: Venerisches Granulom. In: Handbuch der Haut- und Geschlechtskrankheiten. Hrsg. J. Jadassohn, Bd. XXI. Berlin: Springer 1927. — Melczer, N.: Lymphogranuloma inguinale. Leipzig-Budapest: Barth u. Rényi 1942. — Melczer, N.: Bullöse, flächenhafte Hautentzündung im Frühstadium des Lymphogranuloma inguinale. Derm. Z. 78, 337—342 (1938). ~ Lymphogranuloma inguinale. Leipzig: Barth u. Budapest: Rényi 1942. ~ Pathologische Anatomie des Lymphogranuloma inguinale. In: Jadassohn, J., Handbuch der Haut- und Geschlechtskrankheiten, Ergänzungswerk, Hrsg. A. Marchionini, Bd. VI/1, Hrsg. H. Schuermann u. A. Leinbrock. Berlin-Göttingen-Heidelberg: Springer 1964. — Menge: zit. nach Hämel. — Merenlender: Lues III gravis ulcero-serpiginosa, Warschauer Dermat. Ges., Sitzung v. 16. 10. 1935, zit. Zbl. Haut- u. Geschl.-Kr. 54, 561 (1937). — Meyer, K., Rosenfeld, H., Anders, H. E.: Erfolgreiche Übertragung des Lymphogranuloma inguinale auf Meerschweinchen. Klin. Wschr. 1931 II, 1653, 1655. — Midana, A.: Bartolinite bilaterale da virus della malattia di Nicolas e Favre. G. ital. Derm. Sif. 80, 115 (1939). — Milian, G.: Erythème polymorphe et rhumatisme au cours d'un bubon chancrelleux par action biotrophique du Dmelcos. Rev. franç. Derm. Vénér. 6, 6 (1930). ~ Ictère syphilitique ou chancrelleux. Rev. franç. Derm. Vénér. 7, 23 (1931). — Montpellier, J., Benceeri, E.: Les formes cliniques de la chancrelle chez les indigènes algerieux. Ann. mal. vén. 19, 514—518 (1924). — Müller, O., Justi, K.: Beitrag zur Kenntnis der klimatischen Bubonen. Arch. Schiffs- u. Tropenhyg. 18, 857 (1914). — Musger, A.: Ein weiterer Fall von Nicolas-Durand-Favrescher Krankheit (L. i.). Zbl. Haut-u. Geschl.-Kr. 33, 313 (1930). — Nicolas, J., Favre, M.: Maladie de Nicolas-Favre. Poradéno-lymphite suppurée, lymphgranulomatose inguinale subaigue d'origine génitale et vénérienne. Nouv. Prat. Derm. 4, 477 (1936). — Nicolas, J., Favre, M., Lebeuf, F., Charpy, J.: Intradermo-reactions positives dans la maladie de Nicolas- Favre (trois cas) avec un antigene tiré d'une forme ano-rectale éléphantiastique de la maladie. Bull. Soc. franç. Derm. Syph. 39, 24—25 (1932). — Nicolas, J., Massia, G., Lebeuf, F.: Über einige anatomische Besonderheiten des Schankerbubo. Bull. Soc. franç. Derm. Syph. 40, 346—351 (1933). — Nicolau, S.: Lesions cutanées lymphogranulomateuses vulvo-ano-rectal. Ann. Derm. Syph. (Paris) 5, 1 (1934). ~ Bubon inguinal lymphogranulomateux ouvert, avec longue fistule profonde et contournée. Ulcère chronic du vagin. Bull. Soc. franç. Derm. Syph. 42, 542—547 (1935). — Novak, E. R., Woodruff, J. D.: Gynecologic and obstetric Pathology. 5. Edit. Philadelphia-London: Saunders 1965. — Oba, H., Oka, K.: Ein Fall von Esthiomène. Jap. J. Derm. 41, 107 (1937). — Olszewska, I.: Lues cerebrospinalis, Dermatol. Vereinigg. am Lazaruskrankenhaus Warschau, Sitzung v. 1. 10. 1932, zit. Zbl. Haut- u. Geschl.Kr. 49, 116 (1934). — Ozsgyánki, A., v.: 4 Fälle extragenitaler Primäraffekte. Ungar. Dermatol. Ges., Sitzung v. 9. 11. 1934, zit. Zbl. Haut- u. Geschl.-Kr. 50, 555 (1935). — Palazzo, Orestes R., Rodri-guez, Ponte, R. R.: Primäre Lues der Harnröhre beim Weibe. Bol. Soc. Obstet. Ginec. B. Aires 17, 138 (1938) (Spanisch), zit. Zbl. Haut- u. Geschl.-Kr. 62, 315 (1939). — Pancotto, E.: La „malatti di Nicolas e Favre" nella pratica del instituto di Patologia degli spedali Civili di Brescia. Atti Soc. ital. Derm. Sif. 2, 1316 (1941). — Parker, H., Turner, H. B., Dulaney, A. D.: Gr. ing. of the vagina and cervix uteri with bone metastasis. J. Amer. med. Ass. 136, 327 (1948). — Paronen, J.: Reiter's disease, A study of 344 cases observed in Finland. Acta med. scand. 130, Suppl. (1948). — Pastinsky, I.: Thrombose nach weichem Schanker. Orv. Hetil. 1943, 53 (Ungarisch), zit. Zbl. Haut- u. Geschl.-Kr. 70, 431 (1943). — Pautrier, L. M.: La chancrelle indurée, nodulaire, en cupule, Zbl. Haut- u. Geschl.-Kr. 29, 777 (1929). — Petges, G.: Sur un signe méconnu du chancre mou. Zbl. Haut- u. Geschl.-Kr. 29, 777 (1929). — Phylactos, A.: Lymphogranulomatose des ganglions inguinaux. Thèse de Lyon 1922. — Piccininni, F.: Sul bubbone climatico. Contributo clinico e critico. Arch. ital. Sci. med. colon. 10, 369 (1929). — Pinard, M., Corbillon: Cinq chancres syphilitiques vulvaires chez une fillete de 3 ans. Bull. Soc. franç. Derm. Syph. 38, 31—32 (1931). — Piper, H. G.: Bericht über eine Streptobazillenträgerin mit nachfolgendem Ulcus molle. Derm. Wschr. 1938 II, 1092. — Popoff, L.: Ulcera mollia serpiginosa. Zbl. Haut- u. Geschl.-Kr. 47, 117 (1934). — Preininger, Th.: Leukoderm nach spätsyphilitischen Rezidivexanthemen. Derm. Wschr. 1935 II, 916—919. — Pund, E. R., Greenblatt, R. B., Huie, G. B.: The role of the biopsy in diagnosis of venereal diseases. Histologic differentiation of venereal granuloma and lymphogranuloma and chancroid. Amer. J. Syph. 22, 495 (1938). — Quiroga, M. I., Bosq, P.: El chancro lymphogranulomatoso. Enfermedad de Nicolas-Favre. Rev. argent. Dermatosif. 19, 210 (1935). — Radaeli, A.: Sulla malattia di Nicolas e Favre. Dati statistici, osservazioni cliniche, dati istologici. Arch. ital. Derm. 17, 297 (1941). — Rajam, R. V., Rangian, P. N.: Granuloma venereum and its relationship to epidermoid carcinoma. Indian J. Vener. 19, (1), 1 (1953). ~ Donovanosis. Nomenclature and history. World Health

Org. Monogr. Ser. 1954, Monogr. 24, S. 9, 1954. — RAMEL, E.: Beiträge zur Kenntnis der Lymphogranulomatosis inguinalis. Derm. Z. 53, 482—495 (1928). ~ Esthiomene ano-rectal. Pseudo-syphilome ano-rectal. Schweiz. med. Wschr. 1936 I, 368. — RAVAUT, P., BOULION, R., RABEAU, H.: Etude sur la Poradeno-Lymphite. Arch. derm. syph. (Paris) (VI) 5, 463—512 (1924). — RAVAUT, P., LEVADITI, C., LAMBLING, A., CHAERA, R.: La présence du virus de a maladie de Nicolas-Favre dans les lésions d'une malade atteint d'ano-rectite ulcéro-végé-tante. Bull. Acad. Méd. (Paris) 107, 98 (1932). — RAVAUT, P., SCHEIKEVITCH, L.: Lympho-granuloma inguinale. Bull. Soc. méd. Hôp. Paris 45, 301 (1921). — REICH, H.: Balanitis circinata bei Reiter'scher Krankheit. Arch. Derm. Syph. (Berl.) 194, 1—29 (1952). — RHINE-HART, W. J., BAUER, J. T.: Disseminated gr. ing. of the bones. Amer. J. Roentgenol. 57, 562 (1947). — RICHTER, R.: Das Ulcus molle, unter besonderer Berücksichtigung seiner jetzigen Ausbreitung, seiner Erscheinungsformen und der Vielgestaltigkeit seines Erregers. Z. Haut- u. Geschl.-Kr. 5, 373—380 (1948). — RICHTER, W.: Lymphogranulomatose des Scheideneingangs. Z. Geburtsh. Gynäk. 103, 427 (1932). — RIEHL, G.: Ulcus molle. In: JADASSOHN, J., Handbuch der Haut- und Geschlechtskrankheiten, Ergänzungswerk, Hrsg. A. MARCHIONINI, Bd. VI/2 B, Hrsg. A. WIEDMANN. Berlin-Göttingen-Heidelberg: Springer 1962. — ROEGHOLT, N. M.: Rectalulcera und Rectalstenosen. Geneesk. T. Ned.-Ind. 66, 278 (1926) (Holländisch), zit. Zbl. Haut- u. Geschl.-Kr. 22, 440 (1927). ~ Das genitorektale Syndrom. Ned. T. Geneesk. 72, 15 (1928) (Holländisch), zit. Zbl. Haut- u. Geschl.-Kr. 26, 642—643 (1928). ~ Das genitorektale Syndrom. Das Ulcus molle als Ursache der Elephan-tiasis labiorum, praeputii clitoridis, clitoridis, des Ulcus recti, der Stricutra recti, Strictura vaginae, der Elephantiasis penis et scroti. Klin. Wschr. 1929 I, 1084. — ROSENTHAL, T.: Erkennung und Behandlung der Geschlechtskrankheiten. Canad. J. pub. Hlth 42, 207 (1951). — ROULET, F. C.: Die infektiösen „spezifischen" Granulome. In: Handbuch der allgemeinen Pathologie, Hrsg. F. BÜCHNER, E. LETTERER und R. ROULET, Bd. VII/1. Berlin-Göttingen-Heidelberg: Springer 1956. — RUGE, H.: Beitrag zur Klinik der sog. klimatischen Bubonen (105 Fälle). Derm. Wschr. 90, 1—11 (1930). — RUIZ, F. R., FOTHERINGHAM, W. T.: Subakute inguinale Poradenitis. (Klimatischer Bubo.). Sem. méd. (B. Aires) 1930 II, 1249. — SALZSTEIN, S. L., WOODRUFF, J. D., NOVAK, E. R.: Post-granulomatous carcinoma of the vulva. Obstet and Gynec. 7, 80 (1956). — SANNICANDRO, G.: Prime osservazioni in Puglia di malattia di Nicolas-Favre (24 casi). Boll. Sez. region. Soc. ital. Derm. 2, 159 (1933). — SANTLER, R.: Genitale und extragenitale Primäraffekte. In: JADASSOHN, J., Handbuch der Haut- und Geschlechtskrankheiten, Ergänzungswerk, Hrsg. A. MARCHIONINI, Bd. VI/2A, Hrsg. A. WIEDMANN. Berlin-Göttingen-Heidelberg: Springer 1962. — SCHMIDT, W.: Zur Kenntnis der in Deutschland beobachteten Erkrankungen an Lymphogranuloma inguinale. Arch. Derm. Syph. (Berl.) 179, 286—307 (1939). — SCHNEIDER, W.: Vulvovaginitis gonorr-hoica infantum. Gonorrhoe des Rektums. In: JADASSOHN, J., Handbuch der Haut- und Geschlechtskrankheiten, Ergänzungswerk, Hrsg. A. MARCHIONINI, Bd. VI/1, Hrsg. H. SCHUER-MANN u. A. LEINBROCK. Berlin-Göttingen-Heidelberg: Springer 1964. — SHELDON, W. H., HEYMAN, A.: Lymphogranuloma venereum, a histologic study of the primary lesion, bubo-nulus and lymphnodes proved by isolation of the virus. Amer. J. Path. 23, 653 (1947). — SEI, S.: Über die histologischen Veränderungen in den sogenannten klimatischen Bubonen unter besonderer Berücksichtigung der Gitterfasern. Arch. Schiffs- u. Tropenhyg. 27, 81 (1923). — SÉZARY, A., BOUWENS, G.: Chancre lymphogranulomateux pseudonéoplasique. Bull. Soc. franç. Derm. Syph. 46, 50—52 (1939). — SÉZARY, A., DRAIN, M.: La Fréquence et les formes cliniques du chancre lymphogranulomateux (maladie de Nicolas-Favre). Bull. Soc. franç. Derm. Syph. 42, 757—760 (1935). — SÉZARY, A., FACQUET, J.: Type folliculaire du chancre lymphogranulomateux. Bull. Soc. franç. Derm. Syph. 41, 67—68 (1934). — SÉZARY, A., MASCHAS, H.: Chancre lymphogranulomateux géant pseudoneoplasique. Bull. Soc. franç. Derm. Syph. 45, 574—576 (1938). — SIMARD, L. C.: L'anatomie pathologique de la maladie de Nicolas-Favre. Un. méd. Cand. 65, 129 (1936). — SIMON, R. D. G. PH.: Granu-loma venereum (Donavanosis). In: JADASSOHN, J. Handbuch der Haut- und Geschlechts-krankheiten, Ergänzungswerk, Hrsg. A. MARCHIONINI, Bd. VI/1, Hrsg. H. SCHUERMANN u. A. LEINBROCK. Berlin-Göttingen-Heidelberg: Springer 1964. — SINANI, M., SAPIRO, K.: Beiträge zur Epidemiologie, Statistik und Klinik des Ulcus molle. Tr. odessk. Inst. 485 (1927) (Russisch), zit. Zbl. Haut- u. Geschl.-Kr. 28, 506 (1929). — SMITH, E. B., CUSTER, R. PH.: The histopathology of lymphogranuloma venereum. J. Urol (Baltimore) 63, 546—563 (1950). — SOMMER: zit. nach RIEHL. — SONCK, C. E.: Über Erythema nodosum und andere durch intracutane bzw. intravenöse Frei-Antigen-Injektionen (etc.) bei Lymphogranuloma inguinale ausgelöste Komplikationen. Acta derm.-venereol. (Stockh.) 21, 473 (1940). — SONCK, C. E.: Hautveränderungen bei Lymphogranuloma inguinale. In: JADASSOHN, J., Handbuch der Haut- und Geschlechtskrankheiten, Ergänzungswerk, Hrsg. A. MARCHIONINI, Bd. VI/1, Hrsg. H. SCHUERMANN u. A. LEINBROCK. Berlin-Göttingen-Heidelberg: Springer 1964. — STILLIANS, A. W.: Esthiomène, probably lymphogranulomatosis inguinalis. Arch. Derm. Syph. (Chic.) 30, 142 (1934). — STÜMPKE, G.: zit. nach HÄMEL. — STÜMPKE, G.:

Ulcus molle, Symptomatologie, Diagnose, Prognose, Therapie. In: Handbuch der Haut-
und Geschlechtskrankheiten, Hrsg. J. JADASSOHN, Bd. XXI. Berlin: Julius Springer 1927. —
SULLIVAN, M.: Chancroid. Amer. J. Syph. 24, 482 (1940). — TAPPEINER, J., WODNIANSKY, P.:
Hautveränderungen bei Gonorrhoe. In JADASSOHN, J.: Handbuch der Haut- und Geschlechtskrankheiten, Ergänzungswerk, Hrsg. A. MARCHIONINI, Bd. VI/1, Hrsg. H. SCHUERMANN u.
A. LEINBROCK. Berlin-Göttingen-Heidelberg: Springer 1964. — TARANTELLI, E.: Contagio
inguinale linfogranulomatose inguinale subacuta. Superinfezione?. Rif. med. 1935, 1543. —
THOMSEN, O.: Ein Vergleich zwischen den bei L. inguinale und bei Dubois Thymusabsceß
bei angeborener Syphilis wahrgenommenen histologischen Veränderungen. Acta path.
microbiol. scand. 6, 379 (1929). — TOMMASI, L.: Il linfogranuloma venereo. Rif. med.
1929, 1042. — TONIJAN, B.: Zur Frage der Häufigkeit und Lokalisation der Bubonen beim
Ulcus molle. Venereol. 7, H. 6/7, 27 (1930) (Russisch), zit. Zbl. Haut- u. Geschl.-Kr. 37,
764 (1931). — TORPIN, R., DIENST, R. B.: Chancroidal infection in the female. Amer. J.
Syph. 22, 634 (1938). — TZANCK, A., MELKI, G. R., WIEL, R.: Diagnostizierung eines Epithelioms der Eichel in Verbindung mit einem Ulcus mixtum durch Cytopunktion der Drüse.
Bull. Soc. franç. Derm. Syph. 59, 214—215 (1952). — VIGNES, H.: Dystocie par maladie
de Nicolas-Favre. Bull. Acad. Méd. (Paris) 123, 730 (1940). — VILANOVA, X., ROMAGUERA,
C.: Chancro blanco papuloso. Icidentia. Estructura histologica. Act. dermo-sifiliogr. (Madrid)
42, 800 (1951). — VIRGILIO, F.: Nota riproduzione sperimentale del linfogranuloma ingui-
nale subacuto. Ann. Med. nav. colon. 1, 268 (1925). — WALCH, E.: Gonorrhoe der Frau.
Prophylaxe der Blennorrhoea neonatorum. In JADASSOHN, J.: Handbuch der Haut- und
Geschlechtskrankheiten, Ergänzungswerk, Hrsg. A. MARCHIONINI, Bd. VI/1, Hrsg. H. SCHUER-
MANN u. A. LEINBRUCK. Berlin-Göttingen-Heidelberg: Springer 1964. — WALDER, H.: Die
Ulcerationen der Vagina mit besonderer Berücksichtigung des Ulcus rotundum. Arch. Gynäk.
171, 528 (1941). — WATANABE, S., HIRANO, T.: Statistische Beobachtungen von Ulcus
molle und Ulcus mixtum während der letzten 15 Jahre in der Dermato-urologischen Abteilung der Heio-Gijuku-Universität. Jap. J. Urol. 24, 683 (1935), zit. Zbl. Haut- u. Geschl.-Kr.
52, 602—603 (1936). — WATRIN, J.: Ulceration genitale chancrelleuse a Nocardia. Bull.
Soc. franç. Derm. Syph. 33, 444—445 (1926). — WEILER, F.: Ulcus molle der Vaginalportion
bei Prolapsus uteri. Derm. Wschr. 1930 II, 977. — WEISSENBACH, R. J., MARTINEAU, J.,
FOURESTIER: Maladie de Nicolas-Favre de type anorectal et vulvo-uréthro-vésical avec
incontinence d'urin. Bull. Soc. franç. Derm. Syph. 41, 765—771 (1934). — WEISSENBACH,
R. J., TÉMIME, P.: Maladie de Nicolas et Favre avec poradénolymphite inguinale et chancre
lymphogranulomateux du prépuce à type de nodule abcédé. Bull. Soc. franç. Derm. Syph.
46, 33—36 (1939). — WENDT: Lues recens (multiple Sklerosen auf Genitalherpes). Verh.
d. Derm. Ges., Stockholm, Sitzung v. 8. 1. 1930. zit. Zbl. Haut- u. Geschl.-Kr. 35, 60 (1931).
— WERTHER: Mitteilung eines Falles von multiplen, disseminierten Ulcera mollia, bei welchem
Streptobacillen (Ducrey) aus dem Blute gezüchtet wurden. Internat. Kongreß Dermatol.
u. Syphilol., Kopenhagen, 1930, Zbl. Haut- u. Geschl.-Kr. 37, 732 (1731). — WIEMERS, K.:
Lues I seropos., multiple P. A. Frankfurter Derm. Vereinigg., Sitzung v. 26. 4. 1950. zit.
Zbl. Haut- u. Geschl.-Kr. 76, 320 (1951). — YAMASAKI, J.: Ein Fall von Esthiomène. Jap.
J. Derm. 41, 107 (1937). — ZARENSKI: Riesenschanker. Lemberger Derm. Ges., Sitzung
v. 19. 12. 1935, zit. Zbl. Haut- u. Geschl.-Kr. 53, 68 (1936).

Die Beteiligung der Vagina an Dermatosen und venerischen Erkrankungen

Von

G. F. Klostermann, Göttingen

I. Psoriasis und Lichen ruber

1. Psoriasis

Bei der Psoriasis pustulosa und den mit ihr synonymen Krankheiten, die häufiger mit Schleimhautbeteiligung einhergehen, kommt Beteiligung der Vulva und Vagina vor. Für die Psoriasis vulgaris wird die Frage der Schleimhautbeteiligung noch immer unterschiedlich beantwortet. Diesbezüglich verdächtige Befunde sind selten und an der Vagina nach unserer Literaturkenntnis nicht mitgeteilt. — Einzelheiten s. im Vulva-Abschnitt dieses Handbuchs.

2. Lichen ruber

Lichen ruber kommt an der Vagina vor. Weber sah die Erkrankung von der Vulva auf die Vagina übergreifen. Gougerot u. Burnier sahen Lichen ruber auch an der Portio. — Weitere Einzelheiten über die Krankheit und ihre Morphologie s. im Vulva-Abschnitt dieses Handbuchs.

II. Bullöse Dermatosen

Pemphigus chronicus-Pemphigoid-Dermatitis herpetiformis

Unter den Erscheinungsformen des *Pemphigus chronicus* weisen Pemphigus vulgaris und Pemphigus vegetans Neumann nach der Literatur in ein bis zwei Drittel der Fälle Schleimhautbeteiligung auf (Schwarzwald, Križnik, Lever u. Talbott), wobei die weibliche Genitalschleimhaut häufig mitbetroffen ist. Für die Vaginalbeteiligung ist ein Untersuchungsdefizit anzunehmen und ihre Quote höher anzusetzen, als die Berichte vermuten lassen. Lever u. Talbott fanden die Vagina in 2 von 38 Fällen beteiligt.

Der Prozeß der akantholytischen Blasenbildung, an der Schleimhaut häufiger als Erosion faßbar, scheint keine besondere Prädilektion für bestimmte Bezirke der Plattenepithel tragenden Genitalschleimhaut des Weibes zu haben. Kumer spricht vom Hineinkriechen des Pemphigus in die Vulva und Vagina. Doch erscheint die damit verbundene Annahme unerwiesen, daß Vaginalbeteiligung notwendig als kontinuierliche Ausdehnung eines Vulvabefundes aufgefaßt werden müßte.

Unter den zahlreichen Arbeiten, die auf die Beteiligung der weiblichen Genitalschleimhaut hinweisen und Befundeinzelheiten vermitteln, seien hier nur die älteren Handbuchübersichten von Riecke, Kumer, Hudelo sowie Kehrer sowie die jüngeren Berichte von Wolfram, Jakac, Lever u. Talbott, Jaeger, Jablonska u. Mitarb., Laugier u. Mitarb., Kuske u. Soltermann, Kuske u. Mitarb., Bersch u. Fink sowie Dittmann, der erosive Befunde am Introitus vagina erwähnt, angeführt.

Im eigenen Krankengut sahen wir bei 3 Frauen mit Pemphigus vulgaris Genitalbeteiligung und dabei auch auf der Schleimhaut (kleine Labien, Introitus vaginae, Vagina) Rötung, hirsekorngroße Bläschen und bis münzgroße Erosionen.

Insbesondere bei der Krankheitsvariante des Pemphigus vegetans Neumann ist das Genitale ein Prädilektionsort der blasigen, erosiven und papillomatös vegetierenden Veränderungen (Übersichten bei Riecke, Kumer, Herzberg, Lever; weitere Einzelheiten bei Buchal, Wentholt u. Jansen u. a.). Gottron fand in einem solchen Fall den Introitus vaginae durch Wucherungen verengt. In einem eigenen Fall beobachteten wir außer Blasen, Pusteln und Vegetationen an den großen Labien sowie Schwellung und Erosion der kleinen Labien einen stark geröteten Introitus vaginae mit Pusteln und eine gleichfalls stark hyperämische und z. T. erodierte Vaginalschleimhaut sowie Fluor albus.

Bei den leichteren Verlaufsformen des Pemphigus chronicus, dem Pemphigus foliaceus und seinen Varianten, gehört der Genitalbefall nicht zum Regelbild, und das Freibleiben der Schleimhäute (Urogenitalschleimhautbeteiligung als Ausnahme von Riecke berichtet) wird von mehreren Autoren betont (Lever u. Talbott, de Graciansky u. Boulle).

Die den bullösen Dermatosen zuzuordnenden, vom Pemphigus chronicus aus klinischen und histologischen Gründen aber abzutrennenden *Pemphigoide* weisen gleichfalls Schleimhautbeteiligung am weiblichen Genitale mit der Möglichkeit der Vaginalbeteiligung auf. Beim Typ des sog. benignen Schleimhautpemphigoids kommt es dabei neben Blasen- und Erosionsbildung zu Verklebung und Verwachsung einander berührender Schleimhautflächen, also zu gehäufter Synechienbildung, während beim Alterspemphigoid (Alterspemphigus) der Prozeß sich lediglich auf Blasen- und Erosionsbildung analog den hierbei dominierenden Hautveränderungen beschränkt. Die Abgrenzung dieses Krankheitstyps gegenüber der *Dermatitis herpetiformis* Duhring ist unscharf, was wir im Abschnitt über die Vulva-Dermatosen ausführlich dargelegt haben. Wir betrachten daher mit anderen Autoren das Alterspemphigoid als eine mit dem Morb. Duhring, nicht aber mit dem echten Pemphigus chronicus, in eine Gruppe gehörende Krankheitsform. Ein Teil der Autoren hält das Auftreten von Schleimhautblasen für ein Abgrenzungskriterium, welches die Zuordnung zum Pemphigoid begründet, und erkennt demgemäß Schleimhautbeteiligung bei der Dermatitis herpetiformis Duhring nicht an.

Wir haben jedoch im Vulva-Abschnitt dieses Handbuchs eine eigene Kasuistik mitgeteilt, welche nach überwiegenden Kriterien dem Morb. Duhring zuzuordnen ist und Genitalschleimhautbefall aufweist. Darunter war ein Fall mit Bläschen und Rötung am Scheideneingang, ein weiterer mit Blasenresten auf geröteter Vagina und ein fraglicher Fall von Bläschenbildung an der Portio.

Auf Genitalschleimhautbeteiligung beim Alterspemphigoid weisen Übersichten von Lever und Tappeiner u. Pfleger sowie Fallbeobachtungen von Kresbach u. Hartwagner, Klostermann u. Mišić u. a. hin. Zweifellos sind ferner eine Reihe von Literaturhinweisen aus der Zeit vor Abgrenzung der Krankheitsbilder auf das Pemphigoid zu beziehen, so die z. T. widersprechenden Angaben von Tzanck u. Cord, Villard u. Mitarb. und Morris. Danach können alle hautnahen Schleimhäute erkranken, nach Villard u. Mitarb. die Genitalschleimhaut seltener als die übrigen, nach Morris indessen die Vagina in erster Linie, wenn überhaupt Schleimhautveränderungen vorhanden seien.

Beim sog. benignen Schleimhautpemphigoid sahen an der Vagina JABLONSKA u. Mitarb. eine Verengung der Öffnung, SCHILLER Blasenbildung, wir selbst Atrophie und Einengung.

Auf die ausführlichere Darlegung der Schleimhautbefunde, der Makro- und Mikromorphologie der gesamten Hautsymptomatik und der Krankheitssystematik der bullösen Dermatosen von KLOSTERMANN u. MIŠIĆ im Vulva-Abschnitt dieses Handbuchs und auf die moderne Handbuchbearbeitung dieses Kapitels von LEVER im Handbuch der Haut- und Geschlechtskrankheiten wird zum ergänzenden Studium verwiesen.

III. Multiformes Erythem und Arznei-Exantheme
1. Multiformes Erythem

Beim Formenkreis des Erythema exsudativum multiforme einschließlich des Syndroma muco-cutaneo-oculare FUCHS, über welchen ausführlicher im Rahmen der Vulvaerkrankungen berichtet worden ist, kommt neben Vulva-Affektionen auch Vagina- und Portio-Beteiligung öfters zur Beobachtung. Die Erscheinungen entsprechen denen der Haut und der Vulva und äußern sich in Entzündung mit Epithelabhebung, also Erosion bzw. oberflächlicher Ulceration. Auf die zusammenfassende Darstellung der Krankheitsbilder von SCHUPPLI sei verwiesen. Kasuistiken mit Vaginalbefall haben HOLZSCHUH (Erythema multiforme mit Einbeziehung der Vulva, Vagina und Portio) und ferner — bei Fällen, die als FUCHS-Syndrom einzuordnen sind — SCHREUDER (Portio), AGELOFF (Vagina) ROBINSON u. McCRUMB (Vagina), CONE (Vagina und Vulva), MLETZKO (Vagina und Urethra), sowie O'CONOR (Vagina und Vulva) mitgeteilt.

2. Arznei-Exantheme

Arznei-Exantheme können unter mannigfachen Bildern auftreten. Enantheme sind bei den makulös-erythematösen, bei den purpurischen, bei den Exanthemen vom Typ des Erythema multiforme bzw. Fuchs-Syndroms oder des Lichen ruber geläufig. Ihre Morphe entspricht dem jeweiligen Exanthemtyp. Spezielle Hinweise auf Vaginalbeteiligung haben wir für das multiforme Erythem und den Lichen ruber gefunden und in den entsprechenden Kapiteln angeführt.

IV. Vaginitis bei verschiedenen Vulvititiden und vulvovaginalen Infektionen

Die gemeinsame Entzündung von Vagina und Vulva kommt bei verschiedenen erregerbedingten Erkrankungen zur Beobachtung, wobei sich in der Ausprägung graduelle, gelegentlich auf die Ätiologie hinweisende Unterschiede finden können. Je nach der (diffusen oder herdförmigen) Ausdehnung der entzündlichen Veränderungen ist die Korrelation von Vulvitis und Vaginitis mehr oder weniger fest. Herde können im letzteren Fall nur an der Vagina, nur an der Vulva oder aber an beiden Organen vorhanden sein.

Eine diffuse Entzündung an Vulva und Vagina liegt bei der *Vulvovaginitis gonorrhoica* (selten auch bei der *Blennorrhoe*) und der *Trichomoniasis* vor. Diese Erkrankungen sind im Vulva-Abschnitt besprochen.

Beim *Soor* kommt Vulvovaginitis, aber auch isolierte Vulva-Erkrankung oder isolierte Vaginal-Erkrankung vor (Einzelheiten im Abschnitt Mykosen).

Von weiteren Infektionen, welche Vulva und Vagina gemeinsam betreffen, sind außer der schon erwähnten Blennorrhoe, die *Diphtherie*, die Erkrankungen bei *fusospirillärer Symbiose*, die *Bakterien-Ruhr*, die *Amöbiasis* und die *Pocken* zu nennen, die in eigenen Kapiteln besprochen werden. Selten kommt ferner Vaginitis bei *Pneumokokkeninfektion, Erysipel* und *Cholera*, z. T. als Vulvovaginitis, vor.

Beim *Morbus* Reiter, der fast ausschließlich Männer betrifft, ist ausnahmsweise außer Vulvitis (s. dort) auch eitrige Vaginitis beobachtet worden (Sidell), die nach Schittenhelm u. Schlecht synchron mit den Gelenkbeschwerden kommt und geht.

Bei *Vulvitis „pellagrinosa", Ariboflavinose-Vulvitis*, sind begleitende Schleimhauterytheme möglich, nach Kathe an der Vulvaschleimhaut, nach Korting u. Tadžer als erosive Erytheme an der Portio.

Blenorrhoe (Einschluß-Cervicitis). Diese durch das Chlamydozoon oculogenitale hervorgerufene Erkrankung bedarf hier einer kurzen Erwähnung lediglich wegen der bei ihr gelegentlich zu beobachtenden Vulvovaginitis. Thygeson u. Stone sind der Auffassung, daß nach ihren Untersuchungen nunmehr die Vorstellung Hamburgers von der primären Beteiligung der Vagina bei erwachsenen Frauen als widerlegt gelten kann. Danach siedelt sich der Erreger in der Cervix und in der Urethra an. Hiervon machen lediglich die kleinen Mädchen eine Ausnahme, bei welchen Hardy in 53 Fällen von Vaginitis 2mal die Einschlußkörperchen im Vaginalepithel auffinden konnte. Es besteht danach eine Parallele zur Gonorrhoe, bei welcher die primäre Erkrankung von Vulva und Vagina ebenfalls nur im kindlichen Alter beobachtet wird, während die erwachsene Frau primär an der Cervix und Urethra erkrankt.

Die entzündlichen Veränderungen bei Einschluß-Blenorrhoe sind in der Regel verhältnismäßig gering. Sie äußern sich nach dem Ausgeführten als Vulvovaginitis bei kleinen Mädchen primär, bei erwachsenen Frauen als seltene sekundäre Irritation, in beiden Fällen als banale diffuse katarrhalische Entzündung der Schleimhaut.

V. Viruskrankheiten

1. Pocken

Die Beteiligung der Vagina am Exanthem der *Variola major* ist bekannt und in dem älteren Handbuchartikel Nürnbergers beschrieben, der sich im wesentlichen auf die Arbeiten von Stolz, Kaufmann und Schenk stützt. Gleichzeitig mit der Pockeneruption der Haut oder schon etwas früher entwickelt sich ein gleichartiger Vaginal-Ausschlag. Hierzu ergänzt Nasemann, daß die bei Variola auf der Vaginalschleimhaut vorhandenen kleinen Bläschen erodieren und damit heftige Fluorbeschwerden machen. Nach den älteren Autoren entwickeln sich keine eigentlichen Pusteln, sondern durch Maceration der obersten Schichten kleine und zuweilen durch Confluenz größere Geschwüre. Auch schwere pseudomembranöse, nekrotisierende Vaginitiden kommen zur Beobachtung. — Nach den jüngeren Erfahrungen Herrlichs lassen sich autoptisch fast immer Ulcerationen der Schleimhaut der Vagina, der Urethra oder am Anus finden. Herrlich erwähnt auch ebenso wie Haviland die besondere Beteiligung des Genitales an der Blutungsneigung bei primär hämorrhagischer Variola (Purpura variolosa), welche Letzterer für ein wichtiges Merkmal dieser schweren Pockenform hält. Bei der in Bombay 1958 beobachteten purpurischen Epidemie sind verschiedentlich Blutungen der Vagina oder blutige Injektionsstellen in der Vaginalschleimhaut gefunden worden (HERRLICH).

Nach vaginaler Variola kann sich eine Scheidenstenose entwickeln, wie SCHENK demonstriert hat.

Auch bei *Alastrim* kann die Scheide beteiligt sein (RUDOLPH, TILLER).

2. Vaccinia

Während Vulvabeteiligung bei Vaccinia relativ häufig erwähnt worden ist, haben wir Vaginalbeteiligung lediglich bei SCHLEYER berichtet gefunden, in dessen Fall von Vaccination die Rötung der Vulva teilweise auf die Vagina übergriff. Aus naheliegenden Gründen ist die Vagina bei Inoculations-Vaccine weit geringer exponiert als die Vulva. Es ist aber anzunehmen, daß bei hämatogen bedingter Vaccinia generalisata die Vagina — in Analogie zu den Verhältnissen bei der Variola — öfter miterkrankt, als berichtet worden ist.

3. Herpes zoster

Herpes zoster ist nach BALLARINI im Bereich der Sakralsegmente in 4,5 % der Fälle lokalisiert. Einbeziehung des Genitales einschließlich der Schleimhaut ist dabei nicht ungewöhnlich, Vaginalbeteiligung kommt vor. Es handelt sich dabei um die gleichen Veränderungen wie an der Haut und übrigen Schleimhaut (s. im Vulva-Beitrag). Fälle mit vaginalem Herpes zoster hat JANSON in der jüngeren Literatur mitgeteilt.

4. Herpes simplex-Virus-Infektion

Vaginal- und Portiobeteiligung kommt als seltener Befund beim typischen Herpes genitalis, also bei der gruppiert aufschießenden, häufig rezidivierenden Bläschen-Eruption, vor. Außerdem kann die Vagina im Sinne der Vulvovaginitis herpetica bei der diffusen Herpes-Ersterkrankung im Kindesalter miterkranken. Einzelheiten s. im Vulva-Beitrag.

5. Masern

Die älteren Beobachtungen aphthöser Vaginalgeschwüre und gangraenös zerfallender Genitalulceration sind von NÜRNBERGER als Zweitkrankheiten und nicht masernspezifische Befunde kritisiert worden. LORENZ u. LAZARINI sahen ein Masern-Enanthem der Vagina bei günstig verlaufenden pemphigoiden Masern. Nach SCHUERMANN können Kopliksche Flecke, wenn auch seltener, in der Vagina beobachtet werden.

6. Echo-Virus-Erkrankung (Exanthema infectiosum variabile)

Vaginitis und Pruritus und Fluor kann das ausgedehnte Exanthem der Haut begleiten (GRIMMER u. JOSEPH).

7. Condyloma acuminatum

Spitze Kondylome, die sich insbesondere an der Vulva, perivulvär und perianal lokalisieren, können gelegentlich die ganze Scheide bis zur Portio befallen. Weiteres über spitze Kondylome und Literaturangaben s. im Vulva-Abschnitt.

8. Epidermodysplasia verruciformis

Die warzigen Efflorescenzen dieser nosologisch strittigen Dermatose hat LANDES bei einer 44jährigen Frau auch am Introitus vaginae gesehen.

VI. Mykosen der Vagina

Unter den oberflächlichen Mykosen spielt für die Vagina lediglich der Soor eine Rolle. Die Dermatophytien der Haut, wie Epidermophytie, Trichophytie, der Favus, das Erythrasma und die Pityriasis versicolor kommen an der Scheide nicht vor.

1. Aktinomykose und Nokardiose

Aktinomykose und Nokardiose — früher meist als Aktinomykose zusammengefaßt und in der Kasuistik daher oft nicht trennbar, unterschieden durch das anaerobe bzw. aerobe Wachstum der einander morphologisch entsprechenden Erreger, gleichartig in ihren histologischen Kennzeichen sowie in den Hauptzügen ihres makroskopischen Bildes — sind als Aktinomykose der Scheide nur fortgeleitet von der Nachbarschaft beschrieben worden (Fallbeschreibung durch Junghans, Erwähnung bei Nürnberger, Emmrich). Die Vagina unmittelbar betreffende und von hier ausgehende Aktinomykose- oder Nokardiose-Herde dagegen sind unbekannt. Nach einer Häufigkeitsanalyse der weiblichen Genital-Aktinomykosen, welche Hanf u. Hanf (1955) unter Auswertung der vorliegenden Literatur durchgeführt haben, waren das äußere Genitale in 4, die Vagina in 0, der Uterus in 7, die Tuben isoliert in 3, die Ovarien und Tuben gemeinsam in 97 und die Parametrien in 14 Fällen erkrankt.

Von den übrigen tiefen Mykosen scheint die Vagina verschont zu werden. Wir haben Vaginalfälle von Sporotrichose, Blastomykosen, Coccidioidomykose, Histoplasmose im Schrifttum nicht aufgefunden.

2. Soor (Candidiasis)

Der genitale Soor der Frau ist im Kapitel über die Vulva-Dermatosen ausführlicher besprochen. An der Vagina entwickeln sich die gleichen Erscheinungen, wie sie an anderen Schleimhäuten beobachtet werden: stippchenförmige, linsengroße und konfluente, rasenartige Beläge von grau-weißem, käsigem oder rahmigem Aussehen, nach deren Abstreifen rote Erosionen sichtbar werden können. Die Beläge sind mehr oder weniger ausgedehnt, imponieren gelegentlich als diphtherisch; sie können das Scheidengewölbe und die Portio vollständig einbeziehen oder sich auch nur auf Teile der Vaginalwände erstrecken. Die von Soor-Rasen verschonten Anteile sind unauffällig oder auch mäßig gerötet. Das Ausmaß und die Beschaffenheit des begleitenden Fluors wechselt (schleimig, eitrig, schaumig, käsig), wobei nicht selten die Mischinfektion mit Trichomonaden eine Rolle spielt. Auch die subjektiven Symptome schwanken zwischen Beschwerdefreiheit und heftigem Brennen oder Juckreiz.

Soor-Erreger werden überdies häufig ohne manifeste Erkrankung in der Vagina angetroffen.

Über die allgemeinen Manifestationsbedingungen vergl. den Abschnitt Vulva-Soor in diesem Handbuch sowie die moderne dermatologische Handbuchbearbeitung (Kärcher). Für den Vaginal-Soor spielt die Gravidität — und neuerdings wohl auch der Gebrauch hormonaler Contraceptiva — eine führende disponierende Rolle, während andererseits Puerperium und Kindesalter auf Grund von Sekret- und Schleimhautverhältnissen eine weitgehende Soor-Resistenz der Scheide (nicht aber der intertriginösen Genitoanalfaltenregion der Haut einschließlich der Vulva!) bedingen.

Weinstein (zit. n. Labhardt) stellte Soorpilze bei 23% der Schwangeren fest.

AKHMEDOVA fand insgesamt bei 638 Frauen in 20,5 % Soorbefall der Genitalschleimhaut (unter den Erregern dominierten Candida albicans und C. tropicalis mit 37,5 bzw. 25,1 %). SPITZBART unterteilte sein Untersuchungsgut von 374 Frauen in verschiedene Gruppen und fand bei Ringträgerinnen 38,74 %, bei Fluorpatientinnen 24,19 %, unter „sonstigen" Patientinnen 22,09 %, bei Carcinompatientinnen 10,39 % von Soor befallen (Erregerstatistik: Candida albicans 45,14 %, C. parakrusei 22,19 %, C. tropicalis 7, 64 %, C. krusei 5,56 %, C. pseudotropicalis 4,86 %, C. guilliermondi 3,47 %, C. stellatoidea 2,78 %, Torulopsis glabrata 7,64 %). Es ergibt sich also, daß die Häufigkeit des genitalen Soor der Frau mit und ohne klinische Erscheinungen insgesamt beträchtlich ist. Von zahlreichen Autoren wird dabei die Zunahme seit Beginn der antibiotischen Aera betont (WOODRUFF u. HESSELTINE, KLEPPER, RÜTHER u. Mitarb., SPITZBART, REICHENBERGER, KOSTIC, AKHMEDOVA). Ferner wird in jüngerer Zeit vermehrt auf die Bedeutung der Partnerinfektion beim Geschlechtsverkehr aufmerksam gemacht (ELISTRATOWA u. SEGAL, SEDLACEK, WAISMANN, RIMBAUD, RÜTHER u. Mitarb., BABINI, AKHMEDOVA).

Feingeweblich findet sich das Pilzmycel auf und zwischen den obersten Schichten des Epithels. Es besteht eine meist geringfügige unspezifische, uncharakteristische entzündliche Reaktion.

VII. Tuberkulose

Die möglichen Formen der Vulvo-Vaginaltuberkulose sind im Abschnitt über die Vulva ausführlich dargelegt. Die Vagina erkrankt im wesentlichen an tuberkulösen ulcerösen Prozessen, häufig zugleich mit der Vulva oder übergreifend von dort. Oder sie wird von tiefreichenden Fistel- und Strikturbildungen der Umgebung im Sinne der Tuberculosis subcutanea fistulosa in Mitleidenschaft gezogen.

Die Literatur einschließlich der jüngeren Kasuistik haben wir im Abschnitt über die Vulvatuberkulose (dieser Handbuch-Band) bereits mitgeteilt und die Vaginalfälle dort bereits aufgeführt. Hierauf sei daher verwiesen.

Die Häufigkeit der Vaginaltuberkulose beträgt nach HEYNEMANN 5,6 % der weiblichen Genitaltuberkulose, nach MOORE 1 auf 26 Fälle. Beobachtungen der letzten Jahrzehnte stammen von HÜSEYIN (1936) (Ulcus, als tuberkulöser Primäraffekt aufgefaßt, welches von den Rißstellen des Hymen aus die Hinterwand der Vagina ergriffen hatte), GATÉ u. Mitarb. (schmetterlingsförmig ausgedehnte Ulceration der Innenflächen der kleinen Labien und der Vaginalwand, ebenfalls als tuberkulöser Primäreffekt aufgefaßt), SWAIN (Ulceration, die sich vom Vestibulum vaginae etwa $2^1/_2$ cm in die Vagina hinein erstreckt bei 17 monatigem Mädchen, das bereits eine pulmonale Infektion durchgemacht hat), DEGOS u. PETIT ($3^1/_2$ jähriges Mädchen mit knotigem Tuberkuloseherd am Introitus vaginae, von den Autoren als elephantiastischer Primäraffekt gedeutet, vermutlich besser als Tuberculosis fungosa RIEHL eingeordnet), MATHEW (ausgedehnte schmetterlingsförmige Genitalulceration der hinteren Vaginalwand und der Vulva bei gleichzeitig bestehender Urotuberkulose einer 77 jährigen Frau), BENJAMIN u. CHARNOCK (blumenkohlartiger papillär-tumoröser Prozeß der hinteren Vaginalwand, zentral ulceriert und nekrotisch, als primäre Tuberkulose [verruköse Genitaltuberkulose ?] aufgefaßt), GRIVEAUD u. ARCHARD (ausgedehntes Ulcus, das die Hälfte der linken Vaginalwand einnimmt und auf die Vulva übergreift, bei 31 jähriger Frau mit Urotuberkulose, als Tuberculosis miliaris ulcerosa anzusprechen) und MOORE (zwei Fälle fraglicher Primärkomplexe am

Introitus vaginae, bzw. an Vulva und Cervix [Doppelaffektion] im anderen Fall).
Mit Ausnahme des knotigen Falles (Tuberculosis fungosa RIEHL ?) und des verru-
kös-hypertrophischen Falles (fragliche verruköse Tuberkulose) handelt es sich
bei den übrigen jüngeren Fällen sämtlich um Ulcerationen, die z. T. als Primäraffekte aufzufassen (und in der Originalliteratur überwiegend so gedeutet sind),
zum anderen Teil als Tuberculosis miliaris ulcerosa (bei canaliculärer oder hämatogener Infektion) anzusprechen sind. Ausführlichere Details, auch über die
erwähnten Tuberkuloseformen s. Abschnitt Vulvatuberkulose.

In der älteren Literatur finden sich tuberkulöse Vaginalulcerationen in den
von KEHRER zitierten Fällen KATTE (als Lupus angesprochen), KROEMER und
HALTER.

VIII. Weitere Infektionen

1. Amöbiasis

Bei der Amöbiasis durch Entamoeba histolytica kommt Genitalbeteiligung
gleichzeitig oder im Anschluß an eine Amöbenruhr vor. Sie ist jedoch insgesamt,
auch nach den Angaben der jüngeren Literatur, selten. In der älteren Darstellung
MAYERs (Handbuchbeitrag) wird sie überhaupt nicht erwähnt. Aus Berichten
von DASS u. MITHAL, BICKERS und BHADURI geht hervor, daß in subtropischen
Regionen im Fluor leukorrhoekranker Frauen in $^1/_4$—12 % der Fälle Entamoeba
histolytica nachweisbar ist. Nur ausnahmsweise ist die gleichzeitige oder vorausgegangene Darmerkrankung der Amöbendysenterie nicht gesichert (MORSE
u. SEATON).

Am weiblichen Genitale äußert sich die Infektion im Vulva- und Vaginabe-
reich vor allem als Fluor von glasiger, blutigseröser oder eitriger Beschaffenheit
und in Form von Ulcerationen. Ein gelblich-schleimig-eitriger, blutig tingierter
Fluor gilt nach PANDIT, DASS u. MITHAL geradezu als typisch. Zuweilen ist der
Ausfluß stark fötide.

Besteht die Genitalerkrankung allein, also ohne gleichzeitige Amöbendysenterie, so ist kein Fieber vorhanden.

Über Beteiligung der Vulva und Vulva-Umgebung s. Abschnitt Vulva-Erkrankungen. An der Vulva allein kommen Veränderungen äußerst selten vor.

Relativ häufiger betreffen sie die Vagina. Wie an der Vulva werden auch hier
in erster Linie Ulcerationen (ISAZA, SEN, PANDIT, DASS u. MITHAL, MOGHRABY,
NISIOKA u. a.), gelegentlich auch ein entzündliches Ödem (ROSE), hin und wieder
papillomatöse Veränderungen (BRAGA u. TEOH, DEKARIS) und ausnahmsweise
kleine Bläschen (HENTSCH) beobachtet. Der Prozeß an der Vagina entspricht
damit offenbar im wesentlichen den ulcerösen Darmveränderungen der Amöbiasis. Die vaginalen Ulcera weisen einen rauhen, roten Grund mit starker Blutungsneigung auf Berührung (PANDIT, DASS u. MITHAL), in anderen Fällen dünne gelbliche Schorfbedeckung (SEN) auf, erscheinen gelegentlich wie ausgestanzt, häufiger haben sie unregelmäßig geformte, etwas überhängende Ränder. An Stelle
oder auf dem Boden der Ulcerationen sind gelegentlich Vegetationen beschrieben
worden (DEKARIS: Papilläre Excrescenzen mit gelblich-grünen Belägen). Die
häufig nur seichten Ulcera können gelegentlich am Grund verhärtet sein (MOGH-
RABY) oder stärker zerfallen und ausnahmsweise carcinomähnliches Aussehen
annehmen (ISAZA, BRAGA u. TEOH). SEN betont die besondere Lokalisation in
linearer Anordnung der Geschwüre in den Furchen zwischen den Falten der
Mucosa, die von DASS u. MITHAL und PANDIT als typisch angesehen wird.

Ausnahmsweise werden statt regelrechter Ulcerationen nur seichte Erosionen der Vaginalwand beobachtet (WEINSTEIN u. WEED).

Die Scheide ist durch die ulcerösen Prozesse schmerzhaft (MORSE u. SEATON) und kann daher zuweilen mit dem Speculum nicht eingestellt werden. Auf die bestehende Dyspareunie wurde bei Besprechung der Vulvabefunde hingewiesen.

An weiteren kasuistischen Mitteilungen der jüngeren Literatur sind ferner die Beobachtungen von CARTER u. Mitarb. zu erwähnen, die außerdem GUIXA, LEE, WU u. CHI zitieren, und die Fälle von BALSUBRAHMANYAM u. CHERIAM, BHOUMIK, MISRA, SINHA, TARWALKAR u. ISRAEL (sämtlich zit. nach DASS u. MITHAL) anzuführen. Weitere Berichte wurden von BACIGALUPO u. Mitarb., VIS, WANG, LEON, MAY publiziert.

Außer der Vulva- und Vaginalbeteiligung kommt Miterkrankung der Cervix uteri (Schwellung, Erosion, Ulceration oder Hämorrhagie, in 70% der Fälle), Uterusvergrößerung und Adnexitis vor.

Entamoeba histolytica ist aus all den geschilderten Veränderungen nachgewiesen.

Der *feingewebliche Befund* entspricht einem nekrotisierenden Ulcus, das von einer banalen subakuten Entzündung umgeben wird, in deren Bereich die Erreger nachweisbar sind. Histologische Befunde aus dem Genitalbereich sind bei SEN, De RIVAS, NISIOKA, CLELAND, BRAGA u. TEOH angegeben.

2. Brucellosen

Die Brucellosen sind mit undulierendem Fieber einhergehende Allgemein-krankheiten, die vornehmlich vom Tier auf den Menschen übertragen werden, und zwar vom Rind (Brucella abortus, Bangsche Krankheit), von der Ziege (Brucella melitensis, Maltafieber) sowie vom Schwein (Brucella suis). Die Er-scheinungen der durch die drei verschiedenen Erreger hervorgerufenen Krank-heiten unterscheiden sich meist nur graduell. Dabei ist bemerkenswert, daß die Beteiligung der Genitalorgane vorwiegend bei der Infektion mit Brucella meli-tensis beobachtet wird. Sie kommt meist auf hämatogenem Wege, in der generali-sierten Phase der Krankheit, zustande. Beim Manne entwickelt sich Hoden- und Nebenhoden-Brucellose. Bei der Frau besteht Fluor. Übertragung durch Ge-schlechtsverkehr ist möglich, und zwar sowohl vom Mann auf die Frau als auch umgekehrt.

SHAW u. Mitarb. fanden einen Fluor brucellosus bei 134 Prostituierten auf Malta und konnten bei einem Drittel den Erreger im Vaginalsekret nachweisen. 5 dieser Frauen schieden dauernd Brucellen mit dem Urin aus. VEŽNIK unter-suchte 35 serologisch positive Brucellose-Patientinnen und fand in 25% der Fälle cervikalen oder vaginalen Fluor. Bei Allgemeininfektion mit sicher anderwei-tiger Eintrittspforte (Laborinfektion per os) tritt der genitale Fluor in der 5. Krankheitswoche auf (FREI).

Auch in den Lochien wurden Brucellen von JANBON u. CADERAS DE KERKLEAU (z. n. MEINICKE) nachgewiesen.

Über morphologische Veränderungen am äußeren Genitale der Frau sagen diese Berichte nichts aus. Bei Bangscher Krankheit werden häufiger Aphthen in der Mundhöhle, Pharyngitiden, Tonsillitiden und Erythema exsudativum multiforme-ähnliche Ausschläge beobachtet (HEGLER). RIMBAUD u. Mitarb. beschrieben ein generalisiertes morbilliformes Erythem im Verlauf eines Malta-Fiebers. MEINICKE sah Haarausfall. — Inwieweit die genannten Erscheinungen auch Vulva, Vagina oder Mons pubis betreffen können, ging aus der zugänglichen Literatur nicht hervor.

Nur Basseth-Smith (zit. n. Wönne) erwähnte Geschwürsbildungen mit Blutungen in der Scheide bei Malta-Fieber.

3. Carriónsche Krankheit (Oroyafieber, Verruga peruviana)

Bei dieser durch Bartonella bacilliformis hervorgerufenen, durch Phlebotomen übertragenen, fieberhaften makrocytären Anämie (Oroyafieber) wird etwa 4 Wochen nach der Infektion ein knötchenförmiger oder knotiger Ausschlag (Verruga peruviana) beobachtet, dessen Elemente feingeweblich als Granulom mit Gefäßneubildung und Endothelwucherung, makromorphologisch als kleinpapulöse, oberflächliche oder größere knotige, mehr tiefsitzende Granuloma teleangiektaticum-ähnliche Gebilde imponieren.

Diese Effloreszenzen können universell verbreitet sein, bevorzugen aber das Gesicht und die Extremitäten. Sie können gelegentlich auf der Schleimhaut, vornehmlich des Mundes, vorkommen und sind, offensichtlich selten, auch auf der Vaginalschleimhaut beobachtet worden.

Ausführliche Darstellung bei Nasemann sowie Nauck, zur Schleimhautbeteiligung s. auch Schuermann, Greiter u. Hornstein.

4. Diphtherie

Die diphtherische Genitalerkrankung ist im Abschnitt über die Vulva ausführlicher dargestellt worden.

Speziell die Scheidendiphtherie hat Nürnberger 1930 zusammenfassend bearbeitet und dabei festgestellt, daß sie am häufigsten bei Wöchnerinnen, seltener bei Kindern, äußerst selten bei nichtpuerperalen erwachsenen Frauen vorkommt. Während an Begleitsymptomen bei Wöchnerinnen das Fieber ganz im Vordergrund steht, leiden die Kinder unter Schmerzen bei der Harnentleerung, die bis zur Urinverhaltung führen können. Gelegentlich waren Blutungen aus der Scheide bei Kindern erstes Symptom.

Bei Kindern kann sich der objektive Befund auf Schwellung und Blaurotfärbung der Vaginalschleimhaut beschränken, die durch gleichzeitige eitrige Sekretion einen entsprechenden Fluor hervorruft. Meist jedoch läßt sich feststellen, daß die ganze Scheide von weißen bis grauen Belägen bedeckt ist, wobei die Pseudomembranen sich sogar auf die Portio und in den Cervicalkanal hinein erstrecken können. Bei der Wochenbett-Diphtherie können u. U. nur die puerperalen Wunden mit Pseudomembranen belegt sein. Es kann die Membranbildung aber auch auf die unverletzte Vaginalschleimhaut übergehen. Übergang von der pseudomembranösen in die gangraenöse Diphtherieform kommt vor.

In der jüngeren Literatur berichteten über Vaginaldiphtherie Machnicki, Baccaredda, Farkas, Wallfield u. Litvak, Jacobi, Jaworowskaja, Unseld, Parks, Schwarzäugl, Stammer, v. Buttlar, Smorodinzeff, Lewenson u. Strawetz, Greppi.

Auch diese Autoren beobachteten vornehmlich pseudomembranöse Veränderungen, z. T. mit erheblicher blau-roter Verfärbung und starker Schwellung der Schleimhaut des Vestibulum und des Urethralwulstets einhergehend (Unseld) oder in gangraenöse Formen übergehend. So stieß sich im Fall Parks schließlich ein vollständiger zylinderförmiger Abguß der Scheide ab. v. Buttlar beobachtete im Anschluß an die Pseudomembranbildung eine Blasenscheidenfistel. In einem der Fälle Jacobis lag lediglich eine Rötung des Scheideneinganges vor, in einem anderen bestanden Ulcerationen des Introitus. Auch Schwarzäugl beobachtete an der Vagina die ulceröse Diphtherieform.

Als Folge einer Scheidendiphtherie kann sich Narbenstenose, Verkürzung oder Atresie entwickeln (SMORODINZEFF, UNSELD, PARKS). Nach SMORODINZEFF ist manche „angeborene" Atresie oder Stenose der Scheide einer Diphtherie im Kindesalter zuzuschreiben.

Auf das wechselnde Ausmaß der Allgemeinbeteiligung bei Genitaldiphtherie wurde im Vulva-Abschnitt hingewiesen. Zu beachten ist, daß die Genitaldiphtherie der Wöchnerinnen als besonders ernst zu bezeichnen ist, vornehmlich wenn gleichzeitig eine Infektion mit Streptokokken vorliegt.

5. Typhus abdominalis

Über die Typhusgeschwüre der Vulva und Vagina ist im Vulva-Abschnitt ausführlicher berichtet. Als Besonderheiten sahen im Vaginalbereich BINGOLD Abklatschgeschwüre des Introitus vaginae, ROBERTS u. BARRON diffuse Entzündung der Vaginalwände bei starker Schmerzhaftigkeit im lateralen Scheidengewölbe, MADELUNG Abstoßung der gesamten Scheidenschleimhaut unter Einbeziehung des Collum uteri und NÜRNBERGER als Folgezustand derartig schwerer Prozesse eine Vernarbung mit Verstrichensein des hinteren Scheidengewölbes und Defekt der Portio vaginalis uteri.

6. Bakterienruhr

Die Kenntnis der Genitalbeteiligung ist über die schon in der älteren Literatur bekannten und bei KEHRER und NÜRNBERGER dargestellten Tatsachen hinaus in späterer Zeit nur durch die Arbeiten CHASKINA-MUNDERs (1930) und TEVELIs (1935) ergänzt worden, welche die Aufdeckung von Dysenterie-Bacillen im Fluor bzw. das Auftreten dysenterischer Vulvovaginitis zum Gegenstand haben.

Nach den älteren Darstellungen kommen am äußeren weiblichen Genitale, offenbar durch Verunreinigung mit dem Stuhl, gelegentlich dysenterische Schleimhautnekrosen vor, die eine nach der Tiefe und Fläche sehr verschiedene Ausdehnung haben können. Ein dem Ablauf am Darm vergleichbares katarrhalisches Vorstadium fehlt an der Vagina. Auf geröteter, geschwollener, nässender Schleimhaut bilden sich flockige Beläge, die u. U. zu großen weißen bis grau-weißen Membranen zusammenfließen. Mit deren Abstoßung unter Erosionsbildung kann der Prozeß abgeschlossen sein (oberflächliche Nekrose). In anderen Fällen entwickelt sich bei Tiefergreifen des Prozesses eine massive nekrotische Schorfbildung, die nach Demarkation und Abstoßung Geschwüre hinterläßt, bei welchen bis zu 12 mm Tiefe gemessen worden ist. Ihre Ränder sind glatt, scharf, steil, der Grund ziemlich eben. Sie sind stecknadelkopf- bis linsengroß. Doch sind gelegentlich auch ausgedehnte zusammenhängende Defekte beobachtet worden, welche die ganze Vulva und Scheide, u. U. einschließlich eines Portioteils, einnehmen können. Sie sind bei Säuglingen wie bei erwachsenen Frauen beobachtet worden. Die Diagnose wird durch die gleichzeitig vorhandene Dysenterie gesichert.

Aus den jüngeren Arbeiten geht hervor, daß die Komplikation der Genitalbeteiligung bei Dysenterie im Kindesalter auch unter dem Bilde der Vulvovaginitis auftreten kann (TEVELI) und daß die Dysenterie-Vulvitis mit spezifischem Fluor auch bei sonstiger Symptomlosigkeit der Infektion zur Beobachtung kommt. CHASKINA-MUNDER fand bei der Untersuchung des Fluors von 24 jungen Mädchen mit Vulvovaginitis zweimal Bacterium dysenteriae FLEXNER. In beiden Fällen ließ sich eine Dysenterie in der Anamnese nicht feststellen. Der Fluor bestand seit 3 Wochen und 1 Jahr. Im Serum waren Antikörper vorhanden, weshalb der Autor annimmt, daß die Bacillen auf der Vaginalschleimhaut die Rolle eines pathogenen Mikroorganismus gespielt haben.

7. Erkrankungen bei fusospirillärer Symbiose

Die bei fusospirillärer Symbiose am Genitale auftretenden Krankheitserscheinungen haben wir unter Würdigung der ätiologischen Probleme im Vulva-Beitrag ausführlich hinsichtlich ihres klinischen und mikroskopischen Bildes besprochen. Es handelt sich um Prozesse, die zu unterschiedlich ausgedehnter und rascher Nekrotisierung des Gewebes führen, von welcher einmal nur das Epithelgewebe, in anderen Fällen mehr oder weniger tiefe Bindegewebsanteile der Haut oder Schleimhaut und schließlich ausgedehnte nachbarliche Anteile bis zu den Fascienbereichen der Beckenboden-Muskulatur ergriffen werden können.

So gelangen Erscheinungsbilder zur Beobachtung, die sich nicht in ihrem Wesen, aber quantitativ unterscheiden, durch Übergangsfälle miteinander verbunden sind und je nach Befund als Balanitis (bzw. Vulvitis bzw. Kolpitis) erosiva, gangraenosa, Ulcus gangraenosum und Fourniersche akute Gangrän der Genitalien bezeichnet werden können.

Alle diese Formen sind beim Manne häufiger als bei der Frau und an der Vulva und ihrer Umgebung häufiger als an der Vagina, kommen aber übergreifend oder primär in der Vagina gleichfalls vor.

Vaginal-Erkrankung im Sinne der Kolpitis erosiva bzw. gangraenosa beobachtete bereits Scherber. Sie betrifft vor allem das hintere Scheidengewölbe, aber auch den Introitus vaginae. Frei sah Portiobeteiligung. Fälle mit stärkerem ulcerösen Zerfall der älteren Literatur hat Nürnberger zusammengestellt. Weitere Beobachtungen von Vaginal- oder Cervixbeteiligung stammen von Arnold, v. Haam, Ponhold, Roberts. In diesen Fällen imponiert häufig zunächst der massivere, meist faulig-eitrige Fluor. Nach Waschulewskis Beobachtung kann offenbar die Vagina auch primär am Ulcus gangraenosum erkranken.

Auch die rasche und excessiv ausgebreitete Verlaufsform der Fournierschen akuten Gangrän ist am weiblichen Genitale, wenn auch selten, beobachtet worden. Bei ihr können Damm und Nates, Leistenbeugen und Bauchdecken in größerer Ausdehnung und unter Ausbreitung des Prozesses entlang den Fascien mitergriffen sein, woraus am Genitale Ausbreitung bis zur Vagina folgt. Grimmer gibt für die seltene Erkrankung des weiblichen Genitales die Fälle von Narducci und Soupault an und rechnet die obenerwähnten Beobachtungen von Arnold, v. Haam und Roberts hierher.

Die Morphologie des vaginalen Befalls entspricht derjenigen des übrigen Genitales. Sie ist im Vulva-Beitrag abgehandelt.

8. Aphthen

Bei der Aphthosis Neumann, einer multiplen Aphthenbildung mit ausgeprägter Geschwürsbildung an verschiedenen Schleimhäuten in Kombination mit Erythema nodosum-artigen und makulopapulösen Exanthemen, kommt Vaginal- und Portiobeteiligung vor.

Die bei den verschiedensten Infektionen mit bekannten, insbesondere Virus-Erregern (Herpes simplex, Herpes zoster, Maul- und Klauenseuche, Masern) beobachteten und im älteren Schrifttum hier eingeordneten erosiv-ulcerösen Schleimhautprozesse sind von der Aphthosis abzutrennen. Das dürfte auch für den von Nürnberger als Paradigma für Vaginalaphthen zitierten Fall Oppenheims (1908) gelten, dessen Erscheinungen nach der Bildunterschrift postherpetisch aufgetreten waren.

Weiter Einzelheiten über Aphthosis einschließlich ihrer möglichen Beziehungen zum Ulcus vulvae acutum s. im Vulva-Beitrag.

9. Leishmaniasis

Als Seltenheit hat SYMMERS bei Kala Azar eine Papel dicht hinter dem Orificium vaginae beschrieben. Es handelte sich um eine stark juckende, glänzende purpurrote vaginale Papel von etwa 1 cm Durchmesser mit einer anfangs kleinen zentralen Erosion, die sich in ein großes, rundes, seichtes, graues Ulcus umwandelte. Gleichseitige Leistenlymphknoten-Vergrößerung. Diagnose histologisch gesichert: In Makrophagen des Ulcusrandes typische Leishmaniae Donovani. — Die Infektion war durch Geschlechtsverkehr erfolgt.

10. Frambösie

Bei Frambösie kommen im Sekundärstadium, besonders bei Kindern, Papeln und kondylomartige Veränderungen mit einer gewissen Prädilektion am Scheideneingang vor. Näheres und Literatur s. im Vulva-Beitrag.

IX. Genodermatosen

Bei der polydysplastischen Form der *Epidermolysis bullosa hereditaria*, die mit Blasenbildung und Vernarbung einhergeht, hat CALLOMON in einem Fall, den KEHRER ausführlich wiedergegeben hat, eine narbige Atresie des Introitus vaginae sich entwickeln sehen.

Die Vagina- und Vulvabefunde der v. Recklinghausen*schen Neurofibromatose* sind nach dem älteren Schrifttum von NÜRNBERGER (1930) und KEHRER (1929) zusammengetragen und von MEIROWSKY (1933) teilweise ergänzt worden. Die Vagina war betroffen in einem Fall SCHMAUCHs, der eine ausgedehnte Gewächsbildung im Verzweigungsgebiet des Nervus pudendus — die Vulva einbeziehend — aufwies, und in einem Fall von WINTER, bei welchem tief in der Scheide ein Tumor vorhanden war, der ein Geburtshindernis darstellte. Als Geburtshindernis kommen darüberhinaus auch in der Scheidennachbarschaft entstehende, isoliert oder im Rahmen der Neurofibromatose auftretende Neurome in Frage, die den Zusammenstellungen von DUBRAUSZKY und von SIPPEL zu entnehmen sind. Ein isoliertes Rankenneurom der Scheide selbst, das in multiplen knotigen Auftreibungen gleichzeitig auch ein Labium majus einbezog, beschrieb NÜRNBERGER. Aus MEIROWSKYs Mitteilung ergibt sich ferner die Kombination Atresia vaginae und Uterus bicornis bei Neurofibromatose.

In der jüngeren Literatur werden die Vaginalbefunde bei Neurofibromatose ergänzt durch den Bericht von DRESCHER u. HERZOG über multiple, harte, teils knotige, teils strangförmige Gewächse mit Sitz in der vorderen und hinteren Vaginalwand und in den großen Labien, die zu einer Verengung des Vaginalrohrs geführt hatten.

Für das *Pseudoxanthoma elasticum* (Grönblad-Strandberg-Syndrom), eine häufiger bei Frauen vorkommende erbliche systemische Elasticadegeneration an Haut, Schleimhaut, Augenhintergrund, Gefäßsystem und inneren Organen, sind die — an der Lippe leicht und häufig aufzudeckenden — Schleimhautveränderungen sehr charakteristisch und in hohem Maß diagnostisch. Die Herde imponieren als dichtstehende, strohgelbe, häufig von Teleangiektasien durchzogene oder begrenzte, zu größeren Arealen zusammengetretene, gelegentlich auch gering papulös erscheinende kleine Flecke. Solche Veränderungen auf der Vaginalschleimhaut haben SZYMANSKY u. CARO, SHAFFER u. Mitarb., THRONE u. GOODMAN sowie GREITHER berichtet.

27*

Unter den weiteren Elastica-Erkrankungen fanden wir Scheidenbeteiligung in der zugänglichen Literatur des *Ehlers-Danlos-Syndroms* nicht vermerkt. Bei der die Hautveränderungen des Syndroms imitierenden, aber nicht erblichen Chalodermia jedoch sahen Carney u. Nomland die Schleimhaut des Introitus vaginae gelegentlich erschlafft.

Im Rahmen des Formenkreises ichthyosiformer und keratotischer Erbkrankheiten kann offenbar die *Ichthyosis congenita*, die ggf. Prädilektion sowohl für die Beugen als auch für die intertriginösen Regionen („Ichthyosis inversa" Siemens) aufweist, gelegentlich die Schleimhaut nicht nur der Vulva (Kehrer), sondern auch der Vagina einbeziehen. Dies ergibt sich aus einer Mitteilung Fulcis, der histologisch eine verdickte Hornschicht am Scheidenepithel feststellte.

Bei der hier anzureihenden, den Erythrokeratodermien zugeordneten *Polykeratosis* Touraine ist für den Typus Pachyonychia congenita Jadassohn-Lewandowsky Schleimhaut-Leukokeratose in hohem Grad kennzeichnend. Daß die Vagina an dieser Leukokeratose beteiligt sein kann, sahen Degos u. Ebrard sowie Kogoj.

Auch der *Morbus* Darier, die Dyskeratosis follicularis vegetans, mit den histologisch charakteristischen akantholytisch-dyskeratotischen Knötchenbildungen, welche typischerweise die Mundschleimhaut besonders am harten Gaumen einbeziehen, kann einigen Mitteilungen [Archangelski, Ehrmann, Hidaka, Hoffmann (zit. nach Brünauer)] zufolge gelegentlich an der Vagina beobachtet werden. Die Schleimhautherde entsprechen den Hautknötchen mit dem einzigen Unterschied, daß die apikale keratotische Kruste des Darierknötchens hier nicht bräunlich, sondern infolge Maceration meist weißlich erscheint. Da die Genitocruralregion zu den Prädilektionssitzen der Erkrankung gehört und ferner von anderen Schleimhäuten die hohe Quote des Schleimhautbefalls bekannt ist, dürfte die tatsächliche Mitbeteiligung der Vulva- und Vaginalschleimhaut weitaus höher zu veranschlagen sein, als den spärlichen diesbezüglichen Befundmitteilungen entspricht.

Bei der *Akanthosis nigricans* ist die Schleimhautbeteiligung insofern von prognostischem Wert, als sie bei der reversiblen, auch als Pseudo-Akanthosis bezeichneten Form der Fettleibigen nicht, bei der malignen Verlaufsform (bestimmt durch korrelierte innere Krebse) dagegen in hohem Prozentsatz zu verzeichnen ist. Die Perigenital- und Genitalregion ist Prädilektionsort. Vulvabefall ist demgemäß häufig. In der Mehrzahl der Fälle bleibt die Vagina jedoch nach Meinrenken, Cattan u. Mitarb., Köpf u. Lausecker, Oppenheim, Damblé frei. Johne u. Mitarb. sahen auf der Vaginalschleimhaut vermehrte Papillarzeichnung und angedeutete Papillarhypertrophie. Oppenheim beschreibt weißliche Wärzchen und das Bild einer granulierten Schleimhaut. Greither sowie Bratzke u. Mitarb. fanden die Vagina nur im unteren Drittel oder Viertel erkrankt. Die an der Haut übliche Pigmentierung der Papillomatose fehlte an den Vaginalherden in diesen Fällen.

X. Sklerosen und Atrophien

1. Lichen sclerosus

Der Lichen sclerosus, im Vulva-Abschnitt für den gesamten weiblichen Genitalbereich ausführlich dargestellt und nosologisch erörtert, kann auf das Vaginalrohr übergreifen, wie sich aus den Befundmitteilungen von Chernosky u. Mitarb. („gelbliche, klebrige Veränderungen"), von Gonin („Atrophie der Vagina und Leukoplakie des Collum") und von Borda 1059, 1962 („weißlich, gespannt, glänzend" bzw. „weißlich, straff und glänzend") ergibt. Wahrscheinlich sind hier auch die als kleinfleckige Sklerodermie (s. dort) bezeichneten Fälle mit Vaginalbeteiligung von OPPENHEIM sowie GOUGEROT anzureihen. Vaginalbeteiligung bei Lichen sclerosus wird ferner von HUNT ohne kasuistische Belege mit dem Hinweis auf fleckförmige oder diffuse Erkrankung und auf die Möglichkeit der Portio-Einbeziehung erwähnt.

Häufiger beobachtet wird, daß die bei dieser Krankheit nicht selten kraurosisartigen Befunde der Vulva das Vestibulum vaginae einbeziehen (s. Vulva-Abschnitt) und daß dabei auch das Ostium vaginae verengt und starr sein kann (DEPAOLI u. ALBERTAZZI, BALINA u. NICHOLSON, MILLER, PINCELLI u. TAGLIAVINI, SEVILLE, ZIERZ u. KANTNER, MONACELLI, GONIN).

2. Sklerodermie

Bei der *progressiven Sklerodermie* ist in Analogie zu der schon frühzeitig erkannten Zungen- und Oesophagusbeteiligung und der Beteiligung des übrigen Intestinaltrakts sowie weiterer innerer Organe gelegentlich auch die Einbeziehung der Vagina und Portio berichtet worden. In der älteren Literatur, die von EHRMANN u. BRÜNAUER zusammengestellt ist, erwähnt KREN im Fall 4 seiner Beobachtungsserie einen entsprechenden Befund bei einer 30jährigen Frau mit typischer progressiver Sklerodermie: „Vagina klaffend, ihre Schleimhaut ganz glatt, blaß, derb infiltriert, nicht verschieblich. Das ganze Vaginalrohr äußerst kurz."

In einem von GORDON beobachteten Fall wurde autoptisch eine chronisch-fibröse Vaginitis und eine Portioerosion festgestellt, die möglicherweise mit der progressiven Sklerodermie in Zusammenhang stand.

In der jüngeren Literatur berichtete ROHE über einen Fall von progressiver Sklerodermie mit Schrumpfung des Introitus vaginae.

BEVANS beschreibt den makroskopisch erosiven Sklerodermiebefund an der Portio einer Frau mit schwerer Sklerodermiebeteiligung der inneren Organe feingeweblich näher: Das oberflächliche Bindegewebe war diffus durch grobe, stark vascularisierte Faserbündel ersetzt. Die Gefäße von fibrösen Bindegewebsbändern umsäumt. Die mittelkalibrigen Arterien in der Tiefe der Cervixwand zeigten proliferative Endothelveränderungen, wie sie in den übrigen Sklerodermieherden beschrieben wurden.

Die Seltenheit derartiger Befunde ergibt sich aus der Zusammenstellung von GROH, die 28 sezierte Sklerodermiefälle umfaßt, unter welchen der Fall BEVANS der einzige mit einem Befund im Vagina-Portiobereich ist.

KORTING schildert die Schleimhautveränderungen an der Vagina als „meist mehr flächenhafte, sklerotische oder atrophische Zustandsbilder". Er stützt sich auf eine eigene Tübinger Beobachtung und erwähnt einen Fall WOLEWITSCHs, zu dessen Vaginalbefund im Referat der russischen Originalarbeit lediglich Atrophie vermerkt ist.

Bei der *circumscripten Sklerodermie* scheinen sich die typischen band- und plaqueförmigen Fälle einerseits und die Fälle kleinfleckiger circumscripter Sklerodermie andererseits bezüglich der Genital- und insbesonderer Vaginalbeteiligung unterschiedlich zu verhalten.

Während Mundschleimhaut- bzw. Zungenbefall auch bei den typischen Formen mit Sicherheit beobachtet ist und als geläufig gilt, haben wir nicht einen einzigen Fall sicherer typischer circumscripter Sklerodermie mit Schleimhautbefall der Vulva oder Vagina auffinden können. Die Situation scheint weitgehend durch die Bemerkung EHRMANNs u. BRÜNAUERs in ihrer Übersicht 1930 charakterisiert zu sein: „In einzelnen Fällen sind die sklerodermatischen Flächen bei der umschriebenen Sklerodermie ziemlich ausgedehnt und haben zuweilen die Eigentümlichkeit, daß sie gerade die Ostien des Anus und des Genitales bei den Frauen panzerartig umgeben, die Ostien jedoch in ähnlicher Weise wie die Mamilla freilassend."

Dagegen liegen eine ganze Reihe von Beobachtungen von kleinfleckiger circumscripter Sklerodermie vor, bei denen das weibliche Genitale befallen war. Hierunter weisen Fälle von OPPENHEIM und GOUGEROT auch Vaginalbeteiligung auf, die als mehr oder weniger verdickte, glatte, weißliche Streifen oder Verengung des Scheideneinganges beschrieben worden sind.

Die Befunde dieser Patienten, die Unsicherheit der Einordnung älterer Beobachtungen und die Probleme der Abgrenzung der kleinfleckigen Sklerodermie gegenüber dem Lichen sclerosus sind ausführlich im Vulva-Beitrag dargelegt.

3. Lupus erythematodes

Vaginalbeteiligung (und auch Vulvabeteiligung) wird selbst in sehr ausführlichen Handbuchdarstellungen nicht erwähnt, kommt aber nach kasuistischen Mitteilungen gelegentlich vor. Die wenigen von uns aufgefundenen Fälle mit Vaginalbeteiligung betreffen ausnahmslos die akut-subakute, disseminierte Verlaufsform mit Neigung zu visceraler Beteiligung und nicht den chronischen diskoiden Lupus erythematodes, was nach der Herdverteilung der beiden Lupus erythematodes-Formen verständlich ist.

Die Angaben zum Vagina-Befund sind äußerst spärlich: MADDEN beschreibt in seiner Kasuistik „exsudative, blutende, verkrustete, gerötete Flecke und Ulcera mit grauem Belag auf der Wangen- und Scheidenschleimhaut" bei einer 20jährigen Patientin mit akutem disseminierten Lupus erythematodes. KLEMPERER u. Mitarb. bilden die histologischen Veränderungen eines erkrankten Gefäßes bei Lupus erythematodes ab, und aus der Legende allein ergibt sich, daß das Präparat der Vaginalwand entstammt. — COOK u. Mitarb. publizierten eine Sammelkasuistik von 37 kindlichen „systematischen" Lupus erythematodes-Fällen und erwähnen summarisch, daß deutliche vulvovaginale Entzündung in mehreren Fällen festgestellt worden sei. Sie scheint danach gar nicht so selten zu sein, tritt aber offenbar ganz hinter der Mundschleimhautbeteiligung, die in rund 50 % der Fälle gefunden worden war, zurück. Bemerkenswert ist bei den kindlichen Fällen der kombinierte vulvovaginale Befall, der ja in diesem Alter bei heterogenen Entzündungen immer wieder beobachtet werden kann.

Die Veränderungen selbst, über die die Literatur keine befriedigende Aussage macht, dürften denjenigen der Mundschleimhaut analog sein.

4. Dermatomyositis

SCHUERMANN u. HORNSTEIN vermerken in ihrem Handbuchbeitrag anläßlich der Besprechung der Haut-Schleimhautmorphologie, daß über die Genitalschleimhäute weniger bekannt sei als über die Mundschleimhaut — dies nimmt bei dem kraniocaudalen Ausbreitungstyp der Krankheit nicht wunder —, daß aber wohl Ähnliches wie für die Mundschleimhaut gälte. Unsere eigene Durchsicht der Literatur hat zwar einzelne Fälle von Vulvabeteiligung (s. dort) bei Dermatomyositis erbracht, jedoch keinen einzigen Vaginalbefund, so daß die Frage der Vaginalbeteiligung noch offen ist, wenngleich anzunehmen ist, daß hier nur ein Berichtsdefizit vorliegt.

5. Gougerot-Sjögren-Syndrom

Die auch als Sjögren-Syndrom oder Sicca-Syndrom bezeichnete Veränderung, die den Kollagenosen zugerechnet wird, isoliert oder in Kombination mit Dermatomyositis, Lupus erythematodes, Sklerodermie auftreten kann, äußert sich vornehmlich in Trockenheit der Schleimhäute. Erythematöse und pellagroide Hautveränderungen können zusätzlich vorkommen.

Frauen erkranken häufiger als Männer. — Kasuistiken mit Vulva- und Vaginalbeteiligung finden sich bei Weill (2 Fälle), Shearn, Lyon (2 Fälle), Achenbach u. Stollberg sowie Thiers (2 Fälle). Die Symptome sind Trockenheit, auch Juckreiz. Gelegentlich besteht der klinische Eindruck von Atrophie. — Sämtliche Patientinnen waren im Klimakterium oder in der Menopause.

XI. Die Beteiligung der Scheide an den Haut-Schleimhaut-Manifestationen durch Ablagerung von Stoffwechselprodukten

Bei der *systematisierten Haut-Muskel-Amyloidose* oder *Paramyloidose* (atypische, perikollagene Amyloidose nach Missmahl) hat Nödl in einem Fall die Vaginalschleimhaut durch den Krankheitsprozeß schmutzig grau-gelb verfärbt, verstrichen und spiegelnd, die Portio gleichartig verfärbt, glasig, feinhöckerig, und von kleinfleckigen Blutungen durchsetzt gefunden. Im übrigen ist bei dieser Amyloidoseform Prädilektion u. a. einerseits für die hautnahen Schleimhäute, andererseits auch für die Genitoanalregion bekannt, so daß Vaginalbefunde vielleicht relativ häufiger sind als die vereinzelte Befundmitteilung vermuten läßt.

Bei der *Xanthogranulomatose* vom Typ der Hand-Schüller-Christlan*schen Krankheit* sahen Lane u. Smith hämorrhagische Flecke im unteren Scheidenanteil eines kleinen Mädchens, Winter sowie Waldeyer erodierende und ulcerierende bis etwa bohnengroße multiple Papeln der Vaginalwände und der Portio bei der gleichen, im Zeitpunkt der Erstbeobachtung 26jährigen Frau. — Eine ausgeprägtere Prädilektion für das Genitale findet sich beim Typus *eosinophiles Granulom*, bei dem am weiblichen Genitale die Ausbildung ulcerierender Granulome, einzelner oder mehrerer Ulcera, neben Knötchenbildung und ödematöser Schwellung dominiert. Die Veränderungen sind am ganzen Genitale — Labia majora, Labia minora, Clitoris, Vagina und Portio — beobachtet worden. Scheidenbeteiligung im unteren Anteil wies ein Fall von Duperrat u. Rappaport auf, Cervixbeteiligung zeigte der gleiche Fall von Duperrat u. Rappaport und ein weiterer von Kierland u. Mitarb.

Weitere Hinweise und Kasuistiken auf Vaginabefall bei Haut-Schleimhautablagerungen von Stoffwechselprodukten haben wir nicht aufgefunden. Doch ist nach den gesammelten Vulvabefunden (s. dort) mit der Möglichkeit von Scheidenbeteiligung auch bei einigen weiteren Ablagerungskrankheiten zu rechnen.

XII. Venerische Erkrankungen

1. Syphilis

Hier sind in Ergänzung zu den Ausführungen im Abschnitt über die Syphilis der Vulva lediglich die Besonderheiten nachzutragen, welche die Veränderungen an der Vagina und Portio kennzeichnen.

a) Vagina

Grundlegend für den Primäraffekt der Vagina sind die Arbeiten von Rille und die aus seiner Klinik hervorgegangene Dissertation von Kazarowa, deren Ergebnisse der Handbuchbearbeitung Kogojs zu Grunde gelegt sind.

Die Seltenheit des Vaginalschankers innerhalb des Gesamtkollektivs der syphilitischen Primäraffekte ergibt sich aus den älteren Angaben von Fournier (1:249), Martinow (3:547), Neumann (4:800) oder Kornil (1:1122). Diese Zahlen sind aber zweifellos gleichzeitig auch Ausdruck dafür, daß Primäraffekte der Vagina leicht übersehen werden können. Denn Rille beobachtete 21 Fälle mit 47 Vaginal-Affekten, von denen er 18 im Laufe von zwei Jahren sah.

Zur Lokalisation der Primäraffekte in der Vagina geben wir die folgende Tabelle von Rille wieder.

Tabelle. *Lokalisation des Primäraffektes in der Vagina (nach* Rille, *1929)*

1. An der vorderen Wand	13 mal
im unteren Drittel	1 mal
im mittleren Drittel	5 mal
im oberen Drittel	7 mal
2. An der hinteren Wand	17 mal
im unteren Drittel	7 mal
im mittleren Drittel	2 mal
im oberen Drittel	3 mal
an der Grenze des unteren und mittleren Drittels	5 mal
3. An der linken Seitenwand	4 mal
im unteren Drittel	1 mal
im mittleren Drittel	2 mal
an der Grenze des unteren und mittleren Drittels	1 mal
4. An der rechten Seitenwand	5 mal
im unteren Drittel	2 mal
im mittleren Drittel	3 mal
5. Im Fornix	8 mal
rechts	3 mal
vorne	1 mal
hinten	4 mal

Der Anzahl nach waren vorhanden in:

10 Fällen 1 Primäraffekt (darunter 7 mal gleichzeitig Sklerosen am äußeren Genitale bzw. an der Portio).

In 3 Fällen 2 Primäraffekte
In 2 Fällen 3 Primäraffekte
In 1 Fall   4 Primäraffekte
In 2 Fällen 6 Primäraffekte (darunter 1 mit Chancres mixtes)
In 2 Fällen 7 Primäraffekte (darunter 1 mit Chancres mixtes)
In 1 Fall   9 Primäraffekte

Über die Größenverhältnisse und ihre Häufigkeit informiert eine Zusammenstellung von Kogoj:

stecknadelkopfgroß	2 mal
hanfkorngroß	7 mal
linsengroß	24 mal
bohnengroß	6 mal
zweipfennigstückgroß	5 mal
markstückgroß	1 mal
zweimarkstückgroß	1 mal
dattelgroß	1 mal

Es liegt nahe, daß stecknadelkopfgroße und hanfkorngroße Primäraffekte in den Falten der Vagina auch bei Spekulum-Untersuchungen übersehen werden können.

Die Umrisse der Sklerose werden als rundlich, kreisförmig oder ovalär, gelegentlich aber auch als eckig und zackig beschrieben, wenn sich der Primäraffekt an eine Crista vaginalis anlehnt. Induration läßt sich in der Regel nach RILLE nachweisen, meist vom Charakter der Pergamentsklerose, gelegentlich auch beträchtlicher. Die Oberfläche imponiert in der Regel als flacher, dunkelbraunroter, glatter Substanzverlust mit firnisartigem Glanz oder geringer seröser Absonderung. In manchen Fällen sind nicht abstreifbare grau-weiße, grau-grünliche oder weißlich-gelbe Beläge vorhanden. Elevierte Primäraffekte kommen vor.

Aus den letzten Jahrzehnten liegen vereinzelte Mitteilungen über Scheidensklerosen von CHARPY, GLASSER, KAZAROWA, LACASSAGUE u. CHARPY, LEVY-BING u. BOURSAT, PREIRO u. CUESTA, RUDLOFF, HAACK, VILLARD u. Mitarb., JANSON, RICHTER und PUTKONEN vor. Die Fälle VILLARD u. Mitarb. sowie CHARPY betreffen Riesenschanker.

IRIBARNE u. SARDI betonen im Gegensatz zur normalerweise festgestellten Indolenz, auch das Vorkommen von starker Schmerzhaftigkeit der Vaginalsklerosen.

Die Häufigkeit der Vaginalsklerosen wird in jüngeren Arbeiten von MARTINEAU mit 2 % und von LAKAYE mit 9 % angegeben.

b) Cervix

Cervix-Schanker sind häufiger als Vaginal-Schanker. In der älteren Literatur (zusammengestellt bei KOGOJ) sind sie mit 1—15 % der Primäraffekte am weiblichen Genitale angegeben. Neuere Zahlen finden sich bei GATÉ u. Mitarb., MINAIRE, FERNET u. COLLART, SPEISER, JOULIA, LAURENT, STOOKEY, WIDERMANN, DE GREGORIO, MORALES, GENNARI, GROSS sowie JOULIA u. Mitarb. Nach diesen Autoren ist die relative Häufigkeit der Cervix-Schanker wesentlich höher und liegt zwischen 18 und 40 %. STOOKEY u. POLSKI betrachten die Cervix als den häufigsten Sitz des Schankers bei der Frau.

Eine Reihe von Autoren haben sich mit dem Treponemen-Nachweis im Cervicalsekret beschäftigt, so FUCHS, BESPROSWANAJA u. SCHISTER, LINDEMAYER. Die positiven Befunde, die ursprünglich als Beleg für das Vorkommen von Sklerosen in der Cervix selbst betrachtet wurden, sind mehrdeutig, da sie häufiger auch bei sekundärer Lues gefunden wurden. Morphologisch kann der Cervix-Schanker als erosiver, papulo-erosiver, ulceröser, hypertrophischer, diphtheroid-ulceröser Primäraffekt auftreten und auch mit einer harten ödematösen Schwellung einhergehen. Nicht selten ist aber auch gerade an der Cervix die Induration palpatorisch kaum nachweisbar.

Die Mehrzahl der Primäraffekte der Cervix uteri sitzt am Orificium externum bzw. an den beiden Muttermundslippen. Beim Befallensein nur einer Muttermundslippe ist die vordere häufiger als die hintere erkrankt.

2. Ulcus molle

Wie beim Ulcus durum, dem syphilitischen Primäraffekt, läßt auch beim Ulcus molle die Häufigkeitsverteilung ein deutliches Zurücktreten der vaginalen hinter den vulvären Affektionen erkennen. Etwas häufiger ist dagegen wiederum die Cervix (gelegentlich auch der Cervicalkanal) befallen.

Diese ältere Erfahrung wird durch den Bericht DEVOJANČ (1930) bestätigt, der unter 63 Frauen mit Ulcera mollia am äußeren Genitale 5 mal gleichzeitig Cervixgeschwüre und 2 mal Vaginalgeschwüre beobachtete.

Die makro- und mikromorphologischen Erscheinungen entsprechen den Affektionen der Vulva. Im Vulva-Abschnitt ist die Krankheit ausführlicher abgehandelt. Im übrigen wird bezügl. der Vaginalbeteiligung auch auf die älteren gynäkologischen und dermatologischen Handbücher verwiesen. Jüngere Kasuistiken haben wir lediglich bezüglich der Cervix auffinden können (Gaté u. Mitarb., Barzilai, Louste u. Mitarb., Delling, Weiler). Die Mitteilung von Girard u. Jaubert läßt die häufigere Aufdeckung cervicaler Ulcera mollia in Südfrankreich erkennen. Walder erörtert die histologische Abgrenzumg gegen das Ulcus rotundum der Vagina.

3. Lymphogranuloma inguinale

Die Beteiligung der Vagina am Krankheitsprozeß des Lymphogranuloma inguinale ist als Teilsymptom des umfassenden genitoanalen Syndroms gemeinsam mit den übrigen Veränderungen im Vulva-Teil des Handbuches abgehandelt.

4. Granuloma venereum (Donovanosis)

Das Granuloma venereum kann, seltener als an der Vulva, auch an der Vagina auftreten. Die Morphologie entspricht dabei den Vulvaherden. Sie ist im Vulva-Beitrag abgehandelt. Weitere jüngere zusammenfassende Darstellungen geben Rajam u. Rangiah sowie Simons.

Literatur

I. Psoriasis und Lichen ruber

Gougerot, H., Burnier, R.: Lichen plan du col utérin, accompagnand un lichen plan jugal et un lichen plan stomacal. Lichen plan plurimuqueux sans lichen cutané. Bull. Soc. franç. Derm. Syph. **44**, 637—638 (1937). — Weber, F. P.: A note of lichen planus of the vulva. Brit. J. Derm. **39**, 521—522 (1927).

II. Bullöse Dermatosen

Bersch, A., Fink, H.: Pemphigus vulgaris mit vorwiegendem Schleimhautbefall. Derm. Wschr. **151**, 1240 (1965). — Buchal: 3 Fälle von Pemphigus vegetans. Demonstrationen. Schles. Derm. Ges., Breslau. Zbl. Haut- u. Geschl.-Kr. **61**, 326 (1939). — Dittmann: Pemphigus vulgaris der Mund-, Genital- und Analschleimhaut sowie Pemphigus conjunctivae. Demonstration. 71. Vers. Südwestd. Dermatologen in Frankfurt/M., Zbl. Haut- u. Geschl.-Kr. **78**, 409 (1952). — Gottron, H. A.: Ungewöhnlich hochgradig ausgeprägter Pemphigus vegetans. Demonstration. Schles. Derm. Ges. Breslau. Zbl. Haut- u. Geschl.-Kr. **65**, 131 (1940). — Graciansky, P. de, Boulle, S.: Atlas der Dermatologie, hrsg. v. H. Gougerot, deutsche Bearb.: E. Gottron, Bd. 2. Stuttgart: Fischer 1900. — Herzberg, J. J.: Pemphigus vulgaris. In: Dermatologie u. Venerologie, hrsg. v. H. A. Gottron u. W. Schönfeld, Bd. II/1. Stuttgart: Thieme 1958. — Hudelo, L.: Pemphigus. In: Nouvelle pratique dermatologique, Bd. IV. Paris: Masson et Cie. 1936. — Jablonska, St., Segal, P., Milewski, B., Dabrowska, H.: Pemphigoid mucosae. The so-called pemphigus ocularis and its relation to pemphigus. Acta derm.-venered. (Stockh.) **37**, 364—375 (1957). — Jaeger, H.: Pemphigus chroniques, guéris par la quinacrine. Demonstrations. Dermatologica (Basel) **100**, 339—340 (1950). — Jakac: Pemphigus chronicus vulgaris. Demonstration. Derm. Sektion in Zagreb, Sitzung v. 28. 3. 1939. Zbl. Haut- u. Geschl.-Kr. **64**, 374 (1940). — Kehrer, E.: Die verschiedenen Pemphiguskrankheiten der Vulva. In: Handbuch d. Gynäkologie v. Veit, J., 3. Aufl., hrsg. v. Stoeckel, W., Bd. V/1. München: Bergmann 1929. — Klostermann, G. F., Mišić, D.: Bullöse Dermatosen. In: Handbuch d. Speziellen Pathologischen Anatomie u. Histologie, v. Henkel-Lubarsch-Rössle, hrsg. v. Uehlinger, E., Band VII/4, hrsg. v. Limburg, H. Berlin-Heidelberg-New York: Springer, im Druck. — Kresbach, H., Hartwagner, A.: Dermatitis herpetiformis Duhring u. bullöses Pemphigoid. Z. Haut- u. Geschl.-Kr. **43**, 165—176 (1968). — Križnik, D.: Statistik über Pemphigus und Dermatitis Duhring der Laibacher Hautklinik v. 1921 bis 1957, In: Pemphigus chronicus — Dermatitis Duhring — Dermatitis pemphigoides, hrsg. v. Kogoj, Fr., Ljubljana 1957 (slovenisch). — Kumer, L.: Die Pemphigusgruppe. In: Die Haut- u. Geschl-.Kr., hrsg v. Arzt, L., Zieler, K., Bd. III. Berlin-Wien: Urban & Schwarzenberg 1934. — Kuske, H., Baumgartner, P. u. Mitarb.: Demonstrationen. Schweiz. Ges. Derm. Vener. 43. Jahresversammlung, Bern 1941. Dermatologica (Basel) **124**, 296—320 (1962). — Kuske, H., Soltermann, W.: Pemphigus vulgaris, Demonstration. Dermatologica (Basel) 115, 749—759 (1957). — LAUGIER, P., LENYS, R., BULTE, C.: A propos du diagnostic du pemphigus. Bull. Soc. franç. Derm. Syph. 68, 692—694 (1961). — LEVER, W. F.: Pemphigus. Pemphigoid. Pemphigus familiaris benignus. In: JADASSOHN, J.: Handbuch d. Haut- u. Geschl.-Kr., Ergänzungswerk, hrsg. v. MARCHIONINI, A., Bd. II/2, hrsg. v. MIESCHER, G., STORCK, H. Berlin-Heidelberg-New York: Springer 1965; ~ Dermatitis herpetiformis. Herpes gestationis. Subcorneale pustulöse Dermatose. In: JADASSOHN, J.: Handbuch d. Haut- u. Geschl.-Kr., Ergänzungswerk, hrsg. v. MARCHIONINI, A., Bd. II/2, hrsg. v. MIESCHER, G., STORCK, H. Berlin-Heidelberg-New York: Springer 1965. — LEVER, W. F., TALBOTT, I. H.: Pemphigus. Arch. Derm. Syph. (Chic.) 46, 348—357 (1942). — MORRIS: zit. nach RIECKE. RIECKE, E.: Pemphigus. In: Handbuch d. Haut- u. Geschl.-Kr., hrsg. v. JADASSOHN, J., Bd. VII/2. Berlin: Springer 1931. — SCHILLER, A. E.: Ocular pemphigus with associated mucous, membrane lesions. Arch. Derm. Syph. (Chic.) 71, 655 (1955). — SCHWARZWALD: zit. nach KRIZNIK. — TAPPEINER, J., PFLEGER, L.: Pemphigus vulgaris — Dermatitis herpetiformis. Arch. klin. exp. Derm. 214, 415—431 (1962). — TZANCK, A., CORD, M.: Dermatite du Duhring-Brocq. In: Nouvelle pratique dermatologique, Vol. VII, pp. 389—417. Paris: Masson et Cie. 1936. — VILLARD, DÉJEAN, DUPONNOIS: zit. nach RIECKE. — WENTHOLT, H. M. M., JANSEN, E.: Some observations on pemphigus vegetans. Dermatologica (Basel) 105, 100—110 (1952). — WOLFRAM, ST.: Pemphigus vulgaris vom Typus der Dermatitis herpetiformis Duhring. Demonstration. Wiener Derm. Ges. Sitzung v. 7. 3. 1940. Zbl. Haut- u. Geschl.-Kr. 65, 5 (1940).

III. Multiformes Erythem und Arznei-Exantheme

AGELOFF, H.: Erythema multiforme bullosum with involvement of the mucous membranes of the eyes and mouth STEVENS-JOHNSON-disease. New Engl. J. Med. 223, 217—219 (1940). — CONE, R. B., HANNIGAN, C. A., TEICHER, R.: Erythema multiforme bullosum following phenylbutazone treatment for arthritis. Arch. Derm. Syph. (Chic.) 69, 674—677 (1954). — FUCHS, E.: Herpes iris conjunctivae, beob. a. d. Klinik d. Prof. v. ARLT. Mbl. Augenheilk. 14, 333—351 (1876). — HOLZSCHUH: Erythema exsudativum multiforme auf der Vaginalschleimhaut und auf der Portio vaginalis. Zbl. Gynäk. 49, 56—61 (1925). — MLETZKO, K.: Das Stevens-Johnson-Syndrom (Syndroma mucocutaneum-oculare acutum FUCHS). Derm. Wschr. 130, 1151—1155 (1954). — O'CONOR, F. M.: Erythema multiforme exsudativum (Stevens-Johnson-Syndrome). Report of two cases with postmortem findings and comment. Arch. Derm. Syph. (Chic.) 77, 532—541 (1958). — ROBINSON jr., M., McCRUMB jr., F. R.: Comparative analysis of the Mucocutaneous-ocular-Syndromes. Arch. Derm. Syph. (Chic.) 61, 539—560 (1950). — SCHUPPLI, R.: Erythema exsudativum multiforme. In: JADASSOHN, J. Handbuch d. Haut- u. Geschl.-Kr., Ergänzungswerk, hrsg. v. MARCHIONINI, A., Bd. II/2, hrsg. v. MIESCHER, G., STORCK, H. Berlin-Heidelberg-New York: Springer 1965. — SCHREUDER, J. J. C.: Een Geval van Ectodermosis Erosiva Pluri-Orificialis bij een Vrouw. Ned. T. Geneesk. 1, 874—876 (1926).

IV. Vaginitis bei verschiedenen Vulvitiden und vulvovaginalen Infektionen

HARDY, G. C.: Vaginal flora in children. Am. J. dis. Child. 62, 939 (1941). — KATHE, A.: Möllersche Schleimhautveränderungen an der Vulva. Derm. Wschr. 119, 148—156 (1947/48). — KORTING, G. W., TADŽER, J.: Maked. Med. Pregl. 3, 88 (1948). — SCHITTENHELM, A., SCHLECHT, H.: Med. Klinik 17, 1173 (1920 II). — SIDELL, C. M.: Reiter's syndrome (psoriasis with arthropathy?) Zbl. Haut- u. Geschl.-Kr. 93, 238 (1955/56). — THYGESON, P., STONE, W.: Epidemiology of inclusion conjunctivitis. Arch. Ophthal. 27, 91—122 (1942).

V. Viruskrankheiten

BALLARINI, M.: Ricerche cliniche sulla topografia dell' herpes zoster. Arch ital. Derm. 12, 3—16 (1936). — GRIMMER, H., JOSEPH, A: An epidemie of infectious erythema in Germany. Arch. Derm. Syph. (Chic.) 80, 283 (1959). — HAVILAND, J. W.: Purpura variolosa. Yale J. Biol. Med. 24, 518—524 (1952). — HERRLICH, A.: Die Pocken. Stuttgart: Thieme 1960. — JANSON, P.: Seltene Zosterverlaufsformen. Z. Haut- u. Geschl.-Kr. 26, 292—294 (1959). — LANDES, E.: Epidermodysplasia verruciformis LEWANDOWSKY-LUTZ und Vitamin A. Derm. Wschr. 126, 1130—1137 (1952). — LORENZ, E., LAZARINI, W.: Zur Pathogenese und Klinik des Masernpemphigoids. Arch Kinderheilk. 163, 48—56 (1961). — NASEMANN, TH.: Die Viruskrankheiten der Haut. In: JADASSOHN, J.: Handbuch d. Haut- u. Geschl.-Kr., Ergänzungswerk, Bd. IV/2, hrsg. v. MARCHIONINI, A., NASEMANN, TH. Berlin-Göttingen-Heidelberg: Springer 1961. — NÜRNBERGER, L.: Die Erkrankungen der Scheide. In: VEIT, J.: Handbuch d. Gynäkologie, 3. Aufl., hrsg. v. STOECKEL, W., Bd. V/2. München: Bergmann 1930. — RUDOLPH, M.: Weiße Pocken. Münch. Med. Wschr. 1911, 295—298. — SCHLEYER, E.: Über vaccinatio vulvae. Zbl. Gynäk. 56, 838—840 (1932). — SCHUERMANN, H.: Krankheiten der Mundschleimhaut und der Lippen. 2. Aufl. München-Berlin: Urban & Schwarzenberg 1958. — TILLER, R.: Zur Ätiologie, Epidemiologie, Klinik u. Diagnostik der Alastrim. Diss. Med. München 1960.

VI. Mykosen der Vagina

AKHMEDOVA, K. H.: Ways of introduction of candida fungi into female genitalia. Vestn. Derm. Vener. (Moskau) **39**, 55 (1965); ref. Zbl. Haut- u. Geschl.-Kr. **121**, 163 (1966). — BABINI, G.: La candidosi genitale come malattia venerea. Dermatologica (Napoli) **14**, 112 (1963); ref. Zbl. Haut- u. Geschl.-Kr. **119**, 43 (1965). — ELISTRATOWA, M., SEGAL, D.: Soor der Genitalien. Soviet. Vestn. Venerol. Dermat. **4**, 369—381 (1935); ref. Zbl. Haut- u. Geschl.-Kr. **51**, 667 (1935). — EMMRICH, J. P.: Die Aktinomykose der weiblichen Genitalien. In: Biologie und Pathologie des Weibes, hrsg v. SEITZ, L., AMREICH, A. J., 2. Aufl., Bd. V, Berlin-Innsbruck-München-Wien: Urban & Schwarzenberg 1953. — HANF, U., HANF, G.: Ein Beitrag zum Infektionsmodus der weiblichen Genitalaktinomykose. Geburtsh. u. Frauenheilk. **15**, 366—374 (1955). — JUNGHANS, E.: Primäre Aktinomykose der weiblichen Genitalien nach Abtreibung. Mschr. Geburtsh. u. Gynäk. **98**, 193—197 (1935). — KÄRCHER, K. H.: Die Candidamykose (Candidosis, Candidiasis, Moniliasis, Oidiomykosis). In: JADASSOHN, J.: Handbuch d. Haut- u., Geschl.-Kr., Ergänzungswerk, hrsg. v. MARCHIONINI, A., Bd. IV/4, hrsg. v. MARCHIONINI, A.. GÖTZ, H. Berlin-Göttingen-Heidelberg: Springer 1963. — KLEPPER, C.: Soor-Kolpitis. Dermt Wschr. **133**, 609—610 (1956). — KOSTIC, P.: Candida albicans comme un facteur importan. de la flore vaginale de la femme. Arch. Un. méd. balkan. (Bucarest) **2**, 600 (1964); ref. Zbl. Haut- u. Geschl.-Kr. **120**, 258 (1965/66). — LABHARDT, A.: Die Erkrankungen der Scheide. In: Biologie und Pathologie des Weibes, hrsg. v. SEITZ, L., AMREICH, A. J., 2. Aufl., Bd. V. Berlin-Innsbruck-München-Wien: Urban & Schwarzenberg 1953. — NÜRNBERGER, L.: Pathologie der Scheide. In: Handb. d. Gynäkologie v. VEIT, J., 3. Aufl., hrsg. v. STOECKEL, W., Bd V/2. München: Bergmann 1930. — REICHENBERGER, M.: Die Zunahme der Candida-Infektion im Inguinalbereich. In: Hefepilze als Krankheitserreger bei Mensch und Tier, hrsg. v. SCHIRREN C., RIETH, H. Berlin-Göttingen-Heidelberg: Springer 1963. — RIMBAUD, R.: La candidiose génitale de l'homme, maladie vénérienne méconnue. Montpellier méd. 3. Sér. **101**, 757—764 (1958). — RÜTHER, E., RIETH, H., KOCH, H.: Die Bedeutung der Candidamykosen (Moniliasis) für Gynäkologie und Geburtshilfe. Geburtsh. u. Frauenheilk. **18**, 22—35 (1958). — SEDLÀČEK, V.: Balanophosthitis caused by candida. Čs. Dermat. **26**, 64—71 (1951); ref. Zbl. Haut- u. Geschl.-Kr. **81**, 273 (1952). — SPITZBART, H.: Über die Häufigkeit von Vaginalmykosen bei gynäkologischen Erkrankungen. Gynaecologica (Basel) **150**, 298—307 (1960); ~ Die Häufigkeit der Vaginalmykosen bei Schwangeren und Wöchnerinnen. Zbl. Gynäkol. **82**, 523—528 (1960). — WAISMAN, M.: Genital moniliasis as a conjugal infection. Arch. Derm. **70**, 718—722 (1954). — WOODRUFF, P. W., HESSELTINE, H. C.: Relationship of oral thrush to vaginal mycosis and the incidence of each. Amer. J. Obstet. Gynaec. **26**, 467—471 (1938).

VII. Tuberkulose

BENJAMIN, F., CHARNOCK, F.: Tuberculosis of the vulva. With special emphasis in treatment with streptomycin. S. Afr. med. J. **23**, 667—669 (1949). — DEGOS, R., PETIT, P.: Tuberculose vulvaire (primo-infection). Forme éléphantiasique. Bull. Soc. franç. Derm. Syph. **55**, 182—183 (1948). — GATÉ, J., MICHEL, P.-J.: Tuberculose ulcéreuse chancrelliforme apparemment primitive de la région vulvaire avec adénite inguinale tuberculeuse et érythème noueux intercurrent. Bull. Soc. franç. Derm. Syph. **43**, 25—27 (1936 a); ~ Tuberculose ulcéreuse chancrelliforme apparemment primitive de la région vulvaire avec adénite inguinale tuberculeuse et érythème noueux intercurrent. — Note additionelle. Bull. Soc. franç. Derm. Syph. **43**, 805—806 (1936 b). — GRIVEAUD, E., ACHARD, J.: Vaste ulcération vulvo-vaginale tuberculeuse traitée par le PAS. Bull. Soc. franç. Derm. Syph. **57**, 373 (1950). — HEYNEMANN, TH.: zit. nach DIETEL, H.: Die Tuberkulose der weiblichen Geschlechtsorgane und des Bauchfells. In: Biologie u. Pathologie des Weibes, hrsg. v. SEITZ, L., AMREICH, A. J., 2. Aufl., Bd. V. München-Berlin-Wien: Urban & Schwarzenberg 1953. — HÜSEYIN, K.: Ein Fall von tuberkulösem Primäraffekt am Introitus vaginae. Beitr. klin. Tuberk. **87**, 708—712 (1936). — KEHRER, E.: Die Vulva und ihre Erkrankungen. In: Handbuch d. Gynäkologie v. VEIT, J., 3. Aufl., hrsg v. STOECKEL, W., Bd. V/1. München: Bergmann 1929. — MATHEW, A. G.: Tuberculous ulceration of the vulva. J. Obstet. Gynaec. Brit. Empire **56**, 408—412 (1949). — MOORE, D.: Genito-peritoneal tuberculosis. A review of 26 cases. S. Afr. med. J. **28**, 666—676 (1954). — SWAIN, V. A. J.: Tuberculous vulvovaginitis. Lancet **1937**, 868—869.

VIII. Weitere Infektionen

ARNOLD, C. H.: Plaut Vincent's infection of the vagina. J. Amer. med. Ass. **94**, 1461 (1930). — BACCAREDDA, A.: Difterite primitiva della vagina. Ber. ges. Gynäk. Geburtsh. **31**, 46 (1936). — BACIGALUPO, J., JULIEN, E. M., PUGA, C. R.: zit. nach WEINSTEIN, WEED. BHADURI, K. P.: Entamoeba histolytica in leukorrhea and salpingitis. Amer. J. Obstet. Gynec. **74**, 434 (1957). — BICKERS, W.: zit. nach SEN. — BINGOLD, K.: Typhus abdominalis. In: Handbuch der Inneren Medizin, hrsg. v. BERGMANN, G. v., FREY, W., SCHWIEGK, H., Bd. I/1. Berlin-Göttingen Heidelberg: Springer 1952. — BRAGA, C. A., TEOH, T. B.: Amoebiasis of the cervix and vagina. J. Obstet. Gynaec. Brit. Cwth. **71**, 299—301 (1964). — BUTTLAR, E. v.: Ein Fall von puerperaler Scheidendiphtherie mit anschließender Blasenscheidenfistel. Diss. Med. Berlin 1932. — CARTER, B., JONES, C. P., THOMAS, W. L.: Invasion of squamous cell carcinoma of the cervix uteri by entamoeba histolytica. Amer. J. Obstet. Gynec. 68, 1607—1610 (1954). — CHASKINA-MUNDER, G.: Dysenteriebazillen im Vaginalsekret junger Mädchen. Z. Kinderheilk. 48, 690—693 (1930). — CLELAND, J.: Amoebia infection of vulva complicating granuloma pudendi. J. trop. Med. 54, 47—55 (1944). — DASS, A., MITHAL, S. B.: Amoebiasis of the female genital tract. J. Obstet. Gynaec. India 13, 571—574 (1963). — DEKARIS, M.: Ein Fall von Vaginitis und Cystitis amoebica. ref. Ber. ges. Gynäk. Geburtsh. 42, 63 (1941). — FARKAS, E.: Eigenartiger Fall von Vaginal-Diphtherie. Ber. ges. Gynäk. Geburtsh. 34, 440 (1937). — FREI, W.: Balanitis, Phimose, Paraphimose. In: Haut- u. Geschl.-Kr., hrsg v. ARZT, L., ZIELER, K., Bd. V. Berlin-Wien: Urban & Schwarzenberg 1935. ∼ Übertragung der Brucellose abortus Bang von Haustieren auf Menschen. Schweiz. med. Wschr. 1929, 334. — GREPPI, L.: Su di un caso di difterite vulvare. Zbl. Bakt., I. Abt. Ref. 98, 242 (1930). — GRIMMER, H.: Balanitis, Phimose und Paraphimose. Akute Gangrän der Genitalien. (Fourniers Gangrän) In: JADASSOHN, J.: Handbuch der Haut- u. Geschl.-Kr., Ergänzungswerk, hrsg. v. MARCHIONINI, A., Bd. VI/1, hrsg. v. SCHUERMANN, H., LEINBROCK, A. Berlin-Göttingen-Heidelberg: Springer 1964. — HAAM, E. v.: Veneral spirochetosis. Amer. J. trop. Med. 18, 595 (1938). — HEGLER, C.: Bangsche Krankheit des Menschen. Klin. Fortbild. 1, 337 (1933). — HENTSCH, H. F. G.: Amoebiasis als Ursache der Balanitis erosiva und Vaginitis nonspezifica. Z. Haut- u. Geschl.-Kr. 30, 23—25 (1961). — ISAZA, M. G.: Vaginitis amibiana. Ref. Trop. Dis. Bull. 47, 241 (1950). — JACOBI, H.: Die genitale Diphtherie in ihren Variationen der Infektkette. Ärztl. Wschr. 1952, 674—676. — JAWOROWSKAJA, A. D.: Primäre Diphtherie der äußeren Genitalien bei kleinen Mädchen. Derm. Wschr. 102, 312—317 (1936). — KEHRER, E.: Die Vulva und ihre Erkrankungen. In: VEIT, J.: Handbuch d. Gynäkologie, 3. Aufl., hrsg. v. STOECKEL, W., Bd. V/1. München: Bergmann 1929. — LEON, L. A.: zit. nach ROLLIER, R., BRU, P.: Hautarzt 15, 493 (1964). — LEWENSON, N., STRAWEZ, R.: Die diphtherischen Erkrankungen der Geschlechtsorgane bei Frauen und Kindern. Ber. ges. Gynäk. Geburtsh. 32, 53 (1936). — MACHNICKI, S.: Diphtheria of the vulva and of the vagina. Ref. Zbl. Haut- u. Geschl.-Kr. 86, 386 (1953/54). — MADELUNG, zit. nach KIRCHHOFF, DRÜNER: Geburtsh. u. Frauenheilk. 10, 206—216 (1950). — MAY, M. Y.: zit. nach SEN. — MAYER, M.: Hauterscheinungen bei Amoebiasis. In: Handbuch der Haut- u. Geschl.-Kr., hrsg. v. JADASSOHN, J., Bd. XII/1. Berlin: Springer 1932. — MEINICKE, K.: Die Brucellosen. In: JADASSOHN, J.: Handbuch der Haut- u. Geschl.-Kr., Ergänzungswerk, hrsg. v. MARCHIONINI, A., Bd. IV/1 A, hrsg. v. MARCHIONINI, A., GÖTZ, H. Berlin-Heidelberg-New York: Springer 1965. — MOGHRABY, A. S.: A case of amoebic vaginitis. J. Obstet. Gynaec. Brit. Emp. 67, 332—333 (1960). — MORSE, E. M., SEATON, S. P.: Amebic infection of the vagina and uterus. Amer. J. trop, Med. 23, 325 (1943). — NASEMANN, TH.: Infektionen des Menschen und der Tiere durch Bartonellen (Bartonellosen). In: JADASSOHN, J.: Handbuch der Haut- u. Geschl.-Kr. Ergänzungswerk, Bd. IV/2, hrsg. v. MARCHIONINI, A., NASEMANN, TH. Berlin-Göttingen-Heidelberg: Springer 1961. — NAUCK, E. G.: Bartonellosis (Carriónsche Krankheit). In: Handbuch der Inneren Medizin Bd. I/2. Berlin-Göttingen-Heidelberg: Springer 1952. — NISIOKA, T.: Über einen Fall von Amöbengeschwür der Scheide und Portio uteri. L. Chosen med. Ass. 30, 17—19 (1940). — NÜRNBERGER, L.: Die Diphtherie der Scheide. In: VEIT, J.: Handbuch d. Gynäkologie, 3. Aufl., hrsg. v. STOECKEL, W., Bd. V/2. München: Bergmann 1930. ∼ Pathologie der Scheide. In: VEIT, J.: Handbuch d. Gynäkologie, 3. Aufl., hrsg. v. STOECKEL, W. Bd. V/2. München: Bergmann 1930. ∼ Über das Vorkommen von Thyphusbazillen im Uterus und in der Scheide. Geburtsh. u. Frauenheilk. 8, 181—188 (1948). — PANDIT, R. D.: Amoebiasis of the female genital tract, with report of a case of infection of cervix and vagina by protozoa entamoeba histolytica. J. Obstet. Gynaec. India 7, 304—310 (1957). — PARKS, J.: Diphtheric vaginitis in the adult. Amer. J. Obstet. Gynec. 41, 714—715 (1941). — PONHOLD, J.: Beitrag zum Ulcus gangraenosum penis et vulvae. Derm. Wschr. 116, 263—167 (1943). — RIMBAUD. L., JANBON, M., ALQUIÉ, R.: Erythéme morbilliforme généralisé au cours d'une mélitococcie. Arch. Soc. Sci. méd. biol. (Montpellier) 1937, 647—648. — RIVAS, D. DE: Amebiasis of the uterus. Amer. J. trop. Med. 24, 185 (1944). — ROBERTS, D. W. T., BARRON, S. L.: Typhoid fever with vulvovaginitis. Lancet 1958, 1043—1044. — ROBERTS, C. B.: Vincent's angina of vagina. J. Med. 10, 125 (1929). — ROSE, J. R.: Vaginitis due to E. histolytica. Lancet 1946 I, 520. — SCHERBER, G.: Balanitis. In: JADASSOHN, J.: Handbuch der Haut- u. Geschl.-Kr., Bd. XXI. Berlin: Springer 1927. — SCHUERMANN, H., GREITHER, A., HORNSTEIN, O.: Krankheiten der Mundschleimhaut und der Lippen, 3. Aufl. München-Berlin-Wien: Urban & Schwarzenberg 1966. — SCHWARZÄUGL, A.: Bemerkungen zu einem Fall von Vulvovaginitis diphtherica. Wien. klin. Wschr. 1937 I, 500—502. — SEN, N. C.: Amoebic vaginitis. Brit. med. J. 1949, 808. — SHAW u. Mitarb.: zit. nach LÖFFLER, W., MORONI, D. L.: Die Brucellose. In: Handbuch der Inneren Medizin, Bd. I/2. Berlin-Göttingen-Heidelberg: Springer 1952. — SMORODINZEFF, N. A.: Über primäre Diphtherie der Vulva und Vagina im kindlichen Lebensalter. Zbl. Gynäk. 2118—2120 (1932). — STAMMER, A.: Vulvovaginitis diphtherica. Z. Kinderheilk. **50**, 132—133 (1930). — Symmers, W. S. C.: Leishmaniasis acquired by contagion. Lancet **1960 I**, 127—132. Teveli, Z.: Vulvovaginitis dysenterica. Arch. Kinderheilk. **104**, 69—71 (1935). — Unseld, E.: Umstimmung durch Röntgenbestrahlung bei hartnäckiger Diphtherie der Scheide. Strahlentherapie **45**, 355—358 (1932); ~ Über Vulvovaginitis diphtherica bei einem achtjährigen Mädchen. Mschr. Geburtsh. Gynäk. **93**, 177—180 (1933). — Vešnik, Z.: Befunde bei Brucellosepatientinnen. Ref. Ber. ges. Gynäk. Geburtsh. **63**, 210 (1957/58). — Vis, P. A.: Amoebiasis vaginae. Ref. Ber. ges. Gynäk. Geburtsh. **20**, 364 (1931). — Wallfield, M. J., Litvak, A. M.: Vulvovaginal diphtheria, J. Pediatr. **3**, 756—760 (1933). — Wang, W. P.: zit. nach Rollier, R., Bru, P.: Hautarzt **15**, 493 (1964). — Waschulewski, H.: Nomaähnliche Vaginalnekrosen. Zbl. Gynäk. **64**, 570—574 (1940). — Weinstein, B. B., Weed, J. C.: Amebic vaginitis. Amer. J. Obstet. Gynec. **56**, 180 (1948). — Wönne, R.: Über Beteiligung des äußeren weiblichen Genitales an den Hautmanifestationen erregerbedingter Krankheiten. Diss. Med., Göttingen 1965.

IX. Genodermatosen

Bratzke, W., Suchowski, G., Trautmann, J.: Zur Kombination der Akanthosis nigricans mit malignen Tumoren. Ärztl. Wschr. **7**, 607 (1952). — Brünauer, St. R.: Morbus Darier. In: Handbuch der Haut- u. Geschl.-Kr., hrsg. v. J. Jadassohn, Bd. VIII/2. Berlin: Springer 1931. — Carney, R. G., Nomland, R.: Acquired loose skin (Chalazoderma). Arch. Derm. Syph. (Chic.) **56**, 794—800 (1947). — Cattan, R., Carasso, R., Frumusan, P., Gorins, A.: Akanthosis nigricans et cancer de l'estomac. Bull. Soc. méd. Hôp. Paris **72**, 200 (1956). — Damblé, K.: Akanthosis nigricans und Magen-Carcinom. Dtsch. med. Wschr. 1934, 1795. — Degos, R., Ebrard, G.: Leucokératose papillomateuse buccogénitale familiale. Bull. Soc. franc. Derm. Syph. **65**, 242—243 (1958). — Drescher, H., Herzog, W.: Über Neurofibromatose der Vulva und der Vagina. Zbl. Gynäk. **83**, 743—750 (1961). — Dubrauszky, V.: Grundriß der pathologischen Anatomie und Histologie der weiblichen Geschlechtsorgane. München: Barth (1954). — Fulci: zit. nach Bruhns: Ichthyosis. In: Handbuch der Haut- u. Geschl.-Kr., hrsg. v. J. Jadassohn, Bd. VIII/2. Berlin: Springer 1931. — Greither, A.: Pseudoxanthoma elasticum. In: Lehrbuch der Haut- u. Geschl.-Kr., begr. v. E. Riecke, hrsg. v. H. G. Bode u. G. W. Korting, 9. Aufl. Stuttgart: Fischer 1962. — Johne, H. O., Dengler, H., Pratje, A.: Zum Studium der Acanthosis nigricans. Arch. klin. exp. Derm. **201**, 36—48 (1955). — Kehrer, E.: Die Vulva und ihre Erkrankungen. In: Veit, J.: Handbuch d. Gynäkologie, 3. Aufl., hrsg. v. W. Stoeckel, Bd. V/1. München: Bergmann 1929. — Kogoj, F.: Formenkreis der ichthyosiformen und keratotischen Hauterkrankungen. In: Lehrbuch der Haut- u. Geschl.-Kr., begr. v. E. Riecke, hrsg. v. H. G. Bode u. G. W. Korting, 9. Aufl. Stuttgart: Fischer 1962. — Köpf, O., Lausecker, H.: Acanthosis nigricans bei Mensch und Tier. Hautarzt **4**, 250—254 (1953). — Meinrenken, H.: Akanthosis nigricans und papillärer Ovarialtumor. Geburtsh. u. Frauenheilk. **13**, 1023 (1953). — Meirowsky, E.: Idiotypische Pigmentanomalien. In: Handbuch der Haut- u. Geschl.-Kr., hrsg. v. J. Jadassohn, Bd. IV/2. Berlin: Springer 1933. — Nürnberger, L.: Erkrankungen der Scheide. In: Veit, J.: Handbuch d. Gynäkologie, 3. Aufl., hrsg. v. W. Stoeckel, Bd. V/2. München: Bergmann 1930. — Oppenheim, M.: Hypertrophien der Epidermis. In: Die Haut- u. Geschl.-Kr., hrsg. v. L. Arzt u. K. Zieler, Bd. II. Berlin-Wien: Urban & Schwarzenberg 1935. — Schmauch: zit. nach Kehrer. — Shaffer, B., Copelan, H. W., Beerman, H.: Pseudoxanthoma elasticum. A cutaenous manifestations of a systemic disease; report of a case of Paget's disease and a case of calcinosis with arteriosclerosis as manifestations of this syndrome. Arch. Derm. Syph. (Chic.) **76**, 622—633 (1957). — Sippel, P.: Das Neurofibrom als Geburtshindernis. Zbl. Gynäk. **47**, 840—842 (1923). — Szymanski, F. J., Caro, M. R.: Pseudoxanthoma elasticum. Arch. Derm. Syph. (Chic.) **71**, 184—189 (1955). — Throne, B., Goodman, H.: Pseudoxanthoma elasticum. Arch. Derm. Syph. (Chic.) **4**, 419—447 (1921). — Winter: zit. nach Kehrer.

X. Sklerosen und Atrophien

Achenbach, W., Stollberg, G.: Das Sjögren-Syndrom in der Allgemeinpraxis. Dtsch. med. Wschr. **79**, 1745—1748 (1954). — Balina, L. M., Nicholson, R.: Liquen escleroso y atrofico localizado en genitales externos y ambros hombros. Reg. argent. Derm. **44**, 193—196 (1960), ref. Zbl. Haut- u. Geschl.-Kr. **112**, 242 (1962). — Bevans, M.: Pathology of scleroderma, with special reference to the changes in the gastrointestinal tract. Amer. J. Path. **21**, 25—51 (1945). — Borda, J. M.: Formas clinicas del liquen escleroso y atrofico. Arch. argent. Derm. **9**, 369—417 (1959); ~ Liquen escleroso y atrofico. Su ubicacion nosologica. Arch. argent. Derm. **12**, 1—37 (1962). — Chernosky, M. E., Derbes, V. J., Burks jr., J. W.: Lichen sclerosus et atrophicus in children. Arch Derm. Syph. (Chic.) **75**, 647—652 (1957). — Cook, C. D., Dedgewood, R. J. P., Craig, J. M., Hartman, R., Janeway, C. A.: Systemic lupus erythematodes. Description of 37 cases of children an discussion of endocrine therapy in 32 of the cases. Pediatrics **26**, 570—585 (1960). — Depaoli, M., Albertazzi, F.: Contributo alla conoscenza del lichen sclero-atrófico. Minerva dermat. **36**, 15—23 (1961). — EHRMANN, S., BRÜNAUER, ST.: Sclerodermie. In: Handbuch der Haut- u. Geschl-.Kr., hrsg. v. J. JADASSOHN, Bd. VIII/2. Berlin: Springer 1931. — GONIN, R.: Lichen plan atrophique ou Weißfleckenkrankheit. Dermatologica (Basel) **91**, 125—137 (1945). — GODRON, H.: Diffuse scleroderma with case report and autopsy findings. Ann. int. Med. **2**, 1309—1322 (1929). — GOUGEROT, H.: Sclérodermies vulvo-vaginales. Arch. derm.-syph. (Paris) **5**, 227—230 (1933); ~ Importance des sclérodermies dans plusieurs syndromes génitaux. Ref. Ann. Bull. Soc. franc. Derm. Syph. **8**, sér. 5, 251—252 (1945). — GROH, H.: Sektionsbefunde bei progressiver Sklerodermie. Diss. Med., Würzburg 1952. — HUNT, E.: Diseases affecting the vulva, 3. Aufl. St. Louis: C. V. Mosby Comp. 1948. — KLEMPERER, P., POLLAK, A. D., BAEHR, G.: Lupus erythemadotes disseminatus. Arch. Path. **32**, 569—631 (1941). — KORTING, G. W.: Sklerodermie und sklerodermieähnliche Erkrankungen. In: Dermatologie und Venerologie, hrsg. v. H. A. GOTTRON u. W. SCHÖNFELD, Bd. II/2. Stuttgart: Thieme 1958. — KREN, O.: zit. nach EHRMANN u. BRÜNAUER. — LYON. E.: Das Sjögren-Syndrom. Med. Klin. **51**, 133—137 (1956). — MADDEN, J. F.: Acute disseminated lupus erythematosus. Arch. Derm. Syph. (Chic.) **25**, 854—875 (1932). — MILLER, R. F.: Lichen sclerosus et atrophicus with oral involvement. Arch. Derm. Syph. (Chic.) **76**, 43—55 (1957). — MONACELLI, M.: Su alcuni casi detto lichen scleroso e sui rapporti di questo con gli stati craurotici della vulva. G. ital. Derm. **75**, 1419 (1934). — OPPENHEIM, M.: Kraurosis vulvae mit Sklerodermie und Weißfleckenkrankheit am Stamm. Zbl. Haut- u. Geschl.-Kr. **54**, 483 (1937); ~ Sclerodermia circumscripta disseminata mit craurosisähnlichen Zuständen des Genitales und Sklerodermie der Vagina. Zbl. Haut- u. Geschl.-Kr. **57**, 652—653 (1938). — PINCELLI, L., TAGLIAVINI, R.: Il lichen scleroso-atrófico. Ricerche e conziderazioni a tre casi clinici. Arch. ital. Derm. **27**, 337—352 (1955). — ROHE, R.: Progressive Sklerodermie. Diss Med., Würzburg 1951. — SEVILLE, R. H.: Dermatomyositis and lichen sclerosus et atrophicus. Brit. J. Derm. **76**, 151 (1964). — SCHUERMANN, H., HORNSTEIN, O.: Dermatomyositis (Polymyositis). In: Dermatologie u. Venreologie, hrsg. v. H. A. GOTTRON u. W. SCHÖNFELD, Bd. II/1. Stuttgart: Thieme 1958. — SHEARN, M. A.: Sjögren-Syndrom in association with scleroderma. Ann. int. Med. **52**, 1352—1362 (1960). — THIERS, H.: Syndrome de siccité des muqueuses de Gougerot-Sjögren et son traitement vitaminique. Bull. Soc. franç. Derm. Syph. **56**, 55—56 (1949). — WEILL, J. P.: Notes sur le syndrome de Gougerot-Sjögren-Houwer ou syndrome des muqueuses sèches. Acta gastroent. belg. **20**, 822—836 (1957). — WOLEWITSCH, R.: Ein Fall von universeller progredienter Sklerodermie mit Sklerodaktylie. Zbl. Haut- u. Geschl.-Kr. **51**, 340—341 (1935). — ZIERZ, P., KANTNER, M.: Neurohistologische Veränderungen beim Lichen sclerosus atrophicans. Derm. Wschr. **138**, 1145—1151 (1958); ~ Histologische Veränderungen beim Lichen sclerosus atrophicans unter der Behandlung mit Resochin. Acta neuroveg. (Wien) **21**, 215—226 (1960).

XI. Die Beteiligung der Scheide an den Haut-Schleimhaut-Manifestationen durch Ablagerung von Stoffwechselprodukten

DUPERRAT, B., RAPPAPORT: Granulome eosinophile de la vulve avec longue précession de diabète insipide. Bull. Soc. franç. Derm. Syph. **66**, 538 (1959). — KIERLAND, R. B., EPSTEIN, J. G., WEBER, W. E.: Eosinophilic granuloma of skin and mucous membranes. Arch. Derm. Syph. (Chic.) **75**, 45—54 (1957). — LANE, C. G., SMITH, M. W.: Cutaneous manifestations of chronic (idiopathic) lipoidosis (Hand-Schüller-Christian disease). Arch. Derm. Syph. (Chic.) **39**, 617 (1939). — MISSMAHL, H. P.: Erbbedingte generalisierte Amyloidosen. Dtsch. med. Wschr. **89**, 709—712 (1964); ~Diagnose der generalisierten Amyloidosen. Dtsch.med.Wschr. **90**, 394—396 (1965). — NÖDL, F.: Systematisierte Haut-Muskel-Amyloidose. Arch. Derm. Syph. (Berl.) **198**, 319—332 (1954). — WALDEYER, L.: Heilung einer Hand-Schüller-Christianschen Erkrankung der Portio und Scheide. Zbl. ges. Gynäk. **83**, 914 (1961). — WINTER, G. F.: Heilung einer Hand-Schüller-Christianschen Erkrankung der Portio und Scheide. Zbl. Gynäk. **80**, 11 (1958).

XII. Venerische Erkrankungen

BARZILAI, G.: Ulcera molle della portio in gravida a termine curata colla vaccino, terapia specifica. Atti. Soc. Ostet. Gynec. **28**, 213—220 (1930). — BESPROSWANAJA, B. J., SCHISTER, J. S.: Beitrag zur Frage über die Häufigkeit des Spirochäta pallida Befundes im Cervikalkanal. Acta derm.-venereol. (Stockh.) **12**, 344—351 (1931). — CHARPY, J.: Syphilis primaire se jugeant par des accidents primitifs géants chez trois malades contaminés par la même race de tréponèmes. Bull. Soc. franç. Derm. Syph. **42**, 213—214 (1935). — DELLING: Ulcus molle portionis vaginalis uteri. Zbl. Haut- u. Geschl.-Kr. **29**, 25 (1929). — DEVOJANC, G.: Zur Frage des weichen Schankers auf der Cervix und der Vagina. Ginek. pol. **9**, 75 (1930); zit. Zbl. Haut- u. Geschl.-Kr. **34**, 380 (1930). — FERNET, P., COLLART, P.: Le chancre du col de l'utérus: Sa fréquence, ses difficultés de diagnostic. Paris méd. **1938** I, 198. —FUCHS, D.: zit. nach KOGO, J.; GATÉ, J., CUILLERET, P., BOYER, C. E.: Fréquence des chancres syphilitique du col utérin. Statistique hospitalière de quatre ans. Bull. Soc. franç. Derm. Syph. **39**, 479—481 (1932). —

Thecenon, J.-A.: Ulcus molle am Damm mit begleitenden Schankern am Uterushals. Bull. Soc. franç. Derm. Syph. **39**, 870—872 (1932). — Gennari, A.: Considerazioni sui sifilomi inizialia osservatinel 1929. Ateneo parmense **2**, 295 (1930). — Girard, A., Jaubert: Le chancre mou du col utérin. Ann. Derm. Syph. 8, sér. 2.3, 390 (1942). — Glasser, R.: Chancre de la paroi vaginale. Bull. Soc. franç. Derm. Syph. **40**, 505—506 (1933). — Gregorio, E. de: Luetischer Schanker des behaarten Kopfes unter der Form der Kerion Celsi. Ecos esp. derm. **10**, 707 (1934) (spanisch), zit. Zbl. Haut- u. Geschl.-Kr. **50**, 609 (1935). — Gross, H.-P.: Die syphilitischen Primäraffekte weiblicher Genitalien an Hand des Krankengutes der Universitäts-Hautklinik Breslau. Diss. Breslau 1939, zit. Zbl. Haut- u. Geschl.-Kr. **65**, 56 (1940). — Haack, K.: Über einen Fall von Primäraffekt auf einer frischen Douglasincisionsnarbe. Derm. Wschr. **90**, 618—619 (1930). — Iribarne, J., Sardi, J. L.: Harter Schanker der Vagina. Bol. Soc. Obstet. Ginec. B. Aires **10**, 231 (1931), (spanisch), zit. Zbl. Haut- u. Geschl.-Kr. **43**, 782 (1933). — Janson, Ph.: Syphilitischer Primäraffekt der Vagina. Z. Haut- u. Geschl.-Kr. **3**, 307—309 (1947). Joulia, P.: De la fréquence des chancres syphilitiques du col et de parois vaginales chez les prostituées. Paris méd. **1936** I, 213. — Joulia, P., Bargues, Léonard: zit. nach Widermann. — Kazarowa, M.: Über syphilitischen Primäraffekt an Vagina und Vaginalportion, insbesondere bei Prolapsus uteri. Diss. Med. Leipzig 1928; ~ Beitrag zur Kenntnis des syphilitischen Primäraffektes an der Vaginalportion. Derm. Wschr. **89**, 2035—2037 (1929); ~ Syphilitic primary lesions of the vagina. Urol. cutan. Rev. **34**, 594 (1930). — Lacassagne, J., Chapry, E.: Chancre syphilitique du vagin. Bull. Soc. franç. Derm. Syph. **39**, 80 (1932). — Lakaye, R.: Sur la fréquence du chancre syphilitique de vagin. Ann. Mal. vénér. **26**, 655 (1931). — Laurent: zit. nach Joulia. — Levy-Bing, A., Boursat, C. A.: Double chancre induré du col utérin et de la paroi vaginale avec adénopathie inguinale. Ann. Mal. vénér. **27**, 361 (1932). — Lindemayr, W.: Über das Vorkommen von Spirochaeta pallida im Cervicalsekret. Klin. Med. (Wien) **4**, 339 (1949). — Louste, Ducortioux, Lotte: Chancre mou du col utérin. Bull. Soc. franç. Derm. Syph. **34**, 20—24 (1927). — Martineau: zit. nach Santler. — Minaire, V. P.: Le chancre syphilitique du col utérin. Étude de sa fréquence, d'après deux statistiques hospitalières. Lyon: M. Bosc. Frères et L. Riou 1932. — Morales, J. M.: Sifilis del cuello uterino. Obstet. Ginec. lat.-amer. **8**, 330 (1950), zit. Zbl. Haut- u. Geschl.-Kr. **78**, 87 (1952). — Nobis: zit. nach Santler. — Pereiro, M., Cuesta, P. C.: Primäraffekt der Vagina. Ecos. esp. derm. **8**, 301 (1932) (spanisch), zit. Zbl. Haut- u. Geschl.-Kr. **42**, 251 (1932). — Putkonen, T.: Risk of infection, incubation period, and first clinical signs in syphilis. A study of female contacts of men with primary syphilis. Acta derm.-venereol. (Stockh.) **31**, 605 (1951), zit. Zbl. Haut- u. Geschl.-Kr. **81**, 91 (1952). — Rajam, R. V., Rangiah, P. H.: Donovanosis. Nomenclature and history, Wld. Hlth. Org. Monogr. Ser. 1954, Monogr. **24**, 9 (1954). — Richter, R.: 3 Primäraffekte der Vagina bei multiplen Primäraffekten des äußeren Genitale. Z. Haut- u. Geschl.-Kr. **4**, 279—281 (1948). — Rille, J. H.: Über den syphilitischen Primäraffekt an der Vagina. 68. Versammlung dtsch. Naturforscher, Frankfurt a. M., Sektion Dermat., 24. 9. 1896, So. Abdr. a. Mh. prakt. Derm. **25**, 50—51 (1897); ~ Vaginalsyphilis. Aus: Drasches Bibl. d. ges. med. Wiss., Abt. Haut- u. Geschl.-Kr. Wien u. Leipzig: Teschen 1900; ~ Zur Kenntnis der syphilitischen Veränderungen der Vagina und der Vaginalportion. Dtsch. med. Wschr. 1904, 17, ref. Arch. Derm. Syph. (Wien u. Leipzig) **74**, 442 (1905); ~ Über den syphilitischen Primäraffekt an der Vagina. Derm. Wschr. **88**, 302—308 (1929). — Rudloff, E.: Ein Fall von syphilitischem Primäraffekt an der Vagina. Derm. Wschr. **89**, 1951—1952 (1929). — Santler, R.: Genitale und extragenitale Primäraffekte. In J.: Jadassohn: Handbuch der Haut- u. Geschl.-Kr., Ergänzungswerk, hrsg. v. A. Marchionini, Bd. VI/2A, hrsg. v. A. Wiedmann. Berlin-Göttingen-Heidelberg: Springer 1962. — Simons, R. D. G. Ph.: Granuloma venereum (Donovanosis). In: J. Jadassohn: Handbuch der Haut- u. Geschl.-Kr., Ergänzungswerk, hrsg. v. A. Marchionini, Bd. VI/1, hrsg. v. H. Schuermann u. A. Leinbrock. Berlin-Göttingen-Heidelberg: Springer 1964. — Speiser, M. D.: Syphilis in obstetrics. Surg. Clin. N.-Amer. **17**, 67 (1937). — Stookey, P. F.: Primary syphilis of the cervix uteri. Arch. Derm. Syph. (Chic.) **21**, 628—636 (1930). — Stookey, P. F., Polsky, M.: Primary syphilis in the female. Urol. cutan. Rev. **42**, 121 (1938). — Villard, E., Gaté, J., Boyer, C. E., Cuilleret, F.: Chancre syphilitique géant de la paroi vaginale antérieure. Bull. Soc. franç. Derm. Syph. **38**, 1190—1191 (1931). — Walder, H.: Die Ulcerationen der Vagina mit besonderer Berücksichtigung des Ulcus rotundum. Arch. Gynäk. **171**, 528 (1941). — Weiler, F.: Ulcus molle der Vaginalportion bei Prolapsus uteri. Derm. Wschr. **91**, 977—980 (1930). — Widermann, H.: Über Häufigkeit und Bedeutung der Portiosklerosen. Wien. klin. Wschr. **1949**, 929.

Pathologische Anatomie der weiblichen Urethra

Von

B. Egloff, Winterthur

Mit 41 Abbildungen

I. Die Entwicklung der weiblichen Harnröhre

Die Harnröhre entsteht aus der Kloake. Diese ist das blinde Ende der Darmlanlage, das sich in den Allantoisstiel fortsetzt. Die Wolfschen Gänge, als primäre Harnleiter, münden in die Kloake, wo sich der Allantoisstiel zur Harnblasenanlage ausweitet. Der Abschluß der Kloake wird durch die Kloakenmembran gebildet, welche aus unmittelbar aufeinanderliegenden, schwer unterscheidbaren Lagen von Entoderm und Ektoderm bestehen. Beim höheren Säugetier und Menschen wächst von cranial nach caudal eine frontale Scheidewand, das Septum uro-rectale, und teilt diese in eine Anal- und eine Urogenitalmembran. Das Septum Uro-rectale erreicht die Kloakenmembran beim etwa 15 mm langen Keimling. Aus dem ventralen Teil der Kloake entsteht dadurch der Sinus urogenitalis. Um die Anal- und Urogenitalmembran bildet sich eine Vorwölbung, die sich in dorso-ventraler Richtung streckt. Dadurch entsteht der Genitalhöcker und der Analhöcker, zwischen denen sich die Geschlechtsfalten ausstrecken. Die Urogenitalmembran verdickt sich zur Urethralplatte. Durch Rückbildung der dorsalen Abschnitte der Urogenitalmembran entsteht die Fissura uro-genitalis. Ventral davon vertieft sich die Urethralplatte zur Urethralfurche. Für die weitere Ausgestaltung der Harnröhre ist das Längenwachstum der Blase von Bedeutung. Besonders eindrücklich ist dieses im Gebiet zwischen Ureterknospe, ursprünglich einer Ausstülpung des Wolfschen Ganges, und dem Wolfschen Gang. Aus diesem Auseinanderrücken entsteht das Blasentrigonum. Die Grenze zwischen primärer Harnröhre und Blase ist durch die Mündungsstelle der Wolfschen Gänge festgelegt. Aus der primären Harnröhre geht die weibliche Urethra und die Pars prostatica der männlichen Harnröhre hervor, während die Abschnitte distal des Ductus ejaculatorius beim Mann aus dem Sinus uro-genitalis hervorgeht. Bei der Frau entstehen nur das distalste Ende und das Vestibulum vaginae aus dem Sinus uro-genitalis. Für die Gestaltung der endgültigen Verhältnisse ist schließlich die Entstehung von Vagina und Uterus aus dem Müllerschen Gang von

Tabelle 1. *Die Ausdifferenzierung indifferenter Ausgangsformen bei den beiden Geschlechtern*

weiblich	indifferente Ausgangsform	männlich
Urethra	primäre Urethra	Pars prostatica urethrae
Vestibulum vaginae	Sinus uro-genitalis	Pars cavernosa urethrae
Glandulae paraurethrales	Epithelsprossen im Sinus uro-genitalis	Prostata

Bedeutung. Möglicherweise stammt die Vagina oder ein Teil derselben auch aus einer Epithelplatte des Sinus uro-genitalis. Durch Epithelaussprossung aus dem Sinus uro-genitalis entstehen bei der Frau die paraurethralen Drüsen und die Glandulae vestibulares minores et majores.

II. Mißbildungen

Die Kenntnis der normalen Entwicklung des äußeren Genitales erleichtert das Verständnis der Mißbildungen der Harnröhre. Isolierte Störungen der Harnröhrenentwicklung sind eher selten.

1. Spaltbildungen

Die Spaltbildungen der weiblichen Urethra sind nicht vergleichbar mit jenen der männlichen Urethra, entspricht doch der weiblichen Urethra nur jener Teil der männlichen, der zwischen Colliculus seminalis und der Blase liegt. Beim Gebrauch des Begriffes der Hypospadie ist daher immer an diese Einschränkung zu denken.

Die *Hypospadie* entsteht aus einer Persistenz eines röhrenförmigen Sinus urogenitalis. Man findet eine kurze Rinne, in deren Tiefe der enge Introitus vaginae und das Orificium urethrae liegen oder es handelt sich um einen längeren Kanal, der entweder mehr vagina-ähnlich ist und in den die Urethra mündet, oder mehr urethra-ähnlich ist, mit Einmündung eines Vaginalrohres. Daneben sind aber auch Fälle bekannt, bei denen bei sonst normalem äußeren Genitale die ganze oder Teile der Hinterwand und des Septum urethrovaginale fehlen und die Urethra in Form einer nach hinten und unten offenen Rinne verläuft.

Die *urethero-hymenale Fusion* mit Mündung der Urethra im Hymenalsaum stellt wohl die mildeste Form einer Hypospadie dar (Hirschhorn).

Die *Epispadie* der Frau ist selten. Sie entsteht aus dem Fehlen des vorderen Teiles der Kloakenmembran. Brüning bringt folgende graduelle Einteilung:

1. Trennung der Schwellkörper der Klitoris, Urethrarohr geschlossen an der Rückfläche der Klitoris.
2. Partieller Defekt der Urethravorderwand.
3. Defekt der Urethrawand bis an die Blase.
4. Defekt der Wand bis zur Blase mit Spaltung der Symphyse.

2. Verdoppelungen

Verdoppelungen der Harnröhre kommen isoliert oder häufiger zusammen mit Verdoppelungen der Genitalorgane vor.

Funfack berichtet über einen Fall einer Verdoppelung, die nur die äußere Harnröhre betraf. Bei einer mit 58 mm ausgesprochen langen Urethra teilte sich diese 28 mm vor der Mündung in zwei Schenkel, die getrennte, übereinanderliegende Öffnungen besaßen, die sich ohne weiteres sondieren ließen. Infolge ventilartiger Wirkung der Scheidewand entleerte sich bei der Spontanmiktion aber nur aus der oberen Öffnung Urin. Weitere Mißbildungen fehlten.

Die äußeren Mündungen können neben- oder hintereinander liegen. Es werden auch Fälle mit Verdoppelungen der äußeren Genitalorgane mit je einer Urethra beschrieben. In solchen Fällen liegt dann aber auch eine Verdoppelung der Harnblase vor. Im Fall von Fischer bestand dazu noch eine Verdoppelung des Rectums und des Colons. Bei alleiniger Verdoppelung der Harnröhre kann eine eigentliche Urethra duplex mit separatem Verlauf von Blase bis Vulva oder eine Urethra fissa mit nur einer Mündung in der Blase vorliegen.

3. Agenesie

Ein völliges Fehlen der Urethra ist sehr selten. MILLER berichtet über eine 27jährige Frau, bei der beide Ureteren direkt in die Vagina mündeten. Sowohl Urethra als auch Blase fehlten vollständig. Weitere Fallberichte bei STEVENS.

4. Ektopische Uretermündung in die Urethra

Gelegentlich mündet ein Ureter, der aus einer normalen oder einer überzähligen Nierenanlage stammen kann, unmittelbar in die Urethra. Der vor der Mündung liegende Abschnitt ist dann meistens divertikelartig ausgeweitet (siehe Kapitel Divertikel). Oft, jedoch nicht immer, besteht in solchen Fällen eine Harninkontinenz.

Wir selbst konnten einen einschlägigen Fall beobachten: Eine 82jährige Frau (SW 466/71) wies Doppelureteren beidseits auf. Links mündeten die Ureteren normal und tief normal in der Blase, rechts normal in der Blase und in der mittleren Urethra. Der abnorm mündende Ureter rechts stammte aus einer hypoplastischen Hälfte einer Doppelniere. Der Ureter war eher weit und zeigte die häufig beschriebene divertikalartige Ausbuchtung kurz vor der Mündung (Abb. 1 a—c).

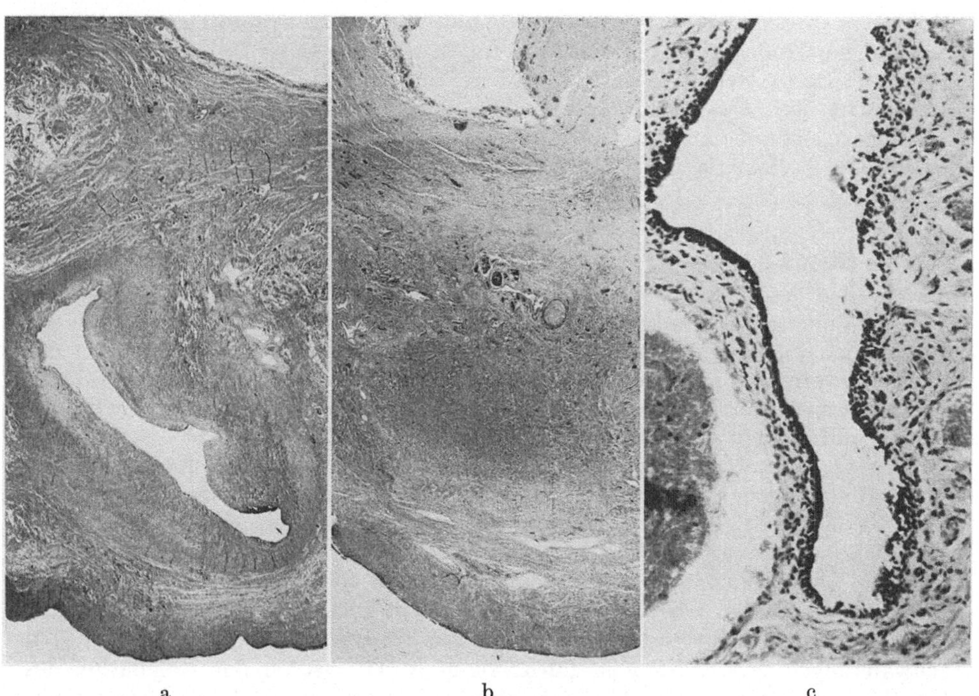

a   b   c

Abb. 1 a—c. Septum urethro-vaginale quer. Längseröffnete Urethra oben, Vagina unten ♀ 82 j. SW 466/71. a Divertikelartige Ausweitung des Ureters oberhalb der Mündung. HE, 4 ×. b Schlanker Ureter kurz vor der Mündung in die Urethra. V. Gieson. 4½ ×. c Epithelverhältnisse des Ureters (Ausschnitt aus Abb. 1b). HE 150 ×

III. Normal-Anatomie

1. Lage

Die Urethra dient als Abflußrohr des Urins aus der Blase. Sie beginnt im Blasenhals hinter der Symphyse und endet am Orificium externum oder Meatus im Vestibulum vaginae. Der Meatus ist als wulstförmige Erhebung meist leicht erkennbar. Je nach Alter ist der Verlauf der Urethra etwas verschieden. Beim Neugeborenen steht die Blase ziemlich hoch, die Urethra verläuft zunächst steil abwärts gerichtet, dann in einem leichten Bogen um die Symphyse herum. Bei der erwachsenen Frau ist die Blase etwas tiefer getreten, der Urethraabgang hat sich etwas von der Symphyse entfernt, wodurch die Urethra etwas stärker nach vorne gerichtet wird und in fast gerader Linie verläuft.

2. Länge

Die Urethra des Kindes ist infolge des Blasenhochstandes relativ lang. Bei den Erwachsenen wird die Länge der Urethra in der Literatur zwischen $2^1/_2$ und $5^1/_2$ cm, im Durchschnitt mit $3^1/_2$ cm angegeben. Unsere eigenen Messungen ergaben an 16 formalinfixierten Harnröhren Erwachsener eine durchschnittliche Länge von 3,6 cm.

3. Weite

Im ruhenden Zustand ist die Urethra kollabiert. Man findet einen virtuellen Hohlraum in Form eines im Querschnitt meistens in der Frontalebene stehenden Spaltes, manchmal auch eines sternförmigen Spaltraumes (Abb. 1d und 2). Die entfaltete Röhre weist den geringsten Durchmesser mit durchschnittlich 5,6 mm am Meatus auf. Das übrige Lumen hat meist eine Weite von 7—9 mm. Vor dem Meatus ist auf Längsschnitten häufig eine Erweiterung der Lichtung, ähnlich einer Fossa navicularis beim Mann, sichtbar (Abb. 3).

4. Bau der Urethrawand

Der Wandbau ist eng mit der Funktion der Urethra, der Leitung des Urins nach außen und dem Verschluß des Urinreservoirs in der Blase verbunden. Zur Erfüllung dieser Funktion steht der Urethra ein *Epithel* zur Verfügung, das durch seine Faltung eine große Dehnungsreserve darstellt. Dadurch kann der Lichtungsdurchmesser ohne Schwierigkeiten stark variieren und den jeweiligen Bedürfnissen angepaßt werden. In der Verschlußphase berühren sich die Epithelien und es liegt eine sog. Eigenfüllung eines Hohlorganes vor.

An das Epithel schließt eine *Submucosa* an, welche in einem lockeren kollagenen Bindegewebe mit reichlich elastischen Fasern einen ausgeprägten venösen Plexus einschließt. Dieses Venennetz ist im Bereiche des Orificium externum besonders stark ausgeprägt, so daß BERKOW von einem Schwellkörper spricht (Abb. 4). Diese Bluträume kommen besonders in solchen Sektionsfällen schön zur Darstellung, bei welchen in der terminalen Phase eine ausgeprägte Blutstauung bestand. Der Turgor der Submucosa, der individuellen und hormonellen Schwankungen unterworfen ist (MOLNAR u. NAGY), ist an der Regulation des Verschlußmechanismus der Urethra mitbeteiligt. Der durch diese Gewebsstrukturen erzeugte Druck beträgt etwa 6 mmHg (BECK u. Mitarb.).

Ohne scharfe Trennung gegen die Submucosa folgt als dritte Wandschicht die *glatte Muskulatur*. Diese ist im Bereiche der eigentlichen Urethralwand in zwei Lagen ausgebildet, nämlich in eine in Längsrichtung verlaufende innere Schicht und in eine im Querschnitt ringförmig verlaufende äußere Schicht. Die Längsmuskulatur ist in unseren Präparaten meistens auf der der Vagina abgekehrten Seite, die Ringschicht im Septum urethro-vaginale breiter und kräftiger entwickelt. Der Grad der Durchsetzung der Muskulatur mit Bindegewebe unterliegt individuellen Schwankungen. Außerhalb dieser deutlich erkennbaren Schicht ist gegen die Peripherie zu weitere glatte Muskulatur mit weniger deutlicher

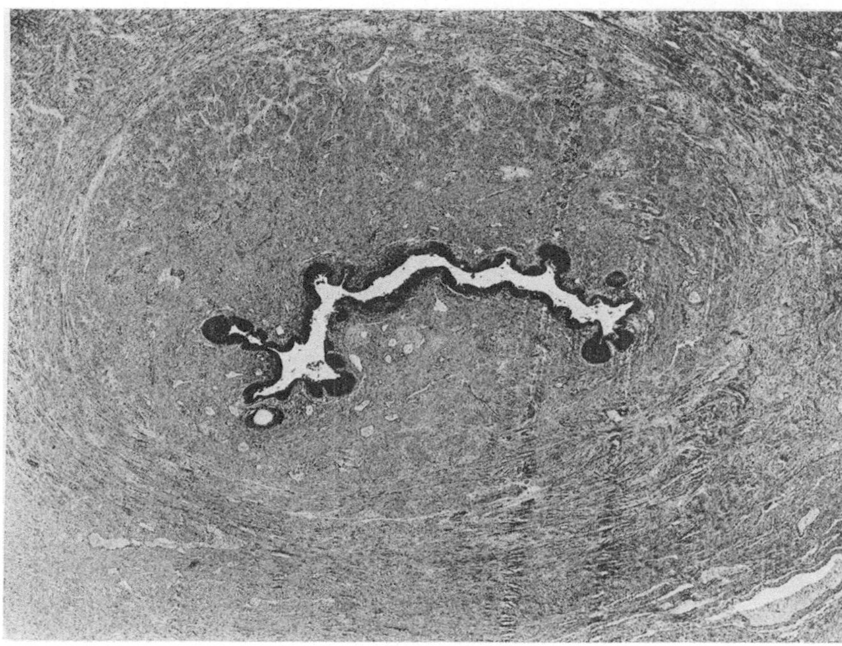

Abb. 1d. Weibl. Urethra im Ruhezustand. Querschnitt. Spaltförmiger, leicht gebogener
Hohlraum. ♀ 18 J. SN 920/64. HE. Vergr. 18 ×

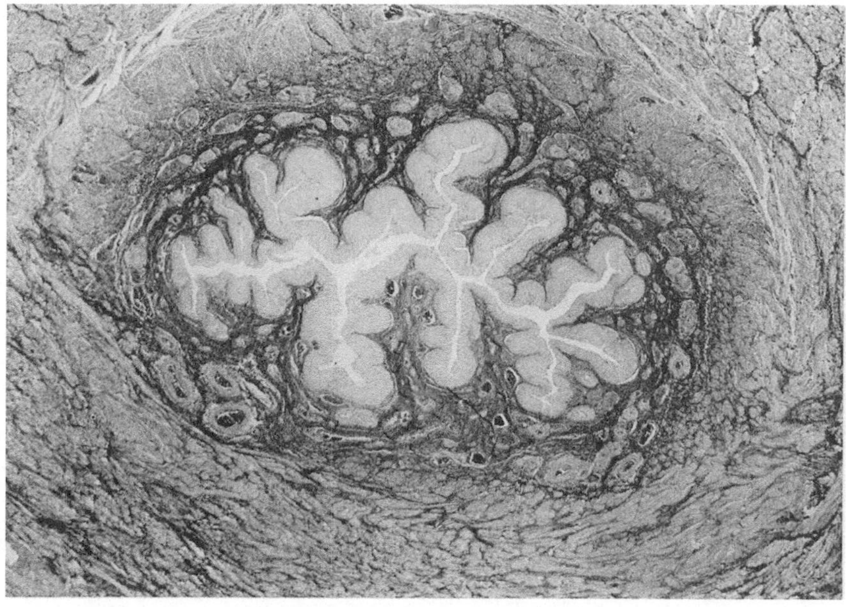

Abb. 2. Weibl. Urethra im Ruhezustand. Sternförmiger Spaltraum. ♀ 11 J. SN 1152/64.
HE. 12 ×

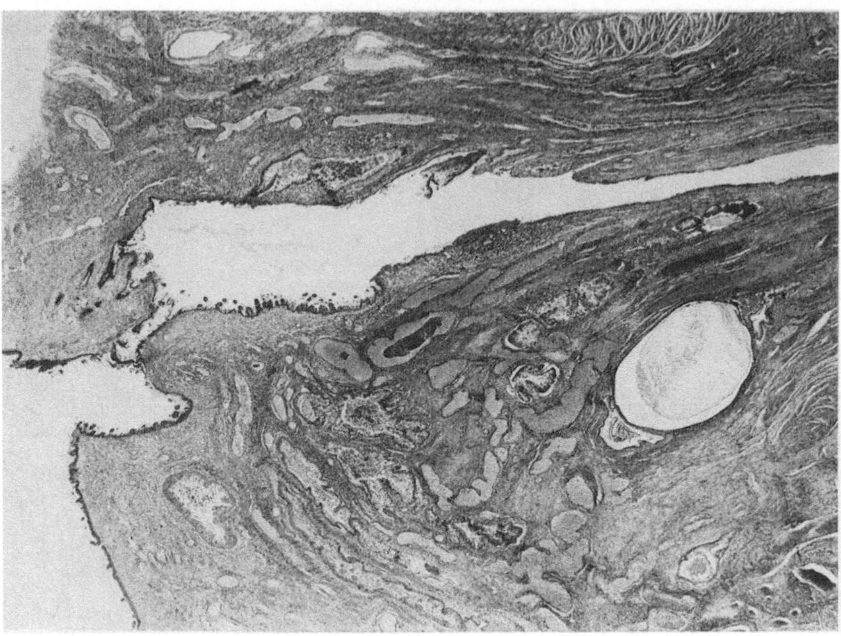

Abb. 3. Äußere Mündung der Urethra. Längsschnitt unmittelbar vor der Mündung. Fossa naviculareartige Ausweitung der Urethra. ♀ 75 J. SN 976/64. HE. 12 ×

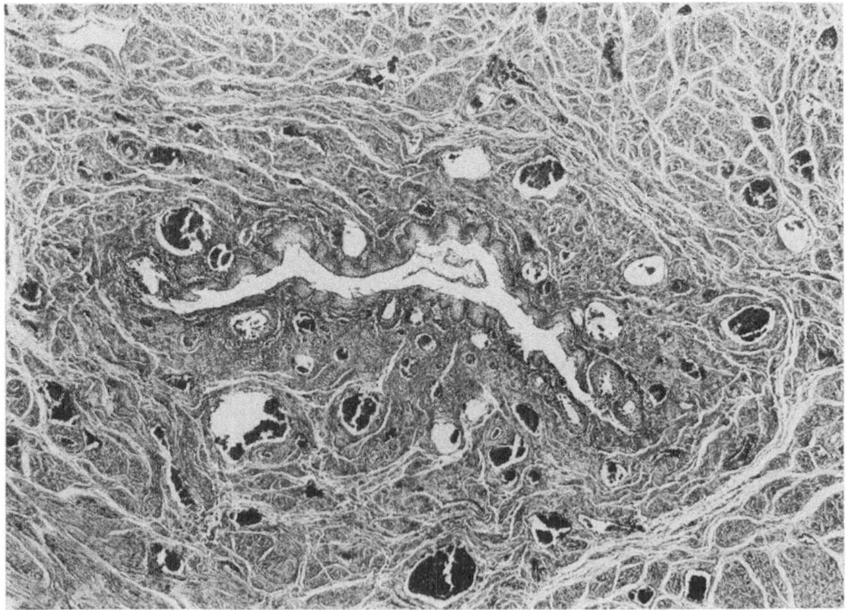

Abb. 4. Weibl. Urethra: Gute Darstellung der venösen Gefäßschlingen infolge terminaler Stauung. ♀ 73 J. MB 983/64, HE. 35 ×

Schichtung erkennbar. Quergestreifte Muskulatur konnten wir in unseren Präparaten fast nur auf der der Vagina abgewandten Seite und nur im mittleren bis distalen Drittel nachweisen. Sie ist unscharf abgegrenzt und häufig von glatter Muskulatur durchsetzt. Ein eigentlicher Sphincter ist auf der ganzen Länge der Urethra nirgends nachweisbar.

Nach Untersuchungen von LANGREDER verlaufen die ringförmig gelagert erscheinenden Muskelzüge in Wirklichkeit spiralig, sich gegenseitig überkreuzend. Durch diesen spiraligen Verlauf kann die Schleimhaut mit dem submucösen Gewebe zusammengezogen und je nach dem Steigungswinkel der einzelnen Spiralen wahrscheinlich auch aktiv erweitert werden. Der Steigungswinkel der Spiralen wird durch den Kontraktionszustand der Längsmuskulatur bestimmt.

5. Aufhängeapparat

Die verbindenden Strukturen zur Umgebung der Urethra werden von LANGREDER unter dem Namen des *Paraurethriums* (analog zum Parametrium) zusammengefaßt. Es sind im wesentlichen die Fasern, die zur Fascie des Levator ani, zur Symphyse, zur Vulva und zur Vagina verlaufen und die Urethra nach cranial, caudal, ventral und dorsal fixieren. Neben diesen bindegewebigen Verbindungen sind auch Muskeln an der Fixierung der Urethra beteiligt, so der Musculus bulbocavernosus, der Musculus transversus perinei profundus und der Musculus levator ani. Alle diese Muskeln, das Paraurethrium sowie einige Eigenstrukturen der Urethra bilden in ihrer Gesamtheit und in ihrem harmonischen Zusammenspiel den *Verschlußmechanismus* der Urethra.

Die Frage des Verschlußmechanismus der Urethra konnte in letzter Zeit mit Hilfe neuerer Methoden (gleichzeitige Druckmessung in Blase und Urethra, Röntgenkinematographie usw.) weiter geklärt werden. Es bestehen weder anatomische noch funktionelle Hinweise für einen eigentlichen Sphincter der Urethra, vielmehr wird diese Funktion von der Urethra in ihrer Gesamtheit übernommen. Solange an irgend einer Stelle der Urethra der Druck höher ist als in der Blase, ist der Verschluß gewährleistet. Dabei ist der Blaseninnendruck auch im gefüllten Zustand relativ niedrig (etwa 20 mmHg), kann aber unter Husten, und Pressen bis auf etwa 90 mmHg ansteigen.

Der Druck in der Urethra wird durch die muskulären Strukturen des Beckenbodens, den Aufhängeapparat, die Muskulatur, die submucösen Gefäße und das Epithel der Urethrawand erzeugt. Zur Erklärung des durch die Wandstrukturen erzeugten Druckes wird auch das Laplacesche Gesetz herangezogen, wonach der Druck in einem elastischen Rohr abhängig ist von der Wandspannung und der Länge des Rohres. Er ist umgekehrt proportional zum Radius dieses Rohres $(P = T/r)$. In Wirklichkeit spielt aber wahrscheinlich z. B. die Länge der Urethra eine geringere Rolle als der vom Aufhängeapparat und damit vom Abstand zwischen Blasenhals und Symphyse abhängige Winkel zwischen Blase und Urethra (LAPIDES, BECK u. Mitarb., HODGKINSON u. Mitarb., UNNERUS u. Mitarb., ENHÖRNING, LANGREDER, BACKMAN).

6. Gefäßversorgung

Die Blutversorgung der Urethra wird im wesentlichen durch die Arteria pudendalis interna mit ihrem Ast, der Arteria dorsalis clitoris, auf der dorsalen Seite, gewährleistet. Das venöse Blut aus der Urethra wird in einem reich verzweigten und anastomosierenden Netz über den Plexus vesico-vaginalis und den Plexus pudendalis abgeleitet.

7. Lymphbahnen

Alle Wandschichten der Urethra sind reich an Lymphbahnen. Diese leiten zu den vorderen und medialen retrofemoralen, den obersten iliakalen externen, den hypogastrischen und sakralen Lymphknoten.

8. Nervenversorgung

Die quergestreifte Muskulatur der Urethralgegend wird durch den Nervus pudendalis versorgt. Die Fasern des Sympathicus stammen aus dem Beckensympathicus sowie den mesenterialen Ganglien, die Fasern des Parasympathicus aus dem Nervus pelvicus.

9. Mikroskopische Anatomie

Die Urethra ist ein Organ mit einer außergewöhnlichen Vielfalt von Varietäten in bezug auf Epithel, Drüsen, Faltenrelief usw. Diese Varianten sind so zahlreich, daß es kaum möglich ist, von der normalen Anatomie der Urethra zu sprechen. Diese Vielfalt ist auch der Grund dafür, daß von verschiedenen Autoren ganz verschiedenartige Bilder als „Normalurethra" beschrieben worden sind

a) Oberflächen-Epithel

Die Erwartung. daß die Urethra als Teil der ableitenden Harnwege von Übergangsepithel ausgekleidet sei, wird von den Gegebenheiten nur teilweise erfüllt. Es gibt kaum eine Urethra, die nur Übergangsepithel enthält. Zumindest in den distalen Abschnitten besteht die Wandauskleidung fast immer aus einem Plattenepithel vom Typ des Vestibulums, d. h. mit blasigem, überhöhtem, glykogenhaltigem Epithel. Anderseits gibt es kaum eine Urethra, die ausschließlich Plattenepithel enthält. Neben den erwähnten beiden Hauptvertretern des Epithels kommt in der weiblichen Urethra auch einschichtiges cylindrisches und mehrschichtiges kubisches Epithel vor. In einem einzigen Querschnitt können histologisch gelegentlich zwei- bis dreierlei Epithelien nebeneinander nachgewiesen werden, was darauf hinweist, daß oft eine inselförmige und streifige Streuung einzelner Epitheltypen vorliegt.

Verallgemeinernd darf wohl gesagt werden, daß blasennahe meistens ein Übergangsepithel, in distalen Urethraabschnitten fast immer ein Plattenepithel gefunden wird. Im Gegensatz zu Langreder, der den mittleren Abschnitt der Urethra von einem einschichtigen Cylinderepithel ausgekleidet sieht, ist sowohl nach eigenen Erfahrungen als auch nach Mitteilungen in der Literatur das Cylinderepithel immer nur in ganz kleinen Gebieten nachweisbar.

Das Harnröhrenepithel des Menschen besitzt auch ein Helle-Zellen-Organ mit argyrophoben und argyrophilen Elementen (Koch u. Engelhardt).

Darstellung der Epithelverhältnisse in der Literatur

Lintgen u. Herbut untersuchten an 100 konsekutiven Autopsiefällen die Urethra systematisch. 86 Untersuchungen betrafen Erwachsene, 14 Neugeborene. In der Meatusgegend fanden sie fast immer geschichtetes Plattenepithel, das manchmal allmählich, manchmal unvermittelt in ein Pseudoplatten- oder Übergangsepithel überging. Die Höhe dieses Epithelwechsels schwankte zwischen Meatusnähe und Urethramitte. In 3 Fällen war mehr oder weniger die ganze Urethra mit Plattenepithel ausgekleidet. Von Brunnsche Zellnester fanden sie in 24 Fällen.

Hedberg untersuchte 5 Urethren von Neugeborenen und 10 Urethren von Frauen zwischen 40 und 80 Jahren in Stufenschnitten von 1 mm Abstand. Er fand bei den Neugeborenen Plattenepithel vom Vestibulumtyp bis einige Millimeter in die Urethra hinein. Das Plattenepithel wird dann von Übergangsepithel abgelöst, wobei die Grenze meist unscharf ist. 2 Urethren erwachsener Frauen fand er ganz von Übergangsepithel ausgekleidet, eine vollständig mit Plattenepithel. In einem Fall waren die proximalen 6 und die distalen 4 mm mit Plattenepithel, der Rest von einem Gemisch von Platten- und Übergangsepithel ausgekleidet.

BRÜNING hat insgesamt 526 Urethren untersucht und 318mal mehrheitlich Übergangs-epithel, 204mal mehrheitlich Plattenepithel und 4mal ausschließlich Plattenepithel gefunden.

Eigene Untersuchungen

Insgesamt wurden 32 ganze Urethren in Stufen quer oder in toto längs-geschnitten. Bei 7 war das Epithel größtenteils desquamiert, konnte daher nicht verwendet werden.

Altersklassen	mehrheitlich Über-gangsepithel	mehrheitlich Plattenepithel vom Vestibulumtyp
unter 12 Jahren	6	2
12—50 Jahre	2	2
über 50 Jahre	6	7

b) Hormonwirkung auf das Epithel

BRÜNING findet die Urethren Neugeborener überwiegend mit Plattenepithel ausgekleidet und führt dies auf die Auswirkung der mütterlichen Hormone, speziell des Follikelhormons zurück. In 29 Urethren von 1—10 Jahre alten Kindern überwiegt dagegen in 27 Fällen das Übergangsepithel, während sich in

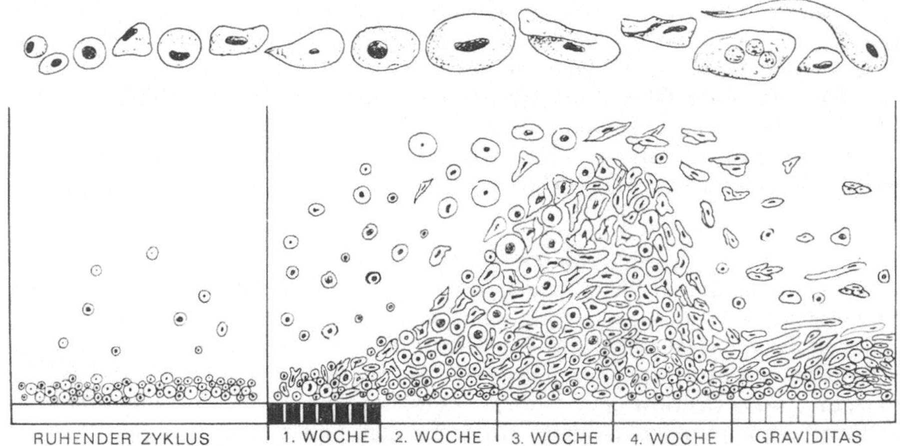

Abb. 5. Der Monatscyclus des Übergangsepithels mit schematischer Darstellung der Epithel-formen, die im Urethralabstrich angetroffen werden (aus LANGREDER, W.: Gynäkologische Urologie. Stuttgart: Thieme 1961)

147 Fällen der Altersklassen von über 10 bis 50 Jahren mit 72 mal überwiegendem Übergangsepithel und 70 mal überwiegendem Plattenepithel die beiden Typen etwa die Waage halten. In den *Alters*klassen über 50 Jahren überwiegt zahlen-mäßig wieder die mehrheitlich mit Übergangsepithel ausgekleidete Urethra. Die Pflasterzellmetaplasie scheint unter dem Einfluß von Oestrogen zu stehen. In stark ausgeprägten Fällen steht die Ausdehnung des Pflasterepithels in Überein-stimmung mit jenen Gebieten, die embryologisch vom ursprünglichen Sinus urogenitalis abstammen (HEDBERG). Pflasterzellinseln, die sich gelegentlich im Trigonum der Blase von Frauen in geschlechtsreifem Alter finden, werden in gleicher Weise erklärt (CIFUENTES).

Neben diesen altersabhängigen Hormonauswirkungen zeigt das Urethralepithel jedoch auch *cyclusabhängige* Veränderungen. Del Castillo u. Mitarb., von Rütte u. Delnon und andere stellten cytologische Paralleluntersuchungen von Vaginal- und Urethralausstrichen an und fanden völlig gleichsinnige Veränderungen. Der Urethraabstrich kann daher für cytologische Cyclusuntersuchungen und sogar auch zur Schwangerschaftsdiagnose in gleicher Weise verwendet werden wie der Vaginalabstrich. Langreder bezeichnet die Untersuchung eines trocken fixierten, methylenblaugefärbten Urethraabstriches als den schnellsten und preiswertesten Schwangerschaftstest mit einer Treffsicherheit von 90 %.

Sowohl Epithelhöhe als auch Schichtung und Schleimhautfaltung sind cyclusabhängig. In Cycluspausen, z. B. im Wochenbett oder nach dem Klimakterium, ist die Epithelhöhe geringer, wodurch die „Stopffunktion" des Epithels ungenügend werden kann. Inkontinenzerscheinungen sind daher in diesen Lebensabschnitten häufiger. Im Urethralabstrich finden sich während der Cyclusruhe, der Kindheit und in der Menopause nur wenige und kleine Epithelien mit relativ großen Kernen. Diese Zellen stammen aus den basalen Schleimhautabschnitten. Unter der hormonellen Stimulierung kommt es in der ersten Cyclushälfte zu einer Vergrößerung und Zunahme der Zellen. Gleichzeitig nimmt das Kernvolumen aber eher ab, und es kommt ausnahmsweise zu eigentlichen Kernpyknosen. Immer sind auch sog. Urinzellen vorhanden. Es sind dies rundliche, mittelgroße Intermediärzellen mit zentralem und randständigem, mittelgroßem Rundkern. Man findet darin reichlichere Glykogeneinlagerungen. Nach der Ovulation verlieren die Zellen an Turgor, die Zellmembranen falten sich ein, die Kerne werden länglich, nehmen an Volumen zu, das Cytoplasma wird kleiner. Beim Eintritt einer Gravidität erscheinen zunehmend intermediäre, rundliche und naviculäre Zellen. Daneben kommen die für die junge Gravidität signifikanten „Langzellen" mit großen Cytoplasmafortsätzen und meist länglichem, exzentrischem Kern vor (siehe Abb. 5).

c) Das Drüsensystem

Die individuellen Schwankungen in der Ausbildung des urethralen Drüsensystems sind fast noch größer als jene des Epithels. Mit einer gewißen Regelmäßigkeit lassen sich einzig die Paraurethraldrüsen des vordersten Abschnittes des Septum urethro-vaginale nachweisen, welche unmittelbar vor dem Orificium externum in die Urethra oder häufiger unmittelbar ausserhalb des Orificiums in das Vestibulum münden (Abb. 6). In typischen Fällen sammeln sich die mehr oder weniger verzweigten Drüsen in zwei Ausführungsgängen, den Ductus paraurethrales, welche unter dem Namen *Skenesche Drüsen* bekannt sind. Allerdings sind oft auch mehrere Drüsenausführungsgänge, manchmal auch nur ein einziger zu finden (Abb. 7). Die Existenz der Skeneschen Drüsen ist allgemein anerkannt, sind doch die Ausführungsgänge oft schon inspektorisch als feine Punkte unter dem Meatus erkennbar. Die Skeneschen Gänge können sich gelegentlich cystisch ausweiten und zu Cysten beträchtlicher Größe führen (Abb. 8, 9).

Ein bis in die letzten Jahre dauernder Streit ging um die Existenz paraurethraler Drüsen höherer Urethraabschnitte. Der Streit ging vor allem darum, ob derartige Drüsen pathogenetisch eine Rolle spielen in der Entwicklung von Divertikeln und in der Entstehung des Krankheitsbildes des sog. „Prostatismus" der Frau. Viele Autoren haben anhand von zahlreichen Stufenschnitten, Längsschnitten, Wachsmodellen usw. diese Drüsen nun eindeutig nachgewiesen, so daß an ihrer Existenz nicht mehr gezweifelt werden kann (Abb. 10, 13) (Petrowa u. Mitarb., Huffmann, Lintgen u. Herbut, Ricci u. Mitarb., Brüning). Ebenso sicher ist aber auch ihre große Variabilität in der Stärke der Ausbildung, die von einem völligen Fehlen bis zu einer maximalen Ausbildung in allen Abschnitten der Urethra gehen kann.

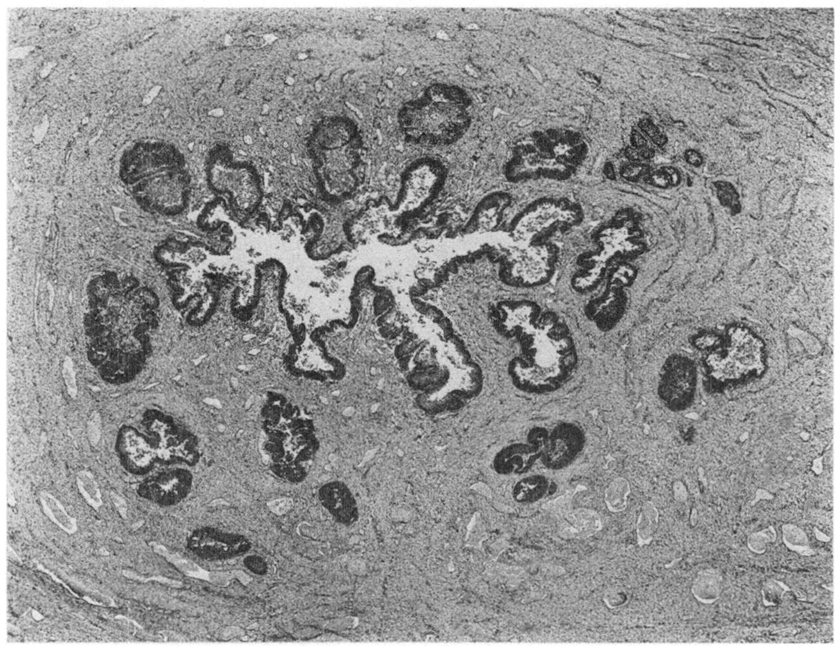

Abb. 6. Querschnitt durch Urethra unmittelbar proximal des Orificium externum. Periurethrale Drüsen. ♀ 18 J. SN 920/64. HE. 18 ×

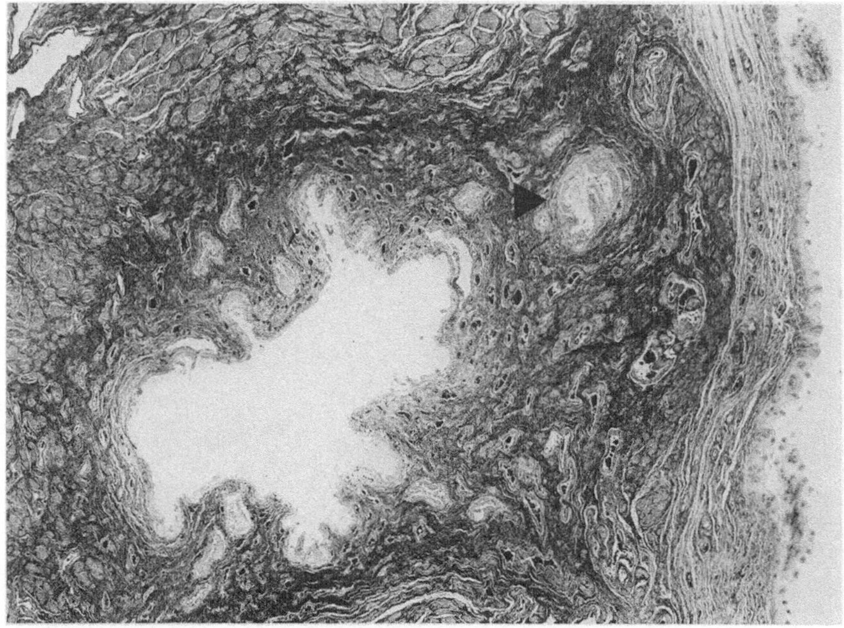

Abb. 7. Querschnitt durch Urethra unmittelbar proximal des Orificium externum. Einziger Ausführungsgang der paraurethralen Drüsen. (Pfeil) ♀ 65 J. SN 984/64. HE. 12 ×

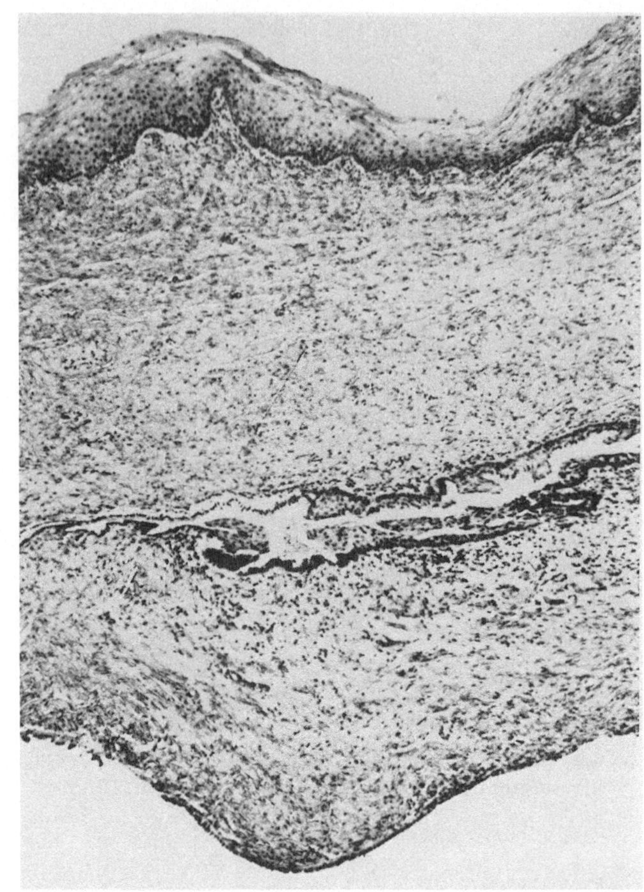

Abb. 8. Suburethrale (Skenesche Gang)-Cyste. Auf der obern Seite Plattenepithel vom Vestibulum, unten einschichtiges kubisches Cystenepithel. Im Septum weiterer Gang mit unterschiedlicher Epithelauskleidung. ♀ 24 J. BW 8127/66. HE. 60 ×

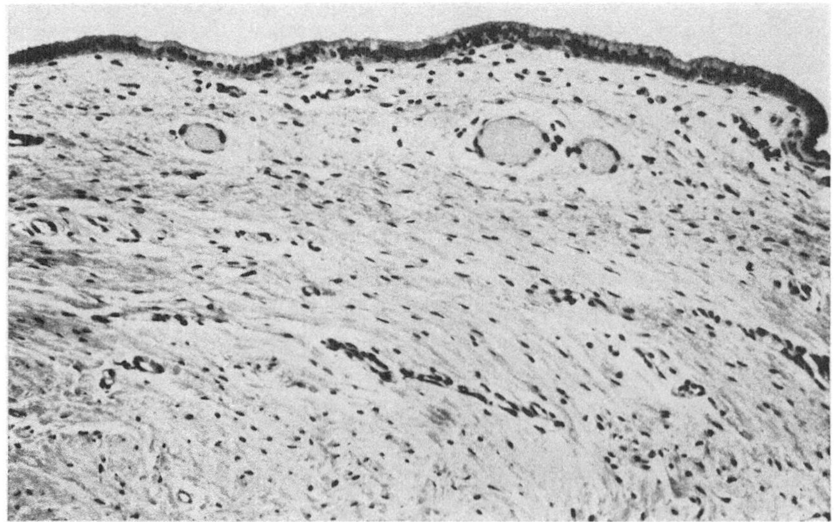

Abb. 9. Epithelauskleidung der Cyste (gleicher Fall wie Abb. 8). ♀ 24 J. BW 8127/66. HE. 150 ×

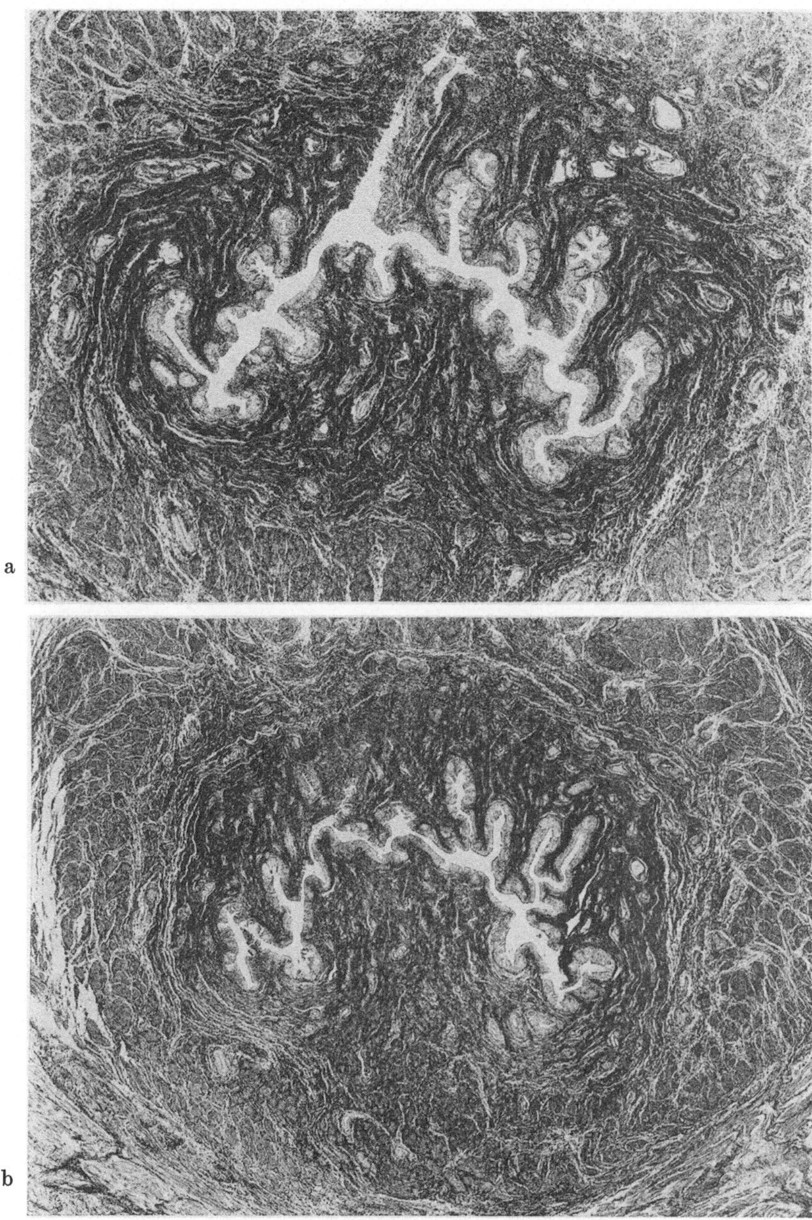

Abb. 10a—e. Querschnitte durch dieselbe Urethra in verschiedenen Höhen. a ist blasennahe,
e meatusnahe. ♀ 11 J. SN 871/64. HE. Alle Vergr. 22 ×

Nach unseren Erfahrungen, die sich mit den Resultaten der großen Serien
von BRÜNING und PETROWA decken, sind in den vordersten Abschnitten der
Urethra fast immer zahlreiche Drüsen nachweisbar. Dagegen sind nicht immer
zwei Drüsen von den übrigen deutlich als Skenesche Gänge abzusetzen. Auch
sind oft nicht nur im Septum urethro-vaginale, sondern auch auf der gegen-

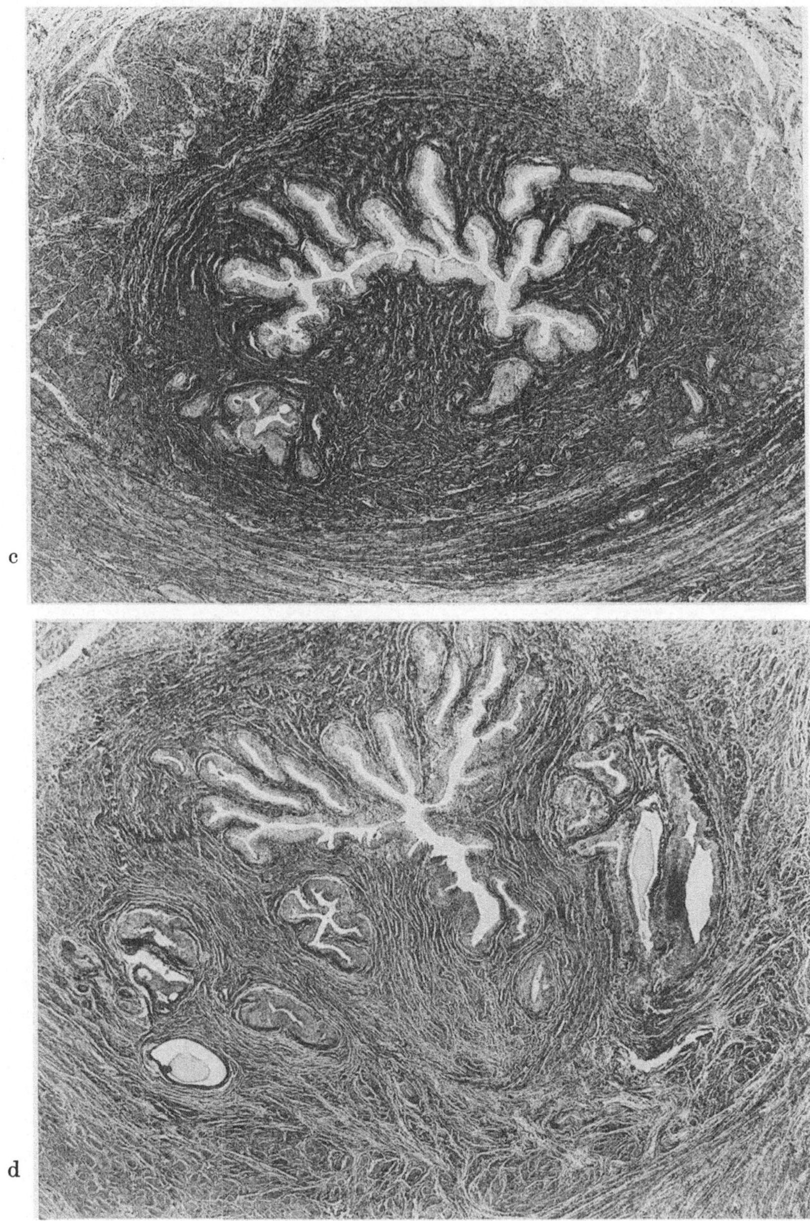

Abb. 10c u. 10d

überliegenden Seite Drüsenlumina nachweisbar (Abb. 12, 10). Dagegen können wir die Ansicht FOLSOMs nicht bestätigen, daß Drüsen im proximalen Urethraabschnitt besonders häufig seien. FOLSOMs Ansicht geht dahin, daß infolge dieser Drüsen Entzündungen der hinteren Urethra besonders hartnäckig seien, zu Lumenverengerungen und zu eigentlichem „Prostatismus" führen. Wohl sind

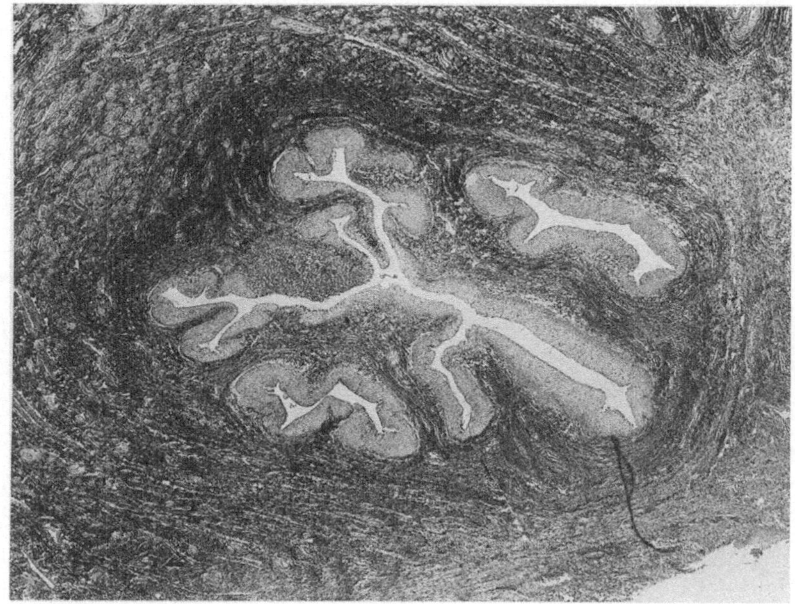

Abb. 10e

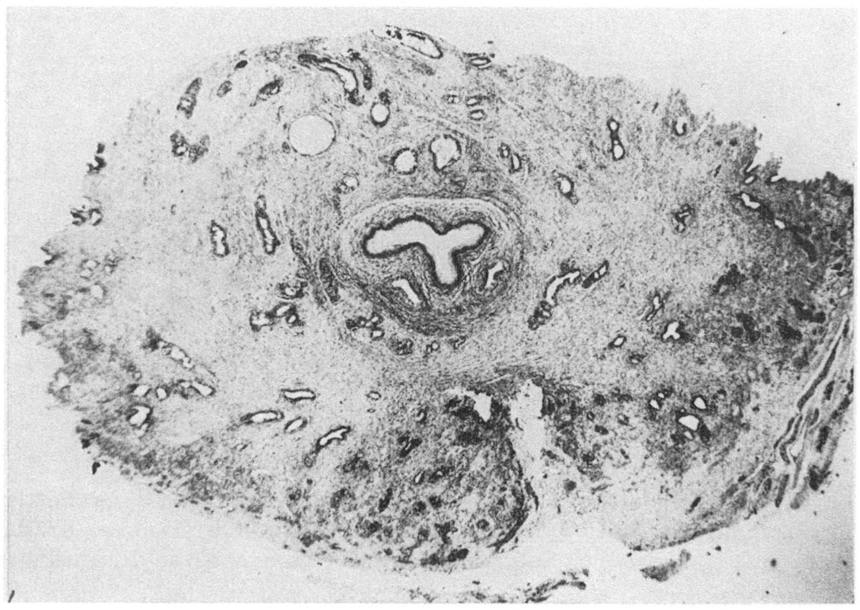

Abb. 11. Zum Vergleich: Prostataquerschnitt eines unreifen, totgeborenen Knaben von 44,5 cm Länge und 1900 g Gewicht (SW 916/68). HE. 20 ×

recht oft drüsenartige Gebilde im Blasenhals vorhanden. Es handelt sich dabei immer nur um flache, drüsenartige Epitheleinstülpungen, die in unserem Material nie weit in die Tiefe reichen (Abb. 14). Häufig handelt es sich dabei eher um sog.

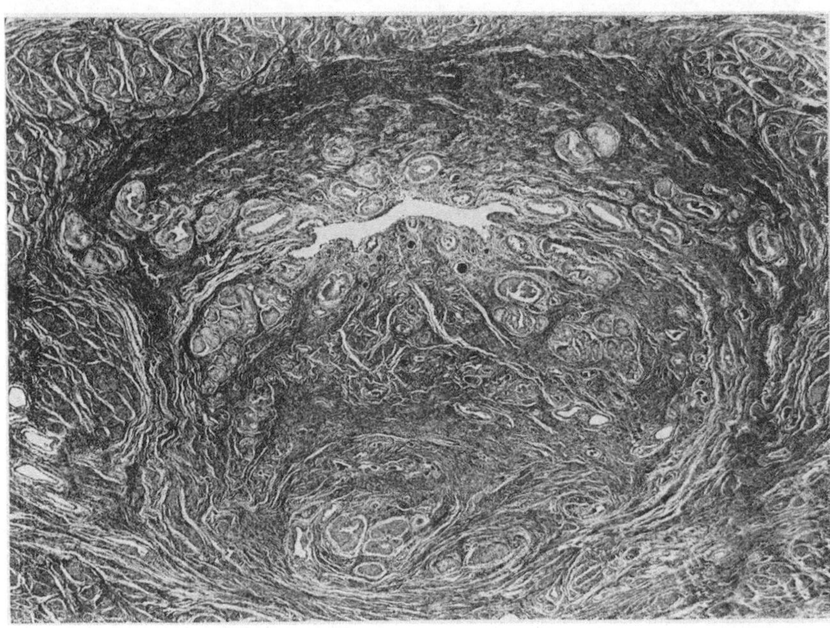

Abb. 12. Drüsen sowohl im Septum urethro-vaginale als auch auf der gegenüberliegenden Seite. ♀ 73 J. SN 983/64. HE. 12 ×

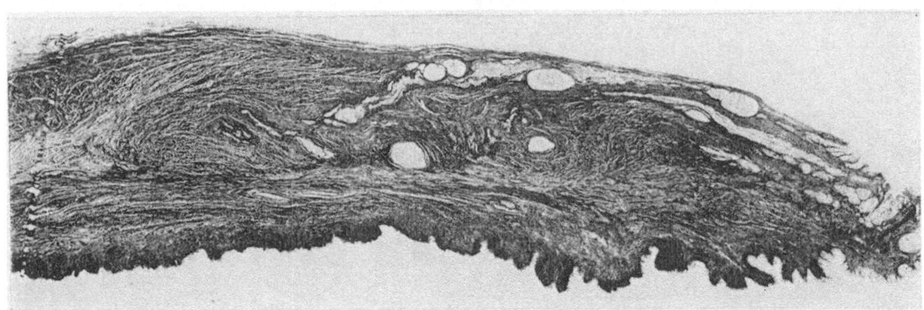

Abb. 13. Längsschnitt durch das Septum urethro-vaginale. Die Exsistenz höher gelegener und höher mündender paraurethraler Drüsen ist deutlich erkennbar. ♀ 52 J. SN 2347/64. HE. 3 ×

von Brunnsche Zellnester als um echte Drüsen. Dagegen sind im mittleren Urethraabschnitt manchmal Drüsen erkennbar, die weit in der Tiefe der Urethralwand an der Grenze zwischen Submucosa und Mucosa oder gar in der Muskulatur liegen (Abb. 15).

d) Drüsenepithel

Die Drüsen, sowohl die als Skene abgrenzbaren als auch die paraurethralen, sind in unserem Material in überwiegender Mehrzahl von einem typischen Über-

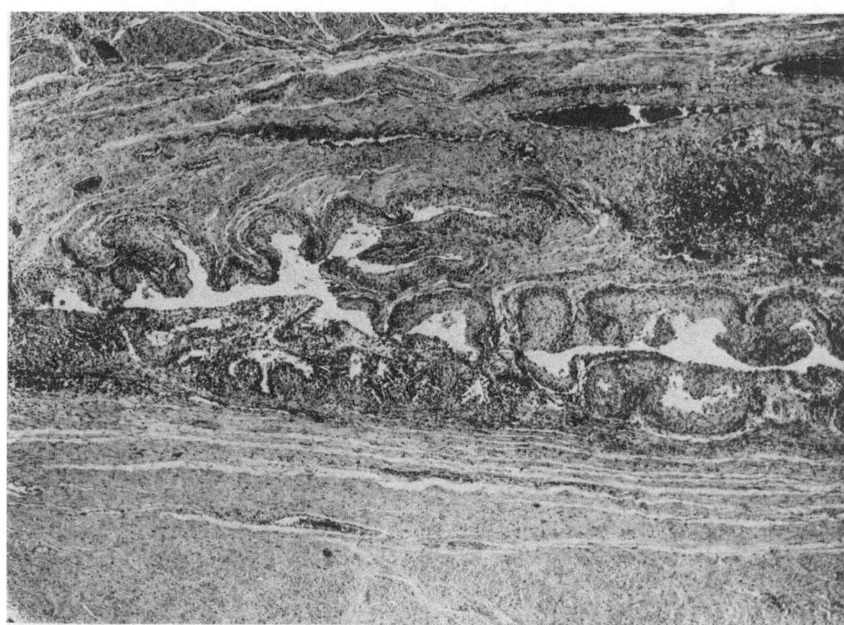

Abb. 14. Längsschnitt durch Urethra. Flache, drüsige Epitheleinstülpungen im Blasenhals.
SN 898/64. HE. 150 ×

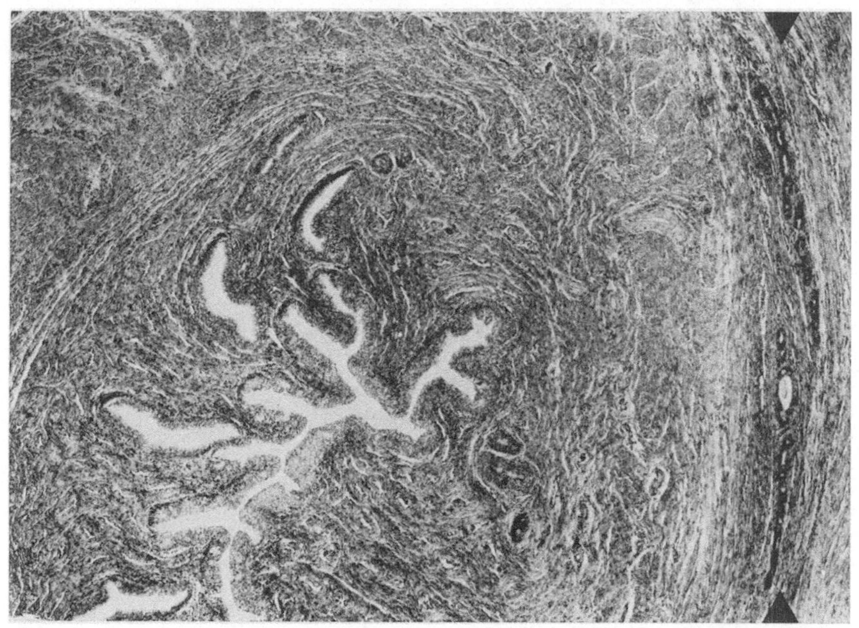

Abb. 15. Weibl. Urethra mit paraurethralen Drüsenschläuchen in großer Distanz zur Urethralichtung. (Pfeile) ♀ 11 J. SN 871/64. 60 ×

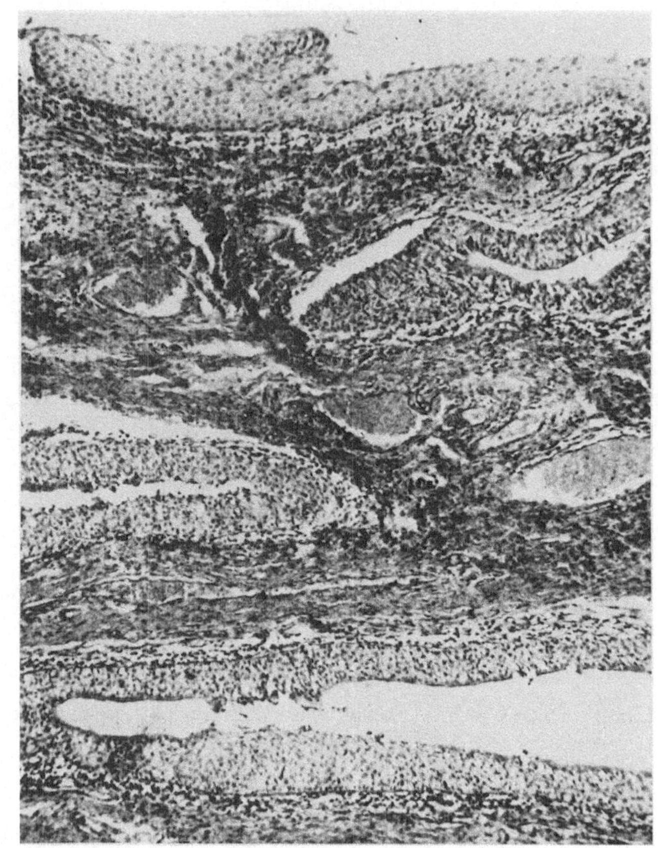

Abb. 16. Paraurethrale Drüsen. Auskleidung mit Übergangsepithel. Urethraauskleidung durch Plattenepithel (oben). ♀ 76 J. SN 971/64. HE. 150 ×

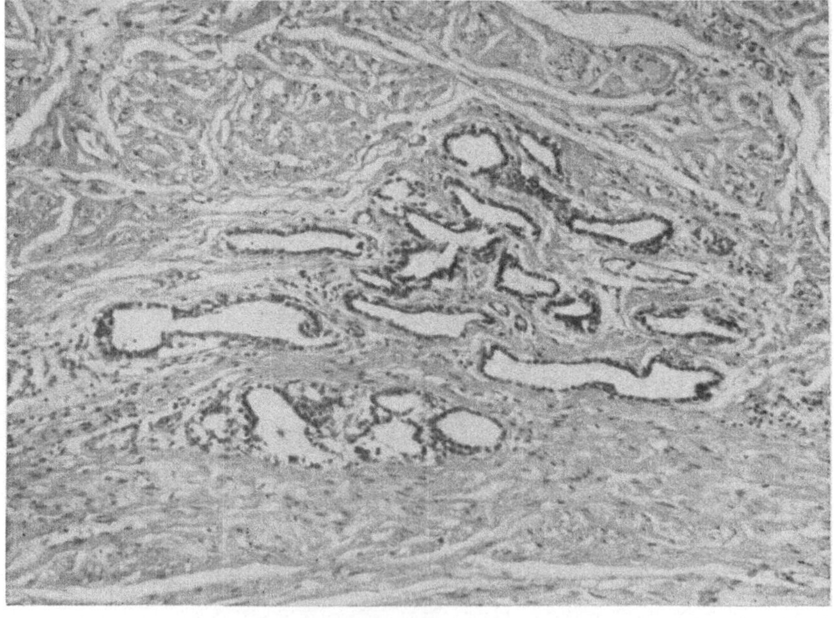

Abb. 17. Paraurethrale Drüsen. Auskleidung der Drüsen durch ein einschichtiges kubisches Epithel. ♀ 63 J. SN 854/64. HE. 150 ×

gangsepithel ausgekleidet (Abb. 16). Häufig findet man auch ein mehrschichtiges kubisches Epithel, das sich manchmal bis auf eine Schicht verschmälert, seltener ein einschichtiges Cylinderepithel (Abb. 17). Einschichtiges kubisches oder cylindrisches Epithel findet sich am häufigsten in den mittleren Abschnitten der Urethra. Schließlich ist auch Plattenepithel vom Bau des Vestibulumepithels besonders bei Neugeborenen nicht allzu selten. Becherzellen haben wir nie angetroffen. Dagegen enthalten die Drüsen ziemlich häufig Sekrettropfen, die wie Kolloid erscheinen (Abb. 18). Diese Tropfen liegen häufig innerhalb des Epithels.

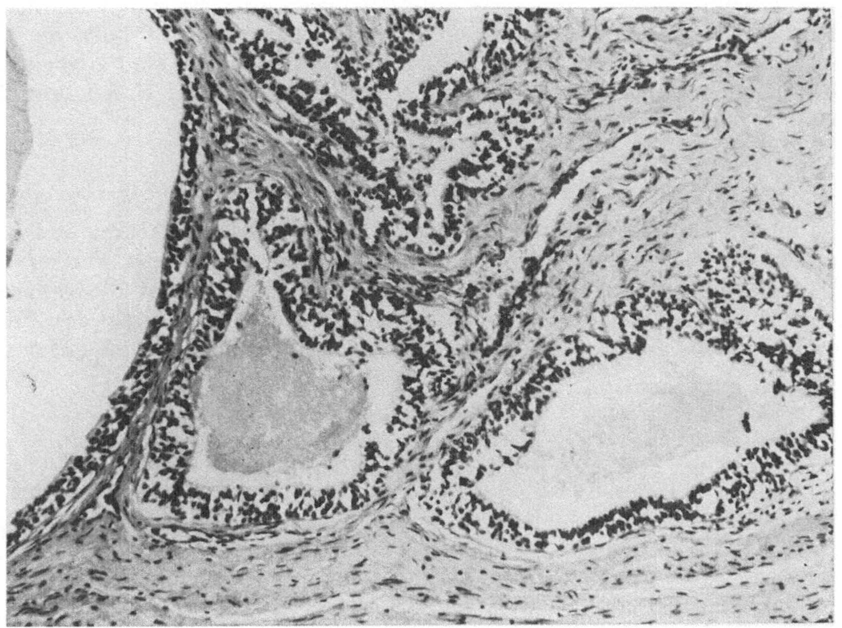

Abb. 18. Paraurethrale Drüsen, z. T. cystisch und mit kolloidartigem Inhalt. ♀ 52 J. SN 2347/64. HE. 150 ×

IV. Lichtungsänderungen

1. Verengerungen der Urethra

a) Angeborene Verengerungen

Die angeborenen Verengerungen führen meist schon im Säuglings- oder Kindersalter zu Störungen der Blasenentleerung und damit zu chronischen Infektionen. STEVENS stellte bei der Abklärung von Miktionsstörungen bei 1227 Frauen in 37 % *Strikturen* fest, die teilweise oder ganz für die Symptomatik verantwortlich waren. Bei weitaus den meisten Frauen lag die Striktur im Bereich Meatus externus. Ebenfalls eine distale Stenose fanden LYON u. TANAGHO in 90 % von 152 $^1/_2$ bis 11 Jahre alten Mädchen. Sie erklären die Lokalisation dieser Stenose dadurch, daß die Längs- und Ringschichten der Muskulatur der Urethra im distalen Drittel der Urethra ziemlich abrupt enden und in Bindegewebe übergehen, das an sich wenig elastisch ist. Bei einem Überschießen des Bindegewebes neigt das Urethraende zum Einrollen, wodurch es zur Bildung

29*

eines stenosierenden Ringes kommen soll. Lyon u. Smith fanden in 70 % von
100 untersuchten Mädchen diesen Ring im distalen Drittel der Urethra (Reverdin, Reich u. Mitarb.).

Andere Autoren finden im Gegensatz dazu häufiger die Striktur im proximalen Abschnitt „Syndrom des Blasenhalses des kleinen Mädchens") (Tudor
u. Mitarb., Gailey u. Best, Corner u. Mitarb., Kerr u. Mitarb.). Sie soll durch
vergröberte Schleimhautfalten verursacht sein.

Eine seltene Ursache stellt auch die Falten- und Diaphragmabildung dar.
Diese Klappenbildungen in Form einer Tasche liegen meist im distalen Teil der
Urethra. Stevens interpretiert diese Mißbildungen als persistierende Mißbildung
der Kloakenmembran. Er führt in einer Literaturübersicht 14 Fälle an. Über
weitere Fälle berichten Nesbitt u. Mitarb. Klappenbildungen sind allgemein bei
Knaben häufiger als bei Mädchen (McDonals u. Mitarb.). Sie sind häufig Teilerscheinung eines etwas hypoplastischen Uregenitalapparates.

b) Erworbene Verengerungen

Die postinfektiösen, hauptsächlich postgonorrhoischen Strikturen stellen die
ätiologisch wichtigste Gruppe dar. Daneben kommt bei älteren Frauen recht
häufig eine Obstruktion am Blasenhals vor, welche nicht auf die genannten
Ursachen zurückzuführen ist. Die Symptomatik ist ähnlich jener des Prostatismus des Mannes. Näheres siehe unter Parurethritis chronica fibrosa (siehe S.17).

2. Ausweitungen

Die *angeborene* weite Urethra findet sich meistens im Zusammenhang von
leichteren oder schweren Mißbildungen des äußeren Genitales, z. B. mit der
Persistenz eines Canalis urogenitalis. Sie kann aber auch bei sonst völlig normalen Verhältnissen gefunden werden. Auch eine stark erweiterte und z. B. für
einen Finger durchgängige Urethra braucht nicht unbedingt eine Inkontinenz
zu verursachen (Harrow u. Mitarb.). *Erworbene* Ausweitungen sind ebenfalls
häufig bei Mißbildungen, besonders bei Hypoplasie und Atresie der Vagina
anzutreffen. Zur Erweiterung kann es durch Coitus per urethram oder durch
masturbatoische Manipulationen kommen (Lübow, Zeigermann u. Gillenwater).

3. Prolaps

Darunter ist die Ausstülpung der Schleimhaut durch den Meatus hindurch
zu verstehen. Der Prolaps kann die ganze Circumferenz betreffen oder auch nur
einen Sektor. Besonders in Fällen mit nur sektorförmigem Befall ist die Unterscheidung zwischen einem Teilprolaps und einer Carunkel schwierig (siehe Kapitel
Carunkel).

Makroskopisch erscheint der Prolaps als hochrote, tumorartige Schwellung
zwischen den kleinen Labien mit einem Durchmesser von bis zu 5 cm (Everett).
Er kann himbeerartig aussehen oder aber auch einem Fimbrienende einer Tube
gleichen (Abb. 19). Da durch den Meatus eine hochgradig venöse Stauung entsteht,
treten Blutungen und frühzeitige Nekrosen auf. Die Schmerzen sind dabei oft
auffallend gering. Das mikroskopische Bild wird beherrscht durch die Blutstauung mit strotzend gefüllten und thrombosierten Gefäßen, das Ödem und die
mehr oder weniger stark ausgeprägten entzündlichen Erscheinungen (Abb. 20).
Die Diagnose des Prolapses ist klinisch dann leicht, wenn durch eine zentrale
Öffnung der Katheter ohne Schwierigkeiten in die Blase eingeführt werden kann.

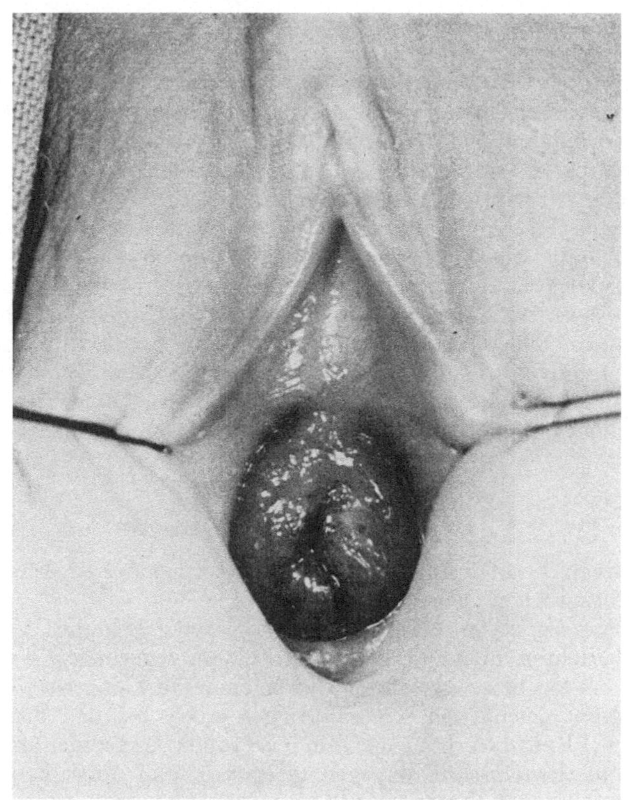

Abb. 19. Urethralprolaps. Operationssitus. ♀ 9 J. BW 3837/68. (Fall u. Foto Dr. P. Oertli)

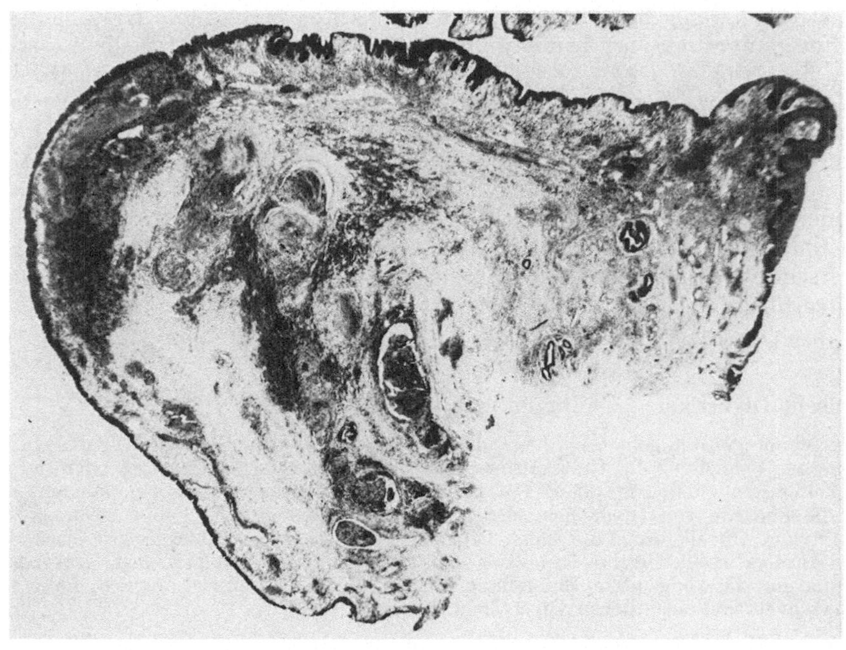

Abb. 20. Gleicher Fall wie Abb. 19. Prolabierte Schleimhaut. Blutaustritte in das Gewebe. Gestaute Gefäße (BW 3837/68). ♀ 9 J. HE. 15 ×

Es kann aber unter Umständen schwierig sein, diese Öffnung zu erkennen. Die Abgrenzung gegenüber einem Carcinom kann ebenfalls Mühe bereiten, besonders wenn Ulcera vorhanden sind. Stoeckel beobachtete in einem Fall ein Carcinom auf einem Prolaps. Es kann auch schwierig sein, einen Vorfall der Harnblase oder eines Ureters durch den Meatus vom Prolaps zu unterscheiden. Der Prolaps ist am häufigsten im Kindesalter und in der Menopause. Keefe stellte fest, daß 60 % der Fälle die Altersklasse unter 15 Jahren und 28 % jene über 40 Jahren betraf. Negermädchen scheinen stärker zu Prolaps zu neigen (Moffet u. Banks, Neuwirth, Abrahams u. Lewis). Die Gipfel der Altersverteilung lassen einen hormonellen Faktor in der Entstehung des Prolapses vermuten. Daneben spielen die anatomischen Besonderheiten der kindlichen Urethra (steiler Verlauf) sowie Gewebsschwäche der älteren Frau wohl ebenfalls mit. Als auslösende Vorgänge werden Hustenanfälle, Traumata, Geburt, Blasentenesmen usw. erwähnt.

V. Regressive Veränderungen

Die regressiven Veränderungen am Urethraepithel der älteren Frau sind an anderer Stelle besprochen (siehe S. 441).

Über sonstige regressive Veränderungen ist wenig bekannt. Von Albertini und Schmid berichten über lokalisierte Amyloidablagerungen beim Mann, die sie auf eine vor 48, bzw. 33 Jahren durchgemachte Gonorrhoe zurückführen. Prinzipiell sollten gleichartige Veränderungen auch bei der Frau angetroffen werden können. Brüning fand in seinem großen Untersuchungsgut niemals Verkalkungen in der Urethra, dagegen gelegentlich in Muskelfasern des Paraurethriums.

VI. Divertikel

Das früher wenig beachtete und daher als selten bezeichnete Krankheitsbild des Urethradivertikels ist heute wohlbekannt und kann nicht mehr als selten gelten. So berichten Davis und Telinde über 121 Fälle allein am John Hopkins Hospital. Aus ihrer Zusammenstellung geht deutlich hervor, wie mit der besseren Kenntnis dieser Veränderung die Häufigkeit der Diagnosestellung rapid zunimmt. So wurden am erwähnten Spital zwischen 1894 und 1935 nur 9 Fälle, in der Fünfjahresperiode von 1950—1954 8 Fälle und schließlich in 12 aufeinanderfolgenden Monaten in den Jahren 1955/56 50 Fälle diagnostiziert.

a) Entstehung der Divertikel. Hierüber herrscht keine einheitliche Meinung. Die verschiedenen Ansichten äußern sich auch in unterschiedlichen Einteilungen des Divertikels. Jaluvka schlägt folgende Einteilung vor:

Wahre Divertikel — angeboren
                 — erworben
Falsche Divertikel — entzündlich.

Der Meinungsstreit geht vor allem um die Existenz von *angeborenen* Divertikeln, die bei abnormer Schließung der Urethralrinne oder aus Gartnerschen Gangresten oder embryonalen Zellnestern entstehen sollen. Daß angeborene Divertikel vorkommen können, wird durch die Berichte von Divertikelnachweis bei Neugeborenen und Feten bewiesen (Lit. bei Jaluvka). Ob allerdings die Fälle, bei denen das Divertikel Mündungsort eines ektopischen Ureters in die Urethra ist (Davis und Telinde, Moore, Willmarth, Stevenson), als Stütze für die kongenitale Entstehung angeführt werden soll, ist fraglich, kann man doch hier nicht von eigentlichen Divertikeln sprechen.

Bei der überwiegenden Mehrzahl der in der Literatur berichteten Fälle handelt es sich um erworbene und meist falsche, d. h. entzündlich entstandene

Divertikel. Die erworbenen echten Divertikel dürften eher selten vorkommen, wobei sie alle Wandstrukturen der Normalurethra aufweisen müssen, um als echte Divertikel erkannt werden zu können (SZENDI).

Das erworbene Divertikel, welches BRÜNING zur Unterscheidung von angeborenen Veränderungen Harntasche nennt, entsteht wahrscheinlich mehrheitlich durch Infektion einer periurethralen Drüse mit sekundärem Durchbruch in die Urethra (Abb. 21). Diese Theorie wird allerdings von PINKERTON abgelehnt

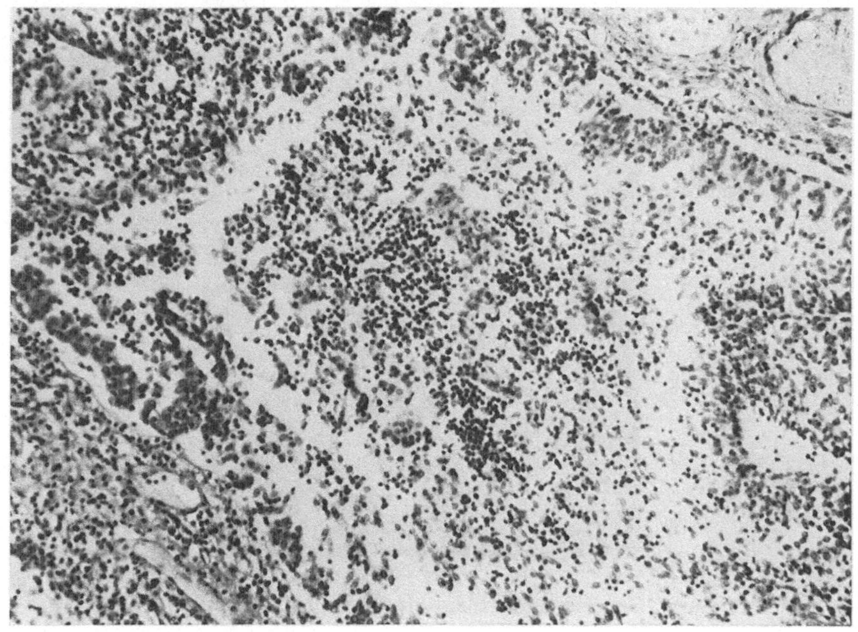

Abb. 21. Paraurethrale Drüse. Epithel z. T. zerstört. Entzündungszellen in der Lichtung ♀ 75 J. SN 976/64. HE. 150 ×

da er, abgesehen von Skeneschen Drüsen, die Existenz parurethraler Drüsen nicht anerkennt. Als ätiologischen Faktor werden auch Traumata, insbesondere Geburtstraumen, angegeben. So soll das Divertikel bei Mehrgebärenden häufiger sein. DAVIS und TELINDE pflichten dieser Auffassung jedoch nicht bei, stellen sie doch in ihrem Untersuchungsgut zahlreiche Divertikel bei Frauen, die nie geboren hatten und mit zunehmender Geburtenhäufigkeit eher eine Abnahme der Divertikelhäufigkeit fest. PARKES berichtet über einen Fall nach Beckenfraktur.

b) Lokalisation. Die Divertikel liegen in der Mehrzahl auf der vaginalen Seite der Urethra, kommen jedoch auch seitlich und auf der der Vagina gegenüberliegenden Seite vor. Sie können manchmal sattelartig größere Abschnitte der Urethra umgeben. Meistens ist nur eine mit der Urethra kommunizierende Öffnung vorhanden, manchmal aber auch zwei oder mehrere (Abb. 22). Über das Vorkommen von bis zu drei voneinander unabhängigen Divertikeln berichtet BUTLER. Die Öffnungen können entlang der ganzen Urethra gefunden werden, häufiger in den proximalen als in den distalen zwei Dritteln. Dagegen fanden HOFFMAN u. ADAMS das Divertikel bei 60 Fällen 29mal im mittleren, 23mal im distalen Drittel der Urethra. Die *Größe* der meist kugeligen Divertikel ist stark variabel. Edwards u. Beebe geben Schwankungsbreiten zwischen 3 mm und 8 cm an.

c) Altersverteilung. In der Kasuistik von Davis und Telinde standen unter 121 Patientinnen mit Symptomen von seiten des Divertikels nur 2 im

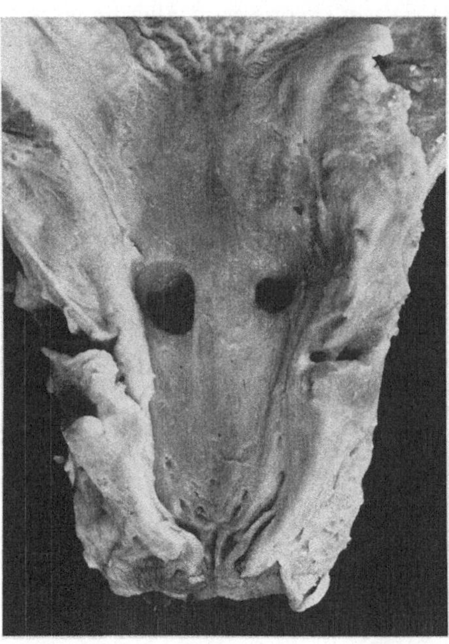

Abb. 22. Zwei Harnröhrendivertikel mit klaffender Öffnung. SN 561/1913

Alter unter 15 Jahren. Die meisten Patientinnen entwickelten ihre Divertikel-Symptomatologie im Alter zwischen 20 und 40 Jahren. Übereinstimmende Ergebnisse teilt auch Moore mit.

d) Klinische Befunde. Die führenden Symptome des Urethraldivertikels sind rezidivierende Cystitis ohne ersichtlichen Grund und Vorliegen einer meist schmerzhaften Schwellung der vorderen Vaginalwand. In typischen Fällen läßt sich diese auspressen, wobei sich aus der Urethra Eiter oder klarer Schleim entleert.

e) Histologische Befunde. Die Untersuchung der Struktur der Divertikel-wand hilft in der Differenzierung zwischen angeborenen und erworbenen Divertikeln relativ wenig. Weder die Muskulatur noch das Epithel stellen ein eindeutiges Kriterium dar. Ein ursprünglich vorhandenes Epithel kann abgestoßen werden und verschwinden, eine Abszeßhöhle kann sekundär reepithelialisiert werden. Auch ein Absceß, der sich in einem muskulaturreichen Gewebe bildet, kann bei seiner Ausdehnung und Wandbildung Muskulatur mitnehmen. In allen 8 Fällen Pinkertons bestand die Divertikelwand aus in verschiedenen Richtungen verlaufenden Bündeln glatter Muskulatur und Kollagenfasern. Die von Gilbert u. Cintron beschriebenen 8 Fälle zeigten einen Bau der Divertikelwand, der typisch ist für den chronischen Absceß. Die Epithelauskleidung variiert beträchtlich. Sie besteht aus Pflasterepithel, Übergangsepithel, kubischem oder prismatischem

Epithel. Sie kann aber auch vollständig oder teilweise fehlen. Anstelle eines Epithels findet sich dann ein Granulationsgewebe.

f) Komplikationen. Als Komplikation kann nur die *Entzündung* der echten, angeborenen Divertikel angesprochen werden, während sie bei den erworbenen, den Urintaschen, die aus einer Infektion periurethraler Drüsen entstehen, obligat ist.

WHARTON u. TELINDE untersuchten Preßsaft aus Divertikeln bakteriologisch und fanden sterilen Inhalt 11mal, Escherichia coli 4mal, Aerogenes 18mal, Streptococcus faecalis 1mal, Enterokokken 3mal, Staphylococcus aureus 6mal, Staphylococcus albus 8mal, Sterptokokken 7mal, Subtilis 4mal, Pseudomonas 1mal, diphtheroide Stäbchen 1mal und Trichomonas vaginalis 1mal. In vielen Fällen bestand eine Mischinfektion.

Eine nicht sehr seltene Komplikation des Divertikels ist die *Steinbildung* im Divertikel. 1943 fanden HIGGINS u. ROEN in der Literatur 39 publizierte Fälle mit Steinen im Urethraldivertikel. PHILLIPS nimmt an, daß etwa in 10 % aller Divertikel Steine gefunden werden, KRÄUBIG berichtet über einen 26 g schweren, aus drei Facettensteinen zusammengesetzten Divertikelstein. Der von HIGGINS u. ROEN gefundene Divertikelstein maß $4 \times 2,5 \times 2,5$ cm und bestand aus Calcium, Phosphat und Carbonat. Die Steine können sowohl lokal entstehen, besonders wenn die Kommunikationsöffnung eher eng ist, als auch mit dem Urin abgehend in einem Divertikel hängenbleiben.

g) Maligne Entartung. Die Divertikel können in seltenen Fällen auch maligne entarten. WISHARD u. Mitarb. finden 1960 12 Publikationen über Divertikelcarcinome, ROSENFELD u. FRUCHTMANN 1964 51 Fälle und berichten über einen weiteren. Bei der Mehrzahl handelt es sich um Carcinome vom Typ des Übergangsepithels, aber auch Pflasterzell- und Adenocarcinome kommen vor.

HAMILTON u. LEACH beschreiben den Fall einer 53jährigen Frau, die etwa 2 1/2 cm vom Meatus externus entfernt ein Divertikel der Hinterwand aufwies, welches einen als Adenocarcinom bezeichneten Tumor enthielt, der zahlreiche, mit einem endothelartigen, flachen Epithel mit spärlicher Schleimsekretion ausgekleidete Hohlräume aufwies. Der Tumor erinnerte etwas an einen Adenomatoid-Tumor, dabei fehlten jedoch Flimmerhaare. Klinisch und histologisch hatte die Geschwulst die Merkmale eines Malignoms.

Bei längerem Bestehen kann ein Carcinom in einem Divertikel auf die Urethra übergreifen und schließlich ein primäres Carcinom der Urethra vortäuschen.

VII. Störungen der Blutzirkulation

Bei dem ausgedehnten Blutgefäßnetz im Bereich der Urethra sind mannigfaltige Störungen der Blutzirkulation möglich. Ein Befund, der sich bei vielen autoptisch gewonnenen Urethren nachweisen läßt, ist die *venöse Stauung* als Ausdruck eines terminalen Kreislaufversagens. Sie läßt sich in einer Ausweitung der Bluträume durch pralle Blutfülle leicht erkennen (Abb. 4).

Bei Neugeborenen spielt für die Stärke der Blutfüllung die Geburtslage eine wesentliche Rolle. So sind bei Beckenendlagen *Urethrablutungen* nachweisbar, ähnlich den Hodenblutungen des neugeborenen Knaben. Beim Erwachsenen sind dagegen nicht traumatische Blutungen selten. Auch bei Blutungen im Rahmen einer hämorrhagischen Diathese oder einer Anticoagulantienbehandlung kommen isolierte Urethralblutungen eher selten vor. In unserem Untersuchungsgut findet sich keine entsprechende Beobachtung.

Thrombosebildungen sind in den urethralen Venen häufig, was bei den speziellen anatomischen Verhältnissen nicht verwunderlich ist. Diese Thromben können sich entweder im Corpus spongiosum entwickeln oder sich aus dem Plexus uterovaginalis in die Urethra ausbreiten. Im Gegensatz zu den Thromben des Plexus utero-vaginalis sind jedoch die Thrombosen im Corpus spongiosum kaum von klinischer Bedeutung.

Brüning erwähnt *Embolien* im Zusammenhang mit Mitral- und Aortenendocarditiden. Sie führen nie zu *Infarkten*. Als Spezialform des *Ödems* hebt Brüning die mucoide Durchtränkung des Gewebes hervor, welche er besonders bei nervöser Dysregulation im Rahmen von Hirntumoren und Hypoxämien des Gehirns aus andern Gründen nachweisen konnte. Er vermutet in dieser mucoiden Durchtränkung, die sich färberisch leicht vom gewöhnlichen Ödem unterscheiden läßt, eine Vorstufe zur Periurethritis chronica fibrosa.

VIII. Entzündungen

Isolierte Entzündungen der Urethra sind bei der Frau selten. Viel häufiger ist die Urethritis Teilerscheinung einer ausgedehnten Harnwegsinfektion oder einer urogenitalen Entzündung. Um bei dysurischen Beschwerden die Urethritis von der Cystitis abzugrenzen, nehmen Moore u. Mitarb. eine differenzierte Zellzählung in Blasen- und Urethraurin vor.

1. Die nicht gonorrhoische (unspezifische) Urethritis

Die nicht genorrhoische Urethritis hat in den letzten Jahren stark an Bedeutung gewonnen. Ob eine echte Zunahme vorliegt oder ob es sich um eine scheinbare Zunahme infolge therapeutischer Beeinflussung der gonorrhoischen Urethritis handelt, ist uns nicht sicher bekannt. Die nicht gonorrhoische Urethritis zeigt in ätiologischer Hinsicht eine ausgesprochene Vielfalt. Neben der großen Zahl von in Frage kommenden Erregern spielt auch das hormonelle Milieu eine wesentliche Rolle. So sei hier auf die atrophische Urethritis, oft in Verbindung mit einer senilen Vaginitis, die Urethritis kleiner Mädchen sowie auf die prämenstruelle Urethritis hingewiesen (v. Rütte, v. Rütte u. Delnon, Nicolai u. Hines). Bei 329 neuen Fällen nicht gonorrhoischer Urethritis, die Youngblood u. Mitarb. untersuchten, standen 76 % der Frauen in der Postmenopause.

Sowohl in der Schwierigkeit der Klärung der Ätiologie wie auch in der schlechten therapeutischen Beeinflußung einzelner Formen ist die Ursache zu suchen, weshalb die nicht gonorrhoische Urethritis als Crux des Arztes gilt. Unsere Einteilung der nicht gonorrhoischen Urethritis lehnt sich an diejenige von Marchionini und Röckl an:

a) Traumatische Urethritis,
b) infektiöse Urethritis, verursacht durch
   α) Bakterien,
   β) Pleuropneumonia-like Organism (PPLO),
   γ) Pilze,
   δ) Protozoen,
   ε) Helminthae,
   ζ) Viren,
c) allergisch-toxische Urethritis,
d) Reitersche Krankheit.

a) Traumatische Urethritis

Die traumatische Urethritis ist Folge einer mechanischen oder chemischen Reizung oder eine Kälteexposition. Diese Einwirkungen auf die Urethra stellen einen Reizfaktor dar, der dann zur Auslösung der eigentlichen Entzündung führt.

MOORE u. HIRA untersuchten 150 Fälle von Urethritis auf derartige Faktoren und erhielten in 48 % folgende Angaben, die als Ursache für die erste Attacke angegeben wurden: Operationen (vaginale Operationen oder andere Operationen mit Katheterisierung), Geschlechtsverkehr („Honeymoon-Cystitis", HIRSCH-HORN), Geburt, intravaginales Kontrazeptivum und Kälteexposition. Abgehende Steine aus dem oberen Harntrakt können die Schleimhaut beschädigen, dann gelten aber auch sportliche Betätigung wie Reiten und Radfahren als mögliche Ursachen einer traumatischen Urethritis. Unter den chemischen Agentien sind es vor allem Spüllösungen, die, aus therapeutischen Gründen von ängstlichen Patientinnen zu häufig oder zu konzentriert angewendet, zu einer chronischen Reizung führen können. Schließlich sind auch gewisse Stoffwechselstörungen wie Gicht, Phosphaturie und Oxalurie unter dieser Rubrik zu erwähnen.

b) Infektiöse Urethritis

α) Bakterielle Urethritis. Die Urethra enthält bei praktisch allen Frauen zumindest in den distalen Abschnitten eine reichliche Bakterienflora. Cox untersuchte mit Hilfe eines speziellen Instrumentes, das eine selektive Untersuchung verschiedener Segmente erlaubt, die Bakterienflora in 52 weiblichen Urethren. Bakterien enthielten: im 1. Segment (meatusnahe) 100 %, im 2. Segment 88,5 %, im 3. Segment 81 % und im 4. Segment (blasennahe) 54 % der Fälle. Dabei fanden sich in 27 % pathogene, in 58 % fraglich pathogene und in 15 % apathogene Keime.

Unter den vielfältigen Keimen, die die Urethra besiedeln, sind am häufigsten *Gram-negative Bakterien*, allen voran Escherichia coli, dann Klebsiella, Proteus, Pseudomonas, weiterhin *Gram-positive Kokken*, wie Staphylokokken, Strepto-kokken und Enterokokken. Sie alle können pathogen werden. Eine gewisse Bedeutung wird auch *Spirochäten* zugeschrieben, wobei Formen, die der Spiro-chäta dentium gleichen, am wichtigsten sein sollen.

Da die bakterielle Flora bei der klinisch gesunden Frau meistens keine wesent-lichen Unterschiede gegenüber der kranken mit manifester Urethritis zeigt, darf aus einem positiven bakteriologischen Befund nicht ohne weiteres auf eine bakterielle Urethritis geschlossen werden. Ob die Erregerzahl pro ml Urin bei der Urethritis die gleiche diagnostische Bedeutung hat wie bei der Pyelonephritis, ist nicht bekannt (KASS). Mit großer Wahrscheinlichkeit darf aber die Patho-genität eines Erregers angenommen werden, wenn aus dem Urin eine Reinkultur eines Erregers gezüchtet werden kann (MEYER-ROHN), oder wenn sich Erreger züchten lassen, die normalerweise in der Urethra nicht vorkommen.

β) Mycoplasma oder Pleuro-pneumonia-like Organism (PPLO). Die Rolle des PPLO in der weiblichen Urethritis ist noch nicht eindeutig geklärt. MEYER-ROHN hält es für einen harmlosen Saprophyten. Dagegen scheint dem PPLO eine Bedeutung in der nicht gonorrhoischen Urethritis des Mannes zuzukommen, worauf vor allem in anglo-amerikanischen Militärmedizinkreisen hingewiesen wurde. So berichten SHEPARD u. Mitarb. über Untersuchungen nicht gonorrhoischer Ure-thritis in einem Militärlager der Marine, wo in zahlreichen Fällen das Mycoplasma der einzige aus Urethralabstrichen isolierbare Mikroorganismus war. Die Unter-sucher konnten auch die Sexualpartnerinnen der Erkrankten untersuchen und fanden unter 100 Frauen 61mal PPLO entweder im Cervix- oder Urethraabstrich. CSONKA u. Mitarb. untersuchten 545 Männer und 304 Frauen mit nicht gonor-rhoischer Urethritis auf Mycoplasma. In 70 % der Patienten fanden sie Myco-plasma hominis in der T-strain-Form. Es scheint, daß das PPLO bei der Frau eher zur Cervicitis und Vaginitis, beim Mann dagegen ausschließlich zur Urethritis führt. Nach Hutfield wird das PPLO besonders häufig durch Frauen übertragen, die kürzlich geboren oder abortiert haben. Auch die Menstruation scheint eine Rolle zu spielen.

γ) **Pilze.** Unter den Pilzen kommt wahrscheinlich nur der *Candida albicans (Monilia albicans)* eine gewisse klinische Bedeutung zu. Von einigen andern Pilzen liegen nur Einzelbeobachtungen über Befall des Urogenitaltraktes in der Literatur vor. Als Saprophyt kommt die Candida albicans recht häufig im Urin von Frauen vor, aber nur selten führt die Besiedelung der Harnwege zu klinischen Erscheinungen in Form von Cystitis oder Urethritis.

δ) **Protozoen.** Unter den Protozoen spielt unter mitteleuropäischen klimatischen Verhältnissen nur Trichomonas vaginalis eine Rolle. Dieser Erreger nimmt jedoch unter den nicht gonorrhoischen Urethritiden eine hervorragende Stellung ein. Während man lange Jahre diesen Erreger als harmlosen Saprophyten betrachtet hatte, erscheint seine Rolle als pathogener Keim jetzt gesichert. Beim Mann führt Trichomonas zu urethritischen Erscheinungen, bei der Frau zu einem hartnäckigen Fluor vaginalis. Allerdings kann in solchen Fällen fast immer auch der Erreger in der Urethra nachgewiesen werden (Bauer). Kean fand bei 45 Patientinnen mit Trichomonas vaginalis die Parasiten 40mal in der Urethra. Hier bilden sie das Reservoir für eine Rezidivbesiedelung der Vagina nach einer Lokalbehandlung der Vagina, können aber auch gelegentlich zu einer Urethritis führen. Kean sieht in ihnen auch einen Schleppermechanismus für andere pathogene Keime, besonders für Escherichia coli. Sie könnten bei rezidivierenden Cystitiden eine Rolle spielen.

ε) **Helminthae.** In tropischen und subtropischen Gegenden spielt die Bilharziose (Schistosoma hämatobium) eine maßgebende Rolle bei urogenitalen Infektionen. Die weibliche Urethra kann durch Ausdehnung des Krankheitsgeschehens aus der Blase befallen werden (Maegraith). Dabei kann die Wand der Urethra verdickt werden, es können Schleimhautpapillome auftreten und periurethrale Abscesse entstehen (Manson-Bahr). Der Meatus kann anschwellen und einen Schleimhautprolaps vortäuschen (Begg).

ζ) **Viren.** Von den Viren, die die Genitalregion treffen können, sind im Rahmen der Urethritis folgende von Bedeutung: Einschlußurethritis, Lymphogranuloma venerum, Herpes simplex. Die Urethritis herpetica wird bei der Frau viel seltener beobachtet als beim Mann. Wahrscheinlich ist sie aber nicht seltener, macht aber weniger Beschwerden wegen der Weite des Meatus. Die *Urethritis herpetica* tritt beim Mann meistens akut 1—2 Tage nach sexuellem Kontakt auf (Nasemann u. Nagai). Ob dabei ein Menstruationsherpes der Frau eine Rolle spielt, ist nicht gesichert. Bei der Frau kann ein Herpes der Vulvagegend auch die Urethra betreffen.

Beim *Lymphogranuloma venereum* kommt neben dem Befall per continuitatem der Urethra im Initialstadium auch eine Urethritis im Spätstadium vor. So finden sich hier oedematöse Schwellungen, Geschwüre oder Gewebsproliferationen, die zur Striktur der Urethra führen können.

Erreger der Einschlußurethritis ist das *Chlamydozoon oculogenitale*, das auch für die Einschlußkonjunktivitis der Neugeborenen verantwortlich ist. Die Einschlußkörper lassen sich in der Giemsa-Färbung als intracelluläre, blaue Scheiben darstellen. Die Einschlußkörperurethritis ist nicht häufig. Ihr Anteil an den nicht gonorrhoischen Urethritiden beträgt wenige Prozente.

c) Allergisch-toxische Urethritis

Diese Urethritisform kann durch Medikamente oder Nahrungsmittel verursacht werden. Unter den Nahrungsmitteln sind es gewisse Gemüse wie Sellerie,

Spargel oder Radieschen, die zu Reizungen der Urethra führen können, aber auch gewisse Weinsorten, Biere usw. Von den Medikamenten sind Chinin, Arsen, Quecksilber, Jodkali, Phenolphthalein in dieser Hinsicht bekannt. Die Chlorwasser-Schwimmbad-Allergie, die zu äußerst unangenehmer Vulvo-urethritis führen kann, ist ebenfalls unter dieser Rubrik aufzuführen.

d) Reitersche Krankheit

Die Reitersche Krankheit mit der klassischen Trias-Urethritis, Arthritis und Conjunctivitis- ist beim Mann um ein Mehrfaches häufiger als bei der Frau (RINKOFF, CROCCO u. FORMATO, WEINBERGER u. Mitarb., REFVEM, WARNER u. Mitarb.), bei welcher diese Krankheit selten ist. Die Gründe dafür, gleich wie auch die Ursache der Erkrankung, sind unklar. Insbesondere ist die ätiologische Bedeutung des oft in diesen Fällen nachgewiesenen und angeschuldigten PPLO nicht gesichert (DIENES u. Mitarb.).

AMOR u. Mitarb. fanden in Urethraabstrichen und Synovialflüssigkeit auch çelluläre Einschlußkörper, die sie als runde, cytoplasmatische, perinucleäre Masse beschreiben, die sich in der Giemsa-Färbung rötlich vom umgebenden, blauen Cytoplasma abhebt. Meistens beginnt die Krankheit mit einer Urethritis mit eitrigem Ausfluß, häufig nach sexueller Exposition. Die Gelenkbeschwerden äußern sich in einer Poly- oder Monarthritis, begleitet von Fieber, wobei hauptsächlich die großen Gelenke befallen sind. Bei den Augenerscheinungen finden sich neben der Konjunktivitis oberflächliche Keratitis, Iritis oder Iridocyclitis. Neben den klassischen Symptomen der Trias kommen manchmal noch typische Hauterscheinungen oder flache Geschwüre der Mundschleimhaut sowie kardiale Erscheinungen dazu (HALL u. FINEGOLD, NEU u. Mitarb., RODMAN u. Mitarb.).

e) Die pathologische Anatomie der nicht gonorrhoischen Urethritis

Trotz der Vielfalt der Ursachen ist die Wirkung an der Urethra selbst bei allen Formen relativ einheitlich. In der akuten Phase des Geschehens ist eine ödematöse Schwellung von Schleimhaut und Mucosa charakteristisch. Die Rötung der Schleimhaut kann meist schon inspektorisch am Harnröhrenwulst beobachtet werden. Hinzu kommt eine ausgeprägte Vascularisierung und Gefäßerweiterung. Die Infiltration mit Entzündungszellen ist je nach Schwere mehr oder weniger ausgeprägt. Bei ulcerösen Formen können ausgedehnte Epitheldefekte und Fibrinbeläge vorkommen (Abb. 23). Im subakuten Stadium ist die Ödembildung weniger stark. Drüsenartige Einstülpungen der Schleimhaut sind oft mit Schleim ausgefüllt. Die Gefäßdilatation ist nicht so ausgeprägt, die entzündliche Infiltration ist jedoch eher stärker, vor allem lymphoid. Sie kann bis zur Ausbildung eigentlicher Lymphfollikel gehen, welche dann das typische Element der *Urethritis granularis* darstellen. Im Rahmen der Urethritis kommen auch die sog. „*hyperplastic tab*" vor. Es handelt sich dabei um flache hyperplastische Bildungen, bestehend aus Drüsen oder drüsenartigen Formationen, besonders im Bereich des Blasenhalses, meist in streifenförmigen Abschnitten.

Eine etwas eingehendere Einteilung geben POWEL u. WATTENBERG (zit. nach TORMEY). Sie unterscheiden 4 Formen der Urethritis: 1. Urethritis granularis, die sich durch eine vermehrte Vascularisation der Schleimhaut und ein „gepflästertes" Aussehen der Oberfläche auszeichnet, 2. akute, ödematöse und polypoide Urethritis mit ausgeprägten entzündlichen Erscheinungen, 3. subakute Urethritis mit polypoiden, hyperplastischen Veränderungen sowie 4. geheilte oder senile Urethritis mit blasser Mucosa, die eine pflasterzellige Metaplasie aufweisen kann.

Mit der senilen oder atrophischen Urethritis hat sich von Rütte eingehend beschäftigt. Er unterscheidet, gestützt auf die cytologische Untersuchung des Urethraabstriches, 4 Typen der Urethraschleimhaut in der Menopause: 1. Superficialtyp bei Frauen mit noch hoher Östrogenaktivität, 2. Intermediärtyp bei mäßiger Östrogenaktivität, 3. Parabasaltyp bei praktisch fehlender Östrogenaktivität und 4. Atrophietyp bei vollständig fehlender Östrogenaktivität. Je

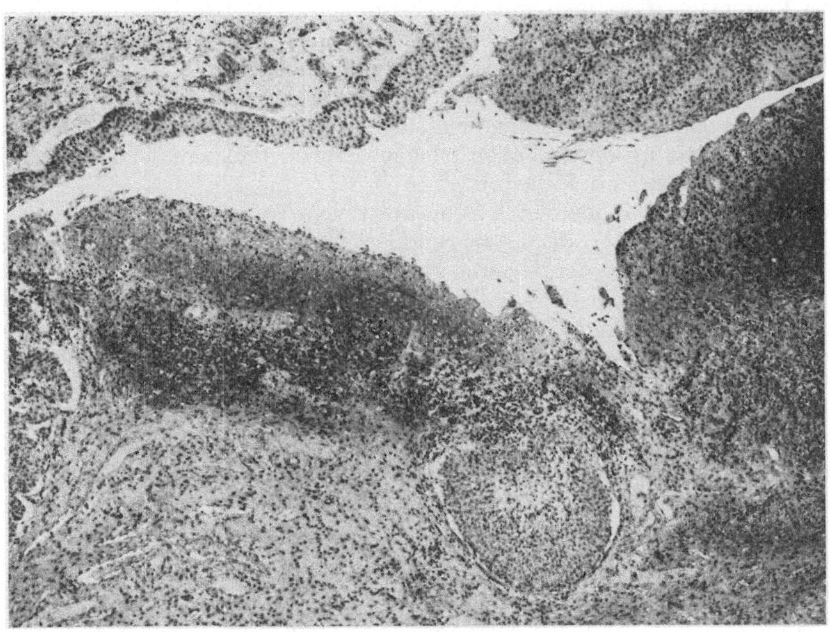

Abb. 23. Ulceröse Entzündung der Urethra. Epithelbelag durch Fibrinmassen und Granulationsgewebe ersetzt. ♀ 65 J. SN 951/64. HE. 60 ×

ausgeprägter die Atrophie der Schleimhaut ist, desto leichter neigt sie zu chronisch entzündlichen Veränderungen. Die Therapie der atrophischen Urethritis besteht dann logischerweise in einer Hormonsubstitution.

Im chronischen Stadium kann das entzündliche Infiltrat durch eine submuköse Fibrose abgelöst werden, die manchmal einen beträchtlichen Grad erreichen kann. Man spricht in solchen Fällen von einer *Periurethritis chronica fibrosa* oder *Periurethritis chronica fibroplastica*. Durch die starke Vermehrung des periurethralen Bindegewebes kann die Urethra zu einem starren Rohr werden. Brüning sieht ein mucoides Ödem der Wand als Vorstufe der Periurethritis fibrosa. Möglicherweise kann infolge enger Verbindung im lymphatischen System auch eine chronische Cervicitis eine Rolle in der Entstehung der Periurethritis spielen. Infolge narbiger Schrumpfung können aus Entzündung der Urethra schließlich Stenosen resultieren.

Dieser Zustand wird klinisch wegen der Ähnlichkeit der Symptomatik mit der entsprechenden Krankheit des Mannes als „*Sphinktersklerose*" bezeichnet (Abb. 24). Geringe Stenosierung der Lichtung ist als Folge von Entzündung recht häufig, Striktur und Stenosen, die zu Restharn in der Blase oder zu Harnverhaltung führen, werden jedoch selten beobachtet.

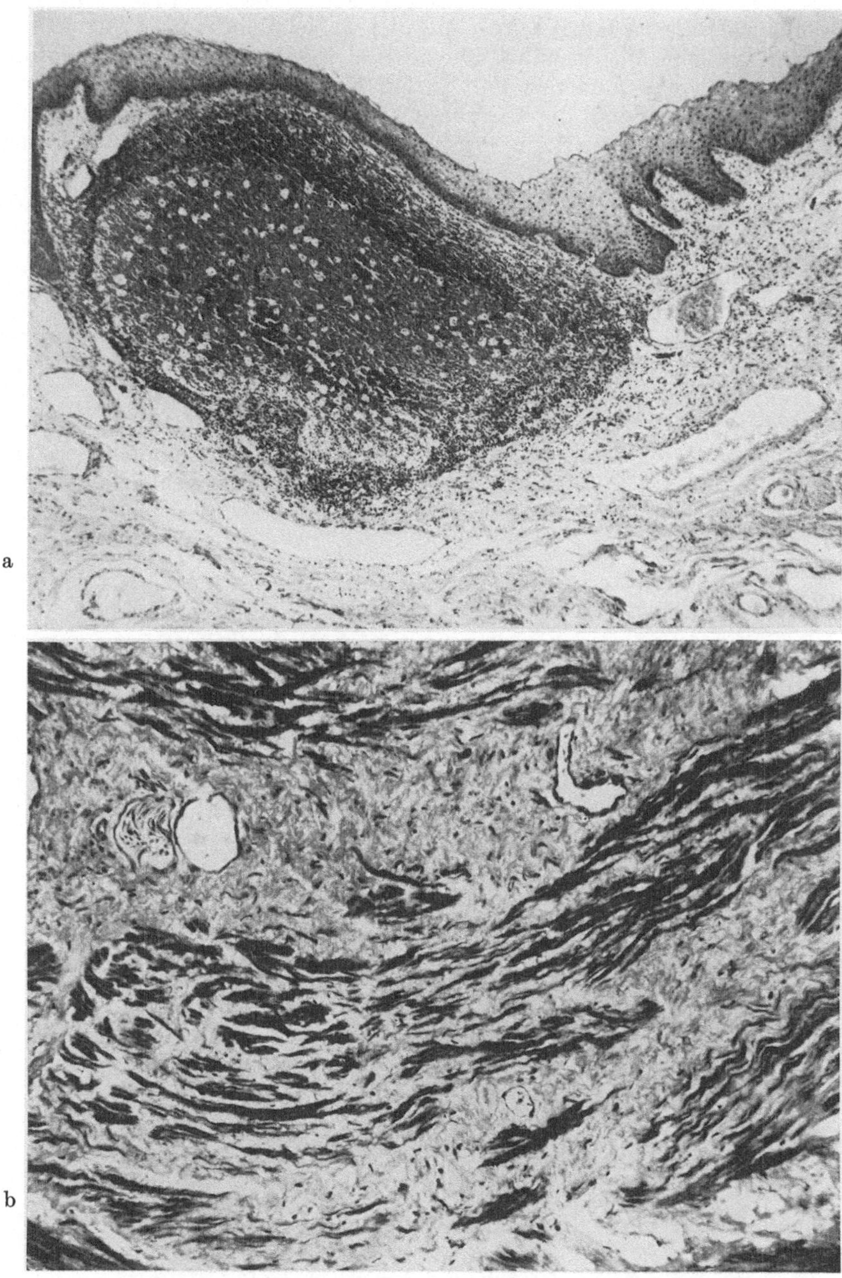

Abb. 24a u. b. Histologie einer „Sphinktersklerose". a subepithelialer Lymphfollikel der Urethraschleimhaut (BW 8189/68). HE. 150 ×. b Muskelfaserbündel (dunkel) durch reichlich Bindegewebe aufgesplittert (BW 8189/69). Goldner. 150 ×

2. Die gonorrhoische Urethritis

Trotz Rückgang der Gonorrhoe ist die gonorrhoische Urethritis immer noch eine der häufigsten Entzündungen der Urethra. Sie stellt immer nur einen Teilaspekt einer ausgedehnteren Infektion dar. In der akuten Form liegt eine eitrige Entzündung vor, die zu einer Schwellung der Schleimhaut und Protrusion der Schleimhaut aus dem Meatus führt. Bevorzugte Lokalisation der Entzündungsherde stellen die vorbestandenen Falten und Krypten sowie die periurethralen Drüsen dar. Aus dem Befall dieser Drüsen können *periurethrale Abscesse* hervorgehen. In der chronischen Form greift die Entzündung auf das umgebende Bindegewebe über. Es kann auch eine polypartige Epithelhyperplasie resultieren. Diese Wandveränderungen sind verantwortlich für das so oft beobachtete Auftreten von Strikturen bei der gonorrhoischen Urethritis.

3. Lues der Urethra

Der Primäraffekt der Lues kann bei der Frau auf, in oder in der Umgebung der Urethra gefunden werden (REICH), allerdings wesentlich seltener als beim Mann (LOVEMAN u. MORROW).

Die Urethra kann auch durch die Veränderungen der sekundären Lues befallen werden (REICH). Durch Gummen, die allerdings heute eine Seltenheit darstellen, und die wahrscheinlich meistens durch Ausbreitung aus benachbarten Gebieten die Urethra erreichen, kann die Harnröhre teilweise oder total zerstört werden.

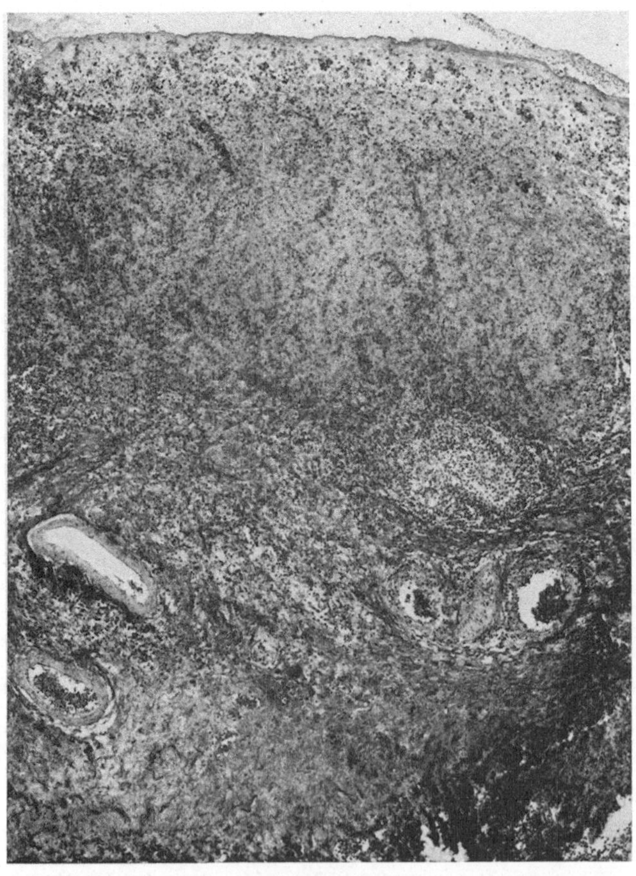

Abb. 25. Malakoplakie der Harnblase. Die Schleimhaut ist durch ein makrophagenreiches Gewebe ersetzt. ♀ 47 J. MB 14368/59. HE. 40 ×

4. Tuberkulose der Urethra

Die Tuberkulose der weiblichen Urethra, die schon vor der heute üblichen Chemotherapie nicht häufig war, ist in neuerer Zeit extrem selten geworden. In den meisten Fällen geht die Infektion descendierend über den Harntrakt von einer Nierentuberkulose aus. Die hinteren Abschnitte der Urethra können per continuitatem von einer Blasentuberkulose aus befallen werden, während die vorderen Abschnitte bei einer Tuberkulose der Vulva (vulvo-urethrale Form) mit ergriffen sein können. BRÜNING unterscheidet neben der vulvo-urethralen Form eine Urethritis tuberculosa, eine Periurethritis tuberculosa und eine Cavernitis und Pericavernitis tuberculosa. Neben der canaliculären Infektion kann auch die hämatogene Infektion eine Rolle spielen.

5. Die Malakoplakie

Dieses Leiden befällt Frauen mindestens doppelt so häufig wie Männer. Es wurde früher als Sonderform einer Tuberkulose angesehen. Man weiß heute, daß die Malakoplakie mit der Tuberkulose unmittelbar nichts zu tun hat, jedoch recht häufig bei Tuberkulosekranken vorkommt. Es ist die allgemeine Kachexie, die zu der Malakoplakie disponiert. Der häufigste Sitz der Malakoplakie ist die Blase. Ein Übergreifen auf die Urethra ist nicht so selten (BENNET). Die Ursache ist nicht genau bekannt. Immer besteht eine massive Harnwegsinfektion. Die Papeln oder verschieden großen Schleimhauterhebungen von gelblich-grauer bis bräunlicher Farbe der Malakoplakie weisen ein typisches histologisches Bild auf (Abb. 25). Es ist charakterisiert durch das Vorkommen zahlreicher Makrophagen mit einem eher acidophilen, manchmal etwas schaumigen Cytoplasma und durch die Michaelis-Gutmannschen Körperchen (Abb. 26). Bei den letzteren handelt

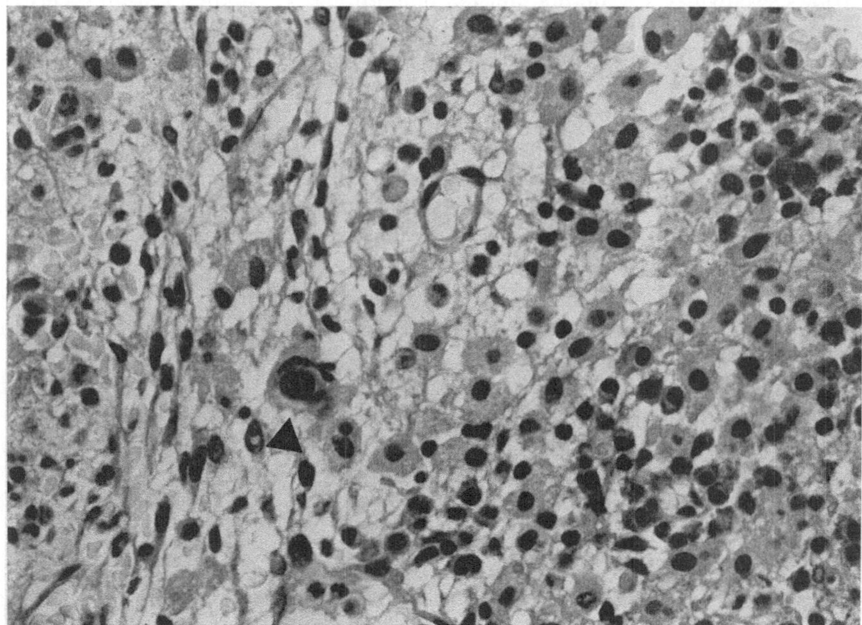

Abb. 26. Malakoplakie der Harnblase. Cytoplasmareiche Makrophagen beherrschen das Bild. Man beachte den Michaelis-Gutmann-Körper (Pfeil). Gleiche Patientin wie Abb. 25. HE. 400 ×

es sich um solide oder konzentrisch geschichtete, basophile Körperchen, die sowohl intra- als auch extracellulär liegen können. Chemisch entsprechen die Körperchen Kalkeisenphosphatniederschlägen.

IX. Die Geschwülste der Harnröhre

1. Gutartige Geschwülste

a) Epitheliale Geschwülste

Die gutartigen epithelialen Tumoren der weiblichen Harnröhre werden oft unter dem Begriff der *Carunkel* zusammengefaßt. Dieser Begriff ist ein klinischer. Sowohl ätiologisch als auch morphologisch handelt es sich nicht um eine Einheit. Obwohl es sich um eine über die Histopathologie nichtssagende Bezeichnung handelt, die von ihrem Aussehen abgeleitet wird (Caro-Fleisch), hat sie sich doch weitgehend eingebürgert und wird besonders in der anglo-amerikanischen Literatur verwendet. Der weitverbreitete Gebrauch des Namens ist sicher in erster Linie darauf zurückzuführen, daß auch mit mikroskopischer Untersuchung oft nicht mit Sicherheit entschieden werden kann, ob das untersuchte Gebilde nun eine echte Neubildung, eine Hyperplasie, einen Teilprolaps der Schleimhaut, ein Granulationsgewebe oder einen durch Gefäßveränderungen bedingten Prozeß darstellt. Außerdem ist der makroskopische Aspekt aller dieser Veränderungen weitgehend gleichartig.

Die Carunkel soll erstmals 1750 von Sharp und von Morgagni beschrieben worden sein (Stöckel). In ihrem Ausmaß variiert die Carunkel zwischen Stecknadelkopf- und Walnußgröße. Am häufigsten handelt es sich um eine etwa erbgroße Geschwulst, die manchmal hahnenkammartig, manchmal himbeer- oder blumenkohlartig aussieht (Palmer u. Mitarb.). Sie kann flach aufsitzen oder gestielt sein. Sie kommt fast immer einzeln, selten in Mehrzahl vor (Phillips u. Douglass). Die Oberfläche ist hochrot, manchmal glatt, manchmal unregelmäßig. Bei Berührung tritt leicht eine Blutung auf. Als besonders charakteristisch wird die hochgradige Schmerzhaftigkeit auf Berührung angegeben.

Die Carunkel sitzt meist an der Hinterwand des Meatus externus der Urethra, kann aber selten auch an anderen Stellen der Urethralmündung gefunden werden. Außerdem kann sie auch proximal vom Orificium entspringen und aus dem Meatus herausragen.

Die Pathogenese der Carunkel ist wahrscheinlich nicht einheitlich. Während Begg die Existenz der Carunkel rundweg ablehnt und erklärt, niemals eine Carunkel gesehen zu haben, die sich nicht als Teilprolaps der Urethralhinterwand herausgestellt hätte, billigen andere Autoren diesem Teilprolaps eine pathogenetische Bedeutung in der Entstehung der Carunkel zu (Novak). Durch Schrumpfung des Vaginalgewebes in der Menopause könne es zu einer *Ektropionierung* in der Schleimhaut der Hinterwand kommen, worauf sekundäre Veränderungen unter veränderten Umweltbedingungen zur Entstehung der Carunkel führen würden.

Graves u. Guiss, McKim u. Smith glauben, daß eine chronische Entzündung den Boden für die Entwicklung einer Carunkel darstellt. Es wird sogar angegeben, daß eine chirurgische Behandlung der Carunkel so lange sinnlos sei, als der zugrunde liegende entzündliche Prozeß — meist soll es sich um eine chronische *Cervicitis* handeln — nicht abgeheilt sei. Sofern man das Condyloma acuminatum zu den Carunkeln rechnet — und es kann tatsächlich schwierig sein, makroskopisch eine genaue Unterscheidung zu treffen – so muß auch eine *Virus-ätiologie* in Betracht gezogen werden.

Die Carunkel ist eine Krankheit des höheren Alters. Meistens tritt sie erst nach dem 50. Altersjahr auf. In 59 eigenen Fällen mit bekanntem Alter der Carunkelträgerinnen ergibt sich folgende Verteilung:

0—20 Jahre	—
21—30 Jahre	2
31—40 Jahre	10
41—50 Jahre	6
51—60 Jahre	6
61—70 Jahre	21
über 71 Jahre	14

36 oder 61 % der Frauen sind demnach in unserem Untersuchungsgut über 61 Jahre alt, wenn sie erstmals in Behandlung wegen einer Carunkel kommen. REICH u. Mitarb. finden dagegen die Carunkel hauptsächlich bei Patientinnen unter 60 Jahren.

Einteilung

Da die Carunkel ein Sammelbegriff ist und auch nur als solcher eine *klinische Berechtigung* hat, haben die meisten Autoren versucht, eine etwas weitergehende Unterteilung zu finden. Die Kriterien, nach welchen die Einteilung vorgenommen wird, sind von Autor zu Autor verschieden. Die einfachste Einteilung treffen McKIM u. SMITH, die je nach *Lokalisation* von einer externen oder intraurethralen Carunkel sprechen. Die externe soll an der Hinterlippe des Meatus bei schlaffer Urethra sitzen. Dieser Typ dürfte mindestens zum Teil mit einem Partialprolaps der Urethralschleimahut identisch sein.

NOVAK sowie SWARTZ stützen sich auf histologische Kriterien und unterscheiden eine papillomatöse, ein teleangiektatische oder angiomatöse und eine granulomatöse Variante. GRAY u. PINGELTON teilen die Carunkel entsprechend dem Deckepithel in drei Gruppen ein:

1. vollständig mit geschichtetem Plattenepithel bedeckte Oberfläche. Drüsen im Stroma eher selten. Entzündung variabel von leicht bis schwer.

2. Oberfläche teilweise mit Plattenepithel, teilweise mit Übergangsepithel bedeckt. Drüsen im Stroma eher selten.

3. Oberfläche mit Übergangsepithel bedeckt. In der Regel sind im Stroma Drüsen vorhanden.

BRUNTSCH verwendet die Carunkel nicht als Oberbegriff, sondern als histologische Definition und grenzt davon Polypen und Papillome ab. Nach seiner Einteilung besitzt die *Carunkel* histologisch ein lockeres, zum Teil auch derbes, fibröses Grundgerüst, das vielfach follikelartige Lymphocytenansammlungen und immer eine ausgesprochen entzündliche Infiltration aufweist. Mehr oder weniger unreifzellige Epithelstränge bedecken nicht nur die Oberfläche, sondern gehen auch in die Tiefe. Dabei benützen diese Stränge oft den vorgezeichneten Weg der urethralen und paraurethralen Drüsenschläuche, die sowohl in Carunkeln als auch in Polypen vorkommen. Die Epithelstränge entsprechen im Bau zum Teil dem Pflasterepithel, zum Teil, etwa in $^2/_3$ der Fälle, dem Übergangsepithel. Gelegentlich handelt es sich auch um Granulationsgewebe, das nur mit einem flachen Epithel überzogen wird. An der Basis werden häufig gestaute Capillaren und Extravasate beobachtet.

Den *Polyp* beschreibt BRUNTSCH folgendermaßen: In einem lockeren, z. T. auch faserreichen Bindegewebsgerüst, das meist mit einem unreifzelligen Epithel bedeckt ist, finden sich mehr oder weniger zahlreiche Drüsengänge mit einem mittelhohen, cylindrischen Epithel. Diese Gänge sind zum Teil durch Epidermisierungsvorgänge mit Plattenepithel vom Typus der Vestibulumschleimhaut, zum Teil mit Übergangsepithel ausgekleidet. Die Entzündungserscheinungen sind ähnlich wie bei der Carunkel, auch hier finden sich zum Teil follikelartige Lymphocytenansammlungen. Hämorrhagische Infarzierung infolge Stieldrehung ist recht häufig. Häufig finden sich große, gestaute Gefäße und Extravasate.

Die *Papillome* zeichnen sich durch ein verzweigtes, bindegewebiges Gerüst aus. Dieses wird bis tief in die Buchten hinein von einer dicken, fast immer ausgereiften Epithelschicht bedeckt.

Brüning, der ein sehr großes Material überblickt, unterscheidet *hyperplasiogene* und *echte Tumoren.* In einem auf die Todesursache auslesefreien Sektionsgut untersuchte der Autor 205mal den Meatus externus der Urethra in zahlreichen Schnitten. Dabei fand er 47 Tumoren als Nebenbefund. Er teilt diese ein in polypöse Hyperplasien (9), papilläre Hyperplasien (31), Polypen (3), Papillom (0) und Adenom der paraurethralen Drüsen (4). Genaue histologische Kriterien zur Unterscheidung dieser Gruppe gibt Brüning nicht an. Er betont, daß der Übergang zwischen Hyperplasie und Tumor ein fließender und die Einteilung recht subjektiv sei. Im gynäkologisch-urologischen Untersuchungsgut findet der Autor neben den erwähnten Rubriken noch Varixknoten, dagegen keine Adenome der paraurethralen Drüsen. Zahlenmäßig verteilen sich die Veränderungen folgendermaßen: polypöse Hyperplasie (99), papilläre Hyperplasie (33), Varixknoten (34), Polypen (66), Papillome (3).

Im Einsendungsgut des Pathologischen Instituts der Universität Zürich sind Biopsien aus der weiblichen Urethra ausgesprochen schlecht vertreten. So sind unter den rund 158 000 Einsendungen der Jahre 1954—1965 nur 51 Tumoren der Urethra zu finden. Dazu kommt ein Divertikel. Die die weibliche Urethra betreffenden Einsendungen ergeben daher im Material Zürichs einen Prozentsatz von nur 0,03 %, während im Untersuchungsmaterial der Universität Leipzig 288 Einsendungen von der weiblichen Urethra einen Prozentsatz von 0,27 % ausmachen (Brüning). Auffallend groß ist dagegen der Anteil der weiblichen Urethra im Untersuchungsgut des Pathologischen Instituts des Kantonsspitals Winterthur. Unter 26 000 Biopsien, die vom 1. 4. 1966 bis Ende 1968 untersucht wurden, stammen 23 oder etwa 0,9 % von der weiblichen Urethra. Diese großen Unterschiede sind wohl nur damit zu erklären, daß den Excisaten nicht von allen Operateuren die gleiche Bedeutung zugemessen und somit nur ein unterschiedlich großer Teil der Excisate der histologischen Untersuchung zugeführt wird.

Unser Material wird noch durch Biopsien des histologischen Labors der Universitäts-Frauenklinik Zürich (Direktor: Prof. Dr. Held) bereichert. Aber auch dort sind in 15 Jahren nur 15 Befunde von der Urethra registriert worden.

Für die vorliegende Untersuchung standen mir somit insgesamt 63 klassierbare, gutartige epitheliale Tumoren der weiblichen Urethra zur Verfügung.

In allen diesen Fällen handelt es sich um polypartige Gebilde, die meistens auch unter der klinischen Diagnose eines Polypen zur Untersuchung gelangten. Gelegentlich lautete die Vermutungsdiagnose auf Papillom; die Bezeichnung Carunkel ist dagegen unter den Klinikern, die uns ihre Excisate einsenden, wenig gebräuchlich.

Die histologische Kontrolle aller Excisate zeigt, daß eine Einteilung schwierig ist. Einzig das Papillom bildet ein einigermaßen abgerundetes Bild. Die übrigen Excisate weisen jedoch in bezug auf Epithelbedeckung und Stroma fließende Übergänge auf. Es ist meistens auch unmöglich festzustellen, ob die vorliegende Veränderung eine echte Neubildung oder eine entzündliche Hyperplasie darstellt.

α) Granulomatöser Polyp (Abb. 27, 28). Hier ist es das Granulationsgewebe, welches histologisch das Bild beherrscht. Es besteht eine dichte, hauptsächlich plasmacelluläre Infiltration. Daneben finden sich in wechselndem Ausmaße neutrophile Leukocyten und Lymphocyten. Die Gefäße bilden ein dichtes Gerüst, in welchem die Entzündungszellen eingelagert sind. Das histologische Bild des Stromas entspricht demnach dem Granuloma teleangiectaticum. Das bedeckende Epithel, manchmal ein Pflasterepithel, manchmal ein Übergangsepithel, ist vom entzündlichen Prozeß unterschiedlich betroffen. Manchmal ist das Epithel völlig intakt, häufig aufgelockert und von Entzündungszellen durchsetzt, z. T. aber auch desquamiert. Gelegentlich wird durch die Volumenzunahme durch das Granulationsgewebe das Epithel etwas ausgezogen.

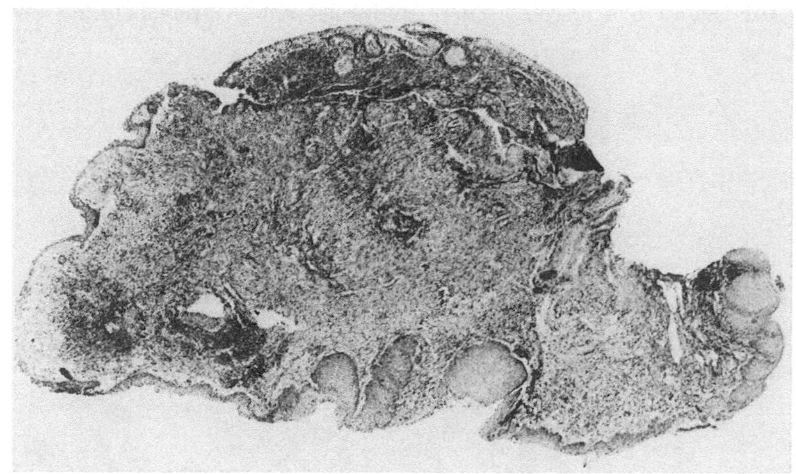

Abb. 27. Granulomatöser Urethralpolyp. Frauenklinik Zürich, Nr. 44156. HE. 20 ×

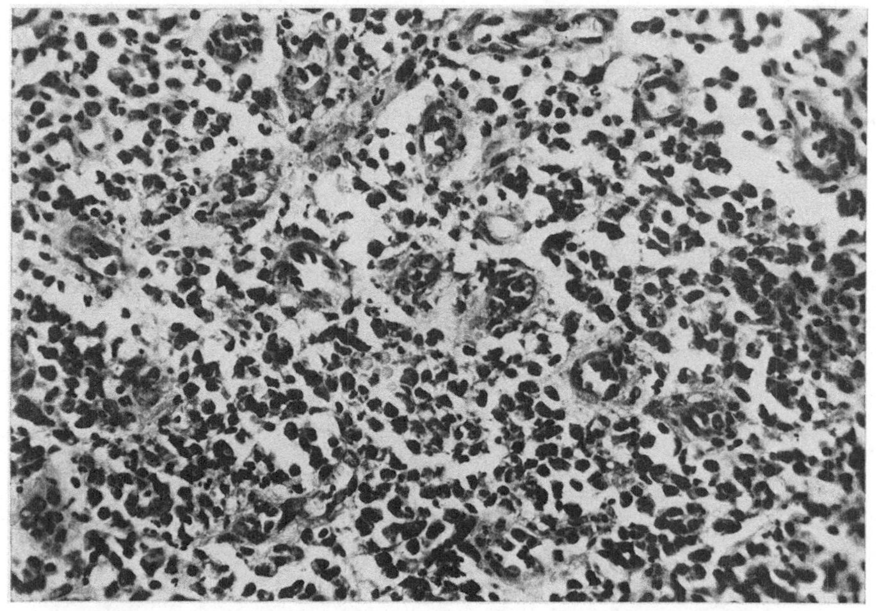

Abb. 28. Granulomatöser Urethralpolyp. Gefäßreiches Granulationsgewebe mit vorwiegend plasmacellulärer Infiltration. Gleicher Fall wie Abb. 27. HE. 250 ×

β) **Varicöser Polyp** (Abb. 29). Bei dieser Form beherrschen Zahl und Volumen der Gefäße das Schnittbild. Die Venen sind sehr stark ausgeweitet und mit thrombotischen Blutmassen prall gefüllt. Oft zeigen die Thromben weitgehende Organisation, das umgebende Stroma ist meist ödematös aufgelockert, enthält eher spärliche entzündliche Infiltrate, meist in Form von Granulocyten, sowie manchmal extravasales Blut. Die Veränderungen des Epithels sind uncharakteristisch. Auch hier ist infolge der Volumenzunahme das Epithel oft ausgezogen. Auf Grund des histologischen Bildes ist eine Unterscheidung zwischen

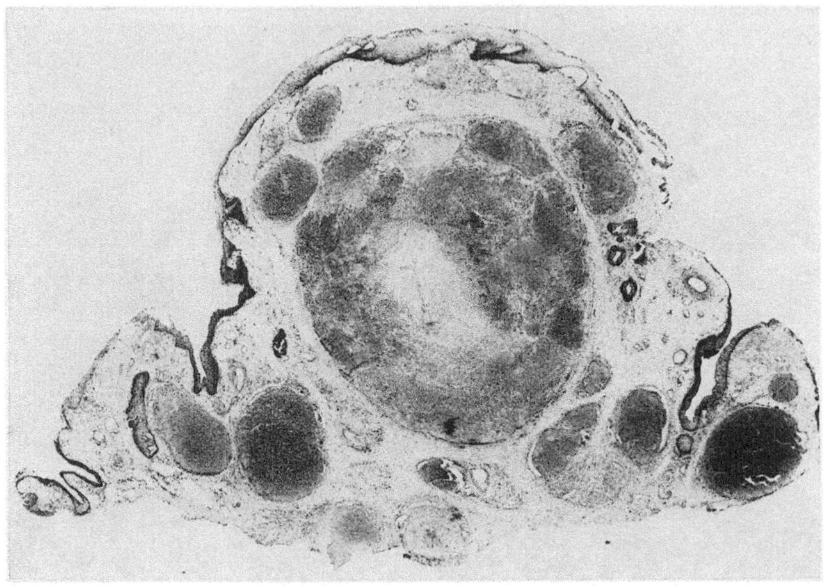

Abb. 29. Varicöser Urethralpolyp. Stark ausgeweitete und thrombosierte Venen. ♀ 62 J. MB 5083/54. HE. 10 ×

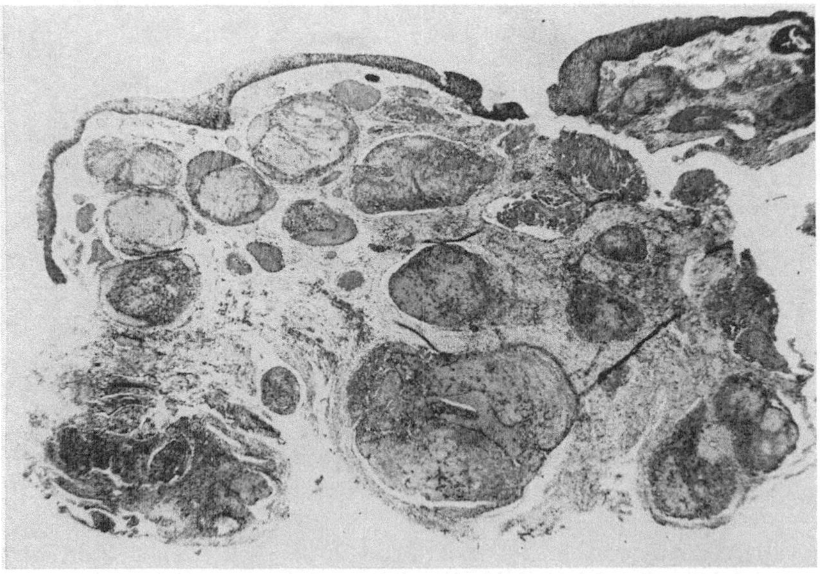

Abb. 30. Urethralprolaps. Histologisch identisches Bild wie vorherige Abbildung. ♀ 61 J. BW 5277/68. HE. 15 ×

Teilprolaps der Schleimhaut mit Blutstauung und einem varicösen Polyp kaum zu treffen (Abb. 30).

γ) **Einfacher Polyp** (Abb. 31). Die Grundstruktur ist hier dieselbe wie in den beiden oben angeführten Typen. Das Stroma, das meist eher locker, selten faserreich gebaut ist, enthält recht zahlreiche, zarte Gefäße, die jedoch keine wesentlichen Sekundärveränderungen durchgemacht haben. Auch die fast immer vorhandenen entzündlichen Erscheinungen drängen sich nie in den Vordergrund.

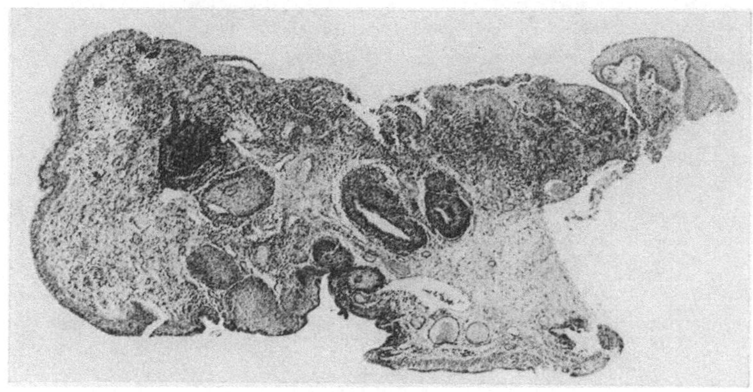

Abb. 31. Einfacher Urethralpolyp. Das Deckepithel zeigt Einstülpungen, ist sonst aber wenig verändert. Entzündliche Veränderungen im Stroma diskret. ♀ 76 J. MB 11 331/61.
20 ×

Wie auch gelegentlich bei den oben angeführten Formen, kommen im Stroma des einfachen Polypen oft Lymphocytenansammlungen in Form von solitären Lymphfollikeln vor. Das Stroma wird von einem gefalteten Epithel bedeckt, selten von einem Plattenepithel, häufiger von einem Übergangsepithel. Das Plattenepithel kann regelrecht oder parakeratotisch verhornen, Pflaster- und Übergangsepithel können nebeneinander auf dem gleichen Polyp vorkommen. Fast immer lassen sich Epitheleinstülpungen in das Stroma verfolgen, daneben finden sich aber auch Drüsen vom Typ der paraurethralen Drüse. Auch diese Epithelkrypten und -drüsen können bei den vorher beschriebenen Typen gefunden werden.

δ) **Papillom** (Abb. 32). Obwohl auch zwischen Polypen und Papillom histologische Übergänge bestehen, ist doch das Bild dieser Gruppe das abgerundetste. Die Entscheidung, ob ein echter Tumor oder eine papilläre Hyperplasie vorliegt, ist allerdings anhand eines Excisates in den meisten Fällen nicht zu treffen. Auf eine weitere Unterteilung dieses Typs wird daher verzichtet. Das Papillom zeichnet sich durch ein ziemlich reichliches, lockeres, eher gefäßarmes, verzweigtes Stroma aus. Die entzündlichen Erscheinungen sind meistens diskret. Das Stroma wird von einem viele Lagen dicken Epithel bedeckt, das dem Stroma entsprechend stark aufgefaltet ist. Es kann sich sowohl um Pflasterepithel als auch um Übergangsepithel handeln.

Dadurch gleicht das Papillom stark dem *spitzen Kondylom*, das an gleicher Stelle wie das Papillom sitzen kann. Nach Morrow u. Mitarb. soll jedoch das Kondylom vom Papillom anhand folgender Kriterien eindeutig unterschieden werden können: Im Gegensatz zum Papillom, das meist breit aufsitzt, besitzt das Kondylom einen schlanken Stiel, zeigt eine tiefe Faltung des acanthotischen

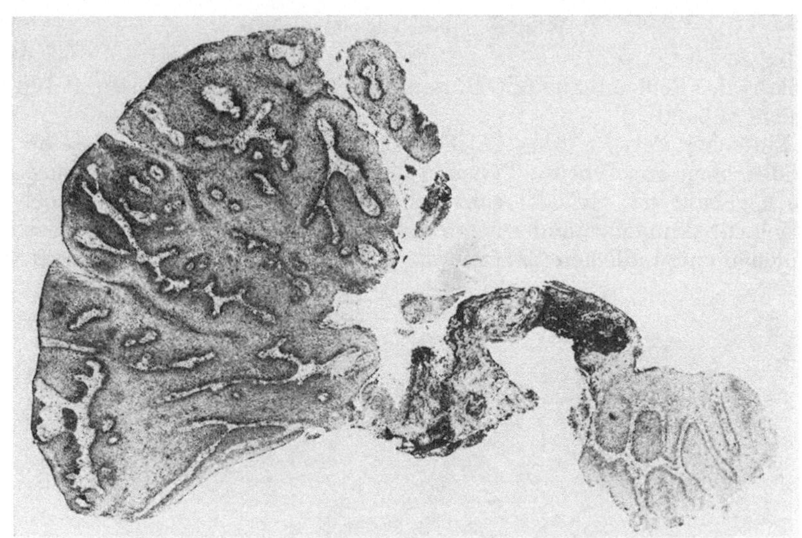

Abb. 32. Urethralpapillom. ♀ 31 J. MB 10 946/54. HE. 15 ×

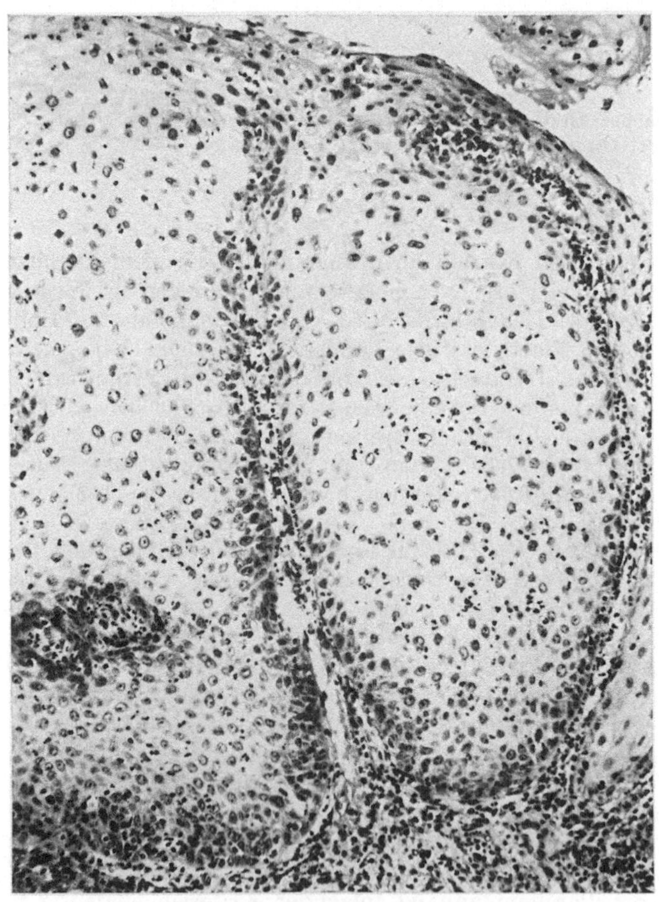

Abb. 33. Urethralpapillom. Spitzes Condylom? Deutliche Entzündung, einige vacuolisierte
Zellen. BW 4461/66. HE. 150 ×

und hyper- oder parakeratotischen Epithels. Gerade unter der Oberfläche des Kondyloms sind große, wasserklare Zellen eingelagert, wobei es sich wahrscheinlich um Zellen handelt, aus denen das Keratin durch die Fixation herausgelöst worden ist (Abb. 33). Das Stroma des Kondyloms ist stark und fast ausschließlich leukocytär infiltriert. Das Verhältnis von Epithel zu Stroma ist gegenüber dem Papillom stark zugunsten des Epithels verschoben.

In diesem Zusammenhang muß auch die *Papillomatose* der Harnröhre erwähnt werden. Es handelt sich dabei um einen oft diffusen Befall der Urethra im Zusammenhang mit einem papillomatösen Tumor der Blase. ASHWORTH untersuchte 1307 Patienten beider Geschlechter mit einem Blasentumor. Dabei fand er bei 54 Männern eine Papillomatose der Urethra. Für das weibliche Geschlecht ergaben sich folgende Zahlen:

Blasentumor: Typ	Fälle	Urethralpapillome
Carcinom	170	1
benignes Papillom	95	2
multiple Papillome	28	1

Bei zwei dieser Frauen erstreckten sich die Papillome nur eine ganz kurze Strecke in die proximale Urethra hinein, bei den andern zwei Frauen fanden sich kleine Papillome auf einer etwas längeren Strecke des proximalen Abschnittes. Eine diffuse Papillomatose mit Befall der ganzen Urethra wurde aber im Gegensatz zu den Männern nie gefunden und soll auch in der Literatur nicht beschrieben sein.

b) Gutartige, nicht epitheliale Geschwülste

Die gutartigen mesenchymalen Tumoren der weiblichen Urethra sind selten. Sie können in jeder Altersklasse, auch beim Kind (STÖCKEL), vorkommen. Ihr Ursprung liegt entweder in der Urethra selbst, wobei sie dann als polypöse Gebilde am Orificium externum imponieren, oder im Septum urethrovaginale. Bei der zweiten Lokalisation ist es oft unmöglich zu unterscheiden, ob der Ursprung urethral oder vaginal ist. Die meisten kugeligen urethralen Tumoren sitzen zum Teil breitbasig auf, z. T. sind sie schlank gestielt. Die Größe variiert stark. Zwischen Erbs- bis Faustgröße (HENNEBERG) kommen alle Stufen vor. Am häufigsten wird Haselnuß- bis Kirschgröße angegeben. Das Wachstum der Tumoren ist langsam, die Beschwerden sind eher gering. Dadurch suchen die Patientinnen gelegentlich den Arzt erst auf, wenn schon starke Verziehungen der Urethra vorliegen.

Histologisch handelt es sich um *Fibrome, Fibroleiomyome* und *Leiomyome*. Nach STÖCKEL sollen die reinen Fibrome am häufigsten sein, weniger häufig die Fibromyome und am seltensten die Myome. Bei unseren eigenen 4 Fällen (Abb. 34, 35) handelt es sich um 3 Fibroleiomyome und 1 Leiomyom. Reine Fibrome besitzen wir nicht. Dies deckt sich auch mit den Feststellungen BRÜNINGs, der angibt, mit geeigneter Färbetechnik würden am meisten Fibroleiomyome gefunden. In ihrem Bau unterscheiden sich die mesenchymalen Tumoren der Urethra nicht von gleichartigen andern Lokalisationen. Häufig ist jedoch die Schleimhaut, die den mesenchymalen Tumor überzieht, an der Tumorkuppe papillär hyperplastisch. Das Fibrom kann manchmal ausserordentlich zellreich sein, so daß fälschlicherweise ein Sarkom diagnostiziert wird (STÖCKEL).

Angiome können auch in der Urethra vorkommen. Hier stellt sich aber sofort die Frage, ob echte Gefäßneubildungen vorliegen, oder ob eine solche nur

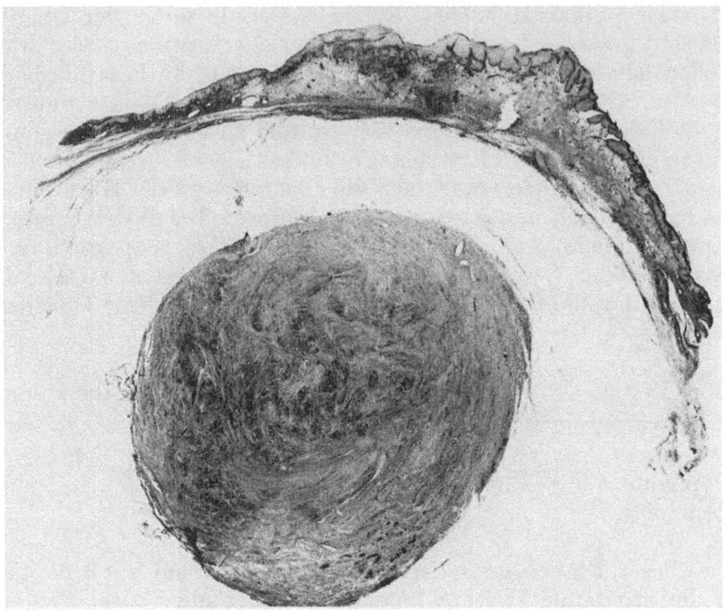

Abb. 34. Urethralfibroleiomyom. Zusammenhang zwischen Tumorknoten und bedeckender Schleimhaut unter der Verarbeitung gelöst. ♀ 64 J. MB 13 739/63. HE. 5 ×

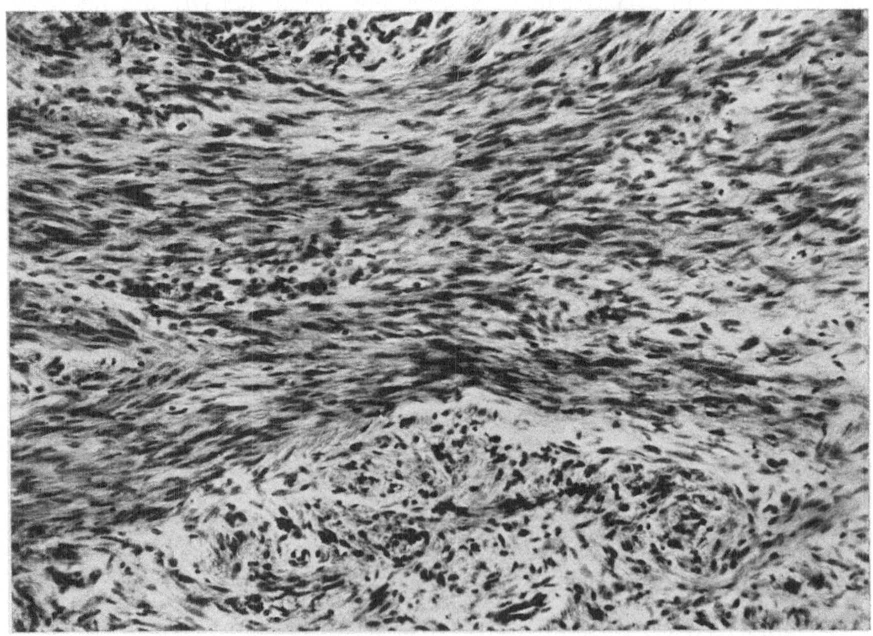

Abb. 35. Fibroleiomyom. Ausschnitt aus Abb. 34. ♀ 64 J. MB 13 739/63. HE. 150 ×

vorgetäuscht wird durch sekundäre Veränderungen in einem Gebiet, das an sich sehr gefäßreich ist. Aus diesem Grund sollten nur solche Fälle als Angiome be zeichnet werden, bei denen expansives Wachstum nachweisbar ist.

RADMAN beschreibt ein urethrales Hämangiom bei einer 56jährigen Frau, bei der die Abklärung einer über längere Zeit rezidivierenden Hämaturie erst zum Erfolg führte, als spontan aus dem Meatus ein 5/2/2 cm messender Knoten prolabierte, der mit einem dünnen Stiel an der Urethrawand haftete. Er besaß eine Bedeckung mit einem Pflasterepithel mit einer papillären Hyperplasie sowie ein lockeres, myxomatöses Stroma mit sehr großen Gefäßen, die mit Blut und Thrombenmassen gefüllt waren. Seine Diagnose lautete auf kavernöses Hämangiom der Urethra.

Theoretisch sind an der distalen Urethra auch *Glomustumoren* zu erwarten. Wir besitzen aber keine entsprechenden Fälle und sind auch in der Literatur keinem begegnet.

Neurogene Tumoren konnten auch in der Literatur nicht gefunden werden.

Zusammenstellung der gutartigen Tumoren im eigenen Unterschungsgut:

	granulomat. Polyp	varicöser Polyp	einfacher Polyp
Zahl	17	23	12
Altersdurchschnitt	57	66	71,5

	Papillom	Myom	nicht klassiert
Zahl	10	4	3
Altersdurchschnitt	41,5	50,0	

2. Die malignen Primärgeschwülste

a) Maligne epitheliale Geschwülste

α) Epithelatypien

Die Frage, ob die Carunkel eine Präcancerose darstelle oder nicht, ist umstritten. Die einen Autoren nehmen an, daß sowohl Carunkel und Carcinom auf dem gleichen Boden entstehen können, begünstigt durch chronische Reize und Entzündungen, daß aber niemals eine Carunkel direkt in ein Carcinom entarte (FAGAN u. HERTIG, MARSHALL u. Mitarb., MONACO u. Mitarb.). Andere glauben, anhand eigener Erfahrungen annehmen zu dürfen, daß eine Carunkel maligne werden kann (BRACK u. FARBER, BRUNTSCH, GRAF u. Mitarb., GÖBEL u. VONESSEN, ANDSON). Einigkeit herrscht dagegen darüber, daß in Carunkeln atypische Epithelien vorkommen können. Die Maßstäbe, nach welchen diese Epithelatypien beurteilt werden, sind dagegen wieder unterschiedlich. Einzelne Autoren verwenden die gleichen Kriterien und auch die gleiche Nomenklatur wie für die Portio vaginalis uteri, andere warnen vor einer solchen Gleichsetzung, da die Bedingungen für das Epithel an den beiden Orten gänzlich verschieden ist. Durch ständige mechanische und chemische Beeinflussung durch den Harnstrahl muß das Urethraepithel schneller regenerieren und weist daher physiologisch eine mehr oder weniger weitgehende Verschiebung der Kernplasmarelation zugunsten der Kerne auf (BRUNTSCH) (Abb. 36). Bei einem nicht ganz eindeutigen histologischen Bild muß immer auch in Betracht gezogen werden, daß das unreife Deckepithel einer Carunkel z. B. entlang von paraurethralen Drüsen sich tief einfalten kann, wobei dann je nach Schnittebene isolierte Inseln unreifen Epithels

und damit invasives Wachstum vorgetäuscht werden kann. Als beweisend für
die Malignität wird erst das destruierende Wachstum betrachtet, das sich besonders deutlich an der Silberfaser-Färbung nachweisen läßt (Bruntsch, v. Micu-
liez-Radezki u. Bruntsch). Die Schwierigkeit der Beurteilung, besonders wenn
nur ein ungenügendes Excisat zur Untersuchung vorliegt, wird an einem Fall
unseres eigenen Materials bestätigt. Hier wurde bei einem ersten und zweiten

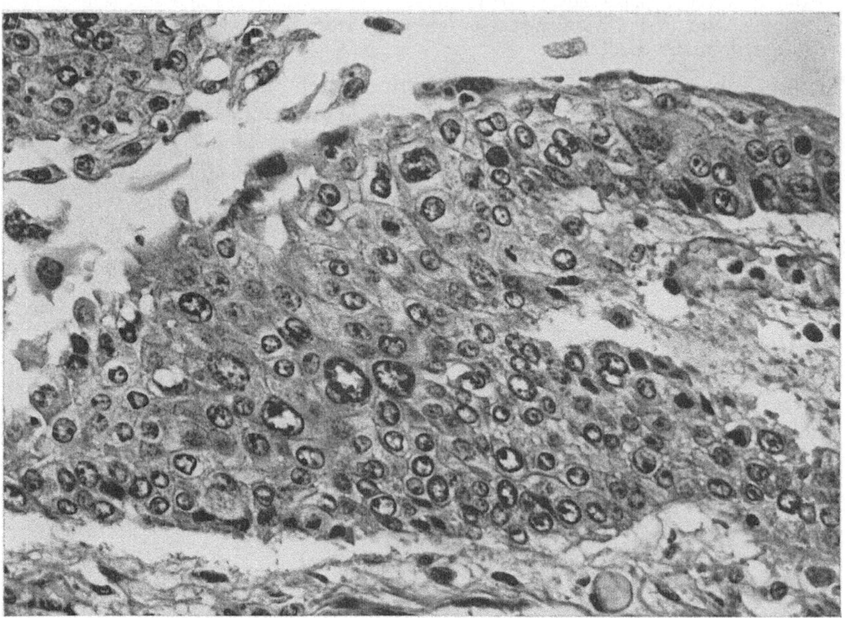

Abb. 36. Epithelinseln einer Urethra mit Pflasterepithel mit ausgeprägter Kernpolymorphie
und vermehrten Mitosen. Carcinoma in situ ? SN 954/64. HE. 250 ×

Excisat im Abstand von einem halben Jahr bei einer 70jährigen Frau ein Papillom
im Bereich des Harnröhrenwulstes diagnostiziert. Vier Jahre später mußte auf
Grund eines eindeutig invasiven Wachstums die Diagnose eines Carcinoms gestellt werden. Daß es sich in diesem Fall nicht um eine maligne Entartung einer
Carunkel handelt, kann retrospektiv daraus abgeleitet werden, daß schon das
erste Excisat eine pathologische Mitose aufweist.

β) Carcinome

Das Carcinom der weiblichen Urethra ist häufiger als das der männlichen
(Flocks), aber gesamthaft gesehen doch selten. Lange u. Etcheverry fanden
9 Fälle unter 20 000 urologischen Patienten. Im gleichen Untersuchungsgut
stellten sie 600 Blasencarcinome fest. Nach Harrison soll sogar ein praktizie-
render Urologe während einer 30—40jährigen Tätigkeit nicht mehr als etwa
einem halben Dutzend Krebsen der weiblichen Urethra begegnen. Meistens wird
die Zahl der Urethracarcinome mit der Häufigkeit der weiblichen Genitalcarcinome verglichen. Dabei werden Zahlen von 0,016 (Fagan u. Hertig) bis 0,7 %
(Rogers u. Burns) oder gar 0,95 % (Göbel u. Wasserburger) angegeben. Im
eigenen Untersuchungsgut der Jahre 1954—1964 fanden wir unter 1224 malignen
Tumoren des weiblichen Genitaltraktes 3 Urethralcarcinome, also 0,24 %.

Der erste Fall eines Urethracarcinoms bei der Frau wurde 1833 von BOIVIN u. DUGÈS (zit. nach MCCREA) publiziert. 1952 fand MCCREA in der Weltliteratur Publikationen von 546 Malignomen, davon 504 Carcinomen. Seither sind zahlreiche weitere Fälle mitgeteilt worden (BRUNTSCH, DEAN, FAGAN u. HERTIG, GRAF u. Mitarb., MARSHALL u. Mitarb., STAUBNITZ u. Mitarb. und andere).

Vorkommen: Carcinome der weiblichen Urethra finden sich bei allen Rassen. In der überwiegenden Zahl der Fälle handelt es sich um verheiratete Frauen, die mehrmals geboren haben. Das Urethracarcinom ist ein Tumor der älteren Frau. Das durchschnittliche Alter der in der Literatur mitgeteilten Serien liegt durchwegs über 50, z. T. über 60 Jahren. Unsere 3 Fälle wurden im Alter von 67, 74 und 82 Jahren diagnostiziert.

Ätiologisch werden chronische Reizungen, Traumatisierung, venerische Affektionen angeschuldigt, also ähnliche Faktoren, die auch das Entstehen der Carunkel begünstigen sollen.

Die *Symptome* des Carcinoms hängen von Sitz und Wachstumsform ab: Blutabgang, Hämaturie, Dysurie, Inkontinenz, Pollakisurie und Tumorgefühl sind die am häufigsten angeführten Klagen der Kranken. Zwischen dem Auftreten der ersten Symptome und der Diagnosestellung verstreichen mindestens 5—10 Monate. Gelegentlich sind bereits bei der ersten ärztlichen Untersuchung Metastasen vorhanden.

Einteilung: Nach dem *Sitz* des Urethralcarcinoms werden vulvo-urethrale und urethrale Carcinome, nach dem *Wachstum* polypös wuchernde, papilläre, die Urethra ringförmig umwachsende, ulcerierte, weiche und infiltrierend wachsende, derbe Tumoren interschieden.

Die vulvo-urethrale Gruppe ist insofern problematisch, als bei fortgeschrittenen Stadien oft nicht mehr mit Sicherheit entschieden werden kann, ob der Ausgangspunkt tatsächlich in der Urethra oder in der Vulva mit Übergreifen auf die Urethra lag. So ist es auch nicht erstaunlich, daß die Gruppe der vulvo-urethralen Carcinome zahlenmäßig weitaus die größte ist. Das Verhältnis soll etwa 5:1 sein (EISENSTÄDT).

Nach *histologischen Gesichtspunkten* werden die großen Gruppen der Pflasterzellcarcinome und der Adenocarcinome unterschieden, wobei die Pflasterzellcarcinome weit überwiegen. Schließlich werden noch Sonderformen aufgeführt. Darunter soll selten auch ein verschleimendes Carcinom mit Siegelringzellen vorkommen (MENVILLE u. COUNSELLER, zit. nach BRACK u. FABER, POSSO u. Mitarb.).

Tabelle 2. *Häufigkeit der einzelnen Formen*

Autor	Pflaster-zellca.	Adeno-Ca.	Cylinder-zellca.	Basal-zellca.	solides Ca.	papill. Ca.	Adeno-akanth.	undiff. n. klass.	Total
RITTER	21	3							24
RUCH u. Mitarb.	28						1	3	32
GÖBEL und VONESSEN	15	1	2	1	1	1		9	30
MONACO u. Mitarb.	19	2							21
MUNGER				3					3
EVERETT	11	2				1			14
GRAVES und GIUSS	8	2							10
GRABSTALD u. Mitarb.	59	12						3	74
Total	161	22	2	4	1	2	1	15	208

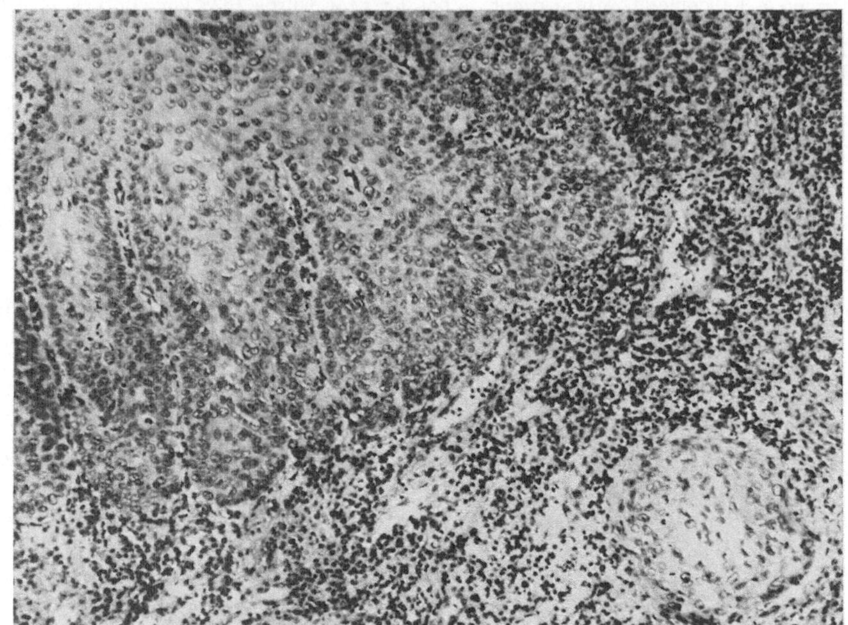

Abb. 37. Pflasterzellcarcinom des Meatus urethrae. ♀ 76 J. MB 3882/66. HE. 150 ×

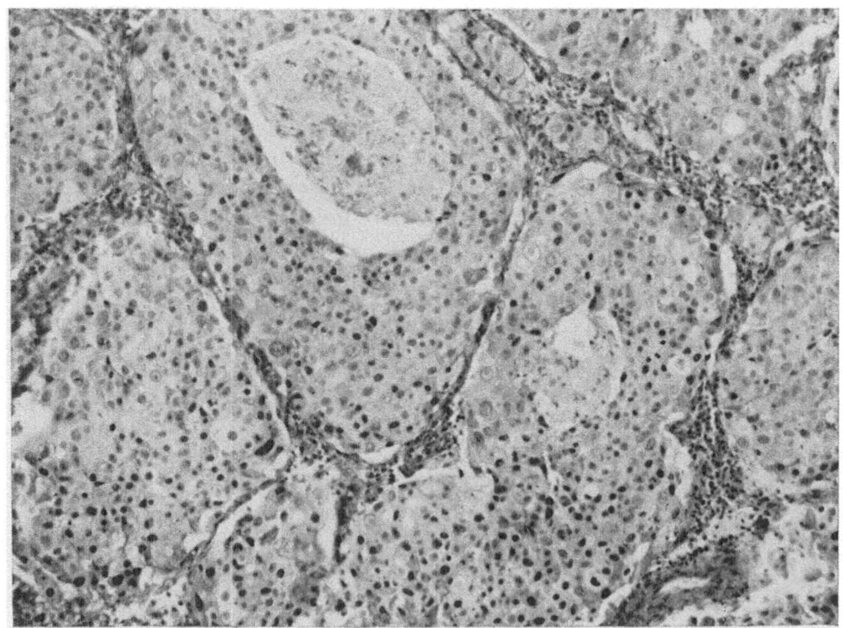

Abb. 38. Gut ausdifferenziertes Pflasterzellcarcinom der Urethra. Frauenklinik Zürich, Nr. 3581. HE. 150 ×

Das vulvo-urethrale Carcinom kann sich entweder als papillomatöses, bei Kontakt leicht blutendes Gewächs, das einer Carunkel gleicht, oder als Geschwür, das durch Aufbrechen eines Knotens am Urethraorificium entstanden ist, oder als Induration um das Orificium herum ohne Ulceration oder Proliferation manifestieren.

Die weniger häufigen urethralen Carcinome zeigen sich als unregelmäßige, längliche Geschwüre der Urethralschleimhaut, gewöhnlich im distalen Segment

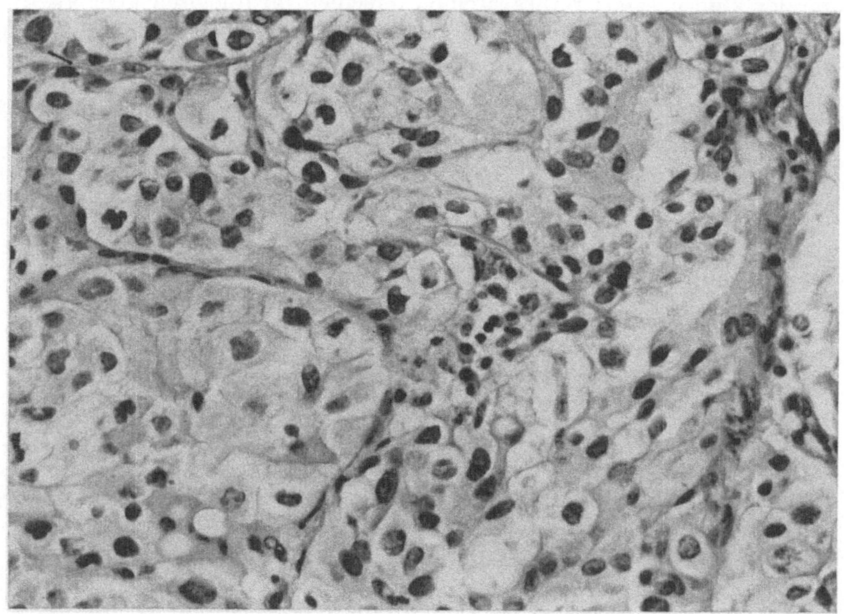

Abb. 39. Pflasterzellcarcinom der Urethra. Ausgeprägte Zellpolymorphie. ♀ 82 J. MB 2870/61. HE. 250 ×

am Urethraboden oder als periurethrale Induration und Neigung zur Stenosierung der Urethralichtung mit Ulceration erst im Spätstadium. Das Adenocarcinom erscheint meistens als polypartiger Tumor, der aus der Urethra herausragt und dunkelrot gefärbt ist. Es wird angenommen, daß das Adenocarcinom seinen Ursprung in den periurethralen Drüsen oder Gängen findet (ADLER, DE HAAN, SCHWITZER).

Das Pflasterzellcarcinom entsteht auf dem Boden des Übergangsepithels oder des Pflasterepithels des Vestibulums und unterscheidet sich histologisch nicht von Pflasterzellcarcinomen andern urogenitalen Sitzes (Abb. 37, 38, 39).

b) Nichtepitheliale maligne Geschwülste

α) Sarkom

Das Sarkom der Urethra ist sehr selten. McCREA fand 1952 neben 504 Carcinomen der Urethra nur 23 Sarkome in der Literatur. Es werden Fibrosarkome, Myxosarkome, Angiosarkome und spindel-polymorphzellige Sarkome beschrieben.

Kleine Sarkome können klinisch als Carunkel imponieren. So präsentierte sich im Falle von LANGE u. ETCHEVERRY ein Fibrosarkom klinisch als etwas atypischer Polyp. Es werden aber auch bis faustgroße Tumoren beschrieben. Die Sarkome kommen eher in jüngeren Altersklassen vor. Miller beschreibt ein Sarkom bei einem 6jährigen Mädchen, das an ausgedehnter Metastasierung starb. Andrerseits kann einer frühzeitigen operativen Entfernung des Tumors ein langes, rezidivfreies Intervall folgen.

Schließlich finden sich auch maligne Lymphome primär in der Urethra. Grabstald u. Mitarb. erwähnen ein Lymphosarkom, das aber nicht näher besprochen wird. Herbst berichtet über die Entfernung eines etwa nußgroßen Tumors, der klinisch als Urethracarcinom erschien, histologisch aber als extramedulläres Plasmocytom bezeichnet wurde. Anhaltspunkte für ein multiples Myelom lagen nicht vor.

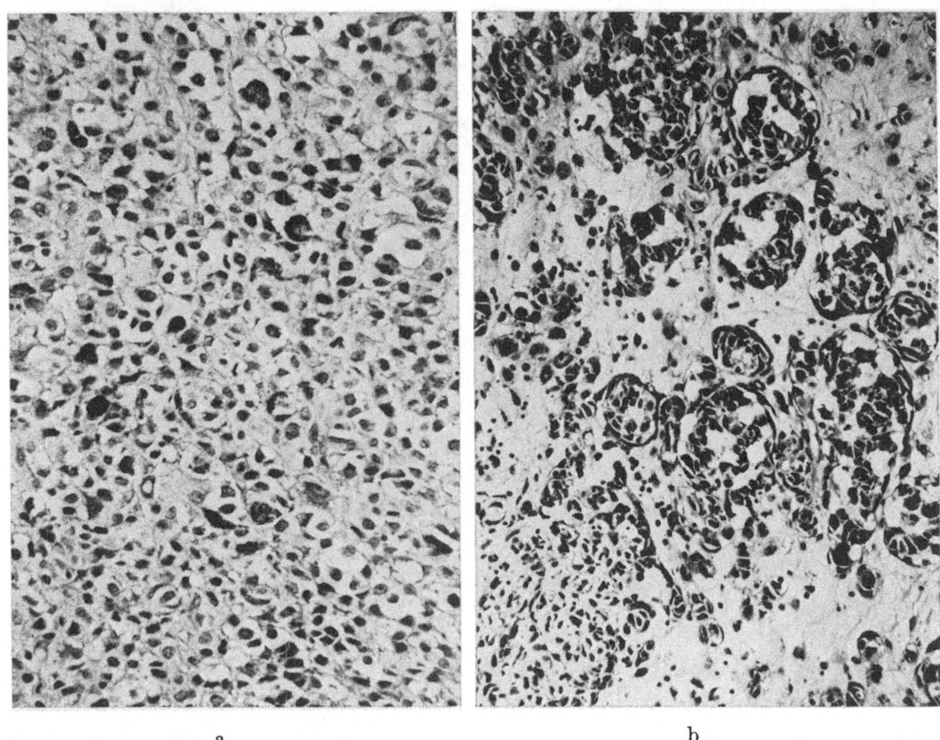

a   b

Abb. 40 a u. b. Malignes Melanom der Urethra. ♀ 76 J. a Primärtumor. BW 3210/68. HE. 480 ×. b Rezidivtumor. 8 Monate später. BW 9529/68. 300 ×

β) Malignes Melanom

In der früheren Literatur erscheint das Melanom der Urethra ebenso selten wie das Sarkom. McCrea findet 1952 nur 19 Fälle. Dagegen sind in letzter Zeit Berichte über Melanome nicht so selten, wie über Sarkome (Abrams, Long u. Mitarb., McBurney u. Bale, Savran u. Mitarb., Das Gupta, Grabstald u. Mitarb.). Auch unser eigenes Material enthält einen einschlägigen Fall:

Unter der Diagnose eines Urethralpolyps wurde uns von einer 76jährigen Frau ein fast baumnußgroßer Tumor eingesandt, der sich histologisch als malignes Melanom mit braunen, Fe-negativen, H_2O_2 bleichbaren Pigmenteinlagerungen erwies (Abb. 40a). Trotz Bestrahlung trat etwa 8 Monate später ein Rezidiv auf, das erneut excidiert wurde (Abb. 40b). Beim Abschluß des vorliegenden Manuskriptes gut $1^1/_2$ Jahre nach der Rezidivoperation ist die Patientin mit einem erneuten Rezidiv noch am Leben.

c) Metastatische Geschwülste

Tumormetastasen in der Urethra sind sehr selten. Dies gilt vor allem für *hämatogen angesiedelte* Tumoren in der Urethra. WALTHER fand unter 3584 Autopsien von Krebsfällen des Zürcher Pathologischen Instituts der Jahre 1927—1941 keinen Fall von Metastasen in der Urethra, aber auch kein direktes Einwachsen von Tumoren der Nachbarschaft. Dagegen beschreiben DAS GUPTA u. GRABSTALD eine metastatische Besiedlung der Urethra bei einem malignen Melanom und DE WEERD bei einem hypernephroiden Nierencarcinom. In eigenem Untersuchungsgut findet sich ein metastatisches papilläres Carcinom im proximalsten Urethraabschnitt bei einem papillären Blasencarcinom (Abb. 41).

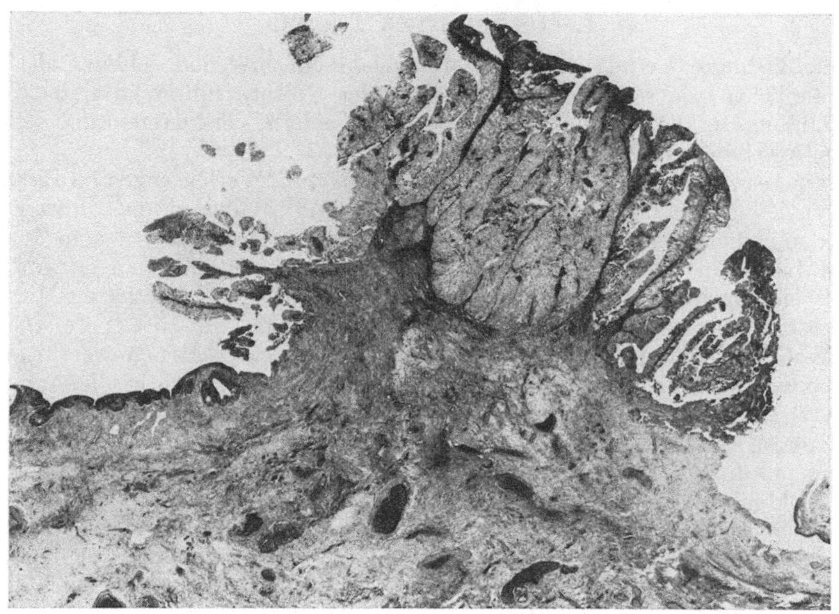

Abb. 41. Urethra — Blasenhals: Metastase eines papillären Blasencarcinoms. ♀ 62 J. (MB 16 406/65.) HE. 12 ×

Die *per continuitatem-Besiedlung* ist etwas häufiger. VON SCHUBERT, der 144 Fälle von Carcinomen des Collum uteri untersuchte, fand die Urethra in 4 Fällen oder in 2,4 % vom Tumor erfaßt, im Vergleich zu einem Befall der Blase in 40 % und der Vagina in 25 %. Diese offensichtliche Resistenz der Urethra gegen das Einwachsen von Tumorgewebe aus dem Uterus ist bei der sonst recht engen anatomischen und auch funktionellen Beziehung erstaunlich.

d) Metastasierung

Die Metastasen entstehen in erster Linie auf dem Lymphweg, wobei sowohl die inguinalen als auch die pelvinen Lymphknoten befallen werden können. In der Zusammenstellung von GRABSTALD u. Mitarb. über 79 Malignome der Urethra, in der allerdings auch Sarkome aufgeführt sind, wurden bei 25 palpablen inguinalen Lymphknoten in 22 Fällen allerdings histologisch nicht näher definierte Metastasen nachgewiesen. Bei den gleichen 79 Patienten waren die pelvinen Lymphknoten 13mal metastatisch besiedelt. Nach RITTER sind bei

Pflasterzellcarcinomen schon bei der Erstuntersuchung in 25—50 % inguinale
Metastasen vorhanden. Manchmal täuschen allerdings auch entzündlich geschwollene Lymphknoten Metastasen vor. So fand RUCH bei 9 von 10 operierten
Frauen vergrößerte Lymphknoten, aber nur bei 2 nachweisbare Metastasen.
Fernmetastasen auf dem Blutweg sind seltener. GRABSTALD u. Mitarb. fanden
solche bei 5 von 59 Frauen mit Pflasterzellcarcinom und bei 3 von 12 Patientinnen mit Adenocarcinom. Häufigster Sitz sind Lunge, Leber, Knochen und Gehirn.

X. Traumatische Schädigungen der Urethra

1. Mechanisches Trauma

Unfallbedingte Verletzungen der weiblichen Urethra sind seltener als jene
der männlichen. Zu schweren Verletzungen der Urethra führen in erster Linie
die Pfählungsunfälle, die hauptsächlich bei Kindern vorkommen und ausgedehnte Gewebszerreißungen verursachen.

Bei der erwachsenen Frau stehen *Geburtstrauma* und Verletzungen im Rahmen
von gynäkologischen Operationen im Vordergrund. Während die protrahierte
Geburt und die geburtshilfliche Instrumentation als Verletzungsursache in den
letzten Jahren in unsern Regionen zahlenmäßig stark zurückgegangen sind, ist
in Entwicklungsländern nach wie vor damit zu rechnen. So operierten HAMLIN
u. NICOLSON an einem Spital in Addis Abeba 50 Frauen mit totaler Zerstörung
der Urethra nach „obstructed labor". Nach Zangenextraktionen werden aber
auch bei uns noch gelegentlich erhebliche Verletzungen der Urethra beschrieben
(KRAATZ). Dagegen führen gynäkologische operative Eingriffe immer wieder zu
Verletzungen der Urethra, die meistens urethro-vaginale Fisteln hinterlassen.
COUNSELLER u. Mitarb. untersuchten 253 Fälle von vaginaler Urinfistel, die an
der Mayoklinik 1933—1954 behandelt wurden. Nur in 41 Fällen handelte es sich
um eine Urethro-Vaginalfistel. MASSEE u. Mitarb., die das gleiche Untersuchungsgut der Jahre 1951—1960 untersuchten, fanden unter 262 Fällen 28 urethro-
vaginale Fisteln. Durchgemachte gynäkologische Operationen sind nach ihrer
Feststellung weitaus der wichtigste Faktor. Ähnliche Feststellungen machte
BAKOWSKI im Krankengut der Universitäts-Frauenklinik Berlin der Jahre
1941—1955. TELINDE fand in diesem Zusammenhang am meisten Fisteln nach
Cystocelenoperation.

2. Bestrahlungsschäden

Die Urethra scheint gegenüber Bestrahlung ziemlich unempfindlich zu sein.
Anders wäre es nicht möglich, daß so zahlreiche Radiumeinlagen, äußere Bestrahlungen usw., wie sie im Rahmen des weiblichen Genitalcarcinoms durchgeführt werden, so selten ernsthafte Schäden an der Urethra hinterlassen. Nicht
in diesen Rahmen gehören natürlich die urovaginalen Fisteln, die bei Bestrahlung fortgeschrittener Carcinome infolge nekrotischen Zerfalls von Tumorgewebe
entstehen. In unserer Untersuchungsserie finden wir 2 Fälle, die wegen eines
Genitalcarcinoms bestrahlt worden waren. In beiden Fällen liegt die Bestrahlung
erst kurze Zeit zurück. Außer einer Epitheldesquamation, bei der es sich nicht
einmal mit Sicherheit um eine vitale Veränderung handelt, sind die Urethren
unauffällig. Bei unvorsichtiger Dosierung oder hoher individueller Strahlenempfindlichkeit sind an der Urethra die üblichen Erscheinungen der chronischen
Entzündung, Schleimhautatrophie, Nekrosen, Teleangiektasien und Fibrosen
im Rahmen der Strahlenschädigung zu erwarten.

3. Chemische Schädigungen

Verätzungen und Kolliquationsnekrosen der Urethraschleimhaut können durch ungeeignete Spüllösungen verursacht werden. Derartige Zwischenfälle sind bei der heutigen Therapie der venerischen Affektionen kaum mehr zu erwarten. Dagegen droht bei der modernen Therapie von anderer Seite eine gewiße Gefahr, nämlich Nebenwirkung von zunehmend gebrauchten cytostatischen Substanzen. So berichtet JENSCH über das Auftreten von schweren Nekrosen mit Blutungen in den abführenden Harnwegen nach Anwendung einer N-Oxyd-lost-Cytostaticums. Die Schäden werden durch cytotoxische Reaktionsprodukte verursacht. Das Ausmaß der Schäden ist abhängig von der Konzentration dieser Produkte im Urin und von der Verweildauer. Obwohl daher die Schäden in erster Linie in der Blase liegen, können solche auch der Urethra erwartet werden.

Literatur

ABRAMS, M., LEWIS, H. K.: Prolapse of the Urethra in Young Girls. J. Urol. **72**, 222—225 (1954). ~ Melanoma of the Female Urethra. J. Urol. **74**, 371—374 (1955). — ADLER, M.: Bericht über ein primäres Carcinoma urethrae als Beitrag zur Problematik der gynäkologisch-urologischen Grenzfälle. Zbl. Gynäk. **90**, 123—124 (1968). — ALBERTINI, VON, A.: Über lokales Amyloid der Urethra. Schweiz. med. Wschr. **6**, 629 (1925). — AMOR, B., COSTE, F., DELBARE, F.: Sur l'origine virale possible du syndrome oculo-uréthro- synovial. Presse méd. **73**, 1825—1830 (1965). — ASHWORTH, A.: Papillomatosis of the Urethra. Brit. J. Urol. **28**, 3—11 (1956).

BACKMANN, K.-A.: Urodynamics — the Hydrodynamics of Micturition in Normal Female Subjects. Acta neurol. scand. **42**, Suppl. **20**, 79—85 (1966). — BAKOWSKI, E.: Urologische Fisteln an der Universitäts-Frauenklinik Berlin 1941—1955. Zbl. Gynäk. **79**, 401—427 (1957). — BAUER, H.: Zur Herkunft der Urogenitaltrichomonaden bei der Frau. Zbl. Gynäk. **75**, 102—107 (1953). ~ Trichomonasis urogenitalis. Medizinische **1959**, 1401—1406. — BECK, R. P., MAUGHAN, G. B.: Simultaneous intraurethral and intravesical pressure studies in normal women and those with stress incontinence. Amer. J. Obstet. Gynec. **89**, 746—753 (1964). — BEGG, R. C.: There are no Urethral Caruncles. Lancet **1951 I**, 824. ~ Parasitic Infections of the Genito-urinary Tract. Handbuch der Urologie, Bd. IX/2, S. 222—305. Berlin-Göttingen-Heidelberg: Springer 1959. — BENNETT, W. H.: Malacoplakia of Urinary Tract. J. Urol. **70**, 84—90 (1953). — BENSON, R. C., HINMAN, F.: Urinary Tract Injuries in Obstetrics and Gynecology. Amer.J. Obstet. Gynec. **70**, 467—485 (1955). — BERKOW, S. G., AMBOY, P.: The Corpus spongiosum of the Urethra: Its possible Role in Urinary Control and Stress Incontinence in Women. Amer. J. Obstet. Gynec. **65**, 346—351 (1953). — BICKEL, G.: La Colibacillose. Handbuch der Urologie, Bd. IX/1, S. 302—332. Berlin-Göttingen-Heidelberg: Springer 1964. — BOIVIN, M. A. V. G., DUGÈS, A.: Traité pratique des maladies de l'uterus et de ses annexes, Bd. V, p. 648. Paris: Baillière 1883. — BRACK, B. C., FARBER, G. J.: Carcinoma of the Female Urethra. J. Urol. **64**, 710—715 (1950). BRÜNING, E. J.: Die Pathologie der weiblichen Urethra und des Parurethriums. Beilageheft Z. Geburtsh. Gynäk., Bd. 152. Stuttgart: Enke 1959. — BRUNTSCH, K. H.: Zur Pathologie und Klinik des weiblichen Harnröhrenkarzinoms. Zbl. Gynäk. **76**, 1140—1157 (1954). ~ Zur Pathologie und Klinik der hyperplastischen Schleimhautbildungen der weiblichen Urethra. Gynaecologia (Basel) **139**, 164—183 (1959). — BUTLER, W. J.: The Diagnosis of Urethral Diverticula in Women. J. Urol. **95**, 63—64 (1966).

CARROLL, G.: The Changing Flora in Urinary Infections in this Antibiotic Age. J. Urol. **73**, 609—612 (1955). — CATTERALL, R. D., NICOL, C. S.: Systemic Treatment of Trichonomal Infections. Brit. med. J. **1957 II**, 29—31. — CECIL, A. B.: A case of Renal Hypoplasia with Ureter Opening into the Vagina. J. Urol. **70**, 835—839 (1953). — CIFUENTES, L.: Epithelium of Vaginal Type in the Female Trigone. J. Urol. **57**, 1028—1037 (1947). — CORDONNIER, J. J.: Urethritis in the Female. Postgrad. med. **18**, 155—158 (1955). — CORNER, B., MILLER, A., MITCHELL, J. P.: Urethral Obstruction in Children. Proc. Roy. Soc. Med. **57**, 727—735 (1964). — COUNSELLER, V. S., HAIGLER, F. H.: Management of Urinary-Vaginal Fistula in 253 Cases. Amer. J. Obstet. Gynec. **72**, 367—376 (1956). — COX, C. E.: The Urethra and its Relationship to Urinary Tract Infection. Southern med. J. **59**, 621—626 (1966). — CROCCO, J. A., FORMATO, A. A.: Gross hematuria as a presenting manifestation of Reiter's syndrome in a woman. J. Urol. **92**, 45—46 (1964). — CRON, R. S., GORTHEY, R. L.: Urethral Calculi.

Obstet. Gynec. **6**, 366—369 (1955). — Csonka, G. W., Williams, R. E. D., Corse, J.: T-strain mycoplasma in non-gonococcal urethritis. Lancet **1966 I**, 1292—1296.

Das Gupta, T., Grabstald, H.: Melanoma of the Genito-urinary Tract. J. Urol. **93**, 607—614 (1965). — Davis, D. M.: Vesical Orifice Obstruction in Women and its Treatment by Transurethral Resection. J. Urol. **73**, 112—116 (1955). — Davis, H. J., Telinde, R. W.: Urethral Diverticula: An Assay of 121 Cases. J. Urol. **80**, 34—39 (1958). — Dean, A. L.: Carcinoma of the Male and Female Urethra; Pathology and Diagnosis. J. Urol. **75**, 505—513 (1956). — de Barros Serra, D. O.: Protrusion of the Female Urethra. J. Urol. **68**, 617—619 (1952). — de Haan, Q. C.: Paraurethral Gland Adenocarcinoma. Amer. J. Obstet. Gynec. **93**, 903—904 (1965). — Del Castillo, E. B., Argonz, J., Galli Mainini, C.: Cytological Cycle of the Urinary Sediment and its Parallelism with the Vaginal Cycle. J. clin. Endocr. **8**, 76—87 (1948). — Deter, R. L., Caldwell, G. T., Folsom, A. I.: A Clinical and Pathomorphological Study of the Posterior Female Urethra. J. Urol. **55**, 651—662 (1946). — Dettmar, H.: Unspezifische Infektionen der Geschlechtsorgane und der Harnröhre. Handbuch der Urologie, Bd. IX/1, S. 253—301. Berlin-Göttingen-Heidelberg: Springer 1964. — de Weerd, J. H.: Arteriovenous Fistula in Hypernephroma. J. Urol. **93**, 666—668 (1965). — Dienes, L., Ropes, M. W., Smith, W. E., Madoff, S., Bauer, W.: The Role of Pleuropneumonia-like Organism in Genito-urinary and Joint Diseases. New Engl. J. Med. **238**, 509—515 and 563—567 (1948). — Durel, P., Siboulet, A.: Sur les urétrites non gonococciques. Presse méd. **63**, 1435 (1955).

Edwards, E. A., Beebe, R. A.: Diverticula of the Female Urethra. Obstet. Gynec. **5**, 729 (1955). — Eisenstaedt, J. S.: Primary Carcinoma of the Female Urethra with Metastases. Amer. J. Surg. **81**, 612—617 (1951). — Enhörning, G.: Simultaneous recording of intravesical and intraurethral pressure. Acta chir. scand. Suppl. **276** (1961). — Everett, H. S.: Gynecological and Obstetrical Urology. Baltimore: Williams and Wilkins 1944.

Fagan, G. E., Hertig, A. T.: Carcinoma of the Female Urethra. Obstet. Gynec. **6**, 1—11 (1955). — Fegerl, H.: Ein Fall von tuberkulöser Erkrankung der weiblichen Urethra und Vulva. Zbl. Gynäk. **73**, 1435—1439 (1951). — Ferris, J. H. N.: Diverticulum of the Female Urethra. Brit. med. J. **1965 II**, 738—740. — Fischer, H.: Seltene Mißbildung durch Verdoppelung des Harn-, Darm- und Genitaltraktes. Zbl. Gynäk. **73**, 1561—1565 (1951).— Flocks, R. H.: The Treatment of Urethral Tumors. J. Urol. **75**, 514—526 (1956). — Folsom, A. I., O'Brien, H. A.: The Female Obstructing Prostate. J. Amer. med. Ass. **121**, 573—580 (1943). ~ The Female Urethra. J. Amer. med. Ass. **128**, 408—413 (1945). — Funfack, M.: Urethra fissa beim Weibe. Z. Urol. **58**, 145—148 (1965).

Gailey, H. A., Best, J. W.: Congenital Contracture of the Vesical Neck in Children. J. Urol. **70**, 884—889 (1953). — Gilbert, C. R. A., Cintròn, F. J. R.: Urethral Diverticula in the Female: Review of the Subject and Introduction of a Different Surgical Approach. Amer. J. Obstet. Gynec. **67**, 616—627 (1954). — Göbel, A., Vonessen, A.: Die Strahlentherapie des primären Urethralkarzinoms. Strahlentherapie **76**, 529—543 (1947). — Göbel, A.: Zehnjahresergebnisse bei der Behandlung von 34 Urethralkarcinomen. Zbl. Gynäk. **76**, 2165—2169 (1954). — Grabstald, H., Hilaris, B., Henschke, U., Whitmore, W. F.: Cancer of the Female Urethra. J. Amer. med. Ass. **197**, 835—842 (1966). — Graf, E. C., Callahan, D. H., Sozer, I.: A Study of Tumors of the Female Urethra. J. Urol. **88**, 64—70 (1962). — Graves, R. C., Guiss, L. W.: Tumors of the Urethra. J. Urol. **46**, 925—947 (1941). — Gray, L. A., Pingelton, W. B.: Pathological Lesions of the Female Urethra. J. Amer. med. Ass. **162**, 1361—1365 (1956). — Gruber, B. G.: Entwicklungsgeschichtliche Vorbemerkungen. In: Handbuch der speziellen pathologischen Anatomie und Histologie, Bd. VI/2. Hrsg. von O. Lubarsch und F. Henke. Berlin: Springer 1934.

Hall, W. H., Finegold, S.: A Study of 23 Cases of Reiter's Syndrome. Ann. int. Med. **3**, 533—550 (1953). — Hamilton, J. D., Leach, W. B.: Adenocarcinoma Arising in a Diverticulum of the Female Urethra. Arch. Path. **51**, 90—97 (1951). — Hamlin, R. J., Nicholson, E. C.: Reconstruction of Urethra totally destroyed in labour. Brit. med. J. **1969 I**, 147—150. — Harrison, J. H.: Carcinoma of the Female Urethra. J. Amer. med. Ass. **197**, 920 (1966). — Harrow, B. R., Sloane, J. A., Witus, W. S.: Congenital Dilatation of the Female Urethra. J. Urol. **95**, 58—62 (1966). — Hedberg, G. T.: Squamous Epithelium of Vaginal Type in the Female Urethra. Gynaecologia (Basel) **128**, 254—260 (1949). — Henneberg: Referat an der Sitzung der Soc. d'Obstét. et de Gynéc. de la Suisse romande. Schweiz. med. Wschr. **6**, 701 (1925). — Herbst, R.: Über ein Plasmozytom der weiblichen Urethra. Krebsarzt **14**, 53—56 (1959). — Higgins, C. C., Roen, P. R.: Calculus-Containing Urethral Diverticulum in a Woman J. Urol. **49**, 715—719 (1943). — Hinman, F., Cohlan, W. B.: Gartner's Duct Carcinoma in Urethral Diverticle. J. Urol. **83**, 414—415 (1960). — Hirschorn, R. C.: Urethral-Hymeneal Fusion. Obstet. Gynec. **26**, 903—908 (1965). — Hodgkinson, C. P., Drukker, B. H., Hershey, G. J. C.: Stress Urinary Incontinence in the Female. Amer. J. Obstet. Gynec. **86**, 16—25 (1963). — Hoffmann, M. J., Adams, W. E.: Recognition and Repair of Urethral Diverticula. Amer. J. Obstet. Gynec.

92, 106—111 (1965). — HOLLIS, W. J.: Abacterial Urethritis: A Report of 8 Cases with Isolation of the Pleuro-pneumonia-like Organism. J. Urol. **72**, 671—676 (1954). — HORST-MANN, E., STEGNER, H. E.: Tube, Vagina und äussere weibliche Genitalorgane. In: Handbuch der mikroskopischen Anatomie des Menschen, Bd. VII/4. Berlin-Heidelberg-New York: Springer 1966. — HUDSON, C. W.: Carcinoma of the Female Urethra. Brit. J. Urol. **38**, 96—98 (1966). — HUFFMAN, J. W.: The Detailed Anatomy of the Paraurethral Ducts in the Adult Human Female. Amer. J. Obstet. Gynec. **55**, 86—100 (1948).

JALUVKA, V.: Divertikel der weiblichen Urethra mit Steinbildung. Zbl. Gynäk. **89**, 122—131 (1967). — JENSCH, L.: Über Therapieschäden an den Harnorganen nach Anwendung von Cytostatica. Frankfurt. Z. Path. **72**, 232—242 (1962). — Joos, H.: Die Pleuropneumonie-ähnlichen Mikroorganismen im Urogenitaltrakt des Menschen und ihre serologischen Eigenschaften. Inaug. Diss. Zürich (1953).

KÄSER, O., IKLÉ, F. A.: Operationen an den Harnorganen. In: Atlas der gynäkologischen Operationen. Stuttgart: Thieme 1960. — KASS, E. H.: Bacteriuria and the Diagnosis of Infections of the Urinary Tract. Arch. int. Med. **100**, 719—724 (1957). ~ Chemotherapy of Infections of the Urinary Tract. Practitioner **188**, 22—26 (1962). — KEAN, B. H.: Urethral Trichomoniasis in the Female. Amer. J. Obstet. Gynec. **70**, 397—402 (1955). — KEEFE, J. W.: Prolapse of the Female Urethra. J. Amer. med. Ass. **69**, 1935—1937 (1917). — KERR, W. S., LEADBETTER, G. W., DONAHUE, J.: An Evaluation of Internal Urethrotomy in Female Patients with Urethral or Bladder Obstruction. J. Urol. **95**, 218—221 (1966). — KIGHT, J. R., HILL, N. N.: Diverticulum of the Female Urethra. Amer. J. Obstet. Gynec. **70**, 1214—1217 (1955). — KING, A. J.: Syphilis. Handbuch der Urologie, Bd. IX/2, S. 306—390. Berlin-Heidelberg-New York: Springer 1966. ~ Lymphogranuloma venerum. Handbuch der Urologie, Bd. IX/2, S. 391—434. Berlin-Göttingen-Heidelberg: Springer 1959. — KLIKA, M.: Die mikrobielle Flora der vorderen Harnröhre und ihre biologische und klinische Bedeutung. Münch. med. Wschr. **97**, 1255—1256 (1955). — KOCH, G., ENGELHARDT, G.: Über das argyrophile Helle-Zellen-Organ in der Harnröhrenschleimhaut des Säugetieres. Naunyn-Schmiedebergs Arch. exp. Path. Pharm. **236**, 463—473 (1959). — KÖHN, K., LAENGNER, H.: Ein verhornendes Plattenepithelkarcinom der Urethra bei einem 2 Monate alten Säugling. Zbl. Gynäk. **78**, 829—835 (1956). — KOPSCH, F.: In: Rauber-Kopsch, Lehrbuch und Atlas der Anatomie des Menschen, Bd. II. Leipzig: Thieme 1941. — KORENCHEVSKY, V.: Homology of the Female Periurethral Glands and the Prostate. Nature (Lond.) **136**, 185 (1935). — KRAATZ, H.: Blasenruptur und urethrale Aporrhexie. Zbl. Gynäk. **76**, 190—193 (1954). — KRÄUBIG, H.: Urethraldivertikel und Steinbildung. Zbl. Gynäk. **76**, 2176—2180 (1954). — KRETSCHMER, H. L.: On the Occurrence of Lymphoid Tissue in the Urinary Organs. J. Urol. **68**, 252—260 (1952). — KRIEGER, J. S., POUTASSE, E. F.: Diverticulum of the Female Urethra. Amer. J. Obstet. Gynec. **68**, 706—712 (1954). — KRÜCKEN, H.: Urethritis non gonorrhoica. Ärztl. Wschr. **9**, 1085—1090 (1954).

LANGE, M., ETCHEVERRY, M.: A propos de 9 observations de tumeurs malignes primitives de l'urèthre. J. Urol. Néphrol. (Paris) **71**, 642—645 (1964). — LANGREDER, W.: Die weibliche Urethra, funktionelle Anatomie, Pathologie und Therapie des Verschlußmechanismus. Zbl. Gynäk. **78**, 561—609 (1956). ~ Gynäkologische Urologie. Stuttgart: Thieme 1961. — LAPIDES, J.: Surgical Therapy for Abnormalities of the Urinary Sphincter in the Female. Brit. J. Urol. **37**, 609—619 (1965). — LINTGEN, C., HERBUT, P. A.: A Clinico-Pathological Study of 100 Female Urethras. J. Urol. **55**, 298—305 (1946). — LONG, G. C., COUNSELLER, V. S., DOCKERTY, M. B.: Primary Melano-epithelioma of Female Urethra. A Review of Literature. Report of 3 Cases. J. Urol. **55**, 520—529 (1946). — LOVEMAN, A. B., MORROW, R. P.: Intraurethral Chancres. Amer. J. Syph. **28**, 79 (1944) (Zit. nach KING, A. J.: Handbuch der Urologie, Bd. IX/2). — LÜBOW, H.: Coitus per urethram. Zbl. Gynäk. **78**, 1848—1851 (1956). — LYON, R. P., SMITH, D. R.: Distal Urethral Stenosis. J. Urol. **89**, 414—421 1963). — LYON, R. P.: TANAGHO, E. A.: Distal Urethral Stenosis in little Girls. J. Urol. **93**, 379—387 (1965).

MAEGRAITH, B.: Pathological Anatomy of Mediterranean and Tropical Diseases, p. 523. In: Spezielle pathologische Anatomie. Hrsg. von W. DOERR und E. UEHLINGER. Berlin-Heidelberg-New York: Springer 1966. — MANSON-BAHR, P.: Manson's Tropical Diseases, 15. Ed., p. 691. London: Cassel 1961. — MARCHIONINI, A., RÖCKL., H.: Ätiologie, Diagnose, Therapie der gonorrhoisch und nicht-gonorrhoischen Urethritiden. Münch. med. Wschr. **99**, 173—177 (1957). — MARSHALL, F. C., USON, A. C., MELICOW, M. M.: Neoplasms and Caruncles of the Female Urethra. Surg. Gynec. Obstet. **110**, 723—733 (1960). — MASSEE, J. S., WELCH, J. S., PRATT, J. H., SYMMONDS, R. E.: Management of Urinary-Vaginal Fistula. J. Amer. med. Ass. **190**, 902—906 (1964). — MCBURNEY, R. P., BALE, G. F.: Primary Malignant Melanoma of the Female Urethra. Surgery **37**, 973—978 (1955). — MCCREA, L. E.: Malignancy of the Female Urethra. Urol. Surv. **2**, 85—149 (1952). — MCDONALS, H. P., UPCHURCH, W. E., STURDEVANT, C. E.: Vesical Neck Obstruction in Children. J. Urol. **70**, 94—99 (1953). — MCKIM, G. F., SMITH, P. G.: Urethral Caruncle. J. Urol. **49**, 187—191 (1943). — MCMAHON,

S.: Congenital Diverticulum of the Female Urethra. J. Urol. 55, 69—72 (1946). — Menville, J. G., Counseller, V. S.: J. Urol. 33, 76 (1935). (Zit. nach Brack, B. C. and Farber, G. J.: J. Urol. 64, 710—715 (1950). — Meyer-Rohn, J.: Gonorrhoe und unspezifische Urethritis. Dtsch. med. Wschr. 90, 1564—1566 (1965). — Mikulicz-Radecki, F. von, Bruntsch, K. H.: Gynäkologische Urologie. Gynaecologia (Basel) 145, 62—82 (1958). — Miller, H. L.: Agenesia of the Urinary Bladder and Urethra. J. Urol. 59, 1156—1163 (1948). — Miller, F., Kirchmair, H.: Über Sarkome der Harnröhre im Kindesalter. Oesterr. Z. Kinderheilk. 6, 318—322 (1951). — Moffett, J. D., Banks, R.: Prolapse of the Urethra in Young Girls. J. Amer. Med. Ass. 146, 1288—1290 (1951). — Molnàr, G., Nagy, T.: Die Bedeutung der Gefäßverhältnisse der weiblichen Harnröhre für die Funktion des Verschluß-systems der Harnblase. Z. Urol. 58, 825—833 (1965). — Monaco, A. P., Murphy, G. B., Dowling, W.: Primary Cancer of the Female Urethra. Cancer 11, 1215—1221 (1958). — Moore, Th. D.: Diverticulum of Female Urethra: An Improved Technique of Surgical Excision. J. Urol. 68, 611—616 (1952). — Moore, Th. D., Hira, N. R., Stirland, R. M.: Differential Urethrovesical Urinary Cell Count. Lancet 1965 I, 626—627. — Moore, Th. D., Hira, N. R.: The Role of the Female Urethra in Infections of the Urinary Tract. Brit. J. Urol. 37, 25—33 (1965). — Morrow, R. P., McDonald, J. R., Emmett, J. L.: Condylomata Acuminata of the Female Urethra. J. Urol. 68, 909—917 (1952). — Mosler, W.: Zur Behandlung des primären Urethralkarzinoms. Zbl. Gynäk. 76, 2153—2164 (1954). — Munger, A. D.: Diskussionsbeitrag zu der Arbeit Graves und Guiss. J. Urol. 46, 950—951 (1941).

Nasemann, Th., Nagai, R.: Die Urethritis herpetica (Herpes simplex urethralis). Münch. med. Wschr. 102, 431—434 (1960). — Nesbit, R. M., McDonald, H. P., Busby, S.: Obstructing Valves in the Female Urethra. J. Urol. 91, 79—83 (1964). — Neu, L. T., Reider, R. A., Mack, R. E.: Cardiac Involvement in Reiter's Diseases: Report of a Case with Review of the Literature. Ann. int. Med. 53, 215—220 (1960). — Neuwirth, R. S.: Urethral Prolapse — A Cause of Vaginal Bleeding in Young Girl. Obstet. Gynec. 22, 290—292 (1963). — Nicolai, C. H., Hines, D. W.: Treatment for a Newly Recognized Syndrome of Premenstrual Urethritis. Amer. J. Obstet. Gynec. 95, 137—138 (1966). — Niederhäusen, W. von: Les infections non-spécifique des voies urinaires supérieures et de la vessie. Handbuch der Urologie, Bd. IX/1, S. 189—244. Berlin-Göttingen-Heidelberg: Springer 1964. — Novak, E.: The Urethral Caruncle. In: Gynecological and Obstetrical Pathology. Philadelphia-London: Saunders 1947.

Oertli, P.: Persönliche Mitteilung. — Olcott, C. T.: Urethral Caruncle in the Female. Surg. Gynec. Obstet. 51, 61—64 (1930).

Palmer, J. K., Emmett, J. L., McDonald, J. R.: Urethral Caruncle. Surg. Gynec. Obstet. 87, 611—620 (1948). — Parks, J.: Section of the Urethral Wall for Correction of Urethrovaginal Fistula and Urethral Diverticle. Amer. J. Obstet. Gynec. 93, 683—690 (1965). — Perl, G., Guttmacher, A. F., Raggazoni, H.: Male and Female Trichomoniasis. Obstet. Gynec. 7, 128—136 (1956). — Petrowa, E. N., Karaewa, C. S., Berkowskaja, A. E.: Über den Bau der weiblichen Urethra. Arch. Gynäk. 163, 343—357 (1937). — Phillips, A.: Diverticulum of Female Urethra Containing Multiple Calculi. Brit. med. J. 1963 II, 917—918. — Phillips, C. H., Douglas, M. D.: Tumors of the Urethra. Amer. J. Obstet. Gynec. 27, 99—104 (1934). — Pinkerton, J. H. M.: Diverticulum of the Female Urethra. Amer. J. Obstet. Gynec. 63, 76—82 (1956). — Piribauer, J.: Ein Fall von angeborenem Keimdrüsenmangel. Frankf. Z. Path. 67, 417—431 (1956). — Posso, M. A., Berg, G. A., Murphy, A. I., Totten, R. S.: Mucinous Adenocarcinoma of the Urethra; Report of a case associated with urethritis glandularis. J. Urol. 85, 944 (1961). — Powell, E. M., Wattenberg, C. A.: Treatment of Urethritis in the Female: With a Clinical and Pathological Study. J. Urol. 72, 392—399 (1954).

Radman, H. M.: Urethral Hemangioma. J. Urol. 94, 580—581 (1965). — Refvem, O.: The Reiter Syndrome in Female. Acta rheum. scand. 3, 282—288 (1957). — Regamey, R. H.: La signification des PPLO (pleuropneumonia like organism) dans les uréthrites non gonococciques. Rev. Méd. Suisse Rom. 85, 444—452 (1965). — Reich, W. J., Nechtow, M. J., Keith, L.: The Female Urethra. Clin. Obstet. Gynec. 8, 355—368 (1965). — Reiter's Syndrome. In: Primer of Rheumatic Diseases, Part II. Prepared by a Committee of the American Rheumatic Association. J. Amer. med. Ass. 190, 431 (1964). — Reverdin, F.: A propos d'un cas de sténose du méat urétral de la fillette. Helv. Chir. Acta 32, 538—540 (1965). — Ricci, J. V., Lisa, J. R., Thom, C. H.: The Female Urethra. Amer. J. Surg. 79, 499—505 (1950). — Rinkoff, S.: Reiter's Disease, Report of a Case in a Women. J. Amer. Med. Ass. 148, 740—742 (1952). — Ritter, D. W.: Primary Malignancy of the Female Urethra. Western J. Surg. 61, 420—429 (1953). — Rodnan, G. P., Benedek, T. G., Shaver, J. A., Fennell, R. H.: Reiter's Syndrome and Aortic Insufficiency. J. Amer. med. Ass. 189, 889—894 (1964). — Rogers, R., Burns, B.: Carcinoma of the Female Urethra. Obstet. Gynec. 33, 48—53 (1969). — Rosenfeld, L. J., Fruchtman, B.: Carcinoma in Diverticula of the Female Urethra. Obstet. Gynec. 24, 924—927 (1964). — Ruch, R. M., Frerichs, J. B.,

ARNESON, A. N.: Cancer of the Female Urethra. Cancer 5, 748—753 (1952). — RÜHL, R.: Zur Kenntnis des genito-suprarenalen Syndroms. Frankfurt. Z. Path. 62, 486—498 (1951). — RUTLEDGE, F., NESBIT, R. M.: Coexistant Carcinoma of the Endometrium and Carcinoma in situ of the Urethra. Amer. J. Obstet. Gynec. 87, 968—971 (1963). — RÜTTE, B. VON, DELNON, I.: Die Urethritis atrophicans der Frau. Helv. Chir. Acta 32, 484—489 (1965). — RÜTTE, B. VON: Die Urethritis atrophicans der Frau. Praxis 57, 548—554 (1968). — RÜTTE, B. VON, DELNON, I.: Die Urethralcytologie und ihre Bedeutung zur Diagnose hormonal bedingter Miktionsstörungen. Praxis 57, 555—561 (1968).

SAVRAN, J., SAYER, E. A., SCHRADIACK, C. E.: Primary Malignant Melanoma of Female Urethra. Amer. J. Surg. 75, 743—745 (1948). — SCHIPPEL, H.: Die transurethrale Injektionsbehandlung bei der Harninkontinenz der Frau. Zbl. Gynäk. 79, 436—438 (1957). — SCHMID, K. O.: Lokalisierte Amyloidose der Harnröhre. Krebsarzt 11, 22—38 (1956). — SCHNITZER, B.: Primary Adenocarcinoma of the Female Urethra, a Review and Report of 2 Cases. J. Urol. 92, 35—39 (1964). — SCHRÖDER, R.: Die weibliche Urethra, ihr Epithel und Bindegewebe. In: MÖLLENDORF, W. VON: Handbuch der mikroskopischen Anatomie des Menschen. Bd. VII/1, S. 533—535. Berlin: Springer 1930. — SCHUBERT, E. VON: Über die Ausbreitung des Kollumkarzinoms. Geburtsh. Frauenheilk. 15, 1096—1101 (1955). — SCHULTE, T. L.: Newer Methods in a Study of the Bacteriology of the Urinary Tract. Proc. Staff Meet. Mayo Clin. 14, 249—254 (1939). — SCHUMACHER, H.: Über ein lipophages Granulom im Bereich des weiblichen Genitale. Zbl. Gynäk. 78, 816—819 (1956). — SHEPARD, M. C.: Non-gonococcal Urethritis in the Camp Lejeune Aera. Urol. internat. 9, 252—257 (1959). — SHEPARD, M. C., ALEXANDER, C. E., LUNCEFORD, C. D., CAMPBELL, P. E.: Possible Role of T-Strain Mycoplasma in Nongonococcal Urethritis. J. Amer. med. Ass. 188, 729—735 (1964).— SHEPARD M. C., CALVY, G. L.: The Role of Mycoplasma in Human Disease. New Engl. J. Med. 272, 848—851 (1965). — SIEBERT, G.: Zur Antibiotica-Behandlung der sogenannten unspezifischen Urethritiden. Med. Klin. 50, 910—912 (1955). — STANGE, H. H.: Rezidivierender Glomustumor an der Glandularfalte der Klitoris. Zbl. Gynäk. 73, 803—810 (1951). — STARCK, D.: Embryologie. Stuttgart: Thieme 1955. — STAUBITZ, W. J., CARDEN, L. M., OBERKIRCHER, O. J., LENT, M. H., MURPHY, W. T.: Management of Urethral Carcinoma in the Female. J. Urol. 73, 1045—1049 (1955). — STEPT, R.: Importance of Vaginitis in Urinary Infections of Childhood. J. Urol. 72, 963—968 (1954). — STEVENS, W. E.: Congenital Obstruction of the Female Urethra. J. Amer. med. Ass. 106, 89—92 (1936). — STEVENSON, L. B.: Diskussionsbeitrag. Amer. J. Obstet. Gynec. 92, 109 (1965). — STOECKEL, E.: In: Veit-Stoeckel, Handbuch der Gynäkologie, Bd. X/1—3. München: Bergmann 1938. — SWARTZ, D.: Common Urological Conditions in the Female. Canad. med. Ass. J. 92, 121—125 (1965). — SZENDI, B.: Operative Heilung der durch Hypospadie verursachten Inkontinenz bei einem jungen Mädchen. Gynaecologia (Basel) 142, 102—111 (1956). — SZENDI, B.: Diverticulum urethrae muliebris. Zbl. Gynäk. 87, 721—735 (1965).

TANCER, M. L.: Bartholini's Cysts and Paraurethral Lesions. Clin. Obstet. Gynec. 8, 982—996 (1965). — TAUBER, R.: Stricture of the Female Urethra with Lymphopathia venerea (Lymphogranuloma inguinalis) Ann. Surg. 122, 111—116 (1945). — TELINDE, R. W.: Reconstruction of the Urethra. Clin. Obstet. Gynec. 8, 454—464 (1965). — THRUPP, L. D., CONTRAN, R. S., KASS, E. H.: Relationship of Bacteriuria in Pregnancy to Pyelonephritis. J. Amer. med. Ass. 189, 899—902 (1964). — TÖNDURY, G.: Angewandte und topographische Anatomie. Zürich: Fretz und Wasmuth 1949. — TORMEY, A. R.: The Woman with Vague Symptoms Originating in Lower Urinary Tract. Postgrad. med. 39, 472—475 (1966). — TUDOR, J. M., CARTER, O. W., McCLELLEN, R. E., NESBIT, T. E.: An Analysis of 2403 Consecutive Pediatric Urological Consultations. J. Urol. 87, 68—72 (1962).

UHLE, C. A. W., KOHLER, F. P.: Carcinoma of the Female Urethra: Report of 2 cases of the urethro-vestibular epidermoid group. J. Urol. 95, 378—383 (1966). — UNNÉRUS, C. E., EISTOLA, P., KROKFORS, G.: Urethrocystography — Method and Diagnostic Aspects. Acta obstet. gynec. scand. 44, 357—369 (1965).

VARNEY, D. C.: Malignant Hemangio-Endothelioma of the Urethra. A Case Report. J.Urol. 73, 691—696 (1955). — VOSTI, K. L., MONTO, A. S., RANTZ, L. A.: Relation of Fecal Flora to Endogenous Infections of the Urinary Tract. J. clin. Invest. 41, 1408 (1962).

WALTHER, H. W. E.: Caruncle of the Urethra in the Female with Special Reference to the Importance of Histological Examination in the Differential Diagnosis. J. Urol. 50, 380—388 (1943). — WALTHER, H. E.: Krebsmetastasen. Basel: Schwabe 1948. — WARNER, H. A., MARTIN, J. R., CAMERON, D. G.: Reiter's Syndrome Occuring in the Female. Canad. med. Ass. J. 82, 886—887 (1960). — WASSERBURGER, K.: Ergebnisse der Radiumbehandlung des Karzinoms der weiblichen Urethra. Krebsarzt 12, 70—77 (1957). — WATSON, E. M., Sauer, H. R., SADUGOR, M. G.: Manifestations of Lymphoblastoma in Genito-Urinary Tract. J. Urol. 61, 626—642 (1949). — WENNER, R.: Urethradivertikel. Gynaecologia (Basel) 145, 332—334 (1958). — WEPLER, W.: Zur Morphologie und Pathogenese der postdysenterischen Polyarthritis. Beitr. Path. Bakt. 106, 289—301 (1942). — WHARTON, L. R.,

Kearns, W.: Diverticula of the Female Urethra. J. Urol. **63**, 1063—1076 (1950). — Wharton, L. R., Telinde, R. W.: Urethral Diverticulum. Obstet. Gynec. **7**, 503—509 (1956). — Weinberger, H. W., Ropes, M. W., Kulka, J. P., Bauer, W.: Reiter's Syndrome, Clinical and Pathological Observations. Medicine (Baltimore) **41**, 35—91 (1962). — Willcox, R. R.: The Etiology of Nongonococcal (nonspecific) Urethritis. J. chron. Dis. **1**, 381—391 (1955). — Willmarth, C.: Ectopic Ureteral Orifice within an Urethral Diverticulum. Report of a Case. J. Urol. **59**, 47—49 (1948). — Wishard, W. N., Nourse, M. H.: Carcinoma in Diverticulum of Female Urethra. J. Urol. **68**, 320—323 (1952). — Wishard, W. N., Nourse, M. H., Mertz, J. H. C.: Carcinoma in Diverticulum of Female Urethra. J. Urol. **83**, 409—413 (1960).

Young, H. H.: The Pathology and Treatment of Obstructions at the Vesical Neck in Women. J. Amer. med. Ass. **115**, 2133—2135 (1940). — Youngblood, V. H., Tomlin, E. M., Davis, J. B.: Senile Urethritis in Women. J. Urol. **78**, 150—152 (1957).

Zeigerman, J. H., Gillenwater, J. Y.: Coitus per urethram and the Rigid Hymen. J. Amer. med. Ass. **194**, 909—910 (1965).

Nicht tumoröse Erkrankungen der Vulva

Von

K. STAFFELDT, Berlin

Mit 8 Abbildungen

1. Hypertrophie der Vulva

Die Vulva wird wie alle anderen Organe des weiblichen Genitaltraktes in ihrer Gestalt von den Sexualhormonen beeinflußt. Der unterschiedliche hormonelle Reiz der einzelnen Lebensalter und -phasen erzeugt Form- und Größenwechsel der großen und kleinen Labien, der Klitoris, des Vestibulums und des Hymens, deren Kenntnis Voraussetzung ist, um physiologische von pathologischen Größenveränderungen abgrenzen zu können.

Bei *Neugeborenen* findet sich häufig eine hyperämische und ödematöse Schwellung der großen Labien, weniger der kleinen Labien und der Klitoris, als Folge placentarer Hormoneinwirkung, wie es schon von HALBAN ohne Kenntnis der engeren hormonalen Zusammenhänge richtig gedeutet wurde (ZANDER). Nach den ersten Lebenstagen bildet sich diese „physiologische Hypertrophie“ zurück. Bei ausgetragenen Neugeborenen verdecken die fettreichen großen Labien die kleinen Schamlippen (Reifezeichen), während bei Frühgeborenen die relativ dicken kleinen Labien zwischen den großen hervortreten. Es sind jedoch Abweichungen von diesem Befund möglich. Häufig werden auch bei eindeutig ausgetragenen Säuglingen und auch im späteren Lebensalter noch die kleinen Labien von den großen Schamlippen nicht überlappt.

Mit Einsetzen der *Pubertät* nimmt das äußere Genitale sein für das geschlechtsreife Lebensalter typisches Aussehen an. Die Gestalt der großen Labien wird durch einen individuell unterschiedlichen, von konstitutionellen Faktoren abhängigen Fettgehalt geprägt, der innerhalb gewisser Grenzen Form- und Größenvariationen zuläßt. Normalerweise sind die kleinen Labien als schmale, stets unbehaarte, glatte Hautfalten erst nach Spreizen der den Introitus vaginae verschließenden großen Schamlippen darzustellen. Während der Schwangerschaft schwellen alle Vulvateile vorübergehend an. Die Involution setzt bereits im Wochenbett ein und kann an den kleinen Labien Runzeln und geringe Fältelungen hinterlassen. Die großen Labien verlieren nach Entbindungen und vor allem nach Dammverletzungen häufig ihre Schließeigenschaft. Sie klaffen, und die kleinen Labien, das Vestibulum und auch die Scheidenschleimhaut werden sichtbar. Die größte Fettablagerung zeigen die großen Labien, zumal bei adipösen Frauen, im *Klimakterium*. Im *Greisenalter* nimmt der die Größe bestimmende Fettgehalt ab, die großen Labien schrumpfen, besonders bei mageren Frauen, zu dünnen, schmalen Hautlappen und überragen nicht mehr die kleinen Labien.

Von diesen physiologischen Gestaltschwankungen sind als pathologische Formänderungen jene abzugrenzen, die sich nicht mehr als normale Spielart innerhalb einer gewissen Schwankungsbreite deuten lassen. Eine *Hypertrophie* der Vulva kann durch endogene und durch exogene Reize ausgelöst werden.

a) Endogen ausgelöste Hypertrophie

Die endogen bedingte Hypertrophie ist auf einen abnormen, von übergeordneten Inkretdrüsen ausgehenden Hormonstimulus zurückzuführen. Die Hypertrophie kann die Vulva als ganzes oder nur Teile des Organs, besonders die Klitoris, betreffen. Die hormonal verursachte Hypertrophie wird überwiegend im Kindesalter festgestellt. In der Geschlechtsreife ist lediglich die Klitoris noch in geringem

Maße zu einem Wachstum anzuregen, die übrigen Vulvaabschnitte nicht mehr. Auf eine abweichende und vermehrte Hormonproduktion reagiert die Vulva selten allein. Andere hormonal beeinflußte Organe oder Organsysteme zeigen analoge morphologische und funktionelle Veränderungen (z. B. Vagina, Uterus, Haut, Brustdrüse).

α) Vulvahypertrophie durch Einwirkung von Oestrogenen

Von den ovariellen Hormonen, die eine Hypertrophie auslösen können, sind an erster Stelle die *Oestrogene* zu nennen. Von ihnen geht in der Pubertät der Reiz für das Wachstum der Genitalorgane und der Mammae aus. Werden Oestrogene schon vor der Pubertät in vermehrtem Maße gebildet, so bewirken sie ein vorzeitiges Heranwachsen der von ihnen in der Entwicklung abhängigen Organe und Gewebe: *Pubertas praecox* (Diczfalusy u. Lauritzen, Ober, Prader, Schwenk, Thamdrup). An der Vulva führt ein verstärkter Oestrogeneinfluß zu einer gleichmäßigen Größenzunahme. Das Organ zeigt dann im Kindesalter schon einen Entwicklungszustand, wie er sonst erst in Jahren der Geschlechtsreife vorkommt. Gegenüber dem normalen altersentsprechenden anatomischen Befund liegt eine echte Hypertrophie vor. Die Pubertas praecox tritt häufig idiopathisch auf, oder es finden sich als Ursache oestrogenbildende Geschwülste des Eierstockes: Granulosazelltumoren und Thecazelltumoren (Thecome), seltener Chorionepitheliome oder Teratome (Miller, Gögl u. Lang, Nowak u. Woodruff, Hertig u. Gore, Lax, Eberlein u. Mitarb., Pedowitz u. Mitarb., Janovski u. Dubrausky).

β) Vulvahypertrophie durch Einwirkung von Androgenen

Während bei dem durch Oestrogene vorzeitig stimulierten Vulvawachstum die anatomischen Verhältnisse der einzelnen Vulvaabschnitte zueinander bewahrt bleiben, erzeugen *Androgene* bevorzugt eine Klitorishypertrophie. Sie erreicht ihr größtes Ausmaß, wenn die Hormone im frühen Kindesalter oder noch intrauterin einwirken. Ein mäßiges Klitoriswachstum ist aber auch im geschlechtsreifen Alter noch auszulösen. Die Klitorishypertrophie kann isoliert auftreten oder Teilerscheinung eines allgemeinen Virilismus sein, der sich augenfällig an der Haut (Haarwuchs, Talgsekretion, Acne), am Kehlkopf (tiefe Stimme) und am Knochengerüst (vorzeitiger Epiphysenschluß, männliche Beckenform) zeigen kann. Im Ovar werden Androgene bereits normalerweise in geringer Menge gebildet (Simmer u. Voss, Zander u. Holzmann). Abnorm hohe Wirkspiegel, die an den Erfolgsorganen einen Virilismus hervorrufen, kommen bei bestimmten Eierstockgeschwülsten vor, die männliche Sexualhormone bilden, den Arrhenoblastomen und den seltenen Leydig-Zellgeschwülsten, Maskulinovoblastomen sowie Gynandroblastomen (Gögl u. Lang, Nowak u. Woodruff, Hertig u. Gore, Lax, Janovski u. Dubrausky, Brocq u. Mitarb., Overzier u. Hoffmann). Eine vermehrte ovarielle (und z. T. auch adrenale) Androgenbildung findet sich ebenfalls beim *Stein-Leventhal-Syndrom* (Simmer, H. J. Staemmler, Zander u. Holzmann).

Eine ausgeprägte angeborene Klitorishypertrophie, die von Mißbildungen des äußeren Genitale begleitet sein kann, wird bei dem *kongenitalen adreno-genitalen Syndrom* beobachtet (Overzier, Heni u. Klaus, Zander u. Henning, Zander u. Holzmann, Siebenmann) (Abb. 1). Das Krankheitsbild beruht auf einer recessiv vererbbaren und bereits intrauterin wirksam werdenden Störung der Hormon-Biosynthese in der Nebennierenrinde infolge eines Enzymdefektes. Das Ferment 21-Hydroxylase ist vermindert oder nicht vorhanden. Dadurch wird die Cortisol-Synthese vorzeitig abgebrochen und das hormonale Gleichgewicht zwischen Nebennierenrinde und Hypophyse gestört. Es fehlt der durch das Cortisol gesteuerte Hemmeffekt auf die ACTH-Bildung der Hypophyse. Durch das nun im Sinne eines Kompensations- oder Korrekturversuches überschießend gebildete ACTH fallen in vermehrtem Maße die hypophysär inaktiven Cortisol-Vorstufen an, die in der Peripherie androgen wirksam sind (Androstendion, Dehydroepiandrosteron und Testosteron). Da sich dieser Nebennierenrinden-Fermentmangel schon intrauterin auswirkt, kann es bei weiblichen Foeten neben einer Klitorishypertrophie ebenfalls zu

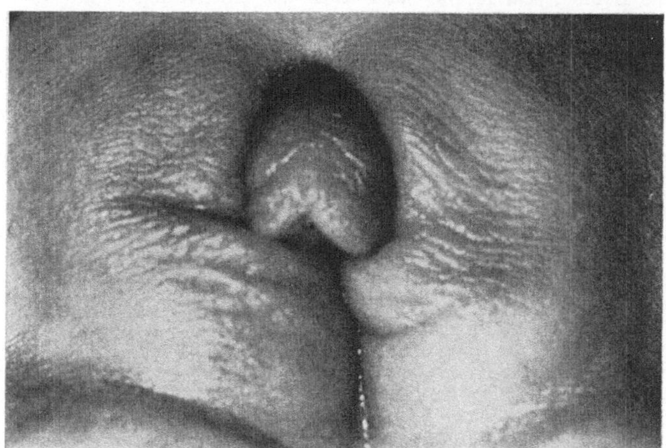

Abb. 1. Klitorishypertrophie bei einem 1jährigen Mädchen mit kongenitalem adreno-genitalen Syndrom

Entwicklungsstörungen der großen Labien oder des gesamten äußeren Genitales im Sinne eines *Pseudohermaphroditismus femininus* kommen. Der Grad der Klitorishypertrophie und der Entwicklungsstörung wird vom Zeitpunkt bestimmt, an dem sich die Dysfunktion der Nebennierenrinde bemerkbar macht, sowie vom Ausmaß der Funktionsstörung bzw. des Enzymdefektes (OVERZIER). Dem im *Erwachsenenalter* auftretenden *postpuberalen adrenogenitalen Syndrom* kann ein Nebennierenrindencarcinom, ein -adenom oder eine Nebennierenrindenhyperplasie zugrunde liegen. Auch idiopathische Formen kommen vor. Auch bei diesem Krankheitsbild kann sich eine Klitorishypertrophie entwickeln (HENI, JORES).

Die bei *Tumoren der Hypophyse und Epiphyse,* bei Hirntumoren oder anderen cerebralen Prozessen (Hydrocephalus, Encephalitis) sich ausbildende Vulvahypertrophie entsteht ebenfalls durch eine unphysiologisch hohe Hormonwirkung der zentral übermäßig stark stimulierten Nebennierenrinde und der Ovarien (MUNDINGER u. RIECHERT, WEINBERGER u. GRANT, THAMDRUP, LANGE-COSACK).

Eine Vulvahypertrophie läßt sich in entsprechender Weise auch durch eine unphysiologisch hohe *exogene* Zufuhr östrogener und androgener Hormone erzeugen.

b) Durch exogene Reize ausgelöste Vulvahypertrophie

Die *äußeren nicht hormonalen* Ursachen, die eine Vulvahypertrophie bewirken können, sind nach KEHRER in engem Zusammenhang mit Häufigkeit, Art und Eigentümlichkeit der sexuellen Betätigung zu sehen. Es entwickelt sich durch äußere Reize weniger eine Hypertrophie der gesamten Vulva als vielmehr eine isolierte Hypertrophie der kleinen Labien oder auch der Klitoris.

Ätiologie und Pathogenese

Die kleinen Labien und die Klitoris zeigen auf Grund ihres Reichtums an nervösen Elementen eine ausgesprochene Berührungssensibilität und unterliegen in ihrer Funktion ganz dem Geschlechtssinn. Als wichtige periphere, die Entstehung und den Ablauf sexueller Empfindungen bestimmende Organteile, sind sie mannigfachen äußeren Einflüssen und Reizen ausgesetzt, die das sexuelle Lustempfinden erhöhen oder auch erst hervorrufen. Bei manchen außereuropäischen Volksstämmen gelten hypertrophe kleine Labien als Schönheitsattribut, und es werden bei weiblichen Stammesangehörigen bereits in der Kindheit die kleinen Labien aus erotischen Gründen in die Länge gezogen, um später Begehren und Heiratspreis zu erhöhen. Bekannt ist die Labienhypertrophie bei Frauen der Hottentotten und Buschmänner Südafrikas als sog. Hottentottenschürze. Ihrer Entstehung soll neben exogenen Reizen auch eine primär schon vorhandene, rasseneigentümliche Vergrößerung zugrunde liegen. Das Ausmaß der Hottentottenschürze kann groteske Längen von 10—30 cm erreichen. Die elongierten kleinen Labien hängen dann wie zwei Schürzen zwischen den Beinen. Zugleich können auch Präputium und Frenulum der Klitoris mit hypertrophiert sein, die dann das vordere Blatt der Hottentottenschürze bilden und beide Labien miteinander verbinden (Kehrer). Eine wesentliche Ursache der exogen entstandenen Vulvahypertrophie stellt nach Kehrer eine häufig stattfindende Masturbation dar, bei der es zu makroskopischen und mikroskopischen Veränderungen an den kleinen Labien und weniger ausgeprägt auch an der Klitoris kommen soll. Die kleinen Labien reagieren auf die bei der Masturbation stattfindende dauernde mechanische Haut- und Bindegewebsreizung mit einer sich durch den sexuellen Reiz regelmäßig ausbildenden Hyperämie und Hypersekretion, die zu einer Größen- und Dickenzunahme führen sollen. Sie würden dabei zu 3—5 cm langen flügelförmigen Hautfalten ausgezogen und deutlich die unveränderten großen Schamlippen überlappen. Je stärker die kleinen Labien herabhängen, um so hautähnlicher wird die nun allen äußeren Reizen ausgesetzte zarte Schleimhaut der Innenfläche. Zugleich wird die Oberfläche durch ein stärkeres Hervortreten der leicht gelblich gefärbten, etwa stecknadelkopfgroßen Talgdrüsen runzliger und nimmt ein chagriniertes Aussehen an. Auch die Fox-Fordycesche Krankheit der Vulvaschleimhaut, deren Aetiologie unklar ist (Janovski) und der eine Hyperplasie und Hypertrophie der Talg- und Schweißdrüsen zugrunde liegt, wird von Kehrer auf häufige Masturbationen zurückgeführt.

Diese von Kehrer als Masturbationsfolge beschriebenen Veränderungen an den kleinen Labien werden von anderen Autoren nicht in gleicher Weise gedeutet. Labhardt hebt die außerordentliche Variationsbreite normaler anatomischer Labienformen hervor und stimmt nicht mit Kehrers Anschauung überein, daß besondere Formvarianten unbedingt durch exogene Einflüsse zustande gekommen sein sollen. Nach Kehrer soll ebenfalls die Klitoris durch einen häufigen Masturbationsreiz hypertrophieren, wenn auch nicht in gleichem Maße wie unter dem Einfluß androgener Hormone (Mason). Andere Autoren (Heyn) halten diese Genese für unwahrscheinlich. Eine namhafte Klitorishypertrophie ist eher Ursache als Folge gehäufter Masturbationen, zumal nicht selten bei einer Klitorishypertrophie das libidinöse Empfinden gesteigert ist. Beidem kann als gemeinsame Ursache eine Störung des physiologischen Hormongleichgewichtes zugrunde liegen mit einem Überwiegen der Androgene.

2. Atrophie der Vulva

Im *Greisenalter* ist die Atrophie der Vulva physiologisch und als normal anzusehen. Die in den großen Labien besonders im Klimakterium stark ausgebildeten Fettpolster schwinden, die Vulvabehaarung wird spärlicher und die kleinen Labien schrumpfen zu schmalen Hautfalten. Mikroskopisch erscheint das Epithel abgeflacht, die Papillen sind verstrichen, das Unterhautbindegewebe ist zell- und gefäßarm. Mit Marasmus und Kachexie einhergehende Krankheiten bewirken auch in jungen Jahren eine Vulvaatrophie. Da es bei schweren, zehrenden Erkrankungen meist zu einer Atrophie des gesamten Genitalsystems kommt, verstärkt der zugleich bestehende Ausfall der Ovarialhormone den Rückbildungsvorgang. Schon der Ausfall der Ovarialhormone allein kann zu einer Vulvaatrophie führen, wie es bei Kastratinnen bekannt ist (Kehrer). Unter dem Einfluß der am

weiblichen Genitale bei der Carcinombehandlung häufig verwendeten ionisierenden
Strahlen kommt es ebenfalls zu einer Atrophie. Diese einfache Form der Vulvaatrophie hat keinen eigenen Krankheitswert. Sie kann hingegen Ausgangspunkt
für andere Vulvaerkrankungen werden. So ist die Vulva im Stadium der Atrophie
gegenüber äußeren Einwirkungen anfälliger. Kratzeffekte und kleine Verletzungen
führen häufig zu schlecht heilenden und leicht infizierten Rissen und Fissuren.
Die sich daraus entwickelnde chronische Entzündung verstärkt den u. U. schon
vorhandenen Juckreiz und Schmerz. Es bildet sich ein Circulus vitiosus, der in
einer chronischen atrophischen Dermatitis endet, auf deren Boden bevorzugt ein
Vulvacarcinom entsteht (ADAIR, u. a., s. das Kapitel über Vulvacarcinom). Über
Kraurosis vulvae s. S. 317.

3. Kreislaufstörungen der Vulva

a) Ödem

Das Vulvaödem breitet sich vorwiegend in den großen Labien aus. Ihr lockeres
Bindegewebe mit einem in allen Schichten ausgeprägt entwickelten Lymphgefäß-
system (PADOVANI) läßt sie erhebliche Ödemmengen speichern, so daß sie enorm
an Volumen zunehmen können. Ein Vulvaödem kann aus allgemeinen und lokalen
Ursachen entstehen. Es findet sich bei Allgemeinursachen immer doppelseitig, aus
lokalen Ursachen einseitig oder doppelseitig entsprechend der auslösenden örtlichen
Noxe.

α) **Allgemeine Ödemursachen.** Bei *internen* Leiden, die mit einem erheblichen allgemeinen
Begleitödem einhergehen können (Herz-, Nieren-, Lebererkrankungen), ist die Vulva vielfach
von dem Ödem mitbetroffen. Das Vulvaödem kann als Teilerscheinung der allgemeinen Ödembildung ein erhebliches Ausmaß annehmen. Nach Besserung oder Heilung des Grundleidens
bildet es sich zurück, es kommt ihm im Rahmen des zugrunde liegenden Allgemeinleidens keine
besondere Bedeutung zu.

Beachtenswert hingegen ist das Vulvaödem in der *Schwangerschaft*. Vermehrte
Hormonbildung und -wirkung (ZANDER), Verschiebungen der Serumeiweißfrak-
tionen und Änderungen der glomerulären Filtration und tubulären Rückresorp-
tion erzeugen auch bei ungestörter Schwangerschaft Veränderungen des Wasser-
und Elektrolytstoffwechsels, die sich in einer Ödembereitschaft äußern (FRIED-
BERG, BUCHHEIT). Stärkere Ödeme entstehen erst, wenn sich in der Schwangerschaft eine Gestose (Toxikose, Präeklampsie, Eklampsie) entwickelt, ein chronisches Nierenleiden vorliegt oder eine Herzerkrankung dekompensiert (z. B. Mitral-
vitium) (THORP). Das Vulvaödem stellt bei der Gestose nur eine auffallende Lokalisation eines Allgemeinödems dar. Selten fehlen Ödeme an anderen Körperteilen
und die weiteren typischen Zeichen der Toxikose, wie Blutdruckanstieg und
Albuminurie. Diese können aber nur schwach ausgeprägt sein, so daß eine konsti-
tutionell bedingte lokale Ödembereitschaft der in der Schwangerschaft hyper-
trophierten Vulva als Ursache einer oft enormen ödematösen Vulvaschwellung
anzusehen ist.

Seltene Ödemformen stellen das *angioneurotische Menstrualödem* der Vulva
(WALTHARD) und das *anaphylaktische* Vulvaödem (JOACHIMOWITZ) dar. Das angioneurotische Ödem entsteht auf dem Boden einer vegetativ-nerval ausgelösten
funktionellen Permeabilitätsstörung der Endstrombahn und ist dem in anderen
Körperregionen häufiger beobachteten Quinckeschen Ödem gleichzusetzen.
JOACHIMOWITZ erzeugte ein Vulvaödem bei einer an Heuschnupfen leidenden
23jährigen Patientin durch Einreiben der Labien mit Pollenextrakt in einem an-
fallsfreien Intervall. STIEFLER beschreibt ein sich wiederholendes Vulvaödem bei
einer neuropathischen Patientin nach Atophangaben.

Bei *Neugeborenen* findet sich ein pathologisches Vulvaödem als Teilerscheinung eines allgemeinen *Hydrops fetus* und eines *Sklerödems* (Kehrer). Die häufig beobachtete leichte ödematöse Schwellung der Vulva bei Säuglingen unmittelbar nach der Geburt ist wie die ebenfalls vorhandene Vulvahypertrophie auf Einwirkung placentarer Hormone zurückzuführen und nicht als pathologisch zu bewerten. Verstärkt und von einem Hämatom begleitet kann es bei *Beckenendlagengeburten* auftreten (Abb. 2).

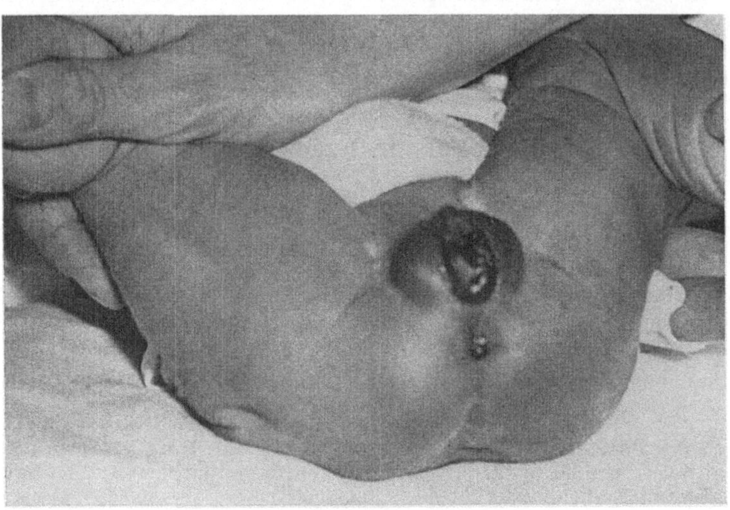

Abb. 2. Vulvaödem und -hämatom bei einem Neugeborenen nach Entbindung aus Beckenendlage

β) **Lokale Ödemursachen.** Während das Vulvaödem aus endogener Ursache immer beidseitig auftritt, bildet sich das aus lokalen Ursachen entstehende Ödem häufig nur *einseitig* aus.

Mannigfache ätiologische Momente, die an der Vulva selbst oder in deren Umgebung angreifen, kommen als Ödemursache in Frage. Ein Begleitödem findet sich häufig bei mechanisch bedingten lokalen *Zirkulationsstörungen* als Stauungsödem in unmittelbarer Nachbarschaft von Phlebektasien, Thrombosen oder Hämatomen. Vulvaödeme sind beschrieben worden bei einer Retroflexio uteri gravidi incarcerata (Kehrer) und bei großen raumfordernden Prozessen im kleinen Becken, die zu Lymphabflußstörungen geführt haben. Ein stärkeres Stauungsödem kann sich bei erschwerten, langdauernden Geburten entwickeln, vor allem dann, wenn geburtshilfliche Eingriffe (Zange, Wendung. Extraktion) das Vulvagewebe noch zusätzlich schädigen. Eine unterschiedlich ausgeprägte Vulvaschwellung findet sich als Begleitödem bei entzündlichen Vulvaerkrankungen, bei einer Lymphangiitis oder Lymphadenitis oder auch bei einer carcinomatösen Lymphangiosis der inguinalen, paravesicalen und paravaginalen Lymphregion. Des weiteren kann es im Gefolge einer Thrombose oder Thrombophlebitis der Vena iliaca communis oder externa zu einem Vulvaödem kommen, bei einer Infektion der Bartholinischen Drüsen und nach infizierten Geburtsverletzungen.

Auch *chemische Noxen* (Alkohol, Sublimat) können ein Vulvaödem hervorrufen. Ein erhebliches Vulvaödem entsteht vorübergehend bei Anwendung *ionisierender Strahlen* zur Behandlung des Vulvacarcinoms, speziell bei der Supervolttherapie (Kepp).

Bei Säuglingen kann sich im Gefolge einer *Nabelinfektion* ein Vulvaödem ausbilden, wenn der entzündliche Prozeß sich als Phlegmone auf die Bauchdecken ausgedehnt oder zu einer Lymphangiitis geführt hat. Eine zu stramm gewickelte Nabelschnur soll bei Frühgeborenen manchmal zu einem Vulvaödem führen.

Als *Mißbildung* sei das selten auch an der Vulva vorkommende angeborene lymphangiektatische Ödem erwähnt, sowie das Vulvaödem bei angeborenen Sakraltumoren (KEHRER, v. REUSS).

Befund. Die Vulva erfährt durch das Ödem, vor allem bei Schwangerschaftstoxikosen oder dekompensierten Herzerkrankungen, eine beträchtliche Volumenzunahme und kann bis auf Mannsfaustgröße anschwellen. Die Labien sind dabei dickwulstig aufgetrieben. Die feuchtschimmernde, bis zum Platzen angespannte

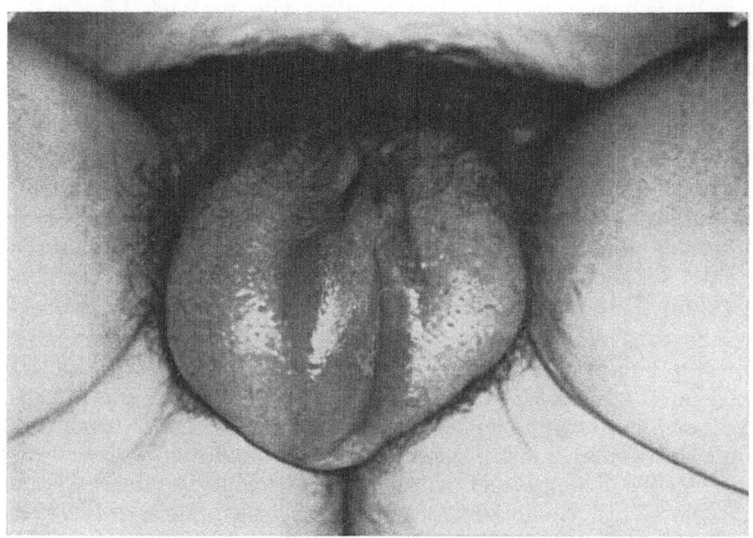

Abb. 3. Vulvaödem nach Beckenendlagenentbindung bei einer Spätgestose

Haut glänzt weißglasig-spiegelnd, läßt die Poren deutlich hervortreten und zeigt wie das Scrotalödem bei durchscheinendem Licht eine Diaphanie. Das Ödem beschränkt sich häufig auf die großen Labien, kann sich aber auf alle Vulvateile und weiter auf die Umgebung (Mons pubis, Scheide, Damm, After) ausdehnen. Selten schwellen kleine Labien und Klitoris isoliert an. Die kleinen Labien werden wie die großen wurstförmig aufgetrieben und quellen polsterartig vor. Häufig ist bei einem starken Ödem die Urethra mit betroffen, und es kommt zu einer Harnverhaltung (Abb. 3).

Ein ausgeprägtes Vulvaödem am Ende einer Schwangerschaft kann eine Spontangeburt verhindern, so daß das Kind durch einen abdominalen Kaiserschnitt entbunden werden muß (KEHRER, SALCA, SCHAPIRO, ZLATMANN). Die stark angespannte Haut ist leicht verletzlich. Durch die im ödematösen Gewebe herabgesetzte Abwehrkraft können infizierte harmlose Schürfungen, Schrunden oder Einrisse zu einer Vulvaphlegmone oder zu einem Vulvagangrän führen (KRITZLER-KOSCH, TORPUI). Im Wochenbett kann ein infiziertes Vulvaödem Ausgangspunkt einer Puerperalsepsis werden.

Das Vulvaödem bildet sich zurück, wenn die Ödemursache bzw. die das Ödem bewirkende Grundkrankheit abgeklungen ist. Bleibt das Ödem bei chronischinfektiösen Prozessen länger bestehen und wird durch Obliteration der Lymphbahnen der Abfluß behindert, so entwickelt sich im aufgequollenen Gewebe durch den chronischen Ödemreiz eine *bindegewebig-lymphatische* Hyperplasie, die *Elephantiasis vulvae.*

b) Hämatom

Das lockere bindegewebige Grundgerüst der Vulva, besonders der großen Labien und des Mons pubis, bietet dem innergeweblich sich ausbreitenden Blut wenig Widerstand, so daß nach Gefäßverletzungen leicht Hämatome entstehen. Das Blut stammt aus den beiderseits stark entwickelten Venenplexus der Bulbi vestibuli und der Klitoris oder aus einem tiefer gelegenen rupturierten paravaginalen Gefäß. Das Hämatom ist dann nicht mehr auf die Vulva allein beschränkt es liegt ein *vulvo-vaginales* Hämatom vor. Von verletzten paravaginalen Gefäßen ausgehende Vulvahämatome kommen häufiger vor als nach Läsion der eigentlichen Schwellkörpervenen, da die Plexus von einer Bindegewebsmembran umgeben sind und geschützt werden (Kehrer). Das Hämatom kann sich einseitig und beidseitig entwickeln und auch auf Nachbarregionen (Damm, Oberschenkel, Unterbauch) ausdehnen.

Ätiologie und Pathogenese. Vulvahämatome sind überwiegend auf *Traumen* zurückzuführen, die zu einer Venenverletzung geführt haben. Selten liegen dem Hämatom eine arterielle Blutung, eine Gerinnungsstörung oder eine variköse Venenwandverdünnung als disponierender Faktor zugrunde (Kehrer). Überwiegend bildet sich ein Hämatom durch eine unmittelbare Verletzung oder nach einem indirekten Trauma aus.

Das häufigste *direkte* Trauma stellt der *Geburtsvorgang* dar. Nach den Untersuchungen von Kehrer (Lit.) und Sahler kommen vulvo-vaginale Hämatome unter der Geburt in einer Häufigkeit von 0,02—0,035% vor. Das Hämatom entsteht öfter bei Spontangeburten als nach geburtshilflichen Eingriffen (Zangenentbindung, Extraktion u. a.). Dieses erklärt sich dadurch, daß geburtshilfliche operative Eingriffe in der Regel von offenen Scheiden-Damm-Verletzungen begleitet sind, die mit Blutungen nach außen einhergehen. Meist entwickelt sich das Hämatom in der Austreibungsphase oder erst nach der Geburt, wenn der Kompressionsdruck des Kopfes aufgehört hat, selten unter den Eröffnungswehen. In der Pathogenese stehen Scher- und Zerreißkräfte beim Durchtritt des Schädels durch das Becken im Vordergrund. Venöse Stauungen infolge Kompression abführender Gefäße begünstigen Gefäßrupturen, ebenfalls verzögert ablaufende Entbindungen, bei denen der Kopf lange im Becken eingepreßt ist. Sie kommen aber auch bei Sturzgeburten vor, wenn die Beckenweichteile zu rasch erweitert und gedehnt werden. Selten entsteht ein Vulvahämatom spontan in der Schwangerschaft oder auch erst im Wochenbett.

Außerhalb der Schwangerschaft entwickeln sich Hämatome nach äußeren direkten Vulvatraumen, wie nach Fußtritten, nach Aufschlagen mit gespreizten Beinen auf einen vorspringenden Gegenstand (Badewanne, Stuhllehne, Tischkante, Fahrradsattel) und bei Pfählungsverletzungen (Gerdes, Hudock, Kehrer, Lenczowski).

Indirekte Traumen führen selten zu Hämatomen. In diesen Fällen ist wie bei den spontanen Hämatomen in der Schwangerschaft und im Wochenbett eine gefäßbedingte Disposition als Mitursache der Hämatombildung in Erwägung zu ziehen. So sind Hämatome beschrieben worden nach einem Fall auf das Gesäß, nach starkem Pressen oder beim Heben schwerer Gegenstände (Kehrer).

Befund. Größe und Umfang des Hämatoms werden von der Art und Stärke der einwirkenden Gewalt mitbestimmt. Kleinere umschriebene Prellungen rufen begrenzte Blutergüsse von Kastanien- bis Hühnereigröße hervor. Mannsfaust- bis kindskopfgroße Hämatome entwickeln sich vornehmlich nach heftigen und ausgedehnten stumpfen Verletzungen. Die Haut ist wie bei einem Ödem über dem Bluterguß angespannt, läßt auf der glänzenden Oberfläche die Poren deutlich hervortreten und ist rötlich-blau verfärbt. Diese Färbung geht später in einen mehr blau-grün-gelben Farbton über. Die Konsistenz wechselt mit dem Alter des

Hämatoms. Sie ist zunächst prall-elastisch, später nach Einsetzen der Blutgerinnung mehr teigig bis unregelmäßig hart. Das Hämatom kann sich auf einen umschriebenen Bezirk einer Vulvahälfte beschränken, sich aber auch asymmetrisch über die ganze Vulva ausdehnen und subcutan auf Damm- und Afterregion, vorn über den Mons pubis auf den Unterbauch und seitlich auf die Leistenregion übergreifen. Darüber hinaus vermag es sich paravaginal in das Beckeninnere bis an das Diaphragma pelvis, bei klaffendem Levatorspalt bis zum Septum recto-vaginale und seitlich bis zu den Darmschaufeln zu erstrecken (Abb. 4).

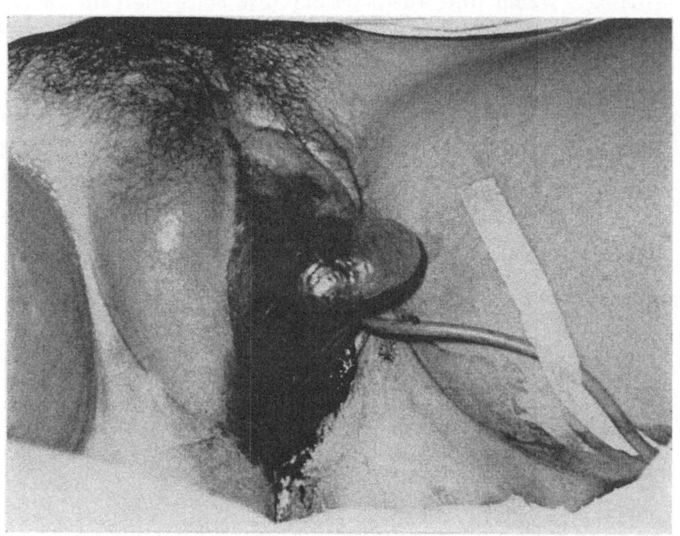

Abb. 4. Vulvahämatom mit Begleitödem nach Zangenentbindung

Große und ausgedehnte vulvo-vaginale Hämatome können Vulva und Vagina verschließen und eine Spontangeburt unmöglich machen, so daß das Kind durch einen abdominalen Kaiserschnitt entbunden werden muß. Sie können zu einer Harnverhaltung und in seltenen Fällen, bei denen das Hämatom sich weit nach hinten entwickelt, auch zu einer Stuhlverhaltung führen. Der Schenkelschluß ist bei ausgedehnten Hämatomen schmerzhaft behindert, das Gehen nur mühsam und mit gespreizten Beinen möglich.

Der Blutverlust nimmt bei ausgedehnten Ergüssen ein erhebliches Ausmaß an und kann zu Schocksymptomen und zu einer deutlichen Anämie führen. In früheren Jahren sind nach Ruptur der Hämatome vereinzelt Todesfälle durch Verblutung aufgetreten (BAULINO, KEHRER, VINTILA), wenn das Hämatom sich im Schwall nach außen entleerte und es aus den verletzten Gefäßen massiv nachblutete. Bei rupturierten Hämatomen besteht als weitere Komplikation die Gefahr der Infektion mit Vereiterung und Verjauchung. Kleinere Hämatome bis etwa Hühnereigröße resorbieren sich spontan. Größere Hämatome müssen ausgeräumt und tamponiert, blutende Gefäße unterbunden oder umstochen werden.

c) Varizen

Vulvavarizen treten ein- und beidseitig auf und bilden sich überwiegend nur im Bereich der großen Labien, manchmal auch am Präputium und Frenulum der

Klitoris und der Bulbi vestibuli, selten an den kleinen Labien. Form, Ausdehnung und Größe wechseln. Neben gerade sichtbaren, wenig geschlängelten, zylindrischen Phlebektasien finden sich stark gewundene, kirsch- bis hühnereigroße und manchmal noch voluminösere Konvolute aus unregelmäßig erweiterten und oft übereinandergelagerten, knotig vorspringenden, bleistift- bis fingerdicken Venenknäueln. Sie können mit Varizen benachbarter Körperregionen des Mons pubis, des Dammes, der Leistengegend und der Oberschenkel zusammenhängen und greifen selten auf Introitus und Scheide über. Die Varizen sind, sofern keine zusätzliche Thrombose vorliegt, weich und ausdrückbar. Sie schwellen im Liegen ab, treten nach längerem Stehen und körperlicher Belastung stärker hervor (Abb. 5).

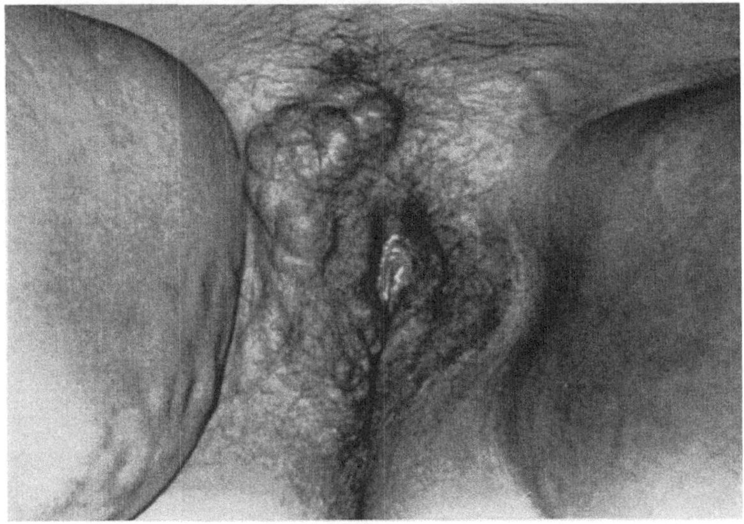

Abb. 5. Vulvavarizen

Ätiologie und Pathogenese. Vulvavarizen entstehen in gleicher Weise und aus gleicher Ursache wie andere subcutane Venenerweiterungen.

Wohl auf dem Boden einer angeborenen mangelhaften Anlage des Venensystems kommt es zu einem Untergang der muskulösen und elastischen Faserelemente, die durch kollagenes Fasergewebe ersetzt werden (Phlebosklerose). Die Venenwand wird durch die Fibrose zwar dicker, zugleich jedoch weiter und nachgiebiger im Querschnitt und in Längsrichtung, die Venenklappen werden insuffizient (s. bei Heid-Fischer, Sigg, M. Staemmler,). Eine Zunahme des Venendruckes, wie er in der Schwangerschaft durch Anstieg des intraabdominellen Druckes und lokal durch Kompression der abführenden großen Gefäße durch den vergrößerten schwangeren Uterus auftritt, verstärkt die Dilatation der geschädigten Venen. Es entwickeln sich umschriebene Varixknoten oder zylindrische Phlebektasien, die durch Ausdehnung in Längsrichtung einen geschlängelten Verlauf nehmen. Neben der Schwangerschaft sind auch andere Faktoren, die den venösen Druck steigern oder eine länger dauernde Stauung bewirken, als auslösende Ursache anzusprechen, z. B. direkter Druck einer Geschwulst auf die abführenden Venen, eine Beckenvenenthrombose und auch kardiale und pulmonale Grundkrankheiten. Kehrer sieht ebenfalls in sexuell bedingten wiederholten Hyperämien eine Mitursache der Vulvavarizen.

In Vulvavarizen können sich wie in Varizen anderer Körperregionen *Thrombosen* ausbilden. Die erweiterten und geschlängelten Venen sind dann nicht mehr weich und eindrückbar, sondern druckschmerzhaft verdickt und die Haut gerötet entsprechend dem Befund an oberflächlichen Beinvenenthrombosen. Durch

Organisation des Thrombus entsteht ein derber Knoten, der schließlich verkalken kann. Lungenarterienembolien aus thrombosierten Vulvavarizen kommen nicht vor. Es kann sich aber eine zunächst blande Thrombose infizieren und zu einer Thrombophlebitis mit allen Begleitreaktionen führen.

Eine schwerwiegende Komplikation stellt die *Ruptur* von Vulvavarizen dar. Diese ist am häufigsten unter der Geburt oder schon im letzten Schwangerschaftsdrittel zu befürchten. Sie kann spontan auftreten oder durch äußere Traumen und plötzliche Anstrengungen verursacht sein. Blutungen sind nach Sturz auf eine Stuhlkante oder andere vorspringende Gegenstände, unter der Geburt beim Durchschneiden des Kopfes und bei geburtshilflichen Eingriffen beschrieben worden. Es sind ebenfalls Todesfälle durch Verblutung aus rupturierten Venen bekannt geworden (KEHRER).

Varicöse Ulcera werden an der Vulva nicht beobachtet.

4. Verletzungen der Vulva

a) Kohabitationsverletzungen

An der Vulva finden sich als häufigste Kohabitationsverletzungen Quer-, Längs- und Schrägrisse im Bereich des Vestibulums. Die Einrisse können sich auf die angrenzenden kleinen Labien, auf den Hymen und auf die Scheide ausdehnen. Eine besondere Prädilektionsstelle bildet die Fossa navicularis, von der aus Damm, Septum recto-vaginale, Darm sowie Muskeln und Fascien des Beckenbodens aufgerissen werden können (Lit. bei v. NEUGEBAUER, RAHM, KEHRER). Auch isolierte Dammrisse II. und III. Grades kommen vor (GOTTHELF). Bei Verletzungen im vorderen Vestibulumanteil können Urethra und Klitoris mitbetroffen sein. Vor allem Klitorisverletzungen führen zu erheblichen Blutungen. Seltener finden sich Verletzungen an den Labien. Neben den schon erwähnten vom Vestibulum auf die Labien übergreifenden Einrissen sind Rißwunden und Quetschungen im Spalt zwischen großen und kleinen Labien beschrieben worden (BETTO, GIUFFRIDA), die in das paravaginale Gewebe hineinreichten. Im Bereich der Labien kommen neben den offenen Verletzungen auch subcutane Gewebszerreißungen vor. Die intakte Haut wird dann durch das sich entwickelnde Hämatom vorgewölbt (v. JASCHKE, v. NEUGEBAUER). Ausgedehnte Vulvaverletzungen finden sich im allgemeinen nur nach Notzuchtverbrechen, besonders bei Lustmorden an Mädchen und Kindern. Klaffende Labienrisse kombiniert mit Scheiden-, Darm- und Peritonealverletzungen sind bei derartigen Verbrechen beschrieben worden (s. Gerichtsmedizinische Literatur).

Ätiologie und Pathogenese. Die Ursachen der Kohabitationsverletzungen sind komplexer Natur. Sie werden durch anatomische Besonderheiten, Art und Technik der Kohabitation und durch psychische und situationsbedingte Umstände bestimmt. Als anatomische Besonderheiten disponieren folgende Befunde zu Verletzungen: Hypoplasie des Genitale mit Muldendamm und abnorm tiefer Fossa navicularis, übermäßig rigider Hymen, Mißverhältnisse zwischen Membrum virile und Genitale der Frau. Als situationsbedingte Faktoren sind zu werten: übermäßige sinnliche Erregung, Ungeschicklichkeit, zu stürmischer oder brutaler Versuch der Immissio penis, Trunkenheit, abnorme Beischlafhaltung. Meist wirken zahlreiche Faktoren bei der Entstehung der Verletzungen zusammen. So kommen die Einrisse am hinteren Vestibulum vorwiegend bei einem übermäßig rigiden Hymen und bei einer tiefen Fossa navicularis zustande, wenn zugleich das Becken dorsal weit geneigt wird und bei einem heftigen Immissionsversuch das Membrun virile nach hinten geleitet wird. Verletzungen an den Labien sollen nicht so sehr durch den Penis als vielmehr durch digitale oder instrumentelle Manipulationen zustande kommen (KEHRER). Das gleiche gilt für die Entstehung der schweren Genitalverletzungen bei Sexualverbrechen. Gefährliche Komplikationen stellen Blutungen aus aufgerissenen Schwellkörpervenen der Klitoris und des Bulbus vestibuli dar. Todesfälle durch Verblutung sind bekannt geworden (KEHRER). Als weiteres ist eine Infektion des

Wundgebietes zu fürchten, die zu einer Nekrose und zu einem Gangrän führen kann. Nach ausgedehnten Verletzungen, die auf den Darm übergreifen, besteht die Gefahr einer vestibulo- bzw. vulvo-rectalen Fistelbildung.

b) Geburtsverletzungen

Die Geburtsverletzungen entstehen beim Ein- und Durchschneiden des Kopfes und finden sich an allen Abschnitten der Vulva, können auf den Hymenalsaum und auf die Vagina übergreifen. Am häufigsten sind die Dammrisse an der hinteren Kommissur der großen Labien. Sie können weit nach dorsal reichen und Anus und Rectum mit einbeziehen (Dammriß III. Grades). Häufig kommen schräg verlaufende Einrisse an der Innenfläche der kleinen Labien und am Vestibulum, sowie oberflächliche Abschürfungen an den vorderen Vulvaabschnitten neben der Klitoris und der Urethra vor. Die großen Labien sind von Verletzungen kaum betroffen, es sei denn, daß tiefe Einrisse an den kleinen Labien sich nach lateral fortsetzen. Vereinzelt werden die kleinen Labien beim Kopfdurchtritt abgeschoren.

Ätiologie und Pathogenese. Als Ursache kommen ähnlich wie bei den Kohabitationsverletzungen besondere anatomische Merkmale als auch der Geburtsvorgang als solcher in Frage. Als anatomische Besonderheiten, die Vulvaverletzungen begünstigen, sind zu erwähnen: enge Schamspalte, straffe und rigide Weichteile, spitzer Schambogenwinkel, Vulvahypoplasie, Vulvanarben, Vulvaödem. Schon für eine anatomisch regelrechte Vulva bedeutet der Geburtsvorgang eine erhebliche mechanische Beanspruchung, wird doch der normalerweise etwa 7 cm messende Umfang bei der häufigsten Geburt aus Hinterhauptslage auf etwa 32 cm gedehnt, bei Vorderhaupts- und Stirnlagen auf noch größere Umfänge. Sturzgeburten führen zu einer raschen Weichteildehnung, so daß Einrisse auch bei normalen anatomischen Verhältnissen kaum vermeidbar sind, gleiches gilt für operative Eingriffe, wie Zangenentbindungen oder Extraktionen. Als Komplikation der Geburtsverletzungen sind starke Blutungen aus Klitoriswunden und Fistelbildungen nach Mitverletzung des Rectums zu fürchten. Obwohl für die Wunden durch den großen Keimgehalt der Umgebung zahlreiche Infektionsmöglichkeiten bestehen, ist die Heiltendenz der Geburtsverletzungen auffallend gut.

c) Andere mechanische Verletzungen

Es lassen sich drei Verwundungstypen unterscheiden: Verletzungen durch stumpfe Gewalteinwirkung, Pfählungsverletzungen und Verletzungen durch spitze und scharfe Gegenstände.

α) Verletzung durch stumpfe Gewalteinwirkung

Durch ein stumpf auftreffendes Trauma kommt es entweder zu einer innergeweblichen Verletzung mit Hämatombildung oder zu mehr oder weniger großen offenen Vulvawunden. Die Verletzungen entstehen durch Schläge auf die Vulva mit stumpfen Gegenständen, durch Fußtritte oder durch Aufprallen der Vulva auf stumpfe Vorsprünge beim Stürzen oder Fallen von Stühlen, Leitern usw. — Vor allem in der älteren Literatur werden für diese Verletzungsformen mannigfache Beispiele angeführt, bei denen es nach Aufprall auf Stuhllehnen, Bettränder, Bettläden, Bankkanten oder Eimerränder zu mehr oder weniger ausgedehnten Vulvaquetschungen und -rissen kam (KEHRER, Lit.).

Befund. Die durch stumpfe Gewalteinwirkung entstehenden Wunden werden in ihrer Ausdehnung von der Wucht und Lokalisation des Aufschlags bestimmt. Bei schwangeren Frauen besteht durch die physiologische ödematöse Auflockerung des Vulvagewebes eine leichtere Verletzlichkeit. Neben umschriebenen, oberflächlichen Abschürfungen und kleinen Platzwunden an den großen Labien finden sich nach einem starken Trauma erhebliche Quetsch- und Rißwunden der Haut und

des daruntergelegenen Bindegewebes, die durch die beim Aufprall auftretenden
Scherkräfte mit Abrissen der Klitoris und der Urethra einhergehen und bis weit
in die Scheide hineinreichen können (KEHRER, NOWOSIELSKY). Klitorisabrisse
werden von erheblichen Blutungen begleitet. Häufig ist das umgebende Gewebe
durch ein ausgedehntes Hämatom angeschwollen und die Haut blaurot verfärbt,
das Hämatom kann auf Scheide, Damm, Oberschenkel und Unterbauch übergreifen. Selten kommt es auch bei einem Sturz auf das Gesäß oder Kreuzbein zu
Vulvaverletzungen (ADAM).

β) Pfählungsverletzungen

Ätiologie und Pathogenese. Pfählungsverletzungen entstehen bei einem Sturz oder Fall auf
pfahlartige Gegenstände, die spitz in das auftreffende Gewebe eindringen. Eine Vielzahl von
Gegenständen wurden beschrieben, die eine Pfählungsverletzung verursacht haben: Besen-,
Rechen-, Schaufel- und Heugabelstiele, Zaunlatten, Wagendeichsel, Bohnenstangen, Eisen-
gitter, Bierflaschen, Gardinenstangen, Weinrebenpfähle, Stuhlbeine u. a. (s. bei KEHRER,
MOSETTIG). Zu den Pfählungsverletzungen sind aber auch die aktiv erfolgten Verwundungen
zu rechnen, die durch Tierhornstöße hervorgerufen wurden.

Befund. Die Pfählungsverwundungen sind tiefer und ausgedehnter als Auf-
prallverletzungen, da der spitze Gegenstand bei der Pfählung in das Gewebe eindringt und das Gewebsgefüge zerstört. Die Verletzungen sind darum selten auf die
Vulva beschränkt, häufig dehen sie sich auf Scheide, Damm, Rectum und Harnblase aus (CAMELIS). Durch den eindringenden und oft verschmutzten Pfählungs-
gegenstand und durch zusätzliche Darmverletzungen werden die Wunden leichter
infiziert als nach stumpfen Traumen. Ebenfalls ist die Gefahr okkulter innerer
Blutungen bei tiefen Pfählungswunden größer.

γ) Verletzungen durch spitze und scharfe Gegenstände

Ätiologie und Pathogenese. Diese Verletzungsarten sind seltener, weniger gefahrvoll, die
Wunden kleiner in der Ausdehnung als bei den zuvor geschilderten Verletzungstypen. Sie
entstehen meist als Schnittwunden durch einen Sturz auf Glas-, Porzellan- oder Steingut-
splitter und durch zerbrochenes Nachtgeschirr. Bei Notzuchtverbrechen kommen auch
Messerstichverletzungen vor.

Befund. Die Wunden sind scharfkantig und außer bei den absichtlichen Stich-
und Schnittwunden selten tief. Sie finden sich vornehmlich an den Labien, bei den
Schnittwunden durch scharfkantiges Nachtgeschirr auch am Vestibulum und an
der Klitoris.

d) Narbenbildung

Die Ausdehnung und Form der Narben an der Vulva nach den aufgeführten
Verletzungen hängt neben der Verletzungsart vor allem von der chirurgischen
Versorgung ab. Kleine Kohabitationsverletzungen heilen in kurzer Zeit ohne auffallende Narbenbildung, so daß sie später kaum noch oder gar nicht mehr erkennbar sind. Lediglich bei stärkerer Verschmutzung bilden sich durch Infektion kleine
Ulcerationen, die nach Ausheilung strahlige Narben hinterlassen. Kleine Geburtsverletzungen, wie Abschürfungen am Vestibulum oder an den kleinen Labien, heilen
ebenfalls spurlos ab. Größere Geburtsverletzungen, wie Dammrisse II. und III.
Grades, heilen — wenn sie nicht gleich chirurgisch versorgt werden — stets sekundär und hinterlassen deutliche Narben und Deformitäten der Vulva. Der Damm
fehlt weitgehend, stattdessen findet sich nur noch eine schmale Hautbrücke. Das
Narbengewebe ist breit und derb. Der Introitus vaginae klafft stark, häufige
Scheidenentzündungen, ein zunehmender Descensus und auch eine Incontinentia
alvi können die Folge sein. Primär versorgte Dammrisse oder auch Episiotomie-
wunden zeigen eine gute Heiltendenz und hinterlassen nur schmale dünne Narben.

Die anatomischen und physiologischen Verhältnisse des äußeren Genitale bleiben dadurch weitgehend erhalten. Wegen der guten Heiltendenz des Gewebes sind auch nach anderweitigen mechanischen Verletzungen bei exakter chirurgischer Behandlung keine nennenswerten oder entstellenden Narben zu befürchten. Selten bildet sich an der Vulva nach Verletzungen ein *Narbenkeloid* aus. An der Klitoris beobachtete Zeitz eine Keloidbildung, die auf eine chronisch-entzündliche Gewebsalteration durch häufige Masturbationen zurückzuführen sei.

e) Verletzungen aus religiösen und rituellen Motiven

Zu erwähnen sind abschließend noch Verstümmelungen und Verletzungen an der Vulva, die aus religiösen, rituellen oder sexuellen Motiven entstanden sind. Bei manchen mohammedanischen Stämmen Afrikas, südamerikanischen Indianervölkern, ostindischen Malayen und den früher in Ost-Europa lebenden Skopzen wurden Klitorisumschneidungen und- ausschneidungen vorgenommen, unter den Skopzen ebenfalls Verstümmelungen an den kleinen Labien und am Hymen. Zu dieser Gruppe von Verletzungen gehört ebenfalls der Verschluß der Rima pudendi, die sog. Infibulation der Labien durch Metalldraht und Zwirn, wie sie bei einigen Negervölkern Afrikas und früher auch in Ägypten und Indien an jungen Mädchen vorgenommen wurde, um die Keuschheit bis zur Ehe zu bewahren. Der aus dem Mittelalter bekannte „Keuschheitsgürtel" diente dem gleichen Zweck. Da es bei diesen Eingriffen stets zu einer Wundinfektion und Sekundärheilung kam, blieben an den Labien, an der Urethra und am Hymen deutliche Narben bestehen. Schrumpfungsvorgänge an der Urethra konnten zu einer Harninkontinenz führen (Kehrer, Lit.).

f) Verätzungen

Vulvaverätzungen sind sehr selten und nur vereinzelt mitgeteilt worden. Zangemeister berichtet über eine ausgedehnte Nekrose und Vereiterung von Vulva und Damm nach Behandlung eines Dammrisses mit reiner Karbolsäure. Später bildete sich anstelle der Labien ein straffer, derber, knorplig-harter Narbenring aus, der bei einer nachfolgenden Entbindung exstirpiert werden mußte. Forlini beobachtete eine Nekrose der kleinen Labien nach lokaler Verwendung von Kupfersulfat als Antikonzipienz.

g) Verbrennungen und Verbrühungen

Verbrennungen und Verbrühungen werden an der Vulva ebenfalls selten beobachtet. Verbrühungen ereignen sich vorwiegend bei Kindern, die rücklings in Behälter mit heißem Wasser oder Fett stürzen. Als Ursache der Verbrennungen werden ebenfalls Unglücksfälle angeführt, wie Sturz auf ein heißes Bügeleisen (Holzapfel), in ein offenes Feuer (Hamblen), sowie Brandwunden durch einen umfallenden heißen Zimmerofen (Kehrer). Entsprechend der Intensität der Hitzeeinwirkung entstehen Verbrennungen I., II. und III. Grades. Während sich bei der Verbrennung I. Grades lediglich ein Erythem ausbildet, das spurlos abklingt, können sich bei stärkeren Verbrennungsgraden ausgedehnte Ulcerationen und Nekrosen entwickeln.

Folge der Verätzungen und auch der Verbrühungen und Verbrennungen stärkeren Grades sind nach Abheilung der Wunden ausgedehnte flächenhafte Narben, die zu erheblichen Schrumpfungen, Verziehungen und Verunstaltungen des äußeren Genitale führen können. Spätere Kohabitationen und vor allem Entbindungen werden dadurch erschwert oder erst nach plastischen Operationen möglich (Hamblen).

h) Erfrierungen

Erfrierungen an der Vulva sind kaum bekannt geworden. Kehrer zitiert lediglich eine Beobachtung aus dem Jahr 1886. Bei einer 18 jährigen Patientin aus Rußland, die nach Blasensprung bei —38° C ohne ausreichende Bekleidung eine einstündige Fußwanderung unternahm und sich bei Wehen in den Schnee setzte, waren Vulva und Damm erfroren. Die Hautstellen wiesen zunächst zahlreiche Bläschen auf, wurden dann gangränös und stießen sich ab.

i) Veränderungen durch ionisierende Strahlen

Strahlenschäden an der Vulva kamen zu Beginn der Strahlenaera durch direkte Radium- und Röntgenstrahleneinwirkung bei der Behandlung des Vulvacarcinoms seltener auch als Begleitreaktion bei der Radiumbehandlung von Vaginalcarcinomen häufiger und in einem sehr viel stärkeren Ausmaß als heute vor. Durch die von CHAOUL entwickelte Röntgen-Nahbestrahlung und nach Einführung der Bestrahlung mit schnellen Elektronen durch das Betatron (s. bei BECKER u. SCHUBERT) konnten durch Vermeidung der Streustrahlung und besserer Dosierung bei gleichzeitiger Beachtung der Strahlentoleranzgrenze der Haut die früher aufgetretenen schlecht heilenden ausgedehnten Ulcerationen weitgehend vermieden werden. Die Strahlenveränderungen der Vulvahaut entsprechen den Befunden, wie sie allgemein an bestrahlter Haut beobachtet werden (DYROFF u. SIEGERT). Auftreten und Ausmaß eines Strahlenschadens werden durch die Bestrahlungsart, Dosishöhe und -verteilung sowie durch die individuelle Strahlenempfindlichkeit der Haut bestimmt. Als schwächste Reaktion zeigt sich an der Haut ein in rhythmischen Intervallen auftretendes Erythem, die *Radiodermatitis erythematosa*. Bei einer stärkeren Strahlendosis kommt es auf der geröteten Haut zu einer blasigen Abhebung der Epidermis (*Radiodermatitis bullosa sive excoreativa*). Der anfänglich wäßrig-seröse Blaseninhalt infiziert sich meist, wird eitrig, die Blasen platzen und die geschädigten Hautpartien verkrusten. Als schwerste Hautreaktion findet sich bei massiven Strahlendosen von mehreren 1000 R die *Radiodermatitis ulcerosa sive necroticans*; die Hautveränderung geht über das bullöse Stadium hinaus und mit Nekrosen einher, die nach Abstoßung tiefe Ulcerationen hinterlassen. — Leichte Rötungen pflegen nach Absetzen der Bestrahlung meist ohne Nachreaktion abzuklingen. Nach einer stärkeren Dermatitis erythematosa zeigen sich an der Epidermis später mehr oder weniger stark ausgeprägte Pigmentierungen und auch Depigmentierungen, die häufig von einer Atrophie der Talg- und Schweißdrüsen und einem Haarschwund begleitet sind (KÄRCHER, KEPP, KEPP u. HOFMANN, RAJEWSKI u. Mitarb., WACHSMANN).

Histologisch ist die Epidermis verdünnt, die Zellkerne können blasig aufgetrieben sein und vermehrte und pathologische Mitosen aufweisen. Im Unterhautbindegewebe bilden sich Teleangiektasien aus, die durch die verdünnte Epidermis deutlich vorschimmern. Im Bindegewebe ist der kollagene Faseranteil vermehrt, es findet sich eine fibröse Induration. Am auffallendsten werden diese Veränderungen nach einer Strahlendermatitis ulcerosa beobachtet. Es liegt nicht nur eine ausgesprochene Atrophie der Vulva vor, durch die stark schrumpfenden Narben wird die Vulva zusätzlich in ihrer Form entstellt und der Introitus eingeengt. Als Spätreaktion können sich noch Jahre nach der Bestrahlung in einer stärker vorgeschädigten Haut torpide Ulcera ausbilden, die eine besonders schlechte Heiltendenz zeigen. Als weitere Spätfolge entstehen in einer derart strahlengeschädigten Haut Plattenepithelcarcinome. Die Spätulcera lassen sich schwer von neuentstandenen ulcerösen Carcinomen oder Carcinomrecidiven abgrenzen, da auch Strahlenulcera in der atrophischen Haut sich eher ausbreiten als abheilen.

Die Strahlenveränderungen gehen oft mit einem lästigen Pruritus einher. Der Juckreiz kann von der Patientin kaum unterdrückt werden, Schrunden und Risse auf der blassen, dünnen, grau-weißlich verfärbten atrophischen Vulvahaut sind die Folge. Auf dem Boden dieser Verletzungen können sich durch Infektion schmerzhafte Ulcerationen ausbilden.

5. Verklebungen und Verwachsungen

a) Conglutinatio vulvae

Die als Conglutinatio bzw. Agglutinatio vulvae bezeichnete erworbene Verklebung und Verwachsung der Vulva wird in jedem Lebensalter beobachtet. Am häufigsten findet sich dieser Befund in der Kindheit, seltener in späteren Lebensjahren (BARABAS, CAMPBELL, SCHLACK, TAYLOR, VESELY).

Ätiologie und Pathogenese. Die Conglutinatio ist in den allermeisten Fällen Folge einer Infektion von Vulva und Vagina. In früheren Jahrzehnten galt die Vulvo-Vaginitis gonorrhoica bei *Kindern* als Hauptursache. Auch bei Wurmerkrankungen, die zu einem dauernden Reizzustand des Ano-Genitalbereiches führen, und bei einem länger bestehenden eitrigen Fluor unklarer Genese sind im Kindesalter Verwachsungen beobachtet worden (Kepp, Peter). Flusser beobachtete bei 4—5 jährigen Mädchen eine spontane Rückbildung eines früher entstandenen Vestibulumverschlusses und diskutiert eine Konstitutionsanomalie.

Im *geschlechtsreifen Alter* kommt es selten im Wochenbett bei der Ausheilung von Labienverletzungen zu partiellen Verwachsungen (Waldeyer). Im höheren Lebensalter kann sich eine Conglutinatio nach operativen Eingriffen an der Vulva oder auf dem Boden einer Atrophie bzw. Krausosis entwickeln. Auf das Auftreten von Verwachsungen nach Verbrennungs- und Strahlenschäden wurde bereits hingewiesen.

Der Conglutinatio geht in jedem Fall eine Epidermisläsion voraus, die sich über die kleinen Labien beider Vulvahälften kongruent ausdehnen muß. Begünstigt durch entzündliche Reaktionen und durch eine längere Ruhigstellung infolge einer tagelang anhaltenden Bettruhe verkleben die beiden entzündeten und verletzten Kontaktflächen zunächst miteinander. Das Granulationsgewebe beider Haftflächen kommt in Kontakt, Bindegewebszellen wandern aus bzw. ein in das benachbarte Gewebe, Gefäße sprießen aus und nach Überbrückung der Kontaktflächen durch Bindegewebsfasern verwachsen beide Vulvateile miteinander.

Das relativ häufige Vorkommen der Conglutinatio im Kindesalter und dann wieder in der Postmenopause ist mit auf den *Oestrogenmangel* (Huber, Peter, Williams) dieser Altersphasen zurückzuführen. Das in seinem Wachstum und in seiner Funktion von den Oestrogenen abhängige Epithel der inneren Vulvaanteile (kleine Labien, Vestibulum) ist nicht zu voller Funktionsreife entwickelt. Das Epithel ist niedriger, gegenüber äußeren Reizen anfälliger und regeneriert nach Läsionen langsamer. Zum anderen wird der Vulva im Kindesalter nicht die Aufmerksamkeit geschenkt wie in der Geschlechtsreife. Viele im Kindesalter entstandene Verwachsungen werden erst bemerkt, wenn Kohabitationsversuche dadurch mißlingen.

Befund. Beide Vulvahälften sind in der Medianlinie weitgehend oder nur teilweise an der Berührungskante der kleinen Labien miteinander verwachsen. Oft existiert nur noch eine gerade sondendurchgängige Öffnung für den Harnabfluß. Diese Öffnung kann urethranahe liegen, findet sich manchmal aber auch im hinteren Drittel der durch die Verwachsungen entstandenen Raphe. Der Harn kann dann nicht mehr im Strahl entleert werden, es besteht ein Harnträufeln. Die Haut neben der Verwachsungslinie ist bei Kindern häufig entzündlich gerötet. Als weitere Begleiterkrankung kann eine eitrige *Kolpitis* vorliegen, so daß sich aus der noch vorhandenen Öffnung ein gelblicher Ausfluß entleert. Bei älteren Frauen ist die umgebende Vulvahaut häufig atrophisch und in unmittelbarer Nachbarschaft der Öffnung durch den träufelnden Harn mazeriert und erodiert.

Als Folge der Conglutinatio wird die Kohabitation erschwert oder unmöglich gemacht. Der Abfluß des Menstrualblutes ist wie die Miktion erst bei ausgedehnteren Formen behindert. Durch den Rückstau des Menstrualblutes kann sich in seltenen Fällen eine Hämatokolpos oder eine Hämatometra ausbilden (Kehrer, Labhardt).

b) Lochbildung der kleinen Labien

Die selten beobachteten Lochbildungen (Labium minus perforatus) finden sich einzeln und einseitig, als auch mehrfach in symmetrischer und asymmetrischer Anordnung an beiden kleinen Labien. Sie weisen eine runde, längliche oder auch dreieckige bis zipflige Form auf und erscheinen durch ihre glattrandige Begrenzung wie ausgestanzt. Für ihre Entstehung werden Verletzungen (vor allem Geburtsverletzungen), entzündliche Ulcerationen (unspezifischer, tuberkulöser und luetischer Genese), sexuelle Manipulationen (z. B. Infibulation) oder auch Entwicklungsstörungen angeführt (Kehrer, Lit.).

c) Phimose der Klitoris

Der Befund entspricht dem der Phimose am männlichen Genitale. Das Präputium der Klitoris weist eine Stenose auf und läßt sich dadurch nicht von der

Glans zurückschieben, oder Präputium und Glans clitoridis sind miteinander verklebt und verwachsen. Die Verklebungen und Verwachsungen sind meist Folge entzündlicher Vorgänge.

6. Die Pathologie des Hymens

a) Entwicklungsformen und -störungen

Der Hymen oder die Scheidenklappe bildet als schräggestellte, dünne bindegewebige Schleimhautfalte den äußeren Abschluß der Scheide. Der freie, oft gezähnte Rand umgrenzt das Foramen hymenale und engt den Scheideneingang mehr oder weniger stark ein. Wie andere Teile des Genitaltraktes reagiert auch der Hymen auf ovarielle Hormone (PETER). Bei Neugeborenen ist der Hymen wie die Vulva oft angeschwollen und gut durchblutet als Folge placentarer Hormoneinwirkung. Bald darauf setzt die Involution ein, die bis zur Präpubertät anhält. Unter dem Einfluß der jetzt vom Ovar gebildeten Oestrogene wächst der Hymen wie andere Teile des Genitaltraktes. Es tritt eine leichte Randfältelung und die typische Rötung und Feuchtigkeit auf, die alle Teile des Vestibulums zeigen. Erst jetzt hat der Hymen seine individuell typische Gestalt erhalten.

Form und Weite der Hymenallichtung sowie Dicke und Festigkeit der Hymenmembran weisen bei der noch nicht deflorierten geschlechtsreifen Frau mannigfache Variationen auf. Zwischen einem völligen Fehlen des Hymen und einem kompletten Verschluß des Foramen hymenalis gibt es alle Übergänge (HABERDA, MÜLLER-HESS, KEHRER und unter Entwicklungsstörungen). Am häufigsten ist der Hymen halbmondförmig gestaltet, vordere und hintere Schleimhautfalten wölben sich stärker vor als die seitlichen Anteile *(Hymen semilunaris)*. Der vordere Anteil kann auch reduziert oder gar nicht vorhanden sein, so daß der Hymen nur aus der hinteren, sichelförmigen Falte besteht *(Hymen falciformis)*. Von *H. linguliform.* spricht man, wenn sich in der Mitte des hinteren Saumes eine Zapfen- oder Zungenbildung findet, von *H. bilabilatus*, wenn sich seitliche, lippenartige Falten andeuten. Während der Hymenalsaum bei diesen Varianten glatt begrenzt und scharfrandig geformt ist, weist er beim *H. fimbriatus* zahlreiche, meist nicht bis zur Basis reichende Kerben und freie Zacken auf, beim *H. lobatus* hingegen wenige, tiefer eindringende Furchen. Als Hymenalatresie bzw. *H. imperforatus sive occlusivus* bezeichnet man das völlige Fehlen der Hymenalöffnung. Diese Anomalie wird meist erst offenkundig, wenn Komplikationen bei Kohabitationsversuchen auftreten oder, was häufiger geschieht, der Sekret- und Blutabfluß aus dem inneren Genitalbereich behindert wird und sich in der Scheide, im Uterus oder in den Tuben staut. Im frühen Säuglingsalter und später in der Pubertät vor der Menarche kann sich infolge einer Abflußhinderung eines vermehrt gebildeten Cervix- und Uterusdrüsensekrets eine *Muko-* oder *Hydrokolpos* bzw. *Hydrometrokolpos* (ALTHOFF, BOWEN, REA) ausbilden.

SPENCER berichtete 1962 über 62 bisher bekannt gewordene Fälle, von denen einzelne bei gleicher Symptomatik statt einer Hymenalatresie ein Septum transversum der Scheide aufwiesen. Die vermehrte Sekretproduktion führt er auf hormonale Einflüsse zurück, die bei Neugeborenen von der Placenta nachwirken, in der Pubertät von den Ovarien ausgehen. 8 Kinder starben an den Folgeerscheinungen der Sekretabflußstörung.

Häufiger als ein Sekretrückstau droht bei einem Hymenalverschluß zum Zeitpunkt der Menarche durch die einsetzende Menstruationsblutung eine *Hämatokolpos*, die von einer *Hämatometra* mit *Hämatotubae* begleitet sein kann. Der Unter- und Mittelbauch kann von einem über den Nabel hinausreichenden Tumor ausgefüllt sein, der von den strotzend mit gestautem Blut angefüllten Hohlorganen (Scheide, Uterus, Tuben) gebildet wird (BARELLA, HARPER, PALLAZO,

Planas, Platz, Searle, Tompkins, Warner). Bis zu 3 l Blut konnten nach
Incision des imperforierten Hymens abgelassen werden (Harper). Als Begleit-
erscheinung der Menstrualblutstauung sind Harnabflußstörungen durch Druck auf
Urethra und Blase beobachtet worden, die zu beidseitigem Hydroureter mit
Hydronephrose geführt hatten. Es ist erstaunlich, daß die maximal gestauten
Hohlorgane sich zu normaler Größe zurückbilden können, wenn durch eine
Hymenalincision das Abflußhindernis beseitigt ist. Selbst Schwangerschaften sind
später noch möglich (Searle).

Eine ungewöhnliche Komplikation der Hymenalatresie beschreibt Holzapfel. Nach Incision eines imperforierten Hymens entleerte sich bei einem 13jährigen Mädchen aus der
tumorhaft aufgetriebenen Scheide ein eitriges Sekret, aus dem hämolysierende Streptokokken
gezüchtet werden konnten. Da wegen des Hymenalverschlusses eine Infektion von außen kaum
möglich erschien, führt er die Pyokolpos auf eine metastatische Infektion bei einem Jahre
zuvor durchgemachten Scharlach zurück. 9 Monate nach der Hymenspaltung trat die Menarche
ein, das Genitale war später völlig unauffällig.

Bei einem *H. microperforatus* findet sich nur eine sondendurchgängige Öffnung. Ein *H. cribriformis* ist mehrfach perforiert und siebartig durchlöchert. Auch
diese beiden Formen stellen ein Kohabitationshindernis dar, ebenso der *H. carno-
sus*, bei dem der Hymenalsaum als fleischiger, derber, unelastischer Ring gestaltet
ist. Mancher Hymen wird durch eine sagittal gestellte mediane Falte in 2 Hälften
geteilt. Man spricht dann von einem *H. duplex, septus* bzw. *biperforatus* oder
bifenestrus. Die sagittale Faltenbildung ist auf die Trennwand der in der Embryonalzeit einzeln mündenden Müllerschen Gänge zurückzuführen. Beim selten angeborenen Fehlen des Hymens *(Aplasia hymenalis)* besteht zwischen Vagina und
Vestibulum ein völlig glatter Übergang (de Mendonca).

b) Verletzungen

Die meist bei der ersten Kohabitation auftretenden Einrisse sind in Anbetracht
der Funktion des Genitaltraktes als *physiologische* Verletzungen anzusehen
(Hymen defloratus). Sie finden sich in typischer Weise vornehmlich hinten seitlich
bei 4, 5, 7 und 8 Uhr als schmale Rißwunden (Müller-Hess). Nach 5—14 Tagen
sind die anfänglich geröteten, manchmal auch ulcerierten und eiternden Wunden
abgeheilt und epithelialisiert. Der Hymenalsaum wächst jedoch nie wieder glatt
zusammen (Binet). Da die Einrisse nicht immer bis zur Basis reichen und oft keine
eindeutigen Narben zu erkennen sind, lassen sie sich später oft schwer von primär
vorhandenen Einkerbungen unterscheiden. Als Hinweis für eine stattgehabte
Defloration sind schmale weiße Streifen an den Einkerbungen zu werten (Binet,
Haberda, Müller-Hess). Typische Narben wie bei Hautverletzungen bilden
sich nicht aus. Leichter fällt der Kohabitationsnachweis, wenn sich die Einrisse bis
zum Hymenalansatz fortsetzen. Bei regelmäßigem Geschlechtsverkehr und nach
Geburten sind später nur noch Reste des Hymenalsaumes als warzenförmige
Hautanteile vorhanden *(Carunculae hymenales)*. Ähnliche Verletzungen werden
ebenfalls bei digitaler Dehnung des Hymenalsaumes oder durch andere Gegenstände bei Masturbationen gesetzt.

Kohabitationen müssen nicht unbedingt zu Hymenalverletzungen führen. Bei
weicher Hymenalmembran, niedrigem Saum und dehnbarem Hymenalring kann
ein Verkehr erfolgen, ohne daß der Hymenalsaum einzureißen braucht (Binet,
Haberda, Müller-Hess). Neben den anatomischen Besonderheiten des Hymen
spielt natürlich auch die Penisgröße bei den Kohabitationsverletzungen eine Rolle,
oder allgemein das Größenverhältnis zwischen Membrum virile und Hymenalring.
Aguiar fand unter 3483 Frauen bei 665 Frauen noch einen intakten Hymen, obwohl bei all diesen Frauen Kohabitationen stattgefunden hatten. Selbst Schwangerschaften können bei Unversehrtheit des Hymen vorangegangen sein (Müller-

Hess). Es muß darum bei forensischen Gutachten bedacht werden, daß anatomischer Befund, Defloration und Virginität nicht immer in unmittelbarem Zusammenhang miteinander stehen. Trotz unversehrten Hymens kann ein Geschlechtsverkehr stattgefunden haben und damit keine Virginität mehr vorliegen. Umgekehrt kann der Hymen auch einmal durch einen Unfall oder eine Operation verletzt worden, die Virginität aber erhalten sein.

Diesen physiologischen Hymenalläsionen sind die *pathologischen* Verletzungen gegenüber zu stellen. Der Begriff des pathologischen bezieht sich nicht so sehr auf die Ätiologie und Pathogenese als vielmehr auf die Schwere und Ausdehnung der Verletzung. Die Einrisse sind nicht mehr auf den Hymen beschränkt, sondern reichen weiter auf die angrenzenden Teile des inneren Genitaltraktes. Ausführliche kasuistische Schilderungen finden sich vornehmlich in der älteren Literatur (v. Neugebauer, Rahm, Kehrer). Nach Ausdehnung der Rißwunden auf das Nachbargewebe werden unterschieden: Hymen-Labienriß, Hymen-Urethralriß, Hymen-Paraurethralriß, Hymen-Klitorisriß, Hymen-Vaginalriß, Hymen-Dammriß, Hymenbasisriß. Die Rißwunden können ein- oder beidseitig vorhanden sein, gerade oder gezackt verlaufen und u. U. weit auf das Nachbargebiet übergreifen. So sind bis in die Fornix vaginae reichende Einrisse beschrieben worden, bei denen der Douglas eröffnet war und Dünndarmschlingen heraustraten (v. Neugebauer).

Bei den Hymen-Urethralrissen kann die Urethra abgeschoren oder verletzt werden, woraus Vesico-Urethro-Vaginalfisteln resultieren können. Unter den Hymen-Dammrissen sind komplette Einrisse bis zum Anus entsprechend einem Dammriß III. Grades beobachtet worden. Beim Hymenbasisriß wird der Hymen an seiner Basis von der Vagina abgeschoren. Die Hymenalmembran kann dabei intakt bleiben, selbst Geburten sind auf diese Weise möglich (Tenbaum).

Die pathologischen Verletzungen gehen meist mit starken Schmerzen und erheblichen Blutungen einher, da bei den Hymen-Labienrissen und den Hymen-Klitorisrissen oft die Venengeflechte der Schwellkörper mitverletzt werden (Bulbus vestibuli; Corpora cavernosa clitoridis). Massive Blutungen kommen auch bei den Hymen-Vaginalrissen vor. In der Literatur sind mehrfach tödliche Verblutungen beschrieben worden (Binet, Georgiadas, Kehrer, Lit.). Der oft große Blutverlust ist nicht immer nur auf die direkte mechanische Zerreißung der Gefäße zurückzuführen, sondern kann durch Blutgerinnungsstörungen, einen atypischen Gefäßverlauf oder eine Varicosis begünstigt sein.

Ätiologie und Pathogenese. Pathologische Hymenalverletzungen entstehen häufig bei rigiden und abnormen Hymenformen, die einer normalen Immisio penis bei Kohabitationen bzw. Kohabitationsversuchen zu großen Widerstand bieten. Durch verstärkten Impetus, der bei gesteigerter sexueller Erregung oder nach Alkoholgenuß unkontrolliert erfolgt, kommt es zu den geschilderten atypischen Einrissen oder Abscherungen. Die Verletzungen ereignen sich überwiegend dann, wenn ein Mißverhältnis in der Größe des männlichen und weiblichen Genitale vorliegt, bei den Frauen eine allgemeine Genitalhypoplasie besteht oder die Stoßrichtung des Membrum virile bei dem Versuch der Immissio seitlich oder nach hinten abweicht. Schwere Verletzungen treten jedoch selten durch das Membrum virile allein auf. Hier kommen überwiegend gewaltsame digitale oder instrumentelle Manipulationen als Ursache in Frage, die infolge höchster Erregung bei abnormer sexueller Betätigung oder durch Notzuchtverbrechen zustande kommen. Derartige schwere Verletzungen finden sich darum relativ häufig im Kindes- oder Greisinnenalter, während die erstgenannten Läsionen bei Frauen im geschlechtsreifen Alter überwiegend anzutreffen sind. Selten sind Hymenalverletzungen durch Unfälle. Sie kommen durch direkten Sturz, durch scharfe oder spitze Gegenstände zustande und werden fast immer von Vulva- und Vaginalverletzungen begleitet.

c) Entzündung und Gangrän

Der Hymen ist schon auf Grund der engen Nachbarschaft bei entzündlichen Vorgängen der Vulva und Vagina in den Entzündungsprozeß eingeschlossen. Die morphologischen Veränderungen entsprechen den Befunden an Vagina und Vestibulum.

Rosmann (Lit.) beschreibt die seltene Beobachtung einer *Hymen-Gangrän* bei einem 2jährigen Mädchen. Der Hymen war zunächst hochgradig entzündlich gerötet und geschwollen. Von einem an der Unterseite sichtbaren Einriß ging dann eine um sich greifende Ulceration aus, die zu einer Nekrose führte. Da das Kind zu dieser Zeit schwer an Masern erkrankt war, dürfte die Ulceration und Nekrose auf dem Boden einer Resistenzschwäche ausgelöst worden sein. Eine Hymennekrose ist ebenfalls bei anderen schweren Allgemeininfektionen beobachtet worden.

d) Atresia hymenalis aquisita

Diese Form des Hymenalverschlusses ist von der angeborenen Atresie des Hymens abzugrenzen. Sie entsteht auf dem Boden einer Entzündung, vornehmlich im Kindesalter. Es kommt zunächst zu Verklebungen des freien Randes, die schließlich zu Verwachsungen der Hymenalränder und somit zu einem Verschluß der Hymenalöffnung führen. Die Folgeerscheinungen der erworbenen Hymenalatresie sind die gleichen wie bei der angeborenen Atresie, auf die an anderer Stelle schon eingegangen wurde.

e) Hymen-Cysten

Cysten an der Hymenalmembran kommen selten vor. Sie sind meist linsen- bis erbsgroß, vereinzelt bis haselnußgroß und finden sich an beiden Hymenalflächen. Schon bei Neugeborenen wurden sie beobachtet. Die Cystenwandung wird von mehrschichtigem Plattenepithel oder auch Cylinderepithel ausgekleidet. Der Cysteninhalt ist dementsprechend milchig-trüb und mit Zelldetritus durchsetzt oder serös-muzinös. Die Herkunft der Cysten wird von eingestülpten Epithelzapfen, verklebten Hymenalfalten, Retentionscysten von Talgdrüsen, Gartner-Gangresten und Lymphektasien abgeleitet (Stark, Kehrer, Lit.). Die Hymencysten werden meist als Nebenbefund zufällig entdeckt. Eine klinische Bedeutung kommt ihnen nur selten zu, wenn sie z. B. durch ihren Sitz in der Nähe der Urethra diese komprimieren können oder Kohabitationen erschweren.

7. Entzündung der Bartholinischen Drüsen

Die von Caspar Bartholin 1677 entdeckten, im Fettgewebe des mittleren und hinteren Drittel der großen Labien eingebetteten großen Vorhofdrüsen (Glandulae vestibularis majores) sind bei der als Bartholinitis bezeichneten Entzündung oft gar nicht Sitz des eigentlichen Krankheitsprozesses. Meist läuft die Entzündung in dem das schleimig-seröse Sekret ableitenden Ausführungsgang ab. Man unterscheidet akute und chronische Entzündungen. Häufige Folgezustände der Bartholinitis sind Retentionscysten des Abführungsganges und selten der Bartholinischen Drüse selbst.

a) Bartholinitis acuta

Bei der *akuten* Entzündung findet sich meist einseitig an dem mittleren und hinteren Abschnitt der großen Labie eine hochrote, stark druckschmerzhafte, walnuß- bis hühnereigroße Vorwölbung. Die Konsistenz ist zunächst teigig-fest, nach Einschmelzung weich-elastisch und fluktuierend. Nimmt die Entzündung zu, so verstreicht die zwischen großer und kleiner Labie verlaufende Hautfalte, die kleine Labie wird in die Schwellung mit einbezogen und wölbt sich nach medial vor, oft über die Mittellinie hinaus, so daß der Introitus vaginae verlegt wird. In dem umgebenden lockeren Bindegewebe der Vulva bildet sich ein entzündliches

Begleitödem aus, so daß sich der ganze Prozeß auf Gänseei- bis Faustgröße ausdehnen kann. Es handelt sich bei einem derartigen Verlauf stets um eine *eitrige*
Entzündung. Bei zunehmendem Innendruck entweicht der Eiter aus der anfänglich durch einen Schleim- oder Eiterpfropf verschlossenen Mündung des Ausführungsganges, oder es kommt zu einer *Perforation* (Abb. 6). Die Perforations-
stelle findet sich an der Außenfläche der großen Labien, an der Interlabialfalte oder
auch an der dem Vestibulum zugekehrten Innenfläche der kleinen Labie. Bei einem

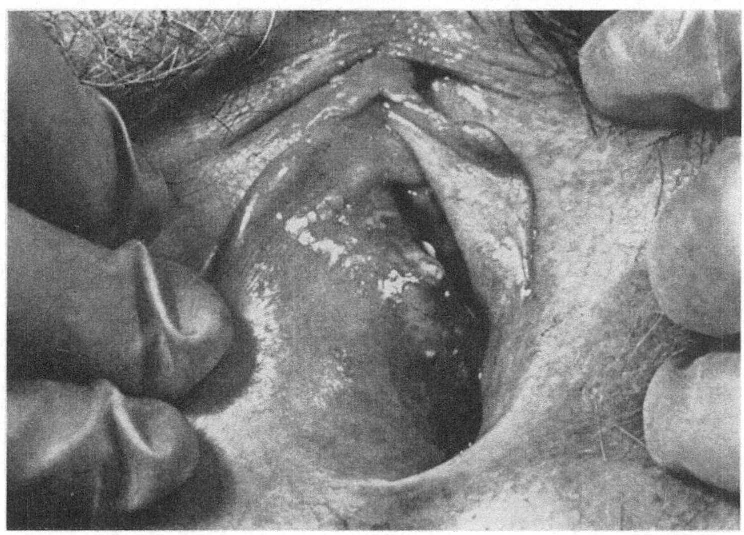

Abb. 6. Akute Bartholinitis. Sekret durch Ausführungsgang entleert

derartigen akuten eitrigen Entzündungsprozeß spricht man wegen des makroskopischen Erscheinungsbildes gewöhnlich von einem *Bartholinischen Absceß*. Da sich
der Eiter jedoch in einem präformierten Hohlraum ansammelt, liegt kein eigentlicher Absceß sondern vielmehr ein Empyem vor. JADASSOHN bezeichnete den
Befund darum als *Pseudoabsceß*. Ein echter Absceß entwickelt sich erst, wenn die
Entzündung über das Gangsystem hinaus auf das umgebende Bindegewebe übergreift und dieses eingeschmolzen wird. Im Gefolge einer eitrigen Bartholinitis sind
Vulva und Vagina stets mitentzündet. Außerdem findet sich regelmäßig eine entzündliche Schwellung der Leistenlymphknoten.

Mikroskopisch sind bei einer akuten Bartholinitis, die im eigentlichen Drüsenparenchym läuft, die Drüsenläppchen und das in den erweiterten Drüsenlumina
vorhandene Sekret von Leukocyten dicht durchsetzt. Entwickelt sich die Entzündung nur im Ausführungsgang, können die entzündlichen Infiltrate im Parenchym fehlen oder gering ausgeprägt sein. Das im Gang gestaute Sekret enthält
massenhaft Leukocyten und abgelöste Epithelien. Die Leukocyten infiltrieren die
Epithelleiste und finden sich ebenfalls in dem angrenzenden Bindegewebssaum,
wo sie häufig von Plasmazellen begleitet werden. Bei einem echten Absceß ist die
Epithelleiste und selten auch das Drüsengewebe eingeschmolzen. Die Eiterhöhle
wird von einer typischen, aus Granulationsgewebe bestehenden Absceßwandung
umgeben. Selten entwickelt sich im angrenzenden Gewebe eine Phlegmone
(MIRANDA).

Ätiologie und Pathogenese. Die akute Entzündung der Bartholinischen Drüsen bzw. des Ausführungsganges der Drüse kommt stets durch eine *Keimaszension* von außen her zustande. Sie wird begünstig durch mechanische Reizungen, Kohabitationen und Verletzungen. Als Erreger werden an erster Stelle *Gonokokken* (Neisseria gonorrhoeae) angeführt, die nach einer älteren Zusammenstellung Kehrers in einer Häufigkeit von etwa 90% bei einer Bartholinitis gefunden wurden. Labhardt gibt ihren Anteil mit 50% an. Außer Gonokokken kommen häufig *Staphylokokken* (Micrococcus pyogenes var. aureus, seltener M. albus), *Streptokokken* (Streptococcus pyogenes) und *Colibakterien* (Escherichia coli) als Infektionserreger in Frage. Selten wurden *Typhusbakterien* (Salmonella typhi), *Proteus, Enterokokken* (Streptococcus faecalis), *Sarcinen* (Sarcina) *Pfeiffersche Influenca-Bacillen* oder auch *Trichomonaden* nachgewiesen (Janovski, Koch u. Krämer, Labhardt, Shelanski). Die heutige Bedeutung der Gonokokken für die Ätiologie der Bartholinitis ist schwer einzuschätzen. Da sie häufig mit anderen Keimen (z. B. Staphylokokken) in einer Mischflora vergesellschaftet sind und sich schwer züchten lassen, werden oft nur die Begleitkeime aus dem Eiter kulturell erfaßt. Zum anderen wird der Gonokokkennachweis durch ihre Antibioticaempfindlichkeit erschwert, da die Bartholinitis ohne bakteriellen Keimnachweis häufig im Anfangsstadium schon antibiotisch behandelt wird und später aus dem Eiter nur die resistenten Keime gezüchtet werden können. Eine Gonokokkeninfektion ist auch bei negativem Keimnachweis für die Ätiologie einer Bartholinitis nicht mit Sicherheit auszuschließen.

Die Bartholinitis findet sich überwiegend bei Frauen im geschlechtsreifen Alter, häufig bei Prostituierten, Barmädchen oder Kellnerinnen. Sie wird selten in der Schwangerschaft und im Wochenbett beobachtet, kommt aber auch bei Virgines oder Greisinnen vor.

Das *klinische Krankheitsbild* der akuten Bartholinitis ist durch allgemeines Krankheitsgefühl, Fieber und starker Schmerzhaftigkeit ausgezeichnet. Bei großer Anschwellung ist das Gehen erschwert, und es kann zu einer Harnverhaltung kommen. Als seltene Komplikation kann sich von einer Bartholinitis ausgehend eine Sepsis mit passagerer Anurie und Schock entwickeln, wie es von Capraro nach einer Coli-Infektion beschrieben wurde.

b) Bartholinitis chronica

Die Bartholinitis zeigt selten primär eine *chronische* Verlaufsform. Diese entsteht nach unvollständiger Ausheilung einer akuten Entzündung und äußert sich

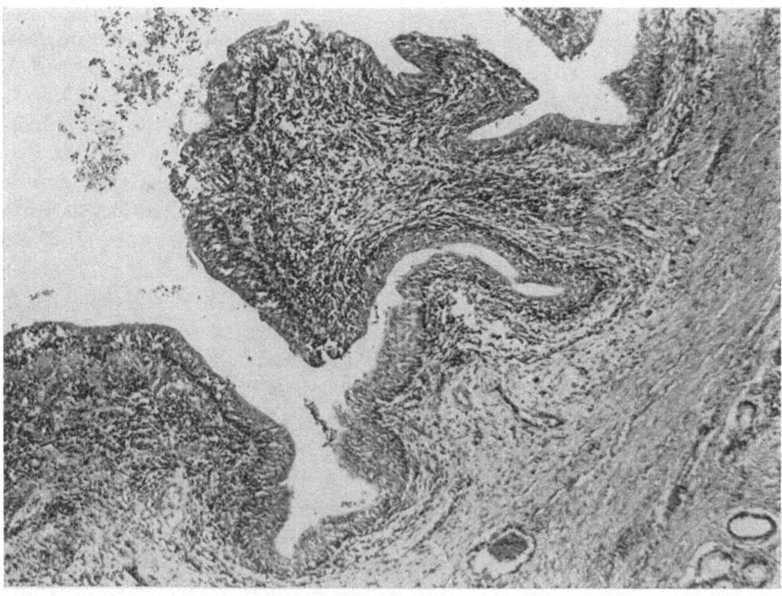

Abb. 7. Wandung des Ausführungsganges bei chron.-rezidivierender Bartholinitis (HE, 40×)

in einer mäßig druckschmerzhaften Anschwellung, einer ständigen oder rezidivierenden serös-eitrigen Sekretabsonderung aus dem Ausführungsgang oder aus einer Fistelöffnung. Offensichtlich können die Infektionserreger lange Zeit auch über ein entzündungsfreies Intervall hinaus virulent bleiben und nach Irritation erneut den Entzündungsvorgang anregen. Verstopft der das Sekret ableitende Ausführungsgang, bildet sich erneut ein Pseudoabsceß aus *(rezidivierende Bartholinitis)*. Histologisch finden sich in der Wandung gegenüber der akuten Entzündung vermehrt Lymphocyten, Plasmazellen und eine stärkere Proliferation der Fibroblasten (Abb. 7). Das im mittleren Gangteil mehrschichtig angeordnete Zylinderepithel kann sich unter dem chronischen Entzündungsreiz in ein mehrschichtiges Plattenepithel umwandeln (KEHRER u. a.) und entspricht dann der epidermoiden Auskleidung des äußeren Gangabschnittes.

c) Bartholinitis tuberculosa

Eine Tuberkulose der Bartholinischen Drüse findet sich überaus selten. KEHRER konnte bis 1929 4 Literaturfälle zusammentragen, DEUTSCH erwähnt 1934 7 und KLEINPETER 20 Jahre später 10 mitgeteilte Fälle. Weitere Beobachtungen stammen von BASSLER, BOZZO, HERSH. Klinisch bestand eine therapieresistente, chronisch-rezidivierende Bartholinitis, die zur Exstirpation der erkrankten Drüse führte. Die Diagnose der tuberkulösen Entzündung wurde im histologischen Schnitt aus dem Vorhandensein von Epitheloidzellknötchen gestellt, die einzelne Langhanssche Riesenzellen enthielten und z. T. auch verkäst waren. DEUTSCH u. KLEINPETER wiesen zusätzlich den Tuberkelbakterien ähnliche Stäbchen nach. Das Drüsengewebe war teils völlig zerstört, teils sporadisch noch als Reste von Schaltstückchen und Sammelröhrchen vorhanden (KLEINPETER). Der Infektionsweg ist nicht einheitlich klar. Eine ascendierende, von einer tuberkulösen Analfistel ausgehende Infektion ist bei der von HERSH mitgeteilten Beobachtung zu diskutieren. KLEINPETER nimmt ebenfalls eine von außen kommende Infektion auf dem Boden einer rezidivierenden unspezifischen Bartholinitis an. Offen bleibt der Infektionsmodus der anderen Fälle, bei denen in der Anamnese eine tuberkulöse Peritonitis (BASSLER) und eine chronische Lungentuberkulose (DEUTSCH) erwähnt werden.

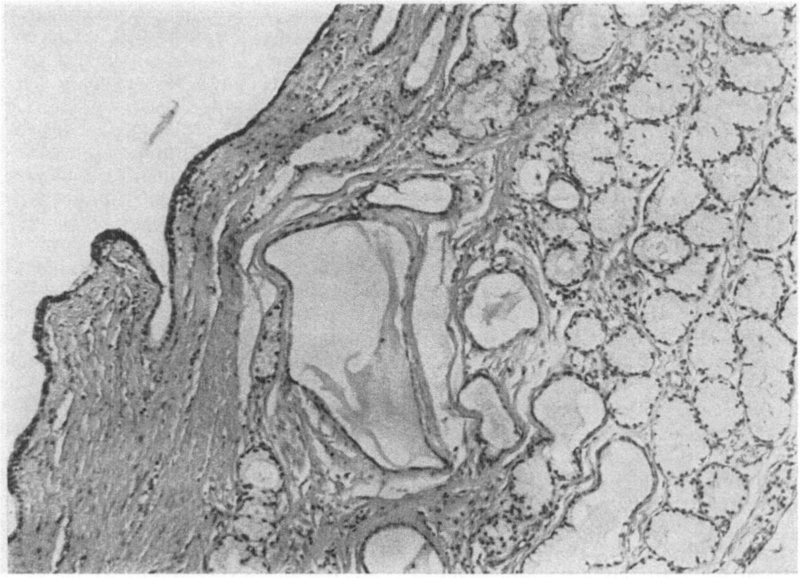

Abb. 8. Wandung einer Bartholinischen Cyste mit druck-atrophischem Epithel (li. Bildseite) erhebliche Dilatation der Ductuli der am Rande liegenden Bartholinischen Drüse, ungleiche und nur mäßige Erweiterung der Drüsenacini (HE, 60×)

8. Retentionscysten der Bartholinischen Drüsen

Als Folgezustand einer Bartholinitis werden an den großen Labien und selten auch an den kleinen Labien Retentionscysten beobachtet, die Walnußgröße erreichen, manchmal größer werden. Sie sind rundoval geformt, nicht druckschmerzhaft, wölben die Haut der großen und kleinen Labien vor und zeigen eine elastische Konsistenz. Sie entstehen durch eine Sekretstauung nach Einengung oder Verschluß des Ausführungsganges. Die Wandung der Cysten wird von dem erweiterten, oft dünnausgezogenen Ausführungsgang gebildet. Die Innenfläche der meist einkammerigen Cysten ist teils glatt, teils faltig oder gefurcht und zuweilen von samtartiger Beschaffenheit. Als Auskleidung findet sich ein einreihiges oder mehrschichtiges zylindrisches, häufiger ein flaches bis kubisches Epithel, das manchmal in großen Cysten durch Druckatrophie auch völlig geschwunden sein kann. Der Inhalt der Cysten besteht aus einem glasigen oder gering weißlich-trüben, fadenziehenden Schleim. Bei Blutungen oder Sekundärinfektion ist er bräunlich bzw. gelblich gefärbt, kann Cholesterin, Detritus oder abgelöste Epithelien enthalten. Die Cysten entwickeln sich meist dann, wenn nach einer Bartholinitis die Entzündung zwar abgeheilt ist, der Ausführungsgang aber verklebt und vernarbt, so daß das Drüsensekret erschwert oder gar nicht abfließen kann. Das am Rande der Cyste angeordnete Drüsenparenchym ist bei stenotischem Drüsengang noch gut erhalten und zeigt eine mäßige Ausweitung der Azini und Ductuli (Abb. 8). Bei völligem Verschluß des Ausführungsganges versiegt die Funktion, das Drüsengewebe wird atrophisch (Taddei).

Literatur

Adair, F. L., Davis, M. E., Schuitema, D. M.: Atrophy of the vulva. J. Amer. med. Ass. **114**, 296 (1940). — Adamo, M.: Una equivoca lesione dei genitali femminili. Clin. ostet. ginec. **41**, 522 (1939). — Aguiar, A. A. de: Nachgiebige Jungfernhäutchen. Ann. Méd. lég. **5**, 249 (1932). — Althoff, F.: Ein ungewöhnlicher Fall von Serokolpos und Serometra bei Atresia hymenalis. Zbl. Gynäk. **65**, 1398 (1941). — Barabas, Z. v.: Verwachsung der kleinen Schamlippen im Kindesalter. Münch. med. Wschr. **1934 II**, 1776. — Barella, A.: Una casa non commune de retenzione orinaria acuta completa nella donna: L'ematocolpometra per impervietà assoluta dell'unene. Med. contemp. (Torino) **7**, 394 (1941). — Bassler, A.: A case of tuberculous infection of the Bartholinian gland. Amer. J. Obstet. Gynec. **29**, 885 (1935). — Baulino, M.: L'ematoma della vulva. Arte ostet. **54**, 113 (1940). — Becker, J., Schubert, G.: Die Supervolttherapie. Stuttgart: Thieme 1961. — Betto, G.: Su di una rara lesione vulvavaginale de coito. Clin. ostet. ginec. **40**, 122 (1938). — Binet, A.: Quelques données sur la morphologie de l'hymen. Leurs applications en gynécologie et en médecine légale. Gynécologie **36**, 65 (1937). — Binet, A., Tieger, M.: Les hémorragies graves par rupture isolée de l'hymen au cours de la défloration. Presse méd. **1935 I**, 980. — Bowen, F. H.: Imperforate hymen before the menarche with mucocolpos and mucometrium. Amer. J. Obstet. Gynec. **42**, 144 (1941). — Bozzo, G. B.: Considerazioni su un caso di tuberculosi della glaundola del Bartolini. Arch. Ostet. Ginec. **57**, 101 (1952). — Brocq, P., Rouvillois, C., Mathet, P.: Les tumeurs masculinisantes de l'ovaire. Etude critique et statistique des 210 cas signalés dans la littéreture mondial. Presse méd. **1955**, 1782. — Buchheit, H.: Das Schwangerenödem. Die Ursache seiner Entstehung und neuzeitliche Behandlungsprobleme. Diss. Homburg (Saar) 1963. — Camelis, F. de: Grave caso di rottura completa del perineo in donna incinta. Rass. Ostet. Ginec. **46**, 499 (1937). — Campbell, M. F.: Vulvar fusion. Its urogynecologic interest. J. Amer. Med. Ass. **115**, 513 (1940). — Capraro, V. G., Randall, C. C.: Septic shock in obstetrics and gynecology. Amer. J. Obstet. Gynec. **82**, 742 (1961). — Chaoul, H., Wachsmann, F.: Die Nahbestrahlung. II. Aufl. Stuttgart: Thieme 1953. — Deutsch, J.: Bartholinitis tuberculosa mit Bazillennachweis. Wien. med. Wschr. **1934 II**, 1102. — Diczfaluzy, E., Lauritzen, C.: Oestrogene beim Menschen. Berlin-Göttingen-Heidelberg: Springer 1961. — Dyroff, R., Siegert, A.: Röntgen- und Radiumbehandlung in der Frauenheilkunde. In: Seitz, L., Amreich, A. J.: Biologie und Pathologie des Weibes. II. Aufl., Bd. III, S. 631. Berlin-Innsbruck-München-Wien: Urban & Schwarzenberg 1955. — Eberlein, W. B., Bongiovanni, A. M., Jones, I. T., Yakovac, W. C.: Ovarian tumours and cysts associated with sexual precocity. Pediatrics **57**, 484 (1960). — Flusser, E.: Zuwachsen des Vestibulums kleiner Mädchen. Münch. med. Wschr. **1935 I**,

172. — FORLINI, E.: Escara vulvo-vaginale da cristalli di solfato di rame interdotti in vagina a scopo antifecondativo. Riv. ital. Ginec. 17, 706 (1935). — FRIEDBERG, V.: Der Wasserhaushalt und die Nierenfunktion in der Schwangerschaft. Leipzig: Thieme 1957. ~ Die Schwangerschafts-Spät-Toxikose. In: SCHWALM, H., DÖDERLEIN, G.: Klinik der Frauenheilkunde und Geburtshilfe. Bd. III, S. 251. München-Berlin: Urban & Schwarzenberg 1965. — FRIEDBERG, V., HOCHHULI, E.: Die schwangerschaftsspezifischen Erkrankungen. In: Käser, O., FRIEDBERG, V., OBER, K. G., THOMSEN, K., ZANDER, J.: Gynäkologie und Geburtshilfe. Bd. II., S. 450. Stuttgart: Thieme 1967. — GEORGIADES, J., ÉLIAKIS, C.: Sur un cas d'hémorragie mortelle due à la rupture de l'hymen au cours du premier coit. Ann. Méd. lég. 18, 673 (1938). — GERDES, H.: Über das Hämatom der Vulva. Diss. Köln 1934. — GIUFFRIDA, F.: Singolare lesione genitale da coito. Clin. ostet. ginec. 42, 123 (1940). — GÖGL, H., LANG, F. J.: Geschlechtsorgane. In: KAUFMANN, E., STAEMMLER, M.: Lehrbuch der speziellen pathologischen Anatomie. Bd. II/1 S. 1. Berlin: de Gruyter & Co. 1957. ~ Pathologische Anatomie der Eierstockgeschwülste. In. SEITZ, L., AMREICH, A. I.: Biologie und Pathologie des Weibes. II. Aufl., Bd. 5, S. 532. Berlin-Innsbruck-München-Wien: Urban & Schwarzenberg 1953. — GOTTHILF, L.: Über eine seltene Coitusverletzung. Zbl. Gynäk. 54, 245 (1930). — HABERDA, A.: Vom Hymen. Beitr. gerichtl. Med. 13, 1 (1935). — HALBAN, J.: Schwangerschaftsreaktion der fötalen Organe und ihre puerperale Involution. Z. Geburtsh. Gynäk. 53, 191 (1904). — HAMBLEN, E. C., PERDIN, I. R.: Old burn of female perineum. Amer. J. Surg., N. S. 31, 361 (1936). — HARPER, J.: Hematocolpos with imperforate hymen. Amer. J. Obstet. Gynec. 82, 268 (1961). — HEID-FISCHER, F.: Venenfibel. II. Aufl. Stuttgart: Thieme 1967. — HENI, F.: Endokrinologie der männlichen Geschlechtsorgane und der Nebennieren. In: Internationales Handbuch der Urologie. Bd. II, S. 632. Berlin-Heidelberg-New York: Springer 1965. — HENI, F., KLAUS, D.: Innersekretorische Drüsen. In: SCHWALM, H., DÖDERLEIN, G.: Klinik der Frauenheilkunde und Geburtshilfe. Bd. VII, S. 1. München-Berlin-Wien: Urban & Schwarzenberg 1967. — HERSH, J.: Tuberculosis of the Bartholinian gland. Amer. J. Obstet. Gynec. 33, 521 (1937). — HERTIG, A. T., GORE, H.: Tumors of the female sex organs. Part 3. In: Atlas of tumor pathology. Section IX — Fasc. 33, Washington, D. C. 1961. — HEYN, A.: Einiges über erogene Zonen (Klitoris). Mschr. Geburtsh. Gynäk. 65, 35 (1924). — HOLZAPFEL, K.: Vulvaverschluß durch Verbrennung. Mschr. Geburtsh. Gynäk. 97, 92 (1934). ~ Seltene Gynatresie. Mschr. Geburtsh. Gynäk. 97, 89 (1934). — HUBER, A.: Zur Entstehung und Behandlung der Vulva-Synechien beim Kinde. Wien. med. Wschr. 120, 506 (1970). — HUDOCK, J. J., DUPAYNE, N., MC GEARY, J. A.: Traumatic vulvar hematomas. Report of cases and review of literaure. Amer. J. Obstet. Gynec. 70, 1064 (1955). — JADASSOHN: Zit. bei KEHRER. — JANOVSKI, N. A.: Erkrankungen der Vulva. In: SCHWALM, H., DÖDERLEIN, G.: Klinik der Frauenheilkunde und Geburtshilfe. Bd. VII, S. 447. München-Berlin-Wien: Urban & Schwarzenberg 1967. — JANOVSKI, N. A., DUBRAUSKY, V.: Atlas of gynecologic and obstetric diagnostic histopathology. New York-Toronto-Sidney-London: Mc Graw-Hill Book Company 1967. — JASCHKE, R. T. v.: Die Behandlung akut bedrohlicher Verletzungen der weiblichen Genitalien. Dtsch. med. Wschr. 1919, 1289. — JOACHIMOVITS, R.: Periodisch rezidivierendes Vulvaödem während der Gravidität. Zbl. Gynäk. 51, 2036 (1927). — JORES, A.: Die Nebenniere und ihre Krankheiten. In: BERGMANN, G. v., FREY, W., SCHWIEGK, H.: Handbuch der Inneren Medizin. Bd. VII/1, S. 149. Berlin-Göttingen-Heidelberg: Springer 1955. — KÄRCHER, K. H.: Die Strahlenwirkung im Gewebe. In: BECKER, J., SCHUBERT, G.: Die Supervolttherapie. S. 183. Stuttgart: Thieme 1961. — KEHRER, E.: Die Vulva und ihre Erkrankungen. In: STÖCKEL, W.: Handbuch der Gynäkologie. III. Aufl., Bd. V/1, S. 1. München: Bergmann 1929. — KEPP, R.: Verklebung der kleinen Labien. Geburtsh. u. Frauenheilk. 24, 434 (1964). ~ Grundlagen der Strahlentherapie. Stuttgart: Thieme 1952. — KEPP, R., HOFMANN, D.: Gynäkologische Strahlentherapie. In: SCHWALM, H., DÖDERLEIN, G.: Klinik der Frauenheilkunde und Geburtshilfe, Bd. II. S. 501. München-Berlin: Urban & Schwarzenberg 1964. — KLEINPETER, H.: Eine histologische Seltenheit: Tuberkulose der Bartholinischen Drüse. Zbl. Gynäk. 76, 1981 (1954). — KOCH, F. A., KRÄMER, E.: Influenzabakterien bei Bartholinitis. Münch. med. Wschr. 1931 II, 1131. — KRITZLER-KOSCH, H.: Homöopath. Behandlung eines diabetischen Vulvaödems mit beginnender Gangrän. Hippokrates (Stuttg.) 7, 124 (1936). — LABHARDT, A.: Die Erkrankungen der äußeren Geschlechtsorgane einschließlich der parasitären Erkrankungen. In: SEITZ, L., AMREICH, A. I.: Biologie und Pathologie des Weibes. II. Aufl., Bd. IV/1. Berlin-Innsbruck-München-Wien: Urban & Schwarzenberg 1955. — LANGE-COSACK, H.: Verschiedene Gruppen der hypothalamischen Pubertas praecox. Dtsch. Z. Nervenheilk. 166, 499 (1951) (I. Mitteilung); 168, 237 (1952) (II. Mitteilung). — LAX, H.: Histologischer Atlas gynäkologischer Erkrankungen. Leipzig: Thieme 1956. — LENCZOWSKI, J.: Über Hämatome der weiblichen Geburtsorgane. Ginek. pol. 17, 933 (1938). — MASON, L. W.: Hypertrophy of the clitoris. Amer. J. Obstet. Ginec. 25, 144 (1933). — MENDONCA, B. DE: Angeborenes Fehlen des Hymen. An. bras. Ginec. 7, 393 (1939). — MILLER, J.: Die Krankheiten des Eierstockes. In: LUBARSCH, O., HENKE, F.: Handbuch der speziellen pathologischen Anatomie und Histologie. Bd. VII/3. Berlin: Springer 1937. — MIRANDA, A.: Klin. Behandlung der akuten Ent-

zündungen der Bartholinischen und Cooperschen Drüsen. Rev. urol. Sáo Paulo 2, 40 (1934). — Mosettig, E.: Zur Kasuistik und Problematik der Pfählungsverletzungen. Mschr. Geburtsh. Gynäk. 94, 357 (1933). — Müller-Hess, V., Schwarz, R.: Die forensische Bedeutung des Hymens. J.-Kurse ärztl. Fortbildung 22, 1 (1931). — Mundinger, F., Riechert, T.: Hypophysentumoren, Hypophysektomie. Stuttgart: Thieme 1967. — Neugebauer, F. v.: Venus cruenta violans interdum occidens. Ein Beitrag zur Lehre von den Verletzungen der weiblichen Sexualorgane. Mschr. Geburtsh. Gynäk. 9, 221, 389 (1899). — Novak, E. R., Woodruff, J. D.: Gynecologie and obstetric pathology. 5th. Ed. Philadelphia: Saunders 1962. — Nowosielski, W., Uhma, C.: Einige Bemerkungen über Verletzungen der Vulva. Polska Gaz. lek. 1931 I, 480. — Ober, K. G.: Ovar. In: Labhardt, A.: Klinik der inneren Sekretion. Berlin-Göttingen-Heidelberg: Springer 1957. — Overzier, C.: Die Intersexualität. In: Käser, O., Friedberg, V., Ober, K. G., Thomsen, K., Zander J.: Gynäkologie und Geburtshilfe. Bd. II, S. 93. Stuttgart: Thieme 1969. — Overzier, C., Hoffmann, K.: Tumoren mit heterosexueller Aktivität. In: Overzier, C.: Die Intersexualität. S. 409. Stuttgart: Thieme 1961. — Padovani, E., Setti, G. C.: Osservazioni sulla sviluppo dei vasi linfatici della vulva. Attual. Ostet. Ginec. 3, 471 (1957). — Palazzo, O. R., Martinez, P. R.: Undurchbohrtes Hymen. Arch. Méd. Hosp. Ramos Mejia 17, 103 (1935). — Pedowitz, P., Felmus, L. B., Mackles, A.: Precocious pseudopuberty due to overian tumours. Obstet. gyn. Surv. 10, 633 (1955). — Peter, R.: Gynäkologie des Kindesalters. In: Schwalm, H., Döderlein, G.: Klinik der Frauenheilkunde und Geburtshilfe. Bd. I. S. 261. München-Berlin: Urban & Schwarzenberg 1964. ~ L'hymen aux trois époques de l'enfance. Gynéc. prat. 13, 13 (1962). — Planas, A., Turno, A., Figari, O. F.: Ein Fall von Hämatokolpos bei undurchbohrtem Hymen. Semana méd. 1935 II, 1843. — Platz, J.: Ein Beitrag zur Atresia hymenalis. Zbl. Gynäk. 75, 1019 (1953). — Prader, A.: Pathologie des Wachstums und der endokrinen Drüsen. In: Fanconi, G., Wallgren, A.: Lehrbuch der Pädiatrie. VIII. Auflage. S. 318. Basel-Stuttgart: Schwabe und Co. 1967. — Rahm, I.: Über die Verletzung der Geburtsteile sub coitu. Acta obstet. gynec. scand. 6, 28 (1927). — Rajewski, B., Hobitz, H., Harder, D.: Biologische Grundlagen der Röntgentherapie. In: Jadassohn, J.: Hbch. d. Haut- und Geschlechtskrankheiten. Ergänzungswerk Bd. V/2, S. 86. Berlin-Göttingen-Heidelberg: Springer 1959. — Rea, E., Theron, H. F.: Hydrometrocolpos. S. Afr. med. J. 1957, 1013. — Rosman, A. C.: Ein seltener Fall von Gangrän des Hymen bei Masern. Maandschr. Kindergeneesk. 10, 332 (1941). — Reuss, v.: Zit. bei Kehrer. — Sahler, S.: Sectio caesarea bei einem Fall von Haematoma vulvae et vaginae. Wien. klin. Wschr. 1925, 675. — Salca, E.: Schweres Ödem der Vulva bei Schwangeren als Indikation für Kaiserschnitt. Clujul. med. 16, 255 (1935). — Schapiro, N.: Das progrediente Vulvaödem als Indikation zum Kaiserschnitt. Z. Akuš. 45, 338 (1934). — Schlack, H.: Verwachsung der kleinen Schamlippen im Kindesalter. Münch. med. Wschr. 1934, 1465. — Schwenk, A.: Wachstum und innere Sekretion im Reifealter. Klin. Wschr. 40, 608 (1962). ~ Die Vorbereitung der Fortpflanzungsfunktionen von der Kindheit bis zur Pubertät und ihre Störungen. In: Käser, O., Friedberg, V., Ober, K. G., Thomsen, K., Zander, J.: Gynäkologie und Geburtshilfe. Bd. I, S. 209. Stuttgart: Thieme 1969. — Searle, W. N.: Pregnancy after haematocolpos. J. Obstet. 14, 729 (1937). — Shelanski, H., Savitz, S. P.: Bartholinitis and skenitis due to trichomonas vaginalis. Amer. J. Obstet. Gynec. 37, 294 (1939). — Sigg, K.: Varizen, Ulcus cruris und Thrombose. III. Aufl. Berlin-Heidelberg-New York: Springer 1968. — Simmer, H.: Androgene polyzystischer Ovarien und Hirsutismus. Dtsch. med. Wschr. 88, 1661 (1963). — Simmer, H., Voss, M. E.: Androgene im menschlichen Ovarium. Klin. Wschr. 38, 819 (1960). — Spencer, R., Levy, D. M.: Hydrometrocolpos. Report of 3 cases and review of literature. Ann. Surg. 155, 558 (1962). — Staemmler, H.-J.: Die gestörte Regelung der Ovarialfunktion. Berlin-Göttingen-Heidelberg-New York: Springer 1964. ~ Fibel der gynäkologischen Endokrinologie. Stuttgart: Thieme 1969. — Staemmler, M.: Die Kreislauforgane. In: Kaufmann, E., Staemmler, M.: Lehrbuch der speziellen pathologischen Anatomie. 11. und 12. Aufl. Bd. I/1, S. 1. Berlin: de Gruyter & Co. 1955. — Stark, H.: Über Hymenalcysten. Zbl. Gynäk. 74, 1912 (1952). — Stein, D. F., Leventhal, M. L.: Amenorrhoe associated with bilateral polycystic ovaries. Amer. J. Obstet. Gynec. 29, 181 (1935). — Stiefler, H.: Ein Fall von angioneurotischem Ödem nach Atophangebrauch. Med. Klin. 1919, 927. — Taddei, A.: Contributo allo studio delle cisti del dotto della ghiandola di Bartolini. Clinica chir. N. S. 9, 1093 (1933). — Taylor, W. N.: Vulvar fusion. J. Urol. (Baltimore) 45, 710 (1941). — Tenbaum, E.: Beobachtung von eigenartigen Hymenbildungen. Zbl. Gynäk. 55, 3307 (1931). — Thamdrup, E.: Precocious sexual development. Kopenhagen: Minksgaard 1961. — Thorp, D. J., Wangeman, C. P.: Acute edema of vulva. Amer. J. Surg. N. S. 32, 538 (1936). — Tompkins, P.: The treatment of imperforate hymen with hematocolpos. J. Amer. med. Ass. 113, 913 (1939). — Torpui, R., Crichton, R. B.: Gangrenous vulvar edema necessitating caesarean section. Amer. J. Obstet. Gynec. 36, 703 (1938). — Veselý, K., Peter, R.: Ly symphyse de la vulva chez les fillettes. Gynéc. prat. 13, 29 (1962). — Vintila, G.: Betrachtungen über einen Fall von vulvo-vaginaler Thrombose. Rev. Obstet. Ginec. 10, 198 (1931). — Wachsmann, F.: Allgemeine Methodik der Röntgentherapie von Hautkrankheiten. In:

Jadassohn, J.: Handbuch der Haut- und Geschlechtskrankheiten. Ergänzungswerk. Bd. V/2, S. 181. Berlin-Göttingen-Heidelberg: Springer 1959. — Waldeyer, L.: Teilweiser Verschluß des Scheideneingangs durch Verwachsung der kleinen Labien nach Spontangeburt. Zbl. Gynäk. 81, 1421 (1956). — Walthard, M.: Zit. bei Kehrer. — Warner, R. E., Mann, R. M.: Hematocolpos with imperforate hymen. Report of 5 cases. Obstet. and Gynec. 6, 405 (1955). — Weinberger, L. M., Grant, F. C.: Precocious puberty and tumours of the hypothalamus. Arch. intern. Med. 67, 762 (1941). — Williams, B. H., Cramm, C. J.: Adhesions of the labia minora. Sth. med. J. (Bgham, Ala.) 50, 573 (1957). — Zander, J.: Die Hormonbildung in der Placenta und ihre Bedeutung für die Frucht. Arch. Gynäk. 198, 113 (1962). ~ Die Schwangerschaft. In: Labhardt, A.: Klinik der inneren Sekretion. S. 587. Berlin-Göttingen-Heidelberg: Springer 1957. ~ Die Hormone der Placenta. In: Käser, O., Friedberg, V., Ober, K. G., Thomsen, K., Zander, J.: Gynäkologie und Geburtshilfe, Bd. II, S. 33. Stuttgart: Thieme 1967. — Zander, J., Henning, H. D.: Hormone und Intersexualität. In: Overzier, C.: Die Intersexualität. Stuttgart: Thieme 1961. — Zander, J., Holzmann, K.: Der menstruelle Zyklus. In: Käser, O., Friedberg, V., Ober, K. G., Thomsen, K., Zander, J.: Gynäkologie und Geburtshilfe. Bd. I, S. 250 Stuttgart: Thieme 1967. ~ Störungen des menstruellen Zyklus und ihre Behandlung. In: Käser, O., Friedberg, V., Ober, K. G., Thomsen, K., Zander, J.: Gynäkologie und Geburtshilfe, Bd. I, S. 315. Stuttgart: Thieme 1967. — Zangemeister: Zit. bei Kehrer. — Zeitz, H.: Keloid der Klitoris. Arch. Gynäk. 188, 134 (1956). — Zlatmann, A.: Edème volumineux des organes génitaux externes commne indication de la césarienne. Rev. franc. Gynéc. 30, 79 (1935).

Die Cysten und Tumoren der Vagina

Von

G. Dallenbach-Hellweg, Mannheim

Mit 37 Abbildungen

I. Kurze Vorbemerkungen zur Entwicklungsgeschichte und zur histologischen Struktur der Vagina

Entwicklungsgeschichtlich entsteht die Vagina durch Fusion zweier verschiedener Keimblätter, der entodermalen Müllerschen Gänge und des mesodermalen Sinus urogenitalis. Die bereits im Bereich des Uterus medial verschmolzenen Müllerschen Gänge bilden somit auch noch den kranialen Teil der Vagina. Die Verschmelzung der Müllerschen Gänge erfolgt erst bei 50 mm langen Embryonen, bis dahin besteht das sagittal verlaufende Septum vaginae. Das blinde Ende des verschmolzenen Müllerschen Ganges wächst gegen den Sinus urogenitalis vor, der den caudalen Teil der Vagina bildet. Die Verbindung zwischen beiden Teilen erfolgt durch nachträgliche Aushöhlung des sog. Müllerschen Hügels, der die Kuppe des Sinus urogenitalis darstellt. An der Durchbruchsstelle bleibt der Hymen bestehen, der sich somit ursprünglich wahrscheinlich aus entodermalem und mesedermalem Epithel zusammensetzt. Das Epithel des Sinus urogenitalis überwächst und ersetzt nach Ansicht mehrerer Autoren, insbesondere Meyer, R. (1934) und Vilas (1934), das Epithel des Müllerschen Ganges im oberen Teil der Vagina (Literatur s. bei Horstmann u. Stegner, 1966). Dem entgegen steht eine zweite Ansicht, nach der das Plattenepithel der Vagina durch Metaplasie aus dem Müllerschen Epithel hervorgeht (Walz, 1958; frühere Literatur s. dort).

Die ursprünglich parallel zu den Müllerschen Gängen verlaufenden Wolffschen Gänge bilden sich beim weiblichen Geschlecht zurück; Reste bleiben aber neben dem Uterus oder in dessen seitlicher Wand, insbesondere im Bereich der Cervix und in der oberen Vaginalwand als Gartnerscher Gang erhalten (s. Abb. 1). Sie lassen sich nach Meyer, R. (1909) bei etwa 20% der Frauen auch noch im Erwachsenen-Alter nachweisen. Beim Neugeborenen lassen sich die Gartnerschen Gänge oft ununterbrochen noch bis zum Hymen verfolgen. Zu ihrer Persistenz im Erwachsenen-Alter soll es nur infolge abwegiger hormoneller Stimulation im Fetal- oder Kleinkindalter kommen (Rockstroh, 1936).

Histologisch gliedert sich die Wand der Vagina von außen nach innen in die gefäßführende bindegewebige Adventitia, die Muscularis und die Mucosa, die der Muscularis unter Bildung zahlreicher Falten locker aufsitzt. Das Schleimhautepithel ist ein mehrschichtiges Plattenepithel, das nicht oder nur unvollständig verhornt. Seine oberflächlichen Zellagen enthalten reichlich Glykogen (für Einzelheiten und Literatur s. Horstmann u. Stegner, 1966). Der Aufbau und Differenzierungsgrad des Vaginalepithels ist in ausgeprägtem Maße hormonabhängig und unterliegt im reproduktiven Alter cyclischen Schwankungen (s. STOLL u. Mitarb. in diesem Handbuch, S. 87). Drüsen fehlen in der Vaginalschleimhaut. Die zuweilen insbesondere im Bereich des Fornix vaginae zu findenden drüsenähnlichen Schläuche sind Reste oder Abkömmlinge des Gartnerschen Ganges. Sie werden wie dieser von niedrig kubischem Epithel mit kleinen, runden Kernen und

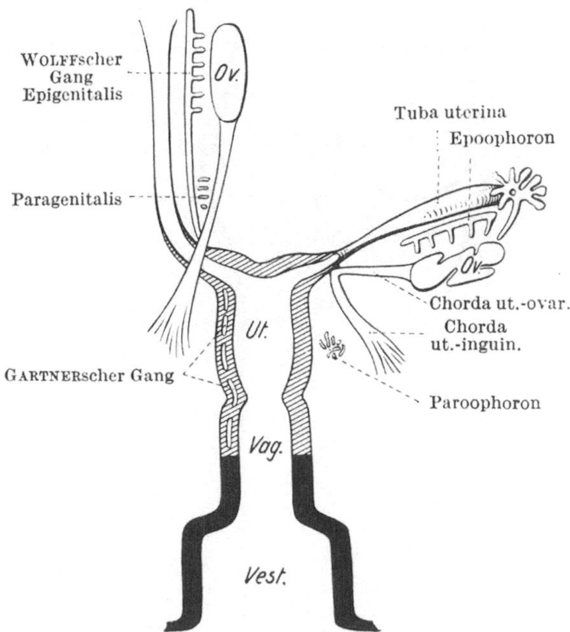

Abb. 1. Schema der Differenzierung der Geschlechtswege beim weiblichen Geschlecht. Ov.: Ovarium; Ut.: Uterus; Vag.: Vagina; Vest.: Vestibulum vaginae (aus GROSSER, 1944)

spärlichem Cytoplasma ausgekleidet. Zuweilen beobachtete drüsenähnliche Abschnürungen von schleimbildendem Cylinderepithel erklären sich als Reste des vom geschichteten Plattenepithel des Sinus urogenitalis überwucherten oder metaplastisch umgewandelten Cylinderepithels des Müllerschen Ganges.

II. Die Cysten der Vagina

Wie in den meisten übrigen Organen, so werden auch in der Vagina die Cysten zu den Geschwülsten gerechnet, obwohl sie keine echten Gewebsneubildungen darstellen. Sie erwecken jedoch klinisch und oft auch noch am Excisionspräparat makroskopisch den Eindruck eines Tumors bzw. müssen differentialdiagnostisch von einem solchen abgegrenzt werden.

Ihrer Entstehung nach lassen sich 2 Gruppen von Vaginalcysten voneinander unterscheiden: Die angeborenen Cysten, die sich aus Abkömmlingen des Müllerschen oder des Wolffschen bzw. Gartnerschen Ganges entwickeln und als kongenitale Mißbildungen aufzufassen sind, und die erworbenen Retentionscysten, denen meist eine durch Verletzung oder Operation bedingte Verlagerung von Epidermisepithel in die tieferen Gewebsschichten zugrunde liegt. Zur ersten Gruppe zu rechnen sind ferner Gewebsektopien, z. B. die durch Endometriose entstehenden Cysten, zur zweiten Gruppe die durch bakterielle Gasbildung bedingten Cystenbildungen. Da die Vaginalschleimhaut keine echten Drüsen enthält, kommen die in und unter Schleimhäuten anderer Lokalisationen häufigen Drüsenretentionscysten hier nicht vor.

Wichtig zur Differenzierung einer Cyste ist ihre *Lokalisation* in der Vaginalwand. Entsprechend der entwicklungsgeschichtlichen Vorgänge kommen Cysten

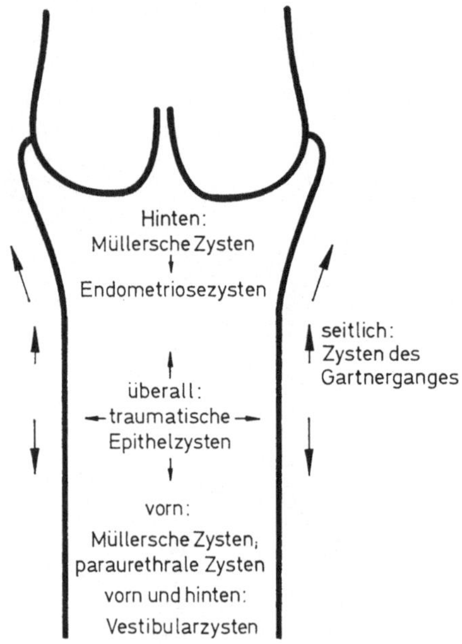

Abb. 2. Schematische Darstellung der Prädilektionsorte der verschiedenen Cystenformen der Vagina

bestimmter Herkunft nur an den diesen Vorgängen entsprechenden Lokalisationen vor (vgl. Abb. 2). Größere Zusammenstellungen von Vaginalcysten erfolgten seit Meyer, R. und später Lauterwein (1937) in neuerer Zeit durch Evans u. Hughes (1961; 42 Cysten) und durch Riedel (1964; 36 Cysten).

1. Die angeborenen Cysten

a) Cysten aus persistierendem Müllerschen Epithel (paramesonephroide Cysten)

Diese Cysten machen rund 75% aller Vaginalcysten aus (Evans u. Hughes, 1961). Riedel (1964) errechnete das Durchschnittsalter der Cystenträgerinnen z. Z. der operativen Entfernung auf 32 Jahre (23—51 Jahre). Da die Müllerschen Gänge entwicklungsgeschichtlich den oberen Teil der Vagina bilden, ist mit Resten des Müllerschen Epithels in diesem Bereich zu rechnen (s. Abb. 3). Das Müllersche Epithel ist Ursprungszelle des Schleimhautepithels von Tuben, Endometrium und Endocervix; Cysten dieses Epithels können daher dementsprechende Auskleidungen aufweisen. Das Wolffsche Epithel besitzt demgegenüber z. B. nicht die Fähigkeit, sich zu Schleimepithel auszudifferenzieren; folglich müssen von Schleimepithel ausgekleidete Cysten in diesem Bereich auch bei Sitz in den seitlichen Wandanteilen der Vagina vom Müllerschen Epithel abstammen. Das Epithel des Sinus urogenitalis kann zwar auch Schleim bilden; diese Fähigkeit ist aber zeitlich auf die Neugeborenenperiode und örtlich auf das Vestibulum vaginae begrenzt (MEYER, R., 1936).

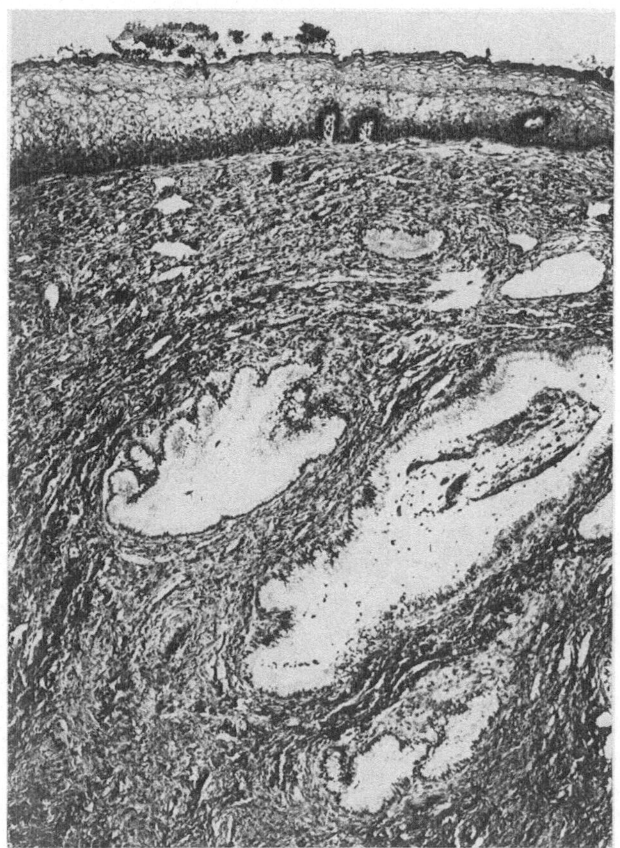

Abb. 3. Drüsen vom Cervixtyp aus Resten des Müllerschen Gangs unter dem intakten Epithel in der Vaginalwand. Färbung: Hämatoxylin-Eosin, Vergr.: 140fach

Beim Ersatz des Müllerschen Epithels durch geschichtetes Plattenepithel sind einige Stellen zur Cystenbildung prädestiniert, vor allem das obere Drittel der Scheidenhinterwand: Nach LAUTERWEIN (1937) erfolgt der Epithelersatz lateral schneller als in der Mitte, wo das Müllersche Epithel Zeit hat, sich zu Schleimepithel auszudifferenzieren, bevor es überwandert wird. Eine zweite Prädilektionsstelle ist das untere Ende der Müllerschen Gänge, von denen bei nichterfolgender Vereinigung der eine beim Zusammenwachsen mit dem Sinus urogenitalis blind liegen bleiben kann. Besteht noch Verbindung mit dem Uterus, so kann sich ein Hämatocolpos lateralis als große Retentionscyste entwickeln. Nach MEYER, R. (1932) sind diese Cysten am häufigsten im Fornix vaginae lokalisiert, ferner im Verlauf der Mittellinie, und zwar im oberen Bereich vorwiegend an der hinteren, im unteren Bereich an der vorderen Vaginalwand (vgl. Abb. 2).

Da es sich bei diesem Vorgang der Verlagerung meist um schon differenziertes schleimbildendes Cylinderepithel vom Typ des Endocervicalepithels handelt, können derartige Reste nach ihrer Abschnürung durch das sekundär die Vagina auskleidende geschichtete Plattenepithel infolge anhaltender Schleimproduktion

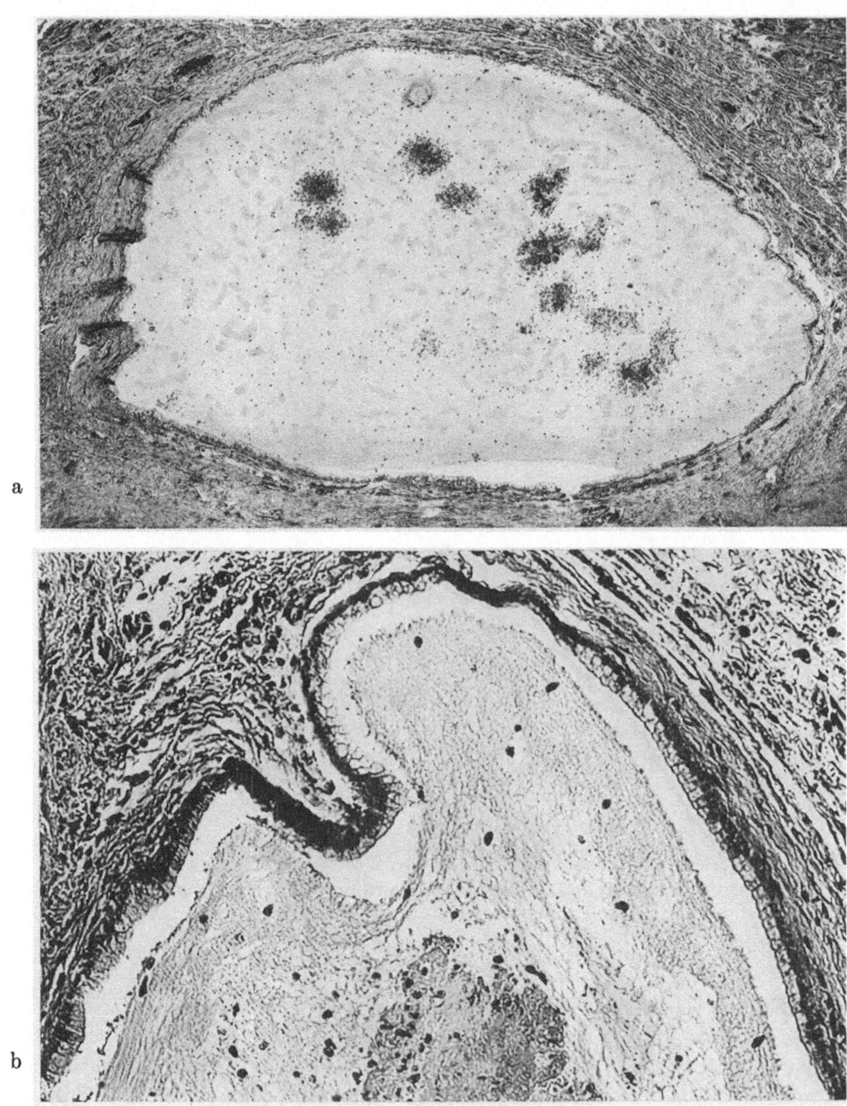

Abb. 4a u. b. Cyste des Müllerschen Gangs. a Im ganzen aufgenommen, Vergr.: 35fach. b Teilausschnitt zur Darstellung des einreihigen, hoch cylindrischen, schleimbildenden Epithels. Färbung: Hämatoxylin-Eosin. Vergr.: 280fach

zu Retentionscysten werden. Sie sind den cervicalen Retentionscysten der Portio vergleichbar, können jedoch zum Unterschied von diesen durch die lockere Beschaffenheit der Vaginalwand sehr viel erheblichere Größe erreichen. Ihre Entwicklung beginnt sehr wahrscheinlich schon in der Fetalzeit (VILAS, 1934). Häufig treten sie multipel auf. Des öfteren werden die Cysten walnußgroß, sind rundlich bis länglich und ragen durch Entwicklung in Richtung des geringsten Widerstandes oft polypös, zuweilen gestielt in die Vaginallichtung vor. Ihr Inhalt besteht aus einer schleimigen, fadenziehenden, meist farblosen Flüssigkeit. In der Wand der großen Cyste finden sich zuweilen Gruppen kleinerer Cysten.

Histologisch besteht ihre Wandauskleidung meist aus einreihigem schleimbildendem Cylinderepithel, das je nach dem Dehnungsgrad der Cyste mehr oder weniger stark abgeflacht ist (Abb. 4a u. b). Bei sehr flachem Epithel hilft die PAS- oder Muzicarminfärbung beim Nachweis des Schleimepithelcharakters der Cystenauskleidung. Sehr viel seltener entspricht das Cystenepithel dem der Tubenschleimhaut und ist dann unregelmäßig hoch, wobei Flimmerzellen mit sezernierenden Zellen abwechseln. Beide Epithelarten, das vom endocervicalen und das vom endosalpingealen Typ, können auch in der gleichen Cyste nebeneinander vorkommen. Zuweilen findet sich streckenweise auch geschichtetes Plattenepithel, das als Metaplasie des Müllerschen Epithels oder als gemeinsame Verlagerung von Müllerschem Epithel und Sinusepithel bei der Entwicklung aufzufassen ist. Eine überwiegende Auskleidung durch geschichtetes Plattenepithel ist sehr selten und könnte zur Annahme der Abstammung einer Cyste vom Sinusepithel verleiten. Wichtiger als die Epithelauskleidung ist bei Bestimmung der Herkunft aber der Sitz der Cyste (CULLEN, 1905). So glaubte VILAS (1934) wegen der sehr verstreuten Lage derartiger multipler Cysten bei einem Feten deren Abstammung vom Sinusepithel annehmen zu müssen. Dieses ist jedoch allein wohl nicht zur Cystenbildung imstande (LAUTERWEIN, 1937). – In der Umgebung der Cysten findet sich lockeres Bindegewebe, zuweilen mit unterschiedlich dichten, lympho-leukocytären Infiltraten.

Zur Gruppe der Cysten aus persistierendem Müllerschen Epithel gehören auch die *Endometriosecysten*. Voraussetzung zur Bildung solcher Cysten ist eine Endo-

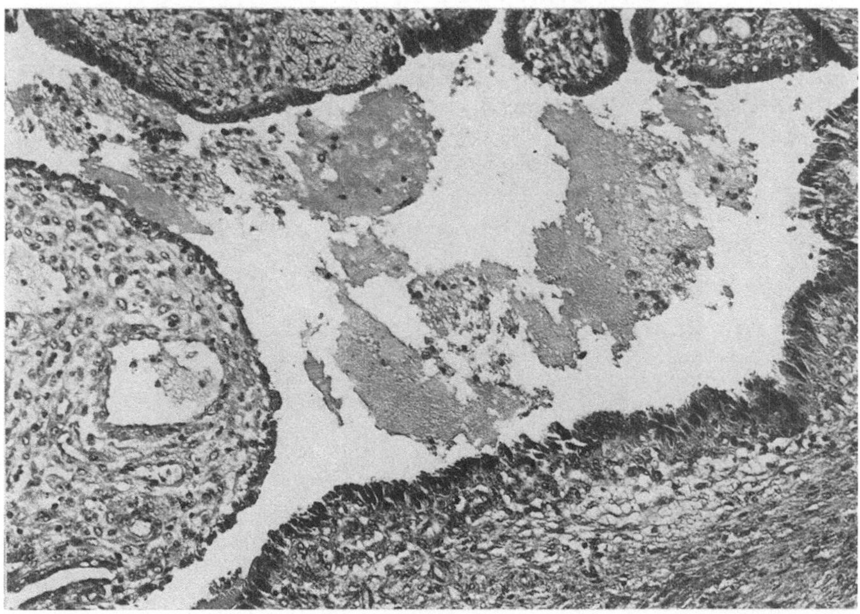

Abb. 5. Endometriosecyste der Vagina. Auskleidung mit einreihigem cylindrischem Uterindrüsenepithel. Unter dem Epithel cytogenes Stroma, das teilweise prädezidual umgewandelt ist, sowie Blutaustritte. Färbung: Hämatoxylin-Eosin, Vergr.: 72fach

metriose der Vaginalwand, deren Entstehung aus Resten des Müllerschen Epithels leicht denkbar erscheint. Sie sind demnach vorwiegend im Fornix vaginae lokalisiert. Derartige Cysten sind makroskopisch durch ihre Blutungsneigung gekennzeichnet und histologisch bei gutem Erhaltungszustand unverkennbar durch ihre Auskleidung mit Endometriumepithel, das von cytogenem Stroma umgeben wird (Abb. 5). Nur größere, ältere Cysten können eine derartige Auskleidung bereits vermissen lassen zugunsten eines fibrösen, chronisch entzündlichen Granulationsgewebes mit Einlagerung reichlicher hämosiderinhaltiger Makrophagen. Auch in Umgebung dieser Cysten finden sich Ansammlungen frischeren und älteren Blutes. Liegen nur noch vereinzelte erhaltene endometriale Drüsenschläuche inmitten eines entzündlichen Granulationsgewebes, so kann es zu Verwechslungen mit carcinomatösen Drüsenschläuchen kommen.

b) Cysten des Gartnerschen Ganges (mesonephroide Cysten)

Die aus Resten des Gartnerschen Ganges hervorgehenden Cysten liegen, entsprechend der Lokalisation des Gartnerschen Ganges, im anterolateralen Abschnitt des oberen Drittels der Vaginalwand zwischen Vagina und Urethra. Diese

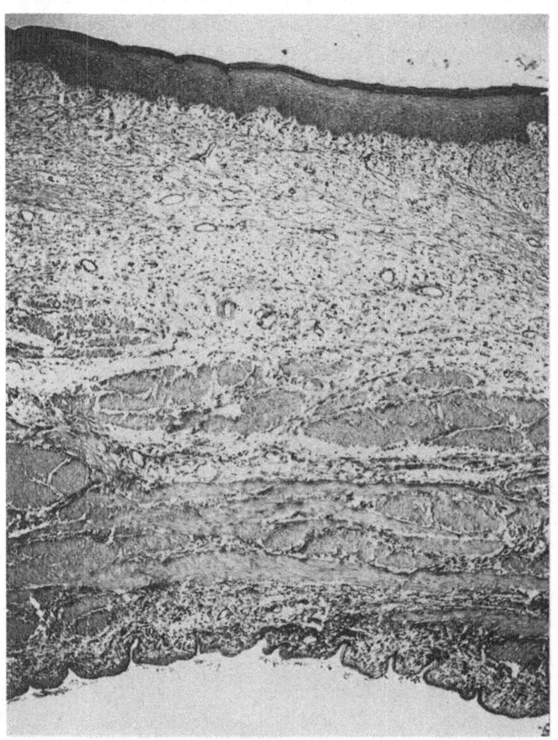

Abb. 6. Cyste des Gartner-Gangs in der Vaginalwand. Das Vaginalepithel erhalten, regelrecht geschichtet. Färbung: Hämatoxylin-Eosin, Vergr.: 35fach

Lokalisation allein schließt jedoch die Herkunft der Cyste vom Müllerschen Epithel noch nicht sicher aus; nur etwa die Hälfte aller Cysten der Vaginalvorderwand sind mesonephroider Genese (Evans u. Hughes, 1961). Cullen (1905)

führte 11 der von ihm zusammengestellten 53 Vaginalcysten auf Reste des Gartnerschen Gangs zurück. Am oberen Pol der Cyste finden sich gelegentlich Reste des Gartnerschen Ganges in Form eines fibrösen Stranges, der entlang der seitlichen Vaginalwand cranialwärts zieht. Bei Auffinden derartiger Reste kann die Genese als gesichert gelten. Eine einseitige Cystenbildung im Bereich des liegengebliebenen Gartnerschen Ganges bei Entwicklungsstörungen in Form einer Vagina subsepta beschrieb SCHOTTLAENDER (1907).

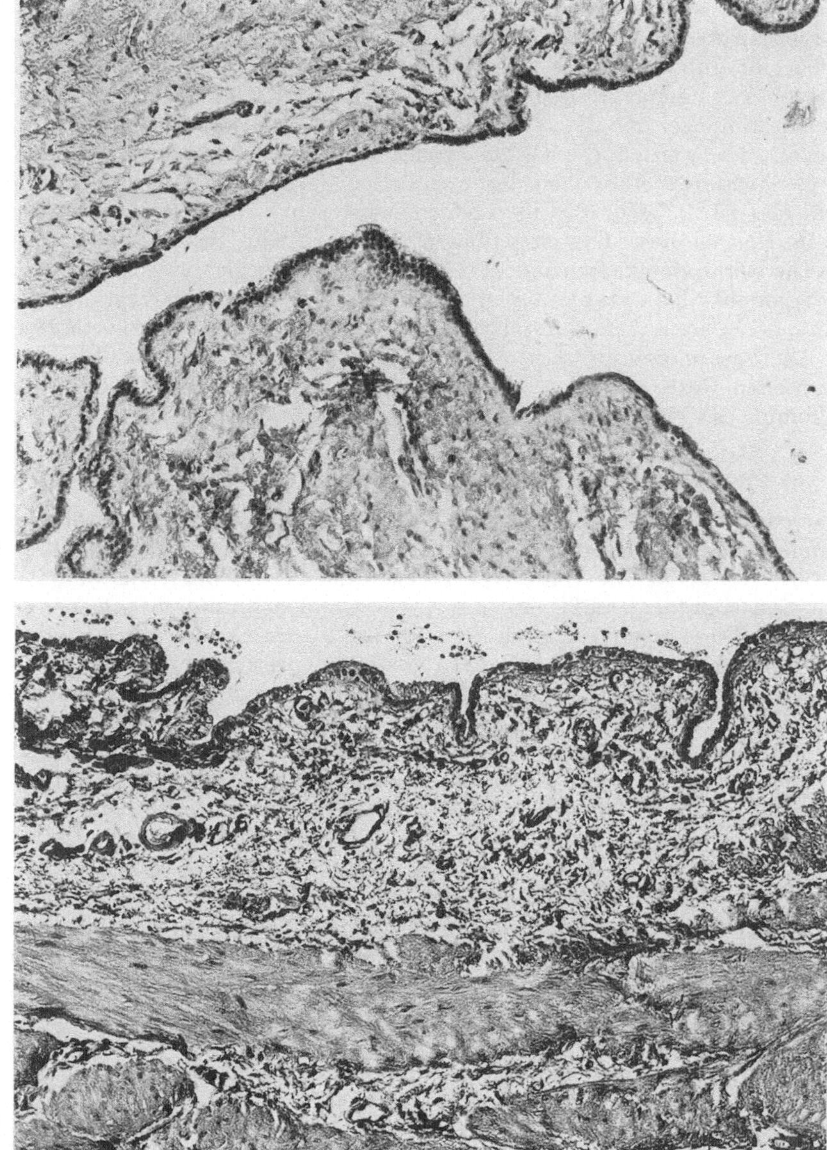

Abb. 7a u. b. Wand einer Gartner-Gang-Cyste bei stärkerer Vergrößerung. a Auskleidung mit flachkubischem Epithel bei perlschnurartiger Aufreihung der rundlichen Kerne. b auskleidendes Epithel hoch kubisch bis flach-cylindrisch bei gleicher Kernform. Färbung: Hämatoxylin-Eosin, Vergr.: a 72fach, b 140fach

Die Größe der Cysten ist meist unerheblich, zuweilen werden sie jedoch so groß, daß sie ballonförmig aus der Vulva hervorragen. Bumke (1914) beschrieb eine kindskopfgroße Cyste der oberen seitlichen Vaginalwand bei einer Mehrgebärenden; diese Cyste veranlaßte als Geburtshindernis eine Uterusruptur und den Tod der Patientin (Literaturzusammenstellung der älteren einschlägigen Arbeiten s. dort).

Die Cysten treten einzeln oder multipel auf (Cullen, 1905). Das Durchschnittsalter der Trägerinnen liegt nach Riedel (1964) bei 40 Jahren. Da die Cystenanlage angeboren ist, werden derartige Cysten zuweilen schon bei Neugeborenen beobachtet (Cohen u. Mitarb., 1957).

Die Cysten werden so gut wie immer noch von intakter Vaginalschleimhaut überzogen (Abb. 6). Ihre Innenauskleidung ist makroskopisch glatt, spiegelnd, weißlich, ihr Inhalt besteht aus klarer, meist farbloser Flüssigkeit. Das geschichtete Vaginalepithel über der Cyste ist oft stark ausgezogen. Das subepitheliale Bindegewebe ist bis zur Cystenwand ebenfalls straff gezogen.

Histologisch werden die Cysten von einem meist einreihigen, stellenweise auch geschichteten kubischen bis cylindrischen, nicht sezernierenden Epithel ausgekleidet (Abb. 7a u. b). Cilien fehlen meist; nur vereinzelt wurden Flimmerzellen im Epithel dieser Cysten gefunden (Strong, 1920; Blackwell u. McElin, 1955). Die Kerne sind klein, rund, chromatinreich und liegen perlschnurähnlich aneinandergereiht, das Cytoplasma ist spärlich und immer muzicarmin-negativ. Nur ausnahmsweise kommt es zu umschriebenen Plattenepithelmetaplasien (Meyer, R., 1909). Die Basalmembran ist deutlich ausgeprägt. Im umgebenden Bindegewebe sind zuweilen Reste glatter Muskelfasern auffindbar. Solange die Cysten intakt sind, kommt es so gut wie nie zur Infektion.

c) Cysten aus paraurethralen Gangresten und Vestibulardrüsen

Die paraurethralen Drüsen ziehen entlang der vorderen Harnröhrenhälfte mit langem Ausführungsgang in der Submucosa bis in die Muscularis. Ihre Acini sind stark verzweigt. Die von diesen Drüsen und ihren Gangresten ausgehenden Cysten sind somit lagemäßig auf die Vorderwand des unteren Scheidendrittels beschränkt. Diese Cysten können auch entzündlicher Genese sein, da die Mündungsstelle des Ausführungsganges am Orificium urethrae externum für Infektionen leicht zugänglich ist und obliteriert; die daraus resultierende Sekretstauung führt zur Cystenbildung. Auch die Vestibulardrüsen können als epitheliale Gänge im Septum urethrovaginale und rectovaginale Anlaß zur Cystenentstehung sein.

Histologisch sind diese Cysten erkennbar an ihrer Auskleidung durch Übergangsepithel sowie an Resten der paraurethralen Gänge in der Umgebung der Cystenwand. Differentialdiagnostisch kämen lagemäßig Cysten aus Resten des Müllerschen Epithels in Betracht; diese Herkunft wird jedoch durch die Auskleidung der Cyste mit Übergangsepithel ausgeschlossen. Die Cysten der Vestibulardrüsen sind demgegenüber nicht von den Paraurethralcysten abzutrennen, da sie ebenfalls von Übergangsepithel ausgekleidet werden. Nur bei Lage der Cyste in der Vaginalhinterwand (Septum rectovaginale) kann eine Vestibularcyste sicher angenommen werden. In seltenen Fällen kann auch ein Blasendiverticulum eine von Übergangsepithel ausgekleidete Paraurethralcyste in der vorderen Vaginalwand vortäuschen (Evans u. Hughes, 1961).

2. Die traumatischen Epithelcysten

Voraussetzung zur Entstehung dieser Cysten ist eine Verletzung der Vaginalschleimhaut mit Verlagerung von Schleimhautepithel in die tieferen Gewebsschichten. Die Verletzung kann sowohl spontan auftreten (z. B. bei Dammriß), als auch bei Operationen (z. B. Episiotomie) oder mechanischen Läsionen (STUX, 1929). Der Literatur nach scheinen Dammrisse die häufigste Ursache darzustellen (HORNUNG, 1927; LAUTERWEIN, 1937; BOSCHBACH, 1969). — Die echten (nicht traumatischen) Epidermoid- oder Dermoidcysten sind demgegenüber teratologischer Herkunft und in der Vagina extrem selten. Sie gehen wahrscheinlich auf verlagerte primordiale Keimzellen zurück, die während der Migration vom caudalen Ende des Dottersacks zur Gonade dort liegen bleiben (JOHNSTON, 1939).

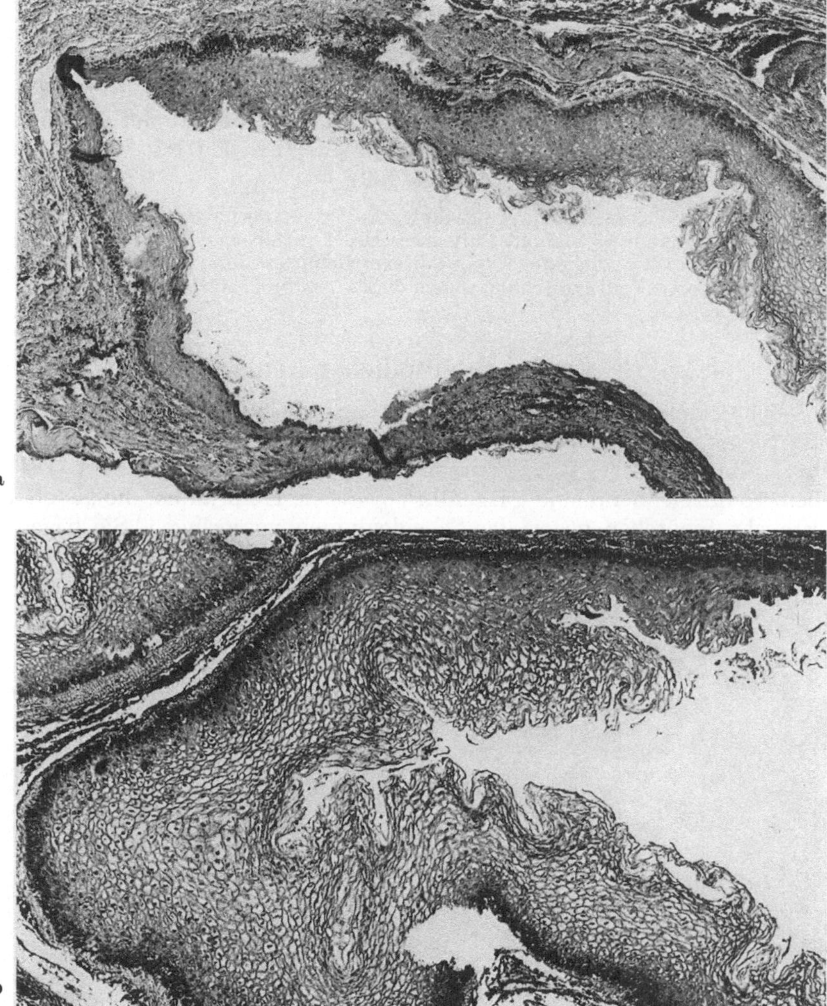

Abb. 8a u. b. Traumatische Epithelcyste der Vagina, ausgekleidet von geschichtetem Plattenepithel mit Abschilferung von Hornlamellen an der Oberfläche in das Lumen der Cyste. Färbung: Hämatoxylin-Eosin, Vergr.: a 56fach, b 72fach

Klinisch sind diese Cysten fast immer symptomlos und werden daher oft nur zufällig entdeckt. Gewöhnlich sind sie erbs- bis kirschgroß, selten größer (RISCH, 1909). Nach CULLEN (1905) sind die hinteren und unteren seitlichen Wandanteile der Vagina lagemäßig bevorzugt.

Das in die Tiefe verlagerte Schleimhautepithel kann zu wuchern beginnen; die sich zur ursprünglichen Oberfläche hin abschilfernden unvollständig verhornten Zellen füllen einen allmählich größer werdenden zentralen Hohlraum aus und sind schon makroskopisch bei Einschneiden der Cyste an ihrer käsig-breiigen Beschaffenheit zu erkennen. Nach Entfernen dieser Massen wird die perlmutterähnlich glänzende weißliche Innenauskleidung der Cyste sichtbar.

Histologisch wird die traumatische Epithelcyste von unterschiedlich hohem geschichtetem Plattenepithel ausgekleidet, das einem fibrös-narbigen Bindegewebe aufsitzt (Abb. 8). Streckenweise kann die Epithelauskleidung fehlen; an ihrer Stelle findet sich ein chronisch entzündliches Granulationsgewebe mit unterschiedlich reichlichen Fremdkörperriesenzellen in Umgebung der nach Platzen der Cystenwand in das umliegende Bindegewebe ausgetretenen Massen abgeschilferten Epithels. Ist bei der Verletzung gleichzeitig eine größere Blutung in das Gewebe erfolgt, so kann es in Umgebung der Cystenwand zur Ansammlung von hämosiderinhaltigen Makrophagen kommen, zuweilen mit tumorähnlicher histiocytärer Reaktion (vgl. Boschbach, 1969).

Szellö (1943) beobachtete eine kindskopfgroße traumatische Epithelcyste nach nicht versorgtem Scheidendammriß, die mit Luft unter Druck gefüllt war und sich nach Punktion beim Gehen immer wieder auffüllte. Eine nach dem Geburtstrauma zurückgebliebene kleine Gewebsspalte diente als Ventilverschluß, indem dieses Ventil bei Auffüllung der Cyste jeweils abgedrückt wurde.

3. Cysten entzündlicher Genese

Zahlreiche stecknadelkopf- bis linsengroße subepitheliale Cysten der Vagina charakterisieren die *Kolpitis emphysematosa* (früher auch Kolpohyperplasia cystica genannt; s. Abb. 9). Dieses Krankheitsbild wurde erstmalig von Hugier (1847) beschrieben. Kennzeichnend sind gasgefüllte cystische Hohlräume, die als bläuliche oder gelbliche Knötchen gegen das Scheidenlumen vorspringen. Sie liegen sub-

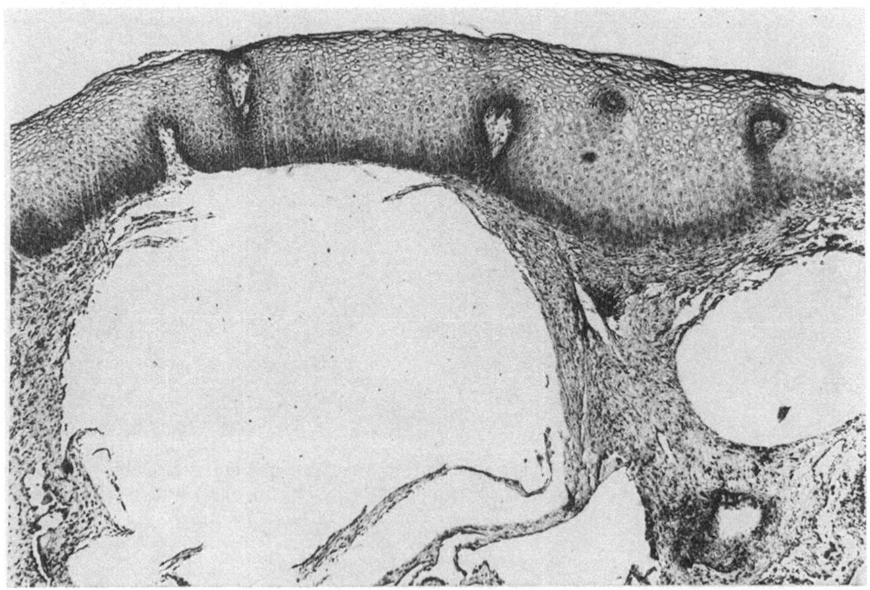

Abb. 9. Kolpitis emphysematosa. Von einer dünnen, unvollständigen Endothellage ausgekleidete cystische Hohlräume unmittelbar unter dem intakten, regelrecht geschichteten Vaginalepithel. Färbung: Hämatoxylin-Eosin, Vergr.: 56fach

epithelial in der Mucosa oder auch Submucosa und zeigen keine oder nur eine dünne Endothelauskleidung. Zuweilen werden sie von Fremdkörperriesenzellen ausgekleidet und umgeben (BENDER u. JEFFCOATE, 1950) sowie von Septen durchzogen. Das bedeckende Vaginalepithel ist meist wenig verändert und zeigt nur gelegentlich eine leichte Acanthose oder Hyperkeratose. In der weiteren Umgebung finden sich leukocytäre Infiltrate und Fibrosierungen. Im Stadium der Ausheilung kommen strangförmige Epithelwucherungen vor, die als Epithelisierung eröffneter Bläschen aufgefaßt werden (LABHARDT, 1955). Die meisten bisher beobachteten Fälle traten in der Gravidität auf (vgl. GARDNER, 1948) und bildeten sich nach der Entbindung spontan zurück (BENDER u. JEFFCOATE, 1950). Erkrankungen außerhalb der Gravidität beschrieben ZACHARIAE (1956), ABELL (1958) sowie GARDNER u. FERNET (1964).

Die Entstehung der Cysten ist bis heute nicht sicher geklärt; sie wurden teils auf Verklebung von Schleimhautfalten, teils auf Ausweitungen von Drüsen oder Lymphgefäßen zurückgeführt. Die Bildung des Gases in den Cysten, das in seiner Zusammensetzung noch nicht bekannt ist, soll durch den anaeroben Bacillus Welch-Fränkel erfolgen (Arbeiten aus dem 19. Jahrhundert; Literatur bei LABHARDT, 1955 und bei GÖGL u. LANG, 1957), nach neueren Ansichten durch Gewebszerstörung auf dem Boden einer Virusinfektion (SCHENKER u. BLAUSTEIN, 1963).

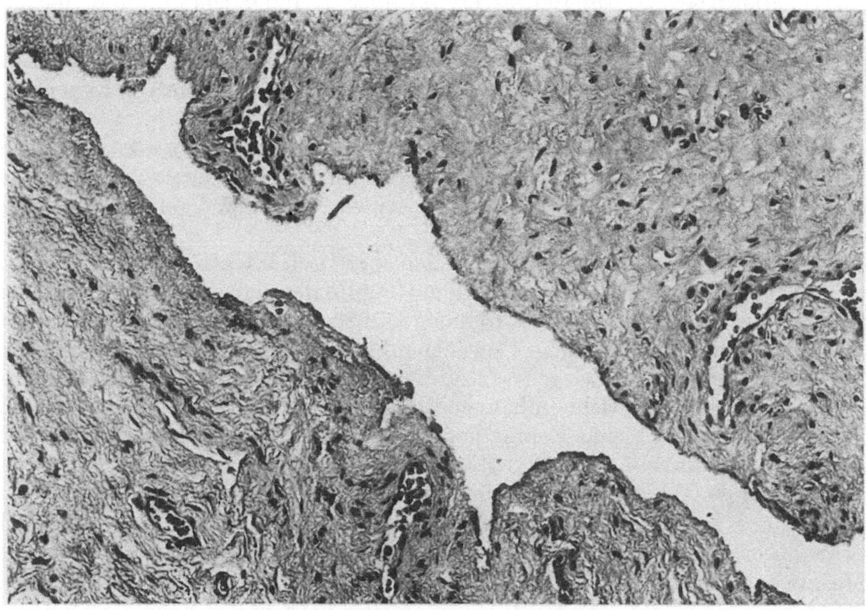

Abb. 10. Lymphcyste der Vagina. Auskleidung durch dünnes einreihiges Endothel. Färbung: Hämatoxylin-Eosin, Vergr.: 180fach

Differentialdiagnostisch kommen an dieser Stelle wegen der sehr ähnlichen Auskleidung (s. Abb. 10) *Lymphcysten* in Betracht, die gelegentlich einzeln oder in der Mehrzahl in der Vaginalwand auftreten können und wahrscheinlich auf lokale Lymphstauung oder Wandschäden dünnwandiger Lymphgefäße zurückzuführen sind.

III. Die Tumoren der Vagina

1. Gutartige epitheliale Geschwülste

Entsprechend den verschiedenen Epithelarten, die sich entwicklungsgeschichtlich an der Auskleidung der Vagina beteiligen, sind auch die epithelialen Tumoren vielseitig. Gutartige epitheliale Tumoren dieser Lokalisation sind jedoch im Vergleich zu den bösartigen sehr selten.

a) Polypen der Vaginalschleimhaut sind nur vereinzelt beschrieben worden (v. Szathmary, 1941; Neumann, 1942; Norris u. Taylor, 1966). Sie sind, analog zu den Schleimhautpolypen des Uterus, nicht als echte Geschwülste, sondern als Hyperplasien aufzufassen und sehr wahrscheinlich hormonell induziert; dafür spricht z. B. ihr häufiges Auftreten in der Gravidität. Neumann beobachtete einen pflaumengroßen breit gestielten Polypen bei einer 21jährigen Schwangeren 2 cm oberhalb der hinteren Commissur in der Medianlinie der Vagina, in dessen Stroma sich zahlreiche thrombosierte Venen fanden. Norris u. Taylor, die über die größte Zusammenstellung verfügen, beobachteten 24 Polypen der Vaginalschleimhaut, und zwar 22 bei Erwachsenen (5 in der Gravidität), 2 bei Kindern. Die kindlichen Polypen waren angeboren, hatten ein ödematöses Stroma und einen regelmäßigen Zellaufbau; ihre Entwicklung erfolgte nach Ansicht der Autoren bereits intrauterin durch die mütterlichen Hormone. 12 Polypen der Erwachsenen enthielten Zellatypien im Stroma, verhielten sich aber auch nach längerer Verlaufsbeobachtung gutartig und müssen daher von den mesodermalen Mischtumoren, insbesondere dem Sarcoma botryoides, differentialdiagnostisch abgetrennt werden (vgl. S. 559). Die Polypen werden histologisch von intaktem, regelrecht geschichtem Vaginalepithel überzogen und bestehen aus hyperplastischem, ödematösem, gefäßreichem Stroma.

b) Papillome und spitze Kondylome der Vaginalschleimhaut kommen ohne bestimmte Lokalisationen, vorwiegend an der hinteren Vaginalwand, breitbasig oder gestielt vor und sind histologisch nur schwer voneinander zu unterscheiden. Ihre Genese ist jedoch sehr unterschiedlich.

Dem spitzen Kondylom liegt häufig eine spezifisch infektiöse Entzündung wie Lues, Tuberkulose oder Lymphogranuloma inguinale zugrunde, des öfteren auch eine unspezifische Virusinfektion. Demgegenüber sind die Papillome (Papilloma verrucosum) echte idiopathische Gewebsneubildungen, sehr viel seltener als die spitzen Kondylome und im Gegensatz zu diesen potentiell maligne. Eine 3. Gruppe derartig hyperplastischer Schleimhautveränderungen tritt bei hormonellen Störungen auf und ist klinisch von Follikelpersistenz (Klaften, 1932), von Fluor oder sekundärer Amenorrhoe (Dubrauszky, 1948) begleitet. Die Dignität dieser primär gutartigen Proliferationen, die meist den Papillomen zugerechnet werden, hängt von der Dauer und der Intensität der Störung des hormonellen Gleichgewichts ab.

Makroskopisch bieten Papillome und spitze Kondylome ein warzenähnliches Bild und können einzeln oder multipel im ganzen Bereich der Vaginalschleimhaut auftreten.

Histologisch kennzeichnend ist für die spitzen Kondylome das stark hyperplastische, aber dabei noch regelrecht geschichtete Plattenepithel an der Oberfläche, das sich in Form einer doppelten Verzahnung (Abb. 11) mit plumpen oder auch schlanken Zapfen bis weit in das Stroma einsenkt. Dabei bleiben zwischen den Zapfen immer noch schmale Bindegewebspapillen erhalten. Zuweilen sind bei starker Auflockerung der Epithelkerne Viren als celluläre Einschlußkörper nachweisbar. Die Mitosen im Epithel sind jedoch nur mäßig zahlreich und nicht pathologisch, die Basalmembran ist stets intakt. An der Oberfläche findet sich oft eine schmale Hornschicht. Das meist spärliche bindegewebige Stroma des Kondyloms enthält unterschiedlich dichte chronisch entzündliche Infiltrate.

Der histologische Aufbau des Papilloms gleicht dem des spitzen Kondyloms oft weitgehend (Abb. 12); zuweilen sind Papillen und Epithelzapfen plumper und

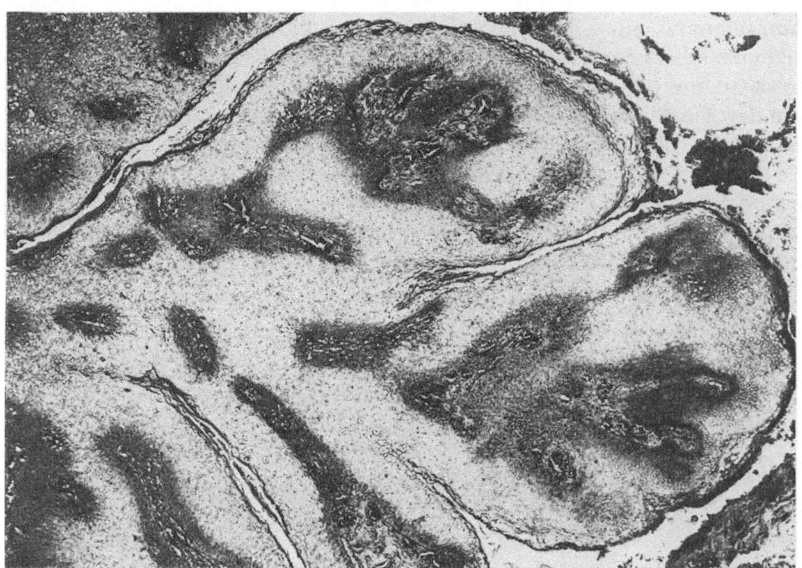

Abb. 11. Spitzes Kondylom. Doppelte Verzahnung des proliferierten, jedoch regelrecht geschichteten Plattenepithels. Färbung: Hämatoxylin-Eosin, Vergr.: 35fach

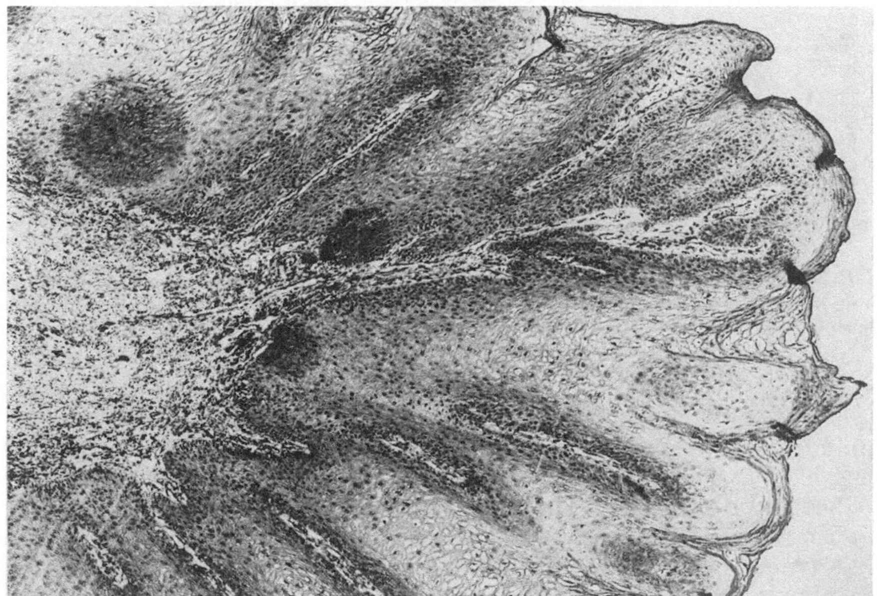

Abb. 12. Papillom. Hoch proliferiertes, jedoch annähernd regelrecht geschichtetes Vaginalepithel mit bedeckender Verhornung. Unter der erhaltenen Basalmembran chronisch entzündliche Infiltrate. Färbung: Hämatoxylin-Eosin, Vergr.: 72fach

stumpfer oder auch die bindegewebigen Papillen zwischen den Zapfen ganz geschwunden (Kiesselbach, 1912). Virale Einschlußkörper fehlen. Mitosen sind unterschiedlich zahlreich. Da eine carcinomatöse Entartung möglich ist, muß man auf mehreren Schnittebenen sorgfältig nach beginnenden Kernpolymorphien sowie Aufsplitterungen der Zapfen fahnden.

Kennzeichnend für die umschriebenen papillomatösen Epithelhyperplasien bei Störungen des hormonellen Gleichgewichts ist eine von Abschnitt zu Abschnitt stark schwankende Höhe des proliferierten Epithels sowie zuweilen der Glykogenreichtum der Epithelzellen, der in den mittleren und oberen Schichten bis zu deren Vacuolisierung führt (Klaften, 1932). Auch ausgeprägte Verhornungen des Epithels kommen vor, insbesondere bei endogenen oder exogenen Verschiebungen des hormonellen Gleichgewichts zugunsten des Oestrogen. Demgegenüber fehlen Einschlußkörper; entzündliche Veränderungen finden sich des öfteren im darunterliegenden Stroma (Abb. 13).

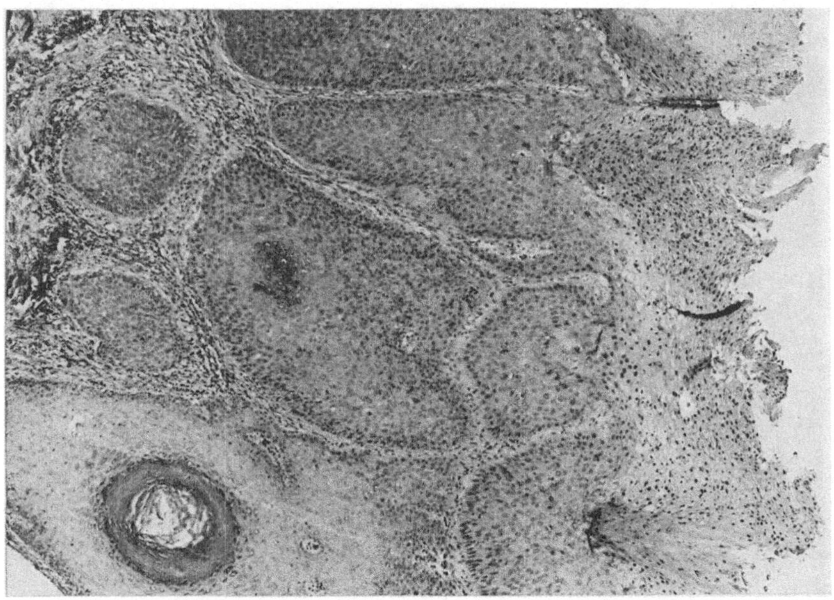

Abb. 13. Papillom nach Einnahme von Ovulationshemmern. Hoch proliferiertes, jedoch leicht unruhiges geschichtetes Plattenepithel mit breiter bedeckender Parakeratose und herdförmiger Verhornungstendenz im Bereich der Zapfen. Chronisch entzündliche Infiltrate im darunterliegenden Stroma. Färbung: Hämatoxylin-Eosin, Vergr.: 56fach

c) **Adenome** der Vagina sind selten und lassen sich oft auf versprengte oder liegengebliebene Reste des Gartnerschen oder Müllerschen Ganges zurückführen. Meist bilden sich diese Reste im Laufe des Lebens mehr und mehr zurück. Kommt es zur adenomatösen Wucherung, so läßt die Epithelauskleidung ihre Herkunft leicht erkennen: Die Tubuli der vom Gartner-Gang abstammenden Adenome zeigen ein niedrig kubisches Epithel mit kleinen, dunklen Kernen und sehr spärlichem Cytoplasma; das Epithel der auf den Müllerschen Gang zurückgehenden Adenome ist demgegenüber klarzellig, schleimbildend und in der Regel höher; vereinzelt finden sich Plattenepithelmetaplasien oder Papillenbildungen in das

Lumen herein. Daneben kommen jedoch auch gemischte Adenome aus Komponenten beider Gangreste vor.

Die Größe dieser Adenome ist klinisch meist unerheblich; oft sind sie mikroskopisch klein, oder die bedeckende Vaginalschleimhaut zeigt nur feingranulierte rötliche Erhebungen. Bei unmittelbar subepithelialer Lage können sie jedoch bei cystischer Ausweitung der Drüsen durch Schleimstauung papilläre Polypen bilden (PENKERT, 1934), oder sich durch Ulceration bemerkbar machen und bei der Inspektion auf Carcinom verdächtig sein.

Auch *histologisch* muß man sich vor der Fehlinterpretation dieser adenomatösen Hyperplasien als primäre oder metastatische Adeno-Carcinome hüten. Die gewucherten Drüsen werden von reifem, regelmäßigem Epithel ausgekleidet. Das Stroma zwischen den adenomatösen Wucherungen ist zuweilen sehr spärlich, aber immer noch nachweisbar. Eine sekundär maligne Entartung dieser Adenome kommt zwar vor, ist aber selten (HOEHNE, 1910; STRACHAN, 1932; STUDDIFORD, 1957; RUFFOLO u. Mitarb., 1971).

Zuweilen ist die adenomatöse Wucherung multizentrisch, gelegentlich auch beidseitig und entspricht eher einer diffusen *Adenose* der Vagina (SIDERS u. Mitarb., 1965). Von Müllerschen Gangresten ausgehende Adenosen der Vagina beschrieben u. a. BONNEY u. GLENDINING (1910), PLAUT u. DREYFUSS (1940), STUDDIFORD (1957), SANDBERG u. Mitarb. (1965: Literaturreferat aller bisher bekannten einschlägigen Fälle) sowie SIDERS u. Mitarb. (1965). HIERSCHE u. STRAUSS (1968) fanden ein *Adenofibrom* von paramesonephrischem Typ im Paracolpium einer 59jährigen Frau. Der haselnußgroße scharf begrenzte Knoten enthielt histologisch Drüsen vom Cervixtyp zwischen fibromatösen Wucherungen. BUMKE (1914) erwähnt in einem Literaturreferat vom Gartner-Gang abgeleitete „*Adenomyome*" im hinteren Scheidengewölbe.

Mikroskopisch kleine adenomatöse Wucherungen derartiger Epithelien sind im Gegensatz zu den klinisch erkennbaren Adenomen oder Adenosen nicht selten. SANDBERG (1968) fand sie in 9 von 35 daraufhin gründlich untersuchten postmortal gewonnenen Vaginae von Frauen im Alter zwischen 29 und 88 Jahren und nimmt an, daß diese Adenosen nicht immer auf persistierende Gangreste zurückgehen, sondern sich auch noch nach Abschluß der Organogenese aus dort liegengebliebenen undifferenzierten pluripotenten mesodermalen Zellen paramesonephroider Abstammung entwickeln können. Dem entspricht auch ihre oft multizentrische Lage im ganzen Verlauf der Vagina. Auch aus diesen lange Zeit okkulten Wucherungen können sich klinisch manifeste Adenosen entwickeln.

Die Abgrenzung dieser Adenome und Adenosen von einer Endometriose erfolgt einerseits aufgrund des fehlenden cytogenen Stromas in Umgebung der Drüsenwucherung, andererseits durch den Schleimgehalt des Drüsenepithels.

d) Epitheliale Mischtumoren: Diese extrem seltenen Tumorformen können den histologischen Bau von Speicheldrüsenmischtumoren aufweisen und werden ihrer Abstammung nach auf die paravestibulären Drüsen zurückgeführt. Ein von BROWN (1953) beschriebener Tumor saß gestielt an der hinteren Vaginalwand und ragte aus dem Introitus vaginae hervor.

2. Gutartige bindegewebige Tumoren

Diese nehmen ihren Ausgang vom subepithelialen mesenchymalen Gewebe der Vagina und sind im Vergleich zu den gutartigen bindegewebigen Tumoren des Uterus extrem selten. WHARTON (1947) fand unter 260 Vaginaltumoren aller Typen nur 10 gutartige bindegewebige Tumoren (6 Fibrome und 4 Myome); RIEDEL (1964) errechnete anhand einer größeren Literaturzusammenstellung aller soliden Tumoren der Vagina einen Prozentsatz an Fibromyomen von nur 4,5%.

34*

a) Fibromyome

Der häufigste Tumor dieser Gruppe ist somit das Fibromyom (Leiomyom, Fibrom). Eine scharfe Trennung zwischen diesen Formen erscheint weder nach den Zusammenstellungen in der Literatur noch aufgrund der histologischen Struktur möglich: Fast immer sind, ebenso wie im Myometrium, sowohl glatte Muskelfasern als auch Bindegewebsfasern, wenn auch in sehr unterschiedlichem Prozentsatz, gleichzeitig gewuchert. Die Tumoren treten meist solitär auf; Guyot u. Darmaillacq (1940) fanden unter 120 Fällen nur 8 mit multiplem Auftreten. Anhand größerer Literaturzusammenstellungen (Potel, 1903: 100 Fälle; Stein, 1928: 40 Fälle; Bennett u. Ehrlich, 1941: 12 Fälle; Lenzi, 1961: 200 Fälle) ist ihr häufigster *Sitz* die vordere Vaginalwand (58% der Fälle; nach Giesecke, 1915, 75%), die hintere Vaginalwand ist mit 25%, die rechte Seite mit 7% und die linke Seite mit 10% an der Lokalisation beteiligt. Müller (1914) bezeichnete die genau in der Medianlinie liegenden Tumoren als fissurale Myome. Ein suburethrales Fibrom der Vagina beschrieben Funck-Brentano u. Mitarb. (1953). Auch Fibromyome der Blasenwand können klinisch als Vaginaltumoren imponieren.

Ein Zusammenhang mit dem Vorkommen von Fibromyomen des Uterus besteht offensichtlich nicht: Nürnberger (1930) fand unter 130 Fibromen der Vagina nur 10 Fälle mit gleichzeitigen Uterusmyomen. Auch sind Negerinnen nur zu einem sehr geringen Prozentsatz an der Gesamtzahl dieser Vaginaltumoren beteiligt, während Fibromyome des Uterus bei ihnen 3mal häufiger vorkommen als bei Weißen. Myome sind in der Vagina nicht häufiger als in irgendeinem anderen Bereich der glatten Muskulatur, z. B. im Magen-Darm-Trakt.

Das Durchschnittsalter der Patientinnen liegt bei 44 Jahren (Bennett u. Ehrlich) mit einem Gesamtgipfel im 4. und 5. Lebensjahrzehnt; 2 Fälle wurden bei Neugeborenen beobachtet (Williams, 1897; Martin). Das Wachstum ist im allgemeinen sehr langsam.

Makroskopisch handelt es sich um scharf begrenzte Knoten von derber Konsistenz. Ihr Durchmesser schwankt meist zwischen 1,5 und 4,5 bis 8 cm; nur vereinzelt wurden enorme Größen beobachtet (Pistuddi, 1930; Russolillo, 1949). Ihr Sitz ist meist breitbasig submucös; größere Tumoren können auch gestielt in die Vaginallichtung vorragen (Schilling, 1931). Die bedeckende Schleimhaut kann bei stärkerer Größenausdehnung druckatrophisch werden und ulcerieren, so daß bei der Inspektion zuweilen ein Carcinom oder Sarkom vorgetäuscht wird. Die Schnittfläche ist weißlich oder gelblich-weiß und grobfaserig. Zentrale Erweichungen oder hämorrhagische Nekrosen kommen des öfteren vor. Bei zunehmender Größe kann es zu mechanischen Behinderungen von Blase, Urethra oder Rectum kommen, zuweilen auch durch Druck auf die Ureteren zur Hydronephrose. Darüber hinaus können große Fibromyome Geburtshindernisse darstellen.

Histologisch gleicht ihre Struktur weitgehend den Fibromyomen des Uterus: Es finden sich teils parallel verlaufende, teils wirbelförmig angeordnete Muskel- und Bindegewebsfasern sowie Fibro- und Leiomyoblasten mit regelmäßiger Kernstruktur bei geringem Mitosereichtum (Abb. 14 u. 15). Herdförmige degenerative Veränderungen sind wie im Uterus in erster Linie Hyalinisierungen, Verflüssigungen, Nekrosen und Verkalkungen infolge unzureichender Blutversorgung. Maligne Entartungen wurden bisher nicht beobachtet. Demgegenüber liegen 2 Beobachtungen von Rezidiven eines Fibromyoms der Vagina vor (Marcus, 1966 und Ingemannson u. Alfredsson, 1970).

b) Myoblastenmyome

Die Genese dieser von vielen Autoren als unreife Myome (granular cell myoblastoma) aufgefaßten Tumoren erscheint nicht sicher geklärt, da die sie auf-

bauenden granulierten Zellen aufgrund neuerer Untersuchungen elektronenoptisch Ähnlichkeit mit Schwannschen Nervenzellen zeigen. Diese Tumoren
kommen nur ganz vereinzelt in der Vagina vor. Das Alter der Patientinnen fällt

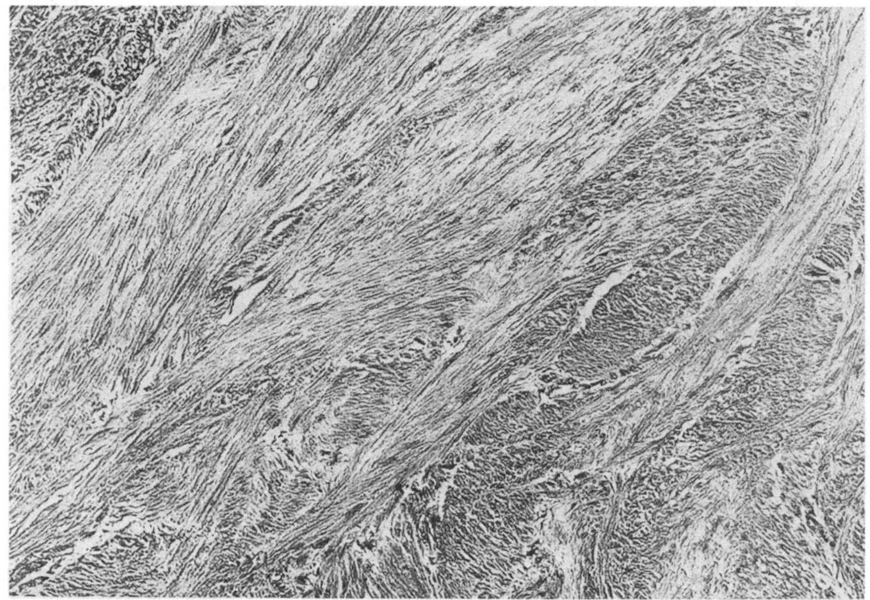

Abb. 14. Fibromyom der Vagina mit Überwiegen der fibromatösen Komponente und Reichtum an kollagenen Fasern. Färbung: Hämatoxylin-Eosin, Vergr.: 140fach

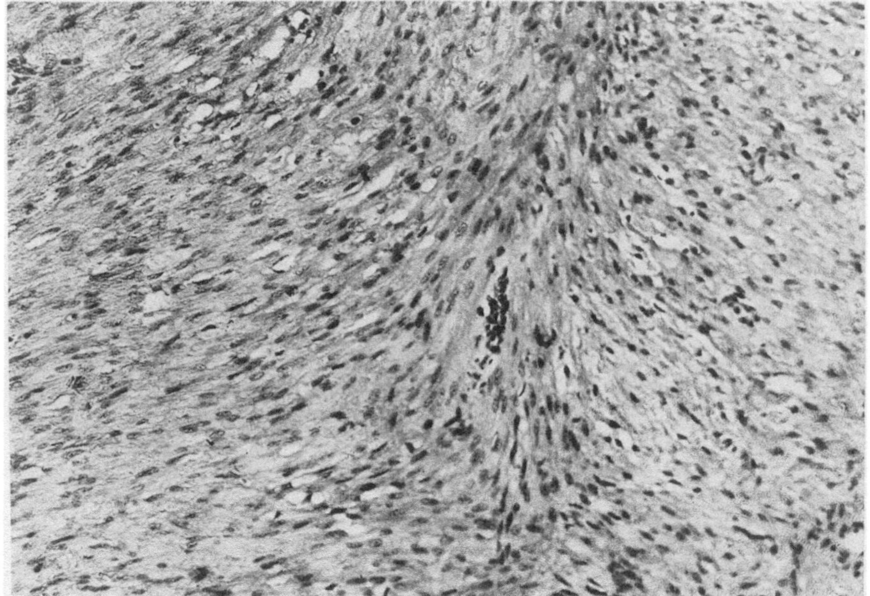

Abb. 15. Fibromyom mit Überwiegen der myomatösen Komponente. Färbung: Hämatoxylin
Eosin, Vergr.: 140fach

wie das des Fibromyoms in das 4. und 5. Lebensjahrzehnt (Murphy u. Mitarb., 1949). Meist sind es kleine, submucöse, der Schleimhaut breitbasig oder gestielt aufsitzende, feste Knoten von 1 bis 3 cm Durchmesser mit homogener, gelblich-weißer Schnittfläche.

Histologisch finden sich die für diese Tumoren charakteristischen Stränge großer, vieleckiger Zellen mit reichlichem, acidophil granuliertem Cytoplasma und kleinen, rundlichen, zentral gelegenen Kernen. Das umgebende Bindegewebe ist spärlich. Bei über 50% der Fälle findet sich eine pseudoepitheliomatöse Hyperplasie des bedeckenden Schleimhautepithels.

c) Neurofibrome

Neurofibrome der Vagina wurden bisher nur 3mal beschrieben. Einer dieser Tumoren saß im Septum rectovaginale bei einer 59jährigen Patientin (Sturgis, 1934), ein weiterer in der rechten anterolateralen Vaginalwand einer 35jährigen schwangeren Negerin (Norris u. Cooper, 1950). Löblich (1955) fand in einem Ganglioneurofibrom der Vagina alle Elemente eines sympathischen Ganglions. Alle 3 Tumoren waren nach operativer Entfernung und anschließender Bestrahlung noch nach einigen Jahren rezidivfrei. — Über multiple Knotenbildungen an Vulva und Vagina bei generalisierter Neurofibromatose berichteten Drescher u. Herzog (1961). Ein aus zahlreichen kleinen Knoten von gelapptem Bau bestehendes „Rankenneurom" mit markhaltigen Nervenfasern beschrieb Schmauch (1900). Auch plexiforme Neurinome kommen zuweilen vor (Abb. 16).

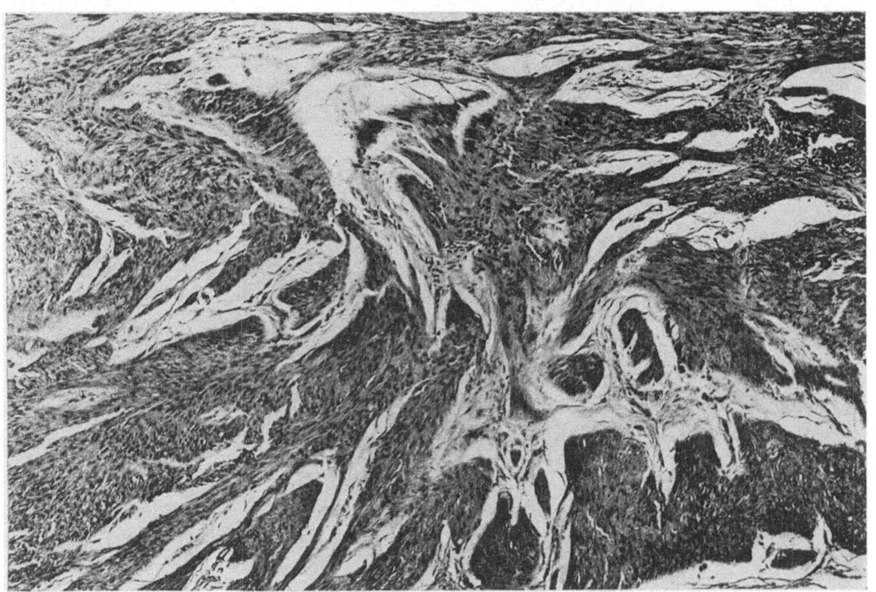

Abb. 16. Plexiformes Neurinom der Vagina. Färbung: Hämatoxylin-Eosin, Vergr.: 72fach

Neuroepitheliome (Neuroblastome oder Sympathicoblastome) sind ebenso selten. Solomons u. Dockeray (1949) fanden einen cystischen Tumor im dorsalen Fornix vaginae bei einer 31jährigen Nulligravida, Sturgis (1934) einen weiteren im Septum rectovaginale einer 32jährigen Multipara. Die Schnittfläche dieses mäßig weichen Tumors war gelblich, geleeähnlich. Trotz Radium und Röntgenstrahlen war die Prognose in diesem Fall schlecht.

Ein *Phäochromoblastom* beschrieb PLATE (1955). Es bestand aus zwei isolierten Knoten in der Vaginalwand einer 66jährigen Frau. Histologisch fanden sich in einem bindegewebigen Stroma lymphocytenähnliche Zellen und Herde aus größeren helleren Zellen, die bei Spezialfärbung feine Neurofibrillen enthielten.

d) Hämangiome

Capilläre und kavernöse Hämangiome treten vorwiegend während der Gravidität auf (BARTSCH, 1959; GAAL, 1967); sie entsprechen strukturell den gleichnamigen Tumoren anderer Organe.

Ein *Angiofibrom* beschrieb LENNIE (1922) bei einem 1jährigen Kind. LABHARDT (1955) beobachtete eine flache angiomatöse Geschwulst im Fornix vaginae bei einer 20jährigen Nullipara. Die meisten der beobachteten angioblastischen Tumoren der Vagina zeigten jedoch einen bösartigen Verlauf und sollen daher im Zusammenhang bei den bösartigen mesenchymalen Tumoren abgehandelt werden.

Differential-diagnostisch können *Aneurysmen* der Arteria vaginalis als Angiome imponieren und hühnereigroß werden (WALDEYER, 1937).

e) Myxome

Auch ein reines Myxom der Vagina ist bisher in der Literatur nur einmal beschrieben (CONILL, 1930). Es saß subepithelial in der hinteren Scheidenwand, war

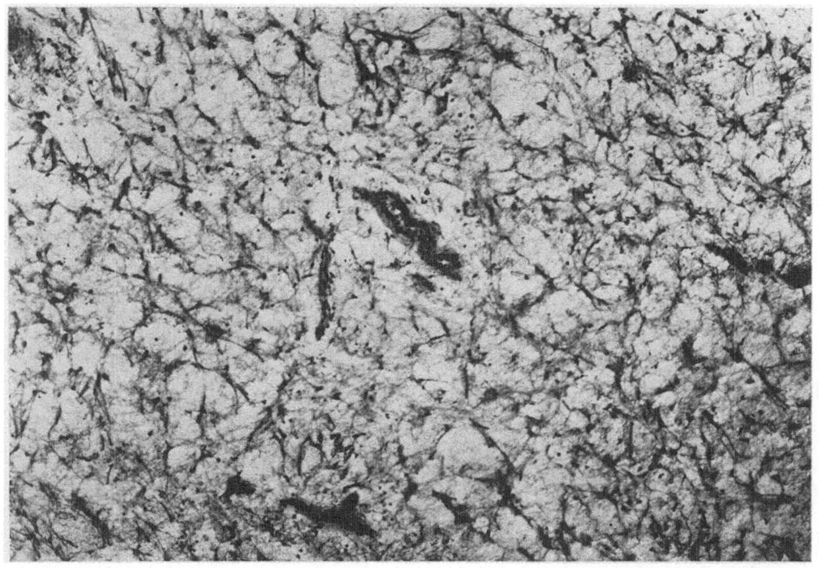

Abb. 17. Myxomatöses Fibrom der Vagina. Färbung: Hämatoxylin-Eosin, Vergr.: 56fach

haselnußgroß, weich und durchscheinend. Histologisch entsprach es mit seinen locker angeordneten Bindegewebszellen vom Sterntyp dem Aufbau der Myxome anderer Lokalisationen. Demgegenüber sind myxomatöse (Abb. 17) und ödematöse (Abb. 18) Fibrome nicht ganz so selten.

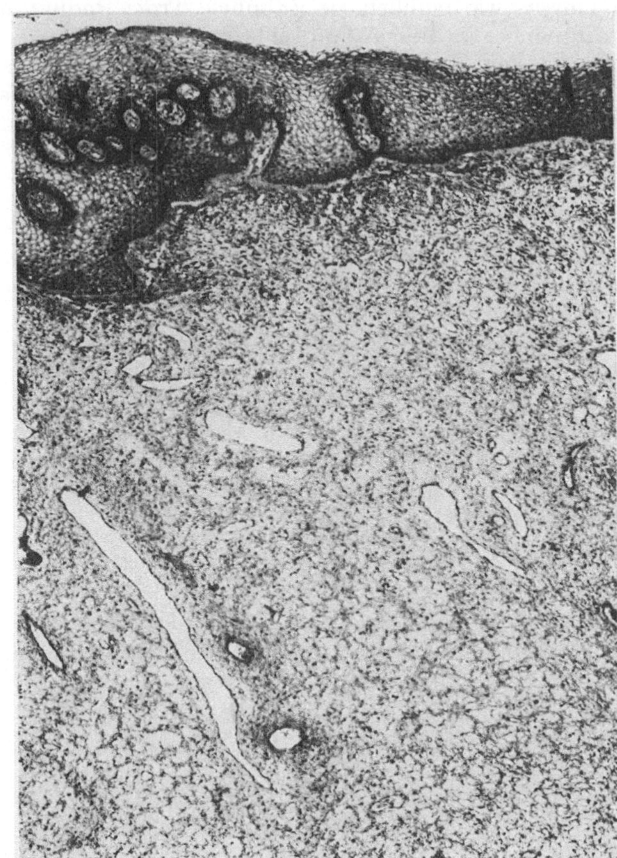

Abb. 18. Ödematöses Fibrom der Vagina, von intaktem regelrecht geschichtetem Plattenepithel überzogen, Reichtum an neugebildeten Gefäßen. Färbung: Hämatoxylin-Eosin, Vergr.: 72fach

f) Lipome

Lipome der Scheide sind äußerst selten. Nach Labhardt (1955) sind nur 4 Fälle in der Literatur bekannt.

3. Bösartige epitheliale Tumoren

a) Präinvasive Vorstadien

Wegen der relativen Seltenheit der Vaginaltumoren sind genaue Beobachtungen über den Ablauf der Carcinogenese in diesem Bereich schwerer zu gewinnen als an anderen Orten. Es ist aber als naheliegend anzunehmen, daß auch dem Vaginalcarcinom präinvasive Stadien vorausgehen.

Die **Dysplasie** des Vaginalepithels spielt gegenüber der gleichen Veränderung an der Portio uteri eine sehr viel geringere Rolle, da sie ungleich viel seltener ist. Man beobachtet sie gelegentlich im Fornix vaginae im Bereich der sog. Vaginalmanschette in Fortsetzung einer Dysplasie des Portioepithels. Weiterhin kann das Vaginalepithel am Rande chronischer Ulcerationen durch den anhaltenden

Entzündungsreiz dysplastisch werden, wie z. B. um ein ulceriertes Gartnergang-Adenom, oder auch durch Strahlentherapie (sog. Strahlendysplasie).

Makroskopisch ist die Dysplasie der Vagina meist nicht zu erkennen. Histologisch entspricht das dysplastische Epithel mit seiner im Vergleich zur Norm nur eben noch angedeuteten Schichtung bei Kernpolymorphien bis in die oberste Lage der gleichen Veränderung an der Portio (Abb. 19 u. 20). Oberflächlich kann

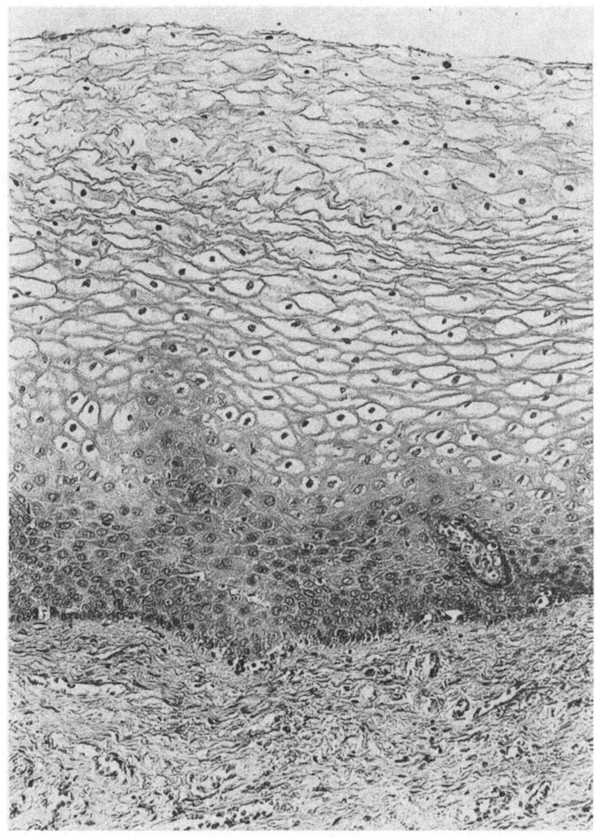

Abb. 19. Normales regelrecht geschichtetes Vagianlepithel. Färbung: Hämatoxylin-Eosin, Vergr.: 140fach

sie von einer unterschiedlich breiten *Leukoplakie* überzogen sein (Abb. 21), die lange Zeit ebenfalls als Präcancerose betrachtet wurde (v. FRANQUÉ, 1907; LÖHN-BERG, 1913; HINSELMANN, 1930). Die zuweilen auftretende schollige Leukoplakie (Abb. 22a u. b) kann sogar unmittelbar über einem bereits invasiven Carcinom sitzen; sie ist immer Begleiterscheinung einer präcancerösen oder bereits carcinomatösen Veränderung.

Das **Carcinoma in situ** der Vaginalschleimhaut entwickelt sich ebenfalls häufig in lokaler Fortsetzung gleichzeitig mit einem oder als Rezidiv eines Carcinoma in situ der Portiooberfläche (GRAY u. CHRISTOPHERSON, 1969, s. dort Literaturübersicht). GRAHAM u. MEIGS (1952) berichteten als erste über 2 Fälle von Carcinoma in situ der Vagina, die 6 bis 10 Jahre nach der Uterusexstirpation

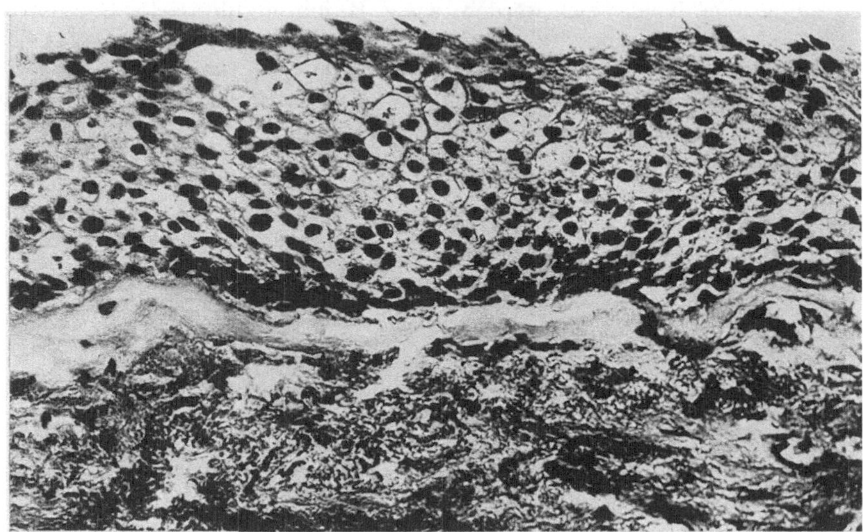

Abb. 20. Dysplasie der Vagina. Erhebliche Kernpolymorphie bis in die oberen Lagen bei nur noch schwach angedeuteter Schichtung. Färbung: Hämatoxylin-Eosin, Vergr.: 350fach

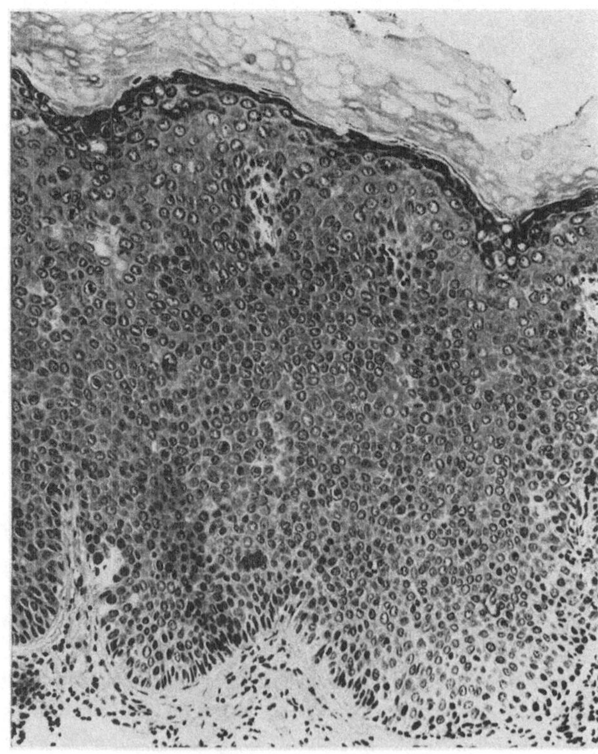

Abb. 21. Breite Dysplasie der Vagina mit kaum noch angedeuteter Schichtung und bedeckender Leukoplakie. Färbung: Hämatoxylin-Eosin, Vergr.: 140fach

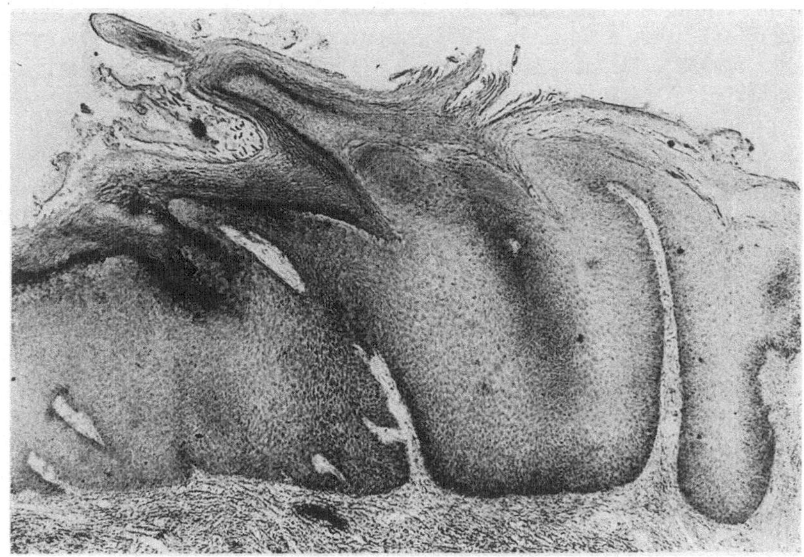

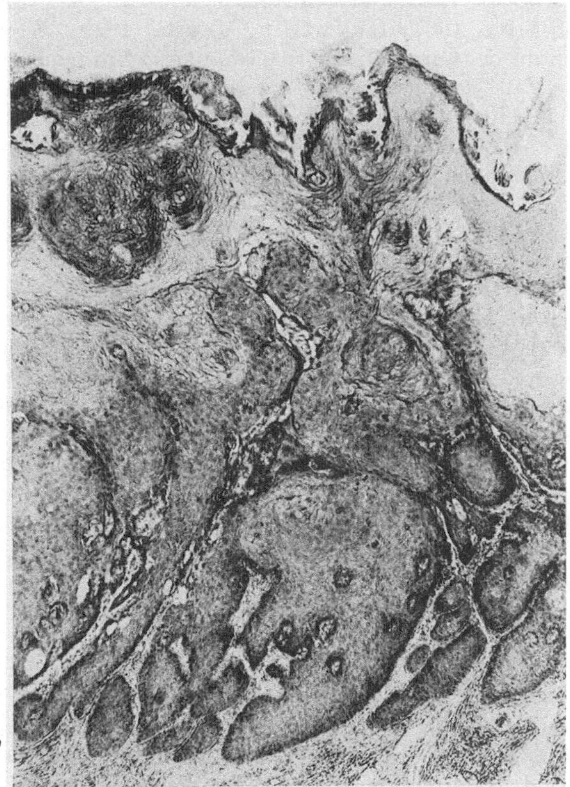

Abb. 22a u. b. Schollige Leukoplakie der Vagina, die bei b bereits Übergänge zu einem verhornenden Plattenepithel-Carcinom zeigt. Färbung: Hämatoxylin-Eosin, Vergr.: 35fach

wegen eines Carcinoma in situ der Portio entdeckt wurden. Dementsprechende weitere Mitteilungen erfolgten durch Blumberg u. Ober (1953), Fennell (1956), May (1958), Carter u. Mitarb. (1961), Samuels u. Mitarb. (1961), Gusberg u. Marshall (1962), Margulis u. Mitarb. (1962), Harzell u. Mitarb. (1963), Cromer (1965). Als längstes bisher beobachtetes Intervall fand Rutledge (1967) ein Carcinoma in situ der Vagina 22 Jahre nach einem Cervixcarcinom der gleichen Patientin. McIndoe u. Green (1969) fanden bei 4,5% von 539 Patientinnen mit operativ entferntem Carcinoma in situ der Portio 0—7 Jahre nach der Operation ein Carcinoma in situ der Vagina in Umgebung des früheren Operationsbereichs, [Koss u. Mitarb. (1961) 1—7 Jahre nach Strahlentherapie]. Nach Gusberg u. Marshall (1962) liegt der Prozentsatz der Vaginalrezidive bei etwa 2%.

Ursächlich ist bei diesem erneuten Auftreten des präinvasiven Prozesses in erster Linie zu denken an ein Lokalrezidiv bei nicht vollständiger Entfernung des Carcinoma in situ der Portio im Gesunden. In Betracht kommt weiterhin der ein Rezidiv auslösende oder möglicherweise induzierende Einfluß einer Strahlentherapie im Anschluß an die Operation (Rutledge, 1967, sammelte 23, Stern u. Kaplan, 1969, 5 derartige Fälle). Darüber hinaus spielt ursächlich die multizentrische Entstehung von Präcancerosen und Carcinomen im Bereich des Genitaltraktes, insbesondere der Vulva, Vagina und Cervix eine Rolle (Huber, 1952; Newman u. Cromer, 1959; Marcus, 1960; McPherson u. Mitarb., 1963; Woodruff u. Williams, 1963; Copenhaver u. Mitarb., 1964; Stahmann, 1964; Ostergard u. Morton, 1967; Hummer u. Mitarb., 1970). Eine primär multizentrische Entstehung des Carcinoma in situ ist anhand zahlreicher Beobachtungen für einen Teil der Fälle so gut wie sicher anzunehmen (Ostergard u. Morton, 1967). Hier spielen sehr wahrscheinlich Einwirkungen des gleichen Carcinogens auf Epithelzellen gleicher genetischer Abstammung ursächlich eine wesentliche Rolle (Stern u. Kaplan). Auch innerhalb des gleichen Organs, z. B. der Vagina, kann das Auftreten des Carcinoma in situ noch multizentrisch sein (Emmett, 1938). Dem entsprechen die Beschreibungen primärer Carcinoma in situ der Vagina (Moran u. Robinson, 1962). Rutledge (1967) fand unter 101 primären Vaginalcarcinomen 31 Carcinoma in situ. Die Incidenz des Carcinoma in situ der Vagina liegt zwischen 1,2 und 3,6% aller weiblichen Genitalcarcinome (Arronet u. Mitarb., 1960). Hummer u. Mitarb. (1970) beobachteten 7 primäre Carcinoma in situ der Vagina und 55 sekundäre bei primärem oder gleichzeitigem Befall der Cervix oder Vulva. Das Durchschnittsalter dieser 62 Patientinnen lag bei 53 Jahren, und somit 10 Jahre später als das des Carcinoma in situ der Portio. Dieser Unterschied könnte einerseits durch sekundäres Auftreten eines Carcinoma in situ der Vagina nach primärem Befall der Portio bedingt sein, andererseits durch eine spätere Entdeckung der Veränderung in der Vagina. So gut wie regelmäßig wird die Veränderung an der Portio zuerst erkannt, auch bei gleichzeitigem Befall der Vagina. Eine weitere größere Serie von 27 Carcinoma in situ der Vagina bei gleichartiger Veränderung der Cervix beschrieben Ferguson u. MacLure (1963).

Makroskopisch macht sich das Carcinoma in situ oft nur bei genauer Inspektion durch eine umschriebene, zuweilen leicht granulierte bläuliche Verfärbung der Schleimhaut bemerkbar. Einige Fälle zeigen auch eine bedeckende Leukoplakie. Zuweilen gehen abnorme cytologische Ausstrichbilder bei negativem Inspektionsbefund (Dysplasie) dem Carcinoma in situ um mehrere Jahre voraus. Diese Möglichkeit sollte bei positivem Abstrichbefund und negativem Ergebnis der anschließenden Portiokonisation immer bedacht werden (Scokel u. Mitarb., 1961). Die Veränderung ist meist im Fornix vaginae lokalisiert, zuweilen in direktem

Anschluß an ein Carcinoma in situ der Portio: LIVINGSTONE (1950) fand 35,4% der
Fälle im oberen Vaginaldrittel lokalisiert, 4,1% im mittleren Drittel und 43,6%
im unteren Drittel.

Histologisch entspricht die Veränderung vollständig der gleichnamigen an der
Portio: Die normale Schichtung des Plattenepithels ist ganz aufgehoben zugunsten
einer erheblichen Unreife des Epithels mit zuweilen ausgeprägter Kernpolymorphie
oder Kerndichte, Reichtum an z. T. pathologischen Mitosen und fehlender Differenzierung des Cytoplasma (Abb. 23). Auch im Bereich der Vagina lassen sich

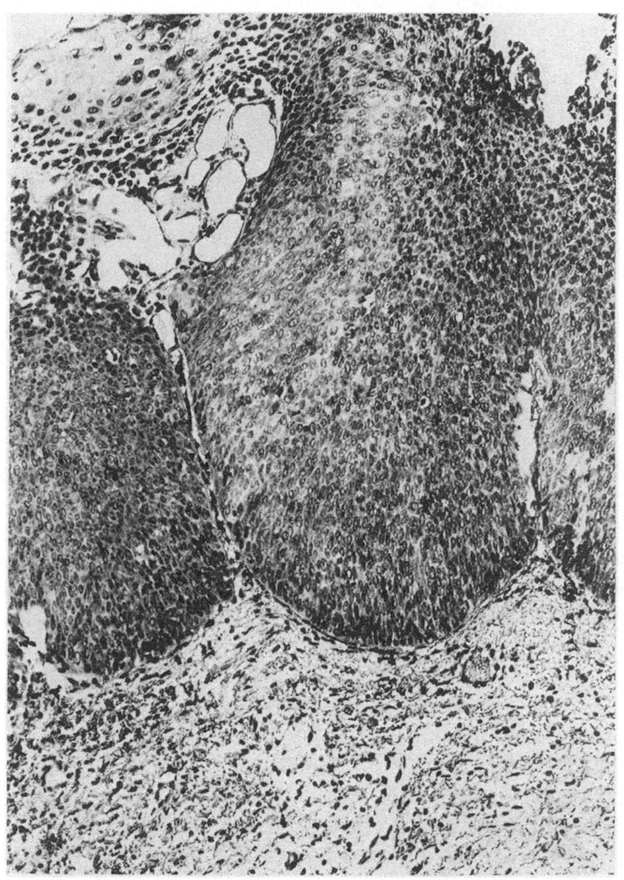

Abb. 23. Carcinoma in situ der Vagina. Bildung plumper Zapfen bei erhaltener Basalmembran
und fast vollständigem Verlust der Schichtung sowie Mitosen bis in die oberen Schichten.
Färbung: Hämatoxylin-Eosin, Vergr. 140fach

2 Typen von Carcinoma in situ unterscheiden: Der auf dem Boden einer Dysplasie
des geschichteten Plattenepithels entstandene großzellige Typ und der Spindel-
zelltyp, der sich im Bereich der Cervix und Portio von den Reservezellen des
Cervixepithels ableitet. Möglicherweise handelt es sich bei den Spindelzell-
typen des Carcinoma in situ der Vagina um lokale Ausbreitungen eines primären
Carcinoma in situ der Cervixschleimhaut.

Die *Prognose* des Carcinoma in situ der Vagina entspricht etwa der der gleichartigen Portioveränderung und hängt wie dort weitgehend von Art und Ausmaß der Therapie ab. Neben Lokalrezidiven wurden auch Übergänge in invasive Carcinome der Vagina des öfteren beschrieben.

b) Invasives Carcinom

Das primär invasive Carcinom der Vagina ist im Vergleich mit dem Collum-Carcinom des Uterus selten. Nach Livingstone (1950) macht diese Erkrankung im Memorial Center for Cancer and Allied Diseases in New York nur 0,25% aller zur Behandlung eingewiesener Patienten aus; die Vulvacarcinome sind demgegenüber in dem gleichen Krankengut doppelt so häufig, die Collumcarcinome 35—40mal häufiger. Nach Hartnett (1952) beträgt der Prozentsatz des Vaginalcarcinoms an der Gesamtzahl der Carcinome bei Frauen 0,49%. Das Vaginalcarcinom macht in größeren Statistiken nur rund 1—2% aller weiblichen Genitalcarcinome aus (z. B. Palmer u. Biback, 1954; Dunn u. Napier, 1966; Gompel u. Silverberg, 1969; Daw, 1971: s. dort Literaturzusammenstellung). So fand z. B. Singh (1951) unter 2059 Genitalcarcinomen nur 21 primäre Carcinome der Vagina gegenüber 1072 Portiocarcinomen. Die Seltenheit der Vaginalcarcinome könnte für eine größere Resistenz des Vaginalepithels carcinogenen Reizen gegenüber sprechen, aber auch andere Gründe haben.

Der *Altersgipfel* der Erkrankung liegt im 6. und 7. Lebensjahrzehnt und damit, ebenso wie der des Vulvacarcinoms sehr hoch; nur 10% der Tumoren treten vor der Menopause auf (Hartnett). Das Durchschnittsalter errechnet sich in den einzelnen Statistiken auf 53 (Dietzsch u. Serge, 1970), 54 (Smith, 1955), 55 (Singh, 1951), 55,7 (Livingstone), 56 (Anton u. Schnell, 1969), 56,6 (Sheets u. Mitarb., 1964), 57 (Cuyler u. Mitarb., 1953), 58 (Riedel, 1964), 60 (Herbst u. Mitarb., 1970), 62,5 (Whitehouse u. Porteous, 1962), 64 (Marcus, 1960) und 65 Jahre (Daw, 1971). Vereinzelt wurden primäre Vaginalcarcinome bereits bei Jugendlichen (Baldwin, 1931) und bei Kleinkindern beobachtet (Aschheim, 1910; Ortmann, 1932; Herold, 1933; Hoge u. Benn, 1943; Plate, 1950; Novak u. Mitarb., 1954; Chak u. Mitarb., 1962; Vawter, 1965; Allyn u. Mitarb., 1971; dort weitere Literatur).

Die *Genese* des Vaginalcarcinoms ist wegen seiner Seltenheit bis heute nicht eindeutig geklärt. Diskutiert werden in erster Linie mechanische Faktoren, wie z. B. das langjährige Tragen von Pessaren (Edelberg, 1914; Goldberger, 1926; Wolff, 1931; Way, 1948; Rutledge, 1967; Daw, 1971) oder das jahrelange Bestehen eines Prolapses (Kleemann, 1920). Weiterhin kommen chronisch entzündliche Reize in Betracht wie Alterskolpitis, Lues, Fisteln (Herbst u. Mitarb., 1970); oder auch alte Operationsnarben (Landau, 1919). Diese recht häufigen Vorkommnisse stehen jedoch in scharfem Gegensatz zur Seltenheit des Vaginalcarcinoms, so daß sich ein Zusammenhang nicht sicher beweisen läßt. Die Zahlenangaben über das Auftreten des Vaginalcarcinoms bei Multipara im Vergleich zu den Nullipara schwanken in weiten Grenzen. Der Prädilektionsort der Vaginalcarcinome im oberen Bereich der Vaginalhinterwand legt jedoch eine ursächliche Bedeutung von Sekretansammlungen im hinteren Scheidengewölbe (Fluor, Smegma) nahe. Huber (1952) rechnet das Vaginalcarcinom zu den „lokalen Reizkrebsen" im Bereich des Epithels des Sinus urogenitalis (Vulva, Vagina, Portio) und stellt diese den durch endogene Noxen ausgelösten Systemcarcinomen der oberen Genitalregionen im Bereich des Müllerschen Epithels und des Gartner-Gangs gegenüber (Endocervix, Endometrium, Tubenschleimhaut und Reste des Gartnerganges). Bei Jüdinnen scheint das Vaginalcarcinom seltener zu sein als bei den übrigen Rassen. Aufgrund neuerer Untersuchungen wird die Entstehung des Vaginalcarcinoms bei jungen Frauen, bei denen es sich so gut wie immer um ein Adenocarcinom handelt, als Folge einer Oestrogenbehandlung der Mutter während der Gravidität diskutiert (HERBST u. SCULLY, 1970; FOLKMANN, 1971; GREENWALD u. Mitarb., 1971; HERBST u. Mitarb., 1971).

Diese Feststellung wird durch Tierexperimente unterstützt, in denen es gelang, bei neugeborenen Mäusen nach einmaliger Verabreichung von Oestrogen eine bleibende Proliferation und Verhornung des Vaginalepithels auszulösen, die in einigen Experimenten zur Tumorentstehung führte (GARDNER, 1959; DUNN u. GREEN, 1963; CHERRY u. GLUCKSMANN, 1968). Dabei konnte eine irreversible Veränderung der DNS-, RNS- und Proteinsynthese in der Keimschicht des Epithels nachgewiesen werden (KOHRMAN u. GREENBERG, 1968; FORSBERG, 1969).

Der primäre *Sitz* des Carcinoms ist vorwiegend die Vaginalhinterwand, insbesondere deren obere zwei Drittel. 43% der 37 primären Vaginalcarcinome von SHEETS u. Mitarb. (1964) saßen im hinteren oberen Drittel. Nach KAISER (1952) sollen Carcinome im oberen Drittel der Vaginalvorderwand und im unteren Drittel der Hinterwand nicht vorkommen.

Zuweilen treten primär multiple Carcinomknoten an verschiedenen Stellen der Vaginalwand auf; diese können durch eine Lymphangitis carcinomatosa miteinander verbunden sein (LABHARDT, 1955); differentialdiagnostisch muß man sie von Abklatschmetastasen (s. u.) unterscheiden.

Makroskopisch erscheint das Carcinom bei der Inspektion als meist flacher oder leicht erhabener, seltener papillärer umschriebener Bezirk von dunkelroter oder bläulicher Verfärbung. Dieser Bezirk ist zunächst meist länglich, wobei die Längsrichtung der der Vagina entspricht (CORSCADEN, 1956). Anfangs wird der Tumor noch von intaktem, aber unverschieblichem Vaginalepithel überzogen. Eine Ulceration erfolgt oft schon im Frühstadium. Das Ulcus wird dann von einem wulstigen oder papillären Rand umgeben und ist schmierig-hämorrhagisch belegt. An der dem Primärherd gegenüberliegenden Stelle der Vaginalwand oder gegebenenfalls der Portio kann es durch Infiltration von Geschwulstzellen zu Abklatschmetastasen kommen. Seltener breitet sich das Carcinom subepithelial flächenhaft infiltrierend aus ohne Zerfall der Schleimhaut; die Vagina wird dabei auf größerer Ausdehnung starr, ohne daß ein Ulcus zu erkennen ist.

Bei kontinuierlicher *Ausbreitung* über die dünne Vaginalwand hinaus werden am häufigsten die Parametrien, sodann Blase, Septum rectovaginale, Urethra, Labien und Cervix befallen, bei Sitz im hinteren Scheidengewölbe auch das Douglasperitoneum, schließlich das Periost der Beckenknochen. Lymphknotenmetastasen treten wegen des Reichtums der Vagina an Lymphgefäßen sehr früh auf und finden sich bei Sitz in den unteren Vaginalabschnitten in erster Linie in den inguinalen, sodann auch in den retrovesicalen Lymphknoten (KRÖNIG, 1901), bei Sitz in den kranialen Anteilen auch in den retroperitonealen Lymphknoten (insbesondere den hypogastrischen, iliacalen und sacralen). Bei Durchbruch in die Nachbarorgane und Zerfall des Tumors entstehen Blasen-Scheiden-Fisteln und Rectum-Scheiden-Fisteln sowie Ureterenstenosen mit Hydronephrose.

Eine *Stadieneinteilung* wird nach den Richtlinien des Cancer-Commitee der International Federation of Gynecology and Obstetrics (FIGO-Klassifikation) wie folgt vorgenommen:

Stadium I: Das Carcinom ist auf die Vagina beschränkt.
Stadium II: Infiltration des umgebenden Gewebes, keine Lymphknotenmetastasen.
Stadium III: Befall des kleinen Beckens mit Blase oder Rectum.
Stadium IV: Ausdehnung über das kleine Becken hinaus, lymphogene Metastasen, Fernmetastasen.

Eine Stadieneinteilung nach rein klinischen Gesichtspunkten ist jedoch schwer haltbar, da Carcinome der Vaginalhinterwand z. B. sehr groß werden können, bevor sie in das Septum rectovaginale einbrechen, während der Einbruch eines Carcinoms der Vaginalvorderwand in die Blase im allgemeinen sehr schnell erfolgt (vgl. Douglas, 1954).

Die gleiche Einschränkung gilt gegenüber der *Prognose* hinsichtlich der 5-Jahres-Überlebensrate in den einzelnen Stadien: Diese betrug nach Frick u. Mitarb. (1968) im Stadium I 50%, im Stadium II 25% und im Stadium III und IV 0%. Smith (1955) setzte demgegenüber die Prognose in Beziehung zum Sitz des Carcinoms: Die schlechteste Prognose mit einer 5-Jahres-Heilung von nur 6,8% ergab sich bei Sitz im unteren Vaginaldrittel, insbesondere der Vorderwand,

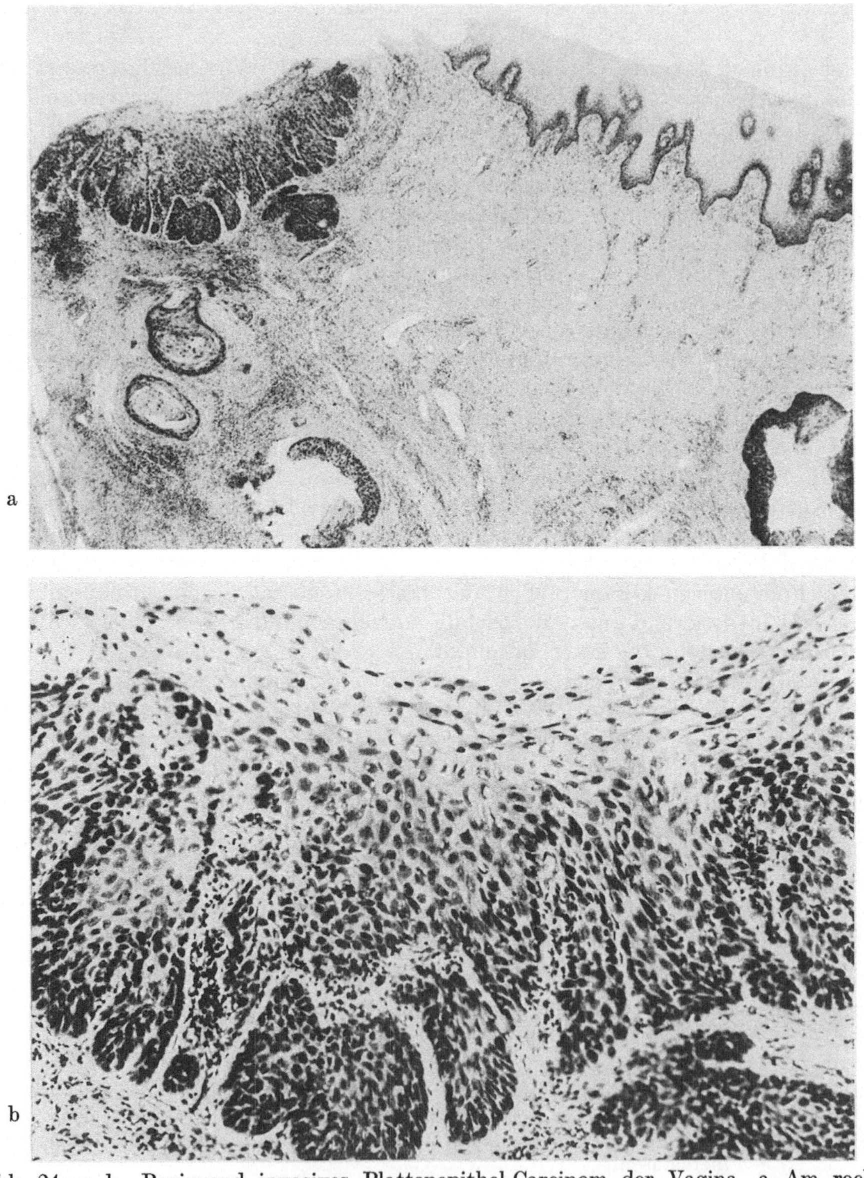

Abb. 24a u. b. Beginnend invasives Plattenepithel-Carcinom der Vagina. a Am rechten Bildrand noch erhaltenes regelrecht geschichtetes Vaginalepithel. Färbung: Hämatoxylin-Eosin, Vergr.: a 35fach, b 140fach

gegenüber einer 5-Jahres-Heilung von 25% bei Sitz im mittleren und von 37% bei Sitz im oberen Drittel der Vagina.

Beziehungen zwischen histologischem Ausdehnungsgrad des Carcinoms und der angewandten Therapie im Hinblick auf die Prognose ließen sich nicht aufdecken (HERBST u. Mitarb., 1970). Die allgemein relativ schlechte Prognose des Vaginalcarcinoms soll u. a. mit der geringen Dicke der Vaginalwand und mit der günstigen Lage der Vagina in direkter Nähe der größeren Lymphgefäße des kleinen Beckens zusammenhängen (MENGERT, 1967). Beziehungen bestehen offenbar zwischen histologischem Differenzierungsgrad und Prognose (LIVINGSTONE); jedoch haben auch die Adenocarcinome eine sehr schlechte Prognose mit einer 5-Jahres-Heilung von nur 11% (KAISER, 1952). In den meisten Fällen führen Kachexie und Urämie durch lokale Ausbreitung im kleinen Becken zum Tode.

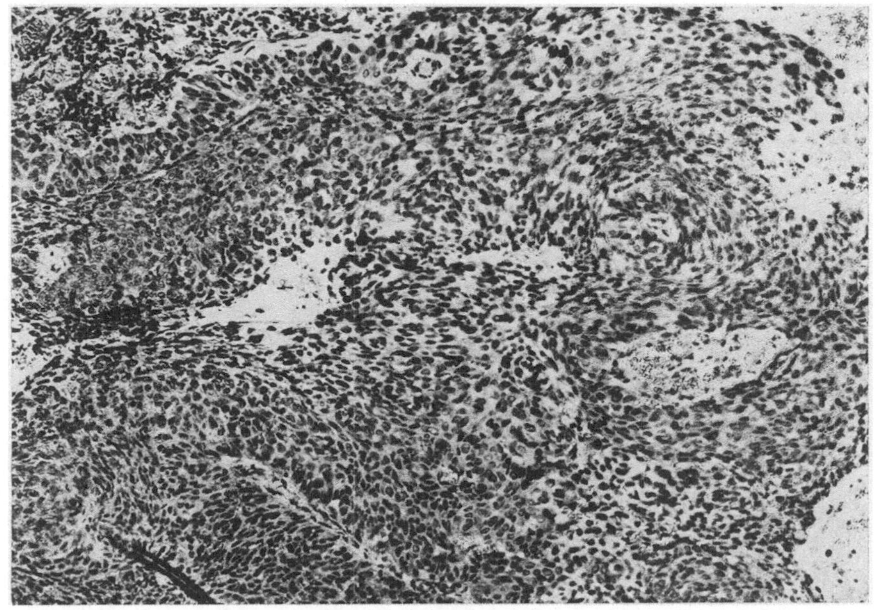

Abb. 25. Nicht verhornendes Plattenepithel-Carcinom der Vagina. Färbung: Hämatoxylin-Eosin, Vergr.: 140fach

Histologisch sind 90—95% der Vaginalcarcinome Plattenepithelcarcinome (MOENCH, 1931; LIVINGSTONE, 1950), die übrigen Adenocarcinome (BARBOSA, 1956) auf dem Boden einer Endometriose, ektopischer Drüsen oder von Resten des Gartnerschen oder Müllerschen Ganges. Im unteren Abschnitt können Carcinome der Bartholinischen Drüsen auf die Vagina übergreifen. HUBER (1950) fand unter 152 primären Vaginalcarcinomen nur 4 Adenocarcinome, KAISER (1952) in seiner Serie von 55 primären Vaginalcarcinomen 49 Plattenepithelcarcinome und 6 Adenocarcinome.

α) Das Plattenepithelcarcinom entspricht in seiner Struktur weitgehend dem gleichen Carcinomtyp der Portio. Stränge atypischen Plattenepithels durchsetzen die Vaginalwand (Abb. 24a u. b, 25). Der Reifegrad des atypischen Epithels ist unterschiedlich (Abb. 26a u. b); monocelluläre Verhornungen oder Bildungen von Hornperlen können vorkommen (Abb. 27), sind aber nicht die Regel. Dem-

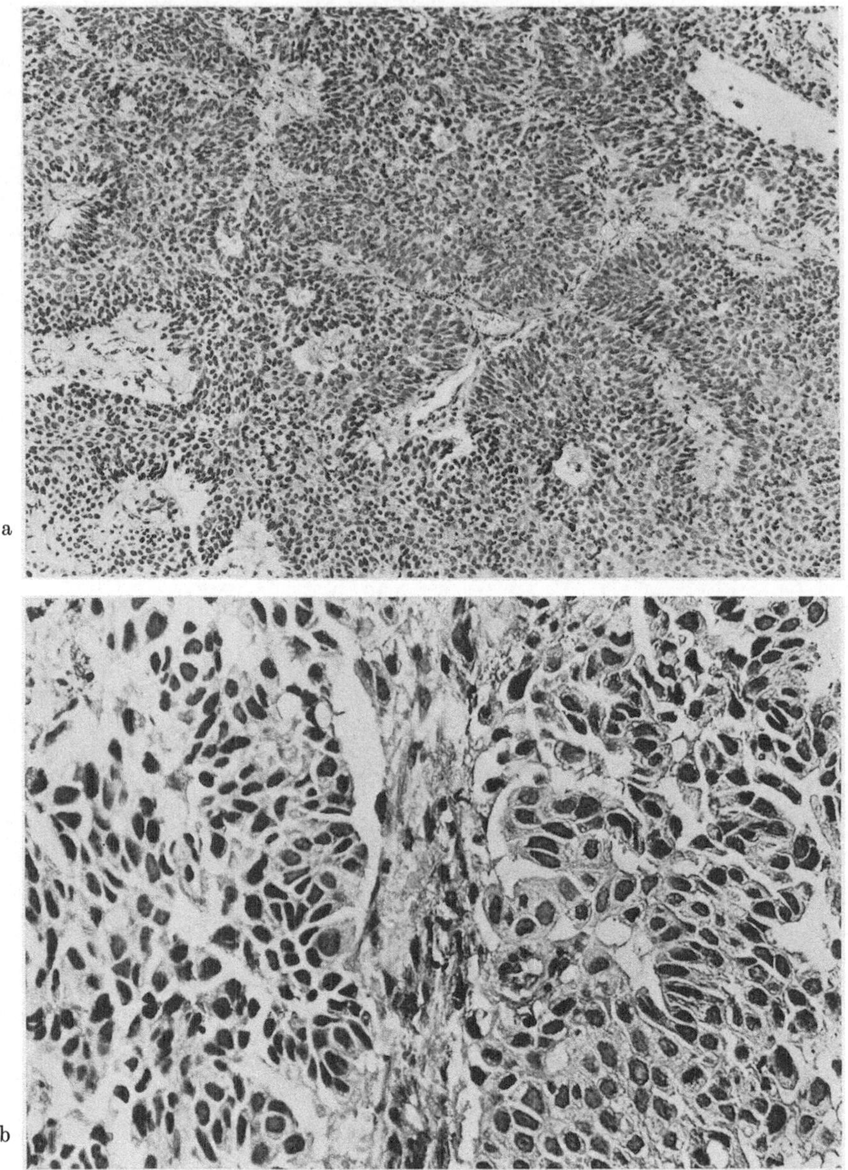

Abb. 26a u. b. Unreifes Carcinom der Vagina mit großenteils undifferenzierten soliden Strängen bei herdförmig eben beginnender Bildung klein-alveolärer Hohlräume (b). Färbung: Hämatoxylin-Eosin, Vergr.: a 140fach, b 350fach

gegenüber sind Schleimbildungen in Plattenepithelcarcinomen, wie sie an der Portio in Form monocellulärer Verschleimungen oder der sog. mucoepidermoiden Carcinome vorkommen, in der Vagina noch nicht beobachtet worden. Häufiger sind klarzellige Plattenepithelcarcinome. Diese unterscheiden sich strukturell überhaupt nicht von den klarzelligen Carcinomen der Portio (Abb. 28) und haben sehr wahrscheinlich die gleiche formale Genese, d. h. sind dementsprechend vom

Müllerschen Epithel abzuleiten. Zuweilen finden sich auch Übergänge zum klarzelligen Adenocarcinom. An der Oberfläche oder in Umgebung der Veränderung sind oft Reste des dem Carcinom vorausgegangenen Carcinoma in situ noch erhalten, zuweilen auch eine Dysplasie oder eine breite Leukoplakie.

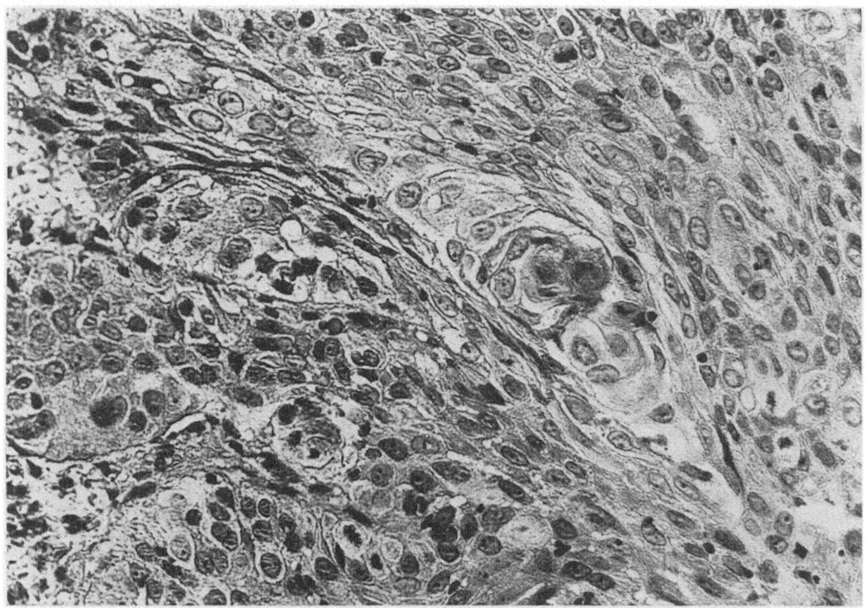

Abb. 27. Verhornendes Plattenepithel-Carcinom der Vagina. Färbung: Hämatoxylin-Eosin, Vergr.: 350fach

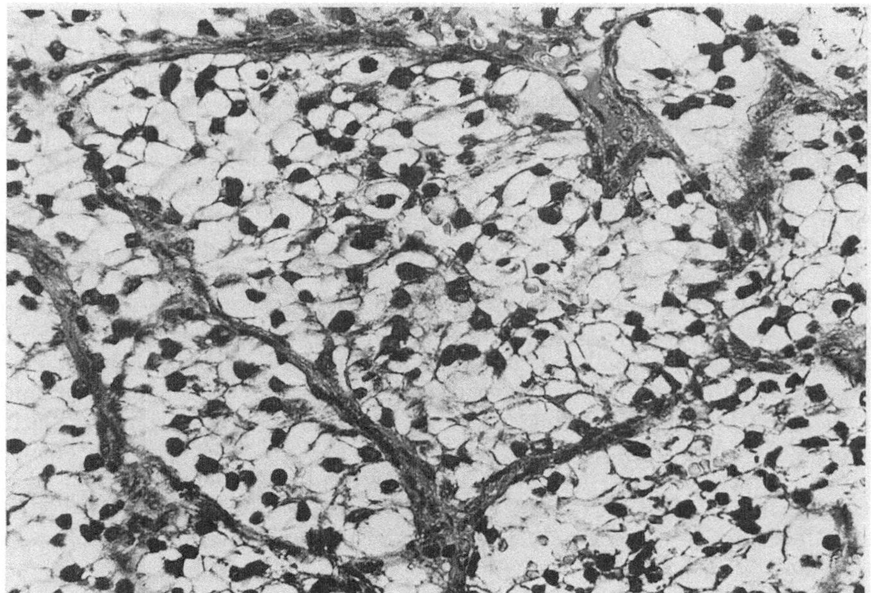

Abb. 28. Klarzelliges Carcinom der Vagina. Färbung: Hämatoxylin-Eosin, Vergr.: 350fach

35*

Nach Bestrahlung bleiben zuweilen nur Nester in fibröses Bindegewebe eingeschlossener zugrundegehender Krebszellen erhalten (Abb. 29).

Aus der morphologischen Ähnlichkeit dieses Carcinoms mit dem gleichen Typ des Portiocarcinoms erklärt sich von selbst, daß eine cytologische Differenzierung zwischen beiden Lokalisationen anhand von Vaginalabstrichen nicht möglich ist. Ergibt die Konisation der Portio nach einem positiven Abstrichbefund trotz gründlicher Aufarbeitung des Konus keine carcinomatöse oder präcanceröse Veränderung, so sollte an ein primäres Vaginalcarcinom gedacht und die Vagina entsprechend inspiziert werden.

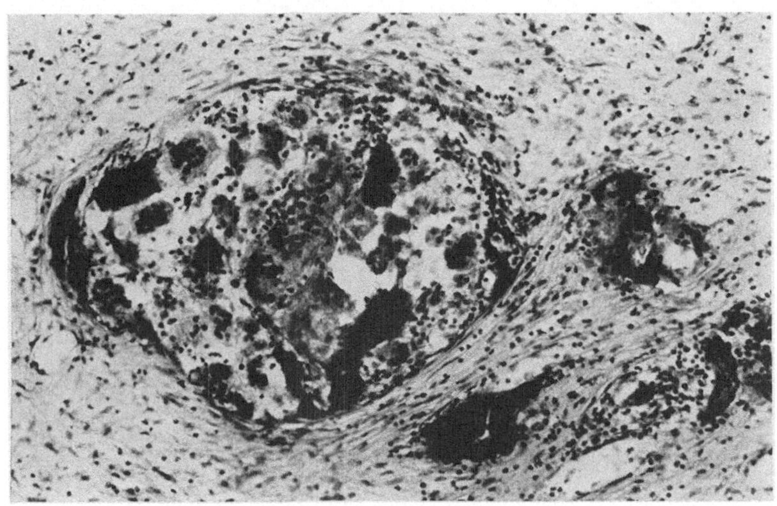

Abb. 29. Bestrahltes Plattenepithel-Carcinom der Vagina. In fibröses Bindegewebe eingeschlossene Reste zugrundegehender Carcinomzellen zwischen lymphocytären Infiltraten (sog. Selbstheilung). Färbung: Hämatoxylin-Eosin, Vergr.: 140fach

β) **Das primäre Adenocarcinom** der Vagina geht, da die Vaginalschleimhaut keine eigenen Drüsen enthält, meist von persistierenden Resten der Gartnerschen oder Müllerschen Gänge aus, zuweilen auch von einer Endometriose (Herbst u. Scully, 1970). Kaiser (1952) fand den Sitz zweier primärer Adenocarcinome im Septum rectovaginale. Als Ausgangspunkt wurden außerdem u. a. heterope Cervixdrüsen (Höhne, 1910; Strachan, 1932), paraurethrale oder vestibuläre Drüsen (Nürnberger, 1931) und wegen der Ähnlichkeit der Drüsenformationen mit Darmepithel das entodermale Keimgewebe diskutiert (Gragert u. Bode, 1931). Lindemann u. Eggert (1962) betrachteten Drüsenreste in der Vaginalwand generell als potentiell maligne. Die meisten der bisher beschriebenen einschlägigen Fälle betrafen bemerkenswerterweise junge Frauen oder Kleinkinder (vgl. S. 543). Das Alter der 8 von Herbst u. Mitarb. (1971) beschriebenen Patientinnen lag zwischen 10 und 22 Jahren. Chak u. Mitarb. (1962) beschrieben ein papilläres Adenocarcinom bei einem 17 Monate alten Mädchen als 4. Fall der Weltliteratur eines Gartner-Gang-Carcinoms beim Kind. Allyn u. Mitarb. (1971) stellten 14 derartige Carcinome bei Kleinkindern zusammen und diskutieren eine Abstammung dieser Tumorform vom entodermalen Sinus (vgl. S. 554).

Die von Resten des **Gartner-Gangs** ausgehenden Carcinome sitzen entsprechend dem Verlauf des Gangs in der seitlichen Vaginalwand und oft im Fornixbereich

(SZENDI, 1956). Der sichere Nachweis dieser Genese ist jedoch nur dann möglich, wenn es gelingt, eine direkte Verbindung des Tumors mit Resten des Gartner-Gangs aufzufinden (MEYER, 1903).

Histologisch zeigen diese Carcinome klein-alveoläre Drüsenwucherungen in unregelmäßiger Anordnung bei oft noch erhaltenem interglandulärem Stroma (BUMKE, 1914; ROCKSTROH, 1936; PLATE, 1950). Einzelne Drüsen können cystisch

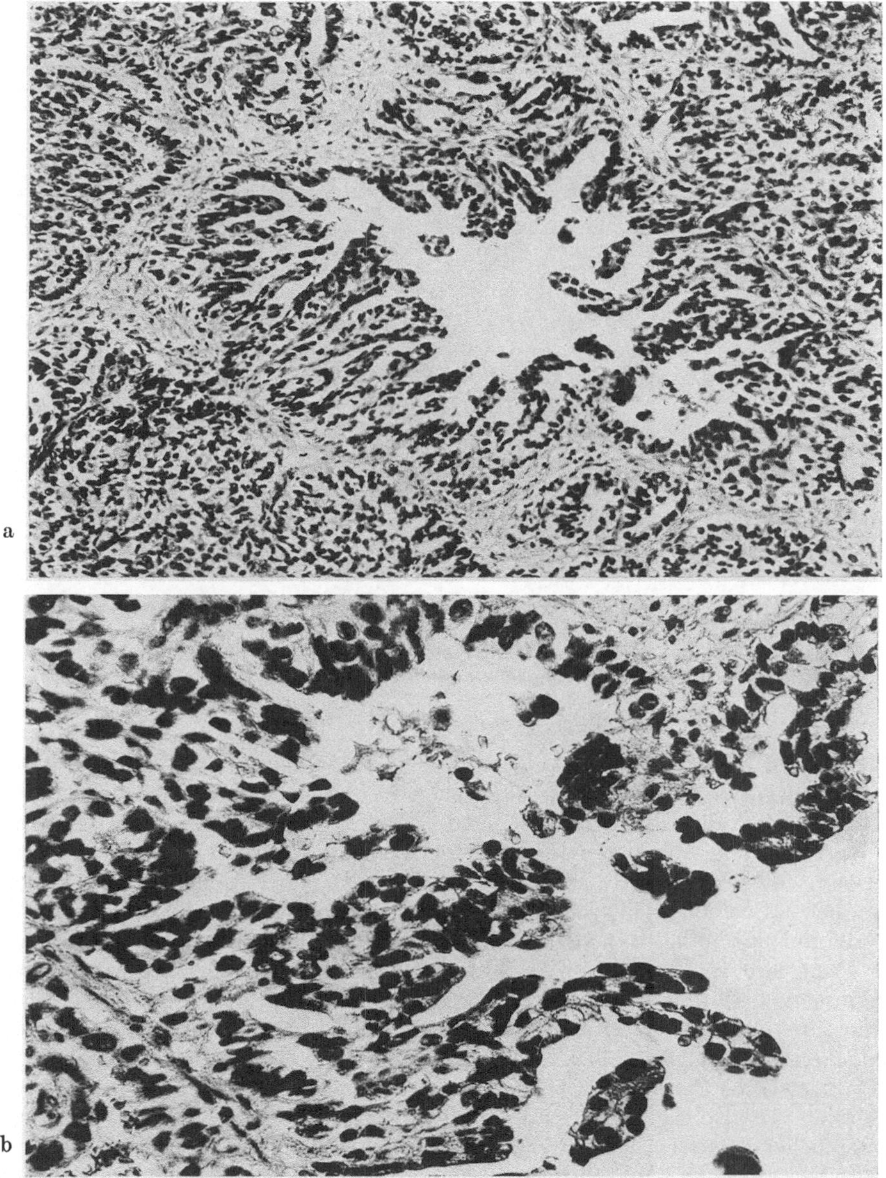

Abb. 30a u. b. Typisches Adeno-Carcinom des Gartner-Gangs mit Bildung intraluminaler Epithelpapillen bei ausgeprägter Drüsenverzweigung. Färbung: Hämatoxylin-Eosin, Vergr. a 140fach, b 350fach

erweitert sein. Größere Cystenbildungen können die Form eines papillären Cystadeno-Carcinoms aufweisen (Falkner, 1903). Die Epithelauskleidung erinnert größtenteils an das Gartner-Gang-Epithel, die Zellen enthalten kleine, runde Kerne in einem sehr spärlichen Cytoplasmaleib (Abb. 30 a u. b). Zuweilen besteht jedoch eine erhebliche Kernpolymorphie in einem Teil der gewucherten Drüsen (Abb. 31) sowie Mehrschichtigkeit des Epithels mit Papillenbildungen. Dabei kann auch das Stroma schwinden. Gelegentlich finden sich auch undifferenzierte

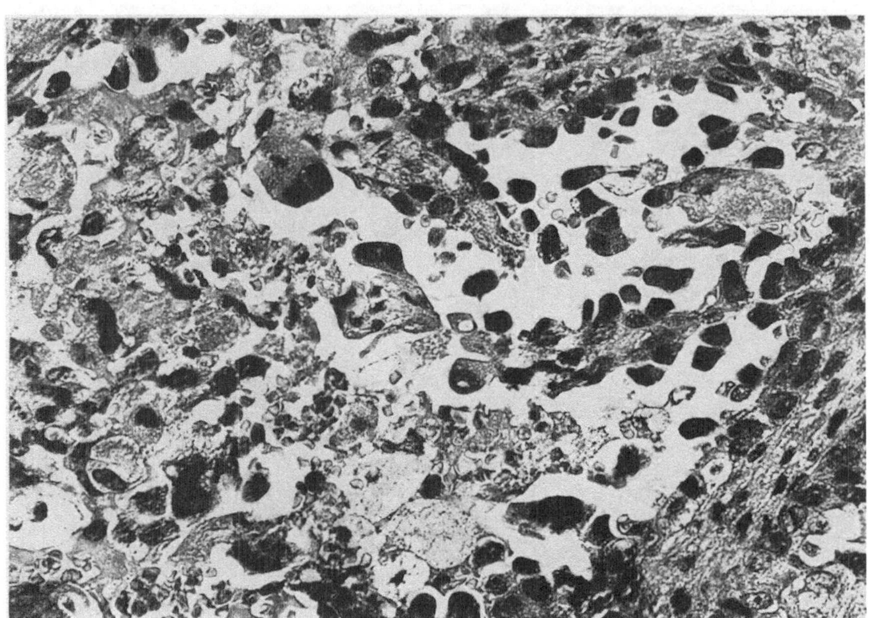

Abb. 31. Adeno-Carcinom des Gartner-Gangs mit erheblicher Zell- und Kernpolymorphie der intra-luminalen Epithelpapillen. Färbung: Hämatoxylin-Eosin, Vergr.: 350fach

solide Zapfen. Mitosen sind mäßig zahlreich. Die Reaktionen auf Schleim sind durchweg negativ. Fehlen die histologischen Kriterien der Malignität, wie wir sie von anderen Lokalisationen der Adenocarcinome kennen, so kann die Abgrenzung von Gartner-Gang-Adenomen in der Probeexcision aufgrund rein histologischer Kriterien schwierig sein (Hamperl, 1940; Baltzer, 1951; Schmitt, 1951). Demgegenüber hat Stoll (1950) in seiner Zusammenstellung der bis dahin bekannten 21 Fälle auf die Malignität auch dieser Tumorform besonders hingewiesen (vgl. auch Pollosou u. Violet, 1905). Neben lokalen können auch Fernmetastasen vorkommen, z. B. in den Lungen (Kniepkamp, 1958).

Für die Gruppe der von Resten des **Müllerschen Epithels** abzuleitenden Adenocarcinome gilt hinsichtlich der Sicherheit ihrer Genese das Gleiche wie für die Gartner-Gang-Carcinome: Diese Abstammung läßt sich bei der Pluripotenz des Müllerschen Epithels und der Vielgestaltigkeit der drüsigen Carcinome so gut wie nie sicher beweisen, sondern nur mit hinreichender Wahrscheinlichkeit vermuten. Sandberg u. Mitarb. (1965) wiesen auf die Entwicklung von Adenocarcinomen in Adenosen des Müllerschen Epithels hin und konnten in der Weltliteratur 7 einschlägige Fälle zusammenstellen, denen sie noch einen eigenen hinzufügten. Weitere 2 „paramesonephrische" Adenocarcinome beschrieben

HIERSCHE u. STRAUSS (1968). Bei einem ihrer Fälle konnte die Entwicklung des Carcinoms aus Resten Müllerschen Epithels in Form ektopischer Cervixdrüsen über eine gutartige Adenose über einen Zeitraum von 15 Jahren verfolgt werden. RUFFOLO u. Mitarb. (1971) beobachteten die Entwicklung eines solchen schleimbildenden Adenocarcinoms auf dem Boden einer Adenose über einen Zeitraum von 20 Jahren.

Makroskopisch ist über einem derben Infiltrat oft ein papillärer Bezirk der Vaginalschleimhaut kennzeichnend, der papillär gewucherter ektopischer Cervixschleimhaut entspricht.

Histologisch finden sich adenomatöse Wucherungen mit kleinalveolären Aufgliederungen und erheblicher Kernpolymorphie bei Mehrschichtigkeit des Epithels und Papillenbildung (Abb. 32a u. b). Das Stroma ist im Carcinombereich fast vollständig geschwunden. Am Rande des Carcinoms finden sich oft noch regelrechte ektopische Drüsen vom Cervixtyp sowie alle Übergänge zu bereits wenig differenzierten adenomatösen Drüsenschläuchen entsprechend einer adenomatösen Hyperplasie des Corpusendometrium. Bei histochemischen Untersuchungen zeigt das Epithel der carcinomatösen und dasjenige der noch erhaltenen präcancerösen Drüsen großenteils die Charakteristica des Cervixdrüsenepithels, z. T. auch die des Endometriumepithels, so daß in derart untersuchten Fällen die Abstammung des Carcinoms von Resten Müllerschen Epithels als gesichert angesehen werden kann (HIERSCHE u. STRAUSS, 1968).

Die Prognose der bisher beschriebenen Adenocarcinome des Müllerschen Epithels war im Vergleich zu der der übrigen Adenocarcinome der Vagina sehr viel günstiger (HÖHNE, 1910; STUDDIFORD, 1957; SANDBERG u. Mitarb., 1965; HIERSCHE u. STRAUSS, 1968).

Ein endometrioides Carcinom der Vagina beschrieben HERBST u. SCULLY (1970) bei einem 15jährigen Mädchen. Histologisch fanden sich Drüsenschläuche vom Typ der Endometriumdrüsen; die Glykogenfärbungen des Drüsenepithels waren negativ.

Eine strukturell eigene Gruppe drüsenbildender Carcinome stellen die sog. mesonephroiden Tumoren dar, deren Name ursprünglich auf ihren großenteils klarzelligen Charakter zurückging. Da diese **klarzelligen Adenocarcinome** denen der Cervixschleimhaut und des Ovars sehr ähnlich sind, diskutieren einige Autoren (HERBST u. SCULLY, 1970; ALLYN u. Mitarb., 1971) ihre Abstammung vom Müllerschen Epithel entgegen der Annahme anderer, daß diese „mesonephroide" Tumorform vom Gartner-Gang abzuleiten sei (HARRIS u. DALY, 1966; NORRIS u. Mitarb., 1970), bzw. sich aus primitivem mesonephroidem Mesoderm entwickele (TEILUM, 1954). Der durch HERBST u. Mitarb. (1971) aufgedeckte interessante Zusammenhang dieser Carcinomform bei jungen Frauen mit einer Oestrogenbehandlung der Mutter während der Gravidität würde für die Abstammung vom Müllerschen Epithel sprechen und ließe eine Stimulation dieses Epithels während der Embryonalzeit, d. h. vor seiner Rückbildung vermuten. Gerade dieser Typ des Vaginalcarcinoms findet sich gehäuft bei Kleinkindern [21 histologisch gesicherte Fälle in der Literatur: ASCHHEIM, 1910; LÖVEGREN, 1931; SCHILLER, 1939; MARSALEK, 1942; STROINK, 1947; PLATE, 1950; RABL, 1951; NOVAK u. Mitarb., 1954; CHAK u. Mitarb., 1962; GOTO u. Mitarb., 1965; VAWTER, 1965 (2); CHAO u. Mitarb., 1966; NORRIS u. Mitarb., 1970 (6); SIEGEL u. Mitarb., 1970; ALLYN u. Mitarb., 1971: dort noch weitere Literatur] und bei jungen Mädchen oder Frauen unter 40 Jahren [16 bisher beschriebene Fälle: EKSTEIN, 1939; NOVAK u. Mitarb., 1954; STUDDIFORD, 1957 (2); NIX u. WRIGHT, 1967; v. NUMERS u. Mitarb., 1967; DROEGEMUELLER u. Mitarb., 1970; HERBST u. SCULLY. 1970; HORMIA u. SALOHEIMO, 1970; SHAABAN, 1970; HERBST u. Mitarb., 1971 (7)],

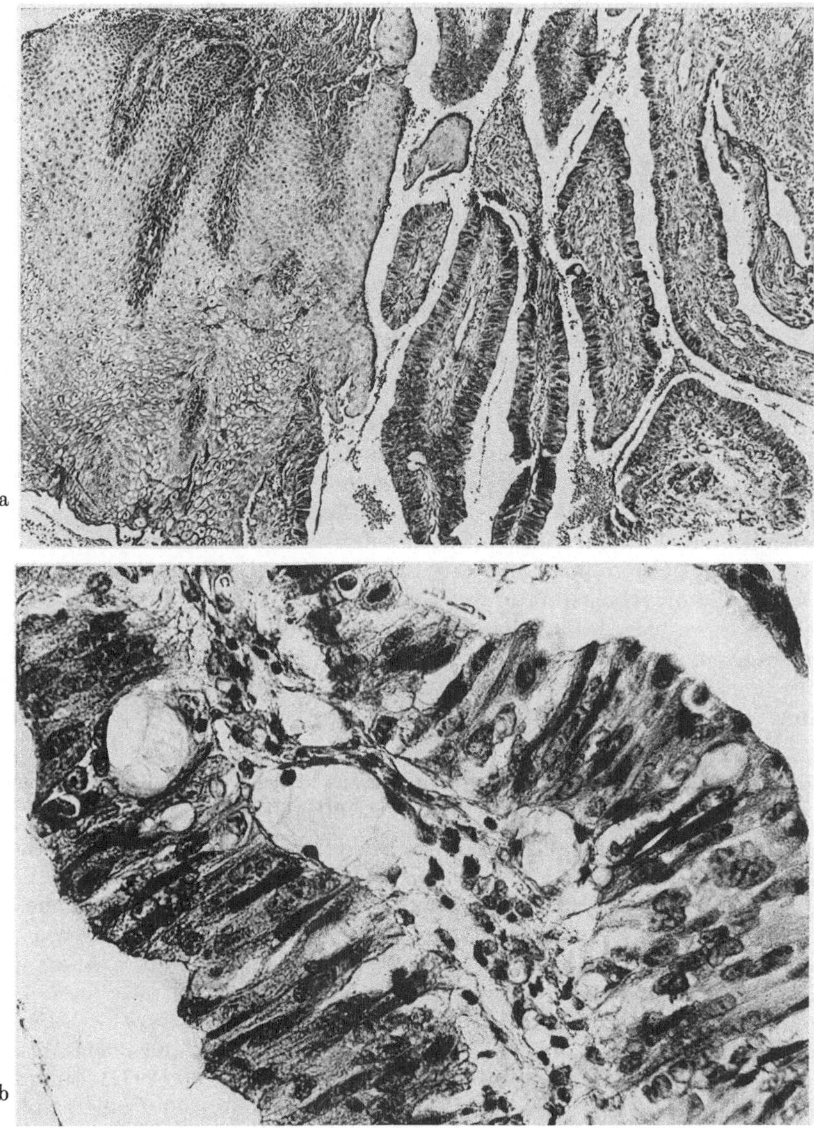

Abb. 32a u. b. Primäres Adeno-Carcinom der Vagina vom Typ des Müllerschen Epithels. Papillärer Aufbau mit hoch proliferiertem, mehrreihigem bis mehrschichtigem Epithel. Keine Schleimbildung. Färbung: PAS nach Diastase, Vergr.: a 56fach, b 350fach. In der linken Bildhälfte bei a noch Reste erhaltenen Vaginalepithels

Demgegenüber finden sich bisher nur 6 Beschreibungen derartiger Carcinome bei Frauen über 40 Jahren.

Diese klarzelligen Adenocarcinome entsprechen in ihrer *histologischen Struktur* weitgehend der gleichen Tumorform in Cervix uteri und Ovar. Neben breiten, soliden Strängen großer, klarer Zellen (Abb. 33a) finden sich von klaren Zellen ausgekleidete unregelmäßig geformte Drüsenschläuche (Abb. 33b) mit Bildung von

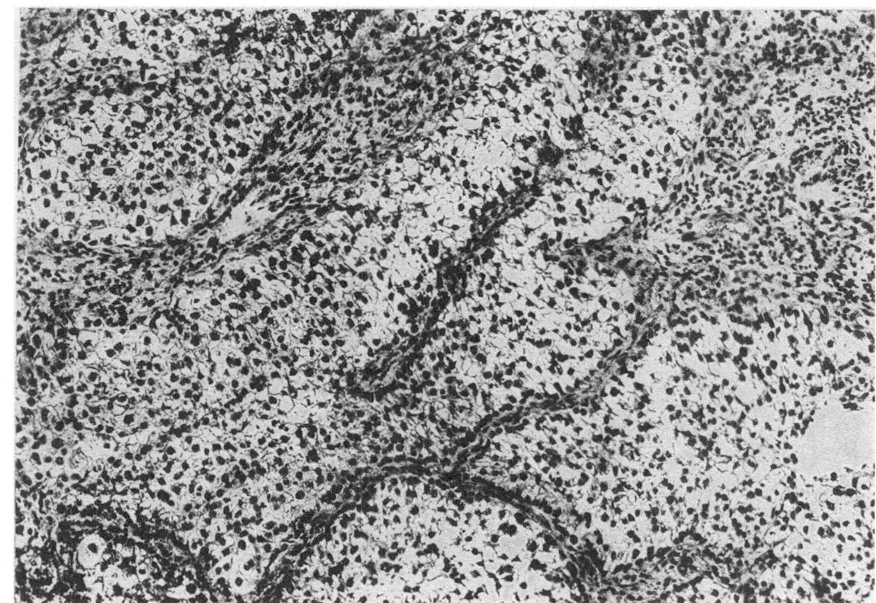

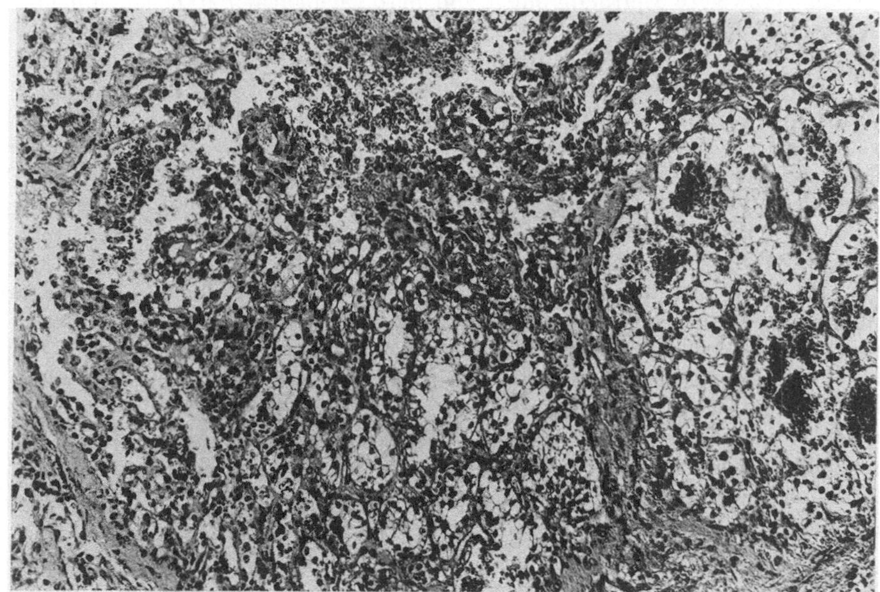

Abb. 33a—c. Klarzelliges Adeno-Carcinom der Vagina. a Vorwiegend solide Anteile. Färbung:
HE, Vergr.: 140fach. b Vorwiegend drüsige Anteile. Auskleidung der Drüsen durch helles
Epithel. Färbung: Hämatoxylin-Eosin, Vergr.: 140fach. c Glykogen und Schleimgehalt der
klaren Zellen. Färbung: PAS, Vergr.: 350fach

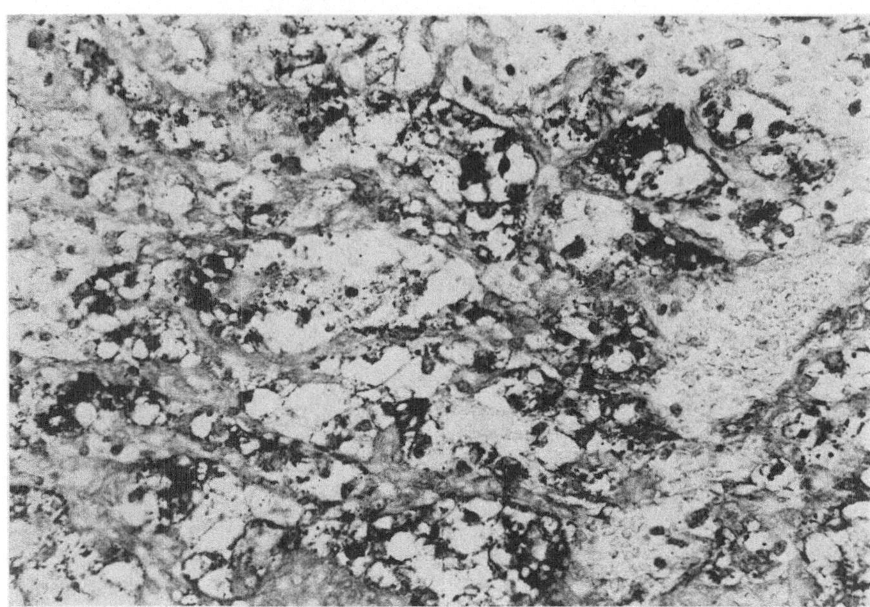

Abb. 33c

Epithelpapillen oder zuweilen auch glomerulusähnliche Strukturen, in denen hohe,
zuweilen verzweigte Epithelpapillen von cytoplasmaärmeren Zellen mit großen,
polymorphen Kernen gebildet werden. Die klaren Zellen enthalten teils Glykogen,
teils PAS-positive hyaline Tropfen (Abb. 33c). Das Zwischengewebe ist fibrös
oder mucinös umgewandelt und zuweilen sehr spärlich.

ALLYN u. Mitarb. (1971) haben in einer tabellarischen Übersicht aller bisher
beschriebenen einschlägigen Carcinome dieser Gruppe Unterschiede aufgezeigt
zwischen den Tumoren des Kleinkindes und denjenigen junger Frauen: Die Carcinome des Kleinkindalters saßen vorwiegend im oberen hinteren Vaginalbereich
und im Fornix vaginae, bestanden aus relativ kleinen, hellen Zellen mit unscharfer
Zellgrenze und hatten eine sehr schlechte Prognose; die Carcinome junger Frauen
saßen meist seitlich im Bereich der Vaginalvorderwand, die sie aufbauenden
hellen Zellen waren größer und hatten scharfe Zellgrenzen. Die Prognose dieser
Tumoren war etwas günstiger. Die Autoren schreiben aufgrund dieser Unterschiede den Carcinomen des Kleinkindes eine Abstammung vom entodermalen
Sinus zu. Demgegenüber leiten NORRIS u. Mitarb. (1970) auch die kleinkindlichen
Tumoren dieser Gruppe von mesonephroiden Resten des Gartner-Gangs ab, da
Keimzellen im Vaginalbereich nie nachgewiesen wurden und auch die Allantois
während der Embryonalentwicklung keine Beziehung zur formalen Genese der
Vagina aufweist (vgl. auch SCHÖNEICH, 1965).

γ) **Die metastatischen Carcinome** der Vagina sind zahlenmäßig häufiger als
die primären Carcinome. Zum sekundären Befall der Vagina kann es einerseits
durch kontinuierliche Ausbreitung eines Carcinoms der Portio, Vulva, Blase,
Urethra oder des Rectum kommen, andererseits durch lymphogene oder hämatogene Metastasierung, wobei der Primärtumor meist im Uterus, Ovar oder in der
Niere sitzt, schließlich auch durch Implantation bei primärem Endometriumcarcinom.

Am häufigsten ist das Übergreifen eines *Portiocarcinoms* auf die Vagina, das bei 51,6% aller Portiocarcinome beobachtet wird, während weitere 17% die Vagina auf dem Lymphwege befallen und 4,3% auf dem Wege der Implantation (STRACHAN, 1930, 1939). Je nach dem Ausbreitungsmodus ist das makroskopische Aussehen der Metastasen verschieden: Der kontinuierlichen Oberflächenausbreitung stehen die submukösen Verhärtungen bei der lymphogenen Streuung gegenüber; beide Wege befallen vorwiegend die obere Vagina. Die meist kleinen Implantationsmetastasen finden sich demgegenüber meist in der unteren Vagina. GRAHAM u. MEIGS (1952) haben 300 Vaginalrezidive eines Portiocarcinoms nach Radikaloperation beobachtet. Diese Ergebnisse ließen COPENHAVER u. Mitarb. (1964) an der sekundären Natur der Vaginalveränderungen in allen diesen Fällen zweifeln. Nicht zu klären ist die Frage der primären oder sekundären Natur auch bei Auftreten eines Plattenepithelcarcinoms im Fornix vaginae nach Extirpation eines scheinbar carcinomfreien Uterus (DUNSTER u. BENNETT, 1953).

13,3% der *Endometriumcarcinome* metastasieren in die Vagina (STRACHAN), und zwar meist durch Implantation in Form grau-rötlicher, oberflächlich ulcerierter Knötchen, zuweilen auch lymphogen oder hämatogen (WAY, 1951). Sie können der Diagnose des Corpuscarcinoms vorausgehen oder folgen (DOBBIE, 1953; RUTLEDGE u. Mitarb., 1958). Histologisch werden sie bei lymphogenem Befall oft von intaktem Vaginalepithel überzogen (Abb. 34a u. b).

Desgleichen können *Ovarialcarcinome* in die Vagina metastasieren, jedoch meist erst im Spätstadium (EVANS, 1952).

Renale *Hypernephrome* führen zu hämatogener Metastasierung durch retrograde Embolie in die Scheidenvenen (CRAMER, 1950) und bilden meist submuköse Knoten in der Vaginalvorderwand im periurethralen und suburethralen Bereich (GRAGERT, 1929; MARTZLOFF u. MANLOVE, 1949). Daß in erster Linie Tumoren der linken Niere in die Vagina metastasieren, erklärt CRAMER mit dem besonderen Verlauf der linken V. ovarica über eine retrograde Ausschwemmung in Gebiete, mit deren venösem Netz die V. ovarica anastomosiert. Vaginalmetastasen eines Nephroblastom (sog. Wilmstumor) bei einem 18jährigen Mädchen beschrieben ORMOS u. JAKOBOVITS (1955).

Fernmetastasen anderer Primärtumoren (z. B. der Mamma oder des Magens) sind extrem selten (HELD, 1939).

Das an sich seltene *Choriocarcinom* des Uterus und der Tuben metastasiert in 20—25% der Fälle ebenfalls in die Vagina und findet sich meist in Form dunkelblau verfärbter, weicher, solitärer oder multipler Knoten im unteren Vaginaldrittel mit Neigung zu hämorrhagischem Zerfall. Histologisch finden sich, ähnlich wie beim Primärtumor, unterschiedliche Differenzierungsgrade mit teils weitgehender Verwilderung, teils noch erkennbaren Gruppen von Syncytio- und Cytotrophoblasten. Der insgesamt häufigere Nachweis einer (zuweilen mikroskopisch kleinen) chorionepitheliomatösen Wucherung in der Vagina ist aber nicht immer beweisend für das Vorliegen eines Choriocarcinoms im Uterus oder in der Tube. Derartige Wucherungen wurden u. a. auch bei Blasenmole (SCHICKELE, 1906; BRENNER, 1908; LIEBE, 1926; HALTER, 1930; HAINES, 1955) oder nach einem gewöhnlichen Abort gefunden. Da diese Absiedlungen histologisch zuweilen Zotten enthalten und klinisch nach ihrer Excision Heilung eintrat (LIEBE, 1926; GYGAX, 1931; PODLESCHKA, 1938), haben SCHOPPER u. PLIESS (1949) sowie SCHOPPER (1950) derartige Fälle gutartiger ektopischer chorionepithelialer Wucherungen der Vagina als *Chorionepitheliosis* zusammengefaßt und von den seltenen echten Metastasen eines Choriocarcinoms abgetrennt. Nach den Beobachtungen dieser Autoren spricht für die Vaginalmetastase eines malignen Chorionepithelioms

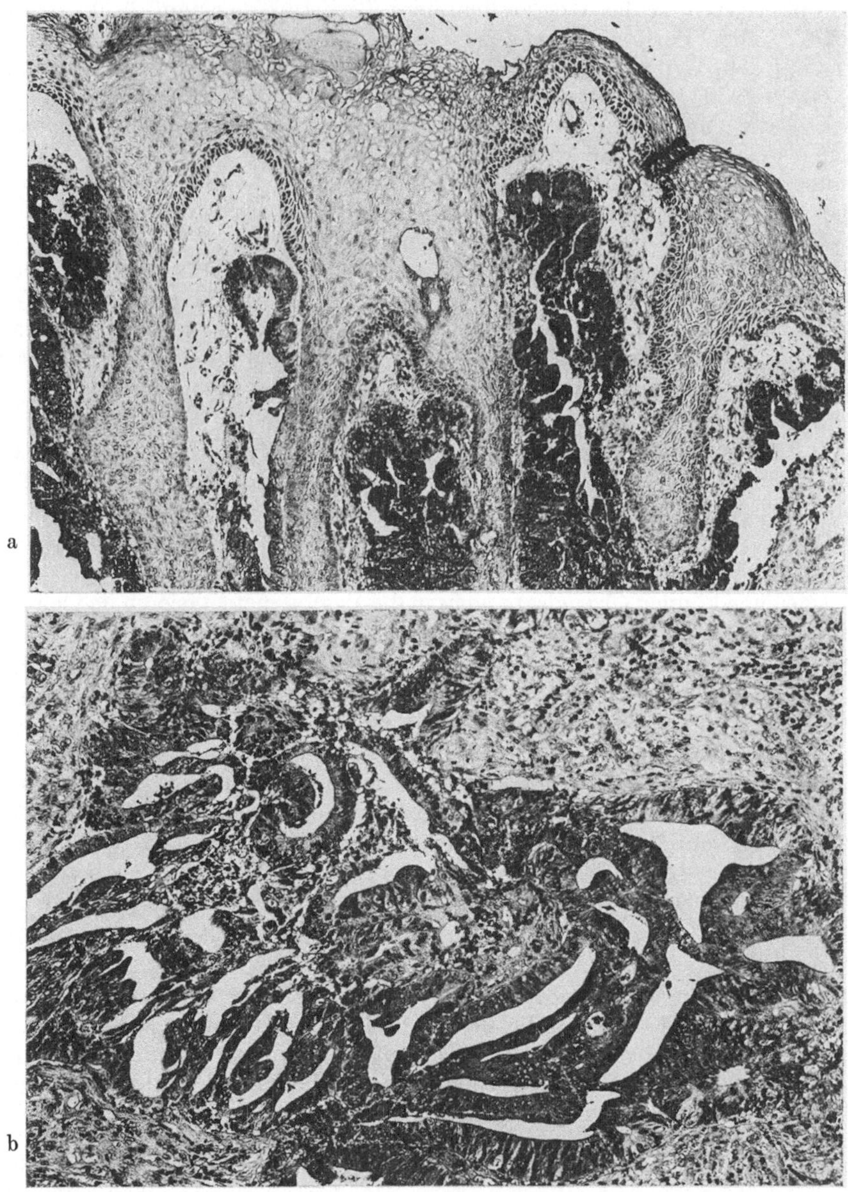

Abb. 34a u. b. Metastatisches Adeno-Carcinom der Vagina bei primärem Endometrium-Carcinom. a Das Vaginalepithel über der Metastase noch erhalten. Färbung: Hämatoxylin-Eosin, Vergr.: a 72fach, b 140fach

einerseits eine Latenzzeit von mehr als 2 Monaten nach Ablauf der letzten Placentation, andererseits die solide stromafreie Wucherung von Cyto- und Syncytiotrophoblasten mit reichlichen Mitosen bei Fehlen einer fibrinoiden Umwandlung; stattdessen kommt es zur Kolliquationsnekrose. Eine gutartige Chorionepitheliosis kann demgegenüber angenommen werden, wenn der Vaginalherd bereits während der Gravidität oder bis 8 Wochen post partum auftritt und histologisch wenige Cytotrophoblasten bei Überwiegen der Syncytiotrophoblasten mit wenigen Mitosen zeigt, sowie an der Grenzzone eine deutliche deziduale Fibrinoidbildung besteht. Klinisch ausschlaggebend ist weiterhin die Höhe der Gonadotropinausscheidung.

SCHMAUCH (1903) beschrieb einen Todesfall an multiplen Choriocarcinommetastasen, u. a. in der Vagina im Anschluß an eine normale Geburt ohne Primärtumor im Uterus und nimmt zur Erklärung eine hämatogene Ausstreuung von Trophoblastzellen sub partu in zahlreiche Organe an.

4. Bösartige bindegewebige Tumoren

Die Inzidenz dieser Tumorform wird in größeren Statistiken mit etwa $0,6^0/_{00}$ aller weiblichen Genitaltumoren angegeben (TRACY, 1930; KOLONJA, 1948), d. h. etwa 3,45% aller Vaginaltumoren. Nach einer statistischen Analyse von 870 Sarkomen in der DDR machen die Sarkome der Vagina nur 0,4% aller Sarkome des weiblichen Geschlechts aus (WILDNER u. KLEIN, 1967).

Hinsichtlich ihrer Genese und Struktur zerfallen die Sarkome der Vagina in 2 Gruppen: die des Kindes- und die des Erwachsenenalters.

a) Das Sarkom des Kindesalters (Sarcoma botryoides)

Von dieser sehr seltenen Tumorform waren im Schrifttum 1955 rund 100 Fälle bekannt (LABHARDT). Die ersten 41 Fälle stellte ADLER (1928) zusammen. Meist handelt es sich um Kleinkinder in den ersten Lebensjahren; zuweilen scheint der Tumor auch angeboren zu sein. Nach der Pubertät kommt diese Form des Sarkoms in der Vagina nicht mehr vor. Der Ausgangspunkt ist meist die vordere, seltener die hintere Vaginalwand (SHAW, 1928). Genetisch wird eine Entstehung dieser Tumorform aus embryonal verlagerten undifferenzierten Mesodermzellen der Urnierenanlage angenommen (WILMS, 1900; McFARLAND, 1911, 1935; KOLONJA, 1948), die mit dem Gartnerschen Gang in die Genitalregion gelangen. MÖNCKEBERG (1907) faßte demnach die heterologen mesodermalen Geschwülste der Vagina, Cervix und Harnblase als verwandt zusammen.

Makroskopisch finden sich teils gelappte, teils grobhöckrige Polypen in Traubenanordnung und von fleischiger oder glasig-gallertiger Konsistenz. Ihre Oberfläche ist hellrosa oder grau-rötlich bis dunkelrot und kann schmierig-eitrig belegt sein, ihre Schnittfläche glasig-gallertig. Diese Gebilde sitzen der ebenfalls von Tumor durchsetzten Schleimhaut auf, können die ganze Vagina bis zur Vulva ausfüllen und aus dieser heraushängen (ESCH, 1927). Oft erfolgt bereits im Frühstadium ein kontinuierliches Übergreifen auf die Cervix, Blase und Urethra, hinzu kommen lymphogene (Beckenlymphknoten sowie inguinale, retroperitoneale oder mediastinale) und hämatogene Metastasen in Pleura, Lunge und Wirbelsäule (DUGGE, 1930; NAGEL, 1933).

Histologisch ist das Oberflächenepithel über dem Sarkom im Gegensatz zu dem Epithelbelag über einem Carcinom oft lange intakt, kann jedoch dann geschwürig zerfallen. Unter dem Epithel findet sich ein schmaler Streifen undifferenzierter kleiner Spindelzellen, die sog. Cambiumschicht (HILGERS u. Mitarb., 1970). Der histologische Aufbau des Tumors gleicht weitgehend dem des gleichnamigen Cervixsarkoms im Kindesalter. Die Sarkomzellen sind rund bis spindelig und von sehr unterschiedlicher Größe, sie zeigen zuweilen unvollständige Differenzierungen zu Muskelfasern mit Querstreifung (DUGGE, 1930; MURPHY u. DUSHANE, 1948; JOHNSON, 1949; OBER u. Mitarb., 1953; s. Abb. 35a u. b). Auch Knorpel- und Knochenanteile können vorkommen, sind jedoch seltener als in den anderen Sarkomformen (BERGSTRÖM, 1936; DÖDERLEIN, 1939; HEINZEL, 1942; KOLONJA,

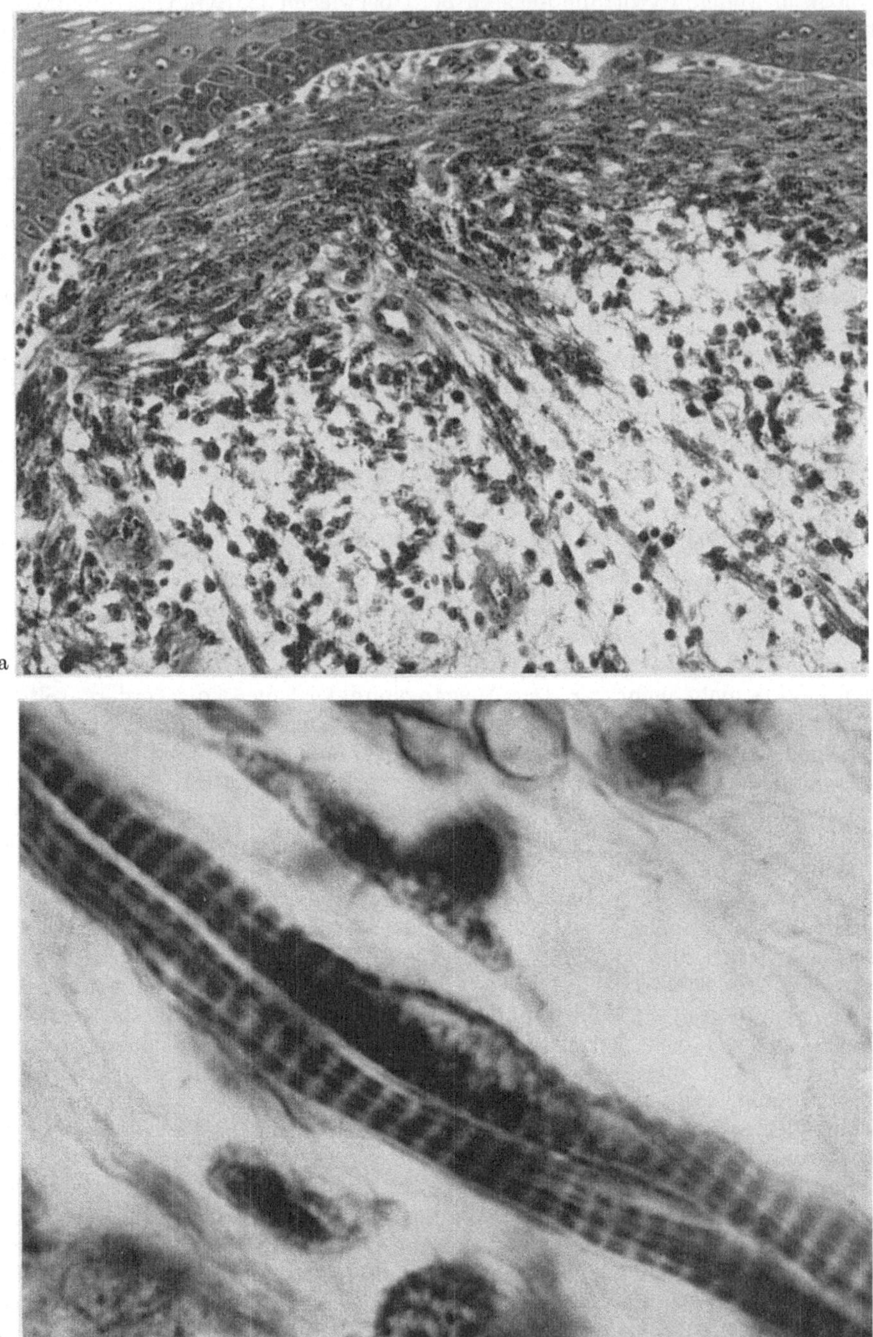

Abb. 35. Sarcoma botryoides der Vagina bei einem Kind, von intaktem Vaginalepithel überzogen. a Übersicht, b quergestreifte Muskelfaser aus dem Tumor bei stärkerer Vergrößerung.
Färbung: Phosphomolybdänsäure-Hämatoxylin, Vergrößerung: a 190fach, b 1500fach. Aus
AFIP-Atlas of Tumor Pathology, Hertig, A.T. and Mansell, H.: F 33 (II)-83, Acc. No. 218754-
695 und 218754-696

1948; KÖHLMEIER, 1949; STERNBERG u. Mitarb., 1954). Riesenzellen finden sich in unterschiedlicher Zahl. Epitheliale Anteile, wie in anderen embryonalen Mischtumoren, fehlen immer. Die Zellen liegen in einem sehr ödematösen oder myxomatösen, oft sehr gefäßreichen Stroma (HEINZEL, 1942). Größere lokale Ödemansammlungen können zur Entstehung von Pseudocysten führen (McFARLAND, 1935).

Ultrastrukturelle Untersuchungen ergaben, daß die Zellen des Sarcoma botryoides embryonale Vorstufen von quergestreiften Muskelfasern darstellen; demzufolge müßte es sich bei diesem Tumor um eine embryonale Form des Rhabdomyosarkoms handeln (OVERBECK, 1967). Dem entspricht die Beobachtung von CALISE (1950) an einem derartigen Sarkom bei einem 4jährigen Mädchen, bei dem es nach Bestrahlung zur Ausdifferenzierung der Tumorzellen zu quergestreiften Muskelfasern kam. HILGERS u. Mitarb. (1970) wiesen anhand einer größeren Literaturübersicht (weitere Literatur über 71 einschlägige Fälle s. dort) auf die morphologische Ähnlichkeit dieser Sarkomform in der Vagina mit den embryonalen Rhabdomyosarkomen anderer Lokalisationen hin. Sie betrachten daher das Sarkoma botryoides der Vagina nicht als embryonalen Mischtumor im Sinne des gleichnamigen Uterussarkoms, sondern als sich einseitig differenzierendes embryonales Rhabdomyosarkom, das wegen seines Sitzes unter dem intakten Epithel eines Hohlorgans die Konfiguration eines botryoiden Tumors annimmt.

Zu Beginn des Tumorwachstums wird der bösartige Charakter oft verkannt, es findet sich ein uncharakteristisches polymorphkerniges Bindegewebe. Das Wachstum erfolgt dennoch sehr rasch. Die Erkrankung führte früher meist in wenigen Monaten zum Tode. Heute sind die Überlebenschancen bei frühzeitig durchgeführter Radikaloperation etwas günstiger (ULFELDER u. QUAN, 1947; HILGERS u. Mitarb., 1970).

Von dieser Sarkomform müssen gutartige Polypen der Vagina (und Cervix) abgetrennt werden (NORRIS u. TAYLOR, 1966; vgl. S. 528), die wegen ihrer histologischen Ähnlichkeit als ,,*Pseudosarcoma botryoides*" bezeichnet wurden (ELLIOT u. Mitarb., 1967). Diese gutartigen Polypen können insbesondere in der Gravidität einen Durchmesser von 12 cm erreichen. Sie bestehen histologisch aus undifferenzierten mesenchymalen Zellen oder Riesenzellen, die jedoch gelegentlich Phagocytose zeigen und ein feingranuliertes, amphophiles Cytoplasma aufweisen. Gegenüber dem echten Sarcoma botryoides fehlt die Durchwanderung der Epidermis durch mesenchymale Tumorzellen.

b) Das Sarkom der Erwachsenen

Das Sarkom der Erwachsenen kommt zwischen dem 15. und 82. Lebensjahr vor. Es ist innerhalb der Vagina an keine bestimmte Lokalisation gebunden und kann sowohl vom Schleimhautstroma als auch von den äußeren Wandschichten ausgehen.

Makroskopisch findet sich zunächst entweder ein umschriebener, mäßig derber submuköser, zuweilen gestielter Knoten mit glatter oder leicht höckriger Oberfläche oder eine diffuse, meist cirkuläre Infiltration der Vaginalwand, die in ein enges, starres Rohr umgewandelt wird. Später können beide Formen kombiniert sein. Die knotenförmigen Sarkome sind oft sekundär entartete Fibromyome (KEHRER, 1909) oder Hämangiome (SEITZ, 1925). Die zunächst intakte bedeckende Schleimhaut kann ulcerieren, so daß an der Oberfläche hämorrhagisch zerfallende Geschwulstmassen freiliegen. Alle diese Tumoren zeigen ein sehr rasches Wachstum. Ein Durchbruch in die benachbarten Organe ist selten; häufiger treten Metastasen auf, insbesondere in den regionalen Lymphdrüsen, aber auch hämatogen in den Lungen.

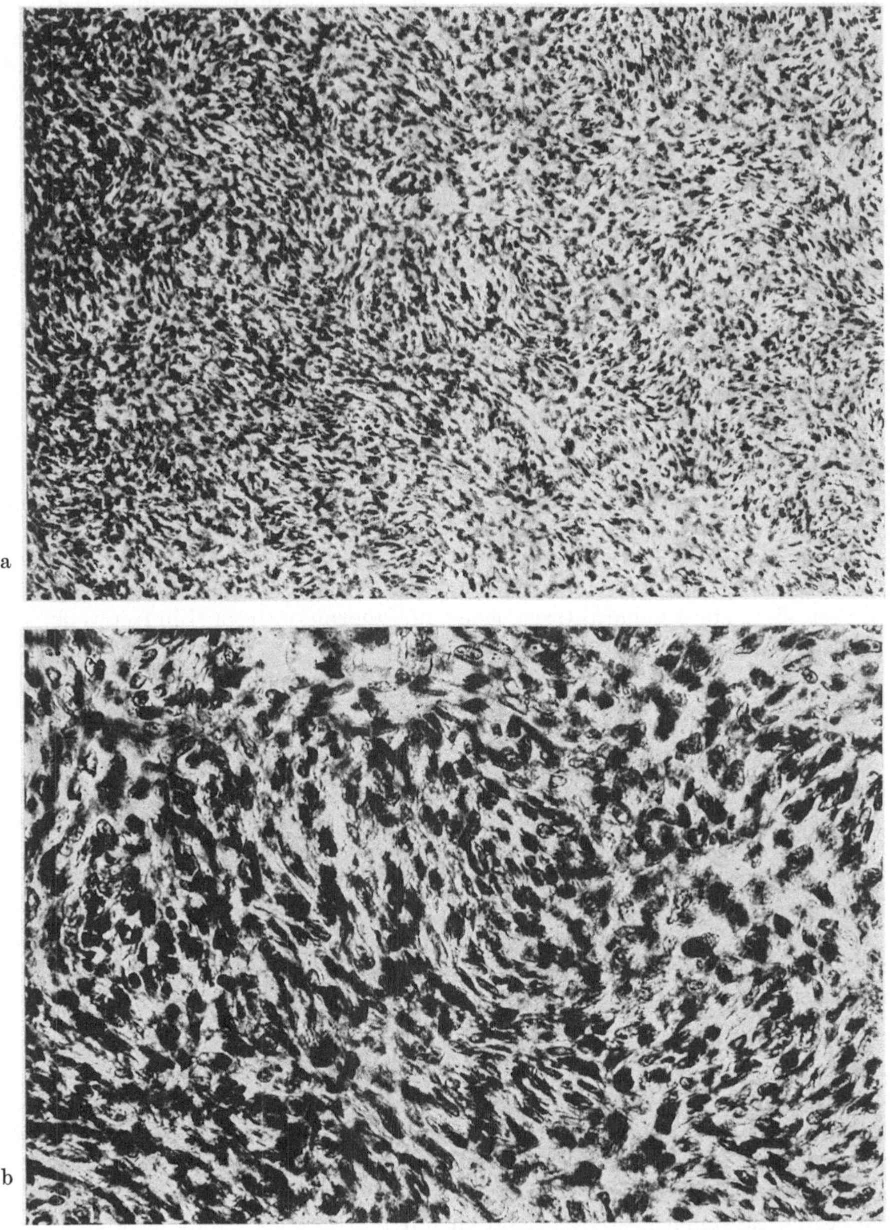

Abb. 36a u. b. Fibrosarkom der Vagina. Färbung: Hämatoxylin-Eosin, Vergr.: a 140fach, b 350fach

Histologisch bestehen diese Sarkome meist aus einheitlichen undifferenzierten Spindelzellen (Abb. 36a u. b); demgegenüber sind Mischtumoren oder myxomatöse Formen in diesem Alter selten. Häufiger sind Retikulosarkome (Spampinato, 1953; Cantone, 1954) sowie Lympho- (Abb. 37), Myo- (Schram, 1958), Fibro- und Angiosarkome.

Die von den Gefäßen ausgehenden *angioblastischen Endotheliome* und Peritheliome sind meist Lymphendotheliome und entsprechend ihrem klinischen Verhalten durchweg als potentielle Sarkome aufzufassen (SEITZ, 1925; MARCK u. Mitarb., 1953). Die Abgrenzung gut- und bösartiger angioblastischer Tumoren

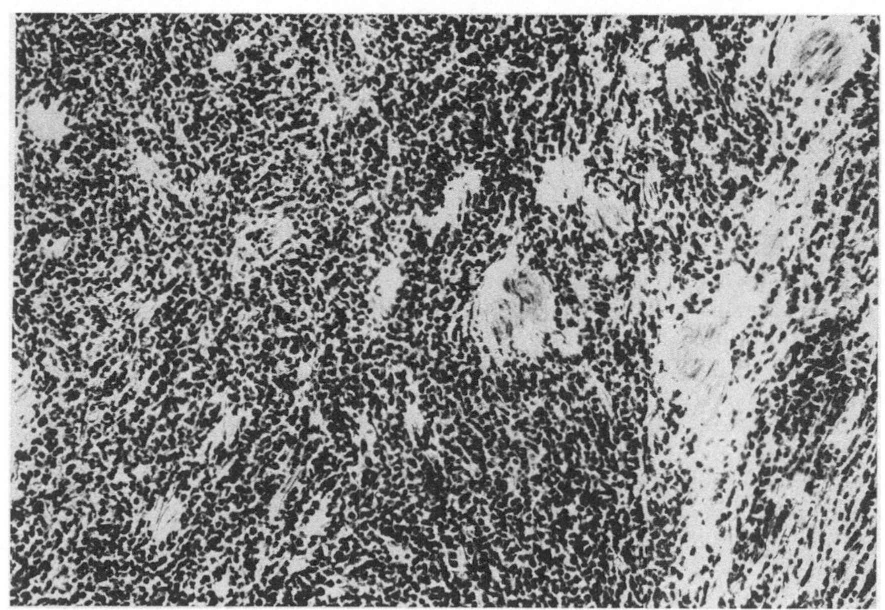

Abb. 37. Lymphosarkom der Vagina. Färbung: Hämatoxylin-Eosin, Vergr.: 140fach

voneinander ist auch histologisch oft schwer. Als Stammzelle ist die undifferenzierte embryonale Mesenchymzelle anzusehen, die sowohl Blutzellen als auch Gefäßwandzellen zu bilden vermag (SEITZ). Nur die hoch differenzierten klinisch gutartigen Formen dieser Tumoren lassen sich als Hämangiome oder Lymphangiome abtrennen. Die Schwierigkeiten der Abgrenzung weniger differenzierter Formen von eindeutigen Sarkomen erhellt aus der früheren Bezeichnung „Hämangioma sarcomatodes".

Histologisch finden sich zwischen dichtliegenden neugebildeten Blutgefäßen oft solide Zellstränge mit großen, polymorphen Zellen, deren Kerne sich vielfach in Mitose befinden. Im Vergleich zu den übrigen Sarkomformen der Vagina zeigen die angioblastischen Sarkome einen etwas protrahierteren Verlauf (weitere Fallbeschreibungen zu dieser Sarkomform s. bei SEITZ).

Über ein Spindelzellsarkom der Vagina, das sich während einer Gravidität aus einem Neurofibrom entwickelte, berichtete BERENKEY (1950), über die Kombination eines polymorphzelligen Sarkoms der Vagina mit einem Carcinoma in situ der Cervix HALTER, (1951).

Über *Melanosarkome* der Vagina wurde bisher nur in Einzelbeobachtungen berichtet [GRAEFE, 1912; MULZER, 1927; TSCHERNE, 1937; KLEIN, 1943; BROMBERG u. BRZEZINSKY, 1944; TAYLOR u. TUTTLE, 1944; MINO u. Mitarb., 1948 (Literaturreferat); HOLLSTEIN, 1951; SZENDI, 1955; FREUND u. Mitarb., 1959; ARIEL, 1961; EHRMANN u. Mitarb., 1962; DESAI u. CAVANAGH, 1966]. COLLANTES u. Mitarb. (1967) sammelten 40 einschlägige Fälle in der Literatur; LAUFE u. BERNSTEIN (1971) fanden anläßlich eines Literaturreferats 44 Fälle (weitere

Literatur s. dort). Da die Vagina normalerweise keine Melanoblasten enthält, erscheint die formale Genese dieser Tumoren noch nicht ganz geklärt. Gelegentlich kommen jedoch Chromatophoren epithelialer oder mesodermaler Herkunft vor (Schiller, 1932; Nigogosyan u. Mitarb., 1964), die möglicherweise embryonal verlagert sind (Mino u. Mitarb., 1948; Brzezinsky u. Mitarb., 1950; Gupta u. Mitarb., 1964). Darüber hinaus fanden Batasakis u. Dito (1962) vereinzelt Melanocyten oder Melaninpigment in der normalen Vaginalschleimhaut, möglicherweise aus Epithelresten des Sinus urogenitalis (Hollstein, 1951). Auch die Endothelzellen der oberflächlichen Nerven- und Gefäßstränge wurden als Ursprungszellen in Betracht gezogen (Mino u. Mitarb.). Dementsprechend gibt es sicher auch primäre Melanome der Vagina, die sich z. B. aus einem gutartigen Naevus entwickeln können (Mullaney, 1961). Beyer u. Chicano-Mema (1965) beobachteten ein primäres Melanoblastom der Vagina 8 Jahre nach Strahlenbehandlung eines Carcinoms der Leiste und betrachteten es als primäre dysontogenetische mesenchymale Geschwulst.

Eine Vaginalmetastase eines primären Portiomelanoms beschrieben Ferretti u. Catastini (1967).

Etwa die Hälfte aller bisher beschriebenen Melanome der Vagina traten im geschlechtsreifen Alter auf (Laufe u. Bernstein, 1971).

Makroskopisch finden sich ein oder mehrere unterschiedlich große, oft blauschwarz verfärbte Knoten oder flache Erhebungen an verschiedenen Stellen der Vaginalschleimhaut, vorwiegend im unteren Drittel. Ihre Oberfläche kann polypös oder papillär gestaltet sein und ulceriert leicht. Amelanotische Melanome sind fleischfarben. *Histologisch* finden sich die gleichen Veränderungen wie in den Melanomen anderer Lokalisationen: Die sehr pleomorphen Tumorzellen haben große, hyperchromatische, atypische Kerne, sind in breiteren Strängen oder Bändern angeordnet und durchsetzen auch das Schleimhautepithel. Melaninpigment findet sich oft sowohl intra- als auch extrazellulär. Ist im gewöhnlichen histologischen Präparat kein Melaninpigment auffindbar, so kann die DOPA-Reaktion am Frischpräparat die Diagnose erleichtern. Die Prognose ist äußerst schlecht. Lymphogene und hämatogene Metastasen treten frühzeitig auf; der Uterus wird dabei bemerkenswerterweise meist nicht befallen (Vogt, 1944).

Teratome wurden nur in wenigen Einzelfällen beschrieben (Gebhardt, Gugl, van der Hoeven; zit. nach Labhardt, 1955).

Ein *Plasmocytom* beschrieb Appelberg (1953).

Auch *metastatische Sarkome*, z. B. bei primärem Sitz im Uterus kommen vor, weiterhin Abklatschmetastasen eines Cervixsarkoms.

Literatur

Abell, M. A.: Cervixocolpitis (vaginitis) emphysematosa. Surg. Gynec. Obstet. **107**, 89 (1958). — Adler, K.: Über das sog. traubenförmige Sarkom der Scheide beim Kinde. Arch. Gynäk. **133**, 100 (1928). — Allyn, D. L.:Endodermal sinus tumor of the vagina. Report of a case with 7-year survival and literature review of So-called "Mesonephromas". Cancer **27**, 1231 (1971). — Anton, W., Schnell, K.-H.: Zur Klinik und Behandlung des Scheidencarcinom. Zbl. Gynäk. **91**, 881 (1969). — Appelberg, G.: Plasmocytoma of the vagina. Acta radiol. (Stockh.) **39**, 83 (1953). — Ariel, I. M.: Five-year cure of a primary malignant melanoma of the vagina. Amer. J. Obstet. Gynec. **82**, 405 (1961). — Arronet, G. H., Latour, J. P. A., Tremblay, P. C.: Primary carcinoma of the vagina. Amer. J. Obstet. Gynec. **79**, 455 (1960). — Aschheim, R.: Carcinom der Scheide bei einem 8 Monate alten Säugling. 1. Demonstration d. Ges. f. Geburtsh. und Gynäk. zu Berlin am 12. 2. 1909. Z. Geburtsh. Gynäk. **65**, 216 (1910). — Baldwin, L. G.: Primary carcinoma of the vagina in a girl of fourteen. With a consideration of the age incidence of 205 cases of carcinoma of the uterus, vagina and vulva. Amer. J. Obstet. Gynec. **21**, 728 (1931). — Baltzer, H.: Ein Fall von Adeno-Carcinom der Ampulle des Gartnerschen Ganges. Geburtsh. u. Frauenheilk. **11**, 499 (1951). — Barbosa, E.: Primary adenocarcinoma of the vagina. Amer. J. Surg. 91, 839 (1956). — BARTSCH, F.: Drei Fälle von Haemangioma cavernosum vaginae in der Schwangerschaft. Zbl. Gynäk. 81, 453 (1959). — BATASAKIS, J. G., DITO, W. R.: Primary malignant melanoma of the vagina. Obstet. and Gynec. 20, 109 (1962). — BENDER, S., JEFFCOATE, T. N. A.: Vaginitis e physematosa. J. Obstet. Gynaec. Brit. Emp. 57, 432 (1950). — BENNETT, H. G., JR., EHRLICH, M. M.: Myoma of the vagina. Amer. J. Obstet. Gynec. 42, 314 (1941). — BERENKEY, K.: Primäres Scheidensarkom und Recklinghausensche Krankheit in der 2. Hälfte der Schwangerschaft. Zbl. Gynäk. 72, 1072 (1950). — BERGSTRÖM, E.: A case of vaginal botryoid sarcoma in a child. Acta obstet. gynec. scand. 15, 491 (1936). — BEYER, E., CHICANO-MEMA, S.: Das primäre Melanoblastom der Vagina. Z. Geburtsh. Gynäk. 164, 270 (1965). — BLACKWELL, W. J., McELIN, T. W.: Vaginal cysts of mesonephric duct origin (gartner's duct cysts) report of 22 cases. Quart. Bull. Northw. Univ. med. Sch. 29, 94 (1955). — BLUMBERG, J. M., OBER, W. B.: Carcinoma in situ of the cervix: recurrence in the vaginal vault. Amer. J. Obstet. Gynec. 66, 721 (1953). — BONNEY, V., GLENDINING, B.: Adenomatosis vaginae: a hitherto undescribed condition. Proc. roy. Soc. Med. (Lond.), Obstet. & Gynaec. Sect. 4, 18 (1910). — BOSCHBACH, F. W.: Traumatische Epithelcyste der Vagina. Beitrag zur Kenntnis der Vaginalcysten. Geburtsh. u. Frauenheilk. 29, 1119 (1969). — BRENNER, M.: Ein Fall von beginnendem Chorion-Epithelioma malignum mit frischer kleiner Metastase in der Scheide. Mtschr. Geburtsh. 27, 574 (1908). — BROMBERG, Y. M., BRZEZINSKY, A.: Primary melanosarcoma of vagina (case report). J. Obstet. Gynaec. Brit. Cwlth 51, 147 (1944). — BROWN, C. E.: Mixed epithelial tumor of the vagina. Amer. J. clin. Path. 23, 237 (1953). — BRZEZINSKY, A., BROMBERG, Y. M., LAUFER, A.: Primary malignant melanoma of the vagina. Amer. J. clin. Path. 20, 774 (1950). — BUMKE, E.: Epitheliale Neubildungen im rektogenitalen Zwischengewebe beim Weibe, ein Beitrag zur Pathologie des Gartnerschen Ganges. Virchows Arch. path. Anat. 217, 83 (1914).

CALISE, M.: Rabdomioma maligno a grappdo della vagina infantile. Riv. Anat. pat. 3, 476 (1950). — CANTONE: Sul reticolo-sarcoma vaginale. Contributo anatomo-clinico. Riv. ital. Ginec. 37, 3 (1954). — CARTER, E. R., SALVAGGIO, A. T., JARKOWSKI, T. L.: Squamous cell carcinoma of the vagina following vaginal hysterectomy of intraepithelial carcinoma of the cervix. Amer. J. Obstet. Gynec. 82, 401 (1961). — CHAK, S. P., TS'O, O. T., KAN, P. S.: A papillary adenocarcinoma of the vagina in an infant. J. Obstet. Gynaec. Brit. Cwlth 69, 652 (1962). — CHAO, Y. T., SHAN, K. F.: Mesonephric adenocarcinoma of the vagina in an infant. Report of a case. Chin. med. J. 85, 264 (1966). — CHERRY, C. P., GLUCKSMANN, A.: The induction of cervico-vaginal Tumours in Oestrogenised and Androgenised Rats. Brit. J. Cancer 22, 728 (1968). — COHEN, H. J., KLEIN, M. D., LAVER, M. B.: Cysts of the vagina in the newborn infant. J. Dis. Child. 94, 322 (1957). — COLLANTES, T. M., PRATT, J. H., DOCKERTY, M. B.: Primary malignant melanoma of the vagina. Obstet. and Gynec. 29, 508 (1967). — CONILL, V.: Reines Scheidenmyxom. Mtschr. Geburtsh. Gynäk. 84, 120 (1930). — COPENHAVER, E. H., SALZMAN, F. A., WRIGHT, K. A.: Carcinoma in situ of the vagina. Amer. J. Obstet. Gynec. 89, 962 (1964). — CORSCADEN, J. A.: Gynecologic Cancer. Baltimore: Williams and Wilkins Co. 1956. — CRAMER, H.: Die Scheidenmetastasen der Nierenkrebse, ihre Pathologie und Klinik. Arch. Gynäk. 177, 421 (1950). — CROMER, J. K.: Invasive squamous-cell carcinoma of the vagina following surgery for carcinoma in situ of the cervix. Med. Ann. D. C. 34, 1157 (1965). — CULLEN, T. S.: Vaginal cysts. Bull. Johns Hopk. Hosp. 16, 207 (1905). — CUYLER, W. K., KAUFMANN, L. A., PALUMBO, L., CARTER, B.: Cytologic studies in malignant lesions of the vagina. Study I. Primary squamous all carcinoma. Surg., Gynec. Obstet. 96, 115 (1953).

DAW, E.: Primary Carcinoma of the vagina. J. Obstet. Gynaec. Brit. Cwlth 78, 853 (1971). — DESAI, S., CAVANAGH, D.: Malignant melanoma of the vagina. Report of 2 cases. Cancer 19, 632 (1966). — DIEHL, W. K., HAUGHT, J. S.: Sarcoma of the vagina. Amer. J. Obstet. Gynec. 52, 302 (1946). — DIETZSCH, J., SERGE, B.: Behandlungsergebnisse des primären Carcinom der Vagina. Zbl. Gynäk. 92, 528 (1970). — DOBBIE, B. M. W.: Vaginal recurrences in carcinoma of the body of the uterus and their prevention by radium therapy. J. Obstet. Gynaec. Brit. Emp. 60, 702 (1953). — DÖDERLEIN, G.: Traubenförmige Scheidensarkome des Kindes und die Möglichkeit ihrer Heilung. Beitr. path. Anat. (Jena) 103, 226 (1939). — DOUGLAS, G. W.: Observations on the pathology of primary carcinoma of the vagina and its relation to therapy. Surg., Gynec. Obstet. 98, 456 (1954). — DRESCHER, H., HERZOG, W.: Über Neurofibromelose der Vulva und der Vagina. Zbl. Gynäk. 83, 743 (1961). — DROEGE-MÜLLER, W., MAKOWSKI, E. L., TAYLOR, E. S.: Vaginal mesonephric adenocarcinoma in two prepubertal children. Amer. J. Dis. Child. 119, 168 (1970). — DUBRAUSZKY, K.: Papillomatöse Wucherungen der Scheidenhaut auf Grund unspezifischer, entzündlich-hyperplastischer Veränderungen. Zbl. Gynäk. 70, 680 (1948). — DUGGE, M.: Über einen Fall von Traubensarkom der Scheide mit Metastasen in den Lungen. Virchows Arch. path. Anat. 277, 1 (1930). — DUNN, L. J., NAPIER, J. G.: Primary carcinoma of the vagina. Amer. J. Obstet. Gynec. 96, 1112 (1966). — DUNN, Th. B., GREEN, A. W.: Cysts of the Epididymis, Cancer of the Cervix, Granular Cell Myoblastoma, and other Lesions after Estrogen Injection in Newborn Mice.

36*

J. nat. Cancer Inst. **31**, 425 (1963). — DUNSTER, M., BENNETT, D.: Primary carcinoma of the vaginal vault following total hysterectomy for non-malignant conditions. J. Obstet. Gynaec. Brit. Emp. **60**, 126 (1953).
EDELBERG, K.: Zur Ätiologie des Scheidenkrebses. Zbl. Gynäk. **38**, 267 (1914). — EHRMANN, R. L., YOUNGE, P. A., LERCH, V. L.: The exfoliative cytology and histogenesis of an early primary malignant melanoma of the vagina. Acta cytol. (Philad.) **6**, 245 (1962). — EKSTEIN, A.: Beitrag zur Kentnnis des Adeno-Carcinoma vaginae. Ein Fall von Carcinoma ductus gartneri, vereint mit angeborener Stenose der Vagina. Acta path. microbiol. scand. **16**, 156 (1939). — ELLIOTT, G. B., REYNOLDS, H. A., FIDLER, H. K.: Pseudo-Sarcoma botryoides of cervix and vagina in pregnancy. J. Obstet. Gynaec. Brit. Cwlth **74**, 728 (1967). — EMMETT, F. V.: Primary cancer of the vagina. Amer. J. Obstet. Gynec. **36**, 1058 (1938). — ESCH, P.: Traubenförmiges Scheidensarkom. Arch. Gynäk. **132**, 351 (1927). — EVANS, D. M. D., HUGHES, H.: Cysts of the vaginal wall. J. Obstet. Gynaec. Brit. Cwlth **68**, 247 (1961). — EVANS, G. M.: Vaginal metastases from carcinoma of the ovary. J. Obstet. Gynaec. Brit. Emp. **59**, 82 (1952).
FALKNER, A.: Beitrag zur Lehre von den Vaginalcysten. Z. Geburtsh. Gynäk. **50**, 557 (1903). — FENNELL, R. H., JR.: Carcinoma in situ of the uterine cervix. Cancer **9**, 374 (1956). — FERGUSON, J. H., MACLURE, J. G.: Intraepithelial carcinoma, dysplasia and exfoliation of cancer cells in the vaginal mucosa. Amer. J. Obstet. Gynec. **87**, 326 (1963). — FERRETTI, G., CATASTINI, M.: Rara osservazione di melanoma della portio uterina con ripetizione vaginale. Arch. De Vecci Anat. pat. **49**, 791 (1967). — FOLKMAN, J.: Transplacental carcinogenesis by stilbestrol. New Engl. J. Med. **285**, 404 (1971). — FORSBERG, J. G.: The development of atypical epithelium in the mouse uterine cervix and vaginal fornix after neonatal oestradiol treatment. Brit. J. exp. Path. **50**, 187 (1969). — FRANQUE V., O.: Leukoplakia et carcinoma vaginae et uteri. Z. Geburtsh. Gynäk. **60**, 237 (1907). — FREUND, D. R., KEGEL, E. E., DUGGER, J. H.: Primary malignant melanoma of the vagina. Amer. J. Obstet. Gynec. **78**, 290 (1959). — FRICK, H. C., JACOX, H. W., TAYLOR, H. C.: Primary carcinoma of the vagina. Amer. J. Obstet. Gynec. **101**, 695 (1968). — FUNCK-BRENTANO, P., ROBERT, H., GUILLERMO, B.: Les fibromes sous-urêtraux chez la femme. Gynéc. et Obstét. **52**, 12 (1953).
GAAL, M.: Die Hämangiome der weiblichen Geschlechtsorgane. Gynaecologia (Basel) **164**, 307 (1967). — GARDNER, H. L.: Vaginitis emphysematosa. Amer. J. Obstet. Gynec. **56**, 123 (1948). — GARDNER, H. L., FERNET, P.: Etiology of vaginitis emphysematosa. Amer. J. Obstet. Gynec. **88**, 680 (1964). — GARDNER, W. U.: Experimental Induction of Uterine Cervical an Vaginal Cancer in Mice. Cancer Res. **19**, 170 (1959). — GIESECKE, A.: Über die Muskel-Bindegewebsgeschwülste der Vaginalwand. Zbl. Gynäk. **1915**, S. 81. — GÖGL, H., LANG, F. J.: Scheide, Vagina. In: KAUFMANN, E.: Lehrbuch der speziellen pathologischen Anatomie, Bd. II/1, S. 286. Berlin: de Gruyter 1957. — GOLDBERGER, E.: Über das primäre Scheidencarcinom. Südostdeutsche Ges. Geburtsh. Gyn. 1. Tagg. 1.—2. Mai 1926 in Breslau. Ref. in = Zbl. Gynäk. **50**, 2515 (1926). — GOMPEL, C., SILVERBERG, S. G.: Pathology in gynecology and obstetrics, p. 58. Philadelphia-Toronto: J. B. Lippincott Comp. 1969. — GOTO, T., HATTORI, T., UESUGI, S., UESUGI, Y.: Case of malignant mesonephroma in 8 month old female infant. J. Jap. obstet. gynaec. Soc. **17**, 621 (1965). — GRAEFE, M.: Ein Fall von Melanosarkom der Vagina. Wschr. Geburtsh. Gynäk. **35**, 196 (1912). — GRAGERT, O.: Hypernephrometastasen in der Vagina. Arch. Gynäk. **136**, 167 (1929). — GRAGERT, O., BODE, O.: Zur Klinik und pathologischen Anatomie des primären Scheidencarcinoms. Arch. Gynäk. **146**, 62 (1931). — GRAHAM, J. B., MEIGS, J. V.: Recurrence of tumor after total hysterectomy for carcinoma in situ. Amer. J. Obstet. Gynec. **64**, 1159 (1952). — GRAY, L. A., CHRISTOPHERSON, W. M.: In-situ and early invasive carcinoma of the vagina. Obstet. and Gynec. **34**, 226 (1969). — GREENWALD, P., BARLOW, J. J., NASCA, P. C., BURNETT, W. S.: Vaginal cancer after maternal treatment with synthetic estrogenes. New Engl. J. Med. **285**, 390 (1971). — GROSSER, O.: Grundriß der Entwicklungsgeschichte des Menschen. Berlin: Springer 1944. — GUPTA, J. C., JUNGALWALA, B. N., ARORA, M. M.: Primary melanoma of the vagina. J. Obstet. Gynaec. Brit. Cwlth **71**, 801 (1964). — GUSBERG, S. B., MARSHALL, D.: Intraepithelial carcinoma of the cervix: A clinical reappraisal. Obstet. and Gynec. **19**, 713 (1962). — GUYOT, I., DARMAILLACQ, R.: Les fibromes du vagin. Rev. franç. Gynéc. **35**, 129 (1940). — GYGAX, M.: Über typisch gebaute Metastasen der Blasenmole. Arch. Gynäk. **147**, 129 (1931).
HAINES, M.: Hydatidiform mole and vaginal nodules. J. Obstet. Gynaec. Brit. Emp. **62**, 6 (1955). — HALTER, G.: Primär ektopisches Chorioepitheliom der Vagina bei bestehender intrauteriner Blasenmole. Zbl. Gynäk. **54**, 1282 (1930). ~ Sarkom der Scheide und präinvasives Carcinom der Cervix. Wien. med. Wschr. **1951**, 438. — HAMPERL, H.: Über die Abgrenzung und Einteilung der Tumoren. Klin. Wschr. **19**, 929 (1940). — HARRIS, R. E., DALY, J. W.: Primary mesonephric adenocarcinoma of the vagina. Amer. J. Obstet. Gynec. **95**, 591 (1966). — HARTNETT, W. L.: A survey of Cancer in London: Report of the clinical cancer research committee. London: Brit. Emp. Cancer Campaign, Sumfield and Day, Ltd. 1952. — HARZELL, J. M., PRATT, J. H., SOULE, E. H.: In situ squamous cell carcinoma of the cervix with vaginal

extension, recurrence and subsequent invasion: Report of a case. Mayo Clin. Proc. 38, 547 (1963). — HEINZEL, W.: Beitrag zur Klinik und Therapie des Scheidensarkoms. Zbl. Gynäk. 66, 1313 (1942). — HELD, E.: Metastases vaginales de cancers du Sein et de l'estomac. Rev. franç. Gynéc. 34, 482 (1939). — HERBST, A. L., GREEN, T. H., ULFELDER, H.: Primary carcinoma of the vagina. Amer. J. Obstet. Gynec. 106, 210 (1970). — HERBST, A. L., SCULLY, R. E.: Adenocarcinoma of the vagina in adolescence. Cancer 25, 745 (1970). — HERBST, A. L., ULFELDER, H., POSKANZER, D. C.: Adenocarcinoma of the vagina. Association of maternal stilbestrol therapy with tumor appearance in young women. New Engl. J. Med. 284, 878 (1971). — HEROLD: Ein Fall von Scheidencarcinom bei 5 Monate altem Kind. Mitteld. Ges. Geburtsh. Gynäk. Sitzung v. 13. 11. 1932, ref. in = Zbl. Gynäk. 57, 1610 (1933). — HIERSCHE, H. D., STRAUSS, G.: Reste der Müllerschen Gänge als Ursache drüsenbildender Vaginaltumoren. Arch. Gynäk. 205, 219 (1968). — HILGERS, R. D., MALKASIAN, G. D., JR., SOULE, E. H.: Embryonal rhabdomyosarcoma (botryoid type) of the vagina. Amer. J. Obstet. Gynec. 107, 484 (1970). — HINSELMANN, H.: Singuläre carcinomatöse Scheidenleukoplakie und ihre Bedeutung für die Leukoplakiefrage und die Frühdiagnose, Therapie und Genese sehr junger Scheidencarcinome. Z. Geburtsh. Gynäk. 97, 216 (1930). — HOEHNE, O.: Über das primäre Adenocarcinom der Vagina. Z. Geburtsh. Gynäk. 67, 50 (1910). — HOGE, R. M., BENN, V. A.: Carcinoma of the vulva and vagina in infancy. Amer. J. Obstet. Gynec. 46, 286 (1943). — HOLLSTEIN, K.: Über das primäre Melanosarkom der Vagina. Zbl. Gynäk. 73, 113 (1951). — HORMIA, M., SALOHEIMO, A. M.: Clear cell adenocarcinoma of the female genital tract. A report of four cases. Acta obstet. gynec. scand. 49, 259 (1970). — HORNUNG, R.: Eine traumatische Epithelcyste der Vagina. Zbl. Gynäk. 51, 556 (1927). — HORSTMANN, E., STEGNER, H. E.: Harn- und Geschlechtsapparat. Tube, Vagina und äußere weibliche Genitalorgane. Handb. d. mikrosk. Anat. des Menschen, Bd. 7, S. 1. Berlin-Heidelberg-New York: Springer 1966. — HUBER, H.: Das primäre Carcinom der Vagina. Ein Beitrag zur Entstehung und Behandlung. Geburtsh. u. Frauenheilk. 10, 879 (1950). ~ Das „Systemkarzinom" am weiblichen Genitale. Dtsch. med. Wschr. 77, 1559 (1952). — HUGIER: 1847: Zitiert nach GARDNER (1948). — HUMMER, W. K., MUSSEY, E., DECKER, D. G., DOCKERTY, M. B.: Carcinoma in situ of the vagina. Amer. J. Obstet. Gynec. 108, 1109 (1970).

INGEMANSON, C.-A., ALFREDSSON, J.: Recurrent fibromyoma of the vagina. A case report. Acta obstet. gynec. scand. 49, 271 (1970).

JOHNSON, C. M.: Dysontogenetic mixed tumors of the vagina. With report of a case of sarcoma botryoides. Amer. J. Obstet. Gynec. 57, 770 (1949). — JOHNSTON, H. W.: A dermoid cyst of the vagina complicated by pregnancy. Canad. med. Ass. J. 41, 386 (1939).

KAISER, J. H.: Primary carcinoma of the vagina. Cancer 5, 1146 (1952). — KEHRER, E.: Zur Kenntnis der desmoiden Geschwülste der Vagina. Mschr. Geburtsh. Gynäk. 30, 731 (1909). — KIESSELBACH, F.: Über Papillome der Vagina. Mschr. Geburtsh. Gynäk. 36, 404 (1912). — KLAFTEN, E.: Zur Kenntnis der Hyperplasie der Vaginalschleimhaut. Zbl. Gynäk. 56, 2866 (1932). — KLEEMANN, E.: Carcinoma vagina bei Totalprolaps. Mschr. Geburtsh. 51, 281 (1920). — KLEIN, F.: Melanosarkom primarium vaginae. Schweiz. Z. Allgem. Path. 6, 275 (1943). — KNIEPKAMP, G.: Zum Problem des Gartnergang-Carcinom. Zbl. Gynäk. 80, 575 (1958). — KÖHLMEIER, W.: Über ein rhabdomyomatöses Traubensarkom der Cervix und Vagina bei einem 7 Monate alten Kind. Zbl. Gynäk. 71, 239 (1949). — KOHRMAN, A. F., GREENBERG, R. E.: Permanent effects of Estradiol on Cellular Metabolism of the Developing Mouse Vagina. Develop. Biol. 18, 632 (1968). — KOLONJA, S.: Drei Fälle von kindlichem Scheidensarkom. Krebsarzt 3, 287 (1948). — KOSS, L. G., MELAMED, M. R., DANIEL, W. W.: In situ epidermoid carcinoma of the cervix and vagina following radio- therapy. Cancer 14, 353 (1961). — KRÖNIG: Zur operativen Behandlung des primären Scheidenkrebses. Arch. Gynäk. 63, 38 (1901).

LABHARDT, A.: Die Erkrankungen der Scheide in Seitz-Amreich, Biologie und Pathologie des Weibes, Bd. 4, S. 53. Berlin: Urban & Schwarzenberg 1955. — LANDAU, T.: Narbenkrebs in der Scheide. Zbl. Gynäk. 43, 449 (1919). — LAUFE, L. E., BERNSTEIN, E. D.: Views and reviews. Primary malignant melanoma of the vagina. Obstet. and Gynec. 37, 148 (1971). — LAUTERWEIN, C.: Zysten und Drüsen der Scheide. Z. Geburtsh. Gynäk. 115, 141 (1937). — LENNIE, K. A.: Tumour of the vagina in a child. Aged one year. Glasg. med. J. 98, 210 (1922). — LENZI, G.: Il leiomioma della vagina. Arch. De Vecchi Anat. pat. 36, 219 (1961). — LIEBE, W.: Über Verschleppung von Blasenmolenteilen in die Vagina. Z. Geburtsh. Gynäk. 90, 294 (1926). — LINDEMANN, G., EGGERT, M.: Rezidivierende Papillomatose und drüsiges Carcinom der Scheide. Zbl. Gynäk. 84, 825 (1962). — LIVINGSTONE, R. G.: Primary carcinoma of the vagina. Springfield: Charles C. Tomas 1950. — LÖBLICH, H. J.: Über ein Ganglioneurofibrom der Scheide. Verh. dtsch. Ges. Path. 1955, 291. — LÖHNBERG, E.: Ein Fall von primärem Scheidencarcinom und Leukoplakie. Z. Geburtsh. Gynäk. 73, 755 (1913). — LÖVEGREN, E.: Carcinoma vaginae im zweiten Lebensjahre. Acta paediat. (Uppsala) 10, 371 (1931).

MARCK, A., WIRTHWEIN, C., MELAMED, A.: Hemangioendothelioma of the vagina. Amer J. Obstet. Gynec. 66, 436 (1953). — MARCUS, J. L.: Fibromyoma of vagina. J. Obstet. Gynaec.

Brit. Cwlth N.S. **73**, 1013 (1966). — Marcus,S.L.: Multiple squamous cell carcinoma involving the cervix, vagina, and vulva: the theory of multicentric origin. Amer. J. Obstet. Gynec. **80**, 802 (1960). — Marcus,S.L.: Primary carcinoma of the vagina. Obstet. and Gynec. **15**, 673 (1960). — Margulis,R.R., Dustin,R.W., Walser,H.C., Ladd,J.E.: Carcinoma in situ of the cervix with vaginal vault extension. Obstet. and Gynec. **19**, 569 (1962). — Marsalek: 1942: Zitiert nach Hormia und Saloheimo (1970). — Martin: Zitiert nach Stein (1928). — Martzloff,K.H., Manlove,C.H.: Vaginal and ovarian metastases from hypernephroma. Surg. Gynec. Obstet. **88**, 145 (1949). — May,H.C.: Carcinoma in situ of the vagina subsequent to hysterectomy for carcinoma in situ of the cervix. Amer. J. Obstet. Gynec. **76**, 807 (1958). — McFarland,J.: Sarcoma of the vagina. A statistical study of 102 cases, with the report of a new case of the grape-like sarcoma of the vagina in an infant. Amer. J. Med. Science. **141**, 570 (1911). ~ Dysontogenetic and mixed tumors of the urogenital region, with a report of a new case of sarcoma botryoides vaginae in a child, and comments upon the probable nature of sarcoma. Surg. Gynec. Obstet. **61**, 42 (1935). — McIndoe, Green,G.H.: Vaginal carcinoma in situ following hysterectomy. Acta cytol. (Baltimore) **13**, 158 (1969). — McPherson,H.A., Diddle,A.W., Gardner,W.H., Williamson,P.J.: Epidermoid carcinoma of cervix, vagina, vulva: A regional disease. Obstet. and Gynec. **21**, 145 (1963). — Mengert,W.F.: Cancer of corpus, cervix and vagina. Differential survival rates: A hypothesis. Obstet. and Gynec. **30**, 334 (1967). — Meyer,R.: Über Adenom- und Carcinombildung an der Ampulla des Gartnerschen Ganges. Virchows Arch. path. Anat. **174**, 270 (1903). ~ Zur Kenntnis des Gartnerschen (oder Wolffschen) Ganges, besonders in der Vagina und dem Hymen des Menschen. Arch. mikr. Anat. u. Entw. **73**, 751 (1909). ~ Über Cysten in der Vaginalwand von 3 Feten im Alter von 3—5 Monaten. Arch. Gynäk. **151**, 576 (1932). ~ Zur Frage der Entwicklung der menschlichen Vagina. Arch. Gynäk. **158**, 639 (1934). ~ Zur Kenntnis der Entwicklungsfehler des Vaginalepithels. Z. Geburtsh. Gynäk. **113**, 109 (1936). — Mino,R.A., Mino,V.H., Livingstone,R.G.: Primary melanoma of the vagina with, a review of the literature. Amer. J. Obstet. Gynec. **56**, 325 (1948). — Moench, L.M.: Primary epithelioma of the vagina. Amer. J. Obstet. Gynec. **22**, 837 (1931). — Mönckeberg,J.G.: Über heterotope mesodermale Geschwülste am unteren Ende des Urogenitalapparates. Virchows Arch. path. Anat. **187**, 471 (1907). — Moran,J.P., Robinson, H.J.: Primary carcinoma in situ of the vagina. Obstet. and Gynec. **20**, 405 (1962). — Müller, R.: Ein Beitrag zur Kenntnis der Vaginalmyome. Arch. Gynäk. **102**, 511 (1914). — Mullaney,J.: Primary melanoma of the vagina. J. Path. Bact. **81**, 473 (1961). — Mulzer,A.: Über ein primäres Melanosarkom der Vagina. Arch. Gynäk. **130**, 342 (1927). — Murphy, G.H., Dockerty,M.B., Broders,A.C.: Myoblastoma. Amer. J. Path. **25**, 1157 (1949). — Murphy,G.H., DuShane,J.W.: Mesodermal mixed tumor of the vagina: Report of case. Amer. J. Obstet. Gynec. **55**, 527 (1948).

Nagel,W.: Metastasierendes Sarkom der Vagina bei einem 1¹/₄jährigen Mädchen. Zbl. allg. Path. path. Anat. **59**, 129 (1933/34). — Neumann,O.: Scheidenpolyp in der Schwangerschaft. Geburtsh. u. Frauenheilk. **4**, 343 (1942). — Newman,W., Cromer,J.K.: The multicentric origin of carcinoma of the female anogenital tract. Surg. Gynec. Obstet. **108**, 273 (1959). — Nigogosyan,G., La Pava,S.de, Pickren,J.W.: Melanoblasts in vagine mucosa. Origin for primary malignant melanoma. Cancer **17**, 912 (1964). — Nix,H.G., Wright,H.L.: Mesonephric adenocarcinoma of the vagina. Amer. J. Obstet. Gynec. **99**, 893 (1967). — Norris,H.J., Bagley,G.P., Taylor,H.B.: Carcinoma of the infant vagina. A distinctive tumor. Arch. Path. **90**, 473 (1970). — Norris,H.J., Taylor,H.B.: Polyps of the vagina. A benign lesion resembling sarcoma botryoides. Cancer (Philad.) **19**, 227 (1966). — Norris, J.W., Cooper,J.R.: Primary neurofibroma of the vagina: a case report. J. Kans. med. Soc. **51**, 128 (1950). — Novak,E., Woodruff,J.D., Novak,E.R.: Probable mesonephric origin of certain female genital tumors. Amer. J. Obstet. Gynec. **68**, 1222 (1954) — Nürnberger,L.: Die Erkrankungen der Scheide. In: Veit-Stoeckel (Hrsg.): Handbuch der Gynäkologie, Ed. 3, Bd. 5, 2. Hälfte. Müchen: J. F. Bergmann 1930. ~ Das primäre Scheidencarcinom. Chirurg **3**, 193 (1931). — Numers,C. v., Nieminen,U., Widholm,O.: On clear cell carcinoma of the female genitals. Acta path. microbiol. scand. **70**, 5 (1967).

Ober,W.B., Palmer,R.E., Glassy,F.J.: Rhabdomyosarcoma of the vulva and vagina. Arch. Path. **56**, 364 (1953). — Ormos,J., Jakobovits,A.: Über das Nephroblastom (Wilms-Tumor) des Erwachsenenalters, mit besonderer Rücksicht auf die Bildung von Metastasen in den Genitalien. Virchows Arch. path. Anat. **327**, 391 (1955). — Ortmann,K.K.: Über Carcinome der weiblichen Genitalien bei Kindern. Z. Krebsforsch. **37**, 283 (1932). — Ostergard,D.R., Morton,D.G.: Multifocal carcinoma of the female genitals. Amer. J. Obstet. Gynec. **99**, 1006 (1967). — Overbeck,L.: Die Ultrastruktur des Sarcoma botryoides oder Traubensarkom der Vagina beim Kind. Z. Geburtsh. Gynäk. **167**, 13 (1967).

Palmer,J.P., Biback,S.M.: Primary cancer of the vagina. Amer. J. Obstet. Gynec. **67**, 377 (1954). — Penkert,M.: Über Scheidendrüsen und Scheidenadenom. Z. Geburtsh. Gynäk. **107**, 281 (1934). — Pistuddi,A.: Su di un voluminoso fibromyoma della vagina. Clin. Obstet.

32, 396 (1930). — Plate, W. P.: Carcinoma of the mesonephric duct (in adults and children). Gynaecologia (Basel) 130, 203 (1950). ~ Phaeochromoblastoma of the vagina. Gynaecologia (Basel) 139, 35 (1955). — Plaut, A., Dreyfuss, M. L.: Adenosis of vagina and its relation to primary adenocarcinoma of vagina. Surg. Gynec. Obstet. 71, 756 (1940). — Podleschka, K.: Zur Diagnose des Chorionepithelioms post partum und abortum. Zbl. Gynäk. 62, 1424 (1938). — Pollosou, A., Violet, H.: Cancer primitif de la paroi antérieure du vagin à type cylindrique. Ann. gynec. obstet. 1905, 675. — Potel, G.: Le fibro-myome du vagin. Rev. gynéc. chir. abd. 7, 387 (1903).

Rabl, R.: Carcinom des Gartnerschen Ganges bei einem Säugling. Ein Beitrag zur Entwicklung der paravaginalen malignen Blastome. Virchows Arch. path. Anat. 320, 459 (1951). — Riedel, H.: Zysten und Geschwülste des äußeren Genitale und der Vagina. Zbl. Gynäk. 86, 1497 (1964). — Risch, J.: Traumatische Epithelcysten der Vagina. Z. Geburtsh. Gynäk. 64, 523 (1909). — Rockstroh, H.: Adenome, Zysten und Carcinom des Gartnerschen Ganges. Geburtsh. u. Frauenheilk. 112, 95 (1936). — Ruffolo, E. H., Foxworthy, D., Fletcher, J. C.: Vaginal Adenocarcinoma Arising in vaginal Adenosis. Amer. J. Obstet. Gynec. 111, 167 (1971). — Russolillo, M.: Su due enorma tumori in vagina. Clin. Terap. Tumori 1, 152 (1949). — Rutledge, F.: Cancer of the vagina. Amer. J. Obstet. Gynec. 97, 635 (1967). — Rutledge, F. N., Tan, S. K., Fletcher, G. H.: Vaginal metastases from adenocarcinoma of the corpus uteri. Amer. J. Obstet. Gynec. 75, 167 (1958).

Samuels, B., Bradburn, D. M., Johnson, C. G.: Primary carcinoma in situ of the vagina. Amer. J. Obstet. Gynec. 82, 393 (1961). — Sandberg, E. C.: The incidence and distribution of occult vaginal adenosis. Amer. J. Obstet. Gynec. 101, 322 (1968). — Sandberg, E. C., Danielson, R. W., Cauwet, R. W., Bonar, B. E.: Adenosis vaginae. Amer. J. Obstet. Gynec. 93, 209 (1965). — Schenker, L., Blaustein, A.: Emphysematous vaginitis. A theory of its pathogenesis and report of a case. Obstet. and Gynec. 22, 295 (1963). — Schickele: Die Malignität der Blasenmole. Arch. Gynäk. 78, 211 (1906). — Schiller, W.: Über melanotisches Pigment im Scheidenepithel. Arch. Gynäk. 149, 694 (1932). ~ Mesonephroma ovarii. Amer. J. Cancer 35, 1 (1939). — Schilling, W.: Myome der Vagina. Mtschr. Geburtsh. Gynäk. 89, 333 (1931). — Schmauch, G.: Ein Rankenneurom der weiblichen Genitalien. Z. Geburtsh. Gynäk. 42, 140 (1900). ~ Das Syncytioma malignum vaginale p.p. matur ohne Geschwulstbildung im Uterus und seine Ätiologie. Z. Geburtsh. Gynäk. 49, 387 (1903). — Schmitt, A.: Zur Frage der Gartner-Gang-Carcinome. Geburtsh. u. Frauenheilk. 11, 502 (1951). — Schöneich, R.: Vaginalkarzinom bei einem 2jährigen Kinde — bisher 12-Jahresheilung. Radiobiol. Radiother. 6, 97 (1965). — Schopper, W., Pliess, G.: Über Chorionepitheliosis. Ein Beitrag zur Genese, Diagnostik und Bewertung ektopischer chorionepithelialer Wucherungen. Virchows Arch. path. Anat. 317, 347 (1949). — Schopper: Zur Bewertung chorionepitheliomatöser Wucherungen der Vagina. Verh. dtsch. Ges. Path. 1950, 395. — Schottlaender, J.: Uterus bicornis (subseptus) unicollis cum vagina subsepta. Cystenbildung und Drüsenwucherung im Bereich des linken uterinen und vaginalen Gartner-Gang-Abschnittes. Doppelseitige Tuboovarialcysten. Arch. Gynäk. 81, 221 (1907). — Schram, M.: Leiomyosarcoma of the vagina: Report of a case and review of the literature. Obstet. and Gynec. 12, 195 (1958). — Scokel, P. W., III., Collier, F. C., Jones, W. N., McManus, J. F. A., Hutchins, K.: Relation of carcinoma in situ of the vagina to the early diagnosis of vaginal cancer. Amer. J. Obstet. Gynec. 82, 397 (1961). — Seitz, A.: Die primären angioplastischen Geschwülste der Vagina bei den Erwachsenen. Arch. Gynäk. 126, 488 (1925). — Shaaban, M. M.: Primary adenocarcinoma of the vagina of mesonephric pattern. Report of a case and review of literature. Aust. N. Z. J. Obstet. Gynaec. 10, 55 (1970). — Shaw, W.: Mixed tumours of the uterus and vagina. J. Obstet. Gynaec. Brit. Emp. 35, 498 (1928). — Sheets, J. L., Dockerty, M. B., Decker, D. G., Welch, J. S.: Primary epithelial malignancy in the vagina. Amer. J. Obstet. Gynec. 89, 121 (1964). — Siders, D. B., Parrott, M. H., Abell, M. R.: Gland cell prosoplasia (adenosis) of vagina. Amer. J. Obstet. Gynec. 91, 190 (1965). — Siegel, H. A., Sagerman, R., Berdon, W. E., Wigger, H. J.: Mesonephric adenocarcinoma of the vagina in a 7-month-old infant simulating sarcoma botryoides. Successful control with supervoltage radiotherapy. J. Pediat. Surg. 5, 468 (1970). — Singh, B. P.: Primary carcinoma of vagina. Cancer 4, 1073 (1951). — Smith, F. R.: Primary carcinoma of the vagina. Discussion by Payne, F. L. Amer. J. Obstet. Gynec. 69, 525 (1955). — Solomons, B., Dockeray, G.: A case of neuro-epithelioma of the recto-vaginal septum. J. Obstet. Gynaec. Brit. Emp. 56, 875 (1949). — Spampinato, V.: Su tre casi di reticulo-sarcoma della vagina. Arch. ital. Anat. Istol. pat. 26, 46 (1953). — Stahmann, F. S.: Multicentric carcinoma in situ of the vagina and vulva following carcinoma in situ of the cervix. S. Dak. J. Med. Pharm. 17, 19 (1964). — Stein, A.: Fibromyom der Vagina. Mtschr. Geburtsh. Gynäk. 78, 191 (1928). — Stern, B. D., Kaplan, L.: Multicentric foci of carcinomas arising structures choacal origin. Amer. J. Obstet. Gynec. 104, 255 (1969). — Sternberg, W. H., Clark, W. H., Smith, R. C.: Malignant mixed müllerian tumor. Cancer 7, 704 (1954). — Stoll, P.: Carcinom des Gartnerschen Ganges bei einem 15jährigen Mädchen. Z. Geburtsh. Gynäk. 10, 219 (1950). — Strachan, G. I.: Vaginal metastases in carcinoma of the body of the uterus. Proc.

roy. Soc. Med. **24**, 117 (1930). ∼ Adeno-Carcinoma of the vagina. (Carcinoma adenomatosum vaginal). J. Obstet. Gynaec. Brit. Emp. **33**, 566 (1932). ∼ Vaginal implantations in uterine carcinoma. J. Obstet. Gynaec. Brit. Emp. **46**, 711 (1939). — Stroink: 1947: Zitiert nach Hormia und Saloheimo (1970). — Strong, L. W.: Vaginal cysts. Amer. J. Obstet. Gynec. **1**, 357 (1920). — Studdiford, W. E.: Vagianl lesions of adenomatous origin. Amer. J. Obstet. Gynec. **73**, 641 (1957). — Sturgis, M. C.: Sympathoblastomas of the vagina (2 cases). Amer. J. Obstet. Gynec. **28**, 425 (1934). — Stux, A.: Traumatische Vaginalcysten. Mschr. Geburtsh. **83**, 345 (1929). — Szathmary, Z. v.: Über die in der Schwangerschaft entstehenden varikösen Scheidenpolypen. Wien. med. Wschr. **91**, 461 (1941). — Szellö, F.: Lufthaltige, traumatische Implantationscyste der Scheide. Arch. Gynäk. **174**, 607 (1943). — Szendi, B.: Primäres bösartiges Melanom der Scheide. Wien. klin. Wschr. **1955**, 950. ∼ Gartner-Gang-Carcinom in der Scheidenwölbung. Wien. klin. Wschr. **44**, 875 (1956).

Taylor, C. E., Tuttle, H. K.: Melanocarcinoma of the cervix uteri and vaginal vault. Arch. Path. **35**, 60 (1944). — Teilum, G.: Histogenesis and classification of mesonephric tumors of the female and male genital system and relationship to benign so-called adenomatoid tumors (mesotheliomas). Acta Path. Microbiol. Scand. **34**, 431 (1954). — Tracy, S. E.: Sarcoma of vagina. Amer. J. Obstet. Gynec. **19**, 278 (1930). — Tscherne, E.: Ein Fall von Scheidenmelanom. Zbl. Gynäk. **61**, 1883 (1937).

Ulfelder, H., Quan, S. H.: Arcoma botryoides vaginae. Complete excision of the tumor in an infant by the combined abdominal and perineal approach. Surg. Clin. N. Amer. **27**, 1240 (1947).

Vawter, G. F.: Carcinoma of the vagina in infancy. Cancer (Philad.) **18**, 1479 (1965). — Vilas, E.: Die Entwicklung der menschlichen Scheide. Anat. Anz. **79**, 150 (1934). ∼ Cysten in der Scheide von Feten. Arch. Gynäk. **158**, 1 (1934). — Vogt, E.: Zur Kenntnis des primären Melanosarkoms der Vagina. Arch. Gynäk. **175**, 113 (1944).

Waldeyer, L.: Aneurysma der Arteria vaginalis sinistra. Zbl. Gynäk. **1937**, 318. — Walz, W.: Über die Genese der sog. indirekten Metaplasie im Bereich des Müllerschen Gang-Systems. Z. Geburtsh. Gynäk. **151**, 1 (1958). — Way, S.: Primary carcinoma of the vagina. J. Obstet. Gynaec. Brit. Emp. **55**, 739 (1948). ∼ Vaginal metastases of carcinoma of the body of the uterus. J. Obstet. Gynaec. Brit. Emp. **58**, 558 (1951). — Wharton, L. R.: Gynecology. With a section on female urology, pp. 452—456. Philadelphia: W. B. Saunders Co. 1947. — Wildner, G. P., Klein, K.: Die Sarkome der primären und sekundären weiblichen Geschlechtsorgane. Arch. Geschwulstforsch. **30**, 78 (1967). — Williams, E. D.: Congenital tumor of the vagina. Boston med. surg. J. **136**, 47 (1897). — Wilms: Die Mischgeschwülste der Vagina und der Cervix uteri. Leipzig: Georg Thieme 1900. — Whitehouse, W. L., Porteuos, C. R.: Primary carcinoma of the vagina. J. Obstet. Gynaec Brit. Cwlth **69**, 481 (1962). — Wolff, G. v.: Pessarreiz und Scheidencarcinom. Zbl. Gynäk. **55**, 942 (1931). — Woodruff, J. D., Williams, T. J., Jr.: Multiple sites of anaplasia in the lower genital tract. Amer. J. Obstet. Gynec. **85**, 724 (1963).

Zachariae, F.: Vaginitis emphysematosa. Acta obstet. gynec. scand. **35**, 393 (1956).

Die Tumoren der Vulva

Von

H. Limburg, Homburg (Saar)

Mit 65 Abbildungen

I. Die Cysten der Vulva

Cystische Bildungen der Vulva werden in den älteren Handbüchern zumeist nach ihrer speziellen Lokalisation klassifiziert. Zweckmäßiger erscheint jedoch eine Einteilung, die zugleich die wesentlichen ätiologischen Gesichtspunkte berücksichtigt. Nachdem durch die Arbeiten von Meyer, R. (1901, 1905, 1936, 1937, 1938) über die Entwicklung der menschlichen Vagina eine Aufklärung möglicher Entwicklungsfehler des Vaginalepithels erfolgt ist, lassen diese Erkenntnisse zwangsläufig auch Rückschlüsse auf die Herkunft von Vulvacysten zu. Der größere Teil leitet sich naturgemäß aus *Fehlbildungen der Haut und ihrer Anhangsgebilde ab*. Bei der erwachsenen Frau spielen zahlenmäßig die Retentionscysten der Vulva entzündlicher oder traumatischer Genese die Hauptrolle. In der nachstehenden Aufstellung (Tab. 1), die modifiziert einer Klassifikation von Janovski (1962) entnommen ist, sind sämtliche Möglichkeiten der Entstehung von Vulvacysten nach Ätiologie, Histologie und Lokalisation zusammengefaßt, die sich aus dem Schrifttum bis 1962 ergeben haben.

In der Häufigkeit steht die — in der Regel *einkammerige* — *Retentionscyste der Glandula Bartholini an erster Stelle* (Abb. 1). In einer Zusammenstellung von Folsome (zit. nach Janovski, 1962) wird dieser Befund einmal unter 46 gynäkologischen Untersuchungen erhoben, während seröse Cysten der kleinen Labien nach dem gleichen Autor eine Frequenz von 1 : 375 ergeben haben (Abb. 4). Doch ist die akute, purulente Bartholinitis mit cystenartiger Fluktuation in dieser Zahl offenbar nicht enthalten. Aus den spärlichen Mitteilungen des Schrifttums und dem eigenen Material des Sloane Hospital for Women, New York, hat Janovski für die verschiedenen Vulvaregionen prozentuale Beteiligungen der verschiedenen Cystentypen errechnet (s. Tab. 2).

Wenn auch aus dieser Übersicht keine absoluten Zahlen zu entnehmen sind, so ist doch der hohe Anteil der Bartholincysten auf Grund ihres topographisch-anatomischen Sitzes im unteren und mittleren Vulvabereich unverkennbar. Anatomische Untersuchungen über die genaue Lage der Drüse haben eine erstaunliche Variabilität ergeben (Melnikoff, 1923). Man findet sie überwiegend im vorderen Anteil des Perineums im Diaphragma urogenitale. Der Bulbus vestibuli mit seinen venösen Plexus kann sie völlig einschließen. Von der Vagina ist die Drüse durch eine relativ starke Wand aus Blättern des Perineums und Muskelbündeln des Sphincter vaginae getrennt, so daß sich die Cystenbildungen zunächst in lateraler Richtung auf die großen Labien zu entwickeln. Kleine Cysten lassen sich dann als ovale oder spindelige, prall gespannte Gebilde innerhalb des Labium majus hin und her schieben, während eine Beziehung zur Innenfläche der Labie noch nicht

Tabelle 1. *Klassifikation der Vulvacysten* (modifiziert nach Janovski)

Typus	Herkunft	Lokalisation
Retentionscysten	Talgdrüsen (Atherome)	Präputium clitoridis, medialer und lateraler Teil der kleinen Labien, Außenseite der großen Labien.
	Schweißdrüsen	Außenseite der großen Labien.
	Apokrine Drüsen	Außenseite der großen Labien.
	Bartholini Drüse	Tiefe des hinteren Drittels der großen Labie.
	Vestibulardrüsen	Hymen, oberes Drittel des Vestibulum, Innenseite der kleinen Labie.
	Skenesche Drüsen	Urethralwulst.
	Schleimdrüsen	Frenulum Clitoridis.
Dysontogenetische Cysten	Müllersche Epithel (paramesonephrisch)	Umgebung der Clitoris, kleine Labien, oberes Drittel der Vulva.
	Epithel vom Wolffschen (Gartnerschen) Gang = mesonephrisch	Clitoris, Hymen, kleine Labien.
	Primäre Epidermiscysten durch embryonale Fehlbildungen im Bereich des Sinus urogenitalis.	Clitoris, Hymen, kleine Labien, große Labien.
	Mesotheliale Cysten des Nuckschen Kanals	Äußerer lateraler Teil der großen Labien an der Insertion des Lig. rotundum.
	Cystisches Adenofibrom aus akzessorischem Brustdrüsengewebe	Äußerer (lateraler) Teil der großen Labien.
Traumatische Cysten	Sekundäre epidermale Einschlußcysten oder Implanationscysten nach Trauma oder chirurgischem Eingriff.	Abhängig vom Ort des Traumas zu-Hymen, kleine und große Labien. meist unteres Drittel der Vulva,
	Blutcysten nach Trauma oder Ruptur eines Varixknotens	Zumeist große und kleine Labien bei stark entwickelten Venenplexus.
Gefäßcysten	Cystische Lymphangiome oder Lymphangiektasien	Große Labien, kleine Labien, Clitoris, Mons pubis, Damm.
Endometriotische Cysten	Endometriose	Große Labien, Damm, Inguinalbereich.
Parasitäre Cysten	Echinococcus	Große Labien.

Tabelle 2. *Prozentuales Vorkommen von Vulvacysten in verschiedenen Regionen der Vulva*

Für das obere Drittel der Vulva	etwa 20% Retentionscysten 70% Dysontogenet. Cysten 5% Posttraumatische Cysten 5% Andere Cystentypen
Für das mittlere Drittel der Vulva	etwa 35% Retentionscysten 35% Dysontogenet. Cysten 25% Posttraumatische Cysten 5% Andere Cystentypen
Für das untere Drittel der Vulva	etwa 70% Retentionscysten 25% Posttraumatische Cysten 5% Andere Cystentypen

nachweisbar ist. Erst bei größerer Ausdehnung wird der gesamte untere und mittlere Anteil der großen Labie ergriffen, deren Haut sich dann auch nach medial zum Scheideneingang vorwölbt, wobei das Gewebe der kleinen Labie in den Tumor einbezogen und der Introitus zur gesunden Seite hin verdrängt wird. Obwohl die Größe eines Hühnereies meist nicht überschritten wird, sind in Einzelfällen auch apfelgroße, in einem Fall einer 60jährigen Frau sogar eine mannskopfgroße Bartholincyste beschrieben worden, die sich innerhalb von 20 Jahren aus einer kleinhaselnußgroßen Geschwulst entwickelt hatte (LEHMANN, 1930). Auch kleine Cysten sind fast immer einkammerig, nur vereinzelt sind linsen- bis erbsgroße Nebencysten beschrieben worden (TADDEI, 1933).

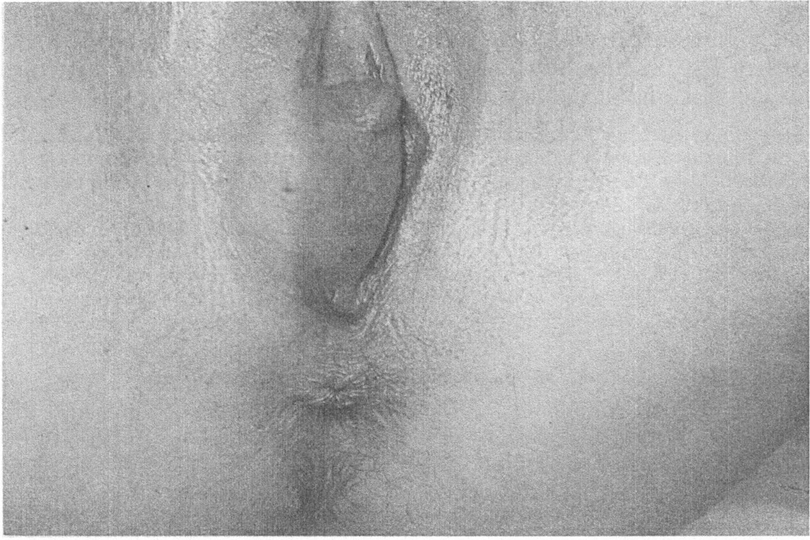

Abb. 1. Typische, rechtsseitige einkammerige Cyste der Glandula Bartholini im unteren bis mittleren Vulvabereich mit Verdrängung des Scheideneingangs nach der gesunden Seite. Cysteninhalt dünnflüssig schleimig. Auskleidendes Epithel durch Innendruck flach und atrophisch

Das geschlechtsreife Alter ist ganz überwiegend bevorzugt. Doch werden auch Bartholincysten bei Kindern und Jugendlichen erwähnt (CALANDRA u. SAMMARTINO, 1959).

Da Bartholincysten mehr klinisches als pathologisch-anatomisches Interesse beansprucht haben, fehlen größere Untersuchungsreihen mit exaktem histologischem Befund. Die größte Statistik über 380 Fälle ist lediglich therapeutisch ausgewertet (OLIPHANT, jr. u. ANDERSON, 1960). Cysten des Ausführungsganges, mehr oberflächlich gelegen, sind offenbar häufiger als die in der Tiefe gelegenen Cysten des Drüsenkörpers. Der Ausführungsgang kann doppelt angelegt sein. Auch seine Öffnung weist Varianten auf, sie liegt zu über 75% in 1—2 cm Entfernung medial vom Rand der kleinen Schamlippe. Der Cysteninhalt besteht aus hellem, glasigem Schleim, seltener ist er von seröser Beschaffenheit, mitunter eingedickt, eitrig vermischt mit Detritus, Epithelien und Cholesterinkristallen. Rötliche oder schokoladenartige Farbe spricht für Blutbeimengung und hat zu Verwechslung mit Endometriose geführt, insbesondere bei Befunden von Pseudoxanthomzellen als Auskleidung der Cystenwand (CZYZAK, 1962).

Die Cystengröße kann wechseln, da der Ausführungsgang nicht immer verschlossen ist und gelegentlich ein „Ausdrücken" des Cysteninhalts gestattet.

Histologisch besteht die Wand aus einem dünnen Bindegewebssack, der die Cyste mantelförmig umgibt und gegen das übrige Drüsengewebe scharf abgesetzt ist oder auch unscharf darin übergeht. Funktionierendes Drüsenparenchym ist bei den kleineren Cysten des Ausführungsganges fast immer noch nachweisbar mit z. T. geringer Stauung in den Acini oder Ductuli. Das auskleidende Epithel der Innenwand ist kubisch bis zylindrisch, gelegentlich mehrschichtig, bei großen Cysten durch Innendruck flach und atrophisch. In frühen Stadien kann das charakteristische Übergangsepithel des Ausführungsganges noch nachgewiesen werden (Novak u. Woodruff, 1962), bei Herkunft vom Drüsenkörper Becherzell-Schleimepithel. Da Sekundärinfektionen der Cysten nicht selten sind, kann die epitheliale Innenauskleidung gänzlich fehlen. Statt dessen findet man Zeichen chronischer Entzündung des Bindegewebsmantels mitunter mit einer inneren Schicht von Granulationsgewebe.

Ätiologisch wurden die Bartholinoysten in den älteren Handbüchern (Kehrer, 1929) allgemein als Endzustand einer früher durchgemachten gonorrhoischen Infektion aufgefaßt, wobei der Absceß durch Resorption umgewandelt und der Eiter durch eine schleimartige Flüssigkeit ersetzt werden sollte. Doch scheint die Entstehung der Cysten häufiger die Folge eines Verschlusses des Ausführungsganges der Drüse durch unspezifische Entzündungsvorgänge zu sein, wie Befunde bei Kindern und Greisinnen zeigen. Für einen Kausalzusammenhang mit Trichomonasvaginitis, der von Novak u. Woodruff (1962) erwähnt wird, läßt sich bei der Häufigkeit dieses Infektes klinisch kein Anhalt finden. Kehrer (1929) beobachtete in Einzelfällen Entstehung von Bartholinicysten als Folge größerer seitlicher Scheidendammnarben post partum.

Da die Cysten jahrelang unverändert völlig symptomlos bestehen können oder nur wenig an Größe zunehmen, ist ihre Entdeckung nicht selten vom Zufall abhängig und eine ätiologische Klärung nicht mehr möglich. In Einzelfällen ist verstärktes Wachstum während der Schwangerschaft beschrieben (Taddei, 1933).

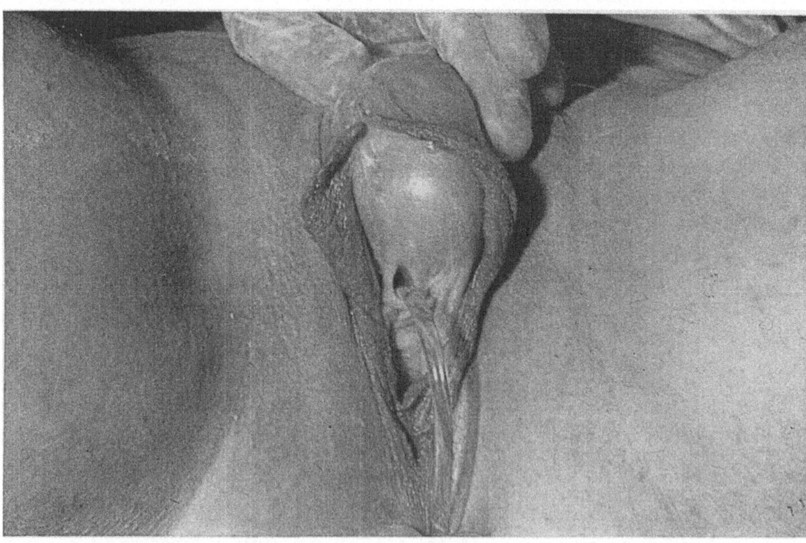

Abb. 2. Pflaumengroßer cystischer Tumor im Bereich der großen und kleinen Labie links, bei einer 46jährigen Patientin. Etwa 1 Querfinger neben der Clitoris punktförmige Öffnung, aus der sich auf Druck Eiter entleert. Wahrscheinlich Cyste aus Resten Müllerschen Epithels mit nachfolgender eitriger Entzündung und Einschmelzung

Die *Diagnose* stützt sich makroskopisch auf die typische Lage, mikroskopisch auf den Befund von kubischem oder Übergangsepithel des Ausführungsganges oder Drüsenresten mit dem charakteristischen Schleimepithel. Differentialdiagnostisch kommen, insbesondere größenmäßig, die Hernia inguinalis labialis oder mesotheliale Cysten des Nuckschen Kanals in Betracht, die aber durch ihre Verbindung zum Leistenring und ihren Inhalt bzw. ihre feingewebliche Beschaffenheit keine diagnostische Schwierigkeit bereiten dürften. Ferner ist cystische Degeneration solider Tumoren (Fibrome, Myome, s. dort) im Bereiche der großen Labien möglich.

Atherome der großen wie kleinen Labien sind relativ häufig anzutreffen, wenn auch zumeist nur erbsen- bis bohnengroß (Abb. 3). Ein apfelgroßes Atherom der Vulva wurde von WEIBEL (zit. nach KEHRER, 1929) beschrieben. Sie sind für die Vulva in keiner Weise typisch, aber nicht selten multipel angelegt. Im Vulvabereich neigen sie durch die lokale Irritation leichter zur Infektion und Abscedierung. Histologisch zeigen sie um den talgig-krümeligen, amorphen Cysteninhalt unregelmäßige epitheliale Zellformationen mit kleinem chromatinreichem Kern und klarem, wabigen Protoplasma. Bei Cystenaufbruch finden sich gelegentlich Fremdkörperriesenzellen. Von NOVAK u. WOODRUFF (1962) wurde die seltene Entwicklung eines Basalzellcarcinoms aus Vulvaatheromen beobachtet. Am eigenen Material finde ich keinen Hinweis hierfür (s. a. unter Vulvacarcinom).

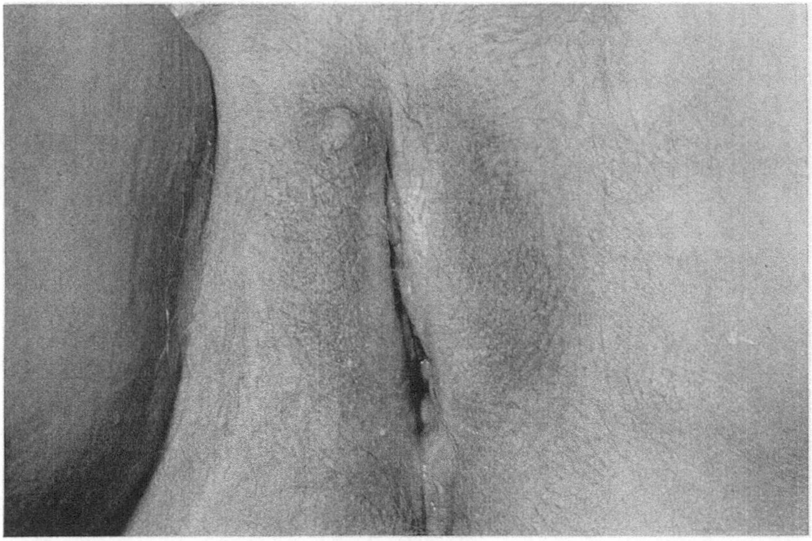

Abb. 3. Derbe, gut bewegliche, haselnußgroße Atheromcyste im Bereich der rechten großen Labie einer 64jährigen Frau, etwas höher als die Clitoris liegend

Einen seltenen Fall von beidseitigen Hautschrumpfcysten an der Innenseite der großen Labien einer 48jährigen Frau beschreibt KOMOCKI (1933). Es handelte sich um kleine Knoten von Erbsen- bis Bohnengröße, mikroskopisch um Plattenepithelcysten ohne jeden Zusammenhang mit Drüsen. Offenbar waren sie durch faltige Hauteinstülpungen infolge Schrumpfung der oberflächlichen Lagen der Vulvahaut entstanden. Lymphangiektatische Cysten sowie solche von Endometrioseherden oder von versprengtem Brustdrüsengewebe aussehend, werden in den entsprechenden Kapiteln besprochen.

Als an der Vulva besonders seltenes Ereignis ist eine *Echinokokkencyste der großen Labie zu werten* (ANAGNOSTIDIS, 1935).

Cysten der kleinen Labien haben häufig eine gleichartige Entstehungsursache wie solche der großen Labien. Es überwiegen Retentionscysten der Hauttalgdrüsen, die zwischen Erbsen- bis Haselnußgröße, in Einzelfällen bis Orangengröße erwähnt werden (Figueroa casas u. Belizan, 1939; Martin u. Michon, 1932; Migliavacca, 1940 (1) (2); Mondor u. Huet, 1923; Ulohogian, 1926). Neben traumatischen Epithelcysten, insbesondere nach chirurgischen Eingriffen, sind ferner Lymphcysten in größerer Zahl beschrieben. Sie sind meist zartwandig, durchsichtig, prall-gefüllt, teilweise gestielt und können multizentrisch entstanden hintereinander liegend die Innenseite der Nymphen bis zu ihrem freien Rand durchsetzen. Ihre Wand ist von erweiterten Lymphgefäßen durchzogen. Gelegentlich besteht eine Innenauskleidung aus flachem Endothel.

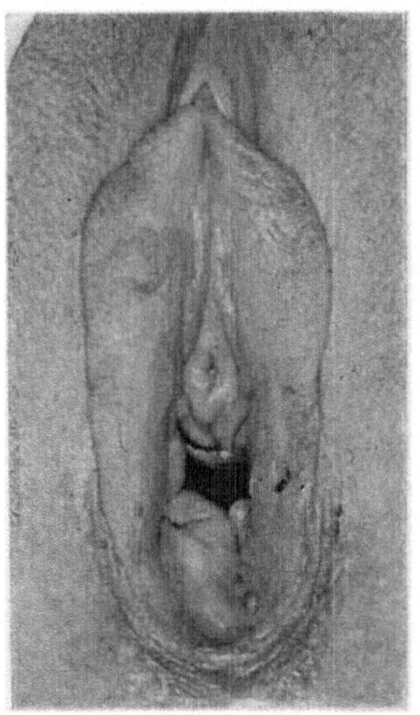

Abb. 4a

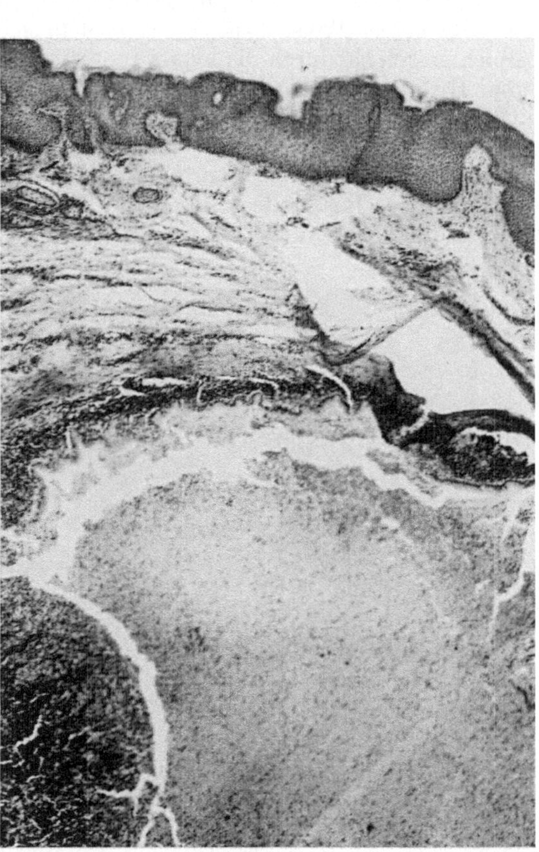

Abb. 4b

Abb. 4a u. b. Etwa bohnengroße, pralle Cyste im Bereich des oberen Drittels der rechten kleinen Labie. b. Innenauskleidung mit hohem kubischem Schleimepithel. Cysteninhalt amorphschleimig. Cystenwand entzündlich infiltriert. Es handelt sich offenbar um eine Cyste aus versprengtem Müllerschen Epithel. PAS-Reaktion im Schleimepithel positiv

Schleimcystenbildungen der kleinen Labien beanspruchen besonderes Interesse, da Schleimdrüsen in diesem Bereich normalerweise nicht vorkommen (Abb. 4). Aus den Untersuchungen von Meyer, R. an Feten verschiedener Altersstufen ist bekannt, daß zwar die Müllerschen Gänge topographisch die endgültige Bildung der Vagina vorbereiten, daß ihr Epithel jedoch später durch das Epithel des Sinus urogenitalis ersetzt wird. Wenngleich das Sinusepithel die Fähigkeit zur Bildung von Schleimepithel hat, so geht diese noch im postfetalen Leben verloren. Schleimepithelbefunde im Vestibulum sind bei Neugeborenen – mit Ausnahme der Bartholindrüse – sehr selten, bei Erwachsenen kommen sie praktisch nicht in Betracht. Das anstelle des untergehenden Müllerschen Epithels tretende Sinusepithel differenziert sich vielmehr immer zu Plattenepithel, während andererseits das Müllersche Epithel seine Fähigkeit zur Schleimdrüsenbildung (Cervix) beibehält. Durch die Untersuchungen von MEYER, R., ist eine erhebliche Variabilität der Verbindung nachgewiesen, die beide Müllersche Gänge – getrennt oder bereits vereinigt – mit dem Sinus urogenitalis bei der endgültigen Entwicklung der Vagina eingehen. Aus dieser entwicklungsgeschichtlich bedingten Schwierigkeit erklären sich Absprengungen des Müllerschen Epithels im Bereich des unteren Teiles der Scheide bzw. des Scheideneingangs, die eine Prädilektionsstelle für Fehlbildungen bei Feten wie auch von späteren Cystenbildungen der Erwachsenen darstellen.

An den kleinen Labien sind Befunde von Cysten des Müllerschen Epithels im vorderen Anteil zwischen beiden Schleimhautfalten beschrieben (DAL COLLO BONARETTI, 1923; DEFILIPPO, MIERES u. MESA, 1954; JANOVSKI, 1962; KEHRER, 1929). Sie können, entsprechend ihrer Entstehungsursache, ein- oder mehrkammerig oder auch multipel ein- oder doppelseitig, mitunter auch gestielt auftreten. Ihre Ausdehnung reicht von Erbsen- bis über Kirschgröße, selten bis Apfelgröße, der Inhalt ist schleimig bis gallertig. Histologisch findet sich kein eigener Muskelmantel, der auch bei reiner Epithelversprengung nicht zu erwarten wäre, sondern lediglich eine mehr oder weniger dünne Kapsel aus dem Bindegewebe der Umgebung. Die Innenauskleidung besteht aus zumeist einschichtigem Schleimepithel. Es kommt auch Mehrschichtung sowie Übergang in Flimmerepithel vor. Zur Darstellung der Schleimproduktion des Müllerschen Epithels sind die Färbung der sauren und neutralen Mucopolysaccharide durch die Periodic-Acid-Schiff-(PAS)-Reaktion, die Alcian-Blau-Färbung und Mucicarminfärbung nach MAYER unentbehrlich.

JANOVSKI (1962) hat einer Zusammenstellung dysontogenetischer Vulvacysten der neueren Literatur seit 1954 einen *eigenen Fall* hinzugefügt.

Es handelte sich um eine seit etwa 12 Jahren bemerkte gestielte Cyste einer 46 jährigen Frau, die am oberen Teil der Innenseite des linken Labium minus befestigt war und ins Vestibulum herabhing. Sie war von weicher Konsistenz, 4 mal 5 cm groß und allseits von geschichtetem Plattenepithel mit reicher Talgdrüseneinlagerung umgeben, hatte eine etwa 4 mm starke, auffallend ödematöse bindegewebige Wand und enthielt 12 ml einer schleimartigen Masse. Die Innenauskleidung bestand aus einschichtigem Cylinderepithel, das z. T. Cilien trug, z. T. Schleim sezernierte. PAS-Reaktion war mit und ohne Diastase-Vorbehandlung positiv, gleichzeitig auch Mucicarmin und Alcian-Blau. Nach Ansicht des Autors bestand im vorliegenden Fall große Ähnlichkeit mit Tubenepithel, doch werden auch entsprechende Cysten mit endocervicalem Schleimepithel den cystischen Tumoren des Müllerschen Ganges zugerechnet.

Weitere neuere Fälle (sämtlich aus dem Bereich der kleinen Labien oder der Clitoris) stammen von DEFILIPPO, MIERES u. MESA (1954), MIERES u. VAL (1955), CINTI u. MARCONI (1956) und LURASCHI (1957) (Literatur vor 1930 s. bei KEHRER, 1929). Nach CINTI u. MARCONI (1956) beträgt der Anteil der dysontogenetischen Cysten der Vulva aus Müllerschem Epithel 0,007% aller gynäkologischen Erkrankungen oder 6,25% (unter 40000 Patientinnen) aller Vulvaerkrankungen. Unter der Voraussetzung, daß der größere Teil von versprengten Schleimdrüsen der Vulva im späteren Leben – speziell unter dem Einfluß der Schwangerschaft – klinische Symptome verursacht, ist die Frequenz der Cysten des Müllerschen Epithels in der Vulva als gering anzusehen. Noch wesentlich seltener scheint der Anteil von Cysten des Wollfschen Ganges in diesem Bereich. Dies wird schon aus der Tatsache erklärlich, daß der Wollfsche oder Gartnersche Gang im Hymen endet, also die Hymenalgrenze nach außen nicht überschreitet (Meyer, R., 1930). Wenn in Einzelfällen Cysten des Gartnerschen Ganges (mesonephric duct der Amerikanischen Literatur) der kleinen oder großen Labien mitgeteilt werden, so müssen schon gewichtige histologische Gründe für diese Diagnose sprechen. Die Verhältniszahl von Evans u. Mitarb. (zit. nach Janovski, 1962) für Cysten des Müllerschen zu solchen des Wollfschen Ganges der Vagina von 30 : 12 Fällen können keinesfalls für die Vulva gelten, ganz abgesehen davon, daß diese Zahl recht hoch erscheint [vgl. Lauterwein (1937) aus dem Material R. Meyers mit einer Frequenz von 37 : 3 unter 70 Scheidencysten]. Im neueren Schrifttum wird öfters auf einen Fall von Reis (1957) Bezug genommen, der aber lediglich als Diskussionsbemerkung Erwähnung findet. Die Cyste saß subcutan im unteren Bereich der großen Labie, direkt unterhalb des Niveaus des Hymen. Nähere Einzelheiten fehlen.

Villa Santa (1964) beobachtete bei einer 35jährigen Negerin eine 7 × 5 cm große Cyste, die mit einem schmalen Stil von der rechten kleinen Labie etwa in der Mitte zwischen Clitoris und hinterer Commissur ausging. Die Patientin hatte die ersten Symptome 20 Jahre vorher während ihrer ersten Schwangerschaft bemerkt. Etwa 12 Jahre später begann das stärkere Wachstum der Cyste. Sie war von sackartiger Struktur, äußerlich mit Plattenepithel bedeckt. Die Innenauskleidung bestand aus einem einschichtigen, niedrigen, kubischen Epithel mit hellem Cytoplasma, das einige Granula enthielt. Es bestanden kein Flimmerbesatz und offenbar keine Zeichen von Sekretion. Histochemische Reaktionen sind nicht erwähnt. Die ovalen Zellkerne saßen basal und waren sehr chromatinreich, an einigen Stellen waren Papillenbildungen wahrnehmbar. Die Diagnose lautete: *"Perineal cyst of mesonephric origin"*.

Zwei weitere, hühnereigroße glattwandige Cysten einer 33jährigen und 42jährigen Frau an den kleinen Labien neben der Clitoris werden von Luraschi (1957) beschrieben. Da die Innenauskleidung aus einem einschichtigen zylindrischen und kubischen Epithel bestand, wird gleichfalls eine Herkunft von Residuen des Gartnerschen Ganges für wahrscheinlich gehalten.

Andere Fälle, speziell solche der älteren Literatur (Pytel, 1933; Migliavacca, 1940; Weber u. Pichevin, 1924) halten einer kritischen Sichtung nicht immee stand. Insbesondere sprechen Auskleidungen mit Schleim- oder Flimmerepithrl eher für Müllerschen Gang, niemals aber für Wolffschen oder Gartnerschen Gang. Letzterer führt in der Tat ein überwiegend einschichtiges kubisches oder zylindrisches Epithel, gelegentlich mit Papillenbildung und Zeichen für Sekretion, Mucicarminfärbung nach Mayer oder PAS-Reaktion geben aber keinen Anhalt für Anwesenheit von sauren oder neutralen Mucopolysacchariden. In Einzelfällen ist mir an topographisch und histologisch einwandfreien Cysten des Gartnerganges in der Cervix nach Alkoholfixation intracellulärer Glygogennachweis mit Bestschem Carmin gelungen (Limburg u. Thomsen, 1949). Doch ist dieser Nachweis nicht konstant. Befunde von Blasen- oder Übergangsepithel (Pytel, 1933) sprechen eher für Cysten aus versprengten paraurethralen Gängen. Auch fehlt bei allen Beschreibungen von sog. Gartnergangcysten die Untersuchung der umgebenden bindegewebigen Cystenkapsel. Falls es sich lediglich um Verdrängung normalen Bindegewebes des Mutterbodens durch cystisch entartete Schleimdrüsen ohne Ausführungsgang handelt, so ist die Annahme versprengten Müllerschen Epithels eher gegeben. Gelingt jedoch der Nachweis eines eigenen bindegewebigen Mantels mit muskelzelligen Anteilen, so ist die Forderung von Meyer, R. nach einem organoiden Aufbau von cystischen Tumoren des Gartnerschen Ganges Rechnung getragen. Dieser bei echten — wenn auch sehr seltenen — Tumoren des Urnierenausführungsganges erhobene Befund (Limburg, 1937) hat die alte Theorie v. Recklinghausens von der Genese der Adenomyome im Uterus-Scheidenbereich aus Urnierenresten abgelöst.

Nähere Einzelheiten sind im Abschnitt „Tumoren der Vagina" dieses Handbuches beschrieben. Cystische Bildungen aus Endometrioseherden oder versprengten Brustdrüsenanlagen werden in den entsprechenden Kapiteln abgehandelt.

Hymenalcysten sind selten. Gelegentlich werden sie bereits bei Neugeborenen beobachtet, bei denen sie durch Verlegung der Urethralmündung zu Miktionsstörungen führen können (KEHRER, 1929; STARK, 1952). Wie bei den Cysten der kleinen und großen Labien werden Abschnürungen von Epithelzapfen, Verklebungen von Schleimhautfalten, Retentionscysten von Talgdrüsen sowieLymphcysten angetroffen. Etwas vermehrt kommen auf Grund der Topographie versprengte Drüsen des Müllerschen Epithels oder Cysten vom Gartnerschen Gang in Betracht. Immer sollte bei Verdacht dieser Herkunft nach sonstigen Mißbildungen im Urogenitalbereich gefahndet werden. Anlaß zur Fehldeutung bietet die häufigere Hymenalatresie mit cystenartiger Vorwölbung des mitunter sehr derben, weißlichen Hymens, das auch bei Neugeborenen eine graue, zähe Masse aus abgeschilferten Vaginalepithelien und Schleim zurückhalten kann (KEHRER, 1929).

Im vorliegenden eigenen Fall (Abb. 5) handelte es sich um ein 16jähriges Mädchen mit starker Dysmenorrhoe seit 2 Jahren. Ein Durchschimmern des blutfarbigen Vaginalinhalts war nicht erkennbar. Die Hämatokolpos und Hämatometra hatten die Größe einer Gravidität des 6. Monats erreicht. Störungen der Genitalfunktion waren nicht vorhanden, da die Patientin 1 Jahr nach der Therapie (Abtragung des Hymens) eine Schwangerschaft und normale Entbindung durchmachte.

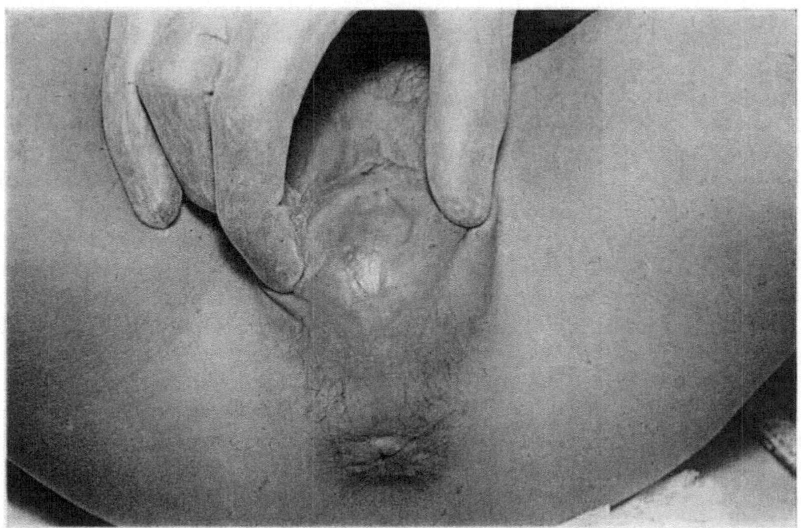

Abb. 5. Hymenalatresie mit cystenartiger Vorwölbung des sehr derben weißlichen Hymens. Im vorliegenden Fall 16jähriges Mädchen mit starken Schmerzen seit 2 Jahren in 4wöchigem Intervall. Die Hämatokolpos und Hämatometra hatten die Größe einer Gravidität des 6. Monats erreicht. Ein Jahr nach Abtragung des Hymens normale Schwangerschaft und Entbindung

Ein sicherer Fall einer Gartnergangcyste des Hymen wurde von STARK (1952) beschrieben. Es handelte sich um eine fast eigroße, cystische Tumorbildung einer 55jährigen Frau im Bereiche des Hymen und seiner Reste an der Innenseite der rechten kleinen Labie. Die Patientin befand sich seit einem Jahr in der Menopause und hatte erst seit kurzer Zeit Beschwerden. Die histologische Untersuchung ergab eine offenbar durch Druck des Cysteninhalts flache, endothelartige Auskleidung, an die sich nach außen derbes, gefäßreiches Bindegewebe mit einzelnen Partien glatter Muskelfasern anschloß.

Cysten der Clitoris und Paraurethralgegend nehmen ihren Ursprung von Skeneschen Vestibulardrüsen, versprengten Schleimdrüsen, Talgdrüsen oder auch vom

Gartnergang [Concetti, 1940 (1) (2)]. Diese Befunde hat Meyer, R. schon in frühen Untersuchungen durch Serienschnittuntersuchungen bei Feten und Neugeborenen belegt. Er sah ferner häufiger Cystenbildungen im Sulcus interlabialis. Ein besonderer Mechanismus der Cystenentstehung beruht nach Concetti [1940 (1) (2)] auf Verklebung von Epithelmembranen zwischen Glans und Präputium mit fortwährender Degeneration und Abschilferung der innersten epithelialen Zellschichten und Smegma. Ursächlich wird eine primäre Entwicklungsstörung des Präputium angenommen. Eine derartige Cyste mit besonders schnellem Wachstum während der Schwangerschaft wird beschrieben [Concetti, 1940 (1)]. In einem Fall der älteren Literatur (Bertino, zit. nach Kehrer, 1929) ist aus den Talgdrüsen einer Epidermoidcyste der Clitoris ein cystisches Adenocarcinom entstanden. Sonst ist eine Malignitätsentwicklung aus Vulvacysten bisher kaum bekannt.

Als Pseudocysten könnten die häufiger anzutreffenden *Hernien des Vulvabereiches* bezeichnet werden. Diese mehr klinisches Interesse beanspruchenden Bildungen können die große Labie der betroffenen Seite bis auf über Mannskopfgröße auftreiben. Als Inhalt sind speziell nach Berichten des älteren Schrifttums (s. bei Kehrer, 1929) fast alle Teile des Dünn- oder Dickdarmes einschließlich des Wurmfortsatzes gefunden worden, ferner Netzgewebe seltener Parovarialcysten, Teile der Harnblase oder eine Beckenniere. Auch der Uterus und Adnexteile wurden als Bruchinhalt angetroffen. Fast immer handelt es sich um eine *Hernia labialis inguinalis anterior*, um einen inneren direkten oder äußeren indirekten Leistenbruch, je nachdem, ob dieser medial oder lateral von der Plica epigastrica austritt.

Nur in Einzelfällen werden Schenkel- oder Cruralhernien, die Hernia obturatoria, die Hernia subpubica labialis und die Hernia labialis posterior oder pudendalis — von der Excavatio rectouterina ausgehend — im Bereiche der Labia maiora beschrieben.

Ist der Halsteil des Bruches im Leistenring durch Obliteration bzw. entzündliche Prozesse verschlossen, so kann eine echte Cystenbildung des Processus vaginalis peritonei mit zumeist klarer seröser Flüssigkeit ohne sonstigen Bruchsackinhalt entstehen. In diesen Fällen ist die während der Fetalperiode im Bereiche der Ansatzstelle des Lig. rotundum vorhandene Ausstülpung des Peritoneum parietale, die normalerweise im frühen Kindesalter gänzlich obliteriert, noch vorhanden oder nur teilweise zurückgebildet. Der hierdurch entstehende Hohlraum bietet im späteren Leben die Grundlage für die sog. *Hydrocele muliebris* oder *Cyste des Nuckschen Kanals*. Kombinationen zwischen der Hernia labialis inguinalis und Hydrocele sind beschrieben (Lit. s. bei Kehrer, 1929). Histologisch findet sich bei der einfachen Hydrocele muliebris eine derbe, bindegewebige Wand mit einzelnen Muskelelementen durch Aufsplitterung des runden Mutterbandes, als Innenauskleidung einen kontinuierlichen Belag aus flachen Peritonealendothelien, der auch fehlen kann. In der neueren Literatur nach 1930 habe ich keine wesentlichen Ergänzungen des sehr umfangreichen älteren Schrifttums über dieses Gebiet finden können. Große Hernien der Vulvaregion werden offenbar zumeist rechtzeitig operiert, die Cysten des Nuckschen Kanals sind sehr viel seltener und werden häufiger fehlgedeutet.

II. Gutartige Geschwülste der Gefäße und des Bindegewebes der Vulva

1. Hämangiome und Lymphangiome

Im Schrifttum sind eine Reihe von Gefäßgeschwülsten der Vulva mitgeteilt worden, die sich von den vasculären Tumoren anderer Körpergegenden nicht unterscheiden. Der erste einschlägige Fall eines Hämangioms der Vulva wurde 1882 von SÄNGER beschrieben. Seither sind bis heute etwa 50 Fälle bekannt, hierunter 13 bei Neugeborenen (CALANDRA u. SAMMARTINO, 1959).

Die von einem Naevus vasculosus congenitus ausgehende Neubildung wird infolge ihrer Kleinheit zunächst im allgemeinen übersehen. Aber bereits in den ersten Lebenswochen kommen größere Ausdehnung und kavernöse Auftreibung vor. CALANDRA u. SAMMARTINO (1959) haben aus der Literatur und 2 eigenen Beobachtungen folgende Prädilektionsstellen der Vulva festgestellt: An den großen Labien 23 Fälle, an der Clitoris 6 Fälle, im Bereich der äußeren Urethralmündung 3 Fälle, an den kleinen Labien 2 Fälle und am Damm 1 Fall. In weiteren Fällen war der Tumor multizentrisch entwickelt oder hatte beide große Labien erfaßt. Seine Seltenheit wird durch die Tatsache gekennzeichnet, daß am Institut für Krebsforschung in Mailand unter 254 Erkrankungen der Vulva aus einem Zeitraum von 18 Jahren nur 6 Gefäßgeschwülste festgestellt werden konnten (BIANCO u. SAMUEL, 1958).

TAUSSIG (1923) berichtete über ein Hämangiom eines 4 Monate alten Säuglings, das bei der Geburt als flaches Muttermal in der Gegend des Labium minus bestand, sich dann langsam weiterentwickelte, die Hautoberfläche überragte und in seiner Umgebung Ulceration erkennen ließ. Bei der Exstirpation war es 15×5 mm groß. In einem weiteren Fall einer 28 jährigen Patientin war die ganze rechte große Labie in eine hühnereigroße Masse umgewandelt, die aus einem Netzwerk varicöser Venen bestand. Die Clitoris bildete eine einzige blaue Schwellung von der Größe einer Eichel. Auch bei dieser Patientin war seit ihrer Geburt ein Muttermal des Labium majus beobachtet worden, das von Beginn der Pubertät an zu dem beschriebenen Tumor auswuchs und des öfteren geblutet hatte.

Die Größe der Tumoren variiert beträchtlich. In einem Fall (BARAFFA, 1930) betrug sie 10×4 cm, in anderen war die Form gestielt (TISCORNIA BIAUS u. AYLLON, 1936). DARNALT RESTREPO (1957) berichtete über 2 Säuglinge mit gemeinsamem Vorkommen von Hämangiomen der Vulva, der Brustseite, auf der Oberlippe und am Unterarm.

Makroskopisch (Abb. 6a) ist der im allgemeinen scharf umschriebene Tumor durch seine dunkelrote Farbe und weiche Konsistenz leicht zu erkennen.

Histologisch (Abb. 6b) finden sich zahlreiche blutgefüllte Räume mit Verbindungen untereinander, getrennt durch dünne, bindegewebige Septen mit vielen elastischen Fasern. Die Innenauskleidung besteht aus Endothel, das gelegentlich in die Gefäßlumina proliferiert (MARTELLA, 1937). In den äußeren Schichten sind zahlreiche Capillaren sichtbar, die äußerste Begrenzung besteht aus einer dünnen, bindegewebigen Kapsel. Die Geschwülste neigen zur *Verfettung* (TISCORNIA BIAUS u. AYLLON, 1936), halten sich unverändert oder wachsen mehr oder weniger rasch und führen dann zur Behandlung. Gelegentlich kommt es zu Blutungen in der Umgebung (TAUSSIG, 1923).

Lymphangiome der Vulva sind sehr viel seltener. Von umschriebenen Tumorformen sind diffuse Lymphstauungen nach Art der Elephantiasis abzugrenzen, die sekundär nach eitriger Entzündung der inguinalen Lymphknoten beobachtet worden sind (NOBILI, 1952). Es fanden sich bei einer 32 jährigen Patientin zahlreiche Knoten an den großen und kleinen Labien, der Clitoris und dem Mons veneris, die histologisch aus cystisch erweiterten Lymphgefäßen in fibrösem Bindegewebe bestanden. Die Veränderung wurde als Lymphangiomatosis teleangiektatica bezeichnet und eine pathogenetische Beziehung zur Adenitis der Leistenlymphknoten angenommen. Ein ähnliches Krankheitsbild beschrieb STOCKES (1923) als Folge eines tuberculösen Verschlusses der Leistendrüsen. Hier waren bereits makroskopisch zahlreiche bläschenförmige Lymphcysten der Vulva erkennbar, aus denen sich nach Anstechen klare Lymphe entleerte. Auch nach percutaner Röntgenbestrahlung, die eine 63 jährige Patientin 13 Jahre vorher wegen eines Cervixstumpfcarcinoms erhalten hatte, ist nach Bianco u. Samuel (1958) ein derartig „erworbenes Lymphangiom" entstanden.

Daneben existieren sehr genaue Beschreibungen von umschriebenen Lymphangiomen der Vulva, insbesondere von Taussig (1923) und Delbet (1924).

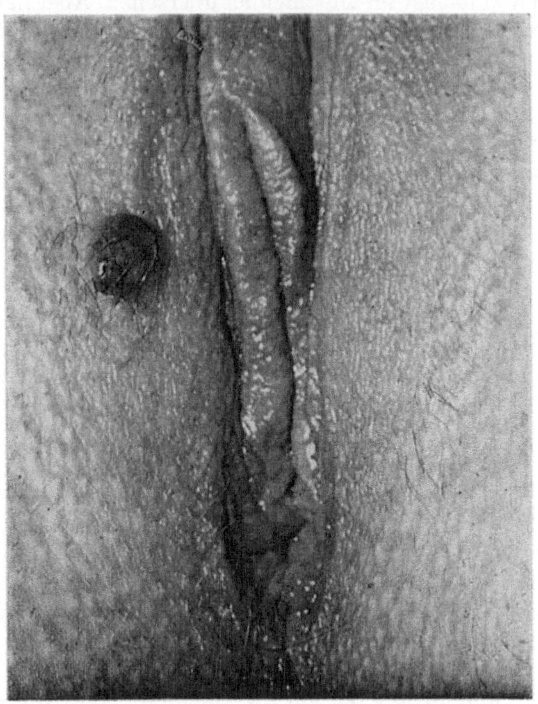

Abb. 6a

Abb. 6a u. b. Haemangioma cavernosum von Pfenniggröße in der rechten großen Labie einer 30jährigen Patientin

In Taussigs Fall bestand bereits bei einem neugeborenen Mädchen eine kleine, gerötete Hautpartie der Vulva, die sich 18 Monate später langsam vergrößerte. Nach dem 13. Lebensjahr erfolgte sichtbares Wachstum mit profuser, milchig weißer Absonderung zugleich mit der Menstruation. Betroffen waren die rechte große und kleine Schamlippe zusammen mit der entsprechenden Clitorishälfte sowie die perianale Hautgegend rechts, die in eine irreguläre Schwellung mit warzigen Vorsprüngen umgewandelt waren. Gleichzeitig bestanden unilaterale Naevi auf den Lippen und der Zunge des Mädchens. Mikroskopisch zeigte sich eine Kombination von kondylomartigen epithelialen Proliferationen und scharf begrenzte Lymphangiektasien des betroffenen Gewebes.

Zwei weitere Lymphangiome von Erbs- bis Bohnengröße der Clitoris werden von Klein (1928) und Rottoli (1931) mitgeteilt. Calandra u. Sammartino (1959) fanden im Schrifttum bis 1959 16 Fälle echter Lymphangiome der Vulva, einschließlich einer eigenen Beobachtung. Die meisten Patientinnen waren Jugendliche, der Umfang der Tumoren lag zwischen 6 mm Durchmesser und Kinderkopfgröße (Brindeau, 1906). Die Konsistenz war immer weich und cystenartig, die Lokalisation überwiegend die Gegend der kleinen Labien, aber auch der großen Labien, der Clitoris und des Mons pubis. Histologisch fanden sich unregelmäßige Hohlräume, die mit flachem Endothel ausgekleidet und von lockerem, zellarmen Bindegewebsstroma umgeben waren.

Hämangiome und Lymphangiome sollten als echte dysontogenetische Tumoren mit weitgehend capillärer Ausdifferenzierung und Neubildung verzweigter Gefäßräume streng von allen diffusen Wucherungen und Stauungszuständen des Blut- und Lymphgefäßsystems auf Grund besonderer lokaler Ursachen unterschieden werden. Diese diagnostischen Voraussetzungen werden offenbar häufig zu wenig beachtet.

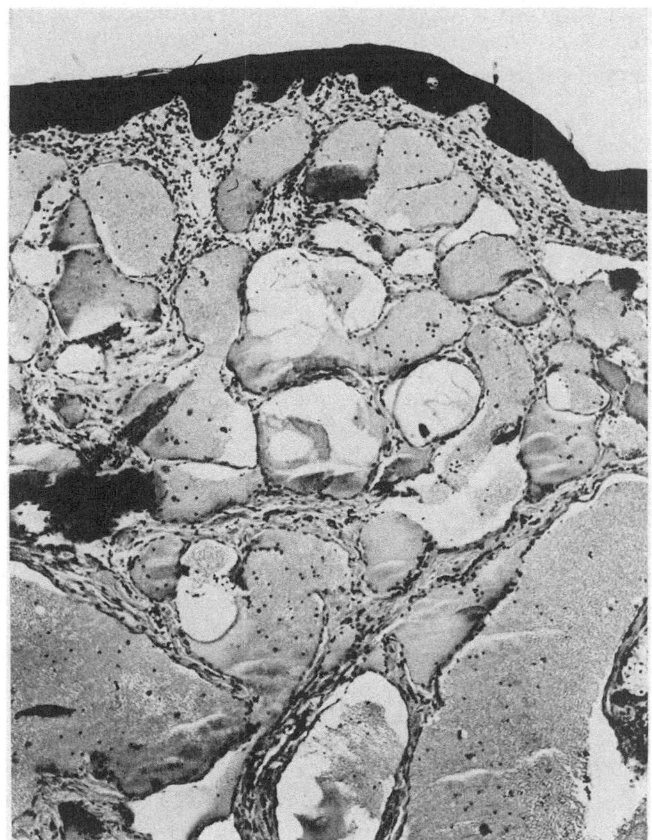

Abb. 6 b

In Fällen von Isbruch (1929) und Arnold (1930) werden sog. *teleangiektatische Granulome* der Vulva beschrieben, deren lymphangiomähnliche tumorartige Bildungen ursächlich auf bakterielle Infektion zurückgeführt werden. Auf dieser entzündlichen Grundlage sollen teleangiektatische, teils varicöse, teils lymphangiomartige Tumoren, teils echte Lymphangiome zur Ausbildung kommen. Der umgekehrte Vorgang einer lokalen Entzündung in einem Angiom wird nicht diskutiert. Eine nachträgliche Klärung erscheint schwer möglich.

Verstärkte Proliferation des Endothels der Hämangiome und Lymphangiome kann zu dem *Hämangioendotheliom* und dem *Lymphangioendotheliom* führen. Nach Mallory (zit. nach Meyer, R.) können die Endothelzellen mehrreihig um die Gefäßlumina liegen oder auch in seltenen Fällen papillär in die Lichtungen einsprossen. Doch handelt es sich streng genommen hierbei um eine Mischgeschwulst, in welcher das zugehörige Bindegewebe den Gefäßmantel bildet, nachdem dem Endothel selber eine Fibrillenbildung nicht zukommt. Meyer, R. (1930) ist auf diese Frage ausführlich in diesem Handbuch (Band VII, Teil I) eingegangen. Nach seiner bisher unwiderlegten Meinung darf man nur an ein reines Endotheliom denken, wenn in einer Geschwulst gleichartige Zellen Gefäßröhren, Stränge und Zellmassen ohne Faserbildung liefern. Im Gegensatz zu dieser klaren Forderung wird immer wieder bei Tumoren unklarer Genese die Diagnose auf Endotheliom gestellt, obgleich derartige Publikationen seit den kritischen Stellungsnahmen R. Meyers, O. Frankls u. a. (zit. nach Meyer, R.) seltener geworden sind.

Auch an der Vulva sind vereinzelt sog. „Endotheliome" beschrieben, so von Stevens (1924) ein gestielter, in 20 Jahren gewachsener Tumor der großen Labie einer 46 jährigen Frau, der mikroskopisch in fibrilläres Stroma eingebettete Zellelemente von angeblich endothelialem Typ enthielt. Einen ähnlichen Fall erwähnte Concetti (1940). Bei einem hühnereigroßen Tumor der großen Labie einer 37 jährigen Frau, der teils aus derbfaserigem, myomatösem Bindegewebe, teils aus spindeligen Zellen in Form knotiger und netzartiger Zapfen sowie aus schwammartigen Zellhaufen mit zahlreichen kleinen Hohlräumen bestand, die fädig geronnene schleimige Massen und hyalines Gewebe enthielten, lautete die Bezeichnung „Cylindrom der Vulva" (Fossel, 1935). Auch die Histogenese dieses Tumors wurde vom Autor als endothelial angesehen. Zusammenfassend darf für derartige Fälle der kritische Satz R. Meyers zitiert werden: „Endotheliom ist der Sammelplatz für alle Blastome unbekannter Histogenese, obgleich wir nicht einmal die Endothelgenese selbst kennen".

Die *Elephantiasis vulvae* gehört nicht zu der Gruppe der echten Tumorerkrankungen. Schon Taussig (1923) hatte hierfür als einheitliche Bezeichnung „hypertrophisch-ulcerative Form der chronischen Vulvitis" vorgeschlagen, womit er zweifellos zum Ausdruck bringen wollte, daß die hierbei vorhandenen hypertrophischen Hautveränderungen in Verbindung mit z. T. excessiver Lymphstauung des subcutanen Bindegewebes immer den Ausdruck einer Entzündung mit sekundärem Verschluß der zugehörigen Lymphbahnen darstellen. Diese von der seltenen angeborenen Form der Erkrankung zu unterscheidende, sekundär erworbene Elephantiasis vulvae ist anhand zahlreicher Fälle des älteren Schrifttums (Kehrer, 1929) in allen Einzelheiten bekannt geworden. Es handelte sich um z. T. riesige geschwulstähnliche Bildungen der großen und kleinen Labien oder der Clitoris, die über Mannskopfgröße erreichten, oftmals einen Stiel von 15—50 cm Länge aufwiesen oder beim Stehen den Boden berührten. Aus ihrer ganz uneinheitlichen Ätiologie wird verständlich, warum heute und in unseren Breiten entsprechende Mitteilungen fast gänzlich fehlen. Als Hauptursache wurden luische Infektionen nachgewiesen, ferner Gonorrhoe, Lymphogranuloma inguinale, Tuberkulose und Erysipel (durch Streptokokkenlymphangitis mit Verödung der Lymphbahnen). Bei der farbigen Bevölkerung spielt die Elephantiasis vulvae noch eine gewisse Rolle, aus gleichem Anlaß wohl auf Grund fehlender Therapie oder auch als sog. Tropenelephantiasis (Novak u. Woodruff, 1962) durch Filaria Bancrofti, Framboesia tropica und Lepra. Sehr seltene Ausnahmen bilden Einzelfälle elephantiastischer Wucherungen bei Vulvacaricinomen mit Leistenmetastasen. Hierbei muß wohl eine besondere lokale Disposition ursächlich hinzukommen, da dieser Befund auch nach Ausräumung oder Bestrahlung der zugehörigen inguinalen Lymphknoten praktisch kaum beobachtet wird.

Die sehr seltene primäre, angeborene Form der Elephantiasis vulvae wird dagegen zu Recht auf ein kongenitales, cystisches oder kavernöses Lymphangiom zurückgeführt, zumal sie auch in Kombination mit Naevusbildungen angetroffen wird.

2. Fibroma vulvae

Das Fibrom kann als der *häufigste bindegewebige Tumor der Vulva* bezeichnet werden. Seit der ersten zusammenfassenden Darstellung über 131 Fälle von Leon-

HARD (1917) sind mehr als 100 weitere Mitteilungen erfolgt. Die Frequenz von 1 Fibrom der Vulva auf 9000 (WEINSHEL, 1946) oder 6 auf 23000 gynäkologische Patienten (LEONHARD, 1917) erscheint etwas willkürlich, da viele Frauen symptomlose bindegewebige Tumoren dieser Art aufweisen, die erst bei stärkerem

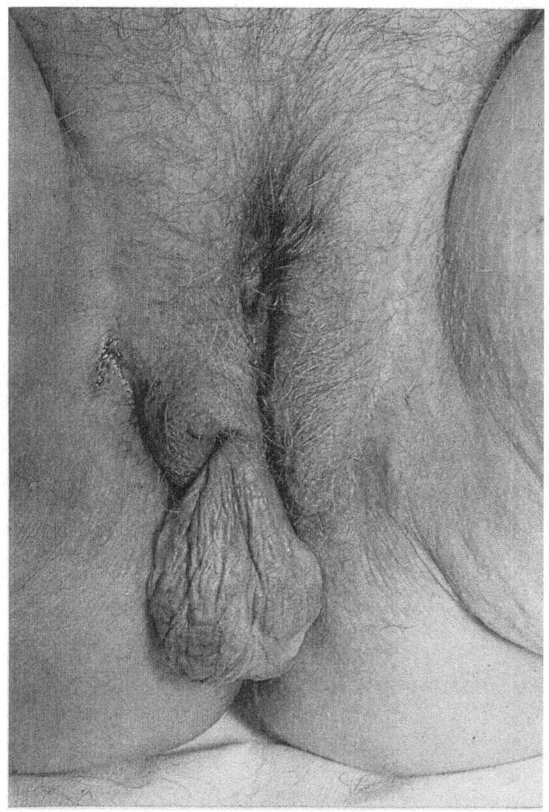

Abb. 7. Fibroma pendulum der rechten großen Labie einer 63jährigen Frau, die wegen Blutung nach Gefäßarosion aus dieser Geschwulst in Behandlung kam. Histologischer Befund: Fibromatöser, zellarmer, ödematöser Tumor aus kurzspindeligen Bindegewebszellen und z. T. erweiterten Blut- und Lymphgefäßen

Wachstum oder sonstiger besonderer Symptomatik wie Blutung durch Gefäßarrosion registriert werden und in ärztliche Behandlung kommen. Das letztgenannte Ereignis kann insbesondere beim gestielten Fibrom (Fibroma pendulum) eintreten (Abb. 7). Der Ausgangsort ist oftmals nicht das eigentliche Vulvabindegewebe, sondern die Gegend der Ansatzstelle des Lig. rotundum im Leistenbereich oder das tiefe Beckenbindegewebe (NOVAK u. WOODRUFF, 1962; BARBANTI-SILVA, 1930). Hieraus erklärt sich die gelegentliche Beimengung muskelzelliger Elemente. In anderen Fällen ist das Tumorgewebe durch Ernährungsstörung eher zellarm und ödematös, so daß der Eindruck einer myxomatösen Umwandlung bestehen kann. Hyalinisierung und cystische Degeneration sind aus den gleichen Gründen besonders bei großen Tumoren anzutreffen, ohne daß deshalb die Diagnose eines Fibroms in Frage steht.

Als *Ausgangsort* sind überwiegend das obere Drittel der großen Labien bzw. die großen Labien überhaupt beschrieben worden (Abb. 8), sehr viel seltener die kleinen Labien, Clitoris (Ottow, 1926), Vestibulum, Paraurethralregion und hintere Commissur. In 5 Fällen der Weltliteratur (zit. nach Calandra u. Sammartino, 1959) soll sich der Tumor aus dem Bindegewebe der Glandula-Bartholini entwickelt haben, doch fehlt außer dem Sitz des Tumors in der Tiefe des unteren Drittels der großen Schamlippen jeder morphologische Hinweis auf die Herkunft wie Drüsen

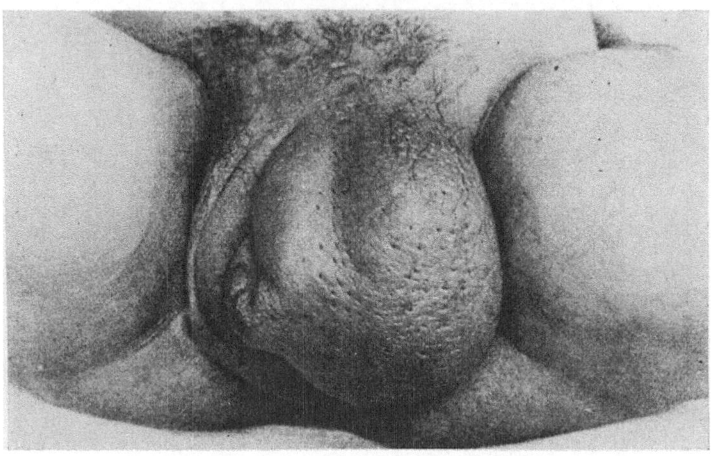

Abb. 8. Großes gutartiges Fibrom der linken großen Labie einer 60jährigen Patientin

oder Gänge im unmittelbaren Tumorbereich. Dieser Nachweis fehlt auch im Fall von Fagioli (1933), einem nußgroßen Knoten am Scheideneingang einer 31jährigen Frau, der als „solide Geschwulst der Glandula Bartholini" bezeichnet wird. Der histologische Nachweis eingestreuter Muskelzellen, die auch in der Bartholinischen Drüse vorkommen sollen, erscheint in diesem Zusammenhang unerheblich. Die Geschwulst kann auch ihren Ausgang von der die Unterfläche des Diaphragma pelvis bedeckenden Fascia pelvis nehmen, ferner vom Periost der Beckenknochen, sowie vom Bindegewebe des Septum recto — bzw. vesicovaginale (Kehrer, 1929). Hierbei erscheinen die Fibrome erst sekundär in der Fossa ischiorectalis und in der Vulva und Dammregion und sind dann bereits sehr ausgedehnt.

Die äußere *Form* ist überwiegend solitär, knotig, selten multipel. Bei oberflächlichem Sitz im Labienbereich und stärkerem Wachstum kann sich der Tumor unter Ausbildung eines mehr oder weniger langen Stieles zum Fibroma (Molluscum) pendulum entwickeln. Die Größe ist äußerst variabel und zumeist vom Zeitpunkt der ersten klinischen Erscheinungen bzw. der dann einsetzenden chirurgischen Therapie abhängig. Dementsprechend ist im älteren Schrifttum über riesige Vulvafibrome berichtet worden, deren größtes innerhalb von 12jähriger Beobachtung ein Gesamtgewicht von geschätzt 268 englischen Pfund erreichte und zum Tode seiner 37jährigen Trägerin geführt hatte (Buckner, zit. nach Kehrer). Heute kommen bereits Haselnuß- bis Hühnereigroße, nur sehr selten größere Geschwülste dieser Art in Behandlung. Das Wachstum der Fibrome verläuft zumeist langsam und stetig über Jahre. Nur in wenigen Fällen ist über schnellere Entwicklung durch Ödemisierung oder cystische Erweichung während der Schwangerschaft oder nach Trauma berichtet worden (Leonard, 1917). Auch bei Tumoren vom myxomatösen

Typus zeigte sich rascheres Wachstum (PODALIRI, 1926). Immer muß mit der Möglichkeit einer sarkomatösen Entartung gerechnet werden, wenngleich ein Malignitätsindex von 22,5% (LEONARD, 1917) im neueren Schrifttum nicht bestätigt werden konnte. Die ältere Kasuistik der Riesenfibrome ist in allen Einzelheiten von KEHRER (1929) erörtert worden. Im Schrifttum nach 1930 spielt das Fibroma vulvae nur eine untergeordnete Rolle.

Aus meinem eigenen Material ist der Fall einer 51jährigen Patientin erwähnenswert (Abb. 7), die mit einem der linken großen Labie gestielt aufsitzenden weichen pendelnden Tumor von Walnußgröße erschien, aus dessen leicht ulcerierter Kuppe es tropfenweise stärker blutete. Die Geschwulst hatte vorher jahrelang ohne besondere Beschwerden oder Größenzunahme bestanden, die Blutung war akut seit dem Tag vor der Aufnahme erstmalig aufgetreten. Das innere Genitale war vollkommen normal. Makroskopisch war die gelappte, scrotumähnliche Beschaffenheit der Geschwulst auffällig, die von etwas gerunzelter, aber äußerlich unveränderter Vulvahaut überzogen war. Nur am untersten Pol zeigte sich ein winziger erosiver Hautdefekt, aus welchem die Blutung erfolgte. Histologisch bestand das einförmige Bild lockeren fibrillären Bindegewebes mit kleinspindeligen Zellen ohne Muskelzellen, jedoch mit einzelnen stärker kavernösen Venenplexus.

Ein Fall mit ähnlicher Symptomatik der plötzlichen starken Blutung aus einem gänseeigroßen Fibromyoma pendulum der großen Labie an einem 12 cm langen Stiel, dessen glatte Muskelfasern und Gefäße aus der Richtung des Leistenkanals kamen, wurde früher von MESTRON (1923) beschrieben.

Wenngleich im Schrifttum häufiger die Bezeichnung „Fibroma molle myxoides oder Fibroangiom" der Vulva zu finden ist, so handelt es sich doch im wesentlichen nicht um echte Mischgeschwülste, sondern um ödematöse oder myxomatöse Degeneration bzw. stärkere Gefäßentwicklung im Tumor, in dessen Mutterboden durchaus der fibromatöse Charakter gewahrt wird. Man ist daher nicht genötigt, metaplastische Umwandlung von Bindegewebszellen in Schleimzellen, gelegentlich sogar in Knorpel- oder Knochenzellen (Enchondrom) anzunehmen (PODALIRI, 1926). Der letztgenannte Befund spricht eher für das Vorliegen einer äußerst seltenen Mischgeschwulst aus embryonal versprengtem Gewebe.

Eine eigene bindegewebige Tumorkapsel, die gelegentlich beschrieben wird, ist primär nicht angelegt, wie an histologischen Befunden sehr kleiner Fibrome leicht zu beweisen ist. Es handelt sich vielmehr immer um die durch Verdrängung kapselartige Umkleidung der inneren Schicht des bindegewebigen Mutterbodens bei stärkerem Geschwulstwachstum. Traumatische (sekundäre) Ulceration der Tumoroberfläche ist insbesondere bei längerem Bestehen und Größenzunahme zu beobachten, desgleichen sekundäre entzündliche Infiltration. Degenerative Verfettung kann gleichfalls vorkommen, wenngleich dabei differentialdiagnostisch eine echte Lipombildung auszuschließen wäre. Bei stärkerer Pigmentation ist an eine Neurofibromatose (v. RECKLINGHAUSEN, 1896) zu denken.

BRADY (1929) beschrieb den seltenen Fall eines gestielten Fibroms der großen Schamlippe, das bis 8 cm oberhalb der Patella reichte. Histologisch fand sich ein typisches Fibrom mit einer zentralen Schlauchbildung, deren Lumen mit Detritus gefüllt war. Die Wand bestand aus epithelialen Zellen, teilweise mit Verhornung. Der Autor deutete den Befund als Epithelcyste aus Teilen der äußeren Haut, die durch Trauma in das Fibrom versprengt wurden.

Ältere Fälle von v. RECKLINGHAUSEN (1896), die als sog. Urnierengeschwülste — vom runden Mutterband ausgehende Fibrome mit epithelialen Einschlüssen (Adenofibrome) im Labienbereich — beschrieben wurden, gehören nach späterer Auffassung (MEYER, R., 1930; LIMBURG, H., 1937) in das Gebiet der Endometriose oder versprengter Mammatumoren der Vulva, da die für Urnierentumoren charakteristische organoide Struktur nicht nachgewiesen ist. Ein einschlägiger Fall der neueren Literatur von STEIN (1933) in welchem ein Vulvafibrom eine große und mehrere kleinere Cysten enthielt, wurde dieser Deutung entsprechend als Adenofibrom aus in die Labie versprengtem bzw. verschlepptem Endometrium diagnostiziert.

Vom Fibrom ist die offenbar äußerst seltene *Keloidbildung* der Vulva zu unterscheiden, die bereits bei Kehrer (1929) erwähnt und bisher in der neueren Literatur nur in einem gesicherten Fall von Zeitz (1956) bekanntgeworden ist.

Es handelte sich um eine hühnereigroße, derbe, dunkel pigmentierte Geschwulst der Clitoris einer 25jährigen Frau ohne Ulceration mit einer Vergrößerung der rechten Leistendrüsen. Anamnestisch fand sich kein Anhalt für früheres Trauma mit Narbenbildung, das als Ursache der Keloidbildung anerkannt ist, sondern lediglich ein jahrelang bestehender Fluor und hierdurch vorhandener chronischer Reizzustand. Vulvektomie und Exstirpation der Leistendrüsen ergab Dauerheilung unter 7jähriger Beobachtung, ohne daß erneut Keloid gebildet wurde.

Trotz chirurgischer Entfernung rezidivierende Fibrombildungen im Vulvabereich sind teils ohne, teils mit abschließender sarkomatöser Entartung mitgeteilt worden.

Im Fall von Garofalo (1932) hatte eine 41jährige Patientin vor 11 Jahren im rechten Labium majus eine kleine Schwellung bemerkt, die innerhalb von 5 Jahren auf Kindskopfgröße wuchs. 8 Monate nach der Exstirpation begann in der Narbe erneutes Tumorwachstum, das nach weiteren 6 Jahren Citronengröße erreichte. Dieser Tumor saß gestielt dem unteren Schambeinast auf, er hatte eine fibröse Kapsel, hing mit der Cutis und Perinealmuskulatur zusammen und enthielt eine Höhle, die mit seröser Flüssigkeit gefüllt war. Histologisch fanden sich spindelige bis keulenförmige, z. T. auch sternförmige Bindegewebszellen mit hellem Protoplasma. Stellenweise bestand Ähnlichkeit mit Schleimgewebe, zwischen mehr lockerem fibrillärem Bindegewebe waren amorphe Massen sowie Fibroblasten sichtbar. Mucinfärbung blieb negativ, ebenso Elastinfärbung (mit Ausnahme der Media größerer Gefäße). Der Tumor wurde als "Fibroma molle myxoides" bezeichnet.

Der Fall von Nelson (1933) weist eine 45jährige Anamnese auf. Die Patientin hatte zwischen ihrem 28. und 42. Lebensjahr insgesamt 2 multiple Rezidive in der Narbe des bohnengroßen Primärtumors im oberen Drittel der linken großen Schamlippe. Das 3. Rezidiv im 44. Lebensjahr bestand aus 3 über walnußgroßen Knoten, die nun auch die kleine Labie und den Damm erreichten. Die histologische Diagnose lautete jeweils „Fibroma molle". Nach weiteren 13 Jahren mußte der gesamte linke Vulvabezirk, der von Tumoren durchsetzt war, chirurgisch entfernt werden. Histologisch: „Fibromyoma molle, dem fibrosarkomatösen Typ angenähert". Es handelt sich um größere und chromatinreichere Tumorzellen als in den früheren Präparaten, jedoch ohne wesentliche Mitosen. 15 Jahre nach dieser Operation trat das 5. Rezidiv in Gestalt eines kleinen Knotens in der rechten Schamlippe auf, der sehr schnell in die Vagina einwuchs und auch auf den Damm bis zum Anus übergriff, nunmehr ein eindeutiges Fibrosarkom.

Eine eigene Beobachtung betrifft eine 64jährige Patientin mit folgendem makroskopischen Befund: Kindskopfgroßer, besonders die rechte große und kleine Labie, den absteigenden rechten Schambeinast und die rechte Gesäßbacke durchsetzender derber, unregelmäßig höckriger Tumor, über welchem die Haut z. T. dünn ausgezogen und unverschieblich angespannt ist. Anstelle der linken kleinen und großen Labie fast bis zum Anus reichend zwei größere knotige auf der Unterlage wenig verschiebliche Verdichtungen, von denen die obere über pflaumengroß und ulceriert ist (Abb. 9a). Das Scheidenrohr ist durch die Tumorbildungen stark eingeengt, nach rechts seitlich und oben verschoben, nur zweifingergliedlang, im hinteren Anteil stenosiert und allseits von knolligen Tumormassen umgeben. Auch der Eingang zur Rectum ist durch die Tumoren vor allem von rechts hinten verlegt, die Rectumschleimhaut selber glatt. *Histologisch* (Abb. 9b, c) zeigt der teilresezierte Tumor auf großen Strecken den Aufbau eines zellarmen, ödematösen Fibroms aus kleinspindeligen Bindegewebszellen ohne jede Atypie. An anderen Stellen finden sich auch sehr zellreiche Tumorpartien aus unreifen, in Bündeln kreuz und quer verlaufenden Spindelzellen mit stärkerem Chromatinreichtum und einzelnen Kernatypien, die Verdacht auf Sarkom erwecken. Der Tumor schien gegen seine Umgebung gut abgegrenzt, das Wachstum eher verdrängend, ohne Infiltration ins gesunde Gewebe; es bestand zugleich stärkere Stauung von Lymphgefäßen. Verhärtungen der Leistenlymphknoten waren nicht nachweisbar.

Aus der Anamnese war bemerkenswert, daß bei der Patientin bereits vor 12 Jahren ein Fibrom der rechten großen Labie exstirpiert worden war, dessen histologische Beschaffenheit nachträglich nicht mehr eruiert werden konnte. 7 Jahre später erfolgte die erneute Excision eines hühnereigroßen Tumors vom Damm, bei welchem Prof. Fahr die Diagnose: „Wahrscheinlich neurogene Geschwulst ohne hinreichenden Anhalt für Malignität" stellte. Nach weiteren 2 Jahren Ausschälung eines Dammtumors, der aus mehreren apfelgroßen Teilen bestand. Histologische Diagnose (Prof. Krauspe): Fibrosarkom.

Nach der Teilresektion erfolgte eine ausgiebige Röntgenbestrahlung. Erneutes Rezidiv 18 Monate später mit Tumoren an beiden Labien. Histologisch fand sich jetzt ein faseriger

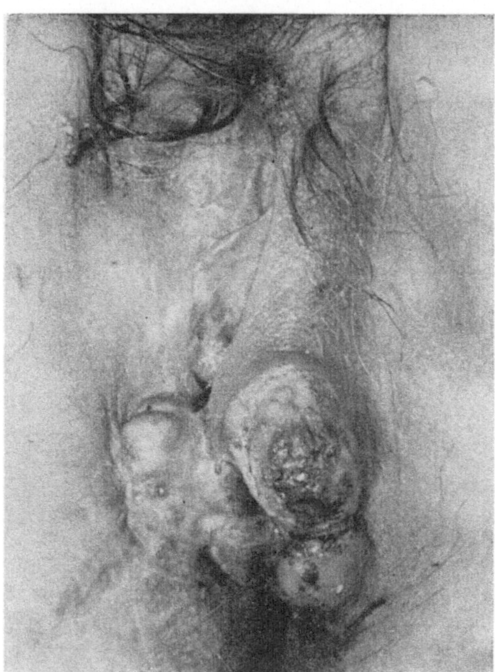

Abb. 9a

Abb. 9a—c. Fibrosarkomatöses Rezidiv eines 9 Jahre früher exstirpierten, damals histologisch sicher gutartigen Fibromyoms der rechten großen Labie einer 62jährigen Patientin. Jetzt über apfelgroßer, mehrknotiger Rezidiv-Tumor des Dammes und der linken großen Labie, teilweise auch nach rechts herüberreichend. Histologisch Fibrosarkom. Trotz Operation und Nachbestrahlung Exitus der Patientin 2 Jahre später unter Tumorausmauerung des ganzen kleinen Beckens. a Makr. Befund, b u. c. Histolog. Befund. Vergr. 320fach u. 560fach

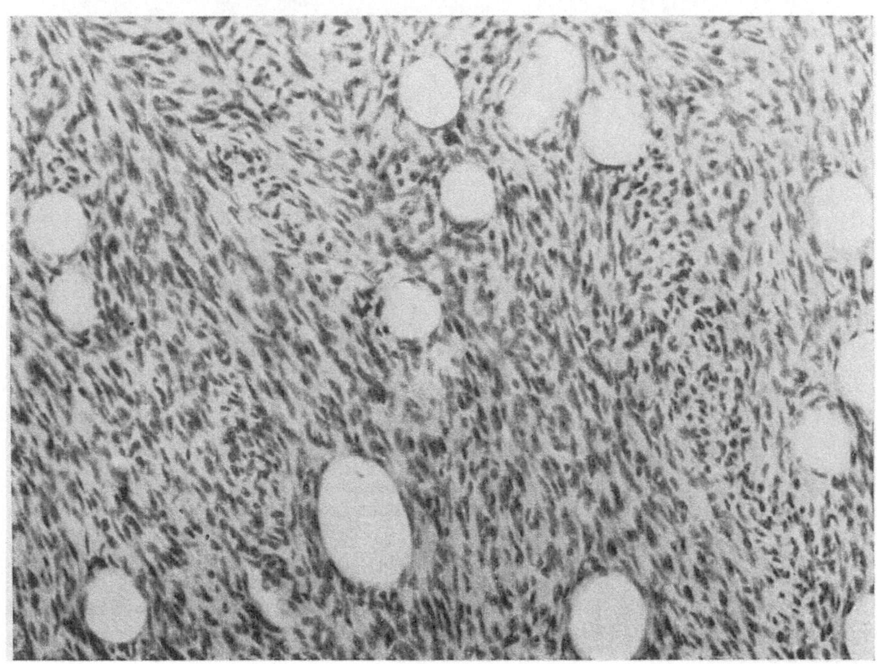

Abb. 9b

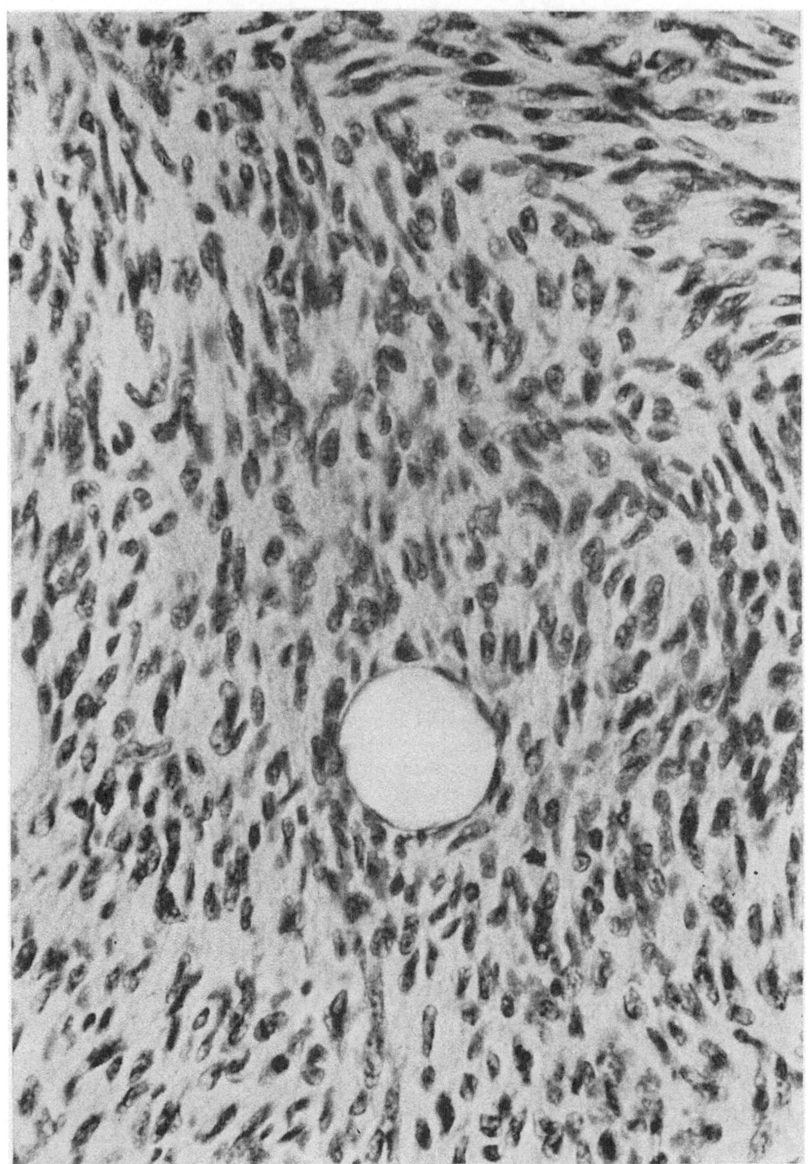

Abb. 9c

Tumor stellenweise mit rhythmischem Zellwachstum in spindeliger Form, der an Neurinom erinnerte. Er war durch Bindegewebe abgegrenzt und zeigte kein ausgesprochenes infiltratives Wachstum in die Umgebung.

Nach dem letzten Rezidiv, insgesamt 12 Jahre nach Beobachtung des Primärtumors, erfolgte eine cytostatische Behandlung, unter welcher jedoch eine weitere Ausdehnung mit Infiltration der Damm- und Beckenbodenmuskulatur sowie Arrosion beider Schambeinäste erfolgte. Die Patientin starb 9 Monate später. Die Todesursache lautete Kreislaufschwäche bei Fibrosarkomatose der Vulva. Eine Sektion konnt nicht durchgeführt werden.

Im vorliegenden Fall ist ein Ausgang von neurogenen Zellelementen wahrscheinlich.

3. Myoma und Fibromyoma vulvae

Reine Leiomyome der Vulva sind äußerst selten. KEHRER (1929) konnte bis 1930 56 primäre Fibromyome zusammenstellen, von denen 26 sicher und 7 wahrscheinlich ihren Ausgang vom Lig. rotundum genommen und sich in Richtung der großen Labien entwickelt hatten. In weiteren Fällen waren gleichzeitig adenomatöse Bestandteile oder Lymphangiektasien vorhanden. Fibromyome können auch vom Damm, Septum rectovaginale und urethrovaginale ausgehen und erreichen z. T. gestielt, erheblichen Umfang (bis Mannskopfgröße). Dagegen findet sich in der älteren Literatur nur ein reines Leiomyom der Vulva ohne bindegewebigen Anteil (GOLDSCHMIED, zit. nach KEHRER). CALANDRA u. SAMMARTINO (1959) konnten bis 1959 12 Fälle von *Leiomyomen*, 6 *Rhabdomyome* sowie etwa 20 sog. *Myoblastentumoren* (ABRIKOSSOFF, 1926, 1931) der Vulva zusammenstellen.

In einem eigenen Fall, einem gestielten Leiomyom des oberen Drittels der großen Labie von etwa Enteneigröße fand sich histologisch neben dem typischen fasciculären Aufbau in anderen Teilen eine mehr wellige, rhythmische Struktur der Tumorzellen, die an Neurinom erinnerte. Eine ähnliche Mitteilung über ein Neuromyoblastom der Vulva wurde von HORALEK u. ZEMAN (1956) publiziert. LUISI (1940) sah in einem hühnereigroßen Leiomyom der großen Schamlippe agiomatöskavernöses Gewebe sowie cystische Degeneration. GEIPEL (1954) beschrieb ein kirschkerngroßes, bewegliches Leiomyom knapp unterhalb der Urethralmündung an der Innenseite der rechten kleinen Labie einer 45jährigen Frau. Ein Zusammenhang war weder mit dem Lig. rotundum noch mit der Bartholinschen Drüse nachweisbar. Nach Exstirpation erfolgte glatte Heilung. EDWARDS u. RICHARDSON (1934) fanden ein Rhabdomyom des Hymen bei einem 3jährigen Mädchen, das nach primärer Excision abheilte, einige Monate später jedoch rezidivierte und zu einem großen Tumor in abdomine führte. Histologisch zeigte sich in der ersten Excision unverdächtiges Tumorgewebe aus quergestreiften Muskelfasern, in dem excidierten Beckentumor, der retroperitoneal am Os sacrum festhaftete, polymorphzelliges Sarkom, dazwischen eosinophiles Cytoplasma in vielförmigen Massen, häufig mehrkernig und erneut an quergestreifte Muskulatur erinnernd. Die Diagnose lautete nun Rhabdomyosarkom. Trotz kombinierter Radium-Röntgentherapie erfolgte der Tod des Kindes insgesamt 13 Monate nach Feststellung der ersten Symptome. Rhabdomyome sollten im weiblichen Genitalbereich nach MEYER, R. immer als verdächtig angesehen werden (persönl. Mitteilung).

Eine Sonderstellung nehmen auch im Vulvagebiet die „*Myoblastenmyome*" ein. Diese 1926 erstmalig von ABRIKOSSOFF (1926) beschriebenen Tumoren betrafen zunächst die Muskulatur des Vorderkopfes, aber auch die Haut und Schleimhäute, insbesondere Kiefer, Mundboden und Zungenschleimhaut des Neugeborenen ebenso wie des Erwachsenen, selten die Mamma und die Haut. Bei einer Ausdehnung von zumeist Erbs- bis höchstens Pflaumengröße zeigt das histologische Bild große, rundliche, teilweise ovale Zellen mit körnigem Zellplasma und hellen Kernen. Daneben treten auch größere körnige Protoplasmamassen mit zahlreichen Kernen hervor, ferner bandartige Gebilde nach Art des syncytialen Stadiums der Myoblasten und selten Längs- und Querstreifung, die ABRIKOSSOFF als weitere Entwicklungsstufe auffaßte. Dennoch besteht eine nur geringe Neigung der Myoblasten zur Differenzierung trotz offensichtlichen Wachstums und teilweise etwas infiltrierenden Vordringens in die Umgebung. Die typischen Körnchen des Protoplasmas sind basophil. Die Zellen enthalten weder Lipoide noch Glykogen.

Der Ansicht der Weiterentwicklung dieser Myoblasten zu echten quergestreiften Muskelfasern widersprach MEYER, R. (1932, 1933) der den umgekehrten Vorgang der Regression von Muskelfasern und Umwandlung in die großen hellen Zellen als unvollkommenen Degenerationsvorgang annahm und durch zahlreiche Einzelbeobachtungen stützte. Offenbar ist im postfetalen Leben die Neubildung quergestreifter Muskulatur nur selten möglich. Damit entstünde die Wucherung aus abartigen, der Differenzierung verlustig gegangenen Myoblasten, die nicht mehr fähig sind, echte Muskelzellen zu bilden. MEYER, R. (1932, 1933) belegte diese These an Untersuchungen junger Embryonen, die in keinem Stadium der

Entwicklung von Myoblasten zu quergestreiften Muskelfasern ähnliche Bilder wie in den Myoblastentumoren aufwiesen.

Seit den ersten 45 Fällen, die Meyer, R., 1932 zusammenstellte — hierunter 17 von Abrikossoff (1931) — sind bis 1964 über 400 ähnliche Tumoren beschrieben worden, dabei auch 33 Myoblastome der Vulva.

Die erste Beobachtung dieser Art im Vulvabereich stammt von v. Szathmary (1937). Es handelte sich um ein erbsgroßes, die Oberfläche der Dammhaut überragendes, bewegliches, gelblich-weißes Knötchen einer 32jährigen Frau, das nach Entfernung zu einem haselnußgroßen Rezidiv führte. Doch steht die Frage offen, ob der erste Tumor im Gesunden ausgeschält worden ist. Auch das Rezidiv erwies sich histologisch als gutartig, vom typischen, oben beschriebenen Bau epitheloider, ungewöhnlich großer, blasser Zellen; es war von einer Bindegewebskapsel umschlossen, um die mehr oder minder dicke Muskelfaserstränge verliefen. Im Inneren der Geschwulst waren keine Bindegewebselemente nachweisbar.

Spätere Fälle bis zu etwa 5 cm Durchmesser betrafen sämtlich die großen Schamlippen. Sie verliefen klinisch gutartig bis auf einen Fall eines „primär malignen Myoblastoms der Vulva", der 1951 von Sadler u. Dockerty beschrieben wurde. Die Mehrzahl der Autoren ist sich in der Tatsache einig, daß es sich um ein echtes Neoplasma handelt. Seit den Untersuchungen von Abrikossoff und der äußerst exakten Beweisführung zur Histogenese dieser Tumoren von Meyer, R. sind jedoch keine wesentlich neuen Gesichtspunkte hinzugekommen. Bemerkenswert ist lediglich, daß Multiplizität dieser Tumoren nicht selten zu sein scheint und in jedem Fall eine gründliche Untersuchung hierauf anzustreben ist.

Im Fall einer 22jähriges Negerin, der von Chiodi u. Mitarb. (1957) mitgeteilt wurde, fand sich anläßlich eines Partus in der linken Vulvahälfte ein 5 × 3,5 cm großer Knoten, gleichzeitig eine massive Verschattung des linken unteren Lungenflügels. Beide Tumoren wurden exstirpiert und zeigten das gleiche Bild des körnchenzelligen Myoblastoms.

4. Myxoma und Fibromyxoma vulvae

Kehrer (1929) hat bis 1930 13 Fälle von reinen Myxomen der Vulva zusammengestellt, die sämtlich von den großen Labien oder den Genito-Cruralfalten ihren Ausgang nahmen und aus einer der Whartonschen Sulze analogen, schleimigen Grundsubstanz bestanden. Der größte Tumor war innerhalb von 4 Jahren über 12 Pfund schwer geworden, der kleinste etwa Walnußgroß.

Das *Alter* der Trägerinnen lag zwischen 16 und 73 Jahren. Multiple Geschwulstanlagen und lokale Rezidive werden erwähnt, doch ist die Prognose im allgemeinen gut. Die komplizierte gewebliche Zusammensetzung der Vulva zeigt sich jedoch in Befunden von Kombinationstumoren, die als Fibromyxome, Fibroma lipomyxomatodes und Myxofibroma cavernosum multiplex beschrieben worden sind.

Über einen Fall von Fibromyxom der Vulva von Birnengröße in Kombination mit Elephantiasis bei einer 39jährigen 4.-Para mit Wachstum innerhalb weniger Monate berichtete Menini (1933). Der Tumor war im Zentrum gallertig, aber von jugendlichem Bindegewebe in Form langer Protoplasmafortsätze durchzogen, teilweise auch serös durchtränkt. In dem langen Stiel am oberen Rand der großen Labie fanden sich Muskelzellen. Der Autor glaubte daher auf eine Entstehung aus Fortsätzen des Lig. rotundum schließen zu dürfen. Talamo (1935) beschrieb ein Myxolipom der Vulva eines 13jährigen Mädchens, das innerhalb von 5 Jahren erstmalig nußgroß in der entsprechenden Inguinalgegend bemerkt worden und seither auf eine Größe von 8 × 6 cm angewachsen den oberen Anteil der rechten großen Labie erreicht hatte. Makroskopisch zeigte sich in den Randpartien der Geschwulst weiches, gelbliches Gewebe, in das einige haselnußgroße, weiße, schleimige Knoten eingesprengt waren. Histologisch entsprach der gelbliche Anteil Fettgewebe, während die weißlichen Einschlüsse aus myxomatösem Bindegewebe bestanden. Zwischen beiden Gewebsarten ließ sich eine schmale Übergangszone feststellen. Talamo (1939) schloß hieraus auf einen allmählichen Übergang des myxomatösen (1935) Gewebes in Lipomgewebe.

Unter den 19 von Kehrer (1929) bearbeiteten Fällen — einschließlich der Kombinationstumoren — fanden sich 5mal sehr blutreiche, tief im kleinen Becken inserierende Geschwülste, die außerordentliche Schwierigkeiten bei der Entfernung machten und z. T. rezidivierten, obgleich das primäre histologische Bild eindeutig für Gutartigkeit sprach. Da jedoch vorliegend als Ursache der Schleimbildung keine aktive Zelltätigkeit, sondern ein degenerativer Vorgang der Verschleimung von fibromatösem Gewebe anzunehmen ist, sprechen Rezidive eher für unvollständige Entfernung der Tumoren. Im modernen Schrifttum fehlen weitere Angaben offenbar aus den bereits erörterten Gründen der frühzeitigen chirurgischen Behandlung.

5. Lipoma vulvae

Lipome der Vulva sind relativ selten anzutreffen, was bei dem Fettreichtum der großen Labien und des Mons pubis erstaunlich sein mag. Es sind weiche, manchmal gelappte, auf der Unterlage verschiebliche Tumoren zwischen Walnuß- und Apfelsinengröße, die mitunter während der Schwangerschaft wachsen (GRAD; BROWN, beide zit. nach KEHRER, 1929) und sich im Puerperium verkleinern können.

LOVELACE (1923) berichtete über ein 20 kg schweres Lipom der linken großen Labie einer 40jährigen Frau, das sich innerhalb von $3^1/_2$ Jahren zu der bestehenden Größe entwickelt hatte und in Form einer Schürze bis zur Mitte der Unterschenkel herunterhing. Histologisch handelte es sich um ein Fibrolipom durch gleichzeitig stärkere Wucherung bindegewebiger Anteile, die bei größeren Geschwulstsbildungen möglich ist.

Die histologische Struktur entspricht den übrigen am Körper vorkommenden Lipomen. Der größte derartige Tumor erreichte 45,9 kg (STIEGELE, zit. nach LOVELACE). Bis 1959 sind etwa 75 Fälle in der Weltliteratur mitgeteilt worden, CALANDRA u. SAMMARTINO (1959) errechneten 1 Vulvalipom auf 60000 gynäkologische Patientinnen.

Die traumatische *Ätiologie*, an die VIRCHOW glaubte, scheint in einigen Fällen des Schrifttums wahrscheinlich, jedoch nicht beweisend.

Das *Wachstum* ist zumeist äußerst langsam. Im Fall von DOROSCH (1925) wuchs der primär bohnengroße Tumor innerhalb von 15 Jahren auf Kindskopfgröße, NEUMANN, H. O. (1928) beobachtete 17jähriges Wachstum bei gleichen Größenverhältnissen. KEHRER sah bei einem großen Lipom der linken Fossa ischiorectalis, das an der Genitocruralfalte nach außen trat, Gangrän im peripheren Teil. Decubitalulcera sind besonders bei pendelnden großen Geschwülsten gefunden worden. Gelegentlich ist über schleimige Entartung berichtet worden (Lipoma myxomatodes), die bis zur Verflüssigung fortschreiten kann. Im modernen Schrifttum nach 1948 finden sich keine wesentlichen Mitteilungen mehr, da die Fälle wahrscheinlich frühzeitig zur Operation kommen bzw. nicht mehr als Besonderheit gewertet werden.

6. Besonders seltene neurogene Geschwülste der Vulva

Wenn auch nach der früheren Lehrmeinung „an der Vulva *von Nerven ausgehende Geschwülste* nicht vorkommen" (GEBHARD, 1899, im Handbuch der Gynäkologie von VEIT, J.), so sind seither doch einwandfrei derartige Tumoren beschrieben worden. Ihre Anzahl beläuft sich bis heute etwa auf 22, doch ist der histologische Typ nicht einheitlich. Es erscheint auch unmöglich, aus dem Weltschrifttum im Einzelfall genauere feingewebliche Besonderheiten zu analysieren, so daß ich mich auf die Feststellung bestimmter Gruppenzusammengehörigkeit beschränken muß. Nach CALANDRA u. SAMMARTINO (1959) handelt es sich insgesamt 7mal um echte Neurinome des Vulvagebietes, unter ihnen ein eigener Fall verschiedener prominenter und subcutaner Knötchen der Labien von histologisch fasciculärem Typ mit Wirbel- und Palisadenstruktur der Zellen der Schwannschen

Scheide. 4 mal werden *Neurofibrome* der Vulva erwähnt. Hierzu gehört eine hühnereigroße Geschwulst des rechten Labium majus einer 51 jährigen Frau mit sekundär entzündlicher Ulceration der Oberfläche und Leistendrüseninduration (Maczweski, 1925), die zunächst als Metastase eines $2^1/_2$ Jahre vorher operativ behandelten Portiocarcinoms aufgefaßt worden war. Die histologische Diagnose des exstirpierten Tumors lautete aber eindeutig „Neurofibrom". Ein Fall von Bondi (1907) eines kirschkerngroßen Neurofibroms der kleinen Labie einer 26 jährigen Frau aus dem älteren Schrifttum ist dagegen histologisch nicht einwandfrei gesichert. Wenn man aber bei dem erheblichen Anteil von Nervengewebe im Genitalbereich an die Möglichkeit der Entstehung von Vulvatumoren aus Nervensubstanz oder deren Beteiligung denkt, dürfte die Zahl von Neurofibromen der Vulva höher liegen. Erwähnt sei in diesem Zusammenhang der von mir ausführlich dargestellte Fall eines rezidivierenden Fibrosarkoms (s. Abschnitt Vulvafibrome), bei welchem so erfahrene Pathologische Anatomen wie Fahr und Krauspe eine Entwicklung aus Nervengewebe für wahrscheinlich hielten.

Ein Hinweis für diese Herkunft mag mitunter die von Verocay (zit. nach Meyer, R., 1930) erstmalig beschriebene rhythmische Struktur der in wellenartigen Bändern formierten Tumorzellen sein, die besonders bei den retroperitonealen Neuromen beobachtet und als wesentliches Zeichen einer Herkunft von Schwannschen Zellen gewertet wird. Doch ist diese Struktur nicht immer beweisend, da sie auch in Uterus- (Opitz, 1935) und Vulvamyomen (Calandra u. Sammarti, 1959) festgestellt wurde.

Differentialdiagnostisch erscheint die Entscheidung auch im Vulvabereich mitunter schwierig, ob die bisher bekannten Tumoren als Neurome, Neurofibrome oder als einfache Fibrome zu klassifizieren sind, obgleich viele von ihnen Nervenfasern enthalten mögen. Für Neurofibrom spricht eher das Fehlen von Ganglienzellen oder Proliferation der Schwannschen Zellen. Doch sind nach Verocay auch Mischtumoren möglich. Bei den Neurinomen unterscheidet Meyer, R. (1943) unreife Zellanteile mit dicht aneinanderliegenden, runden bis kurzspindeligen, chromatinreichen Kernen und z. T. erst beginnender Fibrillenbildung und ausreifende Zellgruppen mit ausgezogenen Kernen und verstärkter Fibrillenbildung, die dann in umschriebenen Bereichen neben Regression und Vacuolisierung auch rhythmische Struktur annehmen können . Meyer, R. (1943) beschrieb ein Neurinom der kleinen Labie einer 26 jährigen Patientin als Zufallsbefund. Es handelte sich um das kleinste, bis dahin bekannte, echte Neurinom, makroskopisch eine etwa eichelgroße, einem dünnen Nervenstrang gestielt aufsitzende Geschwulst, die mikroskopisch aus Schwannschen Zellen vom unreifen Typ bestand. Lovelady u. Mitarb. (1941) fanden unter 34 gutartigen Vulvatumoren der Bindegewebsreihe 2 sehr kleine Neurofibrome mit einem Durchmesser von 1,5—2 cm, die histologisch rhythmische Struktur aufwiesen und ferner ein Ganglienneurom gleicher Größe, das Ganglienzellen in rosettenförmiger Anordnung enthielt (Abb. 10 a, b, c).

Ferner gehört in dieses Gebiet ein Fall von sog. *Rankenneurom* der Vulva und Vagina offenbar aus dem Verzweigungsgebiet des Nervus pudendus, der aus dem älteren Schrifttum stammt (Schmauch, 1900). Die 26 jährige Schwangere, bei welcher der Tumor ein Geburtshindernis darstellte und — wohl unvollständig — operativ entfernt wurde, verstarb später im Wochenbett an Sepsis. Der sehr genaue pathologisch-anatomische und histologische Befund anläßlich der Autopsie bestätigte die Diagnose.

Über den seltenen Fall eines gestielten, linsengroßen, rezidivierenden *Glomustumors* an der Glandularfalte der Clitoris einer 28 jährigen Frau berichtete Stange (1951). Es handelte sich dabei um die angio-neuromatöse Form dieser von Masson (1951) besonders untersuchten Tumorart aus arterio-venösen Anastomosen, die

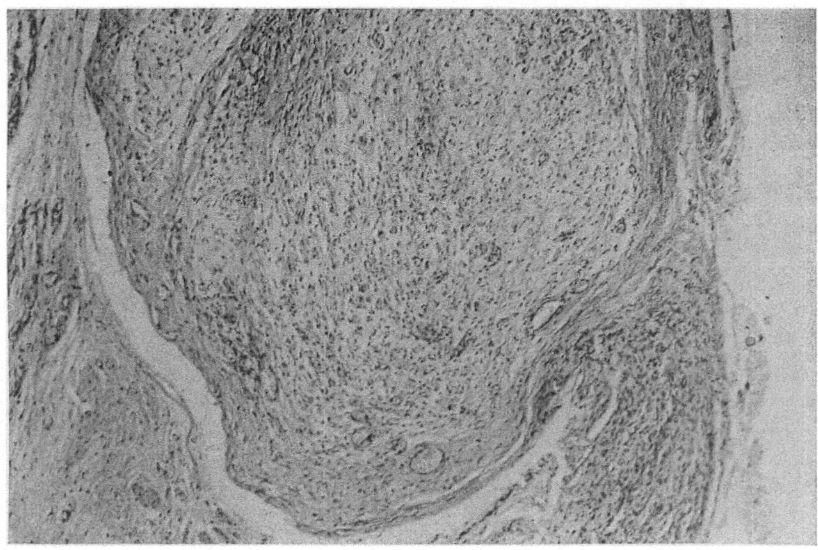

Abb. 10a

Abb. 10a—c. 6jähriges Mädchen mit Pseudohermaphroditismus masculinus externus, Clitorishypertrophie und innerlich normalem weiblichem Genitale. Es fanden sich beiderseits im Vulvabereich pflaumengroße, derbe Tumoren, die sich strangförmig in das paravaginale Gewebe rechts und links seitlich fortsetzten. Histologisch Neurofibrom. a Übersichtsbild Vergr. etwa 100fach. b Stärkere Vergrößerung (etwa 250fach). Bündel hypertrophischer Nervenfasern im hyalinisierten, gefäßreichen Bindegewebe. c Hypertrophische Nervenfaser-bündel. Zahlreiche „hyalin degenerierte Kugeln", die Reste von Nervenfasern enthalten (Diagnose: Prof. PIEROTH, Saarbrücken). Der Tumor konnte nicht vollständig im Gesunden exstirpiert werden. Unter fast 2jähriger Beobachtung bisher kein Zeichen für Rezidiv

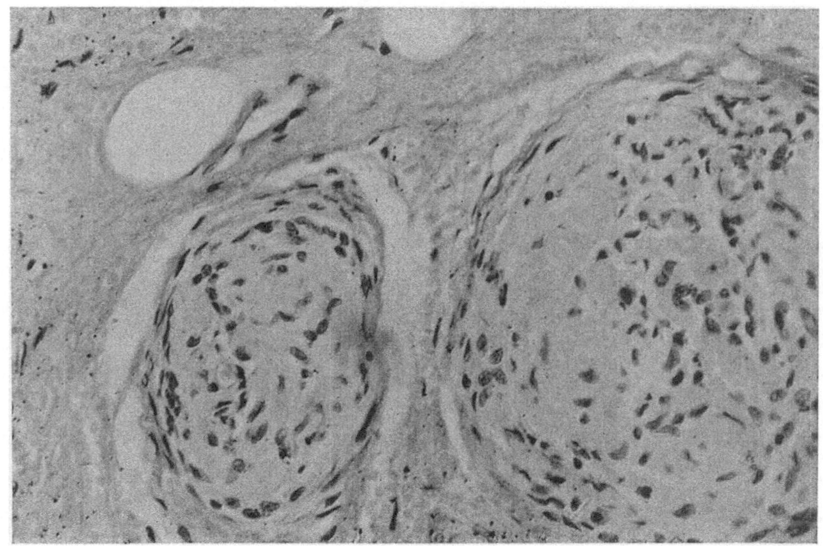

Abb. 10b

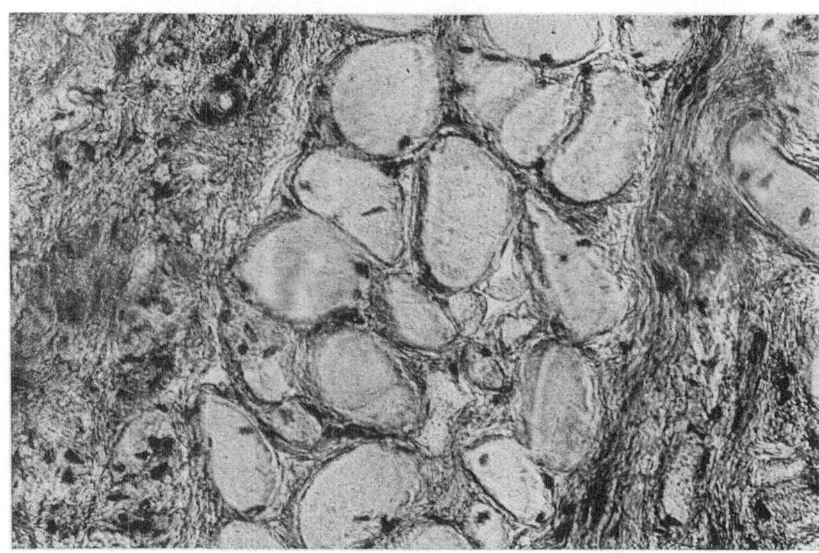

Abb. 10c

von einem in sie einwachsenden Nervengeflecht umhüllt war („Glomus neuro-
vasculaire"). Die Entwicklung dieses Geschwulsttyps, der im Clitorisbereich bisher
einmalig ist, erfolgte wahrscheinlich aus den Rankenarterien der Arteria profunda
clitoridis.

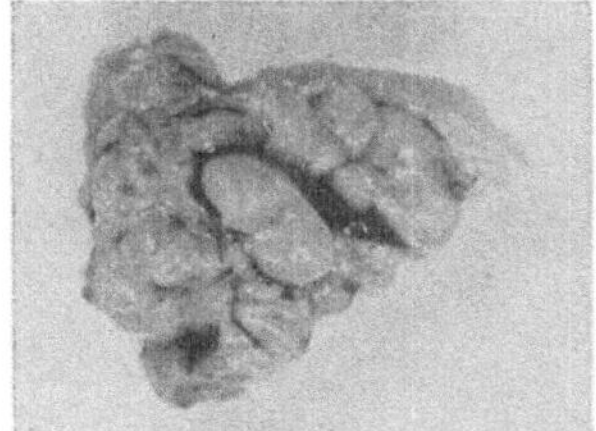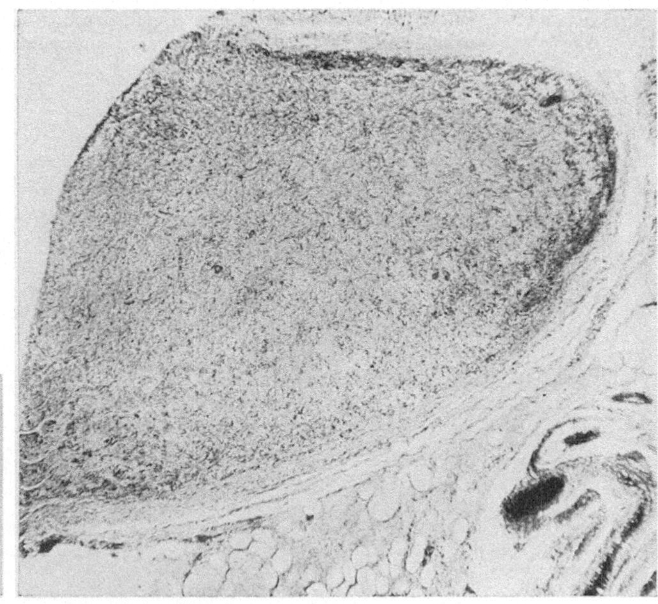

Abb. 11a   Abb. 11b

Abb. 11a. Neurofibromatöser Geschwulstknoten von knapp Walnußgröße aus der Tiefe der
linken großen Labie (nach Drescher und Herzog: „Über Neurofibromatose der Vulva und
Vagina"). b Histologisches Übersichtsbild. c Fusiformes Bild der Neurofibromatose. d Vasculäre Neurofibromatose der fortgeschrittenen intimalen Form

Die multiple *Neurofibromatose* findet sich im Vulvabereich bisher in 9 Fällen. Im Fall von HOFFMANN, J. (1962) täuschte die Recklinghausensche Erkrankung bei einer 17jährigen Patientin durch symmetrischen Befall der beiden großen Labien und Tumorbildung der Clitoris eines Pseudohymaphroditismus masculinus externus vor. Gleichzeitig bestand eine Ovarialinsuffizienz. Die Diagnose war durch histologische Untersuchung des exstirpierten Tumorknotens gesichert.

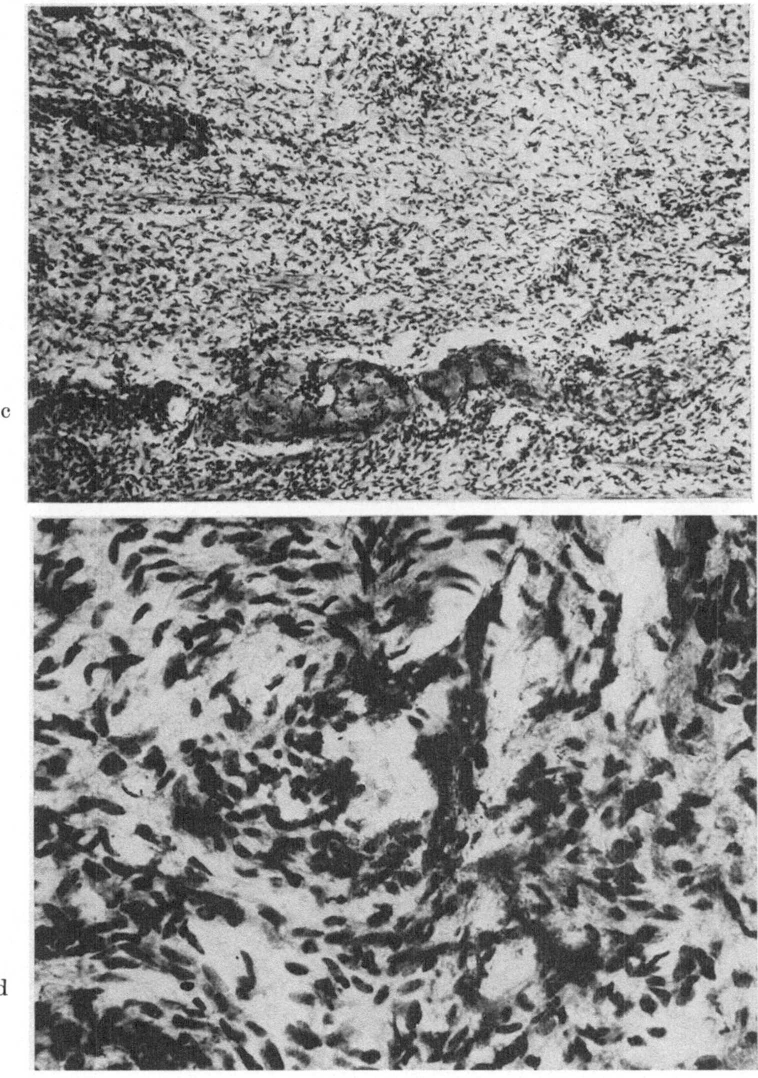

Abb. 11 c, d

DRESCHER u. HERZOG (1961) berichten über Neurofibromatose der Vulva und Vagina einer 27jährigen Frau mit mandel- bis walnußgroßer Geschwulstbildung in der Tiefe der rechten bzw. linken großen Labie neben der Clitoris. Weitere Tumoren fanden sich in der seitlichen und hinteren Vaginalwand, die die Scheide zu einem starren Rohr umgeformt hatten

38*

und auch auf das Septum rectovaginale und das linke Parakolpium übergriffen. Gleichzeitig waren an Hals, Stamm und Extremitäten zahlreiche stecknadelkopfgroße erhabene Knötchen sowie gelbbraune Pigmentationen bis zu Kleinhandtellergröße vorhanden, ferner 2 weitere gut kirschgroße Tumorbildungen subcutan an der Streckseite des rechten Oberschenkels und im oberen inneren Quadranten der rechten Gesäßbacke. Die Veränderungen der Haut hatte die Patientin vor 5 Jahren erstmalig bemerkt. Stärkere Beschwerden im Vaginalbereich bestanden erst seit 8 Wochen. Die Tumorexcision aus der linken großen Labie und Vaginalwand zeigte makroskopisch einen teils lappigen, knolligen, teils knotig strangförmigen Bau, histologisch das Bild des fusiformen, multiformen und oft feinfaserigen Typs der Neurofibrome oder Neurome, z. T. auch der vasculären Neurofibromatose in einfacher und fortgeschrittener intimaler Form. Die zugehörigen Abbildungen verdanke ich der Freundlichkeit der Autoren (Abb. 11 a—d). Obwohl nur Teilexcisionen vorgenommen worden waren, blieb der makroskopische Befund innerhalb einer 1 jährigen Beobachtung unverändert.

In 2 weiteren Fällen von Piringer, Kuchinka u. Turnheim (1954) hatte die Neurofibromatose neben erheblicher Hautbeteiligung den Uterus einschließlich der Cervix ergriffen, dabei bestand einmal gleichzeitig ein Neurom der großen Labie. Bei beiden Patientinnen war eine Spätmenarche mit 18 bzw. 19 Jahren erfolgt. Im Fall von Drescher u. Herzog (1961) begann die Menarche erst mit 16 Jahren, doch hatte die Patientin später 3 mal geboren, und es fanden sich keine weiteren Zeichen einer Ovarialinsuffizienz, die bei der Recklinghausenschen Erkrankung gelegentlich beschrieben worden ist.

Über *maligne Entartung von neurogenen Tumoren* der Vulva ist im Schrifttum nichts bekannt. Außer dem von mir beschriebenen Fall (s. unter Fibroma vulvae) habe ich keine gleichartige Mitteilung gefunden. Immerhin muß wie auch in anderen Körperregionen mit dieser Möglichkeit gerechnet werden, zumal der ursprüngliche feingewebliche Bau durch sarkomatöse Überwucherung verlorengehen kann.

III. Bösartige Geschwülste der Gefäße und des Bindegewebes der Vulva

1. Sarcoma vulvae

Die Sarkome der Vulva sind selten und entsprechen zahlenmäßig etwa den von ihnen abzutrennenden Malignomalignomen dieser Region. Kehrer (1929) hat bis 1930 über 75 Fälle der Weltliteratur berichtet, Calandra u. Sammartino (1959) fanden bis 1959 etwa 120. Nach den letztgenannten Autoren wird durchschnittlich ein Vulvasarkom unter 2500—10000 gynäkologischen Patientinnen diagnostiziert. Die Häufigkeit dieser Geschwulst unter allen malignen gynäkologischen Tumoren beträgt 0,33 %. Die Verhältniszahl zwischen Sarkom und Carcinom der Vulva wird mit 1 : 24 (Ahumada u. Mitarb., 1935), von anderer Seite (v. Büben, 1936) mit 1 : 59 angegeben. In einer eigenen Untersuchungsreihe aus dem Material von bösartigen Vulvatumoren der Hamburger Univ.-Frauenklinik konnte ich in einem Zeitraum zwischen 1922 und 1957 150 primäre Vulvacarcinome und 4 primäre Vulvasarkome zusammenstellen. Daneben fanden sich im gleichen Krankengut 4 primäre Melanomalignome der Vulva.

Als *Ausgangspunkt* des nicht pigmentierten Vulvasarkoms kommen die Cutis, das subcutane Bindegewebe, das Bindegewebe der Glandula Bartholini — im Einzelfall schwer nachweisbar —, die Gefäße und das Periost des Schambeins in Betracht. Die letzte Art gehört allerdings nicht hierher, sondern eher zu den sog. Beckensarkomen. Dagegen sind Sarkome des Lig. rotundum öfters im Labium majus gefunden worden.

Unter den von Kehrer (1929) ausgewerteten Fällen waren die großen Labien insgesamt 43 mal (etwa 61 %) betroffen. Es folgten Clitoris 8 mal (11,4 %), Urethralmündung 8 mal (11,4 %) und kleine Labien 6 mal (8,5 %). Gleichzeitiger Befall beider großer und kleiner Labien, des Symphysenbereiches und Vestibulum war je einmal vorhanden. In einer etwas erweiterten Auslegung der Diagnose Vulvasarkom wurden ferner sog. Vulvo-urethrale Sarkome der äußeren Urethralmündung eingerechnet, unter welchen 6 von der Urethralwand und 10 von der Schleimhaut ihren Ausgang nahmen. Die Erstgenannten wachsen als muskel- oder bindegewebszellige Sarkome sekundär längs der Urethra in das Vestibulum und Vulvagebiet ein. Die Schleimhautsarkome der Urethra stülpen sich zumeist polypenartig aus der Harnröhrenmündung vor, um dann als kirsch- bis walnußgroße, rötliche, lappige Gebilde in der Vulva zu erscheinen.

Das eigentliche *Vulvasarkom* beginnt zumeist als derber Knoten unter der zunächst verschieblichen Haut und zeichnet sich teils durch schnelles Wachstum (etwa 33,3% nach CALANDRA u. SAMMARTINO, 1959) teils auch durch zunächst stationäres Verhalten über längere Zeit aus (38,9% der gleichen Autoren). Für die letztgenannten Fälle kann eine sekundäre Entartung aus einem Fibrom oder Fibromyom diskutiert werden. Die überwiegende Zahl der Tumoren ist umschrieben, auf dem Schnitt homogen grau-rot, teilweise gelappt oder netzartig fibrös, durch Regression ödematös oder hämorrhagisch. Gelbliches Kolorit kann für Fettgewebsbeteiligung (Liposarkom) sprechen. Die ulceröse Form ist sehr selten (1,2%), dagegen wird der exophytisch-polypöse Typ (Sarcoma pendulans) öfters beobachtet (15,6%). Nach CALANDRA u. SAMMARTINO (1959) wird neben der häufigeren umschriebenen Form (95,6%) die seltene diffuse Form des Vulvasarkoms (4,4%) unterschieden, und zwar teils unter Bildung zahlreicher Knötchen (RUPPRECHT, 1915), teils als ausgedehnte, derb-infiltrierende Wucherung. Dieselben Autoren geben anhand von 84 genauer ausgewerteten Fällen der Weltliteratur folgende histologische Klassifizierung der äußerst vielgestaltigen feingeweblichen Befunde (Tab. 3).

Tabelle 3. *Histologische Klassifizierung der feingeweblichen Befunde*
(nach CALAUDRA u. SAMMARTINO, 1959)

Undifferenzierte Vulvasarkome;		Differenzierte Vulvasarkome;	
Spindelzellig	16,6%	Bindegewebszellig	50,0%
Rundzellig	7,1%	Muskelzellig	3,6%
Riesenzellig	4,7%	Angioblastisch	1,2%
Polymorphzellig	7,1%	Lipoblastisch	3,6%
		Lymphoblastisch	3,6%
		Histiocytär	2,5%

Sie betonen zugleich die häufige diagnostische Unzulänglichkeit publizierter Einzelfälle, in welchen alveoläre Zellstrukturen zu der Diagnose „alveoläres Sarkom"; Atypien von Blut- und Lymphgefäßen in Verbindung mit Ernährungsstörung im Tumor zu der Bezeichnung Endotheliom oder Peritheliom geführt haben. Diese Auffassung deckt sich weitgehend mit der früher zitierten Ansicht R. MEYERs zur Endotheliomfrage.

Ähnliche differentialdiagnostische Schwierigkeiten ergeben sich durch stärkere Erweichung, Verflüssigung, hämorrhagische Infarzierung oder traumatische Schädigung des Tumorgewebes mit Einlagerung von Hämosiderinpigment (CALANDRA u. SAMMARTINO, 1959), die dann fälschlicherweise zu der Bezeichnung Myxosarkom bzw. Melanomalignom Veranlassung geben.

Hierzu sei eine eigene Beobachtung mitgeteilt. Es handelte sich um eine 63jährige Frau mit einer seit etwa 1 Jahr bemerkten gelappten, halbpflaumengroßen Geschwulst von bläulicher Farbe, die mit einem breiten Stiel am Clitorisbereich inserierte. Indurierte Lymphknoten waren nicht palpabel. Klinisch wurde die Diagnose Melanomalignom gestellt (Abb. 12a, b). Die histologische Untersuchung des excidierten Tumors ergab auf großen Strecken Nekrosen und Durchblutung des Gewebes mit z. T. stark erweiterten, thrombosierten Gefäßen, in den besser erhaltenen Tumorpartien das eindeutige Bild des spindelzelligen Sarkoms mit fasciculärer Anordnung der chromatinreichen, eng aneinanderliegenden unreifen Tumorzellen mit

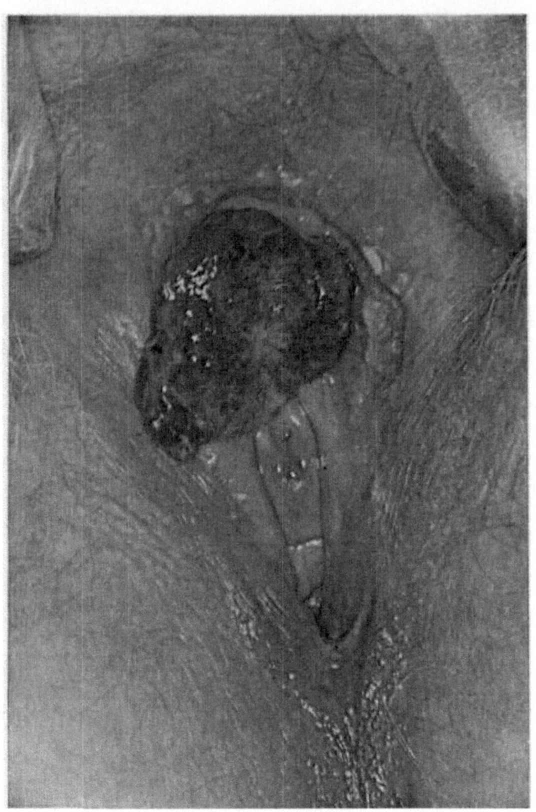

Abb. 12a

Abb. 12a u. b. Gelappte halbpflaumengroße Geschwulst des Clitorisbereichs einer 63jährigen Frau von bläulicher Farbe. *Spindelzelliges Sarkom der Vulva*, durch hämorrhagische Infarzierung ein Melanomalignom vortäuschend. a Übersichtsbild, b Histologisches Bild mit fasciculärer Anordnung der eng aneinander liegenden, unreifen Tumorzellen mit starker Fibrillenbildung

starker Fibrillenbildung (Malloryfärbung). Trotz infolge des Alters der Patientin eingeschränkter Therapie, die lediglich in der lokalen Tumorexcision und Nachbestrahlung mit dem Betatron bestand, zeigte sich innerhalb einer 2jährigen Beobachtung kein Zeichen von Rezidiv.

In einem *weiteren Fall* meines Materials einer 43jährigen, Patientin bestand ein derber, kaum verschieblicher, etwa haselnußgroßer Tumor der rechten kleinen Labie, der in toto excidiert wurde (Abb. 13a u. b). Histologisch sieht man dicht unter dem Plattenepithel der Oberfläche eine umschriebene Tumorbildung aus auffallend kleinen, rundlichen, nur vereinzelt kurzspindeligen Zellen mit sehr chromatinreichen Kernen, die in überwiegend schmalen, labyrinthär verlaufenden Zellsträngen das kernarme Unterhautbindegewebe netzartig durchsetzen. Auf den ersten Blick erinnert das Bild etwas an die rhythmische Struktur der Neurinome, doch fehlt die palisadenartige Kernstellung in quer verlaufenden Bändern. Bei stärkerer Vergrößerung ist der überwiegend rundliche Zelltyp gut kenntlich. Größere bzw. Riesenzellen fehlen ebenso wie stärkere Nekrosen. Da es sich um einen älteren Fall unserer

Kasuistik handelt, konnte Fibrillenfärbung nicht mehr nachgeholt werden, doch darf die bindegewebige Herkunft als gesichert gelten. Die Grenze des Tumors gegen das umgebende Bindegewebe insbesondere an der Basis, aber auch zur Oberfläche ist deutlich unscharf, teils mit Infiltration von Einzelzellen. Es handelt sich offenbar um ein rundzelliges Sarkom der kleinen Labie. Unter Nachbestrahlung (CHAOUL u. LEISTENFELDER) blieb die Patientin 3 Jahre rezidivfrei, über den weiteren Verlauf kann noch nichts ausgesagt werden.

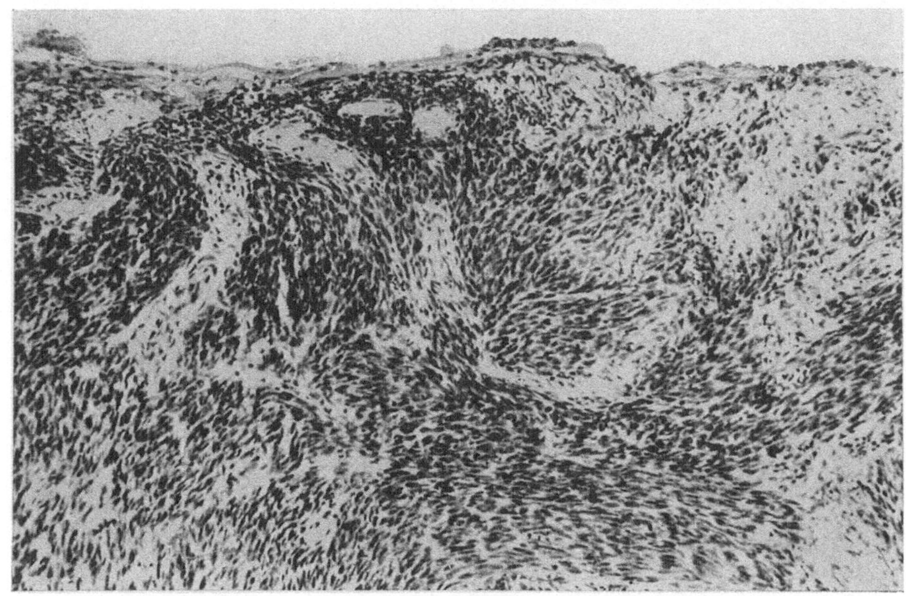

Abb. 12b

Die übrigen in der Aufstellung von CALANDRA u. SAMMARTINO (1959) genannten Sarkomarten an der Vulva unterscheiden sich nicht von den Sarkomen der übrigen Körperregionen. Differentialdiagnostisch können sich Schwierigkeiten gegenüber dem undifferenzierten Carcinom, dem zellreichen Myom (wie auch im Uterusbereich) sowie dem Myoblastenmyom (ABRIKOSSOF, s. dort) ergeben.

Ein Fall eines aus Myoblasten entstandenen *Leiomyosarkoms* bei einer 33jährigen Frau, ein nußgroßer subcutan gelegener Tumor im linken Dammbereich, wurde von JUNCEDA AVELLO (1961) mitgeteilt. Ferner berichtete SILVA (1931) über einen seit 5 Jahren langsam wachsenden Tumor der linken Labie einer 46jährigen Frau, der dieser kurzgestielt nußgroß aufsaß, histologisch ein *Leiomyosarkom*, als dessen Ausgangsort die Tunica dartos oder das Lig. rotundum angenommen wurde.

Rhabdomyosarkome, auch als Sarcoma botryoides oder traubenförmiges Sarkom im Kindesalter bekannt, sind bisher im eigentlichen Vulvabereich nicht beschrieben worden. Doch können sie beim weiteren Wachstum als gestielte Polypen aus der Vulva heraushängen (LOCKWOOD, 1927; OVERBECK, 1967, Abb. 14a, b, c, d, e).

Im Fall von THÉVENOT (1928) saß ein entsprechender Tumor eines 2¹/₂jährigen Mädchens mit seinem Stiel der Vorderwand der Urethra auf und ragte kirschgroß ins Vestibulum. Trotz mehrfacher Excisionen und Radiumbehandlung erfolgte später Metastasierung großer Tumormassen in das kleine Becken und Exitus letalis. Obgleich der Tumor als „Sarkom von teilweise myxomatöser Degeneration" bezeichnet wurde, entsprechen Histologie wie klinischer Verlauf weit eher dem traubenförmigen Vaginalsarkom des Kindes.

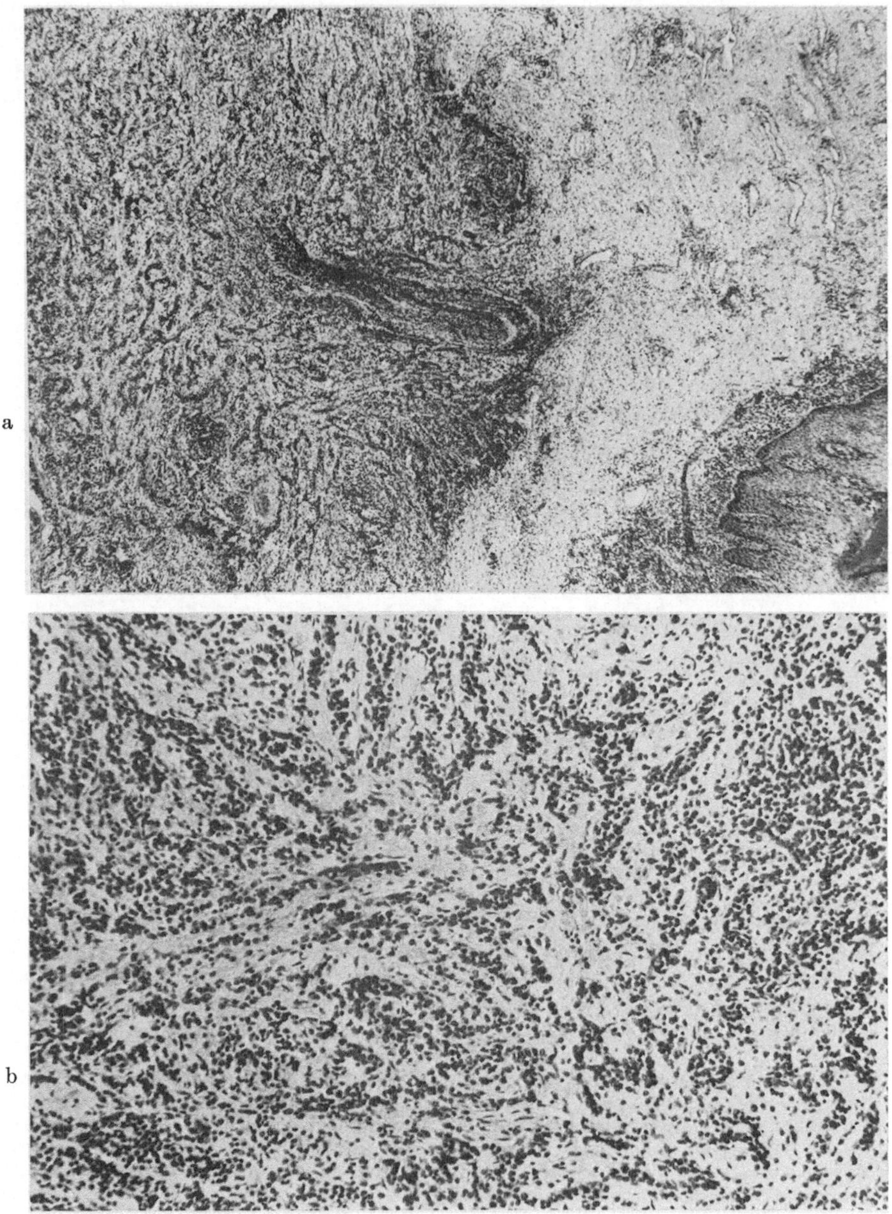

Abb. 13 a u. b. Haselnußgroßes Rundzellsarkom der rechten kleinen Labie einer 43 jährigen Frau. a im Übersichtsbild (Vergr. 22,5fach). b Bei stärkerer Vergrößerung (etwa 90fach)

TAUSSIG (1937) berichtete über ein Liposarkom der Vulva einer 29 jährigen Frau, das nach Exstirpation rezidivierte und zum Tode seiner Trägerin führte. Lymphosarkome der Clitoris und Schamlippe wurden von TAUSSIG (1937) und WAXEMBERG (1937) mitgeteilt.

Ohne Beweiskraft sind nach Ansicht von CALANDRA u. SAMMARTINO (1959) 9 Fälle des Schrifttums, in denen die Glandula Bartholini als Ausgangsort eines Vulvasarkoms beschrieben wird. Im Fall von WALLIS (1934), einer taubeneigroßen Geschwulst des hinteren Anteils der rechten großen Schamlippe einer 56jährigen Patientin, entstand der Tumor nach Ansicht des Autors auf Grund einer Lokalisation aus der am Aufbau der Drüse beteiligten Bindegewebssubstanz. Interessant ist an dieser Mitteilung die divergierende Ansicht zweier bedeutender Pathologischer Anatomen zum histologischen Befund. MARESCH glaubte an eine ,,gutartige mesenchymale Bildung", MEYER, R., dagegen stellte die Diagnose ,,Fibrosarkom". Beide Pathologen lehnten jedoch die Herkunft aus Teilen der Glandula Bartholini ab.

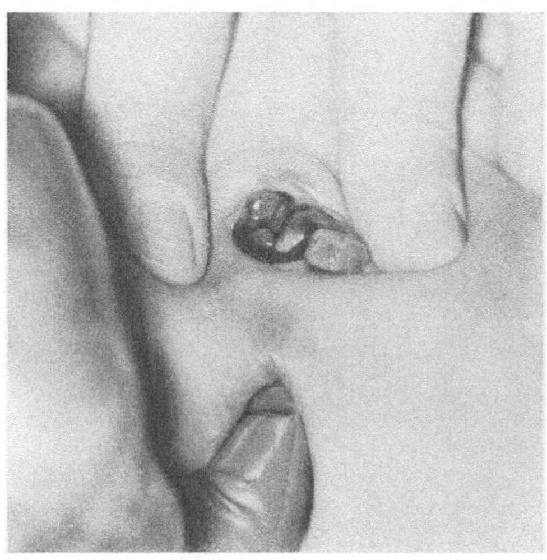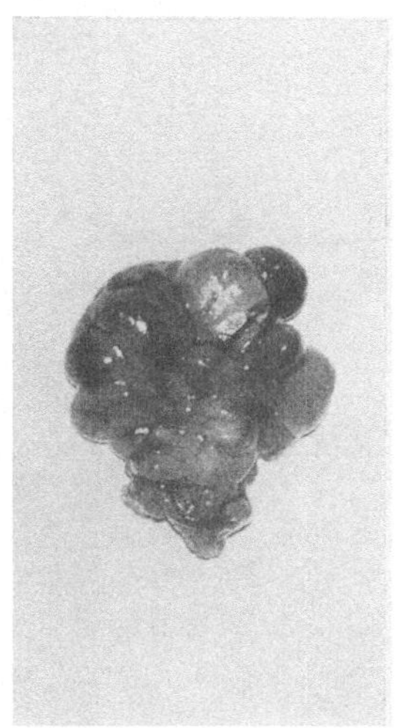

Abb. 14a

Abb. 14a—d. Sarkoma botryoides am Scheideneingang bei einem 9 Monate alten Mädchen. Lokale Entfernung der Geschwulst und zweimalige Radium-Nachbestrahlung. Nach weiteren 13 Monaten progredientes Rezidiv mit Befall des gesamten Unterbauches (mit freundlicher Genehmigung von Herrn Prof. OVERBECK, Kiel). a Makroskopisches Übersichtsbild, b Histologisches Übersichtsbild der von Plattenepithel überzogenen Polypen mit subepithelialer Sarkomzellschicht oben und rechts unten und herdförmig auftretenden myogenen Elementen neben Hämorrhagien und Nekrosen (Vergr. etwa 33fach). c Detailaufnahme, die die polymorphzellige Struktur des Tumors zeigt, d Detailaufnahme: Kleinkernige Rund- und Spindelzellsarkomwucherungen im myxomatösen Stroma (Vergr. etwa 530fach). e Detailaufnahme: Ausdifferenzierte Muskelfasern mit Querstreifung aus dem Tumorzentrum. Trichromfärbung nach MASSON-GOLDNER (Vergr. etwa 1300fach)

Eine besondere Komplikation stellt der seltene Befund eines Vulvasarkoms in der *Schwangerschaft* dar, der bisher insgesamt 11mal erhoben werden konnte.

Über die Mehrzahl der Fälle haben AHUMADA u. Mitarb. (1935) berichtet. GOLDBLATTOWNA (1927) erwähnt ein hühnereigroßes Fibrosarkom der großen Schamlippe einer 38jährigen Frau, bei welcher gleichzeitig eine Schwangerschaft des 2. Monats festgestellt wurde. Der Tumor war von der Patientin bereits 9 Jahre früher als erbsgroße Geschwulst bemerkt worden. Im Fall von NICHOLSON u. ECHEVARRIA (1931) war ein hühnereigroßes exulceriertes Sarkom der linken großen und kleinen Labie während der Schwangerschaft einer 38jährigen Frau innerhalb von 4 Monaten entstanden, nachdem 5 Monate vorher von der gleichen Stelle ein erbsgroßes Knötchen entfernt worden war. Es bestanden keine Metastasen. Die Frau mußte durch Kaiserschnitt entbunden werden. Heilung nach Exstirpation und Röntgenbestrahlung.

Ein weiterer Fall eines Fibrosarkoms an der Basis des Hymenalringes einer 23jährigen, das im letzten Schwangerschaftsdrittel entstanden und bis zu einer Größe von etwa 3 cm Durchmesser angewachsen war, wurde von NOLAN (1957) mitgeteilt. Histologisch bestand der Tumor, der von HERTIG, A. und NOVAK, E. begutachtet worden war, aus Spindelzellen und Riesenzellen. Er wurde lediglich im Gesunden excidiert. Die Patientin war 14 Monate später ohne Rezidiv.

Wie bereits erwähnt, besteht mitunter ein auffallend langsames *Wachstum* der Geschwulst. Im Fall von Bernstein (1939) hatte sich bei einer 45jährigen Frau innerhalb von 16 Jahren ein Knoten der rechten großen Labie allmählich zu Gänseeigröße entwickelt. Die histologische Diagnose lautete „polymorphzelliges

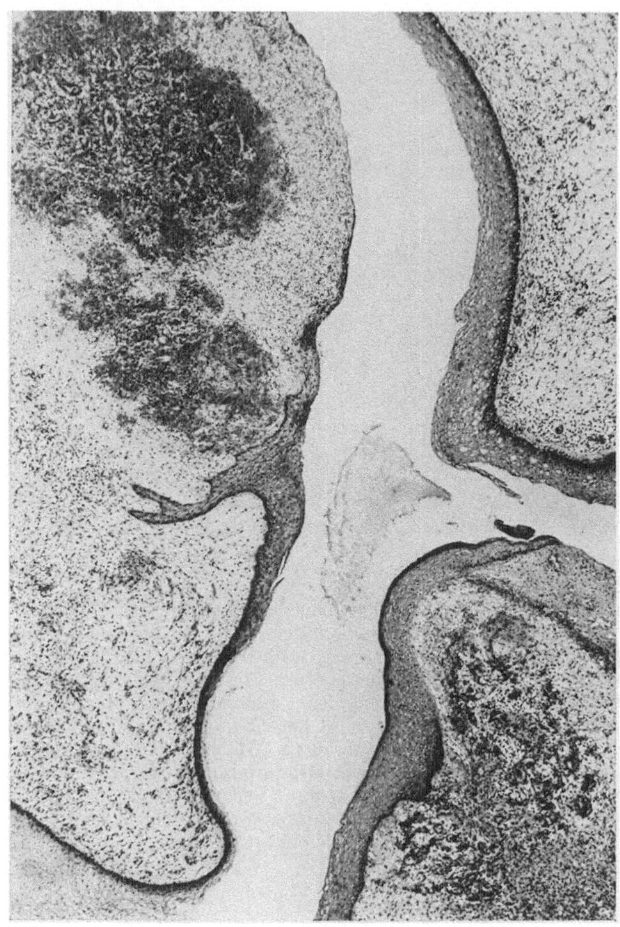

Abb. 14b

Sarkom". Andererseits berichtete Gerhardt (1936) über ein Sarkom der rechten großen Schamlippe einer 19jährigen, das innerhalb von 3 Monaten auf Mannskopfgröße gewachsen war und apfelsinengroße Metastasen in der gleichseitigen Leistenbeuge entwickelt hatte. Die nicht ganz eindeutige histologische Diagnose lautete hier „Endothelioma", stellenweise „Perithelioma vulvae". Das weitere invasive Wachstum der Geschwulst mit letalem Ausgang trotz 3maliger intensiver Röntgenbestrahlungsserien bestätigte die Malignität.

Nach Calandra u. Sammartino (1959) zeigen 26% des von ihnen gesammelten Materials von Vulvasarkomen der Weltliteratur ein besonders schnelles Wachstum von weniger als 8 Monaten bis Behandlungsbeginn, etwa 30% der Fälle nehmen eine mittlere Entwicklungszeit von 1—2 Jahren. In der größten Gruppe von 44%

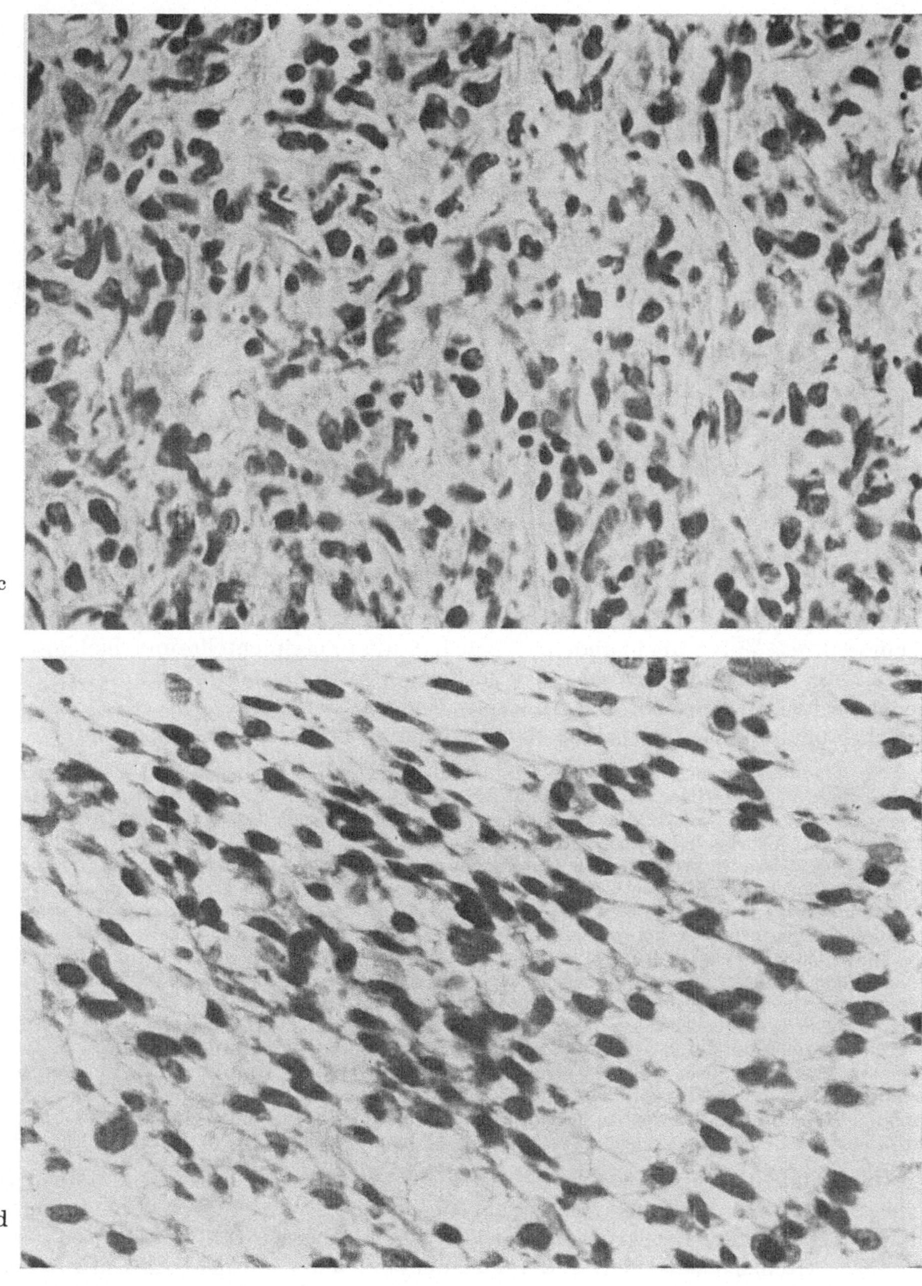

Abb. 14c, d

wird eine unterschiedliche Wachstumsdauer zwischen 3 und 17 Jahren festgestellt. Zweifellos sind auch in der letztgenannten Gruppe die Fälle von sekundärer sarkomatöser Entartung primär gutartiger Bindegewebsgeschwülste der Vulva enthalten.

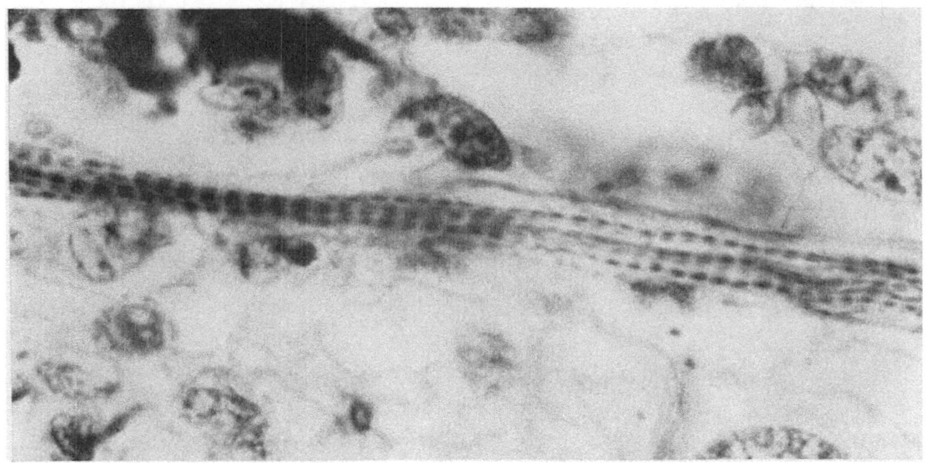

Abb. 14e

2. Melanomalignoma (Melanocytoblastoma) vulvae

Es mag etwas willkürlich erscheinen, in diesem Abschnitt die melanotischen Tumoren der Vulva abzuhandeln. Doch hat die experimentelle und biologische Forschung der letzten Zeit sehr genaue Erkenntnisse über die Herkunft der Pigmentgeschwülste erbracht, die früher als Endothel-, Bindegewebs- oder auch als Epithelabkömmlinge (epitheliale Melanoyblasten) beschrieben worden sind.

Noch bei Kehrer (1929) ist von „carcinomatösen und sarkomatösen" Melanomen die Rede, deren vielgestaltiger feingeweblicher Bau durch vermehrte Pigmentbildung unter Proliferation von Epidermis oder von Bindegewebszellen zustande kommen sollte. Unter der Vielzahl von Theorien hatte aber bereits Masson, P. (1926) und vor ihm Ehrmann (1892) auf Grund vergleichender histologischer Untersuchungen auf die Möglichkeit einer Ableitung der Naevuszellen vom neurogenen Zellsystem analog den Schwannschen Elementen hingewiesen. Nachdem an Fischen, Amphibien und in der Gewebekultur die Entstehung der Pigmentlenzel aus dem Zellmaterial der Neuralleiste eindeutig beobachtet worden war (Borcea, Harrison, Raven, 1953; Rawles, Weidenreich), wurden diese Befunde später auch für die Wirbeltiere und Säuger bestätigt. Nach Bildung der Neuralleiste wandern diese Zellen als Melanoblasten lateral der Ursegmente in alle Organe des Körpers aus unter besonderer Bevorzugung von Grenzflächen wie beispielsweise die Grenze zwischen Epidermis und Cutis. Diese Wanderung wurde experimentell durch Vitalfärbung mit Neutralrot oder Nilblausulfat von Rawles an der Maus bewiesen. Die Melaninbildung erfolgt erst später am Ort der Ansiedlung. Als Melanocyten sind die Zellen jedenfalls auch beim Menschen als die einzigen Pigmentbildner anzusehen. Als organoide Fehlbildung führen sie zu den pigmentierten Zellnaevi und den Melanocytoblastomen, entweder in der gutartigen Form oder als maligne Geschwulst.

Während einige Autoren (Allen, 1949; Allen u. Spitz, 1954) die Entstehung eines Melanocytenblastoms (MB) immer aus einem präexistenten Naevus fordern, halten andere diese Forderung für zu weitgehend, da sich eine histologisch feststellbare Grenzflächenaktivität der Melanocyten an der Epidermis-Cutisgrenze nicht unbedingt in der Form eines Pigmentnaevus manifestieren muß (Herzberg, 1956). Dementsprechend wird beim MB das Vorausgehen eines Naevus sehr unterschiedlich zwischen 20 und 60% angegeben. Es besteht nach Herzberg kein fließender Übergang zwischen beiden Zellarten, vielmehr ist das MB etwas grundsätzlich Neues, das Abtropfen von *cancerisierten* Melanocyten aus der Epidermis in die Cutis und darüber hinaus.

Im gynäkologischen Schrifttum wird der Pigmentnaevus in etwa 40% der Fälle als prädisponierender Faktor — nicht als Präcancerose — angegeben. In 60%

ließ sich kein entsprechender Befund als Ursprung des MB erheben (JANOWSKI u. Mitarb., 1962).

Die Seltenheit der Geschwulst ergibt sich aus einer Statistik von McDONALD (1948), der für die USA eine Frequenz des MB von 1,8 auf 100000 Einwohner errechnet hat. In einer 1953 erfolgten Zusammenstellung von 2193 Fällen von MB war die Vulva mit 93 Fällen (4,37%) beteiligt (RAVEN, 1953). Da Vagina und Urethra nicht besonders aufgeführt worden sind, darf ihre Einbeziehung als wahrscheinlich gelten. Bereits KEHRER (1929) betont die gelegentliche Unsicherheit der Diagnose, die in einigen Fällen als „nicht ganz sicher" oder einschränkend als „Sarcoma haemorrhagicum" bezeichnet worden ist (s. a. unser früher erwähnter Fall von Vulvasarkom). Von dermatologischer Seite berichtet BECKER, daß unter 169 mit der klinischen Diagnose eines MB eingesandten Operationspräparaten nur 43% histologisch bestätigt werden konnten. Andererseits waren von 151 histologisch diagnostizierten Melanomen nur 48% auch klinisch richtig erkannt worden.

Bis 1930 hatte KEHRER 82 Beobachtungen der Weltliteratur von MB der Vulva ausgewertet. Unter 59 Angaben über den Tumorsitz fand sich die Clitoris 14mal, obere Teile der Labia minora 7mal, Gegend unterhalb der Clitoris 2mal, große Labien (Außen- wie Innenfläche) insgesamt 24mal unter gleichmäßiger Beteiligung beider Seiten, hierunter 1mal doppelseitiger Befall, kleine Labien links 1mal, rechts 7mal, beidseitig 1mal, hintere Commissur 1mal sowie Interlabialfalte 1mal.

Unter 66 Altersangaben hat KEHRER ein Durchschnittsalter von 54,3 Jahren errechnet. 53 Fälle = 80% waren über 40 Jahre alt. Die jüngsten Patientinnen hatten ein Alter von 20, 28 und 29 Jahren. Diese Zahlen lassen darauf schließen, daß sog. juvenile Melanome mit ihrer überwiegend günstigen Prognose in dem bearbeiteten Material nicht vorhanden sind. CALANDRA u. SAMMARTINO (1959) unterscheiden in ihrer Monographie bei den speziellen Vulvatumoren das gutartige vom malignen Melanom oder Melanoblastom. In der erstgenannten Gruppe sind ganz allgemein wie speziell an der Vulva Zahlenangaben unmöglich. Es fallen hierunter sämtliche Formen von Zellnaevi, die im modernen anglo-amerikanischen Schrifttum seit 1940 (TRAUB u. SPOOR, 1953) folgendermaßen unterteilt werden:

1. Der intraepidermale Naevus,
2. der intradermale Naevus,
3. der Junction-Naevus (Dermo-epidermaler Naevus),
4. der Compound-Naevus (Kombinationsform zwischen 2 und 3),
5. der blaue Naevus,
6. das juvenile Melanom (SPITZ, 1948).

Eine scharfe Unterteilung erscheint jedoch im Einzelfall etwas willkürlich, da es sich — mit Ausnahme des blauen Naevus — offenbar um bestimmte Entwicklungsstadien im biologischen Ablauf der Naevusbildung handeln kann (MIESCHER, 1933, 1954, 1955; HERZBERG, 1956). Wesentlich erscheint die Tatsache, daß vor der Pubertät die sog. aktiven Junction- oder Compound-Naevi mit Abtropfungstendenz der Melanocyten in etwa 98% angetroffen werden, dagegen im Erwachsenenalter nur noch in etwa 12% (ALLEN u. SPITZ, 1953, 1954). Diese Zellaktivität der Naevi wird im Kindesalter als normaler Vorgang angesehen, während beim Erwachsenen zumeist der ruhende, intradermale Zellnaevus übrig bleibt. Das juvenile Melanom, das durch zahlreiche Mitosen erhebliche Aktivität und sogar Lymphknotenabsiedlungen aufweisen kann, ist sehr viel seltener und dabei klinisch doch zumeist nicht maligne. Von ALLAN u. SPITZ (1953, 1954) wird der Prozentsatz der späteren Malignität persistierender juveniler Melanome mit 5,9% angegeben. Die zumeist fehlende Generalisierungstendenz wird mit einer Hemmung der Cancerisierung der Melanocyten durch bestimmte hormonale Faktoren erklärt

(Herzberg, 1956). Für eine hormonale Abhängigkeit spräche auch umgekehrt die besondere Wachstumstendenz der Naevi in der Gravidität. Die größten Schwierigkeiten ergeben sich offenbar bei der histologischen Abgrenzung der präblastomatösen Melanose vom aktiven Zellnaevus. Als wesentliche Unterscheidungsmerkmale gelten nach Herzberg (1956) stärkere entzündliche Reaktion der Cutis, Häufung von abartigen Melanocyten in den höheren Lagen der Epidermis, Mitosen sowie deutlich erkennbare Polymorphie der Zellelemente. Es ist insbesondere das Verdienst US-amerikanischer dermatologischer Histopathologen (Couperus u. Rucker, 1953, 1954), die wesentlichen Merkmale zur Differenzierung von Melanomen und aktiven Zellnaevi zusammengestellt zu haben.

Zweifellos ist die Vulva als eine Prädilektionsstelle für Naevi wie auch für das seltene MB anzusehen. In der Statistik von Raven (1953) steht sie unter der Lokalisation von melanotischen Primärtumoren nach unteren und oberen Extremitäten, Kopf und Stamm zusammen mit dem Anorectalbereich, der zu 5,6 % beteiligt ist, an 5. Stelle. Calandra u. Sammartino (1959) haben bis 1959 — einschließlich Kehrers Zusammenstellung — 140 Fälle von MB der Vulva aus dem Weltschrifttum errechnet, Janowski, Marshall u. Taki (1962) bis 1962 insgesamt 206 Fälle. In Malignitätsstatistiken einzelner Kliniken ist die Fallzahl naturgemäß gering. Janowski, Marshall u. Taki (1962) fanden in einer 40-Jahres-Periode des Sloane Hospital for Women in New York (1921—1960) 4 Fälle von malignem Melanom der Vulva. Gleichzeitig berichten sie über 19 zusätzliche Fälle der Weltliteratur aus den Jahren 1950—1960. Nach ihrer Berechnung beträgt die Frequenz des MB unter allen malignen Vulvatumoren 1—3 %, ferner wird nach Durchsicht des Schrifttums für das Verhältnis von Vulvacarcinom zum MB der Vulva eine ziemlich konstante Zahl von 27 : 1 angegeben.

Am eigenen Material der Hamburger Univ.-Frauenklinik (Kitzing, 1967) finden sich in einem 36jährigen Zeitraum zwischen 1922 und 1957 neben 150 primären Vulvacarcinomen 4 Melanomalignome der Vulva (37,5:1). Diese Verhältniszahl ist etwas höher, obwohl in unserem sehr sorgfältig bearbeiteten Krankengut Fälle von Morbus Bowen und sekundäre Vulvacarcinome nicht enthalten sind. Unter Einschluß aller maligner Vulvatumoren ergibt sich an diesem Material eine Frequenz für das MB von 2,03 %. Daß diese Zahlen an einzelnen „Schwerpunktkrankenhäusern" höher liegen können, zeigen die Ergebnisse von Symmonds, Pratt u. Dockerty (1960), die an der *Mayo*-Clinic innerhalb von 22 Jahren (1937—1958) 19 Fälle von Melanomalignom der Vulva mit einer Gesamtfrequenz von 6,1 % aller Vulvamalignome beobachtet haben.

Calandra u. Sammartino (1959) haben an den von ihnen gesammelten 140 Fällen folgende Lokalisationen des MB festgestellt: Die großen Labien waren in 30,7%, die kleinen Labien in 17,6%, beide Labien in 2,2% sowie die Clitoris in 27,5% befallen. Ferner war die Urethralmündung mit 16,5% beteiligt. Die restlichen Einzelfälle verteilten sich auf Vestibulum, hintere Commissur und Damm. Hier wie auch in anderen Statistiken (Janovski u. Mitarb., 1962) wird die äußere Harnröhrenmündung (sog. Vulvourethrale Tumoren) in der Kasuistik einbezogen.

Der *äußere Aspekt* der Geschwülste entspricht im allgemeinen dem des Vulvacarcinoms. Die Farbvariationen werden wie auch anderenorts als blauschwarz, dunkelblau, dunkelbraun, tief schwarzbraun, schwarzgrün, hellbraun oder gelbbraun beschrieben (Kehrer, 1929). Es sind aber schon im älteren Schrifttum Fälle von unpigmentierten „Naevuskrebsen" der Vulva mitgeteilt worden, die lediglich an der Basis einen Naevus pigmentosus von schwarzer Farbe aufwiesen oder uneinheitlich teils dunkel, teils weißlich gefärbt waren. In den schwierig zu diagnostizierenden amelanotischen Melanomen fehlt die Melaninproduktion, obgleich andere typische biologische-chemische Eigenschaften der Melanocyten (das Tyrosin-Tyrosinase-System) nachweisbar sind. Die Melaninsynthese vollzieht sich im Kern der Melanocyten aus einem Propigment in Anwesenheit von Tyrosin, das dann in des Cytoplasma überführt, an die Mitochondrien gebunden und hier zu Melanin (Dihydroxyphenylalanin = DOPA) umgewandelt wird. Bei diesem Pigmentbildungsvorgang werden 3 Phasen unterschieden: 1. Oxydation von Tyrosin zu einem roten Pigment; 2. Entfärbung dieses Pigments und 3. Überführung der entfärbten Substanz in Melanin. Unter Einwirkung des Ferments Tyrosinase entsteht sodann zunächst L-DOPA, Dopachinon und schließlich das Melanin und Melanoprotein (RAPER). BLOCH (1927) hat an der menschlichen Haut erstmalig die Bildung von Melanin aus L-DOPA gezeigt und das Ferment als DOPA-Oxydase bezeichnet, das später als Tyrosinase identifiziert wurde. In normaler menschlicher Haut, wie auch in Pigmentnaevi ist das Tyrosin-Tyrosinasesystem inaktiv. Beim malignen Melanom dagegen bewirkt Anreicherung mit Tyrosin durch katalytische Oxydation starke Pigmentvermehrung. Diese Aktivität ist durch Inkubation von Tumorgewebeproben auf autoradiographischem Wege mit C^{14}-Tyrosin feststellbar und kann differentialdiagnostisch zur Abgrenzung gegen gutartige Pigmentveränderungen verwertet werden. Zur Diagnostik eines *amelanotischen Melanoms* ist diese Untersuchungsmethode wertvoll.

Die an der Vulva beschriebenen haselnuß- bis mannsfaustgroßen Tumoren sind von überwiegend weicher, schwammiger Konsistenz und zumeist gestielter oder gelappter Form, auch knotig, polypös oder papillomatös. CALANDRA u. SAMMARTINO (1959) unterscheiden die seltene diffuse (5,7%) von der umschriebenen Wachstumsart (94,3%), ferner ein oberflächliches (1,5%), exophytisches (81%), endophytisches (13%) Wachstum, sowie Mischformen. Das oberflächliche MB kann auf großen Strecken diesen Charakter behalten, ohne daß hierdurch seine besondere Bösartigkeit beeinträchtigt wird. Von 6 lediglich primär auf die Vulvaschleimhaut beschränkten derart oberflächlichen Tumoren aus dem Material von ALLAN u. SPITZ (1953, 1954) endeten 5 Fälle letal. Größere Geschwülste neigen durch die Geschwindigkeit ihres Wachstums zum geschwürigen Zerfall.

Histologisch hat die Mannigfaltigkeit des Tumorbaues und seiner Zellelemente früher zu Bedenken geführt, der Geschwulst eine einheitliche Genese zuzuerkennen. Man sprach von bindegewebigen, epithelialen oder auch endothelialen Melanomen (RIBBERT, LUBARSCH,), eine Auffassung, die nach unseren früheren Ausführungen als überholt gelten darf. Tatsächlich finden sich aber ohne jede prognostische Beziehung ein teils alveolärer Tumortyp mit epithelialen, rundlichen oder polygonalen Zellformen, weiterhin der fasciculäre Typ mit Spindelzellen, der eher an Sarkom erinnert und ferner Mischformen zwischen beiden. Der Melaningehalt des MB ist umgekehrt proportional der mitotischen Aktivität (v. ALBERTINI; JÄGER, 1946, 1953), die durch die Melaninbildung okkupiert wird. Als Folge hiervon sollen vermehrt amitotische Teilungen auftreten, was die verminderte Strahlenempfindlichkeit gegen Röntgen- und Radiumstrahlen erklären würde (BINDER).

Die besondere Neigung des MB zur *Metastasierung* ist von MIESCHER (1933, 1934, 1959) ausführlich untersucht und von ihm damit begründet worden, daß die Tumorzellen in sehr lockerem Zusammenhalt dem Grundhäutchen der leicht verletzlichen Capillaren in Rosettenform direkt aufsitzen, wodurch der Gefäßeinbruch erheblich erleichtert wird. Dieser Befund erklärt die schnelle Generalisierung des Tumors nach Trauma. Hinzu kommt eine besondere Vitalität der MB-Zellen. Nach zahlreichen Mitteilungen des Schrifttums sind bereits primär klinisch unverdächtige Lymphknoten zu über 50% von mikroskopisch nachgewiesener Metastasierung befallen (ALLEN u. SPITZ, 1953, 1954; MIESCHER, 1933, 1954, 1955; HERZBERG u. a., 1956). Frühe hämatogene Aussaat besteht in 11,5%, gleichzeitige lymphogene und hämatogene Absiedlungen in 17% der Fälle. Nach statistischer Erhebung von

Raven (1953) sind folgende Organe am häufigsten von Metastasen befallen: Lymphknoten, Lungen, Leber, Becken, Haut, Gehirn, Herz, Pankreas, Knochen- und Gastro-Intestinalsystem. Eine Schematisierung ist nur schwer möglich. Herzberg (1956) erwähnt, daß in keinem seiner obduzierten Fälle Metastasen im Gehirn und Rückenmark fehlten. In einigen Fällen des Schrifttums erfolgte transplacentare Metastasierung von der Mutter auf den Fetus (Holland, 1949).

Histologisch bestehen *differentialdiagnostische Schwierigkeiten* der Abgrenzung einer Melanosis circumscripta präblastomatosa des höheren Alters (Schuermann, 1955), die sich zu ca. 75% in ein Melanom umwandelt, gegen Morbus Bowen-Erythroplasie und gegen den extramammören Morbus Paget, dessen Existenz nicht zu leugnen ist (Herzberg, 1956). Diese Ähnlichkeit des „intraepithelial malignant melanoma" mit „extramammary Paget's disease" wird auch von Allan (1949) und Stout (1938) hervorgehoben. Janovski u. Mitarb. (1962) betonen die besondere lokale Beziehung des oberflächlichen Melanoms vom Paget-Typ zum äußeren weiblichen Genitale, insbesondere bei Abwesenheit von Pigmentbildung. Zur Differenzierung beider Läsionen gegeneinander haben die Autoren die Periodic-Acid-Schiffreaktion und ferner die Alcian-blau und Fontana-Masson-Färbung angewandt. Sie fanden Paget-Zellen PAS-Alcianblau-positiv durch Anwesenheit neutraler und saurer Mucopolysaccharide. Auch Mayers Mucicarmin-färbung war in Paget-Zellen positiv. Melanocyten gaben dagegen immer PAS-Alcianblau-negative Reaktionen. Masson-Fontana-Silberimprägnation und DOPA-Reaktion waren bei Anwesenheit von Melanocyten oder Melanoblasten positiv. Gelegentlich findet sich bei Paget-Zellen in Anwesenheit von Melaninpigment positive Silberimprägnation.

Die Intensität, mit der sich die Autoren um eine richtige und zugleich frühzeitige Diagnose bemüht haben, zeigt auch bei dieser Tumorgruppe den einzigen Weg zu einer Verbesserung der *Prognose* an. In der Kasuistik von Kehrer (1929) wurden unter 82 Kranken nur 2 (2,7%) dauernd geheilt. Fast sämtliche Fälle zeigten eine rasche Progredienz, obgleich vereinzelt „bei nicht operierten Greisinnen ausnahmsweise eine sehr langsame Wachstumstendenz des MB beobachtet worden ist". Auf die Vorbehalte hinsichtlich der korrekten histologischen Diagnose, speziell bei den älteren Publikationen, wurde bereits hingewiesen. Sammartino, Guixa u. Calandra (1953) fanden unter 81 Fällen des Schrifttums nur viermal 5-Jahres-Heilung, Allen u. Spitz (1953, 1954) unter 18 nur eine Überlebende.

Aus den kasuistischen Mittelungen seit 1950 haben Janovski u. Mitarb. (1962) bei Berücksichtigung aller moderner diagnostischer und therapeutischer Möglichkeiten eine durchschnittliche 5-Jahres-Heilung des MB der Vulva von etwa 35% — bei unterschiedlichen Berichten zwischen 10—50% — errechnet. Bei einem mittleren Oberflächendurchmesser von 2 cm oder weniger betrug die 5-Jahres-Heilung 61%, bei größeren Läsionen nur 16%. Das MB der Schleimhaut hatte eine schlechtere Prognose als bei ausschließlichem Befall der äußeren Haut. Zur exakten Diagnostik fordern die Autoren eine vollkommene Excision der Geschwulst mit einem allseitig mindestens 3 cm breiten gesunden Gewebsanteil der Peripherie.

Verschiedene Untersucher haben sich mit dem Problem des *Zusammentreffens von MB und Schwangerschaft* befaßt. Die weitgehenden Pigmentveränderungen der Haut während der Gravidität sind bekannt. Dabei sind auch Vergrößerungen, sowie Aktivierung von Pigmentnaevi beschrieben worden, die dem Einfluß von Steroidhormonen zugeschrieben werden (Herzberg, 1956). Pack, Gerber u. Scharnagel (1953) haben auf die besonders schlechte Prognose des MB während einer Schwangerschaft hingewiesen, die eine verstärkte Wachstumstendenz und Metastasierung begünstige. Von anderen Autoren wird dagegen ein echter Zusammenhang zwischen Gravidität und Entwicklung eines MB bezweifelt (Allan u.

SPITZ, 1953, 1954). Wenngleich in einigen Fällen die Entstehung eines MB aus einem Pigmentnaevus unter Schwangerschaftseinfluß mitgeteilt worden ist, der somit als stimulierender Faktor zu werten wäre, so erscheint doch das bisher vorliegende Zahlenmaterial für einwandfreie Schlußfolgerungen hinsichtlich Prophylaxe und Prognose zu gering (JANOVSKI u. Mitarb., 1962).

Primäre Größe und Ausdehnung der Geschwulst bei Einsetzen der Therapie scheint nicht immer die ausschlaggebende Rolle zu spielen. BERLIN u. WINTERS (1960) beobachteten 6-Jahres-Heilung eines malignen Vulvamelanoms, dessen Trägerin nach totaler Vulvektomie die bestehende und eine weitere Schwangerschaft komplikationslos und rezidivfrei austrug. Im Fall von LABHARDT, A. (1955) wurde im 3. Schwangerschaftsmonat ein reiskorngroßes MB entfernt, das in gleicher Größe 6 Jahre später lokal rezidivierte. Zwei Jahre nach erneuter, offenbar nicht radikaler Exstirpation war ein großes Rezidiv am Oberschenkel ent standen, das durch Metastasierung zum Tod der Patientin führte. Beide gegensätzliche Mitteilungen zeigen das auch heute noch vorhandene Dilemma, wenngleich die Frage der grundsätzlichen Generalisierung eines MB durch die Gravidität verneint werden muß. Die bisherige Kasuistik beweist aber an Einzelfällen mit und ohne Schwan-

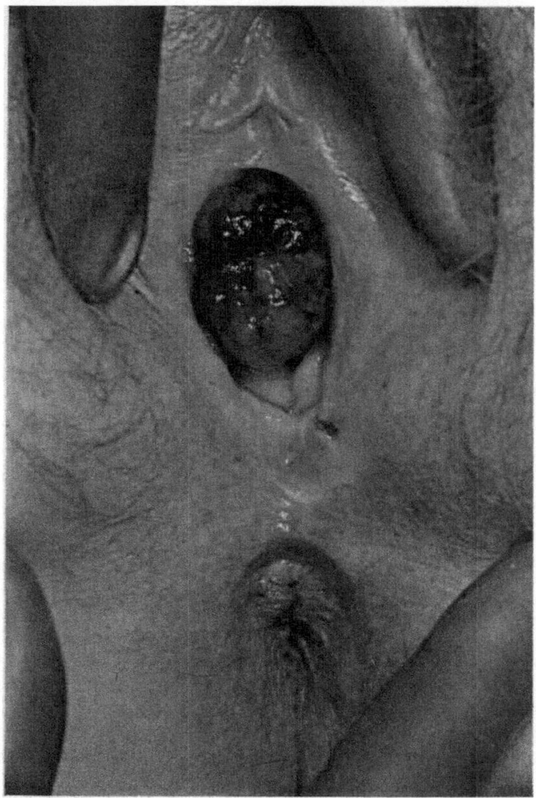

Abb. 15a

Abb. 15a. Pflaumengroßes Melanomalignom einer 66jährigen Patientin, dessen Zentrum die äußere Urethralmündung darstellt und das sich als flaches Infiltrat etwa kinderhandflächengroß in die Gegend des Introitus und Innenseite der kleinen rechten Labie fortsetzt. In den Leistenlymphknoten keine Absiedlungen. Exitus 16 Monate später an Hirnmetastasen. b Histologischer Befund: Typischer sarkomähnlicher, fasciculärer Tumorbau mit reichlich Melanin-Bildung. c Stärkere Vergrößerung

gerschaft die Möglichkeit eines Spätrezidivs, die bereits bei Kehrer (1929) (Lymphknotenrezidiv 20 Jahre nach Entfernung des Primärtumors) Erwähnung findet.

Über eine spezielle Form des MB der Vulva berichtete Barbieri (1957), eine mandarinengroße Cyste der linken großen Labie, deren Wand ein Melanomalignom enthielt. Im übrigen sind im Schrifttum nach 1930 keine weiteren Gesichtspunkte vorhanden, die nicht bereits vorstehend besprochen worden wären.

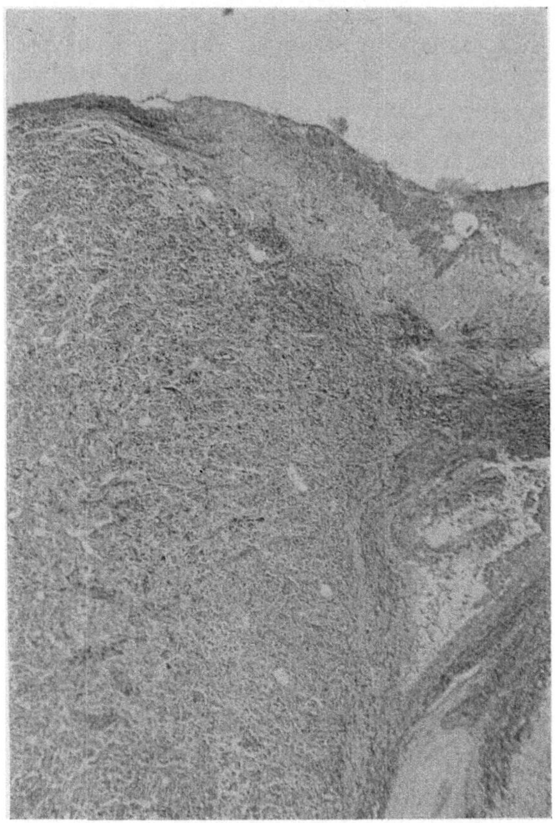

Abb. 15b

Die Fälle unseres *eigenen Materials* betreffen 4 Frauen von 82, 66, 60 und 48 Jahren. Im ersten anamnestisch völlig negativen Fall handelte es sich um einen gestielten, pilzförmigen, walnußgroßen, oberflächlich exulcerierten Tumor der Clitoris mit beidseitigen Leistendrüsenmetastasen, histologisch ein auffallend kleinspindelzelliges, sarkomähnliches Melanomalignom mit reichlich Melaninpigment. Wegen des Alters wurde lediglich eine Palliativexstirpation des Primärtumors und der Leistendrüsen vorgenommen, die Patientin verstarb 2 Monate nach dem Eingriff an generalisierten Metastasen.

Der *2. Fall* betraf eine 66jährige Patientin mit lues latens seropositiva und Tabes dorsalis, die 14 Tage vor der Aufnahme eine stärkere genitale Blutung mit anschließender Dauer-Schmierblutung durchgemacht hatte. Es bestand im Urethralbereich ein gut pflaumengroßer, bläulich-schwarzer Tumor an einem bleistiftdicken Stiel, dessen Zentrum die äußere Urethralmündung darstellte. Der Tumor setzte sich als flaches Infiltrat etwa kinderhandflächengroß in die Gegend des Introitus und Innenseite der kleinen Labie rechts fort (Abb. 15a). Es wurde eine radikale Elektroexcision des gesamten Tumorgebietes, einschl. des überwiegenden Teiles der Urethra, sowie die Ausräumung der inguinalen Lymphknoten durchgeführt. Histologisch

(Abb. 15b, c) typischer sarkomähnlicher, fasciculärer Tumorbau mit reichlich Melaninbildung. In den Lymphknoten konnten keine Absiedlungen festgestellt werden. 2 Monate später fand sich bei der Nachuntersuchung am Rande der Operationsstelle im Vulvabereich rechts ein linsengroßes, schwach bläuliches Knötchen mit Berührungsblutung. Etwas oberhalb des Knötchens war eine flache, knapp pfenniggroße, gut umschriebene bräunliche Schleimhautverfärbung. 4 Monate später fanden sich 3 weitere bis bohnengroße Knötchen im rechten Scheidengewölbe oberhalb des Urethralwulstes im Vaginalbereich. Erneute ausgiebige Elektroexcision. Nach weiteren 6 Monaten konnte äußerlich kein neues Rezidiv festgestellt werden.

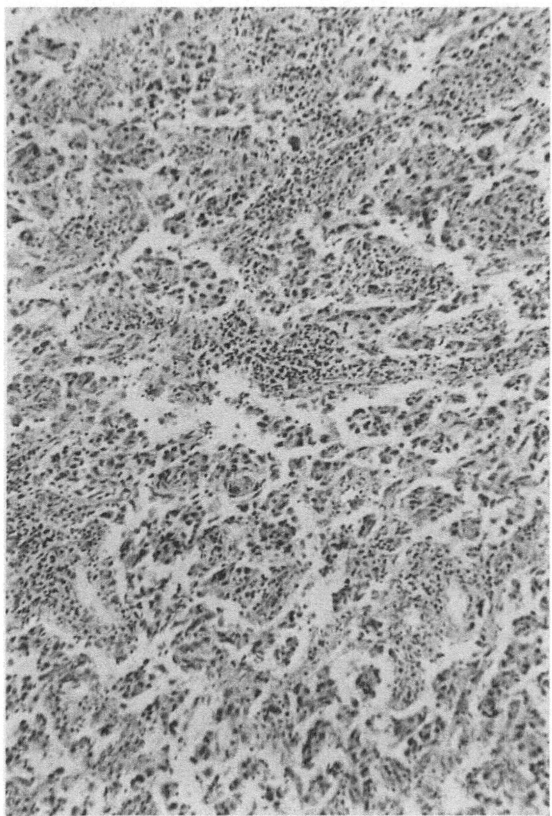

Abb. 15c

Nach weiteren 4 Monaten (insgesamt 16 Monate nach dem ersten Eingriff) Exitus letalis bei Bewußtlosigkeit in einem anderen Krankenhaus. Die Sektion ergab Melanomalignommetastasen im Gehirn, Magen, Darm und mesenterialen Lymphknoten.

Ich habe diesen Fall (LIMBURG, 1956) den Vulvamelanomalignomen zugerechnet, weil außer der äußeren Urethralgegend die Vulva gleichzeitig betroffen war und derartige Fälle im Schrifttum durchweg unter dem Begriff der Vulvourethralen Tumoren als zur Vulva gehörig betrachtet werden. Über ähnliche Lokalisationen berichten KÖRNER, DEUTSCH (1933), KANTER u. STREAN (1958), sowie HARTL (1957). In allen diesen Fällen saß das MB z. T. etwas gestielt unterhalb der Urethralmündung, im Fall von DEUTSCH (1933) zugleich mit flacher, nicht erhabener streifenförmiger, schwärzlicher Verfärbung auf der Schleimhaut der vorderen Vaginalwand und der vorderen Kommissur. Über das Schicksal der Patientinnen ist nichts bekannt, da keine längere Beobachtungszeit vorliegt.

In unserem *3. Fall* einer 60jährigen Patientin mit multiplen, z. T. gestielten Naevi der Haut bestand ein überkirschgroßer, oberflächlich zerfallender dunkelbläulicher Tumor am Übergang der linken, kleinen Labie zum Introitus, ferner ein zweiter walnußgroßer, höckriger

Tumor der rechten, hinteren Vaginalwand, sowie ein kirschkerngroßer Knoten in der linken Leiste. An den Innenflächen der großen Labien bis zur Clitoris fand sich zusätzlich eine ausgedehnte Kraurosis vulvae. Histologisch handelte es sich um ein carcinomähnliches, großzelliges MB mit zahlreichen atypischen Mitosen und reichlich Melaninpigment. Trotz lokaler Vulvektomie und ausgiebiger kombinierter Radium-Röntgentherapie generalisierte Metastasierung in Scheide, Uterus, Ovarien, den peripheren Vulvabereich, Beckenlymphknoten, Herz, Leber und Gallenwege (Sektionsbefund). Der Exitus erfolgte 10 Monate nach dem ersten therapeutischen Eingriff.

Im 4. Fall einer 48jährigen Frau bestand anamnestisch bereits seit Jahren eine „Warze" der rechten großen Labie, die seit etwa 6 Monaten vor der Klinikaufnahme vergrößert war. Es fand sich ein haselnußgroßer, derber Tumor der rechten Labie ohne besondere Verfärbung, außerdem ein gleichfalls haselnußgroßer Tumor der rechten Leiste. Es erfolgte die lokale Excision und ausgiebige Röntgennachbestrahlung. Die histologische Untersuchung ergab ein infiltrierend, in Strängen wachsendes, großzelliges Carcinom ohne Melaninbildung (die DOPA-Reaktion konnte damals noch nicht durchgeführt werden). Bereits 4 Monate später erschien die Patientin erneut mit einem nunmehr makroskopisch deutlich schwarz verfärbten Drüsenkonglomerat der rechten Leistenbeuge, histologisch ein eindeutiges, großzelliges Melanomalignom als Lymphknotenmetastase (Abb. 16). Trotz erneuter Operation und Strahlen-

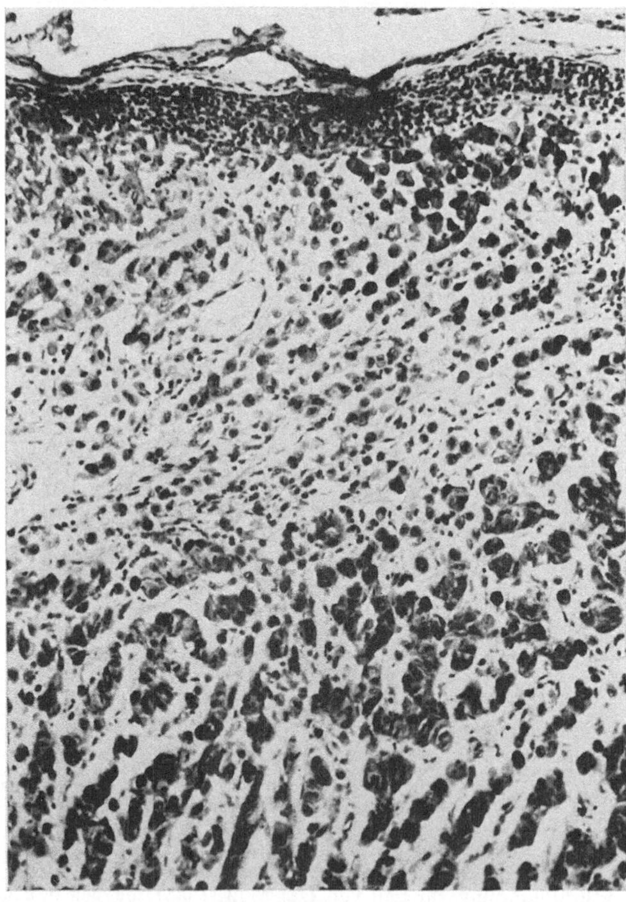

Abb. 16. Histologischer Befund eines großzelligen, carcinomähnlichen Melanomalignoms als Lymphknotenmetastase 4 Monate nach Excision und ausgiebiger Röntgen-Nachbestrahlung des haselnußgroßen derben Primärtumors der rechten Labie einer 48jährigen Frau. Trotz erneuter Operation und Strahlentherapie 16 Monate nach Behandlungsbeginn Exitus an generalisierter Metastasierung

therapie 16 Monate nach Behandlungsbeginn Exitus an generalisierter Metastasierung. Retrospektiv hat es sich offenbar bei dem Primärtumor der Vulva des 4. Falles zunächst um ein amelanotisches Melanomalignom gehandelt.

Zu den Befunden unterschiedlicher Melaninbildung des MB der Vulva sei noch ein eigener Fall meines Homburger Krankengutes erwähnt.

Es handelte sich um eine 58jährige Frau mit völlig unauffälliger Anamnese, der 5 Wochen vor der Klinikaufnahme eine etwa knapp walnußgroße Geschwulst der rechten großen Labie aufgefallen war. Diese war von überwiegend weißlicher, teils auch rötlicher Färbung und zeigte lediglich am unteren Rand ein angedeutet leicht bläuliches Kolorit (Abb. 17a). Der Tumor saß

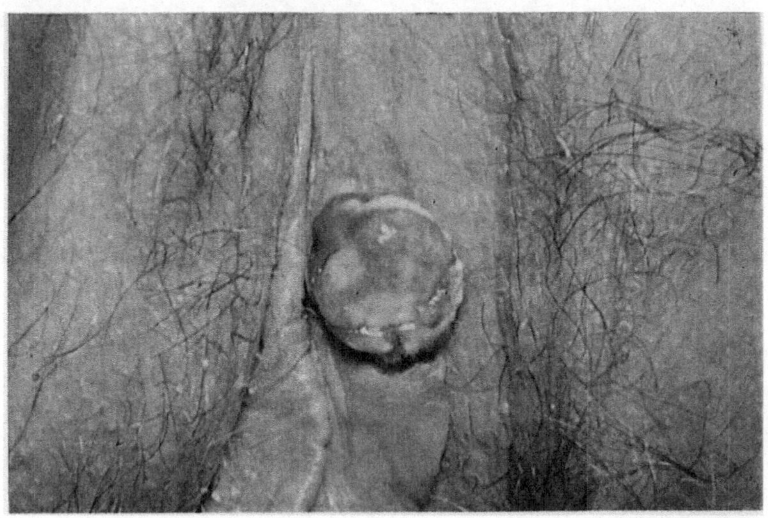

Abb. 17a

Abb. 17a—c. Knapp walnußgroßes Melanosarkom, Geschwulst der Vulva einer 58jährigen Patientin. Überwiegend weißliche, teilweise auch rötliche Färbung, lediglich am unteren Rand ein angedeutet leicht bläuliches Kolorit. Der Tumor saß der Schleimhaut zwischen rechter großer und kleiner Labie im oberen Drittel breitbasig auf, war von derber Konsistenz und gut beweglich. Keine Leistendrüsenverhärtungen nachweisbar. Ausgedehnte Hemivulvektomie rechts mit Röntgennachbestrahlung von 10000 r, ferner je 3150 r auf jedes Leistenfeld. a Makroskopischer Befund. b Histologischer Befund. Typischer fasciculärer Bau des Tumors, an umschriebenen Stellen mit Melaninpigmentbildung. c 2 Jahre später Strahlenulcus: an der äußeren Urethralmündung. Pilzartige Vorwölbung mit schmierig-weißlich-gelblichem Belag. Leistenfelder beiderseits frei. Scheide geschrumpft. Die Patientin war noch nach 6 Jahren rezidiv- und beschwerdefrei

der Schleimhaut zwischen rechter großer und kleiner Labie im mittleren Drittel breitnasig auf, war von derber Konsistenz und gut beweglich. Es bestanden keine Leistendrüsenverhärtungen. Unter der Diagnose eines Vulvacarcinoms kam die Patientin zur Operation. Es wurde eine ausgedehnte Hemivulvektomie rechts und anschließende Röntgennachbestrahlung nach CHAOUL auf Vulva und Leistenfelder mit einer Gesamtdosisoberfläche von 10000 r durchgeführt. Die histologische Untersuchung des Operationspräparates ergab ein MB von fasciculären, sarkomatoiden Bau, an umschriebenen Stellen mit Melaninpigmentbildung (Abb. 17b). Die Diagnose wurde von der Dermatologischen Univ.-Klinik, Homburg (Prof. Dr. NÖDL) bestätigt. Die Patientin ist bisher — 5 Jahre nach Behandlungsbeginn — rezidiv- und beschwerdefrei (Abb. 17c).

Wie die Abbildung beweist, wäre in diesem Fall makroskopisch die Erkennung eines Melanomalignoms nicht möglich gewesen.

Unsere Zusammenstellung zeigt, daß offenbar in den letzten Jahrzehnten durch Verbesserung der Diagnostik und Therapie gerade bei dieser besonderen

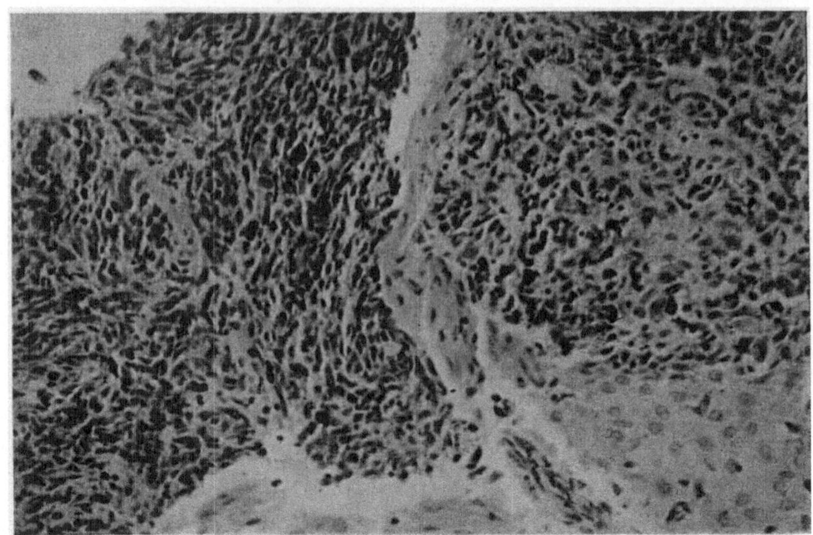

Abb. 17b

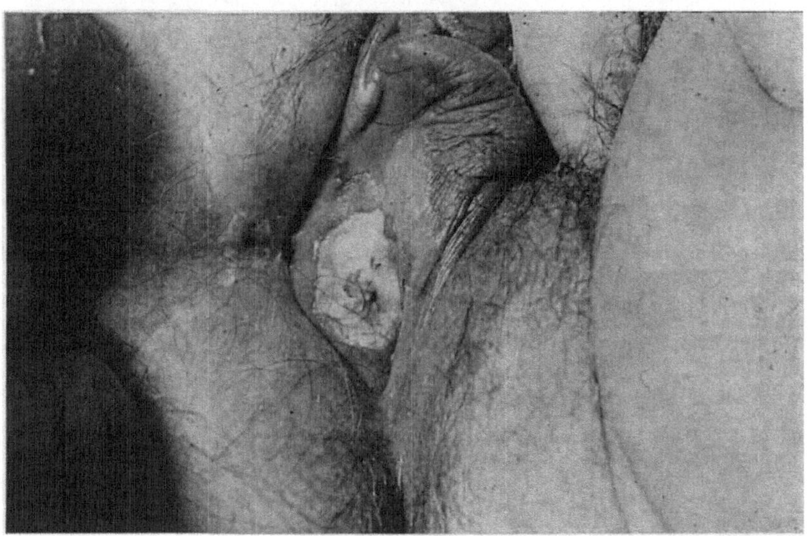

Abb. 17c

Geschwulstform trotz außergewöhnlicher Malignität prognostische Fortschritte erzielt worden sind. Der größte Fortschritt scheint aber in der Erforschung der Biologie der Melanocyten erreicht zu sein. Mary E. Rawles hat dieser Situation folgendermaßen Ausdruck verliehen:

"It is only within recent years and chiefly through the use of experimental methods that the true nature has been revealed and their origin definitely linked with a transitory embryonic structure, the neural crest. Certainly, for all practical purposes the old and often heated controvery over the origin of the vertebrate pigment cell may be considered, at long last, to have come to an end."

IV. Epitheliale gutartige Geschwülste

1. Papilloma vulvae

Papillome der Vulva kommen in der sehr häufigen, insbesondere dem Gynäkologen geläufigen Form der *Condylomata accuminata* und der seltenen Form des *echten Papilloms* vor. Bei den erstgenannten handelt es sich um infektiöse, virusbedingte fibroepitheliale Wucherungen oder „papillomatöse Hyperplasie" (CALANDRA u. SAMMARTINO, 1959) (Abb. 18). Sie werden unter den Dermatosen der Vulva in diesem Handbuch besprochen.

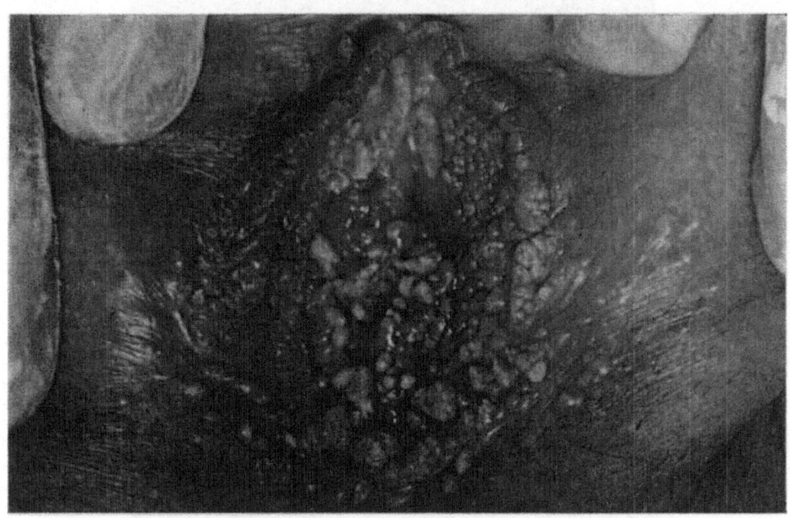

Abb. 18. Typische Condylomata accuminata einer 27jährigen Frau im Bereich der kleinen Labien sowie am Damm und After, die weit in die Scheide hineinreichen. Gut ausgereifter Epithelbesatz

Echte Papillome der Vulva sind lediglich in wenigen Fällen des Schrifttums durch stärkeres Wachstum bekanntgeworden. KEHRER (1929) konnte in dem großen, von ihm bearbeiteten Material bis 1930 nur 6 derartige Tumoren sammeln, die er durch 3 eigene Beobachtungen ergänzt hat. Sie schienen „derber, rundlicher, blumenkohlartiger" als die spitzen Kondylome, zeigten Himbeer, Trauben- oder Walnußform und gingen solitär, teilweise pilzartig gestielt von umschriebenen Stellen der äußeren Vulvahaut, weniger der Schleimhaut aus (Abb. 19). Histologisch bestehen rundliche, kolbige oder baumartige Proliferationen des Plattenepithels. Das Epithel ist hochgeschichtet, gut ausdifferenziert, z. T. mit Verhornungstendenz. Zellatypien oder Mitosen fehlen. In dem zugehörigen bindegewebigen Anteil sind weniger Blutgefäße und keine wesentliche entzündliche Reaktion anzutreffen. Das Wachstum der Geschwülste ist äußerst langsam. Das Verhältnis von Epithel zu Bindegewebe unterliegt individuellen Schwankungen. Zweifellos gibt es Mischformen, bei welchen die feingewebliche Entscheidung zwischen spitzen Kondylomen und Papillom schwierig bis unmöglich ist und anamnestische bzw. klinische Angaben herangezogen werden müssen.

Ein derart ungeklärter Fall von GODOY u. DELASCIO (1939) betraf eine 22jährige Nullipara mit einem seit 8 Jahren allmählich wachsenden Tumor der Vulva, der bei Behandlungsbeginn vom Mons veneris bis zur Analregion reichte und 10×25 cm maß. Das innere Genitale und die Menstruation waren normal, die Wassermannsche Reaktion stark positiv.

Die Seltenheit des echten Vulvapapilloms wird auch von Calandra u. Sam-martino (1950) unterstrichen, die den von Kehrer beschriebenen 9 Fällen 3 weitere hinzufügen konnten. Sie berichten über einen derben Tumortyp aus dem

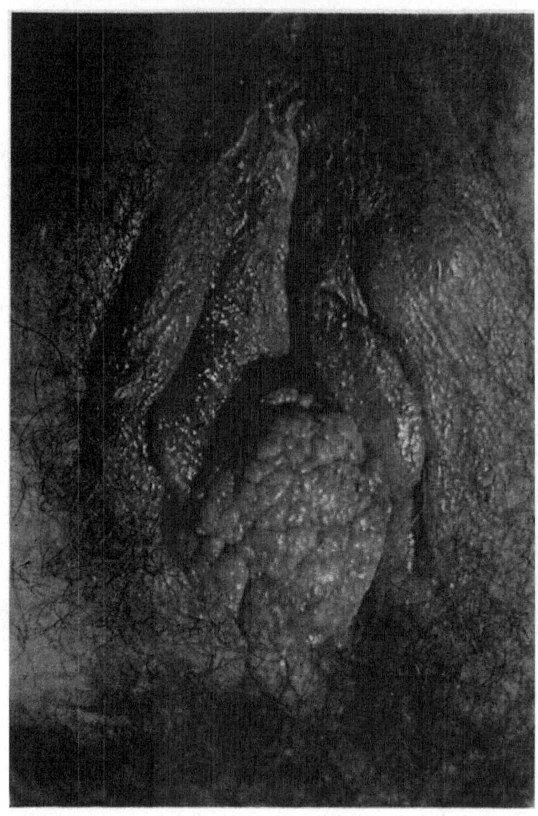

Abb. 19. Solitäres, echtes Papillom im Bereich der Clitoris von über Walnußgröße, pilzartig gestielt, bei einer 26jährigen Schwangeren mit Gravidität mens VIII. Histologisch: Typisches Plattenepithelpapillom mit gut ausgereiftem Epithelbesatz, Keine Zeichen für Malignität

Bereich des Mons veneris und der großen Labien mit hartem, fibrösem Stroma und starkem, von Hornlamellen bedecktem Plattenepithelüberzug, und andererseits dem weicheren Schleimhauttyp mit zartem, lockerem Stroma und „metaplastischem" Cylinder- oder Übergangsepithelbelag. Die Abbildungen, die ich der Freundlichkeit der Autoren verdanke, zeigen deutlich die gegensätzlichen Geschwulstformen (Abb. 20a, b).

Übergang von Vulvapapillom *in Carcinom* ist gelegentlich mitgeteilt worden. Nach Novak u. Woodruff (1962) ist die maligne Degeneration eine Altersfrage und betrifft spitze Kondylome, wie Papillome der Vulva in gleicher Weise. Bereits Schröder, R. erwähnte ein Vulvapapillom, das nach seiner Abtragung als Plattenepithelcarcinom rezidivierte. Über eine primäre histologische Untersuchung des Papilloms ist nichts bekannt. Die gleichen Vorbehalte müssen bei

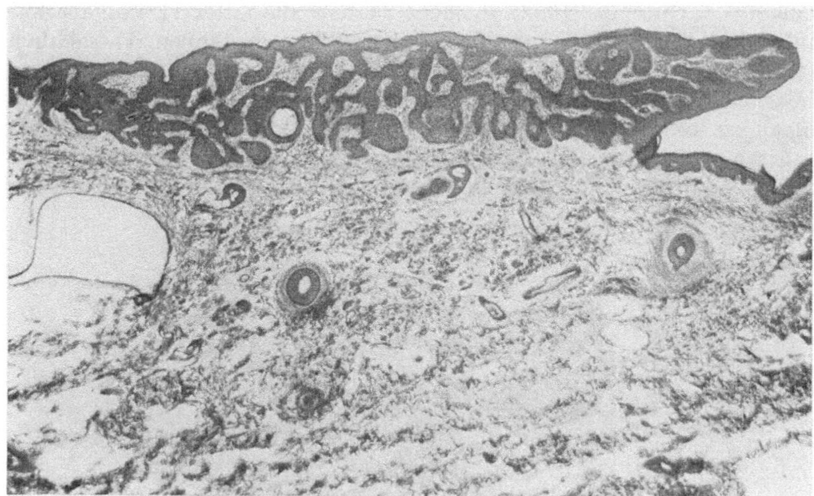

Abb. 20a

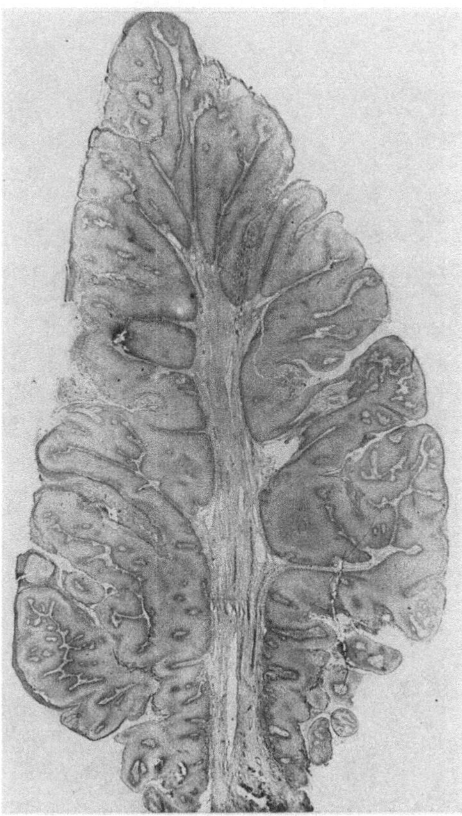

Abb. 20b

Abb. 20a u. b. Histologischer Befund echter solitärer Papillome der Vulva. a breites Papillom der großen Labie (Vergr. 1:20), b pendelndes Papillom mit zartem vascularisiertem Bindegewebe und gut ausdifferenziertem Plattenepithel. Vergr. 1:7 (mit freundlicher Genehmigung von Herrn Prof. SAMMARTINO, Buenos Aires)

Charlewood u. Shippel (1953) gemacht werden, die unter 11 Vulvacarcinomen bei Bantufrauen 4 Fälle sahen, welche als Kondylome begannen. Tatsächlich können Vulvacarcinome (s. dort) bereits primär unter dem makroskopischen Bild eines Papilloms oder Kondyloms in Erscheinung treten. Zweifellos gibt es aber — in Analogie zu seltenen Befunde der Portio vaginalis uteri — beginnende carcinomatöse Umwandlung an der Basis gutartiger Plattenepithelpapillome. Ein derartiger Fall von beginnendem Morbus Bowen auf dem Boden eines Vulvapapilloms

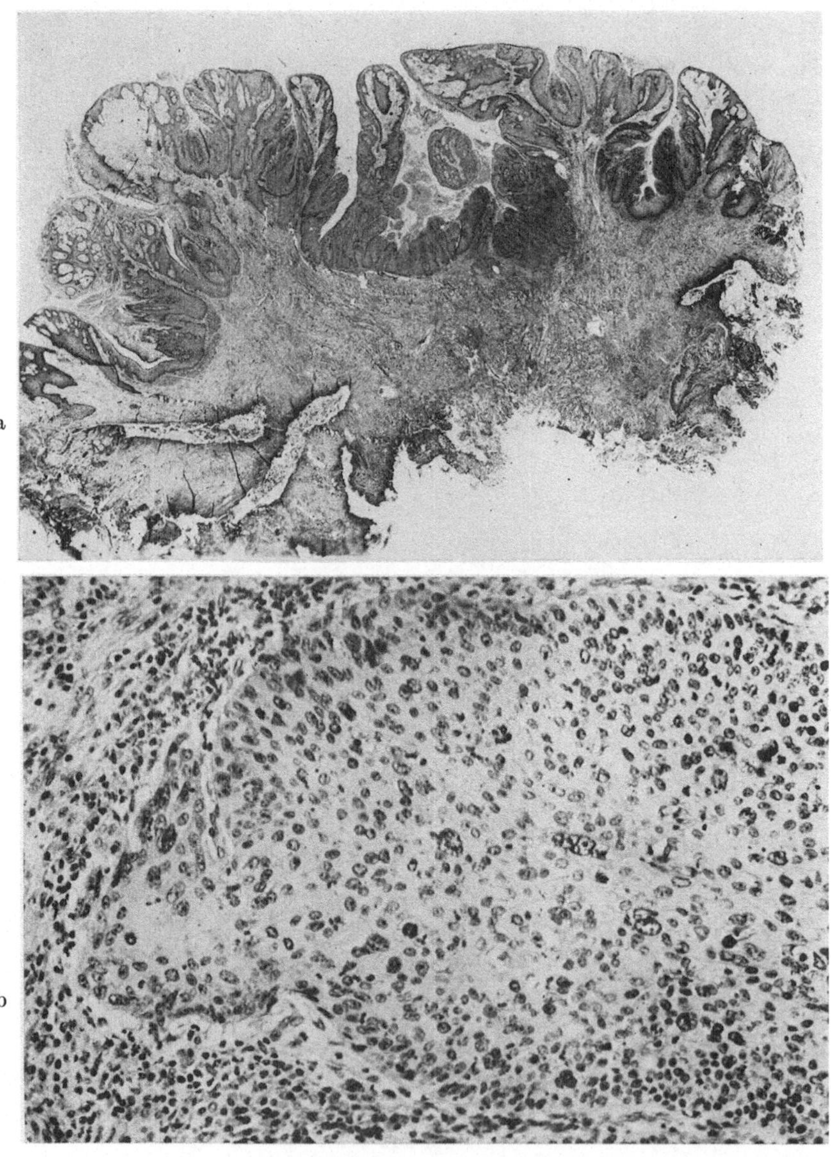

Abb. 21a. Solitäres Plattenepithelpapillom der Vulva. Oberflächliche Atypie der Epithelien und beginnende Invasion des Bindegewebes. b An der Basis des Tumors atypische Epithelveränderungen vom Bowentyp und beginnende Durchbrechung der Basalmembran, Vergr. 1:220 (Befund von Herrn Prof. Sammartino, Buenos Aires)

ist von CALANDRA u. SAMMARTINO (1959) durch überzeugende Abbildungen belegt worden (Abb. 21a u. b).

Differentialdiagnostisch erwähnt KEHRER die Bilharziosis, die in Papillomform an der Vulva auftreten kann. Auch Melanoblastome der Vulva von knolligem, grobpapillärem Wachstum können ausnahmsweise zu diagnostischen Schwierigkeiten führen. Desgleichen sollen traubenförmige Sarkome der Scheide im Kindesalter gelegentlich mit papillomartigen Wucherungen am äußeren Genitale einhergehen, wie HALLAUER am Fall eines 4jährigen Mädchens demonstriert hat. Der histologische Befund und die Feststellung des Ausgangsortes der Geschwulst wird in derartigen Einzelbeobachtungen die Diagnose sichern können.

Zweifellos sind echte Papillome der Vulva häufiger anzutreffen, als dem spärlichen Schrifttum entnommen werden kann. Durch ihre benigne Grundtendenz, fehlendes Wachstum und Beschwerdefreiheit der Trägerin entziehen sie sich jedoch der Beachtung.

2. Adenofibrosis und Endometriosis vulvae

Früher sprach man von Adenosis oder Adenofibromatosis heterotopica und meinte damit die auch im Vulvabereich anzutreffende Endometriose. Ferner wurde die Bezeichnung Endometriom verwendet (KEHRER, 1929). Doch ist eine klare Trennung adenomatöser Proliferation mit reaktiver Bindegewebswucherung, wie sie als Mastopathia chronica cystica in aberrierendem Mammagewebe vorkommt (s. dort), gegenüber den echten ektopischen Endometriumherden notwendig. Letztere können nur bei gleichzeitiger Anwesenheit von cytogenem Stroma diagnostische Anerkennung finden. Als diffuse Wucherung ist hierbei der Ausdruck Endometrioma irrelevant.

Befunde endometrioider Herde an der Vulva wurden schon frühzeitig von MEYER, R., 1930 (2), SAMPSON, 1925 (2) u. a. erhoben und richtig gedeutet. Im Gegensatz zu den Beckenendometriosen bestand hier die Möglichkeit, cyclische Veränderungen bereits makroskopisch durch prämenstruelle Rötung oder Lividität, Schwellung, gelegentlichen Blutaustritt während der Menstruation, sowie postmenstruelle Schrumpfung der Herde makroskopisch zu erfassen. Im Vergleich zu den häufig befallenen Beckenorganen spielt allerdings die Vulva nur eine untergeordnete Rolle. CALANDRA u. SAMMARTINO (1959) haben bis 1959 insgesamt 85 Beobachtungen des Weltschrifttums mit einer Altersverteilung zwischen 25 und 45 Jahren registriert. Unter diesen betrafen 19 Fälle die Vulva im engeren Sinne (16mal große Labien, je 1mal kleine Labien und Mons pubis, 1mal doppelseitiger Labienbefall). Bemerkenswert ist, daß bei 16 dieser Patientinnen chirurgische bzw. geburtshilflich-operative Eingriffe vorausgingen, hierunter 11mal eine Exstirpation der Glandula Bartholini (HEALY, 1956 u. a.). Bei 43 Beobachtungen waren die Inguinalregion, hier ganz überwiegend der unterste Bereich des Leistenkanals und die Ausläufer des runden Mutterbandes beteiligt. Eigenartigerweise war unter 33 ausgewerteten Mitteilungen dieser Gruppe die rechte Seite mit 28, gegenüber der linken mit 4 Fällen besonders bevorzugt, 1mal die Inguinalgegend beidseitig befallen. Die Größenzunahme der Pseudogeschwülste verlief relativ langsam, bei $^2/_3$ der Befunde innerhalb von 5 und 22 Jahren, in den übrigen Fällen zwischen 1 bis 4 Jahren. Sie wurden makroskopisch zumeist als Hernien, seltener als Metastasen eines Chorionepithelioms verkannt. Der letzte Teil der Kasuistik (20 Fälle) war im Dammbereich lokalisiert. 17mal gingen operative Eingriffe voraus, 8mal anläßlich von Dammrissen, 8mal als Episiotomie und 1mal als Dammplastik.

Die äußere *Erscheinungsform* wird unterschiedlich knotig, cystisch, halbkugelig, warzen- oder fistelgangartig blutend beschrieben, von Maiskorn- bis Mandarinengröße. Gerade die Vulvalokalisation erscheint geeignet, einen Teil der verschiedenen Theorien über den Entstehungsmodus der Endometriose zu bekräftigen, bzw. zu Fall zu bringen. Sampson (1925 [1], [2], 1927) ging von der Vorstellung aus, daß menstruell abgestoßenes Endometrium durch die Tuben in den Bauchraum verschleppt werden und sich somit überall im Bereiche des Beckenperitoneums (Ovar, Darm, Douglas, usw.) ansiedeln könne. Meyer, R. (1930 [1], [2]), Novak, E. (1962) u. a. widersprachen dieser Theorie mit dem Hinweis auf die zumeist vorgeschrittenen Nekrose der Menstrualschleimhaut, die aus diesem Grunde nicht mehr implantationsfähig sei. Hinzu komme der Gegensatz zwischen der angeblich seltenen retrograden Menstruation durch die Tuben und der Häufigkeit des Befalls der Beckenorgane. Auch sei der Weg des abgestoßenen Endometriums durch den engen isthmischen Tubenteil wenig wahrscheinlich. Nun ist nach eigenen Beobachtungen durch Curettage gewonnenes, also mißhandeltes Endometrium jeder Funktionsphase und auch unter einer Blutung in der Gewebekultur sehr leicht (zu über 80%) zu züchten und in Subkulturen zum weiteren Wachstum befähigt. Auch Menstrualendometrium des 2. Cyclustages, das 8—12 Std in Cervixpessaren aufgefangen wurde, konnte in der Gewebekultur zum Auswachsen gebracht werden (Keettel u. Stein, 1951). Da während der Menstruation nicht selten größere Schleimhautfetzen zur Abstoßung gelangen, die auch im histologischen Bild keineswegs immer den Eindruck von nekrotischem Gewebe machen, scheint das erstgenannte Argument von Meyer, R. und Novak, E. nicht mehr stichhaltig. Sampson (1940) sagte hierzu folgendes: "If bits of Müllerian mucosa carried by menstrual blood escaping into the peritoneal cavity are always dead, the implantation theory, as presented by me, also is dead and should be buried and forgotten. If some of these bits are *even occasionally* alive, the implantation theory also is alive".

Die Fälle von Vulvaendometriose im Anschluß an sekundär verheilte Dammrisse oder Episiotomie- bzw. andere Operationswunden geben nun einen besonderen Hinweis dafür, daß offenbar ihre Entstehung durch unter der Menstruation implantationsfähig gebliebenes Endometrium erfolgt ist (Abb. 22). Sicherlich ist dieser Vorgang nicht häufig, zumal auch sekundäre Wundheilung des Dammes durchschnittlich innerhalb von 3—4 Wochen einzutreten pflegt. Somit wäre eine derartige Entstehung die Ausnahme unter mangelhafter Wundheilungstendenz bei vorzeitig einsetzender Menstruation post partum. Im neueren Schrifttum sind derartige Fälle besonders selten geworden, nachdem durch verbesserte Nahttechnik und antibiotische Prophylaxe Sekundärheilungen des Dammes kaum noch beobachtet werden.

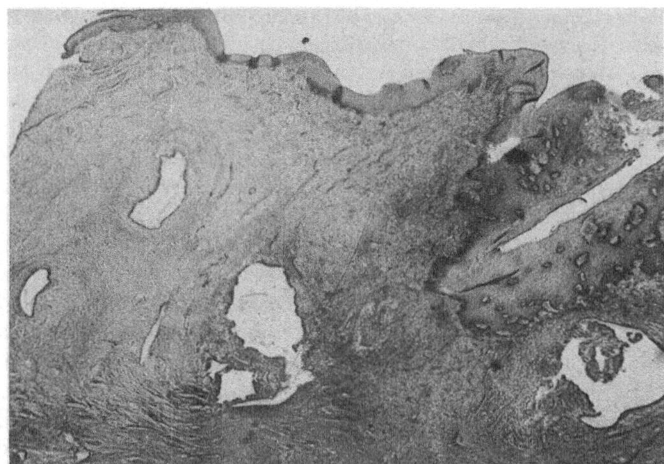

Abb. 22. Endometrioseherd im Dammbereich am Ort einer früheren Episiotomie. Narbige Einziehung der Oberfläche mit der etwas papillomatösen Wachstumsform des bedeckenden Plattenepithels

Von größtem Wert ist daher ein von CRADDOCK u. ZELENIK (1954) publizierter Fall einer 27jährigen Patientin, bei welcher in der Narbe nach früherer Excision einer Bartholinschen Cyste eine Endometriose gefunden wurde. Die Nachforschungen ergaben, daß gleichzeitig mit Ausschälung der Cyste keine Curettage durchgeführt worden war, daß aber die Naht nach 4 Tagen aufging und dann per secundam verheilte. Ferner hatte am 7. Tag post operationem die Menstruation eingesetzt. Die genaue histologische Untersuchung des ersten Operationspräparates ergab eindeutig an keiner Stelle einen Hinweis für frühere Endometriose. Eine lokale Genese aus embryonal versprengtem Zellmaterial wird daher von den Autoren offenbar zu Recht abgelehnt.

Das weitere Argument der fehlenden Schleimhautabstoßung durch die Tube wird kein Operateur, der jemals während einer Menstruation operiert hat, anerkennen können. Ich selber habe bei derartigen Anlässen gelegentlich Menstrualblut in der freien Bauchhöhle bzw. im Douglas nachgewiesen. Bei Cervixstenose oder Retroflexio scheint dieser Weg unter den dysmenorrhoischen Kontraktionen des Uterus ebenso gangbar wie der durch den engen oder abgeknickten Cervixkanal. Die Seltenheit derartiger Befunde erklärt sich aus der Tatsache, daß früher die Menstruation eine echte Kontraindikation gegen die gynäkologische Laparotomie bedeutet hat. PHILIPP u. HUBER (1939 [1], [2]), haben durch systematische histologische Serienschnitt-Untersuchungen des isthmischen Tubenabschnittes bei Patientinnen mit Beckenendometriose einen mitunter kontinuierlichen Übergang von Corpusschleimhaut in die Tuben mit Polypenbildung festgestellt. Sie glaubten daher, daß die Endometriose der Beckenorgane durch besonders implantationsbefähigte, abgestoßene, proliferierende Endometriumpolypen zustande käme, da auch sie in der Vorstellung des ,,toten Menstrualendometriums'' befangen waren. Doch sprechen die schönen Befunde dieser Autoren zugleich für die Sampsonsche Theorie. In einem persönlichen Schriftwechsel, den ich damals (1939) zu den Befunden von PHILIPP u. HUBER mit MEYER, R. führte, äußerte dieser, daß seine Serosaepitheltheorie nunmehr in die Verteidigung gedrängt sei. Der endgültige Beweis können nur durch experimentelle Untersuchungen am Affen geführt werden. Der Nachweis wurde inzwischen durch SCOTT, TE LINDE u. WHARTON (1953) erbracht. Diese Autoren haben in einem bewundernswert originellen Versuch an einer Serie von 10 Äffinnen die Cervix uteri operativ verschlossen und auf diese Weise eine Menstruation durch die Tuben erzwungen. 6 der Tiere zeigten nach 75 bis 963 Tagen Endometriosen, ein Tier nach 3 Jahren ausgedehnte Beckenendometriosen. 4 Tiere verstarben interkurrent. Mit diesen Untersuchungen war die Sampsonsche Theorie, die offenbar auch für einen Teil der Vulvaendometriosen Gültigkeit hat, glänzend gerechtfertigt. Es bleibt die Frage der Genese der übrigen Endometriosen des Vulvabereiches. Hier bietet sich zunächst analog der retrograden Metastasierung von Corpuscarcinomen und Chorionepitheliomen die Verschleppungstheorie auf dem Blutweg an. Auch dieser Auffassung standen MEYER, R. u. a. skeptisch gegenüber. Doch haben SAMPSON u. HUBER, wie ich selber und andere Autoren (LIMBURG, 1949; PHILIPP u. HUBER, 1939 [1], [2]) an Einzelfällen von Adenomyosis bzw. Endometriose einwandfrei durch Einbruch in Blutgefäße im Blutstrom freischwimmendes, offenbar funktions- und implantationsfähiges Endometrium nachweisen können (Abb. 23a, b). Diese Befunde sind von MEYER, R. nach Einsicht der Präparate bestätigt worden. Für die Endometriose des Leistenkanals würde sich zunächst die Serosaepitheltheorie (MEYER, 1930 [1], [2]) anbieten. Die Fähigkeit des Serosaepithels zur Proliferation und Bildung drüsenähnlicher Tubuli, gelegentlich sogar mit Tiefenwucherung, unter dem Einfluß chronischer Entzündung oder bei der Resorption adhärenter Blutkoagula anläßlich einer Tubargravidität, hat MEYER, R. uns, seinen Schülern, bei jeder Gelegenheit demonstriert. Doch scheint mir von dieser Proliferationskraft des Endothels bis zur endgültigen Ausbildung von Endometriumdrüsen und cytogenem Stroma ein weiter Weg zu sein. Der Beweis eines kontinuierlichen Übergangs von Serosaepithelproliferation in Endometriose konnte bisher niemals einwandfrei erbracht werden. Auch die letzte Bastion, die ,,Hochburg der Serosaepitheltheorie'', die Nabelendometriose könnte — wie die überaus seltenen bauchfernen Endometriosen im Extremitätenbereich — in der Verschleppungstheorie genügende Erklärung finden. Das gleiche gilt für die Befunde von Endometrioseherden in Lymphknoten, die durch die Halbansche Theorie der Verschleppung auf dem Lymphweg weit einleuchtender erklärt ist, als die Entstehung an Ort und Stelle, die von HEIM anläßlich der Extremitätenbefunde noch weiter überspitzt wurde. Neuere Lymphknotenbefunde von JAVERT (1951) bestätigen diese Ausführungen.

Für die Endometriose des Leistenkanals im Vulvabereich bleibt die Entstehung durch Wachstum der Endometriose per continuitatem längs des runden Mutterbandes bei Beckenendometriose die augenscheinlich beste Erklärung. MEYER, R. selber hat für einen Teil der Leistenherde die ,,nachträgliche Extraperitonealisierung oder die unmittelbare Fortsetzung intraperitonealer Endometrioseherde'' ursächlich anerkannt. Ist man nun berechtigt, den unter riesigem Aufwand handbücherfüllenden Streit der Meinungen um die Theorie der ortsungewöhnlichen Differenzierung des Serosa (Cölom)epithels weiterzuführen und die Serosaepitheltheorie als 2. Ursache der Leisten (u. a.)-Endometriosen noch als notwendig zu erachten? Ich möchte glauben, daß diese Auseinandersetzungen heute durch die vorliegenden neuen Erkenntnisse überflüssig geworden sind. Tatsache ist, daß

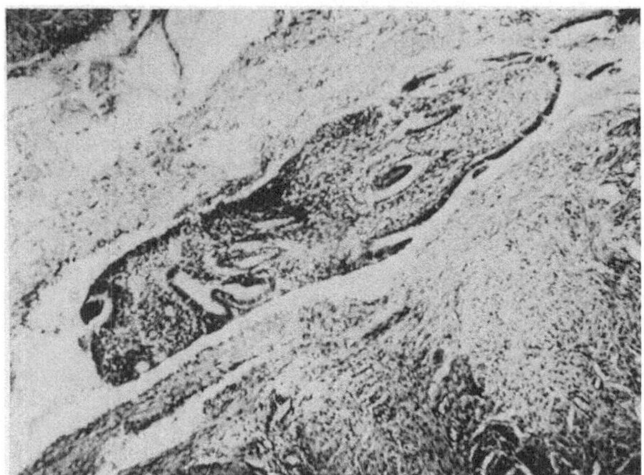

Abb. 23 a

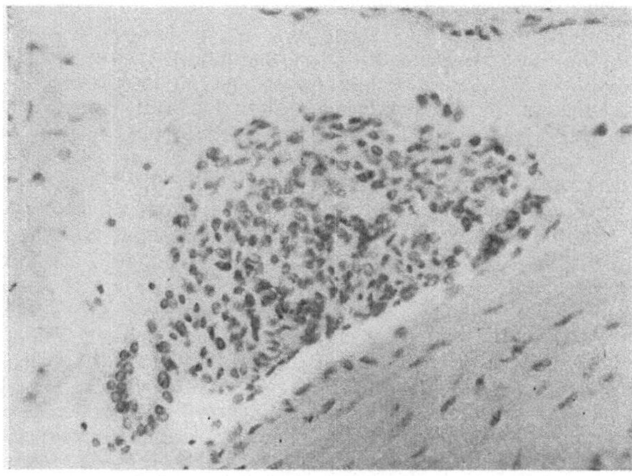

Abb. 23 b

Abb. 23a. Freischwimmendes Endometriumteilchen in einer gestauten Vene aus der unmittelbaren Nachbarschaft eines Uterusmyoms bei gleichzeitiger Adenomyosis uteri interna. b Im Serienschnitt in 30 μ Tiefe

mehrere Möglichkeiten der Verschleppung vorliegen können. Vielleicht werden später Forschungen klären, warum im einen Fall intravasal, menstruell oder unter Proliferation verschlepptes Endometrium angeht, im anderen (und vielleicht überwiegend) nicht.

Weitere Mitteilungen aus dem Schrifttum zur Kasuistik der Vulvaendometriose bringen keine neuen Gesichtspunkte. Über massive deciduale Reaktion in dem solitären, 1×2 cm großen Endometrioseknoten einer 31jährigen Zweitgravida nach früherem, sekundär verheiltem Dammriß, der in der 7. Schwangerschaftswoche entdeckt wurde, berichten NUSSBAUM u. MOTYLOFF (1957). Sie fanden unter den bis 1957 bekannten Fällen nur 2 weitere von Vulvaendometriose bei Schwangerschaft. Die Seltenheit dieses Befundes wird durch die Untersuchungsergebnisse von PHILIPP u. HUBER erklärlich, die bei Patientinnen mit Endometriose sehr häufig primäre und sekundäre Sterilität bei doppelseitigen, typischen endometrioiden Veränderungen der isthmischen Tubenteile bis zum völligen Verschluß derselben durch histologische Serienschnitte nachgewiesen haben.

Die Prognose der Vulvaendometriose ist nach CALANDRA u. SAMMARTINO (1959) gut. Dennoch ist ein Zweifel an der überaus seltenen *malignen Umwandlung* eines ektopischen Endometrioseherdes nicht möglich, die demnach auch für den Vulvabereich Geltung haben könnte. In wenigen Einzelfällen (THOMSON) ist diese Carcinomentwicklung bei Ovarial- und Nabelendometriose beschrieben worden. Ich habe einmal 1959 bei der Operation einer doppelseitigen Ovarial- und Beckenendometriose mit Adenomyosis uteri interna einer 36jährigen Patientin die Totalexstirpation von Uterus und Anhängen unter Belassung eines Ovarialrestes und eines vom Uterus in die Blasenwand überwanderten Endometrioseknotens durchgeführt. 3 Jahre später war ein typisches Endometriumcarcinom isoliert je im Ovarialrest und in dem Blasenherd entstanden. Die histologische Serienuntersuchung des durch erneute Operation gewonnenen Tumormaterials ergab bei beiden Organen einen nachweislich kontinuierlichen Übergang von gutartigen Endometrioseherden in Adenocarcinom (FRIEBEL).

3. Akzessorisches Brustdrüsengewebe in der Vulva und dessen Tumorbildungen

Unter den teils cystischen, teils adenomatösen Tumorbildungen der Vulva sind selten auch solche aus überzähligen Brustdrüsenanlagen beschrieben worden. Zur Vermeidung diagnostischer Irrtümer ist daher die Kenntnis der Histologie der Mammatumoren unerläßlich. In einem Teil der Kasuistik — wie im ersten derartigen Fall von HARTUNG (1875) — werden lediglich Pseudogeschwulstbildungen beschrieben, die während der Schwangerschaft bzw. im Wochenbett aufgetreten sind und mikroskopisch das Bild der normalen lactierenden Mamma aufwiesen. Es handelte sich in HARTUNGs Fall um einen gänseeigroßen, gestielten Tumor, der von der Innenseite der linken großen Labie einer 30jährigen Frau ausging und während des Stillens aus einer verkümmerten Brustwarze Milch sezernierte. Derartige, als Polymastie bezeichnete Überschußbildungen der Mamma sind bekanntlich entlang der ganzen Milchleiste, die von der Achselhöhle beiderseits bis zur Leiste und Vulva zieht, möglich. Bei Japanern werden sie angeblich oberhalb der normalen Brustdrüse, bei Europäern unterhalb derselben häufiger angetroffen (FROEDEL, 1932; IWAI, 1907). HIRASAWA (1932) hat unter 1793 Schwangeren, 1100 Wöchnerinnen und 305 nicht graviden Frauen aus Japan folgende Frequenz der Mamma accessoria errechnet:

Bei nicht schwangeren Nulliparae	3,1%
bei nicht schwangeren Multiparae	6,2%
bei Schwangeren	14,4%
bei Wöchnerinnen	15,0%.

23 Fälle wurden histologisch untersucht, echte Tumorbildungen waren hierunter nicht vorhanden. Die Lokalisation war zu 80% die Regio axillaris, unterhalb der Hauptbrustdrüse sehr selten, Unterbauch und Vulva werden nicht erwähnt. Am häufigsten wurde die hügelförmige (67,6% bei Wöchnerinnen), weniger häufig

die warzenförmige (14,7%), seltener polypenartige Gestalt oder nur eine Art
Areola mammae ohne Drüsenkörper (Hyperthelie) beobachtet. Der von Schultz,
A. (1933) geforderten strengen Trennung der überzähligen Brustdrüsen von versprengten Brustdrüsenanteilen (Mammae aberratae), die in einem fortgeschrittenen Stadium der Entwicklung von der Hauptmamma abgetrennt werden, wird
offenbar nicht immer Rechnung getragen.

Die Seltenheit des Vulvabefalls ergibt sich aus einer älteren Statistik von Deaver u.
Mc Farland (1917) die unter 10000 Fällen von Polymastie beider Geschlechter nur 12 mal die
Inguino-Genitalregion, darunter 6mal bei Frauen, beteiligt fanden. Kehrer (1929) erwähnt
7 „Cysten" der großen Labien aus Brustdrüsengewebe, hierunter 3 Fälle secernierender Mammae (einschl. des Falles von Hartung), 4mal als Tumorbildungen, teils diffus cystisch, nach
Art der Mastopathie, teils als Fibroadenoma intracanaliculare mit intracystischer Papillombildung, teils als Adenoma hidradenoides (Pick). Im Fall von Bell (1926) bestand bei einer
11. Gravida seit ihrer 3. Schwangerschaft mit 23 Jahren ein sezernierender Tumor von
Hühnereigröße im Vulvabereich. Im 59. Lebensjahr der Trägerin wurde er exstirpiert und zeigte histologisch eine typische Mastopathis cystiac. Doppelseitigkeit ohne echte Tumorbildung
beschrieben an beiden großen Labien Hadley u. Purves (1927), an beiden kleinen Labien in
Clitorisnähe Mengert (1935).

Bei 5 weiteren Fällen des neueren Schrifttums handelte es sich immer im intracanaliculäre, teils cystische Fibroadenome. Die Tumoren hatten einen läppchen-
förmigen Bau mit unregelmäßig verteilten Spalten, die meist mit zwei Lagen
Epithel bedeckt waren, die innere etwas höher als die äußere kubische Zellage.

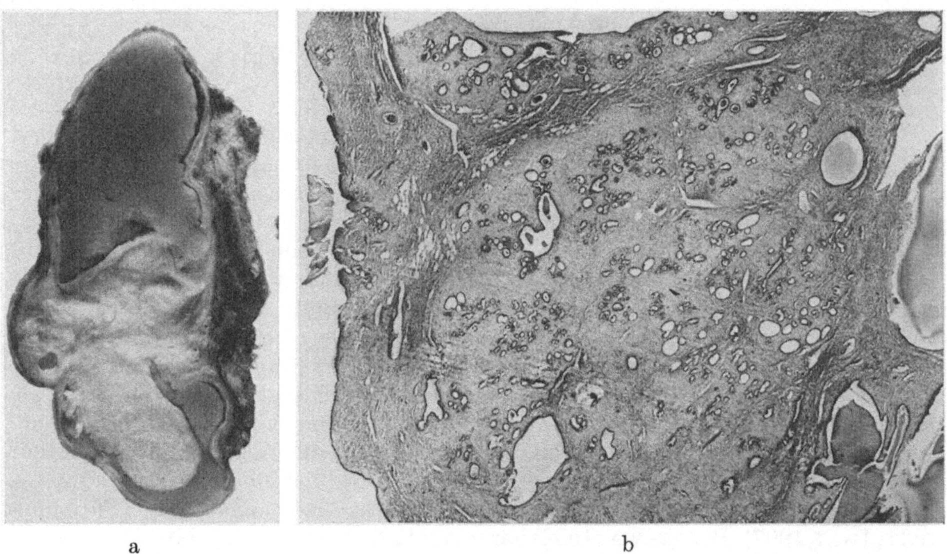

a   b

Abb. 24 a u. b. Schnittfläche eines knapp mandelgroßen pericanaliculären Fibroadenom aus
dem oberen Drittel der rechten großen Labie. Man erkennt einen teils soliden und teils cystischen Anteil

Die innere Lage enthielt mit Eosin stark färbbare, tropfenartige Fortsätze in die
z. T. cystischen Lichtungen hinein, die äußere Lage hatte stellenweise auffallend
helle Zelleiber. Die zunächst gelagerte schmale Faserschicht des Bindegewebes
war kernreich, die weitere Umgebung kernarm, oft in hyaliner Umwandlung. Ferner fanden sich häufig intracanaliculäre Papillen. Für die Deutung als Hidradenom
fehlte das subepitheliale elastische Grenzhäutchen. Die Abgrenzung gegen das

Schweißdrüsenadenom der Vulva, von dem noch die Rede sein wird, kann jedoch ebenso Schwierigkeiten bereiten wie die Differentialdiagnose gegen das Adenom der Bartholindrüse (SAVI, 1956; WOODRUFF u. SEEDS, 1962).

Maligne Entartung im überzähligen Brustdrüsengewebe der Vulva ist bisher erst in zwei Fällen bekannt geworden. In einem Fall von GREENE (1956) wurde dieser Befund neben einem Plattenepithelcarcinom der Vulva erhoben. FORLEO (1961) beschrieb 2 Fälle von Fibroadenom der Vulva aus Brustdrüsengewebe, hiervon bei einem Übergang in Adenocarcinom.

Das Gesamtmaterial des Weltschrifttums beschränkt sich bisher auf insgesamt 29 Mitteilungen von akzessorischem Mammagewebe des Vulvabereiches, hierunter überwiegend in der echten Tumorform des pericaniculären Fibroadenoms (Abb. 24a u. b).

4. Hidradenoma vulvae

Unter den epithelialen gutartigen Vulvageschwülsten hat das Schweißdrüsenadenom (Hidradenom) seit der ersten Publikation von PICK (1904) offenbar das größte Interesse der Histologen gefunden. Hierbei scheint die Diskrepanz zwischen der außergewöhnlich starken, wenn auch umschriebenen Epithelproliferation des kleinen, die Vulva relativ häufig befallenden Tumors und seiner ganz überwiegenden klinischen Gutartigkeit eine ausschlaggebende Rolle zu spielen. In der Tat erinnert der feingewebliche Aufbau der Fälle sehr stark an die intracystischen Papillombildungen bei Mastopathia chronica cystica, die von einer Reihe von Autoren früher als Vorstadium einer echten Carcinomentwicklung mit einem etwa 25—50%igen Malignitätindex oder gar als der Beginn eines echten Mammacarcinoms gedeutet wurden (BLOODGOOD, CHEATLE, ELLIOT, EWING, SNOW, 1933). KEHRER (1929) fand im Schrifttum bis 1930 30 Fälle, eine Zahl, die sich bis 1959 nach CALANDRA u. SAMMARTINO (1959) auf 110 erhöht hat. Bis 1963 betrug die Anzahl der Mitteilungen etwa 130. Doch gibt es zweifellos eine erhebliche Menge unerkannt gebliebener, weil wegen ihrer geringen Größe und Symptomlosigkeit nicht beachteter derartiger Befunde (ROTHMAN u. GRAY, 1939 u. a.). Hierfür spricht auch, daß allein am Institut von MEYER, R. zwischen 1920 und 1934 17 Fälle von Hidradenoma vulvae zur Beobachtung kamen. Von diesen wurden 13 durch EICHENBERG (1934) in einer eigenen Untersuchungsreihe publiziert.

NOVAK u. STEVENSON (1945) berichteten über 16 Hidradenome der Vulva. Heute scheint nach Kenntnis der Histogenese und günstigen Prognose dieser Geschwülstchen das Interesse an deren Veröffentlichung abgeflaut zu sein.

In der vorliegenden Kasuistik der Literatur sind die Außenflächen der großen Labien bei weitem am häufigsten, der Sulcus interlabialis, kleine Labien, Damm und Introitus seltener befallen. Histogenetisch hat PICK (1904) unter den Schweißdrüsenadenomen 2 Gruppen unterschieden. Beim „Hidradenoma tubulare" soll ein unmittelbarer Zusammenhang der Drüsenwucherungen mit fertig ausgebildeten Knäueldrüsen oder deren Ausführungsgängen nachweisbar sein. Das „Adenoma hidradenoides tubulare", das eine derartige Kontinuität vermissen läßt, sollte aus embryonal versprengten oder mißbildeten Schweißdrüsenanlagen hervorgehen. Doch hat PICK auch Kombinationen beider Formen zugegeben, so daß eine echte Trennung häufig nicht möglich oder auch sinnvoll erscheint. Versprengung darf immer in den obengenannten Schleimhautbereichen der Vulva angenommen werden, in denen normalerweise keine Schweißdrüsen zur Ausbildung kommen.

Die Größe der Geschwülste wird in den zahlreichen Mitteilungen mit 1—2 cm Durchmesser angegeben, doch sind in Ausnahmefällen hühnerei- bis birnengroße Hidradenome beschrieben worden (ALLEN u. FUNNEL, 1952; DUARTE, 1948;

Rothman u. Gray, 1939). Ich konnte früher in 2 Fällen winzige, stecknadelkopfgroße Hidradenome bei jungen Frauen von 28 und 33 Jahren beobachten, die sehr
derb und verschieblich an der Außenseite der großen Labie und im unteren Drittel
der kleinen Labie saßen und kaum Beschwerden verursachten. Die meisten Autoren geben eine derbe, fibromartige, seltener eine weiche, cystische Konsistenz mit
Überragen der Hautoberfläche an. In einem Fall von Calandra u. Sammartino

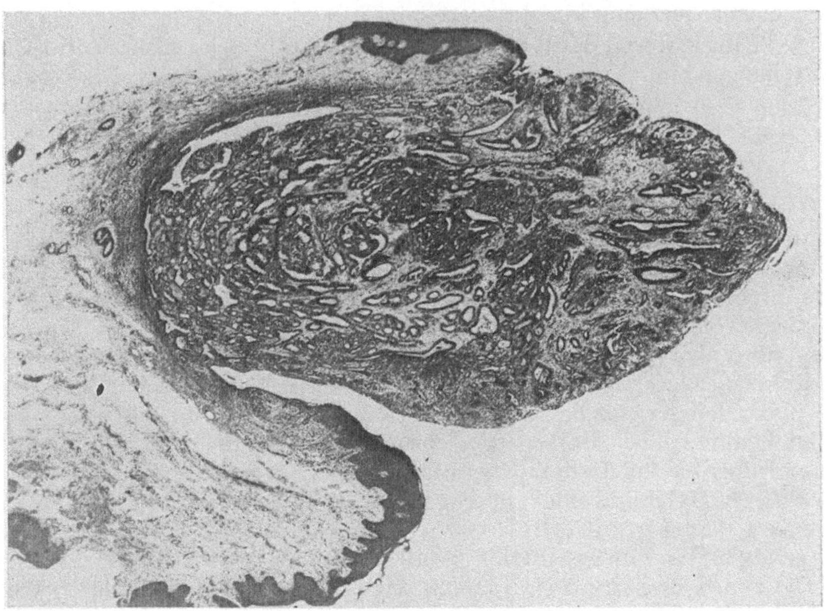

Abb. 25. Papillomatöses *Hidradenom* der Vulva, das die Oberfläche des Epithels überragt und
offenbar seine Kapsel durchbrochen hat (Vergr. 1:21, nach Prof. Sammartino, Buenos Aires)

(1959) bestand papillomartiges Wachstum in polypöser Form mit Durchbrechung
der äußeren Plattenepithelleiste (Abb. 25). Bei Verbindung mit der Oberfläche der
Haut kann die Absonderung einer weißlich oder rötlich gefärbten Flüssigkeit auf
das Bestehen eines Hidradenoms hinweisen. Die Beobachtungen beschränken sich
fast sämtlich auf solitäre Tumorbildungen. Vereinzelt sind sehr selten, wie im Fall
von Kehrer auch an der Vulva multipel angelegte Schweißdrüsenadenome beschrieben, die dann eher dem Typ der Syringocystadenome (Unna) entsprechen. Diese sind histologisch durch Bildung cystischer, z. T. sekretgefüllter Hohlräume ohne wesentliche Epithelproliferation mit reaktiver Bindegewebswucherung
charakterisiert, deren Zusammenhang mit Schweißdrüsen nachweisbar ist.

Ein Wachstum findet, wenn überhaupt bemerkt, nur äußerst langsam über
Jahre statt. Das Alter der Trägerinnen liegt zumeist in der Geschlechtsreife, d. h.
zwischen 30 und 45 Jahren. Die jüngste Patientin war 25 (Eichenberg, 1934), die
älteste 77 Jahre alt (Danforth, 1949).

Histologisch füllt die Wucherung, die breitbasig, oder auch gestielt der Cysten-
innenwand aufsitzt, zumeist die gesamte Höhle aus. In einigen Fällen mit flüssigem
Inhalt der Cyste ist dies nur z. T. der Fall (Abb. 26). Die zottenförmige Epithelproliferation ist überwiegend unentwirrbar labyrinthär, gelegentlich auch papillomatös mit fein verzweigten Papillen. Zwischen beiden Formationen bestehen

Übergänge. Der bindegewebige Anteil ist im allgemeinen zart und nur in einzelnen
Partien reichlich und hierbei mitunter hyalin sklerotisch. Er enthält feine, gelegentlich erweiterte Capillaren. Das Epithel ist zumeist einschichtig, stellenweise und
in Einzelfällen ganz überwiegend zweischichtig mit einer äußeren flachspindeligen

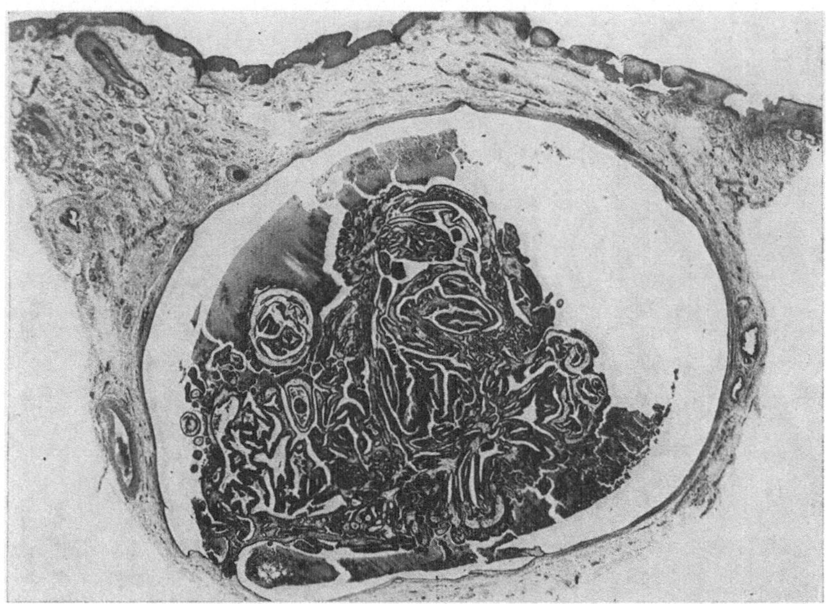

Abb. 26. Cystisches *Hidradenom* der Vulva, das mit einem schmalen Stiel an der Kapsel-
innenwand inseriert

oder kubischen und einer inneren zylindrischen Zellage (Abb. 27). Oft besteht
erhebliche Mehrschichtung, die in einem Fall von EICHENBERG (1934) auch solide
Sprossen in das Gewebe sendet, aus denen sich Schläuche formieren. In 5 Fällen
dieses Autors sind große blasse Zellen vorhanden, die auffallende Ähnlichkeit mit
den sog. blassen Epithelzellen in apokrinen Drüsen und in der Mamma aufweisen.
Es kommt hierbei zu Cystenbildungen mit weit vorspringenden Septen, die wie die
dazwischen liegenden engen Buchten gänzlich mit diesen großen hellen Epithelzellen besetzt sind. Auch CALANDRA u. SAMMARTINO (1959), CRAMER (1954) u. a.
haben derartige blasse Epithelcysten in Hidradenomen beschrieben. Die Basalmembran unterhalb des Epithels zeigt immer stark PAS-positive Reaktion, hingegen finden sich in den Epithelzellen selber nur geringe Mengen von Polysacchariden (BARONCINI, 1963).

Die papillenfreie Cystenwand ist mit dem gleichen Epithel, wie es die Innen-
wucherung aufweist, ausgekleidet, nur ist dieses durch den Innendruck zuweilen
gedehnt. Gelegentlich gehen auch schlauchförmige Ausläufer in die dünne Bindegewebskapsel, die im wesentlichen durch das zusammengedrängte Bindegewebe
der Umgebung gebildet wird. Im Stroma findet man nicht selten herdförmige
lymphoplasmocelluläre Infiltrate (BARONCINI, 1963). In der weiteren Umgebung
werden häufig erweiterte Schweißdrüsen gefunden. In einem Fall Eichenbergs war
eine ausgedehnte Hyperplasie der benachbarten Schweißdrüsen nachweisbar.

CRAMER (1954) diskutiert die reaktive Proliferation der den Tumor bedeckenden Plattenepithelschicht der äußeren Haut, die gelegentlich in Form breiter

Papillenbildung der adenomatösen Wucherung entgegenwächst und mit ihr Kontakt aufnehmen kann. Er deutet diese Erscheinung, die von Meyer, R. früher beim adenomatösen Cervixcarcinom beschrieben wurde, als sekundär entstanden.

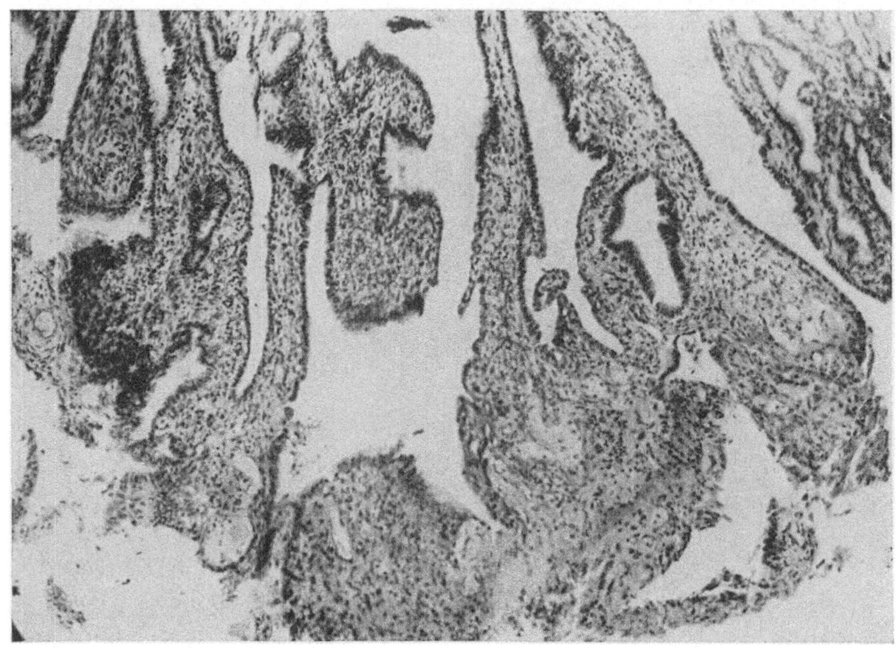

Abb. 27. Detailaufnahme aus Hidradenom: zottenartige Bindegewebsformationen, die mit einschichtigem, vereinzelt zweischichtigem Epithel besetzt sind. Keine wesentliche Epithelproliferation (mit freundlicher Genehmigung von Herrn Prof. Cramer, Frankfurt)

Woodruff u. Seeds (1962) haben sich anhand von 6 verschiedenen adenomatösen Vulvabefunden kritisch zur Differentialdiagnostik geäußert.

Sie fanden 1 mal aberrierendes Brustdrüsengewebe im Laktationszustand, 1 mal im Bereich des Ausführungsganges der Bartholinidrüse einen adenomatösen Tumor aus teils schleimsezernierenden, teils acidophilen Drüsen, sowie Schweißdrüsen, den sie als gutartiges, von Schweißdrüsen ausgehendes „Cylindrom" oder als „cribriformes" Adenocarcinom der Glandula Bartholini deuten und ferner 3 Hidradenome, hierunter einmal in Verbindung mit der bereits erwähnten Plattenepithelhyperplasie der äußeren Haut und einmal zugleich mit einem intraepithelialen Morbus Paget. Die Autoren erachten die Differenzierung der Tumoren des drüsigen Typs von solchen der Ausführungsgänge der apokrinen Drüsen als schwierig, da beide sekretorische und myoepitheliale Zellen enthalten und Mischformen häufig auftreten. Sie diskutieren ferner die Genese des Morbus Paget von apokrinen Drüsen, da sie in dem oben genannten Fall eines Syringocystadenoma papilliferum Plattenepithel mit Herden typischer pagetähnlicher Zellen fanden. Die Trägerin dieser Geschwulst, eine 90jährige Frau, zeigte ein Rezidiv in der Narbe der Vulvektomie, das allerdings z. Z. der Publikation noch nicht genau histologisch untersucht worden war.

Letztlich demonstrieren Woodruff u. Seeds (1962) zur Differentialdiagnose die Vulvametastase eines Rectumcarcinoms mit reaktiver Plattenepithelhyperplasie der äußeren Haut.

Das größte Interesse der Untersucher galt immer der Frage der *Malignität dieser Tumoren*. Angesichts der teilweise ganz ungewöhnlichen, wenn auch lokal begrenzten epithelialen Hyperproliferation, der scheinbaren Entdifferenzierung, Häufung von Mitosen und gelegentlicher Wucherung von Drüsenschläuchen in die

Tumorkapsel haben einige Autoren (HORALEK, 1956; KINNUNEN, 1952; TADDEI, 1934) bereits primär Bösartigkeit der Hidradenome angenommen. Während derartige Mitteilungen auf einzelne kasuistische Darstellungen begründet waren, berichten LOVELADY u. Mitarb. [zit. nach CALANDRA u. SAMMARTINO, Amer. J. Obst. *43*, 309 (1941)] über 30 Fälle von "apocrine sweat gland carcinoma of the vulva", von denen sie 28 den sog. Carcinomen 1. Grades von BRODERS zuordneten. In diesen Fällen handelte es sich aber nach CALANDRA u. SAMMARTINO (1959) und WOODRUFF u. SEEDS (1962) um typische Schweißdrüsenadenome. In den beiden restlichen Beobachtungen, sog. „Carcinome 2. Grades", bestanden offensichtlich umschriebene metastatische Adenocarcinome der Vulva. Mit dem gleichen Vorbehalt müssen die Fälle von KINNUNEN (1952) und von BRATTSTRÖM (1949) genannt werden. Auch die Mitteilung von HORALEK (1956), der sich auf Literaturangaben von 27 % Bösartigkeit dieser Tumoren beruft, erfüllt ganz offenbar nicht die notwendigen Kriterien der Malignität. Die ganz überwiegende Mehrzahl der Autoren hat dagegen auch klinisch die eindeutige Gutartigkeit der Hidradenome bestätigt. Nur lokal excidierte Geschwulstbildungen rezidivieren praktisch niemals, selbst unter jahrelanger klinischer Beobachtung. In einem Fall unvollständiger Entnahme des Cystenbalges war ein Rezidiv in Gestalt eines neuen Knötchens nach 5 Jahren erst linsengroß (EICHENBERG, 1934). Lediglich 1 Fall echter Malignität aus dem Material von MEYER, R., den EICHENBERG (1934) publizierte, hat im Schrifttum Anerkennung gefunden.

Es handelte sich um eine 30jährige Frau, die an der Innenseite der linken großen Labie unter der Haut einen mandelgroßen cystischen Knoten mit einem Papillom von 5 mm Durchmesser in der Cyste aufwies. Auch hier waren stellenweise zweischichtiges Epithel in ungewöhnlich starker Wucherung und ferner große blasse Zellen vorhanden. Das Vordringen zahlreicher Stränge und Schläuche in die Umgebung nach allen Seiten wurde als Carcinoma adenomatosum gedeutet, woraufhin die linke große Labie vollständig entfernt wurde, einschl. der Ausräumung des linken Leistenbereichs. Im Operationspräparat zeigten sich weitere kleine adenomatöse Wucherungen sowie *Metastasen* in einem Lymphknoten. Unter zweijähriger Beobachtung blieb die Patientin rezidivfrei. Daß in jedem derartigen Fall Vorsicht geboten ist, bewies der Verfasser mit dem Befund einer intracystischen Papillenbildung in der Nähe des Harnröhrenausgangs, die sich histologisch — und klinisch bestätigt — als Metastase eines primären Ovarialcarcinoms deuten ließ. Hieraus folgt: *Gründliche Entfernung der Knoten und gründliche histologische Untersuchung.*

Im neuesten Schrifttum hat DETREHAZY (1961) 10 Fälle von Hidradenomen mitgeteilt, von denen sieben die Vulva (4 mal große, 3 mal kleine Schamlippe), zwei den eigentlichen Mammabereich und einer die Achselgrube betrafen. Bei den letztgenannten konnte die Genese aus Brustdrüsengewebe bzw. einer Mamma accessoria naturgemäß nicht ausgeschlossen werden. Der Autor betont aber, daß nach seinen Untersuchungen in der Achselgrube der Frau regelmäßig, an der Vulva jedoch nur selten vollentwickelte, aktive apokrine Drüsen gefunden werden. Die Häufung der Hidradenome von deutlich apokrinem Typ sei im Vulvabereich somit schwer verständlich.

Nach Ansicht von DETREHAZY (1961) wäre eine Erklärung durch die Feststellung gegeben, daß das apokrine System der Vulva in Involution begriffen ist, so daß viele rudimentäre oder anormal entwickelte Formen vorhanden sind, die eher zur adenoiden Proliferation bzw. zur echten Geschwulstbildung befähigt scheinen. Diese Involutionsbefunde beziehen sich nur auf weiße Frauen, bei denen allein apokrine Hidradenome beobachtet worden seien. Bei Farbigen dagegen, die reichlich auf der ganzen ventralen Seite des Rumpfes aktive Schweißdrüsen aufweisen, sind derartige Tumoren bisher angeblich nicht gefunden worden. Auch beim Mann fehlen sie insgesamt (DETREHAZY, 1961). Da die Trägerinnen sich zumeist in der Geschlechtsreife befinden, ist eine hormonale Abhängigkeit dieser Geschwulstbildungen nicht auszuschließen.

V. Kraurosis vulvae, Leukoplakie und ihre Beziehung zur Malignität

Das seit der ersten Publikation von Breisky (1885) wohl umschriebene Krankheitsbild der *Kraurosis vulvae* nimmt in der gynäkologischen Klinik wie Histopathologie einen festen Platz ein.

Die Dermatologen betrachten die Kraurosis vulvae „mangels klarer Definition ihres Erscheinungsbildes" als lokale Lichenifikation (Lichen chronicus simplex oder Lichen sclerosus et atrophicus) und möchten diese Bezeichnung am liebsten fallen lassen, da ihnen eine Unterscheidung beider Hauterkrankungen überwiegend unmöglich erscheint (Hyman u. Falk, 1958; Wallace u. Whimster, 1951 u. a.). Zugleich ergeben sich Unklarheiten in der Frage der Beziehungen atrophischer Vulvaveränderungen zur Leukoplakie sowie zur Manifestation von Vor- bzw. Frühstadien der Malignität. Aber bereits Kehrer (1929) hat (entgegen Frankl, O.) die Kraurosis vulvae als einheitliches Krankheitsgeschehen aufgefaßt, das lediglich durch seinen äußerst langsamen, chronischen Verlauf über Jahre und zwei scheinbar gegensätzliche Phasen, dem hypertrophisch-hyperplastischen mit Leukoplakie und Ödem einhergehenden Frühstadium und dem späteren atrophischen Stadium Anlaß zur Begriffsverwirrung bietet. Hinzu kommt, daß offenbar auf Grund unterschiedlicher, lokaler Gewebsdisposition verschiedene, gleichzeitig vorgenommene Probeentnahmen, so von der großen Labie und von der Clitoris, histologisch in einem Fall den hyperplastischen, im anderen den atrophischen Vorgang aufweisen. Sogar im Bereich ein und derselben Excision sind gelegentlich beide Stadien nachweisbar (Kehrer, 1929).

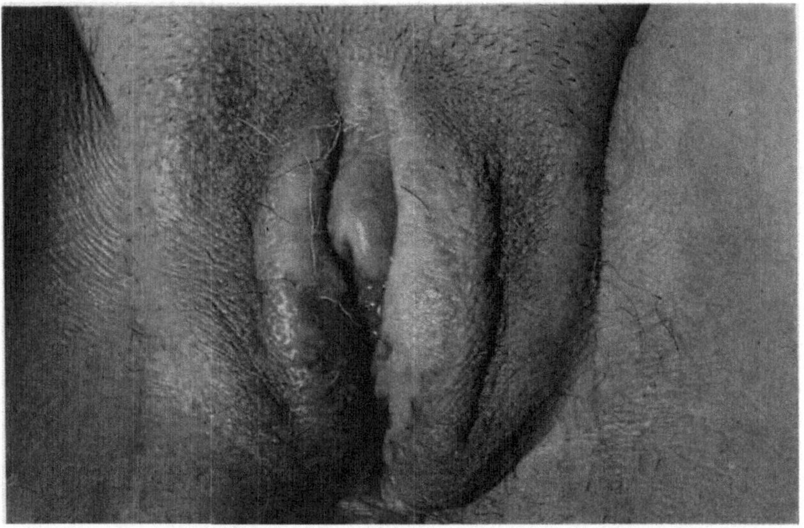

Abb. 28. *Hypertrophische Form der Kraurosis vulvae* mit Ödem- und leukoplakischen Belägen im Bereich der großen und kleinen Labien sowie flachen Erosionen am Introitus vaginae

Die Erkrankung betrifft die Innenflächen der großen Labien, kleine Labien, Clitoris mit Frenulum sowie die Fossa navicularis, Damm, Analgegend, selten auch den Hinterdamm und wird überwiegend doppelseitig, aber auch einseitig angetroffen. Das *Stadium hypertrophicum* äußert sich bereits makroskopisch in einer diffusen Ödemisierung und Rötung der Vulva mit manchmal apfelsinenschalenartiger Schwellung der großen Labien und des Frenulum (Abb. 28). Zunächst kann diese Phase ohne sonstige äußerliche Verfärbung von Haut und Schleimhäuten oder Ausbildung leukoplakischer Beläge bestehen bleiben. Später zeigt sich eine unterschiedlich weißliche, perlmuttartige oder mehr blaßgraue Hautfarbe, teils in diffuser Form, teils mehr umschrieben mit Auftreten dünner oder stärker ausgeprägter Leukoplakien. Bereits in diesem Stadium können sich gleichzeitig neben der Hypertrophie an einzelnen Stellen Schrumpfungen der Hautoberfläche mit pergamentartiger Verdünnung, Fältelung oder Abschilferung einstellen, die zu Beginn des *zweiten Stadiums der Atrophie* das Bild vollkommen beherrschen (Abb. 29). In den weit fortgeschrittenen Fällen der Erkrankung kommt es schließlich zu einem fast völligen Schwund des Unterhautfettgewebes mit Abflachung der

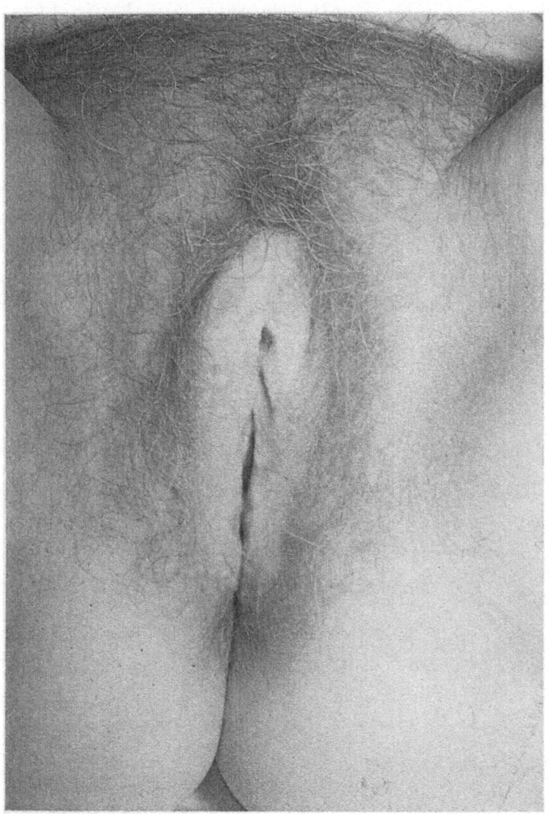

Abb. 29. Zweites, *atrophisches Stadium der Kraurosis vulvae* mit fast völligem Schwund des Unterhautfettgewebes, mit Abflachung der großen und Rückbildung der kleinen Labien sowie bereits makroskopisch erkennbare Depigmentierung dieses Gebiets

großen und Rückbildung der kleinen Labien, die mitunter nur noch als warzige Hautfalten in Clitorisnähe in Erscheinung treten. Der gesamte Scheideneingang kann in einen starren, engen, narbenartigen Trichter umgewandelt sein. Die Veränderung reicht im allgemeinen nur bis zur Hymenalgegend, kann diese in seltenen Fällen aber bei Descensus vaginae überschreiten (KEHRER, 1929). Leukoplakische Beläge können auch in dieser zweiten Phase bestehen bleiben. Die Behaarung der Vulva geht im Bereich der großen Labien verloren. Schrunden und Rhagaden der Hautoberfläche stellen sich spontan oder häufiger sekundär infolge des zumeist gleichzeitig bestehenden klinischen Symptoms des Pruritus als Kratzeffekte ein. Hierdurch entstehen Sekundärinfekte in erosiver oder ulcerativer Form, die primär nicht zu dem Krankheitsbild gehören. Dem zweiten, besonders auffälligen Stadium der Schrumpfung verdankt die „Kraurosis" ihre Entdeckung durch Breisky und ihren Namen.

Aus der makroskopischen Beschreibung geht bereits hervor, daß das Bild der weißlichen, bis linsengroßen, umschriebenen Fleckchen oder Papeln, das den *Lichen sclerosus* auszeichnet, bei der typischen Kraurosis vulvae nicht gefunden wird. Eine gewisse Ähnlichkeit, ja sogar Unmöglichkeit der Differenzierung beider Erkrankungen gegeneinander scheint allerdings aus histologischer Sicht zu bestehen, da gleichartige feingewebliche Veränderungen am Epithel und subepithelialen Bindegewebe gefunden werden (s. Klostermann „Hautkrankheiten der Vulva" in diesem Handbuch). Von diagnostischer Bedeutung ist gleichzeitiges Auftreten von Lichen sclerosus atrophicus im Vulvabereich und an anderen Körperpartien, das auch im gynäkologischen Schrifttum beschrieben ist (Canon, 1957; Cockerell, Knox u. Rogers, 1960; van Geuns, 1959; Hunt, 1957, u. a.) und in solchen Fällen eher eine makroskopische Abgrenzung gegen Kraurosis gestattet.

Schon die ältere Literatur bietet ganz ausgezeichnete Mitteilungen über die *Histologie* der Kraurosis, die Kehrer (1929) zusammengefaßt und durch eigene Untersuchungen bereichert hat. Hiernach findet sich im *1. Stadium* ein ausgesprochenes Ödem im Stratum papillare und reticulare der Cutis, die sich hierdurch

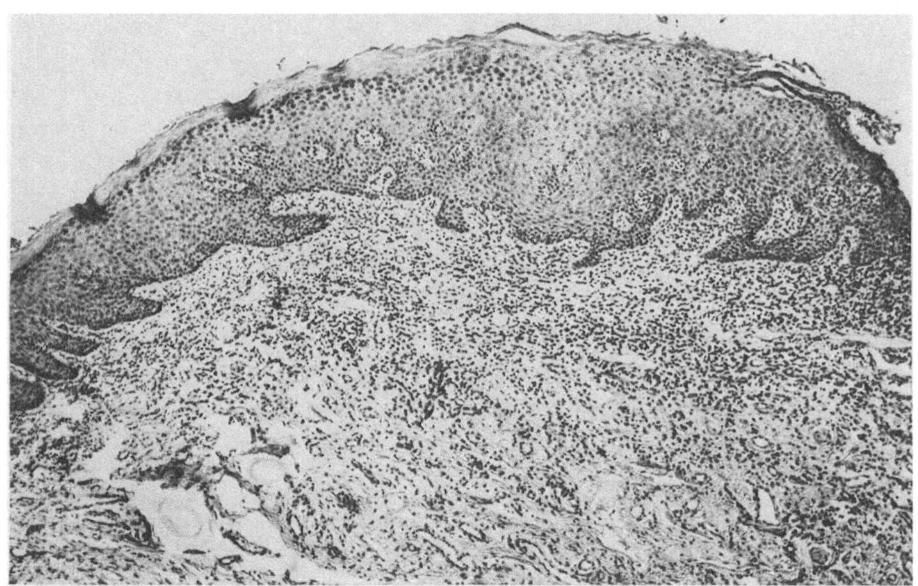

Abb. 30. Histologischer Befund zur hypertrophischen Form der Kraurosis vulvae (Abb. 28). Verbreiterung der Epithelleiste mit verstärkter Zapfenbildung, oberflächlicher Verhornung und Parakeratose. Ödem und stärkere entzündliche Infiltration des subepithelialen Bindegewebes

um das 5—10fache des Normalen erhöhen kann. Hierbei sind zuerst die Papillenspitzen betroffen. Die Epidermis zeigt eine Verbreiterung der Stachelzellschicht mit Hyperkeratose, die diffus oder umschrieben auftritt und das 10-oder mehrfache der üblichen Stärke der Verhornungszone erreichen kann (Abb. 30). Ferner ist bereits in dieser Phase ein deutlicher Pigmentverlust der Melanoblasten und Melanophoren nachweisbar (Gardlund, Terruhn, 1928).

Das *2. atrophische Stadium* ist histologisch durch eine zunehmende Verschmälerung der Epidermis und Abflachung der Papillen charakterisiert. Anstelle des Ödems tritt eine mehr oder weniger breite, homogene Zone hyalinisierten oder sklerosierten Bindegewebes in Erscheinung, in welcher nach Elastinfärbung ein fortschreitender Schwund der elastischen Fasern nachweisbar ist. Ferner wird Verlust von Nervenfasern, Talgdrüsen, Schweißdrüsen, Haarbälgen und Fettzellen beobachtet. Auch in dieser Phase ist gelegentlich noch Parakeratose vorhanden (GARDLUND, 1928; LABHARDT, 1955) (Abb. 31a u. b). Entzündliche (lymphocytär-plasmacelluläre) Infiltration, die in allen Hautgeschichten angetroffen wird, hat früher und auch im neueren Schrifttum (BONNEY) zu der Vorstellung einer primär entzündlichen Ursache der Erkrankung mit einem Ablauf in 4 Etappen geführt, eine Annahme, die bereits von KEHRER (1929) energisch bestritten wurde und heute keine Aktualität mehr besitzt. Dementsprechend wird auch das Ödem nicht als entzündliches Exsudat, sondern als Transsudat aufgefaßt, das, wie capillarmikroskopische Untersuchungen bei Schwangeren (HINSELMANN) ergeben haben, nach Capillarspasmen als Papillenödem in Erscheinung treten kann. An nicht mit Pruritus kombinierten Fällen von Kraurosis hat TERRUHN (1928) primäre, neurologisch bedingte Zirkulations- und Ernährungsstörungen des Vulvabindegewebes als Ursache des Ödems wahrscheinlich gemacht.

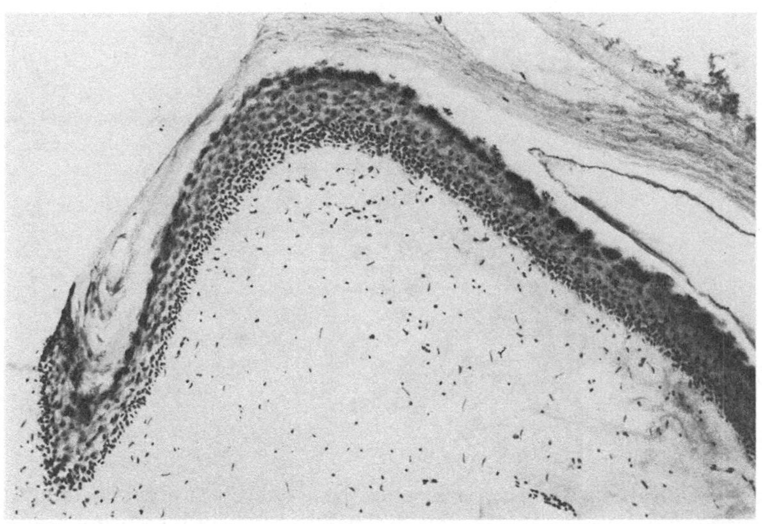

Abb. 31a

Abb. 31a u. b. Histologisches Bild zur atrophischen Form der Kraurosis vulvae (Abb. 29). Abflachung des atrophischen Plattenepithels sowie Hyalinierung des subepithelialen Bindegewebes. Dieses ist kernarm und zeigt einen Verlust von Nervenfasern, Talgdrüsen, Schweißdrüsen, Haarbälgen und Fettzellen

WILBRAND u. GOHLKE (1953) haben diese Befunde durch neuere neurohistologische Beobachtungen am Vulvagewebe kraurosiskranker Patientinnen bestätigen können. Sie fanden zunächst eine auffällige Vermehrung sowohl der vegetativen, als auch der markhaltigen und marklosen Nervenbahnen nicht vegetativen Ursprungs in der Cutis und Subcutis. Bei Silberimprägnation zeigten sich unter der Epidermis körnige und vacuolige Degeneration der präterminalen Nervenfaserstränge und ferner Degenerationszeichen an den Achsencylindern, die Unterbrechungen und kolbige Auftreibungen aufwiesen. Mitunter waren nur noch sog. leere Nervenschläuche als Bruchstücke nachweisbar. Daneben waren allerdings auch noch gut erhaltene Nervenelemente vorhanden, die offenbar besondere Resistenz gegen das Krankheitsgeschehen aufwiesen. Nachdem klinische und experimentelle Untersuchungen eine Abhängigkeit des Pigmentgehalts und der

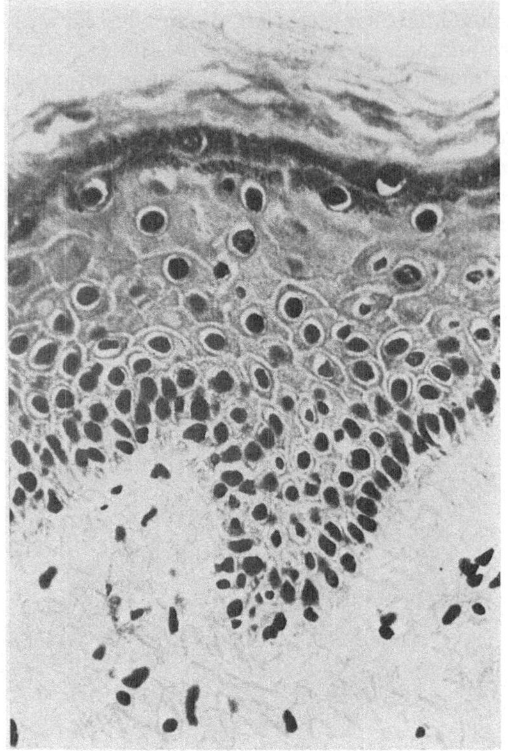

Abb. 31b

Trophik des Gewebes vom sympathischen Nervensystem ergeben haben, scheint die Folgerung der Autoren berechtigt, in der Kraurosis vulvae primär eine vegetativ-nervöse Funktionsstörung mit Beeinflussung der terminalen Strombahn zu sehen, welche die Stoffwechselentgleisung und damit den Gewebsuntergang auslöst. Ähnliche Befunde wurden später von Zeitz u. Rösler (1962) erhoben.

Neben diesen *genetischen Faktoren* sind eine Vielzahl anderer Ursachen im Schrifttum verzeichnet, die teils überholt, teils auch als Begleiterscheinungen der Erkrankung zu werten sind. Bakterielle, chemische oder sonstige entzündliche Noxen haben sich ätiologisch ebensowenig bestätigt wie das chronische Vulvaekzem (Frieboes). Mit einem Großteil der Fälle von Kraurosis (30—50%) ist der genuine Pruritus untrennbar verbunden, und er hat zudem mitunter ein histologisches Substrat in Gestalt einer wechselnd stark ausgeprägten Acanthosis mit Verbreiterung der Plattenepithelleiste und verstärkter Zapfenbildung sowie Ödem des subepithelialen Bindegewebes. Diesem Befund entspricht makroskopisch eine apfelsinenschalenartige Verdickung und Vergröberung der Vulvahaut, *jedoch ohne*

Depigmentierung (WILBRAND, 1951). Die Beziehungen zur Kraurosis sind hier ebenso verschwommen wie bei der Leukoplakie.

Unter den faßbaren Stoffwechselstörungen ist der *Diabetes mellitus* als ätiologisches Moment in kleinerem Umfang konstant anzutreffen. BÖTTGER u. DITTMANN (1957) fanden ihn bei 10% ihres Kraurosiskrankengutes beteiligt. Desgleichen sollen *Hypo-* und *Avitaminosen*, insbesondere Mangel an Vitamin A oder Vitamine der B-Gruppe eine wesentliche Rolle spielen (PARKS, 1953 u. a.). Nach früheren, auch heute noch nicht völlig widerlegten Meinungen wird ferner die Kraurosis durch eine *Dys- oder Hypofunktion der Ovarien* hervorgerufen, was um so eher verständlich erscheint, als rund 75% der Betroffenen im postklimakterischen Alter stehen. In einer neueren Arbeit wird dieser Faktor der ovariellen Insuffizienz in 30 von 78 Fällen als sicher vorhanden bestätigt (BÖTTGER u. DITTMANN, 1957). Aber schon im älteren Schrifttum (KEHRER, 1929) wird das oft beobachtete Zusammentreffen der Kraurosis mit kleincystischer Degeneration der Ovarien, Genitalhypoplasie sowie im natürlichen oder künstlichen Klimakterium nach operativer oder Strahlenkastration hervorgehoben. Diese Befunde erklären z. T. die Tatsache, daß in seltenen Fällen junge Frauen unter 30 Jahren oder sogar Virgines im Alter zwischen 18–24 Jahren betroffen waren. Beobachtungen von Kraurosis in der Schwangerschaft dagegen, die auch BREISKY bei 5 Patientinnen erhoben hat, werden von KEHRER als so ungewöhnlich bezeichnet, daß Verwechslung mit isolierter Leukoplakie anzunehmen sei. Die jüngste Patientin aus dem Material von ADAIR u. DAVIS war 19 Jahre, von TAUSSIG (1921) 26 Jahre. Dagegen lag das Durchschnittsalter der Fälle dieser Autoren bei 52 bzw. 49 Jahren, bei CALANDRA u. SAMMARTINO (1959) unter 97 Patientinnen und Einbeziehung der Leukoplakie bei 54,6 Jahren. Doch ließen sich anamnestisch aus dieser Serie weder hinsichtlich des Beginns der Menarche, noch des Verlaufs der menstruellen Cyclen in der großen Mehrheit besondere Anomalien ableiten. Bei den 23 Frauen mit erhaltenem Cyclus bestanden normale Menstruationen. Insgesamt waren Multiparae überwiegend beteiligt. Aus allen bisherigen Mitteilungen der Literatur ist somit in der Mehrzahl der Fälle von Kraurosis vulvae eine ovarielle Dys- oder Afunktion als Begleiterscheinung, jedoch nicht mit Sicherheit als ursächliches Geschehen zu werten. Auch MOULONGUET (1954), der der ovariellen Insuffizienz eine überragende ätiologische Rolle zuschreibt, da er durch lokale und allgemeine Östrogentherapie vollständige Heilungen beobachtete, hat bei der Kraurosis junger Frauen mit normaler Menstruation und normalem Vaginal-Smearbefund den besonderen lokalen Faktor anerkannt.

Die *Leukoplakie* habe ich in meinen bisherigen Ausführungen nur als Begleitsymptom erwähnt, weil diese makroskopisch besonders auffällige und mikroskopisch klar erkennbare Atypie des Plattenepithels der äußeren Haut und Schleimhaut bei Verbindung mit Kraurosis von dieser nicht abzugrenzen ist. Bereits KEHRER kam mit einer Reihe älterer Autoren zu der Schlußfolgerung: „Eine Kraurosis ohne Leukoplakie gibt es nicht, wohl aber eine Leukoplakie ohne Kraurosis." Diese Feststellung betrifft die Tatsache, daß in fast allen Fällen von Kraurosis gegen Ende der ersten oder zu Beginn der zweiten Phase mehr oder weniger umschriebene, teils dünne, teils dickere Hornlamellen an der Oberfläche der erkrankten Haut anzutreffen sind. Eine Differentialdiagnose gegen die einfache Depigmentierung (Vitiligo) in Verbindung mit Ödem ist auch ohne histologische Untersuchung praktisch in allen Fällen möglich.

Die *isolierte Leukoplakie der Vulva* dagegen, die auch multipel auftreten oder größere Bezirke, wie z. B. einen Teil oder die ganze kleine Labie einseitig in papillärer Form betreffen kann, wird sehr viel seltener beobachtet. Sie stellt lediglich ein Symptom aus verschiedenartiger, überwiegend unbekannter Ätiologie dar und ist ganz offenbar unabhängig von Alter und hormonalen Einflüssen (Moulonguet, 1954). Früher spielte anamnestisch Lues eine Rolle. Auch sprechen einwandfreie Beobachtungen für auslösende Stoffwechselveränderungen auf Grund von Vitamin-A-Mangel. Hyams u. Bloom (1958) konnten durch hohe Dosen von Vitamin A bei 14 Patientinnen objektive Heilungen erzielen. Von 4 weiteren nicht beeinflußbaren Fällen litten 2 an Diabetes und einer an Lues. Damit scheint als besonderes Merkmal dieses Leukoplakietyps zugleich der Beweis erbracht, daß die Affektion reversibel sein kann. Immer ergibt sich jedoch die Frage nach der Qualität des unter den Hornlamellen verborgenen Plattenepithels, die sich allein durch histologische Untersuchung lösen läßt.

Die Seltenheit isolierter Vulvaleukoplakien zeigt sich in mehreren statistischen Erhebungen der Literatur, die in ihren Zahlenangaben nur wenig voneinander abweichen. Adair u. Davis fanden 23 Fälle unter 9682 gynäkologischen Patientinnen (0,24%), Calandra u. Sammartino (1959) 97 Fälle, *einschließlich solcher mit carcinomatöser Umwandlung* unter 55000 Patientinnen (0,17%). Aber auch hierbei scheint eine scharfe Trennung von Kraurosis nicht immer erfolgt zu sein. Der Mangel einer klaren Definition in den Statistiken läßt sich bis in das neueste Schrifttum verfolgen und beruht wohl z. T. auf der Bestrebung amerikanischer Autoren, alle genannten Vulvaveränderungen unter dem Sammelbegriff der „leucoplakic vulvitis" (Kraurosis) zusammenzufassen. Hierdurch und durch die Tatsache, daß zugleich an der Vulva in der großen Mehrzahl verhornende Plattenepithelcarcinome aufzutreten pflegen, die sich makroskopisch im Beginn zumeist als „Leukoplakie" manifestieren, ist die Verwirrung in der Frage der Kraurosis und Leukoplakie als „Präcancerosen" noch größer geworden. Sie hat schließlich zu der apodiktischen Feststellung geführt, jedes Carcinom der Vulva entwickle sich auf dem Boden einer Leukoplakie (Ahumada u. Calandra, 1954).

Auf welchen makroskopischen und mikroskopischen Befunden basieren diese Schlußfolgerungen ?

Schon von den älteren Autoren wurde auf die Entstehungsmöglichkeit des Vulvakrebses aus Kraurosis und Leukoplakie mit einer Frequenz bis zu 14% hingewiesen (Gardlung; Kehrer, 1929). Es zeigt sich jedoch bei der weiteren Verfolgung dieses Problems, daß offenbar unterschiedliche Ergebnisse erreicht werden, je nachdem, ob Kraurosisfälle über einen längeren Zeitraum beobachtet oder ob Vulvacarcinome nach einer einmaligen feingeweblichen Untersuchung ihrer nichtcarcinomatösen Randgebiete hinsichtlich einer etwaigen Genese aus „atrophischen bzw. leukoplakischen Hautveränderungen" beurteilt worden sind. Taussig hat 1930 eine oft zitierte Kasuistik von 76 Krebsen der Vulva und 40 Leukoplakien, zusammen 116 Fälle, zumeist mit histologischer Untersuchung publiziert. Von Kraurosis spricht er nur bei völlig symmetrischer Atrophie der Labien, die 13mal vorhanden war. Leukoplakie bestand in 27 Fällen, doch wird diese Bezeichnung auch als übergeordneter Begriff verwendet. Bei 39 Fällen von Carcinom „auf dem Boden der Leukoplakie" wurde jene zu 60% im frühen hyperplastischen, zu 40% im späteren atrophischen Stadium gefunden. Das Carcinom der Vulva ohne Leukoplakie betraf 26 Frauen. Diese Statistik ist seither immer wieder als Grundlage einer über 60%igen Entstehung des Vulvacarcinoms aus Leukoplakie herangezogen worden.

Neben einer Reihe weiterer Autoren haben Hertig, Langley u. Smith (1951) in einem 30jährigen Material (von 1920—1950) unter 208 Fällen von "leucoplakic vulvitis" 50mal (24%) das Zusammentreffen von Carcinom und Leukoplakie beobachtet, hierunter 44mal in der hypertrophen und 6mal in der atrophischen Phase. 122 unter 158 Fällen ohne Carcinom wurden 5—18 Jahre nach einfacher oder Teilvulvektomie nachuntersucht. Von diesen zeigten 72 (59%) Leukoplakierezidive, nur einmal entwickelte sich ein Carcinom 12 Jahre nach dem therapeutischen Eingriff. Unter 82 Vulvacarcinomen des gleichen Zeitraumes war die leukoplakische Vulvitis zu 61% beteiligt. Langley u. Mitarb. (1951) errechneten aus diesem Material ein Durchschnittsalter für die Leukoplakie ohne Carcinom von 55,2 Jahren, mit Carcinom von 66,8 Jahren und somit eine Latenzzeit der Malignitätsentwicklung von 11,6 Jahren.

Es wird nicht erwähnt, ob und in welchem Ausmaß unter den Leukoplakien ohne Carcinom Fälle von Morbus Bowen (s. Kapitel VI) vorhanden waren, für welche diese Latenz durchaus zutreffend wäre.

Aus diesen und anderen statistischen Mitteilungen haben Ahumada u. Calandra (1954) einschl. eigener Fälle eine Sammelstatistik von 571 Vulvaleukoplakien mit einem gleichzeitigen Krebsbefall in 175 Fällen = 30,6% aufgestellt. Hiernach halten sie die präanceröse Bedeutung der Leukoplakie für erwiesen, zumal der histologische Nachweis des Carcinombeginns in dieser Läsion (Zellatypie, Mitosen) durch zahlreiche Autoren erbracht sei. Hier, wie auch in mehrfachen „leukoplakischen Rezidiven" nach operativ behandeltem Vulvacarcinom wird gleichfalls die Frage des Morbus Bowen nicht erörtert.

Aus den bisherigen Überlegungen erscheint nicht zweifelhaft, daß von fast allen Autoren in der Frage des Malignitätsindexes bei den Vorkrankheiten des Vulvacarcinoms keine strenge Unterscheidung zwischen Kraurosis mit Leukoplakie und der isolierten Leukoplakie ohne Kraurosis durchgeführt worden ist. Erst NOVAK u. WOODRUFF (1962) haben in ihrer Monographie unter Betonung der Problematik echte Vulvaleukoplakien ohne Kraurosis dargestellt und hierbei 3 histologische Typen unterschieden, und zwar 1. Hypertrophische Veränderungen ohne celluläre Atypie, 2. Hypertrophische Veränderungen mit mäßiger Zellatypie, schließlich 3. Hypertrophische Veränderungen mit erheblicher Zellatypie des Plattenepithels ("carcinoma in situ"). Aber auch ihre Angabe einer 25%igen Malignitätsentwicklung zum invasiven Carcinom ist offenbar — da ohne Mitteilung eigener Befunde — dem früheren Schrifttum entnommen.

In den jüngsten Berichten der Literatur werden Kraurosis und Leukoplakie, gleichfalls noch ohne Trennung, als „Präcancerosen" wesentlich vorsichtiger beurteilt. DVORAK u. ZAVADIL (1960) fanden unter 241 Vulvacarcinomen nur in 24 Fällen (10%) an den Randpartien Leukoplakie und Kraurosis. Andererseits wurden insgesamt 146 Frauen mit Kraurosis und Leukoplakie einer Strahlenbehandlung ohne sonstigen chirurgischen Eingriff unterzogen. Hierbei entwickelte sich nur bei einer Patientin 9 Jahre nach der Bestrahlung ein „invasives Carcinom", bei einer weiteren nach 6 Jahren aus einer Leukoplakie ein „präinvasives Carcinom". Histologische Untersuchungen vor Behandlungsbeginn hatten offenbar nicht stattgefunden.

JEFFCOATE u. WOODCOCK (1961) betrachten alle genannten Vulvaveränderungen, einschließlich Leukoplakie, Atrophie und Lichen sklerosus als *chronische epitheliale Dysplasien*, die sie nicht als Vorläufer eines Carcinoms auffassen. Unter 104 Fällen wurde 65mal eine Probeentnahme durchgeführt, die 4mal ein intraepitheliales und 1mal ein invasives Carcinom ergab. BÖTTGER u. DITTMANN (1957) beobachteten unter 78 Kraurosispatientinnen 7mal (9%) ein Vulvacarcinom (hiervon 3mal mit Leukoplakie), unter 82 Fällen mit alleinigem Pruritus bei 8jähriger Beobachtung dagegen keine Malignität. Schließlich hat WALTZ (1954) unter 73 Fällen von Kraurosis 7mal (9,8%) die Entwicklung eines Carcinoms gesehen, und zwar nur auf atrophischer Epidermis, niemals dagegen bei der hypertrophischen Form.

Auch CALANDRA u. SAMMARTINO (1959) erwähnen die Problematik einer sog. Carcinomentwicklung aus Leukoplakie, die zumeist aus der Koexistenz beider Läsionen geschlossen wird und mit einer Frequenz zwischen 12% (PALMER) und 70% (TAUSSIG, 1923, 1929, 1930) das Schrifttum verwirrt, während GREENBLATT in einer Serie von 23 Vulvaleukoplakien unter 10- und mehrjähriger Beobachtung niemals eine maligne Umwandlung finden konnte. Allein aus der letztgenannten Feststellung ergibt sich zugleich in Übereinstimmung mit den Leukoplakiebefunden am Gebärmutterhals, daß die Auffassung der Leukoplakie als „Matrix für die Carcinomentstehung" (HINSELMANN u. STEIN, 1933; TAUSSIG, 1923, 1929, 1930 u. a.) nicht gerechtfertigt ist (Abb. 32a, b, 33a, b). *Es handelt sich vielmehr um das Symptom eines besonderen atypischen Verhornungsprozesses, dem überwiegend und aus vielschichtiger Ursache das gutartige Plattenepithel der äußeren Haut, aber auch das carcinomatöse Plattenepithel als Morbus Bowen oder invasives Carcinom unterworfen sind.*

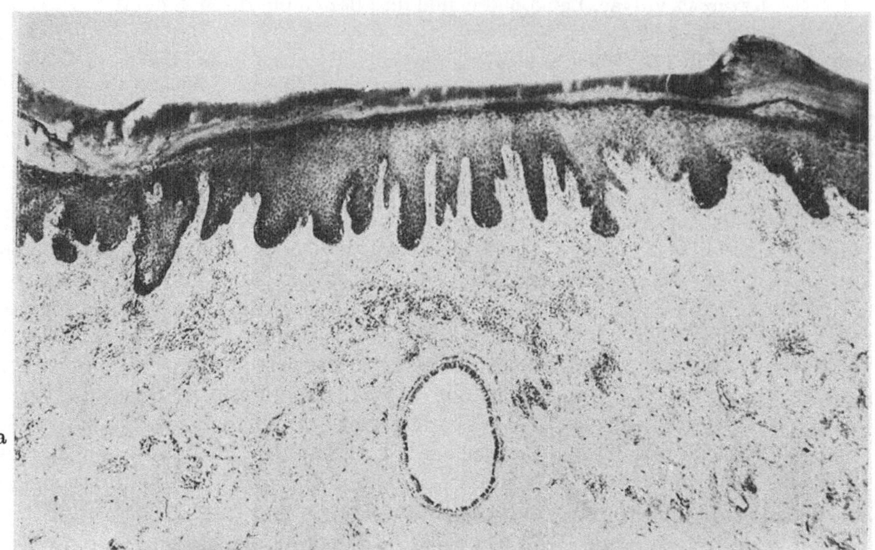

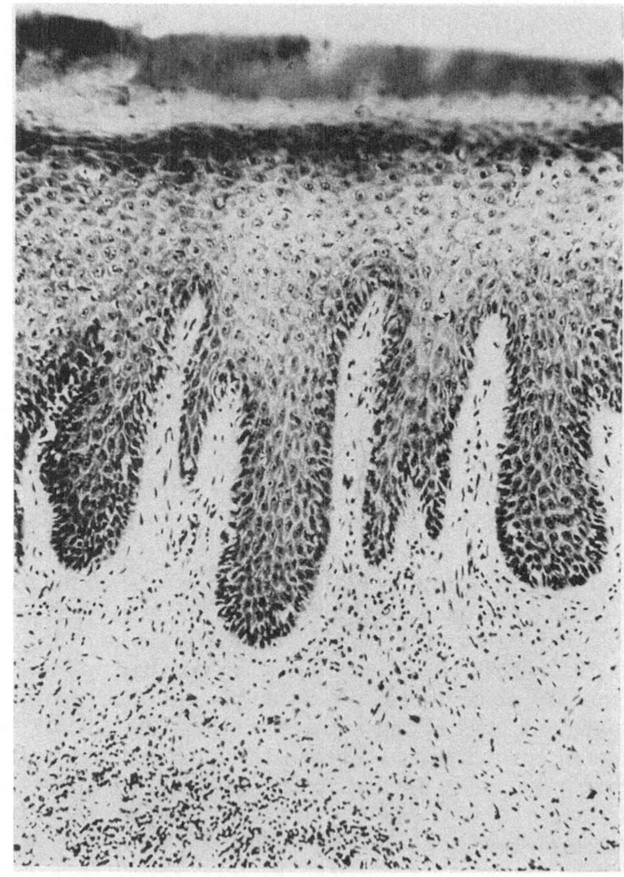

Abb. 32a u. b. Pfenniggroße, isolierte, flache Leukoplakie der großen Labie. Etwas verstärkte Proliterationstendenz des Plattenepithels. Relativ dünner Hornbelag an der Oberfläche. In der Tiefe des Bindegewebes als Zufallsbefund eine kleine Cylinderepithelcyste unbekannter Genese. Nur ganz geringe entzündliche Infiltration des Bindegewebes. Keine celluläre Atypie. Keine Kraurosis

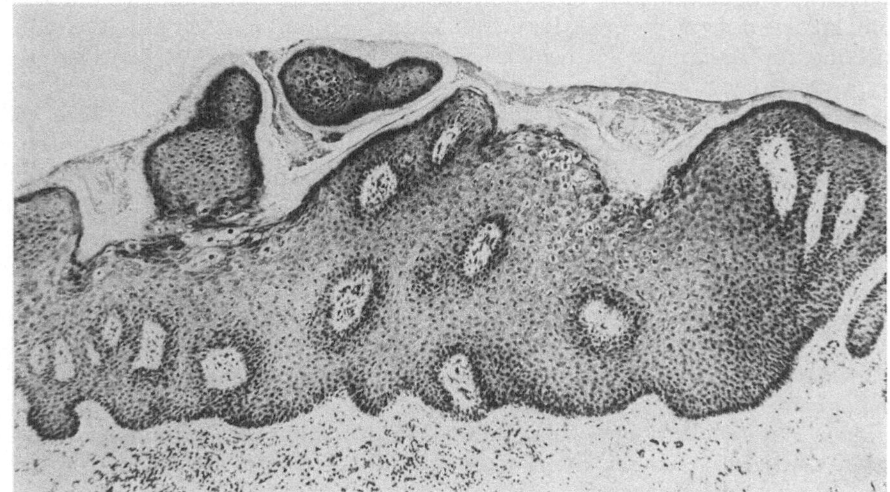

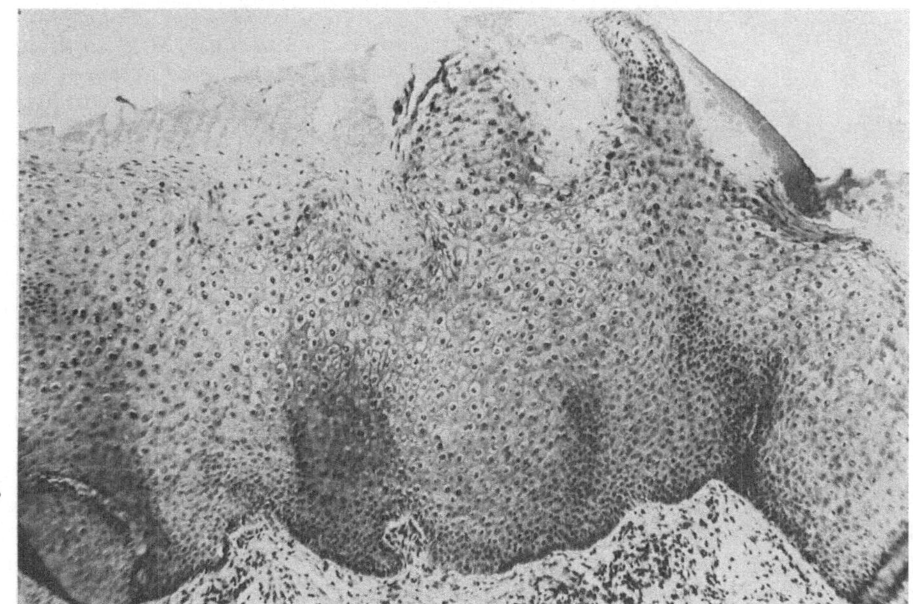

Abb. 33a u. b. Knapp markstückgroße, etwas erhabene Leukoplakie einer 63järigen Patientin an der hinteren Commissur mit weißlichen, papillären Auflagerungen, die auch etwas in den Scheideneingang hineinragen. Untergrund hart. Histologisch Plattenepithel mit stärkerer Zapfenbildung und leukoplakischer Verhornungszone ohne Atypie der einzelnen Epithelzellen. Daneben auch Übergang zu Papillombildung. Leichte Dysplasie, aber nirgends Anhalt für Malignität. Prof. GOTTRON (Tübingen) bestätigte die Diagnose

In Parallele zur Portioleukoplakie, deren Beziehung zur Malignität ich früher eingehend untersucht habe (LIMBURG, 1956), lassen sich unter dem makroskopischen Bild des „weißen Flecks" folgenden histologischen Befunde feststellen:

1. Mehr oder weniger vorgeschrittener Grad einer gutartigen prosoplastischen Wucherung des Plattenepithels mit Para- und Hyperkeratosis sowie Acanthosis,

verstärkter Zapfenbildung mit Verbreiterung des Stratum granulosum und Stratum spinosum bzw. germinativum. Es finden sich nur spärlich Mitosen, eine Beziehung zur Malignität ist nicht erkennbar. Bei längerem Bestehen kann dieses hyperplastische Stadium durch zunehmende Abflachung der Plattenepithelzapfen wie des gesamten Rete Malpighi bis zur Atrophie abgelöst werden, obgleich weiterhin Hornlamellen als Oberflächenbelag nachweisbar sind. Für die Portio vaginalis haben Beobachtungen dieses Leukoplakietyps über mehr als 15 Jahre lediglich nach Teilexcision und histologischer Kontrolle keinen Hinweis auf eine Malignitätsentwicklung ergeben.

2. Unter den Hornlamellen der Leukoplakie verbirgt sich ein Morbus Bowen oder eine Erythroplasie (s. dort) = Carcinoma in situ.

3. Es handelt sich um ein echtes invasives Carcinom jedes Differenzierungsgrades mit oberflächlicher Hornbildung oder unter einer alten Verhornungszone.

Nachdem Leukoplakie wie Kraurosis in der Nachbarschaft von Vulvacarcinomen in einem relativ konstanten Prozentsatz angetroffen werden, der an unserem eigenen Material 10% bzw. 17% (unter 115 primären Vulvacarcinomen) beträgt (Schubert, 1954), ist die Frage nach einem genetischen Zusammenhang immer wieder aufgeworfen worden.

Niemals aber ist bisher erwiesen, daß Verhornungstendenz des Plattenepithels zugleich und immer der Ausdruck einer prämalignen epithelialen Strukturveränderung sein muß. Erwiesen ist vielmehr, daß der größte Teil der umschriebenen Leukoplakien keine besondere Proliferationstendenz oder Dysplasie des darunter liegenden Plattenepithels erkennen läßt.

Eine Beziehung zur Malignität kann, wenn überhaupt, nur in weiten Grenzen gesehen werden, zumal die überwiegende Mehrzahl der Vulvacarcinome bei kritischer Einstellung ohne derartige Begleiterscheinungen angetroffen wird. Für die Kraurosis hat Miescher den Begriff der „*Präcancerose in weiterem Sinne*" geprägt. Zu dieser Gruppe werden alle Hautveränderungen gerechnet, auf deren Boden sich erfahrungsgemäß eher ein Carcinom entwickelt, ohne daß morphologisch bereits irgendeine auf Malignität verdächtige Epithelveränderung nachweisbar ist. Dieser Begriffsbestimmung entspricht auch die erstmalige Anwendung des Wortes „Präcancerose" durch Orth, J. bei der Lebercirrhose als Vorerkrankung des primären Lebercarcinoms sowie durch den Dermatologen Dubreuilh (1896) bei pathologischen Hautveränderungen, die mit gewisser Regelmäßigkeit von Hautcarcinom gefolgt werden. Bei „Präcancerosen im engeren Sinne" (Miescher) dagegen ist das carcinomatöse Vorstadium — wie Morbus Bowen — bereits histologisch faßbar. Den scheinbaren Widerspruch zwischen beiden Formen überbrückt Gottron (1954) durch den Hinweis auf bestimmte, degenerative Abweichungen des Mesenchyms, die als Folge abnormer Durchströmungsverhältnisse den epithelialen Veränderungen vorausgehen und den Boden für eine spätere Carcinomentwicklung vorbereiten können. Unter diesen Voraussetzungen darf nach den Ergebnissen des Schrifttums die Kraurosis vulvae in etwa 8—17% der Fälle als Vorkrankheit des Vulvacarcinoms angesehen werden. Die Frage, ob es sich hierbei nicht lediglich um eine Koexistenz beider Erkrankungen ohne genetischen Zusammenhang handelt, bleibt von dieser Feststellung unberührt.

Grundsätzlich anders liegen die Dinge bei der Leukoplakie ohne Kraurosis. Da die meisten Vulvacarcinome als spinocelluläre Carcinome oder Hornkrebse in Erscheinung treten, darf hier die Produktion von Hornlamellen bzw. das dann immer vorhandene Substrat des leukoplakischen Belages nicht zu der theoretischen Vorstellung verleiten, das Carcinom sei demnach „auf dem Boden der Leukoplakie" entstanden. Die statistischen Erhebungen aus dem Schrifttum über die ätiologische Bedeutung der Vulvaleukoplakie für die Carcinomgenese mit Zahlen zwischen 40—70% (Ahumada u. Calandra, 1954; Taussig, 1923, 1929, 1930 u. a.) scheinen von derart irrtümlichen Voraussetzungen ihren Ausgang zu nehmen. Entscheidend für die Beantwortung des Malignitätsindexes leukoplakischer Beläge ist die feingewebliche Struktur des sublamellären Plattenepithels in beginnenden Fällen. Daher kommen den vorgenannten Untersuchungen mit langjähriger Beobachtung leukoplakischer Vulvaveränderungen besondere Bedeutung zu. Faßt man diese Ergebnisse der neueren Literatur unter Berücksichtigung sämtlicher gutartiger und reversibler Leukoplakieformen einschließlich solcher bei Lues, Diabetes, Avitaminosen zusammen, so lassen sich histologisch die bereits erwähnten Gruppen klar voneinander abgrenzen, von welchen die größte mit etwa 90% Frequenz keine Beziehung zur Malignität aufweist. Bei den kleineren Gruppen von etwa 10% handelt es sich um das histologisch wohlumschriebene Bild des Morbus Bowen (Präcancerose im engeren Sinne) oder um das beginnende Vulvacarcinom. Damit ergeben sich ähnliche Malignitätszahlen, wie ich sie früher an einem großen Material von 1893 histologisch ausgewerteten Portioleukoplakien (aller Formen) errechnet habe, unter welchen sich in 10,8% der Fälle und etwa zu gleichen Teilen „Carcinomata in situ" und echte, beginnende Portiocarcinome fanden (Limburg, 1956). Hieraus ergibt sich die Notwendigkeit, jeden Fall von Kraurosis mit Erosion, Ulceration oder leukoplakischem Belag bzw. jede isolierte Leukoplakie durch ausgiebige Excision einer histologischen Klärung zuzuführen, um beginnende Malignität rechtzeitig diagnostizieren zu können.

VI. Vorkrankheiten des Vulvacarcinoms

1. Morbus Bowen, Erythroplasie und „Carcinoma in situ" der Vulva

Zu den Präcancerosen der Vulva „im engeren Sinne" rechnen intraepitheliale Veränderungen, die seit 1911 unter der Bezeichnung *Erythroplasie* (Queyrat, 1911), seit 1912 als *Morbus Bowen* (1912) (M.B.) bekannt geworden sind und deren Beziehung zum echten Krebs der Vulva nicht in Frage gestellt werden. Lediglich in der Auslegung des Malignitätsbegriffs finden sich unterschiedliche Meinungen. Während im neueren Schrifttum v. Albertini (1955) diese Erkrankungen als „vollendete Form der Präcancerose" bezeichnet, die unbehandelt mit gewisser Regelmäßigkeit zur Carcinombildung führen, werden sie von anderen Autoren (Ducrey; Lever, 1954) als von Anfang an bösartige Neubildungen betrachtet. Es ist bemerkenswert, daß diese von dermatologischer Seite erstmalig beim Mann erhobenen Befunde nur wenige Jahre einer Publikation Schauensteins folgten, der 1908 als Erster den „oberflächlichen atypischen Plattenepithelbelag" der Portio vaginalis uteri beschrieben hatte. Diese histologisch sehr ähnliche, am Gebärmutterhals aber sehr viel häufiger vorkommende Epithelveränderung wurde später von weiteren gynäkologischen Autoren ohne Vorbehalt als „carcinomatöser Oberflächenbelag", „präinvasives oder intraepitheliales Carcinom (Wespi, 1946) oder „Oberflächencarcinom" (Limburg, 1951) bezeichnet, während sie nach Broders (1932) als „Carcinoma in situ" Eingang in das US-amerikanische wie auch in das Weltschrifttum fand.

Die Erythroplasie gilt als eine dem M.B. nahestehende, wenn nicht identische Veränderung des Übergangsepithels und der Schleimhaut, wie z. B. des nicht verhornenden Plattenepithels des Introitus und der Vagina. Doch sind beide Befunde am weiblichen Genitale offenbar nach Lokalisation und histologischer Besonderheit nicht immer gegeneinander abzugrenzen. Diese terminologische Unsicherheit hat im neueren amerikanischen Schrifttum zu der gemeinsamen Bezeichnung

„Carcinoma in situ" oder intraepitheliales Carcinom der Vulva bzw. Vagina geführt, die in Europa allerdings nur von wenigen Autoren übernommen wurde. Nach der ersten Publikation von Bowen (1912) über „precancerous dermatosis" folgten weitere Mitteilungen aus dem gynäkologischen Bereich zunächst selten.

Kehrer (1929) konnte nur *eine* Arbeit von Mondain u. Cailliau (1923) zitieren, in welcher über eine Bowensche präcarcinomatöse Dermatose der Vulva- und Vaginalschleimhaut einer 66jährigen Frau berichtet wurde. Es fanden sich an den Innenseiten der kleinen Labien rötliche, scharf umgrenzte, stark indurierte, aber nicht ulcerierte Papeln, die sich nach der Harnröhre und Vagina hin bis zu einer Tiefe von 5 cm fortsetzten. Die histologische Beschaffenheit entsprach der ersten Beschreibung Bowens, „starke Verwilderung des Epithelcharakters, intracelluläres Ödem, Dyskeratose, zahlreiche Kernteilungen und das Auftreten sehr großer Epithelzellen mit verklumpten, stark gefärbten Riesenkernen" (sog. "clumping cells"). Auf die eigenartige, klinisch über Jahre oberflächliche und gutartige Verlaufsform der äußerst seltenen Erkrankung wurde hingewiesen.

Weitere Beobachtungen von Morbus Bowen der Vulva aus dem älteren europäischen Schrifttum stammen von Lutz (1941) und Navratil (1946). Von beiden Autoren wird Übergang der intraepithelialen Form in echtes invasives Carcinomwachstum beschrieben, von Navratil zugleich auf die engen Beziehungen des M.B. zur Erythroplasie und zu den präinvasiven Carcinomen der Portio hingewiesen.

In der japanischen Literatur erwähnt Horiguti (1940) den Fall von Erythroplasie einer 66jährigen Patientin von daumenspitzengroßer, scharf begrenzter, papillärer Erhabenheit an der Außenseite der linken großen Labie mit lebhaft roter Färbung und samtartig feuchter Oberfläche, histologisch dicht gedrängte Retezapfen aus atypischen Basalzellen mit chromatinreichen Kernen und Kernteilungsfiguren *ohne* Stachelzellfortsätze, "clumping cells" oder Pagetzellen.

Offenbar unter dem Einfluß von Broders (1932) und Taussig (1929) mehrten sich danach die Mitteilungen im amerikanischen Schrifttum. Knight (1943) berichtete über 6 eigene Fälle von M.B. der Vulva. Er konnte außerdem 26 entsprechende Fälle aus der Literatur zusammenstellen. Calandra u. Sammartino (1959) fanden — überwiegend in der dermatologischen Literatur — bis 1950 35 Fälle von M. B., die Ahumada u. Calandra (1954) im einzelnen ausgewertet haben. Sie kritisieren die Unsicherheit der Definition der Erythroplasie und des M.B., nachdem die histologische Struktur dieser Veränderungen im wesentlichen einem intraepithelialen oder präinvasiven Carcinom entspreche. Collins u. Mitarb. (1951) publizierten aus dem eigenen Material ohne histologische Einzelheiten 4 „intraepitheliale Carcinome" der Vulva neben 27 ausgedehnteren Vulvacarcinomen. Nur 2 Jahre später erschien von Gardiner u. Mitarb. (1953) eine ausführliche Studie mit histologischen Analysen über ein 15-Jahres-Material von Vulvacarcinomen, das zur Frage intraepithelialer Veränderungen nachuntersucht worden war. Unter 112 Vulvacarcinomen fanden sich zwei rein intraepitheliale Fälle. Die präinvasive Phase dauerte unter Beobachtung 7 bzw. 11 Jahre, bis trotz primärer Behandlung durch Excision, Vulvaektomie und Radium die Invasion erfolgte. Zugleich bestand in beiden Fällen ein Portiocarcinom der Gruppen 1 bzw. 2. In 6 weiteren Fällen konnten carcinomatöse Oberflächenbeläge in Verbindung mit verschiedenen Ausbreitungsgraden der Invasion, hierunter 2 mit früher Stromainvasion, festgestellt werden. Die Autoren diskutieren die Differentialdiagnose der intraepithelialen Veränderungen gegen Morbus Paget, Arsen- und Radiumdermatitis, entzündliche Acanthosis und Leukoplakie und betonen die Notwendigkeit der Abgrenzung ihrer Befunde vom Morbus Bowen, weil Dyskeratose, "corps ronds" und "clumping cells" beim „intraepithelialen Carcinom nicht gefunden werden". Ihre Abbildungen entsprechen der in USA offenbar wenig bekannten Erythroplasie, die aber zweifellos auf der äußeren Vulvahaut lokalisiert gewesen ist.

Woodruff u. Hildebrandt (1958) treten gleichfalls dafür ein, die Gruppe der „Carcinomata in situ" der Vulva von den „extrem seltenen Fällen von M.B." abzutrennen, da die von Bowen geforderten histologischen Kriterien für die Mehrzahl der erstgenannten nicht zutreffen. Ihre 14 Fälle von Carcinoma in situ betrafen 11 weiße und 3 farbige Frauen zwischen 30 und 80 Jahren (Mittelwert 53 Jahre), 7 Jahre vor dem Durchschnittsalter der invasiven Vulvacarcinome. In 5 Fällen bestanden Leukoplakien, 5mal Ulcera, 2mal rötliche bzw. granulierende Veränderungen und 1mal graue Papeln. Unter den 5 Abbildungen sind jedoch — soweit an Mikrofotogrammen feststellbar — mindestens 2mal an umschriebener Stelle "clumping cells" und "corps ronds" zu sehen, in keiner fehlen Parakeratosis, atypische Ausreifung oder Verhornung. Als Besonderheit waren 3 der 14 betroffenen Patientinnen früher an einem Cervixcarcinom behandelt worden, eine weitere verstarb 4 Jahre nach der Vulvektomie an Cervixcarciom. Bei lokaler Excision oder Vulvektomie wurden unter 1- bis 8jähriger Beobachtung keine Rezidive festgestellt.

Letztlich haben Barclay u. Collins (1963) die erstaunliche Zahl von 21 intraepithelialen Carcinomen der Vulva mitgeteilt, die sie unter 104 malignen Vulvatumoren (einschließlich des älteren Materials von Collins) feststellen konnten. Von diesen waren 12 oberflächliche — neben 23 invasiven — Carcinomen innerhalb der letzten 5 Jahre nach Einrichtung einer "Vulvar Clinic" und systematischer Durchuntersuchung aller Patientinnen unter Routine-Biopsie aufgedeckt worden. 4 Fälle verliefen vor ihrer Entdeckung völlig symptomlos. Trotz ausgedehnter Vulvektomie erfolgten 2 lokale Rezidive, von denen das eine durch invasives Wachstum zum Tod der Trägerin führte. Den Autoren liegt im wesentlichen an der Beweisführung, daß durch intensive Beobachtung auch die frühen Stadien des Vulvacarcinoms in der Form des intraepithelialen Carcinoms an einem 5-Jahres-Material mit dem hohen Anteil von 34% einer rechtzeitigen und optimalen Behandlung zugeführt werden können. Erkennbare Beziehungen zwischen der makroskopischen Erscheinungsform (6 kleine Tumoren, 3 Ulcera, 12 Leukoplakien) und dem von mehreren Pathologen diagnostizierten histologischen Befund ließen sich nicht nachweisen. Daher wurde auf eine nähere Definition des „intraepithelial Carcinoma" verzichtet.

Im Gegensatz zu den obengenannten Vorbehalten hinsichtlich des M.B. haben Abell u. Gosling (1961) über 24 Fälle von Morbus Bowen der Vulva, hierunter 10 in Verbindung mit invasivem Bowen-Carcinom berichtet und diese durch ausgezeichnete, typische Abbildungen belegt. Die Läsionen betrafen, häufig in größerer Ausdehnung, Haut und Schleimhaut der Vulva, und bestanden 11mal multizentrisch. Das Durchschnittsalter der Patientinnen lag mit 43 Jahren 19 Jahre vor dem Alter von Frauen mit dem üblichen invasiven Plattenepithelcarcinom der Vulva. Ein überraschender Befund war weiterhin das gleichzeitige Bestehen von anderen primären malignen Neoplasmen bei 9 der Patientinnen (37,5%), hierunter 6 (25%) mit Plattenepithelcarcinomen der Cervix und des oberen Vaginalbereiches (jedoch kein Fall von Corpuscarcinom).

Aus allen bisherigen Publikationen ist somit zu entnehmen, daß typische Befunde von M.B. wie von Erythroplasie (intraepitheliales Carcinom) sowohl auf der äußeren Haut der Vulva wie auch im Schleimhautbereich der kleinen Labien und des Introitus in Erscheinung treten können. Es scheint demnach nicht sinnvoll, trotz gewisser histologischer Unterschiede strenge Trennungen vorzunehmen, zumal gelegentlich beide Epitheltypen am gleichen Fall nebeneinander beobachtet worden sind (Limburg, 1961). Besondere Kenner der dermatologischen Histologie wie Gottron (1930, 1954), der als erster im deutschen Schrifttum die Erythroplasie beschrieben hat, vertreten daher heute die Ansicht, daß diese als „Schleimhauttyp des M.B." dem gleichen Krankheitsbild zuzurechnen sei.

41*

Der nachstehende typische Fall, eine eigene Beobachtung aus dem Jahre 1953 an der Gynäkologischen Klinik von Arnaldo de Moraes in Rio de Janeiro, wurde 1961 von mir mit dessen freundlicher Erlaubnis publiziert:

Es handelte sich um eine 28jährige Negerin, die normal menstruiert und nie gravide war, aber unter Dysmenorrhoen litt. Seit ihrem 18. Lebensjahr masturbierte sie regelmäßig. Die Vulva zeigte eine ausgedehnte, kleinknotige, flach papilläre Hautveränderung im Bereich der großen Labien und des Dammes. Histologisch sieht man das typische Bild der durch plumpe Zapfen verbreiterten Epithelleiste aus entdifferenzierten, chromatinreichen Zellen mit zahlreichen Mitosen und Riesenzellen mit atypischer Chromatinverteilung (clumping cells), Dyskeratose und einer ausgesprochenen Vielgestaltigkeit des Zellaufbaus. Es bestehen ferner oberflächliche Verhornungszonen und vereinzelt größere Hornperlen. An anderen Stellen tritt der spinozelluläre Typ des veränderten Oberflächenepithels in den Hintergrund zugunsten einer überwiegend basocellulären kleinzelligen Wucherung. Clumping cells fehlen hier völlig. Die Epithelzapfen senken sich z. T. tief in das entzündlich infiltrierte Bindegewebe hinein. Jedoch zeigt sich an keiner Stelle echte Invasion (Abb. 34a u. b).

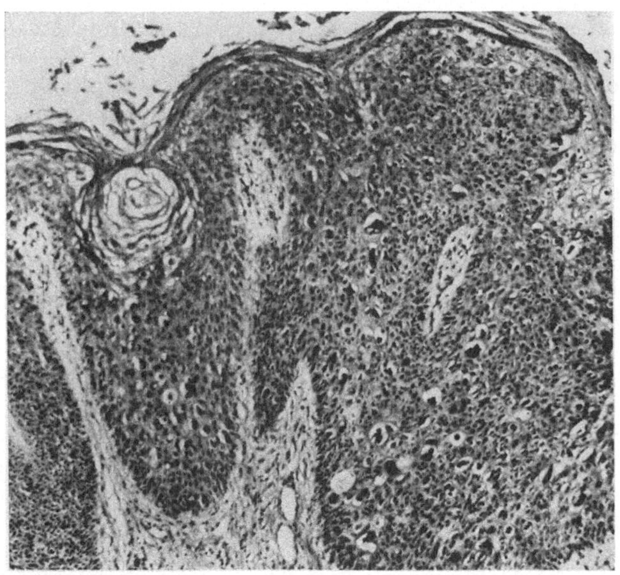

Abb. 34a

Abb. 34a u. b. Typischer *Morbus Bowen der Vulva*. Excision aus einer ausgedehnten kleinknotigen, flachpapillomatösen Hautveränderung im Bereich der großen Labie und des Dammes einer 28jährigen farbigen Patientin. Histologisch typisches Bild der durch plumpe Zapfen verbreiterten Epithelleiste aus entdifferenzierten, chromatinreichen Zellen mit zahlreichen Mitosen und Riesenzellen mit atypischer Chromatinverteilung ("clumping cells"), Dysceratose und einer ausgesprochenen Vielgestaltigkeit des Zellaufbaus. Es bestehen ferner oberflächliche Verhornungszonen und einzelne größere Hornperlen. Die Epithelzapfen senken sich z. T. tief in das entzündlich infiltrierte Bindegewebe hinein, jedoch zeigt sich an keiner Stelle echte Invasion

Bei Vergleich dieses Befundes mit entsprechenden Veränderungen der Cervix uteri wird man zunächst gewisse Abweichungen von dem üblichen Bild des „Carcinoma in situ" feststellen müssen. Doch sind es im wesentlichen die "clumping cells", die diesen Eindruck vermitteln. Ohne solche könnte es sich durchaus um einen „Carcinoma in situ" in atypischer Ausreifung und Verhornung handeln, Beobachtungen, die auf der Portio an einem größeren Material in etwa 12% der Fälle anzutreffen sind (LIMBURG, 1956). Die epithelialen Riesenzellen mit mehreren, zentral gelegenen Kernen — die durch amitotische Kernteilungen entstehen sollen — sind hierbei lediglich als spezielle Zellatypie bei Dyskeratose anzusehen, die zumeist auf der äußeren Haut und nur selten auf Schleimhäuten gefunden werden.

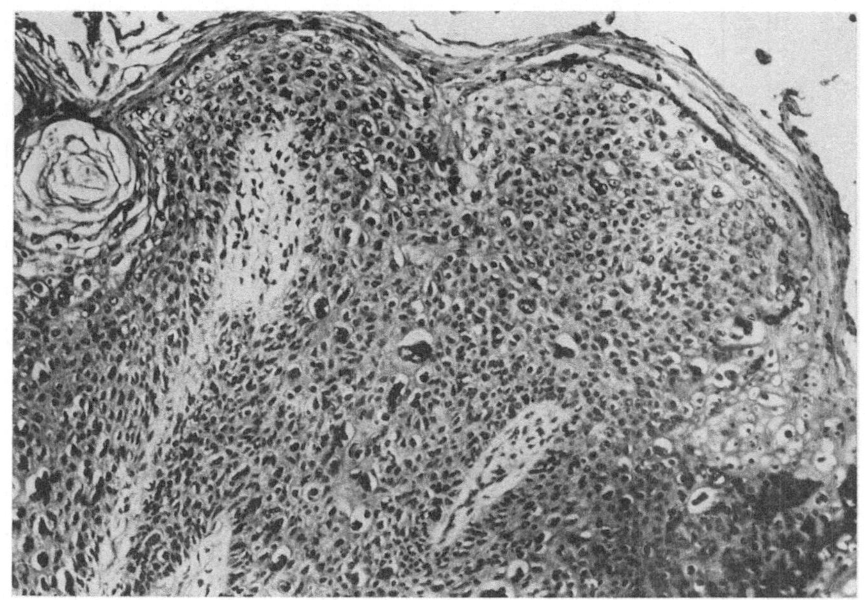

Abb. 34 b

Dieser Befund regte mich zu Nachuntersuchungen unseres Hamburger Krankengutes an. 1961 habe ich über die Ergebnisse der retrospektiven Sichtung eines größeren Materials von Vulvatumoren unter besonderer Beachtung früher Carcinomstadien und des Morbus Bowen — analog den Untersuchungen von GARDINER u. Mitarb. — berichtet, die an der Hamburger Univ.-Frauenklinik beobachtet worden waren. Hierbei wurden sämtliche histologischen Belegpräparate von 156 primären Vulvacarcinomen (einschl. der Oberflächenbefunde) der Jahre 1922 bis 1957 anhand der vorliegenden Krankenakten erneut kritisch ausgewertet, noch vorhandene Paraffinblöcke bei Besonderheit weitergeschnitten. Einige der auf dem histologischen Gebiet ihres Faches erfahrensten Dermatologen, die Herren GOTTRON, HERZBERG und NÖDL wurden in zweifelhaften Fällen von mir konsultiert. Da nach den Ergebnissen des Schrifttums und den eigenen Befunden der Morbus Bowen und die Erythroplasie im Vulvabereich gleichzusetzen sind, habe ich die eher makroskopisch definierte Bezeichnung Erythroplasie nicht mehr angewandt. Im Einvernehmen mit den genannten Autoren wurden diese Fälle vielmehr gemeinsam als M. B. bezeichnet und je nach dem histologischen Bild eine Unterteilung in einem überwiegend spinocellulären oder basocellulären Typ vorgenommen. Hierbei war die Auffassung entscheidend, daß es sich bei beiden Veränderungen lediglich um verschiedene Reifungsgrade des gleichen, cancerisierten Plattenepithels der äußeren Haut bzw. der Übergangsschleimhaut der Vulva handelt.

Unter den genannten 156 Fällen fanden sich 6 Fälle von Morbus Bowen des Typs spino- oder basocellulare mit Altersgrenzen zwischen 35 und 76 Jahren, wobei das höhere, postklimakterische Alter bevorzugt war. Betroffen waren große und kleine Labien sowie Clitoris. Sämtliche Befunde sind in der nachstehenden Tab. 4 zusammengefaßt. Als typisch für diese Kasuistik wird Fall 6 ausführlicher mitgeteilt:

Tabelle 4. *Fälle von Morbus Bowen der Vulva*

Lfd. Nr.	Präparat-Nr.	Name, Alter	Histologischer Typ	Ort	Anamnese	Therapie	Ergebnis
1	S 4916 vom 10. 8. 38	Wu., 60 Jahre	Bowen Typ spinocellulare mit clumping cells	Rechte große Labie	Zufallsbefund	Elektroexcision	1 Jahr später Portio-Carcinom II, Ra-Beh., † an Portiocarcinom nach insgesamt 4 Jahren
2	S 7563 T 2994 vom 5. 5. 41	Al., 76 Jahre	Bowen atypisch-papillomatös überwiegend vom basocellulären Typ	Linke große Labie	Zufallsbefund	Elektroexcision	Rezidivfrei, † an Altersschwäche nach 6 Jahren
3	S 19686 S 24235 vom 14. 6. 49	Scha., 75 Jahre	Bowen, Typ spinocellulare	Clitoris	Zufallsbefund bei gleichzeitig vorhandenem Vaginalcarcinom	Elektroexcision der Clitoris, Vagina: Ra- und Rö-Beh.	Nach 2 Jahren oberflächliches Vulvarez. Chaoulbestrahlung.† an Altersschwäche nach 4 Jahren
4	S 20990 T 5976 vom 17. 12. 49	Kna., 46 Jahre	Bowen überwiegend vom spinocellulären Typ mit clumping cells	Linke kleine Labie	Vor 8 Jahren Ekzem durch Maschinenöl, seit 2 Jahren starker Pruritus	Elektroexcision	7 Jahre rezidivfrei
5	S 23155 vom 25. 1. 51	Bö., 35 Jahre	Bowen überwiegend vom Typ basocellulare, z. T. auch spinocellulär	Linke kleine Labie	Zufallsbefund bei gleichzeitigem Carcinoma in situ der Portio und Vagina	Vulva: Elektroexcision und Rö, Ra je 2000 mgeh intrauterin und intravaginal	$6^{1}/_{2}$ Jahre rezidivfrei
6	W 3639, S 34291 vom 3. 12. 54	Ra., 71 Jahre	Bowen überwiegend vom basocellulären Typ, z. T. auch spinocellulare	Innenseite der kleinen Labie links	seit 1 Jahr Pruritus	Elektroexcision	† nach 16 Monaten an Apoplexie

Es handelt sich um eine 71jährige Patientin, die über seit 1 Jahr bestehenden Juckreiz am äußeren Genitale und Brennen beim Wasserlassen klagt. Der äußere Aspekt ergibt ein kleines Ektropium der Harnröhrenmündung und eine Kolpitis senilis mit Atrophie des inneren Genitales. Im Bereiche der etwas geschrumpften linken kleinen Labie finden sich an ihrer Innenseite (ohne Zeichen von Kraurosis) eine etwa linsengroße, erhabene, leukoplastische Zone und in ihrer Umgebung einzelne flach-papilläre weißliche Bezirke. Kolposkopisch waren neben weißlichen Verhornungszonen ohne Gefäßzeichnung auch felderungsartige Bezirke erkennbar (Abb. 35a u. b). Histologisch entspricht die Probeexcision zunächst völlig der Definition,

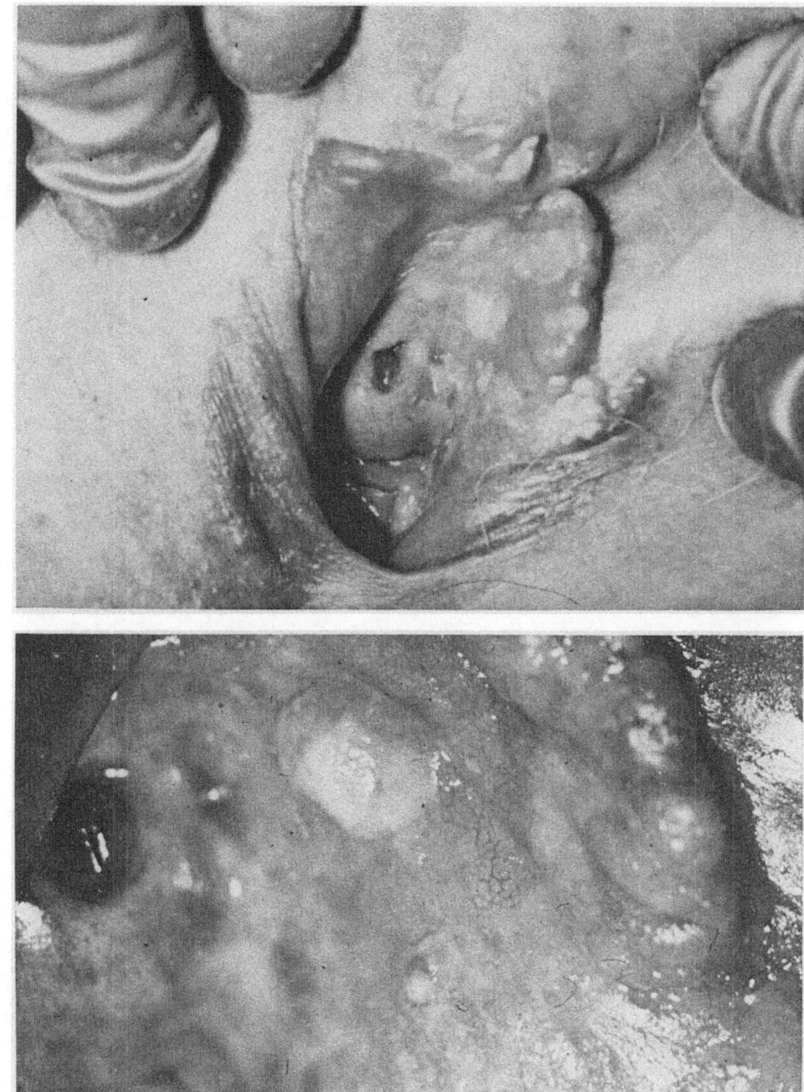

Abb. 35a u. b. *Morbus Bowen*, basocellulare. An der Innenseite der linken kleinen Labie einer 71jährigen Patientin eine etwa linsengroße erhabene leukoplakische Zone, in ihrer Umgebung einzelne flachpapilläre, weißliche Bezirke

die Beck für die Erythroplasie gegeben hat. Es besteht eine erhebliche Verbreiterung der Plattenepithelleiste zugleich mit Vertiefung und Verbreiterung der einzelnen Epithelzapfen. Anstelle des normalen Plattenepithels ist eine Wucherung aus kleinen ovalen bis spindeligen Zellen der Malpighi-Schicht getreten, die an Basalzellen erinnern und die gesamte Epithelleiste bis zur Oberfläche ersetzen. Der Zellreichtum des Gesamtbildes sowie der Chromatinreichtum der Zellkerne sind beträchtlich. Es bestehen zahlreiche atypische Mitoseformen. Im Bereich der makroskopisch erkennbaren Leukoplakie liegt der beschriebenen Epithelschicht eine breite Lage kernloser Hornschollen auf (Abb. 35 c. u. d). Bei weiterer serienmäßiger Aufarbeitung

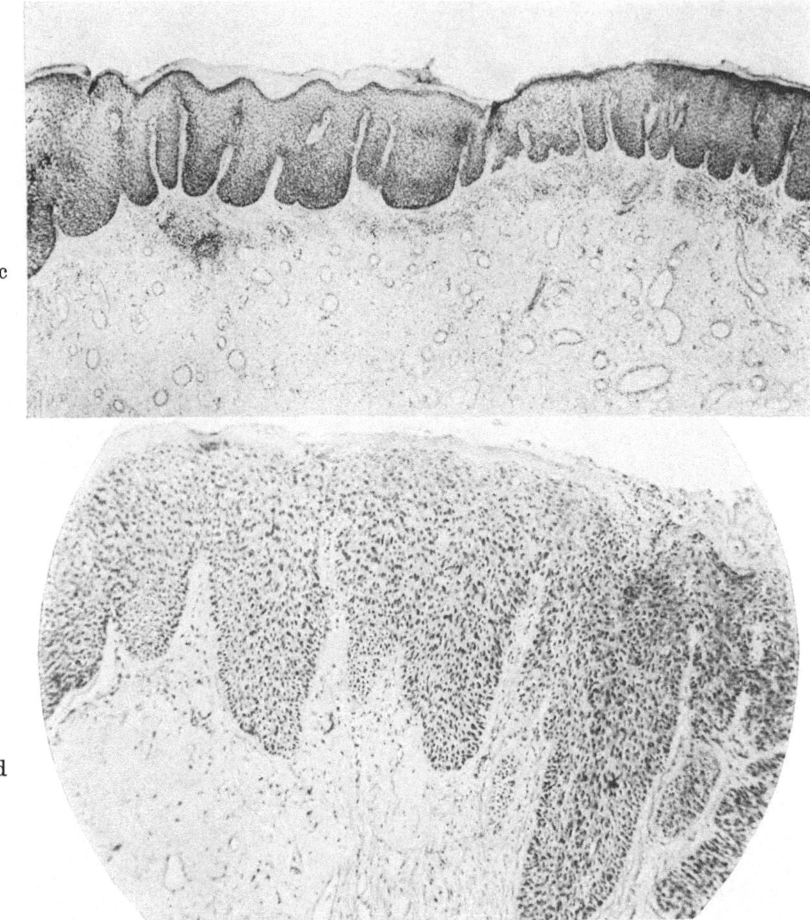

Abb. 35 c u. d. Histologischer Befund: Auf großen Strecken erhebliche Verbreiterung der Plattenepithelleiste zugleich mit Vertiefung der einzelnen Epithelzapfen. Anstelle des normalen Plattenepithels findet sich eine Wucherung aus kleinen ovalen bis spindeligen Zellen der Malpighi-Schicht, die an Basalzellen erinnern und die gesamte Epithelleiste bis zur Oberfläche ersetzen. Der Zellreichtum des Gesamtbildes sowie der Chromatinreichtum der Zellkerne sind beträchtlich. Es bestehen zahlreiche atypische Mitoseformen

des Materials zeigt sich an anderer Stelle ferner stärkere Polymorphie der Einzelzellen, atypische Verhornung. Dyskeratose und vereinzelt auch große Zellen mit verklumpten Kerben (clumping cells). Echte Invasion der atypischen Zellelemente in das Bindegewebe ist nirgends nachweisbar. Hier besteht lediglich eine reaktive, teils geringe teils stärkere entzündliche Reaktion. Therapeutisch wurde eine ausgiebige Elektroexcision des betroffenen Vulvabezirks im Gesunden ohne Nachbestrahlung vorgenommen. Die Untersuchung des Operationsmaterials ergab keine Änderung der ersten Diagnose. Es handelte sich um einen Morbus Bowen vom überwiegend basocellulären Typ, z. T. auch mit geringerem spinocellulärem Anteil. Die Patientin blieb 16 Monate rezidivfrei und starb dann an einer Apoplexie.

Der vorliegende Fall zeigt deutlich, daß ein primär scheinbar eindeutiger Befund von M.B. („Carcinoma in situ") des basocellulären Typs bei gründlicher histologischer Untersuchung mit Serienschnitten an anderer Stelle den üblichen Bowen-

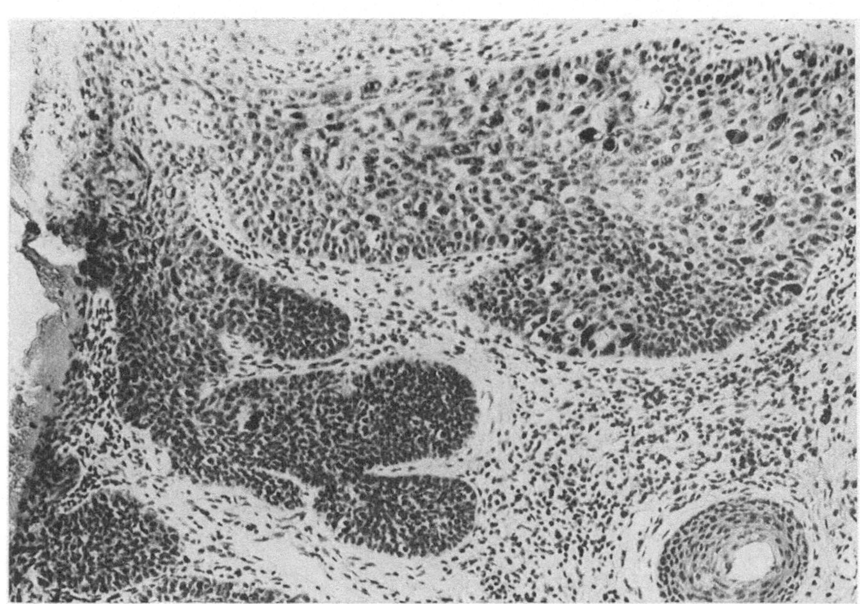

Abb. 36. Gemischtzelliger Morbus Bowen mit Verdacht auf beginnende carcinomatöse Invasion: Tiefe basocellulare Zapfenbildung zum Bindegewebe, ein anderer Zapfen mit typischer Bowen-Struktur, Dyskeratose und Kernverklumpungen

Charakter mit Dyskeratose und Kernverklumpungen aufweisen kann, sogar im „Schleimhautbezirk der Vulva". Derartige Beobachtungen, die auch bei den später zu beschreibenden Bowen-Carcinomen auffällig waren (Abb. 36), habe ich unter den genannten 6 Fällen insgesamt 4 mal erheben können. Nur 2 Fälle des Materials zeigten den reinen basocellulären Typ, aber auch hier vereinzelt mit Verhornungszeichen. Unter diesen erscheint der Fall der lfd. Nr. 2 aus der Tab. 4 bemerkenswert:

Die 76 jährige Patientin kam mit einer knapp pfenniggroßen juckenden Warze auf der Außenfläche der linken großen Labie zur Aufnahme. Das innere Genitale war altersatrophisch, es bestanden keine Infiltrate des Vulvabereiches oder Verhärtung der inguinalen Lymphknoten, die Anamnese war belanglos. Der Bezirk wurde zunächst flach abgetragen und histologisch untersucht. Man sieht (Abb. 37a u. b) eine ausgesprochen papillomatöse Epithelwucherung basocellulären Charakters. Anstelle der normalen Epithelleiste ist ein unregelmäßig in breiten und schmalen Zellzügen die Gewebsoberfläche bedeckender Besatz aus kleinen, rundlichen bis kurzovalen Zellen der Malpighi-Schicht getreten, deren zapfenartige Ausläufer sich oberflächlich in das Bindegewebe einsenken. Zu diesem an der Peripherie des Excisionsmaterials zu erhebenden Befund tritt im Zentrum der Wucherung eine ausgesprochen exophytische Wachstumstendenz. Breite und schmalere Bindegewebspapillen überragen hier deutlich das Oberflächenniveau. Auch sie sind unregelmäßig girlandenartig von den genannten basocellulären Epithelformationen bedeckt. Nur in einzelnen Bereichen der exophytischen Papillenspitzen ist beginnende spinocelluläre Ausdifferenzierung erkennbar, ohne clumping cells, jedoch mit Ausbildung oberflächlicher, dünner Hornbeläge. Obgleich die Begrenzung der Epithelwucherung zum Bindegewebe teilweise etwas fraglich erscheint, kann echte Invasion nirgends nachgewiesen werden. Therapeutisch wurde die Elektroexcision des betroffenen Vulvabezirks im Gesunden ohne Nachbestrahlung vorgenommen. Am Operationspräparat ließ sich an der Basis der primären Excisionsstelle noch ein Restbefund aus flachen Zapfen-

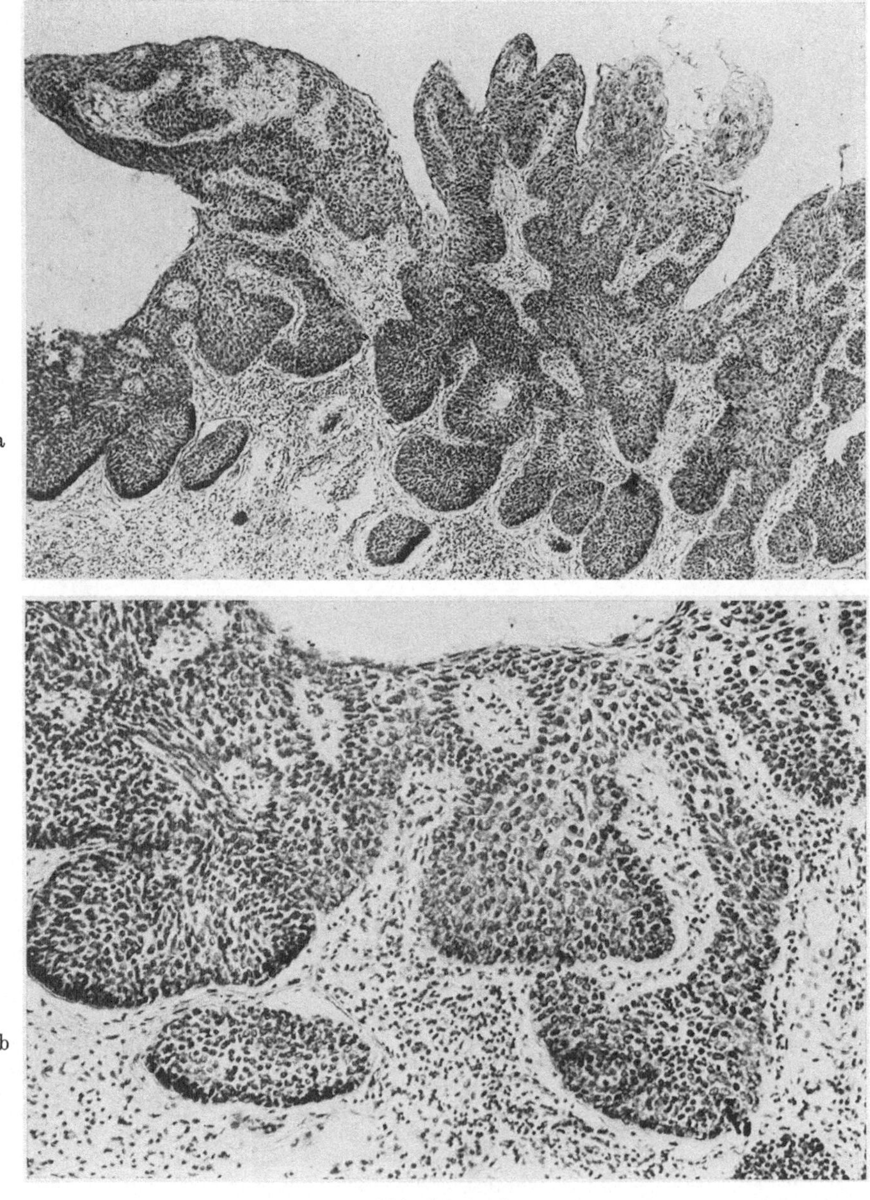

Abb. 37a u. b

Abb. 37a u. b. Papillomatöser Morbus Bowen basocellulare auf der Außenfläche der linken großen Labie einer 76jährigen Patientin. In einzelnen Bereichen der exophytischen Papillenspitzen beginnende spinocelluläre Ausdifferenzierung, jedoch ohne "clumping cells". c Restmaterial des kleinen Tumors aus der späteren Hemivulvektomie

bildungen des beschriebenen Zellmaterials erkennen (Abb. 37c). Die Patientin blieb 6 Jahre nach dem Eingriff rezidivfrei und verstarb dann an Altersschwäche.

Es handelt sich vorliegend zugleich in Übereinstimmung mit den konsultierten Dermatologen um den seltenen Fall eines „papillomatösen Morbus Bowen vom Typ basocellulare".

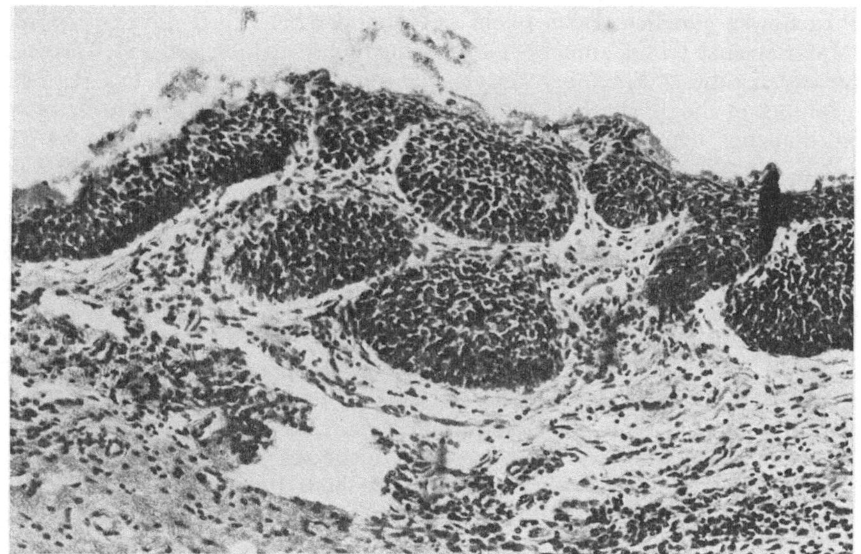

Abb. 37c

Folgende Befunde von *Tumormultiplizität* konnten in unserer Kasuistik festgestellt werden: Eine der Patientinnen (lfd. Nr. 1) verstarb 4 Jahre nach dem behandelten M. B. an einem 1 Jahr später entdeckten und bestrahlten Portiocarcinom der Gruppe 2. Eine weitere Patientin (Nr. 3), bei welcher gleichzeitig neben einem isolierten M. B. der Clitoris ein infiltrierendes Vaginalcarcinom entdeckt und mit Radium und Röntgen behandelt wurde, zeigte 2 Jahre später ein Rezidiv im Clitorisbereich in Gestalt eines erneuten M. B. Dieser wurde nunmehr nach CHAOUL mit voller Tumordosis bestrahlt. Die Frau verstarb nach weiteren 2 Jahren an Altersschwäche. Schließlich fanden sich bei der jüngsten, 35jährigen Patientin (Nr. 5) neben einem Morbus Bowen der linken kleinen Labie gleichzeitig ein isoliertes Carcinoma in situ der Scheide — makroskopisch eine erhabene markstückgroße Leukoplakie — und ein Carcinoma in situ am Eingang des Cervicalkanals. Die Frau blieb 6¹/₂ Jahre nach der Behandlung (Elektroexcision des M. B., Radiumtherapie des Vaginal- bzw. Cervixbefundes) rezidivfrei.

Zusammenfassend läßt sich unter den 6 Fällen von M.B. 3mal gleichzeitig oder etwas später multizentrischer Befall von Vagina und Cervix, hierunter 1mal als Oberflächenbefund und 2mal als invasives Plattenepithelcarcinom feststellen, ein Befund, der die Ergebnisse anderer Autoren, insbesondere diejenigen von ABELL u. GOSLING (1961) bestätigt. Ein derartiges Zusammentreffen, das auch früher bereits in Einzelfällen publiziert worden ist (EICHENBERG, 1935; EICHNER, 1956; HELD, 1943; HILLEMANNS, 1958; IKLÉ, 1959; NOVAK, E., 1962), läßt an eine gemeinsame oder ähnliche cancerogene Noxe für den M.B. der Vulva und einen Teil der Vaginal- bzw. Portiocarcinome denken. STAFFELDT (1965) hat auf Grund eines neueren Falles von M.B. der Vulva aus meiner Klinik mit gleichzeitigem Carcinoma in situ der Cervix einer 30jährigen Frau ausführlich zur Frage der multiplen Carcinomentstehung im unteren Genitaltrakt Stellung genommen. Eine Grundlage zur Erklärung dieser Befunde bietet die von Willis (1953) aus der experimentellen Tumorforschung entwickelte „Feldtheorie" der Krebsentstehung, die von einer Reihe moderner Autoren (Marcus, 1960, 1963 u. a.) auf Vulva, Vagina und Cervix als gemeinsames Reaktionsfeld übertragen wird. Während für das übliche Vulvacarcinom entsprechende statistische Erhebungen mit dem Unsicherheitsfaktor des höheren Lebensalters und der hiermit verbundenen höheren Erwartung auch von Zweitcarcinomen behaftet sind, fehlten derartige Untersuchungen bisher beim Morbus Bowen gänzlich. Doch reicht auch bei der Seltenheit dieser Erkrankung das Material einer Klinik zumal bei unterschiedlicher histologischer Bewertung zur Beantwortung dieser Frage bei weitem nicht aus. Als einzige mit unserer Zusammenstellung in diagnostischer Hinsicht vergleichbare Arbeit konnte Staffeldt (1965) diejenige von Abell u. Gosling (1961) heranziehen, die neben 24 Fällen von M.B. (hiervon 10 mit Invasion) 9 weitere multiple Carcinome, hiervon 6 aus dem unteren Genitaltrakt, aufdeckte.

Wenn wir, wie Abell, unseren 6 Fällen von M.B. die Fälle von Bowen-Carcinom mit beginnender Invasion, die im Kapitel Vulvacarcinom abgehandelt werden, hinzufügen, so kommen wir auf 12 Fälle, unter welchem 4 mal gleichzeitig oder anamnestisch eine Carcinom oder Carcinoma in situ der Vagina bzw. Portio beobachtet wurde. Bei Zusammenfassung dieses, wenn auch kleinen Zahlenmaterials wäre bei M.B. der Vulva die „Feldtheorie" immerhin mit einem fast 28%igen Anteil von Carcinomen bzw. Präcancerosen des unteren Genitaltraktes für eine gemeinsame Noxe der Tumorentstehung heranzuziehen.

Die beim Morbus Bowen nachgewiesene Anlage zur Tumormultiplizität scheint sich nicht allein auf den Vulvabefall zu beziehen. Peterka u. Mitarb. (1961) konnte an einer Kasuistik von 120 Patienten mit M.B. der Haut feststellen, daß im Durchschnitt innerhalb von 6 Jahren nach dem Nachweis dieser Erkrankung bei 36% der Betroffenen andere Malignome aufgetreten waren. Korting (1964) spricht von der „bisher ungeahnten Häufigkeit der Bowen-Syntropie mit visceralem Carcinom (Graham, Helwig u. Epstein u. a.), so daß Träger eines M.B. grundsätzlich in größeren Zeitabständen auf innere Carcinombildung untersucht werden sollten". Hierbei vermag ich, jedenfalls für die von mir beobachteten Fälle, nicht der Auffassung Klostermanns (1963) zu folgen, der beim multizentrischen Befall von Vulva und Cervix in Form des M.B. bzw. Carcinoma in situ die Frage einer Metastasierung aufwirft. Eher wäre an eine gemeinsame cancerogene Noxe zu denken, die Korting (1964) mit einer in letzter Zeit diskutierten Beziehung der Bowen-Kranken zur Arsenaufnahme erklärt. Nach neueren Untersuchungen weist selbst bei negativer Anamnese auch die nicht befallene Haut dieser Patienten im Vergleich zu Kontrollpersonen einen erhöhten Arsengehalt auf. Für „Tumoren vom Bowen-Erythroplasie-Typ" hat Gottron (1954) anamnestisch erfaßbare Arsenschädigung der Kranken meist nach 10—15 Jahren zurückliegender Arsenzufuhr verantwortlich gemacht. Alle vorliegenden Beobachtungen geben für die Praxis den dringlichen Hinweis, speziell auch beim Morbus Bowen der Vulva immer nach einem *multizentrischen Befall* von Vagina und Portio zu fahnden.

Die *Latenzzeit* des unbehandelten M.B. bis zur Invasion wird im dermatologischen Schrifttum durchschnittlich mit 10 Jahren angegeben, ein Zeitmaß, das sich in gleicher Weise auch auf das Auftreten von Rezidiven wie auf eine Neuentwicklung der Erkrankung nach Therapie anwenden läßt. Ich selber habe in Einzelfällen frühere Rezidive — bereits nach weniger als 1 Jahr — gesehen, dann allerdings nach unzureichender Strahlentherapie. In Parallele zu den in situ-Befunden des Portiocarcinoms muß hierbei zwischen der Laufzeit (dem Beginn erster Carcinomveränderungen im Oberflächenbereich), die niemals genau bestimmt werden kann, und der sog. Übergangszeit — vom Zeitpunkt der ersten histologischen Entdeckung bis zur eigentlichen Invasion — unterschieden werden. Während sich aus Morbiditätsstatistiken des Cervixcarcinoms errechnen ließ, daß bei einer mittleren Laufzeit von rund 20 Jahren im Mittel etwa 8—10 Jahre vergehen mögen, bis ein als solches diagnostiziertes Carcinoma in situ in ein echtes, invasives Portiocarcinom übergeht (LIMBURG, 1956), scheitern derartige Berechnungen an der relativen Seltenheit der Vulvacarcinome (auch hinsichtlich der Feststellung der Altersfrequenz des M.B.). Somit bleibt die empirische dermatologische Feststellung einer 10-Jahres-Latenz für den M.B., der damit aber eine mit den Oberflächenbefunden der Portio vaginalis vergleichbare biologische Wertigkeit bietet. Von Interesse ist ferner, daß einige Dermatologen (NÖDL u. a.) dem basocellulären Typ auf Grund seines vermehrt indifferenten und daher offenbar jüngeren, agressiveren Zellmaterials eher eine kürzere Latenz einräumen. Diese Auffassung deckt sich mit unserer seit langem vertretenen Anschauung über die entsprechenden Differenzierungsgrade bei den Vor- und Frühstadien des Portiocarcinoms. Darüber hinaus wird auch von dermatologischer Seite (GANS u. STEIGLEDER, 1957) dem M.B. ein besonderer Anspruch zuerkannt, dem Carcinoma in situ der Cervix und anderer Organe zur Seite gestellt zu werden. Für uns besteht kein Zweifel darüber, daß es sich bei den aufgezeigten epithelialen Veränderungen (Morbus Bowen, Erythroplasie, intraepitheliales Carcinom der Vulva) trotz gewisser histologischer Unterschiede der Reifungsgrade um dem „Carcinoma in situ" von Portio und Scheide vergleichbare Veränderungen des Plattenepithels handelt. Diese Feststellung betrifft jedoch nicht das seltene intraepitheliale Carcinom vom Paget-Typ.

Es bleibt letzlich die Frage der unterschiedlichen Beteiligung des M.B. an der Gesamtzahl der Vulvacarcinome, die aus dem Schrifttum ersichtlich wurde. Da das Krankengut der verschiedenen Autoren wie unser eigenes 2—3 Jahrzehnte umfaßt, läßt sich die relativ geringe Frequenz des M.B. aus dem retrospektiv gesammelten statistischen Material von Vulvacarcinomen der älteren Jahrgänge, in denen frühdiagnostische Erwägungen und die Aufklärung der Bevölkerung weniger im Vordergrund standen, zwanglos erklären. Hierfür spricht auch die steigende Erhebung intraepithelialer Befunde unter den Vulvacarcinomen von BARCLEY u. COLLINS (1963), die sich von 9,5% aus den Jahren 1946—1952 nach Errichtung einer speziellen Vulvapoliklinik auf den bisher nicht erreichten Prozentsatz von 34% der Jahre 1957—1962 anheben ließ. Selbst wenn man einen besonderen lokalen Faktor in Rechnung stellt, wobei chronische Entzündung und das Granuloma venereum als Vorkrankheit eine Rolle spielen sollen (ABELL u. GOSLING, 1961), sind diese Zahlen ungewöhnlich.

Von unseren 6 Fällen von M.B. neben 150 primären Vulvacarcinomen waren 4 aus dem Material von 1922—1950 retrospektiv, 2 unter vermehrter Beachtung von Oberflächenbefunden in den darauffolgenden 7 Jahren prospektiv entdeckt worden. Dies entspricht einer nur geringen Frequenz von 4%. Unter Berücksichtigung 6 weiterer Fälle beginnend invasiver Bowen-Carcinome des gleichen Krankengutes bis etwa 5 mm Tiefenausdehnung steigt diese Zahl allerdings auf fast 8% an. Über die feingewebliche Differenzierung der beginnenden Invasion dieses Carcinomtyps, die im Schrifttum außer bei ABEL u. GOSLING kaum Erwähnung findet, wird bei der Besprechung des Vulvacarcinoms noch ausführlich die Rede sein.

Die relative Gutartigkeit des M.B. der Vulva erweist sich zwangsläufig aus seiner langen Latenz und dem langsamen Wachstum. Klinisch ist seine auffallend geringe Strahlensensibilität von Interesse, die sich in Rezidivneigung nach Strahlentherapie äußert. Aber allein aus der Frage einer etwaigen Invasion ergibt sich die Notwendigkeit einer vollständigen Excision des betroffenen Hautabschnitts im Gesunden und einer gründlichen feingeweblichen Untersuchung. Wie später zu zeigen sein wird, sinkt die Prognose beim echten beginnenden Bowen-Carcinom

ganz beträchtlich und unterscheidet sich dann nicht von der schlechten Heilungsaussicht der üblichen Vulvacarcinome.

2. Morbus Paget der Vulva

Der seltene Morbus Paget (M.P.) der Vulva ist trotz seines typischen, intraepithelialen Befalls der Epidermis histologisch so klar definiert, daß seine Abgrenzung gegen das übliche „Carcinoma in situ" oder den Morbus Bowen immer möglich und eine von diesen gesonderte Abhandlung notwendig wird. Seit der ersten
Beschreibung dieses „Epithelioms" im Bereiche der Areola der Mamille durch
Paget (1874) ist diese Erkrankung durch das Auftreten großer, blasiger Zellen mit
auffallend hellem Protoplasma und gleichfalls großen, blassen, chromatinarmen
Kernen, die einzeln oder gruppenweise regellos das scheinbar normale Stratum
germinativum bis zur oberflächlichen Verhornungszone infiltrativ durchsetzen,
bekannt geworden. Paget selber hielt die makroskopisch eigenartige, knötchenförmige, mitunter himbeerartige bzw. -farbige, entzündlich-ekzemartige und gelegentlich schuppende Hautveränderung immer für das sichtbare Zeichen eines
tiefer in der Mamma existenten Milchgangscarcinoms, von welchem die genannten
Zellen in die Epithelleiste ausschwärmen und diese von der Basalis her infiltrativ
durchsetzen sollten. Während ein derartiger Vorgang für den M.P. der Mamma
schon frühzeitig bestätigt wurde (Jacobaeus, 1904; Ribbert, 1905) und auch im
neueren Schrifttum Anerkennung gefunden hat (Novak, E., 1962, u. a.), sind
solche Zusammenhänge beim sog. extramammären M.P. überwiegend nicht nachweisbar. Es handelt sich vielmehr — speziell im Vulvabereich — um einen zumeist
außerordentlich langsam über Jahre verlaufenden Prozeß, bei welchem nur in etwa
25 % der Kasuistik gleichzeitig oder später echte Vulvacarcinome vom alveolären
oder adenomatösen Charakter, zumeist von Schweißdrüsen, seltener auch „metastatisch" von einem primären Rectum oder Magencarcinom ausgehend oder unbekannter Herkunft beobachtet worden sind. Tatsächlich sind aber bei den übrigen,
nur als Einzelmitteilungen beschriebenen Fällen von extramammärem M.P. immer
nur solche Bereiche betroffen, in denen auch normalerweise Schweißdrüsen vorkommen. Wenngleich also beim extramammären M.P. die ursprüngliche Theorie
der aus einem tieferliegenden Carcinom in die Epidermis eingewanderten, für diese
ortsfremden Zellen überwiegend nicht zu beweisen ist, wird im modernen Schrifttum (Lennox, Pearse u. Symmers, 1952; Lennox u. Pearse, 1954; Paget,
Rowley u. Woddcock, 1954; Strauss, 1957) auf Grund neuerer histochemischer
Befunde doch eine Herkunft von apokrinen Schweißdrüsen angenommen. Die
Meinung von Allan u. Spitz (1958), die sämtliche Fälle von extramammärem M.P.
der Gruppe der intraepidermalen Melanoblastome zurechnen wollen, hat sich demgegenüber nicht durchsetzen können.

Bereits Kehrer (1929) hat über 6 Fälle von M.P. der Vulva aus der älteren
Kasuistik berichtet und dabei die Herkunft der Pagetzellen von einem Drüsen-
krebs der Nachbarschaft (akzessorische Mamma, Bartholinidrüse, Rectum) diskutiert, die durch einen Fall von Arzt u. Kren (1925) mit gleichzeitig bestehendem
ausgedehntem Rectumcarcinom beweiskräftig schien. Hierbei machte er insbesondere auf die aus unbekannten Bedingungen fehlende bzw. damals nicht beobachtete
Beteiligung der regionären Lymphbahnen bzw. Lymphknoten aufmerksam, anstelle derer das atypische Ausschwärmen der Pagetzellen in die Epidermis der Umgebung trete. Bontke (1958) hat das Verdienst, bis 1958 40 Fälle von M.P. der
Vulva aus dem Schrifttum kritisch ausgewertet und durch eine eigene Beobachtung
ergänzt zu haben. Es wurden nur solche Mitteilungen bearbeitet, deren Diagnose
durch die histologischen Befunde (Mikrofotogramme) gesichert erschienen. Die

Mehrzahl dieser Publikationen (22) stammen aus den Jahren seit 1951. Das Alter der Betroffenen liegt zwischen dem 39. und 82. Lebensjahr, doch ist das Postklimakterium jenseits des 50. Lebensjahres mit 35 Fällen ganz überwiegend bevorzugt. Die Dauer der Erkrankung vom Beginn der ersten Symptome bis zur histologischen Diagnose und Behandlung betrug zumeist mehrere Jahre, hierunter die längste Anamnese 17 Jahre (HUBER, GARDNER u. MICHAEL, 1951), die kürzeste nur 4 Monate (VAN DER HOOP, BONNE u. WASSINK, 1927). Betroffen waren, soweit aus dem zugänglichen Schrifttum ersichtlich, in 20 Fällen ein größerer Vulvabezirk mit gleichzeitiger Beteiligung von großen und kleinen Labien, Vestibulum, Clitoris, teilweise auch Perineum, After, Genitofemoralfalten, Inguinalbereich, hierunter 3 mal sogar mit Übergreifen auf die Innenfläche des Oberschenkels. Isolierter einseitiger Befall der großen Labien wurde insgesamt 14 mal, der kleinen Labien 5 mal beobachtet.

Unter 9 von 40 Fällen konnte zugleich oder später ein Carcinom unter der Epidermis festgestellt werden, hiervon 6 mal ein Carcinom aus adenomatösen Bestandteilen, offenbar von Schweißdrüsen ausgehend, 1 mal ein Bowen-Carcinom, in 2 Fällen ohne nähere Angaben. Die primäre quantitative Ausdehnung des M.P. auf Vulva und Nachbarbereiche schien in den vorliegenden Fällen in keinerlei Beziehung zu dem Auftreten eines lokalen Carcinoms zu stehen.

In weiteren Fällen fanden sich folgende Carcinome anderer Organe: 1 Magencarcinom, 1 doppelseitiges Ovarialcarcinom, 1 scirrhöses Mammacarcinom, 1 mal eine generalisierte Carcinose unbekannter Herkunft und schließlich 1 mal das vorerwähnte Rectumcarcinom des älteren Schrifttums, das somit als Einzelbeobachtung keine Rückschlüsse auf die Histogenese des M.P. der Vulva zuläßt. Lokale Rezidive nach unzureichender Behandlung zeigten sich insgesamt nur in 3 Fällen, hiervor bei der Beobachtung von DOCKERTY u. PRATT (1952) ein insgesamt 4 maliges Rezidiv, das schließlich als Adenocarcinom das subepitheliale Bindegewebe infiltrierte. In keinem Fall dieser Zusammenstellung waren die regionären Lymphbahnen oder Lymphknoten betroffen. Zugleich wird die auffällige Diskrepanz zwischen dem biologischen Verhalten des M.P. der Vulva und dem Mamma-Paget offenbar, der in über 50% der Fälle gleichzeitig Metastasen der Axilla aufweist und dessen 5-Jahres-Heilung an einer großen Klinik (Presbyterian Hospital, 1915 bis 1949) nur etwa 48% beträgt (ACKERMAN, 1956). Eine befriedigende Erklärung für dieses unterschiedliche prognostische Verhalten bei histologischer Identität der verschiedenen Paget-Lokalisationen konnte lange Zeit nicht gefunden werden.

In der mir zugänglichen Gesamtkasuistik der Weltliteratur, die von 1958—1962 noch weitere 19 Fälle von M.P. der Vulva umfaßt, sind neben einer Bestätigung der genannten biologischen Verhaltensweise keine neuen Gesichtspunkte hinzugekommen. Einigkeit besteht im allgemeinen darüber, daß es sich bei dieser Erkrankung im Vulvabereich um eine echte präcanceröse Veränderung handelt, die offenbar nach ausgiebiger chirurgischer Behandlung ganz überwiegend zur Ausheilung kommt, deren spontane Entwicklung aber ohne Therapie unerbittlich bis zum Exitus durch Kachexie infolge ganglionärer, cutaner und visceraler Metastasen weitergehen kann. Doch handelt es sich bei diesem Ausgang wie im Fall von ROSSER u. HAMLIN (1957) zweifellos um Ausnahmesituationen, die durch einen besonders späten Therapiebeginn zustande kommen.

Bei der 67 jährigen Patientin hatte innerhalb von etwa 3 Jahren eine diffuse bis knotige Haut-Unterhautveränderung der Vulva zur Vulvektomie mit Lymphknotenausräumung geführt. 9 Monate später verstarb die Frau an einer ausgedehnten Carcinosis des kleinen Beckens sowie Metastasierung der paraaortalen Lymphknoten, Leber und Lunge. Histologisch waren in allen Gewebsentnahmen (Haut wie Unterhaut und innere Organe) typische Pagetzellen mit positiver Mucinreaktion nachweisbar. Über einen gleichartigen Verlauf unter 13 jähriger Beobachtung haben PLACHTA u. SPEER (1954) berichtet. Die Seltenheit dieser Befunde ergibt sich aus einer Statistik von Taki u. Janovski (1961), die bis 1961 69 Schrifttumsfälle von M. P. der Vulva (einschl. 4 eigener Beobachtungen) umfaßt, von denen nur 5 regionäre Lymphknotenbeteiligung und 8 Generalisierung aufwiesen.

Ewing (1940) nahm an, daß bei dem M.P. zwei Typen oder Verlaufsformen der Erkrankung zu unterscheiden seien, die eine mit einem zugleich in der Tiefe des Bindegewebes einhergehenden malignen Prozeß, die andere dagegen ohne einen solchen, lediglich als präcanceröse Läsion. Hierfür spricht auch die Tatsache, daß bei einem Großteil der Fälle trotz genauester histologischer Serienuntersuchung des subcutanen Bindegewebes kein Primärtumor oder auch nur besondere Proliferation von Schweißdrüsen gefunden wurde (Birge, Cronn u. Madden, 1958). Andererseits haben Huber, Gardner u. Michael (1951) in 3 Fällen von M.P. der Vulva Beteiligung apokriner Drüsen, hierunter in einem Fall eindeutige adenomatöse Wucherungen malignen Charakters in Verbindung mit den Pagetzellen der Plattenepithelleiste nachweisen können. Sie betrachten den M.P. der Vulva als ein Adenocarcinom der apokrinen Drüsen, deren gutartige Tumorbildung das Hidradenom darstelle. Ihre Mikrofotogramme sind überzeugend. In der Diskussion zu dieser interessanten Untersuchung hat Novak (1951) einen wichtigen Beitrag zur Überbrückung der bestehenden Meinungsverschiedenheiten geleistet. Nach seiner Meinung ist der genannte Fall Hubers ein weit überzeugenderer Beweis für die Entstehungsmöglichkeit des M.P. aus apokrinen Drüsen als die meisten anderen im Schrifttum erwähnten Beobachtungen. Damit wäre vorliegend der Nachweis der metastatischen Infiltration von Pagetzellen aus einem Schweißdrüsencarcinom in die Plattenepithelleiste der Vulva erbracht. Für die andererseits sicheren Befunde multizentrischer Invasion von Pagetzellen in die Epidermis ohne Beteiligung des Corium glaubt Novak an eine Entstehung aus unreifen, embryonal versprengten, den Schweiß- oder Talgdrüsen verwandten Zellen, eine in zahlreichen Geweben nachweisbare Heterotopie (wie z. B. typische Talgdrüsenbefunde im Plattenepithel der Cervix uteri). Mit dieser Auffassung könnte die oft jahrelange Latenz des M.P. der Vulva wie des extramammären M.P. überhaupt eine Erklärung finden. Der überwiegende Teil der Fälle von Vulva-Paget darf daher in Bestätigung der Theorie von Ewing trotz seiner besonderen, histologischen Kriterien der Gruppe der echten Präcancerosen der Vulva (Morbus Bowen, Erythroplasie = intraepitheliales Carcinom) zugerechnet werden.

Neuere histochemische Untersuchungen (Braun-Falco, 1954; Chèvrement u. Cutler, 1931; Danielli, 1947; Gedigk, 1952; Gössner, 1954; Gomori, 1950; Hale, 1946; Halmi, 1952; Hamperl, 1932; Janovski, 1962; Kramer u. Windrum, 1955; Lennox, Pearse u. Symmers, 1952; Lennox u. Pearse, 1954; Lillie, 1952; Lillie u. Burtner, 1954; Lillie u. Greco, 1947; Lison, 1953; McManus u. Cason, 1950; Müller, 1955; Pearse, 1951, 1954; Pioch, 1957; Pischinger, 1926; Sandritter, 1954; Scott u. Clayton, 1953; Strauss, 1957) über die Natur der in der Plattenepithelleiste offenbar ortsfremden Pagetzellen haben bedeutsame Ergebnisse aufgedeckt. Paget, Rowley u. Woodcook (1954) und die Arbeitsgruppe von Lennox (1952) haben in mehreren Fällen von M.P. der Vulva histochemisch Mucin nachgewiesen. Die Autoren nehmen daher an, daß es sich bei diesem Mucoproteid um ein spezifisches Produkt der Pagetzellen handele. Da die gleichen Befunde auch in Schweißdrüsenadenomen erhoben werden konnten, schien ihnen die Ableitung der Pagetzellen von apokrinen Drüsen erwiesen. Strauss, G. (1957) hat diese Ergebnisse an einem eigenen Fall von M.P. der Vulva überprüft, der durch die Besonderheit seiner feingeweblichen Struktur auffällig war. Er fand nämlich neben den typischen intraepithelialen Pagetzellen mit hellem Protoplasma und bläschenförmigem chromatinarmem Kern Übergangsformen zu anaplastische Zellverbände mit stärkerer Polymorphie und hyperchromatischen Kernen mit häufigen Mitosen, die — anscheinend stoffwechselaktiver — besonders in den oberflächlichen Randbezirken der Veränderung nachweisbar waren. Die Abbildungen des Falles wurden mit freundlicherweise vom Autor überlassen (Abb. 38a-d). Histologisch schien es, daß es sich trotz ihrer Unterschiedlichkeit um die gleichen Zellen jedoch in verschiedenartigem Funktionszustand handelte. Ein begleitendes Carcinom der Cutis konnte ebenso wenig gefunden werden wie Absiedlungen in den zugehörigen Lymphknoten. Histochemisch zeigte sich in den typischen Pagetzellen reichlich Glykogen und nur geringe Mengen eines neutralen Mucopolysaccharids, in den anaplastischen Zellen dagegen wenig Glykogen und ein schwach saures Mucopolysaccharid oder Muco- bzw. Glykoproteid in reichlicher Menge. In den letzteren fand STRAUSS auch reichlich Ribonucleinsäuren, in den typischen Pagetzellen dagegen nur wenig. Mit der Feulgenschen Reaktion waren außerhalb des Zellkerns in beiden Zellarten keine Desoxyribonucleinsäure nachzuweisen. Nachdem die Unterschiede in der histochemischen Reaktion bei den typischen Pagetzellen wie den anaplastischen Zellen im wesentlichen quantitativer Natur waren, lag es nahe, darin lediglich einen verschiedenen Funktionszustand der gleichen Zellen zu sehen, wobei den

a   b

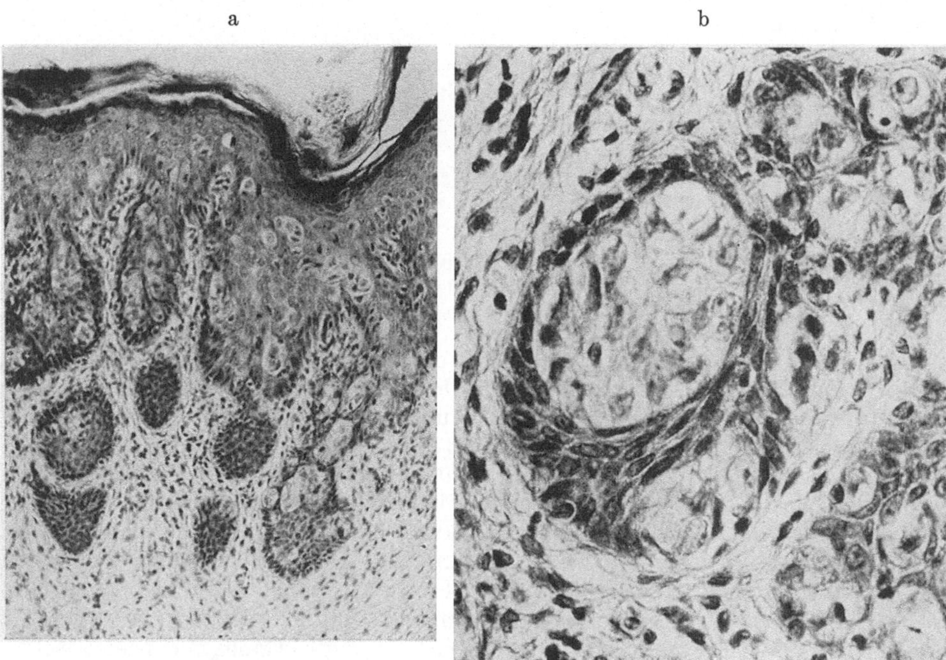

Abb. 38a u. b

Abb. 38a. Typischer *Morbus Paget der Vulva*, auf dem Epidermisbereich beschränkt (mit freundlicher Genehmigung von Herrn Prof. Dr. STRAUSS, Mainz). Intraepitheliale Paget-Zellen mit hellem Protoplasma und bläschenförmigem chromatinarmem Kern. b. Paget-Zellen, in deren Protoplasma ein saures Mucopolysaccharid nachgewiesen werden konnte. c Übergangsformen zu anaplastischen Zellverbänden mit stärkerer Polymorphie und hyperchromatischen Kernen mit häufigen Mitosen, die, anscheinend stoffwechselaktiver, besonders in den oberflächlichen Randbezirken der Veränderung nachweisbar waren. d Histologisch handelt es sich, trotz Unterschiedlichkeit der beiden verschiedenen Zelltypen, um die gleichen Zellen, jedoch in verschiedenartigem Funktionszustand

c   d

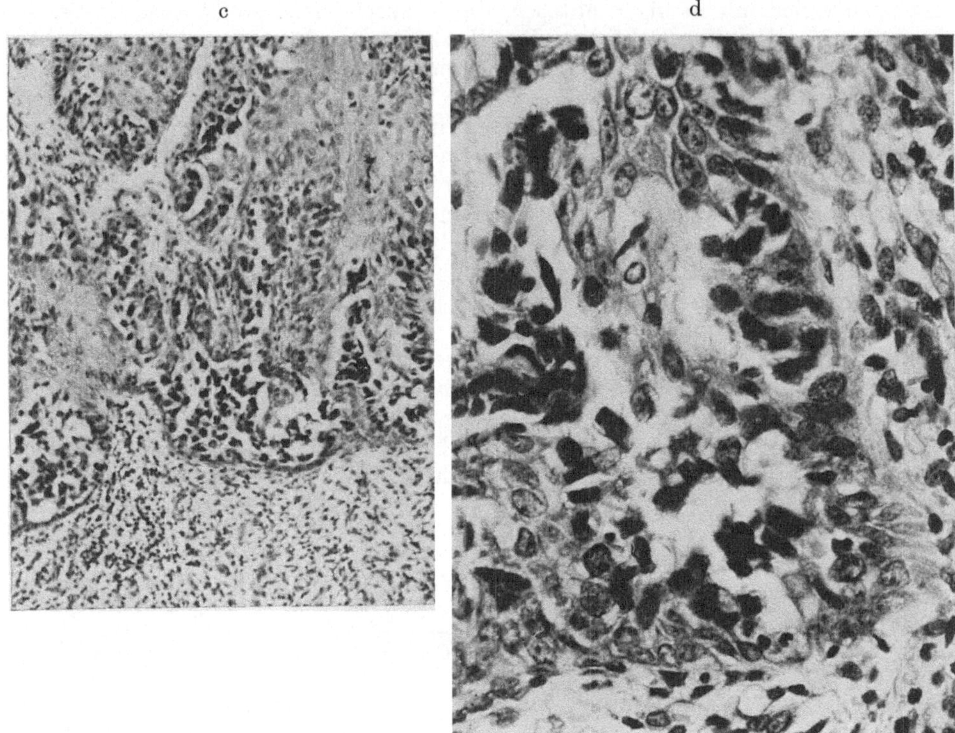

Abb. 38c u. d

anaplastischen Verbänden der Peripherie die größere Aktivität zuzuschreiben wäre. Ob es sich allerdings bei den üblichen (hellen) Pagetzellen wirklich um regres, sive (degenerative) Zellformationen auf Grund örtlich schlechterer Ernährungsbedingungen handelt, wie Strauss annimmt, oder nur um geringere Zellaktivität, mag dahingestellt bleiben. Gegen eine echte Spontanregression spricht ihr oft jahrelanges Bestehen im Vulvabereich unter kontinuierlichem weiteren Wachstum.

Anaplastische Zellverbände des M.P. sind sowohl im Mamillenbereich als auch extramammär beschrieben worden (Lübschitz, 1944; Muir, 1939; Weiner, 1937). Sie entsprechen in ihrer feingeweblichen Struktur wie offenbar histochemisch (Muir, 1939) den Befunden der spindelförmigen, undifferenzierten Milchgangscarcinome beim M.P. der Mamma, deren weitverzweigtes Gangsystem eine rasche Ausbreitung ermöglicht. Strauss (1957) konnte bei Mastopathie, aber auch an der normalen Mamma in Drüsen und Milchgangsepithelien, schwach saure Mucopolysaccharide nachweisen, im Drüsenepithel von Schweißdrüsen nur in sehr geringer Menge. Alle diese Untersuchungen sprechen dafür, die mammären und extramammären Lokalisationen des M.P. als einheitliches Krankheitsgeschehen zu werten, das lediglich durch die jeweiligen differenten örtlichen Wachstumsbedingungen ein unterschiedliches biologisches Verhalten aufweist.

Wenn auch die bisherigen histochemischen Untersuchungen (Lennox, Pearse u. Symmers, 1952; Lennox u. Pearse, 1954; Paget, Rowley u. Woddcock, 1954; Strauss, 1957; Taki u. Janovski, 1961; Bontke, 1958; Janovski, 1962) absolut sichere Rückschlüsse auf die Herkunft der Pagetzellen noch nicht zulassen, so spricht wohl die größere Wahrscheinlichkeit gegen ihre Entstehung in der Epidermis und am ehesten für eine Herkunft von Milchgangs- bzw. Schweißdrüsen epithelien. Doch wäre bei Anerkennung der früher erwähnten Theorie von NOVAK (1951) auch eine Entwicklungsmöglichkeit dieser ortsfremden Zellen aus der Epidermis selber gegeben.

Letztlich verdient noch eine wichtige Feststellung von STRAUSS zur Frage der Melaninbefunde in Pagetzellen Beachtung, die gelegentlich durch die Fontana-Reaktion in der Modifikation nach HAMPERL (1932) und durch erhöhte DOPA-Oxydase-Aktivität (JANOVSKI, 1962; TAKI u. JANOVSKI, 1961) nachweisbar sind und ALLAN u. SPITZ (1953) veranlaßt haben, die Existenz eines extramammären M.P. überhaupt zu leugnen. STRAUSS (1957) stellte fest, daß das Auftreten von Melanin in Pagetzellen in auffälligem Zusammenhang mit den Dentritenzellen in der Umgebung der Pagetzellnester stand. Wenn sich die Dentriten den Zellnestern anlegten oder durch sie hindurchzogen, so enthielten die Pagetzellen reichlich Melanin. Dagegen blieben sie melaninfrei, wenn Dentritenzellen in der Umgebung fehlten. Aus dieser Beobachtung folgt, daß in Pagetzellen gefundenes Melanin als gespeichert, nicht aber als eigenes Zellprodukt aufgefaßt werden darf.

Zusammenfassend sollte jeder neue Fall von M.P. der Vulva Veranlassung zu einer serienmäßigen Aufarbeitung des gesamten pathologischen Gewebsmaterials und seiner Umgebung einschließlich des subepithelialen Bindegewebes Veranlassung geben, um einen evtl. Zusammenhang mit atypischen Schweißdrüsenproliferationen oder tiefer liegenden Carcinomen aufzudecken. Selbst eine Verbindung mit an der Vulva häufiger beobachteten verkümmerten Schweißdrüsen (s. Kapitel Hidradenom) wäre von Bedeutung. Die wichtigen histochemischen Befunde, die hier nur andeutungsweise erwähnt werden konnten, machen ferner weitere Untersuchungen in dieser Richtung notwendig. Die als Einzelmitteilungen im Schrifttum genannten Begleitcarcinome innerer Organe(Magen, Rectum) bzw. der Mamma rechtfertigen schließlich den Hinweis auf eine entsprechende gründliche klinische Durchuntersuchung der Betroffenen.

VII. Das primäre Carcinom der Vulva

1. Häufigkeit und Altersverteilung

Das Carcinom der Vulva ist als wichtigste Tumorform dieses Organs dem Carcinom der Haut oder der Schleimhäute verwandt bzw. mit ihnen identisch. In seiner *Frequenz* steht es im Bereiche des weiblichen Genitales nach den Uterus- und Ovarialcarcinomen an 3. Stelle. Am eigenen Material haben wir früher unter 3057 Genitalcarcinomen der Jahrgänge 1919—1947 einen primären Vulvabefall von 2,6% (LIMBURG u. THOMSEN, 1949) aus einer etwas späteren 20jährigen Statistik 1934—1953 von 3,5% (unter 3432 Fällen) errechnet (KITZING, 1967). Hierunter waren primäre Malignome mit 90,3%, sekundäre mit 9,7% beteiligt. In Übereinstimmung mit unserer erweiterten Statistik haben CALANDRA u. SAMMARTINO (1959) bei einer Zusammenstellung von 64736 Genitalcarcinomen aus 25 verschiedenen Publikationen 2222 Vulvacarcinome (3,4%) mit einer Streuung zwischen 1,4—7,7% festgestellt. Da eine geringere Frequenz zumeist von den älteren Autoren beschrieben worden ist, sprechen die neueren erhöhten Zahlen für die größere Beachtung, die dem Vulvacarcinom in den letzten Jahrzehnten zuteil wurde.

Bei der *Altersverteilung* zeigt sich der Bereich des 60.—70. Lebensjahres am häufigsten betroffen. Während das Durchschnittsalter noch bei RUPPRECHT (1912) unter 25 Fällen bei 53,3 Jahren lag, stieg diese Zahl später — offenbar auf Grund

42*

der erhöhten Lebenserwartung — bei Taussig (1923) auf 58,0 Jahre (unter 155 Fällen), bei Eichenberg (1934) auf 58,8 Jahre (unter 177 Fällen), bei Palmer u. Mitarb. (1949) auf 61,5 Jahre (313 Fälle), schließlich bei Tompkins u. Mitarb. (1961) auf 64,8 Jahre (50 Fälle). Die Sammelstatistik (Calandra u. Sammartino, 1959) von 1903 Fällen zeigt Tab. 5.

Tabelle 5. *Häufigkeit und Altersverteilung des primären Carcinoms der Vulva*

Alter:	21—30	31—40	41—50	51—60	61—70	71—80	über 80
Calandra u. Sammartino (1903 Fälle)	1,7%	6,9%	15,6%	24,5%	33,1%	15,4%	2,8%
Limburg (150 Fälle)	1,3%	5,1%	14,0%	24,2%	28%	21,7%	5,7%

Seltene Fälle von *Vulvacarcinomen im jugendlichen Alter* zwischen dem 14. und 30. Lebensjahr finden sich insbesondere im älteren Schrifttum (Lit. s. bei Kehrer, 1929). Sie zeichnen sich durch schnelles Wachstum, frühzeitige Metastasierung und besonders malignen Verlauf aus. In etwa der Hälfte dieser Befunde sei primär die Clitoris befallen gewesen. Über histologische Besonderheiten ist nichts vermerkt. Die jüngste Patientin mit einem Clitoriscarcinom war 4 Jahre alt (Krysiewicz, zit. n. Kehrer). Wir möchten uns der Ansicht von Calandra u. Sammartino (1959) anschließen, daß es sich hierbei im wesentlichen um Tumoren besonderer Bauart gehandelt haben mag.

2. Vorkrankheiten

Nach Berichten amerikanischer Autoren (Novak u. Woodruff, 1962) spielt unter dem jüngeren Krankengut von Vulvacarcinomen mit einem mittleren Alter von etwa 42 Jahren das Lymphogranuloma venereum als *ätiologischer Faktor* eine offenbar wesentliche Rolle.

Collins u. Mitarb. (1951) berichten, daß bei 66% ihrer jüngeren Patientinnen unter 50 Jahren, im wesentlichen Farbige, das Vulvacarcinom in Verbindung mit einem Granuloma venereum aufgetreten war.

In einem besonders instruktiven Fall von Mackay u. Bunch (1952) hatte sich bei einer 32jährigen Farbigen auf dem Boden eines Granuloma venerum (durch Donovan-Körperchen nachgewiesen) bei kongenitaler Lues ein innerhalb von 7 Jahren kontinuierlich wachsendes, ausgedehntes, indifferentes Plattenepithelcarcinom entwickelt.

Unter 50 Patientinnen mit Vulvacarcinomen, die in den Jahren 1932—1953 am Johns Hopkins-Krankenhaus in Baltimore zur Beobachtung kamen, fanden Saltzstein, Woodruff u. Novak, E. (1956) 12mal anamnestisch eine Lues, 5mal ein Lymphogranuloma venereum, 5mal Granuloma inguinale und in 3 Fällen spitze Kondylome. Das Carcinom trat bei diesen Frauen durchschnittlich 12 Jahre früher auf als bei solchen ohne chronisch-entzündliche Vorkrankheiten. Weitere Einzelmitteilungen über Entwicklung von Vulvacarcinomen bei jüngeren Patientinnen (33, 39, 44 und 53 Jahre) auf dem Boden von spitzen Kondylomen stammen von Kramann (1941), Treite (1941), Vechet (1956) und Embrey (1961).

Besonders gut ist der Fall von Treite untersucht, eine 44jährige Frau, die bereits seit 12 Jahren an spitzen Kondylomen litt. Vor 4 Jahren wurden die Warzen durch Kauterisierung abgetragen, nach neuerlichem Auftreten 2 Jahre später operativ beseitigt. Histologisch bestand eindeutige Gutartigkeit. Bei einem weiteren Rezidiv zeigten sich dann an den Innenflächen der großen Labien breitflächige papillomatöse Wucherungen sowie rechts neben dem After eine breitbasige walnußgroße Geschwulst, histologisch multizentrisch invasives, z. T. papillomatöses Plattenepithelcarcinom.

CHARLEWOOD u. SHIPPEL haben unter 4 von 11 Vulvacarcinomen bei Bantufrauen spitze Kondylome als Vorkrankheit festgestellt. — Bei allen diesen Betrachtungen ist der histologische Befund der ersten bzw. wiederholten Biopsie von größter Bedeutung, da auch beginnende Vulvacarcinome das makroskopische Bild

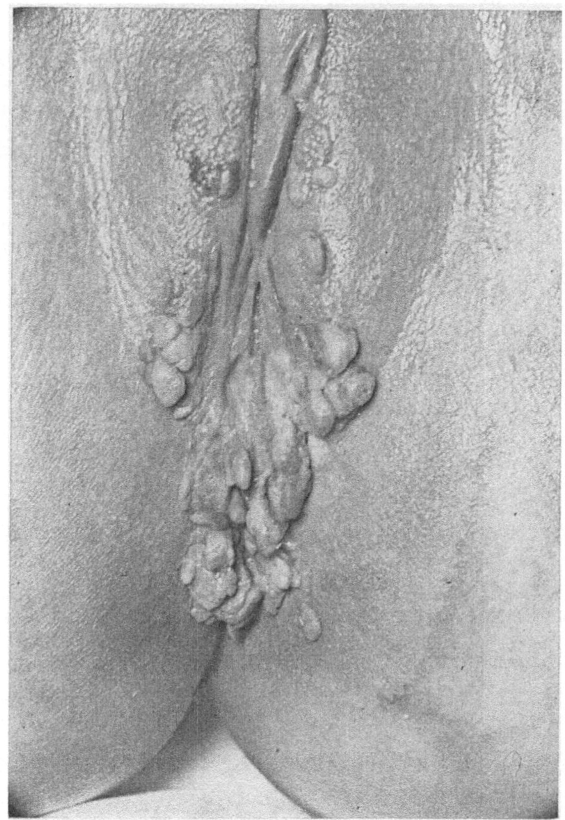

Abb. 39. Spinocelluläres Vulvacarcinom unter dem Bild von Condylomata accuminata bei
einer 59jährigen Patientin. Hauptsächlich Befall der linken großen und kleinen Labie sowie
des Dammes. Gleichzeitig bestand ein Leistentumor links. Trotz intensiver dreimaliger Beta-
tronbestrahlung zwei Rezidive innerhalb von 10 Monaten. Die Patientin verstarb insgesamt
16 Monate nach der Erstbehandlung an den Folgen des Vulvacarcinoms
(Eigene Beobachtung)

spitzer Kondylome vortäuschen können. Auf den zweifelhaften Befund der Leukoplakie (leucoplacic vulvitis) als Vorkrankheit des Vulvacarcinoms, der bei einer
Serie von 240 Fällen 11,6 Jahre vor der Carcinomdiagnose von LANGLEY u. Mitarb.
(1951) erhoben wurde, haben wir in dem entsprechenden Kapitel hingewiesen. Es
fand sich in diesem Krankengut ein Durchschnittsalter für die reine Vulvaleukoplakie von 55,2 Jahren, für Vulvacarcinome mit Leukoplakien von 66,8 Jahren,
für Vulvacarcinome ohne Leukoplakien dagegen nur von 57,1 Jahren. Diese Befunde sprechen vielleicht für das höhere Durchschnittsalter von Patientinnen mit
verhornenden Plattenepithelcarcinomen, nicht aber für die Bedeutung der Leukoplakie schlechthin als „prämaligne Läsion" (Abb. 40).

Zusammenfassend ergibt sich aus den bisherigen Berichten des Schrifttums eindeutig, daß chronisch entzündliche, venerische oder Viruserkrankungen (spitze Kondylome) im Bereiche des äußeren Genitales insbesondere bei jüngeren Frauen gelegentlich für die Entstehung eines Vulvacarcinoms von Bedeutung sein mögen. Daher sollte bei allen derart erkrankten Patientinnen unter 50 Jahren nach einer entsprechenden Anamnese gefahndet werden.

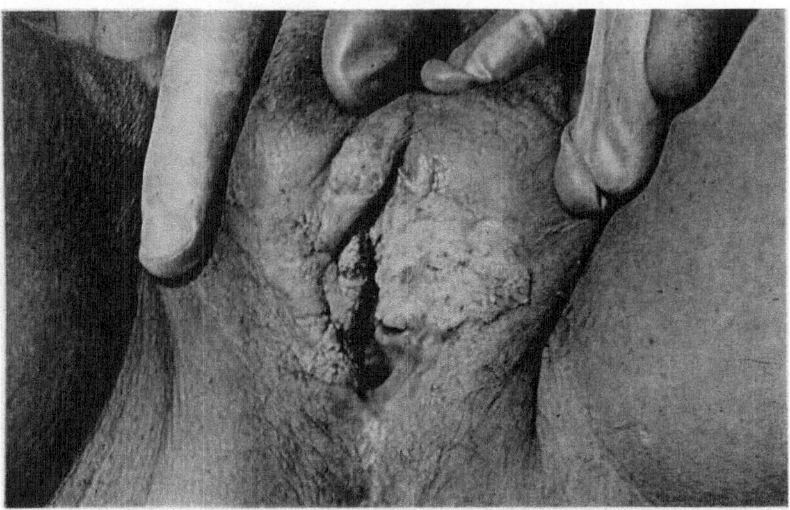

Abb. 40. Als schollige Leukoplakie wachsendes spinocelluläres Vulvacarcinom einer 72 jährigen Patientin, das die gesamte Innenfläche der großen Labien, der kleinen Labien und einen Teil der hinteren Commissur mit weißlichen, flach papillomatösen, leukoplakischen Auflagerungen bedeckt. Die Veränderungen reichen bis zur Urethra und 1 cm tief in die Introitus vaginae

3. Spezielle Lokalisation des Vulvacarcinoms und makroskopische Erscheinungsform. Klassifikation

Über die *Lokalisation* der Tumoren besteht zugleich hinsichtlich der Häufigkeit weitgehende Übereinstimmung. Allerdings erscheint es speziell aus dem älteren Schrifttum schwierig, statistisch sicher verwertbares Material zusammenzustellen. Die Frequenzen zeigt Tab. 6.

Tabelle 6. *Lokalisation und Häufigkeit des Vulvacarcinoms*
nach Calandra u. Sammartino *(2375 Fälle)*

	Fälle	%
Große Labien	979	41,2
Kleine Labien	349	14,6
Beide Labien	215	9,0
Vestibulum	22	0,9
Introitus	94	4,3
Glandula Bartholini	47	1,5
Hintere Commissur	70	2,9
Clitoris	378	15,8
Andere Lokalisationen	221	9,3

Wesentliche Abweichungen von dieser Statistik lassen sich aus dem Fehler der „kleinen Zahl" genügend erklären. Schwierigkeiten der Lokalisation können sich auch aus der Größe des Tumors ergeben, die den eigentlichen Ursprungsort nicht mehr erkennen läßt. Die sog. vulvourethralen Carcinome (EHRENDORFER, 1899) sind vorstehend nicht genannt, da sie nur z. T. ihren Ausgang vom Vestibulum bzw. dem vorderen Urethralwulst nehmen, zum anderen Teil aber endourethral beginnen und daher den Urethralcarcinomen zugerechnet werden. KEHRER (1929) erwähnt ihre Häufigkeit mit etwa 5%.

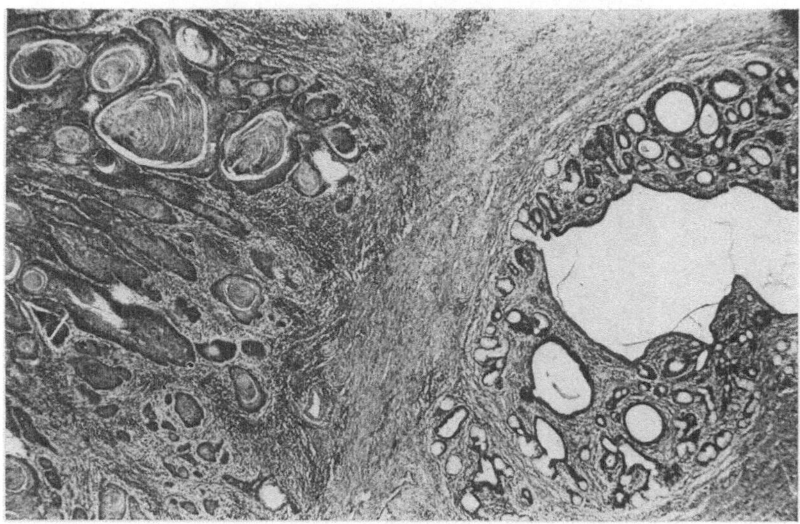

Abb. 41. Histologischer Befund eines etwa walnußgroßen spinocellulären Plattenepithelcarcinoms aus dem unteren Drittel der linken großen Labie ohne klinisch nachweisbare Metastasierung und offenbar vom Ausführungsgang der Glandula Bartholini ausgehend. Nach ausgiebiger Elektroexcision 7 Jahre rezidivfrei

Carcinome der Glandula Bartholini, von denen im Schrifttum mehr als 100 Fälle beschrieben wurden, betreffen den Drüsenkörper selber und seinen Ausführungsgang. Entsprechend ihrem Sitz entwickeln sie sich seitlich im unteren Drittel der großen Labie (Abb. 41).

Hymenalcarcinome sind bisher 4 mal mitgeteilt worden.

Im Fall von GERICH (1926) handelt es sich um ein streichholzkopfgroßes, blauschwarzes hartes Knötchen auf der Kuppe einer Hymenalkarunkel einer 36 jährigen 3.-Para ohne Symptome, histologisch „Plattenepithelwucherungen von durchaus carcinomatösem Typ". Weitere Mitteilungen stammen von EICHENBERG (1934, 1935) (reifes Cylindercellcarcinom), FRANKL (1915) (mittelreifes Cylindercellcarcinom) und NICHOLSON u. CALATRONI (1934) (nußgroßes Adenocancroid mit Metastasen).

Makroskopisch lassen sich ganz abgesehen von den topographischen Gesichtspunkten typische Wachstumsformen unterscheiden. LABHARDT (1924) hat folgende Einteilung der Vulvacarcinome vorgenommen:

1. Die primär ulceröse Form.
2. Die knotige Form, meist mit sekundärer Ulceration.
3. Die papilläre Form (Blumenkohltumor) (Abb. 42).
4. Die infiltrierende Form.

In die Letztgenannte ist offenbar das nicht seltene endophytische Wachstum eingeschlossen.

Kehrer (1929) vermischte makroskopische mit histologischen Befunden und kam auf diese Weise zu 9 verschiedenen Gruppen. Da hierbei neben den wesentlichen, obengenannten Tumorbildungen auch die sog. Präcancerosen (Bowen,

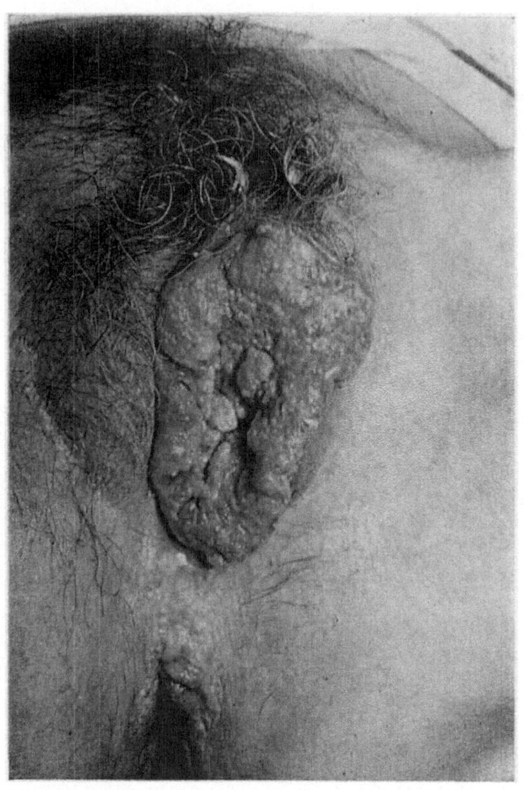

Abb. 42. Anstelle der linken großen und kleinen Labie ein halbbirnengroßes, exophytisch wachsendes spinocelluläres Plattenepithelcarcinom einer 74jährigen Patientin mit zentralem Zerfall, das den Scheideneingang völlig verschließt. Die rechte große und kleine Labie sind atrophisch. Inneres Genitale sonst o. B. Keine verhärteten Leistendrüsen

Paget) sowie Carcinome drüsiger Herkunft (Schweißdrüsen, Glandula Bartholini) einbezogen worden waren, konnte eine derartige Einteilung den nicht nur pathologisch anatomisch, sondern auch therapeutisch interessierten Kliniker, der ja insbesondere und primär mit diesen Tumoren konfrontiert wird, nicht voll befriedigen. Auf der Suche nach einer Klassifizierung, die neben der besonderen Tumorform auch dem jeweiligen *Ausbreitungsgrad* der Geschwulst gerecht werden soll, hat Berven (1941) an dem großen Krankengut des Radiumhemmet Stockholm erstmalig eine Stadieneinteilung unter Berücksichtigung des zugehörigen *Lymphknotenbefalls* vorgenommen. Aber erst Huber, H. (1951) kam bei der Bearbeitung des Materials der Kieler Frauenklinik zu einer Gruppierung, die eine genaue statistische Auswertung aller Fälle von Vulvacarcinom zuließ.

In Tab. 7 ist allen Möglichkeiten der Ausdehnung des Vulvacarcinoms Rechnung getragen. Sinngemäß gehören hier in die Gruppe I auch die beginnend invasiven, als sog. Mikrocarcinome bezeichneten Läsionen. Die Präcancerosen vom Bowen- oder Paget-Typ dagegen ohne Beteiligung des subcutanen Bindegewebes bleiben außerhalb dieser tabellarischen Ordnung und werden zweckmäßig einem Vorstadium – etwa einer Gruppe 0 wie bei der internationalen Definition des Collumcarcinoms – zugerechnet. Sie sind in der Einteilung von HUBER noch nicht erfaßt. Den neuesten Vorschlag einer internationalen Klassifizierung des Vulvacarcinoms unter Verwendung des TNM-Systems wurde vom Cancer Committee der FIGO (Fédération internationale de Gynécologie et d'Obstétrique) ausgearbeitet und berücksichtigt alle Möglichkeiten der Ausbreitung. Ich führe die Einzelheiten als Tab. 8 auf, weil sie nicht nur für den Kliniker, sondern auch für den Pathologischen Anatomen hinsichtlich einer gemeinsamen Konvention über die Ausbreitungsgrade von Interesse sein dürften. Bemerkenswert erscheint ferner, daß unter den „primären Tumorbildungen" auch intraepitheliale Veränderungen als „Preinvasive Carcinoma" bzw. „Carcinoma in situ" aufgenommen worden sind, allerdings und zu Recht außerhalb der eigentlichen Stadieneinteilung des echten Vulvacarcinoms.

Tabelle 7. *Gruppeneinteilung des Vulvacarcinoms nach* HUBER

Gruppe	Prinzip	Klinische Kennzeichnung
I	Auf Ausgangsorgan beschränkt	Beginnendes Vulvacarcinom, weniger als 2 cm Durchmesser gut verschieblicher Tumor oberflächliches Ulcus, keine Lymphknotenbeteiligung.
II	Übergriff auf die nächste Umgebung	Tumor noch auf die Vulva beschränkt. Keine Leistenlymphknotenbeteiligung
III	Noch keine Beteiligung von Blase und Rectum	Lokale Ausbreitung wie bei Gruppe II. Befall der regionären Leistenlymphknoten, die aber noch beweglich sind
IV	Übergreifen auf Nachbarorgane	incurables Carcinom, nicht mehr auf die Vulva beschränkt, Übergreifen auf Vagina oder Rectum oder Damm oder Blase oder Knochen oder aber Leistenlymphknoten mit der Haut und der Fascie fest verbacken oder Fernmetastasen

Zwar wird mit der Einführung histologisch definierter prämaligner Veränderungen in die Carcinomstatistik das von HEYMANN (1926) inaugurierte und bei der statistischen Gruppierung des Collumcarcinoms bewährte Prinzip der makroskopischen Erfassung der Tumorausbreitung verlassen. Doch läßt die moderne Entwicklung der feingeweblichen Differenzierung oberflächlicher Epithelveränderungen von der eben beginnenden Tiefeninvasion eines kleinsten Carcinoms eine andere Lösung nicht zu. Wenn man die Existenz „intraepithelialer carcinomatöser Zellverbände" als echter Präcancerosen im engeren Sinn bejaht – und bei dieser Tatsache scheinen die letzten Zweifel heute ausgeräumt zu sein – so erhebt sich auch an der Vulva wie an jedem Organ des menschlichen Körpers die Frage: Wann und wie beginnt die erste, früheste echte Tumorinvasion, also das Stadium I.

Zur *makroskopischen Erscheinungsform* haben CALANDRA u. SAMMARTINO am eigenen Material und Ergebnissen des Schrifttums exakte zahlenmäßige Befunde errechnet: Umschriebene Tumoren fanden sich ganz überwiegend in 96% aller

Tabelle 8. *Vorschlag einer internationalen Klassifizierung des Vulvacarcinoms vom Cancer Commitee des FIGO*

Proposal for TNM classification of carcinoma of the vulva
Stockholm, July 1967

T *Primary tumour*

TIX	Pre-invasive carcinoma. Carcinoma in situ.
T0	No evidence of primary tumour.
T1	Single tumour not more than 2 cm in its largest dimension
T2	Single tumour more than 2 cm but not more than 5 cm in its largest dimension
T3	Single tumour more than 5 cm in its largest dimension, *or* tumour of any size with extension to vagina not more than 2 cm in length, *or* to anal canal without involvement of mucosa, *or* with extension to urethra
T3m	Multiple tumours covering an area of not more than 10 cm in diameter
T4	Single tumour of any size with extension to vagina more than 2 cm in length *or* to anal canal with involvement of the mucosa, *or* to recto-vaginal septum, *or* to other neighbouring structures
T4m	Multiple tumours covering an area more than 10 cm in diameter

N *Regional nodes*

N0	No palpable nodes
N1	Movable homolateral nodes
	N1a Nodes not considered to contain growth
	N1b Nodes considered to contain growth
N2	Movable contralateral or bilateral nodes
	N2a Nodes not considered to contain growth
	N2b Nodes considered to contain growth
N3	Fixed nodes

M *Distant metastases*

M0	No distant metastases
M1	Distant metastases present

Proposal for clinical staging of carcinoma of the vulva

With regard to the TNM classification a clinical staging is rendered possible. It is necessary that four stages are used in accordance with the staging of ovarian, uterine, and vaginal carcinoma.

The following staging is proposed:

Stage I	T1, N0, M0
Stage II	T1, N1, M0
	T2, N0, M0
	T2, N1, M0
Stage III	T1, N2, M0
	T2, N2, M0
	T3, N0, M0
	T3, N1, M0
	T3, N2, M0
Stage IV	T1, N3, M0
	T2, N3, M0
	T3, N3, M0
	T4, N0, M0
	T4, N1, M0
	T4, N2, M0
	T4, N3, M0
	All cases with M1

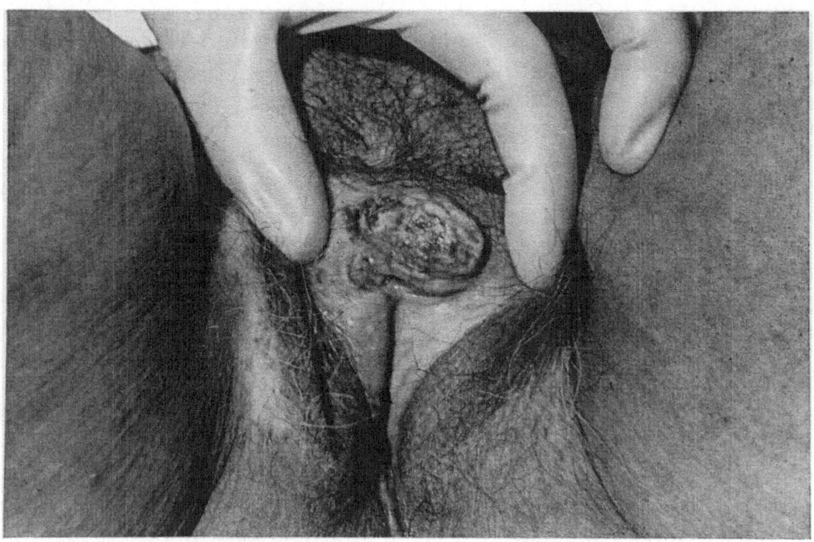

Abb. 43. Kleines, exophytisch-papillomatöses Carcinom der Clitoris, z. T. mit leukoplakischer Warzenbildung sowie erodierten bzw. ulcerierten Zonen

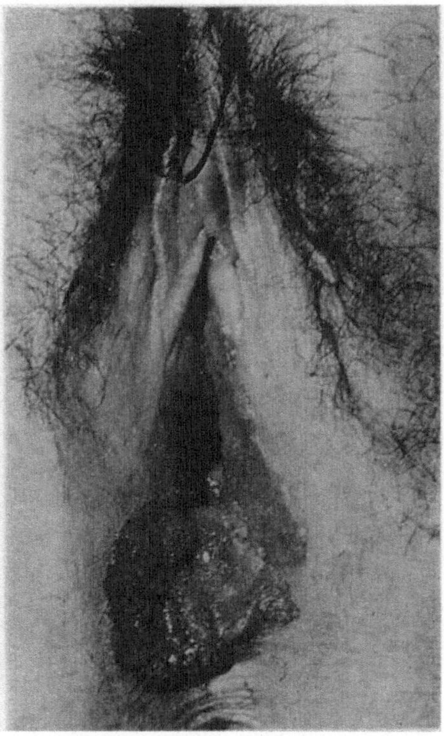

Abb. 44. Endophytisch knotiges, z. T. auch ulceriertes Carcinom des Dammes und der Innenseiten der kleinen Labien, in die Vagina einwachsend

Fälle, diffus wachsende Carcinome ohne sichere Abgrenzung zum Gesunden nur in 4 %. Im einzelnen zeigten sich in bezug auf das äußere Bild folgende Gruppen:

1. Das oberflächliche Carcinom „von unterschiedlicher Ausdehnung" zwischen wenigen Millimetern und einigen Zentimetern Durchmesser als flache oder erhabene Erosion oder Ulceration mit einer Frequenz von 5—14 %.

2. *Das exophytische Carcinom* (40 %), das im wesentlichen die Hautoberfläche überragt und wenig oder gar nicht von seiner Basis aus die Tiefe des Bindegewebes infiltriert. Bei dieser Form lassen sich 2 Typen unterscheiden:

a) *Das exophytische knotige Carcinom*, häufig mit leukoplakischen Belägen oder erodierten bzw. ulcerierten Zonen.

b) *Das exophytische papillomatöse Carcinom* (Blumenkohltumor) mit z. T. generalisierter diffuser Papillomatosis, auch mit leukoplakischer Warzenbildung (Abb. 43).

3. *Das endophytische Carcinom* (45 %), charakterisiert durch ausgesprochene Tiefeninfiltration mit folgenden Untergruppen:

a) Das seltene *endophytische knotige Carcinom*, gut umschrieben und mit der bedeckenden Haut adhärent, im allgemeinen erhaben und auch ulceriert.

b) Das häufigere endophytische, ulcerierte Carcinom (Abb. 44).

Natürlich finden sich zwischen allen diesen Formen fließende Übergänge und Veränderungen durch Sekundärinfektionen und Nekrosen. Derartige Mischformen werden von den Autoren in einer weiteren 4. Gruppe als „exoendophytische Carcinome" zusammengefaßt.

4. Die Histologie des Vulvacarcinoms unter Berücksichtigung der frühen Stadien

Histologisch handelt es sich beim Vulvacarcinom ganz überwiegend um ein Plattenepithelcarcinom. Zwar werden alle Grade der Ausreifung von der undifferen-

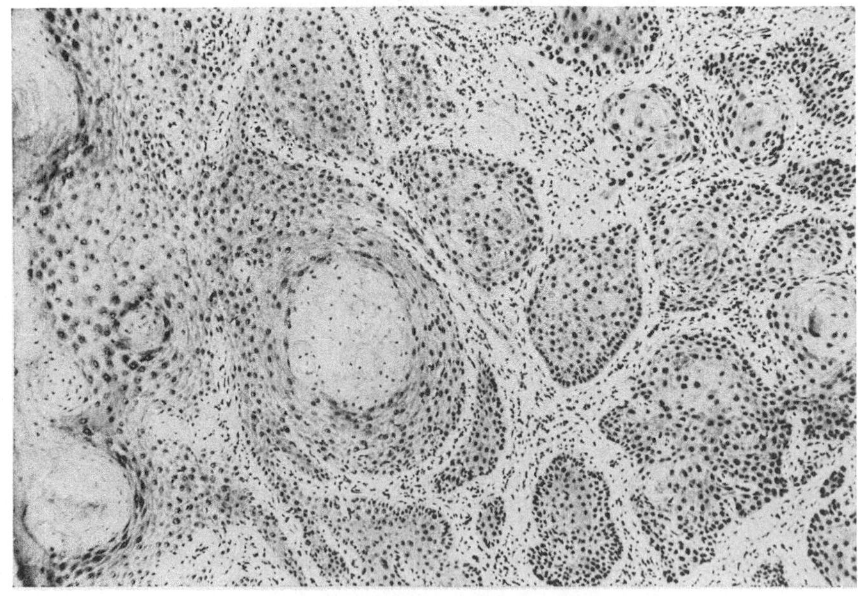

Abb. 45a

Abb. 45a—c. Tumoroberfläche eines spinocellulären Vulvacarcinoms mit unregelmäßigen, breiten, kernlosen Hornlamellen und Hornkugeln

zierten bis zur hoch ausdifferenzierten Form beobachtet, doch besteht nach dem Schrifttum kein Zweifel an der Tatsache, daß das *ausreifende, verhornende Plattenepithelcarcinom*, das *,,spinocelluläre Carcinom"* mit etwa 90 % (CALANDRA u. SAMMARTINO, 1959) bei weitem am häufigsten anzutreffen ist. Die Verhornungstendenz macht sich nicht allein in der Tiefe des Bindegewebes durch Ausbildung konzentrisch geschichteter Hornperlen bemerkbar, sie erstreckt sich häufig auch auf die

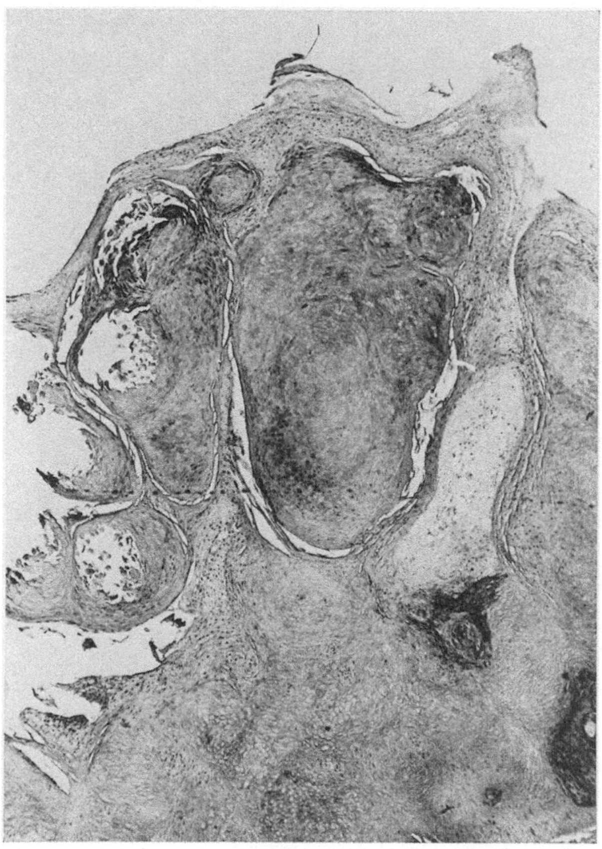

Abb. 45b

Tumoroberfläche in Gestalt unregelmäßiger, breiter kernloser Hornlamellen, die den atypischen, kernhaltigen, nach Art der Stachelzellschicht ausgereiften Carcinomzellen dicht aufsitzen bzw. als Dys- oder Parakeratose aus diesen hervorgehen (Abb. 45a—c). Die so entstehende ,,Leukoplakie" ist also nicht ein primäres Geschehen, eine Präcancerose im engeren Sinn, wie dies dem klinischen Beobachter erscheinen mag, sondern ein sekundärer, degenerativer Prozeß. Zu Recht weist v. ALBERTINI (1955) darauf hin, daß die Malignität als solche nicht in den hier vorhandenen Differenzierungsvorgängen, sondern im Gegenteil in Entdifferenzierungsvorgängen verankert sei. Dementsprechend finden sich bei diesen Carcinomformen fast immer gleichzeitig — besonders in der Tiefe des Bindegewebes — auch anaplastische, entdifferenzierte Plattenepithelverbände als eigentliche Träger der Invasion (Abb. 46a–c). Andererseits gibt es – auch auf der Vulva – benigne sog. Alterskrebse oder Pseudocancroide (z. B. Molluscum sebaceum), die solches entdifferenzierte Zellmaterial vollkommen vermissen lassen und mit klinischer Gutartigkeit einhergehen (v. Albertini, 1955). Doch spricht der

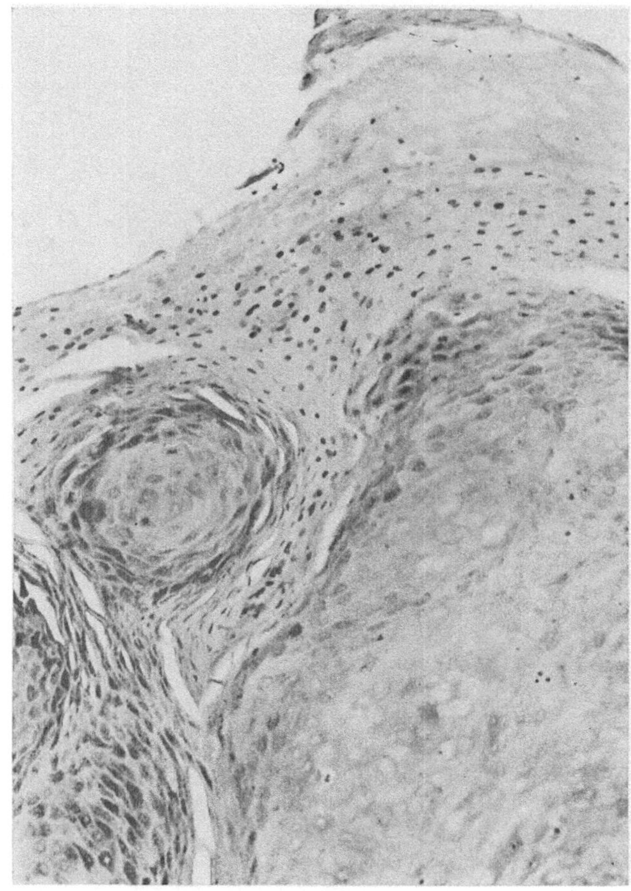

Abb. 45c

scheinbar regelmäßige Zellaufbau mit Ausbildung von Intercellularbrücken, der *in einem Teil des Tumors* vorhanden sein mag, keineswegs gegen Malignität. Entscheidend bleibt die feingewebliche Untersuchung möglichst vieler Tumorpartien. Das aus der Empirie gewonnene Wissen des Klinikers um die besondere und ganz überwiegende Bösartigkeit der spinocellulären Carcinome der Vulva gibt daher heute auch in zweifelhaften Fällen Veranlassung zur vollständigen Vulvectomie, die dann eine einwandfreie Aufarbeitung und exakte histologische Diagnostik ermöglicht.

Neben dieser häufigsten histologischen Erscheinungsform fallen andere Pflasterepithelcarcinome der Vulva durch geringe Differenzierungsgrade auf (Abb. 47a u. b), die v. Albertini der Gruppe des *Epithélioma métatypique intermédiaire Darier* (Darier u. Ferrand, 1922) zurechnet. Die soliden, unscharf begrenzten

Epithelstränge aus überwiegend unreifen Geschwulstzellen zeigen nur gelegentlich Differenzierung und wachsen agressiv mit Ausbildung lymphogener und hämatogener Metastasen. Von dieser Gruppe ist der Krompechersche *Basalzellenkrebs* (Basaliom) scharf zu trennen. Hierbei handelt es sich um eine organoide Geschwulst aus kaum entdifferenzierten Basalzellen, die netz- oder strangförmig wachsen, nach

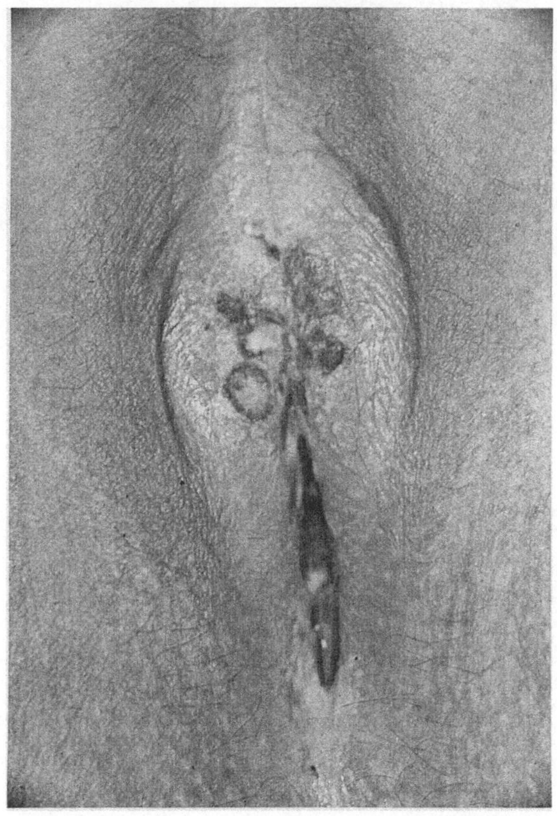

Abb. 46 a

Abb. 46a. Kleinknotiges, oberflächlich invasives, spinocelluläres Carcinom beider großen Labien einer 54 jährigen Patientin auf dem Boden einer Kraurosis. b Histologisches Übersichtsbild (22,5 fach). Begrenzt invasives Plattenepithelcarcinom mit Ausbildung von breiten Hornschollen und Hornperlen an der Oberfläche. c Detailbild (90 fach) aus einem anderen Teil des kleinen Tumors

Anwendung des Macerationsverfahrens einen kontinuierlichen Zusammenhang aufweisen und niemals metastasieren. Finden sich Metastasen, so ist nach der heutigen Auffassung die Diagnose „Basaliom" falsch. Diese Tumoren werden an der Vulva nur selten beobachtet und in Einzelmitteilungen erwähnt. Ich habe unter unserem relativ großen Material niemals einen entsprechenden Fall gesehen. Häufiger sind metastasierende Vulvacarcinome geringer Reife, die vielleicht am Primärtumor gewisse Ähnlichkeiten mit einem Basaliom aufweisen können, aber nicht mit ihm verwechselt werden dürfen. „Nicht jede Zelle darf als Basalzelle bezeichnet werden, die eine gewisse morphologische Ähnlichkeit mit der Basalzelle der Haut hat,

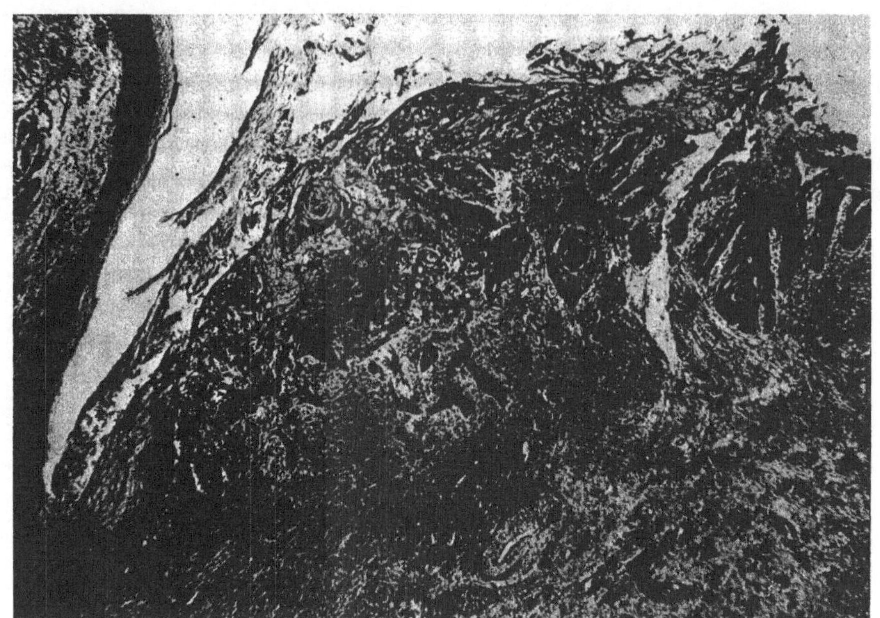

Abb. 46b

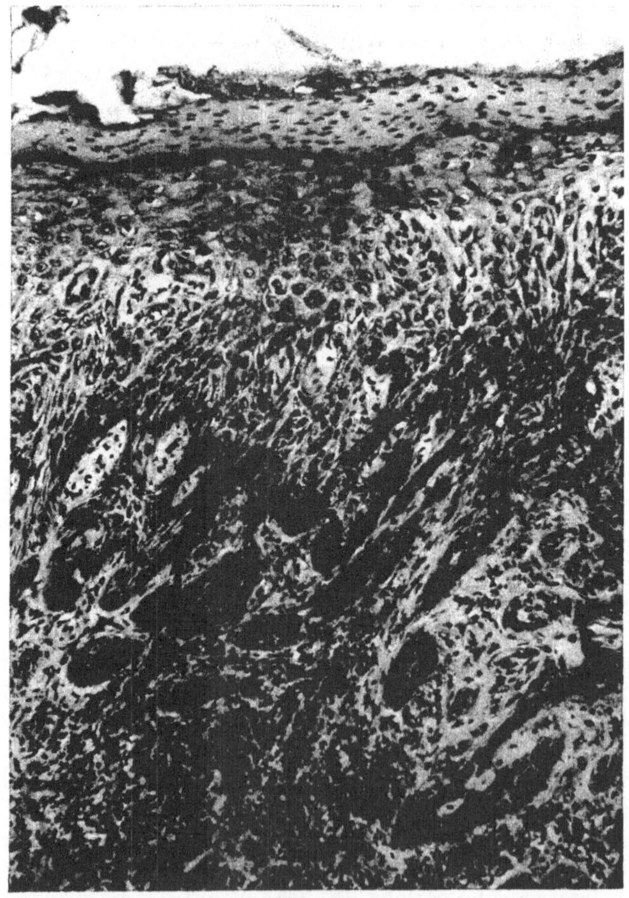

Abb. 46c

auch dann nicht, wenn sie zufällig in der Basalzone des Krebsstranges liegt"
(v. ALBERTINI, 1955). Entscheidend bleibt neben der haarzapfenähnlichen oder
netzförmigen (adenoiden) Morphologie der Basaliomstränge das klinische Verhal-

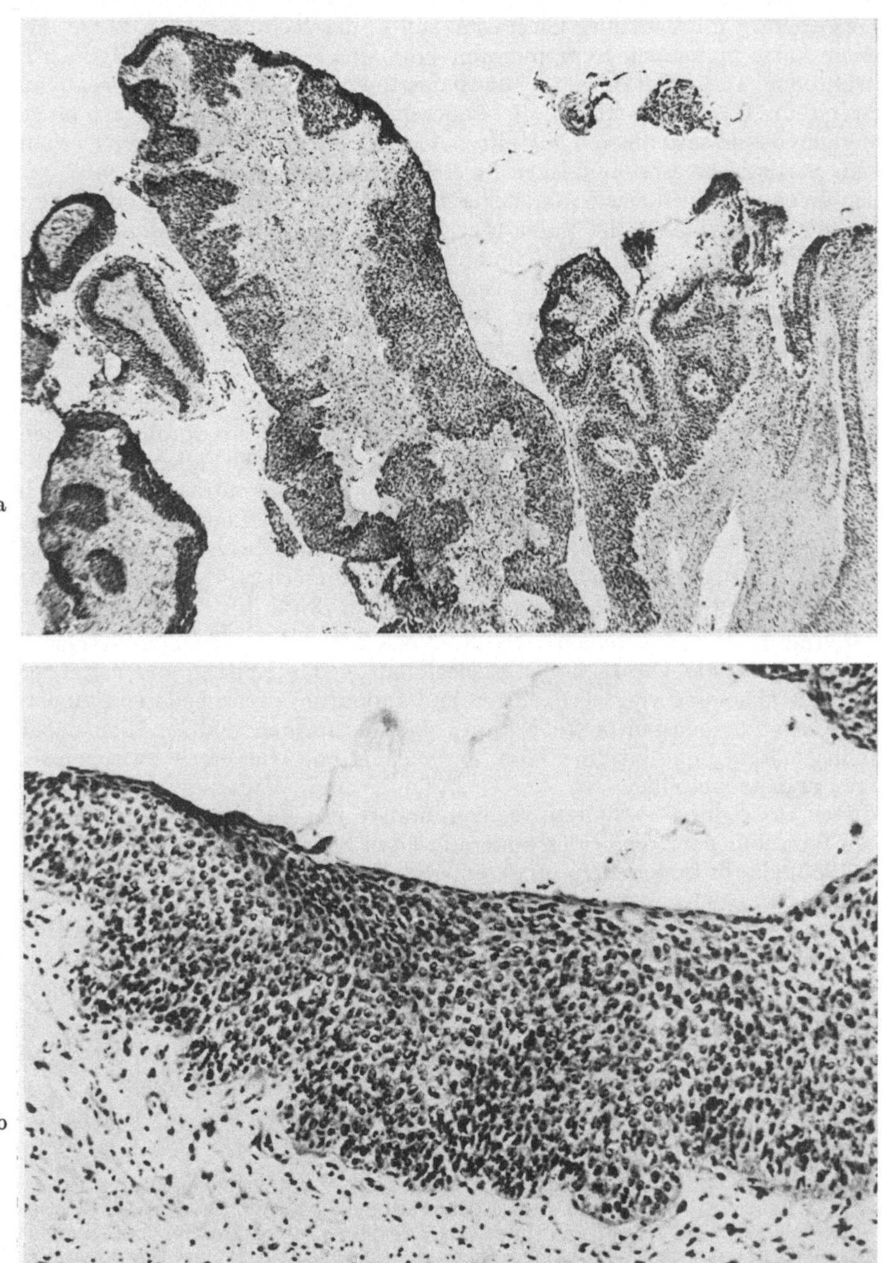

Abb. 47a. Basalzelliges Plattenepithelcarcinom mit nur geringer Differenzierungsneigung bei
einer 48jährigen Patientin, das die rechte große Labie, die hintere Commissur, den Damm und
die rechte Leiste betraf. Es handelte sich um ein Rezidiv nach behandeltem Vulvacarcinom
vor 2 Jahren. Die Patientin verstarb 3 Jahre später an den Metastasen des Carcinoms. b Randbelag aus a, der den basalzelligen Typ der Carcinomzellen deutlich erkennen läßt

ten. Zu der gleichen Auffassung kommt in einer neueren Mitteilung Marcus. Er beschreibt unter 75 Vulvacarcinomen des Stanford University Hospitals aus den Jahren 1916–1958 ein Basalzellcarcinom (1,3%) und 3 basalzellige Plattenepithel-Carcinome vom Typ Darier (4%). Das erdnußgroße Basaliom einer 71 jährigen Patientin mit zentraler Ulceration saß in der rechten großen Labie. Es bestanden keine inguinalen Lymphknotenverhärtungen. Vollständige Heilung nach Vulvektomie. Die Abbildungen demonstrieren eindeutig den echten Basaliomtyp, während im Gegensatz hierzu die anderen Fälle einwandfreie Plattenepithelcarcinome des basalzelligen Typs mit z. T. geringer Ausdifferenzierung erkennen lassen. Statistische Erhebungen des gleichen Autors ergaben unter 1499 Vulvamalignomen verschiedener Untersucher 41 Basaliome (2,7%). Bis 1960 sind etwa 80 Fälle von Basaliomen der Vulva beschrieben worden (Lit. s. Marcus [1], 1960). Doch ist eine strenge Abgrenzung im obengenannten Sinn offenbar nicht in jedem Fall durchgeführt worden, zumal gelegentlich Lymphknotenbefall und Exitus an Carcinom (Ott, 1925; Temesvary, 1926) angegeben wird. Es besteht somit der begründete Verdacht, daß die Gesamtzahl der Vulvabasaliome in der Literatur eher zu hoch, die Frequenz der basalzelligen Plattenepithelcarcinome dieser Region — in einer Zusammenstellung von Marcus 10 unter 399 Vulvacarcinomen = 2,5% — eher zu niedrig angesetzt ist. Dieser Verdacht wird durch Untersuchungen von Schrek (zit. n. Marcus) bestätigt, der unter 300 Fällen von Basalzelltumoren der Haut nur 1 mal eine Lymphknotenmetastase entdeckte. Hierbei handelte es sich aber um ein metastasierendes basalzelliges Plattenepithelcarcinom. Die histogenetische Verwandtschaft bzw. Ähnlichkeit beider Läsionen, die im Schrifttum zu gegensätzlichen Meinungen und Irrtümern geführt hat, scheint auch heute noch nicht völlig ausgeräumt zu sein (Abb. 48a u. b).

Darier u. Ferrand haben 1922 3 Typen der Basalzelläsionen beschrieben: Das reine Basaliom (Épithélioma basocellulaire), das Épithelioma métatypique mixte, eine Mischung von basalzelligen und andeutungsweise helleren Stachelzellformationen mit gelegentlicher Bildung von Perlformen und letztlich das Épithélioma métatypique intermédiaire, in welchem alle Übergänge zwischen basalzelligen und stachelzelligen Strukturen zu finden sind. Während viele Untersucher an dieser Dreiteilung festhalten, rechnen andere nur die erstgenannte Form den echten Basaliomen zu, die beiden anderen zu den Plattenepithelkrebsen. v. Albertini (1955) glaubt in dem Typ mixte eine Sonderform des Basalioms zu sehen, da es sich bei den Epidermiskugeln nur um Parakeratose, nicht aber um echte Verhornung handle und eine gewisse Differenzierung auch in Basaliomen möglich sei. Auch klinisch verhalte sich der Typ mixte wie ein Basaliom. Marcus dagegen hat seinen Fall 3, ein Épitélioma métatypique mixte, den Plattenepithelcarcinomen zugerechnet.

Bei der Seltenheit der Tumoren im Vulvabereich wird sich eine endgültige Klärung anhand dieses Organbefalls vorläufig nicht ermitteln lassen.

Einigkeit besteht hinsichtlich der Feststellung, daß der Typ intermédiaire von Darier ein Plattenepithelcarcinom darstellt.

Calandra u. Sammartino (1959) haben in einer eigenen histologischen Klassifizierung der primären Vulvacarcinome ihres Materials den Plattenepithelcarcinomen der verschiedenen Reifungsgrade einen indifferenten Carcinomtyp (Carcinoma sarcomatoides) vorangestellt und mikrophotographisch belegt. Es handelt sich um einen soliden Tumor aus polymorphen, polygonalen Zellen mit gering ausgebildetem Protoplasma, jugendlichen, undifferenzierten Zellkernen, auch abnormen Kernstrukturen, spärlichem Stroma und sarkomähnlichem Bild. Einen gleichartigen Fall habe ich unter der Bezeichnung Carcinom im Schrifttum nicht finden können. Ob Fibrillenfärbung vorgenommen wurde, ist nicht ersichtlich. Die Autoren unterscheiden ferner ein "Carcinoma paramalpighiano" aus dem Übergangsepithel der Urethralregion, und ein Cylindercellcarcinom (Drüsencarcinom) vom unreifen, mittelreifen und reifen

Typ, letzteres in Form des sog. Adenoma malignum. Das reife, schleimbildende Adenocarcinom, von dem bis 1959 5 Fälle beschrieben worden sind, stammt im wesentlichen von der Glandula Bartholini. Alle histologischen Befunde sind durch gute Abbildungen ergänzt. Ein Mischtumor aus einem teils verhornenden Plattenepithelcarcinom, teils aus Adenocarcinom bestehend (Adenocancroid), ist von NICHOLSON und CALANTRONI (1934) mitgeteilt worden. Der Ausgangsort war das Hymen. Ein weiteres Hymenalcarcinom aus drüsigen und soliden Bestandteilen hat FRANKL (1915) bei einer 57jährigen Virgo beschrieben.

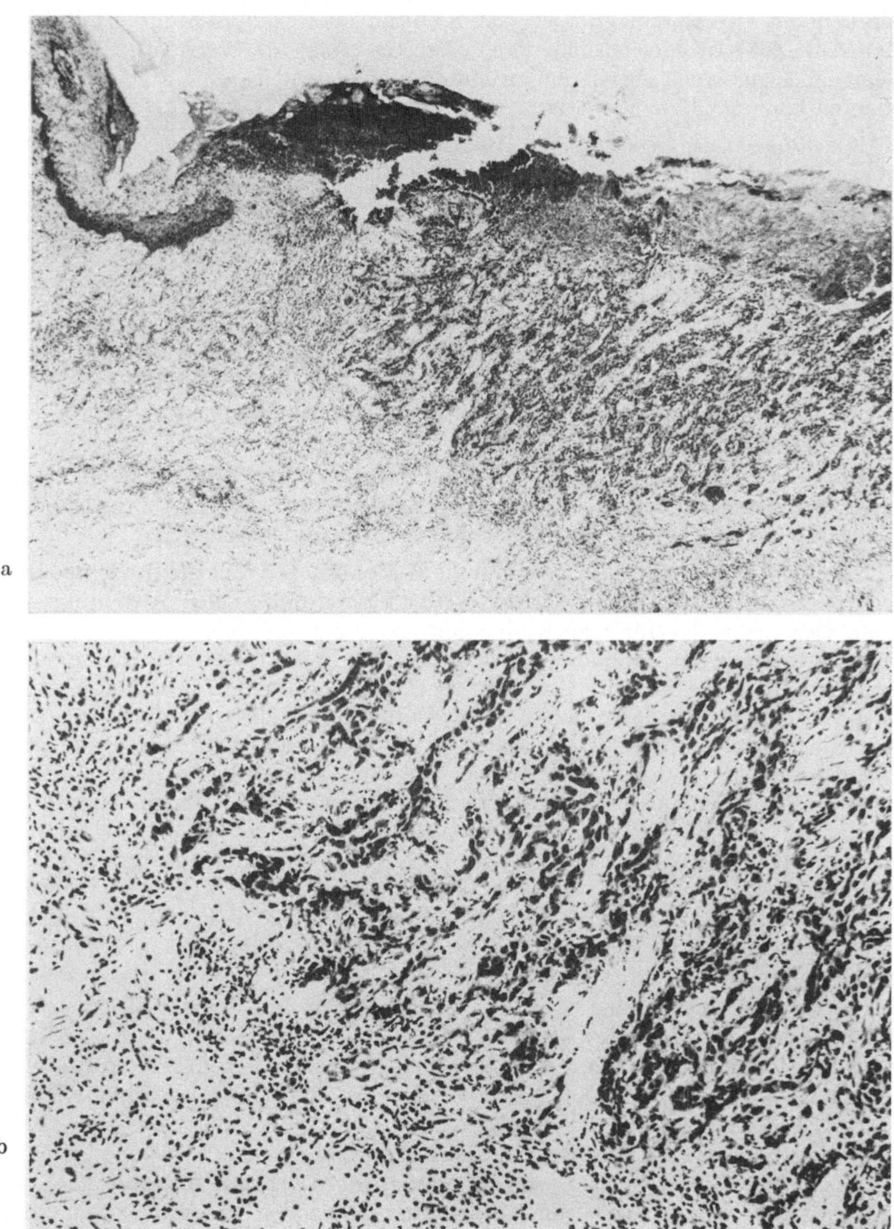

Abb. 48a. Netzartig wachsendes, basalzelliges Carcinom der Clitoris einer 72jährigen Patientin mit Leistenmetastasen rechts. Trotz Elektroexcision und lokaler Röntgenbestrahlung Exitus nach 1 Jahr am Carcinom. b bei stärkerer Vergrößerung

Drüsige Carcinome der Glandula Bartholini sind bereits im älteren Schrifttum (Kehrer, 1929) bis 1930 in mindestens 20 Fällen bekannt gewesen, darunter auch solche mit hochgradiger schleimiger Entartung. Bei den Carcinomen des Ausführungsganges der Drüse dagegen handelte es sich in 20 weiteren Fällen dieser Zusammenstellung immer um solide Plattenepithelcarcinome, zuweilen mit Hornperlenbildungen. Fälle von sog. Adenocarcinoma cysticum papilliferum – von Schweißdrüsen ausgehend – lassen eher an das früher weniger bekannte gutartige Hidradenoma vulvae denken. Der von Kehrer makroskopisch dargestellte Fall (seine Abb. 267) ist hinsichtlich der Malignität wenig überzeugend. Sehr selten scheint auch aus einer aberrierenden Mamma ein Drüsencarcinom der Vulva entstehen zu können (Fälle von Siegler u. Gordon, 1951; Greene, 1936).

Als seltener Ausgangsort eines Adenocarcinoms kommen ferner embryonale Versprengungen von Schleimdrüsen des Müllerschen Ganges in Betracht, während unter den Tumoren aus Resten des Wolffschen (Gartnerschen) Ganges zwar tubuläre oder papillomatöse, auch Plattenepithelcarcinome, niemals aber solche mit Schleimbildung nachgewiesen sind.

Zwei seltene Befunde von Cylinderzellcarcinomen des Clitorisbereichs im älteren Schrifttum (Koppert, 1898; Bertino, 1903) leitet Kehrer (1929) von Drüsen ab, die Meyer, R. und Boyd neben den Corpora cavernosa clitoridis gefunden haben. Weiterhin kommen drüsige Neubildungen im inguinalen bzw. labialen Verlauf des Lig. rotundum – Adenomyom bzw. Adenomyosis – für die Entstehung eines Adenocarcinoms in Frage.

Differentialdiagnostisch ist jedoch auch immer an die Möglichkeit der retrograden Vulvametastasierung eines adenomatösen Corpuscarcinoms oder eines sekundären Carcinoms vom Ovar oder Magendarmtrakt zu denken.

Über das *Bowen-Carcinom*, das im dermatologischen Schrifttum eine nicht unerhebliche Rolle spielt, sind für den Vulvabereich nur wenige Mitteilungen zu finden. Der Grund hierfür mag in der Seltenheit der Befunde, aber auch in der Nomenklaturfrage bzw. in den weniger bekannten Besonderheiten der Diagnostik zu suchen sein. Calandra u. Sammartino (1959) erwähnen in ihrer Monographie neben dem „intraepithelialen Carcinom der Vulva" zwei Fälle von „Mikrocarcinom" in der Nachbarschaft bzw. an der Basis von Leukoplakien. Während auf die Oberflächenbefunde die Bezeichnung Morbus Bowen basocellulare zutreffen würde, handelt es sich in den beiden Fällen mit echter Invasion eher um beginnende spinocelluläre Carcinome. Der Morbus Bowen ist wie die Erythroplasie nur anhangsweise erwähnt. Erst Abell u. Gosling (1961) haben – gleichzeitig mit meiner entsprechenden Publikation – über 24 Fälle von Bowens Disease, hierunter 10 Bowen-Carcinome, berichtet. 17 Fälle waren retrospektiv aus einem Kollektiv von 150 Vulvacarcinomen der Jahrgänge 1931–1953 erfaßt worden, 7 weitere in den folgenden Jahren. Auch sie gehen von der Voraussetzung aus, daß es sich bei der Bowenschen Erkrankung nicht um eine präcanceröse Dermatose, sondern um ein *intraepitheliales Carcinom* handelt, das in ein invasives Carcinom aller Ausdehnungsgrade übergehen kann. Den Beweis für diese These liefern die Autoren an ihrem eingehend untersuchten Material, das histologisch bei gleichem Zelltyp (bizarre Kernteilungsfiguren, "corpus ronds", "clumping cells") alle Phasen des Wachstums vom intraepithelialen Stadium über die beginnende Invasion bis zum Lymphknotenbefall aufweist. 6 von 24 Patientinnen erlitten Rezidive nach Behandlung, eine verstarb an ihren Metastasen. Neben den 150 Vulvacarcinomen, einschließlich der 17 Fälle von M.B. und Bowen-Carcinom wurden 5 Fälle von „intraepithelial carcinoma" auf dem Boden einer leucoplacic vulvitis ausgesondert. Aus diesen Befunden und den spärlichen Literaturhinweisen haben Abell u.

GOSLING folgende Einteilung des intraepithelialen Plattenepithelcarcinoms der Vulva vorgenommen:

1. Intraepithelial carcinoma simplex. Aus dieser Veränderung entwickle sich der Standardtyp des frühen Plattenepithelcarcinoms der Vulva, häufig in Verbindung mit leucoplacic vulvitis. Die in-situ-Phase scheine von kurzer Dauer, da sie zu 18% in den Randbezirken der invasiven Carcinome diese Kollektivs gefunden worden sei.

2. Intraepitheliales Carcinom vom Bowen-Typ. Die Veränderung könne im Gegensatz zu der erstgenannten Gruppe längere Zeit vor dem ersten Auftreten der Invasion bestehen.

3. Intraepithelial carcinoma of Paget's type.

In gleicher Weise und zum gleichen Zeitpunkt wie die vorgenannten Autoren habe ich versucht, an einem ähnlichen Krankengut retrospektiv und prospektiv zur Klärung der Frage beizutragen: Wie stellt sich das früheste Stadium des Vulvacarcinoms makroskopisch und histologisch dar? Denn nur anhand der Frühfälle ist es möglich. Rückschlüsse auf die weitere morphologische Entwicklung des ausgedehnten Tumorbefalls zu ziehen. Auch in diesem Material standen 150 primäre Plattenepithelcarcinome der Vulva zur Verfügung, von denen 6 Fälle zuvor abgesondert und in dem Abschnitt Morbus Bowen besprochen worden sind. In der *Diagnostik des beginnenden Vulvakrebses* zeigen sich histologisch ähnliche Verhältnisse wie an dem weitaus häufigeren Cervixcarcinom. Zunächst einmal kann die Invasion durchaus fraglich erscheinen, wenn das carcinomatöse Plattenepithel in breiten oder schmaleren Zapfen unregelmäßig nach der Tiefe proliferiert und scheinbar isoliert im Bindegewebe liegende Krebsherde durch Flachschnitte vorgetäuscht werden. Erleichtert wird die Diagnose durch das Fehlen größerer präformierter Hohlräume, die im Bereich der Cervix durch Einwachsen von Carcinomzellverbänden in Schleimdrüsen so häufig zu Irrtümern Veranlassung geben. Der seltene Befall von Schweißdrüsen oder Haarbälgen der Vulva hat in unseren Fällen niemals zu zweifelhaften diagnostischen Erwägungen hinsichtlich einer etwaigen Invasion Veranlassung gegeben.

Das Studium der Basalmembran hat nicht zur Klärung der Frage des Beginns der carcinomatösen Tiefeninfiltration beigetragen. Zwar läßt sich durch Spezialfärbung der Elastica des Bindegewebes ihre beginnende Zerstörung nachweisen. Doch kann auch die so häufige Begleitentzündung Anlaß zur Schädigung des Grundhäutchens sein. Elektronenmikroskopische Untersuchungen (THIERY u. LAGASSE, 1959) haben ergeben, daß trotz invasiven Wachstums besonders bei hochdifferenzierten Carcinomen der Vulva die Basalmembran zuweilen erhalten bleibt. Dies könnte auch dafür sprechen, daß das Mesenchym eine gewisse Plastizität oder Regenerationsfähigkeit zur Neubildung der Membran um eingedrungene oder abgesplitterte Carcinomzellverbände besitzt. Die Bedeutung der Basalmembran als Kriterium der Stromainvasion wird hierdurch in Frage gestellt.

Bei den von mir konsultierten Experten der dermatologischen Histologie (HERZBERG, KORTING, NÖDL) habe ich eher Bereitschaft festgestellt, in zweifelhaften Fällen und jedenfalls bei beginnender Zerstörung der Basalmembran Invasion zu diagnostizieren. Dieser Standpunkt erhält durch die große therapeutische Resistenz und daher prognostisch gegenüber dem Cervixkrebs wesentlich schlechtere Prognose der Vulvacarcinome, die noch zu belegen sein wird, eine besondere Berechtigung.

Im Gegensatz zu der Gruppierung von ABELL u. GOSLING (1961), deren Material im Schrifttum als einziges zahlenmäßig und in der histologischen Auswertung unserer Kasuistik gleichartig erscheint, haben wir Fälle von Morbus Bowen retrospektiv von den echten Vulvacarcinomen ausgesondert und in dem entsprechenden früheren Abschnitt besprochen. Unter 150 primären Plattenepithelkrebscn der Vulva haben sich nach dieser Unterteilung 12 Fälle erfassen lassen, auf welche ausdehnungsmäßig der Begriff der „beginnenden Invasion" anwendbar war. Es handelte sich um kleine, teilweise offensichtlich multizentrisch entstandene Plattenepithelcarcinome mit einer Infiltration bis etwa 3 mm Tiefenausdehnung. Über die krebsige Natur der Befunde hat auch nach Konsultation der Experten in keinem Fall ein Zweifel bestanden.

Bei der Suche nach dem Beginn des ersten carcinomatösen Tumorwachstums auf der Vulva heben sich, wie an den genannten 12 Fällen zu demonstrieren ist, histologisch zwei Gruppen mehr oder weniger scharf gegeneinander ab.

Wir fanden 6 Bowen-Carcinome, teils vom spinocellulären, teils vom basocellulären oder gemischten Typ, die ganz offenbar die Weiterentwicklung des Morbus Bowen zur echten Krebsgeschwulst darstellten und den sie zelltypmäßig vollendet in allen Formen nachahmten. Bei der Frühform des häufigsten Vulvakrebses — des spinocellulären Carcinoms — hingegen, ließen sich entsprechende intraepitheliale Vorstadien nicht mit Sicherheit nachweisen. Es bestanden lediglich in der unmittelbaren Nachbarschaft des Carcinoms anstelle eines „Randbelags" (wie beim Bowen-Carcinom oder dem „Carcinoma in situ" der Cervix) verstärkte Zapfenbildung eines wohlausgereiften Pflasterepithels mit z. T. Verbreiterung und stärkerer atypischer Zellunruhe der Malpighizone. Das eigentliche Carcinom war gekennzeichnet durch eine teilweise sehr frühzeitige Dyskeratose mit Hornperlenbildung, die bereits in den oberflächlichsten invasiven Epithelzapfen zum Ausdruck kam, andererseits auch durch ein Überwiegen undifferenzierter Pflasterepithelformationen, die nur gelegentlich und zumeist an der Basis des Tumors spinocelluläre Ausdifferenzierung mit Hornbildung nachweisen ließen. Die letztere Form würde damit eher dem Épithelioma métatypique intermédiaire von Darier entsprechen. Mit v. Albertini bin ich der Auffassung, daß das eigentliche Kennzeichen der Malignität weit eher in *Entdifferenzierungsvorgängen* als in der höheren Ausdifferenzierung der Zellen festzulegen ist. Doch gibt es in unserer Kasuistik 2 Beispiele kleiner Tumoren aus reinsten Stachelzellformationen mit Hornperlenbildung, deren Trägerinnen an ihrer Geschwulst verstorben sind. Andererseits dürfte nach dieser Definition auch an dem malignen Charakter des undifferenzierten (basocellulären) Morbus Bowen ein Zweifel nicht möglich sein. Unsere invasiven Frühfälle sind nach ihrer histologischen Gruppierung in den Tab. 9 und 10 eingeordnet, die ich nachstehend zur Darstellung bringe. Einige typische Befunde sollen näher erläutert werden:

a) Bowen-Carcinome (Fall lfd. Nr. 6).

Die 39jährige Patientin klagte seit 5 Jahren über Pruritus vulvae. Vor 3 Jahren bemerkte sie zusätzlich kleinere Hautabschürfungen an beiden kleinen Labien sowie am Damm. Eine genaue Diagnose ist der Patientin, die sich damals in den USA befand, von ärztlicher Seite nicht mitgeteilt worden, doch erhielt sie eine 5malige örtliche Röntgenbestrahlung, deren Dosis nicht bekannt geworden ist. In unserer Klinik erschien die Patientin mit flachpapillären, kleinknotigen Hautveränderungen im Bereich der kleinen Labien und des Dammes. Es bestanden keine Verhärtungen im Bereich der inguinalen Lymphknoten. Nach dem klinischen wie histologischen Eindruck der Probeexcision handelte es sich zweifellos um ein Bowen-Carcinom. Daher wurde die vollständige Vulvektomie durchgeführt. Nur 1 Jahr später berichtete die Patientin aus den USA, daß erneut bei ihr ein Geschwür am Scheideneingang rechts aufgetreten sei. Nach dem Urteil der dortigen Ärzte handele es sich um ein Rezidiv. Auf Wunsch wurde der Patientin das Präparat E 39 geschickt. Sie blieb in den USA verschollen.

Histologisch sieht man im gesamten Bereich des excidierten Vulvagebietes anstelle der normalen Deckepithelleiste eine stark verbreiterte, atypisch gewucherte Zone aus überwiegend basocellulären Epithelformationen, die sich ganz unregelmäßig zapfenförmig in die Tiefe des Bindegewebes bis maximal etwa 2,5 mm einsenken. An einigen Stellen erkennt man deutlich von der Tiefe der Zapfen ausgehend Absplitterung kleinerer und größerer, rundlicher bis länglicher Zellzüge, die sich im Serienschnitt eindeutig als echte Tumorinfiltration erweisen.

Tabelle 9. *Beginnend invasive Bowen-Carcinome*

Lfd. Nr.	Präparat	Name, Alter	Histologischer Typ	Ort	Anamnese	Therapie	Ergebnis
1	S 5779 T 2532 vom 27. 8. 39	Mü., 55 Jahre	Bowen-Carcinom, überwiegend Typ spinocellulare, Infiltration bis 2 mm	Vulva	Seit über 1 Jahr Pruritus, Fluor	Elektroexcision im Gesunden	Nach 4 Jahren örtlich Rezidiv und Leistenmetastasen. Nach 5 Jahren † an Vulvacarcinom
2	S 10609 vom 16. 12. 43	Bra., 69 Jahre	Bowen-Carcinom, überwiegend Typ basocellulare bis 2 mm Tiefeninfiltration	Rechte große Labie	Seit 5 Mon. Vulvitis mit Pruritis	Elektroexcision im Gesunden	† nach 6 Jahren an Vulvacarcinomrezidiv
3	S 12345, T 4311 19. 5. 45	Su., 48 Jahre	Bowen-Carcinom, überwiegend Typ basocellulare, einzelne clumping cells. Infiltration etwa 2 mm	Beginnende Ulceration an der hinteren Commissur	Vor 12 Jahren Lues, jetzt negativ	Elektroexcision im Gesunden	11 Jahre rezidivfrei
4	S 23816 vom 21. 5. 51	Brock., 59 Jahre	Bowen-Carcinom, teils baso-, teils spinocellulär mit clumping cells. Infiltration etwa 2 mm	Linke große Labie und hintere Commissur	Seit 2 Jahren Pruritus mit Vulvitis	Rö-Nahbestrahlung nach CHAOUL, 13 × 300 r nach Excision	5 Jahre rezidivfrei
5	S 24190 vom 28. 7. 51	Pflug 62 Jahre	Bowen-Carcinom, überwiegend Typ basocellulare, Infiltration etwa 2 mm	Hintere Commissur	Vor 16 Jahren Portiocarcinom II, Ra und Rö. percutan	Excision, Chaoul-Rö und Leistenfelder	Rezidiv nach 2 Jahren, † an progredientem Vulvacarcinom
6	T 7910 vom 19. 2. 55	Ruzc., 39 Jahre	Bowen-Carcinom, teils baso-, teils spinocellulare mit clumping cells, Infiltration maximal bis 3 mm	Kleine Labien bds. linke Dammseite	Seit 5 Jahren Pruritus seit 3 Jahren Excoriationen	1952 5mal in den Rö-Bestrahlung, Dosis unbekannt, 1955 kompl. Vulvektomie, 1956E39	1956 erneut Rezidiv. Progredient. Verschollen in den USA

Tabelle 10. *Beginnend invasive spinocelluläre Carcinome der Vulva*

Lfd. Nr.	Präparat-Nr.	Name, Alter	Histologischer Typ	Ort	Anamnese	Therapie	Ergebnis
1	S 5264 vom 23. 1. 39	Cla., 73 Jahre	Beginnendes spinocelluläres Carcinom, unter 2 mm Tiefenausdehnung	Introitus rechts	Seit 10 Jahren Diabetes mit Vulvitis Kraurosis und Pruritus	Nur Excision, weitere Behandlung abgelehnt	† nach $4^{1}/_{2}$ Jahren an progredientem Vulvacarcinom
2	T 5949, S 20863 vom 23. 11. 49	Schü., 51 Jahre	Spinocelluläres Carcinom, etwa 3 mm Tiefenausdehnung	Linke große Labie	Seit 8 Jahren rezidivierendes Ulcus mit Pruritus	Radikale Vulvektomie mit Leistendrüsenausräumung	Nach 4 Jahren † an Suicid. Kein Rezidiv nachgewiesen
3	S 27019 vom 13. 9. 52 S 37399 vom 23. 11. 55 S 47019	Braa., 51 Jahre	Spinocelluläres Carcinom, etwa 2 mm Tiefenausdehnung	Kleine Labie und hintere Commissur	Ausgedehnte Kraurosis	1952 Rö-Chaoul 6 mal 500 r, 7 mal 300 r und Leistenfelder, 1956 Betatron, E 39	1955 oberflächliches Rezidiv, nur 2 mm tief, 1956 Rezidiv, † 1956 an Carcinom
4	S 27931 vom 6. 1. 53	Hah., 60 Jahre	Spinocelluläres Carcinom, etwa 2 mm Tiefenausdehnung	Clitoris	Kraurosis, seit einigen Wochen starker Pruritus. Gleichzeitig Corpuscarcinom	Elektroexcision und Rö-Chaoul Leistenfelder. 6000 mgeh Ra intrauterin	4 Jahre rezidivfrei
5	S 32646 T 7645 vom 11. 6. 54	Kla., 54 Jahre	Spinocelluläres Carcinom, etwa 3 mm Tiefenausdehnung	Rechte große Labie	Seit 2 Jahren Kraurosis mit Leukoplakie und Pruritus	Elektroexcision und Chaoul und Leistenfelder	3 Jahre rezidivfrei
6	S 38537 vom 26. 4. 56	Möl., 69 Jahre	Spinocelluläres Carcinom, etwa 3 mm Tiefenausdehnung	Rechte große Labie	Seit 20 Jahren Pruritus, seit $^{1}/_{4}$ Jahr kleines Ulcus	Betatron	10 Monate rezidivfrei

Während die Masse der epithelialen Wucherung von dem früher beschriebenen basocellulären Typ beherrscht wird, zeigen sich sowohl zur Oberfläche hin als auch in einigen Zapfen in der Tiefe des Gewebes Aufhellungszonen. Die Einzelzellen erscheinen hier größer, es bestehen andeutungsweise Intercellularbrücken. In einigen Zapfen der Tiefe zeigen sich eindeutig Dyskeratose und "clumping cells". Das Bild des klassischen Morbus Bowen ist hier unverkennbar, der im vorliegenden Fall nur als Bowen-Carcinom bezeichnet werden kann (Abb. 49a, b).

a   b

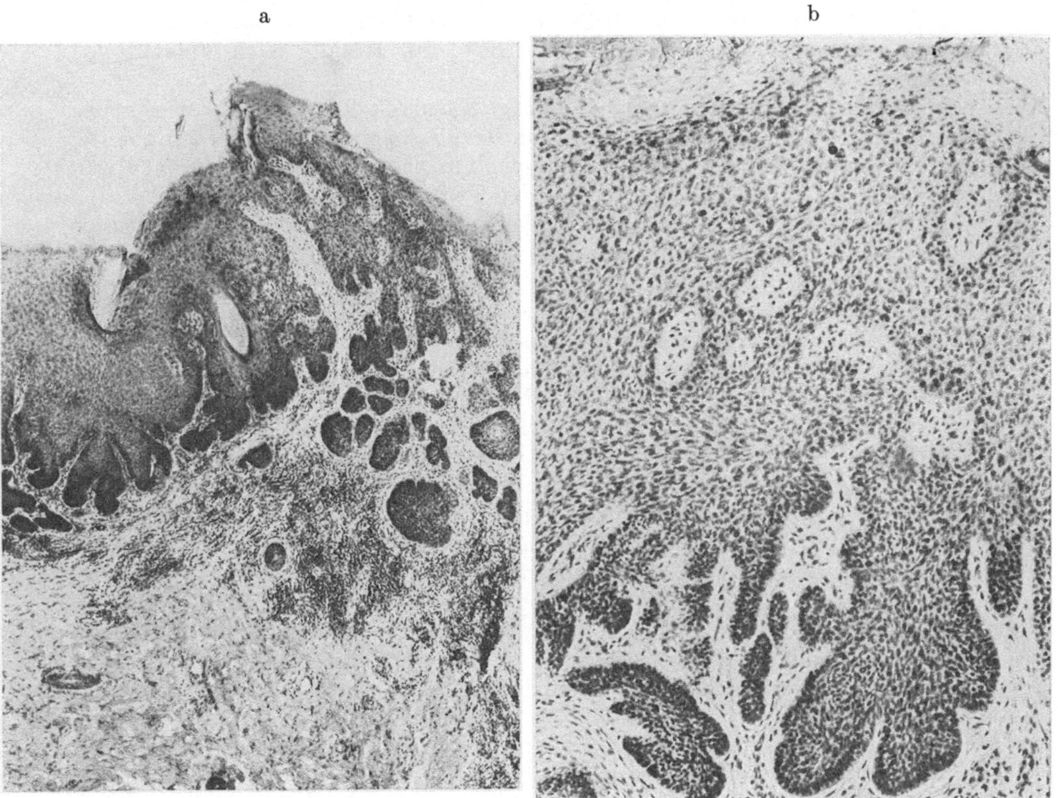

Abb. 49a u. b. Bowen-Carcinom des Dammes und der kleinen Labien einer 39jährigen Patientin nach örtlicher Röntgenbestrahlung vor 3 Jahren. Größte Tiefenausdehnung etwa 2,5 mm. Vollständige Vulvektomie mit Leistendrüsenausräumung. Progredientes Rezidiv nach einem Jahr. Die Patientin ist im Ausland verschollen. a Vergr. etwa 22,5fach. b Vergr. etwa 90fach. Neben überwiegend basocellulärer Wucherung in der Tiefe der Zapfen zur Oberfläche beginnende spinocelluläre Ausdifferenzierung. Hier vereinzelt auch "clumping cells"

Es handelt sich somit um eine echte, wenn auch frühe, oberflächlich infiltrierende Krebsgeschwulst, das Bindeglied des Morbus Bowen zum Carcinom. Sämtliche im entsprechenden Abschnitt genannten histologischen Kriterien des M.B. der Vulva treffen auf den beschriebenen Tumor zu, an dessen Malignität auch nach dem weiteren klinischen Verlauf ein Zweifel kaum möglich ist.

Obgleich sich die vorliegenden Fälle ausdehnungs- und typmäßig nur wenig von der Gruppe des Morbus Bowen unterscheiden, zeigt sich bei Betrachtung der Tabelle — unter Vorbehalt der kleinen Zahl — eine deutliche Verschlechterung der Prognose. Von 3 Patientinnen, die nur mit partieller Vulvektomie behandelt wurden, verstarben 2 nach 5—6 Jahren an den Folgen eines lokalen Rezidivs. Nur eine

Patientin blieb 11 Jahre rezidivfrei. Aber auch unter der Therapie zusätzlicher örtlicher Röntgenbestrahlung einschließlich der Leistenfelder in einer Dosierung von etwa 4000—5000 r pro Feld, die vor oder im Anschluß an die partielle oder vollständige Vulvektomie bei den 3 restlichen Frauen durchgeführt wurde, sahen wir 2 Rezidive. Eine dieser Patientinnen (lfd. Nr. 5) verstarb 2 Jahre nach Behandlungsbeginn an den Folgen ihres Vulvacarcinoms, obgleich sie 16 Jahre früher eine erfolgreiche kombinierte Strahlenbehandlung eines Portiocarcinoms der Gruppe 2 durchgemacht hatte. Die Patientin (lfd. Nr. 6) mit Rezidiv nach Vulvektomie blieb verschollen.

Somit finden sich im Gegensatz zu unserer Kasuistik des Morbus Bowen, in der nach lokaler Excision des Befundes nur ein Rezidiv nachgewiesen werden konnte, unter den vorliegenden 6 Fällen von beginnend invasivem Bowen-Carcinom 4 progrediente Rezidive, bei welchen dreimal der Exitus beobachtet wurde.

Bei den *spinocellulären Carcinomen* der entsprechenden Ausdehnungsgruppe (Tab. 10) bietet sich ein gleichartiges Bild. Die sehr kleinen Tumoren sind makroskopisch von einem beginnenden Morbus Bowen oder Bowen-Carcinom nicht zu unterscheiden. Anamnestisch hat sich unter unseren 6 Fällen 4 mal eine mehr oder weniger ausgedehnte Kraurosis vulvae feststellen lassen, während in der Bowen-Kasuistik lediglich einmal Pruritus auf atrophischer Vulvahaut vorherrschend war. Die kolposkopische Untersuchung der Vulva zeigt in einigen Fällen das früher beschriebene Bild eines Herdes kleinster, weißlicher, leukoplakischer Papillenspitzen in gleichförmiger Anordnung ohne sichtbare Gefäßbeteiligung, der sich scharf gegen die umgebende Vulvahaut absetzt. Der kleine Tumor ist sehr gut auf seiner Unterlage verschieblich, eine Induration der Unterhaut ist, wenn überhaupt vorhanden, minimal. Es bestehen keine Verhärtungen der inguidalen Leistendrüsen.

Histologisch heben sich in den vorliegenden Fällen zwei verschiedenartige Differenzierungsstufen ohne scharfe Trennung gegeneinander ab. Einmal kann der Tumor bereits in seiner frühesten Entwicklung eine Beteiligung basalzelliger Elemente fast gänzlich vermissen lassen, so daß an Anfang an eine Wucherung atypisch differenzierter Zellen der Stachelzellschicht vorliegt, die den Aufbau des Mutterbodens weitgehend nachahmt. Andererseits findet sich auch das Bild der überwiegenden Zellproliferation vom Typ der Mapighi-Schicht mit fingerförmig zur Tiefe des Bindegewebes vorwuchernden und z. T. in dieses abtropfenden Zellverbänden, die erst in ihren tiefsten Ausläufern an umschriebenen Stellen Aufhellungszone mit beginnender Hornperlenbildung erkennen lassen. Beide Tumortypen gehen häufig ineinander über, geben aber in ihren extremen Erscheinungsbildern Anlaß zu diagnostischen Täuschungen. So kann die erstgenannte Form gelegentlich mit einer gutartigen Epidermishyperplasie verwechselt werden. Andererseits berechtigt der Befund einzelner Hornperlen oder -schollen im Bereiche oberflächlicher basalzelliger Epithelformationen nicht zur Diagnose „spinocelluläres Carcinom", da es sich hierbei nach Nödl (1954) um ein Zusammentreffen von Überschußbildungen der Epidermis mit echtem Tumorwachstum auf demselben durchströmungsgeschädigten Mutterboden handeln kann. Dagegen gestattet nach dem gleichen Autor der Befund von in der Tiefe basalzelliger Geschwülste auftretenden Hornperlenbildungen die Erkennung eines echten krebsigen Umbaus im Tumor selber. Für beide histologische Möglichkeiten haben wir in unserer Kasuistik Beispiele gefunden:

Bei einer 73 jährigen Frau, die seit 10 Jahren an einer Kraurosis vulvae mit Pruritus und ferner an Diabetes leidet, wird eine Excision einer flachen, umschriebenen, warzenähnlichen Hautverdickung der rechten großen Labie vorgenommen. *Histologisch* zeigt sich eine erhebliche Verbreiterung der Epithelleiste, die im wesentlichen aus atypisch differenzierten Zellen der Stachelzellschicht besteht. Das nach der Oberfläche hin stark geschichtete, hornbildende Plattenepithel zeigt fast überall erhaltene Intercellularbrücken und weist im ganzen kaum stärker entdifferenzierte Zellelemente auf. Lediglich in den unregelmäßig spitzen Epithel-zapfen und -kolben in der Tiefe des Bindegewebes sieht man wenige, unregelmäßig geformte Hornperlenbildungen. Hier ist auch an einigen Stellen deutliches Abtropfen vom atypischen Einzelzellen und Zellverbänden erkennbar. Das subepitheliale Bindegewebe ist sehr stark entzündlich infiltriert. An der Peripherie geht die Zellwucherung in das atrophische, leicht verhornende Oberflächenepithel der Vulvahaut über (Abb. 50a—c).

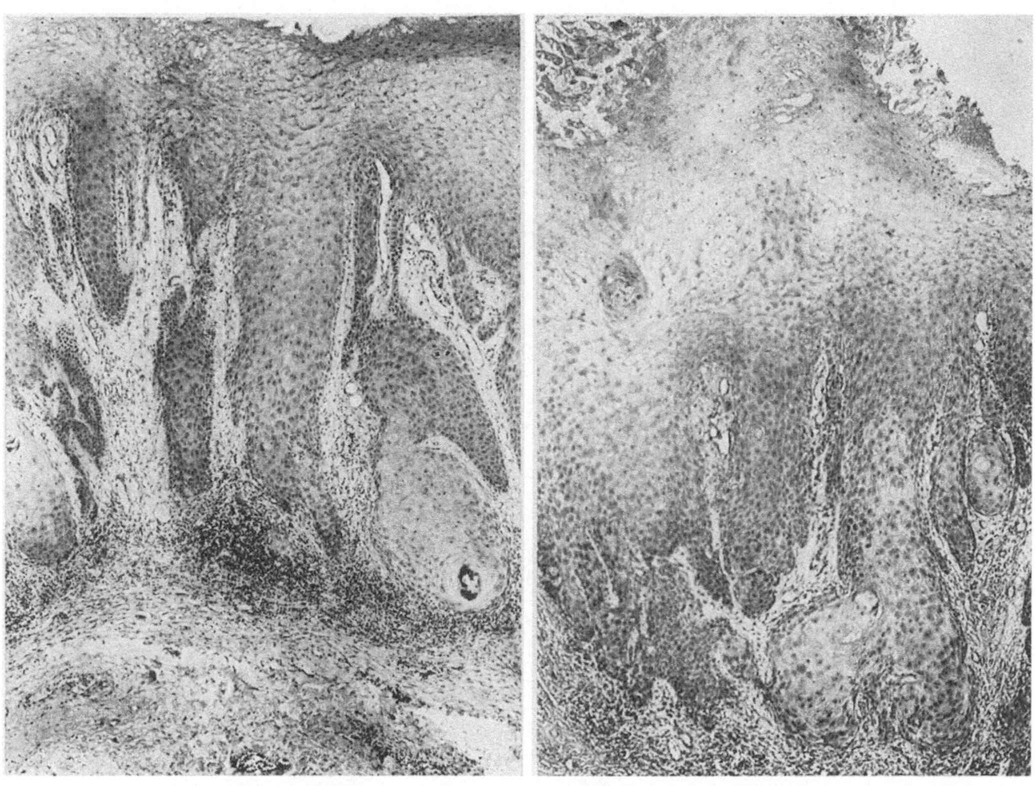

Abb. 50a   Abb. 50b

Abb. 50a. Beginnendes spinocelluläres Carcinom der rechten großen Labie mit umschriebener, warzenartigen Verdickung einer 73jährigen Frau. Nur geringe Atypien in der Stachelzellschicht der stark verdickten und mit unregelmäßigen Zapfenbildungen in die Tiefe proliferierenden Epithelleiste. Vereinzelt Hornperlenbildungen. Tiefenwachstum weniger als 2 mm. Die Patientin verweigerte jeden therapeutischen Eingriff und verließ die Klinik. Exitus 4 Jahre und 9 Monate später an den Metastasen. a und b Vergrößerung 40fach. c Abtropfen einzelner Zellverbände aus der Tiefe der Epithelzapfen in das Bindegewebe

Die histologische Diagnose fällt in diesem Fall nicht leicht. Während Herz-BERG u. Nödl ohne Vorkenntnis des weiteren klinischen Verlaufs in Übereinstim-mung mit mir die Frage der Malignität positiv beantworteten, wurde diese von dem Vertreter einer bekannten dermatologisch-histologischen Schule in Zweifel gestellt. Doch beweist die klinische Beobachtung eindeutig den bösartigen Charak-ter der Veränderung. Die Patientin verweigerte jeden weiteren therapeutischen Eingriff und verließ gegen ärztlichen Rat die Klinik. Wie die Beobachtung ergab, starb sie 4 Jahre und 9 Monate später an den Metastasen eines ausgedehnten Vulvacarcinoms.

Eine andere histologische Erscheinungsform des spinocellulären Vulvacarcinoms zeigt sich im nachstehenden Fall:

Die 51jährige Patientin (lfd. Nr. 2) kommt wegen eines seit 8 Jahren rezidivierend auftretenden Ulcus der linken großen Labie mit Pruritus in die Klinik. Da die Probeexcision ein beginnend infiltrierendes Vulvacarcinom ergeben hat, wird die radikale Vulvektomie einschl.

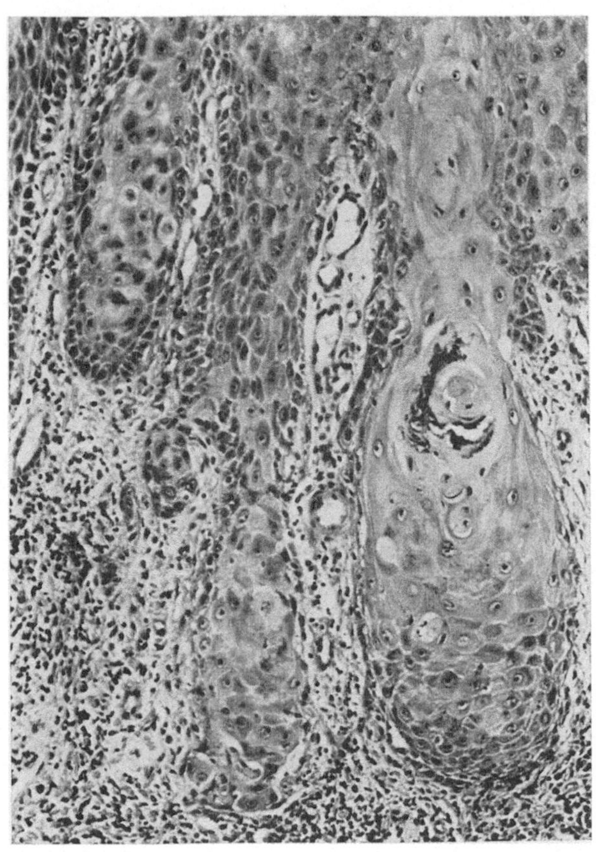

Abb. 50c

Ausräumung der inguinalen Leistendrüsen durchgeführt. *Histologisch* sieht man anstelle der normalen Plattenepithelleiste eine Wucherung aus überwiegend schmalen, teils auch breiteren und plumpen Zellsäulen, die sich von der Oberfläche her bis etwa 3 mm tief in das Bindegewebe einsenken. Bei stärkerer Vergrößerung erkennt man als wesentlichen Zellanteil der Wucherung relativ kleine, kurzovale bis spindelige, sehr chromatinreiche Zellen, die in fein aufgesplitterten Verbänden die Tiefe des Bindegewebes infiltrieren. Nur in einigen umschriebenen Gebieten finden sich kleine Aufhellungszonen. Die Epithelien werden hier größer, ähneln denjenigen der Stachelzellschicht, vereinzelt finden sich auch konzentrisch gelagerte Hornschichtungskugeln. Trotz des ganz überwiegenden Eindrucks einer basalzelligen Wucherung ist hier der Beweis echter spinocellulärer Ausdifferenzierung in der Tiefe des Tumors erbracht. Das Bindegewebe zeigt eine enorme entzündliche Reaktion (Abb. 51a u. b).

Es handelt sich um ein frühes Stadium eines spinocellulären Carcinoms mit überwiegend basalzelligem Anteil. Die Patientin blieb 4 Jahre rezidivfrei und starb dann an Suicid. Für eine endgültige Beurteilung des Heilungsergebnisses entfällt dieser Fall, ebenso wie die letzten Fälle (lfd. Nr. 4—6), die bisher nur 16 Monate bis 4 Jahre unter Beobachtung rezidivfrei geblieben sind. Die schlechte Prognose erweist außer dem ersterwähnten Fall auch die Patientin aus der Tabelle (lfd. Nr. 3), die trotz intensiver zweimaliger Strahlenbehandlung 4 Jahre nach Behandlungsbeginn ad exitum kam.

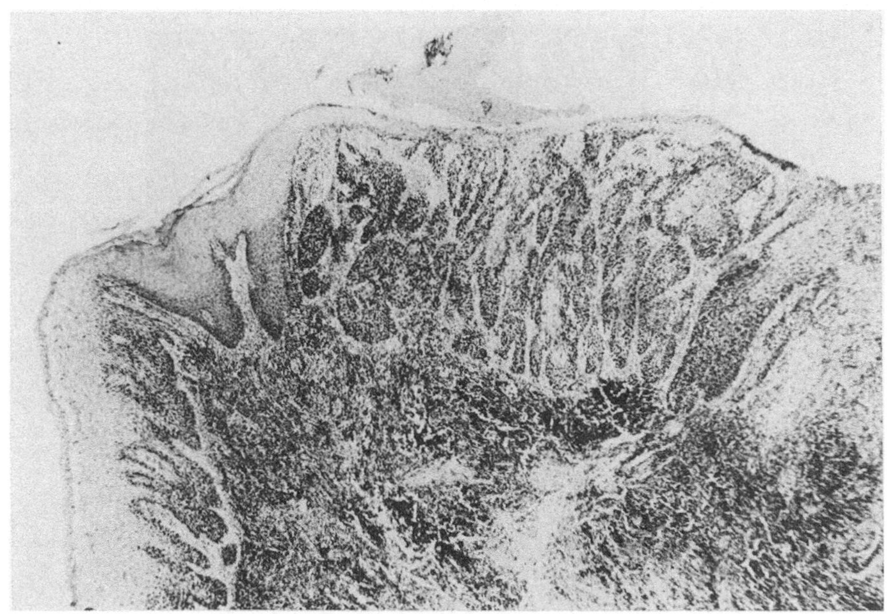

Abb. 51 a

Abb. 51 a. Spinocelluläres Vulvacarcinom: Material einer radikalen Vulvektomie bei einer 51 jährigen Patientin mit einem seit 8 Jahren rezidivierend auftretenden Ulcus der linken großen Labie (Vergr. 22,5 fach). Tiefenwachstum der Carcinomzapfen etwa 3 mm. Die Patientin blieb 4 Jahre rezidivfrei und starb dann an Suicid. b bei 90facher Vergrößerung

Was lehren die hier aufgeführten Frühfälle von Vulvacarcinom für die weitere Entwicklung der ausgedehnten Tumorformen dieser Region ? Es lassen sich relativ selten oberflächliche, intraepitheliale carcinomatöse Epithelveränderungen nachweisen, die z. T. dem früher beschriebenen echten Bowen-Typ angehören, teils auch durch unreife, basalzellartige Oberflächenbeläge in Erscheinung treten, die im Schrifttum als intraepitheliales Carcinom, — anders als der M.B. —, bewertet werden, die wir aber als Morbus Bowen basocellulare bezeichnet haben. Trotz gründlicher Durchmusterung unseres gesamten Tumormaterials ist es uns jedoch nur selten gelungen, einen histologischen Befund zu erheben, der als Vorstadium des „beginnend invasiven spinocellulären Carcinoms" gewertet werden konnte.

In diesen seltenen Fällen, auf die wir später noch zurückkommen, fand sich ein Oberflächenbelag, der dem des M.B. basocellulare entsprach. Wir haben aus diesen Befunden den Schluß gezogen, daß ein M.B. auch einmal die Frühform des spinocellulären Carcinoms darstellen kann. Unsere vollständige Kasuistik von primären Plattenepithelcarcinomen der Vulva umfaßt ohne die Fälle von M.B. — aber einschließlich solcher mit früher Invasion — 150 Tumoren. Hierunter befanden sich 113 typische spinocelluläre Formen jedes Ausbreitungsgrades und 33 ganz überwiegend basalzellige Befunde vom Typ des Epithélioma métatypique intermédiaire

(Darier). In 4 Fällen war der genaue histologische Tumortyp durch vorgeschrittene Nekrose und den moribunden Zustand der Patientinnen nicht mehr zu klären.

Während die basocellulären Carcinome zwanglos die Weiterentwicklung eines M.B. basocellulare darstellen könnten, fehlte bisher für das spinocelluläre Carcinom ein entsprechendes histologisches Substrat. Gosling u. Mitarb. haben nach

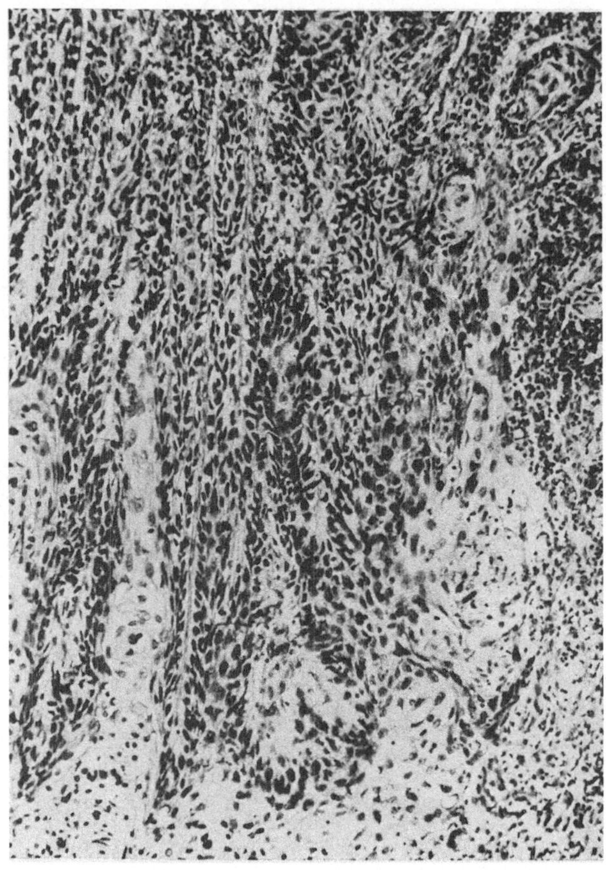

Abb. 51b

Aussonderung ihrer 17 Bowen-Fälle unter 133 üblichen Vulvacarcinomen in 18% der oberflächlichen Randbezirken abnorme Zellformationen oder Kernteilungsfiguren beschrieben und dargestellt, die sie als in-situ-Stadien des spinocellulären Carcinoms auffassen, ohne jedoch hierfür den Beweis einer präexistenten, der Malignität vorausgehenden Läsion erbringen zu können. Auch wir haben derartige Zellformationen an der Oberfläche oder in der Nachbarschaft echter Hornkrebse der Vulva nicht selten gefunden, halten aber eine sekundäre Atypie durch Induktion vom Tumor her für wahrscheinlicher, zumal der eigentliche Zellaufbau des Plattenepithelbelags unter Einschluß der Malpighizone kaum gestört scheint. Grundsätzlich findet sich — wie aus den Frühfällen ersichtlich — bei den Vulvamalignomen plattenepithelialer Herkunft weit häufiger als bei den entsprechenden Cervixmalignomen die Tendenz zur primären Invasion in die Tiefe des Bindegewebes unter Vernachlässigung des Ersatzes des Deckepithels durch Carcinomzellen. Diese Tendenz erklärt zugleich die prognostisch wesentlich schlechtere Situation der Vulvakrebse, die bereits an den Fällen mit eben beginnender Tiefeninfiltration nachweisbar ist. In Übereinstimmung mit den seltenen Mitteilungen im Schrifttum ist es uns an unserem 35jährigen Gesamtmaterial trotz Verbesserung der Suchmethoden und besonderer Beachtung der Oberflächenbefunde in den letzten Jahren durch vermehrte Biopsien aus sämtlichen makroskopisch verdächtigen Bezirken bis 1957 nur insgesamt 6mal gelungen, eine als Morbus Bowen angesprochene echte intraepitheliale Präcancerose (im engeren Sinn) zu entdecken. Seither haben wir 6 weitere Fälle unseres Homburger Materials erfaßt und deren prozentualen Anteil an der Gesamtzahl der Vulvacarcinome auf etwa 8% verbessert. Aus diesen Ergebnissen und den überwiegenden Mitteilungen der Literatur folgt, daß das Vulvacarcinom im Gegensatz zu dem so häufig biphasisch wachsenden Cervixcarcinom offenbar eine zumeist monophasische Entwicklung aufweist und damit ein „Drama in einem Akt" (nach FEYRTER, 1955) darstellt. Erst die Zukunft wird lehren, ob sich die erhöhten Zahlenangaben für carcinomatöse Oberflächenbefunde an der Vulva von COLLINS u. Mitarb. verallgemeinern lassen.

An den histologischen Bildern des Morbus Bowen konnte ich nachweisen, daß der basocelluläre und der spinocelluläre Typ sich nicht immer scharf gegeneinander abgrenzen läßt, daß vielmehr Übergangsformen möglich sind und beide Zelltypen nebeneinander angetroffen werden. Im gleichen Sinn lassen sich Übergänge von scheinbar einheitlich basalzelligen invasiven Carcinomen in ausreifende bzw. Hornperlenformationen nachweisen. Auch ein Nebeneinander von typischem Bowen-Carcinom und spinocellulärem Carcinom der Vulva habe ich gleichzeitig bei einer Patientin beobachten können, ebenso wie bei einer weiteren ein spinocelluläres Vulvacarcinom als Rezidiv eines histologisch gesicherten, behandelten Morbus Bowen! Es scheint nicht zweifelhaft, daß Bowen-Carcinome ihr ihnen eigentümliches Erscheinungsbild auch in den Metastasen aufweisen können. Doch wird vielleicht den "clumping cells" und "corps ronds" in diesem Zusammenhang eine größere Bedeutung zugemessen, als ihnen tatsächlich zukommt. Wenn man die Vulva entwicklungsgeschichtlich als Ort des Zusammentreffens zweier verschiedener Plattenepitheltypen betrachtet, so erscheinen Epithelversprengungen durchaus verständlich, die sich bei einer späteren Tumorbildung gegenseitig überwuchern und eine ursprüngliche histologische Erscheinungsform grundlegend verändern können. Nach diesen Überlegungen wäre grundsätzlich nichts dagegen einzuwenden, für einen Teil der spinocellulären Vulvacarcinome der Vulva auch einen Morbus Bowen basocellulare oder spinocellulare als Frühstadium anzuerkennen. Als Einzelmitteilung (BURDICK u. WARNER, 1964) wird sogar das gleichzeitige Auftreten von Morbus Bowen und Morbus Paget der Vulva erwähnt.

In unserem Material findet sich ein basalzelliges Carcinom einer 74jährigen Patientin, das makroskopisch die hintere Commissur, die rechte kleine und linke große Labie betraf. Die Leistendrüsen waren frei. Histologisch (Abb. 52a, b) erkennt man in die oberflächlichen carcinomatösen Zellagen eingestreute auffallend helle Zellen mit randständigem Kern und Vacuolenbildung wie beim Morbus Paget. Der Fall ist nicht vollständig geklärt, da Spezialfärbungen nachträglich nicht mehr angewandt werden konnten. Die biologische Besonderheit des Tumors ergibt sich aus dem weiteren Verlauf. Trotz der mäßigen Strahlensensibilität dieser Carcinome wurde die Pat. durch alleinige Röntgenbestrahlung (Chauol) geheilt und lebte noch 5¹/₂ Jahre nach der Behandlung ohne Rezidiv.

Ein Auftreten embryonal versprengter Zellen vom Paget-Typ als ortsungewöhnliche Heterotopie (nach NOVAK, 1962) in die oberflächliche Epithelleiste eines Plattenepithelcarcinoms liegt offenbar im Bereich der Möglichkeit. Wir dürfen somit auf Grund der vorliegenden Befunde den Schluß ziehen, daß aus der ersten feingeweblichen Untersuchung von Frühfällen nicht immer auf den speziellen Tumortyp und seine weitere Entwicklung geschlossen werden kann. Hieraus ergibt

sich die Notwendigkeit der Auffassung des Morbus Bowen als dem einzigen faßbaren einheitlichen Vorstadium des ausgedehnten Vulvacarcinoms, sei es in der
basocellulären oder spinocellulären Form. Die Suche nach einem weiteren intra-

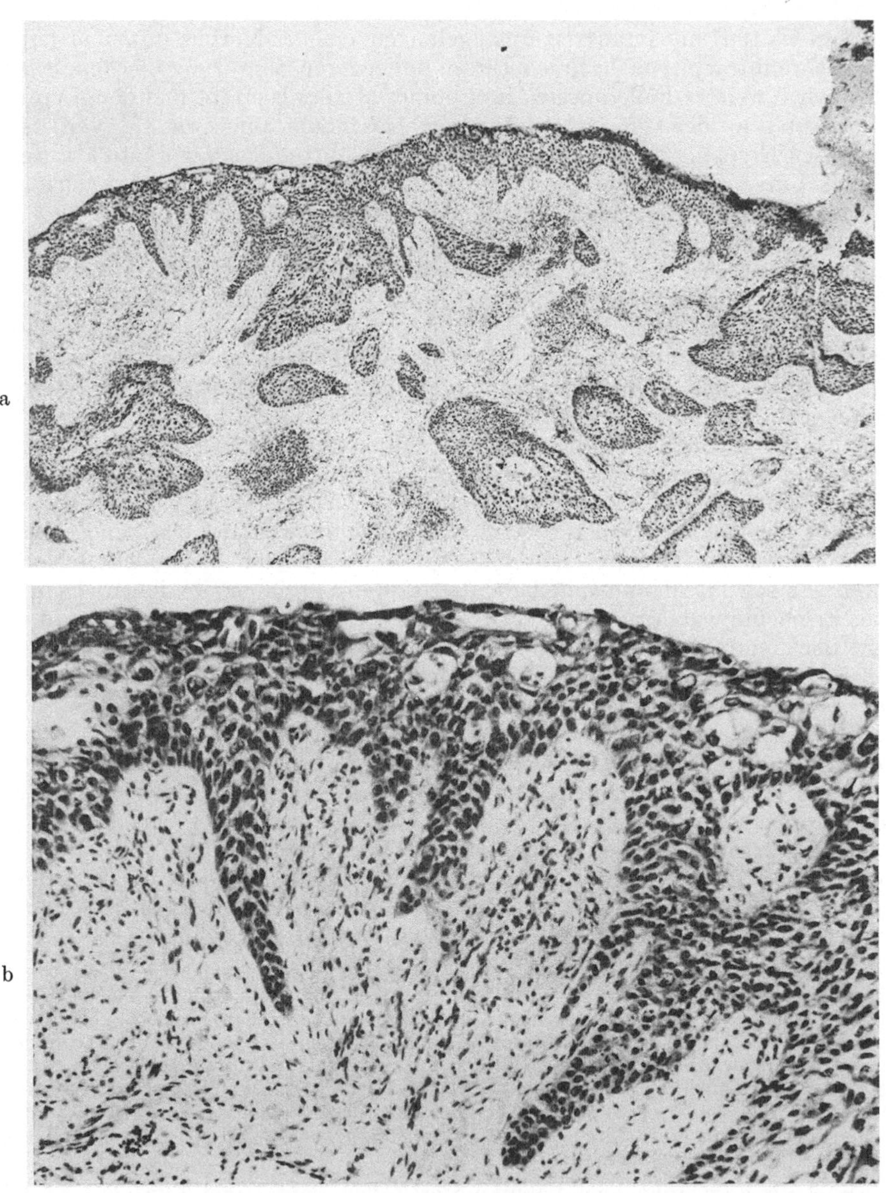

Abb. 52a. Basalzelliges Carcinom einer 74jährigen Patientin, das makroskopisch die hintere
Commissur, die rechte kleine und linke große Labie betraf. Die Leistendrüsen waren frei.
(Vergr. etwa 22,5fach). b bei etwa 90facher Vergr. Man erkennt in den oberflächlichen, carcinomatösen Zellagen eingelagerte, auffallend helle Zellen mit randständigen Kernen und
Vacuolenbildung wie beim Morbus Paget. Der Fall ist nicht vollständig geklärt. Die Patientin
wurde durch alleinige Röntgenbestrahlung geheilt und lebte noch 5¹/₂ Jahre nach der Behandlung ohne Rezidiv

epithelialen Vorstadium des invasiven spinocellulären (ordinären) Vulvacarcinoms hat bisher zu keinem eindeutigen Ergebnis geführt. Der Morbus Paget dagegen wird in seiner Sonderstellung durch diese Ausführungen nicht berührt.

5. Histologie und Besonderheiten des ausgedehnten Vulvacarcinoms

Bei der Betrachtung ausgedehnter Vulvacarcinome des ordinären (spinocellulären) Typs erlebt man nicht selten eine auffällige Diskrepanz zwischen der hoch-

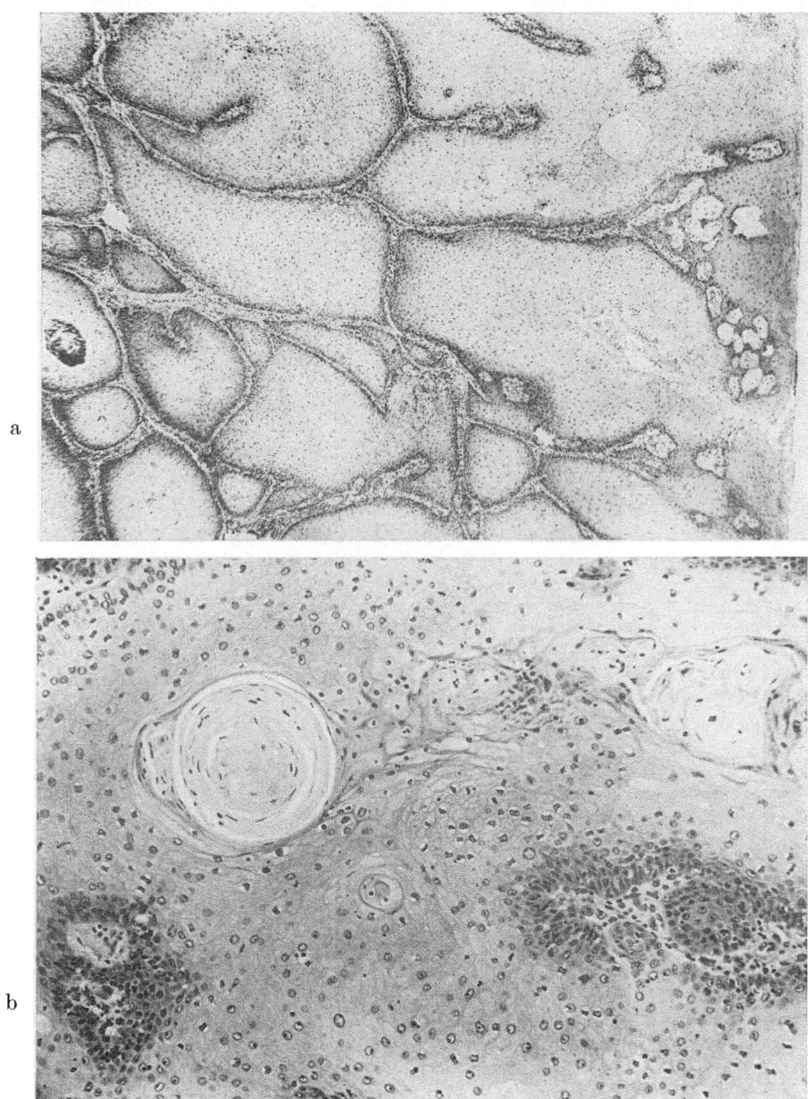

Abb. 53a. Umschriebener, papillomatöser Hornkrebs, auf die linke kleine Labie einer 52jährigen Frau beschränkt, ohne Leistendrüsenbeteiligung. Auch in der Tiefe des Tumors keine entdifferenzierten Zellen. Lediglich 2—3reihige basale Epithelschichten. Atypien der Verhornung allein an einzelnen ungewöhnlichen Hornperlenbildungen im Zentrum der Zapfen kenntlich. Trotz primärer radikaler Vulvektomie vier Rezidive. Die Patientin verstarb 9 Jahre nach der ersten Behandlung an den Metastasen ihres Vulvacarcinoms. b Bei 90facher Vergr.

differenzierten, die natürliche Ausreifung und Verhornung täuschend imitierenden
Plasterepithelformation und dem, wenn auch über Jahre andauernden trotz radikaler therapeutischer Maßnahmen malignen Verlauf. Der Anteil der agressiver an-
mutenden, weil geringer differenzierten oder basalzelligen Epithelformen wechselt
von Fall zu Fall, kann aber auch gelegentlich trotz genauester Untersuchung des
ganzen Tumormaterials vollkommen vermißt werden. Deshalb hat die eingangs
erwähnte Feststellung v. Albertinis (1955), daß die Malignität sicher nicht in den
Differenzierungsvorgängen verankert sei, für einzelne Fälle von Vulvakrebsen
offenbar keine absolute Gültigkeit, obgleich sie für die große Mehrzahl durchaus
zutreffend scheint.

Wir hatten Gelegenheit, uns unter den 113 Fällen überwiegend spinocellulärer Carcinome
von dieser Tatsache zu überzeugen. So bestand ein umschriebener papillomatöser Hornkrebs
einer 52jährigen Frau, der lediglich die linke kleine Labie ohne Leistendrüsenbeteiligung einnahm, auch in der Tiefe an der Basis des Tumors aus breiten, ausreifenden und verhornenden
Plattenepithelkolben, die nur nach Art des normalen Plattenepithels basal eine 2- bis höchstens

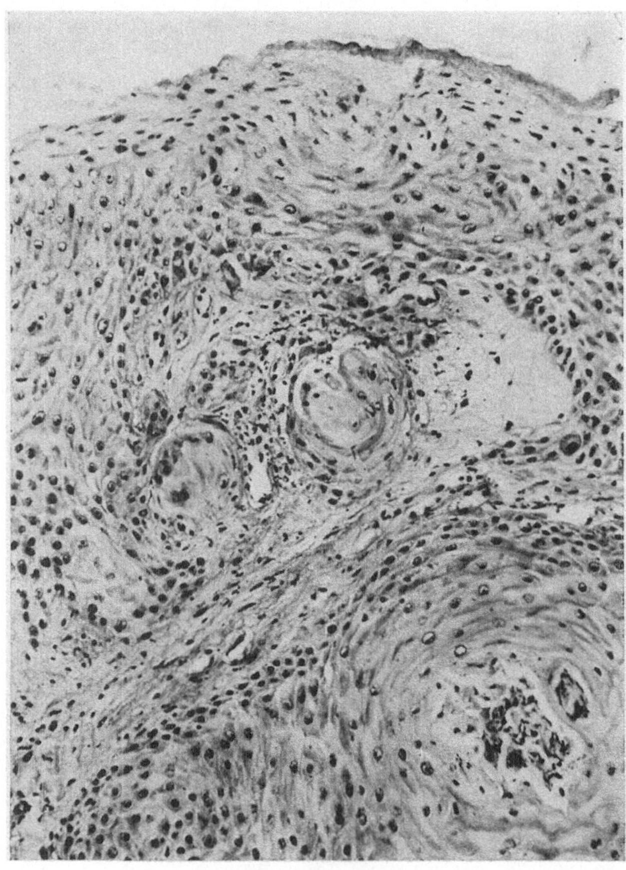

Abb. 54a

Abb. 54a u. b. Exophytischer, papillomatöser Hornkrebs auf der rechten kleinen Labie und
der hinteren Commissur einer 51jährigen Patientin ohne Lymphknotenbeteiligung. Die Ausreifung und Verhornung des Tumors erscheint hier deutlich atypischer als im Fall der Abb. 53.
a Teil von der Oberfläche des Tumors (Vergr. etwa 90fach). b Ausschnitt von der Basis.
Basalzellige Formationen mit z. T. eigenartiger, girlandenförmiger Struktur (Vergr. etwa
90fach)

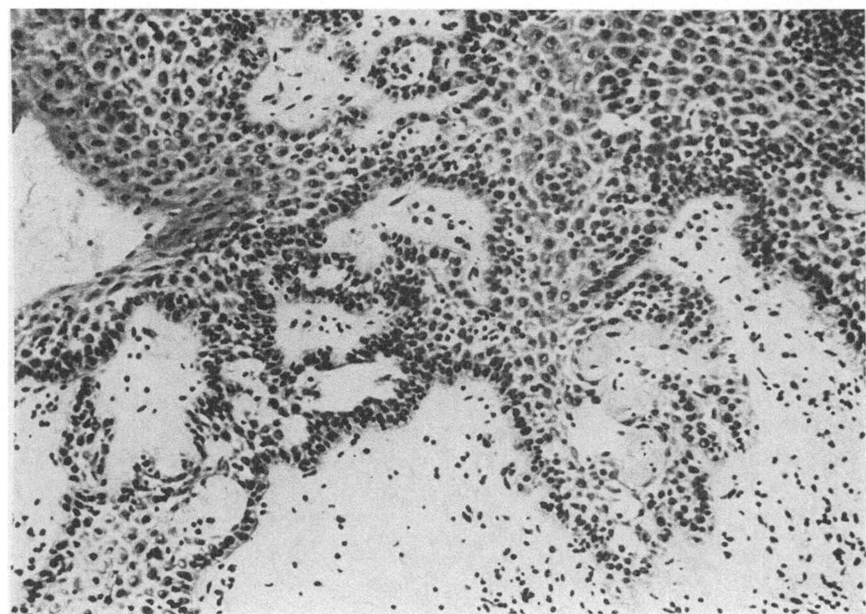

Abb. 54b

3 reihige Keimschicht aufwiesen. Atypien der Verhornung waren allein an einzelnen ungewöhnlichen Hornperlenbildungen im Zentrum der Kolben kenntlich (Abb. 53a, b). Trotz primär radikaler Vulvektomie erlitt die Patientin 4 Rezidive. Sie verstarb 9 Jahre nach der ersten Behandlung an den Metastasen ihres Vulvacarcinoms.

Dies war kein Einzelfall, doch mag in 2 gleichartigen Fällen die mangelnde Strahlensensibilität bei dem inkurablen Verlauf den Ausschlag gegeben haben. In einem weiteren Fall einer 51 jährigen Patientin saß ein exophytischer, papillomatöser Hornkrebs auf der rechten kleinen Labie und der hinteren Commissur, gleichfalls ohne Lymphknotenbeteiligung. Die Ausreifung und Verhornung des Tumors erscheint hier deutlich atypischer als im erstgenannten Fall. Zudem zeigt die Basis an einzelnen Partien basalzellige Formationen mit z. T. eigenartiger girlandenförmiger Struktur (Abb. 54a, b). Die Therapie bestand in typischer Strahlenbehandlung mit voller Röntgendosis (Chaoul). Dennoch erlitt die Patientin 2 Rezidive und verstarb insgesamt 4 Jahre nach der ersten Klinikaufnahme.

Eine Sonderform des papillomatösen Wachstums zeigte ein spinocelluläres Clitoriscarcinom unseres Materials. Clitoriscarcinome gelten auch nach dem Schrifttum (Rentschler, 1929; Paracchi, 1942 u. a.) als außergewöhnlich bösartig, weil sie frühzeitig und meist mit beidseitigen Metastasen der Leistenlymphknoten einhergehen, auch schnell in die Tiefe des Beckens einwachsen und häufig Fernmetastasen bilden.

In unserem Fall bestand ein exophytisches Carcinom der Clitoris einer 76 jährigen Patientin mit Beteiligung beider großer Labien. Anamnestisch war lediglich seit $^3/_4$ Jahren Pruritus bemerkt worden. Es erfolgte eine ausgiebige Elektroexcision und Röntgennachbestrahlung. Histologisch (Abb. 55a, b) sieht man eine eigenartige, in dieser Form ungewöhnliche Papillenbildung im Bereich der Tumoroberfläche mit starker Verhornungstendenz, während die Tiefe des bindegewebigen Anteils der exophytischen Wucherung von netzförmigen, teilweise basocellulären Epithelformationen ausgefüllt wird. Die Tumorbasis bestand aus einem typischen, tief infiltrierenden spinocellulären Carcinom. Die Patientin verstarb bereits 15 Monate später an ausgedehnter Metastasierung, nachdem zuvor noch Leistenrezidive erfolglos einer Strahlenbehandlung unterzogen worden waren.

Bei einer weiteren 74 jährigen Patientin mit oberflächlich verhornendem spinocellulären Carcinom der rechten großen Labie ohne nachweisbare Metastasen fand sich in der Tiefe des

44*

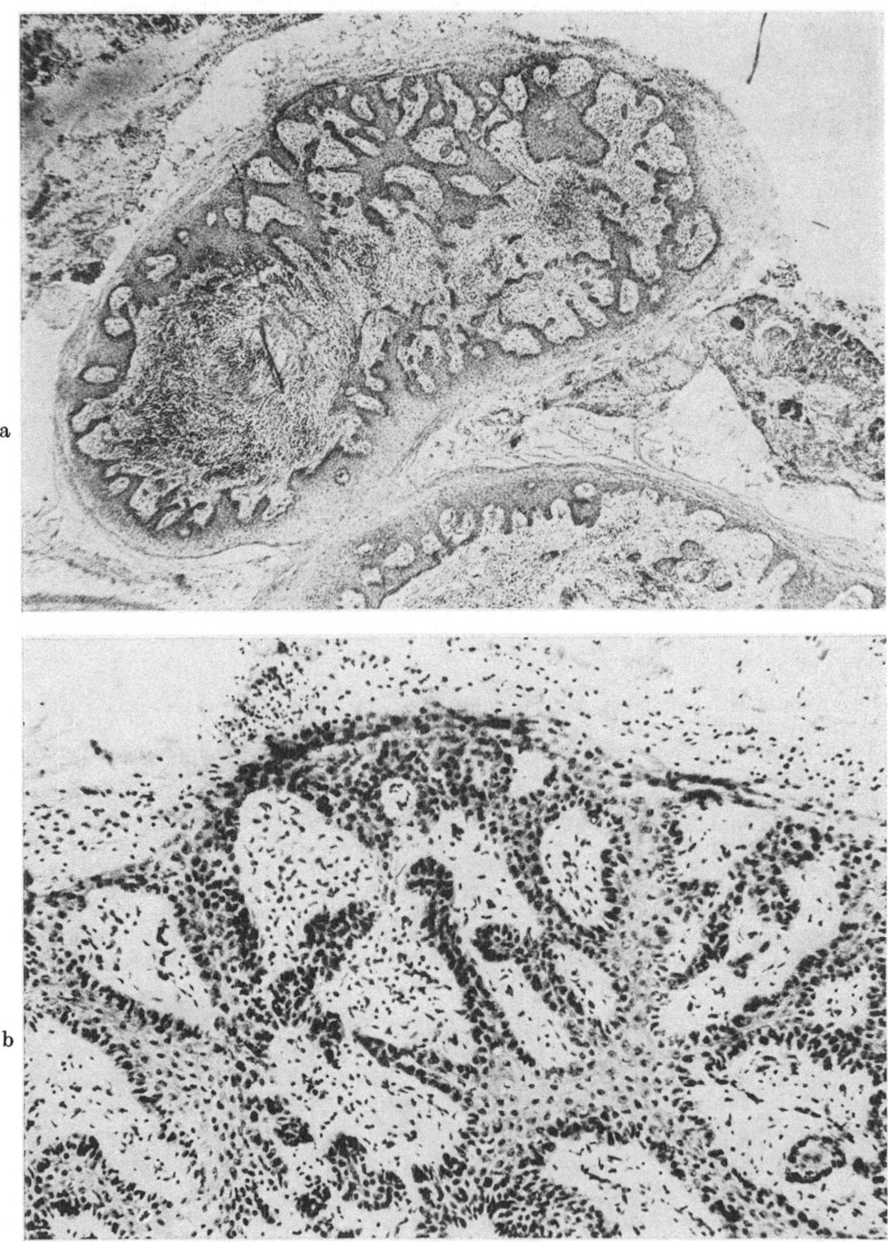

Abb. 55 a u. b. Exophytisches Carcinom der Clitoris einer 76 jährigen Patientin mit Beteiligung beider großen Labien. Ungewöhnliche Papillenbildung im Bereich der Tumoroberfläche mit starker Verhornungstendenz. In der Tiefe des bindegewebigen Anteils der Wucherung netzförmige, teils basocelluläre Epithelformationen. Die Tumorbasis bestand aus einem typischen, tief infiltrierenden spinocellulären Carcinom. Die Patientin verstarb bereits 15 Monate später an ausgedehnter Metastasierung, nachdem zuvor noch Leistenrezidive erfolglos einer Strahlenbehandlung unterzogen worden waren. a Vergr. etwa 22,5fach, b Vergr. etwa 90fach

Bindegewebes basalzelliges Tumorwachstum in Einzelzellen und scirrhusähnlichen Formationen (Abb. 56). Es bestand starke entzündliche Reaktion (host response) der Umgebung. Die Patientin verstarb 6 Jahre nach der Operation an Metastasen.

Im letzten Fall der spinocellulären Gruppe kam eine 39jährige Frau zur Klinikaufnahme mit einem insgesamt fast pflaumengroßen Tumor beider kleiner Labien, der mit leukoplakischen Borken bedeckt war, sowie Leistendrüsenmetastasen (Abb. 57a, b). Anamnestisch

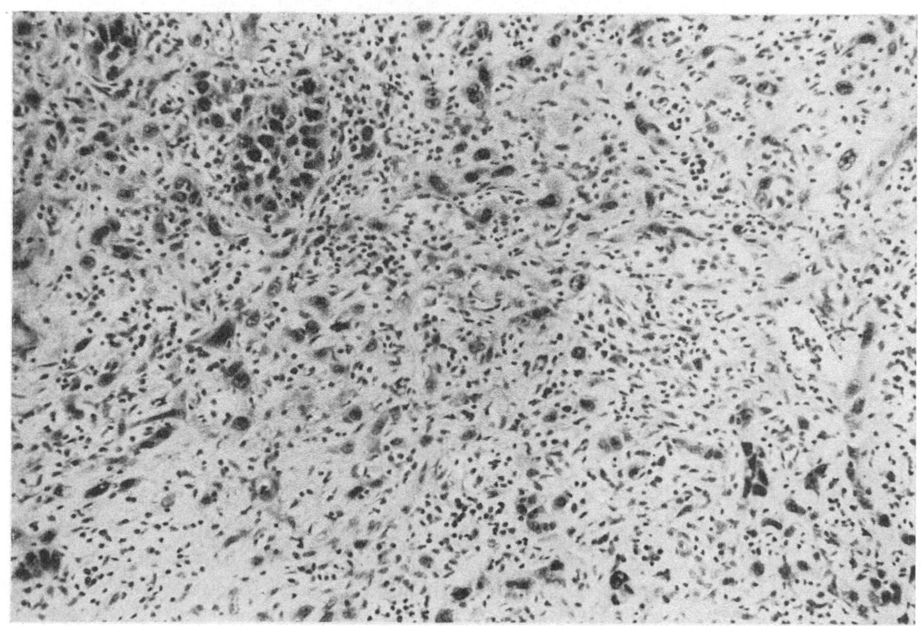

Abb. 56. Oberflächlich verhornendes spinocelluläres Carcinom der rechten großen Labie einer 74jährigen Patientin ohne nachweisbare Metastasen. In der Tiefe des Bindegewebes basalzelliges Tumorwachstum in Einzelzellen und scirrhusähnlichen Formationen. Die Patientin verstarb 6 Jahre nach der Radikaloperation an Metastasen

bestand lediglich seit 1 Jahr Pruritus. Es wurde die radikale Vulvektomie und Röntgennachbestrahlung durchgeführt. Histologisch fand sich ein typischer Hornkrebs mit starker Atypie die oberflächlichen, breiten Hornlamellen. Es erfolgten 2 lokale Rezidive nach je 3 und 4 Jahren, wobei sich unter der weiteren Strahlenbehandlung zunehmend eine starre Infiltration des gesamten restlichen Vulvabereiches nach Art der Elephantiasis ausbildete (Abb. 57c). Die Patientin verstarb an ihrem Carcinom, insgesamt 8 Jahre nach Behandlungsbeginn.

Auch in den 33 Fällen *basalzelliger Plattenepithelcarcinome* der vorliegenden Kasuistik war nicht selten an umschriebenen Tumorpartien Ausreifungstendenz bis zur Verhornung erkennbar, die jedoch nicht zu einer Änderung der ursprünglichen Diagnose veranlaßt hat. Die Grundtendenz der basalzelligen (nicht basaliomartigen) Plattenepithelstruktur dieser Geschwülste war immer unverkennbar.

So zeigte ein noch relativ oberflächliches Clitoriscarcinom einer 72jährigen Frau den typischen, offenbar von der Oberfläche bis in den tiefsten Invasionsbereich netzförmig in schmalen Zellsträngen wachsenden, unreifen Plattenepithelcharakter, der, lediglich in einem kleinsten Bereich der Tiefe, plötzlich spinocelluläre Differenzierung aufwies. Der Tumor wurde nur lokal excidiert, die Patientin verstarb 1 Jahr später an Metastasen.

Ein weiteres basalzelliges Plattenepithelcarcinom einer 66jährigen Patientin, das von der hinteren Commissur auf den Damm und die Perianalregion überging, ließ gleichfalls erst in der Tiefe umschriebene Ausdifferenzierung und vereinzelt Hornperlenbildung erkennen (Abb. 58a, b). *Das histologische Bild weist an der Oberfläche des Tumors einen unreifzelligen Belag auf, der durchaus mit den früher beschriebenen Fällen von Morbus Bowen basocellulare vergleichbar ist.*

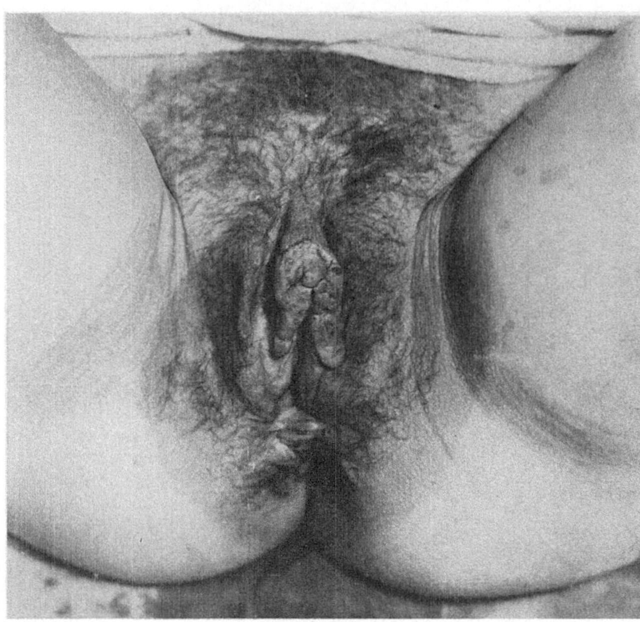

Abb. 57a

Abb. 57a—c. Pflaumengroßes Carcinom beider kleinen Labien, das mit leukoplakischen Borken bedeckt war, sowie mit Leistendrüsenmetastasen bei einer 39jährigen Frau. Radikale Vulvektomie und Röntgennachbestrahlung. a Makroskop. Befund. b Histologisches Übersichtsbild. c Makroskopischer Befund nach Strahlenbehandlung von zwei lokalen Rezidiven nach je 3 und 4 Jahren. Zunehmende starre Infiltration des gesamten restlichen Vulvabereiches mit Ausbildung einer Elephantiasis. Die Patientin verstarb an ihrem Carcinom 8 Jahre nach Behandlungsbeginn

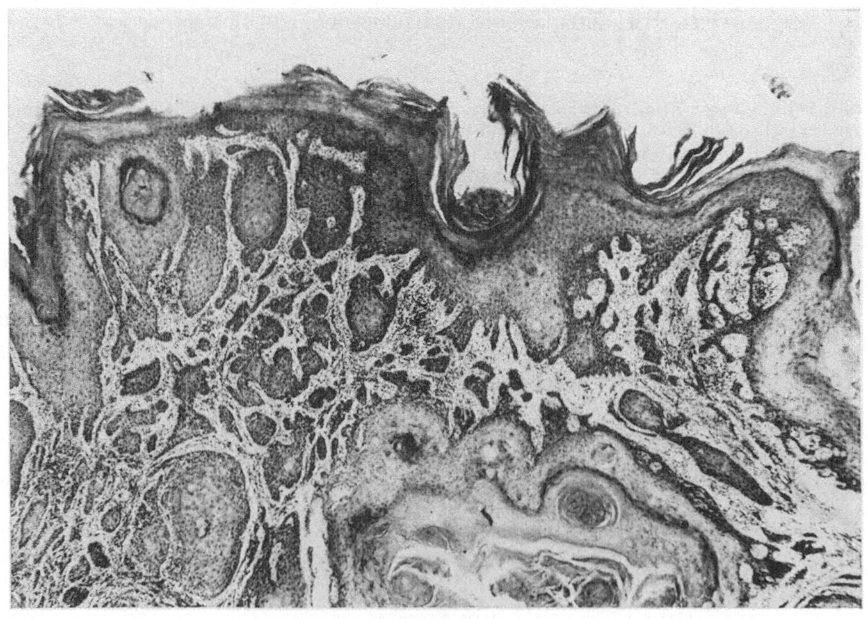

Abb. 57b

*Er stellt, wie aus den Mikrofotogrammen ersichtlich ist, ein Bindeglied des Morbus Bowen baso-
cellulare zum spinocellulären Carcinom dar.* Die Möglichkeit eines biphasischen Wachstums
scheint somit auch bei diesem Tumortyp bestätigt. Die Patientin wurde aus klinischen Gründen
nur einer Strahlenbehandlung (CHAUOL) unterzogen. Sie verstarb 8 Monate später an einer
Pneumonie, nachdem bei ihr wegen Progredienz des Tumorwachstums ein Anus praeter angelegt werden mußte.

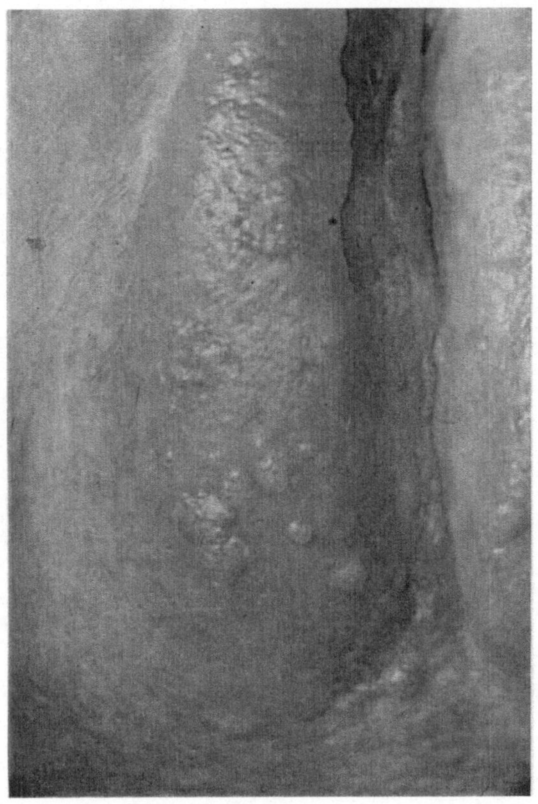

Abb. 57 c

Die offenbar anamnestische Bedeutungslosigkeit der Leukoplakie zeigt letztlich der Fall
eines primär invasiven, basalzelligen Plattenepithelcarcinoms einer 49jährigen Frau, das gut
umschrieben die linke große Labie einnahm und zunächst durch Elektroexcision vollständig
entfernt schien. Histologisch (Abb. 59a, b) sieht man die unter der atrophischen, mit Hornlamellen belegten Vulvahaut von der basalen Zellschicht in schmalen Strängen in die Tiefe
einwachsende unreife Plattenepithelzapfen und zugleich eine außergewöhnlich starke entzündliche Reaktion des Bindegewebes. Ein echter carcinomatöser Oberflächenbelag in der
früher beschriebenen Form war nirgends festzustellen. Es besteht vielmehr der Eindruck, daß
das atrophisch gewordene Deckepithel einschl. des leukoplakischen Belages durch die eigentliche Tumorproliferation von seiner früheren Verbindung zur Bindegewebsunterlage abgehoben bzw. abgestoßen wird. Bei der Patientin stellten sich insgesamt 3 Rezidive nach je 3, 6 und
4 Jahren ein, beim 2. Rezidiv zugleich mit Metastasierung der Leistenlymphknoten. Die
Behandlung erfolgte immer chirurgisch. Histologisch veränderte sich der Tumor durch Ausdifferenzierung zum spinocellulären Carcinom. Die Patientin verstarb insgesamt *13 Jahre nach
Behandlungsbeginn* an ihrem Carcinom.

In Parallele zum Morbus Bowen zeigen sich auch beim invasiven Vulvacarcinom unter dem Bild der Leukoplakie ganz unterschiedliche histologische
Befunde. Im Einzelfall mag es allerdings schwierig erscheinen, den Hornbelag als

ein Produkt der nicht carcinomatösen, durch äußere Noxen oder Kraurosis veränderten Vulvahaut mit sekundärem Carcinombefall oder als primäres Substrat
des Carcinoms selber zu definieren.

Die häufig mit leukoplakischen Belägen kombinierte Kraurosis vulvae zeigte
in einem Fall unseres Materials unter der beginnenden Carcinomentwicklung ein
gänzlich anderes Bild.

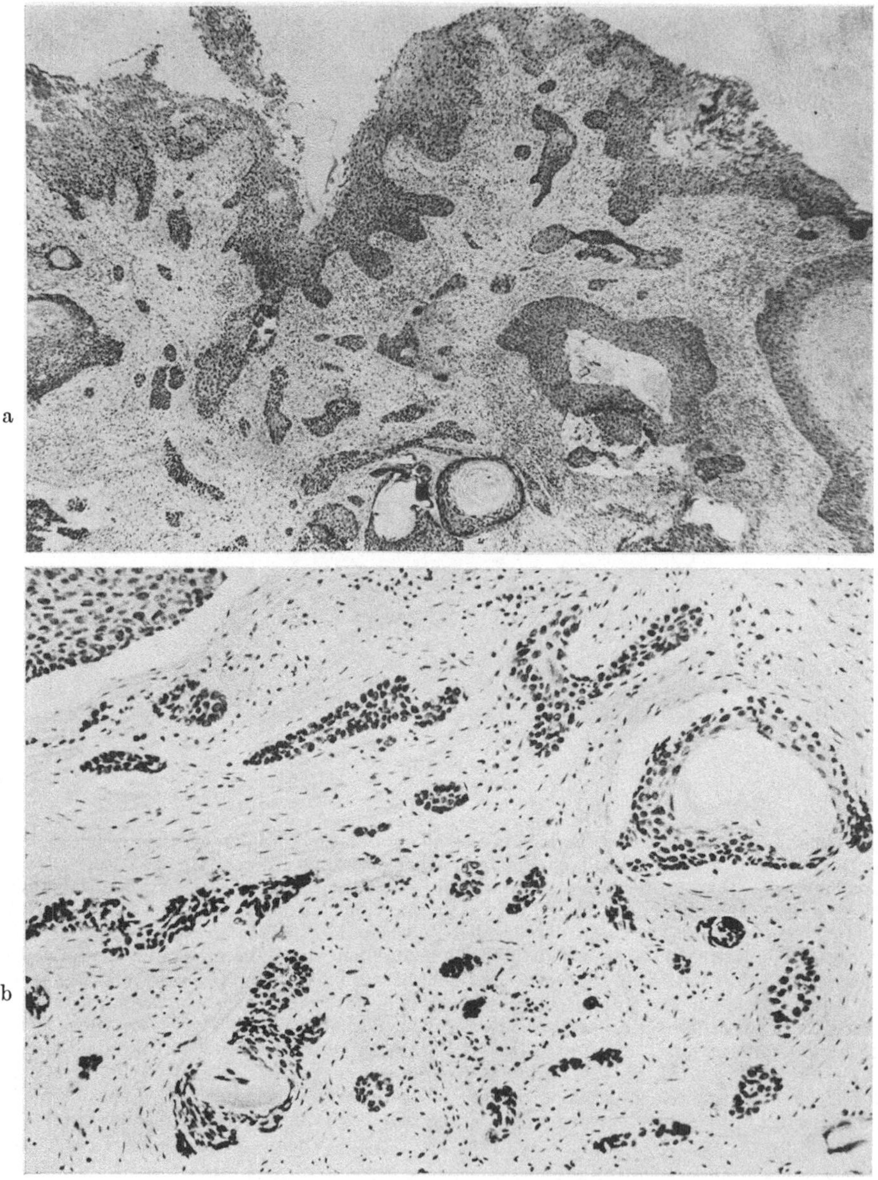

Abb. 58a u. b. Basalzelliges Plattenepithelcarcinom einer 66jährigen Patientin, das von der
hinteren Commissur auf den Damm und die Perianalregion überging. In der Tiefe umschriebene
Ausdifferenzierung und vereinzelt Hornperlenbildung

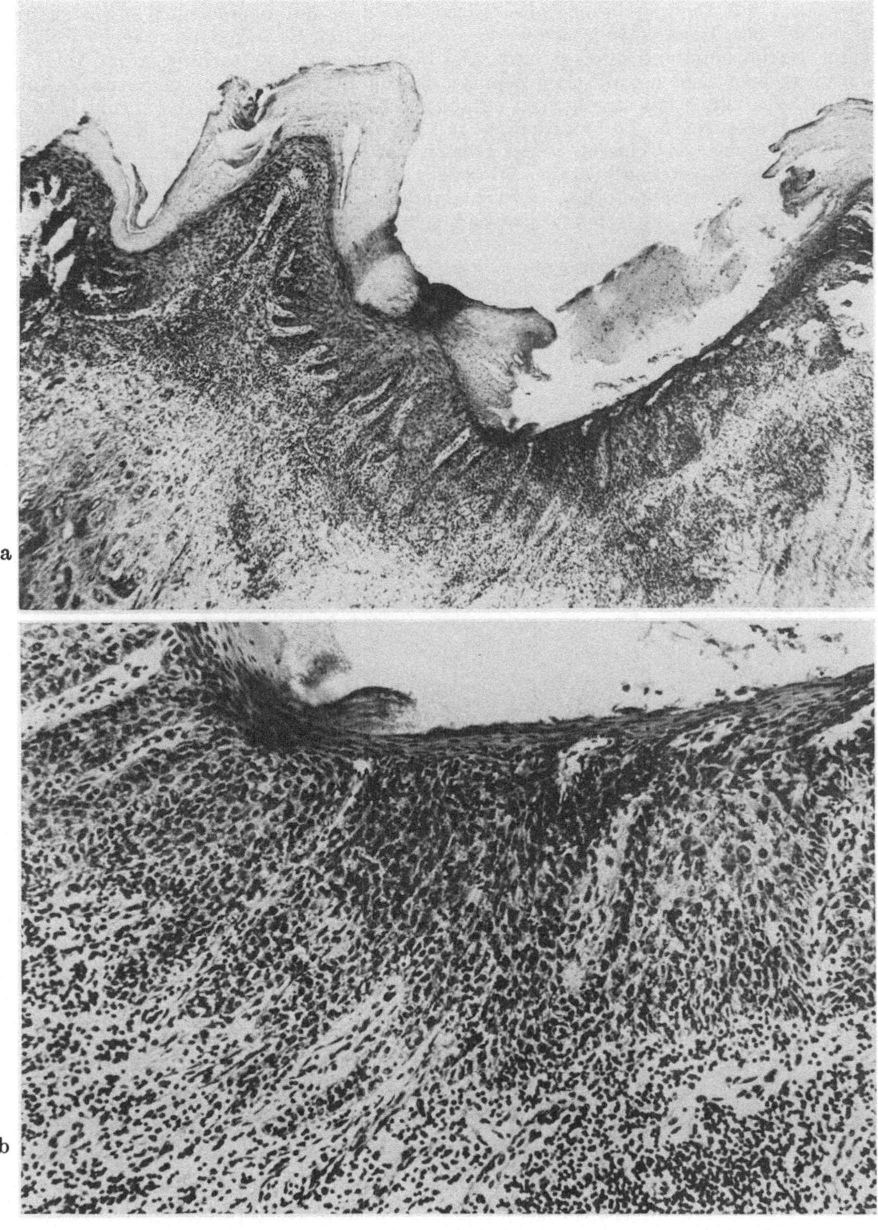

Abb. 59a u. b. Unter einer Leukoplakie der linken großen Labie primär invasives, basalzelliges Plattenepithelcarcinom einer 49jährigen Frau. In schmalen Strängen in die Tiefe einwachsende, unreife Plattenepithelzapfen, zugleich mit außergewöhnlich starker entzündlicher Reaktion des Bindegewebes. Insgesamt 3 Rezidive trotz ausgedehnter chirurgischer Behandlung. Später Ausdifferenzierung des Tumors zum spinocellulären Carcinom. Die Patientin verstarb insgesamt *13 Jahre* nach Behandlungsbeginn am Carcinom. a Vergr. etwa 22,5fach, b Vergr. etwa 90fach

Bei einer 72jährigen Frau mit ausgesprochener Kraurosis, weißlicher Verfärbung der großen und Atrophie der kleinen Labien fand sich an der Innenseite der linken großen Labie ein längliches, gut fünfmarkstückgroßes Ulcus, das aber nur oberflächlich etwas induriert erschien (Abb. 60). Die Leistendrüsen waren beiderseits frei. Es wurde die einfache Vulvektomie ohne Nachbehandlung durchgeführt. Die histologische Untersuchung ergab im Ulcusbereich unter einer Zone nekrotischen Zellmaterials ein oberflächlich invasives, basocelluläres Plattenepithelcarcinom mit sehr starker, entzündlicher Stromareaktion. Bereits ein Jahr nach der Operation erschien die Patientin erneut mit einem lokalen Rezidiv zur Klinikaufnahme. Die gesamte Vulvagegend einschl. beider Leisten war diffus induriert. Histologisch war jetzt eine tiefgreifende Carcinominfiltration aus atypischen, überwiegend basocellulären Einzelzellen und schmalen Zellverbänden bei starker, bindegewebiger Stromareaktion nachweisbar. Anläßlich der Autopsie nach dem kurze Zeit später erfolgten Exitus fand sich neben dem ausgedehnten lokalen Rezidiv eine vollständige carcinomatöse Ausmauerung des ganzen kleinen Beckens mit Ureterstenosierung, Leber- und Lungenmetastasen.

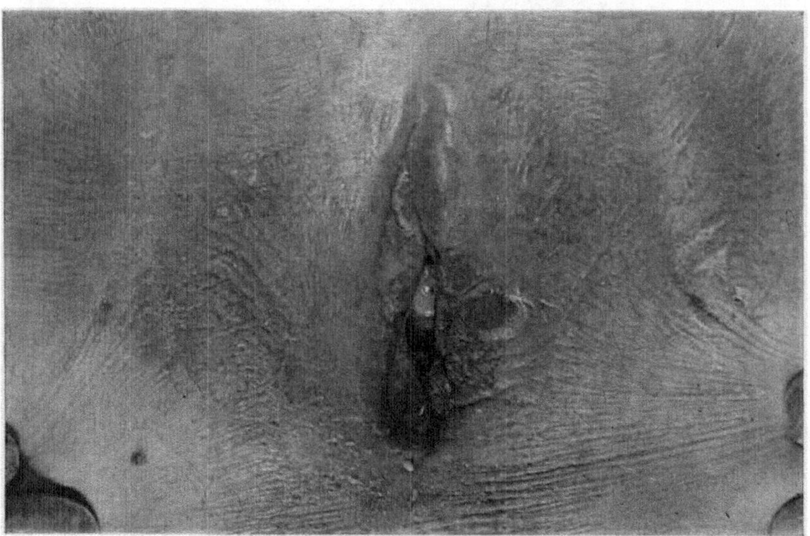

Abb. 60. Etwa fünfmarkstückgroßes, oberflächlich etwas induriertes und exulceriertes basocelluläres Plattenepithelcarcinom der linken großen Labie einer 72jährigen Frau mit ausgesprochener Kraurosis, weißlicher Verfärbung der großen und Atrophie der kleinen Labien. Leistendrüsen frei. Ein Jahr nach der radikalen Vulvektomie lokales Rezidiv. Exitus der Patientin durch vollständige carcinomatöse Ausmauerung des ganzen kleinen Beckens, Leber- und Lungenmetastasen

Über die Rolle von Kraurosis Vulvae und Leukoplakie als Vorkrankheiten des Vulvacarcinoms ist in dem entsprechenden Kapitel ausführlich referiert worden. In Übereinstimmung mit der Theorie von Huber, H., der wie auch andere Autoren das Vulvacarcinom als lokalen Reizkrebs (im Gegensatz zum Systemcarcinom aus endogener Noxe) betrachtet, haben wir an unserem Material in 58 Fällen (43%) in der Vorgeschichte chronisch entzündliche, atrophische oder hypertrophische bzw. proliferative Reizzustände des Vulvaepithels angetroffen, hierunter Pruritus und Kraurosis in 28,5%, Vulvitis und Colpitis mit Fluor in 10,2%, Lues in 4,3% (6mal). Andere entzündliche Erkrankungen wie Gonorrhoe, Condylomata acuminata, nicht carcinomatöse Ulcera etc. fanden sich nur als Einzelbeobachtungen in 4,2% der Kasuistik, echte hormonale Dysfunktion nur in 1,4%. In 3 Fällen (2,2%) konnte aus der Anamnese und dem Vulvabefund eine diabetische Vulvitis mit Carcinomentwicklung festgestellt werden. Im Schrifttum finden sich entsprechende

Mitteilungen zwischen 4,2% (Huber, 1951) und 10% (Antoine, 1965), allerdings bei geringerer Fallzahl.

In der größten mir zugänglichen Einzelstatistik von 238 Vulvacarcinomen beschreiben Green u. Mitarb. (1958) 21 Diabetespatientinnen (8,8%), unter denen nur 3 jünger als 50 Jahre waren. Viele dieser Frauen standen Jahre vor der Entstehung ihres Carcinoms wegen ihres Diabetes in ärztlicher Beobachtung, aber eine befriedigende Erklärung für dieses Zusammentreffen konnte nicht eruiert werden, zumal nur in einem Fall eine echte 7 Jahre bestehende diabetische Vulvavaginitis sichergestellt werden konnte. Dagegen war bei 16 dieser Patientinnen (76%) eine Leukoplakie der Vulva nachzuweisen. Die Autoren glauben daher und offenbar zu Recht nicht an einen echten ätiologischen Zusammenhang zwischen Diabetes und Vulvacarcinom.

In der gleichen Statistik fanden sich in prozentualer Übereinstimmung mit unseren Zahlen 10 Frauen mit positivem serologischen Luestest und keine Fälle von Lymphogranuloma venereum. Diese übereinstimmenden Befunde der überwiegend weißen Bevölkerung von Boston und Umgebung mit denjenigen von Hamburg stehen im Gegensatz zu den Mitteilungen von Collins u. Mitarb. (1951) sowie Saltzstein u. Mitarb. (1956), die insbesondere bei Farbigen eine anamnestisch signifikante Erhöhung venerischer Erkrankungen und dementsprechend einen 15—20 Jahre früheren Befall von Vulvacarcinomen als bei Patientinnen mit nichtvenerischen Anamnesen fanden. In der Postgranuloma-Gruppe Saltzsteins schienen die undifferenzierten Tumoren schneller zu wachsen, aber weniger zu Metastasen zu neigen, ein Befund, den Green zwar nach dem Tumortyp, nicht aber hinsichtlich der geringeren Metastasierung bestätigen konnte. Aus diesen an einer bestimmten Bevölkerungsgruppe erhobenen Befunden schließen die genannten Autoren jedoch, daß es sich bei den venerischen Erkrankungen offenbar um potentere Vorläufer des Vulvacarcinoms handle als die einfache Leukoplakie, die sie in 58% (137 Fällen) als sichere Begleiterscheinung des Carcinoms makroskopisch und mikroskopisch nachgewiesen haben. Auf die verwirrende Begriffsbestimmung von Leukoplakie und Kraurosis im Schrifttum wird zwar hingewiesen, am eigenen Material anamnestische oder diagnostische Besonderheiten dieser Läsionen aber ebensowenig erwähnt wie die Frage des Anteils hornbildender Carcinome an dem eigentlichen Leukoplakiebefund. Von Bedeutung erscheint immerhin die Feststellung, daß bei den jüngeren Frauen mit Lues — entsprechend der undifferenzierten Tumorform — keine Leukoplakien beobachtet werden konnten. Von Interesse sind ferner die an dem Krankengut von Green u. Mitarb. (1958) erhobenen Befunde dyshormonaler Faktoren, die an unserem Material nicht mit der gleichen Exaktheit zu eruieren waren. Es fanden sich etwas häufiger (55%) unverheiratete Frauen und Nulliparae; fernerhin fiel bei allen Fällen von Vulvacarcinom ein ungewöhnlich frühes Einsetzen der Menopause auf, die zu 16% Frauen bis zum 40. Lebensjahr, zu 48% Frauen bis zum 45. Lebensjahr betraf. Entsprechende Erhebungen über das normale Menopausealter von Frauen in USA haben bis zum 45. Jahr nur Zahlen zwischen 19% und 22,5% ergeben (Kelly u. Fluhmann). Dieser Gegensatz ist um so auffälliger, als andererseits bei Frauen mit Carcinom des Corpus uteri ein besonders spätes Einsetzen der Menopause statistisch nachweisbar ist. Er spricht an diesem großen Krankengut für das Bestehen eines dyshormonalen Faktors in der Ätiologie des primären invasiven Plattenepithelcarcinoms der Vulva. Fälle von Urethral-, Vaginal- und Drüsencarcinomen der Glandula Bartholini, Basaliome, Morbus Bowen und Morbus Paget sind in der Serie von Green nicht berücksichtigt.

In einem Fall sahen wir ein spinocelluläres, papillomatöses Plattenepithelcarcinom der Vulva und Analregion einer 69jährigen Patientin 13 Jahre nach Wertheimscher Radikaloperation eines Collumcarcinoms der Gruppe 1, bei welcher zusätzlich zur typischen Röntgennachbestrahlung mit Bauch- und Rückenfeldern ein Vulva-Damm-Feld mit insgesamt 2700 r OD verabreicht worden war. Die Patientin verstarb 17 Jahre nach der Erstbestrahlung an ihrem Vulvacarcinom, das Collumcarcinom war klinisch geheilt. Der Fall wurde — sicherlich begründet — als *Röntgencarcinom* aufgefaßt. Im Schrifttum habe ich eine vergleichbare Mitteilung nicht finden können, wahrscheinlich, weil Beobachtungen über einen so langen Zeitraum äußerst selten sind.

Vulvacarcinome sind — wie schon erwähnt — gelegentlich nach früherer Entfernung von spitzen Kondylomen aufgetreten. In der Kasuistik von GREEN u. Mitarb. (1958) finden sich 3 jüngere Frauen „in den 30er Jahren" mit ausgedehnten Condylomata acuminata und histologisch wenig differenzierten Carcinomen. 5 weitere Patientinnen mit dem gleichen Carcinomtyp zeigten begleitende senile Hyperkeratosis. Wir konnten in unserer Kasuistik 3 Fälle beobachten, in denen spitze Kondylome anamnestisch von Bedeutung schienen.

1. Eine 36jährige Patientin wurde 1956 wegen eines Vulvacarcinoms in die Klinik aufgenommen. Histologisch: Spinocelluläres Carcinom. 13 Jahre früher (1943) waren bei ihr in der Schwangerschaft Kondylome aufgetreten, die mit dem Thermokauter abgetragen wurden. 1948 erfolgte erneut Entfernung von Kondylomen. 1950 zeigte sich bei ihr eine Clitorishypertrophie mit beginnender Elephantitis vulvae. Das spätere Carcinom saß im Bereich des Dammes und der Perianalgegend. Die Patientin wurde durch Strahlenbehandlung mit dem Betatron geheilt.

2. Die 54jährige Frau kam 1955 zur Aufnahme. Sie hatte 1919 eine Gonorrhoe durchgemacht. 1932 war eine Harnröhrenkarunkel festgestellt worden. 1953 erfolgte die Elektrokauterisierung spitzer paraurethraler Kondylome. *Histologisch;* Gutartige papillomatöse Fibroepitheliome mit starker entzündlicher Infiltration. Bei der Klinikeinweisung 1955 zeigte sich ein papillomatöser Tumor, der die Umgebung der Harnröhrenmündung ergriffen hatte und auf den oberen Anteil beider kleiner Labien und auf die Clitoris überging. Auch beide Seiten des Introitus und der Beginn der vorderen Scheidenwand waren betroffen. Das innere Genitale und die Parametrien waren im übrigen frei. Die histologische Untersuchung ergab ein infiltrierend wachsendes basalzelliges Plattenepithelcarcinom mit breiter Zapfenbildung. Die Patientin erhielt eine Strahlenbehandlung und verstarb später an Suicid.

Der 3. Fall einer 79jährigen Patientin ist schon aus Altersgründen nicht typisch. In der Anamnese war eine Trichomonadenkolpitis und Kraurosis nachweisbar. 1 Jahr vorher waren in einer Dermatologischen Klinik Kondylome abgetragen worden (Abb. 61 a). *Histologisch* fand sich ein gut ausdifferenziertes papillomatöses Plattenepithel ohne den geringsten Hinweis für Malignität. Bei der Aufnahme 1955 zeigte sich ein oberflächliches Ulcus der rechten großen und kleinen Labie und verhärtete Leistenlymphknoten rechts. Die histologische Untersuchung aus dem früheren Excisionsbereich ergab ein oberflächlich invasives spinocelluläser Plattenepithelcarcinom (Abb. 61 b). Trotz des relativ oberflächlichen Wachstums des Primärtumors wurde in den Leistendrüsen Carcinombefall nachgewiesen. Die Patientin verstarb nur 6 Monate nach der Operation und Nachbestrahlung an generalisierter Carcinose.

In unserem Material fanden sich 3mal (2%) *Carcinome der Glandula Bartholini*. Immer handelte es sich um Plattenepithelcarcinome des Ausführungsganges der Drüse, in 2 Fällen um spinocelluläre Carcinome, einmal um ein basocelluläres Plattenepithelcarcinom. Primäre drüsige Carcinome wurden in diesem Bereich wie an der Vulva überhaupt in dem vorliegenden Krankengut nicht angetroffen. Der Entstehungsnachweis aus dem Ausführungsgang ist in vorgeschrittenen Fällen natürlich nicht sicher zu erbringen. Aus den zumeist als Einzelmitteilungen erschienenen Publikationen des Schrifttums konnte SCHNEIDER (1930) bis 1930 nur 37 Fälle zusammenstellen. CALANDRA u. SAMMARTINO (1959) fanden bis 1958 etwa 140 Fälle. Die von ihnen errechnete Verhältniszahl von 1 : 25 zur Gesamtzahl aller primärer maligner Vulvaneoplasmen erscheint etwas hoch, zumal die Genese auch drüsiger Carcinome nicht immer mit Sicherheit belegt werden kann (s. Fall BECKMANN, 1935 u. a.). RABSON u. MECKER (1939) stellten an einem 20jährigen New Yorker Krankengut unter 178 Erkrankungen der Bartholinischen Drüse 2 Carcinome (1,1 %) fest. Das 5.—6. Lebensjahrzehnt ist nach CALANDRA u. SAMMARTINO (1959) am häufigsten befallen, mit extremen Altersangaben zwischen 19 (JÄRNECKE, 1934) und 91 Jahren (PAPE, 1907). Unter 57 Fällen dieser Statistik waren 14 weniger als 40 Jahre alt. Gleichzeitiger doppelseitiger primärer Drüsenbefall ist

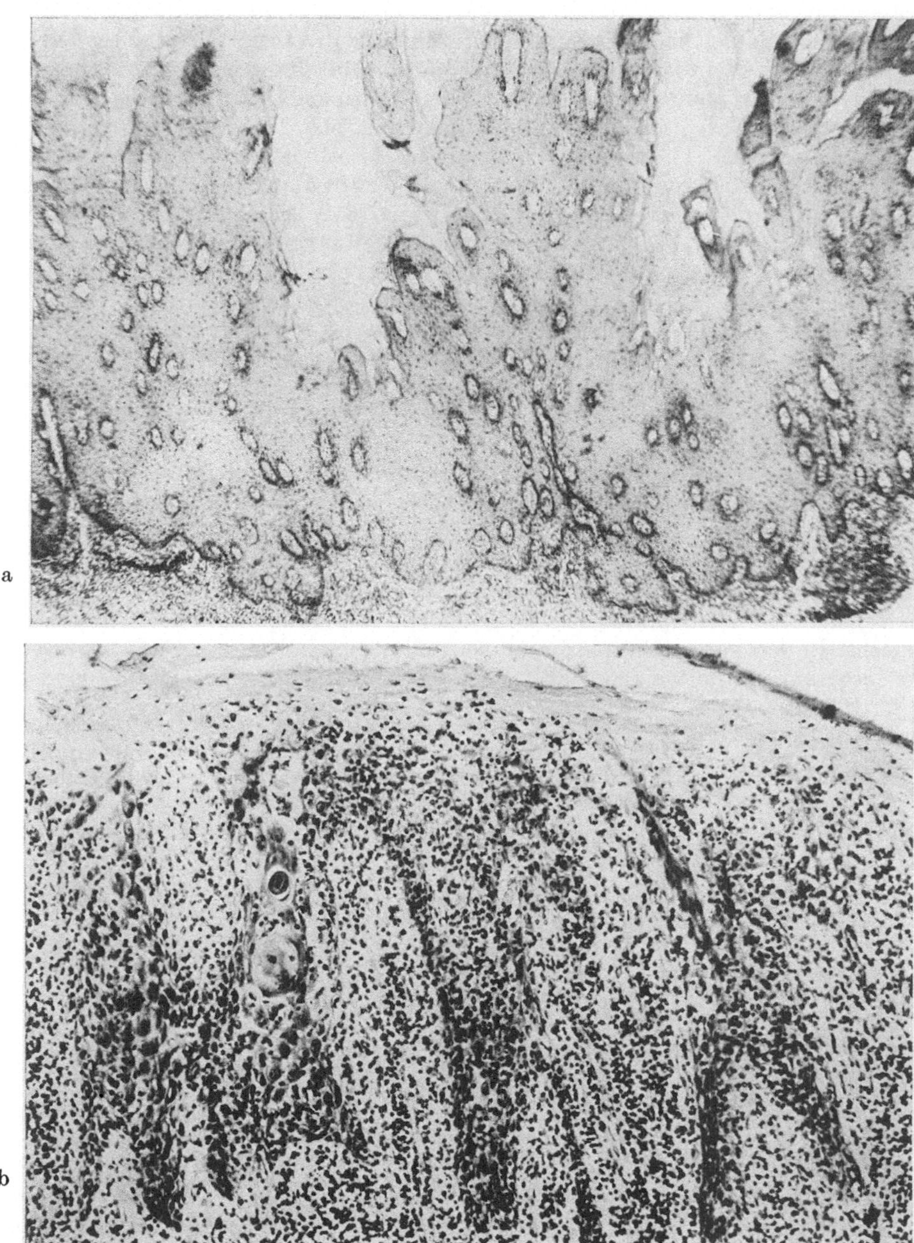

Abb. 61a. *Spitze Kondylome* nach Abtragung von der Vulva bei einer 79jährigen Patientin. Histologisch kein Hinweis auf Malignität. b Im früheren Excisionsbereich der spitzen Kondylome ein oberflächliches invasives, spinocelluläres Plattenepithelcarcinom

nirgends beschrieben. Die Größe der Geschwülste kann beträchtlich variieren. Verwechslungen mit Cysten oder Abscessen der Drüse sind im frühen Stadium ohne Ulceration immer möglich. Die endgültige Diagnostik hat nach Honan folgende Befunde zu berücksichtigen: Typischer Sitz im unteren Drittel der großen Labie, tiefe Entwicklung unterhalb der äußeren Haut, Verbindung des Tumors mit einem Drüsengang bzw. in unmittelbarer Nähe von normalem Drüsengewebe. Histologisch handelte es sich nach der Zusammenstellung Schneiders (1930) unter 37 Fällen 12mal um Adenocarcinome bei höherer Gewebsreife des Tumors, 9mal um Plattenepithelcarcinome, unter den Carcinomen geringer Differenzierung 9mal um solide medulläre Carcinome, 3mal um Cylinderzellkrebs, 2mal Adenocarcinom mit Carcinoma solidum, 1 Melanomalignom und 1 „Zottenkrebs". Schrimpf (1949) konnte später unter weiteren 25 Fällen nur 12 wegen mangelhafter histologischer Diagnosen genauer auswerten. Hierunter waren 6 Adenocarcinome, 5 Plattenepithelcarcinome und ein Carcinoma solidum. Masterson (1955) fand unter 105 Fällen in 48,6% Adenocarcinom, 45,8% Plattenepithelcarcinom, 5mal Sarkom und 1mal Melanom.

Die weitere Entwicklung und Prognose wird in der Literatur ganz unterschiedlich beurteilt. Während ein Teil der Fälle ein äußerst schnelles Wachstum aufwies (Järnecke, 1934), berichten andere Autoren (Drescher, 1951) über ein zumeist langsames Wachstumstempo. Frühere Entzündungen sind als Entstehungsfaktor nur beschränkt zu verwerten. Calandra u. Sammartino (1959) konnten unter 102 Anamnesen nur 9mal eine früher überstandene Bartholinitis feststellen. Im Fall von Schrimpf (1949) waren anamnestisch rezidivierende Abscesse der Drüse nachweisbar. Sichere Hinweise sind schon deshalb nicht möglich, weil Entzündungen und Abscesse der Glandula Bartholini seit Jahrzehnten — schon wegen der hiermit verbundenen klinischen Beschwerden — therapeutisch ganz überwiegend die vollständige Exstirpation zur Folge haben. Die Prognose scheint insgesamt schlecht. In den vorerwähnten Zusammenstellungen sind unter 117 Patientinnen nur insgesamt *10* mit einer 5jährigen Dauerheilung mitgeteilt (Masterson u. Goss, 1955).

Wir beobachteten folgende Fälle:

1. Eine 68jährige Frau mit einem im unteren Drittel der linken großen Labie tief ulcerierten pflaumengroßen Tumor, aus dem es seit ½ Jahr blutete. 2 Jahre früher war eine Scheidenplastik erfolgt. *Histologisch:* Unreifzelliges Plattenepithelcarcinom im Drüsenbereich. Trotz radikaler Vulvektomie, nach der es zu einem Totalprolaps kam, Exitus nach 4½ Jahren an Carcinomrezidiv.

2. 54jährige Patientin, die seit 4 Monaten über gelblichen Fluor klagte. Einweisungsdiagnose: Bartholinitis. Die linke Glandula Bartholini war in einen hühnereigroßen Tumor von höckriger, derber Konsistenz umgewandelt. Beide Leistendrüsen infiltriert. Inneres Genitale o. B. *Histologisch:* Spinocelluläres Carcinom im Drüsenbereich. Nach der primären Ausschälung der carcinomatösen Drüse erfolgte die Radikaloperation mit Leistendrüsenausräumung. Die Patientin verstarb an postoperativer Staphylokokkensepsis.

3. 54jährige Patientin mit einem umschriebenen, nußgroßen Tumor im unteren Drittel der linken großen Labie. Haut darüber verschieblich. Anamnese: o. B. Der Tumor wurde lediglich weit im Gesunden durch Elektroexcision entfernt. *Histologisch:* Spinocelluläres Plattenepithelcarcinom im Bereich des Ausführrungsganges in Drüsennähe. Die Patientin lebte noch 7 Jahre später ohne Rezidiv. Der Fall 3 bietet keine absolute Sicherheit, jedoch große Wahrscheinlichkeit für eine Genese des Carcinoms aus dem Drüsengang der Glandula Bartholini.

Die seltene Kombination von *Vulvacarcinom und Schwangerschaft* haben wir in unserem Krankengut nicht angetroffen. Ahumada (1954) konnte bis 1953 nur 15 Fälle der Literatur zusammenstellen, die sich weder makroskopisch noch histologisch von dem Vulvacarcinom außerhalb der Gravidität unterschieden. Von den ersten 5 Fällen, über die Shannon u. Marting (1941) berichten, starben 4 der 5 Frauen im Alter zwischen 14 und 33 Jahren im Wochenbett bis 1½ Jahre nach der Entbindung trotz Therapie am Carcinom. Nur eine Patientin, eine 19jährige Negerin, erlebte nach Vulvektomie, Sectio und anschließender Strahlenbehandlung die 5-Jahres-Grenze. Bei einer 26jährigen Frau mit radikaler Therapie und Sectio war nach 17 Monaten kein Rezidiv nachweisbar. Eine weitere Heilung einer 17jährigen Negerin mit einem melonengroßen Carcinom der großen Labie, in gleicher Weise behandelt, wurde von Russel (1940) mitgeteilt. de Bruine (1958) berichtete 1958 über eine 32jährige Patientin, mit Menarche im 13. Lebensjahr, die seit ihrem 15. Jahr wegen Pruritus vulvae mit Östrogenen und relativ hohen Dosen Röntgenbestrahlung in 3 Serien behandelt worden war. Sie kam mit einem Clitoriscarcinom (Plattenepithelcarcinom) von 4 cm Durchmesser im 4. Schwangerschaftsmonat zur Klinikaufnahme. Nach Vulvektomie einschließlich Drüsenausräumung (jedoch ohne Strahlenbehandlung) erfolgte termingerecht die Sectio. Eine weitere Schwangerschaft wurde 2 Jahre später gleichfalls durch Sectio beendet. Die Patientin lebte unter Beobachtung bis zur Publikation 4 Jahre ohne Rezidiv. Alle Autoren sind sich in der Tatsache einig, daß die Schwangerschaft selber keinen Anlaß biete, eine durch sie induzierte Beschleunigung des Tumorwachstums anzunehmen. Sie betonen aber den zumeist foudroyanten Verlauf des Tumorleidens im Wochenbett.

6. Metastasierung und Tumormultiplizität beim Vulvacarcinom

Die moderne Stadieneinteilung des Vulvacarcinoms nach seinem jeweiligen Ausbreitungsgrad ist ausführlich zur Darstellung gekommen. Sie konnte im einzelnen in den hier ausgewerteten Publikationen noch keine Berücksichtigung erfahren, obwohl die Kenntnis der primär bestehenden Metastasenfrequenz sowie des Befalls der Nachbarorgane bzw. Fernmetastasen von größter Bedeutung ist. Die tatsächliche Tumorausbreitung auf dem Lymph- oder Blutweg ist allein aus dem makroskopischen (klinischen) Befund unmöglich abzuleiten. Sie kann nur nach den bestehenden Symptomen mit einem gewissen Wahrscheinlichkeitsgrad abgeschätzt werden. Green u. Mitarb. (1958) haben unter ihrem Krankengut von 238 Patientinnen in 147 Fällen den klinischen und gleichzeitig histologischen Befund am zugehörigen lymphatischen System ermitteln können. Sie schätzen den klinischen Irrtum bei der Klassifizierung der Vulvatumoren in Grenzen zwischen 25 und 45%. Unter der Gruppe, die nach dem ersten klinischen Befund einer vollständigen, adäquaten Therapie unterzogen wurde, betrug der Prozentsatz *nicht* palpabler Lymphknoten bei dennoch vorhandenem Carcinombefall 34%, der palpablen Lymphknoten *ohne* Carcinombefall 32%. Insgesamt waren in 43% der Fälle ohne tastbare Lymphknoten Carcinomabsiedlungen vorhanden, dagegen konnte in 25% von Lymphknotenschwellungen kein Carcinom gefunden werden. Das bearbeitete Krankengut ist allerdings, da es aus zwei verschiedenen Kliniken und aus einem relativ großen Beobachtungszeitraum stammt, nicht ganz einheitlich verwertbar, zumal Fernabsiedlungen nicht erwähnt werden. In einer Mitteilung von Cassidy u. Mitarb. (1957) aus dem Arbeitskreis von Collins (1951) zeigen sich dagegen wertvolle Hinweise aus der Tatsache, daß von 47 malignen Vulvatumoren aus 10 Jahren, hierunter 80% Plattenepithelcarcinome, in 37 Fällen die vollständige, radikale Vulvektomie mit Ausräumung der femoralen, der oberflächlichen und tiefen inguinalen und hypogastrischen Lymphknoten, ferner solchen der Fossa obturatoria sowie der Iliaca externa und communis, der Bifurkation der Aorta und Vena cava erfolgt ist. Sie fanden auf diese Weise in Einzelfällen direkte Metastasen in beiden Obturatorlymphbereichen, während alle übrigen Lymphknoten frei von Carcinom waren. In Bestätigung der unsicheren Palpationsergebnisse von Green (1958) kamen sie zu folgender Definition der Beziehung der primären Tumorgröße zum Lymphknotenbefall: Wenn das primäre Vulvacarcinom nur 3 cm oder weniger als größten Durchmesser aufweist, sind regionale Lymphknotenmetastasen nur in etwa 14% zu erwarten. Bilaterale Metastasierung ist hierbei unwahrscheinlich. Bei Läsionen mit einem Durchmesser über 3 cm beträgt die Wahrscheinlichkeit der regionalen Metastasenabsiedlung 39%, unter welchen dann 56% bilateralen Sitz aufweisen. Calandra u. Sammartino (1959) haben aus einem Material von 15 Autoren mit 807 Fällen einen durchschnittlichen regionalen Lymphknotenbefall von 56% errechnet. Nur in 20% der Fälle war der Primärtumor isoliert umschrieben. Eine sichere Beziehung zwischen dem histologischen Tumortyp und der Art und Zahl der Lymphknotenmetastasen konnte bisher nicht ermittelt werden.

Ganz abgesehen von dem Befall des lymphatischen Systems spielen beim Vulvacarcinom *lokale Faktoren der Ausbreitung* eine besondere Rolle. Neben dem kontinuierlichen Wachstum werden diskontinuierliche Ausbreitung über die Lymphbahnen des Unterhautbindegewebes mit multipler Knotenbildung und gelegentlich sog. Abklatschmetastasen von einer Vulvahälfte auf die andere Seite beobachtet. Eine besondere Rolle spielt ferner die multizentrische Carcinomentstehung, die auch im Vulvabereich nachgewiesen werden kann. Ich selber konnte einmal bei einer 75jährigen Frau einen oberflächlich kontinuierlichen, ganz flachen, ekzemartigen, ausgedehnten Befund eines spinocellulären Plattenepithelcarcinoms mit Ausbreitung vom unteren Teil der Labia maiora auf den Damm, die Perianalregion und beide Gesäßbacken ohne Lymphknotenbeteiligung beobachten (Abb. 62a, b).

Ferner ist sekundäres Einwachsen von Vulvacarcinomen über die Labien in die Clitorisregion, den Urethralbereich sowie in das untere Drittel der Vagina häufig beschrieben worden. Selten werden die gesamte Vaginalwand bis zum Collum uteri, das paravesicale und rectovaginale Gewebe befallen.

Obgleich zweifellos die erste Etappe der Lymphabsiedlung im Bereich der Inguinaldrüsen zu suchen ist, kann, wie die Befunde von Cassidy u. Mitarb. (1957) zeigen, die lymphatische Ausbreitung ganz ungewöhnlich sein. Unter 37 Fällen von Collins u. Mitarb. (1951) war der Inguinalbereich 13mal, die Lymphknoten der Femoralis 2mal (Ganglion Cloquet), der Rosenmüllerschen Grube 6mal, des Foramen obturatorium 5mal, der Iliaca externa 3mal, der Iliaca interna 3mal, der Aorta und Vena cava je 1mal befallen. Die Carcinome des Vestibulum und seiner Umgebung können auch auf dem direkten Lymphweg ins kleine Becken einwachsen. Am häufigsten überschreitet das Clitoriscarcinom die Hymenalgrenze zur Vagina (Frankl, 1915), die insgesamt nur selten betroffen ist. Eine Zerstörung der Harnröhre ist hierbei ungewöhnlich, obgleich das Carcinom bis an das Orificium Urethrae externum heranreichen kann. Derartige Fälle sind von Ehrendorfer (1899) als sekundäre Urethralcarcinome bezeichnet worden. Übergang auf das Periost des Schambeins wird im vorgeschrittenen Stadium der Erkrankung beobachtet. Alle diese Metastasierungsvorgänge beim Vulvacarcinom sind bereits in Kehrers Handbuch ausführlich erwähnt. Sie wurden durch die Ergebnisse der modernen radikalchirurgischen Therapie nur bestätigt. Als Orte der Fernmetastasierung auf hämatogenem Weg kommen in Betracht: Leber, Pleura und Lungen — hier gelegentlich als miliare Aussaat — Nieren, Herzmuskel, Gehirn, Wirbelsäule und Milz (Kehrer, 1929). In einem Fall von Geipel waren Krebsherde in fast allen inneren Organen sowie in der Haut des ganzen Rumpfes in Form kleiner, subcutaner, beweglicher Knötchen vorhanden, offenbar nach Art unseres früher zitierten Hautbefundes.

Das Problem der *Tumormultiplizität* ist im Vulvagebiet besonders gut beobachtet und seit den Untersuchungen von Huber, H. (1949, 1951) um wertvolle Erkenntnisse bereichert worden. HUBER wurde anläßlich seiner Beobachtungen von etwa 4000 Carcinomen des weiblichen Genitales von der Tatsache überrascht, niemals Vulvacarcinome zusammen mit Carcinomen des Corpus uteri oder Ovarium angetroffen zu haben. Er fand unter 79 Vulvacarcinomen gleichzeitig anamnestisch oder im Laufe späterer Beobachtung folgende Carcinombildungen anderer Organe: 2 mal ein Portiocarcinom, 1 mal ein Mammacarcinom, 2 mal ein Hautcarcinom, 1 mal ein Magencarcinom und 1 mal eine Bauchfellcarcinosis unbekannter Herkunft,

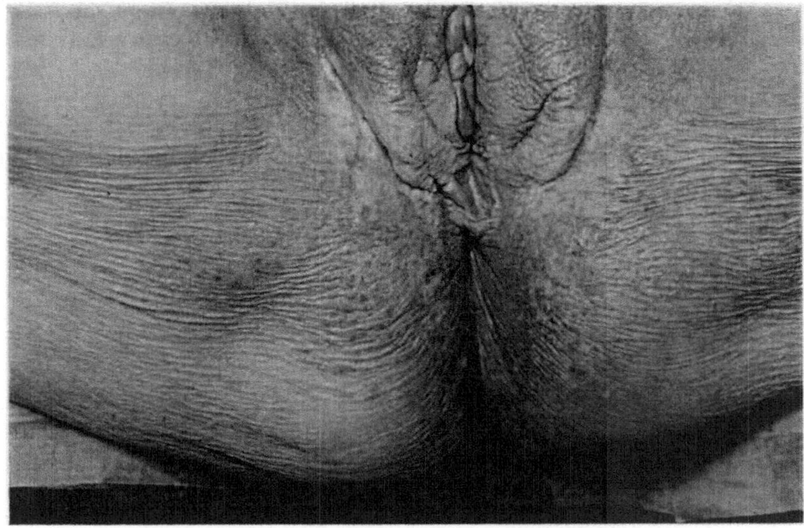

Abb. 62a

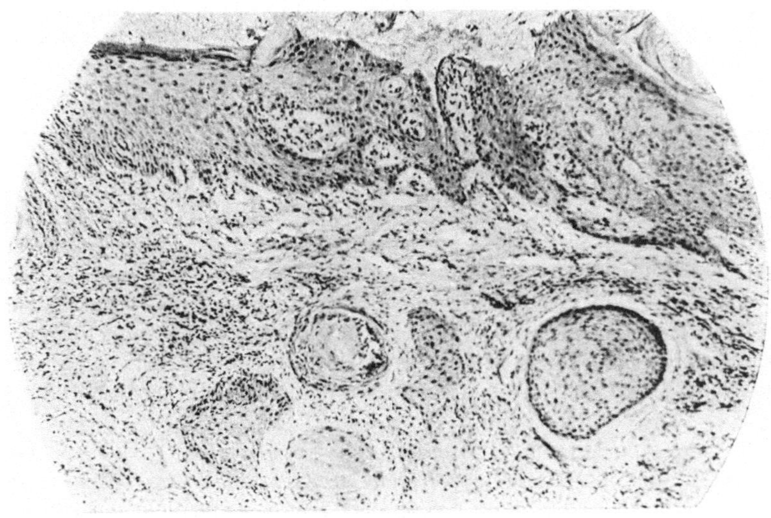

Abb. 62b

Abb. 62a u. b. Ekzemartige Ausbreitung eines spinocellulären Plattenepithelcarcinoms vom unteren Teil der Labia majora auf den Damm, die Perianalgegend und beide Gesäßbacken ohne Lymphknotenbeteiligung bei einer 75jährigen Frau. a Makroskopischer Befund, b Histologischer Befund

die durch verschiedenartige histologische Struktur als Metastasen des Vulvacarcinoms ausgeschlossen werden konnten (insgesamt 7,2% Doppelcarcinome). Der Autor führte diese Befunde als Argument für eine exogene Carcinogenese am äußeren weiblichen Genitale (lokaler Reizkrebs) auf Epithelveränderungen zurück, die als Folgezustände des Ausfalls hormonaler Einflüsse anzusehen seien. Demgegenüber bezeichnete er als sog. Systemcarcinome hormonabhängige Malignome innerer Organe wie Corpus- und Ovarialcarcinome, deren Entwicklung als Ausdruck und Folge vermehrter hormonaler Stimulation gewertet werden sollten. Huber (1952) folgert aus seinen Befunden, daß sich Vulvacarcinome und „Systemcarcinome" infolge ihrer ursächlichen Gegensätzlichkeit zumeist ausschließen und als multiple Primärtumoren niemals die wahrscheinlichkeitstheoretisch errechnete Zahl erreichen.

Aus der Fülle der Einzelbeobachtungen verdienen nur statistisch erfaßbare Ergebnisse eines größeren Materials zur Klärung dieser Frage herangezogen zu werden. In der Kasuistik von Green u. Mitarb. (1958) findet sich unter 238 Vulvacarcinomen die erstaunlich hohe Zahl von 32 Patientinnen mit Multiplizitätstumoren vor oder nach der Behandlung (13,4%). Bei einer Patientin konnten 3 voneinander unabhängige primäre Carcinome der Mamma, Cervix und Vulva festgestellt werden.

Im einzelnen wurden Zweitcarcinome wie in Tab. 11 wiedergegeben beobachtet.

Tabelle 11. (nach Green u. Mitarb.)

Tumorsitz	Anzahl
Mamma	10 (4,2%)
Endometrium	4
Cervix	3
Ovar	2
Blase	2
Haut	5
Colon und Rectum	3
Magen	2
Parotis	1
Gehirn	1

Die Autoren betonen, daß generalisierten Hauterkrankungen in ihrem Material von Vulvacarcinomen auffallend gering vorhanden waren und keinen Anlaß zu einer genetischen Verbindung mit der Malignitätsentwicklung gegeben hatten. Es fanden sich unter den 238 Fällen nur 4mal Psoriasis, 3mal Ekzeme und 4mal generalisierte Hyperkeratosen — offenbar in 2 Fällen auf Grund längerer Arsenbehandlung. Eine Beziehung des üblichen Hautcarcinoms insbesondere in Bereichen, die dem Licht ausgesetzt sind, zum Vulvacarcinom sei daher wenig wahrscheinlich.

Die Statistik von Green u. Mitarb. (1958) bestätigt z. T. die Ergebnisse von Huber (1952), nachdem ein gleichzeitiger Carcinombefall von Vulva, Corpus uteri und Ovar auch an diesem 3fach größeren Material auffallend gering ist. Jedoch besteht zugleich eine erhebliche Diskrepanz zwischen den wenigen Fällen simultaner bzw. succedaner Cervix-Vaginal und Vulvacarcinome beider Kasuistiken, und den sehr viel höheren Prozentzahlen an Zweitcarcinomen dieses Bereiches für den Morbus Bowen und das Bowen-Carcinom. Diese werden allerdings in der Statistik von Green nachdrücklich ausgenommen; bei Huber sind sie nicht gesondert erfaßt worden. Wie lassen sich also diese Ergebnisse mit der früher erörterten „Feldtheorie" in Verbindung bringen, die für den Morbus Bowen und das Bowen-Carcinom an unseren Befunden sowie diejenigen von ABELL u. GOSLING (1961) einen fast 28 %igen Anteil von multiplen Carcinomen und Präcancerosen des unteren Genitaltraktes ergeben haben und auch nach zahlreichen anderen Mitteilungen (NEWMAN u. CROMER, 1959 u. a.) als erwiesen gelten ? Wenn wir die Tumormultiplizität an unserem eigenen Krankengut mit insgesamt 10,03 % betrachten, so zeigt sich eine Aufteilung gemäß Tab. 12.

Tabelle 12. *Multiplizitätstumoren bei 150 Vulvacarcinomen und 6 Fällen von Morbus Bowen der Vulva*

Tumorsitz	Spinocelluläres und basocelluläres Vulvacarcinom	Bowencarcinom	Morbus Bowen
Vaginalcarcinom			1
Ca in situ von Vagina u. Cervix (multizentrisch)			1
Cervixcarcinom	7	1	
Ca in situ der Cervix	1		
Corpuscarcinom	2		
Colon und Rectumcarcinom	2		
Leukämie	1		

Nach den Angaben von HUBER (1952) bestand in seiner Kasuistik ein Befall an Doppelcarcinomen von Vulva und Cervix von 2,5 %, bei GREEN u. Mitarb. (1958) von 1,2 %. Bei uns würde sich ein vergleichbarer Prozentsatz — unter Abzug der Fälle von M.B. und Bowen-Carcinom aber bei Auswertung eines Carcinoma in situ der Cervix — von 5,5 % ergeben. Unter Berücksichtigung der Tatsache, daß auch die Vagina in die *Feldtheorie* einzubeziehen ist und sowohl das Bowen-Carcinom wie der Morbus Bowen, d. h. in-situ-Fälle überhaupt für unsere Fragestellung von größter Bedeutung sind, erhöht sich dieser an unserem Material festgestellte Prozentsatz auf 6,5 %. Zweifellos geben sämtliche hier aufgeführten Zahlen lediglich einen Hinweis, ohne endgültige Schlußfolgerungen zu ermöglichen. Wir vermögen z. B. nicht zu erklären, aus welchen Gründen in unserer Aufstellung von Multiplizitätstumoren keine höhere Beteiligung primärer Carcinome innerer Organe oder der Mamma bzw. der Haut in Erscheinung treten. Dies, obgleich es sich um ein sorgfältig ausgewertetes Krankengut handelt und gerade die nachgehende Krebsvorsorge in Hamburg als erstem deutschen Stadtstaat bereits seit Jahrzehnten in vorbildlicher Weise aufgebaut und weiterentwickelt worden ist. Dementsprechend sind alle hier genannten Fälle laufenden Kontrolluntersuchungen unterzogen worden und „verschollene" Patientinnen eine extreme Seltenheit. Es darf daher abschließend festgestellt werden, daß ganz offenbar auch das nicht geringe (35jährige) Material *einer* Klinik bei weitem unzureichend ist, um die „Feldtheorie" grundlegend zu untermauern. Andererseits bietet sich aus unseren Befunden als Diskussionsgrundlage durchaus eine weitere Basis an, in den vermutlich durch exogene Noxen entstandenen „Reizkrebs Vulvacarcinom" primäre Carcinome von Vagina und Cervix histogenetisch einzubeziehen. Nach unseren früheren Ausführungen und dem histologischen Beweismaterial — speziell an den Frühfällen — erscheint es sinnvoll, anstelle einer gesonderten Betrachtungsweise das Bowen-Carcinom und sein anerkanntes Vorstadium, den Morbus Bowen, dem Gesamtkomplex „Vulvacarcinom" ohne Vorbehalt zuzuordnen. Diese Forderung findet ihre Berechtigung in der Tatsache der in gleicher Weise schlechten Prognose aller hier beschriebener histologischer Gruppen des Vulvacarcinoms, wenn die erste Frühinvasion bereits stattgefunden hat. Trotz des relativ geringen Materials an derartigen Frühfällen läßt sich doch feststellen, daß mit der beginnenden Invasion des Vulvacarcinoms eine Zunahme der Therapieresistenz und damit der Malignität vorhanden ist, die einen prognostischen Vergleich mit dem beginnend invasiven Cervixcarcinom — mit einer 5-Jahres-Heilung von über 90% — nicht zuläßt. Der Morbus Bowen hingegen ist dem an der Cervix weit häufiger anzutreffenden Carcinom in situ, das wie jener offenbar jahrelang intraepithelial verharren kann, durchaus vergleichbar.

Die Malignität des Vulvacarcinoms liegt in seiner ganz überwiegend monophasischen Wachstumstendenz begründet.

VIII. Sekundäre bösartige Geschwülste der Vulva

Sekundäre Vulvatumoren werden im Schrifttum mit einer Frequenz von etwa 3—4% aller maligner Geschwülste dieses Gebietes angegeben (CALANDRA u. SAMMARTINO, 1959). Ganz überwiegend handelt es sich um Metastasen eines Collum oder Corpuscarcinoms, die aber zweifellos früher häufiger beobachtet und besonders registriert worden sind. Die Einführung der primären oder prophylaktischen sekundären postoperativen Radiumtherapie des Scheidenstumpfes hat heute die retrograde Metastasierung in die Vaginal- und Vulvaregion zu einem relativ seltenen Ereignis gemacht. Dies gilt auch für die von KEHRER (1929) zitierte sog. Impfmetastasierung in den Schuchardtschen paravaginal bis in die seitliche Dammgegend reichenden Entlastungsschnitt bei der vaginalen Radikalexstirpation des Uteruscarcinoms. Sehr selten ist ferner die Vulvametastasierung von Primärtumoren innerer Organe (Ovar, Magendarmtrakt, Niere, Blase) oder auch der Mamma. Literaturhinweise sind äußerst spärlich, obgleich in jeder größeren statistischen Erhebung über Vulvatumoren auch die Metastasen berücksichtigt werden sollten.

Die Metastasierung erfolgt entweder kontinuierlich, speziell bei ausgedehnten Cervixcarcinomen der Gruppe IV auf dem direkten Wege über die Vagina, oder diskontinuierlich auf dem Lymph- oder Blutweg. Die letztgenannte Möglichkeit der *retrograden* Verschleppung aus dem Uterus in die Vulva ist außer beim Corpuscarcinom insbesondere beim Chorionepithelioma malignum bekannt. Sekundäre Carcinome innerer Organe, insbesondere des Ovars, erreichen die Vulva auf lymphatischem Wege über das Lig. rotundum und die Leistenlymphknoten, Carcinome des Enddarms per continuitatem oder auf dem Lymphweg den Damm, die hintere Commissur und den Perianalbereich (RUPPRECHT, 1912).

Sarkommetastasen der Vulva sind nach CALANDRA u. SAMMARTINO (1959) nur in 5 Fällen des Schrifttums bekannt geworden, hierunter 3mal bei primärem Uterussarkom und 2mal bei Vaginalsarkom.

Nach den gleichen Autoren ist die einzige Beobachtung eines möglicherweise sekundären *Melanomalignoms* — von der Cervix uteri ausgehend — von TAYLOR u. TUTTLE (1944) beschrieben. Die seltenen *Hypernephrommetastasen* bevorzugen eher den Vaginalbereich und hier insbesondere die Urethralmündung, doch sind auch isolierte Vulvametastasen einwandfrei beobachtet worden. OVERBECK (1958) hat unter Mitteilung eines eigenen Falles bis 1958 50 Fälle der Weltliteratur zusammengestellt. Unter 45 Vaginalmetastasen (hierunter 23 in Urethralnähe) bestand 2mal gleichzeitiges Übergreifen des Tumors auf die Vulva bei autoptisch gesichertem Hypernephrom der Niere (GRÄFENBERG, 1908; PARDELLA). Isolierte Hypernephrommetastasen der Vulva haben KEHRER (1929) (linke kleine Labie),

SZYMONOWICZ (linke kleine Labie) und SHARNOFF u. SALA (1936) (rechte kleine Labie) beschrieben. Zwei Fälle der älteren Literatur von VAN DER HOEVEN u. FRANK waren ohne nähere Angaben.

Histologisch zeigte sich immer der typische Befund großer, heller, glykogenreicher Zellen mit herd- oder strangförmiger Anordnung in einem durch reichliche Capillaren gebildeten Gitterwerk. Im Fall von KEHRER handelte es sich makroskopisch um einen dattelgroßen, weichen, schwarzroten Tumor, der mit einem kurzen, dünnen Stiel von der Innenfläche der linken Nymphe ausging und bei Berührung blutete. Zwei gleichartige haselnußgroße Tumoren saßen rechts am Harnröhrenwulst, ein weiterer hinter dem linken absteigenden Schambeinast. Es bestand ein linksseitiges Hypernephrom der Niere mit Lymphknotenmetastasen.

Choriocarcinome der Vulva sind als „primär" und „sekundär" bekannt, im letzteren Fall bei gesichertem Primärtumor im Uterusbereich. Doch besteht schon seit MARCHAND kein Zweifel daran, daß auch bei dem primären, ektopischen Chorionepitheliom choriale Zellen bzw. Zottenbestandteile retrograd verschleppt und sekundär entartet sind. Etwaige Primärherde können ferner übersehen oder durch Curettage vorzeitig entfernt worden sein. Die Diagnose „primäres Chorionepitheliom" kann daher zu Zweifel Anlaß geben. Die Tumoren sind makroskopisch durch ihren Blutreichtum und ihre hierdurch bedingte blaurote Farbe dem früher beschriebenen Tumortyp ähnlich. Sie werden gelegentlich mit Hämatomen oder thrombosierten Varixknoten verwechselt. Ihr Vorkommen ist, wenngleich selten, auch im Vulvabereich sicherlich häufiger, als dies den uns erreichbaren Zahlenangaben des Schrifttums entspricht, zumal nach der fernöstlichen, speziell indischen, japanischen und chinesischen Literatur Choriocarcinome in diesen Ländern in einer etwa 10 mal höheren Frequenz als bei uns beobachtet werden (in Hongkong 1 Fall auf 2000 Geburten). CALANDRA u. SAMMARTINO (1959) haben aus dem überwiegend älteren Schrifttum 10 primäre und 4 sekundäre Choriocarcinome der Vulva zusammengestellt. In den primären Fällen war der Tumorbildung ein offenbar normaler Partus oder Abortus 8—14 Tage bis zu 8 Monate vorangegangen. Die Lokalisationen betrafen die Labien, den Introitus, die Clitoris und Fossa navicularis. Die Tumoren zeigten Erbs- bis Hühnereigröße und neigten relativ schnell zur Ulceration bzw. Perforation. Das Wachstum war immer rapide, der Verlauf unter Fernmetastasierung (Lungen, Gehirn) bis auf einen Fall letal. Sekundäre Choriocarcinome waren nach Behandlung der uterinen Primärtumoren multipel angelegt. Neuere Mitteilungen über die angeblich nicht maligne Natur retrograder Metastasierung von Choriocarcinomen erscheinen schwer verständlich, wenn man die sehr ausführliche Kasuistik KEHRERs vor Augen hat. Sie sind durch die weitaus verbesserten therapeutischen Möglichkeiten der letzten Jahrzehnte, die Strahlensensibilität dieser Tumoren im Vulvovaginalbereich, die ich selber beobachtet habe, sowie evtl. erfolgreiche cytostatische Therapie zu erklären.

Exakte Angaben aus dem Material *einer* Klinik über den sekundären Carcinombefall der Vulva sind im Schrifttum an größeren Zahlenreihen kaum mitgeteilt worden. Eine detaillierte Darstellung der Ergebnisse unserer eigenen Beobachtungen anhand des statistisch ausgewerteten Hamburger Krankengutes erscheint daher sinnvoll. Neben den früher erwähnten 150 primären Carcinomen der Vulva fanden sich 14 sekundäre Vulvacarcinome, entsprechend einem relativ hohen prozentualen Anteil von 8,5%. Unter Einschluß sämtlicher primärer Vulvatumoren und des Morbus Bowen beträgt dieser Anteil 7,86%.

Im einzelnen handelte es sich um folgende *Sekundärtumoren;*

2 mal um ein Portiocarcinom der Gruppe IV mit Übergreifen auf Scheide und Vulva per continuitatem.

1 mal um ein Portiocarcinom der Gruppe IV mit Vulvametastase.

1 mal um ein strahlenbehandeltes Portiocarcinom der Gruppe III mit metastatischem Vulvarezidiv.

1 mal um ein operiertes Portiocarcinom der Gruppe I mit metastatischem Vulvarezidiv.

1 mal um ein Scheiden-Vulvarezidiv nach operiertem und bestrahltem Portiocarcinom der Gruppe I.

1 mal um ein 4 maliges Vulvarezidiv nach operiertem und bestrahltem Portiocarcinom der Gruppe I mit einer insgesamt $21^{1}/_{2}$ jährigen Verlaufszeit.

1 mal um ein primäres Scheidencarcinom mit Übergreifen auf die Vulva.

1 mal um ein Vulvarezidiv nach operiertem und bestrahltem Scheidencarcinom.

1 mal um ein primäres Urethralcarcinom mit Clitorismetastasen.

1 mal um Vulva- und Leistenlymphknotenmetastasen nach operiertem Analcarcinom.

2 mal um Vulvametastasen nach Corpuscarcinom.

1 mal um Vulvametastasen nach operiertem und bestrahltem Ovarialcarcinom.

Histologisch fand sich dementsprechend in 11 Fällen ein Plattenepithelcarcinom, in 2 Fällen ein Carcinoma adenomatosum und einmal ein Gallertcarcinom (nach verkrebstem Pseudomuzinkystom des Ovars).

Das kontinuierliche Wachstum eines Portiocarcinoms bis zur Vulva, das früher bereits in Einzelfällen mitgeteilt wurde, demonstriert in unserer Kasuistik der Fall einer 66 jährigen Patientin, die mit nur 4 wöchiger Blutungsanamnese zur Aufnahme kam. Die ganze Scheidenwand war ebenso wie beide Parametrien derb infiltriert, die Rectumwand in ein derbes, höckriges, bis zum Promontorium reichendes, unbewegliches Rohr umgewandelt. Der Tumor griff flach auf Urethralmündung, Damm und Vulva über, dabei bestand auffallend geringe Neigung zur Ulceration. Histologisch zeigte die Entnahme vom Vulva-Dammgebiet neben normal ausdifferenziertem Plattenepithel einen carcinomatösen Oberflächenbelag mittlerer Reife, ferner Infiltration atypischer Plattenepithelzapfen mit Andeutung von Parakeratose und Verhornung in den Lymphspalten (Abb. 63 a u. b). Die Patientin kam 3 Wochen später an Urämie ad exitum. Die Sektion ergab ein primäres Portiocarcinom mit flächenhafter Ausbreitung auf Vagina und Vulva, Übergreifen auf die Blase mit flächenhaft polypöser Ausbreitung auf der Blasenschleimhaut und Einwachsen bis unter die Rectumschleimhaut. Beide Ureteren waren durch Carcinom stenosiert. Es fanden sich ferner zahlreiche Pleura- und Lebermetastasen, histologisch unter Hornperlenbildung in Gefäßlumina einwachsend.

Bemerkenswert erscheint weiterhin der Fall einer 39 jährigen Frau mit einem Portiocarcinom der Gruppe I, das durch Wertheimsche Radikaloperation und typische Röntgennachbestrahlung behandelt wurde. 5 Jahre später zeigte sich eine stärkere Vulvitis mit Infiltration der Clitoris und der linken kleinen Labie.

Histologie; Unreifzelliges bis mittelreifzelliges Plattenepithelcarcinom, relativ oberflächlich mit breiter Zapfenbildung nach Art des Portiocarcinoms wachsend. Nach ausgiebiger Tumorexstirpation und der Leistenlymphknoten beiderseits, die keinerlei Carcinomabsiedlungen aufwiesen, bestand weitere 8 Jahre Rezidivfreiheit. Erneute Aufnahme 14 Jahre nach der Erstbehandlung mit einem Rezidiv an der rechten kleinen Labie, Urethralmündung und im Clitorisbereich unter dem gleichen histologischen Befund. Röntgenbestrahlung nach Chaoul (7200 r OD). Weiteres Rezidiv 2 Jahre später: Erosives Infiltrat der Vulva, der hinteren Commissur und des Introitus bei gleichartigem histologischem Carcinomtyp. Nach erneuter Strahlenbehandlung erfolgte das 4. Rezidiv $4^{1}/_{2}$ Jahre später mit flacher Ulceration circulär um den Introitus. Trotz Betatronbehandlung Exitus nach 15 Monaten an Carcinom, *insgesamt $21^{1}/_{2}$ Jahre nach Behandlungsbeginn.*

Der Fall von *Urethralcarcinom* betraf ein $3^{1}/_{2}$ jähriges Kind, das 1 Jahr vor der Aufnahme 2 mal wegen gonorrhoischer Infektionen in einem anderen Krankenhaus behandelt worden war. Es fand sich ein gut walnußgroßer weicher, um die Urethra lokalisierter Tumor, der bis an die vordere Scheidenwand reichte und kleine, bis erbsgroße Metastasen im Clitorisbereich gesetzt hatte. Die Carcinomdiagnose wurde von Prof. Fahr bestätigt. Nach lokaler Tumorexstirpation und Radiumbehandlung blieb das Kind unter 14 jähriger Beobachtung rezidivfrei.

Bei dem *metastasierenden Ovarialcarcinom* handelte es sich um eine 42 jährige Patientin, die $2^{1}/_{2}$ Jahre früher außerhalb an einem mannskopfgroßen malignen Ovarialcystom (Histologie Prof. Büchner) operiert worden war. 10 Monate später zeigte sich eine bohnengroße Leistenlymphknotenmetastase (Adenocarcinom). Nach 2 maliger Strahlenbehandlung fanden sich bei der erneuten Aufnahme ulcerierte kirsch- bis hühnereigroße Tumoren in beiden Leisten, auf dem Mons pubis, den großen Labien und der vorderen Kommissur (histologisch typisches Gallertcarcinom mit starker Schleimbildung). Die Patientin verstarb trotz lokaler und allgemeiner cytostatischer Therapie 4 Monate später, insgesamt 2 Jahre 9 Monate nach Behandlungsbeginn.

Auch an meinem Homburger Material habe ich diesen Metastasierungsweg von Carcinomen innerer Organe über den Leistenkanal in den Mons pubis und den oberen Teil der großen Labien beobachtet, so in 2 Fällen von primärem Corpus-

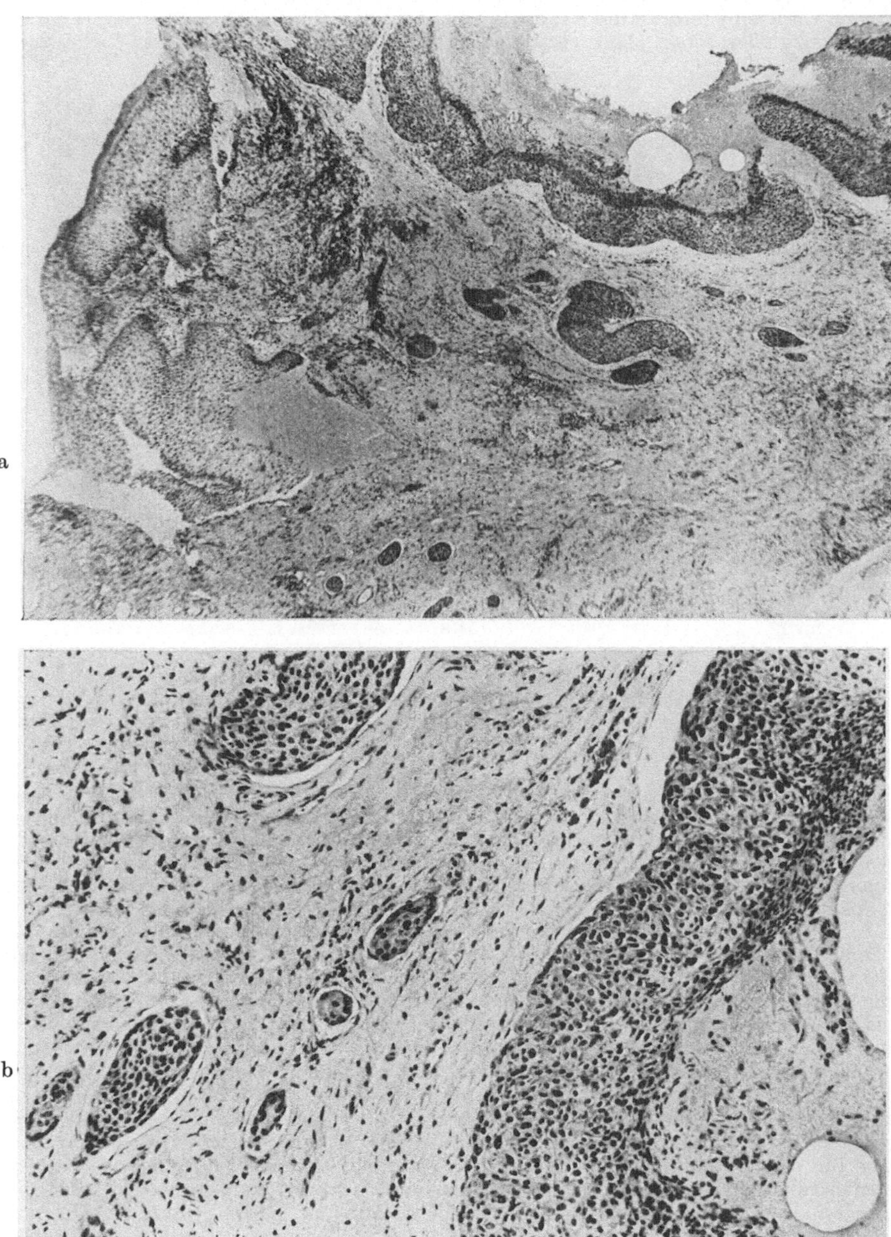

Abb. 63a u. b. Kontinuierliches Wachstum eines Portiocarcinoms der Gruppe IV bis zur Vulva bei einer 66jährigen Patientin. Entnahme vom Vulva-Damm-Gebiet. Carcinomatöser Oberflächenbelag und Infiltration atypischer Plattenepithelzapfen in die Tiefe des Bindegewebes. a Vergr. etwa 22,5fach, b Vergr. 90fach

carcinom und in einem Fall nach 4 Jahre vorher operiertem Sigmacarcinom (Abb. 64). Letztlich möchte ich noch einen ungewöhnlichen Fall mitteilen, der vor einigen Jahren an meiner Klinik behandelt wurde.

Eine 76jährige Patientin mit bedeutungsloser Vorgeschichte suchte 1962 die Sprechstunde wegen eines seit etwa 3 Monaten bestehenden Wundseins des äußeren Genitales auf. Es fand sich vom vorderen Urethralwulst auf die Innenflächen der kleinen Labien übergehend ein über 5-Markstückgroßer, scharf abgegrenzter, leicht erhabener Bezirk von rötlicher Farbe, der im

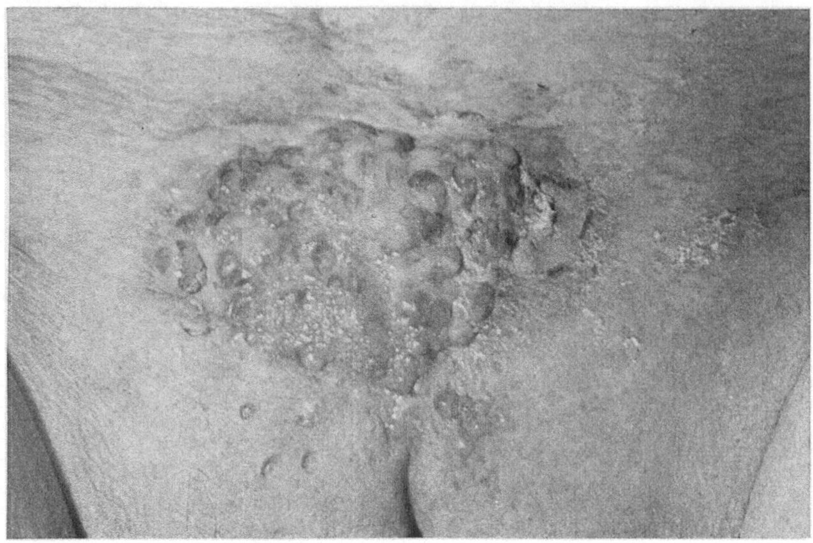

Abb. 64. Metastasierung eines 4 Jahre früher operierten Sigmacarcinoms über den Leistenkanal in den Mons pubis und den oberen Teil der großen Labien

Labienbereich in leukoplakisch schollige Bezirke überging. Kolposkopisch: Teils uncharakteristische rote Fläche, teils papillärer Grund mit Korkziehercapillaren. Die umgebende Schleimhaut der Scheide und die Vulva waren ebenso wie das atrophische innere Genitale ohne Besonderheit. Die bereits makroskopisch gestellte Diagnose auf Erythroplasie — Morbus Bowen bestätigte sich mikroskopisch als Morbus Bowen basocellulare (Abb. 65a). Es wurde eine lokale Elektroexcision 1 QF breit im Gesunden durchgeführt. Nach der Entlassung erschien die Patientin erst 4 Jahre später wieder, da sich erneut eine Geschwulst gebildet habe. Es fand sich nun ein gut haselnußgroßer Tumor im Bereich des rechten Teils des Introitus in der Gegend der früheren Excisionsstelle (im Narbenbereich), dessen Oberfläche leukoplakisch verdickt war. Die Veränderung ging auch auf die Harnröhrenmündung und vordere Vaginalwand über, ferner fanden sich zwei verhärtete Lymphknoten im rechten Inguinalbereich (Abb. 65b). Es wurde erneut die Tumorexcision weit im Gesunden sowie die Entfernung der Lymphknoten vorgenommen. Histologisch zeigte sich jedoch anstelle des erwarteten Bowen-Carcinoms ein schleimbildendes Carcinoma adenomatosum (Abb. 65c u. d). Die Röntgenkontrolle der Lungen ergab einen metastatischen Rundherd im rechten unteren Lungenlappen sowie einen interlobären, wahrscheinlich spezifisch-tumorösen Erguß. Das Cystogramm sprach ferner für eine Tumorinfiltration der linken Blasenseiten- und Hinterwand. Unter einer speziellen Strahlentherapie im Czerny-Krankenhaus, Heidelberg, kam es zu einer erheblichen Verschlechterung des Allgemeinzustandes der Patientin mit Ascitesbildung, so daß unter Abbruch der Behandlung die vorzeitige Entlassung nach Hause erfolgte, wo kurze Zeit später der Exitus eintrat. Keine Sektion.

Es handelte sich retrospektiv mit großer Wahrscheinlichkeit um *Metastasierung eines Carcinoms aus dem Magen-Darmkanal in die Narbe eines früher operierten Morbus Bowen der Vulva*, eine Anschauung, die auch von unserem Pathologen Herrn Prof. Dohm geteilt wurde. Ich habe einen gleichartigen Fall im Schrifttum nicht finden können.

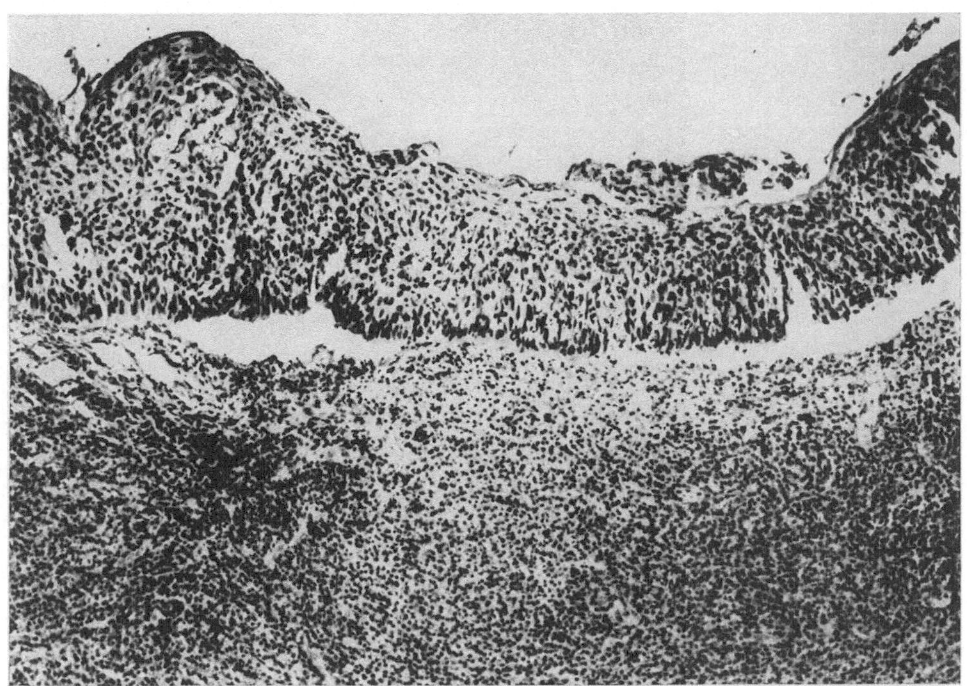

Abd. 65a

Abb. 65a. Typischer Morbus Bowen basocellulare auf den Innenflächen der kleinen Labien einer 76jährigen Patientin. Lokale Elektroexcision im Gesunden. b 4 Jahre später im Bereich des rechten Teils des Introitus an der früheren Excisionsstelle ein haselnußgroßer Tumor mit leukoplakischer Oberfläche. c Histologisch an der Oberfläche lediglich Parakeratose und Verhornung des Plattenepithels ohne Zeichen von Rezidiv des Morbus Bowen. d In der Tiefe des Tumors (anstelle des erwarteten Bowen-Carcinoms) ein schleimbildendes Carcinoma adenomatosum. Metastasierung eines Carcinoms aus dem Magen-Darm-Kanal in die Narbe des operierten Morbus Bowen der Vulva anzunehmen. Exitus. Keine Sektion

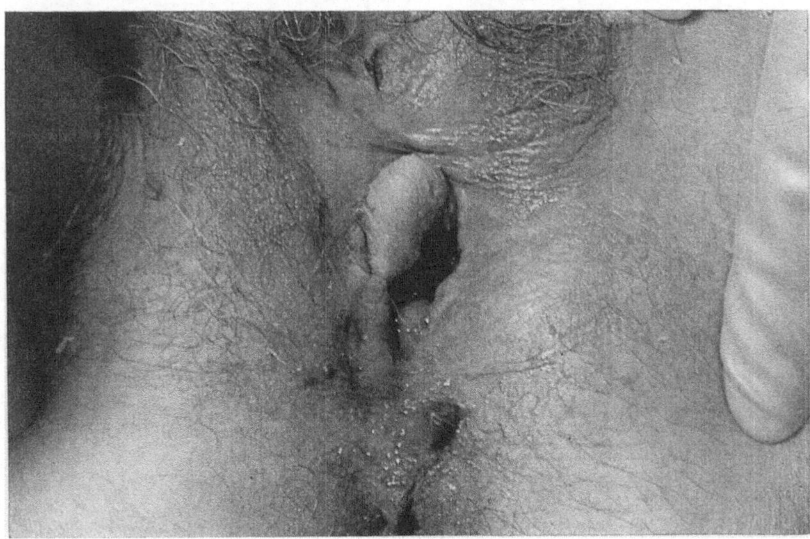

Abb. 65b

c

d

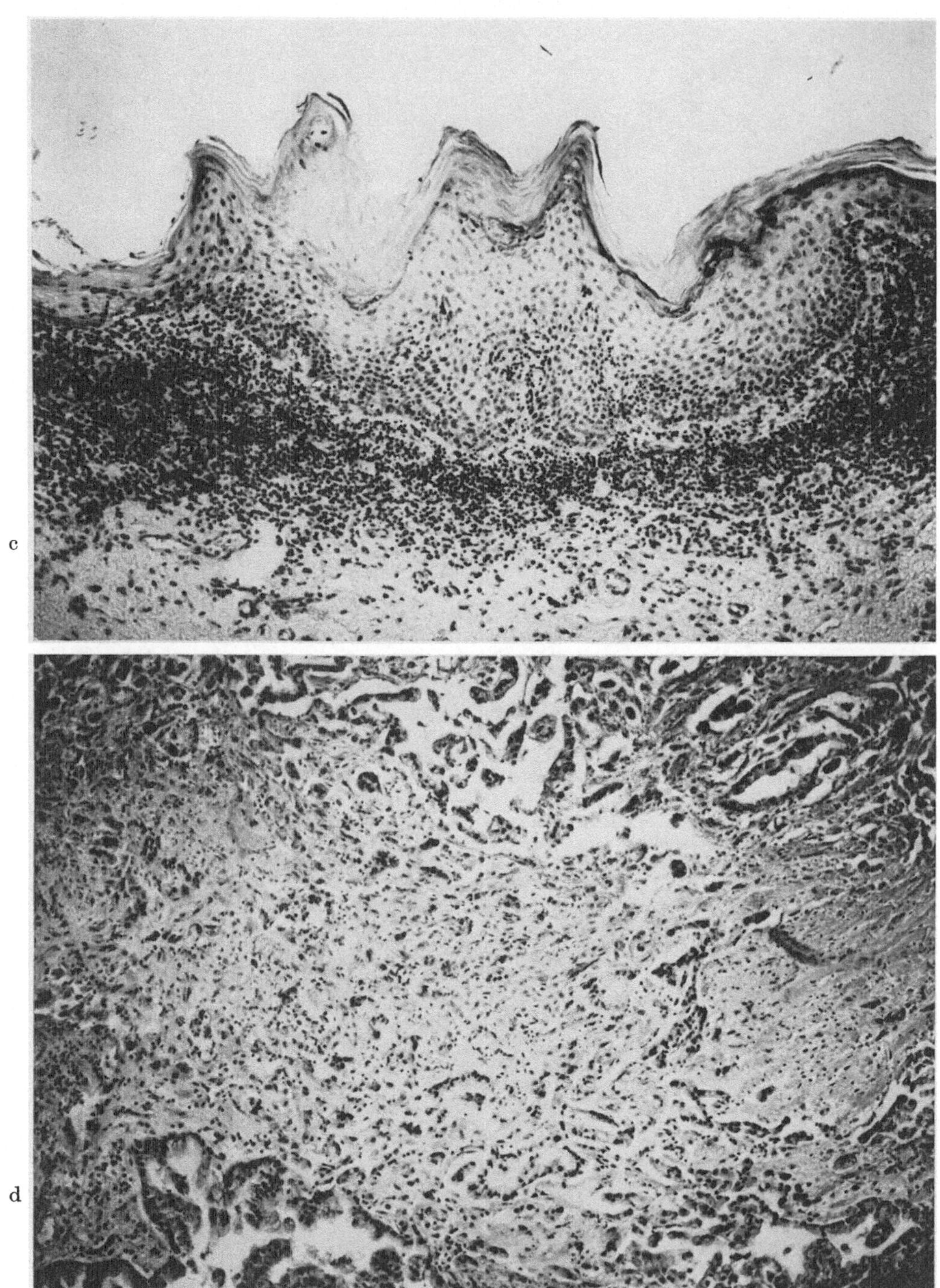

Abb. 65 c, d

Literatur

I. Cysten der Vulva

ANAGNOSTIDIS, N.: Kyste hydatique de la grande lèvre de la vulva et mécanisme de sa production. Gynéc. et Obstét. **32**, 356—357 (1935). — CALANDRA, Y., SAMMARTINO: Enfermedades de la Vulva.: M. Segura, Buenos Aires 1959. — CINTI, G., MARCONI, G.: Cisti e tumori della vulva e della vagina. Arch. De Vecchi Anat. pat. **25**, 105—230 (1956). — CONCETTI, F.: (1) Un caso di cisti epidermoide del clitoride. Monit. ostet.-ginec. **12**, 486—494 (1940). ~ (2) Sulla natura e sull'etiopatogenesi delle cisti del prepuzio clitorideo e del clitoride. Ann. Ostet. Ginec. **62**, 1533—1557 (1940). — CZYZAK, J.: Über Blutcysten der großen Schamlippe. Ginek. pol. **8**, 591—609 u. franz. Zusammenfassung 610—611 (1929). — DAL COLLO BONARETTI, MARIA: Doppia cisti mülleriana del medesimo lato. Arch. ostet. ginec. **17**, 315—329 (1923). — DEFILIPPO, A. R., MIERES, A., MESA, F. W.: Quistes mucosos del labio inferior. Sem. méd. **61**, 59 (1954). — DELANNOY, E., DEMAREZ, R.: Kyste de la glande de Skene. Rev. franç. Gynéc. **36**, 199—201 (1941). — ERBSLÖH, J.: Epidermoidzystenbildung der kleinen Labien. Zbl. Gynäk. **75**, 895—897 (1953). — FIGUEROA CASAS, P., BELIZAN, L. A.: Cyste der kleinen Schamlippe. An. Fac. Med. (Montevideo) **24**, 363—370 (1939). — GÜNTHER, E.: Cysten der kleinen Labien. Diss. Hamburg 1939. — JANOVSKI, N. A.: Dysontogenetic cyst of the vulva. Report of a case, with reference to etiologic classification of vulvar cysts. Obstet. Gynec. Surv. **20**, 227—231 (1962). — KEHRER, E.: Die Vulva und ihre Erkrankungen. Hdb. d. Gynäkologie von VEIT-STOECKEL, Bd. 5, I., S. 433—448. München: J. F. Bergmann 1929 (s. dort die ältere Literatur). — KOMOCKI, W.: Ein Fall von beiderseitigen Hautschrumpfcysten an den großen Schamlippen. Virchows Arch. path. Anat. **288**, 628—630 (1933). — LABHARDT, A.: Die Erkrankungen der äußeren Geschlechtsorgane einschließlich der parasitären Erkrankungen. In: Biologie u. Pathologie des Weibes von SEITZ-AMREICH, 2. Aufl. IV. München: Urban u. Schwarzenberg 1955. — LAUTERWEIN, C.: Zysten und Drüsen der Scheide. Z. Geburtsh. Gynäk. **115**, 141—170 (1937). — LEHMANN, R.: Ein seltener Vulvatumor. Zbl. Gynäk. 176—178 (1930). — LIMBURG, H.: Über zwei seltene Uterustumoren von Urnierenherkunft. Z. Geburtsh. Gynäk. **115**, 17—38 (1937). — LIMBURG, H., THOMSEN, K.: Das Adenocarcinom des Collum uteri. Stuttgart: Georg Thieme 1949. — LURASCHI, E.: Aspetti anatomo-clinici delle formazioni cistiche del vestibolo vulvare. Ann. Ostet. **79**, 58—62 (1957). — MARTIN, J. F., MICHON, L.: A propos des kystes des petites lèvres: Un cas de kyste à épithélium cilié. Gynéc. et Obstét. **26**, 427—431 (1932). — MELNIKOFF, A.: Varianten der Lage der Bartholonischen Drüsen. Z. Anat. Entwickl. Gesch. **69**, 493—520 (1923). — MEYER, R.: Über Drüsen der Vagina und Vulva bei Feten und Neugeborenen. Z. Geburtsh. **46**, 17 (1901). ~ Embryonale Gewebseinschlüsse in den weiblichen Genitalien. Ergebn. Path. **9**, (1905). ~ Zur Entwicklung der menschlichen Vagina. Arch. Gynäk. **158**, 639 (1936); **163**, 205 (1937); **164**, 207 (1937); **165**, 504 (1938); **167**, 306 (1938). — MIERES, A., VAL, B.: Quistes mucosos de labio menor. Sem. méd. **62**, 48 (1955). — MIGLIAVACCA, A.: (1) Alcuni casi di cisti delle piccole labbra. Ann. Ostet. **62**, 2003—2021 (1940). ~ (2) Un raro caso di cisti mucosa del piccolo labbro. Atti Soc. ital. Ostet. **36**, 271—275 (1940). — MONDOR, H., HUET, P.: Die Cysten der kleinen Labien. Gynéc. et Obstét. **7**, 26—36 (1923). — NOVAK, E. R., WOODRUFF, J. D.: Novaks Gynecologic and Obstetric Pathology. 5the Ed. Philadelphia-London: W. B. Saunders 1962. — OLIPHANT, M. M. jr., ANDERSON, G. V.: Management of Bartholin-duct cysts and abscesses. Obstet. Gynec. Surv. **16**, 476—478 (1960). — PYTEL, A.: Über cystische Bildungen der Vulva. Ginek. pol. **6**, 78—79 (1933). — REIS, R.: Diskussionsbemerkung zu Studdiford: Vaginal lesions of adenomatous origin. Amer. J. Obstet. **71**, 655 (1957). — STARK, H.: Über Hymenalzysten. Zbl. Gynäk. **74**, 1912—1914 (1952). — STEIN, A.: Diseases of the vulva. Amer. J. Surg. **22**, 1—12 (1933). — TADDEI, A.: Contributo allo studio delle cisti del detto ghiandola di Bartolini. Clinica chir. **9**, 1093 a 1125 (1933). — TOURNEUX, J.-P.: Kyste de la grande levre a epithelium prismatique stratifie. Bull. Soc. Anat. Paris **93**, 342—343 (1923). — ULUHOGIAN, L.: Contributo alla conoscenza delle cisti delle piccole labbra. Riv. ital. Giné. **4**, 591—610 (1926). — VILLA SANTA, U.: Tumors of mesonephric origin in the fermale genital tract. Amer. J. Obstet. **89**, 680—690 (1964). — WEBER, E.: Zwei Vulvacysten verschiedenen Ursprungs. Bull. Soc. Obstét. Gynéc. **13**, 205—207 Paris (1924).

II. Gutartige Geschwülste der Gefäße und des Bindegewebes

ABRIKOSSOFF, A.: Zit. nach MEYER, R. Virchows Arch. path. Anat. **260**, 215 (1926); **280**, 723 (1931). — ARNOLD, J.: Ein teleangiektatisches Granulom der Vulva. Zbl. Gynäk. **1930**, 1189—1190. — BARAFFA, V.: Angioma del grande labbro. Riv. ital. Ginec. **11**, 367—376 (1930). — BARBANTI-SILVA, E.: Su di un caso di fibroma puro peduncolato del grande labbro sviluppatosi dalla porzione extra-inguinale del legamento rotondo. Arch. Ostet. Ginec. **37**, 294—302 (1930). — BIANCO, R., SAMUEL, S.: Tumori vascolari vulvo-vaginali. Tumori **44**, 510—523 (1958). — BIRCH, H. W., SONDAG, D. R.: Granular-cell myoblastoma of the vulva. Report of five cases, with special stains in one. Obstet. Gynec. **18**, 443—453 (1961). — BONDI:

Zit. nach Kehrer, E. Zbl. Gynäk. 31, 1513 (1907). — Brady, L.: Fibroma of the vulva containing an epithelial inclusion cyst. Arch. Surg. 19, 1061—1071 (1929). Brindeau: Zit. nach Kehrer, E. Lymphangiom der kleinen Schamlippe bei einer Schwangeren. Soc. Obstét. Paris (1906). — Brown: Zit. nach Kehrer, E. — Buckner: Zit. nach Kehrer, E. — Calandra, Sammartino: Enfermedades de la Vulva. Buenos Aires: Ediciones M. Segura (1959). — Chiodi, N. E., Siegel, I. A., Guerin, P. F., McCaughan, D.: Granular-cell myoblastoma of the vulva and lower respiratory tract. Report of a case. Obstet. Gynec. 9, 472—480 (1957). — Concetti, F.: Su un caso di endotelioma delle grandi labbra. Monit. ostet.-ginec. 12, 545—558 (1940). — Darnalt Restrepo, E.: Hemangiomas de la vulva y de la vagina. Rev. colomb. Obstet. Ginec. 8, 267—272 (1957). — Delbet: Lymphangiome de la grande lèvre. J. Prat. (Paris) 38, 132—133 (1924). — Dorosch, G.: Ein seltener Fall von großem Lipom der großen Schamlippe. Gynaekologija akuscherstwo 1925, Nr. 2, 156—157 (Russ.). — Drescher, H., Herzog, W.: Über Neurofibromatose der Vulva und der Vagina. Zbl. Gynäk. 83, 743—750 (1961). — Edwards, A. C., Richardson, A. L.: Rhabdomyoma of the hymen, with the report of a case in a child. Amer. J. Obstet. Gynec. 27, 896—900 (1934). — Fagioli, M.: Tumori solidi della glandola di Bartolino. Riv. ital. Ginec. 15, 80—87 (1933). — Fossel, M.: Über ein Cylindrom der Vulva. Zbl. Path. 62, 149—153 (1935). — Frankl, O.: Zit. nach Meyer, R. — Garofalo, R.: Su alcuni tumori delle grandi labbra. Monit. ostet.-ginec. 4, 290—300 (1932). — Gebhard: Pathologische Anatomie der weiblichen Sexualorgane. Hdb. d. Gynäkologie von J. Veit 1899, Bd. IV. — Geipel, K.: Ein Beitrag zum Leiomyom der Vulva. Zbl. Gynäk. 76, 231—232 (1954). — Goldschmied: Zit. nach Kehrer, E. — Grad: Zit. nach Kehrer, E. — Hanson, St. M., Beecham, C. T.: Myoblastoma of the vulva. Amer. J. Obstet. Gynec. 71, 190—198 (1956). — Hoffmann, J.: Die Neurofibromatose der Vulva unter dem Erscheinungsbild eines Pseudohermaphroditismus. Zbl. Gynäk. 84, 961—966 (1962). — Horálek, F. jr., Zeman, V.: Neuromyoblastoma vulvae. Acta gynaec. brunensis clin. 1956 II, 226—228 u. dtsch. Zus.Fass. 6 (Tschechisch). — Isbruch, F.: Ein teleangiektatisches Granulom der Vulva. Zbl. Gynäk. 1929, 1579—1582. — Károly, D.: Myoblastoma vulvae. Magy. Nöorv. Lap. 19, 54—56 u. dtsch. Zus.Fass. 56 (1956) (Ungar.) — Klein, K.: Ein Fall von Angiom der Klitoris. Ginek. pol. 7, 125—128, ref.: Ber. ges. Gyn. Geburtsh. 14, 548 (1928). Kehrer, E.: Die Vulva und ihre Erkrankungen. Hdb. d. Gynäk. von Veit-Stoeckel, Bd. 5, I., 449—451. München: J. F. Bergmann, 1929 (s. dort die ältere Literatur). — Leonhard: Fibroidtumoren der Vulva. Bull. Johns Hopk. Hosp. 28, 322—377 (1917). — Limburg, H.: Über seltene Uterustumoren von Urnierenherkunft. Z. Geburtsh. Gynäk. 115, 17—38 (1937). — Lovelace, W. R.: Fibrolipoma of the left labium magies. J. Amer. med. Ass. 80, 375—377 (1923). — Lovelady, S. B., McDonald, J. R., Waugh, J. M.: Benign tumors of vulva. Amer. J. Obstet. Gynec. 42, 309—313 (1941). — Luisi, M.: Leiomioma cavernoso cistico del grande labbro. Monit. ostet.-ginec. 12, 192—207 (1940). — Maczewski: Neurofibroma Labii majoris dextri. Zbl. Gynäk. 29, 1629 (1925). — Mallory: Zit. nach Meyer, R. — Martella, N. A.: Angioblastome tipico del grande labbro. Riv. ital. Ginec. 20, 626—639 (1937). — Masson: Zit. nach Stange, H. H. — Mitchel, J. A., Kaplan, D.: Granular-cell myoblastoma of the labium majus. Amer. J. Obstet. Gynec. 71, 901—903 (1956). — Menini, L. R.: Fibro-mixoma della vulva ed elefantiasi a rapido sviluppo. Rass. Ostet. Ginec. 42, 152—156 (1933). — Mestron, U.: Un caso di fibromioma vulvare pendulo del legamento rotondo. Ann. Ostet. Ginec. 45, 221—227 (1923). — Meyer, R.: Hdb. d. Spez. Patholog. Anatomie u. Histologie, Bd. VII, I., S. 324, 394 ff. Berlin: Springer 1930. ~ Virchows Arch. path. Anat. 287, 55—81 (1932). ~ Über sogenannte Myoblastentumoren. Z. Geburtsh. Gynäk. 104, 367—385 (1933). ~ Nerve tumors of the female genitals and pelvis. Arch. Path. 36, 437—464 (1943) (dort ausführl. Lit.-Hinweise). — Musgrove, F., Chaudhuri, B.: A case of granular-cell myoblastoma of the vulva. J. Obstet. Gynaec. Brit. Cwlth. 1, (1964). — Nelson, H. M.: Report of a case of fibroma of the vulva with sarcomatous degeneration. Amer. J. Obstet. 25, 594—597 (1933). — Neumann, H. O.: Fibrolipom der rechten großen Labie. Zbl. Gynäk. 2034—2036 (1928). — Nobili: Linfangiomatosis teleangiectasica de la vulva. Acta ginec. (Mad.) 3, 385—394 (1952). — Novak, E. R., Woodruff, J. D.: Diseases of the vulva. Novak's Gynecologie and Obstetric Pathology, 5th Ed. Philadelphia-London: Saunders 1962. — Novak, G. M., Novak, J.: Granular cell myoblastoma of the vulva. Surg. Gynec. Obstet. 117, 25—28 (1963). — Opitz, E.: Über rhythmische Struktur in Uterusgeschwülsten. Z. Geburtsh. Gynäk. 110, 3 (1935). — Ottow, B.: Über Fibrome der Klitoris. Zbl. Gynäk. 50, 2137—2140 (1926). ~ Ein Lipom des Praeputium clitoridis bei einem kleinen Mädchen. Zbl. Gynäk., 351—352 (1933). — Pautrier, L.-M., Woringer, Fr.: Rhabdomyome granulocellulaire de la vulve. Dermatologica (Basel) 80, 1—5 (1939). — Piringer-Kuchinka, A., Turnheim, L.: Zit. nach Drescher, H., u. Herzog, W. Z. Geburtsh. Gynäk. 136, 170 (1952). — Podaliri, P.: Neoplasie connettivali metaplastische della vulva. Clin. ostet. ginec. 28, 28—32 (1926). — Recklinghausen, v.: Die Adenomyome und Zystadenome der Uterus- und Tubenwandung. Berlin: 1896. — Rottoli, O.: Raro caso die angiolinfoperitelioma del clitoride. Arch. Ostet. Gynec. 38, 761—770 (1931), — Sadler, W. P., Dockerty, M. B.: Malignant Myoblastoma vulvae. Amer. J. Obstet. Gynec. 61, 1047

(1951). — Sänger: Angiom der rechten großen Schamlippe. Ref. Zbl. Gynäk. 8, 125 (1882). — Schmauch: Zit. nach Kehrer, E. Z. Geburtsh. Gynäk. 42, 140 (1900). — Sindoni, M.: Contributo allo studio degli emangiomi della vulva. Riv. ital. Ginec. 17, 46—51 (1934). — Stange, H.H.: Rezidivierender Glomustumor an der Glandarfalte der Klitoris. Zbl. Gynäk. 73, 803—810 (1951). — Stein, A.: Diseases of the vulva. Amer. J. Surg. XXII, 9 (1933). — Stevens, T.G.: Pedunculated endothelioma of the vulva. Proc. roy. Soc. Med. 17, sect. of obstetr. a. gynaecol., 29 (1924). — Stiegele: Zit. nach Lovelace, W.R. — Stockes, J.H.: Acquired lymphangioma of the vulva secundary to tuberculous obliteration of the inguinal glands. Arch. Derm. Syph. (Berl.) 8, 498—501 (1923). — Szathmáry, Z., v.: Myoblastoma perinei. Z. Geburtsh. Gynäk. 114, 371—379 (1937). — Talamo, P.: Su di un raro caso di mixolipoma della vulva. Arch. Ostet. 42, 635—650 (1935). — Tamis, A.R., Kowles, J.J.: Myoblastoma of labium majus. Amer. J. Obstet. Gynec. 42, 543—544 (1941). — Taussig, F.J.: Contributions to the pathology of vulvar diseases. Amer. J. Obstet. Gynec. 6, 407—418, 495—496 (1923). — Tiscornia Biaus, A., Ayllon, J. A.: Hämangiome der äußeren Genitalien. Sem. méd. II, 1419—1422 (1936). — Valentine, F.M., Thomas, J.R.: Granular-cell myoblastoma of labium majus. Amer. J. Obstet. 65, 213—216 (1953). — van Ommeren, G.C., Stoltze, E.: Myoblastoma vulvae. Zbl. Path. 96, 474—476 (1957). — Verocay, J.: Zit. nach Meyer, R. — Weinshel, L.R.: Zit. nach Calandra u. Sammartino. Amer. J. Surg. 71, 210 (1946). — Willis, R.A.: Myoblastoma. In: Rupert, A.: Pathology of Tumours, London: Butterworth, pp. 743ff., 1948. — Winkelstein, L.B., Friedman, St.: Granular-cell myoblastoma of the vulva. Amer. J. Obstet. Gynec. 75, 325—326 (1958). — Zeitz, H.: Keloid der Klitoris. Arch. Gynäk. 188, 134—141 (1956).

III. Bösartige Geschwülste der Gefäße und des Bindegewebes

Aguirre, F.: Cáncer melánico de la vulva. Rev. mex. Cirug. Ginec. Cáncer 25, 143—147 (1957). — Ahumada, J.C., Sammartino, R.: Libro de Oro del Prof. Iribarne, p. 389. Buenos Aires: 1934. — Ahumada, J.C., Sammartino, R., Guixa: El cáncer ginecologica, Vol. II, p. 592. Buenos Aires: El Ateneo 1935. — v. Albertini: Zit. nach Herzberg, J.J. — Allan, A.C.: A reorientation on the histogenesis and clinical significance of cutaneous nevi and melanoma. Cancer (N. Y.) 2, 28—56 (1949). — Allan, A.C., Spitz, S.: Malignant melanoma. Cancer (N.Y.) 6, 1 (1953). ~ Histogenesis and clinicopathological correlation of nevi and malignant melanomas. Arch. of Derm. 69, 150—171 (1954). — Barbieri, L.: Considerazioni su un caso di cisti della vulva con melanoma. Arch. Sci. Med. 104, 257—267 (1957). — Becker: Zit. nach Herzberg, J.J. — Berlin, H., Winters, H.S.: Malignant melanoma of the vulva with pregnancy. Report of a case with sex-year survial. Obstet. Gynec. Surv. 15, 302—304 (1960). — Bernstein, P.: Sarcoma of the vulva. Amer. J. Surg. 45, 591—593 (1939). — Binder: Zit. nach Herzberg, J.J. — Bloch, B.: Hdb. d. Haut- und Geschlechtskrankheiten. J. Jadassohn, Bd. I/1. Berlin: Springer 1927. — Borcea: Zit. nach Herzberg, J.J. — Büben, V.: Zit. nach Calandra-Sammartino. Strahlenterapie 56, 28 (1936). — Calandra, Sammartino: Enfermedades de la vulva. Buenos Aires: M. Segura 1959. — Couperus, M., Rucker, R.C.: Early diagnosis of malignant melanoma of the skin. Calif. Med. 78, 21—24 (1953). ~ Histopathologie diagnosis of malignant melanoma. Arch. Derm. 70, 199—216 (1954). — Deutsch, A.: Zur Kenntnis der Vulvamelanome. Zbl. Gynäk. 1933, 2793—2795. — Ehrmann: Zit. nach Herzberg, J.J. — Esmann, Ellen: Un cas de mélano-sarcome vulvaire. Acta obstetr. scand. (Stockh.) 16, 476—482 (1936). — Gerhardt, L.: Seltene Geschwülste der Vulva. Ginek. pol. 15, 936—950 u. franz. Zusammenfassung 951 (1936) (Polnisch). — Goldblattówna, R.: Beitrag zur Kasuistik des Fibrosarkoms der Scham während der Schwangerschaft. Ginek. pol. 6, 724—729 u. franz. Zusammenfassung 730 (1927). (Poln.) — Harrison: Zit. nach Herzberg, J.J. — Hartl, H.: Zit. nach Janovski, N.A. Strahlentherapie 103, 628 (1957). — Herzberg, J.J.: Zur Diagnostik und Therapie der Melanocytoblastome. Arch. klin. exp. Derm. 203; 142—202 (1956), dort ausführl. Lit.-Hinweise. — Hochloff, A.W.: Beitrag zur Klinik des Vulvamelanoms. Zbl. Gynäk. 1932, 2001—2002. — Holland, E.: Zit. nach Janovski, N.A. J. Obstet. Gynaec. Brit. Emp. 56, 529 (1949). — Jäger, H.: Recherches histologiques sur les naevi cellulaires et pigmentaires à l'aide de L'imprégnation argentique. Dermatologica (Basel) 92, 165—186 (1946) ~ Tumeurs mélaniques de la peau, diagnostic, prognostic, traitement. Oncologia (Basel) 6, 66—76 (1953). — Jäger, H., Lerch, P., Delacrétaz, J.: L'emploi d'une tyrosine marquée dans l'étude des tumeurs mélaniques. Méd. et Hyg. 310, 446 (1955). — Janovski, N.A., Marshall, D., Taki, J.: Malignant melanoma of the vulva. Amer. J. Obstet. Gynec. 84, 523—536 (1962). — Johnson, W.O.: Primary malignant melanoma of the vulva. Amer. J. Obstet. Gynec. 37, 310—315 (1939). — Junceda Avello, E.: Aportación de un caso de leiomiosarcoma vulvo-perineal. Sem. méd. (B. Aires) 68, 1602—1605 (1961). — Kanter, A.E., Strean, G.J.: Melanoma of the vulva. Obstet. Gynec. Surv. 12, 516—520 (1958). — Kehrer, E.: Die Vulva und ihre Erkrankungen. Hdb. d. Gynäkologie von Veit-Stoeckel, Bd. 5, I., S. 449—451. München: J. F. Bergmann 1929 (s. dort die ältere Literatur).

— Kitzing, E.: Die Diagnose und Therapie des Vulvacarcinoms und besonderer Berücksichtigung der Vor- und Frühstadien. Inang. Diss. Univ. d. Saarlandes, Homburg 1967. — Körner: Zit. nach Limburg, H. Zbl. Gynäk. **1927**, 834. — Labhardt, A.: Biologie und Pathologie des Weibes von Seitz-Amreich, Bd. IV, S. 39. München: Urban & Schwarzenberg 1955.— Leopold, G.: Beitrag zur Kasuistik des Melanosarcoma vulvae. Zbl. Gynäk. **1935**, 1421—1424. — Limburg, H.: Klinik und Pathologie seltener Fälle von Melanomalignoma Vaginae et Urethrae. Geburtsh. u. Frauenheilk. **16**, 75—79 (1956). — Lockwood, Ch. D.: Rhabdomyosarcoma of the vulvar orifice in children. Report of a case. Arch. Surg. **14**, 860—867 (1927). — Lubarsch: Zit. nach Kehrer, E. — Luchsinger, J., Brass, K.: Tumores malignos de la vulva. Rev. Obstet. Ginec. Venez. **20**, 697—705 (1960). — Maclean, E., Duguid, J. B.: A case of melanoma of the vulva. J. Obstet. Gynaec. Brit. Emp. **34**, 349—354 (1927). — Masson, P.: Zit. nach Herzberg, J. J. Ann. Anat. Path. **5**, 7 (1926). — McDonald, E. J.: Malignant melanoma in Connecticut. Biology of Melanomas, pp. 71—82. Academ. of Sciences 1948. — Miescher, G.: Hdb. d. Haut- u. Geschl.-Krankh., Bd. XII/3, Geschwülste der Haut II, 1006ff. Berlin: Springer 1933. ~ Über melanotische Präcancerosen Oncologia (Basel) **7**, 92—94 (1954). ~ Über Klinik und Therapie der Melanome. Arch. Derm. **200**, 215—238 (1955). — Nicholson, E., Echevarria, R.: Vulvasarkom und Schwangerschaft. Bol. Soc. Obstet. B. Aires **10**. 68—73 (1931) (Spanisch). — Nolan, R. P.: Primary nonpigmented sarcoma of the vulva, with report of a case complicating pregnancy. Amer. J. Obstet. Gynec. **1**, 134—140 (1957). — Overbeck, L.: Das traubenförmige Sarkom beim Kind. Z. Geburtsh. Gynäk. **166**, 225 (1967). — Pack, G. T., Perzik, S., Scharnagel: Zit. nach Janovski, N. A. Calif. Med. **66**, 283 (1947). — Pack, G. T., Ferber, D. M., Scharnagel, I. M.: End results in the treatment of malignant melanoma. A report of 1190 cases. Pigment Cell Growth, pp. 177 to 188. New York: Academ. Press INC. (1953). — Quinet, A. A.: Malignes Melanom der Vulva. Rev. bras. Cirurg. **29**, 293—303 (1955) (Portug.) mit franz., engl. u. dtsch. Zus.fass. — Raper: Zit. nach Herzberg, J. J. — Raven, R. W.: Problems concerning melanoma in man. Pigment Cell Growth pp. 121—137. New York: Academ. Press Inc. 1953. — Rawles, M. E.: Zit. nach Herzberg, J. J. — Ribbert: Zit. nach Kehrer, E. — Rupprecht, P.: Über Sarkome der Bauchdecken und der Vulva. Inaug. Diss. Jena 1915 (zit. nach Kehrer, E). — Sammartino, R., Guixá, H. L., Calandra, D.: El melanoblastoma de la vulva. A propósito de dos observaciones personales. Prensa méd. argent. 1772—1776 (1953). — Schuermann, H.: Melanosis circumscripta praecancerosa. Ärztl. Wschr. 49—53 (1955). — Silva, C.: Leiomionoma sarcomatoso dartoico. Ann. Ostet. **53**, 165—178 (1931). — Spitz, S.: Melanomas in Childhood. Amer. J. Path. **24**, 591—609 (1948). — Stein, A.: Diseases of the vulva. Amer. J. Surg. **22**, 9 (1933). — Stout, A. P.: Zit. nach Janovski, N. A. Amer. J. Cancer **33**, 196 (1938). — Symmonds, R., Pratt, J. H., Dockerty, M. B.: Zit. nach Janovski, N. A. Obstet. gynec. Surv. **15**, 543 (1960).— Taussig, F. J.: Sarcoma of the vulva. Amer. J. Obstet. Gynec. **33**, 1017—1026 (1937). — Thévenot, L.: Tumeur du vestibule chez une enfant de $2^1/_2$ ans. Arch. franco-belges. Chir. **31**, 985—990 (1928). — Traub, E. F., Spoor, H. J.: Melanin and tyrosinase association in normal and pathological skin pigmentation. Pigment Cell Growth pp. 211—219. New York: Academ. Press Inc. 1953. — Wallis, O.: Eine seltene Bindegewebsgeschwulst im Bereiche der Bartholinischen Drüse. Zbl. Gynäk. **1934**, 2313—2316. — Waxemberg, Luis: Sarkom der kleinen Schamlippe. Rev. méd. Rosario **27**, 882—888 (1937 (Span.). — Weidenreich: Zit. nach Herzberg, J. J. — Wight, O. B.: Melanoma of the labia. West. J. Surg. **39**, 98—101 (1931). — Zoltan, R.: Ein Fall von Melanoblastom der Vulva. Zbl. Gynäk. **1935**, 326—331.

VI. Epitheliale gutartige Geschwülste der Vulva

Ahumada, J. C., Schlossberg, T.: Zum Studium der Schweißdrüsen-Adenoma der Vulva. Rev. méd.-quir. Pat. fem. **4**, 285—294 (1936) (Spanisch). — Allen, Funnel: Hidradenoma of the vulva. Amer. J. Obstet. Gynec. **63**, 1364—1366 (1952). — Baronicini, A.: Sull'idroadenoma vulvare. Riv. Ostet. Ginec. prat. **45**, 1033—1047 (1963). — Bell, J. W.: Supernumerary breast near labium. Amer. J. Obstet. Gynec. **11**, 507—509 (1926). — Blau, A.: Hidradenoma vulvae. Z. Geburtsh. u. Gynäk. **93**, 341—349 (1928). — Bloodgood: Zit. nach Schultz, A., Schultz-Brauns, O. — Brattström: Zit. nach Calandra, Sammartino. — Buchmann, E.: Das Hidradenom der Vulva. Zbl. Gynäk. **76**, 217—220 (1954). — Burg, E.: Über einen Fall von Adenoma hydradenoides vulvae. Zbl. Gynäk. **1930**, 395—399 — Buscemi, C.: L'idroadenoma della vulva. Giorn. Ostet. Ginec. **19**, 210—215 (1955). — Calandra, Sammartino: Enfermedades de la Vulva. Buenos Aires: M. Segura 1959. — Charlewood, Shippel: Zit. nach Calandra, Sammartino). S.Afr. med. J. **27**, 149 (1953). Ref.: Obstet. Gynec. Surv. 8, 724 (1953). — Cheatle: Zit. nach Schultz, A., Schultz-Brauns, O. — Craddock, K. D., Zelenik, J. S.: Vulvar endometriosis. Apparently producet by menstrual blood. Obstet. gynec. Surv. **3**, 76—79 (1954). — Cramer, H.: Zur Histogenese und Klinik des Hidradenoma vulvae. Geburtsh. u. Frauenheilk. **14**, 1135—1142 (1954). — Danforth, W. C.: Hidradenoma of the vulva. Amer. J. Obstet. Ginec. **58**, 2 (1949). — Deacon, A. L., Taylor, C. W.: Hydradenoma of the vulva. J. Obstet. Gynaec. Brit. Emp. **59**, 64 (1952). — Deaver, J. B., McFarland, J.: The breast, its anomalies, its diseases and their treatment. Philadelphia: P. Blaskiston Son & Co. 1917. — DETREHÁZY, K.: Über die Tumoren der apokrinen Drüsen. Zbl. Gynäk. 83, 219—229 (1961). — DUARTE: Zit. nach CALANDRA,SAMMARTINO. Rev. Ginec. Obstet. (Rio de J.) 42, 256 (1948). — EBERHARD, T. P., SHIELDS, W.: Mucous gland tumors of the female perineum. Amer. J. Cancer 23, 334—336 (1935). — EICHENBERG, H. E.: Hidradenoma vulvae. Z. Geburtsh. u. Frauenheilk. 109, 358—373 (1934). — ELLIOT: Zit. nach SCHULTZ, A., SCHULTZ-BRAUNS, O. — EWING: Zit. nach SCHULTZ, A., SCHULTZ-BRAUNS, O. — FORLEO, R.: Fibroadenoma della vulva da probabile coristoma. Contributo anatomo-patologico e clinico. Riv. Ostet. Ginec. 16, 452—461 (1961). — FRANZAS, B.: Ein Fall von Hidradenom der Vulva mit ungewöhnlicher Lokalisation und Struktur. Ann. Chir. Gynaec. Fenn. 45, 85—91 (1956). — FRIEBEL: Über Endometriose und Krebs. Zbl. Gynäk. 85, 1710 (1963). — FRIEDEL, R.: Ein Fibroadenom einer Nebenbrustdrüse im rechten Labium maius. Virchows Arch. path. Anat. 286, 62—69 (1932). — GODOY, P. DE, DELASCIO, D.: Riesenpapillom der Vulva. Rev. Obstet. Ginec. S. Paulo 3, 347—372 (1939) (Portugiesisch). — GREENE: Zit. nach CALANDRA, SAMMARTINO. — HALLAUER: Zit. nach KEHRER, E. — HARTUNG: Zit. nach KEHRER, E. — HEALY, J. J.: Bilateral endometriosis of the vulva. Amer. J. Obstet. Gynec. 72, 1361—1363 (1956). — HIRASAWA, M.: Über akzessorische Brüste. Zbl. Gynäk. 10, 585—591 (1932). — HOECK, W.: Über einen Fall von tubulärem Hydradenom der Vulva. Zbl. Gynäk. 50, 2757—2760 (1926). — HORÁLEK, JR., FR.: Hidradenom der Vulva. Acta gynaec. brunensis clin. II. 2, 43—46 (1956). — IWAI, T.: A statistical study of the polymastie of the Japanese. Lancet 173, 753—759 (1907). — JAVERT, C. T.: Observations on the pathology and spread of endometriosis based on the theory of benign metastasis. Amer. J. Obstet. Gynec. 62, 477 (1951). — KEETTEL, W. C., STEIN, R. J.: The viability of the castoff menstrual endometrium. Amer. J. Obstetr. Gynec. 61, 440 (1951). — KEHRER, E.: Die Vulva und ihre Erkrankungen. Hdb. d. Gynäkologie von VEIT-STOECKEL, Bd. 5, I., S. 449—451. München: J. F. Bergmann 1929 (s. dort die ältere Literatur). — KINNUNEN, O.: Hidradenoma and hidradenocarcinoma vulvae. Ann. Chir. Gynaec. Fenn. 41, 119—124 (1952). — KOREN, Z., BRZEZINSKI, A.: Hidradenoma of the vulva. Gynaecologia (Basel) 150, 52—58 (1960). — LIMBURG, H.: Zur Ätiologie der Endometriose. Zbl. Gynäk. 71, 309 (1949). — LIMBURG, H., KRAHE, M.: Die Züchtung von menschlichem Krebsgewebe in der Gewebekultur und seine Sensibilitätstestung gegen neuere Zytostatika. Dtsch. med. Wschr. 41, 1—24 (1964). — LIMBURG, H., HECKMANN, U.: Zur Resistenzbildung von Tumorzellen im Krebs-Chemotherapie-Reistenztest. Krebsforsch. u. Krebsbekämpfung, Bd. VI, S. 170—175. München: Urban & Schwarzenberg 1967. — MARZIALE, P.: L'idradenoma della vulva. Clin. ostet. ginec. 59, 181—204 (1957). — McDONALD, J. R.: Apocrine sweat gland carcinoma of vulva. Amer. J. clin. Path. II, 890 (1941). — McFARLAND, J.: Mammary gland situated on the labium majus. Report of a case. Arch. Path. 11, 236—240 (1931). — MENGERT, W. F.: Supernumerary mamary gland tissue on labia minora. Amer. J. Obstet. Gynec. 29, 891—892 (1935). — MEYER, R.: Schweißdrüsenwucherung und Hidradenoma vulvae. Z. Geburtsh. u. Frauenheilk. 86, 422 (1923). ~ (1) Hdb. d. Pathologischen Anatomie und Histologie von HENKE-LUBARSCH, Bd. VII, 1. Teil. Berlin:Springer 1930. ~ (2) Hdb. d. Gynäkologie von VEIT-STOECKEL, Bd. VI, S. 1. München: J. F. Bergmann 1930. — MIDANA, A.: Adenoma idradenoide tubulare nella vulva. Cancra 1, 156—160 (1931). — MOLONEY, G. E.: Endometriose der Schamleiste. Brit. med. J. 1949 I, 435—437. — NOVAK, E., STEVENSON, R. R.: Sweat gland tumors of vulva benign (hidradenoma) and malignant (adenocarcinoma). Amer. J. Obstet. Gynec. 50, 64 (1945). — NOVAK, E. R., WOODRUFF, J. D.: NOVAK's gynecologic and obstetric pathology, 5. Ed. Philadelphia-London: Saunders 1962. — NUSSBAUM, W., MOTYLOFF, L.: Endometriosis of the vulva during pregnancy. Amer. J. Obstet. Gynec. 73, 215—216 (1957). — PALMER, A. C.: Endometriomata of vulva and perineum. Proc. roy. Soc. Med. 18, 83—87 (1925). — PHILIPP, E., HUBER, H.: (1) Die Entstehung der Endometriose. Zbl. Gynäk. 63, 1 (1939). ~ (2) Die Klinik der Endometriose im Lichte neuer Forschungsergebnisse. Zbl. Gynäk. 63, 7 (1939). — PICK: Zit. nach KEHRER, E. — PURVES, R., HADLEY, J. A.: Accessory breasts in the labia majora. Brit. J. Surg. 15, 279—281 (1927). — ROTH, V.: Cystisches Adenofibrom auf der Basis einer persistierenden Brustdrüsenanlage in der linken großen Schamlippe. Z. Geburtsh. u. Frauenheilk. 112, 245—255 (1936). — ROTHMAN, D., GRAY, S. H.: Hidradenoma of the vulva. Amer. J. Obstet. Gynec. 38, 509—514 (1939). — SAMPSON, J. A.: The escape of foreign material from the uterine cavity into the uterine veins. Amer. J. Obstet. Ginec. 78, 2 (1918). ~ (1) Endometrial carcinoma of the ovary arising in endometrial tissue in that organ. Amer. J. Obstet. Gynec. 9, 111 (1925). ~ (2) Heterotopic or misplaced endometrial tissue. Amer. J. Obstet. Gynec. 10, 649—730 (1925). ~ Peritoneal endometriosis due to the menstrual dissemination of endometrial tissue into the peritoneal cavity. Amer. J. Obstet. Gynec. 14, 422 (1927). ~ Zit. nach SCOTT u. Mitarb. Amer. Obstet. Gynec. 40, 549 (1940). ~ Zit. nach SCOTT u. Mitarb. Amer. J. Obstet. Gynec. 50, 597 (1945). — SAVI, C.: Adenoma policistico della ghiandola del Bartolini. Attunal. Ostet. Ginec. 2, 1307—1317 (1956). — SAVI, C., SFONDRINI, G.: Fibroadenoma da nodo mammario soprannumerario a livello del grande labbro destro. Scritti ostet. 9, 105—118 (1956). — SCHRÖDER, R.: Zit. nach KEHRER, E. — SCHULTZ, A.,

Schultz-Brauns, O.: Hdb. d. Pathologischen Anatomie und Histologie von Henke-Lubarsch, Bd. VII, 2. Teil. Berlin: Springer 1933. — Scott, R B., Te Linde, R. W., Wharton, L. R.: Further studies on experimental endometriosis. Amer. J. Obstet. Gynec. 66, 1082 (1953). — Seidenschnur, G.: Endometriose an der großen Labie. Kasuistischer Beitrag zur extragenitalen Endometriose. Zbl. Gynäk. 79, 147—154 (1957). — Snow: Zit. nach Schultz, A., Schultz-Brauns, O. — Taddei, A.: Adenoma delle ghiandole sudoripare dei genitali esterne femminili. Clin. ostet. 36, 220—239 (1934). — Thomson: Zit. nach Novak, Woodruff. — Unna: Zit. nach Kehrer, E. — Woodruff, J. D., Seeds, Jr., A. E.: Benign and malignant adenomatous lesions of the vulva. Summaries of 6 cases. Obstet. Gynec. Surv. 20, 690—695 (1962).

V. Kraurosis vulvae, Leukoplakie und ihre Beziehung zur Malignität

Adair, Davis: Zit. nach Calandra, Sammartino. — Ahumada, J. C., Calandra, D.: Importancia de las leucoqueratosis vulvares en la profilaxis y diagnóstico precoz de los carcinomas de la vulva. In: La Prophylaxie en Gynécologie et Obstétrique. S. 393—398. Genève: S. A. Georg & Cie. 1954. — Albertini, A. V.: Histologische Geschwulstdiagnostik. Stuttgart: G. Thieme 1955. — Bonney: Zit. nach Calandra, Sammartino. — Böttger, H., Dittmann, E.: Pruritus, Kraurosis vulvae und Vulvakarzinom. Geburtsh. u. Frauenheilk. 17, 1097—1109 (1957). — Breisky: Zit. nach Kehrer, Labhardt. — Calandra, Sammartino: Enfermedades de la Vulva. Buenos Aires: M. Segura 1959. — Canon, R.: Kraurosis vulvaire chez la femme jeune. Bull. Féd. Soc. Gynéc. Obstét. franç. 7, 385—388 (1957). — Cockerell, E. G., Knox, J. M., Rogers, St. F.: Lichen sclerosus et atrophicus. Obstet. Gynec. Surv. 15, 554—559 (1960). — Dubreuilh: Zit. nach Gottron, H. — Dvorák, O.: Dystrophy of the vulva. Acta Univ. Carol. Med. (Praha) 7, 407—431 mit engl. Zusfss. (1961) (Tschechisch). — Dvorák, O., Zavadil, M.: Precancerous conditions of the vulva. Acta Univ. Carol. Med. (Praha) Suppl. 10, 304—310 (1960) mit engl. Zusfss. (Tschechisch). — Frankl, O.: Zit. nach Kehrer. — Frieboes: Zit. nach Kehrer. — Gardlund: Zit. nach Kehrer. — Geuns, E. J., v.: Kraurosis vulvae. Ned. T. Verlosk. 59, 49—61 (1959) mit engl. Zusfss. (Holländisch). — Gottron, H.: Präkanzerosen und Pseudokanzerosen der Haut. Dtsch. med. Wschr. 35, 1250; 36, 1331 (1954). — Greenblatt: Zit. nach Calandra, Sammartino. — Halkin, H.: Contribution à l'étude du Kraurosis vulvae. Ann. Derm. Syph. 4, 65—73 (1923). — Halter, G.: Zu den präkanzerösen und präinvasiven Veränderungen der Vulva. Wien. med. Wschr. 520—522 (1957). — Hinselmann, H.: Zit. nach Kehrer, E., Limburg, H. — Hunt: Zit. nach Canon. — Hyams, M. N., Bloom, O. H.: Leukoplakia vulvae. Amer. J. Obstet. Gynec. 53, 214 (1947). — Hyman, A. B., Falk, H. C.: White lesions of the vulva. Discussion of lichenification (lichen chronicus simplex), leukoplakia, Bowen's disease, kraurosis vulvae, lichen sclerosus et atrophicus senile and essential atrophies of the vulva. Ostet. Gynec. Surv. 12, 407—413 (1958). — Jeffcoate, T. N. A., Woodcock, A. S.: Premalignant conditions of the vulva, with particular reference to chronic epithelial dystrophies. Brit. med. J. 1961 II, 127—134. — Kehrer, E.: Die Vulva und ihre Erkrankungen. Hdb. d. Gynäkologie von Veit-Stoeckel, Bd. 5, I., S. 449—451. München: J. F. Bergmann 1929 (s. dort die ältere Literatur). — Labhardt, A.: Die dyshormonal bedingten Erkrankungen der äußeren Geschlechtsorgane. In: Biologie und Pathologie des Weibes. Hrsg. von Seitz-Amreich. München: Urban & Schwarzenberg 1955. — Langley, J. J., Hertig, A. T., Smith, G. V.: Relation of leucoplakie vulvitis to squamous carcinoma of the vulva. Amer. J. Obstet. Gynec. 62, 167 (1951). — Limburg, H.: Die Frühdiagnose des Uteruscarcinoms. 3. Aufl. Stuttgart: G. Thieme 1956. ~ Über den Morbus Bowen der Vulva und das beginnende Vulvacarcinom. Arch. Gynäk. 196, 207 (1961). — Mischer: Zit. nach v. Albertini. — Mossetti, C., Fanzago, G.: Osservazioni sulla patogenesi e sulla morfologia delle lesioni precancerose dei genitali esterni femminili. Minerva ginec. 6, 109—115 (1954). — Moulonguet, P.: Etiologie et prophylaxie du cancer de la vulve. In: La Prophylaxie en Gynécologie et Obstétrique, pp. 399—405. Genève: S. A. Georg & Cie. 1954. — Novak, E., Woodruff, J. D.: Novak's gynecologic and obstretric pathology. 5. Ed. Philadelphia-London: W. B. Saunders 1962. — Orth: Zit. nach Gottron, H. — Palmer: Zit. nach Calandra, Sammartino. — Parks, J.: Systemic and allergic diseases of the vulva. Amer. J. Obstet. Gynec. 64, 261—265 (1953). ~ Cancer of the Vulva. In: La Prophylaxie en Gynécologie et Obstétrique, p. 406. Genève: S. A. Georg & Cie. 1954. — Schubert, G.: Zur Morphogenese und Elektronentherapie des Vulvakarzinoms. In: La Prophylaxie en Gynécologie et Obstétrique, pp. 413—420. Genève: S. A. Georg & Cie. 1954. — Stein, A.: Diseases of the vulva. Amer. J. Surg. XXII, 1—12 (1933). — Taussig, F. J.: Contributions to the pathology of vulva diseases. Amer. J. Obstet. Gynec. 6, 407—418, 495—496 (1923). ~ Amer. J. Obstet. Gynec. 18, 472 (1929). ~ Leukoplakia and cancer of the vulva. Arch. Derm. 21, 431—445 (1930). — Terruhn, E.: Kraurosis vulvae. Arch. Gynäk. 134, 578 (1928). — Wallace, H. J.: Vulva leukoplakia J. Obstet. Gynaec. Brit. Cwlth. 69, 865—870 (1962). — Wallace, H. J., Whinster, I. M.: Vulval atrophy and leukoplakia. Brit. J. Derm. 63, 241 (1951). — Waltz, R.: Craurosis vulvae und Vulvakarzinom. Zbl. Gynäk. 76, 1056—1065 (1954). — Wilbrand, V.: Die Therapie bei Pruritus vulvae und Kraurosis vulvae. Z. Geburtsh. u. Frauenheilk. 134, 200 (1951). —

WILBRAND, V., GOHLKE, H.: Zur Pathogenese der Kraurosis vulvae. Arch. Gynäk. **182**, 686 (1953). — ZEITZ, H., RÖSLER, H.: Morphologische Veränderungen der Nervenstrukturen bei Kraurosis vulvae. Arch. Gynäk. **197**, 157—171 (1962).

VI. *Morbus Bowen, Erythroplasie, „Carcinoma in situ", Morbus Paget der Vulva*

ABELL, M. R., GOSLING, I. R. G.: Intraepithelial and infiltrative carcinoma of vulva, Bowen's type. Cancer **14**, 318 (1961). — ACKERMANN: Paget's disease. 22. Seminar of the Am. Soc. of Clin. Path. 11—15 (1956). — AHUMADA, J. C.: Bowen o Paget vulvar. Biol. Soc. Obstet. Ginec. B. Aires **29**, 116 (1950). — AHUMADA, J. C., CALANDRA, D.: Importancia de las leucoqueratosis vulvares en la profilaxis y diagnóstico precoz de los carcinomas de la vulva. Kongreßbd. Internat. Gyn. Kongr. p. 393. Genf: Georg & Cie. 1954. — ALBERTINI, A. v.: Histologische Geschwulstdiagnostik. Stuttgart: G. Thieme 1955. — ALLEN, A. C., SPITZ, S.: Malignant melanoma. Cancer **6**, 1 (1953). — ARND, W.: Über die Pagetsche Erkrankung der Brustwarze. Virchows Arch. path. Anat. **262**, 700 (1926). — ARZT, L., KREN, O.: Die Pagetdisease mit besonderer Berücksichtigung ihrer Pathogenese. Arch. Derm. **148**, 284 (1925). — BARCLAY, D. L., COLLINS, C. G.: Intraepithelial cancer of the vulva. Amer. J. Obstet. Gynec. **86**, 95—106 (1963). BECK, S. C.: In: J. JADASSOHN Hdb. d. Haut- und Geschlechtskrankheiten. Bd. 12, Teil 3: Geschwülste der Haut, II, S. 433. Berlin: Springer 1900. — BENOIT, AGACHE, P., THOREUX, M., LOUVET, A. L.: La maladie de Paget de la vulve. C. R. Soc. franç. Gynéc. **30**, 192—208 (1960). — BIRGE, E. A., CRON, R. S., MADDEN, W.: Paget's disease of the vulva. Obstet. Gynec. **12**, 425—429 (1958). — BONTKE, E.: Vergleichende Betrachtungen über die Paget-Erkrankung der Mamma und Vulva. Geburtsh. u. Frauenheilk. **18**, 1185—1196 (1958). — BOWEN, J. T.: Precancerous dermatosis a study of two cases of chronic atypical epithelial proliferation. Arch. Derm. Syph. **30**, 244 (1912). — BOWMAN, H. E., HARTMAN, F. W.: Extramammary Paget's disease of the vulva. Arch. Path. **58**, 304 (1954). — BRAUN-FALCO, O.: Histochemische und morphologische Studien an normaler und pathologisch veränderter Haut. Arch. Derm. **198**, 111 (1954). — BRODERS: Zit. nach LIMBURG, H. J. Amer. med. Ass. **99**, 1670 (1932). — BURGER, P.: Maladie de Bowen á localisation vulvaire. Rev. franç. Gynéc. 1—7 (1949). — CALANDRA, SAMMARTINO: Enfermedades de la vulve. Buenos Aires: M. Segura 1959. — CASPER, W. A.: Paget's disease of the vulva. Arch. Derm. Syph. **57**, 668 (1948). — CHEATLE, G. L., CUTLER, M.: Tumors of the breast. Philadelphia: Lippincott 1931. — CHÈVREMENT, M., FRÉDÉRIC, J.: Une nouvelle methode histochimique de mise en évidence des substances à fonction sulfhydrile. Arch. Biol. (Liège) **54**, 589 (1943). — COLLINS, C. G., COLLINS, J. H., NELSON, E. W., SMITH, R. C., MACCALLUM, E. A.: Malignant tumors involving the vulva. Amer. J. Obstet. Gynec. **62**, 1198—1208 (1951). — DANIELLI, J. F.: A study of techniques for the cytochemical demonstration of nucleic acids and some components of protein. Symp. Soc. exp. Biol. **1**, 101 (1947). — DELIMA, O. A., NETTO, C. DE G., DELIMA, M. L. T.: Molestia de Bowen da vulva. Rev. Gynec. Obstet. **47**, 95 (1953). — DIPRISCO, J. E., CONVIT, J.: Sobre un caso de localización vulvar de enfermedad de Paget de aspecto leucoplasico. Rev. Policlin. Caracas **17**, 297 (1948). — DOCKERTY, M. B., PRATT, J. H.: Extramammary Paget's disease. Cancer **5**, 1161 (1952). — DÖRFFEL, J., GRIMM, O.: Beitrag zur Histogenese des Morbus Paget. Derm. Wschr. **101**, 1169 (1935). — DRAKE, J. A., WHITFIELD, A.: Paget's disease of the vulva with an account of the histology. Brit. J. Derm. **41**, 177 (1929). — DUCREY: Zit. nach GANS, O., STEIGLEDER, G. K. — DUHRING, L.: Deux cas de maladie de Paget du mamelon. Amer. J. med. Sci. **1883**. 116. Ref. Arch. Derm. **16**, 139 (1884). — EICHENBERG, E. H.: Oberflächliche Ausbreitung des Collumcarcinoms auf die Vagina. Z. Geburtsh. Gynäk. **111**, 243 (1935). — EICHNER, E.: Multiple carcinoma in situ; report of case of quadruple noncontiguous lesions of cervix and vulva. Obstet. Gynec. Surv. **8**, 508 (1956). — EISENBERG, R. B., THEUERKAUF, F. J.: Extramammary Paget's disease. Amer. clin. Path. **25**, 642 (1955). — ETON, B., PARKER, R. A.: The nature of Paget's disease of the vulva. J. Obstet. Gynaec. Brit. Cwlth. **65**, 284—287 (1958). — EWING, J.: Neoplastic Diseases. Philadelphia: Saunders (1940). — FALKENBURG, L. W., HOEY, W. D.: Paget's disease of the vulva. Amer. J. Obstet. Gynec. **75**, 189 (1958). — FEDERICI, P. L.: Paget's disease of the vulva. Obstet. Gynec. Surv. **5**, 171 (1955). — FIORETTI, P., GAMBOTTO, C.: Sul morbo di Paget della vulva. Riv. ital. Ginec. **45**, 388—410 (1961). — GANS. O., STEIGLEDER, G. K.: Histologie der Hautkrankheiten. 2. Aufl., Bd. II, S. 393. Berlin-Göttingen-Heidelberg: Springer 1957. — GARDINER, H. S., STOUT, F. E., ARBOGAST, J. L., HUBER, C. P.: Intraepithelial carcinoma of the vulva. Amer. J. Obstet. Gynec. **65**, 539—548 (1953). — GEDIGK, P.: Histochemische Darstellung von Kohlehydraten. Klin. Wschr. **30**, 1057 (1952). — GLASS, M.: Vulvectomy for leucoplakia and Paget's disease. Amer. J. Surg. N.S. **22**, 350 (1953). — GÖSSNER, W.: Die Perchlorsäure und ihre Anwendung zum histochemischen Nucleinsäurenachweis. Z. wiss. Mikr. **61**, 377 (1954). — GOMORI, G.: Aldehyde-fuchsin: a new stain for elastic tissue. Amer. J. clin. Path. **20**, 665 (1950). — GONIN, R.: Maladie de Bowen: Erythroplasie des muqueuses. Dermatologica (Basel) **92**, 76 (1946). — GOTTRON, H.: Erythroplasia praeputii penis. Zbl. Haut- u. Geschl.-Kr. **34**, 770 (1930). ∼ Präkanzerosen und Pseudokanzerosen der Haut. Dtsch. med. Wschr. **35**, 1250; **36**, 1331 (1954). — Graham, Helwig, Epstein: Zit. nach Korting. — Greither, A., Tritsch, H.: Die Geschwülste der Haut. S. 126. Stuttgart: G. Thieme 1957. — Grinchar: A case of Paget's disease in the vulva. Russk. j. kozhn. i. ven. bol. **25**, 399 (1913). — Hale, C.W.: Histochemical demonstration of acid polysaccharids in animal tissue. Nature (Lond.) **157**, 802 (1946). — Halmi, N.S.: Differentation of two types of basophils in the adenohypophysis of the rat and mouse. Stain Technol. **27**, 61 (1952). — Hamperl, H.: Was sind argentaffine Zellen? Virchows Arch. path. Anat. **286**, 811 (1932). ~ Definition and classification of the so-called Carcinoma in situ. Aus: Cancer of the cervix. Ciba Foundation Study Group, No. 3, pp. 2—15. London: Churchill 1959. — Hartzell, M.B.: Extramammary Paget's disease with a report of a case occuring in the forearm. J. cutan. Dis. **24**, 289 (1906). — Haynes, M.: Intraepidermal carcinoma (Paget's disease) of the vulva. Proc. Soc. roy. Med. **49**, 89 (1956). — Held, E.: Oberflächencarcinom, das zusammenhängend Vulva, Vagina, Portio und Cervix unter dem Bilde der Leukoplakie, des Grundes und der „roten Fläche" ergreift. Schweiz. med. Wschr. 181 (1943). — Herzberg, J.J.: Über den Morbus Paget. Hautarzt **6**, 67 (1955). — Hidaka: Pagetsche Erkrankung am äußeren Genitale des Weibes. J. orient. Med. **2** (1924); Ref. Zbl. Hautkr. **18**, 73 (1926). — Hillemanns, H.G.: Zur formalen Genese des Carcinoma colli uteri. Arch. Gynäk. **191**, 235—270 (1958). — Horiguti, Yuzo: Erythroplasie von Queyrat der weiblichen Genitalen. Hihu-to-Hitunyo **8**, 441—445 u. dtsch. Zusfss. 38—39 (1940) (Japanisch). — Huber, C.P., Gardner, S.H., Michael, A.: Paget's disease of the vulva. Amer. J. Obstet. Gynec. **62**, 778 (1951). — Iklé, A.: Bowen'sche Präcancerose der Vulva mit gleichartigen Epithelveränderungen der Portio. Gynaecologica (Basel) **147**, 382—389 (1959). — Inglis, K.: Pagets disease of the nipple with special reference to the changes in the ducts. Amer. J. Path. **22**, 1 (1946). — Jacobaeus, H.C.: Paget's disease und sein Verhältnis zum Milchdrüsencarcinom. Virchows Arch. path. Anat. **178**, 124 (1904). — Janovski, N.A.: Dopa oxidase and P 32 uptake in extramammary Paget's disease of the vulva. Gynaecologica (Basel) **153**, 354—368 (1962). — Jeffcoate, T.N.A., Davie, F.B., Harrison, C.V.: Intraepidermal carcinoma (Bowen disease) of the vulva. J. Obstet. Gynec. **51**, 377 (1944). — Kaufman, R.H., Boice, E.H., Knight, W.R.: Paget's disease of the vulva. Amer. J. Obstet. Gynec. **79**, 451—454 (1960). — Kehrer, E.: Die Vulva und ihre Erkrankungen. Hdb. d. Gynäkologie von Veit-Stoeckel, Bd. 5, I., S. 449—451. München: J. F. Bergmann 1929 (s. dort die ältere Literatur). — Klostermann, G.F.: Über Epidermisbeteiligung bei metastatischem Hautkrebs, zugleich eine Studie über die Ausbreitung des Bowen-Carcinoms. Arch. klin. exp. Derm. **216**, 18—35 (1963). — Knight, R.V.: Bowen's disease of the vulva. Amer. J. Obstet. Gynec. **46**, 514 (1943). — Korting, G.W.: Ausschnitte aus der dermatologischen Onkologie der Gegenwart. Mkurse ärztl. Fortbild. **14**, 39—48 (1964). — Kramer, H., Windrum, G.M.: The metachromatic staining reaction. J. Histochem. Cytochem. **3**, 227 (1955). — Kreibich, C.: Zum Wesen der Pagetschen Krankheit. Berl. klin. Wschr. **1911**, 2193. — Lennox, B., Pearse, A.G.E., Symmers, W.St.C.: The frequency and significance of mucin in sweat gland tumors. Brit. J. Cancer. **6**, 363 (1952). — Lennox, B., Pearse, A.G.E.: Histochemical characterization of the specific cells in Paget's disease. J. Obstet. Gynaec Brit. Cwlth. **61**, 758 (1954). — Lever, F.W.: Histopathology of the Skin. 2. Ed. London: Pitman 1954. — Lillie, R.D.: Ethylenic reaction of ceroid with performic acid and Schiff reagent. Stain Technol. **27**, 37 (1952). — Lillie, R.D., Burtner, H.J.: Zit. nach Gedigk, P. Zur Histochemie des Zentralapparates der Zelle. Virchows Arch. path. Anat. **325**, 366 (1954). — Lillie, R.D., Greco, J.: Malt diastase and ptyalin in place of saliva in the indentification of glycogen. Stain Technol. **22**, 67 (1947). — Limburg, H.: Die Frühdiagnose des Uteruscarcinoms. 3. Aufl. Stuttgart: G. Thieme (1956). ~ Morbus Bowen der Vulva und Vulvacarcinom. Arch. Gynäk. **196**, 207—237 (1961). ~ Cervical carcinoma in situ as compared with carcinoma in situ of other sites. Acta cytol. (Philad.) **6**, 203 (1962). — Lison, L.: Histochimie et cytochimie animales. Paris: Gauthier Villars 1953. — Lübschitz, K.: Paget's disease of the nipple with special reference to its course and treatment. Acta radiol. (Stockh.) **25**, 127 (1944). — Lüdicke, K.: Morbus Paget der Vulva. Zbl. Gynäk. **78**, 2013—2019 (1956). — Lutz, W.: Über Morbus Bowen vulvae et ani. Schweiz. med. Wschr. **1941 II**, 1298—1300. — Marcus, S.L.: Zit. nach Staffeldt, K. Multiple squamous cell carcinomas involving the cervix, vagina & vulva. Amer. J. Obstet. **86**, 945 (1963); **80**, 802 (1960). — McManus, J.F.A., Cason, J.E.: Carbohydrate histochemistry studied by acetylation techniques. J. exp. Med. **91**, 651 (1950). — Mondain, Ch., Cailliau, F.: Les réactions dyskeratosiques des muqueuses vulvovaginales avec dégénerescence neoplasique réalisant un type d'épithelioma analogue au cancer cutane de Bowen. Bull. de lassof. franc. pour l'etude du cancer Bd. 12, Nr. 9, 680—685 (1923). — Muir, R.: Further observations on Paget's disease of the nipple. J. Path. **49**, 299 (1939). — Müller, G.: Über eine Vereinfachung der Reaktion nach Hale (1946). Acta histochem. (Jena) **2**, 68 (1955). — Navratil, E.: Morbus Bowen. Wien. klin. Wschr. **58**, 571 (1946). — Naylor, A.A.: Paget's disease of the vulva. S.Afri. med. J. **27**, 1173 (1953). — Nödl, F.: Das sog. Übergangsepitheliom: Das entartete Basaliom und dessen Formverwandtschaft mit den metatypischen Epitheliomen und dem Plattenepithelkrebs. Arch Derm. Syph. (Berl.) **197**, 281—289 u. 290—

302 (1954). ~ Über mesenchymale und epitheliale Neubildung bei Xeroderma pigmentosum. Arch. Derm. Syph. (Berl.) **198**, 343—351 (1954). ~ Die epidermale Metaplasie des Schweißdrüsenausführungsganges im Basaliom. Arch. Derm. Syph. (Berl.) **199**, 287—316 (1955). — NOVAK, E.: Commenting on Huber. Amer. J. Obstet. Gynec. **62**, 778 (1951). NOVAK, E., WOODRUFF, J. D.: Novak's Gynecologic and Obstetric Pathology. 5. Ed. Philadelphia-London: W. B. Saunders 1962. — OGIER, E.: Contributo allo studio della malattia di Paget della vulva. Riv. Ostet. (Firenze) **10**, 530—558 (1955). — PAGET, G. E., ROWLEY, H. A., WODDCOCK, A. S.: Paget's disease of the vulva. J. Path. Bact. **67**, 256 (1954).—PAGET, E.: On disease of the mammary areola preceding cancer of the mammary gland. St. Bart. Hosp. Rep. **10**, 87 (1874).—PAUTRIER, L. M., DANON: Erythroplasie de la vulva. Dermatologica (Basel) **90**, 81 (1944). — PEARSE, A. G. E.: The histochemical demonstration of keratin by methods involving selective oxydation. Quart. J. micr. Sci. **92**, 393 (1951). ~ Histochemistry, theoretical and applied. London: Churchill Ltd. 1954. — PETERKA, E. S., LYNCH, F. W., GOLTZ, R. W.: Zit. nach STAFFELDT, K. Arch. Derm. **84**, 623 (1961). — PETERSON, W. F., ROBINSON, JR., H. M.: Intraepithelial epithelioma of the vulva. Arch. Derm. **71**, 615 (1955). — PIOCH, W.: Über die Darstellung saurer Mucopolysaccharide mit dem Kupferphthalocyaninfarbstoff Astrablau. Virchows Arch. path. Anat. **330**, 337 (1957). — PISCHINGER, A.: Die Lage des isoelektrischen Punktes histologischer Elemente als Ursache ihrer verschiedenen Färbbarkeit. Z. Zellforsch. **3**, 169 (1926). — PLACHTA, A., SPEER, F. D.: Apocrine-gland adenocarcinoma and extramammary Paget's disease of the vulva. Cancer **7**, 910 (1954). — QUEYRAT, L.: Erythroplasie du gland. Bull. Soc. franç. Derm. Syph. **22**, 378 (1911). — RIBBERT, H.: Über den Paget-Krebs. Med. Wschr. 1218 (1905). — RICHTER, W.: Beiträge zur normalen und pathologischen Anatomie der apokrinen Hautdrüsen des Menschen mit besonderer Berücksichtigung des Achselhöhlenorgans. Virchows Arch. path. Anat. **287**, 277 (1932). — ROM, R. DE, BODDAERT, J., THIERY, M.: Carcinome in situ de la vulve. Bull. Soc. roy. belge Gynéc. Obstét. **25**, 552—558 (1955). — ROSENBERG, J.: Zur Pagetschen Krankheit. Mschr. prakt. Derm. **49**, 235 (1909). — ROSSER, E., HAMLIN, I. M. E.: Paget's disease of the vulva. J. Obstet. Gynaec. Brit. Cwlth. N. S., **64**, 127—130 (1957).— SANDRITTER, W.: Zit. nach GEDICK, P.: Zur Histochemie des Zentralapparates der Zelle. Virchows Arch. path. Anat. **325**, 366 (1954). — SCHAUENSTEIN: Zit. nach LIMBURG, H. Arch. Gynäk. **85**, 576 (1908). SCHUBERT, G.: Frühstadien maligner Prozesse. 2. Freiburger Symp. 28—50, 78—81 (1954). ~ Zur Morphogenese und Elektronentherapie des Vulvacarcinoms. Kongreßbd. Internat. Gynäk. Kongr., Genf, Georg u. Cie., 413 (1954). — SCHULTZ-BRAUNS, O.: Die Geschwülste der Brustdrüse. In: Hdb. d. speziellen pathologischen Anatomie u. Histologie, Hrsg. von HENKE-LUBARSCH, Bd. VII/2, S. 322. Berlin: Springer 1933.—SCOTT, H. R., CLAYTON, B. P.: A comparison of the staining affinities of aldehyde-fuchsin and the Schiff-reagent. J. Histochem. Cytochem. **1**, 366 (1953). — SHEILD, A. M.: A remarcable case of disease of the skin of the abdominal wall. Brit. J. Derm. 9 (1897). Zit. von HANNEMÜLLER u. LANDOIS, Beitr. klin. Chir. **60**, 296 (1908). — SONCK, C. E.: Ein Fall von Pagetscher Erkrankung der Vulva. Dermatologica (Basel) **102**, 151 (1951). — STAFFELDT, K.: Zur Frage der multiplen Karzinomentstehung im unteren Genitaltrakt. Z. Geburtsh. u. Frauenheilk. **164**, 92—101 (1965). — STEWART, F. W.: Tumours of the breast. Armed Forces Institute of Path. F **34**, 15 (1957). — STRAUSS, G.: Histochemische Untersuchungen bei Pagetscher Erkrankung der Vulva. Z. Krebsforsch. **61**, 632 (1957). — TAKI, I., JANOVSKI, N. A.: Paget's disease of the vulva. Obstet. Gynec. **18**, 385—402 (1961). — TASHIRO, B.: Ein Fall von Pagetscher Krankheit in der Gegend der kleinen Schamlippe und Kommissur. Acta derm. (Kyoto) **12**, 90 (1928). — TAUSSIG, F. J.: Leukoplakic vulvitis and cancer of the vulva. Amer. J. Obstet. Gynec. **18**, 472 (1929). — THIN, G.: Malignant. papillary dermatitis of the nipple and the breast tumours with which it is found associated. Brit. med. J. 1881, 760, 798. — TRAUB, E. F.: Paget's disease of the vulva. Arch. Derm. Syph. **48**, 559 (1943). — VAN DER HOOP, E., BONNE, C., WASSINK, W. F.: Ein Fall von Pagetscher Krankheit der Vulva. Ned. T. Geneesk. **71**, 1899 (1927). Ref. Zbl. Hautkr. **24**, 728 (1927). — VECHET, R.: Die Bowensche Krankheit der Vulva. Acta gynaec. brunensis clin. **II**, 2, 33—38 (1956). — VERMENOUZE, P.: Maladie de Paget de la vulve. Bull. Soc. franç. Derm. Syph. **58**, 541 (1951). — WEINER, H. A.: Paget's disease of the skin and its relation to carcinoma of the apocrine sweat glands. Amer. J. Cancer **31**, 373 (1937). — WESPI, H. J.: Entstehung und Früherfassung des Portiocarcinoms. Basel: Benno Schwabe 1946. — WICKHAM, L.: Maladie depeau dite maladie de Paget. Arch. Med. exp. **2**, 46 (1890). — WILLIS: Zit. nach HILLEMANNS, STAFFELDT. Pathology of Tumours, London: Butterworth & Co. 1953. — WOODRUFF, J. D.: Paget's disease of the vulva. Obstet. Gynec. **5**, 175 (1955). — WOODRUFF, J. D., HILDEBRANDT: Carcinoma in situ of the vulva. Obstet. Gynec. **12**, 4 (1958). — WOODRUFF, J. D., RICHARDSON, E. H.: Paget's disease of the vulva. Obstet. Gynec. **10**, 10 (1957).

VII. Das primäre Carcinom der Vulva

ABELL, M. R., GOSLING, J. R. G.: Intraepithelial and infiltrative carcinoma of vulva: Bowen's type. Cancer **14**, 318—329 (1961). ~ (2) Infiltrative squamous cell (epidermoid) carcinoma of vulva. Cancer **14**, 330—343 (1961). — Ahumada, J. C., Calandra, D.: Importancia de las leucoqueratosis vulvares en la profilaxis y diagnóstico precoz de los carcinomas de la vulva. Kongreßbd. Internat. Gyn. Kongr. Genf, S. 393ff. Genf: Georg & Cie. 1954. — Albertini, A. v.: Histologische Geschwulstdiagnostik. Stuttgart: Georg Thieme 1955. — Antoine, T.: Neue Gesichtspunkte in der Behandlung der Genitalkarzinome. Wien. med. Wschr. **115**, 687—690 (1965). — Barrett, W. D., Miller, K. T., Fessenmeyer, C. R.: Multiple primary cancer. A study of 36 patients. Surg. Clin. N. Amer. **89**, 767 (1949).—Beck, S. C.: In: Jadassohn, J. Hdb. d. Haut- und Geschlechtskrankheiten. Bd. 12, Teil 3: Geschwülste der Haut II, S. 433ff. Berlin: Springer 1900. — Beckmann, G.: Adenocarcinom der Batholinischen Drüse im jugendlichen Alter. Derm. Wschr. **1935** I, 101—104. — Bertino: Adeno-carcinoma cistico del clitoride sviluppatosi sopra una cisti dermoide. Ann. Ostet. **25**, 267, 313 (1903). — Berven, E.: 177 Fälle mit primärem Vulvakarzinom. Acta radiol. (Stockh.) **22**, 99 (1941). — Beuthe, D.: Karzinom und Schwangerschaft an der Universitäts-Frauenklinik Jena während der Jahre 1936—1959 unter besonderer Berücksichtigung des Kollumkarzinom. Zbl. Gynäk. **84**, 1323—1331 (1962).— Boyer, A.: Le cancer primitif de la vulve. Thèse de Paris 1908. Zbl. Gynäk. **44**, 1540 (1909). — De Bruine, T. L. A.: Cancer of the vulva and pregnancy. Gynaecologica (Basel) **146**, 152—156 (1958). — Burdick, C. O., Warner, P. O.: Simultaneous vulvar Bowen's disease and Paget's disease. Report of a case. Obstet. Gynec. **23**, 396—400 (1964). — Calandra, D., Sammartino, R.: Enfermedades de la vulva. Buenos Aires: M. Segura 1959. — Cassidy, R. E., Braden, F. R., Cerha, H. T.: Factors that might influence prognosis in malignancies of the vulva. Amer. J. Obstet. Gynec. **74**, 361—367 (1957). — Charlewood, Shippel: Zit. n. Novak, E. — Collins, C. G., Collins, J. H., Nelson, E. W., Smith, R. C., Maccallum, E. A.: Malignant tumors involving the vulva. Amer. J. Obstet. Gynec. **62**, 1198—1208 (1951). — Darier, J., Ferrand, M.: Ann. Gynec. Derm. Syph. **3**, 385 (1922). — Drescher, H.: Über ein Karzinom der Bartholinischen Drüse. Zbl. Gynäk. **73**, 109—113 (1951). — Ehrendorfer, E.: Über Krebs der weiblichen Harnröhre. Arch. Gynäk. **58**, 463 (1899). — Eichenberg, H.-E.: Zbl. Geburtsh. Gynäk. **108**, 276 (1934); Zbl. Geburtsh. Gynäk. **111**, 243 (1935). — Embrey, M. P.: Vulval carcinoma complicating condylomata acuminata. J. Obstet. Gynaec. Brit. Cwlth. **68**, 503—504 (1961).— Feyrter, F.: Symposion über „Carcinoma in situ". 50. Tagung der Nordwestdeutschen Gesellschaft für Gynäkologie, Hamburg 1955. Geburtsh. u. Frauenheilk. **15**, 869 (1955). —Frankl, O.: Beitrag zur Pathologie des Vulva-Karcinoms. Gynäk. Rdsch. **1915**, 305. — Gans, O., Steigleder, G. K.: Histologie der Hautkrankheiten, 2. Aufl., Bd. II, S. 393ff. Berlin-Göttingen-Heidelberg: Springer 1957. — Gardiner, H. S., Stout, F. E., Arbogast, J. L., Huber, C. P.: Intraepithelial carcinoma of the vulva. Amer. J. Obstet. Gynec. **65**, 539—548 (1953). — Geibel: Zbl. Gynäk. **36**, 2031 (1925). — Gerich, O.: Primäres Hymenalcarcinom. Zbl. Gynäk. **50**, 1372—1374 (1926). — Gottron, H.: Erythroplasia praeputii penis. Zbl. Haut- u. Geschl.-Kr. **34**, 770 (1930). ~ Präkanzerosen und Pseudokanzerosen der Haut. Dtsch. med. Wschr. **35**, 1250; **36**, 1331 (1954). — Green, Jr., T. H., Ulfelder, H., Meigs, J. V.: Epidermoid carcinoma of the vulva: An analysis of 238 cases. I. Etiology and diagnosis. Amer. J. Obstet. Gynec. **75**, 834—847 (1958). — Greene, H. J.: Amer. J. Obstet. Gynec. **31**, 660 (1936). — Greither, A., Tritsch, H.: Die Geschwülste der Haut. S. 126ff. Stuttgart: Georg Thieme 1957. — Heyman, J.: Über die Behandlung der inoperablen Carcinome der weiblichen Beckenorgane. Strahlentherapie **23**, 15 (1926). — Honan: Citado por Wharton, L. R., Everett, H. S. Zit. n. Calandra, D., Sammartino, R. — Huber, H.: Zur Ausbreitung der Korpuskarzinoms. Zugleich ein Beitrag zur multizentrischen Karzinomentstehung. Zbl. Geburtsh. Gynäk. **129**, 139—174 (1948). ~ Die multizentrische Karzinomentstehung am weiblichen Genitale und ihre klinische Bedeutung. Zugleich ein Beitrag zur Pathologie des Gartnerschen Ganges. Zbl. Geburtsh. Gynäk. **131**, 1—46 (1949). ~ Zur Therapie des Vulvakarzinoms. Geburtsh. u. Frauenheilk. **10**, 639—650 (1950). ~ Das primäre Karzinom der Vulva. Ein Beitrag zur Entstehung und Behandlung. Arch. Gynäk. **179**, 1—29 (1951). ~ Das Systemkarzinom am weiblichen Genitale. Ein weiterer Beitrag zur Frage der primären Tumormultiplizität. Dtsch. med. Wschr. **77**, 1559—1562 (1952). — Järnecke, H.: Über das Carcinom der Bartholinischen Drüse bei Jugendlichen. Hamburg: Diss. 1934, 12 S. — Kehrer, E.: Die Vulva und ihre Erkrankungen; in Hdb d. Gynäk. von Veit-Stoeckel, 3. Aufl., V. Bd., 1. Hälfte, S. 1193ff. München: Bergmann 1929. — Kelly, Fluhmann: Zit. n. Greene. — Kitzing, E.: Die Diagnose und Therapie des Vulvacarcinoms. In. Diss. Homburg 1967. — Koppert: Zur Kasuistik des Carcinoms der äußeren Genitalien des Weibes. Inaug.-Diss. Jena 1898. — Kottmeier, H.-L.: Persönl. Mitt. Kramann, H.: Zur Frage der Carcinomentstehung auf dem Boden des Condyloma acuminatum. Zbl. Gynäk. **1932**—1935 (1941).—Krysiewicz: Vorstellung eines 4jährigen Mädchens mit wahrscheinlich carcinomatösem Neoplasma der Klitoris. Przegl. lek. 1906.— Labhardt, A.: Die Erkrankungen der äußeren Genitalien und der Vagina. In: Halban-Seitz, Biologie und Pathologie des Weibes, III. Bd. 1924. — Langley, I. I., Hertig, A. T., Smith, G. V. S.: Asmer. J. Obstet. Gynec. **62**, 167 (1951).—Lash, A. F., Zibel, M.: Carcinoma of the vulva in a young woman. Amer. J. Obstet. Gynec. **62**, 216 (1951). — Laukola, I.: Über das Karzinom der Bartholinischen Drüse. Acta obstet. gynec. scand. **24**, Fasc. 2 (1944). — Lever, F. W.: Histopathology of the skin, 2. Ed. London: Pitman 1954. — LIMBURG, H.: Über den Morbus Bowen der Vulva und das beginnende Vulvakarzinom. Arch. Gynäk. **196**, 207 (1961).—LIMBURG, H., THOMSEN, K.: Das Adenocarcinom des Collum uteri. Stuttgart: Georg Thieme 1949. — LUNIN, A. B.: Carcinoma of the vulva. A review of fifty cases. Amer. J. Obstet. Gynec. **57**, 742 (1949). — MacKAY, C. R., BUNCH, JR., W. L.: Carcinoma of vulva following granuloma inguinale Amer. J. Syph. **36**, 511—514 (1952). — MARCUS, S. L.: (1) Basal cell and basal-squamous cell carcinomas of the vulva. Amer. J. Obstet. Gynec. **79**, 461—469 (1960). ~ (2) Multiple squamous cell carcinomas involving the cervix, vagina, and vulva: the theory of multicentric origin. Amer. J. Obstet. Gynec. **80**, 802—812 (1960). — MASTERSON, J. G., GOSS, A. S.: Carcinoma of Bartholin gland. Review of the literature and report of a new case in an elderly patient treated by radical operation. Amer. J. Obstet. Gynec. **69**, 1323—1332 (1955). — MERILL, J. A., ROSS, N. L.: Cancer of the vulva. Cancer (Philad.) **14**, 13—20 (1961). — MAYER, L.: ᴵKlinische Bemerkungen über das Cancroid der äußeren Genitalien des Weibes. Virchows Arch. path. Anat. **35**, 538 (1866). — NEWMAN, W., CROMER, J. K.: The multicentric origin of carcinomas of the female anogenital tract. Surg. Gynec. Obstet. **108**, 273—281 (1959). — NICHOLSON, E., CALATRONI, C. J.: Bol. Soc. Obstet. Ginec. B. Aires **13**, 692 (1934). — NÖDL, F.: Das sog. Übergangsepitheliom. Die carcinomähnliche Epidermishyperplasie und ihre Vergesellschaftung mit epithelialen Neoplasmen: (1) Das entartete Basaliom und dessen Formverwandtschaft mit den metatypischen Epitheliomen und dem Plattenepithelkrebs. Arch. Derm. Syph. (Berl.) **197**, 281—289 u. 290—302 (1954). ~ (2) Über mesenchymale und epitheliale Neubildung bei Xeroderma pigmentosum. Arch. Derm. Syph. (Berl.) **198**, 343—351 (1954). ~ Die epidermale Metaplasie des Schweißdrüsenausführungsganges im Basaliom. Arch. Derm. Syph. (Berl.) **199**, 287—316 (1955). — NOVAK, E. R., WOODRUFF, J. D.: Novaks gynecologic and obstetric pathology, 5. Ed. Philadelphia-London: W. B. Saunders Comp. 1962. — OTT, I.: Su due casi di carcinoma primitivo del clitoride. Clin. ostet. ginec. **27**, 266—270 (1925). — PALMER, J. B., SADUGOR, M. G., REINHARD, M. C.: Carinoma of the vulva. Surg. Gynec. Obstet. **88**, 435 (1949). — PAPE zit. n. CALANDRA u. SAMMARTINO: Dtsch. med. Wschr. 1907, 1620. — PARACCHI, P.: Il carcinoma del elitoride. Tumori II, **16**, 102—141 (1942). — RABSON, S. M., MECKER, L. H.: Carcinoma of the Bartholin gland. Surg. Gynec. Obstet. **67**, 505 (1939). — RENTSCHLER, V. B.: Primary epithelioma of the vulva. An analysis of seventy one cases. Ann. Surg. **89**, 709—731 (1929). — RUPPRECHT, P.: Zur operativen Behandlung des Carcinoma vulvae. Ges. Geburtsh. Dresden, Jan. 1886, Zbl. Gynäk. **15**, 235 (1886). ~ Die Ausräumung der Leistengrube bei krebsiger Erkrankung der Leistendrüse. Zbl. Chir. **16**, 337 (1893); Zbl. Gynäk. **35**, 1152 (1912). ~ Erfahrungen über das Vulvacarcinom. Z. Geburtsh. u. Frauenheilk. **72**, 664 (1912). — RUSSELL, JR., P. B.: Carcinoma of the vulva complicating pregnancy. Amer. J. Obstet. Gynec. **39**, 873—875 (1940). — SALTZSTEIN, S. L., WOODRUFF, J. D., NOVAK, E. R.: Postgranulomatous carcinoma of the vulva. Obstet. Gynec. Surv. **7**, 80—90 (1956). — SHANNON, W. F., MARTING, E.: Primary epidermoid carcinoma of the vulva complicating pregnancy. Amer. J. Obstet. Gynec. **41**, 117—121 (1941). — SCHNEIDER, P.: Das Karzinom der Bartholinischen Drüse. Zbl. Gynäk. **54**, 1986—2003 (1930). — SCHREK, R.: Arch. Path. **31**, 422 (1941).— SCHRIMPF, H.: Das primäre Karzinom der Bartholinischen Drüse. Zbl. Gnyäk. **71**, 592—599 (1949). — SIEGLER, A. M., GORDON, P.: Amer. J. Obstet. Gynec. **62**, 1367 (1951). — SIMENDINGER, F. A.: Carcinoma of the Bartholin gland. Surg. Gynec. Obstet. **68**, 952 (1939). — TAUSSIG, F. J.: Contributions of the pathology of vulvar diseases. Amer. J. Obstet. Gynec. **6**, 407 (1923); ~ Amer. J. Obstet. Gynec. **36**, 819 (1938). — TEMESVARY, N.: Über ein multiples Krompechersches Carcinom der Vulva, mit ausgedehnter Elephantiasis. Zbl. f. Gynäk. **50**, 1575—1582 (1926). — THIERY, M., LAGASSE, A.: L'ultra-structure du cancer de la vulve. Bull. Soc. roy. belge Gynéc. Obstét. N.S. **29**, 435—458 (1959). — TOMPKINS, M. G., CONKLIN, J. F., MacLEOD, S. C.: Vulvar carcinoma. A review of 50 cases, 1936 to 1957. Amer. J. Obstet. Gynec. **82**, 16—21 (1961). — TREITE, P.: Über die Carcinomentstehung auf spitzen Kondylomen. Zbl. Gynäk. 1096—1100 (1941). — VÉCHET, R.: Auf Grund von Condylomata acuminata entstandenes Vulvacarcinom. Acta gynaec. brunensis clin. **2**, 218—221 u. dtsch. Zusammenfass.5 (1956) (Tschechisch).

VIII. Sekundäre bösartige Geschwülste der Vulva

CALANDRA, D., SAMMARTINO, R.: Enfermedades de la vulva. Buenos Aires: Ediciones M. Segura 1959. — CHUN, DAPHNE, BRAGA, CAROLINA, A.: Choriocarcinoma in Hongkong. Fifth World Congress of Gynaecology and Obstetrics, p. 398f. Butterworths 1967. — EICHENBERG, E.: Oberflächliche Ausbreitung des Collumcarcinoms auf die Vagina. Z. Geburtsh. u. Frauenheilk. **108**, 276 (1934). ~ Z. Geburtsh. u. Frauenheilk. **111**, 243 (1935). — FRANK: Zit. nach OVERBECK, L.: Proc. roy. Soc. Med. **21**, 1733 (1928). — GRÄFENBERG: Eine Nebennierengeschwulst der Vulva als einzige Metastase eines maligen Nebennierenrindentumors der linken Seite. Virchows Arch. path. Anat. **194**, 17 (1908). — HOEVEN VAN DER: Zit. nach OVERBECK, L.: Gyn. Rdschau **7**, 43 (1913). — HUBER, H., HÖRMANN, G.: Zur Klinik des

Chorionepithelioma malignum. Z. Geburtsh. u. Frauenheilk. **12**, 511 (1952). — Kehrer, E.: Hdb. d. Gynäkologie von Veit-Stoeckel. München: J. F. Bergmann 1929. — Marchand: Zit. nach Kehrer, E. — Overbeck, L.: Hypernephrommetastasen in der Vagina und Vulva. Z. Geburtsh. u. Frauenheilk. **150**, 121 (1958). — Pardella, C.: Zit nach Overbeck, L. — Rupprecht, P.: Erfahrungen über das Vulvacarcinom. Z. Geburtsh. u. Frauenheilk. **72**, 664 (1912). — Scharnoff, J. G., Sala, A. M.: Zit, nach Overbeck, L.: Amer. J. Cancer **28**, 20 (1936). — Schlagenhauer: Zwei Fälle von Tumoren des Chorioepithelioms. Wien. klin. Wschr. **18**, 486 (1899). — Szymonowicz, J.: Zit. nach Overbeck, L. — Taylor, C. E., Tuttle, H. K.: Zit. nach Calandra-Sammartino: Arch. Path. **38**, 60 (1944).

Dysplasie — Carcinoma in situ — Mikrocarcinom der Cervix uteri

Von

H.-G. HILLEMANNS und H. LIMBURG

Mit 105 Abbildungen

Vorbemerkung

Die Kenntnis präinvasiver und frühinvasiver Carcinome an der Cervix uteri und die hohe Sicherheit ihrer Diagnose ist einer der größten Fortschritte der Medizin. 4 % aller Frauen erkrankten und starben an Cervixcarcinom. Noch in der ersten Hälfte dieses Jahrhunderts war die immer radikale, d.h. die oft junge Frau verstümmelnde Therapie des ja bereits invasiven Krebses, mit je nach Ausbreitungsstadium nur begrenzter Heilungschance, die einzige Möglichkeit der Krebsbekämpfung. Zwar war bereits 1908 die erste, heute noch vollgültige und klassisch zu bezeichnende Beschreibung des sog. „carcinomatösen Oberflächenbelags" von SCHAUENSTEIN erschienen, kurz darauf gefolgt von Arbeiten zum gleichen Thema von PRONAI (1909), I. C. RUBIN (1910) sowie von SCHOTTLÄNDER u. KERMAUNER („zur Kenntnis des Uteruscarcinoms", Monographie 1912). Diese Arbeiten hatten noch keinen Widerhall gefunden, die Zeit war noch nicht reif, ihre große Bedeutung sowohl für die Heilung des Cervixcarcinoms wie für die theoretischen Grundlagen der Krebsentstehung überhaupt zu erkennen. Erst WALTER SCHILLER (1927—1960), ROBERT MEYER (1910—1947) und vor allem HANS HINSELMANN (1924—1959) erarbeiteten die Grundlagen der stufenweisen Krebsentstehung an der Cervix uteri, d.h. wiesen definitiv die auch diagnostisch erfaßbare schrittweise Entstehung der Malignität nach.

GEORGE PAPANICOLAOU (1941—1962) war es dann, der die Krebsfrüherfassung durch die Effektivität moderner Cytodiagnostik realisierte.

1933 war eine absolute Dauerheilung des Cervixcarcinoms von 24,5 % erreicht (v. MIKULICZ-RADECKI auf dem Gynäkologen-Kongreß 1933 anhand einer Sammelstatistik von 11 Kliniken; s. WIMHÖFER 1941); 1941 bereits 44,4 % (RUNGE u. WIMHÖFER, 1949); heute ist die Überschreitung der 60%-Grenze realisiert. Das früherfaßte und unter Minimal-Therapie (Cervixkonisation) eliminierte Carcinoma in situ bedeutet 100%ige Heilung, das operativ entfernte Mikrocarcinom (Stad. Ia des Cervixcarcinoms) bedeutet über 95%ige absolute Heilung. Verhütung invasiven Wachstums durch Früherfassung, bei zugleich begrenzter Minimal-Therapie war jetzt Wirklichkeit geworden.

Darüber hinaus vertieften die differenzierte Kenntnis, leichte Zugänglichkeit und das gefahrlose Studium dieser frühest cancerisierten präinvasiven Zellareale an der Cervix uteri unser Wissen um die Entstehung des Krebses ganz entscheidend (WESPI, 1946; LIMBURG, 1952, 1956; HILLEMANNS, 1964; GRAY, 1964; COPPLESON u. REID, 1967).

Zunehmende Kenntnis von Epidemiologie und Ätiologie machen eine Eliminierung von Cervixkrebs durch Ausschaltung cancerogener Faktoren zur realen Möglichkeit (LEWIS, WENTZ u. JAFFE 1966; s. Abschnitt „Epidemiologie").

I. Historische Entwicklung

Dieses Handbuchkapitel stellt eine Fortsetzung und Ergänzung des hervorragenden Beitrages von Robert Meyer dar, den er in diesem Handbuch 1930 geschrieben und an dem sich bis heute grundsätzlich nichts geändert hat. Entscheidend verbessert haben sich vor allem die Möglichkeiten der histologischen und cytologischen, aber auch kolposkopischen Diagnostik der Frühstadien maligner Prozesse und ihr Verständnis. Krebsfrühdiagnostik wurde im Laufe der letzten 80 Jahre in vielen Zweigen der medizinischen Forschung, vor allem auch in der Gynäkologie, zu einem Spezialfach entwickelt, wobei in Laboratorien und Spezialabteilungen der Klinik das theoretische Wissen um die Krebsentstehung mit der praktischen Erfahrung am Krankenbett vereinigt werden konnte. Aufbauend auf den grundlegenden Erkenntnissen der Pathologischen Anatomie haben hier Kliniker, selbst zumeist Schüler hervorragender Pathologen, versucht, zum Nutzen ihrer Kranken neue Erfahrungen zu sammeln und diese in diagnostischer und therapeutischer Hinsicht auszuwerten.

In der Gynäkologie hatte die Krebsfrühdiagnostik mit den zitierten Arbeiten von Schauenstein (1908), von Pronai (1909), I. C. Rubin (unter Schottländer) 1910 sowie Schottländer u. Kermauner (1912) begonnen. W. Schiller am Histologischen Laboratorium der II. Universitätsfrauenklinik Wien und Robert Meyer am Pathologischen Institut der Universitätsfrauenklinik Berlin setzten in großer Übereinstimmung diese Forschungen fort, die im weiteren Ausbau der Diagnostik des sogenannten „präinvasiven Carcinomstadiums" ihre Krönung fanden. Robert Meyer, Freund und Nachfolger von C. Ruge I, dem Begründer der histologischen „Stückchendiagnose", *ließ sich als Erster in der Beurteilung zweifelhafter histologischer Befunde nicht von einer einmaligen Untersuchung leiten. Er forderte die klinische Beobachtung derartiger Fälle ohne Operation, bis aufgrund von Verlaufskontrollen die endgültige Diagnose gestellt werden konnte.* Diese für einen Pathologischen Anatomen ungewöhnliche Einstellung ergab sich aus einer auch heute noch vielfach üblichen Form der histologischen Bandwurmdiagnostik, die Sellheim einmal zu dem Ausspruch verleitete: „Es hat etwas bedrückendes, gewissermaßen auf Befehl oder Vorliegen einer mehr oder weniger verklausulierten Präparatebeschreibung die Verantwortung für eine Operation übernehmen zu sollen."

In klarer Erkenntnis dieser Nöte des Klinikers brachte Robert Meyer seine Carcinomdiagnostik auf die einfache Formel „*gutartig*", „*bösartig*" (Carcinom, Sarkom) und — aufgrund stetig wachsender Erfahrung durch die klinische Verlaufsbeobachtung unter Mithilfe mehrfacher kleiner Probeexcisionen nicht operierter Fälle zunehmend seltener — „*zweifelhaft*".

Während er für die beiden erstgenannten Möglichkeiten die Verantwortung voll übernahm, wünschte er sie im letzteren Fall mit dem Kliniker zu teilen und abzuwägen.

Bedeutungsvoll war ferner, daß die Carcinomzahlen unter dieser Betrachtung nicht etwa anstiegen sondern abfielen, da viele Uteri — die früher aufgrund unkontrollierter Fehldiagnosen dem Messer zum Opfer fielen — durch Verbesserung der Diagnostik erhalten bleiben konnten. Die Gutartigkeit von Epidermisierung und entzündlichen Veränderungen des Portio-Cervixepithels wurde durch die klinische Nachuntersuchung nicht operierter Fälle ebenso nachgewiesen wie die Tatsache, daß der einmal vorhandene carcinomatöse Oberflächenbelag in ein infiltrierendes Stadium übergehen kann, wobei allerdings der Zeitpunkt dieses Ereignisses größeren Schwankungen unterliegt.

Während Robert Meyer so frühzeitig die Bedeutung der Zusammenarbeit des Pathologen mit dem Kliniker erkannt hatte, ging Hinselmann als histologisch interessierter Kliniker den umgekehrten Weg. Unbefriedigt von der einfachen Speculumuntersuchung der Portio zum Zwecke der klinischen Diagnose des Portiocarcinoms schuf er 1924 durch *Konstruktion des „Kolposkops"* erstmals die Möglichkeit, die Portiooberfläche bei guter Beleuchtung in 10 bis 20facher Vergrößerung einer genauen Betrachtung zugängig zu machen.

Unter Einbeziehung der Schillerschen Jodprobe und der Behandlung der Portio mit 3%iger wäßriger Essigsäurelösung erweiterte HINSELMANN später die Kolposkopie und kam auf diese Weise schon durch alleinige Inspektion der Portio zu sehr weitgehenden diagnostischen Rückschlüssen. Auch *er erkannte bald die zahlreichen physiologischen, gutartigen und präcancerösen Variationsmöglichkeiten des Portioepithels, für die er kolposkopisch fest umschriebene Begriffe prägte. Bei zweifelhaftem Befund schritt er zur flachen Portioamputation nach* BONNEY, *wobei die nachfolgende histologische Serienschnittuntersuchung des Operationsmaterials ihm die endgültige Diagnose und das entsprechende therapeutische Vorgehen ermöglichte.*

Wie ROBERT MEYER konnte er auf diese Weise im Laufe der Jahre ein riesiges histologisches Material sammeln, durch klinisch kolposkopische Befunde zusätzlich in optimaler Weise ergänzt. Wenn man überhaupt einen Unterschied in der Methodik beider Forscher machen will, so ist vielleicht bedeutungsvoll, daß HINSELMANN durch seine Portioamputation carcinomatöses Oberflächenepithel radikal beseitigte, während ROBERT MEYER ein Material durchweg kleinerer Probeexcisionen untersuchte und in ständiger Verbindung mit dem Kliniker auswertete. Hierdurch wurde es eher möglich, die carcinomatöse Natur eines verdächtigen (dysplastischen) Epithels sicher zu stellen, wenn später die beginnende Tiefeninfiltration manifest geworden war. Nach Portioamputation hingegen mit der häufigen Exstirpation der pathologischen Epithelveränderung im Gesunden boten Dauerheilungen keine sicheren Rückschlüsse auf die ursprüngliche Gutartigkeit oder Bösartigkeit. Dieser im Interesse der Sache verständliche Nachteil des Hinselmannschen Vorgehens hatte auch zu einer falschen und heute verlassenen Deutung der Portioleukoplakie als Präcancerose geführt.

Wie viele bedeutungsvolle Entdeckungen wurde auch die Kolposkopie HINSELMANNs in ihrer Bedeutung für die Krebsfrühdiagnose zunächst verkannt und angefeindet. Um nicht auch noch die Pathologen im feindlichen Lager zu haben, verzichtete HINSELMANN auf die Carcinomdiagnose, wenn die klassischen pathologisch-anatomischen Voraussetzungen, d. h. das infiltrierende Wachstum noch nicht erreicht waren (persönliche Mitteilung). Vielmehr unterteilte er bei fehlender tiefer Invasion seine histologischen Befunde am proliferierenden Plattenepithel in *„einfach atypisches" und „gesteigert atypisches" Epithel. Er glaubte, daß beide Epithelveränderungen in einer mitunter jahrelangen Entwicklungsreihe am Anfang jeder Carcinomentwicklung an der Portio stünden,* eine Vorstellung, die er auch später trotz einiger Einschränkungen niemals aufgegeben hat. Durch die Vermeidung der Bezeichnung „Carcinom" für oberflächliche pathologische Epithelveränderungen war zwar der „öffentlichen Meinung" Genüge getan, ein Vergleich mit der üblichen Nomenklatur der Pathologie war aber nicht möglich. Es konnte nur vermutet werden, daß HINSELMANN seine Fälle von „Oberflächencarcinom" in die Rubrik 3 des „gesteigert atypischen Portioepithels" eingeordnet hatte. Diese Vermutung erhielt ihre Bestätigung auf einer Konferenz in Berlin 1936. Hier legte HINSELMANN auf Veranlassung von LÖNNE den Pathologen RÖSSLE, SCHRIDDE u. R. MEYER seine histologischen Präparate zur Begutachtung vor. Als Ergebnis dieser Prüfung wurden etwa 50% von HINSELMANNs Fällen von „gesteigert atypischem Epithel" als Carcinom anerkannt.

Bereits 1928 hatte Borst in seiner Monographie über Pathologische Histologie die *Schwierigkeiten der histologischen Carcinomdiagnostik* u. a. durch Gegenüberstellung von 2 Abbildungen dargetan, einem präinvasiven Portiocarcinom, das er nur als carcinomverdächtig bezeichnete, und einem präinvasiven Peniscarcinom, das er trotz fehlenden invasiven Wachstums wegen starker Verbreiterung der atypischen Plattenepithelleiste mit großer Wahrscheinlichkeit für ein beginnendes Carcinom hielt. Borst schrieb zu diesem Thema: „Wenn wir daher für die sogenannte potentielle Bösartigkeit (Ewing) in der Tat keine absolut sicheren und spezifischen histologischen Merkmale zur Verfügung haben, so erlauben doch gewisse Kernveränderungen an dem noch nicht destruktiv vorgedrungenen Deck- und Drüsenepithel mit einem gewissen Grad von Wahrscheinlichkeit, eine beginnende krebsige Unwandlung zu erkennen. Bei einer Epithelwucherung sehr bedeutender Variabilität in Größe, Gestalt, Chromatingehalt und allgemeiner Struktur ihrer Kerne ist das immer ein Zeichen unregulierter Zellteilungsvorgänge und jedenfalls auf Carcinom verdächtig. *So kann man auch entzündliche atypische Epithelwucherungen und Epithelheterotopien harmloser Natur von solchen unterscheiden, die zu krebsiger Entartung neigen.*

Aus dem Munde eines so bekannten Vertreters der klassischen Pathologischen Anatomie bedeutet diese Äußerung, daß Borst die Möglichkeit und gelegentliche Notwendigkeit anerkannte, eine Carcinomdiagnose aus Oberflächenbelägen stellen zu dürfen. Zu diesem Standpunkt bekannten sich damals inoffiziell bereits viele Pathologen, wenn auch eine allgemeine Konvention hierüber nicht erfolgt war. Auch in anderen Ländern bestand unter den Pathologischen Anatomen eine zwiespältige Auffassung, die in den vielfachen, von den Klinikern genau vermerkten unterschiedlichen Diagnosen ihren Ausdruck fand.

In einer 1945 erschienenen zusammenfassenden Arbeit von Younge, Hertig, *u.* Armstrong *über 135 Fälle von „Carcinoma in situ" des Bostoner Free-Hospital for Women (Harvard Medical School)* berichteten diese bekannten amerikanischen Autoren über einen dieser Fälle, eine amputierte Cervix, die 1929 den Pathologen Frank E. Mallory und James Ewing getrennt zur Begutachtung vorgelegt wurde. Mallory schrieb folgendes: „Ausbreitung des Plattenepithels der Oberfläche in einige Drüsen. Starke Epithelproliferation, sehr zahlreiche Mitosen. Dies bedeutet offensichtlich keine Malignität. Das ungewöhnliche dieses Falles liegt in der sehr starken Epithelproliferation, die ihre Ursache in einer Reizung durch ein chemisches Agens, z. B. Jod haben könnte, auf welche eine aktive Regeneration erfolgt ist. Diagnose: Chronische Cervicitis." Dies ist, wie Hertig u. Younge schreiben, eine gute, objektive Beschreibung eines Carcinoma in situ durch einen berühmten Pathologen, der auf der Invasion als Kriterium zur Carcinomdiagnose beharrt. James Ewing dagegen drückte sich folgendermaßen aus: „Ich bin geneigt zuzugeben, daß die mir übersandten Cervixpräparate ein beginnendes Carcinom darstellen. Es ist ein sehr frühes Stadium, zeigt keine echte Infiltration, aber die Epithelschichten sind stark verdickt und die Zellen weisen erhebliche Hyperchromasie auf. Sie sehen genau wie Krebszellen aus. Kermauner hat einen ganz ähnlichen oberflächlichen, ausgedehnten frühen Cervixkrebs beschrieben. Da dieses beginnende Cervixcarcinom kein echter Krebs im klinischen Sinne ist, haben Sie nicht nötig, den Uterus herauszunehmen. Es genügt völlig, in den Cervicalkanal "a smart dose of radium" einzulegen; denn diese Veränderung kann im Cervicalkanal weiter hochwachsen. Ich freue mich sehr, mit meinem guten Freund Mallory einmal verschiedener Auffassung zu sein."

Die "smart dose of radium" (3300 mgelh) wurde trotz der Portioamputation verabfolgt, und die Patientin war 15 Jahre später ohne Rezidiv. Der gleiche histologische Schnitt wurde auf einem Kongreß der New England Pathological Society 1938 sieben Pathologen gezeigt, von welchen 6 eindeutige Malignität annahmen. Diese Entwicklung zeigt, daß man in USA anscheinend weniger Hemmungen als in Europa hatte, bei der Krebsdiagnose praktischen Erkenntnissen Rechnung zu tragen.

Über den Standpunkt Robert Meyers den er von Anbeginn seiner wissenschaftlichen Tätigkeit eingenommen und bis zum Schluß beibehalten hat, gibt am besten seine 1947 im letzten Lebensjahr geschriebene Autobiographie Auskunft, die 1949 mit einem Geleitwort von Emil Novak im Verlag Henry Schumann, New York, unter dem Titel "Short abstract of a long live" erschienen ist.

R. Meyer schreibt hier zum Thema Krebsdiagnose: Dieser Abschnitt meines Lebens war aufregend für mich; denn ich mußte damals um die richtige Anwendung der Krebsdiagnose und für deren Brauchbarkeit kämpfen gegen die theoretische, aber *unlogische Vorstellung, daß das Karzinom nicht eher diagnostiziert werden könnte, als bis es in das darunterliegende Gewebe eingedrungen sei* (Borst: die Lehre der Tumoren, 1902). Zwanzig Jahre später, nämlich 1922, mußte ich auf einer Tagung der deutschen Gesellschaft für Pathologie noch einmal den Kampf führen gegen die meisten Mitglieder und besonders gegen ihren Präsidenten, Lubarsch, der mich fragte, was diese Frage mit der Pathologischen Wissenschaft zu tun hätte. Ich antwortete: „Alles oder nichts, denn diese Frage bedeutet für die Frauen und Mütter Tod oder Leben." In der gynäkologischen Gesellschaft [Z. Geburtsh. Gynäk. **91** (1921)] hatte ich betont, daß die Krebsdiagnose rein empirisch war. Wenn man „wissenschaftliche" mit „angewandter" Pathologie vergleicht und glaubt, daß die erste wichtiger ist, so würde ich widersprechen und sagen: Das was sich in der praktischen Erfahrung als wichtig erwiesen hat, muß die Theorie beeinflussen und sie umstoßen. Die Theorie kann immer auf Irrtum beruhen. Ich erkenne drei Veränderungen beim Krebs an: 1. Veränderungen im Epithel selbst; 2. eine Veränderung im Verhältnis Epithel und Bindegewebe und 3. Zerstörung der Gewebe. *Wenn man für die Krebsdiagnose verlangt, daß es bis zum letzten Stadium gekommen sein muß, kann möglicherweise ein grober Fehler gemacht werden. Man muß lernen, die Krebsdiagnose früher zu stellen* [Geburtsh. Gynäk. **91** (1927)].

Die Schulen von ROBERT MEYER und HINSELMANN haben später durch die ausgezeichneten Arbeiten von TREITE (1943) und WESPI (1946) einen wesentlichen Ausgleich erfahren. TREITE hat als erster in monographischer Form die pathologisch-histologische Beschaffenheit des kolposkopisch atypischen Epithels nach der Meyerschen Schule zur Darstellung gebracht. WESPI dagegen hat durch sehr aufschlußreiche Beobachtungen des „atypischen Epithels" über Jahre den Begriff des Oberflächencarcinoms in die Kolposkopie eingeführt. ZINSER nahm fast gleichzeitig mit dem Erscheinen der ersten Auflage der Monographie von LIMBURG (1950) in seiner Schrift „Cytodiagnostik in der Gynäkologie" in positiver Form zur Frage des Oberflächencarcinoms Stellung. Den gleichen Standpunkt vertraten seit längerem die Züricher Schule von ANDERES, I. H. MÜLLER, WESPI, GLATTHAAR u. HELD, ferner die Arbeitskreise um DE WATTEVILLE, NAVRATIL, ANTOINE, RUNGE, FUNCK-BRENTANO mit DE BRUX, MORICARD u. PALMER und auch KOTTMEIER u. SANTESSON. Schließlich haben sich nach anfänglichem Zögern auch HAMPERL sowie KAUFMANN und seine Schule zu dieser Einstellung bekannt. Es ist aber bezeichnend für die langwierigen Auseinandersetzungen um Nomenklaturfragen zwischen Pathologen und Gynäkologen, daß erst 40 Jahre nach den zitierten Worten ROBERT MEYERs auf den Verhandlungen der Deutschen Gesellschaft für Pathologie am 31.3.1964 nach Referaten von BURGHARDT, SANDRITTER, KERN, OBER u. v. HAAM unter dem Vorsitz von H. HAMPERL das *„Carcinoma in situ" als echtes Vorstadium des invasiven Cervixkrebses offiziell anerkannt wurde.*

Als wertvollste Bereicherung der Frühdiagnostik des Uteruscarcinoms aus der neueren Zeit kann die *Vaginal-Smear-Methodik nach* PAPANICOLAOU gelten, effektiv gemacht vor allem durch AYRE und seine Technik, ohne die heute eine moderne Krebsfährtensuche nicht mehr vorstellbar erscheint. Auch hier hat sich die Praxis gegenüber der scheinbar fundierten theoretischen Vorstellung, man könne kein Carcinom aus Einzelzellen erkennen, als überlegen erwiesen.

Die Entwicklung hat heute einen vorläufigen Höhepunkt erreicht in der *modernen, subtilen Biopsie- vor allem Konisations-Technik mit Stufenschnittaufarbeitung, eingeschaltet zwischen Suchmethoden und optimaler Therapie.* Aktuelle Probleme sind die der Ausbildung, der Organisation und der Kontrolle auf dem Gebiete der gynäkologischen Krebsfrüherfassung, um die sich vor allem die Internationale Akademie für Cytologie bemüht.

II. Die Cervix uteri

1. Anatomie

Die Anatomie der menschlichen Cervix wurde in den vergangenen Jahren erneut und intensiv studiert, da die embryologischen Veränderungen, das Auf- und Abwandern des Platten- und Cylinderepithels im Cervicalkanal und über die Ektocervix hinaus ebenso wie die metaplastischen Vorgänge an der für Krebs hoch sensiblen Epithelgrenze zweifellos Beziehungen zu späteren entzündlichen und vor allem neoplastischen Prozessen haben.

Die Cervix wird eingeteilt in etwa zwei gleich große Abschnitte, die oberhalb des Scheidengewölbes gelegene Portio supravaginalis oder Endocervix und die unterhalb gelegene Portio vaginalis oder Ektocervix. Der Cervicalkanal ist 2,5—3 cm lang, im mittleren Drittel leicht dilatiert, kontinuierlich in das Uteruscavum oberhalb des os internum, den engsten Abschnitt des Uteruscavums, übergehend. Das os externum ist die Öffnung der Portio vaginalis, welches den Cervicalkanal mit der Vagina verbindet. Bei jungen Mädchen gewöhnlich eine ovale kleine Öffnung oder ein schmaler querer Schlitz, variiert seine Gestalt stark nach Geburten, bis zu ausgedehnten vorwiegend seitlichen Lacerationen. Der vordere Teil der Portio vaginalis ist das Labium anterior (vordere Muttermundslippe), der hintere das Labium posterior (hintere Muttermundslippe).

Die Cervixschleimhaut ist zu grob sichtbaren Falten angeordnet, bekannt als plicae palmatae. Fluhmann (1964) zeigte, daß im Gegensatz zu früheren Ansichten die Krypten und Falten in Länge von 1—15 mm Weite und Tiefe (1—3 mm) stark variieren und ohne Ordnung gestreckt oder gekrümmt verlaufen. Nicht ein regelmäßiger Aufbau der Cervix aus tubulären Drüsen, sondern einfache Spaltbildungen, sekundäre Tunnel und blindendigende Röhren (Cysten) sind nach moderner anatomischer Technik charakteristisch (Fluhmann, 1964).

Nach dem klassischen Konzept von Aschoff ist der Isthmus ein fester Bestandteil des Uterus mit distinkter histologischer Mucosa, zwischen zwei eindeutigen Punkten gelegen. Die obere Grenze ist die engste Stelle zum Cavum des Corpus uteri und zugleich die Grenze zwischen Isthmusmucosa und Corpusendometrium. Dieses os anatomicum internum ist bei Sondierung, Dilatation oder Aufschneiden des Uterus als engste Stelle leicht demonstrierbar. Die untere Begrenzung des Isthmus ist das os internum histologicum, die histologische Grenze zwischen Isthmus-und Cervixmucosa. Der Isthmus, also die Region zwischen diesen beiden ora variiert zwischen 6 und 10 mm Ausdehnung (Abb. 1).

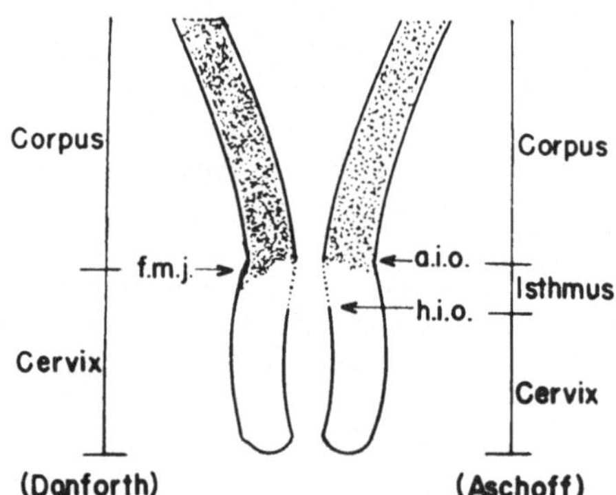

Abb. 1. Nach dem klassischen Konzept von Aschoff ist der Isthmus ein differenzierter Abschnitt des Uterus mit besonderer Schleimhaut. Der obere Rand entspricht der engsten Stelle des Uterus und der Grenze von Endometrium und Isthmusschleimhaut und ist bekannt als „Os anatomicum internum" (a. i. o.). Der untere Rand des Isthmus entspricht der Grenze zwischen Isthmus und Cervixschleimhaut und ist bekannt als „Os internum histologicum" (h. i. o.). Nach dem Konzept von Danforth wird der Uterus unterteilt in einen Corpus und eine Cervix und zwar an der Grenze zwischen der Muskulatur des Corpus und dem Bindegewebe der Cervix, an der sog. fibromuskulären Grenze (f. m. j.). Dies ist ein variabler Punkt, der der engsten Stelle des Uterus entspricht und als innerer Muttermund betrachtet werden kann. Der Isthmus stellt die Zone eines regressiven (niederen) Endometriums dar von unterschiedlicher Ausdehnung, unmittelbar oberhalb der Grenze zur Cervixschleimhaut. (Fluhmann, in Gray, 1964)

Nach Ober (1957, 1958), Schneppenheim, Hamperl u. Kaufmann u. Ober (1958) fand sich bei ausgedehnten anatomischen Untersuchungen an 120 uteri, daß die Länge des Cervixkanals und die Länge der Isthmusschleimhaut sehr variabel ist. Dagegen ist der Abstand der obersten Schleimdrüse im Cervicalkanal und der letzten Cervixdrüse um den äußeren Muttermund weitgehend konstant. Es handelt sich also mit anderen Worten um ein Gleiten der inneren Cervix auf Kosten der Isthmusschleimhaut bei wechselnder Länge des Cervicalkanals — in Abhängigkeit von Hormonaktivität und Alter.

Nach dem Konzept von DANFORTH (1947/1954) ist die Grenze zwischen der Muskulatur des Corpus uteri und dem Bindegewebe der Cervix, die wichtige *fibromuskuläre* Grenze (fibromuscular junction), identisch mit dem os anatomicum, manchmal scharf, manchmal gleitend über 5—10 mm, ohne Beziehung zur Struktur der Mucosa. Nach DANFORTH ist der Isthmus keine separate Einheit und meist im unteren Korpusabschnitt gelegen, sehr variabel in Lokalisation und Ausdehnung. Diese Region mag weiterhin als Isthmus bezeichnet werden, hat jedoch keine Beziehung zur Muskelfunktion des Uterus.

Die Hauptsubstanz der Cervix ist Bindegewebe, von geringen Anteilen glatter Muskulatur durchsetzt. Nach DUBRAUSKY (1962) besitzt die Cervix höchstens 15% Muskulatur, im Gegensatz zum Uteruskörper mit rd. 45% Muskelanteil. An der Isthmus-Cervixgrenze findet sich ein krasser Übergang, so daß man einen oberen, hauptsächlich muskulösen und einen unteren vorwiegend fibrösen Gebärmutterabschnitt unterscheiden kann. Auf dieser Basis scheint eine Dreiteilung der Gebärmutter (Corpus, Isthmus, Cervix) nicht berechtigt zu sein.

2. Histologie:

a) Plattenepithel

Die Portio vaginalis wird durch Plattenepithel bedeckt. Dieses ist weniger durch den bindegewebigen Papillarkörper gegliedert und schwächer in seiner hormonalen Reaktion als das sonst identische vaginale Plattenepithel. Zwischen dem ektocervicalen Plattenepithel und dem derben bindegewebigen Kern der Cervix ist eine schmale subepitheliale, locker reticuläre Zone, die besonders bei Entzündung, bei allergisch-immunologischen Prozessen und bei dem Carcinoma in situ durch Ödem, subepitheliales Zellinfiltrat und Lymphfollickelbildung deutlich hervortritt. Diese subepitheliale Zone ist für die Frage der Mikroinvasion des Carcinoma in situ von differentialdiagnostischer Bedeutung.

Die für die Entstehung des Cervixcarcinoms so wichtige *Plattenepithel-Cylinderepithel-Grenze* (Squamous-columnar junction) liegt topographisch nur selten exakt am os externum (musterhafte Epithelgrenze) und ist mikroskopisch nur selten scharf. Diese Epithelgrenze wandert in direkter Abhängigkeit von den Ovarialhormonen auf dem ganzen Felde der Cervix hin und her, (Abb. 2) (OBER, 1958); und zwar tritt sie unter der hohen Oestrogenaktivität beim Neugeborenen

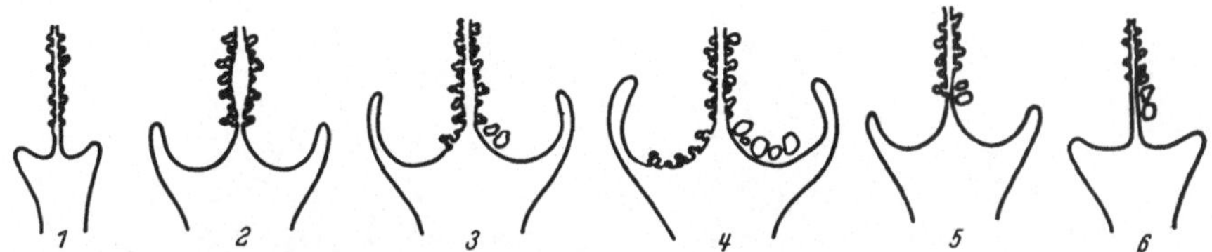

Abb. 2. Schematische Darstellung der *Schleimepithel-Plattenepithelbeziehung im Lebenslauf der Frau.* Sechs verschiedene Typen sind aneinandergereiht. Die 1. Skizze zeigt das Verhalten beim Kinde; die Cervixdrüsen enden oberhalb des äußeren anatomischen Muttermundes, Plattenepithel wächst in den Cervicalkanal ein. Die Cervixdrüsen zeigen keinerlei Besonderheiten. Die 2., 3. und 4. Skizze zeigen die im Alter der Geschlechtsreife anfallenden Befunde. Das Schleimepithel und das Plattenepithel können sich im Bereiche des äußeren anatomischen Muttermundes begegnen (Skizze 2), Cervixschleimhaut kann mehr (Skizze 4) oder minder (Skizze 3) weit auf die Portiooberfläche hinausreichen. Dort kann es frei zutage liegen (linke Cervixseite in den Skizzen 3 und 4) oder von Plattenepithel überwachsen sein (rechte Cervixseite in den Skizzen 3 und 4). Im letzteren Falle kommt es zur Bildung von Retentionscysten. Zur Zeit der Menopause begegnen sich Schleimepithel und Plattenepithel in der Regel wieder im Bereich des äußeren Muttermundes (Skizze 5), in einem Teil der Fälle wächst das Plattenepithel in den Cervicalkanal ein. In solchen Fällen findet man erweiterte Cervixdrüsen innerhalb des Cervicalkanals (Skizze 5, rechte Seite). Nach der Menopause finden sich im wesentlichen wieder die gleichen Befunde wie beim Kinde. Ein Unterschied kann darin bestehen, daß man jetzt in der Tiefe des Cervicalkanals erweiterte Cervixdrüsen findet, die von Plattenepithel überwachsen sind, wobei die untersten Cervixdrüsen oberhalb des äußeren anatomischen Muttermundes enden (Skizze 6). (SCHNEPPENHEIM et al. 1958)

als Fischelsche Erosion und bei der jungen Frau vor allem in der Pubertät als Ektopie auf die Ektocervix, bei Fehlen (infantile Phase) und Nachlassen der Oestrogenaktivität in zunehmendem Alter nach endocervical, äußerst bedeutsam für die Lokalisation, d.h. aber auch für die Diagnostik und Therapie des Cervixcarcinoms (Abb. 7).

SCHNEPPENHEIM et al. (1958) untersuchten die Verhältnisse der Epithelgrenze an der Cervix bei 697 uteri und 156 Cervices von Frauen aller Altersklassen bezüglich des Verhaltens der Epithelien im Bereich des äußeren Muttermundes. Es ergaben sich die in Abb. 2 dargestellten Befunde, bedeutsam für die Lokalisation des Carcinoma in situ.

Zu gleichen Ergebnissen kamen wir in gemeinsamer Arbeit mit MOOG (1963) an 284 uteri aller Altersklassen sowie in Zusammenarbeit mit STIELER 1957 an Serienschnittuntersuchungen 93 fetaler und kindlicher uteri bezüglich dieses Verhaltens von Plattenepithel zu Cylinderepithel.

Das Plattenepithel der Ektocervix ist geschichtet und nur bei pathologischer Reizung verhornt. Die Terminologie der epithelialen Schichten hat wesentliche Bedeutung für das Verständnis sowohl der Funktionscytodiagnostik wie der Krebscytodiagnostik. (Abb 3—5).

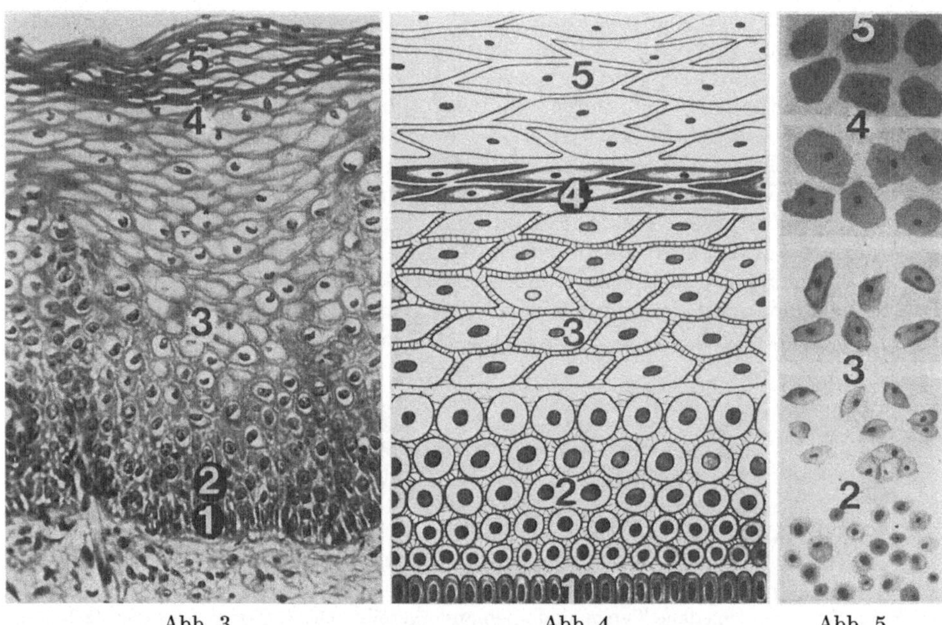

Abb. 3   Abb. 4   Abb. 5

Abb. 3—5. Die histologische (Abb. 3), die schematische (Abb. 4) und die cytologische (Abb. 5) Schichtung des Plattenepithels der Cervix uteri. Zone 1: Basalzellen, Stratum germinativum, Stratum cylindricum. Zone 2: Parabasalzellen, Spindelzellen, Stratum spinosum profundum. Zone 3: Intermediärzellen, Navicularzellen, Stratum spinosum superficiale. Zone 4: Inter — mediärzone, Stratum granulosum — variabel, oft nicht sichtbar, am deutlichsten bei Keratinisierung wie bei Leukoplakie. Zone 5: Superficialzellen, Stratum corneum

Nach elektronenmikroskopischen Befunden besteht eine Basalmembran von 0,03 Mikron Dicke als kontinuierliche und intakte Struktur, welche Platten- wie Cylinderepithel von Stroma trennt (DOUGHERTY u. LOW, 1958). Die hohe Ansprechbarkeit des Plattenepithels auf endogene und exogene Hormone ist Basis der diagnostisch bedeutsamen Funktionscytologie (Abb. 5).

b) Cylinderepithel

Die Mucosa des Cervicalkanals besteht aus Cylinderepithel (Abb. 6) an Oberfläche wie in Drüsen, ohne Interstitium oder Submucosa. Die hochcylindrischen, einreihigen Epithelien mit ovalen Kernen im basalen Zelldrittel grenzen

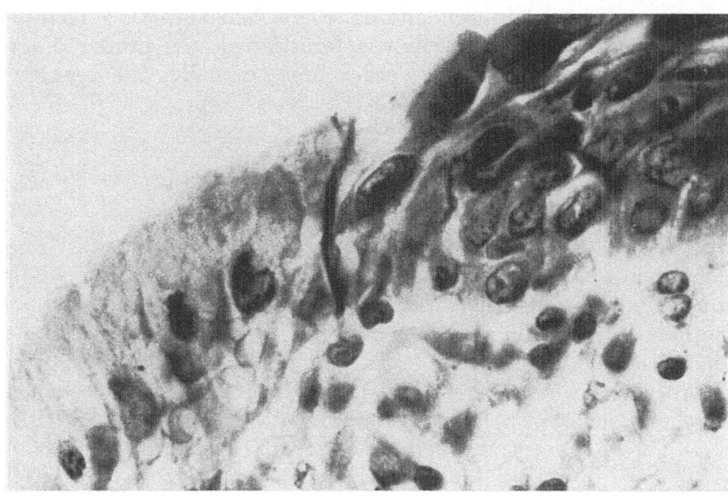

Abb. 6. Histologie der Epithelgrenze. Direktes Aneinandergrenzen des Cylinderepithels und des Plattenepithels. 920/71; 620 × (vgl. Makroskopie-Kolposkopie der gleichen Grenzzone in Abb. 7)

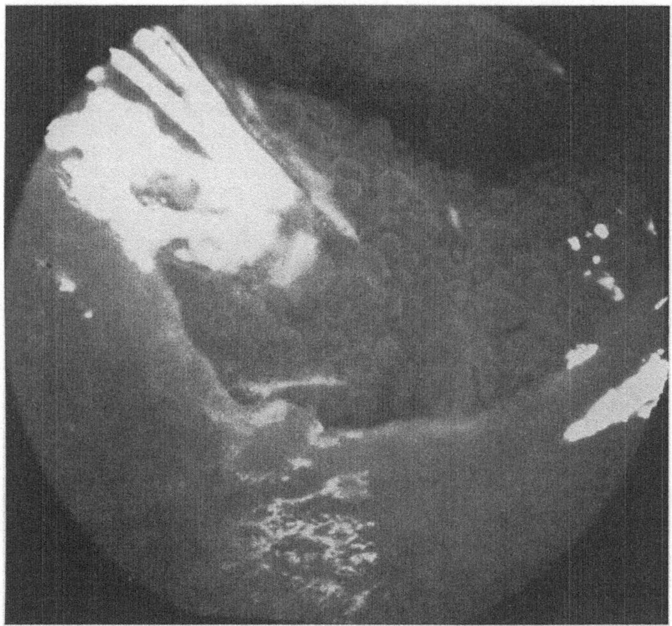

Abb. 7. Das Cylinderepithel der Abb. 6 stellt sich im Kolposkop (Abb. 7) als träubchenartiges Schleimhautrelief dar. Die Epithelgrenze ist scharf („musterhafte Epithelgrenze"), ohne eine zwischengeschaltete Umwandlungs- (Transitionalzone) zwischen Cylinderepithel (Ektopie) und Plattenepithel (originär). (Kolpophoto des äußeren Muttermundes der Cervix uteri bei prä-ovulatorischem Maximum des Cervixfaktors.)

direkt an das Bindegewebe an. In Phasen aktiver Sekretion rücken die Kerne zur Zellmitte. Eine wechselnde Zahl der Zellen sind Flimmerzellen.

Das cervicale Cylinderepithel zeigt im Vergleich zum Endometrium und ebenso zum vaginalen Plattenepithel histologisch nur leichte cyclische Veränderungen mit präovulatorischem Gipfel im Sinne cellulärer Proliferation und gesteigerter Sekretion in dieser Phase. Klinisch sind die cyclischen Veränderungen des Cervixsekretes ausgeprägt und anatomisch wie funktionell von großer diagnostischer und therapeutischer Bedeutung. Sie werden unter dem Begriffe des Cervixfaktors zusammengefaßt.

3. Umwandlungszone
a) Topographie und Häufigkeit

Bevorzugter Ort der Entstehung des Cervixcarcinoms ist die Grenze des in ihrem biologischen Charakter so differenten Plattenepithels und Cylinderepithels. Diese „Kampfzone der Epithelien" ist nur selten abrupt und mit zwei ausdifferenzierten Epithelarten an umschriebener Stelle direkt aneinanderstoßend anzutreffen (Squamocolumnar junction).

Meist findet sich zwischen den beiden Epithelarten eine zwischengeschaltete Zone unterschiedlicher epithelialer Differenzierung oder aber sich überlagernde Epithelien, die sog. *Umwandlungs- oder Transformationszone („transitionale Zone")* (Abb. 8, 9).

Reagan u. Patten (1962) fanden diese Umwandlungszone (ein aus der Kolposkopie Hinselmanns stammender Begriff)

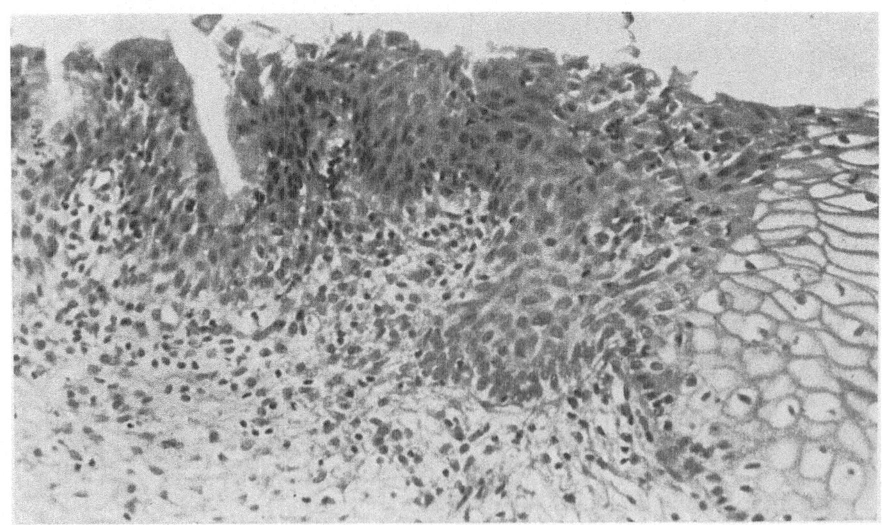

Abb. 8. Die zwischen Cylinderepithel der Endocervix und Plattenepithel der Ektocervix eingelagerte „Umwandlungs"-Zone (Transitional-Zone). (Fluhmann in Gray, 1964). X histologic internal os; C columnar epith.; T transitional zone; S squamous epith.

Abb. 9. Die Umwandlungszone (Transitional-Zone), gewöhnlich im Bereich des äußeren Muttermundes gelegen. Sie stellt offenbar das krebssensible Terrain der Cervix dar, 250 ×

in 62,5% ihrer untersuchten Cervices. FLUHMANN (1964) beobachtete bei einem einzigen Falle auf 112 Serienschnitten rund um den Cervicalkanal 9 "junctions" und 103 "transitional zones", deren Längenausdehnung auch bei der gleichen Cervix von 1 bis zu 10 mm variierte. Eine große Mannigfaltigkeit der Zellveränderungen reicht von wenigen undifferenzierten Zellen unter dem Cylinderepithel, über Cylinderepitheleinschlüsse oder Abhebungen durch unvollkommen ausgereiftes Plattenepithel bis hin zu Plattenepithel unterschiedlichen Differenzierungsgrades oder vom indifferenten Typ mit Residuen sekretorischer Aktivität (unterschiedliche PAS-Aktivität).

Diese Umwandlungszone findet sich in allen Lebensaltern, beim Fetus, vor der Pubertät, in degenerativen Phasen und in der Postmenopause. Sie ist Ausdruck ständiger Zelldegeneration und Regeneration an dieser Grenzzone, dem bevorzugten Focus für cervicale Krebsentstehung.

b) Entstehung der Umwandlungszone

Seit ROBERT MEYER (1910) ist die *Entstehung dieser Umwandlungszone* an der Epithelgrenze heftig diskutiert worden wegen ihrer Beziehung zur Krebsentstehung. Dieses biologisch hochaktive Terrain ist in etwa 90% aller Cervixcarcinome der Ort der Entstehung dieses Krebses (etwa 3—5% entfallen auf das Cylinderepithel des Cervicalkanals, weitere 3—4% auf das Scheidenepithel, distanziert von der Umwandlungszone).

Eine der wesentlichsten Voraussetzungen zur Entstehung der Umwandlungszone ist die *Ektopie* (HINSELMANN, 1927), die Ausbreitung des Cylinderepithels auf der Ektocervix (Abb. 6, 7, 10), wie in Pubertät und bei junger Frau unter dem hohen Oestrogenstimulus die Regel.

Wie kommt das cervicale Zylinderepithel auf die Ektocervix? Sicher im Sinne von OBER et al. (1959), sowie FLUHMANN (1964) als *Ektropionierung* mit Tiefertreten der Cervixschleimhaut infolge Volumen-Turgorveränderungen der Kollumwand in direkter Abhängigkeit von Hormonen, Schwangerschaft und Alter. Selten als *absteigende Überhäutung* im Sinne R. MEYERs durch asymmetrisches Vorwachsen des Cylinderepithels in Epithelisierung der vor allem geburtstraumatischen Erosion (HILLEMANNS u. MOOG, 1966). Schließlich durch die subcylindrischen *Reserve-(Basal)-Zellen*, die sich bei gegebenem Milieu in Drüsenepithel ausdifferenzieren.

Dieser Modus scheint uns vorrangig. Unter Änderung des pH-Milieus der Ektocervix bei gesteigerter cervicaler Sekretion in der Pubertät ist die Stimulation für die bipotente Reservezelle zur Ausdifferenzierung in Cylinderepithel auch an der Ektocervix gegeben und bedingt somit die Ektopie (Abb. 10).

Wie erfolgt die Transformation des Drüsenepithels zu Plattenepithel? Sicher durch *Inversion* (Entropionierung) mit Verschiebung des ganzen Feldes (Köln-Bonner-Arbeitsgruppe). Gleichfalls durch *flächenhafte Überhäutung* vor allem von der Tiefe der Drüsen aus durch die Ersatzzellen (R. MEYER, 1910, 1930). Das marginal der Ektopie gelegene, kolposkopisch oft asymmetrische Vorsprossen des jungen Plattenepithels (Abb. 11) und das pflugscharartige Abheben des Cylinderepithels durch das „verdrängende" Plattenepithel (Abb. 12), werden für diesen Mechanismus der Epidermisierung angeführt — gesichert bei Wundheilung, bei echter Erosion.

Die Transformation dürfte vor allem aber durch *indirekte Metaplasie*, durch Epithelumbau an Ort und Stelle stattfinden (BAJARDI, 1962), im Sinne von ROBERT MEYERs Prosoplasie (1930), indem sich die subcylindrischen Reservezellen dem geänderten Milieu anpassen und zu Plattenepithel differenzieren (Abb. 13—15). Die flächenhafte Ausbreitung erfolgt durch Apposition ortsständiger Zellen. Nicht Überhäutung ist dann das Grundprinzip von Ektopie und Transformation, sondern die bipotente, dem Müllerschen Epithel eigene Fähigkeit zu unterschiedlicher Differenzierung (Krompecher, 1919; Glatthaar, 1950, R. Meyer, 1930).

Reservezellen sind bipotente, subcylindrische Zellen der Cervix (Abb. 14, 15). Diese Zellen sind wichtig für reparative Prozesse. Sie sind anzutreffen in praktisch

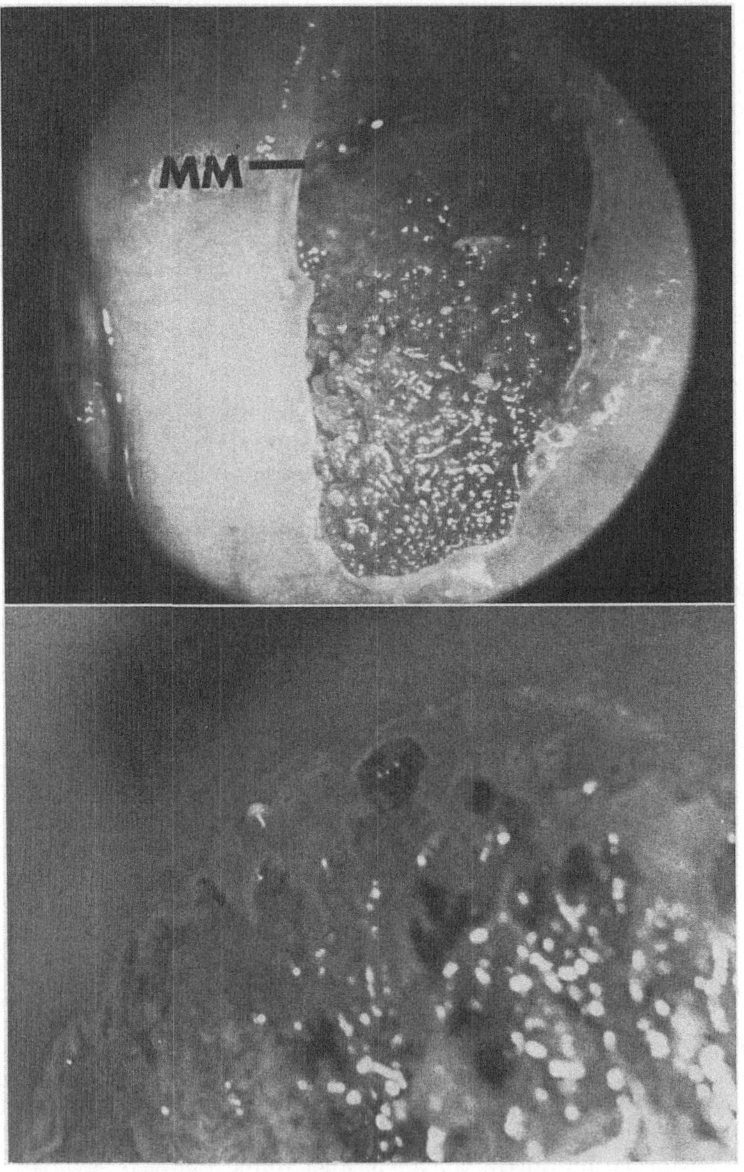

Abb. 10. Ektopie. Sie stellt die Ausbreitung des endocervicalen Cylinderepithels auf die Ektocervix dar. Vorwiegend unter oestrogener Stimulation und pH-Änderung erfolgt der Ersatz des Plattenepithels der Ektocervix durch Cylinderepithel. *MM* äußerer Muttermund. (Kolpophoto)

Abb. 11. Transformation einer Ektopie durch Vorsprossen des jungen Plattenepithels von der Ektocervix in Richtung auf den äußeren Muttermund im Sinne der Epidermisierung (Kolpophoto).

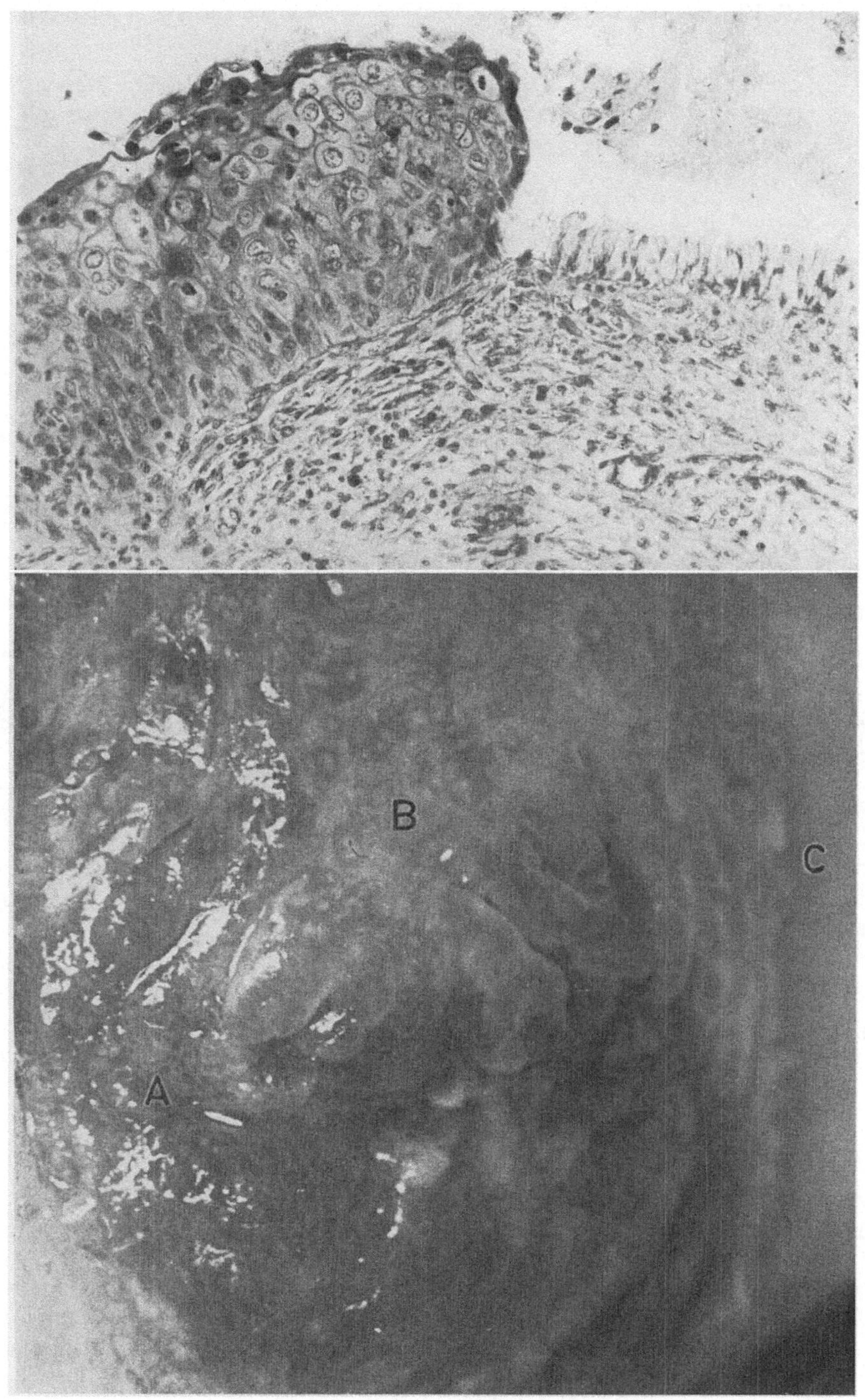

Abb. 12. Transformation der Ektopie im Sinne der „Überhäutung" = Epidermisierung einer Ektopie. (Histologie der Abb. 11), 250 ×

Abb. 13. Transformation der cervicalen Ektopie (*A*) in Plattenepithel (*C*) durch metaplastischen Epithelumbau an Ort und Stelle (*B*) über subcylindrische Reservezellen. (Kolpophoto der Ektocervix; bei *A* etwa der äußere Muttermund lokalisiert)

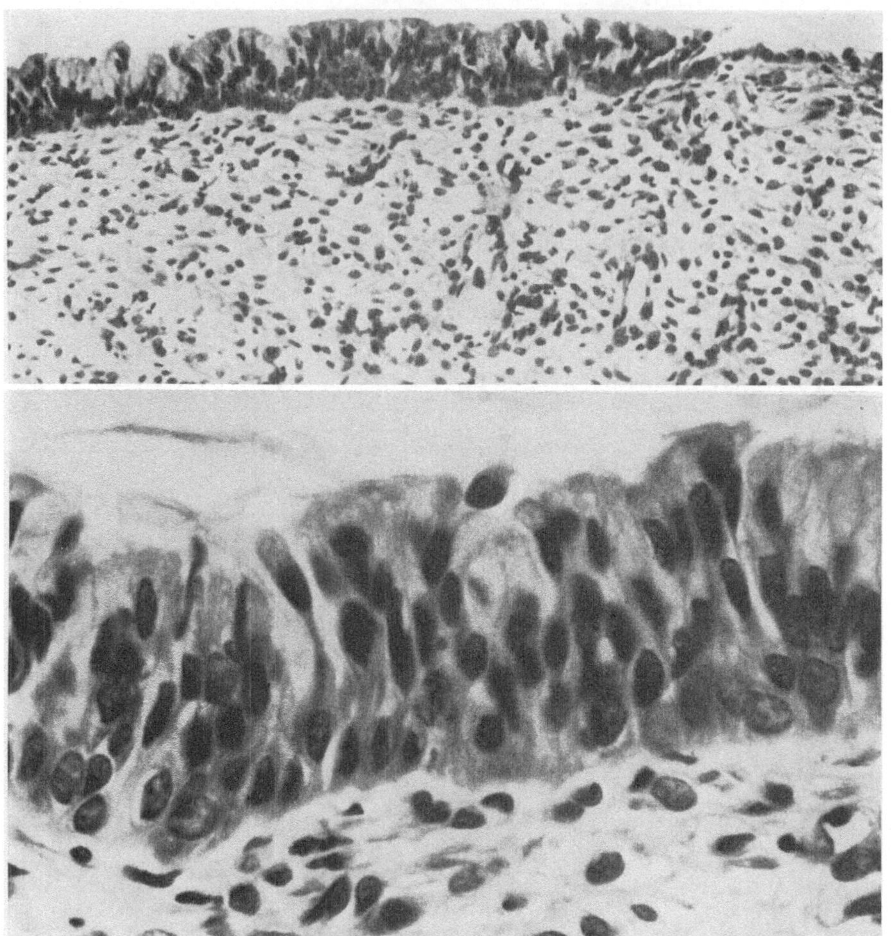

Abb. 14. Reservezellen = subcylindrische Epithelzellen der Cervix bilden zwei oder mehr Schichten unter normalem oder degenerierendem Cylinderepithel einer Ektopie oder innerhalb endocervicaler Drüsen. 200 ×

Abb. 15. Reservezellen = subcylindrische Epithelzellen. 420 ×

allen Cervices aller Altersstufen von pränatal bis ins hohe Alter. Sie sind geeignet zur Epithelisierung nach traumatischer Epithelzerstörung, der partalen sonst seltenen Erosio vera, nach Entzündung, Degeneration, Atrophie und Nekrose, nach Kauterisierung oder auf Schleimhautpolypen weit ab vom Plattenepithel. In offenbarer Abhängigkeit von hormonalem Stimulus und lokalem Milieu (pH, Reizfaktoren etc.) proliferieren und differenzieren sie zu originärem Cylinderepithel (vor allem in Pubertät zur Ektopie) oder zu Plattenepithel (vor allem bei Transformation der Ektopie zur Umwandlungszone) (Abb. 9). Dies kann als Plattenepithelmetaplasie definiert werden [s. ausführliches Symposion in Acta cytologica 5 (1961) bei v. Haam u. Old (1964) sowie bei Fluhmann (1964) in Gray].

Somit erscheint die Reservezelle das cytogenetische Grundprinzip der Entstehung von Ektopie und Umwandlungszone.

4. Reservezellhyperplasie, Basalzellhyperplasie, Plattenepithelmetaplasie und Epidermisierung. „Border line lesions"

In den Acta Cytologica 5/1961 erschien ein Symposion über „die wahrscheinlichen oder möglichen prämalignen cervicalen Epithelveränderungen" mit ausführlicher Diskussion der Bedeutung von Cervicitis und Endocervicitis, Ektopie, Ektropium und Epidermisierung, Leukoplakie, Reservezellhyperplasie, Basalzellhyperplasie, und ihrer Beziehung zu Dysplasie und Carcinoma in situ. Die Histo-Morphologie der *Reservezellhyperplasie* wurde verglichen und gegenübergestellt der *Basalzellhyperplasie* von BAJARDI (1962), der übereinstimmte, daß die beiden Prozesse so ähnlich und damit praktisch nicht unterscheidbar seien (Abb. 16). Sie sind identisch dem „undifferenzierten Regenerationsepithel" von GLATTHAAR (l. c.). Auch DE BRUX u. DUPRÉ-FROMENT (l. c.) betrachten die Reservezellhyperplasie und Basalzellhyperplasie als sehr eng verwandte Prozesse, deren Beginn ein Vorgang der Metaplasie ist mit excessiver Proliferation der Ersatzzellen (Abb. 15). Reservezellhyperplasie resultiert oft in einem undifferenzierten und unreifen Zustand, während die Basalzellhyperplasie zur Ausdifferenzierung des Plattenepithels führt. Die beiden Autoren betrachten den metaplastischen Prozeß als die Basis epithelialer Atypie an der Cervix. Bei Diskussion der Beziehung zwischen Reservezellhyperplasie, Basalzellhyperplasie, Dysplasie und Cervixcarcinom betrachten sie die Reserve- oder Ersatzzelle als die Grundlage dieser Beziehung.

In einer großen Übersichtsarbeit über die „Reservezellhyperplasie, die Plattenepithelmetaplasie und die Epidermisierung" haben E. v. HAAM u. J. W. OLD (1964) einen umfassenden Überblick gegeben und die Beziehung dieser klinisch und diagnostisch so wichtigen *"border line lesions"* zur Entstehung des Carcinoma in situ diskutiert. Nach ihrer Theorie ist der Schlüssel zum Prozeß die Reservezelle.

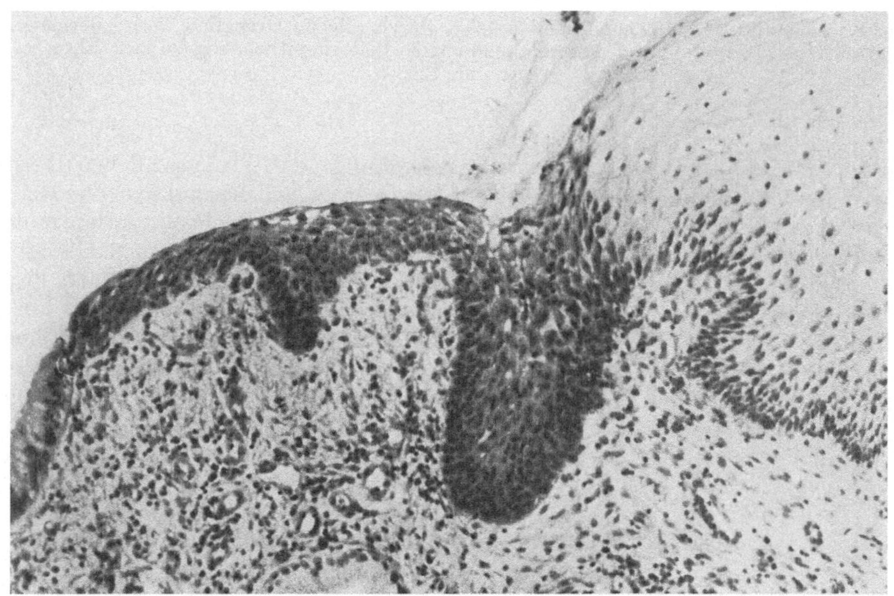

Abb. 16. Unvollständige Plattenepithelmetaplasie, offenbar aus subcylindrischen Reservezellen entstanden. Allmählicher Ersatz des Cylinderepithels. Epithelgrenze = Transitionalzone = Umwandlungszone der Cervix uteri als krebssensibles Areal. 125 ×

Reservezellen werden hyperplastisch als Antwort auf exogene Stimuli und bilden bei anhaltendem Stimulus die Plattenepithelmetaplasie. Hört der Stimulus auf, bilden sie sich zurück oder differenzieren sich zu normalem Cylinderepithel entsprechend der üblichen Verhaltensweise von Ersatzzellen.

Im Falle eines neoplastischen, also malignen Stimulus, findet man anfangs eine gleichartige Zellreaktion zur Reservezellhyperplasie und Plattenepithelmetaplasie (Abb. 16—18). Dies jedoch repräsentiert nur die erste Phase in der kontinuierlichen Entwicklung des neoplastischen Prozesses. Sie untersuchten 108 Carcinomata in situ, Dysplasien und Carcinome sowie "border line lesions" und fanden,

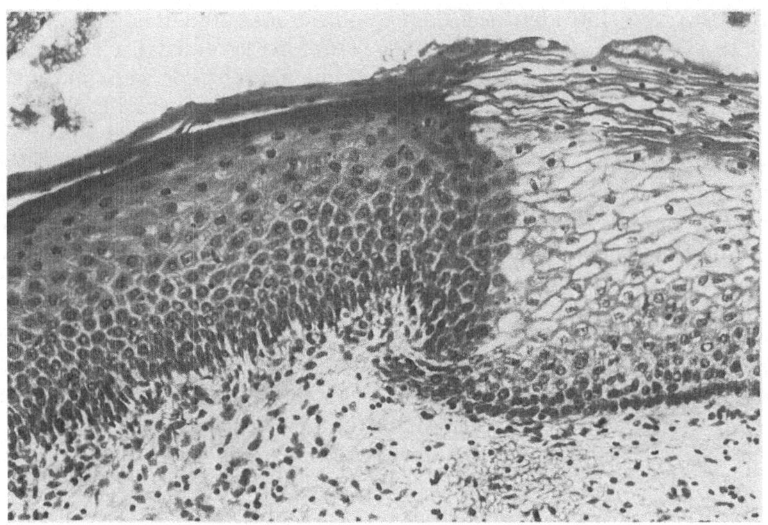

Abb. 17. Vollständige Plattenepithelmetaplasie, durch scharfe Grenzlinie vom „normalen‟, funktionell geschichteten und hormon-abhängigen Plattenepithel (rechts) der Ektocervix getrennt. 125 ×

daß Reservezellhyperplasie außerordentlich häufig an der menschlichen Cervix anzutreffen ist, als Reaktion auf verschiedenste entzündliche und exogene Reize. Nach Haam et al. sind diese Reservezellen das Ergebnis der Proliferation multipotenter, intermitotischer Zellen, welche unter normalen Bedingungen als Germinative oder Basalzellen des Cylinderepithels der Endocervix dienen. Nach ihren Untersuchungen sind Störungen der Reservezellen wesentlich häufiger anzutreffen bei Fällen mit Carcinoma in situ. Ob die Reservezellstörung durch einen gutartigen Stimulus oder aber durch einen neoplastischen Stimulus ausgelöst ist, kann in Anfangsphasen der Entwicklung histologisch nicht entschieden werden. Rein statistisch ergibt sich, daß die Mehrzahl der Reservezellstörungen Resultat gutartiger Reize darstellt und daß nur eine kleine Zahl das Resultat neoplastischer Stimulation ist.

5. Weitere angewandte Begriffe

Abnormes Plattenepithel

Die einzelnen Zellagen des Portioepithels haben normalerweise eine gewisse Dicke. Ändert sich diese in den einzelnen Schichten, so weicht das Aussehen des Pflasterepithels von der Norm ab; wir sprechen von einem *abnormen Epithel*

(Abb. 18), ein Begriff aus der Schweizer Schule von WESPI (1946) und GLATTHAAR (1950). Die Entstehung dürfte auf metaplastischem Wege erfolgen. Entweder sehen wir eine Verdickung der Superficialschicht mit leichter parakeratotischer Verhornung, oder ein zapfenförmiges Vorwachsen der Basal- bzw. Parabasalzellschicht in das subepitheliale Gewebe bei erhaltener Basalmembran, oder das Einwachsen dieser beiden Schichten in Drüsenausführungsgänge und in Drüsen.

In allen diesen Fällen ist aber die normale Schichtung des Epithels noch erhalten. Das cytologische Bild zeigt keine Zeichen von Malignität. Das gleiche gilt auch für die sog. *basale Hyperaktivität*, wo es zu einer intensiven Zellproliferation in der Basal- und Parabasalschicht kommt. Die Basalis ist nicht mehr einschichtig,

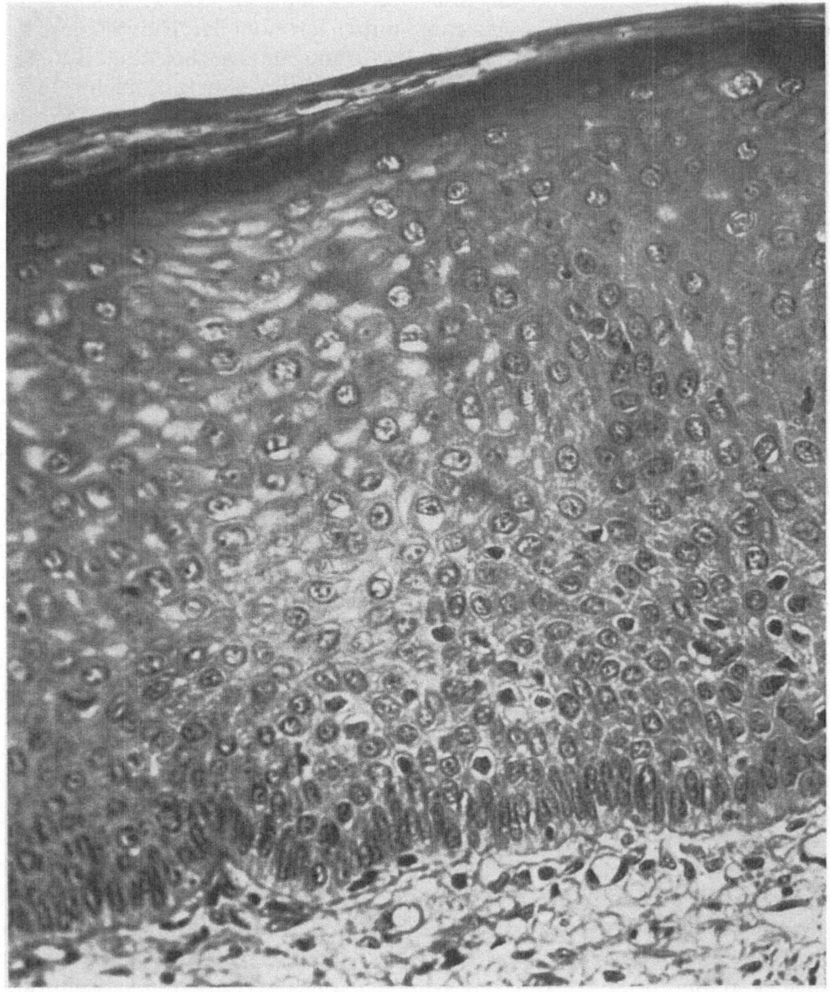

Abb. 18. Abnormes Plattenepithel der Cervix uteri. Es kann als unvollkommene Endstufe der Epithelmetaplasie betrachtet werden, nicht mehr funktionell geschichtet, d. h. „hormontaub“. Die cyclische Stimulierung des normalen Plattenepithels durch Oestrogen und Progesteron ist beim abnormen Plattenepithel nicht mehr nachweisbar. Celluläre Atypien fehlen. Die Verbreiterung der Intermediärschicht und das weitgehende Fehlen der Superficialzellschicht ist charakteristisch. 125 ×

sondern kann aus zwei oder mehreren Lagen bestehen und weist vermehrt Mitosen auf. Auch die Parabasalzellschicht ist auf Kosten der oberflächlichen Schicht verbreitert und zeigt Mitosen. Cytologisch finden sich auch hier keine Zeichen von Malignität.

Diesen beiden histologischen Begriffen „abnormes Plattenepithel" und „basale Hyperaktivität" kommen im deutschen Schrifttum große Bedeutung zu. Beim abnormen Plattenepithel handelt es sich um eine über lange Zeit persistente Anomalie des Plattenepithels, die besonders kolposkopisch als mehr oder weniger scharfrandig jodnegativer Bezirk (Verlust der glykogenhaltigen Superficialzellschicht) hervortritt. Über Jahre kann dieser Herd an gleicher Stelle beobachtet werden, meist in enger Nachbarschaft zur Epithelgrenze bzw. Umwandlungszone. Das abnorme Epithel ist hormontaub, d.h. spricht weder auf die endogenen cyclischen hormonalen Stimuli an, noch auf exogen zugeführtes Oestrogen oder Progesteron; d.h. die Ausdifferenzierung unter hormoneller Einwirkung kommt nicht mehr zustande. Biologisch dürfte das abnorme Epithel eine Endvariante darstellen als Reaktion auf verschiedenartigste Reize oder unterschwellige neoplastische Stimuli. Das abnorme Epithel ist etwa in 30—50% aller Frauen im geschlechtsreifen Alter in unterschiedlicher Ausdehnung anzutreffen. Es dürfte höchstens als schwache fakultative Präcancerose zu betrachten sein. *In der histologischen Diagnostik im Rahmen der Krebsfrüherfassung kommt der Differentialdiagnose dieser Zustände große Bedeutung zu, ebenso auch in der cytodiagnostischen Differentialdiagnose gutartiger, entzündlicher, metaplastischer und prämaligner Zustände* (vgl. Burghardt, 1972).

6. Welches sind die krebssensiblen Epithelzellen?

Ohne Zweifel sind es vor allem die Zellen nahe der Epithelgrenze, die Zellen der Umwandlungs- (transitional)-Zone (Abb. 9). Hormone und Alter als endogene Faktoren bewirken mit Ekto- und Entropionierung eine Labilisierung dieses Areals mit Verlagerung der Epithelgrenze (s. S. 845).

Hinzu kommen exogene Einflüsse von vita sexualis und Geburtstrauma mit Aktivierung von Proliferationsvorgängen. In dieser Situation können carcinogene Treffer wirksam werden (Abb. 19).

Proliferation (Abb. 12, 21) des epidermisierenden Plattenepithels am Rande der Ektopie oder echter Erosion bedeutet hohen Zellumsatz, also besondere Anfälligkeit gegenüber Carcinogenen. Richart (1968) fand alle frühen Dysplasien bei Kolpomikroskopie direkt an der Epithelgrenze (Abb. 20) und konnte nie Anhaltspunkte für eine Entstehung auf dem Boden von Metaplasien oder von Reservezellen nachweisen. Die Tendenz aller Epithelien zur Oberflächenausbreitung, auch in Gewebekultur, spräche für diesen Modus (Abb. 21). Bajardi (1962) u. Hertig (s. Gore. u. Mitarb. 1964) dagegen lehnen eine Entstehung des Carcinoma in situ vom sich flächenhaft ausbreitenden regenerierenden = proliferierenden Portioepithel ab, ein Entstehungsmodus, der nur bei Erosionsheilung unter gewissen Umständen für möglich erachtet wird. Sie diskutieren die *Reservezelltheorie:* Die bipotente Reservezelle im Terrain der Umwandlungszone (Abb. 14) scheint über eine gutartige *Reservezellhyperplasie,* über gestörte Differenzierungsvorgänge besonders krebssensibel zu sein, d.h. proliferieren sie atypisch, können sie zu Dysplasie und Carcinoma in situ entdifferenzieren. So stellt das „metaplastisch" aus der bipotenten Reservezelle am Ort entstandene Epithel vor allem der Umwandlungszone *das* empfindliche Areal für Cancerisierung dar (Abb. 13, 22), während das vom gesunden Plattenepithel flächenhaft überwachsende (epidermisierende) Regenerationsepithel keine dominierende Rolle zu spielen scheint

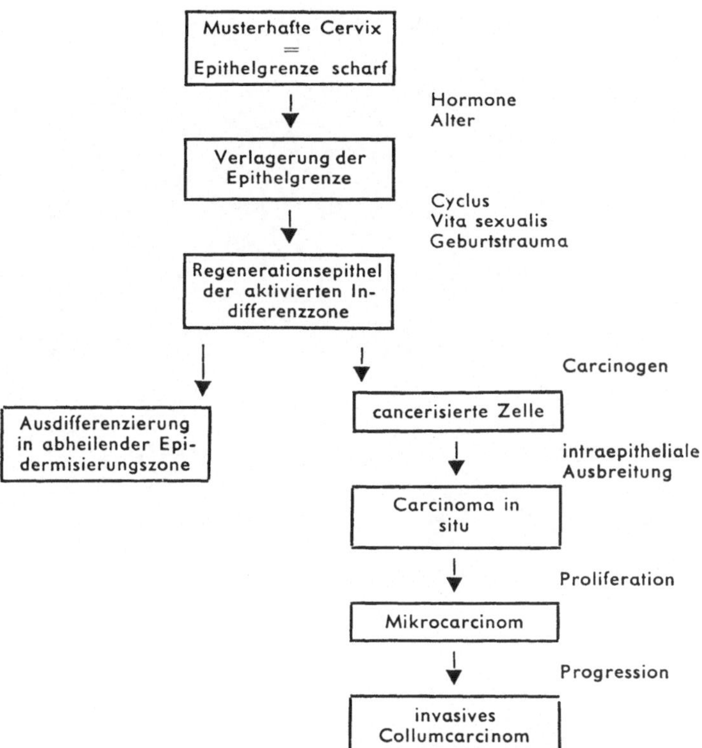

Abb. 19. Carcinogenese an der Cervix uteri auf dem Boden des metaplastischen Epithels nach vorausgehenden Epithelverlagerungen. (HILLEMANNS u. MOOG)

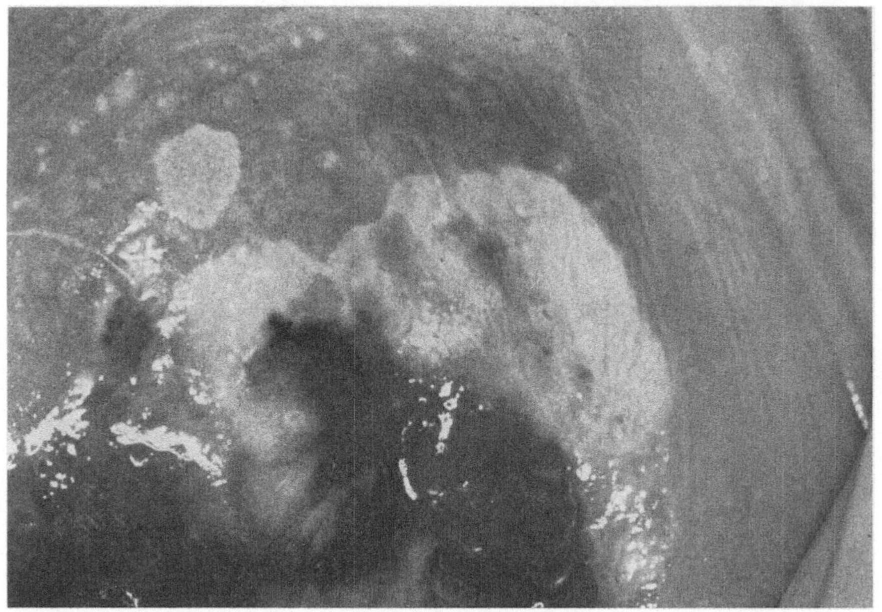

Abb. 20. Carcinoma in situ an der Epithelgrenze. In typischer Lokalisation findet sich das Carcinoma in situ an der Epithelgrenze der Ektocervix im Terrain der Umwandlungs-(Transitional)-Zone, kolposkopisch als Leukoplakie mit zarter Felderung = Mosaik deutlich hervortretend. (Kolpophoto)

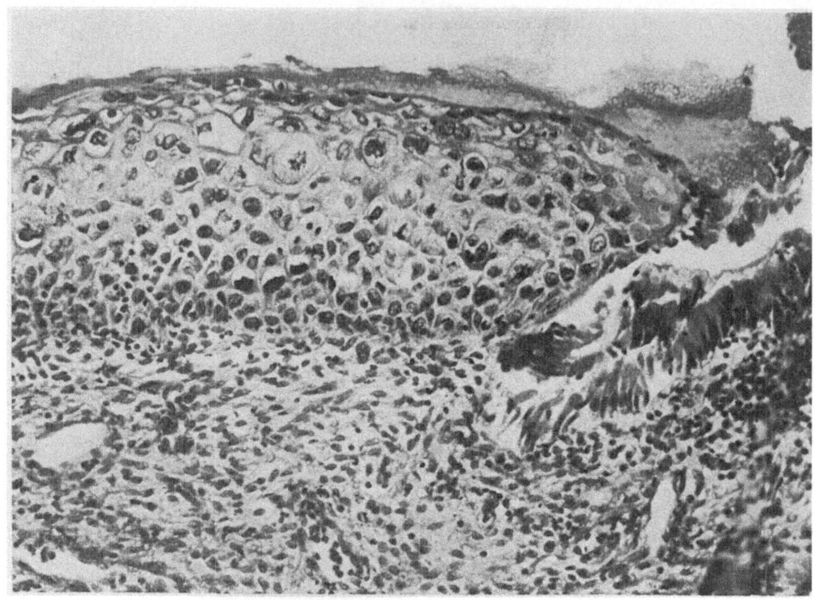

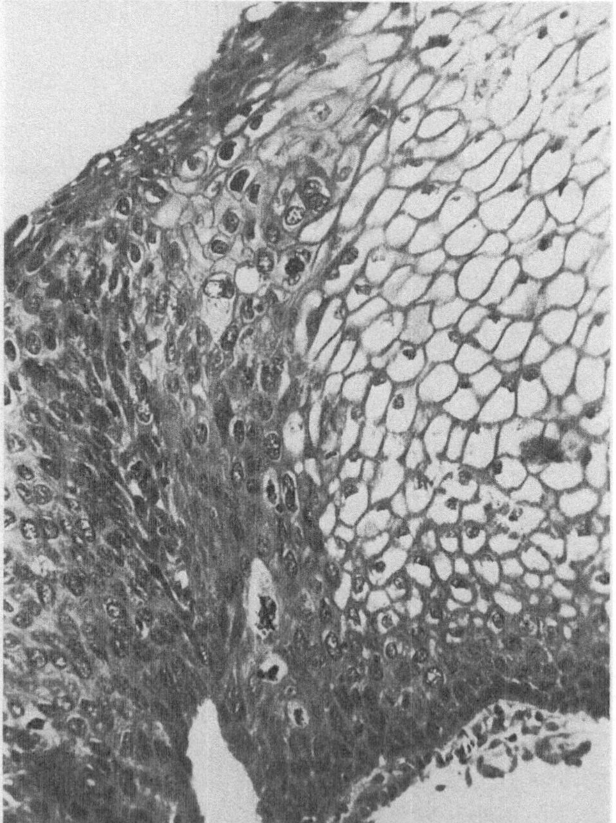

Abb. 21./22. Die Ausbreitung von Dysplasie und Carcinoma in situ erfolgt nach zwei Seiten: Gegen das Cylinderepithel der Grenzzone (Abb. 21) sowie gegen das Plattenepithel (Abb. 22). Dieser erste Weg der „Invasion" stellt die matrizide Ausbreitung gegen das Muttergewebe dar, im Gegensatz zur Ausbreitung gegen das Bindegewebe (desmocider Weg) bzw. zur Invasion in Lymphbahnen und Gefäße (endotheliocider Weg). Abb. 21 150 × ; Abb. 22 250 ×

(Bajardi; Hertig; De Brux, Haam u. Old; s. bei Gray, 1969). Der Schlüssel zu diesem Prozeß scheint die Aktivierung von *Stromazellen* unter dem Einfluß des exogenen Milieus mit Proliferation und Differenzierung und Bildung spezifischer Proteine (Coppleson u. Reid, 1967).

Berücksichtigen wir die lange Zeit der stummen Initialphase, so wird die Frage nach der krebssensiblen Zelle noch weit komplizierter. Daß auch Epithel außerhalb der Umwandlungszone krebssensibel ist, zeigen die 3% Plattenepithelcarcinome der Vagina und die 3—5% Adenocarcinome unter allen Cervixcarcinomen. Unabhängig von der Epithelart ist jedoch die Nähe zur Umwandlungszone und die Empfindlichkeit gegenüber Carcinogenen eng korreliert.

III. Definition

Eine international einheitliche Klassifikation und Definition ist von besonderer Wichtigkeit, da der Cervixkrebs, bis vor kurzem der häufigste Krebs und Krebstod der Frau, durch weltweit angewandte Methoden unter Kontrolle gebracht, d. h. eliminiert werden kann. Die Anwendung der Cytodiagnostik und der nachfolgenden diagnostischen Biopsiemethoden liegen heute nicht mehr nur in Händen hochspezialisierter Zentren oder bei Fachärzten, sondern auch bei ärztlichen Praktikern (entsprechend der Sozialgesetzgebung in Deutschland seit 1970) und diagnostischen Laboratorien. Ohne einheitliche und verbindliche Nomenklatur bzw. Krebsklassifikation sowohl als Grundlage der Ausbildung des cytologischen Personals, wie auch als Basis histologischer Diagnostik, nicht zuletzt auch als Vorbedingung einer dringend erforderlichen Statistik in Kontrolle aller Ergebnisse, kann Krebsfrüherfassung ganzer Populationen auch zur individuellen Gefahr für den einzelnen Patienten werden. Dies erfordert eine international einheitliche möglichst unkomplizierte, d. h. verständliche und praktikable Klassifikation und histologisch-cytologische Definition.

1. WHO-Nomenklatur 1967/1971

Stimuliert durch das Internationale Comitee für histologische Terminologie in Wien 1961 (dem der eine Autor dieser Arbeit, Limburg, angehörte) werden unter der Federführung der WHO, Genf, „Cancer unit" gegenwärtig Anstrengungen zur Lösung dieser Aufgabe gemeinsam mit der „International Union against Cancer" und der „International Federation of Gynaecology and Obstetrics", unternommen. Anläßlich eines Symposions in Genf vom 13.—18. November 1967 über die histopathologische Nomenklatur und Klassifikation uteriner Tumoren und zugehöriger uteriner Veränderungen (als deutscher Teilnehmer H. Hamperl, Bonn) wurde ein detaillierter Vorschlag zur histologischen und cytologischen Definition und Nomenklatur ausgearbeitet und nationalen Organisationen zur Diskussion vorgelegt. Eine deutsch-sprachige Expertengruppe (Österreicher, Schweizer, Deutsche) von Histologen, Cytologen und Pathologen bearbeitete diese Vorschläge im Rahmen eines Kolloquiums vom 27.—28. 11. 1970 in Köln unter H. K. Zinser, unter Teilnahme auch des anderen Autors der Arbeit (Hillemanns).

Die Widergabe dieser Vorschläge werden im folgenden als *„WHO-Nomenklatur 1967/1971"* vorgelegt. Weitere intensive Bemühungen und spezielle Symposien zur Definition und Klassifikation sind laufend in der Zeitschrift „Acta Cytologica" publiziert.

Die folgende umfassende Klassifikation im Sinne einer Gesamteinteilung erscheint uns einfach, übersichtlich, somit weltweit praktikabel. Es wird hier die Systematik der Uterustumoren vollständig wiedergegeben, in die die Krebsvorstadien eingeordnet sind. Siehe Systematik der Uterus-Malignome Seite 748, 749.

b) Erläuterungen in der WHO-Nomenklatur

Diese Nomenklatur wird im einzelnen durch die WHO wie folgt erläutert:
Dysplasie (Abb. 23—26).
Dysplasie ist eine Atypie des Cervixepithels, histologisch gekennzeichnet durch Unordnung der Zellagerung, Verlust der Polarisierung, durch Kernvergrößerung, Hyperchromasie und unterschiedliche cytoplasmatische Ausreifung. Diese Veränderungen treten vorwiegend außerhalb des äußeren Muttermundes auf, können

a) Systematik der Uterus-Malignome
WHO-Nomenklatur 1967/1971

Cervix:

  I. Epidermoid papilloma (squamous papilloma)
 II. Dysplasia (epithelial atypia)
     A. *Mild*
     B. *Moderate*
     C. *Severe*
III. Carcinoma in situ
 IV. Carcinoma in situ with minimal stromal invasion[1]
  V. Invasive carcinoma
     A. *Epidermoid carcinoma*[2] *(squamous cell carcinoma)*
        1. *Keratinizing carcinoma (spinal cell)*
        2. *Non-keratinizing large cell carcinomas (intermediate cell)*
        3. *Non-keratinizing small cell carcinoma (basal cell)*
     B. *Adenocarcinoma*
        1. *Endocervical type*[3]
        2. *Mesonephric type* (Wolffian, Gartner's)
     C. *Muco-epidermoid carcinoma*[4] *(adenosquamous carcinoma)*
     D. *Associated epidermoid carcinoma and adenocarcinoma*[5]
     E. *Unclassified carcinoma*
 VI. Mesodermal mixed tumours[6] (carcinosarcoma; malignant mixed mullerian tumour)
VII. Sarcoma botryoides (embryonal rhabdomyosarcoma)
VIII. Other tumours

1 These so-called micro-invasive carcinomas should be separated from occult or micro-carcinoma.
2. The predominant form should determine the classification (see definition).
3 This should include adenocarcinomas possibly arising from endometriosis or so-called endometrioid carcinomas.
4 A significant amount of demonstrable mucus is required for inclusion in this group.
5 It should be specified if one or the other component is in situ.
6 Collision tumours should not be included.

die Cervixdrüsen aber auch befallen. Das *cytologische Bild* der Dysplasie ist gekennzeichnet durch unterschiedliche Grade von Dyskaryose und Dyskeratose. Das Cytoplasma ist reichlicher und differenzierter als beim Carcinoma in situ, die Chromatinkondensation nicht so deutlich (Abb. 98—101). Sowohl die cytologischen wie histologischen Veränderungen variieren im Ausmaß von *leicht zu schwer*. Beim schweren Grade kann die Veränderung schwer wenn nicht unmöglich vom Carcinoma in situ unterschieden werden.

Vom klinischen Standpunkt aus ist es wichtig Dysplasie vom Carcinoma in situ zu unterscheiden und zwar aus folgenden Gründen: Dysplasie scheint 4 bis 6 Jahre früher als Carcinoma in situ aufzutreten. Aufgrund von Beobachtungen kann man annehmen, daß einige der Dysplasien sich zu normal zurückbilden, andere aber zu Carcinoma in situ voranschreiten oder in invasives Carcinom übergehen. Obwohl ein hoher Prozentsatz unbehandelter Carcinomata in situ wahrscheinlich zu invasivem Carcinom fortschreitet, ist dies nur von relativ wenigen Dysplasien in gleichem Intervall zu beobachten. Dysplasie tritt gewöhnlich zusammen mit Carcinoma in situ und/oder invasivem Cervixcarcinom auf. Trotz

a) Systematik der Uterus-Malignome

WHO-Nomenklatur 1967/1971

Cervix:

   I. Plattenepithelpapillom
  II. Dysplasie
     A. *Leicht*
     B. *Mittel* (mäßig)
     C. *Schwer*
 III. Carcinoma in situ
 IV. Carcinoma in situ mit minimaler Stromainvasion[1]
  V. Invasive Carcinome
     A. *Plattenepithelcarcinom*[2]
        1. *Verhornendes Carcinom (Spindelzelle)*
        2. *Nicht verhornendes großzelliges Carcinom (Intermediärzelle)*
        3. *Nicht verhornendes kleinzelliges Carcinom (Basalzelle)*
     B. *Adenocarcinom*
        1. *Endocervicaler Typ*[3]
        2. *Mesonephrischer Typ* (WOLFF, GARTNER)
     C. *Muco-epidermoides Carcinom*[4]
     D. *Kombiniertes Plattenepithelcarcinom und Adenocarcinom*[5]
     E. *Unklassifiziertes Carcinom*
 VI. Mesodermale Mischtumoren[6] (Carcinosarkome; maligne Mischtumoren des Müllerschen Epithels)
 VII. Sarcoma Botryoides (embryonales Rhabdomyosarcom)
VIII. Andere Tumoren

---

1 Diese sog. Carcinome mit minimaler Stromainvasion sollten unterschieden werden von den Mikro-Carcinomen (occulten Carcinomen).
2 Der dominierende Typ sollte die Klassifizierung bestimmen.
3 Diese sollten Adenocarcinome einschließen, möglicherweise von Endometriosen entstammend oder sog. endometrioide Carcinome.
4 Eine signifikante Menge nachweisbaren Schleimes ist erforderlich für die Klassifizierung in dieser Gruppe.
5 Es sollte diagnostiziert werden, ob eine oder die andere Komponente in situ.
6 Misch-Tumoren sollten nicht enthalten sein.

fehlender biologischer Unterschiede besteht keine Gefahr lokaler Destruktion bei sorgfältiger Beobachtung des Patienten bei regelmässiger Kontrolle durch Arzt und Cytodiagnostik. Schwangerschaft beeinflußt die potentielle Malignität der Dysplasie nicht.

Reservezellen sind bipotente, subcylindrische Zellen der Endocervix (Abb. 9, 15, 16). Diese Zellen sind bedeutsam für reparative Prozesse. Sie können proliferieren und sich differenzieren zu originären Cylinderzellen oder Plattenepithelzellen (Epithelmetaplasie). Wenn sie in atypischer Weise proliferieren, so können sie die Grundlage von Dysplasie oder sogar Carcinoma in situ sein.

Carcinoma in situ (Abb. 27–36).

Carcinoma in situ kann definiert werden als eine Veränderung, welche die histologische und cytologische Charakteristik eines Carcinoms aufweist, begrenzt auf das Deckepithel und/oder die Drüsen der Cervix.

Carcinoma in situ hat im allgemeinen folgende *histologische Charakteristik:* Die normale Schichtung des Epithels von der Basalis bis zur Oberfläche ist verloren. Die Zellen an der Oberfläche können abgeflacht sein. Die Kerne liegen eng

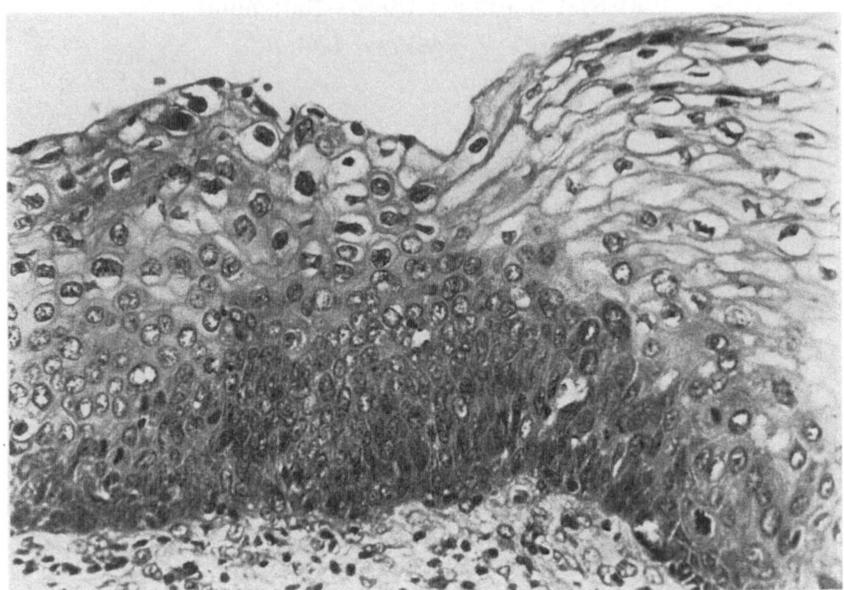

Abb. 23. Dysplasie leichten Grades der Cervix uteri. Die Schichtung ist noch erkennbar, aber eingeschränkt. Auftreten von Zellatypien und Zeichen der Proliferation in den unteren und mittleren Epithelschichten. Degenerative Zellveränderungen zunehmend in den oberen Zellschichten, Mitosestörungen mit Doppelkernigkeit. Cytoplasmatische Stoffwechselstörungen mit Vacuolen (Halo-Bildung). 250 ×

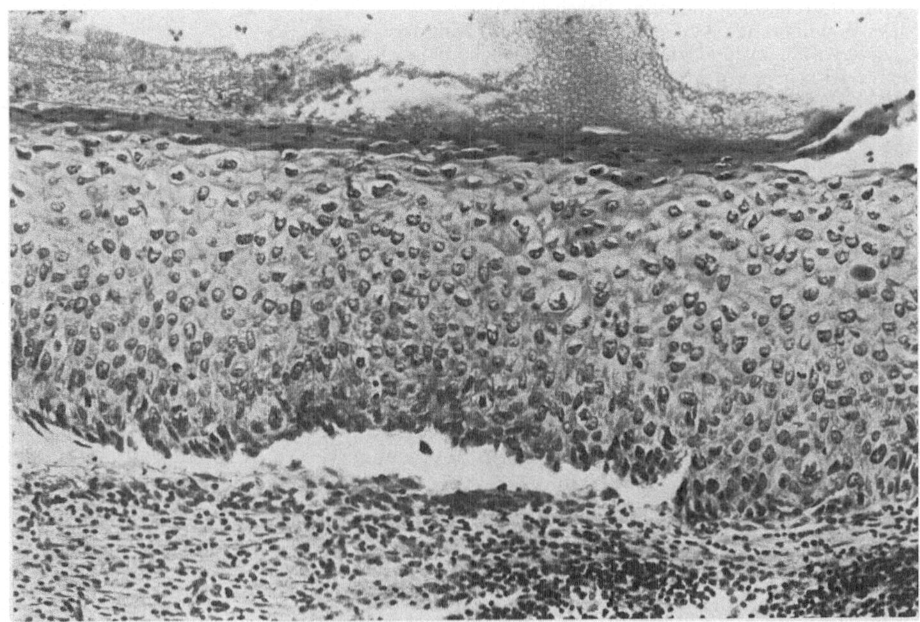

Abb. 24. Dysplasie mittleren Grades der Cervix uteri. Die Schichtung ist gegenüber der Dysplasie leichten Grades weiter eingeschränkt bei stärkerer Proliferationsaktivität und zunehmenden Kernatypien. 120 ×

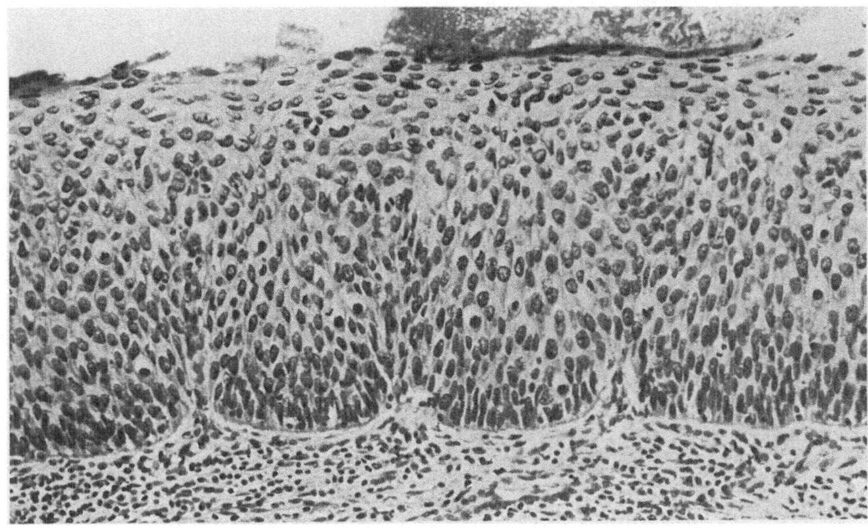

Abb. 25. Dysplasie schweren Grades der Cervix uteri. Die Schichtung ist kaum erkennbar, die Proliferationsaktivität nimmt die unteren zwei Drittel des Epithels ein bei zunehmender Uniformität der atypischen Zellen. 120 ×

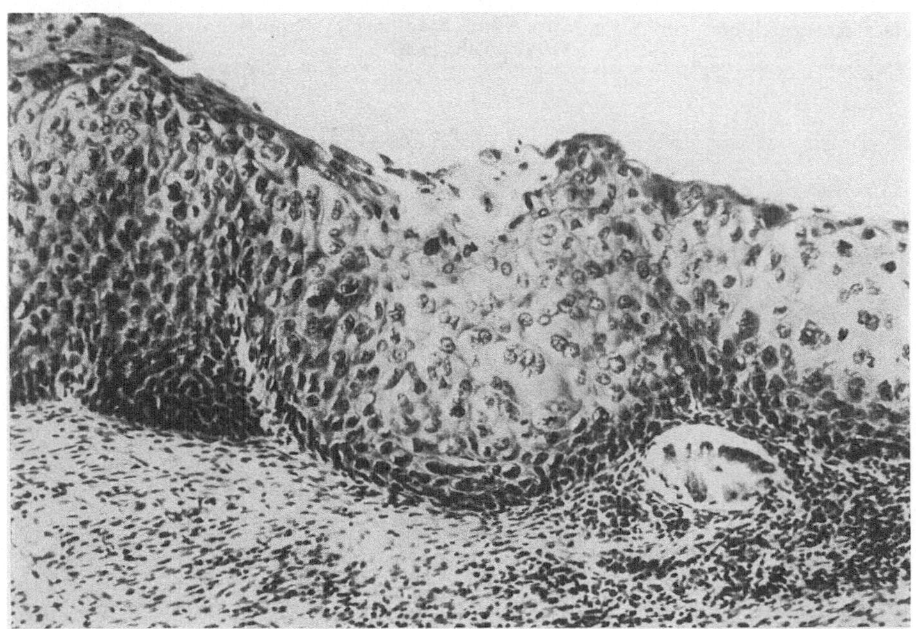

Abb. 26. Dysplasie schweren Grades — Carcinoma in situ. Die Epithelschichtung ist aufgehoben, die Proliferation atypischer Zellen in allen Epithellagen manifest. Ausreifungsherde wechseln mit Arealen uniformer Atypie. 120 ×

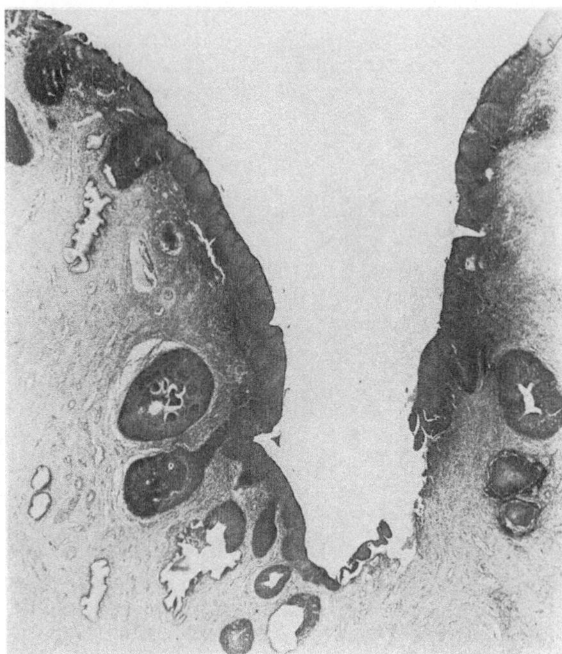

Abb. 27. Carcinoma in situ der Cervix uteri, hier im Bereiche des äußeren Muttermundes lokalisiert und auf beide Muttermundslippen übergreifend. (Historisch älteste Bezeichnung „Oberflächencarcinom" von v. Franque (1907). Stadium O. Weitere Synonyma s. Mestwerdt (1957), Tab. 1) 25 ×

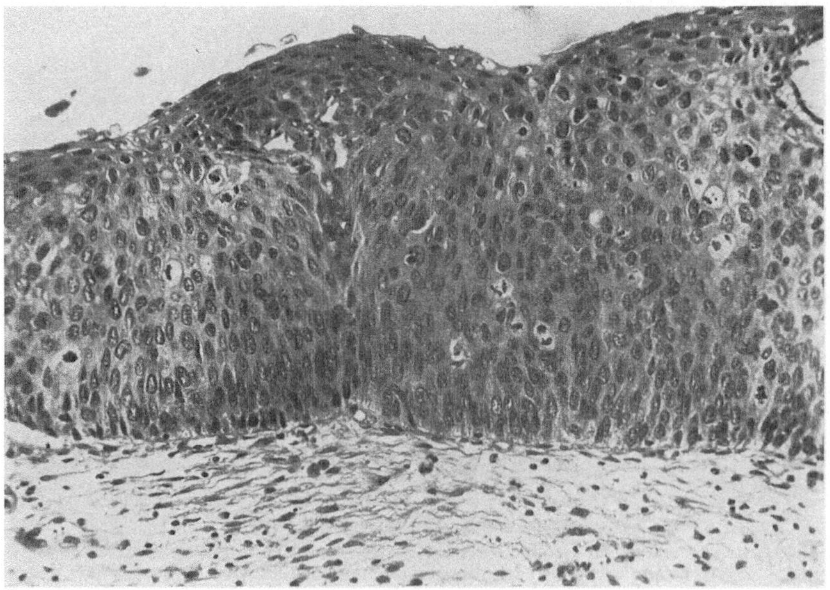

Abb. 28. Carcinoma in situ der Cervix uteri. Die Ausbreitung der atypischen Plattenepithelzellen erfolgt an der Oberfläche, die Schichtung ist aufgehoben, Mitosen finden sich in allen Epithelschichten. Uniformität der atypischen Zellen. 120 ×

gedrängt und sind hyperchromatisch. Ihre Stellung ist vorwiegend vertikal oder diagonal, weniger horizontal. Cytoplasma ist spärlich und wenig oder nicht differenziert. Mitosen sind häufig, anzutreffen bis in oberflächliche Schichten. Atypische Mitosefiguren werden oft gefunden (Abb. 77—81).

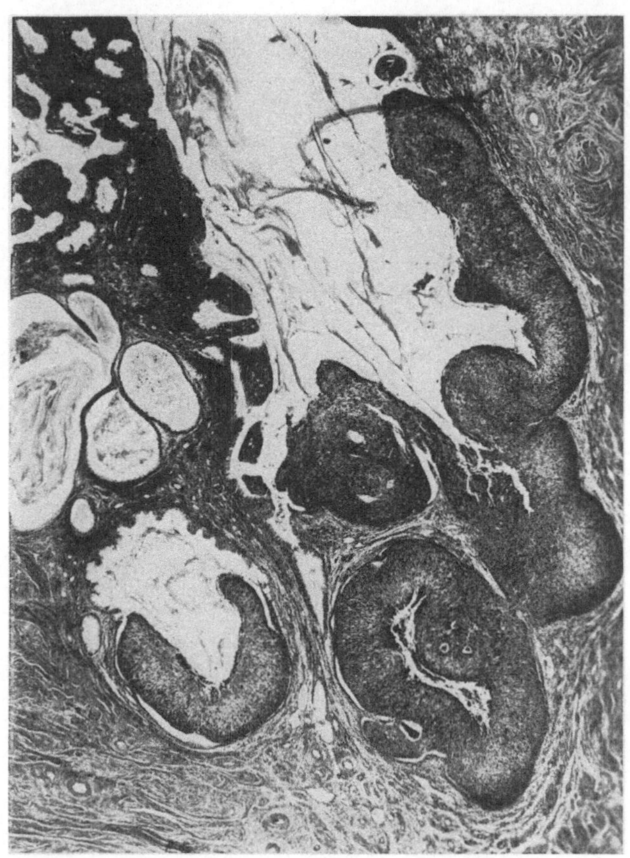

Abb. 29. Carcinoma in situ der Cervix uteri. Neben der intraepithelialen Ausbreitung erfolgt die Proliferation durch Verdrängung und Zerstörung des angrenzenden Schleimepithels in das benachbarte Drüsenfeld der Endocervix bzw. der Ektopie und in die Cervixdrüsen. Diese werden expansiv ausgeweitet. Keine echte Invasion. Nach HAMPERL et al. „einfacher Ersatz" in Übergang zum „plumpen Vorwuchern". Matrizides Wachstum nach RÖSSLE. 60 ×

Gelegentlich finden sich Veränderungen mit deutlichen cellulären Abnormalitäten im Sinne cellulärer Ausreifung, gewöhnlich mehr zur Oberfläche hin. Derartige Fälle sollten in die Gruppe des Carcinoma in situ eingeordnet werden (Abb. 26, 34).

Vom *cytologischen* Standpunkt aus muß das Carcinoma in situ des Plattenepithels differenziert werden von Dysplasie und invasivem Carcinom. Der klassische Typ ist recht leicht von der Dysplasie zu unterscheiden (Abb. 98—101). Die Zellen sind klein mit eindrucksvollem Ansteigen der Kern/Plasma-Relation. Die Zellgrenzen sind abgerundet oder oval, das Cytoplasma ist gewöhnlich basophil, kann aber auch amphofil sein. Die Kerne zeigen deutlich körniges, verklumptes Chromatin, gewöhnlich ohne sichtbare Nucleoli. Diese Zellen sind sehr

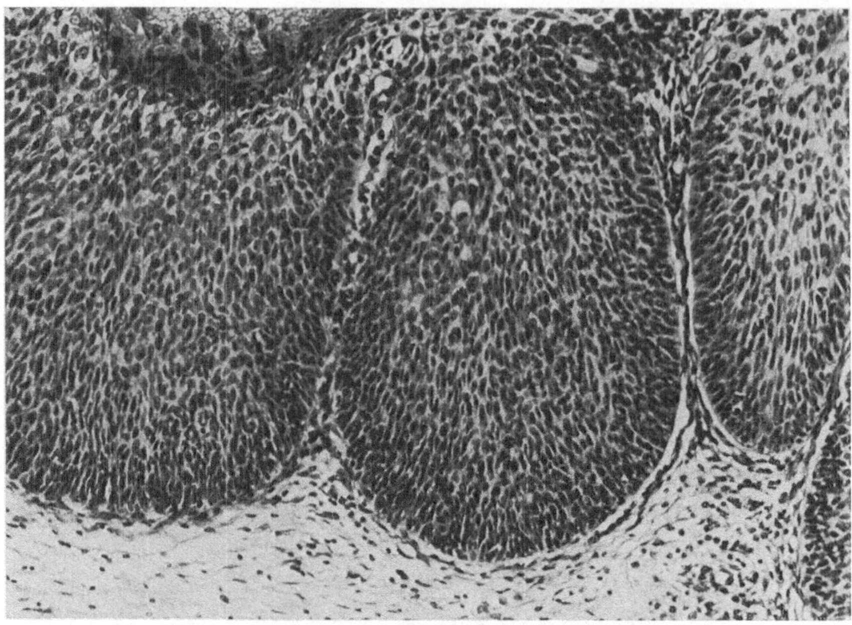

Abb. 30. Carcinoma in situ der Cervix uteri. Plumpe Zapfen des atypischen Plattenepithels drängen sich gegen das Bindegewebe vor bei starker Proliferationsaktivität des uniform atypischen Epithels und Exfoliation atypischer Zellen an der Oberfläche. Keine echte Invasion; nach Hamperl et al. „plumpes Vorwuchern". 120 ×

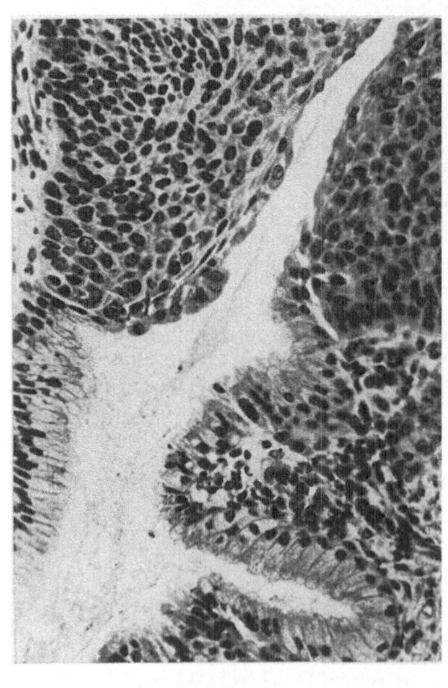

Abb. 31

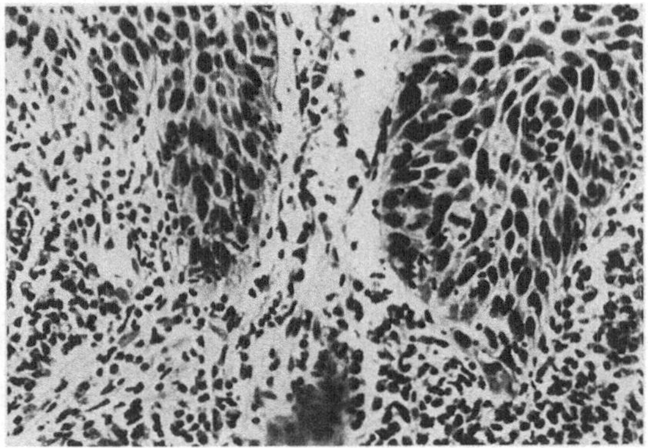

Abb. 32

Abb. 31., 32. Carcinoma in situ der Cervix uteri. Die Ausbreitung des Carcinoma in situ, wie auch die Ausbreitung der Dysplasie in der Umwandlungszone erfolgt gegen das Cylinderepithel der Ektopie bzw. des Cervicalkanals wie in die Cervixdrüsen. Das Drüsenepithel wird verdrängt und pflugschararrtig von der Unterlage abgehoben (Abb. 31). Die Proliferation erfolgt nach Wachstumsumkehr in Form vorwiegend plumper, abgerundeter Zapfen in das Bindegewebe der Portio, vorwiegend in das subepitheliale locker-reticuläre, von Ödem und Rundzellen aufgelockerte Stroma (Abb. 32). Dies stellt noch keine Invasion dar. 185 ×

oft assoziiert mit dysplastischen Zellen, die von benachbarter Dysplasie stammen. Bei dem Typ des Carcinoma in situ mit cellulärer Ausreifung ist das Problem einer Unterscheidung des Carcinoma in situ von der Dysplasie cytologisch bedeutend

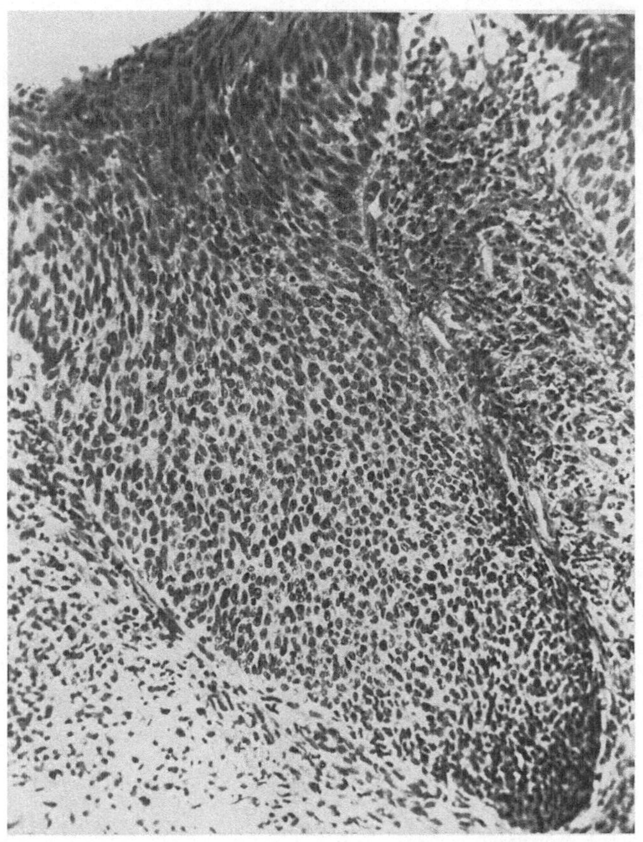

Abb. 33. Carcinoma in situ der Cervix uteri. Nach Erreichung der kritischen Zellzahl in einem praeinvasiven Bezirk des Carcinoma in situ nimmt die zuvor starke Zellexfoliation an der Oberfläche ab, es erfolgt eine Umkehr der Wachstumsrichtung gegen das Bindegewebe. Nach Erreichung einer positiven Wachstumsbilanz bereitet sich die Invasion vor. Das morphologische Bild spricht für hohe Invasionspotenz mit baldigem Einbruch in das Stroma. 180 ×

schwieriger infolge der Ausreifung des Cytoplasmas und der Häufigkeit dyskariotischer Zellen bei beiden Veränderungen. Die Unterscheidung des Carcinoma in situ vom invasiven Plattenepithelcarcinom kann durch den erfahrenen Histologen häufig getroffen werden.

Carcinoma in situ mit minimaler Stromainvasion (Abb. 37, 38, 51, 52, 88, 89).

Die WHO-Gruppe war für das Weglassen der Bezeichnung „frühe Invasion" (early invasion). Carcinoma in situ mit minimaler Stromainvasion (mikro-invasives Carcinom) stellt die Progression des Carcinoma in situ dar. Die Zellen sind in das unterliegende Stroma penetriert, entweder durch eine Lücke in der Basalmembran oder durch Vordrängen der Basalmembran gegen das Bindegewebe. Diese Penetration tritt gewöhnlich in Form kleiner Zungen oder Zellknospen auf.

48*

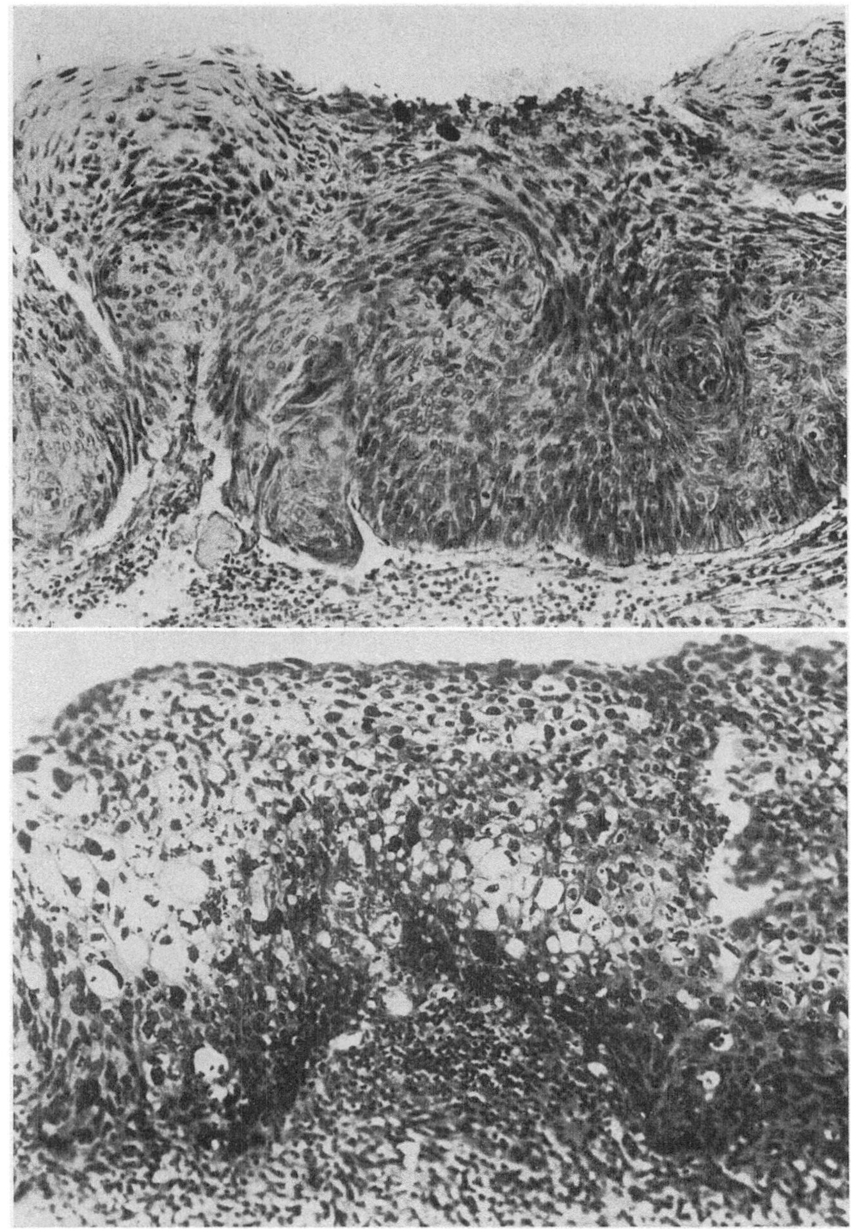

Abb. 34. Carcinoma in situ der Cervix uteri. Auffallend sind Bezirke mit Pseudoausreifung und Zelldesorganisation innerhalb des atypischen Plattenepithelbelages. Die in früheren Phasen der Entwicklung des Carcinoma in situ geordnete ,d. h. polarisierte Stellung der Zellkerne ist aufgehoben. Dieser sog. ,,Fischzugtyp mit intraepithelialen Ausreifungsherden'' zeigt hohe Malignität mit drohender Invasion an. 125 ×

Abb. 35. Carcinomatöser Randbelag eines bereits invasiven Cervixcarcinoms. Die cytologischen und karyologischen Merkmale sprechen für bereits invasives Carcinom, obwohl auf dem vorliegenden Schnitt nur ein ,,Carcinoma in situ'' diagnostiziert werden könnte. Auf anderen Stufenschnitten fand sich dann die bereits vollzogene Invasion, d. h. die Ausbreitung von Carcinomzellen erfolgte hier auch an der Oberfläche. — Im Gegensatz dazu findet sich häufig neben invasiven Carcinomen ein Randbelag vom Typ des Carcinoma in situ (s. Abb. 36) (Es handelt sich hier offenbar um das Bild der sogenannten Cellules Claires, deren Anwesenheit angeblich besondere Bösartigkeit bedeuten soll. (LIMBURG 1956, Seite 234/35.) 125 ×

Dieses Carcinoma in situ mit minimaler Stromainvasion sollte vom *occulten Carcinom* (*Mikro-Carcinom*, Abb. 39—44) unterschieden werden, da das letztere (Mikro-Carcinom) ein typisches (klassisches) Carcinom darstellt, lediglich von wenigen Millimetern Ausdehnung. Man nimmt an, daß das minimal-invasive Carcinom nicht in die regionären Lymphknoten metastasiert ist, während das „occulte Carcinom" (Mikro-Carcinom) gelegentlich Metastasen aufweist. Dieses

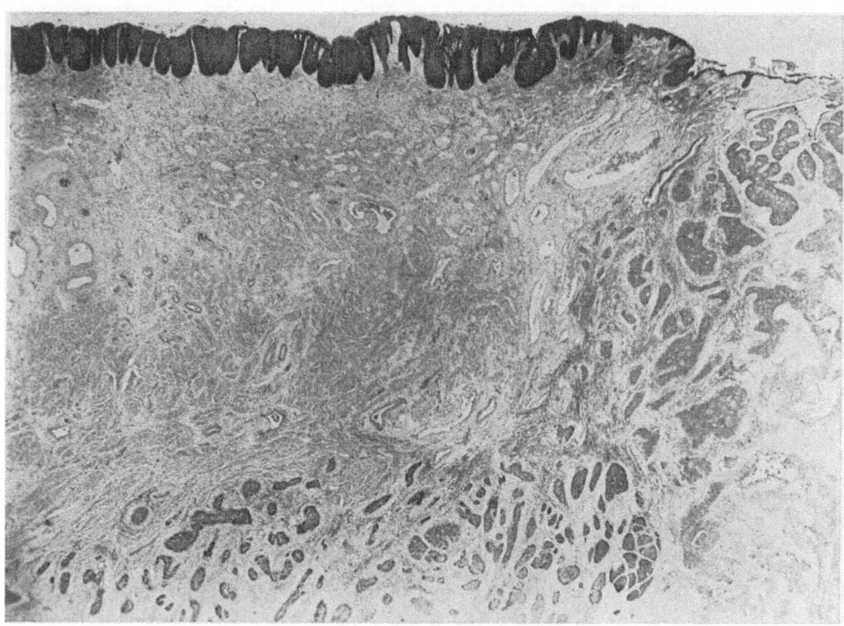

Abb. 36. Randbelag eines invasiven Cervixcarcinoms. Hier findet sich an der Oberfläche ein „typisches" Carcinoma in situ, d. h. cytologisch und karyologisch vom präinvasiven Typ. Die Annahme dürfte zutreffen, daß an einer Stelle des Carcinoma in situ die Malignität Invasionspotenz erreichte und zur Infiltration des Cervixcarcinoms (rechts) führte. 9 ×

geringst = minimal invasive Carcinom gehört sowohl therapeutisch wie prognostisch mehr zum Carcinoma in situ als zum invasiven Carcinom. Nur durch Serienschnittuntersuchung kann die Diagnose eines Carcinoma in situ mit minimaler Stromainvasion getroffen werden. Es ist besonders wichtig, daß das Carcinoma in situ mit geringer Stromainvasion gesondert klassifiziert wird, da diese Veränderung in der klinischen Stadien-Einteilung der UICC noch unter das Stadium Ia rubriziert wurde.

Das *Zellbild* des Carcinoma in situ mit minimaler Stromainvasion ist identisch mit dem des Carcinoma in situ (Abb. 101 E).

Es ist nicht ungewöhnlich für diesen Typ des geringst invasiven Carcinoms, daß Zellausreifung oder sogar Keratinisierung in den in das Stroma penetrierenden Zellarealen beobachtet werden, obwohl das zugehörige Carcinoma in situ vom klassisch unreifen, kleinzelligen Typ ist (Abb. 37, 38, 44, 71, 88).

Invasives Carcinom (Abb. 36).

A) Das Plattenepithelcarcinom der Cervix wird in 3 Typen unterteilt auf der Basis von Histologie und Cytologie. Die zugrunde liegenden Kriterien scheinen

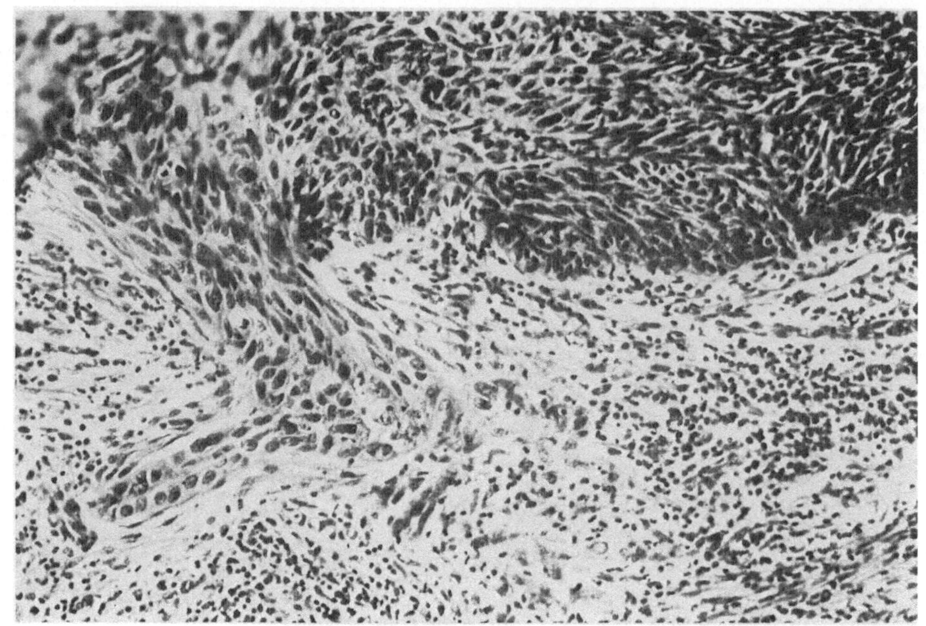

Abb. 37

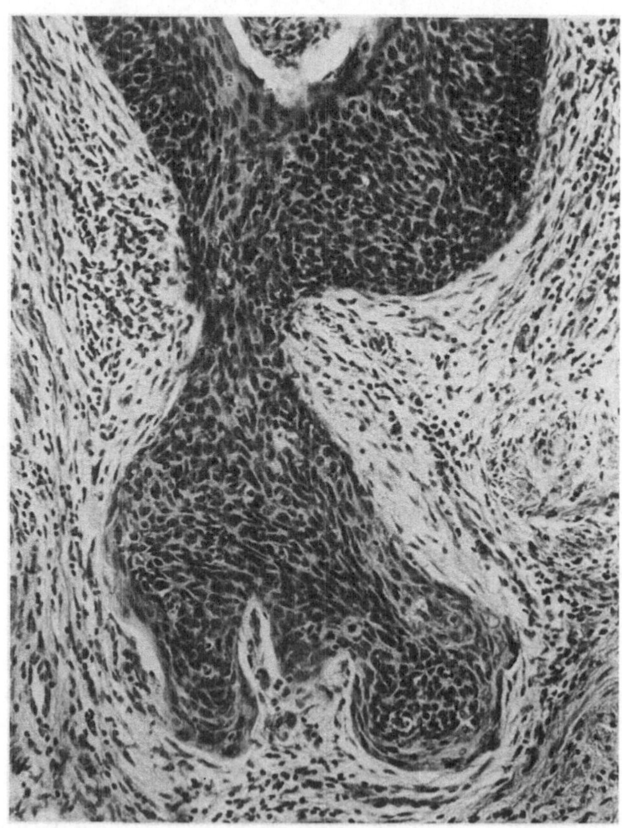

Abb. 38
Legende zu Abb. 37 und 38 auf Seite 761

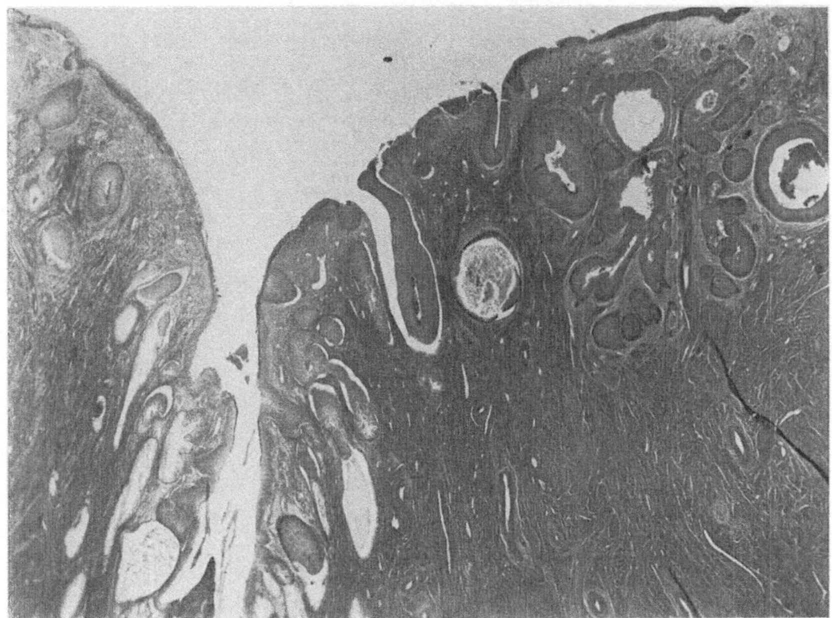

Abb. 39

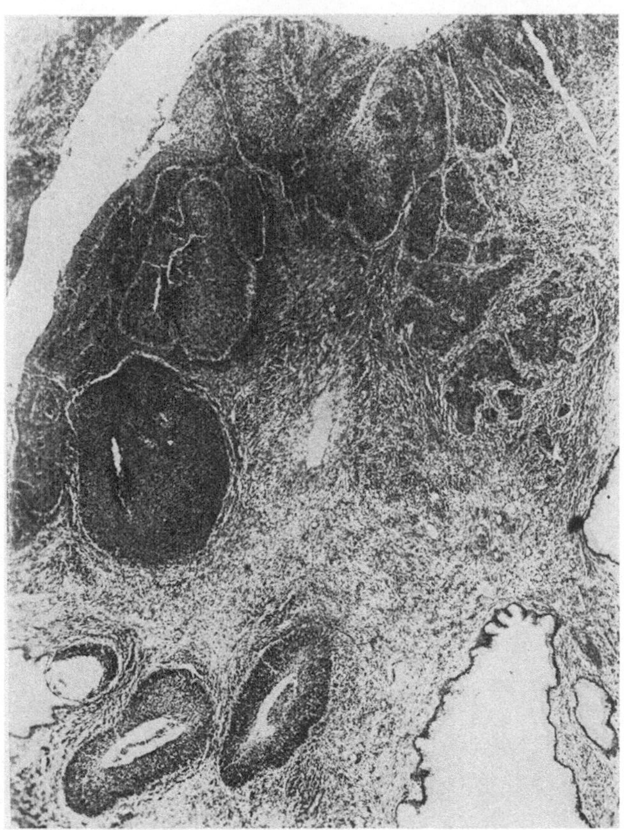

Abb. 40
Legende zu Abb. 39 und 40 auf Seite 761

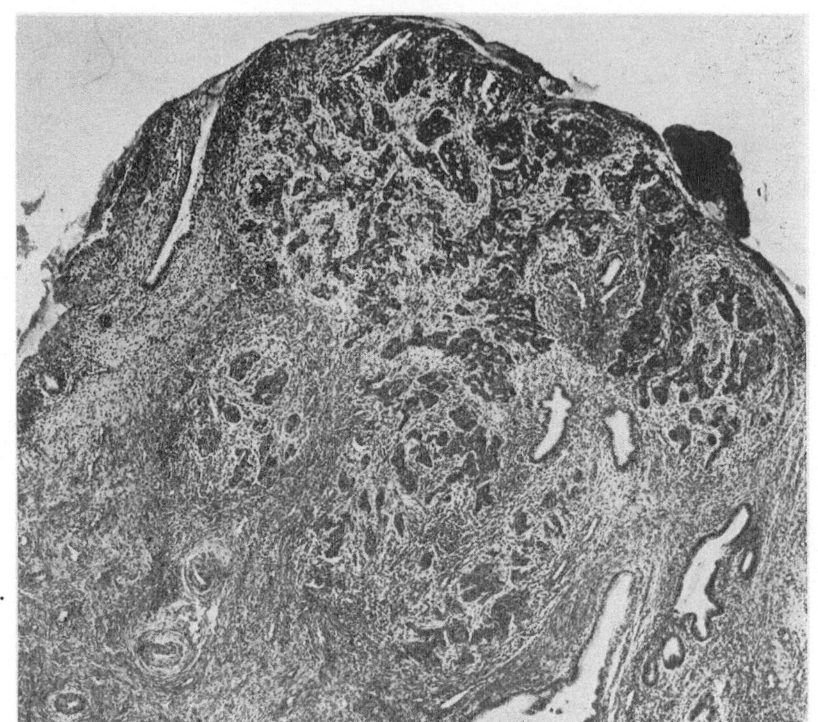

Abb.
41

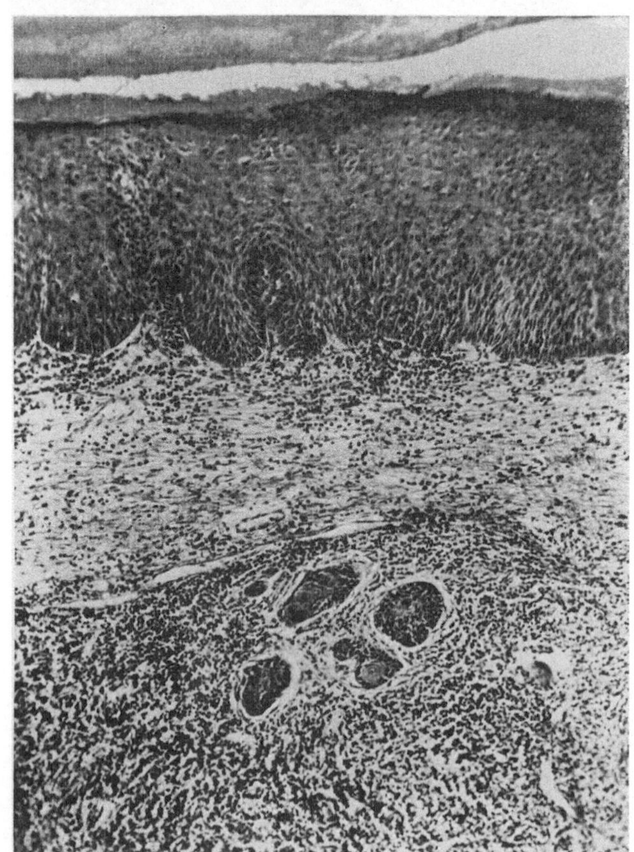

Abb. 42

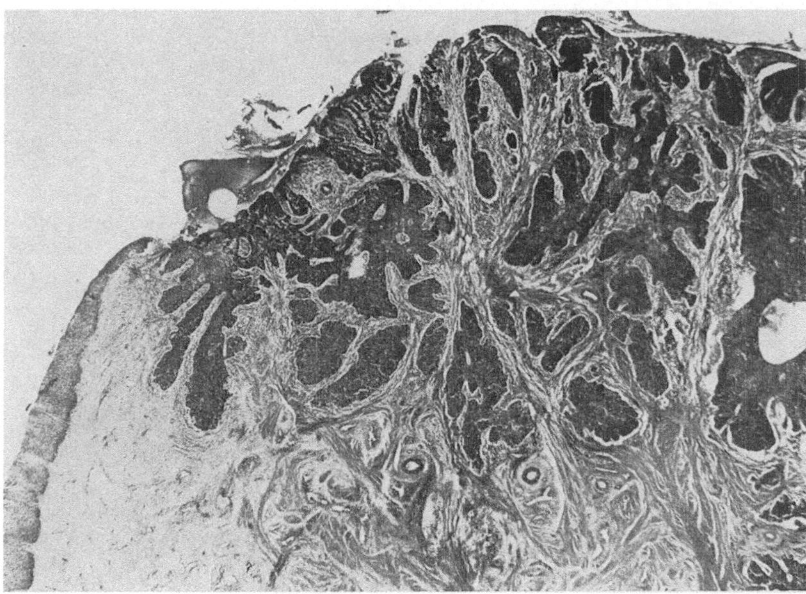

Abb. 43. Occultes Carcinom = Mikro-Carcinom = Stadium I a im Übergang zum Makro-Carcinom = Stadium I b der Cervix uteri. Die Grenze zwischen Mikro-Carcinom und Makro-Carcinom ist nicht scharf sondern naturgemäß fließend. Da bei einer Invasionstiefe unterhalb 5 mm nur in etwa 1% mit Lymphknoteneinbruch bzw. Lymphknotenmetastasen zu rechnen ist, kann man das Mikro-Carcinom = Stadium I a bis zu dieser Größenausdehnung definieren, dann beginnt das Makro-Carcinom des Stadium I b .20 ×

Legenden zu den Abbildungen auf den Seiten 758—760

Abb. 37., 38. Carcinoma in situ mit minimaler Strominvasion. Synonyme: Carcinoma in situ mit früher Invasion (EARLY invasion); Carcinoma in situ mit beginnender Stromainvasion; mikro-invasives Carcinom. Der Beginn der Invasion hat ihren Ursprung in ungeordneten, depolarisierten, atypischen Mutterzellen vom Fischzugtyp (Abb. 37) und ist charakterisiert durch Pseudoausreifung mit Reduktion der Kern-Plasma-Relation gegenüber den präinvasiven Mutterzellen (Abb. 37, Abb. 38). Neben Fischzugtyp mit Ausreifungsherden sind die polygonale Begrenzung der beginnend invasiven Zapfen, das Randödem und Rundzellinfiltrat im Stroma (Abb. 38) charakteristisch für den kurz bevorstehenden Übergang in das occulte Carcinom = Mikro-Carcinom. 320 ×

Abb. 39.—42. Occultes Carcinom = Mikro-Carcinom = Stadium I a der Cervix uteri. Die Grenze von Carcinoma in situ zum occulten Carcinom, d. h. die Grenze von Stadium O zu Stadium I a ist eindeutig überschritten. Die infiltrierenden Epithelkomplexe sind auf Stufenschnitten nicht mehr in kontinuierlichem Zusammenhang mit dem Carcinoma in situ. Diese echte Invasion (Cervixcarcinom Stadium I, Untergruppe a) erfolgt entweder über zuvor durch das Carcinoma in situ infiltrierte Drüsenlumina (Abb. 39), wobei meist abgerundete Carcinomzapfen charakteristisch sind. Die Invasion erfolgt ebenso direkt vom Carcinoma in situ über das plumpe Vorwuchern in das Stroma (Abb. 40 u. Abb. 41), wobei mehr fingerförmige und netzartige Infiltrate auftreten. Die Infiltration erfolgt auch in seltenen Fällen durch frühzeitige Abschwemmung von Krebszellkolonien, die diskontinuierlich vom Carcinoma in situ in den Lymphspalten des angrenzenden Bindegewebes anzutreffen sind („tropfige Infiltration")
(Abb. 42). Abb. 39 12 ×; Abb. 40 32 ×; Abb. 41 7,5 ×; Abb. 42 40 ×

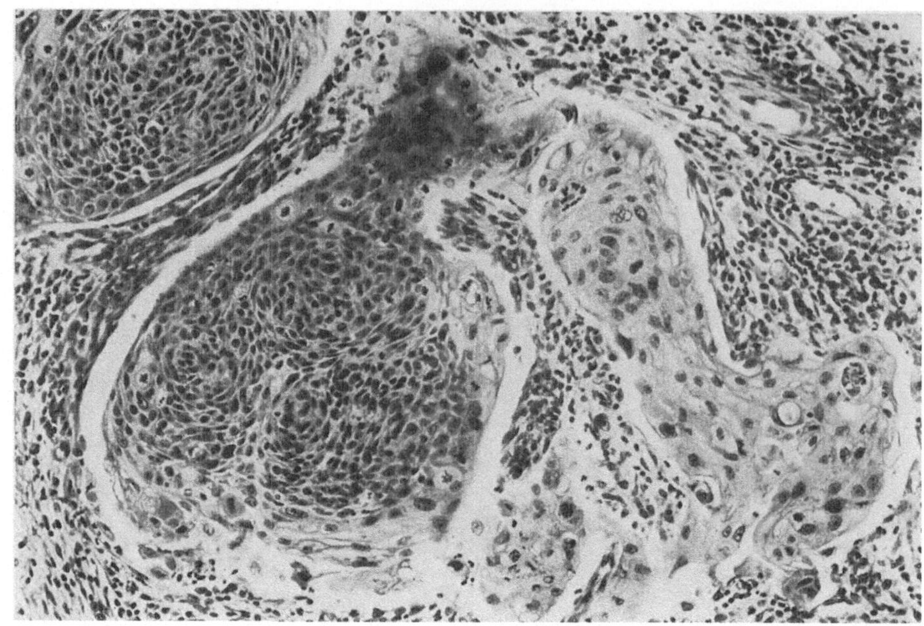

Abb. 44. Carcinoma in situ mit minimaler Stromainvasion der Cervix uteri. Die frühe Stromainvasion bei Carcinoma in situ mit minimaler Stromainvasion wie beim occulten Carcinom
(Mikro-Carcinom) zeigt Zellausreifung, sogar Keratinisierung in der invasiven Zellkolonie,
während der Mutterboden des Carcinoma in situ den basalzelligen unreifen Typ zeigt. Die
Rückdifferenzierung = Pseudoausreifung ist meßbar als Reduzierung der Kern-Plasma-
Relation gegenüber den praeinvasiven Mutterzellen und stellt ein wesentliches Signum frühest
invasiven Krebswachstums dar. 250 ×

von hoher Reproduzierbarkeit zu sein und manches spricht dafür, daß das biologische Verhalten der verschiedenen Läsionen unterschiedlich ist.

A. 1) Das *verhornende Carcinom* hat die histologische Struktur eines differenzierten Plattenepithelcarcinoms mit epithelialen Hornperlen und isolierter Zell-
Keratinisierung. Gewöhnlich wird ein niederer Mitoseindex beobachtet. Cytologisch ist (Abb. 98—101) es charakterisiert durch das Vorwiegen großer abnormer
Plattenepithelzellen mit beträchtlichem Pleomorphismus. Eingelagert sind viele
bizarre elongierte und schwanzförmige Zellen. Die Zellkerne sind mäßig lang mit
hyperchromatischem, grobkörnigen Chromatin. Isolierte Kerne und Syncytien
sind selten.

A. 2) Das *nicht verhornende großzellige Carcinom* (intermediäre Zellen) bietet
das histologische Bild mässiger Differenzierung mit vereinzelten keratinisierten
Zellen, jedoch ohne Hornperlen. Es besteht eine gewisse Variabilität in Zellgröße
und ein mäßig hoher Mitoseindex. Im cytologischen Bild variieren die abnorm
basophilen Epithelien in ihrer Größe. Eine hohe Kern/Plasma-Relation ist
charakteristisch. Die Zellkerne sind opaque oder haben ein körniges Chromatin
mit häufigen Makro-Nucleoli. Isolierte Kerne und Syncytien sind häufiger als in
den anderen beiden Typen.

A. 3) Das *nicht-verhornende kleinzellige Carcinom* (Basalzellen) bietet einen
Aufbau, charakterisiert durch die Uniformität von Zellen. Hornperlen und isolierte
Zellkeratinisierung werden nicht beobachtet. Es findet sich ein hoher Mitoseindex.
Cytologisch ist das Vorliegen uniformer, kleiner basophiler Zellen charakteristisch

mit hoher Kern/Plasma-Relation. Die Kerne sind opaque und grob granuliert. Makro-nucleoli und Syncytien werden kaum beobachtet.

Bei Bestimmung der Gruppe, zu welcher der betreffende Fall gehört, sollte man von dem dominierenden Bild ausgehen; so sollte z.B. eine vereinzelt beobachtete keratinisierte Zelle bei einem sonst nicht verhornenden Typ nicht die Klassifizierung als verhornendes Carcinom bedeuten, noch sollten Areale aus kleinzelligem Typ bei einem sonst großzelligen Carcinom nicht die Klassifizierung als kleinzelliger Krebs verhindern.

2. Ergänzungen zur Definition
a) Dysplasie

Allgemeines. Histologie: In Ergänzung der oben gegebenen Definition ist es nützlich, die Ergebnisse des oben zitierten Internationalen Comitees für histologische Terminologie in Erinnerung zu rufen. Auf dem I. Internationalen Kongreß für exfoliative Zytologie in Wien 1961 wurden unter dem Vorsitz von BETTINGER (Melbourne) durch ein Komitee von 30 Mitgliedern, dem 12 deutsche namhafte Gynäkologen (auch LIMBURG) und Pathologen, ebenso H. L. KOTTMEIER als Vorstand des Komitees für Terminologie der Internationalen Gesellschaft für Geburtshilfe und Gynäkologie angehörten (u. a. auch ARTHUR HERTIG u. DE BRUX), für die Dysplasie folgende Charakteristika als wesentlich herausgestellt (Acta cytologice 1962, S. 236).

Während beim Carcinoma in situ der Oberflächenbelag ein Epithel zeigt, in dessen gesamter Dicke die Differenzierung fehlt, so sollen „alle anderen Störungen der Differenzierung des Plattenepithels an Oberfläche oder in Drüsen als Dysplasie klassifiziert werden. Sie sollten charakterisiert werden nach ihrem Schweregrad, hoch oder gering, nicht verdächtig oder unverdächtig, da die vorgeschlagenen Begriffe das histologische Bild beschreiben und nicht eine Meinung ausdrücken".

Diese Definition fand allgemeine Anerkennung; wir müssen uns aber im klaren sein, daß die Gefahr eines inhomogenen willkürlichen Pools „Dysplasie", dieser ersten erfaßbaren Stufe der Kanzerisierung, mit Einbeziehung gutartiger Prozesse (abnormes Epithel, regenerierendes Epithel, Metaplasie, Reservezell-hyperplasie, Schwangerschaftsepithel, Atrophie, Cervicitis usw.) naturgemäß gegeben ist. (Abb. 45, 46, 9, 16—18). Man sollte als Dysplasie nur solche Veränderungen bezeichnen, die entsprechend gegenwärtiger Kenntnis die morphologischen Kriterien der beginnenden cellulären Malignität zeigen (Abb. 47), im übrigen aber durch obige Begriffsbestimmung definiert sind. Die Unterteilung in „leichte, mäßige und schwere" Dysplasie hat sich bewährt.

Bei der leichten und mäßigen Dysplasie ist die Vierschichtung des Epithels noch erkennbar. Bei der schweren Dysplasie sehen wir infolge der großen Anzahl undifferenzierter junger Zellen in den einzelnen Schichten eine weitgehende Aufhebung der gewöhnlichen Struktur, die Oberfläche besteht jedoch aus einer dünnen Schicht differenzierter, zum Teil verhornender Zellen (Abb. 25, 26).

Zellen die von einer Dysplasie stammen (Abb. 98—101). Dysplastische Zellen weisen verschiedene Grade der Differenzierung auf. Im allgemeinen entsprechen die mehr differenzierten Zelltypen der leichten Form der Dysplasie. Die wesentlichen Veränderungen liegen im Zellkern selbst, der stets vergrößert und hyperchromatisch ist.

Bei der leichten Form der Dysplasie sind die Zellen gewöhnlich vom superficialen oder intermediären, seltener vom parabasalen Typ. Das Chromatingerüst ist uniform, man findet zahlreiche kleine Chromozentren.

Bei der schweren Dysplasie findet man hauptsächlich die parabasalen und die kleinen intermediären Typen. Das Chromatingerüst ist dicht und uniform, mit

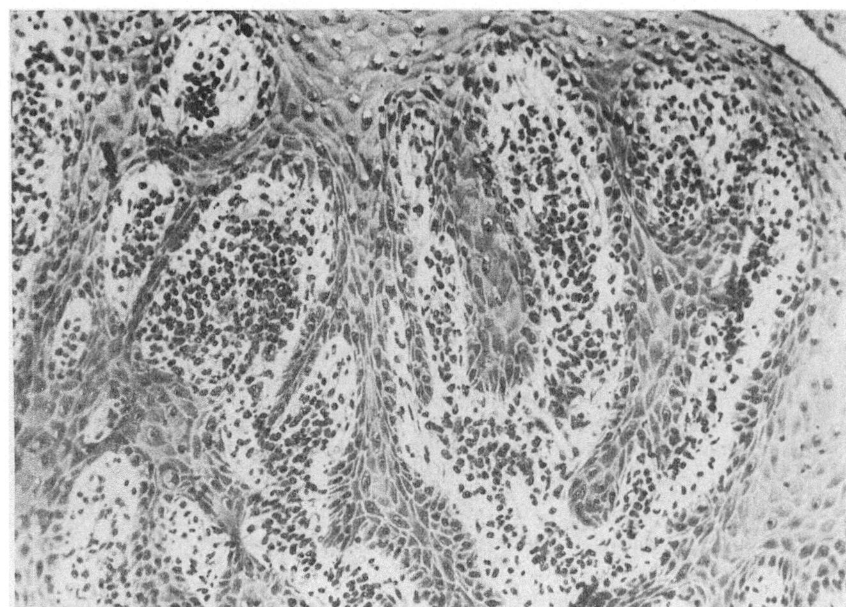

Abb. 45

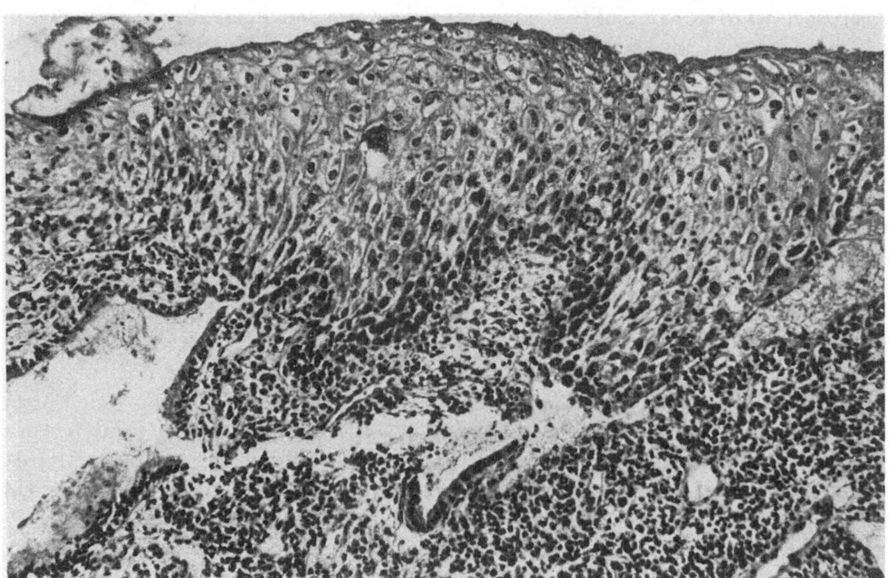

Abb. 46

Abb. 45., 46. Differentialdiagnose der Dysplasie. Die erste morphologisch erfaßbare Stufe der Kanzerisierung, die Dysplasie der Cervix uteri, ist oft schwer abzugrenzen gegenüber regenerativen, metaplastischen oder entzündlichen Prozessen. Abb. 45 zeigt ein junges Regenerationsepithel in einer Umwandlungszone mit Sproßbildung gegen das subepitheliale Reticulum jedoch Fehlen jeglicher cytologischer Atypien. Keine Dysplasie. Abb. 46 zeigt bei schwerer Cervicitis mit subepithelialem Ödem und Rundzellinfiltration ein schwierig zu beurteilendes Plattenepithel. Die cytologischen Kriterien sprechen für entzündlich-degenerative Zellveränderung, nicht für das Vorliegen einer Dysplasie. Derartige Grenzfälle charakterisieren wir durch den Zusatz „fraglich anaplastische Tendenz" und fordern strenge Kontrolle cytologisch und kolposkopisch. Abb 45 125 × ; Abb. 46 140 ×

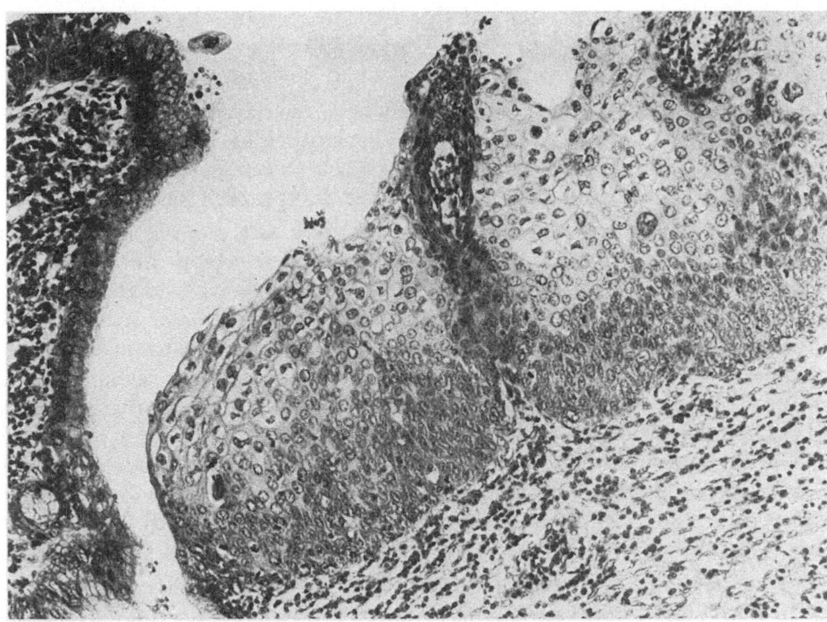

Abb. 47. Differentialdiagnose der Dysplasie. Vereinzelte, aber deutliche Zellatypien zeigen eine „anaplastische Tendenz", die zur Dysplasie leichten Grades führen kann. Diese, klinisch ohne Gefahr über längere Zeit zu kontrollierenden Fälle wahrscheinlicher Reversibilität (Spatel/Biopsie-Heilungen), stellen bei laufender cytologischer und histologischer Beobachtung die auch theoretisch wertvollsten Fälle zum Studium der cervicalen Carcinogenese dar. 125 ×

zahlreichen dunkel gefärbten, leicht vergrößerten Chromozentren aber keine Nucleoli.

Bei der mäßigen Dysplasie, die zwischen den Extremen der leichten und schweren Dysplasie liegt, findet sich eine Gruppe von Zellbildern, die intermediäre Typen der dysplastischen Veränderungen aufweisen.

b) Carcinoma in situ

Allgemeines. Histologie: Nach dem internationalen Komitee für histologische Terminologie Wien 1961 (s. o.) wurde als Definition für das Carcinoma in situ folgende gegeben: „Nur solche Fälle sollten als Carcinoma in situ klassifiziert werden, die bei Fehlen von Invasion als Oberflächenbelag ein Epithel zeigen, in dessen Gesamtdicke die Differenzierung fehlt. Der Prozeß kann die Cervixdrüsen befallen, ohne daß hierdurch eine neue Untergruppe gebildet wird. Die obersten Zellschichten können leichte Abflachung zeigen. Die sehr seltenen Fälle charakteristischer Carcinomata in situ mit höherem Grade der Differenzierung gehören zu den Ausnahmen ohne besondere Klassifizierung" (Abb. 26, 34).

Die Epithelveränderungen bei *schwerer Dysplasie* sind schwer oder nicht vom Carcinoma in situ abzugrenzen (Abb. 25, 26). Während bei der Dysplasie regelmäßig eine mehr oder minder ausgeprägte Differenzierung der Zellen gegen die Oberfläche nachzuweisen ist, läßt sich eine solche gemäß Definition bei Carcinoma in situ nicht mehr beobachten. Die Differenzierung der einzelnen Zellschichten ist hier von der Basis zur Oberfläche hin vollständig aufgehoben, atypische Zellen, Kerne und Mitosen sind bis zur Oberfläche hin nachweisbar, die pathologische

Zellwucherung ist jedoch streng auf das Epithel beschränkt geblieben, d.h. die Basalmembran ist nicht durchbrochen. Die Zellen erscheinen mehr senkrecht oder diagonal zur Oberfläche angeordnet und nicht in horizontaler Schichtung.

Man ist sich klar, daß eine genaue *Abgrenzung* zwischen Carcinoma in situ und schwerer Dysplasie manchmal schwierig oder unmöglich ist. Die Entscheidung, wo die Fälle einzuordnen sind, hängt in erster Linie vom Gesamtzellbild, Zahl der pathologischen Mitosen und dem Areal weitest fortgeschrittener Progression ab.

Zellen, die von einem Plattenepithelcarcinoma in situ stammen: Carcinoma in situ-Zellen sind charakterisiert durch die Anwesenheit wenig differenzierter und undifferenzierter Plattenepithelzellen, die prononcierte Kern- und Plasmaabnormitäten aufweisen. Diese Atypien bestehen in einem zunehmend gestörten Kernplasmaverhältnis, der Vergrößerung des Kernes, der Hyperchromasie und einem grobkörnigen Chromatinnetz, Nucleoli können gewöhnlich nicht identifiziert werden, zweikernige und multinucleäre Zellen können vorhanden sein. Zusätzlich weist das Cytoplasma dieser Zellen eine Amphophilie auf und kann Vacuolen enthalten. Die atypischen Zellen kommen entweder vereinzelt oder in losem Verband vor. Die Zelltypen sind oft uniform (Abb. 101 E). Dysplastische Zellen stammen von anderen Arealen der Cervix und sind oft vorhanden (Abb. 99, 100; vergl. Abb. 91).

Abnorme Zellen, die einen höheren Grad der Differenzierung aufweisen, können in den Fällen von Carcinoma in situ vorhanden sein, die einen gewissen Grad von Ausreifung zur Oberfläche hin zeigen.

c) Carcinoma in situ mit minimaler Stromainvasion

Allgemeines. Histologie: In der WHO-Nomenklatur wird das Carcinoma in situ mit minimaler Invasion getrennt aufgeführt, zugehörig noch zu den präinvasiven Veränderungen.

Die Gruppe Carcinoma in situ mit minimaler Invasion beinhaltet jene Fälle, bei denen es zu einer Penetration kleinster Zonen atypischen Epithels in das darunterliegende Stroma gekommen ist. (Sehr verbreitet ist die Bezeichnung „frühe Stromainvasion") (Abb. 37, 38, 51, 52, 88). *Zellen, die von einem Plattenepithelcarcinoma in situ mit minimaler Stromainvasion stammen,* sind nicht unterscheidbar von Zellformen, die mit Carcinoma in situ-Zellen vergesellschaftet sind. Zur Zeit sind wir nicht in der Lage, zwischen Zellen zu unterscheiden, die von einem Carcinoma in situ mit minimaler Stromainvasion oder einem Carcinoma in situ stammen (Abb. 100, 101; Tab. 18, 19).

Dagegen sind Zellen, die von einem invasiven Plattenepithelcarcinom der Cervix stammen sehr gut von Zellen einer Dysplasie und auch von Zellen eines Carcinoma in situ zu differenzieren.

d) Mikrocarcinom = Occultes Carcinom

Allgemeines. Histologie: Das Microcarcinom (auch occultes Carcinom genannt) gehört zu den invasiven Cervixcarcinomen Stadium I, und zwar als Untergruppe Ia. Durch das zitierte internationale Komitee in Wien 1961 wurde eine separate Gruppe „Mikrocarcinom" nach Abstimmung nicht definiert. Die Diagnose Mikrocarcinom (Mestwerdt, 1953) ermöglicht konservative Therapie mit Minimumgefahr für die Patientin und ist deshalb unseres Erachtens anzustreben. Die Klassifizierung als Stadium Ia (Held, 1960) hat sich bewährt.

In Anlehnung an Mestwerdt (1953), Limburg (1956) und Kaufmann et al. (1965) schlagen wir (Hillemanns (1970)), folgende Definition vor, deren Vorbe-

dingung die optimale Konisation in technischer und diagnostischer Hinsicht ist
(Abb. 103):

Nachweis isolierter carcinomatöser Zellkomplexe innerhalb des Bindegewebes
auf Serienschnitten ohne Verbindung zum Carcinoma in situ. Das Tiefenwachstum
der isolierten Zellen sollte etwa 5 mm nicht überschreiten (Abb. 43, 55), weil
statistisch bis zu dieser Tumorgröße die Frequenz der Metastasierung 1% nicht
überschreitet [KAUFMANN et al., 1965, in unserem Material unter 1% (HILLE-
MANNS et al., 1972)].

Vorbedingung zur Diagnosestellung ist ein vollkommener Überblick auf den
Stufenschnitten (Abb. 103 L), sowohl über das Carcinoma in situ wie die isoliert
abgetropften Zellkomplexe (Abb. 39—42). Zusätzliche Kriterien der Malignität
sind wesentlich:

1. die epithelialen Zapfen zeigen meist eine polygonale, d.h. nicht runde Begrenzung der frühinvasiven Zellkomplexe, vielfach mit Pseudoausreifung (Abb. 44,
48, 49; vgl. auch Abb. 37, 38).

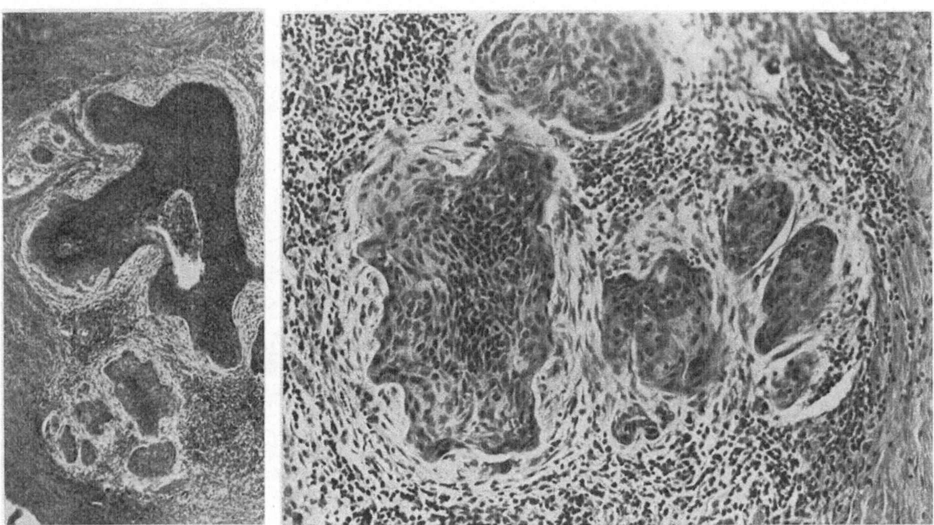

Abb. 48., 49. Kriterien der echten Stromainvasion beim occulten Carcinom — Mikro-Carcinom
— Stadium I a des Cervixcarcinoms. Die carcinomatösen Zellkomplexe sind isoliert innerhalb
des Bindegewebes, ohne Verbindung zum Carcinoma in situ eines Drüsenlumens, anzutreffen
(Abb. 48). Die epithelialen Zapfen zeigen meist eine polygonale, nicht runde Begrenzung der
frühinvasiven Zellkomplexe, oft mit Pseudoausreifung, und im Bindegewebe finden sich
Stromaödem, Faserbrüche und kleinzellige Rundzellinfiltration als Ausdruck einer Antikörper-
reaktion. (Abb. 49). Abb. 48 80 × ; Abb. 49 150 ×

2. Im Bindegewebe (Gegengewebe) sind um die frühinvasiven Zapfen Stromaödem, Faserbrüche und eine kleinzellige Reaktion charakteristisch (Abb. 49, 54,
88, 89).

Diagnostische Grenzfälle. Noch Carcinoma in situ oder bereits Mikro-Carcinom?
Das Carcinoma in situ ist begrenzt durch die Basalmembran (Lichtmikroskopie)
und die Basallamelle (Elektronenmikroskopie; MORICARD u. CARTIER, 1964). Der
Schwund der Basalmembran, das Durchbrechen von Lymphocyten und das erste
Vordringen der carcinomatösen Epithelien ist noch kein Kriterium für Tiefeninfiltration (LIMBURG, 1956; HAMPERL, 1966). Sind die durchbrechenden Zellgruppen noch in Zusammenhang mit dem Carcinoma in situ, so ist der absolute

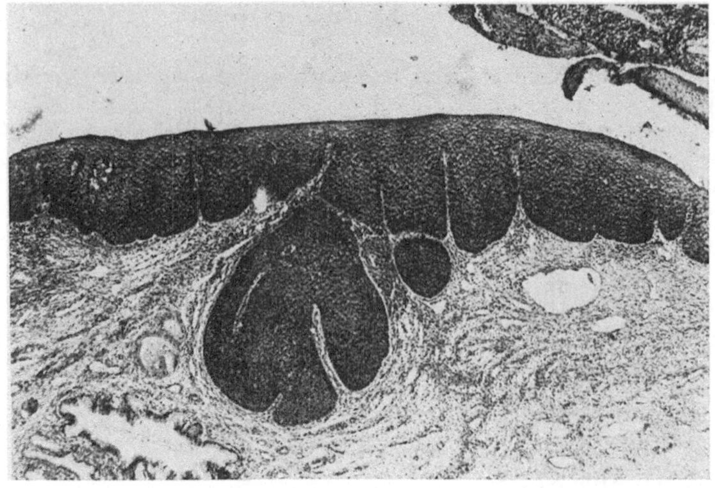

Abb. 50

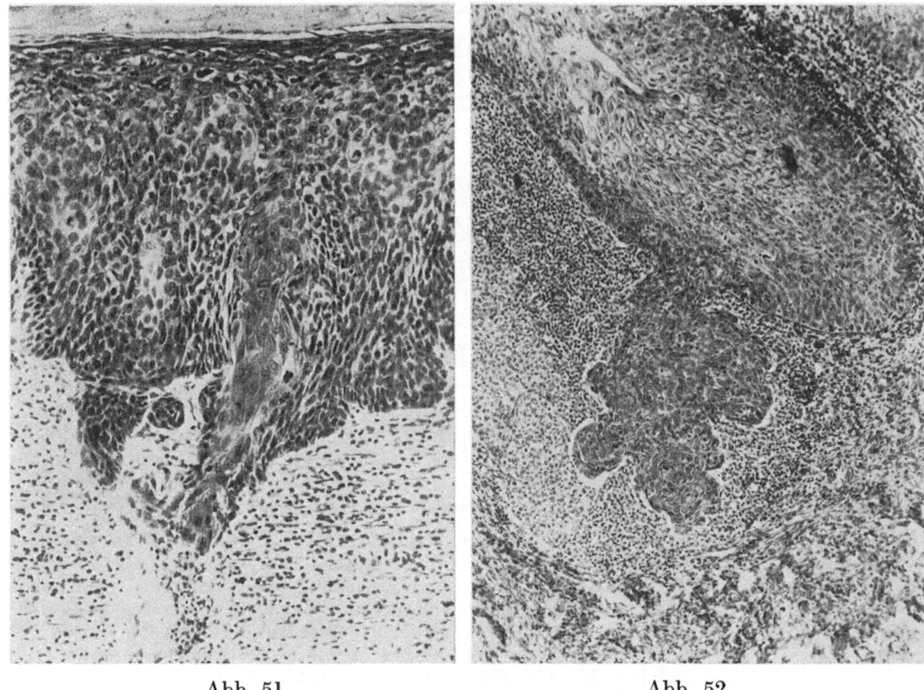

Abb. 51   Abb. 52

Abb. 50.—52. Diagnostische Grenzfälle: Noch Carcinoma in situ oder bereits Mikro-Carcinom der Cervix uteri? Abb. 50 zeigt die Ausbreitung des Carcinoma in situ an Oberfläche und in Drüsen. Das ehemalige Drüsenlumen durch gleichmäßige Rundung des Zapfens eindeutig begrenzt (einfacher Ersatz). Noch keine Invasion. 38 ×

Abb. 51 und Abb. 52: Carcinoma in situ mit minimaler Stromainvasion (beginnende Stromainvasion). Die Basalmembran ist durchbrochen, jedoch sind die durchbrechenden Zellgruppen noch im Zusammenhang mit dem Carcinoma in situ. Eine Rückdifferenzierung (Ausreifungstendenz) in der vordrängenden Epithelknospe ist charakteristisch. (Abb. 51, 144 ×) Die infiltrierenden Epithelkomplexe sind durch unregelmäßige, polygonale Begrenzung, Depolarisierung der Zellordnung, Rundzellreaktion und Randödem (Abb. 52) charakterisiert. Da auf Stufenschnitten noch kein isoliertes Abtropfen nachweisbar ist, die invasiven Zellen noch in Zusammenhang mit dem Carcinoma in situ stehen, diagnostizieren und behandeln wir als Carcinoma in situ und begrenzen die Therapie mit Konisation. (120 ×)

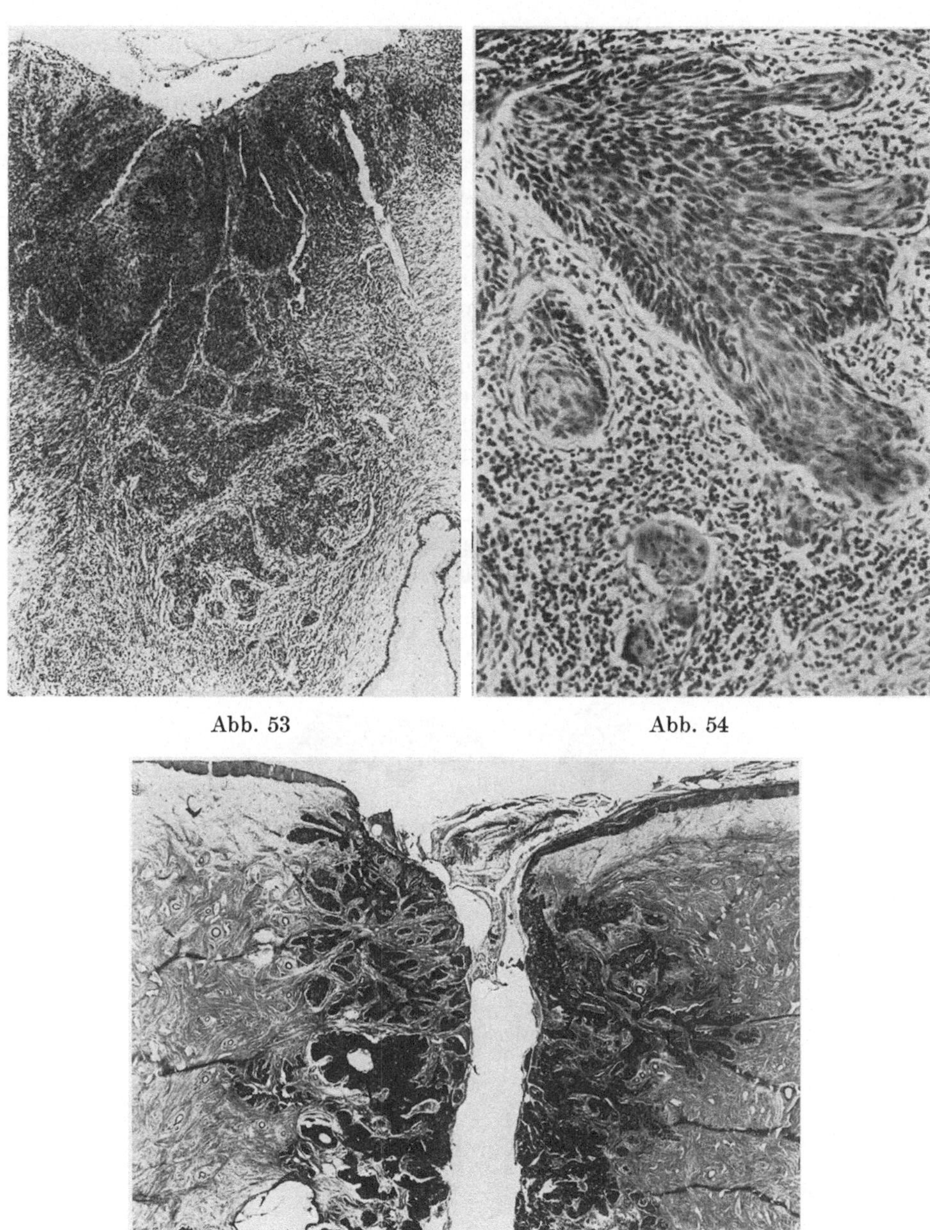

Abb. 53

Abb. 54

Abb. 55

Abb. 53.—55. Diagnostische Grenzfälle: Noch Mikro-Carcinom (Stadium Ia) oder bereits Stadium Ib der Cervix uteri ? Auf allen Abbildungen ist die Grenze Stadium O—Stadium Ia eindeutig überschritten, d. h. die invasiven Zellknospen haben sich auf Stufenschnitten diskontinuierlich vom Mutterbelag des Carcinoma in situ losgelöst. Abb. 53 und Abb. 54 zeigen das Mikro-Carcinom Stadium Ia, charakterisiert durch die Ausreifungstendenz der abgetropften Epithelkomplexe, zum Teil mit Einbruch in die Lymphgefäße. Die Grenze zwischen Stadium Ia (Mikro-Carcinom) und Stadium Ib dagegen ist fließend (Abb. 55). Die Infiltration des endocervikalen Carcinoma in situ überschreitet das ehemalige Drüsenfeld um etwa 6 mm. Somit handelt es sich um ein Stadium Ib. Das Ausmaß der in diesen Grenzfällen für notwendig erachteten Therapie ergibt sich aus der Abschätzung aller Malignitätskriterien, besonders im Hinblick auf eine mögliche Metastasierung. Abb. 53 120 × ; Abb. 54 240 × ; Abb. 55 10 ×

Beweis für Invasion noch nicht gegeben. Es handelt sich hier um eine eben im Beginn befindliche Stromainvasion (Abb. 37), die entsprechend der WHO-Nomenklatur 1967/1970 als „Carcinoma in situ mit minimaler Stromainvasion" definiert werden soll. Diese Fälle werden als Carcinoma in situ zu behandeln sein (Abb. 50—52). Erst der sichere Nachweis des isolierten Abtropfens der invasiven Zellen vom Carcinoma in situ, d.h. die definitiv vollzogene, wenn auch noch frühe Stromainvasion, sollte zur Diagnose Mikrocarcinom berechtigen (Abb. 53, 54). In fraglichen Fällen entscheiden wir Carcinoma in situ (Abb. 51, 52).

Noch Mikrocarcinom (Stadium Ia) oder bereits Stadium Ib? Hier sind die Übergänge fließend, die 5 mm-Grenze nur Anhaltspunkt (Abb. 42, 43, 55). In fraglichen Fällen tendieren wir zur Diagnose Mikrocarcinom, was begrenzte Therapie bedeutet, vor allem wenn die invasiven Zellkomplexe abgerundet sind im Sinne HAMPERLs plumper Infiltration (Abb. 39) Wir tendieren zur Diagnose Ib. d.h. radikale Therapie, bei Invasion kleiner Zellkomplexe im Sinne der netzigen Infiltration (HAMPERL, 1959) und bei Lymphbahneinbruch (Abb. 41, 55).

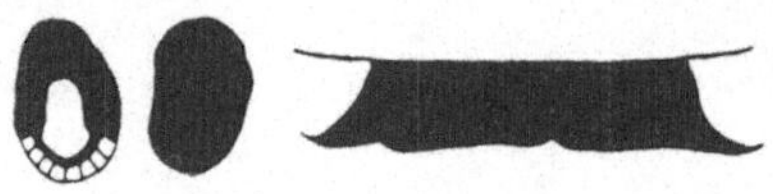

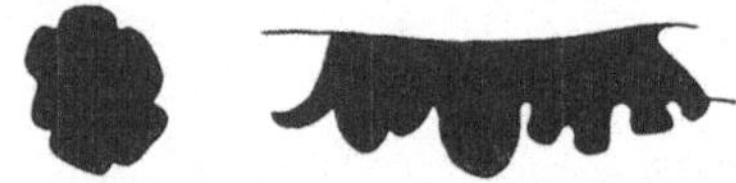

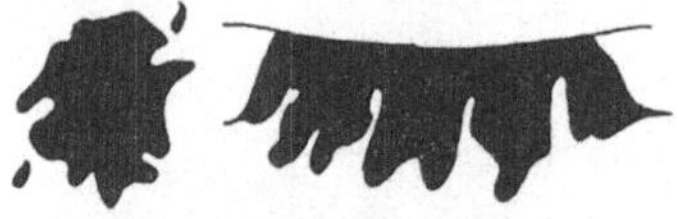

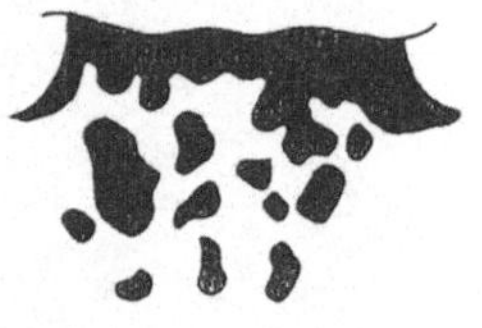
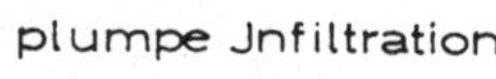

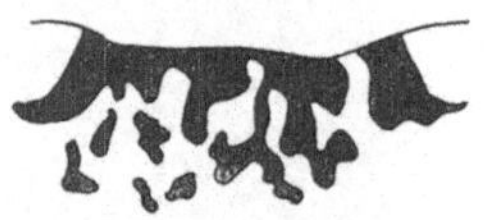

Abb. 56. Klassifikation des Carcinoma in situ von HAMPERL in Zusammenarbeit mit KAUF-MANN u. OBER (Symp. der CIBA-Found., London 1959)

In weiterem Ausbau und in Konzentration der von LIMBURG 1950 und 1956 (3. Aufl., S. 211 ff.) gegebenen Definition ist die von HAMPERL et al. (1959, Abb. 56) inaugurierte Klassifizierung für histologische Laboratorien eine subtile Einteilung aller Frühfälle auf deskriptiver mikroskopischer Basis. Hier wird primär vermieden eine scharfe Grenze zwischen Stadium 0, Stadium Ia und Stadium Ib zu ziehen, was manchmal nicht möglich ist.

Zellen, die von einem Mikrocarcinom = occulten Plattenepithelcarcinom stammen: Das Zellbild gleicht dem Befund, den man beim Carcinoma in situ, beim invasiven Plattenepithelcarcinom oder einer Kombination beider Veränderungen vorfinden kann. Das komplette Tumor-Begleitzellbild ist gewöhnlich nicht vorhanden.

e) WHO-Technischer Report

Die *Weltgesundheitsorganisation* gab 1969 im Bemühen um die weltweite Anwendung und Effektivität der Krebsfrüherkennung wichtige Empfehlungen eines Expertenkomitees heraus: Hier werden in systematischer Analyse besprochen: Die allgemeinen Probleme der Krebsfrüherkennung, die Definition der Methoden, die verschiedenen Arten des Screenings, die Organisationsformen, Planungen, die Programmgestaltung, Anwendungsmöglichkeiten für Arzt und Öffentlichkeit, der Personalaufwand, die Finanzierung, die Dokumentation, die Probleme der Ausbildung und des Trainings von Arzt und Hilfspersonal, die Aufklärung der Öffentlichkeit und vieles andere (Literatur: World Health Organization Technical Report Series No. 422).

IV. Topographie

1. Umwandlungszone und Carcinomsitz

Wenn die Annahme zutrifft, daß die Entstehung des Carcinoms überwiegend mit der Umwandlungszone zusammenfällt, also mit den untersten epidermisierten Drüsen, so müßte sich auch eine gleichsinnige Verlagerung des Entstehungsortes von Carcinom und Vorstadium nach cranial mit dem Alter nachweisen lassen. Dies trifft tatsächlich zu.

In Übereinstimmung mit dem Einwandern der Epithelgrenze in den Cervicalkanal nach dem 40. Lebensjahr kommt es in der Menopause zur signifikanten Häufung der endocervicalen Carcinome.

In eigenen Untersuchungen (HILLEMANNS, 1964; Diss. MOOG, 1963) erfolgte die Bestimmung der *Lokalisation* der ausgewerteten Carcinome aufgrund der inspektorisch, kolposkopisch und cytologisch sowie nach Probeexcision und Radiumeinlage niedergelegten Befunde, die zudem in jedem Falle skizzenhaft in einem Uterusschema des Krebsprotokolls festgehalten waren. 87 von 980 daraufhin untersuchten Kollumcarcinomen konnten außerdem histologisch am Operationspräparat bestätigt werden. Die Verhältnisse beim Carcinoma in situ wurden bei 124 Fällen aufgrund von Stufenschnittuntersuchungen von Cervixkonisationen untersucht (Abb. 57).

Die Lokalisation von Carcinoma in situ und klinisch mannifestem Carcinom zeigte Übereinstimmung. In 15% der Fälle wurde in beiden Untersuchungsreihen ein *endocervicaler Sitz vorgefunden* (unter 124 Carcinomata in situ in 15,32%; unter 980 Cervixcarcinomen in 14,95%) (OBER u. BONTKE, 1959, in etwa 20%). HELD fand eine Beteiligung des Cervicalkanals beim Carcinoma in situ nur in 3,7%, ZINSER dagegen hatte über 30% derartiger Fälle — Diskrepanzen erklärbar nur durch unterschiedliche topographische Definition.

9,68% der Oberflächencarcinome, 10,71% der Mikrocarcinome und 16,09% der klinischen Krebse waren ausschließlich auf der Ektocervix lokalisiert. Das heißt, 70—80% aller Veränderungen betreffen sowohl Endo- wie Ektocervix. Übereinstimmend fand sich eine *Zunahme der Häufigkeit endocervicaler Carcinomata in situ wie invasiver Carcinome in Abhängigkeit vom Alter.* Die gleichsinnige Verlagerung der Umwandlungszone, wie der des Ortes der Carcinomentstehung weisen nachdrücklich auf eine enge Beziehung beider Prozesse hin.

In unserem *cytodiagnostischen* Beobachtungsgut (Freiburg) fanden sich in rd. 17% der Fälle die suspekten Zellen nur in Cervix- nicht im Portio-Abstrich, was der Häufigkeit histologisch verifizierter endocervicaler Carcimona in situ mit rd. 15% entspricht. Dies hat gewisse Bedeutung für die Anwendung diagnostischer Suchmethoden (Kolposkopie vorwiegend im sichtbaren Bereich der Ektocervix, Cytodiagnostik vor allem bei endocervicalen Prozessen und bei fortgeschrittenem Alter).

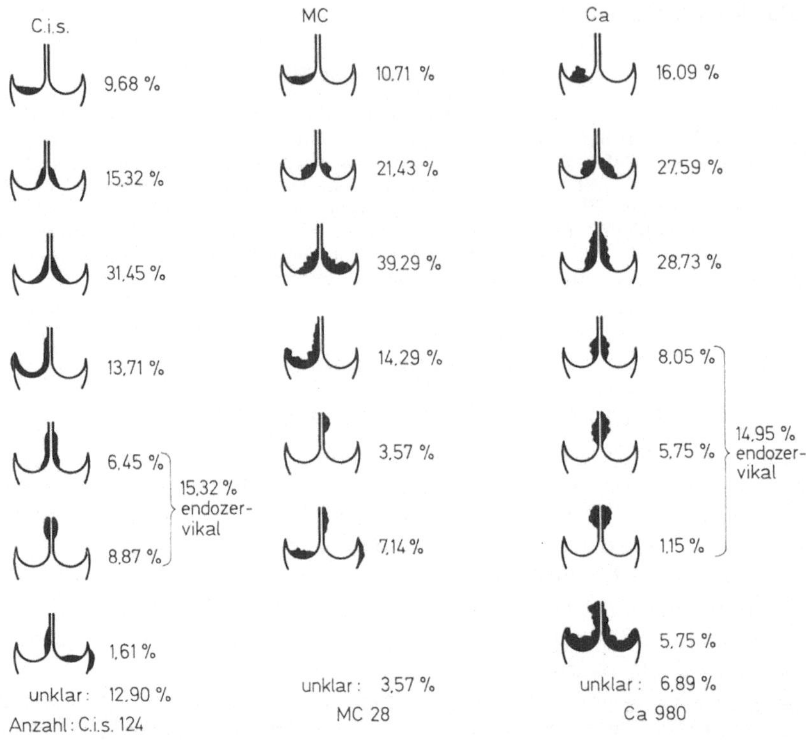

Abb. 57. Lokalisation der Carcinomata in situ, der Mikrocarcinome und der invasiven Carcinome der Cervix uteri, aufgrund histologischer Serienschnitte von Carcinoma in situ und Mikrocarcinom, sowie umfassender Befunderhebung bei den invasiven Carcinomen. Häufigkeit endocervicaler Lokalisation von Krebsvorstadium und Krebs stimmt annähernd überein. Abkürzungen: *C. i. s.* Carcinoma in situ; *MC* Mikrocarcinom; *Ca* Carcinom

2. Anatomische Verteilung von Dysplasie und Carcinoma in situ

Reagan (1964) versuchte Dysplasie und Carcinoma in situ so genau wie möglich zu lokalisieren, indem er die Herde zu einem Punkt in Beziehung setzte, der durch den Schnittpunkt einer zentralen Achse durch den Cervicalkanal mit einer horizontalen Linie durch den äußeren Teil der Portio vaginalis gebildet wurde. Dieser Bezugspunkt ist also der Ort, wo die gebrochene Linie sich mit der Horizontal-Basal-Linie schneidet. Verteilungskurven links von diesem Bezugspunkt beziehen sich auf die Portio vaginalis, während Verteilungen rechts von diesem Punkt zum Cervicalkanal gehören.

Abb. 58 zeigt, daß 90% der Dysplasien des Plattenepithels mehr oder weniger um den Bezugspunkt zentralisiert sind. Im Gegensatz dazu traten 98% von Carcinomata in situ (102 Fälle) rechts von dem Bezugspunkt auf in Beziehung zum Cervicalkanal. Die anatomische Verteilung von Plattenepithelmetaplasie und Reservezellenhyperplasie war ähnlich der des Carcinoma in situ. Die anatomische Verteilung des normalen Plattenepithels und des normalen Cylinderepithels wurde in gleicher Weise zum Bezugspunkt ausgewertet und zwar bei 140 Cervices. Wie

Abb. 58 demonstriert, ist die Lokalisation des hochgeschichteten Plattenepithels (Buchst. S) praktisch identisch mit der anatomischen Verteilung der Dysplasie.

Ähnlich ist die Verteilungskurve des normalen Cylinderepithels (Buchst. C) übereinstimmend mit der Verteilung des Carcinoma in situ. Diese Tatsache stimmt mit der Meinung überein, daß die *Dysplasie gewöhnlich in dem Teil der Cervix auftritt, welcher durch geschichtetes Plattenepithel bedeckt ist, während das*

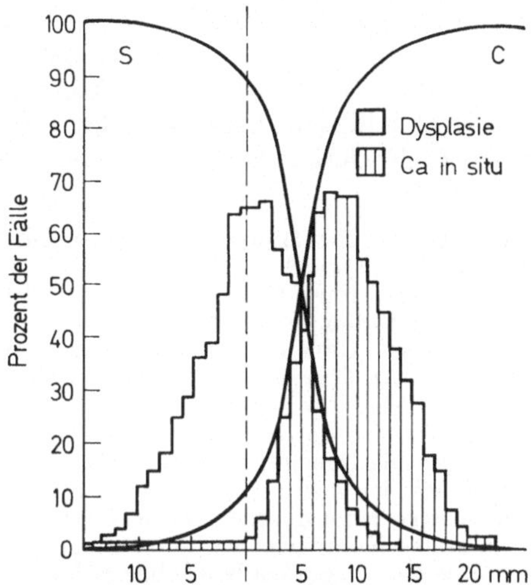

Abb. 58. Die Lokalisation von Dysplasie und Carcinoma in situ in Beziehung zum Plattenepithel und Cylinderepithel der Cervix. Das nicht linierte Feld stellt die Verteilung der Dysplasie, das senkrecht linierte Feld die Verteilung des Carcinoma in situ dar. Die gebrochene senkrechte Linie stellt den Bezugspunkt dar und trifft die Basis etwa im Bereich des äußeren Muttermundes (s. Text). „S" zeigt die Verteilung des normalen Plattenepithels; „C" zeigt die Verteilung des Cylinderepithels. Ergebnis: Dysplasien treten vorwiegend in dem Teil der Cervix auf, welcher durch geschichtetes Plattenepithel bedeckt ist, während das Carcinoma in situ gewöhnlich im Bereiche des Cylinderepithels beobachtet wird

Carcinoma in situ gewöhnlich in dem Teil der Cervix beobachtet wird, welcher durch einfaches Cylinderepithel überkleidet wird. Es scheint, daß Dysplasien auf dem Boden von metaplastischem Epithel mehr proximal im Cervicalkanal auftreten im Vergleich zu denen, die auf differenziertem Plattenepithel entstehen.

Die *Oberflächenausdehnung* aller Dysplasien betrug 9,02 ± 4,37 mm. Dysplasien auf geschichtetem Plattenepithelboden hatten eine durchschnittliche Ausdehnung von 5,68 ± 3,93 mm. Dysplasien, wahrscheinlich auf metaplastischem Epithel entstanden, waren kleiner, im Durchschnitt 3,21 ± 2,74 mm in ihrer Ausdehnung (vgl. auch LOHE, 1969).

Die Verteilung von Dysplasie wie Carcinoma in situ wurde *in Beziehung zur Umwandlungszone (Transitionalzone)* der Cervix gesetzt. Sie stellt das circuläre Feld am äußeren Muttermund dar, in welchem das geschichtete Plattenepithel plötzlich oder allmählich sich mit Cylinderepithel schichtet. Diese Zone kann sich über ein weites bandartiges Feld erstrecken, etwa 3 cm in der Ausdehnung, jedoch war bei 75% der Cervices die Ausdehnung begrenzt auf etwa 1 cm. Es ist zweifellos, daß das Wechselspiel von Cylinder- und Plattenepithel das Gewebe in dieser kritischen Umwandlungszone sensibilisiert. Dies erklärt die hohe Frequenz von Epithelanomalien in dieser Zone (REAGAN, 1964).

V. Häufigkeit

Allgemeine Häufigkeitsangaben über das Cervixcarcinom finden sich im Abschnitt „Epidemiologie".

1. Spezielles zur Häufigkeit der Dysplasie

Es bestehen beträchtliche Schwankungen in den Häufigkeitsangaben dysplastischer Veränderungen. Abgesehen von Unterschieden in der untersuchten Population (Vorsichtsuntersuchungen, spezielle Krebsberatungsstellen, Operationsmaterial, Obduktionsmaterial), abgesehen auch von rassischen Unterschieden sind vor allem die unterschiedlichen histo-pathologischen und cytologischen Kriterien hierfür verantwortlich. Gerade hier ist die Wichtigkeit einer einheitlichen Definition ins Auge springend.

In der Zusammenstellung von Reagan (1964) (bei Gray, S. 294/95) ergibt sich folgendes: Mc. Kay et al. fanden unter 20 029 untersuchten Cervices 243 = 1,2% dieser Veränderungen. Ähnliche Veränderungen wurden in 7 von 400 uteri = 1,8% von Howard et al. beobachtet. Gusberg fand bei 10 von 500 Konisationen = 2,0% Dysplasien, Lapid u. Goldberger berichteten 13 von 556 Cervices = 2,3%. Guin berichtete in 13 von 419 Cervices = 3,1% und in einer älteren Publikation 102 von 3200 Cervices = 3,2%. Figg et al. fanden bei 32 von 847 = 3,8% ihrer Biopsien Dysplasien.

Bibbo et al. (1971) fanden unter 148 735, durch Computer analysierten, cytologisch-kontrollierten Frauen 1,33% cervicale Dysplasien (s. Tab. 1). In dieser umfassenden Analyse über die Häufigkeit cervicaler Atypien aus der Arbeitsgruppe von Wied (Bibbo, Keepler u. Wied, 1971) ist die Häufigkeit getrennt ausgewertet bei Schwangeren, bei Nichtschwangeren unter dem Gebrauch von oralen Kontrazeptiva, unter Benutzung der Intrauterin-Spirale (Jud) und bei Frauen ohne orale Kontrazeptiva bzw. ohne Spirale. In der zitierten Arbeit ist als sehr wichtiges Ergebnis das folgende Resultat niedergelegt: (Tab. 1).

Tabelle 1. *Häufigkeit von Cervixcarcinom und Vorstadien in einem cytodiagnostischen Großprogramm* (Bibbo et al., 1971)

Vorliegendes Verhältnis (in %)

Untergruppen	alle Frauen	gegenwärtig schwanger	gegenwärtig nicht schwanger	gegenwärtig unter oraler Kontrazeption	gegenwärtig unter Kontrazeption mit Intrauterinspirale	Frauen ohne orale oder intrauterine Kontrazeption vor dem ersten Abstrich
Anzahl der Patienten	148 735	8230	140 505	18 380	2624	127 731
Dysplasie	1,33	1,23	1,33	2,31	3,12	1,15
Carcinoma in situ	0,38	0,41	0,38	0,57	0,57	0,35
Invasives Plattenepithelcarcinom	0,13	0,02	0,14	0,04	0,11	0,14

(Bibbo/Wied, 1971)

Bei einer Gesamthäufigkeit der cervicalen Dysplasie von 1,33% fand sich die geringste Häufigkeit bei Patienten, die weder orale Kontrazeptiva, noch die Intrauterin-Spirale benutzten (1,15%). Patienten, die die Intrauterin-Spirale anwandten und diejenigen unter oralen Kontrazeptiva, hatten eine Häufigkeit von 3,12 bzw. 2,31% (beim 1. Abstrich).

2. Spezielles zur Häufigkeit von Carcinoma in situ und Mikrocarcinom

Die Häufigkeit von Carcinoma in situ und Mikrocarcinom ist je nach Erfassungsmethode und Beobachtungszeit unterschiedlich, somit auch die Häufigkeitsrelationen zwischen diesen Frühestfällen.

Die Tab. 2 zeigt die Häufigkeit des Carcinoma in situ und Mikrocarcinoms unter allen erfaßten Fällen: in Geschwulstberatungsstellen, Klinik und Bevölkerungsprogramm

Tabelle 2. *Häufigkeit von Carcinoma in situ und Mikrocarcinom unter allen erfaßten Fällen: in Geschwulstberatungsstelle, Klinik und Bevölkerungsprogramm* (HILLEMANNS, 1969)

Erfassung	Stadium			Ca i. situ unter allen Fällen	Mikroinvasion unter		Autor
					Frühfällen	invasiven Krebsen	
	0	Ia	Ia-IV	% 0/0-IV	% Ia/0-Ia	% Ia/Ia-IV	
Geschwulstberatung	357	44	161	61,3	10,9	27,3	Univ. Frauenklinik Freiburg 1953—68
Klinik	726	124	2271	24,3	14,6	5,5	
Bevölkerungsprogramm	140	20	136	50,7	12,5	14,7	Christopherson u. Parker 1964

Tab. 3. *Häufigkeiten und Relationen von Cervixcarcinom und Vorstadien.* Univ. Frauenklinik Freiburg 1953—1968

Carcinoma in situ (C. i. s.)	Stadium 0	789 Fälle
Mikro-Carcinom (M. C.)	Stadium Ia	134 Fälle
Invasive Krebse	Stadien Ia—IV	2412 Fälle
Diagnostische Messerkonisationen		1200 Fälle
Häufigkeit des C. i. s.	0 / Ia—IV	= 32,7%
Häufigkeit des M. C. unter allen Frühfällen	Ia/ O—Ia	= 14,5%
Häufigkeit des M. C. unter allen Carcinomen	Ia/ Ia—IV	= 5,5%

(HILLEMANNS, 1970)

Die Tab. 3 (HILLEMANNS, 1970) zeigt die Häufigkeit des Carcinoma in situ unter allen Cervixcarcinomen (32,7%) sowie die Häufigkeiten des Mikrocarcinoms unter allen Frühfällen = 14,5% und die Häufigkeit des Mikrocarcinoms unter allen Carcinomen = 5,5%.

In der zitierten Arbeit von BIBBO et al. (1971) (s. Tab. 1) fand sich unter den 148 753 Patientinnen das Carcinoma in situ in 0,38%. Die geringste Häufigkeit fand sich bei Patienten, die weder orale Kontrazeptiva noch die Intrauterin-Spirale benutzten (0,35%), gefolgt von der Gruppe aller Patienten und der Nichtschwangeren (0,38%), den Schwangeren (0,41%) und den Patienten, die die Spirale oder orale Kontrazeptiva benutzten (0,57%). (An dieser Stelle sei nur erwähnt, daß BIBBO et al. ausdrücklich betonen, daß diese Zahlen nicht als Argument für einen cancerogenen Effekt der Hormone auf das Epithel gedeutet werden dürfen, sondern die Häufigkeitsunterschiede darauf beruhen, daß die Patienten, die Kontrazeptiva benutzen zu der high risk-Gruppe gehören (multiple Schwangerschaften in niederem

Alter, hohe sexuelle Exposition, niederer Sozialstatus etc., s. hierüber den Abschnitt über die Epidemiologie des Cervixcarcinoms.)

Glücksmann u. Cherry (1964) (s. bei Gray, 1964, S. 353), errechneten als Häufigkeit der Mikrocarcinome unter allen Frühfällen (Mikrocarcinom bezogen auf Carcinoma in situ plus Mikrocarcinom) = 8,7% (s. Tab. 4).

Tabelle 4. *Verhältnis von in situ zu mikroivasivem Carcinom bei beginnenden Cervixcarcinomen.* (Glücksmann et al., bei Gray, 1964)

Series	Total	In Situ	Microca	% Microca/Total
1	875	828	47	5,4
2	116	108	8	7,0
3	239	201	38	16,0
4	177	148	29	16,4
all	1407	1285	122	8,7

VI. Altersverteilung

Die Alterskurven von Dysplasie, Carcinoma in situ und invasivem Carcinom sind ein wichtiges Argument für die stufenweise Krebsentstehung mit präinvasiver Vorphase und Latenzzeit vor Invasion.

Die Tab. 5 gibt einen Überblick über die Altersverteilung bei Dysplasie, Carcinoma in situ, Mikrocarcinom und Stadien I—IV des Collumcarcinoms nach Befunden von Ober et al. (1961) sowie Fluhmann (1964).

Tabelle 5. *Altersverteilung des Cervix Carcinoms. Mittleres Alter bei Entdeckung.* (Hillemanns, 1969)

	Ober et al. (1961)	Fluhmann (1964)
Dysplasie	36,1 Jahre	34,9 Jahre
Stadium 0	39,5—42,2	38,0
Mikrocarcinom	45,2	42,2
Stadium I	46,3	48,5—50,1
Stadium II	51,6	51,2
Stadium III	56,5	53,8
Stadium IV	60,4	52,5

In Kalifornien (San-Diego-Programm, Dunn et al., 1967) liegt der Häufigkeitsgipfel für Carcinoma in situ bereits im Alter von 25—29, die Dysplasie um etwa 5 weitere Jahre früher — mit steilem Anstieg und plötzlichem Abfall nach 40 Jahren. Nach Fidler et al. (1968) wird das Carcinoma in situ wohl am häufigsten entdeckt in der Altersgruppe von 35—39 Jahre, beginnt aber überwiegend im Alter von 25—29 Jahren (vgl. auch Kasper et al., 1970). Hier sind offensichtlich rassische Unterschiede und soziologische-epidemiologische Besonderheiten bedeutsam.

Die Altersverteilung von 1261 Frauen mit Dysplasie zeigt Abb. 59 (Reacan, 1964; in Gray, S. 295).

Das mittlere Alter bei Entdeckung war 30,79 ± 10,5 Jahre bei den farbigen Frauen, bei den weißen Frauen dagegen 38,31 ± 11,1 Jahre.

In einer früheren Untersuchung hatte Reagan unter 102 Frauen mit Dysplasie ein Durchschnittsalter von 35,8 ± 1,2 Jahre gefunden, wobei bei den farbigen Frauen das Entdeckungsalter bei 32,7 $\pm$ 1,6 Jahre lag, bei den weißen Frauen dagegen bei 40,3 $\pm$ 1,7 Jahre. In beiden Untersuchungsreihen war demnach die Dysplasie bei den farbigen $7^1/_2$ Jahre früher aufgetreten als bei den weißen Frauen. Ein ähnliches Durchschnittsalter von 34,9 Jahren berichtete Mc Kay et al. sowie Rawson mit ebenfalls 34 Jahren (in Gray 1964, S. 296).

Bezieht man das Stadium der Dysplasie auf das Alter bei der Entdeckung, so zeigt sich, daß bei *leichter* Dysplasie das mittlere Alter 34,2 $\pm$ 1,6 Jahre war, dagegen bei *schwerer* Dysplasie 41,4 $\pm$ 3,0 (Reagan, 1964). Ähnlich fanden McKay et al. das mittlere Alter bei Entdeckung mit 28,5 Jahren bei den Frauen, deren Dysplasie reversibel war, dagegen bei 34,5 Jahren bei Frauen, die eine persistierende Dysplasie hatten. In fast allen Untersuchungen ist das mittlere Alter bei Dysplasie niedriger, als das Alter bei Carcinoma in situ oder invasivem Krebs. Die große, bereits zitierte Analyse von Bibbo et al. (1971) an 148735 cytologisch untersuchten Patienten, gibt ebenfalls einen guten Überblick über die Altersverteilung von Dysplasie, Carcinoma in situ und invasivem Cervixcarcinom (Tab. 6).

Es ist wichtig zu betonen, daß die Dysplasie gewöhnlich nur in der generativen, d.h. in der aktiven sexuellen Lebensperiode beobachtet wird, in der Postmenopause praktisch nur bei Frauen unter excessivem Oestrogeneinfluß. Dies weist darauf hin, daß Oestrogene auf irgend eine Weise zur Dysplasie Beziehung haben.

Tabelle 6. *Altersverteilung von Dysplasie, Carcinoma in situ und invasivem Cervixcarcinom unter 148735 cytodiagnostisch kontrollierten Frauen.* (Bibbo et al. 1971)

Alter	Gesamtpatienten	Dysplasie	Carcinoma in situ	Invasives Carcinom
<15	606	6	—	—
15—19	13955	225	13	1
20—24	35218	958	108	2
25—29	29280	1036	244	13
30—34	19853	698	203	21
35—39	13998	352	133	20
40—44	9997	154	64	23
45—49	8695	93	39	37
>49	17133	80	45	111
Total	148735	3602	849	228

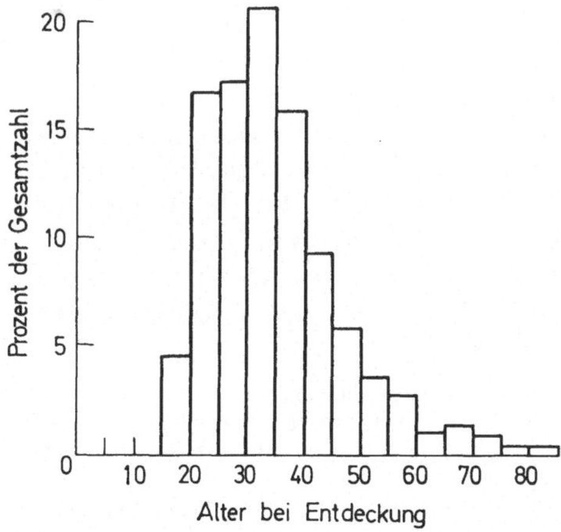

Abb. 59. Altersverteilung von 1261 Frauen mit Dysplasie der Cervix uteri. (Reagan, in: Gray, 1964)

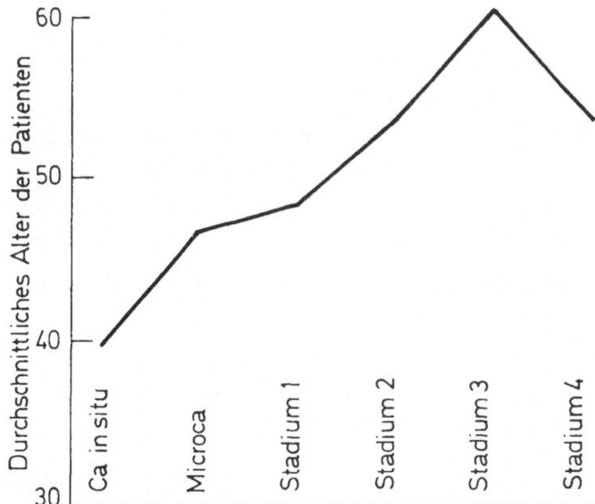

Abb. 60. Durchschnittliches Alter von Patienten mit beginnendem und klinisch manifestem Krebs der Cervix uteri

Zusammenfassend zeigt sich, daß das Durchschnittsalter der Patienten ansteigt mit fortschreitender Malignität von frühem Vorstadium über die in situ-Veränderungen zu dem frühinvasiven und fortgeschrittenen Stadium des Cervixcarcinoms. Dies demonstriert eindrücklich Abb. 60 (GLÜCKSMANN u. CHERRY, in GRAY, 1964, S. 352).

Biologische Ausnahmen sind nicht selten, der jüngste Fall eines invasiven Plattenepithelcarcinoms der Cervix uteri Stadium III wurde von uns bei einer 16jährigen Virgo beobachtet (1971) (SIMON u. HILLEMANNS, 1973). Es finden sich nur wenige vergleichbare Fälle des invasiven Cervixcarcinoms in diesem jugendlichen Alter.

VII. Biologische Bedeutung
1. Latenzzeit

Es ist von außerordentlicher Bedeutung, Klarheit über die biologische Natur von Dysplasie und Carcinoma in situ zu gewinnen. Dies ist vor allem eine Frage der Latenzzeit. Empirie hat bewiesen, daß Krebswachstum im Genitalbereich fast immer ein *mehrphasischer Vorgang* ist, verbunden mit bestimmten Latenzzeiten (Tab. 7). Die erste Phase der Cancerisierung von Induktion bis Promotion ist stumm, die Transformation des genetischen Codes gegenwärtig nicht erfaßbar.

Tabelle 7. *Latenzzeit des Cervixcarcinoms* (HILLEMANNS, 1969)

Periode	Zeit-Dauer
Induktion bis Promotion (Stumme Phase)	15—20 Jahre = 1/3 — 1/4 der Lebenszeit
Präcancer bis Cancer (Präinvasive Phase)	70% > 5 Jahre 20% 1—5 Jahre 10% < 1 Jahr
Progressionsrate (RICHART, 1968)	
Leichte Dysplasie → Ca. i. s.	68 Monate
mittlere Dysplasie → Ca. i. s.	48 Monate
schwere Dysplasie → Ca. i. s.	12 Monate

Die zweite Phase, die der Präcancerose ist der Diagnose zugänglich. Die Latenzzeit dieser zweiten Phase bis zur Invasion hat große praktische Bedeutung. Wie Tab. 7 demonstriert, könnten bei jährlichem Intervall der Vorsichtsuntersuchung 90% aller Veränderungen im Vorstadium entdeckt werden. Ein halbjährliches Intervall wäre optimal. Auch die oben angeführten *Alterskurven* von Dysplasie, Carcinoma in situ und invasivem Carcinom sind ein wichtiges Argument für die stufenweise Krebsentstehung mit präinvasiver Vorphase und Latenzzeit vor Invasion.

Von diagnostizierter Dysplasie bis Carcinoma in situ beträgt das *Intervall* etwa 4 Jahre, von Carcinoma in situ bis Stadium I, d. h. Invasion, 7 bis 10 Jahre. Die durchschnittliche Dauer des präklinischen Stadiums beträgt etwa 12 Jahre (LIMBURG, 1956; FIDLER et al. 1968).

RICHART u. BARRON (1969) kontrollierten 557 Patienten mit Dysplasie, die cytologisch entdeckt worden waren. Die Beobachtung erfolgte ohne Biopsie oder Therapie, um das weitere Verhalten der Krankheit zu studieren. Am Ende der Beobachtungszeit wurde die Wahrscheinlichkeit der Progression und die Latenzzeit von Dysplasie leichten, mittleren und schweren Grades zum Carcinoma in situ statistisch berechnet. Die mittlere Zeitdauer der Progression bei Dysplasie leichten Grades dauerte von 86 Monaten bis zu der bei Dysplasie schweren Grades von 12 Monaten, die mittlere Latenzzeit für alle Dysplasien bis zum Übergang in Carcinoma in situ war 44 Monate. Dies zeigt, daß bei gesicherter Diagnose Dysplasie oder Carcinoma in situ klinisch Zeit gegeben ist bis zum Therapiebeginn bei Minimumrisiko für den Patienten (HILLEMANNS, 1968).

Es bleibt die Frage offen, *in welcher Zeit die Dysplasie entstehen kann*. Fox (1968) fand in einer Serie von 547 Dysplasien und Carcinomata in situ 195 Patienten mit zuvor normalem Abstrich. 140 entwickelten Dysplasie und Carcinoma in situ innerhalb von 2 Jahren oder schneller, 103 von 140 innerhalb eines Jahres oder weniger (vgl. auch KASPER et al., 1970).

2. Progressionsrate

Die Tab. 8 ergibt einen Überblick über die Progressionsrate und die Zeitdauer bei Übergang des Carcinoma in situ zur Invasion (GREEN, 1969).

STERN et al. studierten die Progression an 130 Dysplasien, im Verlaufe von 6 Monaten bis 9 Jahren. Eine Progression zu Carcinoma in situ erfolgte in 6,4% (alle Angaben standardisiert auf %/Jahr) = 64/1000, in Kontrast zur Population ohne Dysplasie mit dem Erwartungsrisiko von 0,04/1000. Krebsrisiko bei Dysplasie ist demnach 1000 mal größer als in der Population ohne Dysplasie. Die Progression Dysplasie zum invasiven Krebsstadium I betrug 0,4%.

Den Prozentsatz der Carcinomata in situ, die in das invasive Carcinom übergehen, berechneten FIDLER et al. (1968) nach folgender Formel:

$$\frac{\text{Basishäufigkeit des klinischen Carcinoms} \times 100}{\text{aktuelle Häufigkeit des Carcinoma in situ}}$$

Sie fanden 43%.

Tabelle 8. *Progression des Carcinoma in situ bis zur Invasion* (GREEN, 1969)

Autor	Jahr	Infiltrierender Anteil (%)	Latenzperiode bis zur Progression (Jahre)
DUNN et al.	1959	100,0	5,0
LANGE	1960	33,3	10,0
WILSON	1961	—	4,5
BOYES et al.	1962	60,0	13,0 17,0 20,0,,
GRAHAM et al.	1962	10,0—20,0	10,0
McGREGOR u. BAIRD	1963	33,3	13,0
McGREGOR	1966	100,0	20,0
Obstet Gynec Survey	1967	„die meisten Fälle"	—
Obstet Gynec Survey	1968	"Alarming and conclusive"	—
FIDLER et al.	1968	43,0 (?)	12,0

Tabelle 9. *Regression von Dysplasie — Sammelstatistik von Dysplasien aus 23 verwertbaren Literaturstellen* (NOLENS, 1969)

Kontrolle durch	Fälle n	Regression %	persistierend %	Progression %
Biopsie	473	52	40	8
Biopsie und Cytodiagnostik	1172	44	41	15
Cytodiagnostik	1125	31	47	22

3. Reversibilität

Die Frage der Reversibilität (Regression) der cervicalen Präcancerosen ist
ein Hauptpunkt der Diskussion um ihre biologische Wertigkeit und *betrifft vor
allem die Dysplasien*. Es besteht statistisch offenbar kein Zweifel, daß ein bestimmter Prozentsatz von Dysplasien der Regression unterliegt (Nolens, 1969;
Kern u. Mitarb., 1969 (Tab. 9) nicht nur durch Biopsie- oder Holzspatelheilungen
bedingt (Burghardt, 1972, S. 22—24).

Die Frequenz der berichteten Regression bei Dysplasie ist 20—75 % (Sammelstatistik Reagan, 1964). 75 % von 102 Dysplasien in Schwangerschaft bildeten
sich innerhalb 6 Monaten nach Entbindung zurück (Reagan, 1964). Regression
(Dysplasie zu negativ) erfolgte nach Stern et al., 1967 in 32 %. Bemerkenswert
sind zwei weitere Befunde: Rezidiv nach vorübergehender Regression der Dysplasie zu negativ mit erneuter Progression zu Carcinoma in situ erfolgte in 33 %.
Die Progession war gleich ob ohne (34 %) oder mit (35 %) vorangegangener Biopsie.
(Bei 101 von 130 Dysplasien waren multiple Biopsien vorangegangen!).

Auch wir verfügen über zahlreiche Fälle erneuter Progression (Rezidiv) nach
vorübergehender Regression. Offenbar nur frühe cytologische Herde, besonders
in der Gravidität, sind rückbildungsfähig, wo Anzahl der Zellen und Flächenausdehnung so gering sind, daß sie kolposkopisch nicht in Erscheinung treten. Die
hohe Progressions-, Rezidiv- und geringe Regressions-Raten unterstreichen eindrücklich die notwendige „Stufe" der Dysplasie in der Entstehung des Carcinoms.

So stellt sich die Frage nach den *Ursachen der Reversibilität*. Im Vordergrund
stehen hier die Biopsieheilungen (im Laufe diagnostischer Biopsien eliminierte
Herde) und die Spatel-Heilungen. Hierbei handelt es sich um den erodierenden
Eingriff bei Cytodiagnostik mittels des fast allgemein angewandten Holzspatels,
der die gering adhaerenten Lamellen dysplastischen oder atypischen Plattenepithels leicht entfernt. Für diese Fälle, wo durch Ablederung des Epithels und
die nachfolgende Granulation der Herd entfernt wird, insbesondere auch durch
die erodierende Wirkung des Geburtsaktes, prägte Limburg (1956) den Begriff der
„bedingten Reversibilität". Die Möglichkeit der Abstoßung atypischen Epithels
durch undifferenziertes Regenerationsepithel von der Basis her wird durch Bajardi (1972) im histologischen Bild dargestellt.

Von größerer theoretischer Bedeutung sind andere Fakten. Je geringer die
Malignität, um so größer ist die diagnostische Unsicherheit. Die Dysplasie ist
cytologisch und histologisch der Pool aller fraglichen Übergänge von entzündlich
zu prämaligne. Dies ist *eine* Erklärung für die Regression. *Echte Regression von
präneoplastischem Gewebe* ist auf zwei weiteren Wegen erwiesen:

1. Selektion durch das feindliche Milieu, wirksam noch auf der Stufe der
Instabilität des Genoms bei früher Dysplasie, offenbar nicht mehr wirksam auf
der stabilen Stufe des Carcinoma in situ;

2. durch die immunologische Attacke (humoral und cellulär), was eine Selektion mit cytocider Wirkung bedeutet. Dieser experimentell nachweisbare Modus
ist auch klinisch evident: Anlagerung von Monocyten und Plasmazellen am dysplastischen Epithel und Carcinoma in situ, besonders auch im Bereich frühinvasiver Sprossen, ebenso aber innerhalb der frühen Dysplasie mit hin und wieder
überzeugendem Nachweis von Zelldegeneration und Zelltod umschriebenen Ausmaßes. Eliminierung präcanceröser Herde ist wirksam bei geringer Flächenausdehnung des Herdes, d.h. noch geringer Zahl kanzerisierter Zellen, wenn ent-
zündlich-mechanische Noxen angreifen. Dies dürfte vor allem für das Geburtstrauma zutreffen.

Versuche, den Malignitätswert von Dsyplasien, d.h. die Möglichkeit der Reversibilität, vorauszusagen, wurden durch WAGNER u. SPRENGER (1972) auf cytophotometrischem Wege begonnen (S. 812/813). Fand sich eine Polyploidisierung mit euploiden Verdoppelungswerten, so nehmen sie eine reversible Anpassungshyperplasie mit der Möglichkeit der Reversibilität an. Fand sich dagegen ein aneuploides DNS-Verteilungsmuster, so wurde die Diagnose einer obligaten Präcancerose mit Malignitätswert gestellt. Verlaufsbeobachtungen auf der Basis dieser cytophotometrischen Kriterien sind an unserer Klinik im Gange (HILGARTH u. SPRENGER, Freiburger Univ.-Frauenklinik).

4. Beweis für die potentielle Malignität

Alle Kriterien von einfacher Polymorphie und Polychromasie bis zu bestimmten biochemischen Eigenschaften sind noch kein absoluter Beweis für die Malignität von Dysplasie und Carcinoma in situ. Nicht jedes Carcinoma in situ kann bis zur Invasion verfolgt werden. Die klinische Erfahrung und die morphologischen Beobachtungen haben uns gelehrt, den malignen Prozeß richtig zu deuten. Die Eingruppierung des Carcinoma in situ unter die obligaten Präcancerosen durch SANDRITTER (1962) wird der Tatsache der statistisch hohen Wahrscheinlichkeit der Progression und Invasion gerecht, die in sehr unterschiedlicher Zeitdauer erfolgen. Die Beobachtung eines Carcinoma in situ bis zur Invasion wurde als Beweis für die Richtigkeit dieser Auffassung seit PETERSON (1956, 1959) häufig mitgeteilt. Viele Autoren verfügen über Beweisfälle (prospektiv und retrospektiv), obwohl nur eine begrenzte Zahl publiziert worden ist (nach LANGE nur 125 Fälle; s. bei GRAY, 1964). Vor allem die große Zahl der uns heute vorliegenden Carcinomata in situ mit minimaler Stromainvasion und die Mikrocarcinome mit Erfassen im Augenblick des Überganges sind ein weiterer schlüssiger Beweis.

Die Reversibilität eines ausgeprägten Carcinoma in situ ohne lokale einschneidende Milieu-Änderung erachten wir als generell nicht gegeben und als eine biologische Ausnahme. Die Reversibilität der Dysplasie ist vielfach beschrieben. Viele sehen in der Dysplasie nur eine fakultative Präcancerose. Andere — auch die Autoren — sind überzeugt, daß Dysplasie wie wir sie definieren, ein früher neoplastischer Prozeß ist (s. auch RICHART u. BARRON, 1969; SACHS et al., 1972).

5. Entstehen Cervixcarcinome ohne das Vorstadium des Carcinoma in situ oder der Dysplasie?

Erneut halten ASHLEY (1966) u. KASPER (1970) zwei biologisch verschiedenartige Formen des Cervixcarcinoms für gegeben, eine langsam wachsende mit dem Vorläufer des Carcinoma in situ, günstig für Früherkennung und eine schnellwachsende, in späteren Jahren auftretende, ohne den Vorläufer des Carcinoma in situ, also nicht der Früherfassung zugänglich. Aufgrund plötzlicher Entdeckung invasiver Carcinome nach wiederholt negativer Cytologie schließen DUNN et al. (1967), daß 10 bis 15% Cervixkrebse aus frühen Entwicklungsstufen invasiv werden können. — Unter mehr als 800000 Vorsichtsuntersuchungen des British Columbia-Programms konnten nur 15 Fälle erfaßt werden, die in 3 Jahren und kürzer von negativem Abstrich zur Invasion fortschritten (FIDLER et al., 1968).

GREEN (1966, 1967, 1969) bezweifelt die allgemeine Ansicht, daß das Carcinoma in situ notwendiger Vorläufer des invasiven Cervixcarcinoms sei und durch seine cytologische Entdeckung und seine Eliminierung der Cervixkrebs zur vermeidbaren Krankheit würde. (Abb. 61, 62) Seine Argumente sind folgende:

(1) 539 Carcinomata in situ waren überwiegend (67%) nur (!) durch konservative Methoden wie Ringbiopsie, Cervixkonisation oder Portioamputation behandelt worden mit Nachkontrolle über 6,5 ± 3,0 Jahre. Davon zeigten 73 Patienten (Nachkontrolle 5,5 ± 2,8 Jahre) persistierende Herde (sog. Weiterwachsen). Nur

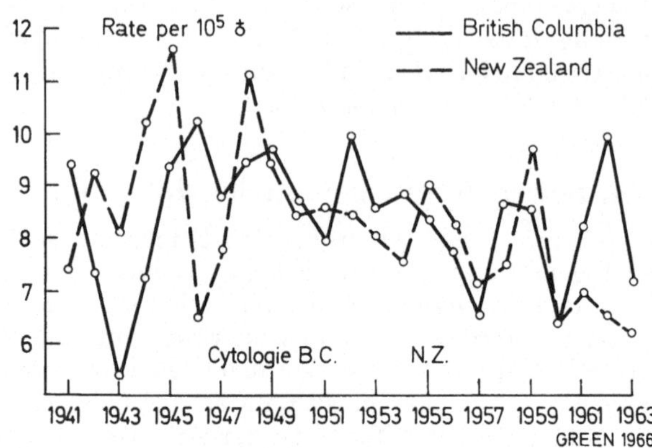

Abb. 61. Vergleich der Mortalität an Cervixcarcinom in British Columbia und Neuseeland (1941—1963). Die Krebsvorsichtsuntersuchung (Cytodiagnostik) hatte keinen sichtbaren Effekt. (Green, 1966)

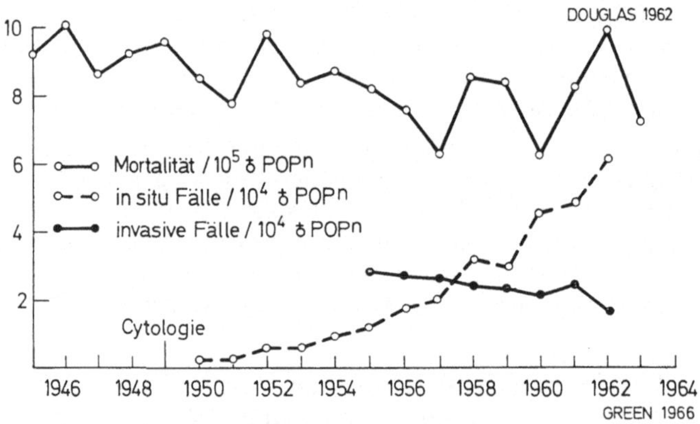

Abb. 62. Die Mortalität an Cervixkrebs und die Häufigkeit von Carcinoma in situ und invasivem Krebs in British Columbia. 15 Jahre cytologischen Screenings konnten die Mortalitätsrate nicht beeinflussen (Green, 1966).

1 Fall ging in ein invasives Carcinom über. Dies aber entsprach genau der Erwartungshäufigkeit normaler Neuseelandfrauen an Cervixcarcinom (1/539), über die gleiche Zeitspanne kontrolliert. Daraus folgert Green, daß die invasive Potenz des Carcinoma in situ gering ist und bisher überbetont wurde. Wir dagegen meinen, daß Ringbiopsie, Cervixkonisation und Portioamputation die Carcinoma in situ-Herde und damit die invasive Potenz eliminierten, die 73 persistierenden Herde unter 539 behandelten Carcinomata in situ in Folge reduzierter Zellzahl (s.u.) in der kurzen Beobachtungszeit nicht invasiv werden konnten.

(2) Die Häufigkeit des invasiven Cervixcarcinoms in Neuseeland fiel stetig — parallel zu der in British Columbia — über 18 Jahre, *nicht* durch den Einsatz der

Cytodiagnostik beeinflußt. Auch in Shelby County (USA) zeigte ein Vergleich zwischen intensiver zu minimaler Cytodiagnostik der Population keine günstigeren Erfolge (RUCH et al., 1964, zit. nach GREEN, 1966). Die Mortalitätsraten an Cervixcarcinom in British Columbia und Neuseeland von 1941 zu 1963 zeigten den gleichen Trend ohne sichere Beeinflussung durch cytodiagnostisches Screening. So erscheinen die zwei wesentlichen Faktoren für die Bedeutung des Carcinoma in situ weiterhin noch unklar, die Länge der präinvasiven Phase und der Anteil, der zur Invasion fortschreitet. Bestätigt sich der Beweis für eine Ausdehnung der ersteren und Reduzierung der letzteren, so muß nach GREEN die Bedeutung des

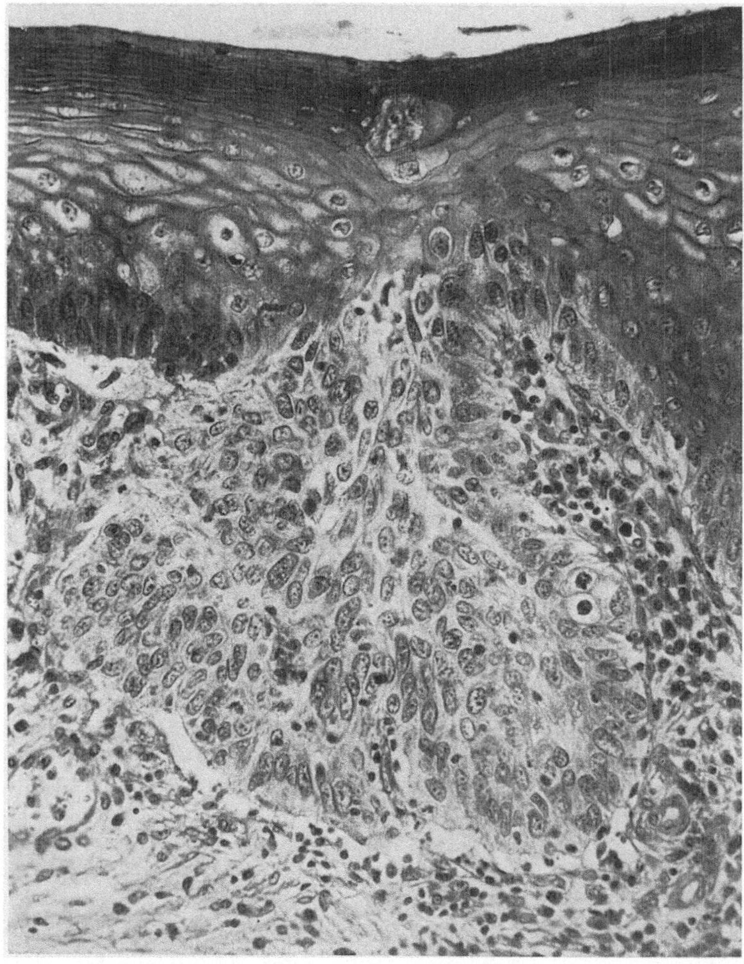

Abb. 63. Scheinbare direkte Carcinogenese mit Beginn des infiltrierenden Wachstums von der Basalis eines unveränderten, nicht atypischen und nicht ulcerierenden Platten-Epithels, d. h. scheinbare Infiltration ohne das Vorstadium Carcinoma in situ aus normalem Plattenepithel. Scheinbares Spray carcinoma, d. h. monophasischer Typ ohne Latenzzeit mit geringer Zellzahl. Gegenargumente: Noch ist auf Stufenschnitten die Infiltration nirgendwo vollzogen. Die Zelldichte der tangential geschnittenen präinvasiven Zapfen ist bereits auf die der Parabasalis gesteigert. Andere multizentrische Herde zeigen den gleichen Epitheltyp an der Oberfläche im Sinne des einfachen Ersatzes. Das plumpe Vorwuchern hier wird erleichtert durch Schwangerschaftsödem und subepitheliales Rundzellinfiltrat. Gravidität mens IV.—407/57, 31; 150 × (HILLEMANNS, 1964)

Carcinoma in situ gering geachtet werden. Der einzige sichere Erfolg der Cytodiagnostik war die Erfassung des Cervixcarcinoms in einem früheren Ausbreitungsstadium. So weit die Ansicht von Green, die unseres Erachtens einer differenzierten Kritik nicht Stand halten dürfte, wie in dieser Abhandlung gezeigt.

Im Programm der Provinz British Columbia (Boyes, 1969) ebenso aber in den
sehr umfangreichen Analysen aus der Mayo Clinic für Minnesota (Dickinson, 1972;
Dickinson et al., 1972) fanden sich eine Fluktuation und ein Ansteigen der Cer-
vixcarcinomhäufigkeit durch Jahrzehnte, statistisch offenbar wenig beeinflußt
durch die cytodiagnostische Früherfassung oder die Therapie des Carcinoma in
situ — vielleicht mehr durch epidemiologische Fakten (Sexualverhalten). Gerade
in diesen zitierten Arbeiten wird die statistische Effektivität des Screenings für die
Häufigkeit des Cervixcarcinoms sehr kritisch diskutiert, auf dem Hintergrund
der immensen Kosten und der nicht geringen Häufigkeit screening-bedingter
Morbidität beim einzelnen Patienten.

Tabelle 10. *Invasiver Krebs ist nach zwei zusätzlichen cytologischen Untersuchungen eine elimi-
nierbare Krankheit (Anzahl der cytologischen Untersuchungen und Frequenz der invasiven und
präinvasiven Krebse pro 1000 untersuchte Frauen. Intervall zwischen negativer und positiver
Cytologie bis zu 3 Jahre).* (Christopherson, 1966; Hillemanns, 1969)

Untersuchung	Invasiver Krebs		Carcinoma i. s.	
	Anzahl	$^0/_{00}$	Anzahl	$^0/_{00}$
1.	227	3,07	289	3,91
2.	24	0,75	43	1,34
3.	2	0,15	16	1,23
4. und mehr	0	0	8	0,91

Es *gelingt nur selten, ein monophasisches Wachstum unter intaktem Deckepithel
im Sinne des Spray-Carcinoma* (W. Schiller et al., 1953) *überzeugend nachzuweisen.*
Limburg (1956, Abb. 15, S. 103; Abb. 93 u. 95, S. 225/226), Wespi (1946, S. 117,
Fig. 69—71) und Mestwerdt (1957, Fig. 5; 1957,
Fig. 3—5) berichteten über Zufallsbefunde *fraglich
monophasisch* entstandener Krebse, glauben aber
nicht, daß diese Wachstumsart an der Portio eine
wesentliche Rolle spielt. Daß derartige Befunde mit
äußerster Kritik analysiert werden müssen, wurde
von uns betont (Abb. 63). Unserer Ansicht nach
gibt es kaum einen invasiven Cervixkrebs, der in
irgend einem Vorstadium nicht ein in situ-Krebs
gewesen ist (Koss, 1962). Dieser Zustand könnte in
seltenen Fällen auch einmal nur kurz sein. Somit
ist die überwiegende mehrphasische Krebsentstehung mit der damit verbundenen Latenzzeit das

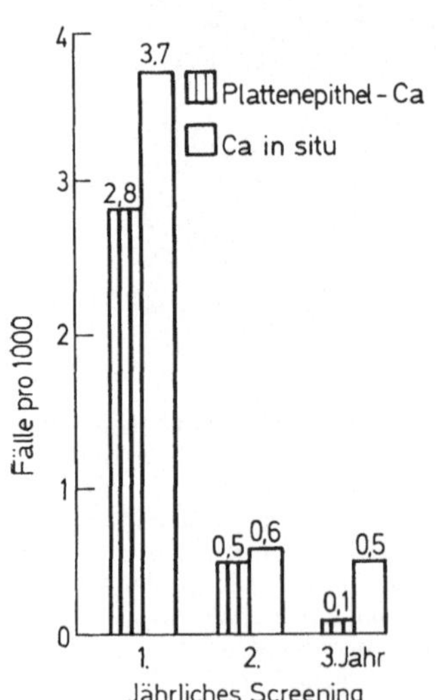

Abb. 64. Die Abbildung zeigt den Wert jährlicher cytologischer Vorsichtsuntersuchungen einer Population. Die
Kontrolle im 3. Jahr zeigt die Häufigkeit (Incidenz) für
das Carcinoma in situ und das invasive Carcinom der Cervix

Grundprinzip, welches die Früherfassung des Cervixcarcinoms ermöglicht und so erfolgreich gestaltet. Die Eliminierung invasiven Cervixcarcinoms durch Erfassung und Ausschaltung von Dysplasie und Carcinoma in situ (s. Tab. 10) ist ein entscheidendes Argument für die biologische Bedeutung der präinvasiven Stadien für die Entstehung des Cervixcarcinoms (Abb. 64).

VIII. Carcinoma in situ und Schwangerschaft

Die Beziehung von Schwangerschaft bzw. Wochenbett und Carcinoma in situ ist von großer Bedeutung, einmal wegen einer möglichen Tumoraktivierung durch die Schwangerschaftsvorgänge, dann wegen diskutierter fraglicher pseudomaligner Veränderungen des cervicalen Plattenepithels in graviditate. Auch die Diagnostik des Carcinoma in situ und die Therapie bieten besondere Probleme. Schließlich wurde die Beziehung von Carcinoma in situ und Schwangerschaft erneut aktuell, da Frauen unter oralen Kontrazeptiva ähnlichen Bedingungen zu unterliegen scheinen. Dies tangiert die Frage einer Beeinflussung der Krebsentstehung bzw. des Krebswachstums durch Hormone.

1. Historische Entwicklung

(s. LIMBURG, 1956, S. 227—237).

Von vielen Autoren wurde die Diagnose eines Oberflächenkarzinoms in der Schwangerschaft abgelehnt (NOVAK, TE LINDE, DANFORTH; l. c.) Diese Einstellung stützte sich auf gelegentlich beobachtete Epithelproliferationen in graviditate, die morphologisch Ähnlichkeit mit dem Carcinoma in situ haben, aber anscheinend ohne jeden weiteren Eingriff als die diagnostische Biopsie nach der Entbindung nicht mehr nachweisbar waren. So wurde gefolgert, daß eine derartige spontane Regression zur Regel gehöre, darüberhinaus, daß die Schwangerschaft das Plattenepithel der Portio durch hormonale Impulse zu einer spezifischen Proliferation befähige, die es dann sozusagen zum Doppelgänger des Carcinoma in situ werden ließe, ohne dessen prospektive Malignität in sich zu schließen!

LIMBURG unterzog dieses Problem bereits 1956 (l. c.) einer eingehenden Diskussion: EPPERSON et al. fanden unter 286 schwangeren Frauen mittels Probeexcision 5 Fälle von Carcinoma in situ, die nach der Entbindung nicht mehr nachweisbar waren. Weitere derartige Beobachtungen hatten NESBITT, HEILMANN u. a. mitgeteilt. Dengegenüber stellten GREEN, PECKHAM et al. (1953) bei 14 Patientinnen während der Schwangerschaft ein Carcinoma in situ fest, wobei in 12 Fällen post partum das Carcinoma in situ unverändert weiterbestanden hatte. LIMBURG berichtete über zwei weitere Fälle, wo das Carcinoma in situ auch nach Abschluß des Wochenbettes weiterbestand. GARSON u. GALL sowie H. C. TAYLOR jun. fanden nach Diagnose eines Carcinoma in situ in Schwangerschaft später ein invasives Carcinom (LIMBURG, l. c.).

HAMPERL, KAUFMANN u. OBER haben 1954 über Befunde von 12 Oberflächen- bzw. „Mikrocarcinomen" berichtet, die sie -in Parallele zu früheren gleichartigen Untersuchungen von PUND u. GREEN- (Zit. HAMPERL et al. 1954) an 12 Uhr-Entnahmen der Portio bei 500 nicht ausgelesenen Schwangeren (2,4 $\pm$ 0,68%) feststellen konnten. Das Durchschnittsalter dieser Fälle betrug 29 Jahre. Aus einem Vergleich mit den viel niedrigeren Statistiken über Collumcarcinom und Schwangerschaft (0,04 $\pm$ 0,01%) sowie Statistiken über die Cervixkrebsmorbidität haben die Autoren geschlossen, daß die von ihnen gefundenen Epithelveränderungen der schwangeren Cervix weder echte Krebse noch echte Vorstufen der Krebsentwicklung sein könnten, daß sogar das Carcinoma in situ selbst bei Stromaeinbruch sich nicht wie ein echter, bedrohlicher Krebs verhält. Die weitere Nachbeobachtung ihrer 12 Fälle ergab jedoch das eindeutige Weiterbestehen der Befunde von Carcinoma in situ in 11 der 12 Fälle über die Schwangerschaft hinaus. Unsere Vorbehalte, es habe sich in einem Teil ihres Materials (in 6 von 12 Fällen) um echte Tiefeninfiltration in Form des Mikrocarcinoms gehandelt (LIMBURG, S. 231/1956; HILLEMANNS, 1958, S. 263; 1964, S. 71) wurden durch die zweite große Untersuchung zu diesem Thema (OBER, KAUFMANN u. HAMPERL, 1961, S. 268, 269) bestätigt. Das wichtige Ergebnis dieser Autoren sei unterstrichen, daß das Carcinoma in situ der Schwangeren über den Partus hinaus bestehen bleibt, bzw. vor der Schwangerschaft bestanden haben kann. Der 12 Uhr-Bezirk der Portio ist (s. Abschnitt Topographie) eine Prädilektionsstelle für das Carcinoma in situ und deshalb zum Teil eine Erklärung für die hohe Frequenz in dieser Untersuchungsreihe. Darüber hinaus ist es auch nach den statistischen Erörterungen von HAMPERL,

Kaufmann u. Ober (1954) durchaus denkbar, daß selbst die größten Häufigkeiten an Carcinomata in situ nicht groß genug wären (3—5% bei unausgelesener Entnahme), um auszuschließen, daß aus dieser Veränderung regelmäßig ein klinischer Krebs wird (Hamperl, Kaufmann u. Ober, 1954; Ober, Kaufmann u. Hamperl, 1961, S. 268, 269).

Limburg kam bereits 1954 zusammenfassend zu dem Ergebnis, daß das Oberflächencarcinom die Schwangerschaft größtenteils überdauert und somit das Carcinoma in situ innerhalb und außerhalb der Schwangerschaft nach gleichen Maßstäben zu betrachten ist. Lediglich in der Therapie wird man genötigt sein, unterschiedlich vorzugehen (Limburg, 1956, S. 235).

In einem schriftlichen *Symposion des J. of Reproductive Medicine*, Vol. IV, No. 1, Jan. 1970, S. 13—73 (Wied, 1970), wurde der aktuelle Stand der Frage epithelialer Abnormitäten der Ektocervix während der Schwangerschaft von einigen internationalen Fachleuten diskutiert:

2. Häufigkeit

Die *Häufigkeit* atypischer Cervixbefunde in der Schwangerschaft wurde wie folgt angegeben: 180 Veränderungen unter 12 000 Schwangeren = 1,5%: Reservezellhyperplasie 20 Fälle, leichte Dysplasie 115, schwere Dysplasie 26, Carcinoma in situ 19 Fälle. Die etwas größere Häufigkeit gegenüber Nichtschwangeren wurde durch das frühe Durchschnittsalter der Patienten von 23 Jahren erklärt (de Brux u. Bret, l. c.). 40 Dysplasien und Carcinomata in situ unter 3873 = rund 1% der Schwangeren, eine gering größere Frequenz gegenüber Nichtschwangeren des gleichen Sozialstatus (Christopherson l. c.). 101 Carcinomata in situ unter 750 Gesamt-Carcinomata in situ = 13,5% Carcinomata in situ in graviditate haben v. Haam, Ullery u. Samaya (l. c) gefunden. 8% von 187 Carcinomata in situ wurden bei schwangeren Frauen entdeckt, 72, 7% bei Nichtschwangeren, 19,3% in der Menopause. Die 187 Frauen mit Carcinoma in situ hatten insgesamt 571 Kinder, oder 3 Kinder pro Patientin, während eine Kontrollgruppe negativer Patientinnen des gleichen Alters nur 2,5 Kinder pro Patientin hatten. Die größte Diskrepanz zwischen beiden Gruppen war unter den Patienten, die mehr als 6 Kinder hatten. Dies führt zur Ansicht, daß die Schwangerschaftszahl die Häufigkeit des Carcinoma in situ beeinflußt (v. Haam (l. c.)). Die Häufigkeit des Carcinoma in situ bei Schwangeren und Nichtschwangeren ist etwa die gleiche, schwankend zwischen 0,5 und 0,8% (Wachtel u. Gordon l. c.).

Die eigenen Zahlen am Freiburger Beobachtungsgut ergaben folgendes:

Der eine von uns (Hillemanns) untersuchte den Einfluß von Schwangerschaft, Geburt und Wochenbett auf die Entstehung und das Wachstum des Cervixcarcinoms und seiner Vorstadien an 31 invasiven Cervixcarcinomen und 29 Carcinomata in situ der Jahre 1949 bis 1966 der Universitäts-Frauenklinik Freiburg/Br., beobachtet während einer Schwangerschaft und bis 6 Monate post partum oder post abortum (Diss. I. Gerhard, 1968).

Die *Häufigkeit bei Gravidität bezogen auf die Gesamtgeburtenzahl* betrug für das invasive Cervixcarcinom 0,99%, für das Carcinoma in situ 0,77%. Somit ist bei Schwangeren auf 1000 Geburten mit 1,6% (Sammelstatistik 2,5) präinvasiven und invasiven Cervixcarcinomen zu rechnen.

Die Häufigkeit der Cervixcarcinome im Stadium 0—IV mit Gravidität *bezogen auf die Gesamt-Cervixcarcinome* betrug 1,9%. Von den Patientinnen mit einem invasiven Cervixcarcinom waren 1,3%, mit einem Carcinoma in situ 3,6% gleichzeitig schwanger. Das durchschnittliche *Alter* bei Carcinoma in situ und invasivem Cervixcarcinom während einer Schwangerschaft liegt annähernd gleich bei 33 Jahren. Schwangere mit Carcinoma in situ sind im Durchschnitt 9 Jahre, die mit einem invasiven Cervixcarcinom 14—16 Jahre jünger als Nichtschwangere.

3. Schwangerschaftsspezifische Epithelveränderungen

Die Frage spezifischer Abnormitäten des Portioepithels in der Schwangerschaft hatte Pots (1954) diskutiert (s. Limburg, S. 230) und zahlreiche Untersuchungen zu dieser Frage zusammengestellt, die bereits vor 30 Jahren von Stieve u. Adler, später von Epperson, Nesbitt u. Hellmann, Danforth, Glass u. Rosenthal, Murphy, Scheffey et al. durchgeführt wurden.

Hiernach wurden folgende histologische Schwangerschaftsveränderungen der Cervix uteri besonders herausgestellt: Drüsenhyperplasie zu 90%, Epidermisierung zu 14—30%, Plattenepithelverdickung zu 100%, Basalzellhyperaktivität zu 6—19%, Bindegewebsödem zu 100%, deziduale Reaktion zu 22—45% und entzündliche Infiltration zu 64%. Ein Carcinoma in situ fand sich bei den genannten Autoren in 0,1—0,66% der Fälle. Aus diesen Befunden ist allein die bekannte Ödemisierung der schwangeren Cervix mit Neigung zu entzündlichen Vorgängen zu entnehmen, wahrscheinlich Folge der bei Gravidität so häufigen Ektopie bzw. des Ektropiums des cervicalen Drüsenepithels. Hormonale Vorgänge mögen zu besonders hoher Schichtung des Plattenepithels beitragen. Doch hat sich hieraus keine Verbindung zu neuen morphologischen dem Carcinoma in situ ähnlichen Zustandsbildern ableiten lassen. Die umfassende Darstellung des Schwangerschaftsproblems beim Cervixcarcinom von MOORE u. TAYLOR (in GRAY, 1964) kommt zu ähnlichen Ergebnissen.

Auf dem zitierten Symposion des J. Reproductive Medicine (1970) wurde die Frage, ob das Cervixepithel in der Schwangerschaft Abnormitäten aufweise, die außerhalb der Schwangerschaft nicht zu beobachten sind, so beantwortet, daß Metaplasien, gewöhnlich vom reifen Typ, manchmal jedoch sehr unregelmäßig und unreif mit Proliferation der subcylindrischen und Reservezellen, vermehrt seien, begleitet von abnormen cytologischen Befunden. Die erwähnten Schwangerschaftsveränderungen der Cervix können zur Fehldeutung des Prozesses führen (CHRISTOPHERSON, l.c.). Zwei spezifische epitheliale Reaktionen auf die Schwangerschaft werden betont: 1. Das Arias-Stella-Phänomen und 2. die endocervicale glanduläre Hyperplasie (KOSS u. MELAMED, l.c.). Nichts spricht dafür, daß bestimmte Abnormitäten des Cervixepithels, welche in Verbindung mit der Carcinogenese gebracht werden könnten, wie verstärkt basale Hyperplasie, atypische Plattenepithelmetaplasie oder sogar Dysplasie und Carcinoma in situ häufiger während der Schwangerschaft als außerhalb gefunden werden (NAVRATIL u. BURGHARDT) (Lit. l.c.). Demgegenüber zeigt das *Paragewebe* deutliche Veränderungen, die für die Diagnostik von Bedeutung sind. An unserem Beobachtungsgut fanden wir hervorstechend die Schwangerschaftshypertrophie der cervicalen Drüsen, was beim Carcinoma in situ häufiger zum Bild des „plumpen Vorwucherns" führt, mit den großen, die Drüsen austamponierenden Zapfen. Das starke Bindegewebsödem bildet sich post partum auffallend rasch zurück. Die während der Schwangerschaft unscharfe Basalmembran wird im Wochenbett wieder deutlicher. Mittelkräftige bis stärkste Rundzellinfiltrationen, die allerdings meist auf das Gebiet unter dem dysplastischen oder atypischen Epithel beschränkt sind, sind ebenfalls charakteristisch. Trotz der unzweifelhaften Hyperämie und aktivierten Lymphströmung ergab sich kein Anhalt für eine schnellere Metastasierung bei den Vor- und Frühstadien, sonst wäre bei unseren 29 Fällen sicher eine Frühmetastasierung zu erwarten gewesen. Dies sicher im Gegensatz zu dem bereits invasiven Cervixcarcinom, wo die traumatisierenden, hyperämisierenden und die Lymphströmung fördernden Vorgänge von Schwangerschaft, Geburtsvorgang und Wochenbett die Metastasierung aktivieren.

Diese für die Schwangerschaft typischen Veränderungen des Paragewebes erachten wir für diagnostisch bedeutsam. Die intraepitheliale Auflockerung von gutartigem oder abnormem Regenerationsepithel führt zur Fehlinterpretation als dysplastisches oder atypisches Epithel. Auch die Entscheidung, ob die Infiltration bereits vollzogen ist, ist in Grenzfällen durch das Ödem und die Drüsenaktivität erschwert und erklärt histologische Fehlinterpretationen. Gerade die stark aufgelockerte subepitheliale Grenzzone mit unscharfer Basalmembran und häufigem Rundzellinfiltrat gibt bei Kleingewebsentnahmen das Bild scheinbarer früher Stromainvasion (Abb. 65, 66), während erst die Übersicht auf den Stufenschnitten einer Konisation das noch auf die Oberfläche begrenzte Wachstum sichert.

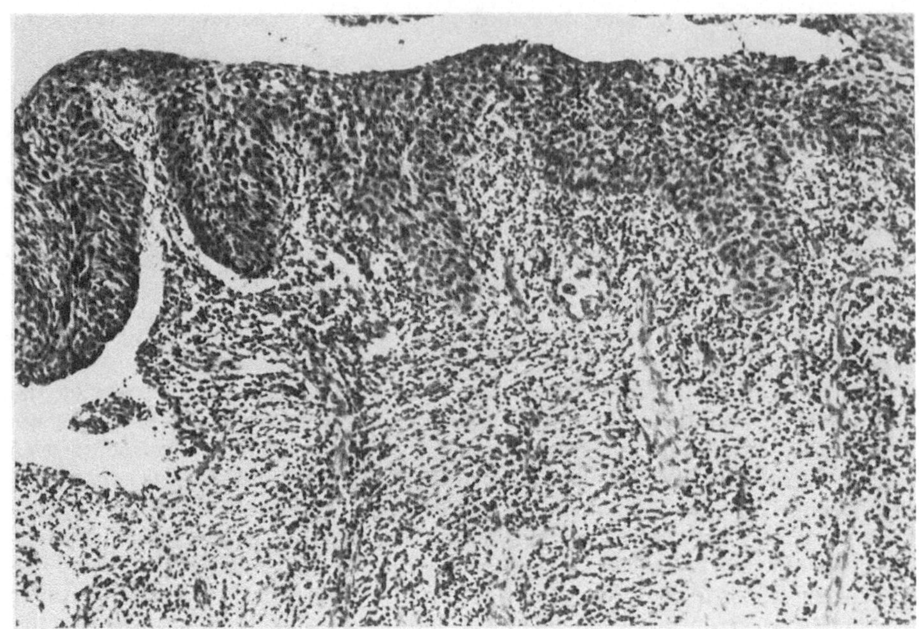

Abb. 65. Ca. i. s. in graviditate mens IV mit fraglicher früher Stromainvasion. Die Entscheidung, ob es sich um eine bereits vollzogene Infiltration handelt, ist infolge Ödem und starker Rundzellinfiltration erschwert. KB 407/57/26, HE, 90 ×

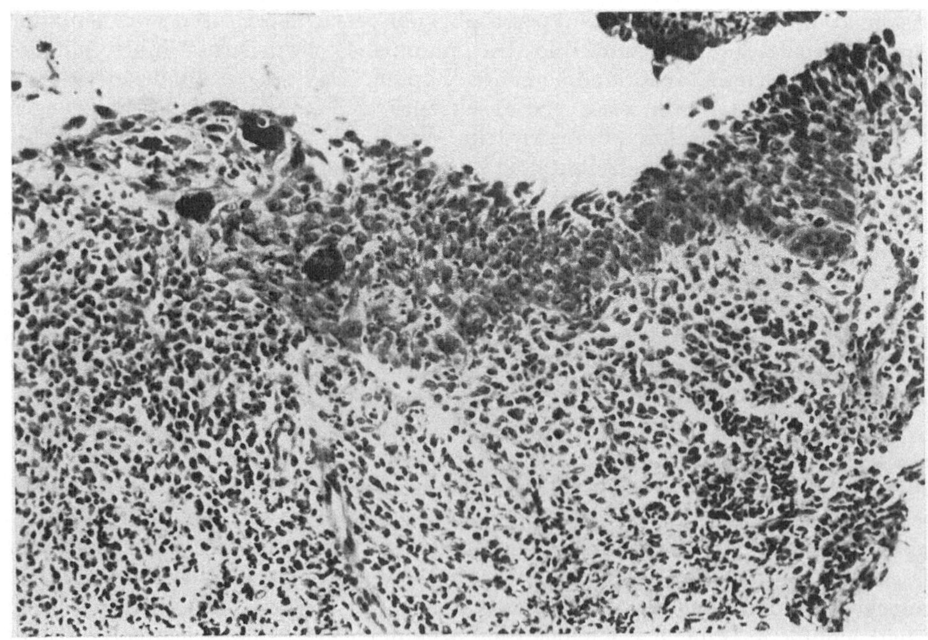

Abb. 66. Ca. i. s. bei Abort mit degenerativen Zellen. Durch das Abortgeschehen ist die Beurteilung des Malignitätsgrades erschwert, sowohl was den Epithelcharakter betrifft, als auch infolge des subepithelialen Ödems und der kleinzelligen Stromainfiltration. KB 1466/57 HE 90 ×

4. Früherkennungsmethoden

Die *Analyse der Früherkennungsmethoden* ergab das äußerst wichtige Faktum, daß die Schwangerschaft eine ungemein günstige Gelegenheit zur Früherkennung der symptomlosen Vorstadien bildet, da eine Frau meist — und oft zum ersten Mal — hier zum Frauenarzt geht. Jede Schwangere muß heute cytodiagnostisch und kolposkopisch untersucht werden. Nur durch die Anwendung von Suchmethoden wurden bei unseren Schwangeren entdeckt: 100% der Carcinomata in situ und Mikrocarcinome, 55% der Stadien I, 11% der Stadien II, kein Stadium III. Die Fehlerrate der Kolposkopie betrug 23% im Vergleich zu der von 17% bei Nichtschwangeren. Die Fehlerrate der Cytodiagnostik betrug nur 13% beim Carcinoma in situ, im Vergleich zu 18—19% außerhalb der Gravidität. Kolposkopie und Cytodiagnostik kombiniert, gewährleisten auch in der Schwangerschaft eine fast 100%ige Sicherheit.

5. Bemerkungen zur Therapie

Die *Therapie des Carcinoma in situ* in Schwangerschaft an unserem Freiburger Material ergab, daß die Konisation auch während einer Schwangerschaft die Methode der Wahl ist (FETTIG u. HILLEMANNS, 1961; FETTIG u. KUHN, 1963; HOROWITZ et al., 1969). Alle Patientinnen konnten ihre Schwangerschaft unbeeinträchtigt austragen und vaginal entbinden. 50% der Konisationen wurden als nicht oder nicht sicher im Gesunden beurteilt, gegenüber 29,7% außerhalb der Schwangerschaft. Bei 30% der Patientinnen wurde das Weiterwachsen restlicher Herde beobachtet, jedoch niemals als Infiltration, sondern nur als auf die Oberfläche beschränktes atypisches Restepithel. Die endgültige Therapie nach Abschluß des Wochenbettes erfolgte in Form einer zweiten Konisation oder einer einfachen Hysterektomie. Eine radikale Therapie brauchte nur bei 3 Patientinnen durchgeführt zu werden, bei denen ohne primäre Behandlung die Entwicklung eines frühinvasiven Cervixcarcinoms aus einem Carcinoma in situ beobachtet werden konnte. Somit ergeben sich bei Dysplasie und Carcinoma in situ in der Schwangerschaft gleiche diagnostische Probleme und auch gleiche therapeutische Entscheidungen. Man ist sich einig, daß das therapeutische Problem lediglich individuell und differenziert gehandhabt werden muß, je nach Stadium der Schwangerschaft und Kinderwunsch, vor allem mit Aufschub der Konisation, je nach Schweregrad der Dysplasie oder des Carcinoma in situ (Abwarten bis nach Beendigung des Wochenbettes), auch je nach Kontrollmöglichkeit der Patientin und in Abhängigkeit von Erfahrung des Arztes in Diagnostik und spezifischer Therapie.

6. Schwangerschaft und Tumoraktivierung

Besondere Bedeutung kam der *Frage einer Wachstumshemmung bzw. Regression*, auf der anderen Seite einer *Progredienz durch die Schwangerschaft zu*. Die Verlaufsbeobachtungen ergaben keinen Anhalt, daß die Schwangerschaft Krebswachstum hemmt. In keinem Falle fanden sich spontane Remissionen, obwohl die bekannten Biopsie- bzw. Spatelheilungen (bei multipler Cytodiagnostik durch den abkratzenden Holzspatel) erwartet werden konnte. Alle Fälle sprachen für die Beibehaltung des langsam progredienten Wachstums des atypischen Epithels.

Bei den 5 Patientinnen, bei denen eine Weiterentwicklung zum Carcinoma in situ bzw. invasiven Cervixcarcinom beobachtet wurde, konnte die Aktivierung des Krebswachstums durch die Schwangerschaft, den Abort oder das Wochenbett nicht sicher bewiesen werden. Zum Teil waren die ersten Gewebsentnahmen zu klein, um das wahre Ausmaß der pathologischen Veränderung zu erfassen (2 Fälle), zum anderen betrug die Kontrollzeit mehr als 3 Jahre (2 Beobachtungen). Während dieser langen Zeit kann sich auch unter normalen Bedingungen ein dysplastisches Epithel zum Carcinoma in situ weiter entwickeln. Bei einer 5. Patientin, bei der sich innerhalb kurzer Zeit ein invasives Cervixcarcinom Stadium II aus einem frühinvasiven Collumcarcinom gebildet hatte, blieb die Aktivierung fraglich, da ein Abort zu schweren Läsionen der Portiooberfläche führte, die die Diagnosestellung beeinträchtigte. Außerdem ist das schnelle Überspringen der Mikrocarcinomphase geradezu charakteristisch für das Cervixcarcinom.

Wir fanden bei den meisten unserer Patientinnen mit einer Dysplasie oder einem Carcinoma in situ der Cervix keine Aktivitätssteigerung während der Gravidität bzw. im Wochenbett oder durch Abort. Auch im Verlaufe mehrerer Schwangerschaften (2 Beobachtungen) und mehrerer Aborte (1 Beobachtung) zeigten sich keine Malignitätsänderungen bei lückenloser cytologischer und histologischer Kontrolle. Das Carcinoma in situ neigte auch post partum oder post abortum nicht zur Infiltration.

Obwohl 50% der Konisationen unseres Materials nicht oder nicht sicher im Gesunden durchgeführt worden waren, wurde das Carcinomwachstum nicht aktiviert. Nur bei 30% dieser Patientinnen kam es zu einem „Rezidiv", aber nie als Infiltration.

Bei gezielter Analyse der Zellen von Dysplasie, Carcinoma in situ und frühinvasivem Carcinom konnten wir weder eine Regression noch eine Aktivierung der Tumorzelle in den verschiedenen Stadien der Schwangerschaft und des Wochenbettes nachweisen. Post partum und post abortum glaubten wir eine gewisse Ausreifungstendenz (Parakeratose, höhere cytologische Differenzierung) und gewisse degenerative Veränderungen an der Präcancerzelle festzustellen. Unsere Verlaufsbeobachtungen an diesem Material gaben jedoch keine sicheren Hinweise, daß der Typ des Plattenepithelcarcinoms ein anderer ist als außerhalb der Schwangerschaft. Die Schwangerschaft als solche ändert den Differenzierungsgrad des atypischen Epithels bzw. Carcinoms offenbar nicht, abgesehen von dem nicht objektivierbaren Eindruck einer häufigeren Ausdifferenzierung, verbunden mit Schwangerschaftsödem der Cervix, welches auch innerhalb des atypischen Epithels ausgeprägt ist.

Die Frage, ob Dysplasie und Carcinoma in situ in Schwangerschaft ein anderes Verhalten zeige oder anders beurteilt werden müsse wie außerhalb der Schwangerschaft, wurde auch von den Referenten des zitierten Symposions abgelehnt. Eine echte Rückbildung wurde nicht befundet. Die Persistenz des Prozesses wird allgemein betont. Christopherson, (l. c.) beobachtet gegenwärtig über 200 Patienten mit Dysplasie, wobei eine große Zahl von Schwangerschaften ohne Komplikationen ablief und die Dysplasien das normale biologische Verhalten zeigten. Auch unter 137 cellulären Atypien, leichten Dysplasien und Metaplasien entwickelte sich kein Carcinoma in situ. Bei de Brux u. Bret (l. c.) wurden nur 2 von 180 Fällen frühinvasiv. Zusammen mit Jones et al. (l. c.), die eine große Zahl Carcinomata in situ während der Schwangerschaft verfolgten, sind Koss u. Melamed (l. c.) der Ansicht, daß schwangerschaftsinduzierte Veränderungen nicht Dysplasie und Carcinoma in situ imitieren, die Schwangerschaft selbst nicht signifikant das Erscheinungsbild des Carcinoma in situ und ähnliche Veränderungen beeinflußt.

„Eine Carcinoma in situ ist ein Carcinoma in situ, ob die Patientin schwanger ist oder nicht ist oder niemals gewesen war." (Green) (Lit. l. c.).

Abschließend kommen wir bei Beurteilung der Frage Schwangerschaft und Tumoraktivierung zu dem Ergebnis ,daß weder Schwangerschaft noch Wochenbett eine Wirkung auf das Carcinoma in situ haben. Die Tumorzelle zeigt das normalerweise zu erwartende biologische Verhalten und völlige Autonomie. Auf das invasive Cervixcarcinom scheinen dagegen die wechselnden hormonellen Zustände und das Geburtstrauma im Sinne einer mechanischen Aktivierung der Tumormetastasierung zu wirken.

IX. Biologisches Verhalten

Das Cervixcarcinom hat nicht nur eine besondere Bedeutung in klinischer Praxis, sondern auch in der Tumorforschung. Die Suche nach frühest möglicher Diagnose einer potentiellen Malignität, die Notwendigkeit der Aufklärung des pathogenetischen Entstehungsmechanismus von Tumoren treffen sich in optimaler Weise mit der hohen Frequenz des Cervixcarcinoms und der leichten Zugänglichkeit der vor allem interessanten präinvasiven Tumorstadien. So wurden alle Methoden der quantitativen Zellmessung, der Biochemie, Cytochemie, Elektronenmikroskopie, Autoradiographie und Immunologie intensiv angewandt. Vor allem den Stadien von Dysplasie und Carcinoma in situ kommt hohe Bedeutung zu für die Erweiterung unserer Kenntnisse über die Krebsentstehung. Die folgenden Fragen stehen im Vordergrund:

Wo und wie beginnt Krebswachstum, beginnt die Krebsentstehung ?

Gelingt es, die beobachteten Stufen bis zum klinisch manifesten Tumor nicht nur deskriptiv, sondern auch quantitativ zu erfassen ?

Wird es möglich sein, die klinisch stumme erste, die Induktionsphase zu analysieren ?

1. Quantitative Cytologie

a) Zellzahl

Während dem präinvasiven Stadium eine meist größere Zeitspanne zukommt, erfolgt die Infiltration nach unserer Erfahrung in wenigen Tagen bis Wochen. Dieser Umschwung scheint von einem bestimmten Schwellenwert abzuhängen (FISHER u. HOLOMON, 1951; BERENBLUM, 1954, 1956). Erst wenn die Zahl der vorhandenen Krebszellen die erforderliche „Mindestzahl" erheblich überschritten hat, wird das Geschwulstwachstum wirklich autonom und von Wuchsstoffen des Organismus unabhängig (DRUCKREY, 1954, 1962) oder nach MÜHLBOCK (1957) erst, wenn eine *kritische Zellzahl* dicht beieinander ist (SCHMÄHL, 1963).

Wir haben nun in zahlreichen Untersuchungen (HILLEMANNS u. RHA, 1961; HILLEMANNS, 1964; HILLEMANNS, FRÖHLICH u. PRESTEL, 1968) die Frage geprüft, inwieweit Krebswachstum auch an der Cervix uteri nicht nur ein Phänomen der qualitativen Abartigkeit der Zellen, sondern ein Vorgang der Zellvermehrung ist.

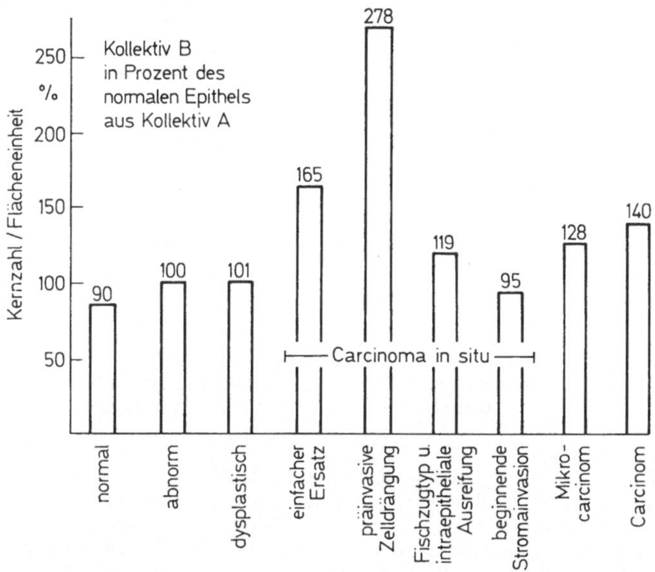

Abb. 67. Kernzahl pro Flächeneinheit bei 61 Fällen von Mikrocarcinomen mit Randbelägen unterschiedlicher Malignität (Kollektiv B) in Prozent des normalen Plattenepithels bei Gesunden (Kollektiv A). Die Kern = Zelldichte findet ihr Maximum mit dem fast Dreifachen des Normalwertes in den präinvasiven Arealen höchster Zelldrängung (plumpes Vorwuchern), also kurz vor Invasion. Sie sinkt nach vollzogener Infiltration (Mikrocarcinom) auf annähernd die Hälfte ab. Diese Reduktion wird bereits manifest in den erst vordrändenden Zellknospen der beginnenden Stromainvasion und auch in den noch innerhalb des Carcinoma in situ gelegenen Ausreifungsnestern. (HILLEMANNS, FRÖHLICH u. PRESTEL, 1968)

So wurde die Zellzahl und die Mitosefrequenz in konstantem Gewebsbezirk von der Basalis nach der Oberfläche zu und die Mitosefrequenz bezogen auf die Kernzahl bei den verschiedenen Stadien der Cancerisierung berechnet (Abb. 67).

Es fand sich eine für die verschiedenen Stadien jeweils charakteristische Zellzahl. Sie steigt über das abnorme zum dysplastischen Epithel stark an und ereicht in den präinvasiven Arealen des Carcinoma in situ mit 278% des Normalen das Maximum. Die Zellzahl entspricht hier der sog. „kritischen Zellzahl" (Mühlbock, 1957) jener Zusammenballung von Präcancerzellen, die nötig ist, um infiltratives Wachstum zu ermöglichen. Im anschliessenden Übergang zur beginnenden Invasion werden die niedrigsten Werte gefunden (95%) gefolgt vom Mikrocarcinom (128%) und fortgeschrittenem Carcinom (140%).

Die Messung der Kernzahl pro Epithelhöhe zeigt die stufenweise Zunahme der Kerndichte in den oberen Epithellagen. Im Carcinoma in situ herrscht im ganzen Epithel schließlich die Kerndichte vor, die der Basalis des normalen Epithels entspricht (Abb. 68).

Für die mikroskopische Diagnostik der Malignitätsstufe sind diese theoretischen Befunde von großem praktischen Wert.

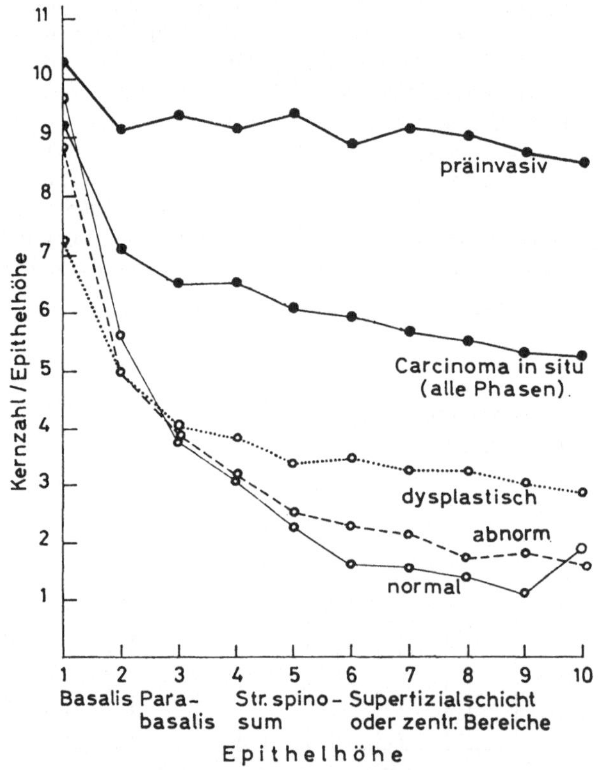

Abb. 68. Mittlere Kernzahl in Abhängigkeit von der Epithelhöhe. Mit zunehmender Cancerisierung ist eine schrittweise Zellvermehrung in den mittleren und schließlich den oberen Zellschichten des Plattenepithels nachweisbar. Das Carcinoma in situ (plumpes Vorwuchern) zeigt, vor allem in den präinvasiven Arealen, in der gesamten Epithelhöhe Werte analog der Basalis des normalen Plattenepithels, Ausdruck höchster „basalzelliger" Unreife. (Hillemanns, Fröhlich u. Prestel, 1968)

b) Mitosefrequenz

Die *Mitosefrequenz* pro Flächeneinheit (Abb. 69), Maßstab für den optischen Eindruck der Mitosehäufigkeit eines Gewebes, ist im Carcinoma in situ 16mal größer als normal, beim invasiven Carcinom wieder geringer (10 mal). Wie häufig sich die Zellen eines Gewebes teilen, zeigt die Mitosefrequenz pro Kernzahl. In allen untersuchten Vorstadien sowie in frühinvasiven und invasiven Carcinomen teilen sich mehr Zellen durch Mitose als in der kerndichtesten Variante, dem präinvasiven Epithel. Zur Erklärung der hohen Kernzahl bei auch optisch so oft

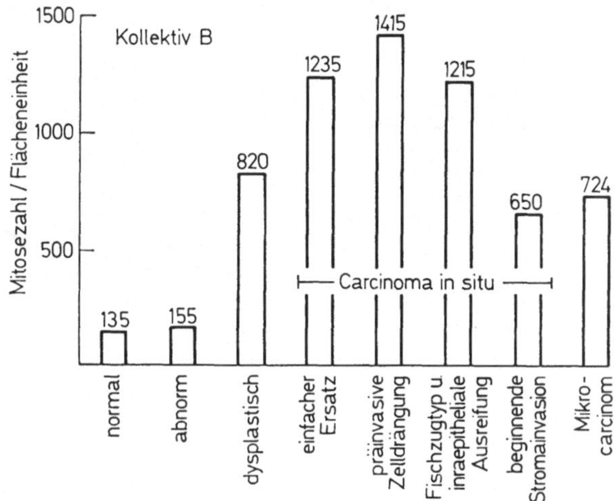

Abb. 69. Mitosezahl pro Flächeneinheit bei 61 Fällen von Mikrocarcinomen mit Randbelägen unterschiedlicher Malignität (Kollektiv B) in Prozent des normalen Plattenepithels bei Gesunden (Kollektiv A). Auf die Fläche bezogen findet sich die größte Anzahl von Mitosen im Carcinoma in situ kurz vor Invasion (in den Arealen mit präinvasiver Zelldrängung, dem sog. plumpen Vorwuchern). (HILLEMANNS, FRÖHLICH u. PRESTEL, 1968)

eindrucksvollem Absinken der Mitosefrequenz dieses Stadiums wird die teilweise Benutzung des amitotischen Zellteilungsmodus diskutiert, Ausdruck einer hohen Stoffwechselbelastung vor Infiltration. Der Vollzug der Infiltration geht unter Reduzierung der Zellzahl mit stärkster mitotischer Teilungsaktivität einher.

Während im normalen Epithel die Parabasalis die mitosereichste Schicht ist, treten im dysplastischen Epithel die Mitosen in den oberen Schichten häufiger auf und finden sich im Carcinoma in situ bis in die oberflächlichen Epithelbereiche. Dies ist ein wichtiges Kriterium für die Klassifizierung des Epitheltyps (Abb. 70). Die Auflösung der polaren = vertikalen Anordnung atypischer Zellen und das Auftreten von Ausreifungsherden, typisch für Carcinoma in situ mit minimaler Stromainvasion, ist offenbar schon präinvasiv nachzuweisen (Abb. 34). *Der durch hohe Zellzahl erreichte Wachstumsdruck zusammen mit einer Wachstumsumkehr ist ein entscheidender Faktor für den Einbruch der cancerisierten Epithelkomplexe in das Stroma* (Abb. 30, 33, 50,52).

c) Wachstumsbilanz

Nach der Wachstumsgleichung für Tumoren von DRUCKREY u. KÜPFMÜLLER (1948/49) ist das Wachstum von Tumorzellen bedingt durch die Differenz der Geschwindigkeit zwischen Zellvermehrung und Absterbegeschwindigkeit, in Abhängigkeit von Milieubedingungen. Auch SCHMÄHL u. RIESEBERG (1958) wiesen in ausgedehnten experimentellen Untersuchungen über die Metastasierung von Tumoren auf die wesentliche Bedeutung der in einem bestimmten Gewebsbereich

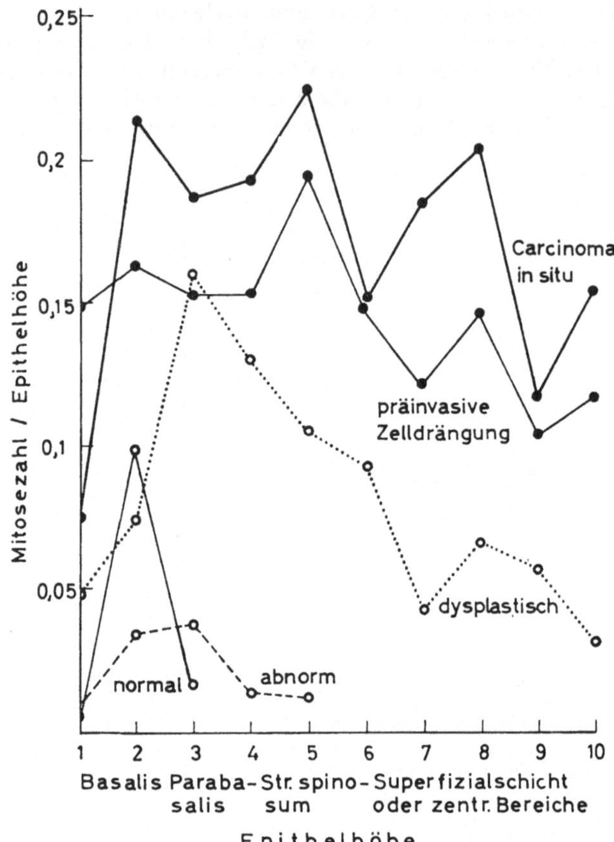

Abb. 70. Mitosezahl in Abhängigkeit von der Epithelhöhe (Kollektiv A und B). Die Parabasalis ist die mitosereichste Schicht. In der Phase präinvasiver Zelldrängung des Carcinoma in situ findet sich in der Basalis eine den übrigen Epithelschichten entsprechende Teilungsaktivität. Im dysplastischen Epithel werden die Mitosen in den oberen Schichten häufiger und finden sich im Carcinoma in situ bis in die oberflächlichen Epithelbereiche. (Hillemanns, Fröhlich u. Prestel, 1968)

vorhandenen Zellzahl für die Vermehrung der Krebszellen zur wachsenden Geschwulst hin. Ist diese Zahl zu klein oder die Absterbequote noch zu groß, so kommt es zu keinem Geschwulstwachstum.

Die im Carcinoma in situ erreichte hohe Wachstumsrate wird zuerst von einer hohen Absterbegeschwindigkeit ausgeglichen, wie die dem Cytologen bekannte starke Zellabstoßung veranschaulicht (Abb. 24, 30). Erst nach Umkehr der Wachstumsrichtung und Rückgang der Zellabstoßung wird eine positive Wachstumsbilanz erzielt (Abb. 33, 50—52).

Ob die anfängliche starke Zelldesquamation besonders in der Phase intraepithelialer Ausbreitung des Carcinoma in situ eine Folge der elektronenmikroskopisch festgestellten Lockerung des atypischen Zellverbandes (v. Albertini, Glatthaar, Vogel, 1955; Glatthaar u. Vogel, 1958; Hanschke u. Schulz, 1959) ist infolge geänderter elektrischer Ladung (Dale, 1954) und niedrigem Calciumgehalt maligner Zellen (De Long, Coman u. Zeidman, 1950) oder aber auf der angestammten Wachstumsrichtung des sich schichtenden Plattenepithels

beruht, kann hier nicht dikutiert werden. Es scheint aber sicher, daß die Tumorentstehung nicht nur das Ergebnis einer anormalen Differenzierung und einer
sehr hohen Proliferationsphase ist, sondern auf einer quantitativen Veränderung
von Oberflächeneigenschaften beruht (ABERCROMBIE u. HEAYSMAN, 1953; AMBROSE
JAMES u. LOWICK, 1956). *Somit ist die maligne Neoplasie auch an der Cervix evident ein quantitatives, ein Wachstumsproblem (Abb. 71). Voraussetzung invasiven
Wachstums und weiterer Metastasierung ist die Erreichung einer „kritischen Zellzahl" und einer positiven Wachstumsbilanz. Dies aber erfordert wieder eine längere
Latenzzeit, entscheidend für den Einsatz der Früherfassungsmethoden und der Therapie im frühen Tumorstadium.*

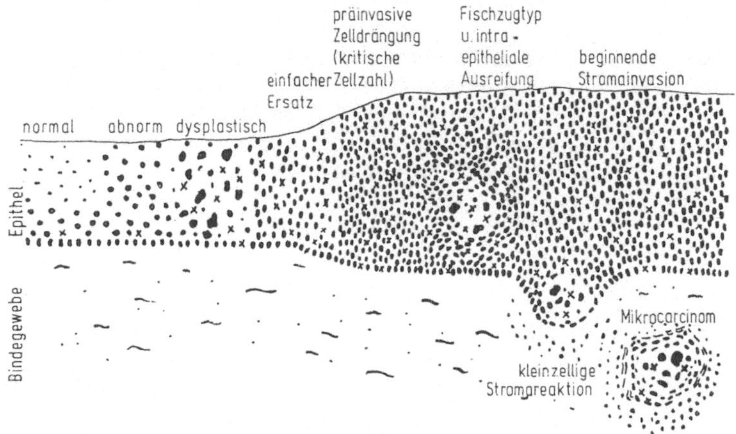

Abb. 71. Entstehung des Cervixcarcinoms als quantitatives Phänomen (schematisch). Nach
Erreichung einer kritischen, maximalen Zellzahl zur Erlangung der Infiltrationspotenz bilden
sich Ausreifungsherde, oft noch intraepithelial gelegen, nicht selten unter gleichzeitiger Des-
organisation der Zellordnung. Durch den steigenden Wachstumsdruck werden diese Zellkomplexe bei begrenzter Schichtungsmöglichkeit nach außen in das Bindegewebe vorgedrängt.
Begünstigt durch Ödem und kleinzellige Stromareaktion erfolgt die Infiltration (HILLEMANNS,
FRÖHLICH u. PRESTEL, 1968)

d) Cytoplasma-Kernrelation

Die Cytoplasma-Kernrelation ist ein wichtiges optisches Kriterium bei täglicher mikroskopischer Diagnostik zur Bestimmung der Stufe erreichter Bösartigkeit. Celluläre Funktion findet ihren sichtbaren Ausdruck im cytoplasmatischen
Differenzierungsgrad, celluläres, gut- oder bösartiges Wachstum vor allem in der
Aktivierung und substantiellen Zunahme des Zellkerns.

Es herrscht heute die Ansicht, daß das Cytoplasma der Tumorzelle hinsichtlich seiner strukturellen Anteile Abnormitäten im Sinne einer Minderwertigkeit,
Entdifferenzierung und strukturellen Verarmung aufweist, im Gegensatz zum Zellkern, für den eher eine Aktivierung seiner Funktionen (Massenvergrößerung des
Nucleolus und der übrigen Kernbestandteile) angenommen werden kann (v.
ALBERTINI, 1949, 1952, 1955; GRAFFI, 1959; BÜCHNER, 1959, 1966/67). Besonders
von ALBERTINI findet quantitative Übereinstimmung zwischen Strukturverlust
und Malignitätsgrad. Er nimmt einen Antagonismus zwischen „substantiellem
und funktionellem Kerngewinn" und „Cytoplasmaverlust" an. Er wies nach, daß
infolge dieser Cytoplasmaschädigung auch die substantielle Verbindung zwischen

Cytoplasma und Zellkern sehr lose ist, so daß die Zellkerne häufig ihren Plasma-
anteil verlieren und gleichsam als nahezu nackte Kerne erscheinen — wie wir es
täglich bei cytologischer Diagnostik des Carcinoma in situ sehen und beschrieben
haben. Limburg u. Krahe (1964) fanden auch in der Gewebekultur des Carcinoma
in situ wie des invasiven Cervixcarcinoms sogenannte nackte Zellkerne von besonderer Vitalität.

Dem entspricht die sog. Kern-Plasma-Relation, wobei das Verhältnis Kernvolumen zu Cytoplasmavolumen in der Tumorzelle eindeutig zugunsten des Kerns
verschoben ist (Howard et al., Schairer; Johnston u.a., zit. Hillemanns,
1964), Reagan et al. (1953) drückten die Kern-Plasma-Relation in Prozenten aus,
die der Kern im Plasma einnimmt. Beim sog. abnormen Epithel fand Reagan
etwa 25%, beim Carcinoma in situ etwa 55% des Plasmaraumes durch den Kern
besetzt.

In eigenen ausgedehnten Untersuchungen (Hillemanns u. Rha, 1961;
Hillemanns, 1966; Hillemanns, Sixtus-Klug u. Prestel, 1968) trat bei Messung der Cytoplasma-Kernrelation in der Abfolge der Malignitätsstufen des Cervixcarcinoms der Antagonismus zwischen Kerngewinn und Cytoplasmaverlust als
charakteristisch und signifikant hervor (Abb. 72).

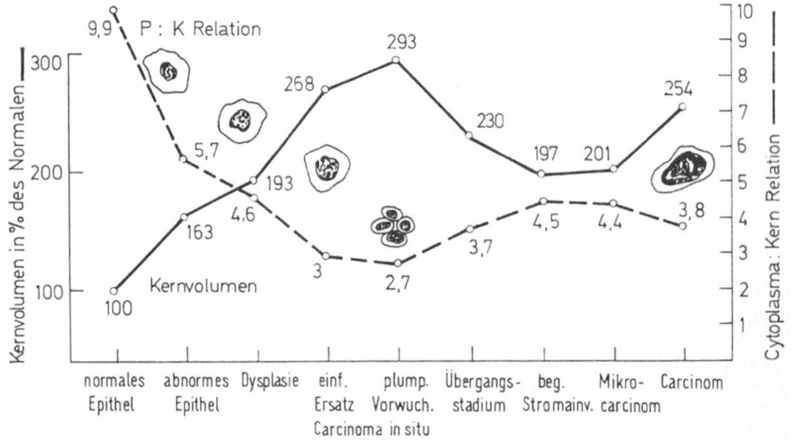

Abb. 72. Nachdem die Cytoplasma-Kernrelation beim Carcinoma in situ (plumpes Vorwuchern)
ihr Minimum erreicht hat, steigt sie in den darauffolgenden Stadien kurz vor und nach der
Invasion erneut an.

Abbau der Differenzierung (des Cytoplasmaanteils) unter Zunahme des Wachstums (des Kern-
gesamtvolumens) ist Grundphänomen der Krebsentstehung an der Cervix. (Hillemanns,
1964, 1970)

Zur Durchführung der Volumenbestimmung von Cytoplasma und Kern verwandten wir
die klassische Karyometrie (Planimetrie) und das „Integrationsokular I" der Firma Zeiss.
Bei 153 Frauen wurden die einzelnen Stadien der Kanzerisierung (Kollektiv A) und die Malignitätsstufen am gleichen Fall (Mikrocarcinomfälle, Kollektiv B) gemessen. Stufenweise wird
beim Carcinoma in situ das maximale Kernvolumen erreicht mit einem Minimum an Differenzierung und Maximum an Wachstum (Abb. 33,50).

Die Zunahme der Cytoplasma-Kernrelation beim invasiven Carcinom kennzeichnet den erneuten Gewinn cytoplasmatischer Substanz. Die bevorstehende
Invasion wird durch Wiederanstieg der Plasma-Kernrelation bereits in intraepithelialen, sog. eosinophilen Ausreifungsherden und Arealen sog. Fischzugtyps an-

gekündigt (Übergangsstadium) (Abb. 26, 34). Diese erneute, wenn auch unvollkommene Rückdifferenzierung tritt dann besonders optisch und meßbar bei den eben abknospenden Zellkomplexen des Carcinoma in situ mit minimaler Stromainvasion und auch den diskontinuierlich abgesiedelten Mikrocarcinomherden hervor (Abb. 37, 38; 42, 44, 48, 49; 54). *Auf der Stufe des Carcinoma in situ wird das Minimum an Cytoplasma bei einem Maximum an Kernvolumen gefunden. Das bedeutet: Der Vollzug der Invasion ist an höchstmögliche Einschränkung der Differenzierung zugunsten alleinigen Wachstums gebunden* (Abb. 72, 96). BOTELLA-LUSIA et al. (1961) fanden bei den Carcinomata in situ keine PAS-positiven Substanzen, konnten aber in 90% der unreifen invasiven Carcinome Glykogen und in 60% der reifen invasiven Carcinome Mucopolysaccharide nachweisen. Dies ist ebenfalls Ausdruck des „Differenzierungsgewinnes" des manifesten Carcinoms nach vollzogener Infiltration im Vergleich zum präinvasiven Stadium maximalen Differenzierungsverlustes. (Probleme „Wachstum und Differenzierung", s. F. BÜCHNER, 1966/67; 1969.)

2. Biochemische Methoden

Verschiedene Versuche sind unternommen worden, um dem Problem der ersten Carcinomentwicklung mit biochemischen Methoden näherzukommen. Die Methode von STRAUS et al. zur spezifischen Färbung von Carcinomgewebe mit Triphenyl-Tetrazoliumclorid hat keine verwertbare Ergebnisse gezeigt.

ODELL u. FISHMAN fanden, daß die Glukuronidase, ein die Glukuronsäure spaltendes Ferment, unter anderem in carcinomatösen Geweben eine vermehrte Aktivität besitzt. Sie versetzten Vaginalsekret mit Phenolphthaleïn-Glukuronid. Nach mehrstündiger Bebrütung bei 38°C wurde das Phenolphthaleïn freigesetzt und konnte photometrisch nachgewiesen werden. Das Vaginalsekret von Trägerinnen eines Portiocarcinoms ergab wegen der erhöhten Aktivität der Glukuronidase im Carcinomgewebe bei dieser Methode viel höhere Werte als das Sekret normaler Vergleichspersonen. Der Unterschied in der Menge freigesetzten Phenolphthaleins war so deutlich, daß die Methode zu einem Test ausgebaut wurde. Der gleiche Test kann auch mit Gewebsstückchen durchgeführt werden.

ODELL fand, daß bei 40 weiblichen Genitalcarcinomen der Test jedesmal positiv ausfiel. 665 Normalfälle zeigten allerdings in 20% falsche positive Ergebnisse. Da in späteren Nachuntersuchungen die falsch Positiven über 50% betrugen und andererseits gerade bei Frühcarcinomen Versager festgestellt wurden, sind diese Versuche nicht weiter fortgesetzt worden.

Die histochemische Methode von GOMORI bezweckt den Nachweis einer alkalischen oder sauren Phosphatase bzw. Phosphamidase im Gewebe, wobei der fermentativ abgespaltene Phosphor durch Bleisulfid ersetzt und so der Ort der Fer,menttätigkeit in der Zelle durch Schwarzfärbung sichtbar wird. K. G. OBER hat als erster in Deutschland dieses Verfahren aufgegriffen und die Funktion im Endometrium durch die Aktivität der alkalischen Phosphatase in schönen Untersuchungen zur Darstellung gebracht. STOLL, EBERN u. STRECKER haben starke Aktivität der Phosphamidase im Portiocarcinom, aber auch in histologisch unverdächtigen Randgebieten von Vulvacarcinomen festgestellt. Sie glaubten, möglicherweise eine präcanceröse Disposition des entsprechenden Gewebsabschnittes mit erhöhtem Kernstoffwechsel histochemisch erfaßt zu haben. Ferner konnten die Autoren entgegen den Angaben von GOMORI Fermentreaktionen auch an carcinomatösen Einzelzellen im Scheidenabstrich nachweisen. LIMBURG, UHLMANN u. ROTHE haben Untersuchungen der Phosphamidase-Reaktion beim Carcinoma in situ vorgenommen (1956). Es konnten die Ergebnisse früherer Autoren bestätigt werden, nach denen eine echte Tumorspezifität dann nicht erwartet werden kann, wenn sich wie bei der Gomori-Färbung auch die basalen Schichten des normalen Plattenepithels intensiv darstellen lassen. Zwar unterscheidet sich beim Carcinom die Reaktion durch besondere Intensität bis in die oberflächlichsten Epithelschichten erheblich von der normalen Plattenepithelleiste. Doch waren scheinbar unvermittelt im normalen Epithel auftretende ganz ähnliche Bezirke mit starker Fermentaktivität zahlenmäßig zu häufig, um immer als Präcancerosen gelten zu können. Das Ziel einer spezifischen Anfärbbarkeit carcinomatöser Einzelzellen ist bis heute nicht erreicht worden.

Untersuchungen am lebenden Carcinomgewebe.

In seiner Monographie „Studien über die Morphogenese des Plattenepithelcarcinoms der Portio vaginalis uteri" hat Glatthaar (1950) mit Hilfe des Phasenkontrastverfahrens und der Gewebekultur versucht, durch Beobachtungen lebender Epithelzellen neue morphologische Erkenntnisse zur Frage des malignen Wachstums zu gewinnen. Hierbei ist er zu folgenden Ergebnissen gekommen:

Das normale, das abnorme und das unruhige Plattenepithel lassen sich in der Kultur überlebend erhalten, doch gehen sie zumeist nicht an. Gelegentlich zeigen sich am unruhigen Epithel Wachstumserscheinungen. Das atypische Epithel offenbart deutliches Wachstum, zumeist in Form solider Epithelfortsätze. Die stärkste Wachstumsintensität hat sich bei Oberflächencarcinomen feststellen lassen, bei welchen ungefähr 50% der Kulturen angingen. Bei infiltrierend wachsenden Carcinomen ist die Wachstumstendenz nicht geringer gewesen als beim Oberflächencarcinom. Auch in cytologischer Hinsicht war im Phasenkontrastmikroskop ein Unterschied zwischen beiden Malignitätsgraden nicht vorhanden. Diese mit dem Plasma-Clot-Verfahren gewonnene Ergebnisse konnten von Limburg u. Krahe (1964) mit Hilfe des Trypsinierungsverfahrens nach Dulbecco und Vogt übertroffen werden. Sie konnten normales Plattenepithel der Portio uteri in 50% aller Fälle zum aktiven Wachstum, d. h. zur Proliferation und zum Weiterwachsen in Subkulturen bringen. Beim Carcinoma in situ wie bei invasiven Cervixcarcinomen betrugen die Wachstumsraten etwa in gleicher Weise zwischen 70 und 80%. Ferner ließen sich in beiden Gewebsarten sogenannte nackte Zellkerne von besonderer Aktivität nachweisen, die von v. Albertini als besonderes Zeichen von Bösartigkeit gewertet worden sind und die auch im Scheidenabstrichverfahren nach Papanicolaou eine besondere Rolle spielen. Diese Untersuchungen in der Gewebekultur wie auch solche des Gewebsstoffwechsels gutartiger und bösartiger Veränderungen des Portiovaginalepithels dienten damals sämtlich der Klärung der Frage, ob es sich beim Carcinoma in situ und beim invasiven Portiocarcinom um gleichartige Veränderungen des Epithels handeln würde. Die Frage der biologischen Wertigkeit des Carcinoma in situ als echter Präcancerose im engeren Sinne ist inzwischen voll und ganz bestätigt und anerkannt worden.

Limburg u. Uhlmann hatten 1950—1956 den Versuch unternommen, vergleichend zu den jeweiligen an Portio, Vagina und Vulva vorkommenden histologischen Befunden zunächst die anaerobe Glykolyse und später auch Atmung und aerobe Glykolyse der gutartigen und bösartigen Epithelproliferationen mit der manometrischen Methode nach O. Warburg zu messen. Hierbei wurde für die Bestimmung der Atmung die direkte Methode angewandt, bei der die Sauerstoffaufnahme des Gewebes in bicarbonatarmer glucosehaltiger Ringerlösung unter gleichzeitiger Absorption der Atmungskohlensäure durch NAOH direkt in reiner Sauerstoffatmosphäre gemessen wird. Für die Bestimmung der Glykolyse verwendeten sie ein zweites Gefäß, das bicarbonatreiche ebenfalls glucosehaltige Ringerlösung enthielt und in dem nacheinander die Glykolyse unter 5% CO_2

enthaltender Sauerstoff- bzw. Stickstoffatmosphäre gemessen wurde. Die tatsächliche Größe der aeroben Glykolyse ermittelten sie rechnerisch aus der direkt gemessenen auf die Verhältnisse des Glykolysegefäßes korrigierten Atmung und der aerob gemessenen Druckänderung im 2. Gefäß. An mehr als 100 Fällen wurden zunächst vergleichend die anaerobe Glykolyse der gutartigen und der cancerisierten Plattenepithelien an der Portio vaginalis untersucht. Hierbei zeigten sich folgende Ergebnisse:

Am *normalen Portioepithel* fand sich für die anaerobe Glykolyse ein Wert von

$$Q \frac{N_2}{CO_2} = + 8,1 \pm 0,4$$

aus 63 Einzelbestimmungen. Für *Epidermisierung* und *entzündliche Epithelveränderungen* der Portio wurde an 32 verschiedenen Entnahmen ein Mittelwert von

$$Q \frac{N_2}{CO_2} = + 13,4 \pm 0,5$$

festgestellt.

Beim Carcinoma in situ fand sich an 22 Gewebsproben von 15 verschiedenen Patientinnen ein Mittelwert von

$$Q \frac{N_2}{CO_2} = + 24,6 \pm 0,9,$$

eine Zahl, die über dem von O. WARBURG genannten Quotienten von $+ 21$ im Mittel für menschliches Carcinomgewebe liegt. Beim invasiven unreifzelligen Plattenepithelcarcinom der Portio ergab sich unter 44 Bestimmungen bei 21 Patientinnen ein Mittelwert von $23,2 \pm 0,7$. Bei den selteneren hornbildenden Plattenepithelcarcinomen lagen die Werte etwas niedriger.

Die Forschungen von O. WARBURG sind bekanntlich später hinsichtlich ihrer Krebsspezifität kritisiert worden. Nach GREENSTEIN gibt es keinen spezifischen, für alle malignen Gewebe in gleicher Weise charakteristischen Tumorstoffwechsel. GREENSTEIN weist aber immer auf die Änderungen hin, die der Stoffwechsel von Geweben erfährt, wenn diese maligne entarten. Allein die *vergleichenden Untersuchungen an Geweben gleichen Ursprungs*, wie sie BUTENANDT immer gefordert und zum Ausgangspunkt seiner eigenen Forschung gemacht hat, können hier zu einer endgültigen Aussage führen. Der Einwand einer hohen glykolytischen Fähigkeit der Retina zum Beispiel, die dem Carcinomstoffwechsel nahekommt, kann sich nicht zum Vergleich mit Portiobefunden eignen. Entsprechend diesen Forderungen haben LIMBURG u. UHLMANN später in geeigneten Fällen mit vermehrtem Anfall von Gewebsmaterial ihre ersten Ergebnisse durch die Messung der Atmung und der aeroben Glykolyse ergänzt. Die auf diese Weise bei insgesamt 17 Fällen erzielten Ergebnisse sind in Tab. 11 zusammengefaßt. Hieraus ergibt sich folgender Kommentar: Hinsichtlich der anaeroben Glykolyse zeigten sich keine Veränderungen gegenüber den früheren Werten. Augenfällig war die Steigerung der Atmung bei den benigne proliferierenden Epithelien, die auf diesem Wege wohl ihren vermehrten Energiebedarf außer aus der nur wenig erhöhten Glykolyse decken. Dagegen ist die Atmung der malignen Epithelien erniedrigt, die anaerobe Glykolyse erhöht. Die aerobe Glykolyse dieser Epithelien war zwar gesteigert, erreichte aber nicht die für andere maligne Tumoren bekannte Größe. Entscheidend war auch hier wiederum das völlig gleichsinnige Verhalten von Carcinoma in situ und infiltrierendem Carcinom. Beide zeigen denselben Stoffwechseltypus, der von dem der benignen Veränderungen abweicht und sie als dem Stoffwechsel nach identische Gewebe charakterisiert, wie sie es auch der Morphologie nach sind. Diese von Limburg u. Uhlmann erhobenen Befunde sind später von den Warburg-Schülern Negelein u. Eschbach (1955) bestätigt worden. Ihre Ergebnisse finden sich in Tab. 12.

Tabelle 11. *Atmung, aerobe und anaerobe Glykolyse des normalen und des benigne oder maligne proliferierenden Portioepithels.* (Limburg u. Uhlmann)

Histologische Diagnose	Q_{O_2}	$Q_{O_2}^{O_2}$	$Q_{O_2}^{N_2}$
Normales Epithel	— 9,5	+ 6,3	+ 9,8
Epidermisierung, Entzündung	— 12,9	+ 7,5	+ 15,4
Oberflächencarcinom	— 7,2	+ 10,5	+ 24,3
Infiltrierendes Carcinom	— 6,5	+ 9,3	+ 26,3

Tabelle 12. *Atmung, aerobe und anaerobe Glykolyse des normalen, atypischen und malignen Portioepithels* (Negelein und Eschbach)

Epithelart	Q_{O_2}	$Q_M^{O_2}$	$Q_M^{N_2}$
Originäres Epithel	— 2,9	2,2	8,2
Einfach atypisches Epithel	— 4,7	4,2	13,2
Unruhiges Epithel	— 6,1	5,5	16,2
Gesteigert atypisches Epithel	— 6,1	5,5	17,2
Carcinomatöses Oberflächenepithel	— 7,3	6,7	22,0
Invasives Carcinom	— 7,2	6,6	21,1

Als Ergebnis dieser Untersuchungen zeigen sich zusammenfassend folgende Tatsachen:

1. Die Messung der anaeroben Glykolyse an gutartigen und bösartigen Veränderungen des Portioepithels ergibt an großen Untersuchungsreihen bestimmte, gesetzmäßig sich bestätigende Befunde.

2. Eine statistisch gesicherte Differenzierung zwischen entzündlich bedingten Epithelproliferationen und beginnenden unreifzelligen oberflächlichen und infiltrierenden Plattenepithelcarcinomen ist quantitativ im anaeroben Gewebsstoffwechsle ebenso möglich wie die Unterscheidung zwischen Leukoplakie und beginnendem Hornkrebs.

3. Für Atmung, aerobe und anaerobe Glykolyse finden sich keine Unterschiede zwischen dem Carcinoma in situ und dem Carcinom mit Tiefeninfiltration. Diese biochemische Identität spricht als experimenteller Beleg für die Existenz maligner Epithelproliferationen ohne infiltrierendes Wachstum.

3. Autoradiographie

Autoradiographische Untersuchungen mit H^3-markiertem Thymidin (s. bei Oehlert; Oehlert et al., 1961) über den Mechanismus und den zeitlichen Ablauf der physiologischen Regeneration am mehrschichtigen Plattenepithel der Mäusehaut und nach Methylcholanthrenpinselung ergaben wichtige Einblicke in den normalen und pathologischen Modus der Zellteilung (Abb. 73). Diese experimentellen Befunde sind ein völliges Analogon zum Teilungsmechanismus während der stufenweisen Kanzerisierung an der menschlichen Portio und bedeutsamer Ausdruck der sich hierbei vollziehenden Wandlung der Differenzierungs- und Wachstumspotenz.

In unserer Arbeitsgruppe fanden Fettig et al. (1964, 1965, 1966), daß der physiologische Modus der inäqualen Zellteilung in eine weiter teilungsfähige und eine differenzierungsfähige Tochterzelle im Carcinoma in situ aufgehoben ist. Hier ist die für Krebswachstum typische äquale Teilung in nur noch teilungs-, nicht mehr differenzierungsfähige Tochterzellen bereits realisiert.

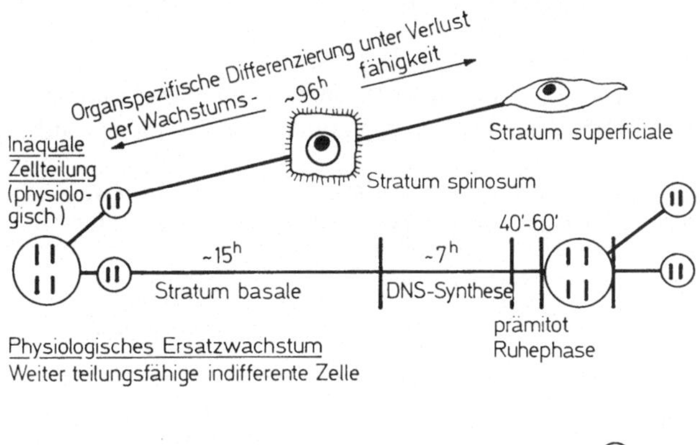

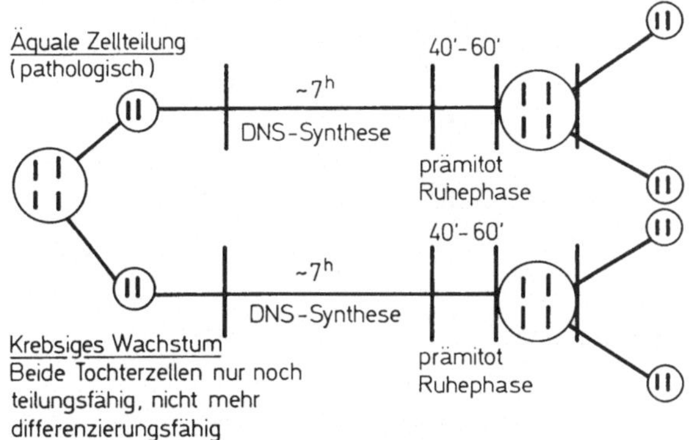

Abb. 73. Zellteilungsmodus des mehrschichtigen Plattenepithels (in Anlehnung an W. OEHLERT). Das Stadium der äqualen Zellteilung, typisch für Krebswachstum, ist bereits im Carcinoma in situ der Cervix realisiert. (HILLEMANNS, 1964)

Tabelle 13. *³H-Index und mittlere Generationszeit des menschlichen Portiocarcinoms und seiner Vorstufen* (O. FETTIG u. R. SIEVERS)

Zunahme der ³H-Indices (Mittelwerte) bei kontinuierlicher Verkürzung der mittleren Generationszeit während der Krebsentstehung am Portioepithel der Frau. Gute Übereinstimmung mit den im Tierexperiment gefundenen Werten. a) Berechnung mit konstanter DNS-Synthese-Phase = 6 Stunden. (JOHNSON et al., 1960)

Plattenepithel der Portio uteri (Mensch) eigene Untersuchungen	Mittelwerte ³H-Index %	Mittlere Generations- zeit Std.	Epidermis (Maus) (DÖRMER, TULINIUS u. OEHLERT)	³H-Index	Mittlere Genera- tionszeit Std.
Normal	6,25	96 (71—170	normal	4	150
Abnorm	11,9	50 (46— 55)			
Dysplasie	14,97	40 (36— 52)	Hyperplasie	14 (6,7—27)	56
C. i. s.	15,69	38 (33— 42)			
Carcinom	22,9	26 (22— 32)	Carcinom	30 (18—51)	26

Die verschiedenen Stufen der Krebsentstehung an der Portio uteri wurden bei diesen Untersuchungen auf ihre unterschiedliche DNS-Synthese mit radioaktiv markierten Vorläufern der DNS, mit ^{3}H-Thymidin, hin untersucht. Durch Zählung von insgesamt 185 000 Zellen wurde für das Einzelgewebe der jeweilige ^{3}H-Index bestimmt, wobei ein kontinuierlicher Anstieg vom normalen über das abnorme, das dysplastische und schließlich atypische (Carcinoma in situ) Plattenepithel zum invasiven Carcinom gefunden wurde, und zwar im Verhältnis 1: 1,9: 2,4: 2,5: 3,6.

Dies bedeutet, daß das dysplastische Plattenepithel bereits einen doppelten DNS-Umsatz in den proliferierenden unteren Zellreihen, das Plattenepithelcarcinom einen fast 4fachen DNS-Umsatz zum normalen Plattenepithel hat. Berechnungen

Tabelle 14. *^{3}H-Index und Generationszeit verschiedener menschlicher Carcinome nach autoradiographischen Untersuchungen in vitro und in vivo.* (O. FETTIG et al., 1966)

Tumorgewebe	^{3}H-Index %	a, b Mittlere Generationszeit Std.	Autoren
Plattenepithelcarcinom	18,3	32,8	
der Portio uteri	20,8	28.8	
	25,8	23,2	
	26,6	22,6	FETTIG (1964)
Adenocarcinom des Corpus uteri	9,6	62,5	
	12,3	48,8	
	14,8	40,6	
Schleimhautsarkom des Corpus uteri	12,3	49,0	
Kleinzelliges Bronchialcarcinom	10,2	60,0	
Papillär wachsendes Kieferhöhlencarcinom	15,0	39,6	OEHLERT, DÖRMER u. LESCH (1963)
Nicht verhornendes Plattenepithelcarcinom Zunge	7	85,8	
Adenocarcinom des Colon (Metastasen)	22,0	27,0	
	8,0	75,0	
Hepatocelluläres Carcinom (Metastase)	2,5	240,0	BASERGA, HENEGAR, KISIELESKI u.
Magencarcinom (Metastase)	9,0	66,0	LISCO (1962)

Tabelle 15. *Markierungsindex mit *^{3}*-H-Thymidin aus Bezirken größter Proliferationsaktivität der Biopsien.*
6 Kategorien mit steigendem Malignitätsgrad von normal (1 +) bis zum Carcinoma in situ (6 +) in % (RICHART, 1968)

	1 +	2 +	3 +	4 +	5 +	6 +
	2,7	2,0	3,7	3,8	8,3	39,7
	4,5	4,1	5,3	7,0	12,0	41,0
	4,7	6,0	7,0	11,0	14,8	44,3
	5,4	7,8	7,5	13,8	16,4	48,0
	5,7	7,9	8,3	16,0	16,6	49,0
			10,0	22,6	23,0	57,0
			10,0	34,2	35,3	
			12,0		36,0	
			16,0			
			17,0			
			18,0			
Mittelwert	4,6	5,6	10,3	15,2	20,3	46,5

der mittleren Lebensdauer der Einzelgewebe zeigten, daß entsprechend dem zunehmenden Zellumsatz eine kontinuierliche Verkürzung der mittleren Lebensdauer (Generationszeit) vom normalen Plattenepithel mit 96 Std. bis zum Plattenepithelcarcinom mit 26 Std. eintritt (Tab. 13, 14, 15; Abb. 74). Der physiologische Modus der inäqualen Zellteilung in eine weiter teilungsfähige und eine differenzierungsfähige Tochterzelle ist *im Carcinoma in situ aufgehoben.* Hier ist die *für Krebswachstum typische äquale Zellteilung* in nur noch teilungs- nicht mehr differenzierungsfähige Tochterzellen bereits realisiert (s. Abb. 75). Dieser Befund erscheint wiederum bedeutsam für die Deutung des Carcinoma in situ.

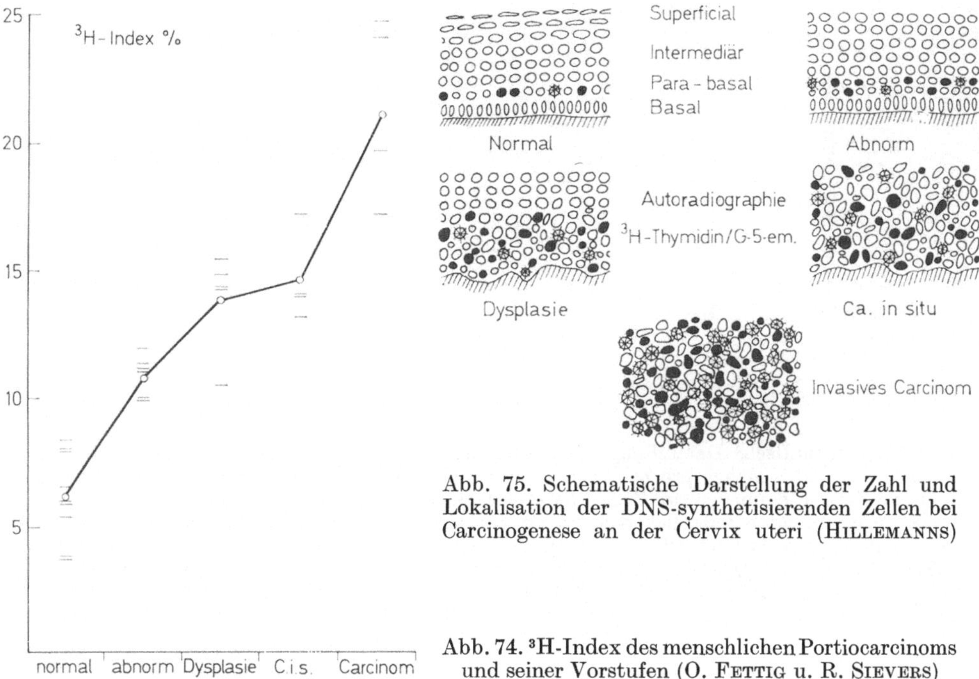

Abb. 75. Schematische Darstellung der Zahl und Lokalisation der DNS-synthetisierenden Zellen bei Carcinogenese an der Cervix uteri (HILLEMANNS)

Abb. 74. ³H-Index des menschlichen Portiocarcinoms und seiner Vorstufen (O. FETTIG u. R. SIEVERS)

4. Chromosomen, Nucleinsäure

Krebs ist vor allem als Vorgang der Mutation des genetischen Codes zu verstehen. So kommt den Chromosomen und der DNS (Abb. 76), also der genetischen Substanz des Zellkerns bei Lösung der Frage, wann Krebsentstehung realisiert ist, d. h. zur Interpretation von Dysplasie und Carcinoma in situ entscheidende Bedeutung zu. Auch der Mechanismus der Invasion, also der klinisch in Diagnose und Therapie so bedeutsame Schritt vom Carcinoma in situ zur Mikroinvasion, scheint vor allem durch Analyse der Chromosomen und des Verhaltens der DNS einer Deutung zugänglich. (Ein allgemeiner und auch geschichtlicher Überblick über Cytometrie und Cytophotometrie des Cervixcarcinoms findet sich bei HILLEMANNS, Karger-Verlag 1964, Teil II.)

a) Chromosomen

Die Rolle der Chromosomen in der Pathogenese des Krebses beschäftigte die Onkologen seit etwa 80 Jahren. Damals postulierte der Pathologe v. HANSEMANN, daß jede asymmetrische Zellteilung, die zur abnormen Teilung des chromosomalen, genetischen Materials in den Tochterzellen führt, in einer Veränderung der Differenzierungsrichtung solcher Tochterzellen resultiere, wobei die neoplastische Zelle durch einen geringeren Differenzierungsgrad als die normale Zelle charakterisiert sei.

Etwa 20 Jahre später veröffentlichte der Zoologe Boveri seine berühmte Monographie, in der er diese Hypothese, namentlich aufgrund seiner Studien an Igeleiern, unterstützte. Boveri nahm an, daß jede maligne Zelle einen abnormen Chromosomenbestand habe. Er schlug mehrere

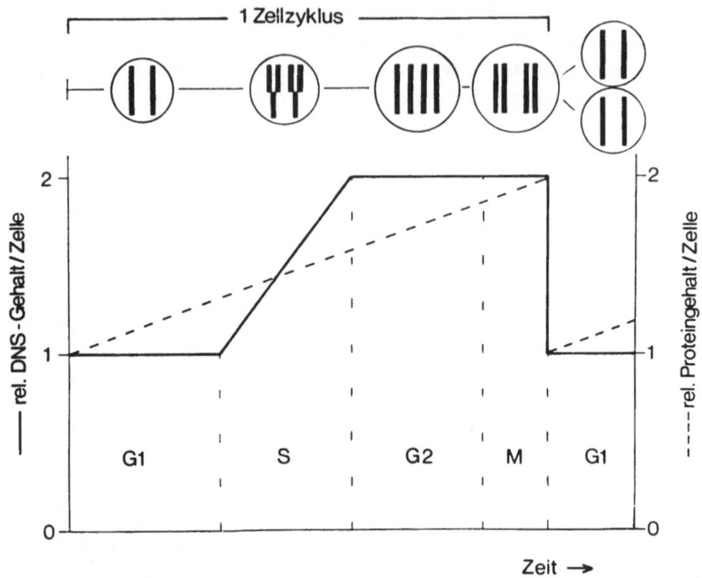

Abb. 76. Schematische Darstellung des Zellteilungszyklus; Chromosomensatz und DNS. Die Zunahme der DNS-Menge pro Zelle erfolgt nur während der DNS-Synthese-Phase (S-Phase), während die Proteinmenge pro Zelle kontinuierlich während des ganzen Zellzyklus zunimmt. In sich vermehrenden Zellkollektiven finden sich stets eine Gruppe von Zellen mit einheitlich niedrigem DNS-Gehalt (G_1-Phase-Zellen), eine Gruppe von Zellen mit einheitlich doppelt so hohem DNS-Gehalt ([G_2+M]-Phase-Zellen), sowie eine Gruppe von Zellen mit DNS-Gehalten, die zwischen dem niedrigen und hohen Wert liegen und nicht einheitlich sind (S-Phase-Zellen). Diese drei Gruppen finden sich in den DNS-Histogrammen an immer den gleichen Stellen wieder (Göhde 1972)

Mechanismen vor, die einen solchen abnormen Chromosomenbestand hervorrufen könnten. Er stellte die Hypothese auf, daß Krebs unicellulären Ursprungs sei. 15 Jahre später glaubte Winge den experimentellen Beweis hierfür erbracht zu haben. Er hatte die Chromosomen von durch Teer induzierten Hautkrebsen der Maus analysiert und kam zu dem Ergebnis, daß Krebs aus den Nachkömmlingen einer oder mehrerer Zellen entstünde, die infolge lokaler Reizung eine abnorme Chromosomenkonstitution entwickelten. Er fand weiterhin, daß während der Progression des malignen Prozesses eine Selektion unter den malignen Zellen mit verschiedenartigen Chromosomenanomalien stattfände, wobei Zellen mit einem tetraploiden Chromosomensatz einen Wachstumsvorteil erführen. Hier begegnen wir also zum ersten Male dem sog. Stammlinienkonzept, das von dem Japaner Makino fast 30 Jahre später wieder entdeckt wurde, bzw. dem Konzept der klonalen Evolution, das namentlich von der französischen Schule auf die Leukämien übertragen wurde. Das Jahr 1957 wurde dann das Geburtsjahr der modernen Cytogenetik. In diesem Jahr beschrieben Levan und Tjio in Schweden sowie Ford in England die exakte Chromosomenzahl des Menschen. In diesem Jahr wurde außerdem durch Hsu der hypotonische Schock in die Chromosomenpräparation eingeführt, wodurch es möglich wurde, an gut ausgebreiteten Metaphasen relativ einfach Chromosomenanalysen durchzuführen.

Die entscheidende Frage war jetzt, ob die Chromosomenanomalien in einem primären oder sekundären Zusammenhang zur Neoplasie stehen wobei Koller und Hsu für einen sekundären, Hauschka für einen primären Zusammenhang plädierten. Schon Hsu sagte, daß die *Chromosomenanalyse an prämalignem Gewebe der entscheidende Schritt bei der Prüfung* der Gültigkeit von Boveris Hypothese sei.

Die Mehrzahl solcher Studien wurde am Gewebe der Cervix uteri, auch an Polypen des Colons und Rectums durchgeführt. Es konnte gezeigt werden, daß Chromosomenaberrationen bereits in einem frühen, d. h. dem präinvasiven Stadium vorhanden sind. Vergleichbare Untersuchungen auf hämatologischem Gebiet ergaben, daß eine Anzahl sog. Präleukämien, ebenfalls

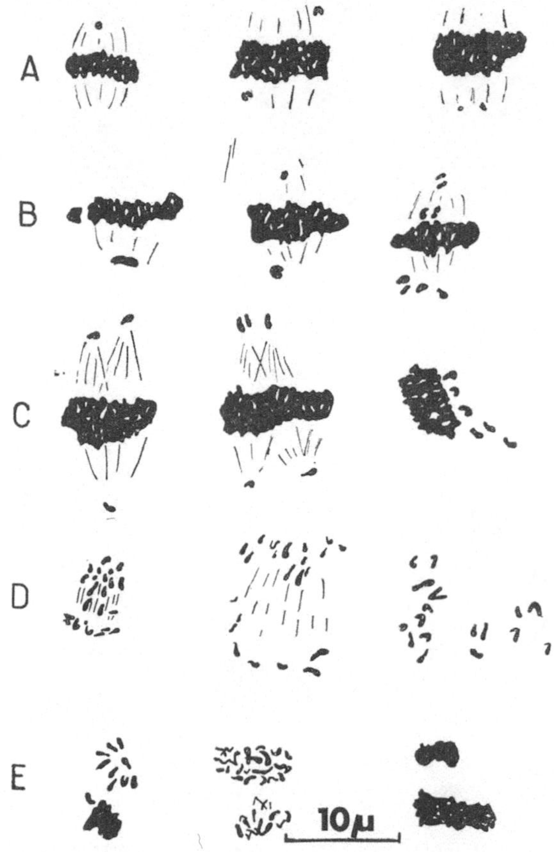

Abb. 77. Die chromosomale Pathologie des Carcinoma in situ zeigt vorwiegend abnorme Metaphasen und Anaphasen. *A, B, C*. Abnorme Phasen im Profil sind am leichtesten zu beobachten. Die mehr oder weniger zahlreichen Chromosomen sind an den Polen der Spindel lokalisiert, bei seitlicher Beobachtung ist die abnorme Position der Chromosomen schwieriger zu erkennen. *D, E*. Abnorme Anaphasen: Die Position der Chromosomen ist abnorm. Anaphasen sind selten und schwierig zu beobachten, ihre theroetische Bedeutung ist offensichtlich. Die Häufung abnormer Metaphasen erklärt sich durch die längere Dauer dieser Phase bei Mitose. 1550 × (Moricard u. Cartier, in :Gray, 1964)

in allen oder einem Teil der Zellen Chromosomenanomalien aufweisen. Die Ergebnisse der Chromosomenanalyse neoplastischer Zellen zeigte, daß praktisch jeder solide, bösartige Tumor des Menschen einen abnormen Chromosomensatz besitzt. Dennoch ist die kritische Frage, ob Chromosomenveränderungen in einem primären oder sekundären Zusammenhang zur Neoplasie stehen, unentschieden. Chromosomenanomalien in praktisch jedem bösartigen Tumor könnten es rechtfertigen, für einen kausalen Zusammenhang zu plädieren. Das Fehlen typischer Chromosomenveränderungen bei Neoplasien gleichen Ursprungs und gleichen histologischen Typs sowie die Befunde in akuter Leukämie sprechen jedoch für eine sekundäre Rolle. Der Chromosomenbestand tierischer, virusinduzierter Tumoren ist ganz in der Regel normal.

Wir wissen, daß die *chromosomale Stabilität der Zelle in enger Beziehung zum sie umgebenden Milieu steht*. Es ist bekannt, daß Sauerstoffmangel und eine Akkumulation von Stoffwechselprodukten Chromosomenaberrationen verursachen können. Dementsprechend fand Koller, daß in nekrotischen Tumorteilen die Rate abnormer Mitosen signifikant höher war als in nichtnekrotischen. Daraus kann gefolgert werden, daß Art und Umfang der Chromosomenanomalien in bestimmten Zellen vom die Zellen umgebenden Milieu beeinflußt werden können. Damit

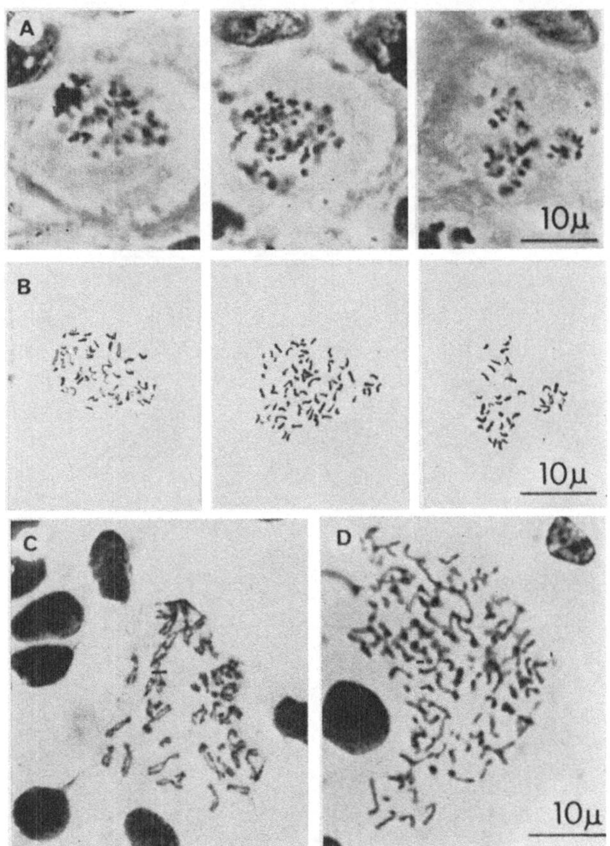

Abb. 78. Polyploidie bei Carcinoma in situ und invasem Cervixcarcinom. *A, B*. Schnitt durch eine Äquatorialplatte bei Carcinoma in situ mit sehr wahrscheinlicher Triploidie 1125 ×[1] *C*. Quetsch-Präparat: Chromosomenzahl und Strukturen scheinen relativ normal (invasives Carcinom) 1125 ×. *D*. Quetsch-Präparat: Polyploidie (invasives Carcinom). 1125 × (Moricard u. Cartier, in: Gray, 1964)

wird auch der Zeitpunkt der Chromosomenanalyse von kritischer Bedeutung, indem nämlich geringere oder keine Anomalien im Frühstadium der Neoplasie, umfangreichere jedoch im fortgeschrittenen Stadium zur Beobachtung gelangen.

Das heißt aber, daß sichtbare Chromosomenanomalien nicht die conditio sine qua non in der Onkogenese darstellen müssen. Boveris Hypothese, daß jede maligne Zelle einen abnormen Chromosomenbestand habe, kann in ihrer Allgemeingültigkeit heute nicht mehr akzeptiert werden. Jedoch reicht unser gegenwärtiges Wissen noch nicht aus, um sie uneingeschränkt ablehnen zu können (Hossfeld, 1972, Dehnhard, Breinl u. Knörr-Gärtner 1970).

Es liegen zahlreiche Untersuchungen über die *Chromosomen* bei Dysplasie und Carcinoma in situ vor, zumeist mit der direkten Quetschtechnik. Praktisch alle Untersucher fanden sowohl Polyploidie und Aneuploidie in der Mehrzahl der Meta-Phasen, wobei vielfach über den Nachweis von Marker-Chromosomen berichtet wird (ATKIN et al 1965, 1967; DEHNHARD et al 1970).

Besonders MORICARD u. CARTIER (in GRAY, 1964) studierten ausführlich die chromosomale Struktur des präinvasiven Cervixcarcinoms (hier ausführlicher Überblick über das Problem).

Bereits beim Carcinoma in situ findet sich eine Vielfalt chromosomaler Strukturabnormitäten (Abb. 77—78). Bei den charakteristischen Mitosestörungen erlangte die sog. Dreigruppen-Metaphase beim Carcinoma in situ eine gewisse Bedeutung (Abb. 79—81).

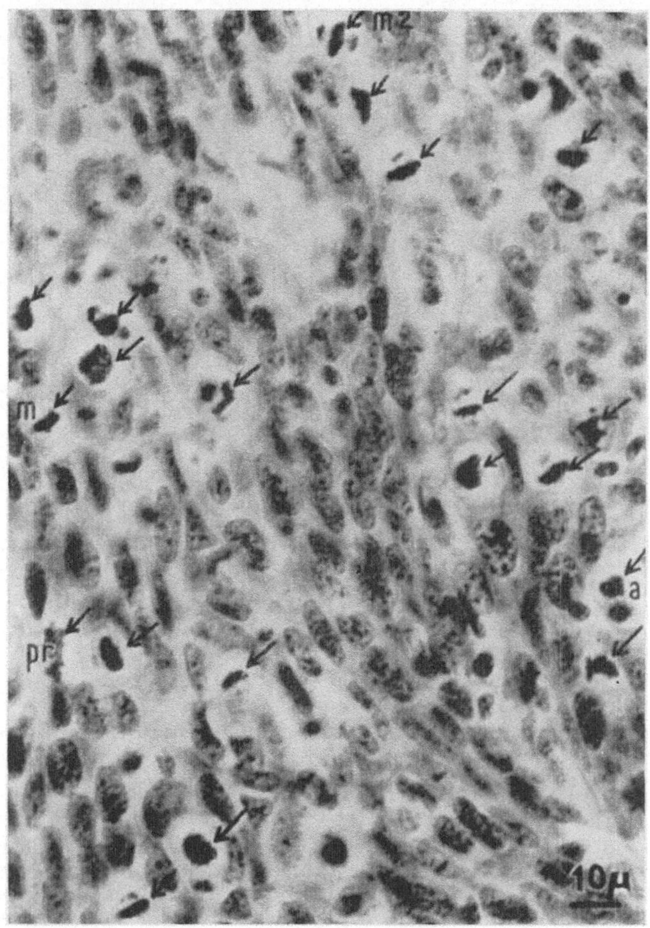

Abb. 79. Chromosomale Pathologie bei Carcinoma in situ. Intensive Proliferation mit zahlreichen abnormen Mitosen. *pr* Ende einer Prophase; *m* Metaphase: Kondensation der Chromosomen in der Äquatorialplatte. An anderer Stelle abnorme Lokalisation der Chromosomen in der Metaphase; *a* Anaphase (MORICARD u. CARTIER, in: GRAY, 1964) 660 ×

b) Nucleinsäuren

Mittels Cytophotometrie läßt sich der DNS-Gehalt atypischer Zellen im histologischen Schnitt oder im cytologischen Ausstrich-Präparat photometrisch bestimmen im Vergleich mit den Standard-DNS-Werten von normalen Zellen des Muttergewebes. Aus zahlreichen cytophotometrischen Arbeiten der letzten Jahre wissen wir, daß Carcinomzellen generell und insbesondere Zellen des Cervixcarcinoms einen von der Norm abweichenden, meist erhöhen DNS-Gehalt aufweisen. Auf dieser Tatsache beruht auch die histologische (HE) und cytologische (Papanicolaou-Färbung) Routinediagnostik. So kann man — etwas verallgemeinernd — sagen, daß das Cervixcarcinom und seine potentiellen Vorstadien cytophotometrich durch Zellen zu charakterisieren sind, deren DNS-Gehalt nicht mehr dem eines diploiden bzw. euploiden Chromosomensatzes, sondern dem eines aneuploiden Chromosomensatzes entsprechen.

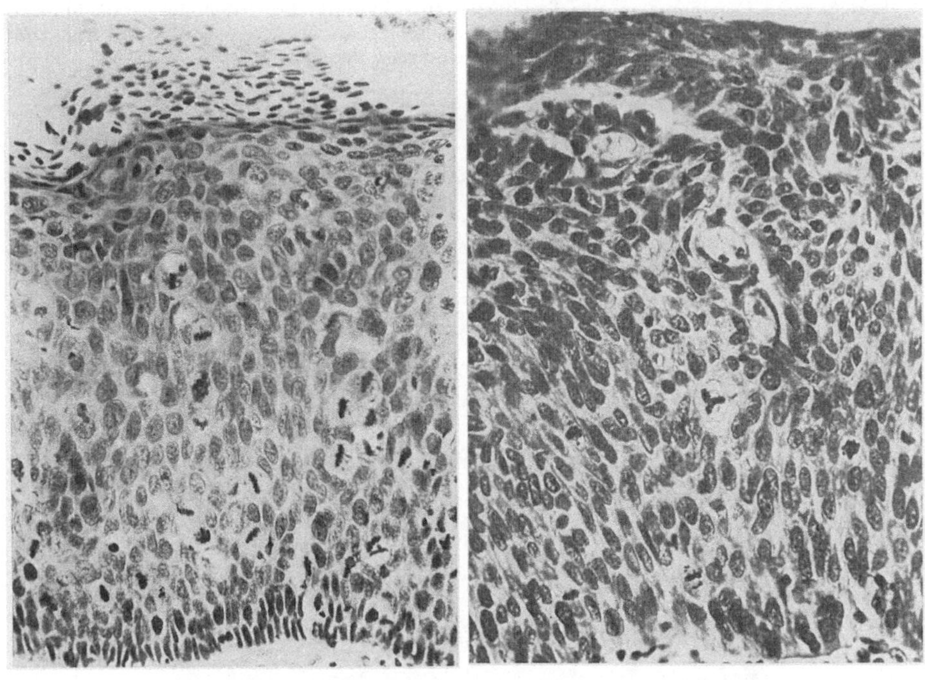

Abb. 80	Abb. 81

Abb. 80. Dysplasie mittleren Grades. Intensive Proliferation mit zahllosen abnormen Mitosen
325 ×

Abb. 81. Carcinoma in situ mit abnormen Mitosen und typischer Dreigruppen-Metaphase.
325 ×

Zur Begriffserklärung folgende Bemerkung: Der cytophotometrisch erfaßbare DNS-Gehalt eines Zellkernes ist der Anzahl seiner Chromosomen korreliert. Normale Körperzellen enthalten einen diploiden Satz von 46 Chromosomen. Unter verstärkter funktioneller Belastung einer Zelle kann es zu einer Verdoppelung bzw. Vervielfachung der Chromosomensätze im Zellkern kommen, ohne daß dieser sich teilt. Wir sprechen dann von polyploiden Zellen. Die Polyploidie ist als Anpassung an eine erhöhte funktionelle Belastung der Zelle zu betrachten und ist in den verschiedendsten Organen beobachtet worden (z. B. Leber, Herzmuskel, Niere, Endometrium) (Vgl. Abb. 82).

Solange die Zellen dem normalen Verdoppelungsrhythmus ihrer Chromosomensätze gehorchen, bezeichnen wir sie als euploid. Dagegen können wir bei einer überwiegenden Mehrzahl der Carcinome bzw. maligner Tumoren eine „Entgleisung" dieses Verdoppelungsrhythmus beobachten, wobei nun Zellen auftreten, deren Chromosomensätze nicht mehr dem Vielfachen des diploiden Satzes entsprechen. Das heißt, *im malignen Tumor wird zumindest ein Teil der Zellen aneuploid.*

Die Aneuploidie ist als ein ziemlich sicheres Malignitätskriterium zu betrachten. Aus zahlreichen Untersuchungen mittels der Feulgen-*Cytophotometrie* ist bekannt, daß Zellen des Cervixcarcinoms (Atkin et al., 1960; Grundmann et al., 1960, 1961 I u. II; Sandritter et al., 1964), aber auch des Carcinoma in situ (Grundmann et al., 1961 I u. II; Sandritter u. Fischer 1962; Steele et al., 1963; Caspersson, 1964) u. auch der Dysplasie (Grundmann et al., 1961 I u. II; WIED et al., 1966; OBRANDAO, 1964; HRUSHOVETZ 1969; HRUSHOVETZ u. LAUCHLAN, 1970) einen *von der Norm abweichenden DNS-Gehalt* aufweisen. SANDRITTER et al. (1960) konnte auch beim Cervixcarcinom nachweisen, daß eine große Zahl von atypischen Zellen DNS-Werte aufweisen, die über einem triploiden DNS-Gehalt liegen.

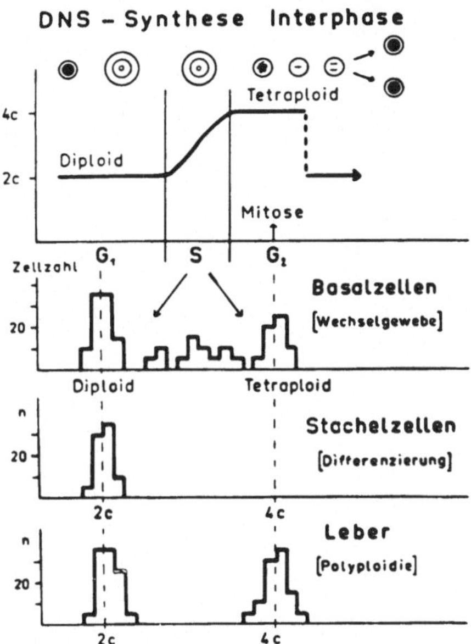

Abb. 82. Mitosecyclus und DNS-Verteilungsmuster verschiedener Normalgewebe (SANDRITTER, 1961). G_1 Postmitotische Phase, *S* Synthesephase, in der die DNS des Interphasezellkernes verdoppelt wird, G_2 Prämitotische Phase

In eigenen Untersuchungen zusammen mit GRUNDMANN u. RHA (GRUNDMANN et al., 1960; 1961 I u. II) wurde das *Kernvolumen und die DNS während der Carcinogenese* an der Cervix uteri gemessen. Es waren die ersten systematischen DNS-Messungen der stufenweisen Carcinogenese, die publiziert wurden (Abb. 83).

Diese karyometrischen und cytophotometrischen Untersuchungen nach Feulgen-Färbung ergaben: Das *normale* Portioepithel hat in der Basalis und in der Parabasalis vorwiegend diploide Zellkerne, deren Volumina in der Parabasalis doppelt so groß sind wie in der Basalis. Dies wird auf eine funktionelle Kernschwellung in den Parabasalzellen bezogen. Im *abnormen* Epithel sind bei konstantem DNS-Gehalt auch die Kerne der Basalzellen vergrößert; im *dysplastischen Epithel* treten in der Parabasalis überwiegend tetraploide Kerne auf, die außerdem die Zeichen einer lebhaften DNS-Synthese erkennen lassen. Im Carcinoma in situ folgen die Basalzellkerne nach und werden in ihrer Mehrzahl tetraploid. In den *präinvasiven Abschnitten* dieses Carcinoma in situ treten kleinkernige Zellen auf, die diploid und nur halb so groß sind wie die Zellkerne des Carcinoma in situ im Bereiche intraepithelialer Ausbreitung. Diese Ploidiereduktion wird in Analogie zu experimentellen Befunden an der Rattenleber (Abb. 86, 87) als charakteristisch für die Carcinogenese angesehen (GRUNDMANN, 1954). Die untersuchten *Portiocarcinome* haben einen hyperdiploiden oder annähernd tetraploiden DNS-Gehalt mit breiter Streuung. Für eine progressive Aneuploidie, die kontinuierlich in das Carcinom übergeht, fand sich karyometrisch und cytophotometrisch in diesen Untersuchungen kein Anhalt. Krebsiges Wachstum geht nach diesen Untersuchungen nach *Ploidiereduktion* von den diploiden Basalzellen des Carcinoma in situ aus (Abb. 88, 89).

Im Gegensatz dazu fand SANDRITTER und seine Gruppe (KOTHER u. SANDRITTER, 1964), daß bei Carcinoma in situ im intraepithelialen Carcinomgewebe und bei allen Stadien der Invasion die aneuploide Stammlinie immer erhalten blieb. Auch bei Berücksichtigung der basalen Zellen des Carcinoma in situ als mögliche praeinvasive Tochterzellen, konnte er *keine Ploidiereduktion* konstatieren (Abb. 84). Nach SANDRITTER ist die Stammlinie in allen Schichten des Epithels ausgeprägt, d. h., daß in vielen Fällen, so auch beim Carcinoma in situ, die

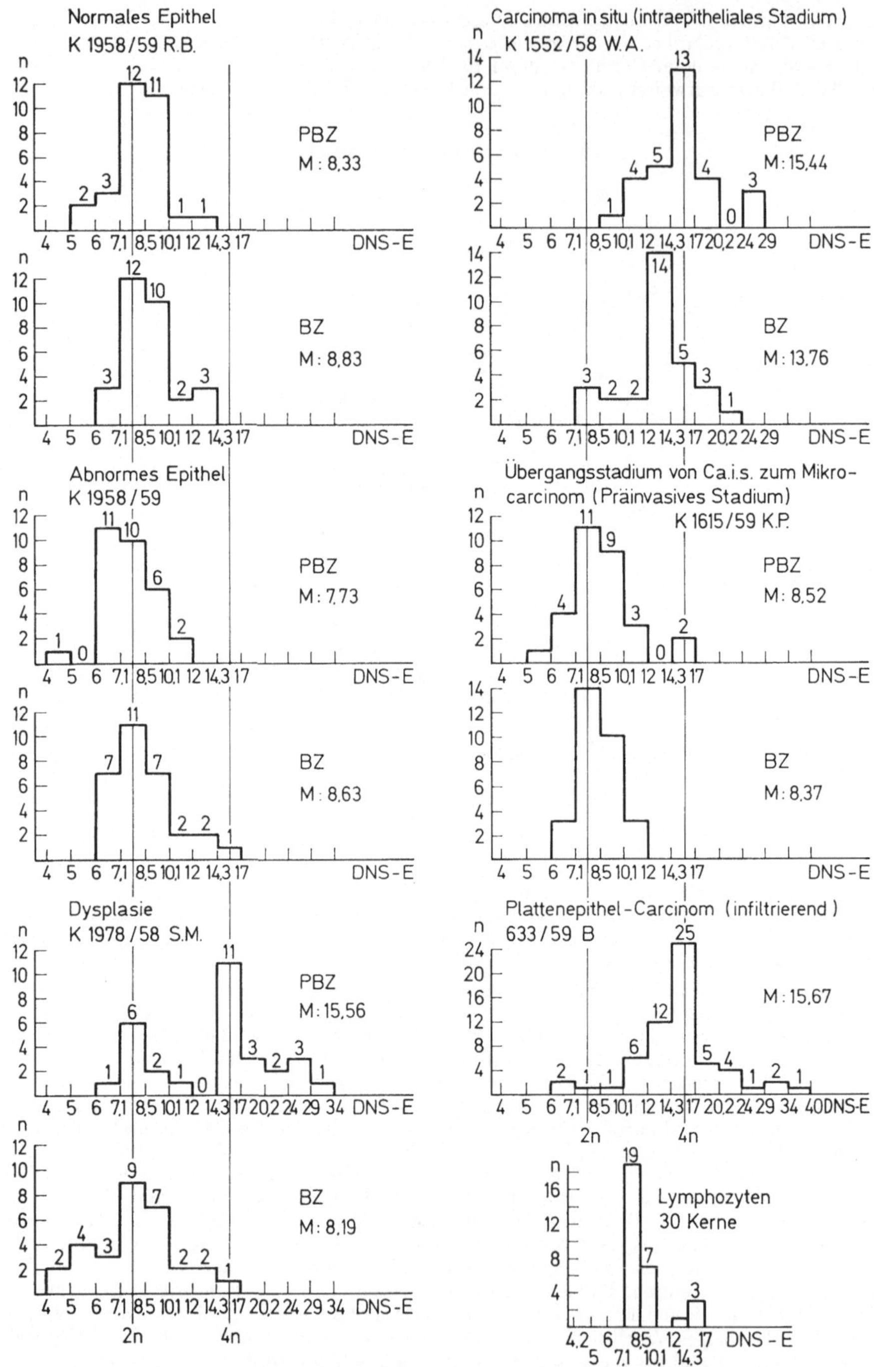

Abb. 83. DNS-Gehalt der Basal- (BZ) und Parabasal-Zellen (PBZ) in DNS-Einheiten = Feulgen-Absorptionswerte (Säulen-Diagramme) des normalen Plattenepithels, der Krebsvorstadien und des invasiven Carcinoms der Cervix uteri. Zum Vergleich die Feulgen-Absorptionswerte von 30 Lymphocyten aus einem Wurmformsatz. Gemessen wurden jeweils 30 Zellkerne aus jeder Epithelschicht. 2 n = diploid; 4 n = tetraploid. Diese Messungen stellen die ersten, cytophotometrischen Untersuchungen der stufenweisen Krebsentstehung der Cervix uteri dar (Grundmann, E.; Hillemanns, H.-G. u. Rha, R. K. 1960; 1961 a; 1961 b) (s. Text)

Entwicklung der Krebszellen über eine zunehmend stärkere Aneuploidie verläuft und der Beginn der Invasion nicht mit einer Ploidiereduktion verbunden ist.

Fall 424 (Abb. 85) von SANDRITTER kann jedoch durchaus im Sinne der Ploidiereduktion gedeutet werden.

Auch nach den Untersuchungen von SACHS et al. (1972) konnten die Histogramme frühinvasiver Carcinome im Sinne einer Ploidiereduktion interpretiert werden, d. h., im Augenblick der Invasion werden die vorher im dysplastischen Epithel und im Carcinoma in situ hochploiden Zellen auf einen vorwiegend diploiden DNS-Gehalt eingestellt. Nach vollzogener Invasion prägte sich die DNS-Stammlinie wieder aus.

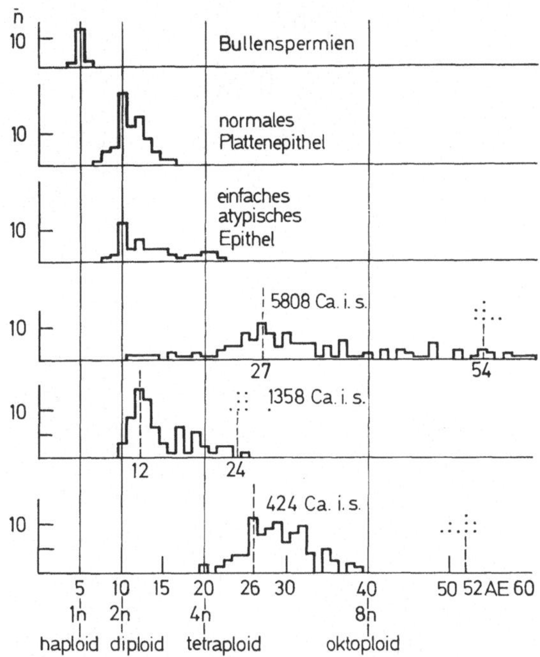

Abb. 84. DNS-Werte des normalen Plattenepithels der Portio, des einfach atypischen Epithels (abnormes Epithel) und von 3 Fällen von Carcinoma in situ. Die Punkte stellen die Meßwerte von Metaphasen dar. (SANDRITTER u. FISCHER, 1961) (s. Text)

RICHART (1968) untersuchte die *Chromosomen mittels Gewebekultur*, indem genau gezielte, kolpomikroskopisch und cytologisch sowie histologisch kontrollierte Kleinstbiopsien in Kultur gebracht worden waren. Überraschenderweise waren die meisten Zellen diploid, nicht unterscheidbar vom normalen Zervixepithel. Das bedeutet aber, daß ein signifikanter Teil der Zellen bei Dysplasie und Carcinoma in situ diploid sind, die besonders im Gewebekulturmilieu dann in Erscheinung treten. Auch bei anderen Methoden (Bestimmung des Karyotyps, Mikrospektrophotometrie) *wurde neben den polyploiden und aneuploiden Zellen immer ein gewisser Anteil diploider Zellen gefunden* (BODDINGTON et al., 1965; RICHART, 1968). RICHART deutet dies derart, daß die neoplastische diploide Zelle in relativ schnellerer Zeit die Mitose absolviert im Vergleich zur heteroploiden Zelle und deshalb ein gewisser, wenn auch kleiner Anteil von Metaphasen sich als diploid repräsentiert, während eine größere Zahl von Zellen in Abhängigkeit von der Zeitdauer der Mitose als heteroploide Zelle nachgewissen wird, diese aber den mitotischen Zelltod repräsentieren.

Bei Feulgen-Mikrospektrophotometrie fanden wir ebenso wie RICHART und die meisten Untersucher eine *signifikante Streuung der Chromosomenzahlen zu abnormen Werten*, sowohl an histologischem wie auch cytologischem Materiel (Abb. 90, 91). Alle Veränderungen von leichter bis zu schwerer Dysplasie, eingeschlossen das Carcinoma in situ, waren charakterisiert durch Zellen außerhalb des normalen diploiden-tetraploiden Chromosomenbestandes, vielfach mit extrem hohen DNS-Werten. Richart konnte keine sicheren Unterschiede zwischen Dysplasie und Carcinoma in situ finden, abgesehen von einer breiteren Streuung von den leichten zu den schweren Dysplasien (vgl. Abb. 91). Wichtig erscheint, daß auch er neben den heteroploiden DNS-Werten eine gewisse Zellzahl in der diploiden Werten fand, Ausdruck einer diploiden Zellpopulation. Es ist unklar, ob die heteroploide Zelle länger in der Mitose verharrt als die diploide, d. h. eine Mitosestörung darstellt. Träfe das zu, könnte man Unterschiede erwarten in den Häufigkeitswerten der Prometaphase und Metaphase und Werten

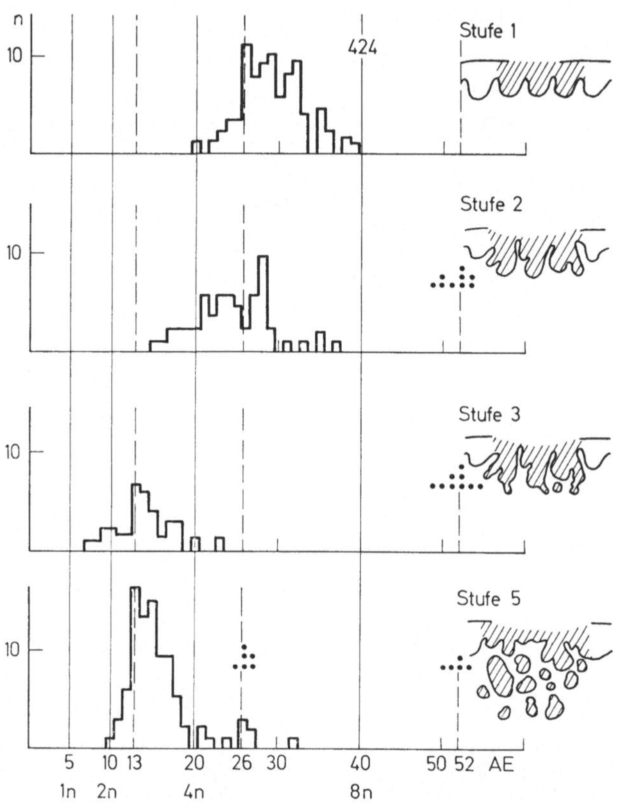

Abb. 85. DNS-Verteilung eines Carcinoma in situ (Nr. 424) und verschiedener Invasionsstufen beim gleichen Fall bis zum Mikrocarcinom. Die Punkte stellen die Meßwerte von Metaphasen-Chromosomenplatten dar. Die beginnende und die frühe Stromainvasion (Stufe 3 und Stufe 5) zeigt eine Ploidie-Reduktion im Vergleich zum Carcinoma in situ (Stufe 1 und Stufe 2). (Sandritter, 1962)

in der Anaphase und Telophase. Dies wird gewöhnlich als *Stammlinienkonzept* interpretiert, welches besagt, daß trotz weiter Streuung der Chromosomenzahlen bei Neoplasmen eine relativ kleine Population von Zellen nur in der Lage ist zur vollständigen Mitose. Nur die, die die Mitose vollständig absolvieren können, stellen die aktiv wachsende Population des Gewebes dar. Der Beweis für das Stammlinienkonzept bei einem menschlichen in situ-Krebs scheint noch nicht geliefert zu sein. (Richart, 1968).

Zur Prüfung des Malignitätswertes von Dysplasien untersuchten Wagner et al. (1972), in gemeinsamem Freiburger Programm der Pathologie (Sandritter) und der Univ.-Frauenklinik (Hillemanns) cytophotometrisch die DNS-Werte bei 17 bzw. 21 Fällen von *Dysplasie* verschiedener Ausprägungsgrade mit Übergang in Carcinoma in situ. Wagner et al. fanden zwei prinzipiell unterschiedliche DNS-Verteilungsmuster. 4 von 7 Fällen leichter Dysplasie zeigten im Histogramm einfache Verdoppelungsstufen des diploiden DNS-Wertes, d. h. sie waren polyploid. 3 leichte Dysplasien und alle mäßigen und schweren Dysplasien zeigten dagegen *aneuploide* DNS-Verteilungsmuster in Übereinstimmung mit dem Histogramm eines Carcinoma in situ. Geht man davon aus, daß die Aneuploidie ein wesentliches Kriterium der Malignität ist, so ist aufgrund dieser Meßergebnisse der Schluß erlaubt, daß zumindest die mäßige und schwere Dysplasie als obligate Praekanzerosen Malignitätswert haben.

Für die leichte Dysplasie ist nach diesen Untersuchungen die Feststellung nur mit Einschränkung zu treffen:

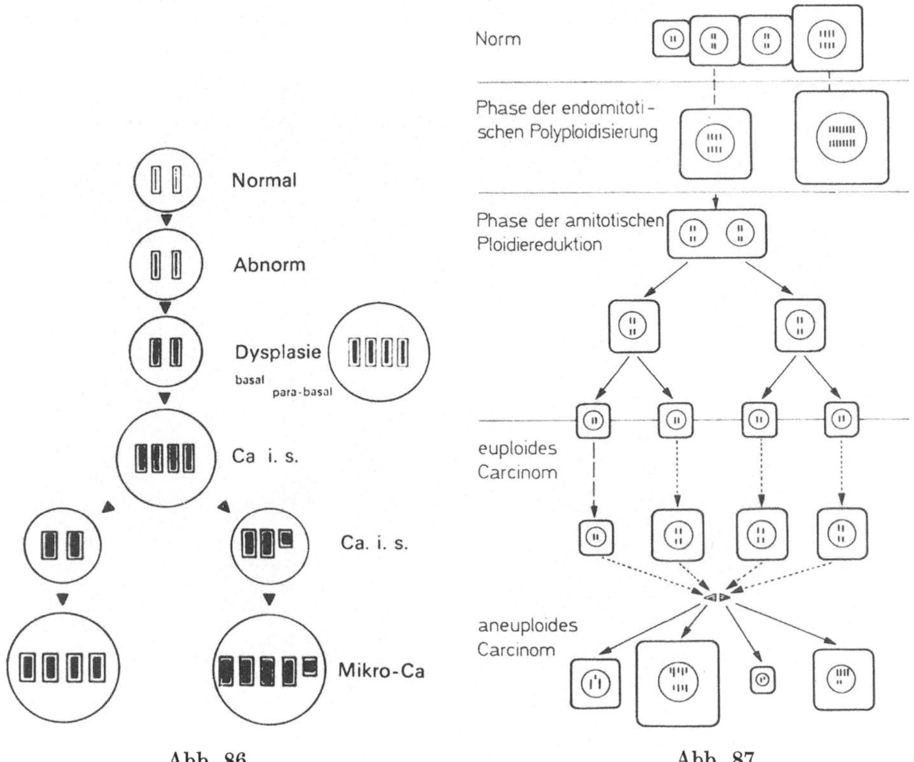

Abb. 86   Abb. 87

Abb. 86. Schema der Cytogenese des Cervixcarcinoms (E. GRUNDMANN, H. G. HILLEMANNS, K. RHA, 1962, 1964) ○ Kernvolumen; | DNS-Chromosomensatz; ▮ Histon der Chromosomen; □ RNS der Chromosomen

Abb. 87. Änderung der Ploidiestufen in der Rattenleber während der Entwicklung des Buttergelbcarcinoms (Nach GRUNDMANN, Verhandl. dt. Ges. Pathologie 1954)

Da die Polyploidisierung von Zellen eines Gewebes eine relativ häufige *unspezifische Reaktion* auf eine verstärkte funktionelle Belastung ist, die sich nach Wiederherstellung normaler Bedingungen zurückbildet, müßte man eine *leichte Dysplasie mit polyploidem DNS-Verteilungsmuster* als *reversible Anpassungshyper*-plasie ohne unmittelbare Beziehung zur Krebsentstehung betrachten. Dagegen wäre eine *leichte Dysplasie mit aneuploidem DNS-Verteilungsmuster* — ebenso wie die mäßige und schwere Dysplasie — als *obligate Präcancerose* mit Malignitätswert zu betrachten, die sich unbehandelt zum invasiven Carcinom entwickelt. Kritisch muß angemerkt werden, daß es sich hier um Messungen exfoliierter Zellen von der Oberfläche der Epithelien handelt, d. h. um die oberste exfoliierte Tochtergeneration des dysplastischen Prozesses. Es konnten nicht die Zellen des Stratum germinativum, die Mutterzellen der Dysplasie gemessen werden.

SACHS et al. (1972) fanden gegenüber normalen Vaginalepithelien mit weniger als 1% der Zellen mit tetroploidem DNS-Gehalt und mehr als 90% aller Werte im diploiden Bereich bei

Dysplasien leichten, mittleren und schweren Grades ebenfalls atypische DNS-Verteilungen. In allen Fällen ergab sich ein Maximum an Dysplasiezellen mit einem mehr als triploiden DNS-Gehalt, teils in Form von Stammlinien, teils als atypische Proliferation oder Polyploidisierung. Ihre Befunde sprechen dagegen, geringgradige Dysplasien als harmlose Form von den schweren Dysplasien abzugrenzen. Es sind verschiedene histologische Manifestationen einer potentiell gleichartigen malignen Epithelentartung.

Weitere Untersuchungen zusammen mit GRUNDMANN u. RHA (GRUNDMANN, HILLEMANNS u. RHA, 1961, II) über die *Nucleinsäurenaktivität* (Abb. 92) zeigten, daß diesen chromosomalen strukturellen Umbauten eine kontinuierliche Funktionssteigerung vorausgeht,

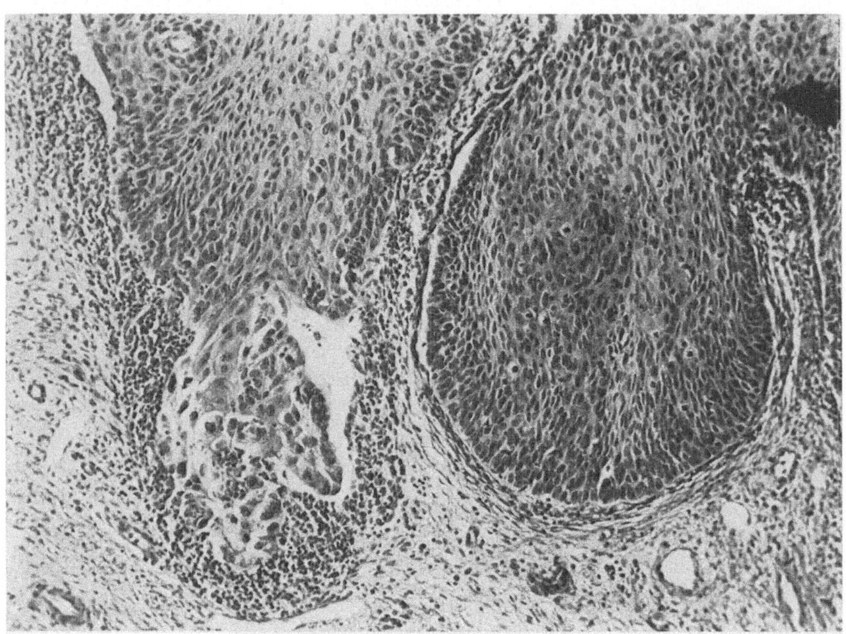

Abb. 88. Carcinoma in situ mit minimaler Stromainvasion. Hier ist der Beginn krebsigen Wachstums eben getroffen. Er geht von den diploiden Basalzellen aus, den kleinzelligen und kleinkernigen invasiven Bezirken des Carcinoma in situ (rechter Zapfen). Von diesen Mutterzellen des Krebses drängen sich die frühinvasiven Zellkolonien (links) in beginnender Invasion in das Stroma vor. Hier ändert sich offenbar der Ploidiegrad. Deutlich sichtbar ist der „Differenzierungsgewinn" nach Erlangung der Infiltrationspotenz gegenüber dem präinvasiven Stadium sowie die Reaktion der Immunocyten um den frühinvasiven Zapfen (links). 120 ×

als RNS-Zunahme des Zellkerns manifest bei Dysplasie. Die Synthese der RNS, als Reglersubstanz zwischen Kern und Cytoplasma, steigt bis zum atypischen Epithel parallel mit der DNS-Synthese an und erreicht im Karzinom das Maximum, jetzt — dies erscheint wichtig — unter Verlust der bisher konstanten Relation RNS: DNS. Dies ist Ausdruck einer auf das höchste gesteigerten Funktion vor und zum Zwecke der Synthese notwendiger Baustoffe bei maligner Proliferation. Nicht die Intensivierung des Zellstoffwechsels und Eiweißumsatzes ist *wesentliches Merkmal der cervicalen Cancerisierung*, sondern *der Abbau für die normale Zelle charakteristischer quantitativer Relationen von Strukturen und Stoffwechselgrößen der Krebszelle* (Abb. 93).

Die Untersuchungen über Chromosomenzahl und DNS zeigen im Unterschied vom normalen und regeneratorischen Plattenepithel, daß *die Mutation nicht nur im Carcinoma in situ, sondern schon bereits in der Dysplasie manifest geworden ist, Ausdruck dafür, daß hier eine „echte" Neoplasie, wenn auch noch präinvasiv vorliegt.*

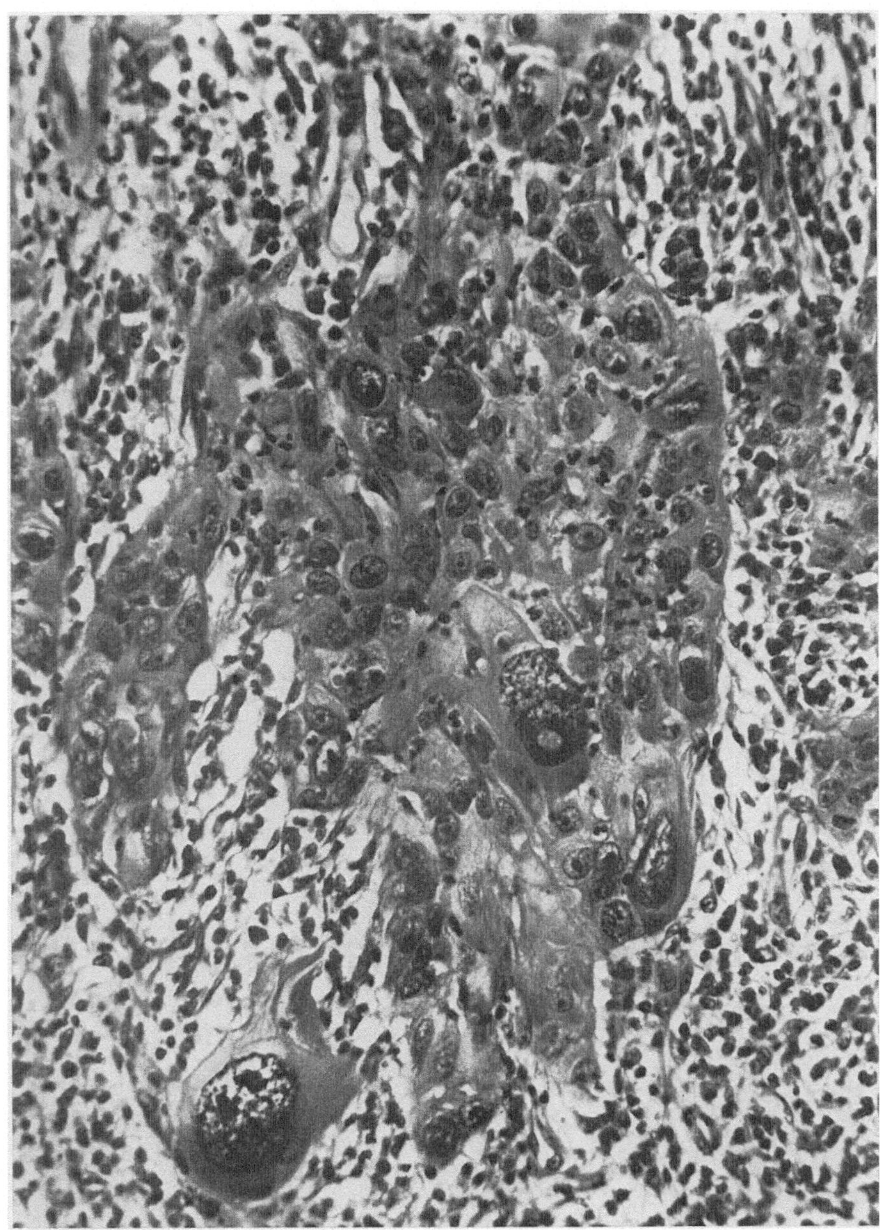

Abb. 89. „Mikrocarcinom". Beginn krebsigen Wachstums an der Cervix uteri. Hier wird der Schritt zum Krebs vollzogen. Nach Erlangung der Invasionspotenz Abtropfen der ersten Krebszellkolonie, wobei ein zweites Stadium der Ploidiesierung zu polyploiden und aneuploiden Tumorzellen führt. Nach primärer Euploidie der basalen Mutterzellen des Ca. i. s. jetzt sekundäre Selektion zu aneuploiden Tumorzellen. Die jetzt ablaufende Tiefeninfiltration ist ein Vorgang des Krebswachstums, die Krebsentstehung liegt eine Stufe früher 192/62, I, Pl. 451; 250 ×

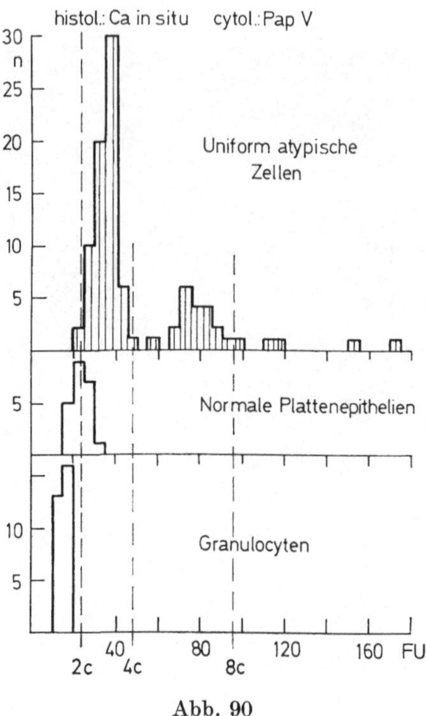

Abb. 90

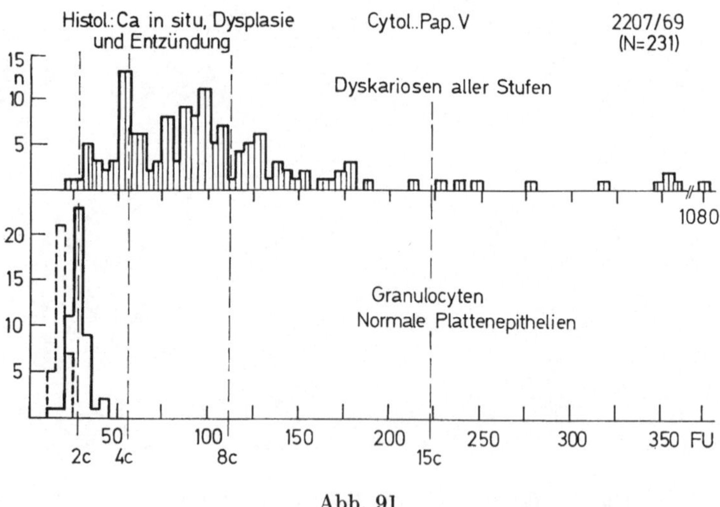

Abb. 91

Abb. 90., 91. Hier zeigt sich die Anwendungsmöglichkeit der Feulgen-DNS-Methode bei cyto-logischem Ausstrich. Das einförmige Bild atypischer Basal- und Parabasalzellen beim Carci-noma in situ, charakterisiert durch den Begriff „uniform atypisch" (Abb. 90) wird ebenso durch die Meßergebnisse objektiviert wie die große Mannigfaltigkeit der atypischen Zellen bei Dys-plasie (Abb. 91). (Böhm et al.)

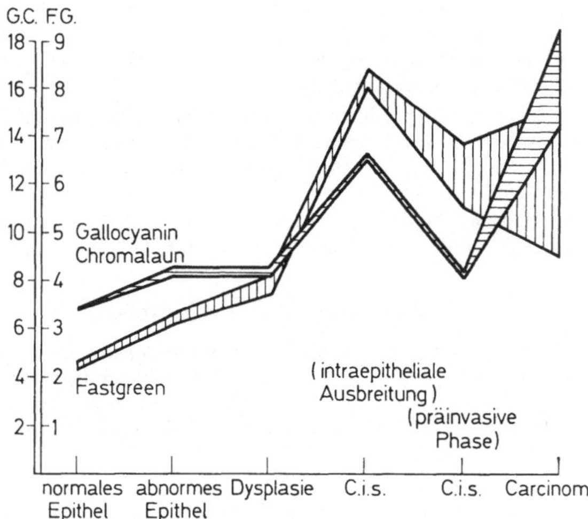

Abb. 92. Verhalten der Gallocyaninchromalaun-Absorption (schräge Schraffierung) und der Fastgreen-Absorption (senkrechte Schraffierung) in den Basalzellkernen des Portioepithels während der Carcinogenese (GRUNDMANN, HILLEMANNS, RHA 1961/I)

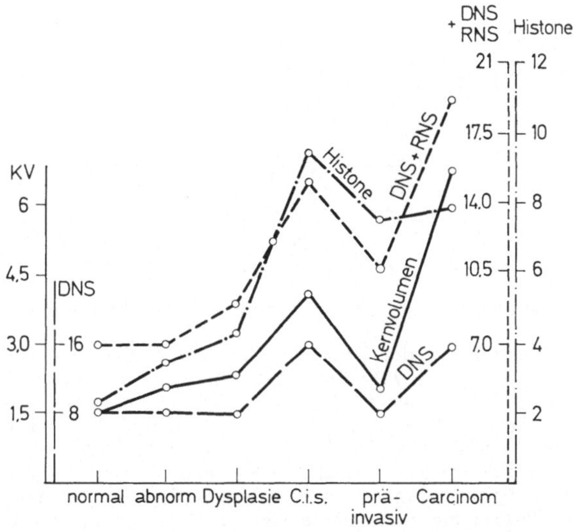

Abb. 93. Zusammenfassende Darstellung des Verhaltens von Kernvolumen. DNS + RNS und der Histone während der Entstehung des Portiocarcinoms (HILLEMANNS, 1964)

c) DNS-Gehalt von Haut-Präcancerosen

Für die Deutung der genitalen Präcancerosen sind Messungen des DNS-Gehaltes an Hautpräcancerosen von großer vergleichenden Bedeutung. EHLERS (1966, 1968, 1970, 1971) kam zu folgengen Ergebnissen: Feulgen-cytophotometrische Untersuchungen an cutanen Präcancerosen zeigten, daß die DNS-Ausstattung vergleichbar ist mit der metatypischer Basalzellepitheliome, von Plattenepithelcarcinomen sowie malignen Melanomen der Haut. Im Vergleich zu diploiden Gewebslymphocyten konnten sowohl bei fakultativen als auch bei obligaten Präcancerosen unter erheblicher Zunahme der Meßwertstreuung DNS-Gipfelbildungen in der hypotetraploiden, tetraploiden und hypertetraploiden Phase nachgewiesen werden. Aufgrund der DNS-Verteilung ließen sich keine Unterschiede zwischen sog. fakultativen (Arsen-Keratose, Keratoma senile, Leukoplakia vegetans) und obligaten (Cornu cutaneum, M. Bowen, Erythoplasia Queyrat, M. Paget, Melanosis praeblastomatosa circumscripta Dubreuilh) Präcancerosen erheben.

Die mit manifesten malignen ektodermalen und neuroektodermalen Tumoren der Haut vergleichbare DNS-Ausstattung sog. Präcancerosen rechtfertigt von der DNS-Verteilung her die Anwendung der Bezeichnung „intraepidermales Carcinom", „Carcinoma in situ" oder „präinvasives Carcinom".

Somit kommt Ehlers et al. in seinen cytophotometrischen Untersuchungen zu analogen Ergebnissen wie die Gynäkologie bei der Untersuchung von Dysplasie und Carcinoma in situ.

d) Automatisierte Cytodiagnostik

Der große zeitliche Aufwand bei cytologischen Vorsichtsuntersuchungen sowohl im Rahmen klinisch-individueller Teste wie bei Screening ganzer Populationen fordert Methoden automatisierter, d. h. maschineller Cytologie. Zumindest als Praescreening-Methode mit Vorselektion der über 90% unverdächtigen Ausstriche, würde dies die breite Anwendung der Krebsfrüherfassung wesentlich fördern (Abb. 94).

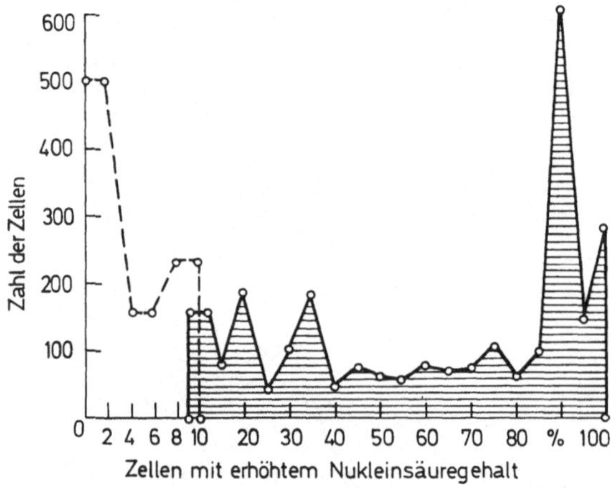

Abb. 94., 95. Grundlagen des automatisierten Prescreenings

Abb. 94. Graphische Darstellung der Prozentzahlen von Zellkernen mit einem erhöhten, über einer gewissen Grenze liegenden *Nucleinsäuregehalt in normalen und Tumorgeweben* nach Angaben aus der Literatur (Mellors et al., 1952b, Leuchtenberger et al., 1954, Atkin u. Richards, 1956) und eigenen Messungen (Sandritter et al., 1958e). Die Grenze zwischen normalem und erhöhtem Nucleinsäuregehalt wurde dabei in die Mitte zwischen diploiden (2 n) und tetraploiden (4 n) Zellen gelegt. — Normales Gewebe; — Tumorgewebe. Es sind 19 verschiedene normale Gewebe aufgeführt: unter anderem Magenschleimhaut, Coecumschleimhaut, Lungengewebe, Plattenepithel, Vaginalepithel, Endometrium, Cervixepithel. Unter den 50 Tumoren unter anderem Plattenepithelcarcinom der Portio und Adenocarcinom des Uterus (W. Sandritter, H. Cramer u. W. Mondorf, Archiv f. Gynäkologie, 1960)

In einem großangelegten schriftlichen Symposium der Acta Cytologica 1971 (A. Wied et al., 1971) wird von Experten ein detaillierter, aktueller Überblick über alle Probleme der Automation in Cytodiagnostik und Screening gegeben. Hieraus ergibt sich, daß wohl die theoretischen Voraussetzungen einer Differenzierung von normaler und Tumorzelle gegeben sind, die technische Lösung vor allem des automatisierten Screenings vorläufig noch völlig ungelöst ist. Gerade so einfache Fakten wie die Notwendigkeit des Zellabstriches und Zellüberlagerungen sind technisch schwer zu lösende Probleme.

Angestrebt wird die automatisierte-quantitative Registrierung von Cytoplasma- und Kerngröße, der Kern/Plasma-Relation und vor allem auch die quantitative Messung zytochemischer Farbreaktionen bzw. von Intensitätsunterschieden.

Die grundsätzliche Heteroploidie des Cervixcarcinoms, bei Dysplasie und Carcinoma in situ bereits manifest, ist eine der wesentlichen theoretischen Voraussetzungen dieser angestrebten automatisierten Cytodiagnostik (s. Abb. 95). Der Cytoanalyzer von Tolles (1955) war das erste Gerät, das unter Routinebedingungen zum Praescreening in der Krebsvorsorgediagnostik erprobt wurde. Das auf Objektträgern ausgestrichene Material ergab durch unvermeidbare Zellüberlagerungen 63% falsch-positive Ergebnisse (Courtney et al., 1960).

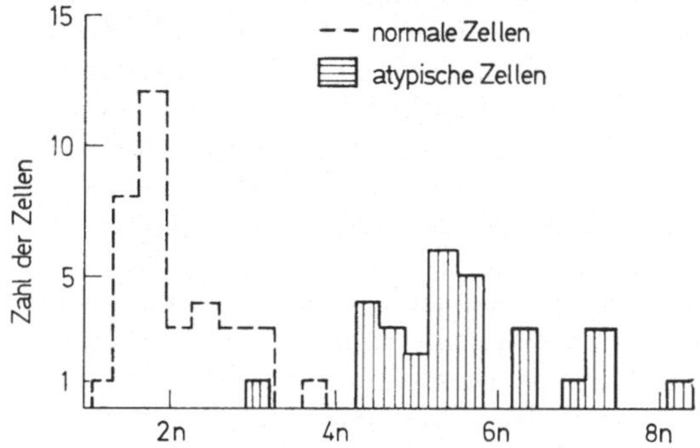

Abb. 95. DNS-Verteilungsmuster (Histogramm) exfoliierter Zellkerne bei *cytologischen Abstrichen von Normalzellen der Cervix uteri* (links, unschraffiertes Feld — normale Kontrollen) im Vergleich mit exfoliierten Zellen des *Carcinoma in situ* mit breiter Streuung über den diploiden, 2 n-Wert (Sandritter, 1971)

Gegenwärtig wird von Sprenger et al., (1971) sowie Göhde et al. (1971) und Dittrich et al. (1971) und Büchner et al. (1971) das durchflußfluorescenzcytophotometrische Verfahren bei der ultraschnellen Feulgen-DNS-Bestimmung an cervixcytologischem Material erprobt. Die vorgelegten Befunde von Sprenger et al. (1971) lassen den Einsatz dieser Methode als Prä-Screening-Verfahren in der gynäkologisch-cytologischen Diagnostik möglich erscheinen. (Tab. 16).

Tabelle 16. *Gegenüberstellung der nach Papanicolaou und durchflußphotometrisch ausgewerteten 60 Cervixabstriche.* (E. Sprenger, W. Sandritter, N. Böhm, M. Schaden, M. Hilgarth u. D. Wagner, Beitr. Path. Bd. 143, 1971)

Cytologische Diagnose		Pap. I u. II	Pap. IV u. V	Pap. O	Summe
Durchflußphotometrie	Negativ $Q_2 < 0{,}1$	18	0	0	18
	Positiv $Q_2 \geq 0{,}1$	6	20	0	26
	Nicht verwertbar	3	10	3	16
Summe		27	30	3	60

Die neueste Entwicklung ist die *Impulscytophotometrie* (Dittrich et al. 1969, 1970; Göhde et al. 1971).

Hier wird erstmals ein Weg aufgezeigt, der die optischen Mängel der bisher bekannten Durchflußverfahren gänzlich vermeidet. Das wesentliche Teil des Impulscytophotometers ist eine Durchflußkammer, durch die die Zellsuspension

52*

mit einer wesentlichen Teilkomponente ihrer Strömungsgeschwindigkeit parallel zur optischen Achse des verwendeten Mikroskopobjektivs fließt. Im Unterschied zu den bisher bekannt gewordenen Durchflußkammern (Kamentsky 1965, 1971; Dilla et al. 1969) muß dabei jede Zelle den Tiefenschärfenbereich des Objektivs durchwandern. Gegenüber der mit wesentlichen Nachteilen behafteten Feulgen-Färbung erfolgt die Fluorochromierung mit Ethidiumbromid. Da neben der Fluorrescenz des Kernes noch eine wesentliche extranukleäre Komponente die Fluorescenzmeß-Signale verfälschte, werden die Kerne aus den Epithelzellen bei Vaginal- und Cervixabstrichen mit Pepsin isoliert. Dabei lösen sich auch gleichzeitig alle sonst störenden Zellaggregate auf. Die gesamte Färbeprozedur besteht dann nur noch aus dem Zusammengießen von Zellkernsuspension und Farblösung. Die Messung erfolgt unmittelbar aus dieser Suspension (Göhde 1972).

Mit dieser Impulscytophotometrie scheint man dem Problem der automatisierten Cytodiagnostik ganz entscheidend näher gekommen zu sein. Das Impulscytophotometer mißt automatisch an mehr als 1000 Zellen pro Sekunde den DNS-, den Protein-Gehalt etc. Dieses Gerät arbeitet viel genauer und auch 10000 — 100000 mal schneller als herkömmliche Cytophotometer. Das vermehrte Auftreten von S- und $(G_2 + M)$-Phase-Zellen als Ausdruck einer erhöhten proliferativen Aktivität der Zellen, das vernehrte Auftreten höherploider bzw. polyploider Zellen und das Auftreten aneuploider Tumorzell-Linien sind die Parameter, die in hohem Maße tumorspezifisch sind, aber der impulscytometrischen Messung routinemäßig jetzt zugänglich wurden. Somit kommt dieser Methode eine gute Chance zu, das „prescreening" von Cervixabstrichen automatisieren zu helfen (Göhde 1972).

5. Tumorimmunologie

Es besteht kein Zweifel, daß immunologische Faktoren eng mit der Entstehung des Krebses verbunden sind und somit auch große Bedeutung für die Krebsentstehung und das Krebswachstum an der Cervix uteri haben. Immunologie des Cervixcarcinoms wird als eine der wesentlichen Forschungsaufgaben im WHO-Bericht 1967/1971 (ausführlich zitiert im Kapitel „Definitionen") bezeichnet. Ihre Methode, Fragestellungen und Ergebnisse haben enge Beziehungen zur allgemeinen und speziellen Pathologie des Uteruskrebses, vor allem auch seiner Vorstadien.

In diesem kurzen Kapitel sollen nur die Probleme aufgezeigt werden, die sich aktuell für die Carcinogenese an der Cervix uteri stellen.

a) Verlust der Organ-Epithelspezifität

Tumorzellen entstehen durch Abwandlung normaler Körperzellen. Die Krebszellen unterscheiden sich vom Normalgewebe dadurch, daß sie sich der normalen Wachstumsregulation entziehen und ein autonomes, gleichsam parasitäres, wirtsfremdes Verhalten zeigen. Sieht man daher im Krebs einen abartigen immunologischen Zustand der Körperzelle, so muß geprüft werden, inwieweit die Carcinogenese, Tumorinvasion und -Ausbreitung und die Erlangung höherer Malignität eine gemeinsame immunologische Basis haben (Green).

Hier muß nun serologischen Methoden große Bedeutung zukommen, die empfindlichste Tests für an bestimmte Eiweißstrukturen gebundene Spezifität darstellen. So entdeckten Kabat u. Henle, Champers u. Groupé die serologische Organspezifität bestimmter Cytoplasmapartikel der großen parenchymatösen Organe. Dies bedeutete, daß einem organisierten Gewebsverband innerhalb des Organismus immunologisch gesehen antigene Spezifität zukommt. Weiler gelang der Nachweis eines Verlustes dieser Organspezifität als wesentliches Charakteristikum der krebsigen Entartung einer Zelle. Diese Entdeckung, am Modell des Buttergelbkrebses der Rattenleber, konnte mit klassischen Methoden der Serologie durchgeführt werden.

Eine Ergänzung und Erweiterung brachte die Methode der histologischen Lokalisierung fluorescein-markierter organspezifischer Antikörper im Gewebsschnitt (COONS u. KAPLAN). Hiermit gelang WEILER die Verfolgung des *allmählichen Verlustes der organspezifischen Antigenität* unter steigenden Buttergelbdosen, d. h. mit stufenweiser Cancerisierung der Rattenleber — wie auch bei anderen experimentellen Tumoren — noch bevor mit histologischen Färbemethoden Veränderungen nachweisbar waren.

Bei diesen beispielhaften Untersuchungen, blieb die Frage offen, ob tumorspezifische Antikörper auftraten, die im gesunden Organismus nicht vorkommen.

Nach eigenen morphologisch orientierten, systematischen Studien der strukturellen Unterschiede zwischen normaler Plattenepithelzelle und Plattenepithelcarcinom der Portio schien uns (HILLEMANNS) die Anwendung derartiger Methoden sinnvoll unter der Fragestellung: 1. nach dem immunologischen Unterschied zwischen normaler Zelle und Krebszelle an der Portio uteri und 2. den Gesetzmäßigkeiten, unter denen sich hier die Cancerisierung vollzieht (Carcinoma in Situ-Problem).

Die Voraussetzungen einer Verwendung nur genetisch einheitlichen, menschlichen Materials vom gleichen Organ (Portio uteri), im Vergleich nur von Krebszelle mit Mutterzelle (normales Plattenepithel mit Plattenepithelcarcinom) waren gegeben. Auch die zellulären Zwischenstufen im Ablauf der Krebsentstehung (Carcinoma in situ) waren verfügbar und sollten in die Untersuchungen einbezogen werden.

Bei diesen immunologischen Untersuchungen am Cervixcarcinom (Übersicht bei HILLEMANNS, 1962, 1964) mit serologischen und immunhistologischen Methoden von Dysplasie, Carcinoma in situ und invasivem Carcinom wurde einmal der Nachweis einer Organspezifität des normalen Portiogewebes, d. h. eines epithelspezifischen Antigens der Mitochondrien- und Mikrosomen-Fraktion erbracht. Es konnte gezeigt werden, daß das invasive Portiocarcinom diese Organspezifität seines Muttergewebes weitgehend verloren hat. Da dem gewebespezifischen Antigen im intakten Organismus wahrscheinlich die Kontrolle der normalen Zellproliferation zukommt, liegt es nahe, im Antigen-Verlust eine bedeutsame Ursache des autonomen, unkontrollierten Wachstums zu erblicken. Die histoserologischen Untersuchungen *zeigten, daß der Tumorentstehung eine fortschreitende Verarmung an epithel-spezifischem Antigen vorausgeht, nachweisbar schon im Zustand des Carcinoma in situ.* Erst im Vollzug invasiven Wachstums, nicht schon im präinvasiven Zustand, scheint dieser Antigen-Verlust vollständig. Die Änderung des antigenen Verhaltens verläuft an der Portio allmählich, wohl nicht mutagen, sondern wahrscheinlich durch Änderung von Erbeinheiten der Zelle, die nicht zum Genom gehören (,,Plasmagene").

Diese immunologischen Untersuchungen sprechen dafür, daß in die stufenweise Änderung des biochemischen Verhaltens von normaler Zelle zur Krebszelle das Carcinoma in situ eingeordnet ist. Bei zunehmender Verminderung des gewebsspezifischen Antigens ist es noch der Wachstumskorrelation des Organismus unterworfen, der es sich erst mit der Überschreitung der Gewebsgrenzen entzieht. Erst nach Erlangung der malignen Potenz mit Infiltrationsvermögen läßt es offenbar die antigenen Eigenschaften der Krebszelle erkennen. (HILLEMANNS 1962, 1964; HILLEMANNS u. URBASCHEK 1964) (vergl. auch GRAF 1969).

b) Spezifische Tumorantigene

Eines der gegenwärtig aktuellsten Probleme ist der *Nachweis spezifischer Tumorantigene auch beim menschlichen Tumor* ähnlich wie bei experimentellen Tiertumoren. Trotz zahlloser Versuche gelang bis vor kurzem nicht der sichere Beweis für die Antigenität eines menschlichen Tumors. Beträchtliche Fortschritte wurden jedoch besonders beim Burkitt-Lymphom, beim Colon-Krebs, beim Melanom, beim Neuroblastom und beim Sarkom erzielt durch den direkten Nachweis, daß der menschliche Organismus immunologisch auf seinen eigenen Tumor reagiert (Übersicht bei HUMPHREY u. WHITE, 1972; KLEIN u. KLEIN 1972). Hier können wir heute entscheidende Fortschritte auf dem Gebiete der Krebsätiologie, Pathogenese, Diagnose und Immun-Therapie erwarten (Oettgen et al., 1968; Gallmeier et al., 1968; Oettgen et al., 1971). Nachdem an der Existenz tumorspezifischer Antigene in *chemisch induzierten Tumoren* kein Zweifel mehr besteht, erhebt sich die Frage nach der Spezifität der Antigene innerhalb dieser Klasse von Tumoren. Ist ein Antigen typisch für alle chemisch induzierten Tumoren, oder enthalten verschiedene Tumoren dieser Gruppe Antigene unterschiedlicher Spezifität? Einer der eindrucksvollsten Befunde, die mit Methylcholanthren-induzierten Tumoren erhoben werden konnten, ist die Seltenheit immunologischer Kreuzreaktivität zwischen verschiedenen Tumoren. Die Antigene chemisch induzierter Tumoren haben daher mit Sicherheit keine Beziehung zur molekularen Struktur des induzierenden Carcinogens.

Im Gegensatz zu den chemisch induzierten Tumoren sind die *virusinduzierten Tumoren* und Leukämien dadurch gekennzeichnet, daß sie tumorspezifische Antigene tragen, die für jeden durch das gleiche Virus induzierten Tumor die gleichen sind.

Es besteht kein Zweifel, daß diese immunologische Unterscheidung der Tumorätiologie, ob chemisch induziert durch exogene Carcinogene, oder virusinduziert von großer Bedeutung ist. Heute scheint diese Differentialdiagnose bereits im Bereich experimenteller-diagnostischer Möglichkeit. Die Folgen für die Therapie sind einleuchtend, da sich cancerotoxisch wirksame Antibiotica (Modell Bleomycin Fettig et al., 1971) unterschiedlich bei Plattenepithelcarcinom des Genitale wirksam zeigten, ein möglicher Hinweis auf die Ätiologie.

Blicken wir auf das gesamte Gebiet der Tumorimmunologie zurück, so wird klar, daß die Analyse experimenteller Tumoren mit immunologischen Methoden bereits zu einem hohen Grade entwickelt worden ist. Bei den Neoplasien des Menschen stehen wir in dieser Hinsicht erst am Anfang. Eine der dringendsten Aufgaben der experimentellen Tumorimmunologie ist zur Zeit die weitere Aufklärung der Struktur und des genetischen Ursprungs der Tumorantigene (Öttgen et al., 1968).

Kaum ein menschlicher Tumor ist so häufig und bietet sich so günstig an wie das Cervixcarcinom. Die Frage der Ätiologie (exogen, virusinduziert?), die Frage der Ursachen der langen Latenzzeit, schließlich der Invasion, die Möglichkeit der Immunisierung bzw. der Immunprophylaxe werden vorrangiges Forschungsproblem der nächsten Jahrzehnte sein. Auch die differentialdiagnostische Unterscheidung der gutartigen Plattenepithelzelle von der Präcancerzelle bzw. der invasiven Krebszelle durch immunologische bzw. immunhistologische Methoden ist in den Bereich der Möglichkeit gerückt. *Somit wird immunologischen Methoden beim Plattenepithelcarcinom der Cervix uteri bezüglich Ätiologie, Prophylaxe, Diagnose und Therapie in den kommenden Jahrzehnten entscheidende Bedeutung zukommen*, besonders bei den präinvasiven Stadien.

Für die Tumorentstehung und das Tumorwachsum sind eine Fülle weiterer biologischer Prozesse von großer Bedeutung und aktuell auch für die Entstehung des Cervixcarcinoms, vor allem Zelloberflächenphänomene, Probleme der Kontaktinhibition und Zelladhäsion sowie Zellsegregation (vgl. Mittermayer et al., 1972). Die Analyse dieser Phänome wird für die Entstehung des Cervixcarcinoms von Wichtigkeit sein und findet hier besonders günstige experimentelle Voraussetzungen.

6. Zusammenfassung des biologischen Verhaltens
(Abb. 96)

Alle diese Befunde sprechen dafür, daß bei der Krebsentstehung an der Cervix uteri sowohl auf geweblicher wie auf cellulärer und immunologischer Ebene all-

Differenzierung = Cytoplasma

Histologie		Cytologische Begriffe	Funktions-Stoffwechsel	Teilungs-Stoffwechsel	Zellsteuerung	Abbau in Stufen
Differenziertes Plattenepithel			Differenzierung	Ersatzwachstum	Determinierte Zelle in normaler Relation von Kern zu Plasma	Primär stabile Phase Gesteuerte Ordnung
Abnorm			Abbau der Differenzierung: Hormontaub, Glykogenverlust, Präkeratin			
Abnorm, entzündl. anaplast. Tendenz	Pap.	Dyskariose superfic. Pseudo-dyskariose		Wachstumsaktivierung Teilungsstörung: Kernvergrößerung Kernlappung Mehrkernigkeit Gigantismus		Labile Phase Unterschiedl. Differenzierungsminderung Inkompletter Funktionsverlust Unvollkommene Wachstumssteigerung
Dysplasie leicht	III	Koilocytotic Atypia	Metabolische Störung: Plasmadesintegration, Vakuolisierung Halo. Kernödem Polymorphie Membranverdichtung		Labile Zelle Relation von Kern zu Plasma rudimentär erkennbar	
mittel		intermediär Pre-cancer cell complex		Wachstumsumkehr: oben: Kern-Zelldegeneration unten: RNS-DNSzunahme.		Komplexes Bild gestörter Ordnung mit breiter Streuung
schwer		parabasal				
Ca. in situ intraepithelial	IVa	Aktive, atyp. PBZ (uniform großzellig)	Negative Differenzierung: Plasmaentdifferenzg. Plasmaverlust	Embryonales Wachstum	Autonome Zelle Negative Wachstumsbilanz	Übergangsphase Maximale Wachstumspotenz, negative Funktion Uniformes Bild
präinvasiv	IVb	Aktive, atyp. BZ (uniform, kleinzellig)				
mikroinvasiv						
Ca. invasiv	V	Polymorph-atypisch	Rückdifferenzierung rudimentär, anaplastisch	Tumorwachstum	Autonome Zelle Positive Wachstumsbilanz	Sekundär stabile Phase Autonome Ordnungslosigkeit Selektion invasiver Tumorzellklone Polymorphes Bild

Wachstum = Kern

Abb. 96. Cytogenese des Cervixcarcinoms (H. G. HILLEMANNS, 1966)

mähliche Übergänge, aber auch mehrere distinkte Stufen bis zur Erreichung der Malignität notwendig sind. In diesen fließenden Prozeß ist das Carcinoma in situ mit je nach Malignitätsgrad unterschiedlicher, meist langer Latenzzeit eingeordnet, als autonome, irreversibel cancerisierte Zellrasse (s. Abb. 96). Als Modell für die Prüfung der wichtigen Stufe praeinvasiv zu frühinvasiv ist das Carcinoma in situ beispielhaft untersucht worden. Als Modell für die Frage der Krebsentstehung hat der Übergang von Metaplasie zu Dysplasie höchste aktuelle Bedeutung.

X. Grundsätzliches zu den Methoden der Krebsfrüherfassung an der Cervix uteri

(vgl. Hillemanns 1968, 1969)

1. Vorbemerkungen

Warum ist Früherfassung notwendig? Die Antwort ist einfach:
1. Beginnendes Krebswachstum macht keine Symptome. Berücksichtigen wir das späte Auftreten von Symptomen in klinisch fortgeschrittenem Stadium invasiven Wachstums, so bedeutet das, daß die scheinbar gesunde Frau, ohne jegliche klinische Symptome der regelmäßigen Krebsvorsichtsuntersuchung zugeführt werden muß. 2. Das Stadium, in dem sich der Krebs befindet, bestimmt das Ausmaß der Radikalität und begrenzt die noch mögliche Therapiechance (Abb. 97).

Stadium	Definition	Symptome	Diagnose	Therapie	Abs. Heilung %
Normal abnorm	Differenzierung. Diff.-stop=Matrix	Symptomlos.	Kolposkopie Jodprobe K B Cytodiagnostik	Jährliche Kontrolle	
Dysplasie	Proliferation Erste Precancer Zellen Reversibel ?			Cervixkonisation	100
Ca i situ = Stad. 0	Entdifferenzierung Krebszellen, präinvasiv Irreversibel	Präklinisch	Cervix= koni = sation		
Mikro - Ca = Stad. I a	Frühinv. Krebszellen Histolog. Krebs Unvollkom. Rückdiff.			Hysterektomie ø Adnexe ø Bestrahlung	98
I b	Klinischer Krebs	Symptomarm	Biopsie. Frakt. Abrasio	Radik.- Op. oder ↓	80
II				Strahlentherapie	30 - 50
III		Symptom - reich			20
IV					0-6

Abb. 97. Stadium des Cervixcarcinoms und Auftreten klinischer Symptome in Beziehung zur notwendigen Therapie und erzielbaren absoluten Heilung. (Aus H. G. Hillemanns: Geburtshilfe und Frauenheilkunde *28*, 1104, 1968)

Warum ist Früherfassung möglich? Antwort gibt die formale Genese des Krebswachstums. Wäre Krebswachstum ein überwiegend monophasischer Vorgang (Abb. 63), so wäre Früherfassung nicht möglich. Immer würden wir den bereits invasiven Krebs entdecken mit schon möglicher Metastasierung. Es gäbe nur *eine* Krebstherapie, die radikale. Das galt allgemein so bis etwa 1954. Wie gezeigt, ist Krebswachstum im Genitalbereich überwiegend biphasisch, fast immer mehrphasisch. Mehrphasisches Wachstum bedeutet aber Latenzzeit von Induktion oder Initiation bis zum ersten morphologischen Zeichen des Präcancers mit etwa einViertel der Lebenszeit des Individuums (s. Tab. 7). Die Zeit von frühestem Präcancer bis zum invasiven Krebs beträgt für zwei Drittel aller Fälle mehr als 5 Jahre, für 20% zwischen 1 und 5 Jahren und für die letzten 10% etwa ein Jahr und weniger. Dies bedeutet: Für 90% der

Patientinnen genügt die jährliche Vorsichtsuntersuchung, optimal wäre ein halbjährliches Intervall.

Die Kenntnis des *Ortes wo Krebs ensteht*, ist wesentliche Voraussetzung für die erfolgreiche Krebsfrüherfassung. Es sind die sog. Indifferenzzonen gesteigerten Zellumsatzes, Orte die einmal besonders sensibel, zum anderen cancerogenen Noxen besonders exponiert sind. An der Cervix uteri ist es die beschriebene Epithelgrenze, d. h. in 90% die Unwandlungszone der primären Ektopie im Bereich des äußeren Muttermundes. (Abb. 9, 10, 11, 13). Dieses krebssensible Areal wandert mit dem Alter von der Ektocervix in den Cervicalkanal, in direkter Abhängigkeit von der Oestrogenaktivität der Ovarien.

Die Kenntnis dieser Krebsentstehungsorte ist für die gezielte Suche und somit für den Erfolg entscheidend. *Wir sind heute in der Lage, Präcancer zu erkennen und zu elimieren, und zwar dadurch, daß sich das Präcancerfeld mittels optischer Methoden (Kolposkopie), die Präcancerzelle mittels Cytodiagnostik und das Präcancergewebe mittels Biopsie (Histologie) von dem terraingebundenen physiologischen, nicht malignen Zustand signifikant unterscheidet.*

2. Prinzip der Methoden

Entscheidend ist das Grundprinzip: Krebs im Vor- und Frühstadium ist praktisch immer ein *lokaler Prozeß*. Gezielter Abstrich, genaueste Gewebsentnahme exaktest von Orten hohen Krebsrisikos, ist absolut entscheidend für die Treffsicherheit jeder Methode. Wo eine *Kontaktentnahme* technisch noch nicht möglich ist, ist jede Methode Behelf mit geringerer Sicherheit. Man darf behaupten, daß bei optisch gezieltem Kontaktabstrich, optisch gezielter Biopsie und bei Diagnostik mit dem jeweiligen Terrain vertrautester, spezialisiertester Hand das Krebsproblem praktisch gelöst, d. h. invasives Krebswachstum zu eliminieren wäre. Alles andere ist Frage der Organisation einer Krebsfrüherfassung. Dies erkannte als erster HINSELMANN, der dieses Prinzip der unablässigen Kontrolle der sensiblen Krebsorte durch Optik (Kolposkop) und Biopsie zum Leitmotiv erhob. PAPANICOLAOUS Sekretabnahme, ungezielt aus dem hinteren Scheidengewölbe, d. h. die Gewinnung dort angesammelter exfoliierter Zellen, wurde erst durch den direkten Kontaktabstrich (AYRE 1946, 1951) von der Epithelgrenze mit über 90% Treffsicherheit erfolgreich. Das gleiche dürfte auch für andere Organe gelten, wie Stimmband, Bronchus, optisch gezieltem Kontakabstrich und gezielter Biopsie vom Magen. Auch hier dürfte, wie die japanischen Zahlen zeigen, eine gleiche Treffsicherheit erreichbar sein.

3. Zur Cytodiagnostik

Beim Cervixcarcinom verlangen wir somit den Kontaktabstrich von der Ektocervix und den Kontaktabstrich vom Cervicalkanal entsprechend der altersbedingten Aufwanderung der krebssensiblen Umwandlungszone zum Cervicalkanal hin. Dann hat die Cytodiagnostik mit über 90% ihre großen Erfolge. Der Abstrich von der Ektocervix erfolgt gewöhnlich mit dem Holzspatel, der Abstrich aus dem Cervicalkanal mit Platinöse oder Watteträger.

Zur Interpretation der Cytodiagnostik ist wichtig, daß das Plattenepithel der Cervix in strenger cyclischer Hormonabhängigkeit geschichtet ist in Basalis, Parabasalis, Intermediärschicht und Superfizialschicht. Der Abbau dieser Schichtung von oben her, unter zunehmendem Auftreten cellulärer Atypien von der Basalis aus, ist das Grundprinzip der Cancerisierung, zugleich auch Grundlage der Definition. (Abb. 98, 100). So sind cytodiagnostisch bei der *Dysplasie* der Abbau der Schichtung von der Superfizialis zur tiefen Intermediärschicht (Dysplasie leichten- bis mittleren Grades) und die Zunahme karyologischer cytoplasmatischer Atypien charakteristisch (Abb. 99).

Beim Carcinoma in situ, — definiert durch ein Epithel, das bei Fehlen von Invasion in ganzer Dicke die Differenzierung vermissen läßt, also überwiegend aus atypischen Zellen der tiefen intermediären, ja parabasalen Schichten aufgebaut ist, — ist cytodiagnostisch jetzt die zunehmende *Uniformität* undifferenzierter tiefer Zellen (basale oder parabasale atypische Elemente) charakteristisch.

Beim Carcinoma in situ mit minimaler Stromainvasion und beim Mikrocarcinom, — da histologisch sowohl das präinvasive Carcinoma in situ als auch die ersten frühinvasiven Zellkomplexe vorhanden sind, — zeigen sich neben *uniform-atypischen* Zellen des Carcinoma in situ zunehmend die *polymorph-atypischen* Zellen der bereits infiltrierten Komplexe (Abb. 99, 100). Mit Sicherheit lassen sich diese feinen zeitlichen und räumlichen Unterschiede (schon Stadium Ia — noch Stadium O ?) nicht differenzieren.

Interpretation des zytologischen Ausstriches: Die Papanicolaou-Klassifizierung I-V ist international. Während in Deutschland vorwiegend das von PAPANICOLAOU inaugurierte Schema mit den Gruppen I—V in Gebrauch ist, lehnen viele der amerikanischen Cyto-Pathologen diese Gruppeneinteilung ab. Sie beschreiben die cytologischen Befunde in Worten, ähnlich wie histologische Befunde. In der unter Abschnitt „Definition" wiedergegebenen

Empfehlung der WHO für die cytologische Befundeinteilung wird außerordentlich detailliert zwischen Befunden bei Dysplasien leichten, mittleren und schweren Grades bei Carcinoma in situ und bei invasivem Carcinom unterschieden.

Jedes cytologische Laboratorium hat seine eigene zusätzliche Einteilung. Über verdächtig (Pap. III), wenig Krebszellen (Pap. IV) oder viele Krebszellen (Pap. V) hinaus, sollte sich jedes cytologische Labor bemühen, die Forderungen moderner Cytodiagnostik zu erfüllen.

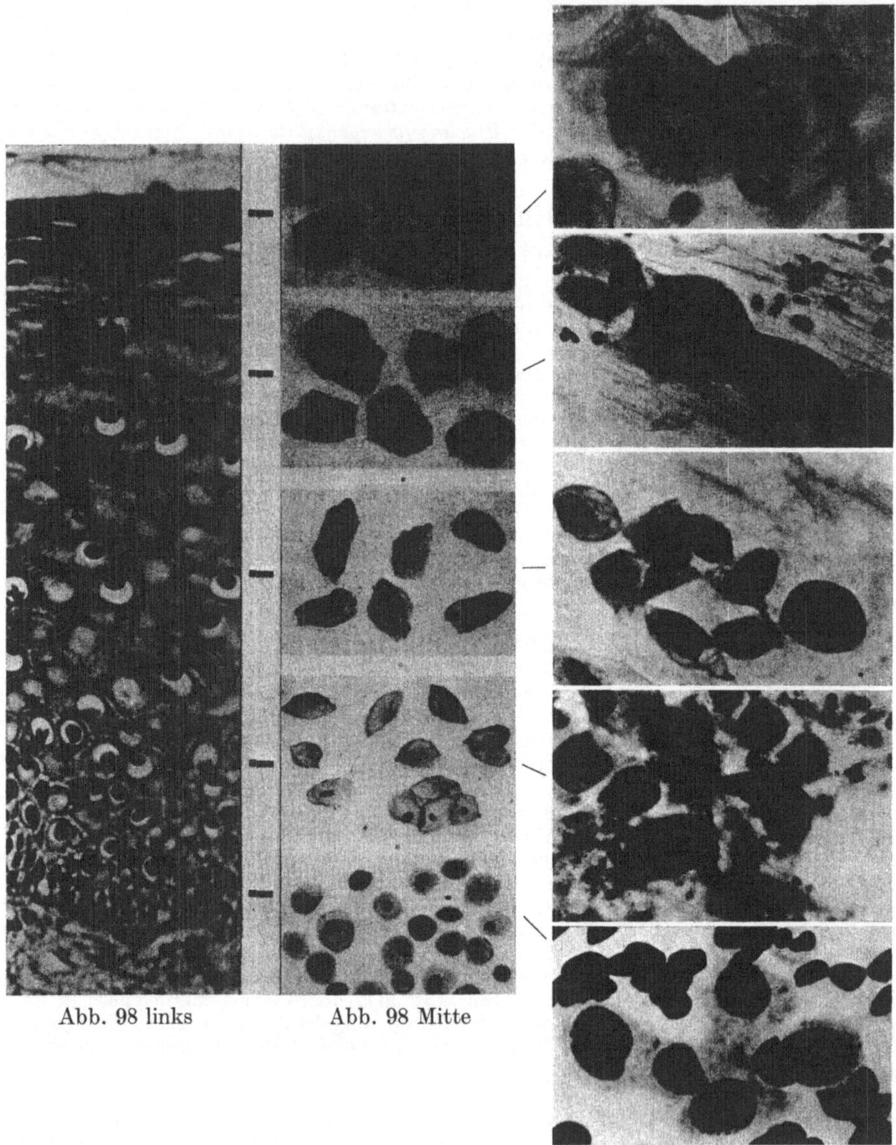

Abb. 98 links   Abb. 98 Mitte

Abb. 98 rechts

Abb. 98. Grundprinzip der Cytodiagnostik. Basis der Cytodiagnostik ist die Schichtung des Plattenepithels der Cervix in strenger cyclischer Hormonabhängigkeit (links das normale geschichtete Plattenepithel). Jede Schicht schilfert eine charakteristische Zellgruppe ab, die cytodiagnostisch eindeutig definiert ist (Mitte). Der Abbau dieser Schichtung von oben her, unter zunehmendem Auftreten cellulärer Atypien von der Basalis aus, ist das Grundprinzip der cervicalen Cancerisierung und zugleich auch Grundlage der cytodiagnostischen Definition (rechts)

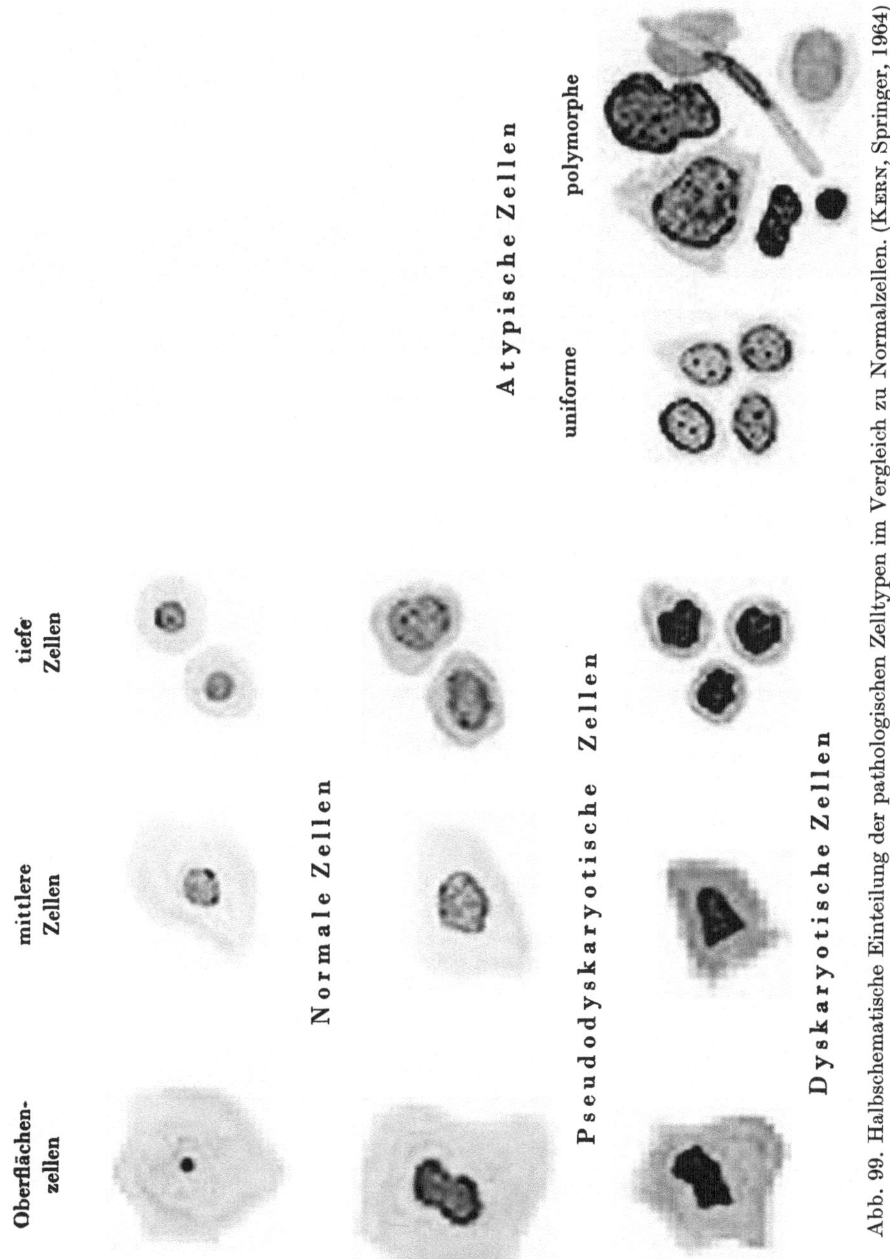

Abb. 99. Halbschematische Einteilung der pathologischen Zelltypen im Vergleich zu Normalzellen. (KERN, Springer, 1964)

War in der ersten Phase der Cytodiagnostik nach PAPANICOLAOU die Primärforderung Gut-von Bösartigkeit zu unterscheiden, so müssen wir heute die Differentialcytodiagnostik fordern (Abb. 100, 101).

Die *Differentialcytologie* (WAGNER 1968) ist in erster Linie eine Angelegenheit der klinischen Diagnostik. Bei ambulanten und stationären Klinikpatienten ist eine Übereinstimmung zwischen Cytologie und Histologie in annähernd $^4/_5$ der Fälle zu erreichen (SOOST, 1971). Dies setzt jedoch eine enge Zusammenarbeit zwischen Cytologen, Histologen und Klinikern voraus. (Tab. 17, 18). In der *Einsendecytologie* sind die Ergebnisse schlechter, nicht nur weil die Qualität der Abstriche schlechter ist, sondern weil man auch damit rechnen muß, daß die Gewebs-

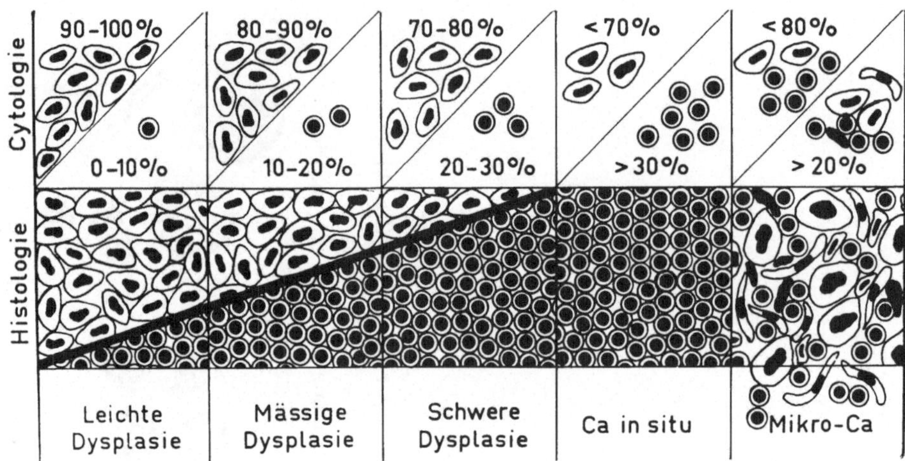

Abb. 100. Cytologisch-histologische Korrelationen bei Entstehung des Cervix-Carcinoms („Differential-Cytologie")

Tabelle 17. u. 18. Diese Tabellen zeigen die Befunde bei Differential-Cytodiagnostik atypischer Zellen (Tab. 17) und die Sicherheit der prospektiven Differential-Cytologie (Tab. 18) (D. Wagner, M. Hilgarth, H. Isebarth, 1971)

Differentialdiagnose atypischer Zellen

Tabelle 17. *Differential-Cytologie bei 338 Frühfällen*

Histologie	Cytologie	Quantitative Verteilung im Ausstrich
Dysplasie (leichte und mäßige Form)	Pseudodyskaryosen SZ-Dyskaryosen	> 50% < 20%
Dysplasie (schwere Form) Ca in situ	Dyskaryosen aller Ausreifungsstufen uniform- und polymorph-atypische Zellen	> 50% < 20%
Ca in situ Mikro-Ca	Dyskaryosen aller Ausreifungsstufen uniform- *oder* polymorph-atypische Zellen	< 50% > 20%
Präklinisches Ca	Dyskaryosen aller Ausreifungsstufen uniform- und/oder polymorph-atypische Zellen	< 20% > 50%

Tabelle 18. *Cytologische Vorhersage bei 338 Frühfällen*

Histologie	Zahl der Fälle	Cytologie		Übereinstimmung
		richtig	falsch	
Dysplasie	28	26	2	92 %
Ca in situ	217	196	21	91,3%
Praeklin. Ca	93	84	9	91,4%

entnahme nicht immer optimal erfolgt und die histologische Untersuchung in der Hand zahlreicher Laboratorien liegt, die sich nicht alle der gleichen Nomenklatur bedienen.

Wir unterscheiden einmal zwischen der Krebsfrüherfassung ganzer Populationen mit Erfassung der Verdächtigen, zum anderen der Cytodiagnose vor Einleitung der Therapie. Die Therapie

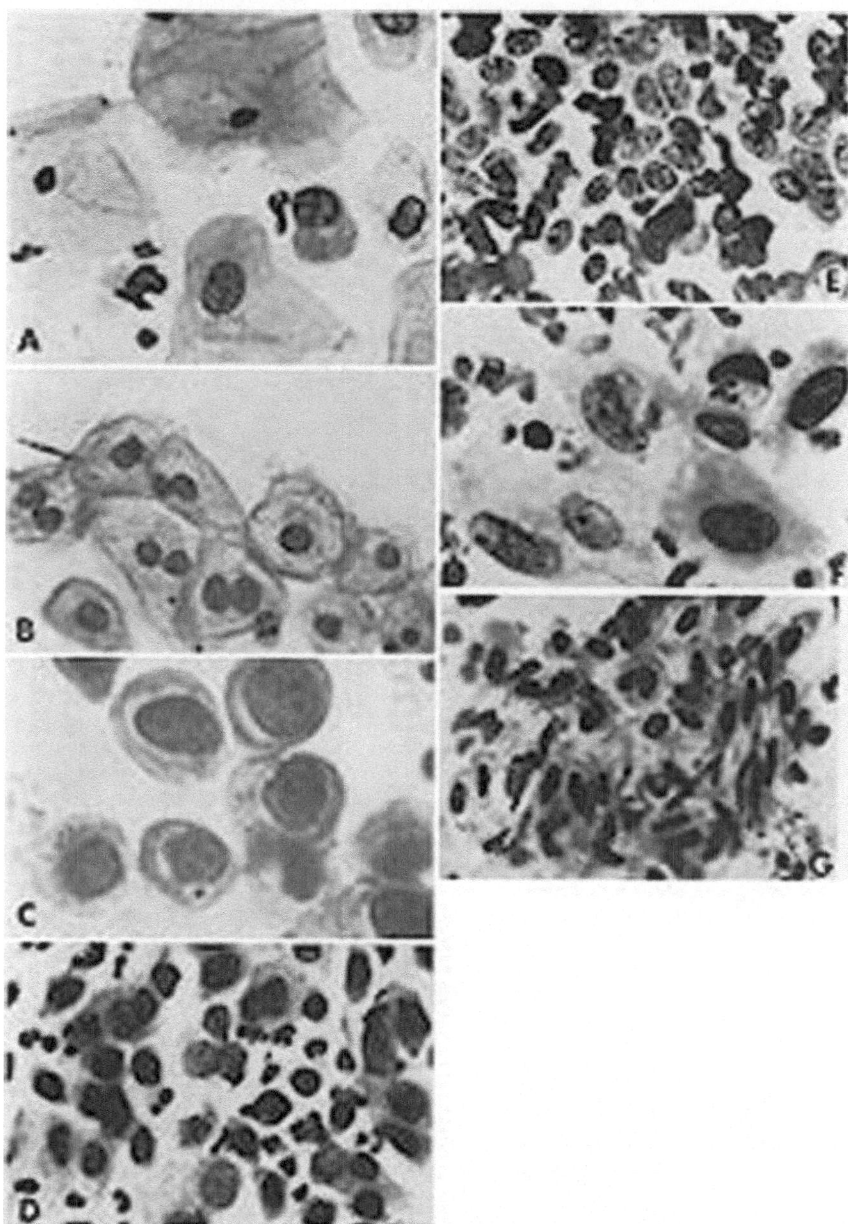

Abb. 101. Differentialcytologie kann unter optimalen Bedingungen, gezielten und wiederholten Abstrichen mit hoher Wahrscheinlichkeit die Stufen zwischen gut- (*A*) und bösartig (*F* und *G*) unterscheiden und das histologische Stadium voraussagen. *A*) Unverdächtiger Ausstrich, normales Plattenepithel. *B*) Superficialzellen — Dyskaryose, — leichte Dysplasie. *C*) Intermediärzellen — Dyskaryose, — mittlere Dysplasie. *D*) Parabasale und basale Dyskaryose — Carcinoma in situ. *E*) Uniform-atypische Zellen — Carcinoma in situ oder frühe Stromainvasion, Stadium I a ? *F*) Polymorph-atypische Zellen hoher Differenzierung — Invasives Carcinom Stadium I b. *G*) Polymorph-atypische Zellen geringer Differenzierung — Invasives Carcinom, Stadium I b. (HILLEMANNS, 1969)

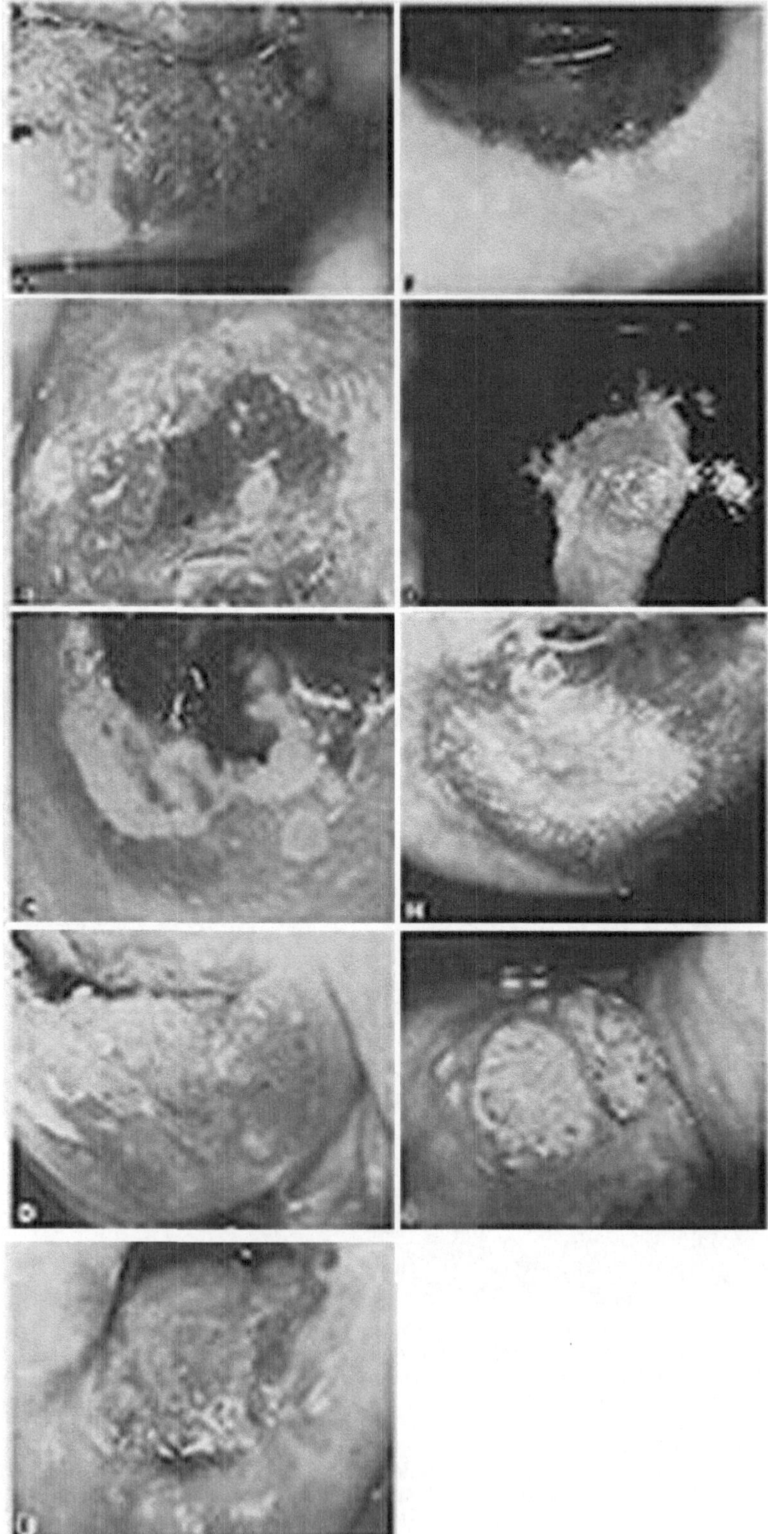

Abb. 102

sollte nicht aufgrund des routinemäßig befundeten Abstrichs eingeleitet werden. Vor Biopsie und endgültiger Therapie müssen ein erneuter Abstrich oder auch mehrere Abstriche die Forderung der Differentialdiagnostik erfüllen. Auch wenn dies vielfach nur ein Versuch sein wird, verpflichtet es den Cytologen zur genaueren Analyse und ist von hohem pädagogischen Wert für die Cytoassistentin und den Cytologen, im Vergleich zur Befundung mit unverbindlich „verdächtig". Dem Kliniker gibt die Differentialcytodiagnostik eine wichtige Hilfe, insbesondere zusammen mit der Kolposkopie, in der weiteren Entscheidung bzgl. abklärende Biopsie und Therapie (Tab. 19).

4. Kolposkopie

Es ist unerläßlich, daß der moderne Pathologe auch über die anderen Krebsfrüherfassungsmethoden einen gewissen Überblick besitzt, so auch über die aktuellen optischen Verfahren. Sie überbrücken den Raum zwischen makroskopischer Befundung — die für die Früherfassung keine Bedeutung hat — und Mikroskopie (Cytodiagnostik/Histologie). Die optische Früherfassungsmethode des Cervixcarcinoms ist die Kolposkopie von HANS HINSELMANN (s. NAVRATIL „Colposcopy", in GRAY, 1964, S. 229—283), die zwei Jahrzehnte vor der Cytodiagnostik PAPANICOLAOUS die Ära der so erfolgreichen gynäkologischen Früherfassung einleitete. Diese Methode war Basis unserer heutigen Kenntnis der Carcinogenese an der Cervix, vor allem auch durch die unter dem Kolposkop gezielte Kleinstgewebsentnahme (LIMBURG, 1950) („Knipsbiopsie", HILLEMANNS u. VESTNER, 1955) aus suspekten, makroskopisch jedoch völlig normal erscheinenden Herden (Matrixbezirke). So findet der Pathologe heute auf dem Einsendezettel von gynäkologischem Biopsiematerial täglich die Befundung in Form kolposkopischer Nomenklatur, deren Sprache er kennen und interpretieren sollte.

Aufgabe der Kolposkopie ist:

a) *Physiologische,* also sicher nicht krebsverdächtige Veränderungen als solche zu diagnostizieren (originär, Ektopie, Umwandlungszone, Kolpitis, Atrophie, Erosio vera) und von

b) *Pathologischen,* also krebsverdächtigen, *Veränderungen* abzugrenzen: Felderung = Mosaik; Leukoplakie; Grund = Punktierung; atypische Umwandlungszone; Kombinationsbilder; Gefäßatypien und Niveauunterschiede — in dieser Reihenfolge in etwa die Zunahme des Malignitätsgrades von Dysplasie über Carcinoma in situ zum invasiven Carcinom dokumentierend. Kolposkopie ist hier Krebsfrüherfassungsmethode (Abb. 102).

c) Hat Cytodiagnostik den Prozeß erfaßt, so kann Kolposkopie den Herd mit größter Sicherheit lokalisieren und — was von höchster Bedeutung für die Therapie ist — das Stadium erreichter Malignität bestimmen. *Stadienkolposkopie* in erfahrener Hand übertrifft die Cytodiagnostik in der so wichtigen Differentialdiagnose des Ausbreitungsstadiums.

Wie eingangs betont, ist die Differentialdiagnose des Krebstadiums Basis von Therapie und Prognose (Tab. 19).

d) Vor einfacher Diagnostik, vor allem aber vor Cervixkonisation und Therapie, fordern wir heute ein *Konsilium zwischen Cytologen, Kolposkopikern und* — falls Histologie vorliegt — *Histologen* mit der klaren Aufgabe, das wahrscheinliche, d. h. das histologische Stadium des Prozesses vorauszusagen. Nur so kann das optimale diagnostische und therapeutische Vorgehen, die Minimaltherapie, gefunden werden. Differentialcytologie und Differentialkolposkopie sollten sich und können sich unserer Erfahrung nach mit großer Treffsicherheit festlegen in folgender Klassifizierung:

Dysplasie leichten oder mittleren Grades
oder
Dysplasie schweren Grades — Carcinoma in situ
oder
Carcinoma in situ mit minimaler Stromainvasion — Mikrocarcinom
oder
wahrscheinlich invasives Stadium Ib.

Abb. 102. Differential-Kolposkopie des Cervixcarcinoms kann mit hoher Wahrscheinlichkeit die Stufen zwischen gutartig (*A*) und bösartig (*J*) unterscheiden und analog der Cytodiagnostik klassifizieren (*I-V*). Auch der Kolposkopiker sollte sich diagnostisch verbindlich festlegen und sich bemühen, das histologische Stadium vorauszusagen. A) Ektopie (I) — unauffällig. B) Umwandlungszone (II) — Kontrolle. C) Zarte Leukoplakie und Felderung (IV) — mittlere Dysplasie. D, E) Atypische Felderung (Mosaik) (IV) — Dysplasie oder Carcinoma in situ. F) Grund (Punktierung) (V) — Carcinoma in situ. G) Grund (Punktierung) mit atypischen Gefäßen (V) — Carcinoma in situ. H) Kombination von Leukoplakie und atypischer Felderung (V) — frühe Invasion, Stadium I a? J) Kleiner Tumor mit Gefäßatypien (V) — invasives Carcinom Stadium I a. (HILLEMANNS, 1969)

Das bedeutet für größere zentrale gynäkologische Kliniken etwa 50—100 mal pro Jahr diese Teamentscheidung an der zur abschließenden Diagnostik stationär aufgenommenen Patientin, die ebenso notwendig ist wie die zwischen Gynäkologen und Radiologen bei fortgeschrittenen Carcinomen der Cervix und anderer Organe.

Tabelle 19. *Zuordnung kolposkopischer Nomenklatur zu Histologie und Cytologie des Cervixcarcinoms*

Histologie	Cytologie	Kolposkopie
unverdächtige Cervix	Funktions-Cytodiagnostik und ihre Befunde.	unverdächtige Befunde wie: originär, Ektopie, Umwandlungszone, Atrophie, Cervicitis.
Dysplasie leicht mittel schwer	Pseudodyskariose superfizielle Dyskariose intermediäre Dyskariose	schrafrandig jodnegativ zarte Leukoplakie weißumscheidete Drüsenöffnungen zarte Felderung (Mosaik)
Carcinoma in situ	parabasale Dyskariose uniform atypisch	Grund (Punktierung) Felderung und Leukoplakie zunehmender Unregelmäßigkeit und Ausprägung atypische Umwandlungszone
Mikrocarcinom — Stadium I a	polymorph-atypisch	Kombination von Grund, Felderung und Leukoplakie; Gefäßatypien; atypische Erosio vera;
Makrocarcinom — Stadium I b		Niveauunterschiede; papillär erhaben; (beginnender Tumor oder Ulcus); Tumorgefäße.

Tabelle 20. *Cervixcarcinom: Häufigkeit der verschiedenen Stadien.* % *Relation des Carcinoma in situ (Stad. 0) zum invasiven Carcinom (Stad. I-IV).*
Vor Anwendung der Suchmethoden (1952) und der Cervixkonisation (1953) waren das Carcinoma in situ und das Mikrocarcinom (Stad. I a) nicht bekannt. Es gab nur eine Krebstherapie, die radikale. (Univ. Frauenklinik Freiburg i. Br. 1953—1970)
Anzahl der Fälle pro Stadium

Jahr	Dysplasie	0	I a	I b	II	III	IV	I-IV	% Stadium 0/I-IV
1953	1	6	1	38	32	33	3	107	5,6
1954	2	11	4	42	39	37	5	127	8,7
1955	1	24	5	34	23	49	9	120	20,0
1956	2	23	4	44	46	43	3	140	16,4
1957	1	33	5	47	51	34	4	141	23,4
1958	1	26	9	25	45	41	6	126	20,6
1959	14	53	8	29	56	43	11	147	36,1
1960	14	66	12	28	57	46	11	154	42,9
1961	18	66	16	40	40	44	2	142	46,5
1962	7	54	9	60	45	46	4	164	32,9
1963	14	67	15	68	58	66	9	216	31,0
1964	4	74	12	63	42	35	3	155	47,7
1965	10	70	11	61	48	41	3	164	42,7
1966	16	76	5	73	70	38	7	193	39,4
1967	19	77	6	64	63	44	7	184	41,8
1968	17	67	12	52	59	36	5	164	40,9
1969	13	71	9	43	76	31	3	162	43,8
1970	45	44	4	63	64	25	8	164	26,8
1953— 1970	199	908	147	874	914	732	103	2770	31,5

5. Zu den Biopsiemethoden

a) Allgemeines zu den Biopsiemethoden

Die Entscheidung, „welches Stadium," wird durch die diagnostische Methode bestimmt. Vor Anwendung der diagnostischen Such- und besonders Biopsiemethoden war weder das Carcinoma in situ noch das Mikrocarcinom bekannt (Tab. 20). So ist die erzielbare Heilung gerade der Frühstadien in direkter Abhängigkeit von der angewandten Biopsiemethode. Über die Grundzüge der prätherapeutischen Diagnostik wurde im Anschluß an das Lebenswerk von HINSELMANN, PAPANICOLAOU u. AYRE im letzten Jahrzehnt Übereinstimmung erzielt, eine Entwicklung, die in der Einschaltung der heutigen Konisationstechnik zwischen Suchmethode und Therapie ihren vorläufigen Gipfel erreichte (AYRE, 1951; HELD, 1952; LIMBURG, 1950—1956; MESTWERDT et al. 1953; NAVRATIL, 1955; GLATTHAAR, 1955; KAUFMANN, Symposion Heidelberg 1956; KNEER u. HILLEMANNS, 1957; ZINSER, 1957; HOHLBEIN u. KRIMMENAU, 1959; HAMPERL, CIBA-Symposion, London 1959; MESTWERDT u. WESPI, 1961; OBER, KAUFMANN u. HAMPERL 1961; Symposion Acta Cytologica 1962; BRAITENBERG u. SCHÜLLER, 1962; BURGHARDT, 1962; HILLEMANNS, 1964, 1968; KERN, 1968; BURGHARDT, 1972).

Ein Gesamtüberblick über die Biopsiemethoden und ihre selektive Anwendung in Diagnostik und Therapie des Cervixcarcinoms s. bei HILLEMANNS, Geburtshilfe und Frauenheilkunde **28**, 1104—1122 (1968).

Im Zentrum der Krebsfrüherfassung stehen heute die Biopsiemethoden, einmal zur definitiven Diagnostik nach Erfassung mittels Zytologie und Kolposkopie, zum anderen zur Therapie. Die

Tabelle 21. *Selektive Anwendung der Biopsiemethoden als Voraussetzung der Diagnose und Therapie des Cervixcarcinoms* (HILLEMANNS: Geburtshilfe und Frauenheilk. **28**, 1106 (1968))

Methode	Indikation	Keine Indikation	Charakteristikum
Probeexzision Ungezielte Biopsie	Klinischer Krebs	Erythroplakie-„Erosion" Positive Kolposkopie und Cytologie Verdacht auf Krebsvor- oder-frühstadium-	Nur zur histologischen Bestätigung des klinischen Krebses. Keine Stadiendiagnose. Fragl. Histologie: Konsilium Pathologe-Gynäkologe
Gezielte Biopsie (KB)	Positive Kolposkopie, negative oder fragliche Cytologie. Lokalisation des Prozesses Bioptische Suchmethode vor Konisation	Keine definitive Diagnose für Ca in situ oder Mikroinvasion	Histologische Bestätigung kolposkopischer Befunde Training für Kolposkopiker und Cytologen Doppelte Sicherung in Hand des Gynäkologen. Verlauf und Nachkontrollen
Cervixabrasio Gusberg-Biopsie	Suspekte Blutung	Kann Konisation nur selten ersetzen	Diagnose endozervikaler Prozesse. Zur Vervollständigung der Konisation
Cervixkonisation	Klärung, ob Stadium 0, 1a, 1b? „Nicht im Gesunden" n. optim. Konisation: Nachkontrolle!	Positive Cytologie Erst Stad. I b oder Korpuscarcinom ausschließen	Differentialdiagnose: Dysplasie, Ca in situ, Mikrocarcinom Therapie des Ca in situ Optim. Zeitpunkt u. Vermeidung v. Fehlkonisation durch präbioptische Kolposkopie, Cytologie evtl. Knipsbiopsie
Einfache Hysterektomie ∅ Adnexe ∅ Bestrahlung	Schlechter Konus — fragliche Histologie Stad. 0 „Rezidiv" Stad. Ia; Stad. 0 + Myom oder Deszensus ohne Konisation	Im allgemeinen keine Hysterektomie ohne vorgeschaltete Konisation, wenn Stad. 0 oder 1a oder 1b die Frage ist	Therapie d. Stad. 1a. Erspart Radikaltherapie u. Kastration. Therapie d. Stad. 0 bei Myom oder Deszensus erspart Konisation n. optim. Vordiagnostik

Vorbedingung für die heute ohne Gefährdung der Patientin mögliche differenzierte, d. h. einge-schränkte Therapie dieser Stadien ist die Auswahl, Anwendung und Auswertung der diagnosti-schen Biopsiemethoden in erfahrener Hand. Die Indikation richtet sich ganz nach dem wahr-scheinlichen Stadium des Prozesses. Das Schema (Tab.21), gibt einen Gesamtüberblick über den Einsatz der zur Verfügung stehenden Biopsiemethoden.

b) Spezielles zu den Biopsiemethoden

α) Die ungezielte Probeexcision

Mehrere Gynäkologengenerationen wandten die einfache Probeexcision bei Veränderungen an, die man früher „Erosion" nannte, heute aber unverbindlich als „Erythroplakie" (Navratil, 1955) kennzeichnet. 100 Jahre nach der bedeutsamen Einführung dieser präthe-rapeutischen „Stückchendiagnose" am lebenden Menschen durch C. Ruge u. J. Veit (1878) hat diese Methode heute gerade am Cervixcarcinom, wo sie eingeführt wurde, keine diagnosti-sche Berechtigung mehr.

Die Erythroplakie wird alleine durch Kolposkopie und Cytodiagnostik evtl. durch unter dem Kolposkop gezielte Biopsie geklärt. Bei negativer Kolposkopie und Cytodiagnostik ist die Sanierung der Portio, nicht die Probeexcision erforderlich. Positive Kolposkopie und positive Cytologie dagegen erfordern die Konisation. Die klassische Biopsie mit Pinzette, Schere, Messer, scharfem Löffel bzw. Kürette unter bloßem Auge ist nur zur histologischen Bestätigung des klinischen Krebses Stadium Ib-IV indiziert. Wie die diagnostische Abrasio in der Hand des Erfahrenen, der die Basaltemperatur, der Funktionscytologie und der Hor-montherapie beherrscht, immer seltener wird, so ist die einfache Biopsie durch andere Methoden ersetzt worden.

β) Die gezielte Knipsbiopsie

Die unter dem Kolposkop gezielte Kleingewebsentnahme (Treite, Limburg), die sog. Knipsbiopsie (Hillemanns, 1956), ist eine bioptische Suchmethode vor Konisation mit bei kolposkopischem Befund annähernd gleicher Treffsicherheit (91%) (Hillemanns, 1968) wie die Cytodiagnostik. Sie lokalisiert den Prozeß, trainiert und kontrolliert Kolposkopiker, Cytologen und Histologen und hilft Fehlkonisationen zu vermeiden. Als Suchmethode — und nur das kann und darf sie sein — gibt sie keine Differentialdiagnose, ob Stadium O oder Stadium Ia, sondern weist nur das dysplastische oder atypische Epithel oder aber sein Fehlen nach. Daß nicht immer das Maximum der Veränderung erfaßt wird, ist selbstverständlich (Bajardi u. Burghardt, 1957; Burghardt, 1963; Schulmann u. Ferguson, 1962; Kern, 1964; Neubert, 1968). Nicht nur die Technik der gezielten Entnahme, vor allem auch ein gutes histologisches Laboratorium zur subtilen Aufarbeitung und histologischen Interpre-tation ist wichtig (Limburg, 1950, 1956; Hillemanns u. Vestner, 1955). Wir haben hier das gleiche Problem wie bei der Bearbeitung der Cervixkonisation.

γ) Die diagnostische Cervix-Kürettage

Diese (und ebenso die sog. Gusberg-Biopsie) (Gusberg, 1949) hat ihre Berechtigung nur bei suspekter Blutung, aber negativer Cytologie und Kolposkopie — dann natürlich frak-tioniert zusammen mit einer Corpusabrasio. Vor allem dient sie auch zur Vervollständigung der Konisation im oberhalb des Konus gelegenen endocervicalen Bereich.

Jede diagnostische Abrasio muß fraktioniert durchgeführt werden: Erste Kürettage aus dem Cervicalkanal, dann erst Dilatation des inneren Muttermundes und zweite Kürettage aus dem Cavum uteri. Die Einsendung muß in zwei getrennten Portionen erfolgen. Die Topogra-phie des malignen Prozesses, ob im Cervicalcanal oder im Corpus uteri, oder aber übergrei-fend auf das andere Organ, ist von entscheidender Bedeutung für alle therapeutischen, sowohl operativen wie radiologischen Schlußfolgerungen!

Die Aufarbeitung eines fraktioniert abradierten und getrennt eingesandten Biopsiema-terials in einem Block darf als Kunstfehler gewertet werden.

δ) Die Cervixkonisation

Allgemeines zur Cervixkonisation

Die Cervixconisation steht im Zentrum der Früherfassung des Cervixcarcinoms. Sie hat heute die Frage zu beantworten: Liegt ein Stadium O (Carcinoma in situ) einschließlich der Dys-plasie, ein Stadium Ia oder ein Stadium Ib vor ? Die Entscheidung dieser Frage ist therapeu-tisch von äußerster Wichtigkeit, genügt doch im Falle des Stadium 0 — Carcinoma in situ — die Cervixkonisation zur Heilung; im Falle des Stadiums Ia — Mikrocarcinom — die einfache

Hysterektomie ohne Verstümmelung der oft jungen Patientin (MESTWERDT, 1953; LIMBURG, 1956; KAUFMANN u. HAMPERL, 1961; ZINSER et al. 1963; an unserem Material FETTIG, 1964; KAUFMANN, OBER u. HUHN, et al. 1965; HILLEMANNS u. KRÖPELIN, 1966; HILLEMANNS, FETTIG, KALTENBACH u. DOERJER, 1971, 1972), während beim Stadium Ib radikal vorgegangen werden muß. Die Beantwortung dieser Frage ist eine histologische. Die Cytodiagnostik präsentiert das Problem, kann es aber nicht lösen. Die Cervixkonisation in Stufenaufarbeitung des Konus (80 und mehr Schnitte!) ist die Methode der Wahl für die prätherapeutische Entscheidung. Dies gilt heute generell und wurde bei uns in über 1500 diagnostischen Messerkonisationen schulmäßig gehandhabt.

Die so wichtige Abgrenzung, d. h. Definition des Stadium Ia — Mikrocarcinom —, ist unlösbar an die volle topographische Überschaubarkeit der Stufenschnitte einer Cervixkonisation gebunden. Das heißt, Überschaubarkeit sowohl der erst taktisch vordrängenden, noch präinvasiven Mutterzellen (Carcinoma in situ) wie der bereits beginnend invasiven Tochterzellen (Carcinoma in situ mit beginnender Stromainvasion) wie der diskontinuierlich abgesiedelten ersten invasiven Zellkomplexe (Mikrocarcinom, occultes Carcinom).

Gerade beim Mikrocarcinom zeigt sich die enge Abhängigkeit der notwendigen, aber auch ausreichenden Therapie von der angewandten Biopsiemethode. Nur wer über eine gute Konisationstechnik und Histologie verfügt, kann ohne Gefährdung der Patientin bei beginnendem Cervixcarcinom auf die große Krebstherapie verzichten.

Zur Technik der Cervixkonisation

Voraussetzung der Konisationsdiagnose sind die Excision des Herdes im Gesunden (Kolposkopie und Schiller-Test zur Abgrenzung des Areals) *und die Stufenaufarbeitung des Conus.* Werden nur einzelne Schnitte untersucht, entspricht das einer ungezielten Kleingewebsentnahme aus dem Conus, ist diagnostisch somit ungenügend, die Frage einer Frühinfiltration kann mit therapeutisch verbindlicher Sicherheit nicht entschieden werden. Die Vornahme der sehr aufwendigen Konisation ist damit verfehlt, die Diagnosestellung damit meist nicht möglich oder nicht zutreffend. Jede unter dem Kolposkop gezielte Knipsbiopsie aus dem supekten Areal gibt eine verbindlichere Diagnose als wenige Schnitte aus einer guten Konisation.

Die spezielle *Technik* der Cervixkonisation muß auch dem Pathologen vertraut sein (s. Abb. 103). Die Cervixkonisation ist eine anspruchsvolle Methode betreffend Indikation, optimaler Durchführung, histologischer Aufarbeitung und Diagnosestellung, sowie Schlußfolgerung und sollte nur in der Klinik — und auch hier nur von den Erfahrenen — vorgenommen werden; sonst werden die möglichen Erfolge der modernen Krebsfrüherfassung nicht erzielt und die Patientinnen gefährdet. Das Vermeiden unnötiger oder falscher Cervixkonisation ist heute eine Hauptaufgabe der Krebsfrüherfassung. REAMER et al (1968) charakterisierten dies treffend: „Predict the lesion-save biopsies".

Konisation nicht im Gesunden

Ein besonderes *Problem* ist die *Konisation „nicht im Gesunden".* Die mikroskopische Diagnose der Stufenschnitte einer Konisation muß oft mit der Befundung „Carcinoma in situ, nicht im Gesunden exstirpiert" erfolgen. Dies diagnostizierten wir im eigenen Material in etwa 30% (Tab 22). Bis 1960 fanden wir in etwa 20,9% ein Weiterwachsen — falls nicht

Tabelle 22. *Häufigkeit der Diagnose „nicht im Gesunden" unter 452 diagnostischen Konisationen der Univ.-Frauenklinik Freiburg 1960—1966.* (HILLEMANNS, 1968)

Diagnose	Anzahl	%
im Gesunden	245	54,3
fraglich im Gesunden	71	15,7
nicht im Gesunden	134	29,7
ohne Angabe	2	0,3
Gesamt	452	100,0

Schicksal von 134 „nicht im Gesunden konisierten" Carcinomata in situ (Stadium 0) der Univ.-Frauenklinik Freiburg i. Br. 1960—1966.

Primäre Therapie 0—6 Wochen post conisationem	7 }	134 „nicht im Gesunden"
Expektativ, Kontrolle 6 Wochen bis 6 Jahre	127 }	
„Rezidiv" nach Kontrolle 6 Wochen bis 6 Jahre	9 von 127 = 7,1%	

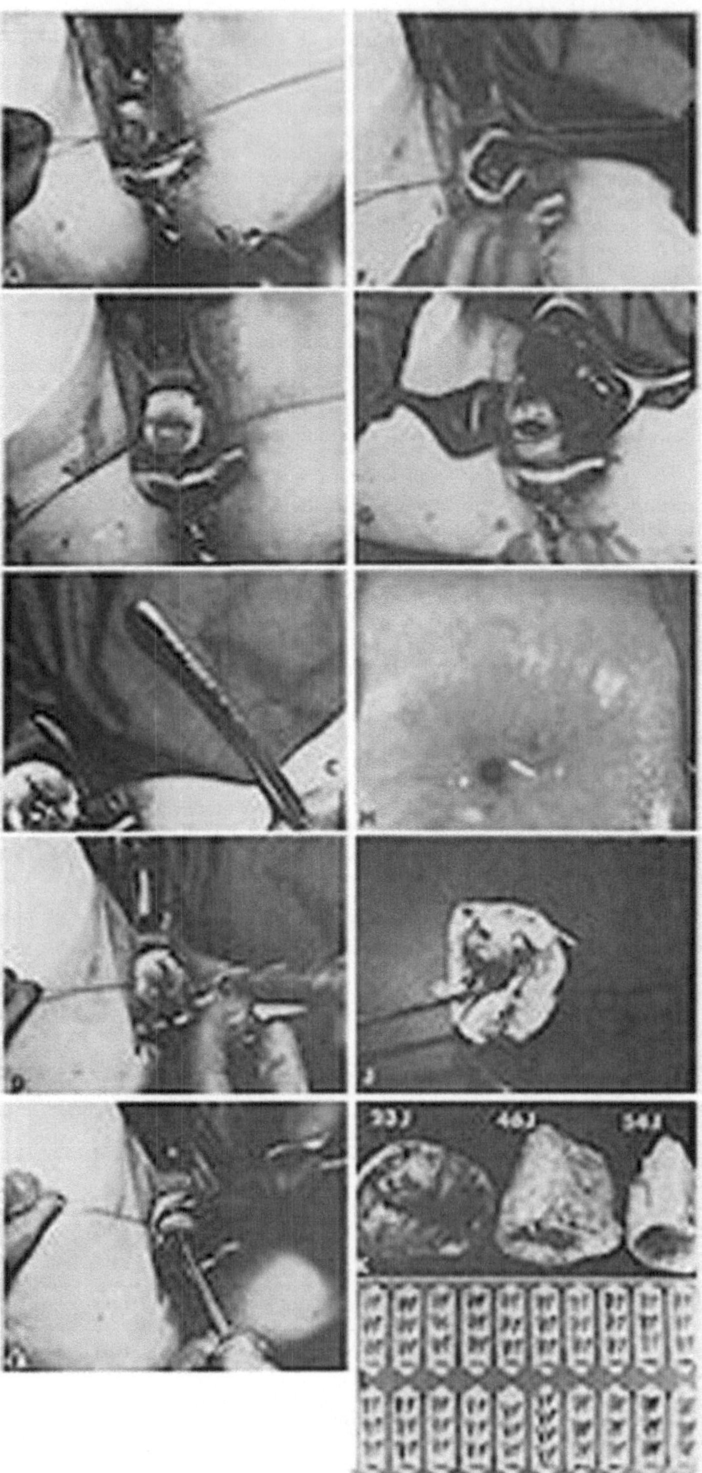

Abb. 103

sofort eine definitive Therapie durchgeführt wurde (FETTIG u. HILLEMANNS, 1962). Seit 1960 trat nur in 7,1% das „Rezidiv" auf. Wir glauben, daß die noch exaktere Durchführung der Cervixkonisation, die nur in die Hand von Erfahrenen mit besonderer Vertrautheit mit Technik und Problematik der Krebsfrüherfassung gehört, und die ausgiebige Fulguration des Konisationswundrandes sich positiv auswirken. Keiner dieser Restbefunde — natürlich handelt es sich um Weiterwachsen restlicher Herde — war bei abschließender Diagnose invasiv. Die Häufigkeit der Diagnose „nicht im Gesunden" hängt von der Sorgfalt präbioptischer Diagnostik, d. h. von topographischer Abgrenzung des Herdes und damit der Kegelgröße durch Kolposkopie und Schiller-Test, Verwertung des cytologischen Entnahmeortes, Berücksichtigung von Alter und Epithelgrenze usw. vor Durchführung der Konisation ab. Demgegenüber zeigte sich aber, daß je größer die Sorgfalt bei Aufarbeitung des Kegels ist, d. h. je mehr Stufenschnitte untersucht werden, desto häufiger diese Diagnose „Nicht im Gesunden" gestellt werden mußte (NEUBERT).

Wir selbst untersuchen seit 1953 *mindestens jeden 8. Stufenschnitt* bei 10μ-Schnittdicke und Aufschneiden des Conus in zwei Blöcke; so kommem kaum je weniger als 100, sehr häufig weit mehr Stufenschnitte zur mikroskopischen Untersuchung. (Abb 103/L). Auch Graz arbeitet auf mindestens 60—80 Stufen auf, weniger sind ungenügend (BURGHARDT, 1963). Die Häufigkeit der Diagnose „nicht im Gesunden" schwankt im weiten Bereich zwischen 5,1% (STUCIN) und 60% (SCOTT u. REAGAN, cit. HILLEMANNS, 1968). Bei etwa gleichem Vorgehen berichtet Graz über ähnliche Werte wie wir (41,6% nicht im Gesunden und 9,5% Restbefunde) (s. bei FETTIG u. HILLEMANNS, 1962; NEUBERT, 1968).

Unsere Befunde sprechen dafür, daß *nach Konisation eines Carcinoma in situ „nicht im Gesunden exstirpiert"* abgewartet werden sollte. (auch ZINSER et al. 1963). In der überwiegenden Zahl der Fälle ist eine weitere Therapie unnötig und nur in weniger als 10% mit Weiterwachsen der Restherde die einfache Hysterektomie notwendig. Nur bei schlechter Konisationstechnik mit nicht überschaubarem Zentrum des Carcinoma in situ auf den Stufenschnitten sowie unsicherer histologischer Befundung, nicht gesicherten Nachkontrollen, Alter über 40 J. (BACHMANN, 1972) oder zusätzlichen Uteruserkrankungen sollte die Hysterektomie durchgeführt werden (KRIEGER et al., 1968). Würde man jedoch generell beim Carcinoma in situ die Hysterektomie vornehmen, dann würde dies bei etwa 90% der Patienten umsonst sein mit allen damit zusammenhängenden Risiken des größeren operativen Eingriffs. Ein Weiterwachsen bzw. ein Rezidivieren erfordert nach unseren Untersuchungen eine lange Latenzzeit, um erneut die notwendige quantitative Zellzahl für die Infiltrationspotenz zu erreichen (HILLEMANNS, 1965, 1968). *In dieser Periode haben wir genügend Zeit, durch regelmäßige Nachkontrollen das Rezidiv zu entdecken.* Die Lokalisation ist jetzt fast immer endocervical, da die Epidermisierung der Konisationswunde zur Ascension der Epithelgrenze führt. Die Methode zur Entdeckung des Restbefundes bzw. des Weiterwachsens ist somit vor allem die Cytodiagnostik (WAGNER, 1961), während die Kolposkopie das vorliegende Stadium diagnostiziert, was praktisch immer den so wichtigen Ausschluß eines Stadium I b bedeutet. So stellt auch die Nachuntersuchung nach primärer Therapie des Carcinoma in situ große Anforderungen an das technische Können, die Beherrschung der Suchmethoden und die Kenntnis der Carcinogenese.

ε) Zur Begrenzung der Therapie des Mikrocarcinoms

Diese Frage ist auch für den die entscheidende Diagnose stellenden Histopathologen von großer Bedeutung. Er muß mit der Konsequenz seiner Diagnostik vertraut sein.

Abb. 103. *Technik der Cervixkonisation.* A) Infiltration der Cervix bis zur ballonartigen Aufblähung, hier mit Oktapressinlösung unter Blutdruckkontrolle. Zügel-Ligatur des Ramus descendens der Arteria uterina bei 3 und 9 Uhr günstig, meist nicht nötig. B) Die erzielte optimale Blutleere. C) Dilatation bis zum Dornstift Hegar 8 der das Vorziehen erleichtert. D) Ausstanzen des Konus im jodpositiven Bereich mit scharfem Messer, unter Bevorzugung einer wechselbaren Klinge. E) Ausschneiden des Konus. F) Nach durchgeführter Gusberg-Biopsie des restlichen, oberen Cervicalkanals und nach Abrasio bei Metrorrhagien erfolgt die Fulguration der Konisationswunde und des Randbereiches. G) Die Konisationswunde retrahiert sich nach Fulguration, wird mit Sorbacel-Aristamid-Gel-Tamponade ausgelegt. H) Optimales Spätergebnis. J) Der Conus. K) In typischen Fällen resultiert ein flacher Conus bei jungen Frauen (Epithelgrenze und Carcinomsitz an der Ektocervix), bei älteren Frauen ein steiler Conus (Epithelgrenze und Carcinomsitz endocervical). L) Voraussetzung für eine gültige Diagnose ist die Stufenaufarbeitung des ganzen Conus, wobei etwa jeder 8. Stufenschnitt, insgesamt mindestens 80 Stufen, mikroskopisch untersucht werden sollten. (HILLEMANNS, 1969) Fa. F. L. Fischer/Freiburg i. Br.: Konisations-Instrumentarium, Fa. Jetter u. Scheerer (Aesculap), Tuttlingen/Württemberg, Gusberg und Knips-Biopsieküretten

Während die Therapie der Wahl bei Carcinoma in situ die Cervixkonisation mit sicherer Heilung ist, war die Therapie des Mikrokarzinoms bis in die jüngste Zeit hinein ganz allgemein eine radikale, was Wertheimsche Radikaloperation mit Nachbestrahlung oder alleinige Strahlentherapie bedeutete. Es handelt sich ja um ein infiltrierendes Carcinom. Schließlich zeigte sich jedoch, daß die diagnostisch immer vorgeschaltete Konisation in 97—99% aller Fälle den Herd vollständig excidierte, daß aber nur in 1% Metastasen über den Conus hinaus — zumeist in den Lymphknoten der Beckenwand — gefunden wurden (in unserem Material Fettig) Somit schien eine radikale, die meist junge Frau verstümmelnde Therapie nicht notwendig. Wir und andere begrenzen deshalb seit etwa 5 Jahren die Therapie des Mikrocarcinoms erfolgreich mit der einfachen Hysterektomie (selbstverständlich nach vorausgegangener Konisation) ohne Entfernung der Ovarien, ohne Mitnahme der Parametrien, ohne Nachbestrahlung — allerdings ein noch in der Diskussion stehendes Vorgehen (Hillemanns et al., 1972).

6. Praktische Konsequenzen nach Anwendung der Krebsfrüherfassungsmethoden: Das prätherapeutische Konsilium

Kommt die Patientin nach Erfassung zur definitiven Abklärung und Therapie in klinische Hand, so ist sie kein Objekt des ersten cytologischen Routinebefundes. Der Abstrich wird wiederholt, gezielt, wenn nötig zwei- oder mehrfach, die Differentialcytologie spezifisch gefordert. Die Stadienkolposkopie durch den kolposkopischen Spezialisten ergibt mit hoher Sicherheit das Stadium des Krebswachstums, das *gemeinsame prätherapeutische Konsilium* (Hillemanns, 1969) *bestimmt die individuelle Therapie jedes Einzelfalls* (Abb. 104). Dieses Vorgehen ist bei dem lawinenartigen Anschwellen der Cytodiagnostik, nicht immer in erfahrener Hand, heute unerläßlich.

XI. Spezielle Probleme: Ausbildung, Organisation, Kontrolle

Wirksame Krebsbekämpfung fordert Organisation, Programmierung und Spezialisten-Teams.

Wirksame Krebskontrolle bringt eine Lawine anfallenden cytologischen und bioptischen Materials. Nach den Untersuchungen von Soost (1968) lassen sich nur etwa 7% der Frauen regelmäßig vorsorglich untersuchen. Würde nur ein Drittel aller Frauen zu den Untersuchungsstellen kommen, wären wir gar nicht in der Lage, das Material zu bearbeiten. Die *Ausbildung* von Cyto-Assistentinnen, auf das betreffende Organ hochspezialisiert, steht erst im Beginn, ebenso die spezialisierte cytologische und histo-pathologische Ausbildung der Ärzte. Weitere Cytologie-Schulen zur Ausbildung von Cyto-Assistentinnen und Cytologen sind im Aufbau. Die Deutsche Gesellschaft für Cytologie stimuliert diese Entwicklung durch Richtlinien und Empfehlungen, durch Prüfungen und Nachweis der Qualifikation sowie Erteilung eines Zertifikates. Die Internationale Akademie für Cytologie (s. Acta cytologica) ist auf diesem Gebiete führend (Wied, 1970).

Die Zahl der cytologischen Untersuchungen ist mit Einführung der staatlichen Krebsvorsorge und Übernahme dieser Prophylaxe durch die Kassen stark angewachsen. Während früher cytologische Befunderhebung, die Biopsie und histologische Untersuchung in der Hand eines eng zusammenarbeitenden Teams, meist einer Klinik oder eines Vorsorgezentrums lagen, werden heute cytologische und auch histologische Untersuchungen von zahlreichen verschiedenen Stellen gemacht, die meist wenig oder gar keinen Kontakt miteinander haben. Die Folge sind vielfach fehlende Übereinstimmung zwischen cytologisch-positiven Befunden, die die Biopsie veranlaßten, und den dann resultierenden histologischen Diagnosen. Sie sind für den behandelnden Arzt unerfreulich, ebenso für den Pathologen und den Cytologen — für die Patientin aber gefährlich (Soost, 1968).

Die großen Möglichkeiten moderner Krebsfrüherfassung können nur realisiert werden, wenn die Methoden kunstgerecht und sorgfältig angewandt werden. Wir wissen heute, daß

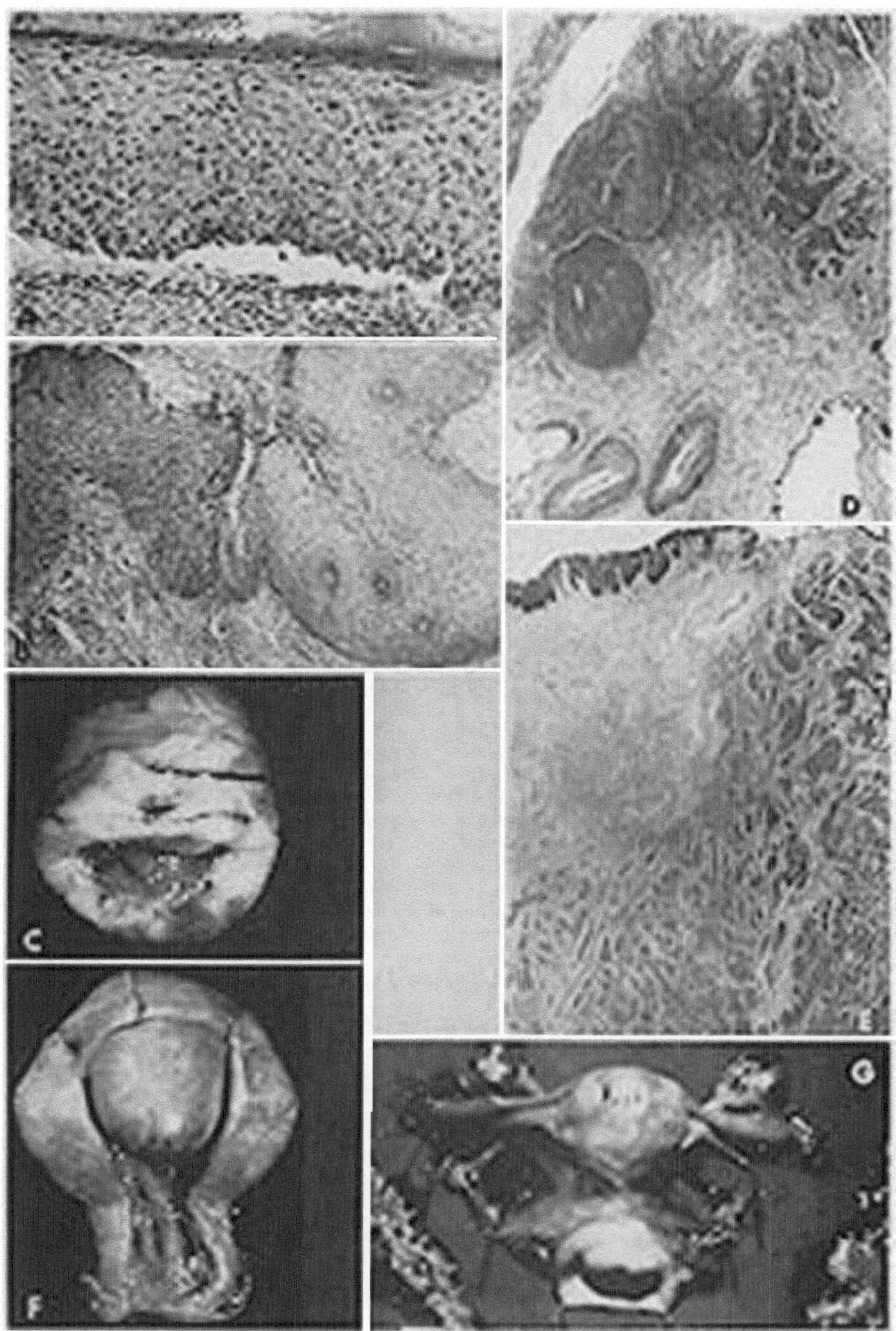

Abb. 104. *Stadium und Therapie des Cervixcarcinoms.* — Die anzuwendende Therapie ist vom Stadium der Ausbreitung des Krebses abhängig. — Bei Erfassung im Stadium der Dysplasie (A) oder im Stadium O (Carcinoma in situ) (B) genügt die Konisation (C) zur Diagnose und abschließenden Therapie. — Bei Erfassung im Stadium I a = Mikro-Carcinom mit früher und begrenzter Stromainvasion (D) genügt die einfache Uterusexstirpation unter Zurücklassung der Ovarien (F) zur sicheren Therapie. — Bei Erfassung erst im Stadium I b—IV des fortgeschrittenen Cervixcarcinoms (*E*) ist die radikale Therapie (G) erforderlich (HILLEMANNS, 1969)

die Treffsicherheit der Cytodiagnostik bei schlechter Abstrichtechnik um mehr als 10% absinkt, ebenso die Treffsicherheit flüchtiger Kolposkopie. Mangelhafte cytologische Laboratoriumsdiagnostik und mangelhafte histologische Aufarbeitung und Befundung von Biopsien, vor allem von Konisationen, reduzieren die Treffsicherheit ganz wesentlich. Hinzu kommt der Verlust an Patienten durch fehlende Mahnung, mangelnde Organisation der Nachkontrollen oder versäumte Therapie nach positivem Befund — durch Arzt oder Patient verursacht. *Da jede diagnostische und therapeutische Stufe zwangsläufig hintereinander geschaltet ist, resultiert anstelle möglicher Treffsicherheit von 80—90% ein Endergebnis von 30—40% tatsächlicher Krebsfrüherfassungsquote* (s. Lewis, C. Robbins, in Lewis, Wentz u. Jaffe, 1966).

Dies fordert unbedingt die Qualitätskontrolle auf jeder Stufe, deren Leistungsmöglichkeit wir heute genau kennen.

Programmierung, Anwendung moderner statistischer Verfahren und die intensive, ja führende Miteinschaltung eines Statistikers ist das notwendige Ziel (s. bei Wied, l. c., S. 28/29, Tab. 6, 9). Von diesem Ziel sind wir noch weit entfernt.

XII. Epidemiologie

Über die Epidemiologie des Cervixcarcinoms liegt eine Fülle bedeutsamer Ergebnisse vor (Hillemanns, 1969). Auf der Korrelation dieser Befunde mit der cellulären Morphogenese beruht die Hoffnung, der Ursache der Krebsentstehung näher zu kommen (s. Lewis et al., 1966).

Tabelle 23. *Mortalität an Krebs insgesamt und Krebs der weiblichen Organe sowie Erkrankungshäufigkeit an Cervixcarcinom für die BRD* (K. H. Bauer et al., 1965; Gesundheitswesen R. 7, 1964; K. G. Ober et al., 1961, S. 268), (Hillemanns, 1969)

20,0%	aller Todesfälle sind *Krebstodesfälle* = jeder 5.	(19,3%)
26,0%	erkranken an Krebs = *Krebsrisiko* = jeder 4. (Bei etwa 33,0% in Deutschland endgültig Krebsgeheilter)	
50,0%	aller Krebstodesfälle sind *weibliche Krebstodesfälle*.	(47,9%)
9,4%	aller Krebstodesfälle sind *weibliche Genitalkrebse = gynäkologische Krebse*.	
20,0%	aller weiblichen Krebstodesfälle betreffen die *Genitalorgane* (ohne Brust).	(19,7%)
13,5%	aller weiblichen Krebstodesfälle betreffen die *Brust*.	
9,1%	aller weiblichen Krebstodesfälle betreffen den *Uterus*.	
70,0%	aller Genital-Carcinome sind *Cervix-Carcinome*. (annähernd)	
45,0%	aller Genital-Carcinom-Todesfälle betreffen den *Uteruskrebs*.	(46,2%)
4,0%	erkranken an *Cervix-Carcinom* = Krebsrisiko = jede 25. Frau	

1. Häufigkeit

Die Mortalität an Krebs allgemein und Krebs der weiblichen Organe sowie die Erkrankungshäufigkeit an Cervixcarcinom zeigt Tab. 23. Nach den Berechnungen von Ober et al. (1961, S. 268) erkranken etwa 4% aller Frauen an Cervixcarcinom. Diese Berechnung paßt zu einigen Beobachtungen: Im Staate New York ist der Cervixkrebs meldepflichtig. Er befiel dort in den Jahren vor 1950 noch 2,2% aller Frauen (Morris u. Meigs, 1950). Ähnliches finden wir heute noch in Entwicklungsgebieten. Bei Beginn ihres Krebsfrüherfassungsprogrammes fand die Columbia-Universität N. Y. auf den Westindischen Inseln 1964 eine Häufigkeit von 4,6% aller erwachsenen weiblichen Todesfälle an Cervixcarcinom. In guter Übereinstimmung hiermit erfaßten sie 1965/66 bei der erwachsenen weiblichen Bevölkerung des gleichen Gebietes in 4,2% Dysplasien, 0,8% Carcinomata in situ und 0,5% invasive Krebse (Vaillant et al., 1968).

Während bis zur Jahrhundertwende die meisten der an Cervixcarcinom erkrankten Frauen den Krebstod finden mußten, ist heute, wo invasives Krebswachstum verhindert werden kann und die erzielte Dauerheilung rund 40%

beträgt, die Gefahr an Cervixcarcinom zu sterben wesentlich geringer. In der BRD sind nach den Angaben des Bundesamtes für Statistik von 100 weiblichen Todesfällen recht konstant etwa 20 Krebstodesfälle, aber nur 2 Todesfälle an Uteruskrebs, etwa 1,6 Todesfälle an Cervixcarcinom. Das Risiko an Brustkrebs zu sterben ist heute doppelt so hoch wie an Uteruskrebs, etwa 3 × so hoch wie an Cervixcarcinom (Tab. 24). Die therapeutischen und diagnostischen Fortschritte werden durch die Sterbeziffern eindrucksvoll dokumentiert.

Tabelle 24. *Das Risiko in der BRD heute den Tod an Uteruskrebs zu erleiden, ist geringer als an Altersschwäche zu sterben. Das Risiko einem Cervix-Carcinom zu erliegen (11,6) dürfte gleich dem eines Verkehrsunfalles (11,7) sein.* (Berechnung auf Grund der standardisierten Sterbeziffern für 1964, Bundesrepublik Deutschland, Gesundheitswesen R. 7, 1964) (HILLEMANNS, 1969).

Todesursache auf 100000 weibl. Einwohner	Gestorbene
Bösartige Neubildungen	158,3
Herzkrankheiten	144,7
Gehirnblutungen	103,7
Unfälle	30,5
darunter Kraftfahrzeugunfälle	11,7
Altersschwäche	26,6
Lungenentzündung	17,8
Uteruskrebs (Corpus u. Cervix)	14,4
Cervixkrebs	11,6
Selbstmord	12,9
Tuberkulose	5,1

Tabelle 25. *Häufigkeit des Cervix- und Peniscarcinoms in verschiedenen Ländern auf 100000 Einwohner* (nach DONTENWILL, 1968 und DOLL, 1966) (HILLEMANNS, 1969)

Land	Penis	Cervix
	Carcinom	
Israel	0,1	5,5
Japan	0,6	19,4
New York, USA	0,8	17,4
Connecticut, USA	0,9	16,0
Norwegen	1,0	19,3
Canada	1,0	23,9
Chile	1,0	35,5
Hamburg	1,0	50,6
Niederlande	1,1	23,3
England	1,2	17,1
Schweden	1,3	22,1
Dänemark	1,3	34,0
Kolumbien	2,3	62,0
Puerto Rico	5,1	36,6
Jamaica	5,4	37,9

Häufigkeitsangaben über das Cervixcarcinom differieren stark in verschiedenen Populationen (Tab. 25) und in Abhängigkeit von der angewandten Erfassungsmethode. Tab. 26 soll einen Überblick über die jeweils zu erwartenden Häufigkeiten geben. Bei Großraumprogrammen kann man mit 0,3—1,0% erfaßter Krebse und Vorstadien rechnen. In lokalen Früherfassungszentren mit Benutzung aller Suchmethoden werden im Durchschnitt 2% Krebse entdeckt, ein

Tabelle 26. *Häufigkeit des Cervixcarcinoms (invasiv + präinvasiv) bei Meldepflicht (10 Städte ohne Frühdiagnostik), in Bevölkerungsprogrammen, in Früherfassungszentren und in Gynäkologischer Fachpraxis mit eigener Cytodiagnostik* (Hillemanns, 1969)

Erfassung	Anzahl	%	Autor
10 Städte USA 1947	44/100000	0,04	Dorn u. Cutler, 1959
Belgien-Programm	70/ 18221	0,38	Fassin, 1968
Kentucky-Programm	516/ 73888	0,69	Christopherson, 1966
Memphis-Programm	766/108000	0,76	Erickson, 1964
Britisch-Columbia	Erstuntersuchungen	0,55	Fidler, Boyes u. Worth,
Programm	2176/395943		1968
	Gesamtuntersuchungen	0,37	
	3667/980400		
Provinz-Ferrara/Jt.	287/ 52952	5,45	Tortora, 1968
Köln-Cytolog. Zentrum	2145/164219	2,18	Zinser, 1965
Nordrhein-Westfalen 10 Cytolog. Zentren	7165/500220	1,47	Zinser, 1965
Freiburg. i. Br. Geschwulstberatung d. UFK.	Erstuntersuchungen 523/ 25115	2,08	Hillemanns, 1969
	Gesamtuntersuchungen 523/ 46043	1,13	
Fachpraxis	74/ 4880	1,5	Baader, 1969

Drittel bis die Hälfte im Vorstadium, ähnlich auch in gynäkologischer Fachpraxis mit Cytodiagnostik in eigener Hand. Ein in zunehmendem Maße bedeutsamer Faktor unterschiedlicher Häufigkeiten ist die Berechnung der erfaßten Carcinome pro Erstuntersuchung oder pro Gesamtzahl aller Untersuchungen, inbegriffen die heute ganz allgemein stark anwachsenden Zweit- und Mehrfachuntersuchungen mit Reduzierung der Erfassungsrate. Die Häufigkeit von neuauftretenden Carcinomata in situ in einer bereits voruntersuchten Population betrug z. B. in Britisch Columbia 4,5/100000 gegenüber 29/100000 in der nicht voruntersuchten Bevölkerung (Fidler et al., 1968) (vgl. Tab. 26).

Früher war Cervixcarcinom der häufigste Krebs und Krebstod. In 30 Jahren hat sich in den USA die Häufigkeit des Collumkrebses auf etwa die Hälfte verringert (Abb. 105) oder innerhalb von 10 Jahren um 46%, von 12,3 auf 6,7/100000 (Stat. Bull. Metropolitan Life Ins. Co. 44: 1, 1964). Seit 1955 fiel die Cervixcarcinom-

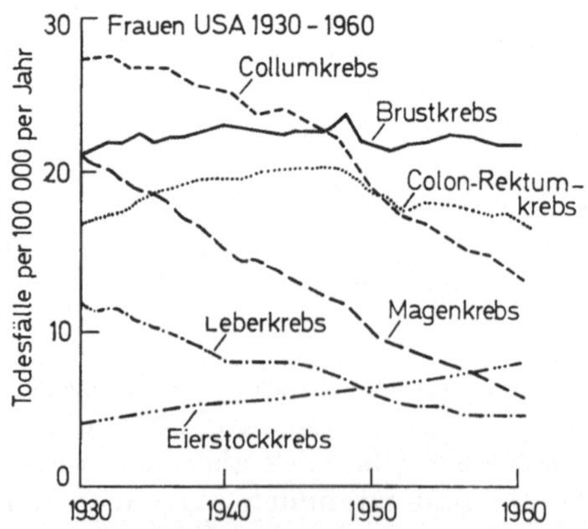

Abb. 105. Weibliche Krebstodesfälle in den USA 1930—1960. Rückgang des Todes an Cervixcarcinom um 1/3. (Henschke et al., 1965)

Häufigkeit in Britisch Columbia von 28,4 auf 13,6/100000 = um 48% nach cytologischer Untersuchung von 75% der Frauen über 20 Jahre. Die Analyse dieses Programms mit Erfassung von annähernd 1000000 Frauen zeigt, daß alleine durch Cytodiagnostik eine Reduzierung des klinischen Carcinoms um über 85% möglich ist (FIDLER et al., 1968).

Daß die *Sterbeziffern* an Cervixcarcinom nur zögernd, in Britisch Columbia z. B. erst seit 1965 um 25% absinken, hat nach FIDLER et. al verschiedene Gründe, vor allem die erzielte hohe Heilung der guten Stadien I und II auch ohne Früherfassung. Demgegenüber belasten die nicht erfaßbaren indolenten Frauen mit fortgeschrittenen Stadien weiterhin die Statistik. Bei einer durchschnittlichen Dauer des präklinischen Stadiums von 12 Jahren und einer Zeit von Behandlung bis zum Tode von $2^1/_2$ Jahren, kann der Effekt der Beseitigung eines Carcinoma in situ auf die Sterbeziffer nicht vor 15 Jahren wirksam sein.

2. Soziale Faktoren

Cervixcarcinom tritt häufiger unter den Armen auf, ganz im Gegensatz zu Krebs von Brust und Corpus uteri. Die Frauen der niederen sozialen Klassen und Handarbeiter erkranken häufiger an Cervixcarcinom, wie aus England, Dänemark, China, Jamaika übereinstimmend berichtet wird (TERRIS, 1966; Übersicht). SACHS et al., (1968) fanden einen erheblichen Zusammenhang zwischen Industriedichte und Collumcarcinom, einen geringeren mit Corpuscarcinom, eine negative Korrelation mit Mammacarcinom, und zwar für die sozial sehr heterogenen Stadtviertel Hamburgs. Die Häufigkeit der niedersten Einkommensklasse in Dänemark war 2,3 mal größer als die der höchsten Einkommensklasse (DORN u. CUTLER, 1959). Bei Farbigen in den USA ist die Häufigkeit an Cervixcarcinom doppelt so hoch wie bei Weißen (Tab. 27.) Auch hier ist die Frequenz der niedersten Einkommensklasse um 50% größer als die der höchsten Klasse (TERRIS).

Tabelle 27. *Gynäkologische Krebstodesfälle in den USA im Jahre 1962.* HENSCHKE et al., Arch. Gynäk. **203**, 289 (1965)

	Per 100000 Frauen	
	Weiß	Farbig
Collumkrebs	11,9	20,5
Eierstockskrebs	9,2	5,3
Corpuskrebs	2,3	2,1
Vagina und Vulvakrebs	0,9	0,9

Es ist schwer, diese sozialen Unterschiede mit endogenen Faktoren zu erklären. Die Befunde sprechen dafür, daß exogene Milieufaktoren mit der Entstehung des Cervixcarcinoms assoziiert sind.

3. Schwangerschaft

RUNGE u. ZEITZ (1955) fanden unter 3430 Genitalcarcinomfällen der Heidelberger Klinik, daß der Anteil der Nulliparen bei den Cervixcarcinompatientinnen mit 7% über 3 mal kleiner ist als bei allen anderen Genitalcarcinomen. Die Statistik von Runge und Zeitz ist jedoch anzweifelbar, da das Durchschnittsalter der O-para zumeist niedriger ist, als dasjenige der Mehr- oder Vielgebärenden. Ein

Vergleich der Geburtenverteilung von 3050 Collumcarcinomkranken und über 1 Million Frauen der Normalbevölkerung der gleichen Jahrgänge zeigte weiter, daß der Anteil der Vielgebärenden bei den Carcinompatientinnen über 5 mal größer ist als bei den gesunden Frauen und daß die Carcinomhäufigkeit proportional der Geburtenzahl zunimmt. RUNGE u. ZEITZ nehmen deshalb einen Zusammenhang zwischen Geburtsvorgang und Cervixcarcinomentstehung an. TERRIS u. OALMANN sowie ROTKIN u. KING dagegen fanden keine signifikante Beziehung zur Zahl der Schwangerschaften. Dagegen ist der Krebs bei Frauen mit einer hohen Zahl von Schwangerschaften dann häufiger, wenn die Frauen früher geheiratet haben (LOMBARD u. POTTER, der Gruppe um WYNDER; BOYD u. DOLL; JOHNS et al. und STOCKS), d. h. größere Kinderzahl ist mit Frühehe assoziiert (CHRISTOPHERSON u. PARKER, 1965). Tab. 28 zeigt die Abhängigkeit des Heiratsalters von dem „Krebsalter" und der Häufigkeit der Erkrankung. Höchste Cervixcarcinom-Frequenz fand CHRISTOPHERSON (1965) bei Ehe unter 15 Jahren oder in der Altersgruppe von 15 bis 19 Jahren. So sprechen viele Fakten gegen eine spezifische Bedeutung der Schwangerschaft. Wir werden bei Besprechung der Ätiologie aber sehen, daß die Schwangerschaft dennoch als disponierende Lebensphase und als das Terrain bestimmender Faktor diskutiert werden muß.

Tabelle 28. *Beginn des Sexualverkehrs und Cervixcarcinom.* WYNDER 1954. LOMBARD und POTTER 1950

Heiratsalter	Krebsalter
unter 16	44
über 25	54
Heiratsalter	% der Cervixcarcinome
unter 20	44—49
über 20	23,7

4. Zölibat und Promiskuität

Der historisch offenbar erste Bericht über die Seltenheit des Collumcarcinoms bei Nonnen stammt von RIGONI-STERN (1842), die Zugang zu den Krankenberichten der römischen Klöster hatten (ROTKIN u. KING, 1962). Die Bestätigung erbrachte 1950 GAGNON in Canada und 1953 SCHÖMIG in Deutschland. Cervixcarcinom ist bei Nonnen eine extrem seltene Krankheit, während Corpuscarcinom und Krebs anderer Organe in üblicher Frequenz beobachtet werden. GAGNON fand in über 20jähriger Beobachtung wohl 14 Corpuscarcinome, aber nicht einen Fall von Cervixcarcinom unter 13 000 Nonnen. TOWNE dagegen berichtete immerhin 6 Cervixcarcinome unter gleich großem Beobachtungsgut (13083 Nonnen). Somit ist die Immunität gegenüber Cervixcarcinom offenbar nur eine relative. TOWNE beobachtete aber 53 Corpuscarcinome im gleichen Beobachtungsgut und wies wie GAGNON auf die völlige Umkehr der Relation Cervix: Corpuscarcinom hin, die allgemein etwa 3:1 beträgt, bei den untersuchten Nonnen aber 1:9 (TOWNE, 1955).

Im Gegensatz hierzu steht die Häufigkeit des Cervixcarcinoms bei Prostituierten, die in Kopenhagen wenigstens 4 mal größer ist als die der Gesamtpopulation (ROJEL), obwohl Prostituierte nur etwa die Hälfte der Kinderzahl vergleichbarer Altersgruppen haben (HÄRO, 1961). — Mindestens vier Berichte weisen eine Assoziation von Cervixcarcinom mit Syphilis nach, weiter eine Häufung bei Mehrfachehe, Trennung oder Scheidung und eine Korrelation mit Alter bei erstem Koitus (s. TERRIS, WYNDER, 1972).

5. Circumcision

Eine der interessantesten epidemiologischen Befunde ist die geringe Häufigkeit des Cervixcarcinoms bei Juden (etwa 1/10 der nichtjüdischen Frauen) (KENNAWAY, 1948; WYNDER, 1954). Auch bei Moslems scheint Cervixcarcinom selten zu sein (s. TERRIS). Wegen der geringen Häufigkeit des Peniscarcinoms bei Juden (BLEICH, 1950) (s. Tab. 25) wurde die rituale Circumcision des Ehemannes für die Seltenheit des Cervixcarcinoms bei Jüdinnen verantwortlich gemacht (KENNAWAY, 1948; WYNDER et al., 1954). Das Smegma wird als das carcinogene Agens betrachtet. Die Kenntnis der befragten Ehefrauen, ja des Ehemannes selbst über das Ausmaß und den Zeitpunkt der Circumcision war jedoch sehr widersprüchlich und differierte mit dem ärztlichen Befund. Innerhalb gleicher Religionsgruppen wurde die Praxis der Circumcision sehr unterschiedlich gehandhabt. ABOU-DAOUD (1967) untersuchten 227 Cervixcarcinome bei Christen (nicht beschnitten) und Moslems (beschnitten) im Libanon. Trotz gleicher Lebensbedingungen war Cervixcarcinom ebenso häufig bei Christen wie Moslems. Enge Assoziation fand sich nur mit Heirat, Frühehe und niederem Sozialstatus, auch nicht mit Menarche oder Menopausenalter. AITKEN-SWAN et al. (1965) beobachteten 12 Cervixcarcinompatientinnen, deren Ehemänner seit Geburt beschnitten waren. JONES et al. (1958) fanden keinen Häufigkeitsunterschied zwischen Cervixcarcinompatienten und Kontrollen betreffend Circumcision der Ehemänner — wenn jüdische Frauen nicht berücksichtigt wurden (ähnlich DUNN u. BUELL, 1959). —

Die Smegma-Hypothese setzt einen Kontakt des Smegmas mit der Cervix voraus, den Kondom oder Diaphragma im Sinne einer Prophylaxe verhindern würden. Wenigstens 3 Berichte konnten eine Beziehung von Cervixcarcinom mit kontrazeptiven Methoden nicht nachweisen, während andere, vor allem BOYD u. DOLL und AITKEN-SWAN u. BAIRD in England eine signifikante Assoziation von Cervixkrebs mit Fehlen kontrazeptiver Methoden berichteten. Versuche mit menschlichem Smegma bei Mäusen Cervixcarcinom zu erzeugen, verliefen teils positiv (PRATT-THOMAS, 1956, 1957) oder schlugen fehl (s. COPPLESON u. REID; RADOY u. Mitarb., 1967). Eigene (HILLEMANNS u. WAGNER) über 20 Monate durchgeführte Versuche, mit 2 mal wöchentlicher intravaginaler Applikation von Hengstsmegma und menschlichem Mycobacterium smegmatis bei Mäusen und Ratten Cervixcarcinom zu induzieren, führten zu negativen Ergebnissen, bzw. nur wenigen Dysplasien.

6. Coitus

Die bisherigen Darlegungen zwingen die Aufmerksamkeit auf die Bedeutung des Koitus oder eines damit gekoppelten Faktors für die Pathogenese des Cervixcarcinoms. Enger Korrelation des Cervixcarcinoms mit gesteigerter sexueller Aktivität und Promiskuität, wie unter Postituierten, bei Syphilis und niederen sozialen Klassen, bei Mehrfachehe, Scheidung und Frühehe, steht die extreme Seltenheit bei Nonnen gegenüber. Die Suche nach *dem* ätiologischen Faktor, Voraussetzung einer spezifischen Verhütung, verlangt also Suche nach cancerogenen Stoffen im Genitalbereich beider Geschlechter, zuvor aber Analyse des Ortes und der Lebensphase einer möglichen spezifischen Wirkung.

7. Die krebssensible Phase

Die epidemiologischen Befunde deuten auf die Zeit der frühen Geschlechtsreife, frühe Heirat und sexuelle Aktivität. Die Epithelgrenze ist besonders bei

Einsetzen der sexuellen Aktivität vor dem 20. Lebensjahr und bei Schwangerschaft in stärkster Bewegung (Ektopie, Trauma, Transformation).

Coppleson u. Reid fanden bei kolposkopischer und bioptischer Untersuchung von 14000 Frauen die Epithelverhältnisse der Cervix bei Multiparen in früher Gravidität gleich der in später Gravidität und der postnatalen Phase. Bei *Primiparen* dagegen sahen sie ausgeprägte Eversion im zweiten und dritten Trimester, gefolgt durch stärkste metaplastische Transformation. Zwei andere aktive Phasen der Metaplasie sind *Geburt* und *Pubertät*. Der metaplastische Prozeß beginnt auf der Kuppe der ektopischen Drüsenpapillen (Abb. 13, 14, 15). Das junge metaplastische Plattenepithel tritt als Mosaik zusammenfließender Felder deutlich hervor, die ausdifferenzieren oder als abnormes Epithel jodnegativ bleiben, selten auch als hyperplastisches, dysplastisches Areal Boden neoplastischer Potenz sind (Abb. 20). Diese eindrucksvolle (metaplastische ?) Transformation als in situ-Prozeß bei jungen Mädchen und nach erster Schwangerschaft ist durch ausgedehnte marginale Felderungen ausgezeichnet. Wir erachten sie als grundlegend wichtig.

In eigenen Untersuchungen zusammen mit Moog bei 81 Frauen in der Schwangerschaft und unter der Geburt wurde der Einfluß des *Geburtstraumas* analysiert. Zwei Drittel aller vaginal entbundenen Frauen wiesen ausgedehnte Epitheldefekte auf, nicht jedoch Schnittentbindungen. Die vordere *Muttermundslippe* ist nicht nur bevorzugter Angriffspunkt der chronisch entzündlichen Reize bei normaler Anteflexio-versio, sie ist aufgrund unserer Befunde mit 63%: 10,5% gegenüber der hinteren Muttermundslippe auch bevorzugter Ort des Geburtstraumas, am deutlichsten bei Erstgebärenden. Die vordere Muttermundslippe aber ist bevorzugter Ort der Krebsentstehung (nach Richart, 1968 in einem Verhältnis von 2:1 über die hintere).

8. Das cancerogene Agens

Seit Virchow ist die *Reiztheorie* der Geschwulstentstehung am überzeugendsten. Das Cervixcarcinom gilt als klassisches Beispiel für den exogenen Reizkrebs. Der chronische Reiz ist nach dieser Theorie für eine sogenannte fehlgeleitete Ersatzregeneration, somit für eine maligne Entartung verantwortlich. Die exakte Aufklärung eines spezifischen carcinogenen Agens ist Vorbedingung für eine Eliminierung dieser Krankheit und aktuelles Problem.

a) Herpes simplex

Auf der Suche nach biologischen Mutagenen war die Kenntnis im Samen enthaltener exogener DNS in Form eines Virus attraktiv. Herpes simplex-Virus verursacht chromosomale strukturelle Änderungen, so daß der Herpes genitalis besondere Aufmerksamkeit fand. Die Suche nach Viruspartikeln im Cervixkrebs oder nach signifikantem Antikörpertiter im Serum von Frauen war meist erfolglos. Naib et al. (1966) wiesen cytomorphologisch erneut auf die ätiologische Bedeutung des Herpes simplex-Virus hin. Rawls (1968) fand bei Frauen mit Cervixcarcinom in 80% Antikörper zum Typ 2-Herpes-Virus gegenüber Kontrollen mit 0—20% (s. Wolinska et al., 1970, Royston et al., 1970). Sowohl Cervixcarcinom wie genitaler Herpes werden venerisch übertragen und beide sind selten bei Frauen Beschnittener.

In gemeinsamer Untersuchung der Univ.-Frauenklinik (Hillemanns) und dem Hygiene-Institut (Haas) (Petersen et al., 1972) fanden wir folgendes: Die neutralisierenden Antikörper gegen Herpes simplex Virus Typ 1 und 2 in den Sera verschiedener Altersgruppen (288 Fälle) und den Sera von Cervix-Carcinom-

Patientinnen (140 Fälle) sind bestimmt worden. Die Titerbestimmung und die Differenzierung der Typenspezifität der Antikörper wurde mittels des Mikroneutralisationstestes vorgenommen. Die Untersuchungen ergaben, daß die Durchseuchung mit Herpes simplex-Viren außerordentlich hoch ist, 95% der Erwachsenen besitzen Antikörper gegen beide Herpes simplex Virus-Typen. Die Durchseuchung verläuft in zwei Etappen, die erste erfolgt in den ersten Lebensjahren und erreicht im Alter von 6—8 Jahren etwa 50%, die zweite beginnt nach der Pubertät. Während es sich bei der ersten Durchseuchungswelle fast ausschließlich um Typ 1-Infektionen handelt, kommt es am Ende der zweiten Durchseuchungswelle auch zu Typ 2-Infektionen. Antikörper gegen den Typ 2 sind seltener als gegen den Typ 1, nur 15% der Erwachsenen besitzen Antikörper gegen den Typ 2. Die Gruppe der Cervix-Carcinom-Patientinnen (140 Fälle) weist gegenüber den Kontrollen eine signifikant höhere Durchseuchung mit dem Typ 2 auf (31% gegenüber 15%).

Gibt die cervicale Atypie den Boden zur sekundären Infektion mit Herpes ab oder besitzt Herpes genitalis onkogene Potenz? Die Frage bleibt weiterhin offen, bis es gelingt, den genetischen Code des Cervixcarcinoms und des Virus zu identifizieren.

b) Sperma

COPPLESON u. REID (1967) haben ihre klinischen, kolposkopischen, histologischen und ausgedehnten experimentellen Befunde in einer faszinierenden Monographie niedergelegt. Nach ihrer Ansicht ist die DNS des Spermakopfes das cancerogene Agens. Millionen von Spermien sind bis zu 60 Std nach dem Coitus im Cervicalkanal nachweisbar, werden hier phagocytiert oder dringen dank ihrer besonderen Penetrationskraft in das Cytoplasma der Epithelzellen ein. In vivo- und vitro-Experimente zeigten, daß die Invasion der Spermien in die Epithelzellen während der frühesten aktiven Phase des metaplastischen Prozesses erfolgte, nicht aber in reifes Plattenepithel oder schleimbildendes Cylinderepithel. Dies scheint Erklärung dafür, daß nur 15% rein endocervicaler Carcinome entstehen, obwohl Spermien etwa 10 mal so lange endocervical leben gegenüber der Vagina. Als Cofaktoren werden DNS-abbauende Enzyme (z. B. von Leukocyten oder Trichomonaden) diskutiert. DNS-Fragmente sind potente Stimulatoren der DNS-Synthese. Die dynamische Phase ist die Zeit einer starken sexuellen Aktivität z. B. bei früher Heirat mit nachfolgender erster Gravidität bzw. Wochenbett. Durch Transformation des genetischen Codes der Zellen mit Mutation und Initiation ist der Weg zu abnormer Keratinisierung, aber auch zu einer Störung der mitotischen Wachstumskontrolle, also zu Atypie und Neoplasma geebnet.

Dieses Konzept eines coitalen Faktors könnte auf weit höhere Frequenz des Cervixcarcinoms hinweisen. Das Fehlen einer sensiblen Zelle oder ihr Schutz (mosaische Abstinenz in sensibler Phase; Condom, Diaphragma; Spätehe etc.), vorzeitige celluläre, immunologische Eliminierung der transformierten Zelle, das Enden des angebahnten Prozesses in abnormen Vorstadien oder als „chronische Cervicitis", sind plausible Gegenargumente. Nur wenige induzierte Zellen gelangen schließlich zu antonomem Wachstum.

c) Hormone

Es besteht kaum ein Zweifel, daß Hormone für das Cervixcarcinom nicht cancerogen sind, weder die natürlichen Sexualhormone, noch die exogen zugeführten (Übersicht: DONTENWILL; HILLEMANNS et al., 1964; SOOST). Auch Langzeitmedikation von Ovulationshemmern (HILLEMANNS, 1971; HALLER, 3. Aufl.

1971, 1972), und mehrfache Graviditäten und Wochenbett beeinflußten das normalerweise zu erwartende biologische Verhalten der Präcancerzelle nicht (Symposion des J. of Reproductive Medicine, vol. IV, No. 1, Jan. 1970 S. 13—73). Dysplasie und Carcinoma in situ erfuhren keine Aktivierung oder Hemmung des Wachstums, welches langsam progredient verläuft, wie 29 eigene Fälle (Hillemanns et al.; Diss. Gerhard, 1968) dokumentieren. Moore et al. (1964) fanden 96 von 118 Carcinomata in situ in graviditate bei Nachkontrollen persistierend = 81,3%. Eine Aktivierung des Metastasierungsablaufes bei invasiven Carcinomen ist demgegenüber wahrscheinlich, die Präcancer- wie Krebszelle selbst ist offenbar antonom (Wimhöfer), s. Abschnitt „Carcinoma in situ und Schwangerschaft", S. 37/1.

Oestrogene fördern die Proliferation und damit die Möglichkeit einer leichteren Trefferwirkung der Cancerogene im Bereich der Cervix, da sich mehr Zellen in der empfindlichen Wachstumsphase befinden. Die Phasen hoher Sensibilität nach Frühheirat sind z. T. hormonell bedingt. Dennoch kann vorläufig mit aller Klarheit gesagt werden, daß keine Beweise für eine echte cancerogene Wirkung der Oestrogene und Gestagene auf das Cervixepithel bekannt sind. Daran hat sich seit den grundlegenden Untersuchungen von Butenandt et al. (1943) nichts geändert.

Seit der Einführung von Steroid-Hormonen als Kontrazeptiva (Pincus, 1955) sind noch nicht zwei Jahrzehnte vergangen. Ob die zunehmende Anwendung „der Pille" bereits in frühen Entwicklungsjahren von Pubertät und Postpubertät unsere gegenwärtige Ansicht ändert, muß die Zukunft zeigen.

Großangelegten statistischen Analysen kommt hier die entscheidende Bedeutung zu, aber auch ihre Ergebnisse verlangen eine sorgfältige Interpretation, um nicht zu falschen, voreiligen Schlußfolgerungen zu führen.

So fand die Gruppe um Wied (Tab. 1) in ihrer bereits zitierten, aktuellen Computer-Analyse an 148735 cytologisch untersuchten Frauen (Bibbo et al., 1971) als wichtiges Ergebnis, daß die Gruppe, die nicht Contraceptiva gebrauchte (127731 Frauen) eine geringere Frequenz an Krebsvorstadien aufwies als die andere Gruppe, die unter oralen hormonellen Contraceptiva (18380) stand oder die intrauterine Spirale (2627 Frauen) anwandte. An einer Gesamthäufigkeit der cervicalen Dysplasie von 1,33% wurde die geringste Häufigkeit bei Patienten gefunden, die weder orale Contraceptiva noch die intrauterine Spirale benutzten (1,15%). Patienten, die die Intrauterinspirale benutzten und diejenigen unter oralen Contraceptiva (beim 1. Abstrich) hatten eine Häufigkeit von 3,12 bzw. 2,31%. (Tab. 1).

Beim Carcinoma in situ (Gesamtfrequenz 0,38%) wurde die geringste Häufigkeit bei den Patienten gefunden, die weder orale Contraceptiva noch die Intrauterinspirale benutzten (0,35%), gefolgt von der Gruppe aller Patienten und der Nichtschwangeren (0,38%) den Schwangeren (0,41%) und den Patienten, die weder die Spirale noch orale Contraceptiva benutzten (0,57%). Beim invasiven Carcinom (Gesamtfrequenz 0,13%) fand sich die geringste Häufigkeit bei Schwangeren (0,02%), gefolgt von Patienten mit Gebrauch oraler Contraceptiva (0,04%), Patienten mit Spirale (0,11%), allen Frauen (0,13%), Nichtschwangeren (0,14%) und Patienten, die keine oralen Contraceptiva gebrauchten (0,14%). Bibbo et al. betonen ausdrücklich, daß diese Ergebnisse keinesfalls als Argument für einen cancerogenen Effekt auf das Epithel gewertet werden dürfte. Die Häufigkeitsunterschiede bestehen darin, daß diejenigen Patienten, die Contraceptiva benutzen, zu der hochexponierten Gruppe gehören (multiple Schwangerschaften unter einem Alter von 20 Jahren, früheinsetzender Geschlechtsverkehr, niederer sozial-ökonomischer Status, rassische Bedingungen usw.) Diese Deutung trifft mit der hier gegebenen zusammen, daß nicht der Gebrauch von Hormonen die Ursache einer höheren Frequenz von Dysplasie und Carcinoma in situ darstellt, sondern exogene Umstände, die sekundär zur intensivierten Benutzung contraceptiver Methoden führen.

Ohne Zweifel wird die Abklärung der Beziehung Hormone und Krebsentstehung eines der großen Themen der nächsten Jahrzehnte sein.

Der Nachweis einer transplacentaren Carcinogenese beim Menschen in allerjüngster Zeit bringt völlig neue Aspekte in das Problem der Beziehung Hormone und Krebs. HERBST et al. (Med. Tribune 53, 1971) hatten über 7 Fälle von vaginalem Adeno-carcinom, sonst eine Erkrankung älterer Frauen, bei 14—22jährigen Patientinnen berichtet. Die Mütter von 7 der Patientinnen hatten während der Gravidität Diaethylstilböstrol genommen, während in einer Kontrollgruppe von 33 Müttern ohne Diaethylstilböstrol kein entsprechender Erkrankungsfall auftrat. Diese Ergebnisse wurden von anderen Arbeitsgruppen bestätigt mit 26 gleichartigen Fällen. Auf einem Meeting on Transplacental carcinogenesis in Hannover 1971 (l. c.) betonte DRUCKREY, daß ähnlich wie bei der Teratogenese jedes Organ wahrscheinlich eine kritische Phase der carcinogenen Sensibilität durchläuft. Die höchste Sensibilität fand sich nach NAPALKOW gegen Ende der Entwicklungsperiode zur Zeit der Histogenese. Im Gegensatz dazu ist die teratogene Organotropie bekanntlich abhängig von der Entwicklungsphase und die teratogene Wirksamkeit am größten in den frühen Entwicklungsstadien der Organogenese (l. c.). Diese Befunde lassen somit eine Disponierung des fetalen Organismus durch über die Mutter zugeführte Steroidhormone im Sinne von Carcinogenen als möglich erscheinen. Ohne Zweifel wird die Abklärung der Beziehung Hormone und Krebsentstehung eines der großen Themen der nächsten Jahrzehnte sein, wobei den Vor- und Frühstadien des Cervixcarcinoms aufgrund ihrer leichten Zugänglichkeit und hohen Frequenz große Bedeutung zukommen dürfte.

d) Kausale Faktoren

Überblicken wir abschließend die *kausalen Faktoren*, so muß in Erinnerung gerufen werden, daß Grundvorgang der Cancerisierung die Schädigung der für die Regulierung des Zellwachstums entscheidenden DNS ist. Zwei Theorien der Krebsentstehung stehen sich gegenüber bzw. ergänzen sich. (1) Die Zweiphasentheorie von BERENBLUM, bei der eine Initialphase zur Cancerisierung der Zellen führt und ein Promotionsfaktor, der die Krebsentstehung realisiert. (2) Die *Summationstheorie* von DRUCKREY, nach der die Summation kleiner und großer Carcinogendosen die Cancerisierung letztlich auslöst. Die Summation betrifft das Persistieren des carcinogenen Primäraffektes (analog der offenbar irreversibel gespeicherten radiogenen Information) an der an DNS gekoppelten genetischen Information als Primärereignis auf molekularer Ebene. Bei kontinuierlicher Einwirkung und konstanter Konzentration ist der Effekt proportional mit der Zeit. Da das genetische Material vermehrungsfähig ist, wird die cancerogene Induktion übertragen und auf mehrere Zellen verteilt, bis bei einer oder vielen der Schwellenwert überschritten ist. Positiver Selektionswert der getroffenen Zelle ist Voraussetzung, daß cancerogene Vermehrung gelingt, sonst resultieren letale Treffer (DRUCKREY, 1967). Uns erscheint wichtig, diese theoretischen Grundlagen bei Diskussion von Latenzzeiten, von krebssensibler Phase und Zelle, wie Ätiologie als Richtschnur im Auge zu behalten (s. SCHMÄHL, 1972).

Syncarcinogenese ist Ausdruck dafür, daß Krebs seine Entstehung oft einem Zusammenwirken mehrerer oder gar vieler krebsbegünstigender und schließlich krebsauslösender Faktoren verdankt. Dabei ist sicher, daß die Ursache eines

Präcancers durchaus nicht auch die Ursache des Cancers selbst zu sein braucht (K. H. Bauer, 1963). Bei den menschlichen Geschwülsten ist im Regelfall anzunehmen, daß sie nicht durch *ein* stark wirksames Carcinogen ausgelöst werden, sondern durch mehrere, die möglicherweise jedes für sich nur eine schwache Wirkung haben und gleichzeitig oder nacheinander wirken. Hierdurch Addition einzelner Wirkungen im Sinne der Syncarcinogenese. Schmähl fand nur dann eine Syncarcinogenese, wenn die applizierten cancerogenen Substanzen über die gleiche Organotropie und Cytotropie der Wirkung verfügen. Dann aber wirkte jede in unterschwelliger Dosierung.

Die *kausalen Faktoren*, die zur Realisierung malignen Wachstums führen, dürften unseres Erachtens im Sinne der Summationstheorie und Syncarcinogenese vielfältig sein. Mechanische, chronisch-entzündliche, mögliche chemische und bakterielle Veränderungen, auch der Inhaltstoffe des Smegma, Toxine von Mikroorganismen und Pilzen, die selbst cancerogen wirken oder Carcinogenvorstufen in wirksame Form überführen, lokale chemische Antikonzeption mit nachgewiesen mutagener Wirkung (Bathelmess; Gebhart) — für alle diese Theorien liefert die experimentelle Krebsforschung Beispiele. Bedeutsam sind auch die Verweildauer und Dosis des Carinogens wie Entgiftungsmöglichkeit von Individuum und Organ (Dontenwill; Schmähl). Wir müssen annehmen, daß Carcinogene immer vorhanden sind, denen die Cervix im Laufe des Lebens ausgesetzt ist, Milieu und Konstellation aber die integrierenden Realisationsfaktoren darstellen. Das heißt, es dürfte viele Carcinogene für das Cervixcarcinom geben. Einige werden aber dominieren, sie zu finden und zu eliminieren, ihre Realisation zu unterbinden, ist unsere Aufgabe.

Literatur

Abercrombie, M., Heaysmann, J. E. M.: The biological phenomen of "contact inhibition". Exp. Cell Res. **5**, 111 (1953). — Albertini, A. v.: Histologische Geschwulstdiagnostik. Stuttgart: Georg Thieme 1955. ~ Allgemeine Systematik der Geschwülste. In: Büchner-Letterer-Roulet: Handbuch der allgemeinen Pathologie. Bd. VI/3 S. 1. Berlin-Göttingen-Heidelberg: Springer 1956. ~ Über die Bedeutung von Dissoziationserscheinungen in Krebszellen. Schweiz. med. Wschr. **29**, 717 (1948). — Albertini, A. v., Glatthaar, E., Vogel, A.: Elektronenmikroskopische Untersuchungen am atypischen Portioepithel. Oncologia (Basel) **8**, 185 (1955). — Ambrose, E. J., James, A. M., Lowick, J. H. B.: Differences between the electrical charge carried by normal and homologous tumor cells. Nature (Lond.) **177**, 576 (1956). — Aschoff, L.: s. bei Gray 1964: Mschr. Geburtsh. Gynäk. **22**, 611 (1095). — Ashley, D. J. B.: J. Obstet. Gynaec. Brit. Cwlth **73**, 372, 382 (1966) zit. Hillemanns 1959. — Atkin, N. B., Richards, B. M.: Desoxyribonucleic acid in human tumors as measured by microspectrophotometry of Feulgen stain: A comparison of tumors arizing at different sites. Brit. J. Cancer **10**, 769—788 (1956). — Atkin, N. B., Ross, A. J.: Polyploidy in human tumours. Nature (Lond.) **187**, 579—581 (1960). — Atkin, N. B., Baker, M. C.: A nuclear protrusion in a human tumor associated with an abnormal chromosome. Acta cytol. (Philad.) **8**, 431 (1964). ~ Chromosomes in carcinoma of the cervix. Brit. med. J. **1**, 522 (1965). — Atkin, N. B., Baker, M. C., Wilson, S.: Stem-line karyotypes of 4 carcinomas of the cervix uteri. Amer. J. Obstet. Gynec. **99**, 506 (1967). — Atkin, N. B., Brandao, H. J.: Evidence for the presence of a large marker chromosome in histological sections of a carcinoma in situ of the cervix uteri. J. Obstet. Gynaec. Brit. Cwlth. **75**, 211 (1968). — Ayre, J. E.: Cancer cytology of the uterus (Grune and Stratton, New York 1951). ~ The precancer cell; a new problem in cancer research. Ann. N. Y. Acad. Sci. **63**, 1262—1269 (1956). ~ Vaginal and cervical cytology in uterine cancer diagnosis. Amer. J. Obstet. Gynec. **51**, 743—749 (1946). ~ Selective cytology smear for diagnosis of cancer. Amer. J. Obstet. Gynec. **53**, 609—617 (1947). ~ Diagnosis of preclinical cancer of the cervix: Cervical Cone knife: Its use in patients with a positive vaginal smear. J. Amer. med. Ass. **138**, 11—13 (1948). ~ Cytological Behavior patterns in premalignant Lesions of cervix. Proc. first Intern. Congress of Exfoliative Cytology, Vienna 1961, pp. 94—102 (J. B. Lippincott, Philadelphia/Penna 1962). — Ayre, J. E., Davis, C. H., Carter, F. B.: Carcinoma in situ. J. Amer. med. Ass. **149**, 1594 (1952). — Ayre, J. E.: A new self-administered test for uterine cancer, The Ayre scrape aspirator. Med. Tms. (Lond.) Jan. 1969.

Bachmann, F. F.: Das Rezidiv des Ca. in situ der Zervix. Geburtsh. u. Frauenheilk. 8, 678—686 (1972). — Bajardi, F.: Über Wachstumsbeschränkungen des Collumcarcinoms in seinem invasiven und präinvasiven Stadium. Arch. Gynäk. 197, 407—454 (1962). ~ Spontanregression des pathologischen Gebärmutterhalsepithels im histologischen Bild. Öst. Z. Erforsch. Bekämpf. Krebskrankheit 27, 1—9 (1972). — Bajardi, F., Burghardt, E.: Ergebnisse von histologischen Serienschnittuntersuchungen beim carcinoma colli O. Arch. Gynäk. 189, 392 (1957). — Barthelmess, A.: Proc. II. int. C. Hum. Gen. 1251 (1963), zit. Hillemanns 1969. — Bauer, K. H.: Das Krebsproblem. 2. Aufl. Berlin-Göttingen-Heidelberg: Springer 1963. — Bauer, K. H., Ott, G.: Materia Medica Nordmark XVII/7, 261 (1965). — Bayreuther, K.: Discussion of paper by Koller, in Cell Physiology of Neoplasia, Univ. Texas Press, Austin, Texas (1960), pp. 38—47. — Berenblum, I.: Carcinogenesis and tumor pathogenesis. Adv. Cancer Res. 2, 129 (1954). ~ Circumstanial evidence pointing to differences between cancers in terms of etiologic factors. Cancer Res. 16, 675 (1956). ~ A speculative review: the probable nature of promoting action and its significance in the understanding of the mechanism of carcinogenesis. Cancer Res. 14, 471—477 (1954). — v. Bertalanffy, F., Masin, F., Masin, M.: Use of acrodine orange fluorscence technique in exfoliative cytology. Science 124, 1024 (1956). ~ A new and rapid method for diagnosis of vaginal cervical cancer by fluorescence microscopy. Cancer 11, 873 (1958). — Bibbo, M., Keebler, C. M., Wied, G. L.: Prevalence and incidence rates of cervical atypia. J. Repro. Med. 6, 184—188 (1971). — Boddington, M. M., Spriggs, A. I., Wolfendale, M. R.: Cytogenetic abnormalities in Carcinoma in situ and dysplasia of the uterine cervix. Brit. med. J. 1965, 154. — Böhm, N., Roka, S., Sprenger, E., Wagner, D.: Absorptions- und fluoreszenzcytophotometrische DNS-Bestimmung an vaginalcytologischem Material. Acta histochem. (Jena). Verh. d. Ges. für Histochemie auf dem XIII. Symposion in Graz v. 17. — 21. 9. 1969. — Boveri, Th.: Zur Frage der Entstehung maligner Tumoren, S. 1—64. Jena: Gustav Fischer 1914. — Boyes, D. A.: The British Columbia screening program. Obstet. gynec. Surv. 24, 1005—1011 (1969). — Boyes, D. A., Fidler, H. K., Lock, D. R.: Significance of in situ carcinoma of the uterine cervix. Brit. med. J. 1962, 203—205. — Botella-Llusia, J., Foraker, A. G., Hopman, B. C., Nesbitt, R. E., Stein, A. A.: Histochemistry of carcinoma in situ. Acta cytol. (Philad.) 5, 359—368 (1961). — De Brux, J., Dupre-Froment, J.: Symposion in: Acta cytol. (Philad.) 5, 66, 136, 142, 265 (1961). — Braitenberg, H., Schüller, E.: 700 Konisationen, der Portio vaginalis uteri zur histologischen Abklärung bei Krebsverdacht. Geburtsh. u. Frauenheilk. 22, 701 (1962). — Büchner, F.: Die Histologie der peptischen Veränderungen und ihrer Beziehungen zum Magencarcinom. Jena: Gustav Fischer 1972. ~ Die Pathogenese der peptischen Veränderungen. Jena: Gustav Fischer 1931. ~ Disk. bem. 2. Freiburger Symposion, S. 61—62. Berlin: Springer 1952. ~ Allg. Pathologie, (1. Aufl. 1950) 4. Aufl., München-Berlin: Urban u. Schwarzenberg 1962. ~ Synopsis von Struktur, Funktion und Stoffwechsel in der Allgemeinen Pathologie. Hdb. Allgemeine Pathologie, I. Bd., S. 109—186. Berlin-Heidelberg-New York: Springer 1969. ~ Wachstum und Differenzierung in Biologie und Pathologie. Jahrbuch Heidelberger Akademie der Wissenschaft 1966/67, S. 110—125. — Büchner, Th., Dittrich, W., Göhde, W.: Die Impulscytophotometrie von Blut- und Knochenmarkszellen bei verschiedenen Leukämien im Vergleich mit der DNS-Autoradiographie und dem Mitoseindex. London, Mai 1971, 4. Int. Kongr. f. Cytologie. — Burghardt, E.: Zur Operationstechnik der diagnostischen Konisation. Geburtsh. u. Frauenheilk. 6, 548—551 (1963). ~ Die diagnostische Konisation der Portio vaginalis uteri. Operationstechnik, histologische Diagnostik und klinische Ergebnisse. Geburtsh. u. Frauenheilk. 1, 1—30 (1963). ~ Über die Vorstufen des Portiocarcinoms. Verhandl. d. Dt. Ges. für Pathologie 48. Tagung 12—33. Stuttgart: Fischer 1964. ~ Entwicklung zum Cervixcarcinom. In: Gynäkologie u. Geburtshilfe Bd. III, S. 405. Stuttgart: G. Thieme 1972. ~ Histologische Frühdiagnose des Cervixkrebses. Stuttgart: G. Thieme 1972. — Butenandt, A., Dannenberg, H., Friedrich-Freksa, H.: Die Mitwirkung krebserzeugender Stoffe bei der Entstehung bösartiger Geschwülste. Angew. Chemie. 56, 221 (1943).

Caspersson, O.: Quantitative cytochemical studies on normal, malignant, premalignant and atypical cell populations from the human uterine cervix. Acta cytol. (Philad.) 8, 45 (1964). — Committee on Histological Terminology for Lesions of the Uterine Cervix. In *Proceedings of the Firts International Congress of Exfoliative Cytology*. (G. L. Wied, Ed.) pp. 283—297, Philadelphia: J. B. Lippincott 1962. — Coons, A. H., Kaplan, M. H.: Localization of antigen in tissue cells. II. Improvements in a method for the detection of antigen by means of fluorescent antibody. J. exp. Med. 91, 1 (1950). — Coppleson, M., Reid, B.: Preclinical Carcinoma of the Cervix. Its Nature, Origin and Management (ed. 1). Oxford: Pergamon 1967. Obstet and. Gynec. 32, 432 (1968).

Dale, R. C.: Cellular adhesiveness in relation to the invasiveness of cancer. Cancer Res. 14, 519 (1954). — Danforth, D. N.: s. bei Gray, 1964. — Davis, H. J.: The irrigation smear, a cytologic method for mass population screening by mail. Amer. J. Obstet. Gynec. 84, 1017 (1962). — Davis, H. J., Kurz, L.: Detection of preinvasive cancer by the irrigation smear technic. Dan. Med. Bull. **9**, 121—131 (1962). — Davis, H. J., Howard, W. J. jr.: Population screening of cancer of the cervix with irrigation smears. Amer. J. Obstet. Gynec. **96**, 605—618 (1966). — Dehnhard, F., Breinl, H., Knörr-Gärtner, H.: Chromosomenveränderung bei Krebsvorstadien der Cervix uteri. Geburtsh. u. Frauenheilk. **30**, 602—612 (1970). — Dickinson, L., Mussey, M. E., Soule, E. H., Kurland, L. T.: Evalutation of the Effectiveness of Cytologic Screening for Cervical Cancer. I. Incidence and Mortality Trends in Relation to Screening. Mayo Clin. Proc. **47**, 534—544 (1972). — Dickinson, L., Mussey, M. E., Kurland, L. T.: Evalution of the effectiveness of cytologic screening for cervical cancer. II. Survival parameters before and after inception of screening. Mayo Clin. Proc. **47**, 545—549 (1972). — Dickinson, L.: Evaluation of the effectiveness of cytologic screening for cervical cancer. III. Cost-Benefit analysis. Mayo Clin. Proc. **47**, 550—555 (1972). — Dilla, M. A. van, Trujillo, T. T., Mullaney, P. F., Coulter, J. R.: Cell microfluorometry: A method for rapid fluorescence measurement. Science **163**, 1213—1214 (1969). — Dittrich, W., Göhde, W.: Phase progression in two dose response of Ehrlich ascites tumours cells. Atomkernenergie **15—36**, 174—176 (1970). ~ Impulsfluorometrie bei Einzelzellen in Suspension. Z. Naturforsch. **24b**, 360 (1969). — Dittrich, W., Göhde, W., Severin, E.: Die Kern-Plasma-Relation in der Impulscytophotometrie des Cervical- und Vaginal-Smears. London, Mai 1971, 4. Int. Kongr. f. Cytologie. — Dontenwill, W.: Die Bedeutung der Hormone für die Geschwulstentstehung. Zbl. Gynäk. **43**, 1704—1721 (1961). — Dougherty, C. M., Low, F. M.: Amer. J. Obstet. Gynec. **76**, 639 (1958), s. bei Gray 1964. — Druckrey, H.: Die Grundlagen der Krebsentstehung. 2. Freiburger Symposion, S. 1—27 und 73—78 Berlin-Göttingen-Heidelberg: Springer 1954. ~ Quantitative aspect in chemical carcinogenesis. UICC Monograph Series, Vol. 7. Berlin-Heidelberg-New York: Springer 1967. — Druckrey, H., Küpfmüller, K.: Dosis und Wirkung. Aulendorf Edit. Cantor 1949. — Druckrey, H., Napalkow, N. P.: Beweise für transplazentare Carcinogenese beim Menschen. Medical Tribune **53**, 1, 16, 20 (1971). — Druckrey, H., Schmähl, D.: Quantitative Analyse der experimentellen Krebserzeugung. Naturwissenschaften **49**, 217—228 (1962). — Dubrauszky, V.: Wieviel Muskulatur enthält die Gebärmutter (Korpus, Cervix) ? Geburtsh. u. Frauenheilk. **22**, 1022—1056 (1962). ~ Assement of Radiosensitivity of Carcinoma of the Cervix. J. Obstet. Gynaec. Brit. Cwlth **73**, 41—43 (1966). — Dubrauszky, V., Rotte, K.: Die Beurteilung der Strahlensensibilität beim Kollumcarcinom. Strahlentherapie **141**, 4 (1971). München-Berlin-Wien: Urban-Schwarzenberg. — Dunn, J. E., Martin, P. L.: Cancer **20**, 1899 (1967 II), s. Hillemanns 1969. — Dunn, J. E., Buell, P.: J. nat. Cancer Inst. **22**, 749 (1959), s. Hillemanns 1969.

Ehlers, G.: Cytophotometrische Untersuchungen an Basalzellepitheliomen im ultravioletten und sichtbaren Licht. Arch. klin. exp. Derm. **224**, 329 (1966). ~ Vergleichende cytophotometrische Untersuchungen an metatypischen Basalzellepitheliomen und Plattenepithelcarcinomen der Haut. XIII. Congr. Internat. Dermatol. München, 1967, S. 38. Berlin-Heidelberg-New York: Springer, 1968. ~ Vergleichende quantitativ-cytochemische Untersuchungen über den Desoxyribonukleinsäure- und Nucleohiston-Gehalt von Basalzellepitheliomen. Arch. klin exp. Derm. **232**, 102 (1968). ~ Quantitativ-histochemische Untersuchungen über den Desoxyribonukleinsäure-, Histon-, und Gesamtprotein-Gehalt in Zellkernen malignerMelanome. Arch. klin. exp. Derm. **237**, 283 (1970).

Faber, K.: Zit. Büchner, Allg. Pathologie, 2. Aufl., S. 522. Ergebn. inn. Med. **6**, 491 (1910). — Fettig, O.: Die Portio uteri nach diagnostischer Cervixkonisation. Zbl. Gynäk. **85**, 1607—1619 (1963). ~ Die funktionellen Ergebnisse nach diagnostischer Cervixkonisation. Zbl. Gynäk. **85**, 1619—1623 (1963). ~ Zur morphologischen und klinischen Problematik des Mikro-Carcinoms (Kollum-Carcinom, Stad. I a). Arch. Gynäk. **199**, 571—608 (1964). ~ Zur Morphologie des Mikrocarcinoms. Mitteilungsdienst der Gesellschaft z. Bekämpfung der Krebskrankheiten, Nordrhein-Westfalen e. V. **5** (4) 454—463 (1969). — Fettig, O., Hilgarth, M., Hillemanns, H. G., Kaltenbach, F. J.: Bleomycin in der Gynäkologie. Fortschr. Med. **89**, 1373—1379 (1971). — Fettig, O., Hillemanns, H. G.: Die Cervixkonisation. - Ein Beitrag zur Indikation, Technik und Klinik im Rahmen der Früherfassung des Collum-Carcinoms. Dtsch. med. Wschr. **23**, 1197—1201 (1962). — Fettig, O., Kühn, Ch.: Konzeptionshäufigkeit, Schwangerschafts- und Geburtsverlauf nach Cervixkonisation. Geburtsh. u. Frauenheilk. **23**, 517—527 (1963). — Fettig, O., Oehlert, W.: Autoradiographische Untersuchungen der DNS- und Eiweiß-Neubildung im gynäkologischen Untersuchungsmaterial. Dtsch. med. Forsch. **2**, 50—53 (1964); Arch. Gynäk. **199**, 649—662 (1964). ~ Untersuchungen zur DNS-, RNS- und Proteinsynthese am menschlichen Abrasions- und Excisionsmaterial. Verh. dtsch. Ges. Path. **48**, 288—295 (1964). ~ Autoradiographische Stoffwechseluntersuchungen mit Tritium-markierten Substanzen an Tumorgeweben des menschlichen Uterus. Verhandlungsberichte d. Ges. f. Nucleramedizin. Radionukleide i. d. klin. u. experim. Onkologie, S. 131—136. Stuttgart: FK. Schattauer 1965. — Fettig, O., Sievers, R.: ^{3}H-Index und mittlere Generationszeit des menschlichen Portio-Carcinoms und seiner Vorstufen. (Autoradiographische Untersuchungen mit ^{3}H-Thymidin.) Beitr. path. Anatomie **133**, 83—100 (1966). — Fidler, H. K., Boyes, D. A., Worth, A. J.: J. Obstet. Gynaec. Brit. Cwlth

75, 392 (1968), s. HILLEMANNS 1969. — FISCHER-WASELS, B.: Allgemeine Geschwulstlehre. In: Handbuch der norm. und pathol. Physiologie 14, 2 S. 1341 (1927). — FISHER, J. C., HOLLOMON, J. H.: A hypothesis for the origin of cancer foci. Cancer (Philad.) 4, 916—918 (1951). — FLUHMANN, C. F.: The Cervix uteri, in GRAY 1964. — Fox, C. H.: Obstet. Gynaec. 31, 749 (1968), s. HILLEMANNS 1969.

GALLMEIER, W. M., OETTGEN, H. F.: Tumorimmunologie. Virusinduzierte Tumoren. Dtsch. med. Wschr. 22, 1114—1118 (1968). — GEBHART, E.: Untersuchungen über die cytogenetische Wirkung einiger Vaginalantikonzepientien und ihrer Hauptwirkstoffe. Diss. München 1967. — GERHARD, I.: Das Cervixcarcinom und seine Vorstadien bei Gravidität. Diss. Freiburg (1968). — GLATTHAAR, E.: Studien über die Morphogenese des Plattenepithelcarcinoms der Portio vaginalis uteri (S. Karger, Basel 1950). ~ Die Vor- und Frühstadien des Portiocarcinoms. Oncologia (Basel) 5, 196 (1952). ~ Kolposkopie. In: Hb. SEITZ-AMREICH, Biologie und Pathologie des Weibes, 2. Aufl. Bd. III/3, S. 911 Berlin-Wien: Urban u. Schwarzenberg 1955. — GLATTHAAR, E., VOGEL, A.: Weitere elektronenmikroskopische Untersuchungen am atypischen Portioepithel (Oberflächencarcinom). Gynaecologia (Basel) 148, 182—190 (1959). — GLÜCKSMANN, A., CHERRY, C.-P.: Micro-invasive carcinoma of the cervix: Histopathological aspects. In: GRAY 1954, S. 351—378. — GÖHDE, W.: Automation in der quantitativen Zytologie mit dem Impulszytophotometer. Mitteilungsdienst Ges. zur Bekämpfung der Krebskrankheiten Nordrhein-Westf. 6, 255—276 (1972). — GÖHDE, W., DITTRICH, W., SEVERIN, E.: Zur Technik der Impulscytophotometrie des Cervical- und Vaginalsmears. London, Mai 1971, 4. Int. Kongr. f. Cytologie. — GÖHDE, W., DITTRICH, W.: Impulsfluorometrie - ein neuartiges Durchflußverfahren zur ultraschnellen Mengenbestimmung v. Zellinhaltstoffen. XIII. Sympos. d. Ges. f. Histochemie, Graz 1969. A. histochem. Suppl. Bd. X, 429—437 (1971). ~ Automation in der Cytophotometrie mit dem Impulscytophotometer. Vortrag Symp. Prim. Fed. Soc. Cytolog. Europae, Prag 1970. — GORE, H., HERTIG, A. T.: Definitions. in GRAY 1964. S. 38—109. — GRAF, H.: Das Problem der körpereigenen Abwehr beim Krebswachstum. Heidelberg: A. Hüthig 1969. — GRAY, L. A.: Dysplasia, carcinoma in situ and micro-invasive carcinoma of the cervix uteri. Springfield, Ill./USA: Charles Thomas 1964. — GREEN, H. N.: Immunological basis of carcinogenesis. Int. Arch. Allergy 13, 517 (1958). ~ The immunological theory of cancer. Acta Un. int. Cancr. XVII. 1, 215—233 (1961). — GREEN, G. H.: Cervical carcinoma in situ: True-cancer or non-invasive lesion? Austr. N. Z. J. Obstet. Gynaec. 4, 165—173 (1964). ~ Is cervical carcinoma in situ a significant lesion? Int. J. Surg. 47, 511— 517(1967). — GRUNDMANN, E.: Beiträge zur Krebsentstehung in der Rattenleber an Hand mikrophotometrischer DNS-Messungen. Verh. dtsch. Ges. Path. 38, 362—370 (1954). ~ Die Cytogenese des Krebses. Dtsch. med. Wschr. 86, 1077—1084 (1961). ~ Die Krebsentwicklung als intrazelluläres Problem. Mitteilungsdienst der Ges. z. Bekämpfung der Krebskrankheiten Nordrhein-Westfalen 9, 589—633 (1962). — GRUNDMANN, E., HOBIK, H. P., SCHÜHLY, A.: Die Mikrospektrophotometrie der Zelle im sichtbaren Spektralbereich. Dtsch. med. Wschr. 88, 98 (1963). — GRUNDMANN, E., BACH, G.: Amitosen, Endomitosen und Mitosen nach partieller Hepatektomie. Beitr. path. Anat. 123, 144—172 (1960). — GRUNDMANN, E., HILLEMANNS, H. G., RHA, K.: Zur Cytogenese des Portiocarcinoms nach cytophotometrischen Untersuchungen. Verh. dtsch. Ges. Path. 44, 261—266 (1960). ~ Cytophotometrische Untersuchungen am menschlichen Portioepithel während der Krebsentwicklung. 1. Das Verhalten von Kernvolumen und Desoxyribonucleinsäure. Z. Krebsforsch. 64, 390—402 (1961 a). ~ desgl. 2. Die Kernfärbbarkeit mit Fastgreen und mit Gallocyaninchromalaun. Z. Krebsforsch. 64, 403—417 (1961 b). — GRUNDMANN, E., MARQUARQUARDT, H.: Untersuchungen an Interphasekernen des Wurzelmeristems von Vicia faba. 1. Mitt. Desoxyribonukleinsäure-Gehalt und Größe der Kerne. Chromosoma (Berl.) 6, 115—134 (1953). — GRUNDMANN, E., SIEBURG, H.: Die Histogenese und Cytogenese des Lebercarcinoms der Ratte durch Diäthylnitrosamin im lichtmikroskopischen Bild. Beitr. path. Anat. 126, 57—90 (1962). — GRUNDMANN, E., STEIN, P.: Über das organspezifische Chromatin im normalen und im carcinomatösen Parenchymzellkern. Verh. dtsch. Ges. Path. 45, 93—97 (1961 a). ~ Untersuchungen über die Krebsstrukturen in normalen Geweben und im Carcinom. Beitr. Path. Anat. 125, 54—76 (1961 b). — GUSBERG, S. B.: Detection of Early Carcinoma of the Cervix. The Coning Biopsy. Amer. J. Obstet. Gynec. 57, 752 (1949). ~ Coning biopsy in the detection of early cancer of the cervix. Amer. J. Obstet. Gynec. 61, 276 (1951).

v. HAAM, E., OLD, J. W.: Reserve cell hyperplasia, squamous metaplasia and epidermization. GRAY, 1964, S. 41—82. — HALLER, J.: Ovulationshemmung durch Hormone. 3. Aufl. Stuttgart: G. Thieme 1971. ~ Haben hormonale Contraceptiva einen Einfluß auf das Geschwulstwachstum? Gynäkologe 5, 150—158 (1972). — HAMPERL, H.: Zur Frage der Bewertung von Geschwülsten durch Kliniker und Pathologen. Abh. dtsch. Akad. Wiss. 1955, 124. ~ Über die Entwicklung ("Progression") von Tumoren. Wien. klin. Wschr. 12, 201 (1957). ~ Diel Morphologie der Tumoren. In: Hb. BÜCHNER-LETTERER-ROULET: Hb. der allg. Pathol. Bd. VI/3, S. 59 Berlin-Göttingen-Heidelberg: Springer 1956. ~ Definition and classification of the so-called carcinoma in situ. Symposion Ciba Foundation study group No. 3, S. 2. London: Churchill 1959. ~ Epithelioma pavimenteux intra-épithélial et micro-épithelioma. Essai d'une classification du „cancer in situ" du col uterin. Rev. franç. Gynec. **56**, 633—644 (1961). ~ Zit. in: Berichte über die ges. Gynäk. und Geburtsh. **77**, 229 (1962). ~ Über das infiltrierende (invasive) Tumorwachstum. (Untersuchung am Carcinom und am sog. Carcinoma in situ). Virchows Arch. path. Anat. **340**, 185—205 (1966). Hamperl, H. C., Kaufmann, C., Ober, K.G.: Histologische Untersuchungen an der Cervix schwangerer Frauen. Die Erosion und das Carcinoma in situ. Arch. Gynäk. **184**, 181—280 (1954). — Hanschke, H. J., Schulz, H.: Elektronenmikroskopische Befunde an Zellen von Vaginal- und Portioabstrichen. Arch. Gynäk. **192**, 393—411 (1960). — Hansemann, D. von: Über asymmetrische Zellteilung in Epithelkrebsen und deren biologische Bedeutung. Virchows Arch. path. Anat. **119**, 298 (1890). — Hauschka, T. S.: The chromosomes in ontogeny and oncoeny. Cancer Res. **21**, 957 (1961). — Held, E.: Das Oberflächenkarzinom (nicht invasives atypisches Plattenepithel). Arch. Gynäk. **183**, 322—364 (1952). ~ Intracervicale Lokalisation des nicht invasiven, atypischen Pflasterepithels (Oberflächenkarzinom, Carcinoma in situ) und des beginnenden Pflasterzellkarzinoms. Arch. Gynäk. **188**, 376—390 (1957). ~ Früherkennung des Collumkarzinoms. 31. Tagg. Dtsch. Ges. Gynäk., S. 16—17 u. S. 51—54. Berlin-Göttingen-Heidelberg: Springer 1957. ~ Rückbildung von atypischen und abnormen Plattenepithel der Portio im histologischen Präparat. Gynaecologia (Basel) **144**, 1, 27 (1957). ~ Frühdiagnose des Collumkarzinoms. Schweiz. med. Wschr. **89**, 3, 69 (1959). ~ Diskussion: Oberrh. Ges. Geburtsh. Gynäk. Stuttgart 1960. Geburtsh. Frauenheilk. **21**, 513—514 (1961). ~ Probleme der Krebsfrüherfassung in der Gynäkologie. Schweiz. med. Wschr. **90**, 35, 965 (1960). ~ Wann und wie operieren wir die Collumkarzinome. Gynaecologia (Basel) **151**, 89—94 (1961). — Henle, W., Chambers, L. A. und Groupe, V.: J. exp. Med. **74**, 495 (1941). Zit. Weiler, E. Z. Naturforsch. 11b, 31—38 (1956). — Herbst, H.: Beweise für transplazentare Karzinogenese beim Menschen. Medical Tribune, **53**, S. 1, 16, 20 (1971). — Hertig, A. T.: s. bei Gray 1964. (Gore a. Hertig). — Hilgarth, M.: Zytologische Verlaufsbeobachtungen zur Frage der Progression und Regression des atypischen Plattenepithels der Zervix. Vortr. 5. Tagg. der Schweiz. Ges. f. Klin. Zytologie, Sils-Maria/Schweiz, März 1969. ~ Strahlenveränderungen am normalen und atypischen Plattenepithel der Cervix uteri. Med. Lab. **23**, 185—188 (1970). — Hilgarth, M., Schuman, K.: Zur Methodik der endocervicalen Zytodiagnostik. Geburtsh. u. Frauenheilk. **31**, 677 (1971). — Hillemanns, H. G.: Über die Beziehung zwischen Präkancerosen der Vulva und Oberflächencarcinom des Collum uteri. Vortrag: 52. Oberrh. Ges. Geburtsh. u. Gynäk. 1957. Ref. Geburtsh. Frauenheilk. **10**, 977—978 (1957). ~ Die Reaktion der regionären Lymphknoten auf die therapeutische Radium-Röntgen-Bestrahlung bei Collum-Karzinom. Z. Geburtsh. Gynäk. **149**, 156 bis 196 (1957). ~ Zur Chemotherapie des weiblichen Genital-Karzinoms. Zbl. Gynäk. **80**, 181 bis 191 (1958). ~ Zur formalen Genese des Carcinoma colli uteri. Arch. Gynäk. **191**, 235—270 (1958). ~ Über Versuche der lokalen Endoxan-Behandlung des sogenannten Oberflächen karzinoms am Collum uteri. In: Wilmanns: Chemotherapie maligner Tumoren. S. 116—125. Stuttgart: Schattauer 1960. ~ Cancer of the cervix. Diagnosis of early forms. Ciba Foundation. London: Churchill 1959. ~ Management of recurrent carcinoma in situ ofter cone biopsy. Acta cytol. (Philad.) **6**, (2) 172—173 (1962). ~ Probable percentage of invasive carcinoma passing through the stage carcinoma in situ. Acta cytol. (Philad.) **6**, (2) 188—190 (1962). ~ Do surgical procedures on cervices with carcinoma in situ increase the incidence of postoperative invasions? Acta cytol. (Philad.) **6**, (2) 199 (1962). ~ Cervical carcinoma in situ as compared with carcinoma in situ of other sites. Acta cytol. (Philad.) **6**, (2) 201—203 (1962). ~ Zur Entstehung des Plattenepithel-Karzinoms am Collum uteri. Klinisch-morphologische, cytometrische und immun-histologische Untersuchungen (Habilitationsschrift, Freiburg 1961). ~ Die Cancerisierung der Plattenepithelzelle am Collum uteri nach neueren histologischen, cytometrischen und immunologischen Untersuchungen. III. Akad. Tagg. deutschsprechender Prof. u. Doz. Geburtsh. u. Frauenheilk. **22**, 1068—1070 (1962). ~ Serologische und immunhistologische Untersuchungen zur Entstehung des Portiokrebses. Z. f. Naturforsch. 17b/4 240—261 (1962). ~ Entstehung und Wachstum des Zervixkarzinoms. Basel: Karger 1964. ~ Kritische Bemerkungen zum Begriff der Dyskariose. Gynaecologia (Basel) **161**, 224—231 (1966). ~ Biopsiemethoden und ihre selektive Anwendung in Diagnostik und Therapie des Zervixkarzinoms. Geburtsh. u. Frauenheilk. **12**, 1104—1120 (1968). ~ Zytodiagnostik, Kolposkopie, Biopsie-Grundsätzliches zu den Methoden der Krebsfrüherfassung. Hippokrates **18**, 698—708 (1969). ~ Aktuelle Fragen der Definition, Biologie, Diagnostik und Therapie des Zervixkarzinoms. Therapie-Woche **19**, 49, 2428 (1969). ~ Das Zervixkarzinom. aus: Gynäkologe 1, 150—166 (1969). ~ Mikro-Karzinom, Stadium Ia, Analyse, Histologie, Definition und Therapie. Geburtsh. u. Frauenheilk. **12**, 1053—1063 (1970). ~ Hormonale Kontrazeptiva und Krebsentstehung Aktuelle Probleme aus dem Gebiet der Cancerologie III, Berlin-Heidelberg-New York: Springer 1971. — Hillemanns, H.-G., Ayre, J. E., Le Guerrier, J. M.: Die Einwirkung von Steroiden auf Krebsvorstadien an der Cervix. Arzneimittel-Forschung 14, 784—791 Aulendorf: Editio Cantor 1964. — Hillemanns, H.-G., Fröhlich, D., Prestel, E.: Zell- und Mitosefrequenz bei Entstehung des Cervixcarcinoms. Arch. Gynäk. **206**, 292—319 (1968). — Hillemanns, H.-G., Kröpelin, T.: Zum Lymphknoten-Problem beim Cervix-Carcinom.

Arch. Gynäk. **204**, 42—44, (1967). — HILLEMANNS, H.-G., MOOG, P.: Epithelgrenze und Geburtstrauma. Geburtsh. u. Frauenheilk. **22**, 520—524 (1966). — HILLEMANNS, H.-G., FETTIG, O., KALTENBACH, F. J., DOERJER, O.: Die begrenzte Therapie des Mikrokarzinoms Stad. Ia. Vortr. Oberrh. Ges. Geburtsh. Gynäk., Basel 1971; Geburtsh. u. Frauenheilk. 1973 (im Druck). — HILLEMANNS, H. G., RHA, K.: Quantitative Untersuchungen über den Beginn bösartigen Wachstums an der Portio uteri. Z. Krebsforsch. **64**, 245—252 (1961). ~ Die Cytoplasma-Kernrelation bei der Krebsentstehung am Collum uteri. Z. Krebsforsch. **64**, 262—266 (1961). ~ Quantitative Untersuchungen über den Beginn bösartigen Wachstums an der Portio uteri. Z. Krebsforsch. **64**, 245—252 (1961). — HILLEMANNS, H.-G., SIXTUS-KLUG, B., PRESTEL, E.: Cytoplasma-Kernrelation der Malignitätsstufen des Cervixepithels, gemessen mit dem Integrationsocular I. Arch. Gynäk. **206**, 82—97 (1968). — HILLEMANNS, H.-G., URBASCHEK, B.: Über die Bedeutung immunologischer Untersuchungen am Portiocarcinom. Z. Immun.-Forsch. **123**, 503—520, (1962). — HILLEMANNS, H. G., VESTNER, H.: Über eine ambulatorisch durchführbare Gewebsentnahmemethode zur histologischen Beurteilung von Portioveränderungen. Geburtsh. u. Frauenheilk. **16**, 931—941 (1956). — HILLEMANNS, H. G., WAGNER, D.: Über Versuche der lokalen cytostatischen Behandlung des sogenannten Oberflächenkarzinoms am Collum uteri zur Prüfung der chemotherapeutischen Wirkung auf die atypische Plattenepithelzelle. Arch. Gynäk. **192**, 277—292 (1960). ~ Lokale cytostatische Behandlung des Oberflächen-Karzinoms (Carcinoma in situ) am Collum uteri (Bericht über weitere 6 Beobachtungen). Strahlentherapie **117**, 417—431 (1962). — HINSELMANN, H.: Verbesserung von Inspektionsmöglichkeit von Vulva, Vagina und Portio. Münch. med. Wschr. **72**, 1733 (1925). ~ Zur Kenntnis der präkanzerösen Veränderungen der Portio. Zbl. Gynäk. **51**, 901 (1927). ~ Der Begriff der Umwandlungszone der Portio. Arch. Gynäk. **131**, 422 (1927). ~ Die Ätiologie, Symptomatologie und Diagnose des Uteruskarzinoms in VEIT-STOECKELS Hb. d. Gynäk. 6/1 854—953. München: J. F. Bergmann, 1930. ~ Die Essigsäureprobe, ein Bestandteil der erweiterten Kolposkopie. Z. ärztl. Fortbild. **23**, 702 (1952). ~ Die Grundlage einer wirksamen Prophylaxe des Kollumkarzinoms mittels der Kolposkopie. Krebsarzt 1/2, 1 (1953). — HÖFLER, K.: Was lehrt die Fluoreszenzmikroskopie von der Plasmapermeabilität und Stoffspeicherung? Mikroskopie **2**, 13 (1947). — HOHLBEIN, R., KRIMMENAU, R.: Die Zweckmäßigkeit diagnostischer Eingriffe bei atypischen Epithel am Collum uteri. Münch. med. Wschr. **42**, 1824—1829 (1959). — HOROWITZ, A., SABATELLE, R., SALL, S.: The risk of cone biopsie during pregnancy. J. Reprod. Med. **3**, 265—270 (1969). — HOSSFELD, D. K.: Die Rolle der Chromosomen in der Pathogenese von Krebs und Leukämie. Mitteilungsdienst Ges. Bekämpf. der Krebskrankheiten Nordrhein-Westf. **6**, 245—253 (1972). — HRUSHOVETZ, S. B.: Two-wavelength Feulgen cytophotometry of cells exfoliated from the uterine cervix. Acta cytol. (Philad.) **13**, 583 (1969). — HRUSHOVETZ, S. B., LAUCHLAN, S. C.: Comparative DNA content of cells in the intermediate and parabasal layers of cervical intraepithelial neoplasia studied by two-wavelength Feulgen cytophotometry. Acta cytol. (Philad.) **14**, 68 (1970). — HSU, T. C.: Chromosomal evolution in cell populations. In: BOURNE, G. H., DANIELLI, J. F. (Eds.): International review of cytology, pp. 69—161. New York-London: Academic Press 1961. — HUMPHREY, J. H., WHITE, R. G.: Kurzes Lehrbuch der Immunologie, S. 386—397. Stuttgart: G. Thieme 1971.

MCINDOE, W. A., GREEN, G. H.: Vaginal carcinoma in situ following hysterectomy. Acta Cytol. (Philad.) **13**, 157—162 (1969).

JENNY, J. W., WACEK, A.: The cytological picture versus the histological grade of differentiation of the carcinoma in situ. Acta cytol. (Philad.) **6**, 208—210 (1962). — JOHNSTON, D. G.: Cytoplasmic: nuclear ratios in the cytological diagnosis of cancer. Cancer (N. Y.) **5**, 945—949 (1952).

KABAT, E. A., MAYER, M. M.: Experimental Immunochemistry, Springfield: Thomas, 1948. — KABAT, E. A., FURTH, J.: Neutralization fo the agent causing leukosis and sarcoma of fowls by rabbit antisera. J. exp. Med. **74**, 257—261 (1941). — KALTENBACH, F. J., HILLEMANNS, H. G.: Zusammentreffen von Zervixkarzinom und Chorionepitheliom. Zbl. Gynäk. **92**, 1417—1422 (1970). — KAMENTSKY, L. A.: Spectrophotometer: New instrument for ultrarapid cell analysis. Science **150**, 630—631 (1965). ~ Rapid cell spectrophotometry for cell identification and sorting. In: EVANS, D. M. D. (Ed.): Cytology automation, pp. 177—185. London: Edinburgh 1970. — KASPER, T. A., SMITH, E. S. O., COOPER, P., CLAYTON, J., TODD, D.: An analysis of the prevalence and indicence of gynecologic cancer cytologically detected in a population of 175.767 Women. Acta cytol. (Philad.) **14**, 261—269 (1970). — KAUFMANN, C.: Früherkennung des Collumcarcinoms. Leistungen und Grenzen der Kolposkopie, Cytologie und Histologie. Symposion 31. Tagung d. Dtsch. Ges. für Gynäkologie. Berlin-Göttingen-Heidelberg: Springer 1957. — KAUFMANN, C., OBER, K. G., HUHN, F. O.: Das beginnende Karzinom der Cervix uteri (sog. Mikrokarzinom). Ein Erfahrungsbericht zur Prognose und Therapie an Hand von 130 Beobachtungen. Geburtsh. u. Frauenheilk. **2**, 112—131 (1965). — KERN, G.: Carcinoma in situ Vorstadium des Gebärmutterhalskrebses. Grundlagen und Praxis. Berlin-Heidelberg-New York: Springer 1964. — KERN, B., NOLENS, J. P.: Langzeitbeobachtungen von dysplastischem und gesteigert atypischem Epithel. Arch.

Gynäk. **207**, 342 (1969). — Klein,E., Klein,G.: Tumorantigene und ihre mögliche Anwendung in Forschung, Tumortherapie und Tumorprophylaxe. Triangel **11**, 15—22 (1972). — Kneer,M., Hillemanns,H.G.: Das Oberflächenkarzinom der Portio uteri. Münch. med. Wschr. **18**, 647—650 (1957). — Koller,P.C.: Chromosome behavior in tumors: Readjustments to Boveri's theory, in Cell physiology of neoplasia, pp. 9—38. Austin, Texas: Univ. Texas Press 1970. — Koss,L.G.: Probable percentage of invasive carcinoma passing through the stage of carcinome in situ. Acta cytol. (Philad). **6** (2) 190—191 (1962). ~ Latent period of carcinoma in situ. Acta cytol. (Philad). **6** (2) 191—192 (1962). ~ Krebsdiagnosti. Therapeutische Berichte (Bayer) Leverkusen **6**, 177 (1962). — Koss,L.G., Durfee,G.R.: Diagnostic cytology and its histopathologic bases. Philadelphia: Lippincott, 1961. — Koss,L.G., Stewart,F.W., Foote,F.W., Jordan,M.J., Bader,G.M., Day,E.: A long-term follow-up study of in situ carcinoma and related lesions of the uterine cervix. Bull. Acad. Med. **39**, 196—199 (1963). ~ Some histological aspects of the behavior of epidermoid carcinoma in situ and related lesions of the uterine cervix. Cancer **16**, 1160—1211 (1963). — Kother,L., Sandritter,W.: Über den DNS-Gehalt des Carcinoma in situ. Gynaecologia (Basel) **157**, 9—19 (1964). — Kottmeier,H.L.: Carcinoma of the female genitalia. Baltimore: William Wilkins 1953. ~ Symposion über Carcinoma in situ am 22. Mai 1955 in Hamburg. Strahlentherapie **99**, 340 (1955). ~ Früherkennung des Collum-Karzinoms. S. 47—50. Berlin-Göttingen-Heidelberg: Springer 1957. ~ The role of radiotherapy in gynecology. Postgrad. Med. **25**, 124 (1959). — Krieger,J.S., McCormack,L.J., Bradley,V.F.: Role of conization in the detection and treatment of cervical carcinoma in situ. Amer. J. Obstet. Gynec. **86**, 120—129 (1963). ~ Graded treatment for in situ carcinoma of the uterine cervix. Amer. J. Obstet. Gynec. **101**, 171—182 (1968). — Krompecher,E.: Der Basalzellenkrebs des Uterus. Zbl. Gynäk. **43**, 733 (1919).

Lewis,G.C., Wentz,W.B., Jaffe,R.M.: New concepts in gynecological oncology. Philadelphia: F.A. Davis Comp. 1966. — Limburg,H.: Zur Entwicklungsdauer des Collumcarcinoms. Arch. Gynäk. **173**, 112 (1942). ~ Zur Frühdiagnose des Plattenepithelcarcinoms am Collum uteri. Zbl. Gynäk. **1947**, 1365—1369. ~ Das Adenocarcinom des Collum uteri. (mit K. Thomsen). Stuttgart: G. Thieme 1948. ~ Die Frühdiagnose des Uteruscarcinoms. Stuttgart: G. Thieme, 1. Aufl. 1950, 2. Aufl. 1952 3. Aufl. 1956. ~ Die Bedeutung des Vaginalabstrichs für die Erkennung des Uteruscarcinoms. Arch. Gynäk. **178**, 279 (1950). ~ Das Portio-Carcinom und seine Vor- und Frühstadien. Schweiz. med. Wschr. **47**, 1211 (1952). Oncologia (Basel) V, Nr. 3/4, (1952). ~ Zur Stoffwechselpathologie des Portio-Scheidencarcinoms (mit G. Uhlmann). Naturwissenschaften **9**, 214/15 (1952). ~ Zur Früherkennung und Therapie des Carcinoms am Collum uteri. (mit G. Schubert). Dtsch. med. J. **13/14**, (Juli 1952). ~ Die prognostische Beurteilung des Collumkarcinoms nach Strahlenbehandlung durch Probeentnahme und Scheidenabstrich. (mit Napp und Wilbrand). Geburtsh. u. Frauenheilk. **8**, 723 (1952). ~ Die Frühdiagnose des Kollumkarcinoms. Zbl. Gynäk. **74**, 1624 (1952). ~ Zur Stoffwechselpathologie des Portiocarcinoms. (mit G. Uhlmann). Z. Krebsforsch. **58**, 478 (1952). ~ Arbeitstechnik und Organisation im zytologischen Laboratorium. In: Gynäkologische Zytologie, Beiträge zur Krebsforschung, Bd. 4, 1954. ~ Carcinomdiagnostik an der Univ.-Frauenklinik Hamburg. Arch. Gynäk. **183**, 296 (1953). ~ El diagnostico precoz del carcinoma de epithelio plano del cuello uterino. Acta ginec. (Madr.) **4**, (Dec. 1953). ~ Diagnostico precoce do carcinoma do epithelio estratificado do colo uterino. An. bras. Ginec. **38** (1954), Rio de Janeiro. ~ Zur Frühdiagnose des Plattenepithelkarzinoms am Collum uteri. Dtsch. med. Wschr. **4**, 133—37, und **5**, 170—173 (1954). ~ Erkennung und Behandlung des Oberflächenkarzinoms am Collum uteri an der Universitäts-Frauenklinik Hamburg in den Jahren 1936—1953. Internationaler Kongreßband für Gynäkologie und Geburtshilfe Genf, 26.—31. 7. 1954. Geneve: Georg & Cie, S. A., 1954. ~ Oberflächencarcinom und Schwangerschaft. Zbl. Gynäk. **1**, 33 (1954). ~ Frühcarcinom und Schwangerschaft. Arch. Gyn. **186**, 423 (1955). ~ Résultats de la cytologie vaginale dans le diagnostic des cancers utérins. Sem. Hop., Paris 31, **61/6** (Okt. 1955). ~ Examens biochimiques avec l'appareil de Warburg du cancer du col utérin dans ses stades précoces. Sem. Hop., Paris 31, **61/6**, (Okt. 1955). ~ Vergleich zwischen Zytologie und Kolposkopie in der Entdeckung des Frühkarzinoms. Acta Un. int. Cancer **14**, 321 (1958). ~ Comparison between cytologie and colposcopy in the diagnosis of early cervical carcinoma. Amer. J. Obstet. Gynec. **75**, 1298 (1958). ~ Problémes de l'invasion de l'épithélioma du col utérin. Rev. franc. Gynec. **53**, 647 (1958). ~ Adénocancer du col uterin. Rev. franc. Gynec. **54**, (1959) (mit K. Thomsen). ~ Über die Wirkung neuer Zytostatika auf die Glykolyse menschlicher Genitaltumoren. Krebsforschung und Krebsbekämpfung, Band IV, 94. München: Urban & Schwarzenberg 1961 (mit M. Krahe). ~ Cervical carcinoma in situ as compared with carcinoma in situ of others sites. Acta cytol. (Philad.) **6**, 203 (1962). ~ Die Züchtung von menschlichem Krebsgewebe in der Gewebekultur und seine Sensibilitätstestung gegen neuere Zytostatika. (mit M. Krahe). Dtsch. med. Wschr. **89**, 1938 (1964). ~ Vor- und Frühstadien des weiblichen Genitalkarzinoms. Geburtsh. u. Frauenheilk. II/J60—161 (1964). ~ Chemotherapy of gynecological cancer, Handbuchbeitrag: Modern Radiotherapy-Gynecological Cancer. (mit U. Heckmann und A. S. Tranekjer). Editor T. J. Deeley. London: Butterworths 1971. — Lohe, K.: Vergleichende Untersuchungen zu Sitz und Ausdehnung von Dysplasien und Carcinomata in situ der Cervix. Arch. Gynäk. 207, 470—479 (1969). — De Long, R. P., Coman, D. R., Zeidman, I.: The significance of low calcium and high potassium content in neoplastic tissue. Cancer 3, 718 (1950).

Makino, S.: The concept of stemline-cells as progenitors of a neoplastic population. Proc. Intern. Genet. Symposia Tokyo 1956, 177 (1957). — Mestwerdt, G.: Die Frühdiagnose des Collumkarzinoms. Zbl. Gynäk. 69, 198 (1947). ~ Atlas der Kolposkopie. Jena: Fischer 1953. ~ Über Präkanzerosen am Collum uteri. Strahlentherapie 103, 214 (1957). ~ Stellung der Histologie. In: Früherkennung des Collumcarcinoms, S. 2—9. Berlin-Göttingen-Heidelberg: Springer 1957. ~ Zur heutigen Bedeutung der praetherapeutischen Diagnose bei der Behandlung des Cervixkarzinoms. V. Akad. Tagung deutschsprechender Prof. u. Priv.-Dozenten für Geburtsh. u. Gynäkologie, Graz, 11.—13. 6. 1968. — Mestwerdt, G., Wespi, Hj.: Atlas der Kolposkopie; 4. Aufl. Stuttgart: Fischer 1972. — Meyer, Rob.: Die Epithelentwiclung der Cervix und Portio vaginalis uteri und die Pseudoerosio congenita (congenitales histologisches Ektropium). Arch. Gynäk. 91, 579, 658—691 (1910). ~ Die path. Anat. der Gebärmutter: In: Henke-Lubarsch, Hb. d. spez. path. Anat. u. Histol., Bd. 7/1, S. 1—624. Berlin: Springer 1930. — Mittermayer, Ch., Sandritter, W.: Tumorwachstum. In: Gynäkologie und Geburtshilfe Bd. III., 5. 166. Stuttgart: G. Thieme 1972. — Moog, P.: Die Epithelgrenze an der Cervix uteri und ihre Beziehung zur Karzinomentstehung; med. Diss. Freiburg (1963). — Moore, D. B., Taylor, H. C. jr.: The pregnancy problem. — Moricard, R., Cartier, R.: Chromosomal and fine structures Cytopathology. In: Gray 1964, S. 124—175. — Mühlbock, O.: Karzinomgenese, Endogenese und Exogenese. Krebsforschung und Krebsbekämpfung; Bd. 2, S. 13. München: Urban & Schwarzenberg 1957.

Navratil, E.: Frühdiagnose des Uteruskarzinoms. In: Biologie und Pathologie des Weibes; Bd. IV/I, S. 639—672. Berlin-Wien: Urban & Schwarzenberg 1955. ~ Colposcopy. In: Gray 1964, S. 228—284. — Neubert, C.: Restbefunde nach diagnostischen Konisationen. Geburtsh. u. Frauenheilk. 5, 428—445 (1968). — Nolens, J. P.: Zusammenfassung von Literaturangaben über Progression und Regression bei cytologischer Langzeitbeobachtung. Vortr. bei der 5. Tagg. der Schweiz. Gesellschaft für klinische Cytologie, dt. Ges. f. Zytologie und der Österreich. Ges. für angewandte Zytologie in Sils-Maria vom 27.—29. 3. 1969.

Ober, K. G.: Lokalisation von Frühveränderungen. In: Früherkennung des Collumcarcinoms; S. 9, 17. Berlin: Springer 1957. ~ Cervix uteri und Lebensalter. Dtsch. med. Wschr. 83, 1661 (1958). — Ober, K. G., Boetzelen, H. P.: Technik, Vor- und Nachteile der Konisation der Cervix uteri. Geburtsh. u. Frauenheilk. 19, 1051—1060 (1959). — Ober, K. G., Bontke, E.: Sitz und Ausdehnung der Carcinomata in situ und der beginnenden Krebse der Cervix. Arch. Gynäk. 192, 55—68 (1959). — Ober, K. G., Kaufmann, C., Hamperl, H.: Carcinoma in situ, beginnendes Karzinom und Klinischer Krebs der Cervix uteri. Geburtsh. u. Frauenheilk. 21, 259—297 (1961). — Oehlert, W.: Zellmauserung und Zellregeneration. Umschau 17, 518—521 (1964). ~ Zellmauserung, Zellregeneration. Umschau 17, 518—521 (1964). — Oehlert, W., Büchner, Th.: Mechanismus und zeitlicher Ablauf der physiologischen Regeneration im mehrschichtigen Plattenepithel und in der Schleimhaut des Magen-Darm-Traktes der weißen Maus. Beitr. path. Anat. 125, 374—402 (1961). — Oehlert, W., Cote, I., Büchner, F.: Autoradiographische Untersuchungen zur Cancerisierung der Epidermiszelle der Mäusehaut nach Methylcholanthrenpinselung. Beitr. path. Anat. 125, 280 (1961). — Oehlert, W., Dörmer, P., Lesch, R.: Autoradiographische Untersuchungen über die DNS-Synthese im überlebenden Tumorgewebe des Menschen. Beitr. path. Anat. 128, 468—480 (1963). — Oettgen, H. F., Gallmeier, W. M.: Tumorimmunologie. Erfahrung am Menschen. Dtsch. med. Wschr. 23, 1157—1161 (1968). ~ Tumorimmunologie. Einführung und Methodik; Immunreaktion gegenüber chemisch induzierten Tumoren. Dtsch. med. Wschr. 21, 1072—1078 (1968). — Oettgen, H. F., Old, L. J., Boyse, E. A.: Human tumor immunology. Symposium on Medical Aspects of Cancer. Med. Clin. N. Amer. 55 (3) May 1971.

Papanicolaou, G. N., Traut, H. F.: Diagnosis of uterine cancer by vaginal smear (The Commonwealth Fund, New York 1943). Diagnostic Value of Vaginal smears in Carcinoma of uterus. Amer. J. Obstet. Gynec. 42, 193 (1941). — Petersen, E. E., Böcker, J., Fürmaier, I., Hillemanns, H. G.: Zervixkarzinom und Herpes Typ 2 Infektion. Dtsch. med. Wschr. 50, 1936—1942 (1972). — Petersen, O.: Precancerous changes of the cervical epithelium. Copenhagen: Danish Science Press 1955. ~ Spontaneous course of cervical precancerous conditions. Amer. J. Obstet. Gynec. 72, 1063—1071 (1956). ~ Symposion Ciba Foundation study group Nr. 3. London: Churchill 1959. — Pincus, G.: The control of fertility. New York: Academic Press Inc. 1965. — Pronai, K.: Die Lehre von der Histogenese und dem Wachstum des Uteruscarcinoms. Arch. Gynäk. 89, 596 (1969). — Pund and Green: s. bei Hamperl, Kaufmann u. Ober, 1954.

Reagan, J. W.: Dysplasia of the uterine cervix. In: Gray 1964, 2. 294—342. — Reagan, J. W., Bell, B. A., Neumann, J. L., Scott, R. B., Patten, S. F.: Dysplasia in the uterin cervix during pregnancy. An analytical study of the cell. Acta cytol. (Philad.) 5, 17—29 (1961). — Reagan, J. W., Hicks, D. J., Scott, R. B.: Atypical hyperplasia of uterine cervix. Cancer (N. Y.) 8, 42 (1955). — Reagan, J. W., Patten, S. F., Jr.: Analytical study of cellular changes in carcinoma in situ, squamous cell cancer and adenocarcinoma of the uterine cervix. Clin. Obstet. Gynec. 4, 1097—1127 (1961). ∼ The cervix. New York: W. R. Lang. Acad. Sci. 97, 662 (1962), s. bei Gray 1964. — Reagan, J. W., Seidemann, I. L., Saracusa, Y.: The cellular morphology of carcinoma in situ and dysplasia on atypical hyperplasia of the uterine cervix. Cancer (N. Y.) 6, 224 (1953). — Reamer, J. F., Klionsky, B. L., Storey, B. A., Ziegler, Z.: Evaluation of the of the cytologic prediction of histologic diagnosis. Acta cytol. (Philad.) 12, 274—277 (1967). — Richart, R. M.: Natural history of cervical intraepithelial neoplasia. In: Modern Treatment 5, 748—784 (1968). — Richart, R. M., Barron, B. A.: A Follow-up Study of Patients with Cervical Dysplasia. Amer. J. Obstet. Gynec. 105, 386—393, (1969). — Royston, I., Aurelian, L., Davis, H. J.: Genital Herpes Virus Findings in Relation to Cervical Neoplasia. J. reprod. Med. 4, 109—113 (1970). — Rubio, C. A., Soderberg, C.: Cytologic typing of pre-invasive carcinoma of the cervix. IX Intern. Cancer Congr. Tokyo 1966. (Program, P. 563.). ∼ Correlation of cytologic, histologic and clinical findings in 531 cases of carcinoma in situ of the uterine cervix. (Program, abst. 67.) Third Int. Congr. Cyt. Rio 1968. ∼ Management of carcinoma in situ. Lancet 1969 I, 421. — Ruge, C., Veit, J.: Der Krebs der Gebärmutter. Z. Geburtsh. Gynäk. 7, 138 (1882). — Runge, H., Wimhöfer, H.: Behandlungsergebnisse beim Carcinoma colli uteri (1936—1941). Geburtsh. Frauenheilk. 9, 84—93 (1949).

Sachs, H., Maas, H., Pauka, B.: Epidemiologische Analyse der Sterbefälle an Genital- und Mammakrebs. Arch. Gynäk. 207, 25 (1969). — Sachs, H., Stegner, H. E., Bahnsen, I.: Cytophotometrische Untersuchungen an Epitheldysplasien der Collum uteri. Arch. Gynäk. 212, 97—129 (1972). — Sandritter, W.: Über den Nukleinsäuregehalt in malignen Geschwülsten. Naturwissenschaften 39, 46—47 (1952). ∼ Ultraviolettmikrospektrophotometrie. Hb. Histochem. Bd. I/1, 220—338. Stuttgart: Fischer 1958. ∼ Frühdiagnose maligner Geschwülste vom Standpunkt der pathologischen Anatomie. In: Früherkennung des Krebses, A. Linke; S. 43—76. Stuttgart: Fr. Karl Schattauer 1961. ∼ Die Frühdiagnose des Krebses in der pathologischen Anatomie. Med. Welt 8, 403—410 (1962). ∼ Methoden und Ergebnisse der quantitativen Histochemie einschließlich der Cytophotometrie. Dtsch. med. Wschr. 86, 2177 (1961). ∼ Frühdiagnose des Krebses in der pathologischen Anatomie. Therapiewoche 14, 6, 292 (1964). — Sandritter, W., Berg, M.: Quantitative histochemische Untersuchungen an der Chorion-Allantoismembran nach Virusinfektionen und unspezifischen Reizen. Z. Naturforsch. 14 b, 379—382 (1959). — Sandritter, W., Carl, M., Ritter, W.: Cytophotometric measurements of the DNA content of human malignant tumors by means of the Feulgen reaction. Acta cytol. (Philad.) 10 (1). — Sandritter, W., Cramer, H., Mondorf, W.: Zur Krebsdiagnostik an vaginalen Zellausstrichen mittels cytophotometrischen Messungen. Arch. Gynäk. 192, 293—303 (1960). — Sandritter, W., Diefenbach, H., Krantz, F.: Über die quantitative Bindung von Ribonucleinsäure mit Gallocyaninchromalaun. Experientia (Basel) 10, 210—212 (1954). — Sandritter, W., Grosser, K. D.: Quantitative histochemische Untersuchungen an Spermien. Symp. Biol. Hung. 4, 63—77 (1964). — Sandritter, W., Kleinhans, D.: Über das Trockengewicht, den DNS- und Histonproteingehalt von menschlichen Tumoren. Z. Krebsforsch. 66, 333—348 (1964). — Sandritter, W., Müller, D., Gensecke, O.: Ultraviolettmikrospektrophotometrische Messungen des Nukleinsäuregehaltes von Spermien und diploiden Zellen. Acta histochem. 10, 139—154 (1960). — Sandritter, W., Müller, D., Schäfer, H., Schiemer, H. G.: Histochemie von Sputumzellen. II. Quantitative ultraviolettmikrospektrophotometrische Nukleinsäurebestimmungen. Frankfurt. Z. Path. 68, 710—727 (1958). — Sandritter, W. H., Schiemer, H. G.: Histochemische Untersuchungen an HeLa-Zellen. Verh. dtsch. Ges. Path. 42, 449—458 (1958). — Sandritter, W., Schiemer, H. G., Uhlig, H.: Interferenzmikroskopische Trockengewichtsbestimmungen an Zellen mit haploidem und diploidem Chromosomensatz. Acta histochem. 10, 1—10 (1960). — Sandritter, W., Zilles, H., Kiefer, G.: Interference microscopic dry weight determinations on cells from the vaginal epithelium. Acta cytol. (Philad.) 7, 45—53 (1963). — Schauenstein, W.: Histologische Untersuchungen über atypisches Plattenepithel an der Portio und an der Innenfläche der Cervix. Arch. Gynäk. 85, 576 (1908). — Schiller, W.: Über Frühstadien des Portiocarcinoms und ihre Diagnose. Arch. Gynäk. 133, 211 (1928). ∼ Zur histologischen Frühdiagnose des Portiocarcinoms. Zbl. Gynäk. 25, 1562 (1928). ∼ Zur klinischen Frühdiagnose des Portiocarcinoms. Zbl. Gynäk. 30, 1886 (1928). ∼ Ausbreitung des Oberflächencarcinoms durch Assimilierung. Wien. klin. Wschr. 728/729 (1953). ∼ Jodpinselung und Abschabung des Portioepithels. Zbl. Gynäk. 17, 1056 (1929). — Schiller, W., Daro, A. F., Gollin, H. A., Primiano, N. P.: Small preulcerative invasive carcinoma of the cervix: the spray carcinoma Amer. J. Obstet. Gynec. 65, 1088—1098 (1953). — Schmähl, D.: Entstehung, Wachstum und Chemotherapie maligner Tumoren. Aulendorf: Editio Cantor 1963. ∼ Allgemeine Tumorätiologie. In: Gynäkologie und Geburtshilfe, Bd. III, S. 191 Stuttgart: Georg Thieme 1972. SCHMÄHL, D., MECKE, R.: Quantitative Transplantationsversuche mit dem Yoshida-Sarkom der Ratte. Z. Krebsforsch. **60**, 711—729 (1955). — SCHMÄHL, D., RIESEBERG, T.: Experimentelle Untersuchungen an Ratten über die Metastasierung von Tumoren. Z. Krebsforsch. **62**, 456—480 (1958). — SCHNEPPENHEIM, P., HAMPERL, H., KAUFMANN, C., OBER, K. G.: Die Beziehungen des Schleimepithels zum Plattenepithel an der Cervix uteri im Lebenslauf der Frau. Arch. Gynäk. **190**, 303—345 (1958). — SCHOTTLÄNDER, J., KERMAUNER, F.: Zur Kenntnis des Uteriscarcinoms (Berlin: Karger 1912). — SCHULMAN, H., FERGUSON, J. H.: Cone biopsy of the cervix. J. Obstet. Gynaec. brit. Cwlth **69**, 474—480 (1962). — SCOTT, R. B., REAGAN, J. W.: Diagnostic cervical biopsy technique for the study of early cancer. Value of the coldknife conization procedure. J. Amer. med. Ass. **160**, 343 (1956). — SCOTT, J. W., WELCH, W. B., BLAKE, T. F.: Bloodless technique of cold knife conization (ring biopsy). Amer. J. Obstet. Gynec. **79**, 62, 66 (1960). — SHANKLIN, D. R. (coordinator): Epithelial dysplasia and intraepithelial carcinoma of the uterine cervix. An Invitational Symposium. Lying-in: J. Reprod. Med. **1**, 117—146 (1968). — SIMON, U., HILLEMANNS, H.-G.: Cervixcarcinom, Stadium III bei einer 16jährigen Virgo. Geburtsh. u. Frauenheilk. 1973 (in Vorbereitung). — SOOST, H.-J.: Cytologie und Histologie der Vorstadien des Collumcarcinoms. II. Arbeitstagung für klinische Cytologie, Wengen/Allgäu 1971 der Schweiz. Ges. für klinische Cytologie. (Tagungsführer). ~ Die Bedeutung der Cytopipette nach DAVIS für die Durchführung von Reihenuntersuchungen. Krebsarzt **22**, 107—108 (1967). ~ Gynäkologische Frühdiagnose des Carcinoms. Therapiewoche **18**, 485—488 (1968). — SPRENGER, E., SANDRITTER, W., BÖHM, N., SCHADEN, M., HILGARTH, M., WAGNER, D.: Durchflußfluoreszenzcytophotometrie. Ein Prescreening-Verfahren für die gynäkologische Cytodiagnostik. Beitr. Path. **143**, 323—344 (1971). — STEELE, H. D., MANOCHA, S. L., STICH, H. F.: Brit. med. J. **1963** II 1314. zit. SPRENGER et al. (1971). — STERN, E., LACHENBRUCH, P. A., DIXON, W. J.: Cancer **20**, (1967) zit. HILLEMANNS 1969. — STERN, P., NEELY, P. M.: Cancer **17**, 508 (1964) zit. HILLEMANNS 1969. — STIELER, M.: Die Entwicklung der Portio vaginalis uteri vom 6. Fetalmonat bis zum 16. Lebensjahr; med. Diss. Freiburg (1957). — STOLL, P.: Gynäkologische Vitalcytologie in der Praxis. Berlin-Heidelberg-New York: Springer 1969. — STUCIN, M.: Eine Analyse von 566 histologischen Serienuntersuchungen am Collum uteri. Arch. Gynäk. **203**, 234 (1966).

TERRIS, M.: Epidemiology of cancer of the cervix. In: New Concepts in Gynecological Oncology. — TIMONEN, S., KANRANIEMI, T.: Cervical cytograms in pre-malignant lesions. A comparative study of cytologic and histologic specimens. Acta cytol. (Philad.) **11**, 22—24 (1967). — TOLLES, W. E.: The detection of malignant cells in cytologic material by electronic means - the cytoanalycer. Proc. 3rd nat. Cancer Conf.; pp. 636—643 (Philadelphia: Lippincott 1957). — TOLLES, W. E., BOSTROM, R. C.: Automatic screening of cytological smears for cancer; instrumentation. Ann N. Y. Acad. Sci. **63**, 1211—1218 (1955—1956). — TOLLES, W. E., BOSTROM, R. C., SAWYER, H. S.: Application of automatic, high-speed measurement techniques to cytology. Inst. Radio Eng. Convention Rec. **4**, (pt 9) 17—23 (1956). — TOLLES, W. E., HORVATH, W. J., BOSTROM, R. C.: Study of quantitative characteristics of exfoliated cells from female genital tract; I, measurement methods and results. Cancer (N. Y.) **14**, 437—454 (1961). ~ II, suitability of quantitative cytological measurements for automatic prescreening. Cancer (N. Y.) **14**, 455—468 (1961). — TREITE, P.: Die Frühdiagnose des Plattenepithelcarcinoms am Collum uteri. Stuttgart: Enke 1944.

VAILLANT, H. W., RICHART, R. M.: Appraisal of the electronic particle counter as a screening technic for cervical neoplasia. Amer. J. clin. Path. **45**, 172 (1966). — VIRCHOW, R.: Die krankhaften Geschwülste. Berlin: Hirschwald 1863.

WAGNER, D.: Die Erfassung des rezidivierenden Oberflächenkarzinoms am Collum uteri nach konservativer Therapie. Geburtsh. u. Frauenheilk. **21**, 944 (1961). ~ Zur Frage einer prospektiven Cytodiagnostik bei Vor- und Frühstadien des Collumcarcinoms. 1. Tagg. d. Deutsch. Ges. für angewandte Cytologie, 5. - 7. 9. 1963, München. ~ Der Wert des Dyskariosebegriffes für die cytologische Differenzierung von Vor- und Frühstadien des Collum-Carcinoms. Gynaecologia (Basel) **161**, 232—240 (1966). ~ Die Morphogenese des Plattenepithel-Carcinoms am Collum uteri im cytologischen Ausstrichbild. Fortschr. Med. **18**, 685—688 (1969). ~ Differential-cytologische Untersuchungen zum Spontanverhalten von atypischem Portioepithel. Geburtsh. u. Frauenheilk. **5**, 446—452 (1969). — WAGNER, D., BLANK, M. H., SPRENGER, E.: Fluoreszenzcytophotometrische Untersuchungen bei Dysplasien des Cervixepithels. Vortr. Tagg. der Österr., deutschen und Schweiz. Gesellsch. für Cytologie, 4. - 6. 10. 1971 - Baden/ Wien. — WAGNER, D., BLANK, M. H., SPRENGER, E., BÖHM, N.: DNA-Content of Dysplasic Cells of the Uterine Cervix. Acta cytol. (Philad.) **16** (1972) (im Druck). — WAGNER, D., HILGARTH, M., ISEBARTH, H.: Differentialdiagnose atypischer Zellen im carcinom-verdächtigen Abstrich. Das Medizinische Laboratorium. XXIV. Jg. H. 3 (1971) - Stuttgart: S. Hirzel. — WAGNER, D., SPRENGER, E.: Cytophotometrische DNS-Messungen bei Dysplasien des Cervixepithels. Vortr. Oberrh. Ges. f. Geburtsh. u. Gynäk., Basel 13./14. 11. 1971. — WEILER, E.: Änderung der serologischen Organspezifität beim Buttergelb-Tumor der Ratte im Vergleich zu normaler Leber. Z. Naturforsch. 7 b, 324—325 (1952). ~ Über die Immunologie von Tumoren. Strahlentherapie 93, 213—222 (1954). ~ Immunologische Unterscheidung von Lebergewebe und Leberkrebs der Ratte. Strahlentherapie 96, 269—270 (1955). ~ Die Änderung der serologischen Spezifität von Leberzellen der Ratte während der Cancerogenese durch p-Dimethylaminoazobenzol. Z. Naturforsch. 11 b, 31—38 (1956). ~ Antigenic differences between normal hamster kidney and stilboestrol induced kidney carcinoma: histological demonstration by means of fluorescing antibodies. Brit. J. Cancer 10, 560—563 (1956). ~ Antigenic differences between normal hamster kidney and stilboestrol induced kidney carcinoma: complement fixation reactions with cytoplasmic particles. Brit. J. Cancer 10, 553—559 (1956). ~ A cellular change in hamster kidney culture: Loss of tissue-specific antigens. Exp. Cell. Res. Suppl. 7, 244—262 (1959). ~ Loss of specific cell antigen in relation to carcinogenesis. Ciba Foundation Symposion on Carcinogenesis, Mechanism of Action, 165—175 (1959). — Wespi, Hj.: Die Stellung der Kolposkopie. In: Früherkennung des Collumcarcinoms. Leistungen und Grenzen der Kolposkopie, Cytologie und Histologie. Siehe C. Kaufmann 1. c. S. 23—27 (1957). ~ Entstehung und Früherfassung des Portiocarcinoms (Schwabe, Basel 1946). ~ Gedanken zum Begriff des Oberflächencarcinoms. Oncologia (Basel) V: 1952 (1952). ~ Altersverteilung und Latenzzeit bei Portiocarcinom. Gynaecologia (Basel) 133, 169 (1952). ~ Rationelle Früherfassung des weiblichen Genitalcarcinoms. Gynaecologia (Basel) 147, 356—371 (1959). — Wespi, Hj., Brasch, D. Z.: Frühdiagnose des Portiocarcinoms. Mschr. Geburtsh. 109, 1 (1939). — WHO-Nomemklatur: Meeting of investigators on the histopathological nomenclature and classification of uterine tumors and related conditions. Geneve, 13. - 18. 11. 1967. Report to the Director-General. — WHO-Report: Early detection of cancer. Wld. Hlth. Org. techn. Rep. Ser. 1969, No. 422, Genf 1969; für Deutschland: Govi-Verlag GmbH., Frankfurt/M., Beethovenplatz 1—3. — Wied, G. L.: Mechanism of cancer detection. In: Lewis et al. 1966, S. 17—32. ~ Quality control standards for laboratories and cytotechnicology registration. Acta cytol. (Philad.) 14, 557—558 (1970). Epithelial abnormalities on the ectocervix during pregnancy. An Invitational Symposium. J. reprod. Med. 4, 13—73 (1970). — Wied, G. L., Bahr, G. F.: Automated cytology. A Symposium by Correspondence. Acta cytol. (Philad.) 15, 1—24, 87—122 (1971). — Wied, G. L., Bartels, P. H., Bahr, G. F.: Laboratory organization in the detection and diagnosis of early neoplasia. Obstet. and Gynec. Survey 24, 935—966 (1969). — Wied, G. L., Messina, A. M., Rosentahl, E.: Comparative quantitative DNA-measurements on Feulgen-stained cervical epithelial cells. Acta cytol. (Philad.) 10, 31 (1966). — Wimhöfer, H.: Die Bedeutung der primären Symptomfreiheit für die Behandlung des Collumcarcinoms. Arch. Gynäk. 171, 40—46 (1941). ~ Die Radiumbehandlung des Collumcarcinoms, ihre Morbidität und Mortalität in Abhängigkeit von der Bestrahlungsmethode. Arch. Gynäk. 171, 28—39 (1941). ~ Die hormonale und zytostatische Zusatz-Therapie beim Collumcarcinom. Geburtsh. u. Frauenheilk. 7, 609—616 (1968). — Winge, Ö.: Zytologische Untersuchungen über die Natur maligner Tumoren. II. Teerkarzinome bei Mäusen. Z. Zellforsch. 10, 683 (1930). — Wolinska, W. A., Melamed, M. R.: Herpes genitalis in women attending planned parenthood of New York City. Acta cytol. (Philad.) 14, 239—242 (1970). — Wynder, E. L., Cornfield, J., Shroff, P. D., Doraiswami, K. R.: A study of environmental factors carcinoma of the cervix. Amer. J. Obstet. Gynec. 68 (4), 1016—1052 (1954). — Wynder, E. L.: Environmental factors in cervical cancer. Brit. med. J. 1955 I, 743. ~ Circumcision as a preventive factor against cancer of the cervix. Proc. Third nat. Cancer Conf. New York: Lippincott 1957. ~ Die Beschneidung in der Prophylaxe des Collumcarcinoms. Dtsch. med. Wschr. 1333 (1957). ~ Epidemiology of carcinoma in situ of the cervix. Obstet. and Gynec. 24, 697—711 (1969). ~ Die Epidemiologie des Korpus- (Endometrium-) und Cervixcarcinoms. In: Gynäkologie und Geburtshilfe, Bd. III, S. 394. Stuttgart: G. Thieme 1972.

Younge, P. A.: The natural history of carcinoma in situ of the uterine cervix. J. Obstet. Gynaec. Brit. Cwlth 72, 9—12 (1965).

Zinser, H. K.: Die Cytodiagnostik in der Gynäkologie, Jena 1957. Diskuss. Abh. dtsch. Akad. Wiss. 1, 135 (1955). ~ Tissue culture and carcinoma in situ. Acta cytol. (Philad.) 6, 159—160 (1962). Zinser, H. K., Kern, G.: Kritische Betrachtungen zur Carcinomfrühdiagnostik. Geburtsh. Frauenheilk. 18, 105—118 (1958). — Zinser, H. K., Meissner, H., Bötzelen, H. P.: Diagnostische und therapeutische Betrachtungen an 403 Frühfällen. Geburtsh. u. Frauenheilk. 23, 321—342 (1963).

Blair, S. M., s. Bern, H. A. 28, *157*
Blake, T. F., s. Scott, J. W. *858*
Blank, H., Brody, M. W. 229, *351*
— Rake, G. 230, *351*
Blank, M. H., s. Wagner, D. 812, *859*
Blau, A. *718*
Blaustein, A., s. Schenker, L. 527, *567*
Bleich 845
Bloch, B. 607, *717*
Bloodgood 625, *718*
Bloom, D. 393, *401*
— Goodfried, M. S. 297, *361*
Bloom, O. H., s. Hyams, M. N. 636, *720*
Blum, P. 296, *361*
Blumberg, J. M., Ober, W. B. 540, *563*
Boardman, M. V. 314, 318, *364*
Bochýnski, Z. 259, *357*
Boddaert, J., s. Rom, R. de *723*
Boddington, M. M., Spriggs, A. I., Wolfendale, M. R. 811, *851*
Bode, O., s. Gragert, O. 548, *564*
Bodenstein, E. 305, *361*
Bodin, E. 260, 264, *357*
Böcker, J., s. Petersen, E. E. 846, *857*
Böhm, N., Roka, S., Sprenger, E., Wagner, D. 816, *851*
— Sprenger, E. 819, *859*
— Wagner, D. 812, *859*
Böttger, H., Dittmann, E. 635, 637, *720*
Boetzelen, H. P., s. Ober, K. G. *857*
— s. Zinser, H. K. 835, 837, *860*
Bogrow, S. L. 305, *361*
Bohnstedt, R. M. 182, 204, 271, *345, 348, 350, 359*
Boice, E. H., s. Kaufman, R. H. *722*
Boivin, M. A. V. G., Dugès, A. 477, *483*
Bombart, s. Huriez, Ce. 209, *348*
Bompiani, A., Casarini, A. 24, *158*
Bonar, B. E., Rabson, A. S. 285, 286, *359*
— s. Sandberg, E. C. 531, 550, 551, *567*
Bondi 291, 592, *715*
Bongartz 240
Bongiovanni, A. M., s. Eberlein, W. B. 490. *512*

Bonne, C., s. Van der Hoop, E. 655, *723*
Bonney 633, *720*, 729
Bonney, V. 179, *345*
— Glendining, B. 531, *563*
Bono 251
Bontke, E. 654, 658, *721*
— Kern, G., Schümmelfelder N. 80, *158*
— s. Ober, K. G. 771, *857*
Bopp, C. *361*
Borcea 604, *717*
Borda, J. M. 311, 313—315, *364*, 420, *430*
Borst 730
Bory, L. 394, *401*
Borzow, M. W., Finkel, A. A. 387, *401*
Boschann, H. W. 4, 21, 36, 37, 41, 52, 54, 69, 70, 76, 78, 79, 81, 152, 153, *158*
Boschbach, F. W. 525, 526 *563*
Bosellini, P. L. 289, *361*
Bosq, P., s. Quiroga, M. I. 393, *404*
Bosse, K. *368*
— s. Bandmann, H. J. 333, *368*
Bostrom, R. C., s. Tolles, W. E. *859*
Botella-Llusia, J. 25, 26, *158*
— Foraker, A. G., Hopman, B. C., Nesbitt, R. E., Stein, A. A. 797, *851*
— Montalvo Ruiz, L. 25, *158*
— Nogales, F. 25, *158*
— s. Nogales-Ortiz, F. 25, 27, 30, *163*
Bottoli, A. 334, 395, *401*
Boulanger-Pilet, s. Hudelo 292, 299, *362*
Boulion, R., s. Ravaut, P. 390, 395, *405*
Boulle, S., s. Graciansky, P. de 203, *348*, 408, *426*
Bourg 5
Bourgeois, s. Olsen 76
Bourgeois, G. A. 123, *158*
Bourgeois, M., Rohde, B., Herzberg, J. J. 311, 314, *364*
Bourlond, A. 343, *369*
Boursat, C. A., s. Levy-Bing A. 425, *432*
Boursier 278, 279
Boutselis, J. G., s. Neef, J. C. de 69, 153, *163*
Bouwens, G., s. Sézary, A. 388, *405*
Boverie, Th. 804, 806, *851*
Bowen, F. H. 505, *512*
Bowen, J. T. 642, 664, 676, *721*

Bowen, M. 818
Bowman, H. E., Hartman, F. W. *721*
Boyd 676
— Doll 844, 845
Boyer, A. *724*
Boyer, C. E., s. Gaté, J. 425, 426, *431*
— s. Villard, E. 425, *432*
Boyes, D. A. 779, 784, *851*
— Fidler, H. K., Lock, D. R. 779, *851*
— s. Fidler, H. K. 776, 778, 779, 781, 842, 843, *852*
Boyse, E. A., s. Oettgen, H. F. 822, *857*
Bozzo, G. B. 511, *512*
Brack, B. C., Farber, G. J. 475, 477, *483*
Bradburn, D. M., s. Samuels, B. 540, *567*
Braden, F. R., s. Cassidy, R. E. 703, 704, *724*
Bradley, V. F., s. Krieger, J. S. 837, *856*
Brady, L. 585, *716*
Brafford, M. S., s. Graham, R. M. 39, 76, *160*
Braga, s. Chun *725*
Braga, C. A., Teoh, T. B. 414, 415, *428*
Brain, R. T. 222, 308, 314, 315, 316, *351, 364*
— Kindler, Th. 311, 312, *364*
Brainos 242, *353*
Braitenberg, H., Schüller, E. 833, *851*
Brams, J., Pilot, J., Davis, D. J. 259, 260, *357*
Brandis, H., s. Schneweis, K. E. 229, *352*
Brasch, D. Z., s. Wespi, Hj. *860*
Brass, K., s. Luchsinger, J. *718*
Brattström 629, *718*
Bratzke, W., Suchowski, G., Trautmann, J. 420, *430*
Braun, W., Weybrecht, H. 340, *369*
Braun-Falco, F., s. Braun-Falco, O. 343, *369*
Braun-Falco, O. 333—335, *369*, 656, *721*
— Braun-Falco, F. 343, *369*
— Geissler, H. 219, *350*
— s. Rupec, M. 206, *349*
Brauns, O. *718*
Brawner, D. L., s. Foraker, A. G. 25, *159*
Breathnach, A. S. 330, *368*
Breisky 630, 635, *720*
Brenner, M. 555, *563*

55*

Sachverzeichnis

SONDERDRUCK AUS

HANDBUCH DER SPEZIELLEN PATHOLOGISCHEN ANATOMIE UND HISTOLOGIE

BEGRÜNDET VON O. LUBARSCH UND F. HENKE

FORTGEFÜHRT VON R. RÖSSLE

HERAUSGEGEBEN VON

E. UEHLINGER

ZÜRICH

SIEBTER BAND/VIERTER TEIL

WEIBLICHE GESCHLECHTSORGANE

VULVA, VAGINA, URETHRA

SPRINGER-VERLAG / BERLIN · HEIDELBERG · NEW YORK 1972
(PRINTED IN GERMANY)

CYTOLOGIE DES WEIBLICHEN GENITALTRAKTES

VON

P. STOLL, G. DALLENBACH-HELLWEG UND J. JAEGER

MIT 53 ABBILDUNGEN

SONDERDRUCK AUS

HANDBUCH DER SPEZIELLEN PATHOLOGISCHEN ANATOMIE UND HISTOLOGIE

BEGRÜNDET VON O. LUBARSCH UND F. HENKE

FORTGEFÜHRT VON R. RÖSSLE

HERAUSGEGEBEN VON

E. UEHLINGER

ZÜRICH

SIEBTER BAND/VIERTER TEIL

WEIBLICHE GESCHLECHTSORGANE

VULVA, VAGINA, URETHRA

SPRINGER-VERLAG/BERLIN · HEIDELBERG · NEW YORK 1972

(PRINTED IN GERMANY)

HAUTKRANKHEITEN DER VULVA, EINSCHLIESSLICH DER MANIFESTATIONEN DURCH ABLAGERUNG VON STOFFWECHSELPRODUKTEN

VON

G. F. KLOSTERMANN, GÖTTINGEN

MIT 63 ABBILDUNGEN

SONDERDRUCK AUS
HANDBUCH DER SPEZIELLEN PATHOLOGISCHEN
ANATOMIE UND HISTOLOGIE
BEGRÜNDET VON O. LUBARSCH UND F. HENKE
FORTGEFÜHRT VON R. RÖSSLE
HERAUSGEGEBEN VON
E. UEHLINGER
ZÜRICH
SIEBTER BAND/VIERTER TEIL
WEIBLICHE GESCHLECHTSORGANE
VULVA, VAGINA, URETHRA
SPRINGER-VERLAG/BERLIN · HEIDELBERG · NEW YORK 1972
(PRINTED IN GERMANY)

DIE VENERISCHEN ERKRANKUNGEN DER VULVA

VON

G. F. KLOSTERMANN, GÖTTINGEN

MIT 6 ABBILDUNGEN

SONDERDRUCK AUS

HANDBUCH DER SPEZIELLEN PATHOLOGISCHEN ANATOMIE UND HISTOLOGIE

BEGRÜNDET VON O. LUBARSCH UND F. HENKE

FORTGEFÜHRT VON R. RÖSSLE

HERAUSGEGEBEN VON

E. UEHLINGER
ZÜRICH

SIEBTER BAND/VIERTER TEIL

WEIBLICHE GESCHLECHTSORGANE
VULVA, VAGINA, URETHRA

SPRINGER-VERLAG / BERLIN · HEIDELBERG · NEW YORK 1972
(PRINTED IN GERMANY)

DIE BETEILIGUNG DER VAGINA AN DERMATOSEN UND VENERISCHEN ERKRANKUNGEN

VON

G. F. KLOSTERMANN, GÖTTINGEN

SONDERDRUCK AUS

HANDBUCH DER SPEZIELLEN PATHOLOGISCHEN ANATOMIE UND HISTOLOGIE

BEGRÜNDET VON O. LUBARSCH UND F. HENKE

FORTGEFÜHRT VON R. RÖSSLE

HERAUSGEGEBEN VON

E. UEHLINGER
ZÜRICH

SIEBTER BAND/VIERTER TEIL

WEIBLICHE GESCHLECHTSORGANE
VULVA, VAGINA, URETHRA

SPRINGER-VERLAG/BERLIN · HEIDELBERG · NEW YORK 1972
(PRINTED IN GERMANY)

PATHOLOGISCHE ANATOMIE DER WEIBLICHEN URETHRA

VON

B. EGLOFF, WINTERTHUR

MIT 41 ABBILDUNGEN

SONDERDRUCK AUS

HANDBUCH DER SPEZIELLEN PATHOLOGISCHEN ANATOMIE UND HISTOLOGIE

BEGRÜNDET VON O. LUBARSCH UND F. HENKE

FORTGEFÜHRT VON R. RÖSSLE

HERAUSGEGEBEN VON

E. UEHLINGER
ZÜRICH

SIEBTER BAND/VIERTER TEIL

WEIBLICHE GESCHLECHTSORGANE
VULVA, VAGINA, URETHRA

SPRINGER-VERLAG/BERLIN · HEIDELBERG · NEW YORK 1972
(PRINTED IN GERMANY)

NICHTTUMORÖSE ERKRANKUNGEN DER VULVA

VON

K. STAFFELD, BERLIN

MIT 8 ABBILDUNGEN

SONDERDRUCK AUS

HANDBUCH DER SPEZIELLEN PATHOLOGISCHEN ANATOMIE UND HISTOLOGIE

BEGRÜNDET VON O. LUBARSCH UND F. HENKE

FORTGEFÜHRT VON R. RÖSSLE

HERAUSGEGEBEN VON

E. UEHLINGER
ZÜRICH

SIEBTER BAND/VIERTER TEIL

WEIBLICHE GESCHLECHTSORGANE
VULVA, VAGINA, URETHRA

SPRINGER-VERLAG / BERLIN · HEIDELBERG · NEW YORK 1972
(PRINTED IN GERMANY)

DIE CYSTEN UND TUMOREN DER VAGINA

VON

GIESELA DALLENBACH-HELLWEG, MANNHEIM

MIT 37 ABBILDUNGEN

SONDERDRUCK AUS

HANDBUCH DER SPEZIELLEN PATHOLOGISCHEN ANATOMIE UND HISTOLOGIE

BEGRÜNDET VON O. LUBARSCH UND F. HENKE

FORTGEFÜHRT VON R. RÖSSLE

HERAUSGEGEBEN VON

E. UEHLINGER
ZÜRICH

SIEBTER BAND/VIERTER TEIL

WEIBLICHE GESCHLECHTSORGANE
VULVA, VAGINA, URETHRA

SPRINGER-VERLAG/BERLIN · HEIDELBERG · NEW YORK 1972
(PRINTED IN GERMANY)

DIE TUMOREN DER VULVA

VON

H. LIMBURG

MIT 65 ABBILDUNGEN

SONDERDRUCK AUS

HANDBUCH DER SPEZIELLEN PATHOLOGISCHEN ANATOMIE UND HISTOLOGIE

BEGRÜNDET VON O. LUBARSCH UND F. HENKE

FORTGEFÜHRT VON R. RÖSSLE

HERAUSGEGEBEN VON

E. UEHLINGER

ZÜRICH

SIEBTER BAND/VIERTER TEIL

WEIBLICHE GESCHLECHTSORGANE

VULVA, VAGINA, URETHRA

SPRINGER-VERLAG / BERLIN · HEIDELBERG · NEW YORK 1972

(PRINTED IN GERMANY)

DYSPLASIE — CARCINOMA IN SITU — MIKROCARCINOM DER CERVIX UTERI

VON

H. G. HILLEMANNS UND H. LIMBURG

MIT 105 ABBILDUNGEN